现代泌尿外科学
MODERN UROLOGY

主编　顾　民　吴宏飞　宋宁宏

东南大学出版社
SOUTHEAST UNIVERSITY PRESS
·南京·

内容提要

　　《现代泌尿外科学》是一部集泌尿外科常见病、多发病、少见病、罕见病于一体的大型学术专著。全书分三篇，共 65 章：第一篇介绍泌尿外科疾病的症状和检查、诊断方法。第二篇介绍相关疾病，按疾病种类介绍的有：肾上腺疾病，泌尿系损伤、结核、感染、结石、梗阻，性别异常，性传播疾病，性功能障碍，性心理障碍，男性不育，精子库，肾移植，小儿及女性泌尿系疾病等；对泌尿系肿瘤，按器官分别介绍。书中对重点疾病根据文献及个人经验，从循证医学角度，对诊治方案作出评价和进一步阐明，并对如何执行提出具体意见，同时特别重视与国内外相关指南相印证。第三篇对本专业重点和共性问题进行阐明、介绍。

　　本书内容丰富，充分反映了当前国内外泌尿外科的最新进展，是各级泌尿外科医师和研究生的理想工具书。

图书在版编目(CIP)数据

现代泌尿外科学 / 顾民,吴宏飞,宋宁宏主编. —
南京：东南大学出版社，2023.5
　ISBN 978-7-5766-0732-1

Ⅰ.①现…　Ⅱ.①顾…　②吴…　③宋…　Ⅲ.①泌尿外
科学　Ⅳ.①R69

中国国家版本馆 CIP 数据核字(2023)第 071445 号

现代泌尿外科学

Xiandai Miniao Waikexue

主　　编	顾　民　吴宏飞　宋宁宏
责任编辑	褚　蔚　戴　丽
责任校对	韩小亮　**封面设计** 余武莉　**责任印制** 周荣虎
出版发行	东南大学出版社
社　　址	南京市四牌楼 2 号(邮编：210096　电话：025 - 83793330)
经　　销	全国各地新华书店
印　　刷	南京艺中印务有限公司
开　　本	889 mm×1194 mm　1/16
印　　张	67.5
字　　数	2043 千
版　　次	2023 年 5 月第 1 版
印　　次	2023 年 5 月第 1 次印刷
书　　号	ISBN 978-7-5766-0732-1
定　　价	368.00 元

编委会

主 编 简 介

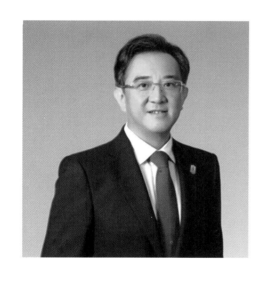

顾民,南京医科大学党委常委、副校长,南京医科大学第二附属医院院长、党委副书记,主任医师、教授、博士生导师。国务院政府特殊津贴专家、有突出贡献中青年专家,江苏省"科教兴卫工程"重点人才,江苏省第一批卫生拔尖人才,江苏省"333高层次人才培养工程"第二层次人才,江苏省"六大人才高峰"高层次人才,江苏省"青蓝工程"中青年学术带头人。

现任中华医学会泌尿外科学分会常务委员,肾移植学组副组长、中华医学会男科学分会委员、吴阶平医学基金会男性生殖医学部副主任,中华医学会微生物与免疫学会移植免疫学组委员,江苏省医学会泌尿外科学分会主任委员、肾移植学组组长,江苏省医学会器官移植学分会候任主任委员,江苏省中西医结合学会泌尿外科专业委员会副主任委员,江苏省医院协会常务理事,江苏省医院协会医院门诊管理专业委员会主任委员,江苏省医院协会医院急诊管理专业委员会副主任委员等职。担任《中华医学杂志》《中华器官移植杂志》《中华男科学杂志》和《南京医科大学学报(社会科学版)》编委,《中华实验外科杂志》特约编委。

从事泌尿外科医疗、教学和科研工作30余年,全面掌握各种泌尿男性生殖系疾病的诊断与治疗方法,尤其擅长肾移植、泌尿男性生殖系肿瘤、男科疾病的微创化诊疗。作为第一完成人或主要完成人获中华医学科技奖二等奖1项,江苏省科技进步一等奖1项、二等奖1项、三等奖4项,江苏省医学科技奖三等奖1项、二等奖1项,科普奖1项,江苏省教育厅科技奖三等奖1项,江苏省卫生厅医学新技术引进奖一等奖1项、二等奖2项,南京市科技进步二等奖1项。主持国家自然科学基金面上项目3项,中国医院协会课题1项,省级课题9项。以第一作者或通讯作者发表SCI论文50余篇,中文核心期刊收录论文60余篇。主编著作4部、参编3部。获国家发明专利3项,实用新型专利5项。

主 编 简 介

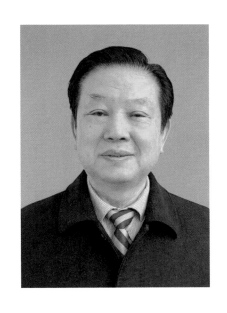

吴宏飞,男,主任医师,教授,博士生导师,获国务院政府特殊津贴。1969年毕业于南京医科大学医学系六年制本科,至今从事临床医疗、教学、科研五十余载。先后担任江苏省人民医院(南京医科大学第一附属医院)泌尿外科主任,省"135工程"泌尿外科学科带头人,南京医科大学附属明基医院泌尿外科主任、大外科主任、副院长;曾任中华医学会泌尿外科分会第六届、第七届委员会委员,第八届委员会男科学组成员,国家自然基金评委,江苏省医学会男科学分会主任委员,《中华男科学杂志》编委等。

长期致力于泌尿外科临床及科研工作,对泌尿男性生殖系肿瘤、结石、肾脏移植、精道影像学、腔内泌尿外科有深入研究并有多项创新:对经皮穿刺输精管精道造影作了技术改进,首创输精管盲端加压注气/逆流试验;国际上最先报道"射精管囊肿异位开口于扩大的前列腺囊";首先总结出精道异位开口的分类分型及其对治疗方案选择的指导意义;在国内最先开展"甲状旁腺全切+前臂移植治疗继发性甲状旁腺功能亢进";首创膀胱全切Sigma膀胱术后严重代谢紊乱的外科治疗;首创保留阴茎海绵体的龟头切除术治疗多发、浅表性阴茎癌等。被评为江苏省"名医民选"百姓信任的医疗专家。

先后承担国家自然科学基金课题2项,省级课题4项;获中华医学奖三等奖1项,江苏省政府科技进步二等奖2项,三等奖4项;江苏省卫生厅新技术引进奖一等奖4项,二等奖7项;获国家发明专利3项,实用新型专利8项;主编大型学术专著4部,副主编2部,参编5部;在国内外核心期刊发表论著100余篇;先后指导硕士、博士研究生20余名。

主 编 简 介

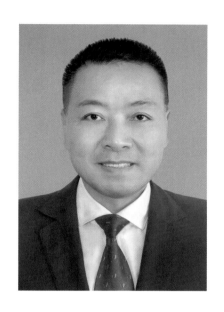

宋宁宏,主任医师,二级教授,医学博士,美国霍普金斯大学博士后,博士生导师,现任江苏省人民医院暨南京医科大学第一附属医院副院长。兼任中华医学会男科学分会委员及手术学组委员,中华医学会泌尿外科分会男科学组委员,江苏省医学会男科学分会候任主任委员,江苏省医师协会男科学分会副会长,江苏省医学会男科学分会显微学组组长,江苏省医学会泌尿外科分会男科学组副组长,《中华男科学杂志》编委,《中国男科学杂志》编委,《中华实验外科杂志》编委,《临床泌尿外科杂志》电子版编委,《疑难病杂志》编委,《手术机器人外科学杂志》编委和《Andrology》中文版编委。

从医三十余年,对泌尿外科各种常见病、多发病,泌尿男性生殖系肿瘤、结石、先天性畸形、肾脏移植等有深入研究,尤其擅长男性不育、勃起功能障碍及泌尿男科疾病的微创治疗。

被评为江苏省"333"高层次人才第二层次培养对象,江苏省"六大人才高峰"培养对象,江苏省"科教兴卫工程"重点医学人才,江苏省第一批"卫生拔尖人才",开发建设新疆奖章,新疆维吾尔自治区优秀共产党员,白求恩式好医生,中国影响力医生,中国市县医院杰出管理人物奖杰出变革奖,劳模和工匠创新工作室,十大创新力院管专家。

先后在 SCI 和国内核心期刊发表论著四十余篇,主编参编著作 7 部,获国家发明专利 2 项。主持国家自然科学基金项目 2 项,江苏省自然科学基金面上项目 1 项,江苏省医学重点人才 A 类基金 1 项,江苏省"333 高层次人才培养工程"基金 2 项,江苏省"六大人才高峰"基金 1 项,开放课题 1 项。获江苏省医学新技术引进一等奖 2 项,江苏省医学新技术引进二等奖 2 项,江苏省科学技术奖二等奖 1 项,江苏省科学技术进步奖三等奖 1 项,中华医学会科技奖三等奖 1 项,全国大学生生命科学创新创业大赛指导教师奖 1 项。

21世纪的生命科学发展迅速,泌尿外科学作为临床医学的重要组成部分,其发展也日新月异,新的诊疗设备层出不穷,新的治疗方法不断涌现,人们对新技术、新疗法的要求也在不断提高,各学科间交叉融合深入,这些都极大地推动了泌尿外科的发展。

泌尿系统不仅仅是机体重要的排泄系统,还有重要的内分泌功能,肩负着维持机体内环境稳定的重要作用,男性健康更是关系到优生优育、子孙后代和家庭幸福的大事情,因此推动泌尿外科学的发展具有重要的社会和科学意义。随着人均寿命的延长和人民生活水平的提高,人们对泌尿外科疾病的诊疗水平的要求越来越高,尤其是分子生物学、基因组学、靶向药物、微创外科的发展,对泌尿外科学的发展起到了极大的推动作用。为了反映当今国内外泌尿外科领域的最新研究成果和诊治进展,我们组织编写了《现代泌尿外科学》这本著作。本书力求全面,尤其重视对少见病、罕见病尽可能多地予以介绍,以使本书内容更丰富、系统、全面、新颖,更便于广大读者在临床工作中查阅参考。

全书共三篇65章,对每个主要疾病的编写包括:概述、诊断依据、鉴别诊断、治疗方案、评述五个部分。每一部分的内容力求简明扼要、条理清楚,能反映当今最新的进展。"概述"中主要是明确定义、病因、发病率、分类分型等;"诊断依据"要求能反映疾病的诊断思路和确诊依据;"鉴别诊断"是与相似疾病鉴别的诊断依据;"治疗方案"强调方案的公认、实用、可行、有效及先进性;"评述"是根据文献和个人经验,从循证医学角度发表见解,重点放在对诊断、治疗方案作出评价或进一步阐明,对如何执行提出具体意见,对疗效、预后作出评估,尤其对一些进展和争议性问题扼要发表见解,以供读者参考。另外,对泌尿外科的一些共性问题,列出专门章节进行阐述、介绍。

编者在繁忙的临床工作中,查阅大量国内外文献,并结合自己的临床实践,精心撰写书稿,同时在编写过程中特别重视与国内外相关疾病诊疗指南相印证,这更能体现其先进性和实用性,并经专家审核定稿。因此本书是集体智慧的结晶,能充分反映当前国内外对相关疾病的诊疗水平。本书对不同层次的泌尿外科医师、研究生均有很好的参考价值。

衷心感谢参与本书编写的各位作者,他们付出了辛勤的劳动;衷心感谢许定珠女士为本书做了大量默默无闻的工作!

由于本书编者众多,写作风格和水平各异,虽经反复斟酌,但百万言中难免有疏漏和缺憾,恳请同道们不吝赐教,全体作者将为之深表谢意!

顾民 吴宏飞 宋宁宏
2023年5月

目录 CONTENTS

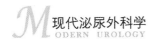

第一篇

01

症状与检查

第一章
泌尿外科疾病的常见症状

第一节　排尿异常

排尿相关的临床症状多为下尿路疾病所致,尤以膀胱、尿道、前列腺疾病为主,而这些疾病又有共同的症状,临床上统称为下尿路症状(lower urinary tract symptoms,LUTS)。根据排尿时相可将其分为储尿期症状、排尿期症状和排尿后症状。下尿路症状与良性前列腺增生、前列腺炎、膀胱功能紊乱、肾脏疾病、尿道狭窄等密切相关,因此需从临床症状入手,根据相关症状分析其产生的原因,以现象为切入点,逐步揭示病源。

一、储尿期症状

膀胱从储尿开始到膀胱充盈、尿意明显并开始排尿的这一阶段称为储尿期。在此期间出现的任何相关症状称为储尿期症状,主要包括尿频、尿急、尿失禁、漏尿、遗尿、膀胱感觉异常等。

(一)尿频

尿频(frequency)指排尿次数多于正常。正常人白天排尿 4～6 次,夜间 0～1 次,每次排尿量约 300 mL,全天尿量约 1500 mL。排尿次数、尿量受气温、饮水量及活动状况等影响而有所变化。如排尿次数增多,每次尿量减少,而 24 小时尿量正常,称为尿频。尿频可由于总尿量增多(每次尿量正常)或膀胱有效容量减少(每次排出尿量减少)引起。糖尿病、尿崩症、原发性醛固酮增多症和其他各种导致肾浓缩功能障碍的疾病,可通过增加尿液的产生而引起日间和夜间尿频。部分心衰、下肢水肿的患者,夜间平卧后因回心血量增加而导致夜间尿量增多而出现尿频。长期膀胱出口不全梗阻的患者,如良性前列腺增生、尿道狭窄等,因逼尿肌长期过度牵张致膀胱壁顺应性下降、残余尿增加引起膀胱有效容量减少而出现尿频。如仅有日间尿频而夜间正常,则多为心理、精神因素所致。膀胱结核、放射性膀胱炎、间质性膀胱炎等长期慢性炎症刺激可致膀胱挛缩、有效容量缩小及敏感性增加,此时尿频严重且伴有单次尿量减少。妊娠后期、盆腔占位等压迫膀胱,可致膀胱有效容量减少而产生尿频。

尿频的判断应以排尿日记(voiding diary,VD)的方式准确记录。VD 是指在一定时间内(至少 24 小时,最好 3 天)采用特定的表格连读记录自然状态下的排尿相关数据,包括每次排尿时间、尿量及其他参数等。

国际尿控协会(international continence society,ICS)将夜尿定义为夜间不得不醒来排尿,不包括入睡前最后一次和晨起后的第一次排尿。每晚排尿 1 次常被认为属于正常范围,因此流行病学调查夜尿影响时采用每晚排尿≥2 次作为夜尿的定义。

国际小儿尿控协会(international children's continence society,ICCS)将排尿增多定义为排尿频率≥8 次/d,排尿次数减少为频率≤3 次/d。

一般认为夜尿 1～2 次为轻度,3～4 次为中度,5 次以上为重度。

(二)尿急

尿急(urgency)是指突然产生强烈的尿意而迫不及待地要排尿,往往容易尿湿衣裤,常伴有尿频、尿痛或下腹痛症状。多由于下尿路感染、膀胱容量缩小、膀胱逼尿肌反射亢进引起;此外精神因素、条件反射亦可引起尿急。

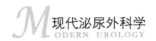

（三）尿失禁

尿失禁（incontinence）是指尿液不受控制而自尿道流出。由于尿控机制复杂，涉及括约肌、逼尿肌和神经系统，因此尿失禁分为四种类型：

1. **真性尿失禁（true incontinence）** 指完全失去控制排尿的能力，任何时间、任何体位、任何动作下尿液均会持续不断地从尿道流出。主要见于各种原因引起的括约肌损伤和神经功能失调，如重度尿道上裂、前列腺手术时括约肌损伤及部分神经源性膀胱等。

2. **压力性尿失禁（stress urinary incontinence，SUI）** 指平时控制排尿能力正常，但在咳嗽、大笑、打喷嚏、突然站立、负重、奔跑等腹压增加时有少量尿液会不自主地从尿道口流出。主要见于经产妇、绝经后女性及前列腺根治性切除术后患者，因盆底肌肉松弛导致阴道前壁支撑力下降及手术对神经和前列腺内外括约肌损伤等引起。

3. **充盈性尿失禁（overflow incontinence）** 指膀胱高度充盈，但尿意不明显，导致尿流不自主从尿道口流出，多呈滴沥样。主要见于前列腺增生、尿道狭窄等长期下尿路不全梗阻的患者，每次排尿不仅费力，而且难以排尽，膀胱内残余尿逐渐增多，尿意感觉迟钝，膀胱过度充盈后导致膀胱内压超过尿道阻力时，尿液便呈滴沥状溢出。此外，神经病源性膀胱导致逼尿肌收缩无力时也会引起充盈性尿失禁。

4. **急迫性尿失禁（urgency incontinence）** 指患者突然感到有强烈尿意，继之尿液迅速从尿道口流出。主要见于急性膀胱炎、神经源性膀胱、膀胱出口不全梗阻引起的无抑制性收缩。多数急迫性尿失禁患者通过相应治疗，病因解除后症状常可缓解。

（四）遗尿

遗尿（enuresis）指睡眠状态下的尿失禁，而白天活动正常、排尿正常。3岁以下儿童因大脑皮层发育不全、膀胱尿道神经肌肉控制能力较弱而出现遗尿，此为正常生理现象，少部分儿童5岁时仍可有遗尿现象，超过6岁仍有遗尿多为异常。

（五）漏尿

漏尿（urinary leakage）指尿液未通过尿道括约肌而从其他通道流出。主要见于各种手术损伤、肿瘤、感染、放疗、外伤等引起的输尿管阴道瘘、膀胱阴道瘘、尿道阴道瘘、膀胱直肠瘘、尿道直肠瘘等。此外某些先天性畸形也会引起尿漏，如女性先天性输尿管异位开口、脐尿管瘘等。

二、排尿期症状

（一）尿痛

尿痛（dysuria）是指排尿过程中或排尿后出现膀胱区、会阴或尿道疼痛，常与尿频、尿急同时存在，统称为膀胱刺激症状。多因下尿路感染刺激膀胱及尿道黏膜或深层组织，引起膀胱、尿道痉挛及神经反射所致，表现为耻骨上区、会阴部痉挛样疼痛或尿道烧灼痛。非炎症性尿痛往往由于膀胱、尿道结石，异物或损伤引起。长期抗炎治疗无效且尿频尿痛加剧者，应考虑膀胱结核。

（二）尿初等待

尿初等待（hesitancy in urination）指排尿开始前等待时间延长，可达数秒甚至10秒以上。多见于良性前列腺增生、尿道狭窄、膀胱颈部肿瘤、膀胱颈纤维化等下尿路梗阻性疾病。此类患者排尿时常需更高的膀胱压力才能克服膀胱出口阻力，为了使膀胱压力增加，患者往往通过屏气、增加腹压、调整姿势来提高膀胱压，因此排尿前等待时间常会延长，且随着梗阻加重，尿初等待时间会进一步延长。同时患者往往会并发疝气、痔疮等疾患。

（三）尿流无力

尿流无力（weak stream）指排尿过程中，虽然已增加腹压，但尿流射程缩短，甚至尿排出尿道口后直接流淌下。多见于良性前列腺增生、后尿道狭窄等慢性下尿路梗阻患者，因逼尿肌长期过度收缩，失代偿后收缩无力所致。另外可见于糖尿病引起的逼尿肌和神经损伤。

(四)尿线变细

尿线变细指排尿过程中尿流曲线较前明显变细。主要见于良性前列腺增生、尿道狭窄、尿道外口或包皮口狭窄。因尿道内径变小或出口狭窄所致,如逼尿肌功能尚好,除尿线细以外,还可见到尿流分叉甚至呈喷洒状。

(五)尿流中断

尿流中断(intermittency)指排尿过程中突然出现非自主性的尿流中断现象,有尿未排净感,常需用力或增加腹压时又有尿排出。这是下尿路梗阻进行性加重的表现。亦可见于膀胱结石患者,在排尿过程中结石移位堵塞膀胱颈口所致,常需改变体位后始可继续排尿。

(六)尿末滴沥

尿末滴沥(terminal dribbling)指排尿后期尿流呈滴沥状排出,无射程可言。主要见于良性前列腺增生、膀胱颈纤维化等下尿路梗阻性疾病。因排尿后期逼尿肌无力、膀胱压力下降导致尿液不能成线排出,这提示梗阻症状加重。

(七)尿潴留

尿潴留(urinary retention)指膀胱胀满、下腹部胀痛而尿液不能排出的症状。按发病的时间可分为急性尿潴留和慢性尿潴留,前者起病急骤,有难以忍受的下腹部胀痛;后者病程较长,残余尿逐渐增多,可伴有充盈性尿失禁。上述症状可见于良性前列腺增生、尿道断裂、急性前列腺炎、肛肠及妇科手术后、糖尿病、使用某些平滑肌松弛药等。

三、排尿后症状

指排尿结束后存在的症状,主要有尿不尽感和排尿后滴沥等。

(一)尿不尽感

指排尿结束后仍感膀胱内存在尿液,还想再次去排尿。主要见于良性前列腺增生、尿道狭窄伴有轻度慢性炎症患者,常有残余尿量增加或伴有膀胱结石等。

(二)排尿后滴沥

指排尿结束离开厕位后有少量尿液不自主从尿道口滴沥状流出。因正常情况下,排尿后期位于后尿道的少量尿液会反流入膀胱,但当其近端出现梗阻时,这部分尿液无法反流入膀胱并会在排尿结束后缓慢从尿道口滴出。

上述 LUTS 症状可分别或同时出现,其严重程度可以叠加并进行性加重。评价 LUTS 症状严重程度的评分系统很多,但目前应用最广泛的是国际前列腺症状评分(I-PSS),其通过对尿不尽、尿频、尿流中断、尿急、尿线变细、排尿费力、夜尿及生活质量等问题进行量化评估:满分 35 分,7 分以下为轻度,8～19 分为中度,20～35 分为重度。通过量化后的总分可以对患者病情及治疗效果进行评价。此评分系统的症状并非仅由前列腺增生所致,部分其他病因所致的男女患者均可能出现相似症状,因此在使用范围上值得商榷。

(吴宏飞)

第二节　尿液异常

一、血尿

血尿(hematuria)是指尿液中红细胞>3/HP。分肉眼血尿和镜下血尿:肉眼血尿是指肉眼见到尿液呈浅粉红色或咖啡色不等的血色,一般每 1 000 mL 尿中含有 1 mL 血即会出现肉眼血尿;如每高倍镜视野红细胞>3 个,称为镜下血尿。诊断血尿时,注意与红色尿和血红蛋白尿、肌红蛋白尿相鉴别:服用某些药物或食物后,尿可呈红色或粉红色,如利福平、酚酞、伊红、火龙果等,尿镜检无红细胞,尿

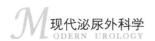
隐血试验阴性。血红蛋白尿、肌红蛋白尿时尿亦呈红色,但尿镜检无红细胞,隐血试验阳性,常见于溶血性疾病、大面积烧伤、挤压伤时。

根据血尿在排尿过程中出现的时段,分为:初始血尿、终末血尿和全程血尿。可用尿三杯试验来帮助区别。初血尿:排尿初始血尿明显,以后逐渐变清,提示病变多在尿道或膀胱颈;终末血尿:排尿终末时出现血尿或血色加深,提示病变多在膀胱三角区、膀胱颈或后尿道;全程血尿:排尿全过程均为血尿,且血色无明显变化,提示病变多在膀胱或膀胱以上尿路。另外,膀胱出血为鲜红色,血块形状不规则,多为块状,伴有排尿不畅;肾、输尿管出血为暗红色,血块为蚯蚓状,可伴有患侧肾区痛,无排尿不畅。应该明确的是:尿道损伤时的尿道流血,不是尿中含有血液,不能误认为血尿。

血尿病因学诊断中应注意其伴随症状:血尿伴肾绞痛,应考虑上尿路结石或血凝块梗阻;血尿伴尿频、尿急、尿痛,多为下尿路感染;血尿伴单侧上腹部包块,多为肾或肾盂肿瘤、肾积水、肾囊肿;血尿伴双侧上腹部包块,多为多囊肾;血尿伴下尿路梗阻,多为良性前列腺增生或膀胱结石;无痛、肉眼、全程血尿,呈间歇性或持续性出现,多为泌尿系恶性肿瘤,其中最常见的是膀胱肿瘤。盆腔肿瘤放疗后出现的放射性膀胱炎、膀胱灌注化疗药物后出现的化学性膀胱炎均可表现为不同程度的肉眼血尿和膀胱刺激症状。尿红细胞的形态亦有助于鉴别血尿来源:来自肾小球病变的红细胞是一种大小不等、变形的红细胞;而来自肾小管间质肾病和泌尿系统疾病的红细胞为形态均一的红细胞。全身性疾病亦可引起血尿,如血友病、白血病、糖尿病等;邻近器官肿瘤压迫、侵犯泌尿系统,也可出现镜下或肉眼血尿。

二、脓尿

脓尿(pyuria)常为乳白色略带混浊,严重时有脓块。尿镜检白细胞>5 个/HP,甚至可见白细胞成团。新鲜未被污染尿中观察到有细菌均应考虑尿路感染:男性每个高倍视野中见到 1 个细菌,表明每毫升尿中存在细菌 2 万个以上;而女性每个高倍视野中见到 5 个细菌,表明每毫升尿中存在细菌在 10 万个以上,应进一步做尿培养。在做尿路感染诊断时,应结合亚硝酸盐和白细胞酯酶综合判断。

根据脓尿出现的时段及伴随症状,可对病变进行初步定位:初始脓尿为尿道炎;脓尿伴尿频、尿急、尿痛而无发热,多为膀胱炎;全程脓尿伴膀胱刺激症状、腰痛、发热,提示肾盂肾炎。

引起脓尿的泌尿系感染分为特异性感染和非特异性感染两类,前者致病菌多为结核分枝杆菌和淋病奈瑟菌;后者多为大肠埃希菌、变形杆菌、衣原体、真菌等。

三、乳糜尿

乳糜尿(chyluria)是指尿中含有乳糜或淋巴液,外观呈乳白色,有时呈胶冻状,可通过尿乳糜试验作出定性诊断。常见病因为丝虫感染堵塞淋巴管,造成淋巴回流动力学障碍,引起腹膜后淋巴管与泌尿系淋巴管间形成淋巴瘘。对乳糜尿来自哪一侧肾脏,可通高脂饮食后膀胱镜检查确诊定位;如术中未能确定乳糜尿来自哪一侧肾脏,可于两侧上尿路留置输尿管导管后嘱病人下床活动,分别收集尿液送检,常可明确定位诊断。

四、细菌尿

正常人尿中无细菌。为了明确诊断,可取清洁中段尿作培养,如尿中菌落数>10^5/mL 可认为是感染,为细菌尿(bacteriuria),需进一步做药物敏感试验。

应该明确的是,没有脓尿的细菌尿说明还没有感染;没有细菌尿的脓尿则应检查是否有结核、结石及肿瘤等因素。

五、蛋白尿

正常人尿中仅含微量蛋白,用一般方法难以测出,尿检呈阴性。当成人 24 小时尿蛋白含量大于 150 mg 时称为蛋白尿(proteinuria)。蛋白尿反映有肾小球或肾小管功能损害;另外在心力衰竭、多囊肾、多发性骨髓瘤、肾结核、尿路感染、血尿、肾移植排异反应时,尿蛋白呈不同程度升高。因此判断蛋白尿的原因时,应结合尿检其他项目结果和全身病情作综合判断。

六、糖尿

正常人空腹尿糖为阴性,尿中出现葡萄糖为糖尿(glucosuria)。糖尿除常见于糖尿病外,还可见于嗜铬细胞瘤、库欣综合征、甲状腺功能亢进等。另外,若肾糖阈降低时,血糖虽未升高,亦可出现糖尿,若尿糖持续阳性则称为肾性糖尿,这是由于肾小管对糖的重吸收功能减退所致,多为先天性或家族性。发现糖尿时,应查血糖和糖化血红蛋白等,必要时做糖耐量试验以明确原因。

七、气尿

排尿时尿中出现气体,称为气尿(pneumaturia)。多见于泌尿道和肠道间形成瘘管后,其原因除由于外伤、手术引起外,多由于肿瘤、结核、节段性肠炎、放射性肠炎引起;也可由于气肿性膀胱炎或气肿性肾盂肾炎引起。其在糖尿病患者中发病率较高,由于高浓度糖发酵产生的二氧化碳、尿路的产气菌感染所致。

八、粪尿

粪尿(fecaluria)指尿液中出现粪便、食物残渣。多由于结核、外伤、晚期肿瘤、手术损伤等原因引起尿路—肠道瘘,使食物残渣、粪便及肠内容物从肠道经瘘管进入尿路引起。确定瘘管位置应行造影或内窥镜检查。

九、结晶尿

尿中有大量盐类结晶时,为结晶尿(crystalluria),肉眼可见尿色混浊或有沉淀。生理情况下,尿盐类结晶混浊度受 pH、温度、结晶浓度的影响,如:尿酸盐结晶遇冷时会出现淡红色结晶析出,但加热到 60 ℃后混浊即可消失;磷酸盐结晶在尿呈碱性或中性时,可析出灰白色结晶,加酸后即可溶解;而碳酸盐结晶,加酸后不但可溶解结晶,还可产生气泡。

另外,可通过相差显微镜来观察晶体的立体结构、形态、颜色、折光性等特征,结合结晶的理化反应特性来鉴别。如草酸钙结晶多为无色、方形、折光性强的八面体,有两条明显高亮的对角线互相交叉;化学特性为溶于盐酸而不溶于乙酸和氢氧化钠。

(吴宏飞)

第三节　尿量异常

正常成人每天尿量约 1 000~2 000 mL,尿比重波动在 1.010~1.015,最大波动范围在 1.003~1.035。其受气温、饮水量、活动量等因素影响。通常情况下,对于一个肾功能正常人,如尿量增加,尿比重则相应降低;尿量减少则尿比重相应增加,以维持液体平衡并能排出体内代谢产物。

(一)少尿

少尿(oliguria)诊断标准为 24 小时尿量＜400 mL 或每小时尿量少于 17 mL。正常人每天由尿排出溶质 30~50 g,每溶解 1 g 溶质约需 15 mL 尿,故每天由尿中排出体内代谢产物所需的最低尿量平均约为 500 mL,因此临床上将尿量＜400 mL/24 h 定义为少尿。肾前性、肾性及肾后性因素均可引起少尿,常见于严重脱水、休克、急性肾功能衰竭、尿毒症、尿路梗阻等。

(二)无尿

无尿(anuria)诊断标准为 24 小时尿量＜100 mL。见于严重的肾功能衰竭(真性无尿症)、结石或肿瘤造成的双侧输尿管完全性梗阻(假性无尿症)、急性血管内溶血引起的急性肾功能衰竭等。

(三)多尿

多尿(polyuria)诊断标准为 24 小时尿量＞2 500 mL。正常人过多饮水可引起暂时性多尿,长期

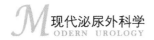

不能控制的多尿则为病理性多尿,多见于糖尿病、尿崩症、使用利尿剂及急性肾功能衰竭的多尿期。

国际尿控协会将多尿定义为 24 小时尿量>40 mL/kg 体重(成人>2.8 L/24 h,以标准体重 70 kg 计算),且日间和夜间尿量均增多。

夜间多尿是指夜间排尿量增多(>6.4 mL/kg 或≥0.9 mL/mim),其机制之一是夜间抗利尿激素分泌减少或缺乏昼夜规律;其他原因有睡眠障碍、膀胱功能障碍、24 小时多尿等。

不同年龄组人员 24 小时尿量正常范围参考值见表 1-1。

表 1-1　24 小时尿量正常范围

1~2 天	30~100 mL/d
3~10 天	100~300 mL/d
10~60 天	250~450 mL/d
2 月~1 岁	400~500 mL/d
1~3 岁	500~600 mL/d
3~5 岁	600~700 mL/d
5~8 岁	650~1 000 mL/d
8~14 岁	800~1 400 mL/d
成人	1 000~2 000 mL/d

(吴宏飞)

第四节　疼痛

泌尿男生殖系统疾病引起的疼痛常在该器官所在部位,但也可按神经支配放射至其他部位。疼痛可有多种表现形式:按疼痛性质分有绞痛、烧灼痛、隐痛、钝痛、放射痛等;按持续时间分有间歇性疼痛和持续性疼痛。通过对疼痛部位、性质、强度、发作特点及放射部位的了解,有助于判断病因。

(一)肾区疼痛

肾脏病变的疼痛一般局限于肋脊角[第 12 肋下缘与竖脊肌外侧缘之夹角(CVA)],疼痛多由梗阻或炎症引起肾脏被膜扩张、牵拉引起。钝痛多为持续性的,常见于肾积水、感染、肾肿瘤、肾结核;肾区剧痛多见于肾积脓、肾周围炎、肾梗死等,常伴有畏寒、发热、恶心、呕吐,同时肾区叩击痛明显;绞痛常由于上尿路梗阻引起,发作突然,呈阵发性加重,并放射至同侧上腹部、下腹部、腹股沟区、睾丸或大阴唇及大腿内侧,多见于结石、血凝块、坏死组织堵塞输尿管后导致输尿管平滑肌痉挛、肾盂内压增高引起。由于腹腔神经节受刺激,常合并有消化道症状,如恶心、呕吐等。因此,右侧肾绞痛应与急性胆囊炎、胆结石、急性阑尾炎等疾病鉴别;慢性腰部钝痛应注意与腰肌及筋膜病变、腰椎关节及韧带疾病相鉴别。

(二)输尿管疼痛

输尿管疼痛常表现为急性发作性绞痛,常伴有恶心、呕吐症状。多由于结石、血凝块堵塞输尿管引起急性梗阻并导致平滑肌痉挛所致。疼痛可向患侧腰部、下腹部、股内侧和外生殖器等部位放射。疼痛部位通常能反映输尿管梗阻部位:输尿管上端梗阻时,主要表现为后腰及侧腰部绞痛,疼痛可向阴囊或阴唇放射;输尿管中段梗阻时,疼痛可向下腹部放射,故右侧输尿管中段梗阻时应与急性阑尾炎相鉴别;输尿管下段梗阻时,往往有膀胱刺激症状和耻骨上不适感,男性还可沿尿道放射至阴茎头部。输尿管慢性、轻度梗阻一般不引起疼痛,但长期慢性梗阻可致肾积水,故输尿管肿瘤无血块堵塞时往往没有疼痛表现。

（三）膀胱疼痛

膀胱炎症、肿瘤、结石可引起下腹部、耻骨上区疼痛,常与排尿有关且伴有尿频、尿急、尿痛、排尿困难症状。膀胱颈口或后尿道结石引起急性梗阻时,可表现为耻骨上、阴茎头及会阴部放射痛及尿流突然中断。急性尿潴留时,膀胱区胀痛明显并可扪及包块;慢性尿潴留时,膀胱区胀痛常不明显但可扪及包块。当膀胱肿瘤患者出现膀胱区疼痛时,表明肿瘤已浸润盆腔周围组织。

（四）前列腺、精囊疾病引起的疼痛

前列腺、精囊病变引起的疼痛表现为会阴、耻骨后为主的疼痛,并向腰骶部、腹股沟、下腹部、直肠、阴茎、阴囊等处放射,因前列腺和精囊炎症时包膜受刺激引起。急性炎症时疼痛较剧并伴有寒战、高热,同时有尿频、尿急、尿痛,直肠指诊时前列腺、精囊区有明显触痛。前列腺癌可侵犯周围组织、腰骶椎、直肠等部位,并引起相应部位的疼痛,还可引起一侧或双侧坐骨神经痛,癌性疼痛多剧烈并伴有恶病质等表现。

（五）阴囊疼痛

阴囊疼痛多由阴囊或其内容物病变引起。原发性阴囊疼痛可为阴囊壁感染或睾丸、附睾的炎症、扭转引起,疼痛范围局限,可沿精索向同侧腰部放射。睾丸扭转时疼痛较剧,精索变短,睾丸横位并向前上方移位。彩超检查较易鉴别炎症与扭转。

阴囊慢性疼痛多由精索静脉曲张、睾丸鞘膜积液、睾丸肿瘤等非感染性疾病引起,通常为胀痛、坠痛,很少放射,彩超检查较易鉴别。

（六）阴茎痛

阴茎头和尿道表现为疼痛时,应警惕性传播疾病可能,需注意龟头有无溃疡、疱疹、疣状结节,尿道口有无脓性分泌物等。阴茎非勃起状态下的疼痛一般是由尿道、膀胱的急慢性炎症、结石、肿瘤引起,疼痛表现为排尿时和排尿后的刺痛或烧灼痛;阴茎勃起状态下的疼痛一般是由阴茎海绵体硬结症、阴茎异常勃起引起。包皮嵌顿引起的疼痛可见包皮水肿、发紫并有渗出。

（吴宏飞）

第五节　肿块

肿块虽为泌尿系统疾病的重要症状和体征,但因为泌尿系统部分器官解剖位置的特殊性,致使这些器官有肿块往往不能被及时发现,当患者自己发现肿块或在临床体检发现有肿块时,疾病往往已存在一定时间了,甚至是恶性肿瘤晚期。肿块的性质有良性、恶性、交界性。其发生的原因可为外伤、先天性畸形、梗阻、炎症、结核、肿瘤等。

（一）上腹部及腰部肿块

两侧上腹部肿块应区别是正常肾脏还是肾脏病变。瘦长体型患者,在深吸气时可在肋缘下触及肾下极;肾下垂者肾脏移动范围增大,坐位和侧卧位时较易触及。肾积脓和肾周感染之包块可有明显的触痛及叩击痛。肾肿瘤之肿块质硬、活动、表面光滑或呈分叶状,早期可有一定活动度;晚期因包膜被侵犯,可有腰部疼痛,触之较固定。肾囊肿和肾积水包块光滑、有囊性感。多囊肾往往为双侧性,两上腹可触及巨大的肾脏,表面有囊性结节。腰部外伤形成肾周围血肿或尿外渗,往往疼痛较剧,体表有时可见患侧肿大,此时触诊包块应轻柔。小儿腹部肿块易触及,以肾母细胞瘤和巨大肾积水多见,有时可越过中线,质地明显不同。

（二）下腹部肿块

下腹部肿块常见于尿潴留,膀胱、脐尿管、盆腔肿瘤及隐睾恶变。鉴别尿潴留和肿块可通过 B 超和导尿来区别,导尿后肿块消失则为尿潴留,肿块仍存在则为肿瘤。盆腔肿块还应行直肠指检和双合

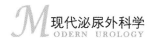

诊,以确定肿块大小、器官来源、位置及活动度,指套有无血迹等。

(三)腹股沟肿块

腹股沟肿块以腹股沟斜疝最常见,大多在咳嗽、负重等腹压增加时出现,质地软,平卧或手法复位可助回纳,腹股沟外环增大,咳嗽时可触及冲击感。如在腹股沟内或耻骨联合左右侧触及光滑、圆形、实性包块,还应考虑是否为隐睾或异位睾丸,此时应进一步检查阴囊发育状况及阴囊内睾丸情况。如为囊性包块则应考虑为精索囊肿。另注意腹股沟区肿大的淋巴结是炎症引起还是肿瘤转移,此时应注意有无触痛、热感、质地和移动度等。

(四)阴囊内肿块

阴囊内肿块可来源于睾丸、附睾、精索,首先要摸清位置及各器官解剖关系。睾丸肿瘤质地较硬,有沉重感,触痛不明显;睾丸鞘膜积液常有囊性感,透光试验常阳性。阴囊突然发生的剧烈疼痛伴睾丸肿大,阴囊红肿,尤其在青少年和婴幼儿时,应考虑睾丸扭转。附睾肿块多为炎性,急性附睾炎有明显触痛,可有发热,阴囊红肿;慢性附睾炎时附睾肿大,肿块多位于附睾尾,质地较硬,轻度触痛;附睾结核之肿块可与阴囊壁粘连,甚至破溃形成窦道,输精管增粗呈串珠样。精索静脉曲张导致的肿块,性质更柔软,呈蚯蚓状,屏气时团块明显,平卧后常消失。

(五)阴茎肿块

阴茎头部肿瘤多呈菜花状,单个或多发,进行性增大,感染时有恶臭味,多为恶性肿瘤。阴茎头及包皮多发无痛性小肿块多为尖锐湿疣。阴茎包皮下条索状团块多为阴茎淋巴管炎性增生。阴茎海绵体条索状隐痛性肿块,勃起时有阴茎弯曲改变,可见于阴茎纤维性海绵体炎(Peyronie disease)。

(六)前列腺肿块

前列腺肿块应注意区别是前列腺恶性肿瘤还是良性前列腺增生、结石、结核。直肠指检时恶性肿瘤的肿块常质地坚硬,前列腺明显增大且不对称。良性前列腺增生常呈均匀性增大,两侧叶可不对称,但质地中等、无结节。前列腺结核常来自肺结核和肾结核,早期常有尿频、尿急、尿痛,尿检红细胞、白细胞增多,直肠指检可及前列腺呈结节状。

(吴宏飞)

第六节　男性性功能异常症状

性功能涉及神经精神、心理生理、神经反射、内分泌、男性生殖系统发育等因素。整个生理过程包括性欲冲动、阴茎勃起、性交行为、泄精射精以及达到性高潮等。上述任何一个环节出现功能障碍均可造成男性性功能障碍。

(一)男性性欲障碍

男性性欲障碍(dysaphrodisia)包括性欲减退、性欲缺失和性欲亢进。男性性欲和年龄、情绪、全身健康状况及性激素水平密切相关。正常情况下,随着年龄增长,特别是 50 岁以后,男性的性欲会逐渐下降,但性欲的个体差异较大,临床多见性欲减退、性欲缺失,而性欲亢进少见,且后者就诊多由女方提出。

(二)勃起功能障碍

男性勃起功能障碍(erectile dysfunction,ED)是男性性功能障碍就诊最常见的原因,是指在性兴奋的时候,阴茎不能自然勃起,或勃起不坚,或不能维持有效勃起以完成满意的性生活。ED 分轻、中、重度,重度 ED 则称为"阳痿"(impotence)。按病因 ED 分六类:心理性、内分泌性、神经性、动脉性、静脉性和医源性,简单地可分为心理性、器质性和混合性三大类。详细的病史采集是判断男性勃起功能障碍的重要依据,在手淫、梦遗和清晨膀胱胀满时阴茎可正常勃起者多为心理性 ED。其他各类应通过外伤史、手术史、神经系统检查、服药情况、内分泌检查、海绵体造影等检查来进行鉴别。

（三）阴茎异常勃起

阴茎异常勃起（mentulagra）是指在非性兴奋情况下，阴茎持续勃起达 4 小时以上甚至数天，同时伴有阴茎疼痛。阴茎异常勃起分非缺血性（动脉性）和缺血性（静脉性）异常勃起两类。病因复杂，约60%原因不明，40%可能与下述疾病有关：阴茎或会阴部损伤、白血病、盆腔恶性肿瘤、镰刀状红细胞贫血、脊髓损伤、阴茎背静脉栓塞；另外应用大麻、可卡因、酒、甲喹酮、罂粟碱、肝素等也可引起本病。自广泛应用海绵体内药物注射作为 ED 诊断和治疗方法以来，医源性阴茎异常勃起发生率有所增高。

（四）无性高潮

无性高潮（absence of orgasm）是指男性在意识清晰情况下，对性交活动的感觉减退甚至不能感知，也无射精的现象。多由于阴茎末梢神经感觉障碍，服用治疗精神疾患的药物，阴部神经损伤等引起。

（吴宏飞）

第七节　射精异常

在正常性行为中，射精是性高潮的表现之一。没有手淫、没有性交活动的情况下射精称为遗精（spermatorrhea）。在睡眠时发生称为梦遗（wet dream），在清醒状态下发生称为滑精。未婚男性遗精是一种正常生理现象，遗精的频度个体之间差异很大。射精障碍有早泄、不射精、逆行射精和干射精。

（一）早泄

早泄（premature ejaculation，PE）是最常见的性功能障碍，发病率约为 3%～30%。早泄定义为：阴茎在插入阴道前或插入阴道后反复出现 1 分钟内射精，患者无法控制射精导致患者及性伴明显的沮丧，这种情况持续或反复发生至少 6 个月且非药物所致。但由于男女性反应模式及达到性高潮的快慢不一，且受身体状况、情感因素、周围环境等诸多因素影响，因此该定义有待完善。但其基本要点是射精过快，失去控制射精能力，性生活中双方均不满意。早泄分原发性早泄和继发性早泄两类。

（二）不射精

不射精（anejaculation）是指性交时不能射精，尿道口无精液流出，男性无性高潮，多在性交进行至一定时间后以痿软而告终，亦有虽延长性交时间但仍无射精者，但患者可有梦遗或手淫射精。不射精分功能性和器质性两类，器质性多见于支配射精功能的神经反射系统受损，如大脑侧叶损伤及手术、脊髓损伤、盆腔手术后等。

（三）逆行射精

逆行射精（retrograde ejaculation）是指在射精时精液不能经尿道口前向射出，而是全部自后尿道逆向流入膀胱。多由于膀胱颈部肌肉功能失调，导致膀胱内括约肌丧失收缩，使射精时精液逆流至膀胱。多见于膀胱颈部和前列腺手术后、中枢神经损伤、尿道膜部闭锁等。

（四）干射精

干射精（dry ejaculation）即性高潮时有射精感觉，但无精液射出，性交后尿检亦未发现精子。干射精多由于双侧射精管闭锁或双侧精道异位开口于前列腺区苗勒管囊肿。

（吴宏飞）

第八节　精液异常

精液（semen）由精子和精浆组成。精子由睾丸产生，在附睾内成熟；精浆是前列腺、精囊腺、尿道

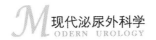
球腺等附属腺体分泌的混合液,在排精过程中,精子和精浆混合构成精液。精液的异常可反映上述各器官的不同病变。

(一) 血精

血精(hematospermia)是指精液中含有血液。新鲜出血常为鲜红色,陈旧性出血多为咖啡色。血液来源大多为前列腺、精囊腺和后尿道,病因大多为上述器官的急慢性炎症、肿瘤、结石和损伤,另有少部分为全身性疾病和出血性疾病。如排精后出现初血尿,血精内含新鲜血块,提示出血来自后尿道。血精的确定应用"阴茎套试验"或手淫取精,前者是为排除女性阴道或宫颈出血混入精液中。

(二) 少精子症

少精子症(oligospermia)是指精液中精子数量连续 3 次以上少于 20×10^6/mL。多由于睾丸发育障碍、隐睾、精索静脉曲张、内分泌异常等原因引起。临床上少精子症常与精子活力低下、前向运动能力差以及精子畸形率高同时存在。在少精子症中,通常把精子数在 $(10 \sim 20) \times 10^6$/mL 称为轻度少精子症;在 $(5 \sim 10) \times 10^6$/mL 称为中度少精子症;$<5 \times 10^6$/mL 称为重度少精子症。值得注意的是:取精过程中如果把前一部分丢失,可能造成精子密度降低或假性少精子症。

(三) 弱精子症

弱精子症(asthenospermia)是指精液中精子活力下降。按 WHO 第 4 版人类精液质量分析标准为:a 级+b 级精子小于 50% 或 a 级精子小于 25%;按 WHO 第 5 版标准为:前向运动精子小于 32%。多由于男生殖道感染、精道不全梗阻、精液液化不全、抗精子抗体、精索静脉曲张及内分泌因素等引起。

(四) 无精子症

无精子症(azoospermia)是指射出的精液中没有精子。临床上通常是 3 次全量精液标本离心沉淀镜检仍未见到精子后才可确诊。无精子症占男性不育的 5%~20%。通常分为梗阻性无精子症和非梗阻性无精子症。为了明确是否为梗阻性无精子症,首先应检查睾丸、附睾大小及输精管发育情况,如正常则首选睾丸活检,以明确睾丸生精功能,而不是精道造影,因精道造影只能了解精道远睾侧通畅情况,而不能了解附睾梗阻及睾丸－附睾不连接。

(五) 死精子症

死精子症(necrospermia)目前还没有一个确切的大家公认的定义。目前临床上常把不活动的精子称为死精子。其实死精子肯定不动,但不动的精子可以是死的,也可以是活的,即属于静止状态的精子,或虽然存活但由于精子的运动装置有严重缺陷而不能运动,这说明不能仅以三次以上检查来决定。精液分析示精子不活动,并经 TP 和伊红染色证实死精子超过 42% 者为死精子症。另外要注意,精子活率受精液排出体外时间、温度、精液液化程度等的影响。

(六) 多精子症

多精子症(polyspermia)是指每次射精的精子总数或精子浓度明显高于正常,通常把连续 3 次以上精液检查时精子数量大于 200×10^6/mL 称为多精子症。多精子症常伴有精子活动力低下或畸形率高等现象,是引起不育和流产的原因之一。另外,要注意取精时不能只留取前段射出的精液,这会引起误差。

(七) 畸形精子症

畸形精子症(teratospermia)是指精子形态异常,包括精子头部或尾部畸形。未经染色的精子在普通光镜下较为透亮,细胞核、细胞质和细胞膜的颜色差别不大,难以准确地观察精子形态,因此必须将精子染色后进行观察或用相差显微镜直接观察;另外精子表面常吸附有精浆内的一些物质,会影响精子形态的观察,因此需用磷酸缓冲盐溶液(PBS)洗涤洗去吸附的精浆成分,然后再进行精子染色观察。WHO 第 5 版人类精液质量分析标准将正常精子少于 4% 定为畸形精子症。导致畸形精子症的主要原因有物理因素、化学因素、生物因素、药物因素及染色体异常等。

(八) 白细胞精子症

正常生育力男性精液中可含有少量白细胞(包括粒细胞、淋巴细胞、单核/巨噬细胞等)。精液中白细胞数 $>1\times10^6/mL$,且以中性粒细胞为主时称为白细胞精子症(leukocytospermia)。男性生殖系统内白细胞正常分布及其亚群的相对平衡,对维持精子功能有重要作用。白细胞精子症患者精液白细胞来源于不同类型感染、自身免疫性睾丸炎、酗酒、吸食大麻等。精液中过多的白细胞及其产物会严重影响精子对卵子的穿透力及受精能力。

(九) 精液液化异常

正常精液在射出后很快凝固,一般 15～30 min 开始液化,如果精液射出后放置在 37 ℃水浴或温箱内 60 min 未能完全液化,称为精液液化异常(abnormal sperm liquefaction)。精液液化异常可影响精子活力,是引起男性不育的常见病因之一。精液中存在凝固和液化两种因子,其凝固因子来自精囊腺,而液化因子则来源于前列腺的前列腺特异抗原(PSA)。在 PSA 的作用下,精液由凝固状态转变为液态,在液化后的精液中,精子才能充分活动。当前列腺有感染或附属性腺功能不佳时,这些蛋白水解酶分泌量减少或活性受限,导致精液长时间不液化,精子难以穿过女性生殖道,不能与卵子相遇而引起不育。

(吴宏飞)

第九节　尿道分泌物

正常男性尿道口应无分泌物,只是在性冲动时由尿道口流出白色清亮的黏液,起润滑作用,属正常生理现象。如果尿道口流出较多脓性分泌物且伴尿痛,脓液涂片行革兰染色,如白细胞内查到革兰阴性双球菌则为淋菌性尿道炎。非特异性尿道炎常为少量稀薄脓性分泌物,涂片可见较多白细胞,如内裤可见异常分泌物斑块,而尿道口无分泌物挤出,可嘱患者取初段尿送检;血性分泌物则提示尿道内新生物可能。

(吴宏飞)

第二章
泌尿外科体格检查

体格检查包括全身检查和专科检查,它是临床医师诊断疾病的基本手段之一,病史采集与体格检查是诊断任何疾病的第一步,它为下一步选择何种检查提供依据。体格检查应先全身检查,后专科检查。虽然现在各种检查手段极大地提高了临床诊断疾病的能力,但体格检查获取正确的第一手资料,仍是疾病诊断的重要组成部分。

泌尿男生殖系统的器官解剖位置有一定的特殊性,或者是位置深,周围有骨骼或肌肉保护,或是有隐秘性,因此要全面、有序、认真、仔细地进行。异性检查时应有护士在场。

第一节　全身检查

系统的全身检查是必要的,不仅可评估全身状况,而且某些全身性疾病可引起泌尿系统症状;反之,某些泌尿系统疾病又有特殊的全身表现。如血液病可引起血尿;肾癌可出现皮肤转移灶;嗜铬细胞瘤会引起高血压;原发性醛固酮增多症可引起高血压、低血钾甚至肌无力等。因此不能孤立地看某一个病或某一个症状,而应全面搜集资料后进行综合判断。

第二节　泌尿外科专科检查

(一)肾脏的检查

肾脏位于腹膜后、脊柱两侧,前后有肋骨和肌肉保护,加之腹部肝脾的遮挡,一般情况下体格检查不能触及。

检查时患者先站立后仰卧,观察肾区及两上腹有无包块,脊柱有无侧弯。较大的肾脏肿瘤、肾积水、肾囊肿可在患侧上腹部、腰部见到圆形隆起,急性肾周围炎时可见到腰部凸向健侧。

触诊时平卧双下肢屈曲,以左手在肋脊角区托起肾脏,右手平行于肋缘,在吸气时以双手夹触肾脏,呼气时向上腹方向进行深部滑行触诊,手法应轻柔。触诊时注意肿块质地、移动度和有无触痛。如疑有肾下垂,应分别取卧位及坐位检查,以测得肾脏的移动度。触诊时还应注意肋脊点、肋腰点、季肋点以及输尿管点压痛检查。肋脊点、肋腰点、季肋点压痛多提示肾脏的炎症性疾病,如肾脓肿、肾盂肾炎。

肾区叩击痛多见于肾脏或肾脏周围的炎症。肾、输尿管结石在绞痛发作时患侧肾区也有轻度叩击痛。

上腹部两侧及背部闻及收缩期杂音提示存在肾动脉狭窄,也可见于肾动脉瘤和肾动静脉瘘患者。

(二)输尿管的检查

输尿管在腹膜后脊柱两侧,一般不能触及。输尿管压痛点为:上输尿管点,位于腹直肌外缘平脐水平;中输尿管点,位于髂前上棘水平腹直肌外缘,相当于输尿管第二狭窄处;下输尿管点,直肠指诊时于直肠前壁、前列腺外上方处;女性行阴道双合诊时,位于阴道前壁穹窿部侧上方。

（三）膀胱的检查

膀胱是储存尿液的器官，膀胱形态随膀胱内尿液多少而变化。膀胱空虚时，整个膀胱均位于盆腔内，不能触及。膀胱尿量达 150 mL 以上时，膀胱顶部可超过耻骨联合上缘水平，膀胱充盈时，特别是容量大于 500 mL 以上时，可以看到耻骨联合上区局部膨隆，可触及球形包块，有囊性感，叩诊呈浊音。排尿后包块消失为正常，排尿后不消失为慢性尿潴留表现。膀胱顶部扪及包块时应想到有脐尿管肿瘤可能。视诊如见脐部有尿漏出，经膀胱注入美兰液后漏尿为蓝色，为脐尿管瘘。膀胱区有压痛，说明膀胱有炎症、结石或结核。膀胱双合诊可了解膀胱肿瘤或盆腔肿瘤大小及浸润范围、膀胱的活动度及手术能否切除等。先天性膀胱外翻时，在下腹正中可见腹前壁及膀胱前壁缺损，并可见到双输尿管口间歇性喷尿。

（四）外阴部检查

1. 阴茎　注意阴毛分布、阴茎大小、包皮可否上翻、尿道外口位置、阴茎有无下弯及包块、结节等。我国成年男性阴茎疲软状态下平均长约 8.1 cm，周径 8.3 cm，前列腺素 E 注射后勃起平均长 10.6 cm，周径 12.1 cm；如阴茎牵长＜7 cm，为阴茎短小。儿童阴茎呈成人型多由于促性腺激素或性激素过多，见于睾丸间质细胞瘤、先天性肾上腺皮质增生。检查阴茎时应将包皮完全上翻，观察有无炎症、溃疡、疱疹、湿疣、肿块等。

2. 女性外阴　观察阴毛分布、外阴发育情况、阴蒂大小。注意尿道外口与阴道口间距离，尿道口有无肉阜、黏膜脱垂、处女膜伞、肿块等。正常排尿外有持续漏尿的患者，应在尿道口旁或前庭处寻找有无异位输尿管开口。女性尿道憩室时，在阴道前壁可触及囊性肿物，按压肿物时尿道口可见有脓性分泌物溢出。

3. 阴囊及内容物　注意阴囊发育状况，两侧阴囊大小、形态，皮肤有无炎症、水肿、增厚、溃疡、肿块等。阴囊肿大者，平卧后是否消失。阴囊内容物触诊时要注意两侧睾丸大小、位置、形状、重量、有无肿块；附睾头、体、尾有无肿大、结节及触痛；输精管是否存在、有无结节；精索内有无结节和静脉曲张。对阴囊内肿块应做透光试验，透光试验阳性表示有鞘膜积液。对精索或睾丸鞘膜积液及精索静脉曲张的患者，应立位及卧位检查，平卧后积液减少或消失者为交通性鞘膜积液；平卧后静脉曲张不消失者提示回流受阻。左侧静脉曲张不消失，应警惕是否有左肾癌引起的左肾静脉内癌栓阻碍回流。精索静脉曲张的患者应行 Valsalva 试验，帮助判别程度。

（五）直肠指检

检查前患者应排空膀胱，取膝胸位或站立弯腰位。指套应涂润滑剂，指检时应注意肛门括约肌功能、前列腺大小、质地、形态、压痛、表面有无结节、中央沟是否存在等。正常前列腺约栗子大小，质地中等有弹性，表面光滑，边界清楚，两侧叶对称，中央有浅沟，无结节和压痛。前列腺质韧而增大者为良性前列腺增生，随着腺体增大，质韧有膨隆感，中央沟变浅；重度增生时，腺体高度膨隆，突向直肠，中央沟消失变平，手指不能触及上缘。若表面有结节或前列腺体内有硬结，应进一步排除癌肿，必要时穿刺活检。急性前列腺炎时腺体肿大，且有明显触痛，禁做按摩，有明显波动感则提示有脓肿形成。

对慢性前列腺炎可行前列腺按摩：由前列腺两侧叶自上向下、由外向内逐渐向中央沟方向适度按压，每侧重复 3 次，最后由中央沟自上向下按压 2～3 次，并继向球部尿道按压，使前列腺液由尿道外口滴出，收集送检。若未收集到前列腺液，则让患者排尿数滴化验，与按摩前尿相比，如有较多脓细胞亦提示有慢性前列腺炎。

前列腺两侧上方为精囊腺，正常精囊的质地与周围组织相同，所以不能触知。当有精囊肿瘤、结石、囊肿或炎症时，可触及质地不一的精囊，应注意大小、形态，必要时结合其他影像学检查协助诊断。

（吴宏飞）

第三章
泌尿外科实验室检查

第一节 尿液检查

尿液是重要的机体排泄废物,尿液的生成和排泄不但反映肾脏功能,而且可以反映机体的代谢状况,因此尿液分析是诊断人体疾病,特别是诊断泌尿系疾病的重要方法。通过尿液的物理和化学检查,对泌尿系统和其他系统疾病的诊断和鉴别诊断,疾病的严重程度和预后判断都有极重要的意义。随着科学的发展,检测的仪器也越来越先进,方法也越来越成熟。已从过去的手工和试纸,到显微镜和干化学法,现在更是基于微量分析、光电影像系统和计算机组成的一体化检测仪器,准确性大大提高,为疾病的诊断提供了有力的支持。尿液检查的规范化操作和正确解读在临床工作中显得尤为重要。

一、尿液标本采集的质量控制

(一) 收集尿液的容器

尿液标本的正确采集是获取真实结果的第一步。标本采集前患者应先清洁尿道口及周围皮肤,避免污染。集尿器要求清洁、干燥、一次性使用。可先将尿液收集在开口 4 cm 以上、容量达 50 mL 的尿杯中,然后倒入合适的试管中并加盖,这样既方便运送又便于保存。同时试管上应贴有标签,并标明患者姓名、科别、床号、收集标本的时间及检验项目等。

(二) 尿标本的种类

1. 晨尿(morning urine) 即清晨起床后第一次排尿时收集的尿标本。晨尿较为浓缩,可反映肾脏的浓缩功能,各有形成分较为完整,有利于尿沉渣形态学和化学成分分析。

2. 随机尿(random urine) 即随时留取的尿液,它不受时间限制,标本新鲜易于留取,最适合门、急诊患者尿检。可根据病情不同,嘱患者留取初段尿、中段尿或终末尿。

3. 24 小时尿 即患者上午 8 点排空膀胱尿并弃去,留取此后排出各次的全部尿液,直至次日上午 8 点时排空膀胱尿并收集于上述容器中。在收集尿标本容器内应预先加入适量防腐剂,一般每升尿液中加 10 mL 浓盐酸。留 24 小时尿的原因是因为在 24 小时的不同时段里,尿中某些成分排泄的浓度是不同的,如肌酐、儿茶酚胺、17-羟皮质类固醇、17-酮类固醇、香草苦杏仁酸、电解质等。24 小时尿收集后应测量并记录总尿量,混匀后取适量分别送检。

4. 中段尿(midstream urine) 即在不间断排尿过程中,弃去前、后时段的尿,以无菌容器接留中间时段的尿液。

5. 导管尿(catheterized urine) 当患者发生尿潴留、尿失禁或尿道口周围有炎症时,对复杂性尿路感染者,为获取准确的尿液标本,在患者知情同意后可由医务人员按操作规范,为病人插导尿管留取尿标本。

二、尿常规检查中尿液化验各指标的临床意义

尿常规检查内容较多,现就其中主要项目的临床意义介绍如下:

1. 红细胞(RBC) 正常人尿液镜检每高倍视野红细胞数 0~3 个,3 小时尿红细胞排出率:男性<3 万/h,女性<4 万/h。如每高倍镜视野>3 个,即为镜下血尿。肉眼见到尿液呈浅粉红色或咖啡色,或混有血凝块,即为肉眼血尿。另外要注意红细胞的形态,是均一性红细胞,还是非均一性红细

胞,或是二者皆有的混合性红细胞。非均一性红细胞表明来源于肾小球疾病,又称变形红细胞,红细胞形态变化与肾小球基底膜病理性改变对红细胞的挤压损伤、各段肾小管内不断变化的 pH、渗透压、介质张力、代谢产物对红细胞的作用有关,非均一性红细胞尿液红细胞计数＞8 000/mL,70％以上红细胞出现两种以上的变形形态。而均一性红细胞为非肾小球疾病引起,尿液红细胞计数＞8 000/mL,70％以上红细胞为形态单一且大小正常的红细胞。

2. 白细胞(WBC) 正常人尿液镜检每高倍视野白细胞数 0～5 个。如每高倍镜视野＞5 个,尿白细胞排出率男性＞7 万/h,女性＞14 万/h,即为异常。

3. 血红蛋白(Hb) 血红蛋白是红细胞主要成分,血红蛋白尿是血管内溶血的证据之一。当红细胞破坏后 Hb 释放入血,若血中游离 Hb 量超过结合触珠蛋白的能力,经肾小球滤过后,Hb 浓度超过肾小管重吸收能力时,Hb 可经尿液排出,形成血红蛋白尿,化验表现为尿隐血。

4. 白细胞酯酶(LEU) 白细胞酯酶是粒细胞质中含有的特异性脂酶,在中性粒细胞、嗜酸性粒细胞、嗜碱性粒细胞和巨噬细胞质中均含有该酶,而单核细胞和淋巴细胞则无此酯酶,其临床意义与显微镜检查的白细胞有互补作用。

5. 蛋白质(protein) 正常情况下,分子量小的蛋白质,如 β_2 微球蛋白、α_2-微球蛋白等可自由通过肾小球滤过膜,但经肾小管后几乎全部被重吸收。当成人 24 小时尿蛋白含量＞150 mg 时称为蛋白尿。临床上非定量测定常以(＋/－)表示,±表示蛋白质含量＜0.1 g/L;＋表示蛋白质含量为 0.1～0.5 g/L;＋＋表示蛋白质含量为 0.5～2.0 g/L;＋＋＋表示蛋白质含量为 2.0～5.0 g/L;＋＋＋＋表示蛋白质含量为＞5.0 g/L。

6. 尿糖(glucosuria) 正常人空腹尿糖为阴性,尿中出现葡萄糖为尿糖阳性。尿糖定性常以(＋/－)来表示,－表示含糖在 0.2 g/L 以下;＋表示含糖在 0.2～5 g/L;＋＋表示含糖在 5～10 g/L;＋＋＋表示含糖在 10～20 g/L;＋＋＋＋表示含糖在 20 g/L 以上。

7. 乳糜尿(chyluria) 是指尿中含有乳糜或淋巴液,外观呈乳白色,有时呈胶冻状;如含红细胞较多则称为乳糜血尿。乳糜尿静置后分三层:上层为白色脂质,中间层为乳糜块,底层为红细胞。正常人及有尿路感染者尿乳糜试验阴性,当淋巴管堵塞或淋巴回流动力学障碍导致淋巴管破裂时则乳糜流入尿路形成乳糜尿。化验时是在尿标本中加入乙醚,提取后通过苏Ⅲ染色,镜下可见红色脂肪滴即为阳性。

8. 细菌尿(bacteriuria) 正常人尿中无细菌。细菌尿是尿液中见有细菌,需鉴别是感染还是污染。可取清洁中段尿作培养,如尿中菌落数＞10^5/mL,可认为是感染;＜10^3/mL,认为是污染;10^3～10^5/mL,为可疑感染。

9. 管型(cast) 管型是位于肾远曲小管或集合管内的蛋白质、细胞及碎片在一定条件下凝固形成的圆柱形蛋白凝集体。正常人尿中见有透明管型,若出现颗粒管型、红细胞管型、白细胞管型、上皮细胞管型或蜡样管型时,应考虑有肾脏实质性病变。

10. 亚硝酸盐(NIT) 尿中亚硝酸盐主要来自细菌对尿中硝酸盐的还原反应,其次来源于体内一氧化氮的氧化反应。正常人尿亚硝酸盐定性试验一般为阴性。尿亚硝酸盐阳性常见于大肠埃希菌引起的泌尿系感染,对大肠埃希菌感染的诊断符合率为 80％。另革兰阳性菌如肠球菌和酵母菌等一般不能将硝酸盐转化为亚硝酸盐,故阴性结果不能排除泌尿系统感染,因此该检查需结合尿白细胞数和白细胞酯酶综合分析。通常亚硝酸盐检查可作为尿路感染的过筛试验。

11. 酮体(ketone bodies) 酮体是脂肪氧化产生的中间产物,为乙酰乙酸、β-羟丁酸及丙酮的总称。正常情况下尿中不含酮体,当尿检酮体阳性时表示体内发生糖代谢障碍或有大量脂肪分解。常见于糖尿病酮症酸中毒、饥饿等。

12. 胆红素(bilirubin) 胆红素是血红蛋白分解代谢的中间产物,是胆汁中的主要成分。血浆中胆红素有三种:未结合胆红素、结合胆红素和 δ-胆红素。未结合胆红素在肝内葡萄糖醛酸转移酶作用下成为结合胆红素,结合胆红素可从尿中排出;而未结合胆红素不溶于水,故不能从尿排出。正常人

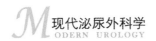

结合胆红素含量极少,因此尿检常为阴性。当结合胆红素增高时则从尿中排出,可用于黄疸的诊断与黄疸类型的鉴别诊断。

13. **尿胆原(urobilinogen)** 结合胆红素随胆汁排入肠道,在肠道菌群作用下分解成为胆素原族化合物,包括胆素原、粪胆原和尿胆原。其中 10%～20% 被肠黏膜重吸收形成肠肝循环,仅有极少部分胆素原进入体循环而由尿中排出。正常人尿胆原定性试验呈阴性或弱阳性,尿胆原检查结合血清胆红素、尿胆红素和粪胆原等检查,可用于黄疸的诊断与鉴别诊断。

14. **尿酸碱度(pH)** 尿酸碱度是反映肾脏调节机体内环境平衡的能力的重要指标。正常饮食条件下,晨尿多偏弱酸性,随机尿 pH 波动较大。尿 pH 减低,生理状况下见于过量进食高蛋白食物、剧烈运动、大汗等;病理情况下见于酸中毒、糖尿病、慢性肾炎等。尿 pH 增高,生理情况下见于进食过多碱性食物,如水果、蔬菜;病理情况下见于呼吸性碱中毒、尿路感染、肾小管酸中毒等。

15. **尿比重(specific gravity,SG)** 尿比重由尿液中水分及可溶性物质含量和溶解度所决定,受饮水和尿量的影响,是临床上粗略评估肾脏浓缩、稀释功能的常用指标,常需结合尿量来评价。正常成人尿比重波动在 1.003～1.035,当每日尿量在 1 000～2 000 mL 时,尿比重波动在 1.010～1.015。通常情况下,尿量增加,则尿比重相应降低;尿量少则尿比重相应增加,以维持液体平衡并能排出体内代谢产物。如多次随机尿检示尿比重在 1.025 以上,表示肾浓缩功能正常;如尿比重比较固定,如固定 1.010 左右,呈等张尿,表示肾实质有严重损害。

16. **尿结晶体(crystal)** 尿结晶是机体进食后代谢产物中酸性物质与钙、镁、铵等离子结合生成的各种有机盐或无机盐排入尿中后形成的结晶,尿中出现结晶称晶体尿(crystaluria)。正常人尿中存在少量结晶,如尿酸盐结晶、草酸盐结晶、磷酸盐结晶,如尿中存在大量上述结晶,则会对肾脏造成损伤,甚至形成结石。

17. **上皮细胞(epithelial cell)** 尿中出现大量或片状脱落的上皮细胞,并见有白细胞,常见于尿路感染;尿中出现较大的大圆上皮细胞,常见于肾盂肾炎、膀胱炎等;尿中出现小圆上皮细胞,常见于肾小管损伤;尿中尾样上皮细胞增加,见于急性肾盂肾炎或膀胱颈部炎症时。

三、尿脱落细胞检查

尿脱落细胞检查对泌尿系肿瘤的早期诊断、复发及随访有重要的临床价值,亦可用于肿瘤普查。它具有方便、无创、可重复检查的优点,在临床上应用日渐增多。

尿液标本应为除晨尿外的随机尿,住院患者建议取清晨第二次排尿的标本,排尿前应适当活动。标本收集后应及时处理。为提高检出率,应连续三天取三次标本送检。

目前检查方法有多种:标本离心后取沉淀物涂片,HE 染色后镜检,根据脱落细胞的形态判断。

荧光原位杂交技术(fluorescence in situ hybridization,FISH),其原理是通过荧光素标记的单链核酸探针与肿瘤细胞内相互补的靶核酸序列特异性杂交,然后用荧光显微镜可直接观察到靶核酸序列在细胞核、染色体的分布情况并作出诊断。FISH 具有准确、方便、实用、可检测多个核酸靶序列的优点,用于检测尿路上皮癌的敏感性＞80%,特异性＞90%。

膜式液基细胞学检测(thin-prep cytology test,TCT),即通过特殊设备将脱落细胞均匀分散贴附在载玻片上,然后进行特殊染色和显微镜下形态学观察。优点是操作方便、快捷、同一标本可作多项检查、标本留存时间较长。对高级别尿路上皮细胞癌和原位癌检测的敏感性可达 70%～100%;但对低级别尿路上皮细胞癌检测的敏感性较低,约 30%。

四、尿乳糜试验

患者脂肪餐后 2 小时收集乳糜尿送检。将尿液中加入等量乙醚,震荡后取乙醚层(上层)液体一滴置于玻璃片上,直接在显微镜下观察,可见折光性强且大小不一的脂肪滴;亦可加入苏丹Ⅲ染液后镜下观察,如见红色脂滴则为乳糜尿,并可见下层尿液由浊变清。此时应再吸取尿沉渣寻找微丝蚴。

五、尿微生物学检查

主要用于尿路感染的病原学诊断,尤其反复尿路感染、现症尿路感染抗炎治疗无效、不明原因发热、泌尿系统疾病手术前、导尿管留置拔除时等。

尽量在用药前或停药 2 天后,清洗外阴及尿道口,留中段尿于无菌试管中,加盖后立即送检,若置于 4 ℃保存不能超过 8 小时,亦可取膀胱穿刺尿或导尿管引流尿。

细菌培养应行菌落计数并作药物敏感试验。若菌落计数$>10^5$/mL 为感染,$<10^3$/mL 认为是污染;$10^3 \sim 10^5$/mL 为可疑感染,同时应结合临床表现,必要时需复查。对菌落计数$>10^5$/mL 者应常规做药物敏感试验。真菌、衣原体、淋病奈瑟菌、伤寒沙门菌、结核分枝杆菌及厌氧菌等需做特殊培养。

六、尿三杯试验

血尿、脓尿时,可通过尿三杯试验帮助初步定位。方法为:清洁外阴及尿道口后,将一次排尿过程中尿不中断地排入三个清洁容器内,将最初的 10～20 mL 尿留于第一杯中,中段尿留 30～40 mL 于第二杯中,终末 5～10 mL 留于第三杯中,分别送化验。若第一杯尿液异常且程度最重,提示病变可能在前尿道;若第三杯尿异常且程度最严重,则病变可能在后尿道或膀胱颈;若三杯均异常,病变可能在膀胱颈以上。

七、尿液的生化检查

受工作、饮食、饮水、出汗、运动、睡眠等影响,24 小时中各时段尿液成分有较大波动,为了客观反映人体代谢状况,应收集 24 小时尿做相关生化检查。标本的收集是早上 8 时排尿弃去,然后将 24 小时中所有各次尿液收集于容器中,次日 8 时排空膀胱并将尿收集于容器中。记录 24 小时尿量,混匀后留取 50 mL 送检。留尿期间标本宜保存于冰箱内并加入防腐剂:做 24 小时尿肌酐、尿素氮、肌酸、尿酸、氯化物、钾、钠、钙、磷等物质的测定,以甲醛为宜;17-羟皮质类固醇、17-酮皮质类固醇、儿茶酚胺、尿香草扁桃酸(VMA)、醛固酮等物质的测定,以盐酸为宜。

尿肌酐:肌酐是肌肉组织的代谢产物,其排泄量相对恒定。尿肌酐正常值为 0.7～1.5 g/24 h。增高见于某些消耗性疾病、糖尿病、肢端肥大症、发热等;在急性肾炎和肾功能不全时,肌酐排出量下降。

尿素氮:尿素氮为人体蛋白质代谢产物,尿中尿素氮正常值为 9.5 g/24 h。增高时表示体内组织分解代谢增加;降低见于肾功能不全、肝实质性病变。

尿酸:尿酸为嘌呤的代谢产物,尿中尿酸正常值为 0.4～1.0 g/24 h。增高见于痛风、白血病,降低见于肾炎、慢性肾功能不全。

尿钾:正常值为 2～4 g/24 h。增高见于肾上腺皮质功能亢进、肾移植术后多尿期;降低见于严重失水、尿毒症及肾上腺皮质功能减退等。

尿钠:正常值为 3～6 g/24 h。增高见于肾上腺皮质功能减退、急性肾功能衰竭及肾移植术后多尿期;降低见于长期禁食钠盐、肾上腺皮质功能亢进等。

尿钙:正常值为 0.1～0.3 g/24 h,尿磷正常值为 1.1～1.7 g/24 h。尿钙、尿磷排出增高见于甲状旁腺功能亢进症、特发性高尿钙。

八、尿的激素及其代谢产物检查

尿 17-羟皮质类固醇(17-OHCS):为肾上腺皮质类固醇的代谢产物,正常值男性为 8～12 mg/24 h,女性为 6～10 mg/24 h。增高多见于肾上腺皮质功能亢进,如皮质醇增多症等;降低见于肾上腺皮质功能减退。

尿 17-酮皮质类固醇(17-KS):正常值在男性为 10～20 mg/24 h,女性比男性低 2～3 mg/24 h。17-KS 在女性主要来自肾上腺,在男性则 2/3 来自肾上腺,1/3 来自睾丸,所以此检查在男性反映肾上腺皮质和睾丸功能,在女性反映肾上腺功能。增高见于皮质醇增多症、肾上腺性征异常综合征、睾丸间质细胞瘤、多毛症、肢端肥大症、男性性早熟、雄激素治疗后;降低见于 Addison 病、垂体功能减退、睾丸发育不良、睾丸切除后、甲状腺功能减退以及肝炎、结核、糖尿病等。

尿儿茶酚胺(CA):包括去甲肾上腺素(80%)、肾上腺素、多巴胺三种物质。正常值为 9～108 μg/

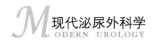
24 h。增高见于嗜铬细胞瘤、肾上腺髓质增生、副神经节瘤等;降低见于营养不良、高位截瘫、家族性脑神经功能障碍和帕金森病等。

尿 3-甲氧基-4-羟基苦杏仁酸(VMA):是儿茶酚胺代谢产物,增高见于儿茶酚胺增多症。化验前数日应停止食用香蕉、咖啡、巧克力等含香草的食品,可避免部分假阳性;停服苯胺氧化酯抑制剂药及甲基多巴可避免假阴性。

尿醛固酮:醛固酮是肾上腺皮质球状带分泌的一种盐皮质激素,调节 K^+、Na^+ 及水的平衡。尿醛固酮正常值<10 μg/24 h。增多见于原发性醛固酮增多症、继发性醛固酮增多症、甲状腺功能亢进症、部分高血压、低血钾等;减少见于肾上腺皮质功能减退、糖尿病、Turner 综合征、18-羟化酶缺乏、垂体功能减退等。

九、前列腺小体外泄蛋白

前列腺小体外泄蛋白(prostatic exosomal protein,PSEP)是由前列腺小体分泌生成的一类蛋白质的总称,前列腺小体是由前列腺上皮细胞产生的一种外泌体,具有很强的抗菌和抗氧化作用。在炎症发生时,前列腺小体的外泌或排出增加,PSEP 在尿中的含量也会随之增多。PSEP 诊断慢性前列腺炎的敏感性和特异性均较高,且与 CP 的炎症程度存在线性相关,经治疗后 CP 患者 PSEP 可明显降低。患者留取中段尿前一天晚上应清淡饮食,避免饮酒,禁止排精活动,留取尿标本前需憋尿 2 小时。

(吴宏飞)

◀ 第二节　前列腺液检查

前列腺液是由前列腺上皮细胞分泌,含高浓度锌离子、酸性磷酸酶、精胺、蛋白水解酶和纤维蛋白酶等,约占精液量的 15%~30%。前列腺液有激发精子活力、促进精液液化、提高精子成活率、维持男生殖道清洁的功能。前列腺液检查可了解前列腺的功能,并可辅助诊断慢性前列腺炎、前列腺结核和前列腺肿瘤等。

(一)标本采集

前列腺液标本采集前禁欲 3~7 天,排尿后取膝胸卧位或站立弯腰位,检查者指套涂布润滑油后轻柔插入肛门,先了解前列腺大小、质地、光滑度等,按摩应用力适度,先左后右,由外上向内下朝中央沟方向按压各 3 次,再从前列腺底部朝尖部方向按摩 2~3 次,并用手在会阴部按压球部尿道,可见前列腺液从尿道口流出并收集于玻片上,立即送检。另可根据检验目的不同,将前列腺液收集于相应试管内。

(二)前列腺液涂片检查

主要观察卵磷脂小体、巨噬细胞、红细胞、白细胞等。前列腺液检查正常参考值见表 3-1。正常前列腺液,卵磷脂小体应>+++/HP 或满视野、白细胞<10 个/HP、无脓细胞、红细胞偶见或<5 个/HP、上皮细胞少见。

表 3-1　前列腺液检查正常参考值

检查项目	参考值范围(正常值)
颜色	淡乳白色
黏稠度	稀薄的液体
卵磷脂小体	+++~++++/HP
红细胞	<5 个/HP
白细胞	<10 个/HP

慢性前列腺炎时,白细胞>10 个/HP,卵磷脂小体减少。巨噬细胞吞噬多量卵磷脂小体颗粒,称

为颗粒细胞,为前列腺炎特有的表现。单次前列腺液检查常不能准确判断前列腺的炎症情况,在可疑时应予复查。

另应注意有无滴虫、淋病奈瑟菌;对有大量红细胞者,应排除前列腺癌。

(三)前列腺液化验检查

1. 锌离子浓度　前列腺液含高浓度锌离子,为合成具有抗菌作用锌多肽的原料,故锌离子浓度反映前列腺液的杀菌能力。在慢性前列腺炎时锌浓度多下降;锌浓度升高多见于前列腺癌。

2. 酸性磷酸酶　与锌离子浓度正相关,在前列腺癌时,两者均显著升高。将两者与血清前列腺特异性抗原联合检测,可作为前列腺癌诊断、疗效评估和随访的指标。

3. 蛋白水解酶和纤维蛋白酶及枸橼酸浓度　前两者可促进精液液化;后者可维持精液渗透压和精子透明质酸酶活性。慢性前列腺炎时三者均下降。

(四)细菌学检查

为了区分感染部位是在尿路还是前列腺腺体,常采用 Meares 和 Stamey 提出的四杯定位细菌培养法。先清洗尿道口,用无菌管收集先排出的 10 mL 尿液为 VB1;继续排尿 200 mL,中途收集尿液 10 mL 为 VB2;之后停止排尿,行前列腺按摩收集前列腺液为 EPS;按摩后收集首先排出的 10 mL 尿为 VB3。把这四份标本立即送细菌培养。如 VB1 细菌数量多,其余标本均低,提示尿道感染;如 VB2、VB3 细菌数量高,其余标本正常,提示膀胱以上尿路感染;如 EPS 细菌数量高,表明为前列腺炎;如 VB3 的细菌数量高于 VB1 细菌数量的 10 倍,也表明为细菌性前列腺炎。如疑为支原体、衣原体、淋病奈瑟菌等感染,则应做特殊培养。

(吴宏飞)

第三节　尿道分泌物检查

尿道分泌物(urethral discharge)是尿道和生殖系统疾病的常见症状,正常人可有极少量的尿道分泌物,但多不为人们注意。当出现较多的分泌物时,多提示尿道有病变。其性状可为脓性、黏液性或血性。可用无菌棉签采取分泌物,做直接涂片或细菌培养,亦可用清洁玻片取材做相关检查。

(一)涂片检查

新鲜涂片镜检观察有无红细胞、白细胞、脓细胞、精子、霉菌、滴虫等,然后行革兰染色,在油镜下观察。若发现有大量白细胞或脓细胞,多为非特异性尿道炎;如见白细胞内有革兰阴性双球菌则为淋菌性尿道炎,敏感性为 95%～100%,并应接种于巧克力培养基中,置 37 ℃二氧化碳培养箱中培养;如分泌物较稀薄,则多见于非淋病性尿道炎、慢性淋菌性尿道炎、滴虫性尿道炎等;如果分泌物呈黑色,则为真菌性尿道炎。前列腺炎、前列腺溢液、性兴奋等亦可有黏液样分泌物流出或在大便时滴出,显微镜下可见到卵磷脂小体。尿道流出血性分泌物,多见于尿道肿瘤、尿道结石、感染、尿道肉阜等。

(二)尿道分泌物涂片找滴虫

镜下见滴虫外形似梨状,比白细胞大,顶端有四条鞭毛。滴虫培养方法较复杂,但准确性高。

(三)尿道分泌物找支原体、衣原体

直接涂片及培养已不使用,因前者不准确,后者技术要求高、操作不方便,现已被 PCR 法取代。PCR 快捷、简便,具高度敏感性和特异性。

(吴宏飞)

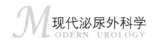

第四节　精液检查

精液检查(semen analysis)是评价男性生育力的重要指标,也可观察输精管结扎及复通的效果。射出的精液排出有一定顺序,通过三段分步射精法分析:第一段精液中含有大量精子,后两段逐渐减少。因此精液收集方法在精液检查中是很重要的一环。

正常精液是由精浆和精子混合而成。精浆主要由前列腺、精囊和尿道球腺等附属腺体分泌。其中精囊液占精液总量的50%～60%,前列腺液量占30%～34%,睾丸、附睾、输精管分泌液量仅占精液总量的3%～5%。精子在睾丸中产生,在附睾中成熟,通过输精管运输到体外。

受检者在取精前应2～7天无射精活动,有学者主张25岁以下者禁欲3天,25～35岁者禁欲5天,35～45岁者禁欲7天,效果更好。

(一)精液采集

用手淫法将一次射出的全部精液收集于清洁容器内,并计时,温度应保持在25～35℃,气温低时应置于贴身内衣袋内,立即送检,最多不应超过1小时。如需重复检查,应间隔1～2周。不可用避孕套收集。如做精液培养,则应先清洗双手和阴茎,排尿后按上法将精液收集于无菌容器中送检。

(二)精液常规分析

目前大多采用精液自动化分析仪,其准确、方便、快捷,便于数据及图像储存。标准现多采用2010年WHO《人类精液及精子—宫颈黏液相互作用实验室检验手册》第五版精液质量标准,但与1999年WHO第四版精液质量标准相比,第五版在精子浓度、精子运动分类、精子活动力、精子活率、正常精子百分比等方面有较大变化。

精子活力按以下分级:前向运动(progressive,PR):精子主动地呈直线或沿一个大圆周运动,不管其速度如何;非前向运动(non-progressive,NP):所有其他的运动形式,如小圆周泳动或尾部摆动;完全不动(immotility,IM):没有运动。总活力为PR+NP。

具体标准为:正常精液呈灰白色,液化后呈乳白色或灰黄色,中等黏稠;液化时间<60分钟,室温下1小时不液化为精液不液化症;pH≥7.2。

表3-2　WHO第5版精液分析参考值下限

(第5个百分位数,95%可信区间)

参考	参考值下限
精液体积(mL)	1.5(1.4～1.7)
精子总数(10^6/一次射精)	39(33～46)
精子浓度(10^6/mL)	15(12～16)
总活力(PR+NP,%)	40(38～42)
前向运动(PR,%)	32(31～34)
存活率(活精子,%)	58(55～63)
精子形态学(正常形态,%)	4(3.0～4.0)

精液主要参数中,精子活动率和活力百分率随年龄增加有下降趋势,尤其是40岁以上的男性更为明显,表明男性精液质量与年龄的相关性。

(三)精浆生化成分检测

锌　主要由前列腺分泌,前列腺液中锌含量比血清锌高100多倍。正常精浆锌≥2.4 μmol/一次射精。精浆锌反映前列腺分泌功能,有调节精子功能作用;在前列腺炎病人中可发现他们的精浆锌浓度降低。

钙　精浆钙含量约为血钙的3～4倍。在启动附睾内未成熟精子的运动过程中钙是不可缺少的元素,精液中钙与精子获能和顶体反应密切相关,因此钙是精液中有重要生理功能的微量元素。正常参考值为(7.72±3.09)mmol/L。

铅　铅为机体非必需的有害元素,在环境污染日趋严重的今天,铅污染发生率较高。铅对男性生殖的影响有:① 损害睾丸生精细胞,可致睾丸变性;② 在精子发生过程中导致精子畸变;③ 直接抑制精子活力及导致精子死亡;④ 铅先活化然后灭活精子表面甘露糖结合位点,影响精子顶体反应;⑤ 抑制男性附属性腺双氢睾酮与雄激素受体结合,从而影响内分泌功能正常发挥。铅还有极强的胚胎毒性作用,可致畸胎及流产。正常参考值为(74.25±68.2)nmol/L。

精浆果糖　果糖由精囊产生,它反映精囊腺功能,果糖是精子能量代谢来源。正常情况下≥13 μmol/一次射精。精囊分泌功能下降时,如精囊炎症、雄激素水平下降、年龄大等情况,精浆果糖降低。少数患者精浆果糖可增高,这常见于糖尿病患者,因为精液中果糖浓度与血糖浓度相关。

精浆中性葡萄糖苷酶　正常值为≥20 mU/一次射精。中性 α-葡萄糖苷酶反映附睾功能,与精子成熟和运动密切相关。

肉毒碱　精浆中肉毒碱90%来源于附睾,少部分来自精囊,因此肉毒碱含量间接反映附睾功能。精浆肉毒碱水平降低见于输精管缺如、梗阻性无精子症、附睾炎症等。参考值为0.319 mmol/L。

酸性磷酸酶　酸性磷酸酶主要由前列腺分泌,其生理功能是通过磷酸化过程水解精液中的磷酸胆碱、磷酸甘油及核苷酸等物质,与精子的代谢有关。精浆中酸性磷酸酶降低常见于前列腺的炎症;前列腺癌的患者酸性磷酸酶升高。参考值为48.8～208.6 U/mL。

抗精子抗体　正常情况下抗精子抗体应为阴性。抗精子抗体可使精子制动或使精子黏附在宫颈黏液上,难以通过子宫颈;也可抑制精子顶体的活性,使精子不易穿透卵丘、放射冠和透明带而进入卵细胞,阻碍精子与卵细胞结合。抗精子抗体按其对精子的作用分为凝集性、制动性和结合性三类,其中精子凝集抗体有头对头、尾对尾及混合型三种。抗精子抗体在免疫性不育中的作用,已通过大量的实验研究和临床观察得到肯定。抗精子抗体无论存在于男方还是女方,都可导致不育。测定抗精子抗体的方法很多,各家不一,抗精子抗体有血清抗精子抗体和精浆抗精子抗体,但以后者对精子的影响最大且最直接。

(吴宏飞)

第五节　血液检查

一、血清电解质

1. **钠(Na$^+$)**　钠离子是细胞外液的重要电解质,细胞外液量取决于体内总钠量。由于钠离子和相结合的阴离子构成了95%以上的血浆渗透压,也影响着细胞内液的渗透压。正常人血清钠浓度为137～147 mmol/L。血清钠增高多见于大汗、大面积烧伤、皮质醇增多症、原发性醛固酮增多症、垂体肿瘤、高渗性脱水及过多摄入钠盐。血清钠降低多见于肾上腺皮质功能减退、慢性肾小球肾炎、长期低盐饮食、肾髓质囊性变、多囊肾、代谢性酸中毒及低渗性脱水、水中毒等。

2. **钾(K$^+$)**　钾是维持正常生命活动必需的电解质之一。体内钾的95%以上分布于细胞内液,是维持细胞内渗透压的主要离子,参与细胞内外渗透压和酸碱平衡的调节。正常血清钾浓度为3.5～5.5 mmol/L。高血钾见于肾功能衰竭、酸中毒、严重创伤、溶血及过量过快补钾;低血钾多见于原发性醛固酮增多症、大量长期使用利尿剂、长期低盐饮食、碱中毒、肾小管酸中毒、呕吐等。高血钾可引起心肌传导功能障碍,患者出现室颤和心跳停止;心肌传导速度变慢,表现为传导阻滞、甚至心脏舒张期

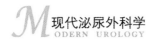
停搏。低血钾可表现为四肢无力,甚至吞咽困难。

3. 氯(Cl^-) 氯离子是细胞外液主要的阴离子,其与钠离子结合维持血浆渗压和血容量,参与体内酸碱平衡的调节,是形成胃酸的主要成分之一,钠离子和氯离子的变化往往是平行的。正常血清氯浓度为 98~106 mmol/L。血清氯增高见于急性肾小球肾炎、代谢性酸中毒、呼吸性碱中毒等。降低多见于严重呕吐、腹泻、大量利尿、糖尿病及长期低盐饮食等。

4. 钙和磷 正常人血清钙浓度为 2.2~2.7 mmol/L,血清磷浓度为 1.0~1.6 mmol/L。长期肾功能不全、甲状旁腺功能减退可引起血磷升高、血钙降低;甲状旁腺功能亢进可引起血钙升高、血磷降低;多发性骨髓瘤可引起血钙和血磷升高。

二、血酸碱指标

正常人血浆的 pH,动脉血为 7.35~7.45。血浆 pH 的相对恒定有赖于血液内的缓冲系统以及神经、内分泌、体液对肺、肾功能的调节。血液内的缓冲物质可有效地减轻进入血液的酸性或碱性物质对血浆 pH 的影响,特别是在神经、体液、内分泌调节下通过肾和肺的活动能排出体内过多的酸和碱,因此血浆 pH 的正常波动范围极小。如果血浆 pH<7.35,称为酸中毒;如 pH>7.45 则称为碱中毒。血浆 pH<6.9 或 pH>7.8,都将危及生命。临床上静脉血 pH 正常值为 7.32~7.38。

血清二氧化碳含量($T-CO_2$):常被用来作为观察血酸碱失衡的指标,正常值为 22~31 mmol/L。增高见于呼吸性酸中毒、代谢性碱中毒、低血钾;减少见于代谢性酸中毒、呼吸性碱中毒、肾功能衰竭等。

(吴宏飞)

第六节 肾功能检查

肾脏的基本功能单位是肾单位,每个肾脏约有 100 万个肾单位,每个肾单位是由肾小体和肾小管组成。肾小体由肾小球和外面包绕的肾小囊构成;肾小管由近曲小管、远曲小管、髓袢和集合管组成。

肾脏主要生理功能有两个方面:① 生成尿液以排泄机体代谢产物,调节水、电解质和酸碱平衡,以维持机体内环境的稳定;② 分泌一些重要的活性物质或激素,调节血压(如肾素和前列腺素),促进红细胞生成(促红细胞生成素)及调节钙磷代谢[1,25-$(OH)_2D_3$]等。上述功能均由肾脏的相应结构来完成,因此,血液和尿液中出现一些异常物质或正常物质的异常排泄,均能反映肾小球或肾小管是否受损和受损的程度。通过定性和定量检测这些物质,有助于对肾脏或泌尿系疾病的诊断、鉴别诊断、病情监测、疗效和预后评估。但由于肾脏有巨大的储备能力,因此目前临床所用的各种肾功能检查方法常常不能查出早期和轻度的肾实质损害。如一个正常人,因外伤切了一侧肾切除,患者仍能正常生活。因此,外科肾功能检查的目的主要是了解肾脏有无功能不全、评价能否耐受手术、留存肾功能能否代偿等,以便制定合理的治疗方案。

尿液的形成是血液经肾小球滤过作用、肾小管的重吸收和排泌三个过程来完成的。血液经肾小球滤过形成超滤液,超滤液流经肾小管时部分物质被重吸收(全部葡萄糖、大部分水和小分子蛋白、部分电解质等),剩下的由肾集合系统流出,形成尿排出体外。因此,不同的肾功能检查可反映肾不同结构的功能。下面介绍与外科有关的一些肾功能检查。

一、肾小球滤过功能检查

(一)血清肌酐、尿素氮测定

血清肌酐(Cr)是肌酸的代谢产物。在肌肉容量相对固定、肌肉活动相对稳定的情况下,其生成量非常恒定,通常每 20 g 肌肉每天产生约 1 mg 肌酐,且绝大部分从肾小球滤过后并不被肾小管重吸收而排出体外,故能较好反映肾小球滤过功能。它每日生成量为 20 mg/kg 或 1 mg/min。肾功能丧失约50%以上时血清肌酐才升高。参考区间：

男性（20～59岁）：57～97 μmol/L；60～79岁：57～111 μmol/L。

女性：（20～59岁）：41～73 μmol/L；60～79岁：41～81 μmol/L。

尿素氮（BUN）是蛋白质分解代谢的产物，主要在肝内形成，肾脏排出。它受食物中蛋白质摄入量、胃肠道出血、高分解代谢、肝脏代谢能力等肾外因素影响，故测定血清 BUN 值增高判断肾功能不如血清 Cr 升高特异性强，因此，在判断结果时要进行综合分析。参考区间：

男性（20～59岁）：3.1～8.0 mmol/L；60～79岁：3.6～9.5 mmol/L。

女性：（20～59岁）：2.6～7.5 mmol/L；60～79岁：3.1～8.8 mmol/L。

BUN 与 Cr 的比值正常为10∶1，比值增大见于高分解代谢、肾前性氮质血症、少尿（尿素再吸收呈管液流率依赖性）、尿路梗阻等，尤其是急性情况下意义更大。慢性肾病时影响因素较多，需仔细分析。

指甲肌酐测定：Cr 可沉积于指甲中，从指甲基底部至甲缘需生长3个月时间。故检测甲缘指甲中的肌酐含量，可了解3个月前血肌酐水平和肾功能状况，对鉴别急、慢性肾炎有帮助。

（二）肾小球滤过率

肾小球滤过率（GFR）是指单位时间内由肾小球滤过的血浆量，是最重要的肾功能试验。目前评估 GFR 的方法是检测[51]铬-乙二胺四乙酸、[125]I-碘酞酸盐或菊粉清除率（Cin）等，其中菊粉清除率测定是评价 GFR 的"金标准"。但上述方法均比较复杂且费时，难以在临床上常规应用，因此，临床上常通过检测某些内源性物质如血肌酐（Cr）或血胱抑素 C（Cys C）来间接估算 GFR，或通过相对简单的内生肌酐清除率（Ccr）来评估。

CKD-EPI 基于血清肌酐的 GFR 计算公式：$GFR(\mu mol/L)=a \times (血肌酐浓度/b)^c \times (0.993)^{年龄}$

a 值根据性别与人种分别采用如下数值：

① 黑人：女性＝166，男性＝163；② 其他人种：女性＝144，男性＝141

b 值根据性别不同分别采用如下数值：女性＝0.7；男性＝0.9

c 值根据年龄与血清肌酐值的大小分别采用如下数值：

① 女性：血清肌酐≤0.7 mg/dl＝−0.329；血清肌酐＞0.7 mg/dl＝−1.209

② 男性：血清肌酐≤0.7 mg/dl＝−0.411；血清肌酐＞0.7 mg/dl＝−1.209

结果正常值范围：120～138 mL/(min · 1.73 m²)

说明：2009年发表的慢性肾脏病流行病学合作研究（CKD-EPI）公式，较目前普遍应用的 MDRD 公式评估肾小球滤过率更为精确，尤其是当 GFR＞60 mL/(min · 1.73 m²)时。

实际应用时，输入相关变量（性别、年龄、血清肌酐浓度数值、人种）即可通过公式设置的程序自动计算出结果。

内生肌酐清除率（Ccr）定义为：每分钟排出的尿肌酐相当于血肌酐的毫升数。计算公式为：Ccr(mL/min)＝尿肌酐浓度×每分钟尿量(mL/min)/血肌酐浓度。

一般认为 Ccr 降低至正常值的80%时，表示肾小球滤过功能已有减退；降至51～70 mL/min 时提示轻度损害；降至30～50 mL/min 时提示中度损害；降至21～30 mL/min 时提示重度损害；10～20 mL/min时提示进入肾功能衰竭期；＜10 mL/min 时为尿毒症期。

现今同位素法已在临床广泛应用，用[99m]锝-二乙三胺五乙酸（[99m]Tc-DTPA）注射后测定 GFR，用[131]I-邻碘马尿酸（[131]I-OIH）测定有效血浆流量（ERPF），方法简便，结果可靠。其中[99m]Tc-DTPA 95%以上由肾小球滤过而不被肾小管重吸收，是理想的测定肾小球滤过功能的示踪剂。

（三）尿蛋白

正常人尿总蛋白≤150 mg/24 h；尿总蛋白/尿肌酐＜0.2。尿蛋白（urinary protein）升高见于肾小球病变，另在急性发热性疾病亦有升高。

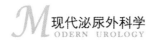

1. **尿白蛋白**（urine albumin） 正常人白蛋白仅少量由肾小球滤过膜进入原尿,且不能被肾小管吸收,因此排出量约为 5～10 mg/天,＞30 mg/天可认为肾小球滤过膜有损伤。故把＞30 mg/天定为微量白蛋白尿;30～300 mg/天定为中度白蛋白尿;＞300 mg/天称为大量白蛋白尿。

2. **尿转铁蛋白**（urine transferring） 转铁蛋白是肝脏合成的糖蛋白,正常情况下不能通过肾小球滤过膜。当肾小球滤过膜的电荷屏障受损,循环中的转铁蛋白就自肾小球滤过膜滤过,很难被肾小管吸收,最终排至尿中。参考值为＜2.0 mg/L。它是反映肾小球早期损害的指标之一;同时是反映糖尿病患者早期肾损伤的敏感指标。

3. **尿免疫球蛋白 G**（urine immunoglobulin G,IgG） 尿免疫球蛋白 G 为大分子量蛋白,不能被滤过,故尿中排泄量增加,提示肾小球滤过膜损伤严重。参考值为＜15 mg/24 h。

二、近端肾小管功能检查

近端肾小管主要有重吸收和分泌功能。

（一）测量近端肾小管重吸收功能的试验

有葡萄糖最大重吸收量（tubular maximum reabsorption of glucose,TmG）测定,滤过钠排泌分数（Filtration sodium excretion fraction,FENa）,尿 α_1-微球蛋白（alpha1-microglobulin,α_1-MG）测定,尿 β_2-微球蛋白（Urineβ2-microglobulin,β_2-MG）测定。上述物质经肾小球滤过后,在近曲小管几乎全部被重吸收,故尿中增多反映近端肾小管功能受损。目前临床上常用的有:

1. **尿 β_2-微球蛋白测定** 尿 β_2-MG 为小分子白蛋白,从肾小球滤出后 99.9％被近曲小管吸收和降解,故尿中 β_2-MG 含量甚微,正常＜0.2 μg/g(尿肌酐),如血中含量正常,尿中含量增多,则说明近曲小管功能下降。当存在蛋白尿时,如尿蛋白与 β_2-MG 比值＞200 提示为肾小球性;比值＜10 则为肾小管性。但要注意排除引起血 β_2-MG 增高的因素。

2. **尿 α_1-微球蛋白测定** α_1-MG 为小分子糖蛋白,被肾小球滤过后,在近曲肾小管几乎全部被重吸收,高分子量结合型不能通过肾小球滤过膜,仅有微量游离型 α_1-MG 通过尿液排出体外。故当肾小球滤过膜受损时,高分子量结合型 α_1-MG 亦可出现于尿中。当近曲小管功能受损时,重吸收率降低使尿中 α_1-MG 排泄量急剧增加,因此尿液中 α_1-MG 水平是反映近曲小管功能损伤一个特异和敏感的指标。参考区间:＜12 mg/L(随机尿)(＜20 mg/24 h)。

（二）近端肾小管排泌功能检测

1. **肾小管对氨基马尿酸最大排泌量测定**（tubular maximal PAH excretory,TmPAH） 可检测肾小管数量和质量,是较好的肾小管排泄功能指标,其数值降低表明有功能的肾小管数量减少,可用以评估肾小管功能的损害情况。但操作繁杂,不适用临床常规检查。参考区间:成人 60～90 mg/(min·1.73 m²)。

2. **酚磺酞**（phenol sulfonphthalein,PSP）**排泄实验** 酚磺酞对人体无害,经静脉注入人体后约6％由肾小球滤过,94％由近曲小管上皮细胞排泌并从尿中排出,故对肾近曲小管排泌功能检查有重要参考价值。方法为:静脉注射 6 g/L 的酚磺酞 1 mL,分别测定 15 分钟和 2 小时内尿酚磺酞量,计算酚磺酞排泄率。参考区间:15 min＞25％;2h＞55％。

在排除肾外因素后,2 小时 PSP 排泄率为 40％～50％,表明近曲小管功能轻度损害;25％～39％为中度损害;11％～24％为重度损害;0～10％为极重度损害。该方法在临床有较大应用价值。

三、远端肾小管功能的检测

远端肾小管功能主要有尿浓缩和稀释功能、尿液酸化功能。检测方法有尿比重试验、尿浓缩试验、尿稀释试验、昼夜尿比重测定、尿渗透浓度测定、尿液酸化功能试验等。

1. **尿浓缩试验** 晚餐后禁饮 8 小时,睡前排空膀胱。次晨起床留取第一次尿,以后每隔 1 小时留尿一次,共 3 次,测定尿比重。3 次尿比重至少有 1 次应达 1.025 以上,若 3 次尿比重均小于 1.020,表示肾浓缩功能减退。

2. 尿稀释试验　于 30 min 内饮水 1 500 mL 之后,安静卧床,其后每 30 min 留尿 1 次,共 8 次,分别测尿量和比重。肾稀释功能正常时,其 4 h 尿总量应达饮水量的 75% 以上,最低尿比重可降至 1.003 以下。肾功能不全时,尿量少于 500 mL,尿比重大于 1.003。

正常 24 小时尿比重为 1.015～1.030。单次最高与最低尿比重之差应>0.008,而且必须有一次尿比重>1.018。常以晨尿比重>1.020 作为肾浓缩能力良好的标志。如果患者每次尿比重固定在 1.010 左右,则为固定低比重尿,说明肾小管浓缩功能差。

3. 尿液渗透浓度测定　上述尿浓缩和稀释试验常在限水或水负荷下进行,测量方法常用干化学试条法、比重计法,精密度较低,故用尿比重反映肾浓缩和稀释功能不理想。现多用尿渗透浓度测定来评价,试验结果精确、可靠。正常人尿渗透浓度和血浆渗透浓度之比为(3.0～4.5):1。如任意一次尿渗透浓度>800 mOsm/(kgH$_2$O),表示肾浓缩功能正常;如任意一次尿渗透浓度<200 mOsm/(kgH$_2$O),表示肾稀释功能正常;反复测尿渗透浓度<400 mOsm/(kgH$_2$O),称为等张尿。尿渗透浓度与血浆渗透浓度之比值下降,均表示肾浓缩功能不全。

4. 尿液酸化功能试验　肾脏是调节酸碱平衡的重要器官,是通过近曲小管回吸收 HCO$_3^-$ 和远曲小管排出 H$^+$ 及非挥发性固定酸来稳定体内 pH 的,这一功能往往和肾小管其他功能好坏相平行。目前所用的各项试验如氯化铵负荷试验、碳酸氢根离子重吸收排泄试验等,均作为肾小管酸中毒的诊断及分型用,操作复杂,故临床上一般不用这些试验来评价肾功能。

四、分侧肾功能检查

上述通过对血、尿的化验和功能试验来评价肾功能的方法只能反映总肾功能,而不能体现分侧肾功能的状况。目前可以用来评估分侧肾功能及排泄管道的检查有:

1. 静脉尿路造影(intravenous urography,IVU)　须做肠道准备及碘过敏试验。

普通剂量为:成人 60% 或 76% 泛影葡胺 20～40 mL;儿童 0.5～1.0 mL/kg 体重计算,但不超过 20 mL。静脉注射前拍 KUB 平片,注射后分别于 7、15、25 min 拍肾区 X 片,满意后解除压迫,拍全尿路 X 片。可从 X 线片上造影剂的浓度和显影时间的快慢来评估两侧肾功能。

大剂量静脉点滴肾盂造影,适用于普通剂量静脉尿路造影效果不满意者,输尿管疾病及梗阻性轻度尿素氮升高者。对有严重肝、肾功能损伤及多发骨髓瘤患者禁用。造影剂用量为 60% 泛影葡胺 2 mL/kg 体重+等量的 5% 葡萄糖或生理盐水静脉滴注,造影剂总量不超过 140 mL,5 min 内快速滴完。滴注完后立即摄片,以后 5、10、15、20、25、30 min 分别摄全腹部 X 片。意义:可从 X 线片上造影剂的浓度和显影时间的快慢来评估两侧肾功能,对普通剂量造影时患肾显影延迟及肾盏、输尿管显影不清者有意义,另用于腹部不能加压者。

2. 泌尿系统 CT 成像(computed tomography urography,CTU)　用非离子型对比剂,注射造影剂按 1～2 mL/kg 体重计算,成人一般用 50～100 mL,用高压注射器以 2.5～3 mL/s 速率注射。肾皮质期:注射对比剂 20～25 秒后扫描;肾实质期:注射对比剂 80～120 秒后扫描;肾盂排泄期:注射对比剂 5～10 min 后扫描。通过不同时相 CT 片上造影剂的浓度和显影时间的快慢来评估两侧肾功能及输尿管通畅情况。

3. 膀胱镜检查　在膀胱镜检查中静脉注射靛胭脂或酚红,直接观察左、右侧输尿管口染料排泄时间和颜色深度,判定左、右侧肾功能状况。该法只能粗略估计,且只能是检查者主观判断。另可在膀胱镜检查时分别行左、右侧输尿管插管,收集左、右侧肾盂引流尿液,测定每侧肾脏单位时间内排出的尿量和尿钠、钾、氯、肌酐及两侧马尿酸清除率。

上述方法需在膀胱镜下进行,且收集尿液不完全,化验、计算繁琐,故很少应用。

4. 放射性核素检查　是以放射性核素或其标记的化合物作为示踪剂,并基于这些示踪剂与被检查物质的同一性和放射性核素的可测量性两个特点来对被检查器官、组织进行针对性检查。当将一定剂量的特定示踪剂注入人体后,由于有器官特异性并不断衰变而放射出具有一定特征的核素射线,

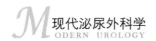
这些射线被专用的体外射线探测仪器测量并记录，从而对示踪剂沉积的组织、器官进行精确的定位、定性、定量研究来判断组织、器官的功能状况。放射性核素示踪技术具有方法简单、准确性好、灵敏度高、符合生理，且定位、定性、定量研究一次性完成等优点，因此被广泛应用。

目前常用的有放射性肾图、肾有效血浆流量测定、肾小球滤过率测定、核素肾动态显像、核素肾静态显像、睾丸血流显像、膀胱尿反流显像等。用于分侧肾功能观察的常用同位素肾图和肾小球滤过率（GFR）测定，其中尤以 GFR 灵敏度高、重复性好。临床上注射 ^{99m}Tc-DTPA 测定 GFR，正常值为 100 mL/min，但 50 岁以上每年约下降 1%。

（吴宏飞）

第七节　血液中内分泌激素测定

一、肾上腺皮质激素测定

（一）下丘脑-垂体-肾上腺系统

下丘脑分泌的促肾上腺皮质激素释放激素（corticotropin-releasing hormone，CRH）经垂体门脉系统（hypophyseal portal system）作用于腺垂体，促进脑垂体合成和分泌促肾上腺皮质激素（adreno-corticotropic homone，ACTH），ACTH 进一步作用于其靶腺体——肾上腺皮质。

1. 生理和病理生理　下丘脑-垂体-肾上腺皮质轴各激素的分泌既有自然的节律性，亦受多种机制的严密调控。

（1）昼夜节律：CRH 呈脉冲式释放。生理情况下，峰值出现于清晨觉醒前，白天维持在低水平；入睡后逐渐降低，午夜降至低谷，随后逐渐升高。CRH 的节律性释放使其下游的 ACTH 及糖皮质激素也呈现出昼夜节律。

（2）CRH 本身的释放受更高位中枢及外周传入信息的影响，能够影响其释放的神经递质种类和分布，主要有肽类递质和单胺类递质。因此，CRH、ACTH 及其下游的肾上腺皮质激素的释放受全身状态的调控，如应激和其他伤害性刺激可通过调节轴而促进糖皮质激素的分泌。

（3）反馈调节：血液中游离的糖皮质激素对 CRH 和 ACTH 的分泌释放有负反馈调节作用，ACTH 对 CRH 亦有负反馈调节作用。这些反馈调节使各激素水平维持在稳态，建立在反馈调节原理基础上的功能试验可帮助评价该系统的整体功能和定位病变部位。

2. 检查下丘脑-垂体-肾上腺系统的功能性试验　为了更好地对下丘脑-垂体-肾上腺系统各种疾病的诊断和鉴别诊断，采用功能性试验和激素水平定量测定相结合的方法，以明确病理性皮质醇增多或皮质醇减少；鉴别病变的部位是下丘脑、垂体、肾上腺或异位性分泌。

1）ACTH 兴奋试验

（1）原理：ACTH 可刺激肾上腺皮质迅速合成并释放皮质醇，通过静脉注射 ACTH 评价肾上腺皮质的可兴奋性，用于诊断原发性或继发性肾上腺皮质功能减退症。

（2）适应证：① 原发性或继发性肾上腺皮质功能减退的诊断及鉴别诊断。② 缺乏 21-羟化酶、11β 羟化酶或 3β 羟类固醇脱氢酶的杂合子或非典型先天性肾上腺增生症的鉴别。

（3）试验方法

① 快速 ACTH 兴奋试验：上午 8 时采血测定皮质醇和 ACTH 的基础浓度，随后立即静脉注射 25U（0.25 mg）合成 ACTH。注射后 30 分钟和 60 分钟分别测定血浆/血清皮质醇浓度。

② 连续性 ACTH 兴奋试验：试验前空腹静息时采血测定皮质醇和/或测定 24 小时尿游离皮质醇作为基础值，试验将 25U（0.25 mg）合成 ACTH 溶于 500 mL 0.9% 氯化钠溶液或 5% 葡萄糖溶液缓慢静脉滴注 8 小时。滴注后 4 小时、6 小时和 8 小时采血测定皮质醇，同时测定 24 小时尿游离皮质醇。

（4）临床意义

① 快速 ACTH 兴奋试验：正常人注射 ACTH 后 30 分钟血浆/血清皮质醇浓度将出现峰值，可＞550 nmol/L(200 μg/L)。如注射 ACTH 后 60 分钟血浆/血清皮质醇浓度＞550 nmol/L(200 μg/L)可排除肾上腺皮质功能减退。

② 原发性肾上腺皮质功能减退时，由于内源性 ACTH 已最大限度地兴奋肾上腺皮质分泌皮质醇，故兴奋试验不能进一步增加皮质醇的分泌，血浆/血清皮质醇持续低水平。

③ 继发性肾上腺皮质功能减退时，由于肾上腺皮质的可兴奋性降低，连续性 ACTH 兴奋试验数天后，肾上腺皮质的可兴奋性才重新增高，表现为尿游离皮质醇或尿 17-羟皮质类固醇(17-hydroxy-cortico-steroids,17-OHCS)的延迟反应。

（5）临床评价和局限性

① 在 ACTH 兴奋试验中，患者血皮质醇水平升高达临界值，提示可能存在部分垂体功能减退。由于垂体残余的 ACTH 分泌足以防止肾上腺萎缩，在 ACTH 兴奋试验中，这些患者的血皮质醇水平也可出现一定水平的增加，但处于垂体 ACTH 分泌不足的风险，需要进一步采用赖氨酸血管加压素试验(LVP 试验)等评价。

② 疑诊肾上腺皮质功能异常时，应先行快速 ACTH 兴奋试验检查；无反应再行连续性 ACTH 兴奋试验检查。

③ 重症原发性肾上腺皮质功能减退症患者行本试验检查时，易发生危象；可先给予地塞米松或泼尼松龙口服，不会影响本试验结果。

④ 长期服用糖皮质激素的患者可引起肾上腺皮质的萎缩，在快速 ACTH 兴奋试验检查时血皮质醇水平不升高。这种情况下应在试验前停用糖皮质激素，并将连续性 ACTH 兴奋试验延长至 3～8 天完成。

⑤ 少数患者对 ACTH 过敏，严重者会出现过敏性休克。有过敏史者，应先完成皮肤过敏试验，阴性者行该试验。

⑥ 试验期间应避免各种应激反应。

2）地塞米松抑制试验

（1）原理：在正常人给予地塞米松可通过负反馈机制抑制 ACTH 分泌，进而影响肾上腺皮质分泌糖皮质激素的功能。

（2）检测适应证：小剂量地塞米松抑制试验常用于库欣病的诊断，大剂量地塞米松抑制试验则是鉴别 ACTH 依赖性皮质醇增多症病因的重要方法。

（3）试验方法

① 小剂量地塞米松抑制试验：

ⅰ. 2 mg 地塞米松过夜抑制试验：于清晨 8 时采血测皮质醇，午夜一次性口服地塞米松 2 mg，次晨 8 时再次采血测皮质醇。该法为疑诊库欣病的最佳筛选试验，适用于门诊患者。

ⅱ. 标准小剂量地塞米松抑制试验：试验前清晨 8 时采血测皮质醇，试验第一天、第二天口服地塞米松，每次 0.5 mg，每日 4 次；或每次 0.75 mg、每日 3 次；每日 8 时采血测皮质醇。

② 大剂量地塞米松抑制试验：

ⅰ. 三日法：试验前采集血测皮质醇，第二天起口服地塞米松 2.0 mg，每 6 小时 1 次，连续 2 天。每日 8 时采血测皮质醇。

ⅱ. 过夜 8 mg 地塞米松抑制试验：此为简化的大剂量地塞米松抑制试验，午夜 0 点一次服用 8 mg 地塞米松，次晨 8 时采血测皮质醇。

（4）临床意义

① 小剂量地塞米松抑制试验是确诊库欣病的经典方法。以试验前该患者血液基础皮质醇水平为

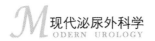

标准,在健康人小剂量地塞米松对血液皮质醇水平的抑制率超过50%,而库欣病患者垂体ACTH对地塞米松的刺激有一定的抵抗性,皮质醇受抑率低于50%。常用于单纯性肥胖与库欣病的鉴别诊断。

② 大剂量地塞米松抑制试验用于肾上腺皮质增生与肾上腺肿瘤或异位ACTH综合征的诊断和鉴别诊断。

由于肾上腺皮质增生的病因是依赖垂体微腺瘤分泌过量的、且丧失规律的ACTH的刺激下,导致双侧肾上腺增生;而肾上腺肿瘤或异位ACTH综合征则不依赖垂体分泌ACTH。因此,大剂量地塞米松抑制试验时地塞米松可反馈性抑制垂体微腺瘤分泌的ACTH,但不能显著抑制肾上腺肿瘤或异位ACTH综合征所出现的糖皮质激素分泌过多。

（5）临床评价和局限性

① 由于皮质醇大部分在肝脏失活,故严重肝脏功能损伤者小剂量地塞米松抑制试验可阴性。

② 约1%～2%的库欣综合征患者血中皮质醇浓度可被有效抑制,主要见于周期性库欣综合征和可抑制的异位ACTH分泌肿瘤。

③ 约1%的患者在小剂量地塞米松抑制试验出现假阳性,偶见于大剂量地塞米松抑制试验。假阳性主要见于肥胖症、神经性厌食、严重的抑郁症、慢性肾脏功能衰竭及雌激素水平升高的情况(妊娠、口服避孕药、雌激素治疗)。

④ 苯妥英、巴比妥盐等药物可加速地塞米松的代谢,可能引起血中皮质醇的抑制不充分。

⑤ 如大剂量地塞米松抑制试验抑制不充分,但其他功能性试验仍高度怀疑存在库欣综合征,则可加大地塞米松剂量重复试验。

3）激素浓度测定

（1）促肾上腺皮质激素（ACTH）测定：ACTH是由阿片-黑素-皮质素原(pro-opiomelanocortin,POMC)产生的含39个氨基酸的多肽激素,氨基端的24个氨基酸是ACTH的生物活性部位,半衰期10～15分钟ACTH的分泌呈脉冲方式并具有昼夜节律性,夜间水平低,清晨达分泌高峰。垂体ACTH的合成和分泌受下丘脑CRH的调控,白介素-6和肿瘤坏死因子α等也可刺激ACTH分泌。ACTH作用于肾上腺皮质促进其合成和分泌糖皮质激素、盐皮质激素和雄激素。

① 检测适应证:皮质醇增多症、肾上腺皮质功能减退等疾病的鉴别诊断;异位ACTH分泌的辅助诊断。

② 患者准备:由于糖皮质激素可负反馈抑制ACTH分泌,导致ACTH迅速降低。患者须在糖皮质激素治疗前或短效糖皮质激素治疗至少24小时后取血样。

③ 参考区间:成人在8:00～9:00为1.1～13.3 pmol/L(5～60 ng/L),在24:00为<2.2 pmol/L(<10 ng/L)。

④ 临床意义

ⅰ．血浆ACTH升高或降低,昼夜节律消失:提示存在肾上腺皮质功能紊乱。一般情况下血浆ACTH单独检测的结果不可用作评价下丘脑-垂体-肾上腺轴功能的指标,应同时检测血皮质醇的水平,用于诊断肾上腺皮质功能紊乱的种类和病变部位。

ⅱ．ACTH和皮质醇均升高:主要见于下丘脑或垂体病变(中枢性库欣综合征),或异源性ACTH综合征导致的肾上腺皮质功能亢进。异位ACTH综合征患者的血浆ACTH升高较库欣综合征患者更为显著。

ⅲ．皮质醇升高而ACTH降低:主要见于原发性肾上腺皮质功能亢进,也可见于单纯性肥胖症,常表现为夜间皮质醇增多(>150 ng/L)伴ACTH缺如(<5 ng/L)。可用地塞米松抑制试验对两者进行鉴别。

ⅳ．皮质醇降低而ACTH升高:主要见于原发性肾上腺皮质功能减退或某些先天性肾上腺皮质增生症(CAH),此时ACTH常显著升高(>100 ng/L)。

ⅴ．ACTH 和皮质醇均减低：主要见于下丘脑、垂体病变所致的继发性肾上腺皮质功能减退。

⑤ 临床评价与局限性

ⅰ．由于 ACTH 的分泌存在昼夜节律，需同时收集清晨和午夜的样品。

ⅱ．该检测项目尚无标准化，不同检测系统的检测结果有些缺乏可比性。

（2）血浆皮质醇测定

① 生理和病理生理：正常成人肾上腺皮质每天约合成 20 mg 皮质醇，呈脉冲式分泌，体内水平有昼夜节律，早晨最高、夜间最低。进食 1 小时后皮质醇水平增高，午餐后平均增高 90%，晚餐后约增高 50%。75%～80% 的皮质醇释放入血后与血液中的皮质类固醇结合球蛋白（corticosteroid binding globulin，CBG）可逆结合，约 15% 与白蛋白结合；仅 5%～10% 游离形式的皮质醇可进入靶细胞发挥生理作用。CBG 在肝脏合成，当 CBG 改变时（雌激素和妊娠使肝脏合成 CBG 增多；肝硬化、肾病综合征、甲状腺功能亢进时 CBG 减少）可使皮质醇检测水平发生相应的变化。

② 检测适应证：ⅰ．诊断皮质醇增多或皮质醇减少；ⅱ．作为功能性试验的一部分，鉴别诊断皮质醇增多或皮质醇减少，用于评价肾上腺皮质功能。

③ 患者准备：血皮质醇水平易受各种应激因素的影响，波动较大，有昼夜节律。口服雌激素、避孕药、妊娠、情绪紧张、疼痛、焦虑、抑郁等情况会使血皮质醇增高。泼尼松龙、甲泼尼龙或泼尼松治疗和美替拉酮试验会导致假性皮质醇增高。21-羟基酶缺损的患者体内 21-脱氧皮质醇升高，可导致皮质醇检测值增高。

④ 参考区间

ⅰ．成人血清/血浆皮质醇：在 8：00 为 170.0～635.0 mmol/L（60～230 μg/L）；在 16：00 为 60.0～250.0 nmol/L（20～60 μg/L），峰值与谷值之比 >2。

ⅱ．成人尿游离皮质醇：55.0～248.0 nmol/24 h（20～90 μg/24 h）。

⑤ 临床意义：正常人皮质醇分泌存在昼夜节律，皮质醇增多症患者该节律消失。

血皮质醇增高见于：ⅰ．肾上腺皮质功能亢进、肾上腺肿瘤、应激、妊娠、口服避孕药、长期服用糖皮质激素药物。ⅱ．非肾上腺皮质功能紊乱因素，如应激状态，致皮质醇浓度升高。ⅲ．含雌激素药物可导致血中总皮质醇水平升高，但尿、唾液游离皮质醇常正常。

血皮质醇降低见于：ⅰ．肾上腺皮质功能减退、垂体功能减退等。ⅱ．非肾上腺皮质功能紊乱因素，如抑郁症、原发性甲状腺功能减退，致皮质醇浓度降低。

尿游离皮质醇：在各种类型的库欣病患者均升高，但在肥胖症或雌激素浓度升高的患者不升高。

⑥ 临床评价与局限性：皮质醇检测易受多种因素影响、波动较大，疾病、药物或异常睡眠类型导致昼夜节律改变可影响皮质醇的检测结果，疾病早期常在正常范围，假阴性多。所以皮质醇单次检测结果的临床意义不够可靠，常需反复检查以确诊。

（3）硫酸脱氢表雄酮（dehydro epiandrosterone sulfate，DHEAS）测定：DHEAS 在肾上腺或腺外组织由脱氢表雄酮（DHEA）经磺酸化合成。血浆中 DHEA 水平呈昼夜节律变化。DHEAS 由于半衰期长达 7～9 小时，无明显的昼夜节律波动。DHEAS 和 DHEA 处于相互平衡稳定状态，且 DHEAS 具有较长半衰期和有限的昼夜变化，临床常检测血中 DHEAS 的水平来评估肾上腺激素的生成。DHEAS 的雄激素活性极其微弱，但其代谢产物（雄烯二酮、睾酮）则有较强的雄激素活性。

① 检测适应证：鉴别诊断多毛症和男性化、疑为肾上腺皮质肿瘤（特别是肾上腺皮质腺瘤与肾上腺皮质癌的鉴别诊断）、先天性肾上腺增生症。

② 患者准备：血清或血浆，不能立即测定的标本应离心后保存于 2～8 ℃的冰箱，于 24 小时内检测。

③ 参考区间：见表 3-3。

表 3-3　硫酸脱氢表雄酮参考区间

年龄（岁）	95%参考区间（μg/dl）	
	女性	男性
18～21	51～321	24～537
21～30	18～391	85～690
31～40	23～266	106～464
41～50	19～231	70～495
51～60	8～188	38～313
61～70	12～133	24～244
≥71	7～177	5～253

④ 临床意义：多见于与 DHEAS 升高相关的疾病：i．女性肾上腺多毛症与男性化。只有病变在肾上腺，血中 DHEAS 才升高，如产生雄激素的肾上腺肿瘤、伴 21-羟化酶缺乏的先天性肾上腺增生症、伴 11β-羟化酶缺乏的先天性肾上腺增生症等。ii．肾上腺肿瘤往往合成雄激素多于其他类固醇，雄激素中以 DHEAS 为主。血 DHEAS 水平越高，应考虑为肾上腺癌。在临床上，有些肾上腺皮质癌合成的皮质激素缺乏或很少具有生物学活性，可不产生库欣症状和体征，但是存在异常升高的 DHEAS 水平，可作为肿瘤标志物用于诊断和疗效评价。

⑤ 临床评价与局限性：肾上腺皮质腺瘤不分泌雄激素，由于 ACTH 被负反馈抑制减少，可导致肾上腺皮质腺瘤以外的部分趋于萎缩，血清 DHEAS 低于 1 μmol/L 时支持肾上腺皮质腺瘤的诊断。肾上腺癌往往合并雄激素分泌增多，DHEAS 浓度越高越支持腺癌的诊断，借此可与腺瘤鉴别。

（二）肾素-血管紧张素-醛固酮系统

肾素-血管紧张素-醛固酮系统是人体重要的体液调节系统，广泛作用于心脏、血管、肾脏和肾上腺等器官，对维持正常血压和电解质平衡起着至关重要的作用。肾素主要由肾近球细胞合成和分泌，作为蛋白水解酶，可水解血中血管紧张素原，生成 10 肽无生理活性的血管紧张素-I（angiotensin-I，Ang-I），Ang-I 在血管紧张素转换酶的作用下，转化成 8 肽的血管紧张素-II（angiotensin-II，Ang-II）。Ang-II 为强力升压物质，通过收缩小动脉平滑肌、调节脑和自主神经系统，以及促进肾上腺球状带排泌具有潴留水钠、增加血容量作用的醛固酮，从而收缩血管、升高血压。正常情况下，三者处于动态平衡之中，相互反馈和制约。

1. 生理和病理生理　肾素-血管紧张素-醛固酮系统的紊乱一般发生在两个器官：肾脏和肾上腺皮质，常见的疾病为：原发性醛固酮增多症（primary aldosteronism，PA）、继发性醛固酮增多症、肾素腺瘤等。PA 主要见于肾上腺皮质球状带肿瘤或增生。继发性醛固酮增多症是由于肾上腺以外病变导致有效血容量降低、肾血流量减少等，引起肾素-血管紧张素-醛固酮系统功能亢进。

2. 检查肾素-血管紧张素-醛固酮系统的功能性试验　肾素-血管紧张素-醛固酮系统疾病的诊断需依赖功能性试验和醛固酮、肾素活性等激素测定的有效结合评价。

1）卧立位醛固酮试验（体位刺激试验）

① 原理：特发性醛固酮增多症（idiopathic hyperaldosteronism，IHA）患者醛固酮为非自主性分泌，且对肾素-血管紧张素的反应增强。直立 2～3 小时后，血肾素的轻微升高即可使醛固酮的水平较基础值上升 30%以上。醛固酮腺瘤（aldosterone-producing adenoma，APA）患者或醛固酮分泌性癌患者，醛固酮分泌有一定的自主性，不受肾素-血管紧张素的影响，直立位后醛固酮不上升。

② 检测适应证：APA 和 IHA 的鉴别诊断；辅助诊断继发性单纯醛固酮减少症。

③ 试验方法：卧床 8 小时以上，于上午 8：00 仰卧位采血，检测基础血管紧张素-II、醛固酮、皮质醇和血浆肾素活性（plasma renin activity，PRA）水平；直立或步行 2～4 小时后，再静坐 5～15 分钟采

血检测上述激素等的水平,观察两次检测浓度的改变。

④ 临床意义

ⅰ. 健康人血中肾素和醛固酮水平在睡眠后显著升高至基础水平的150％～300％。

ⅱ. APA患者直立后醛固酮无明显改变,甚至有时出现降低;IHA患者直立位可使血管紧张素Ⅱ轻度升高,但血醛固酮升高。近年研究发现,部分APA患者体位激发试验后醛固酮亦有明显增高,因此,该试验后血醛固酮升高不能排除APA,但下降可辅助确诊APA。

ⅲ. 直立位一定时间后血中醛固酮水平不升高或低于正常水平,提示存在继发性醛固酮增多症。

⑤ 临床评价和局限性:试验前停用肾上腺皮质激素受体拮抗剂(如螺内酯、依普利酮)、β受体拮抗剂、血管紧张素受体拮抗剂、钙离子通道拮抗剂、血管紧张素转换酶抑制剂至少2～4周;盐酸阿米洛利应减量使用(<5 mg/24 h)至少6周;若患者有严重高血压,在该检查时降压药可用α受体拮抗剂替代以控制血压。

2) 钠盐负荷试验

① 原理:血浆钠离子浓度升高时,体内水容量上升,肾小管腔内钠离子浓度升高,肾小球旁器肾素分泌受到抑制,使醛固酮分泌相应减少,肾脏排钠增多,机体的高血容量状况得以纠正,维持体内水钠平衡。PA患者自主分泌醛固酮,不受肾素-血管紧张素系统调节,因此血容量增加后反而促进肾远曲小管的钠钾交换,导致患者低钾血症,致使血容量上升更为明显。

② 检测适应证

ⅰ. 原发性醛固酮增多症的鉴别诊断及醛固酮腺瘤的检查。由于钠盐负荷试验会显著增加患者的血容量和心脏负荷,实验过程中需严密监测血压、心率和呼吸等生命体征。

ⅱ. 该试验禁用于合并心力衰竭的患者;对于血钾明显降低、肾功能受损或尚未控制的严重高血压患者不宜进行该试验。

③ 试验方法

ⅰ. 口服高钠试验:患者将每日钠盐摄入量提高至>200 mmol(相当于氯化钠6 g/d),共3天;同时口服氯化钾缓释片,使血钾维持在正常范围。收集首次24小时尿,检测尿钠和尿醛固酮水平。

ⅱ. 静脉盐负荷试验:早上8:00～9:00之间开始,患者卧位1小时以上,试验前采血检测基础肾素活性、血管紧张素-Ⅱ、醛固酮、皮质醇、血钾;再以500 mL/h的速度静脉滴注0.9％ NaCl溶液连续4小时,共2 000 mL。再次测定上述指标。

④ 判断标准

ⅰ. 口服高钠试验:尿醛固酮<10 g/24 h(排除肾脏疾病)可排除PA;尿醛固酮>12 g/24 h(梅奥医学中心)或14 g/24 h(克里夫兰医学中心)则可诊断为PA。该试验敏感性为96％,特异性为93％。

ⅱ. 静脉盐负荷试验:非PA进行静脉滴注NaCl溶液后,血醛固酮水平应降至基础值50％以下。在静脉滴注NaCl溶液后,血醛固酮仅轻度下降或仍>10 ng/dl者,可诊断为PA;血醛固酮<5 ng/dl(139 pmol/L)可基本排除PA;血醛固酮5～10 mg/dl者为可疑,根据患者的临床表现、实验室检查及影像学表现综合评价。

⑤ 临床评价与局限性

ⅰ. 静脉盐负荷试验由于要检测24小时尿液、高盐饮食耐受性差和试验需时较长等原因,因此少用。

ⅱ. 如患者在试验前已经是高盐饮食(>12 g/d),则没有必要进行口服高钠试验。

ⅲ. 静脉盐负荷试验应在晨间进行,对于肾素瘤和糖皮质激素可治性醛固酮增多症患者,ACTH的昼夜分泌节律可能会影响醛固酮水平,从而导致假阴性结果;同时要求患者每次直立位10～15分钟后取血。

ⅳ. 基础血肾素水平下降者,本试验无效。

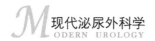

3）激素浓度测定

（1）醛固酮测定：正常成年人醛固酮的日分泌量约为 100 μg。醛固酮主要与白蛋白结合。结合型醛固酮约占 60%，其余 40% 为游离醛固酮。游离醛固酮的半衰期为 15～20 分钟，其代谢与皮质醇类似。血钾水平升高和血钠水平降低也可直接作用于肾上腺皮质球状带细胞，促进醛固酮的分泌，其中血钾水平的作用更敏感。应激状态下，垂体增加释放 ACTH，在一定程度上促进醛固酮的分泌。

① 检测适应证：醛固酮增多症的诊断；联合肾素活性和功能性试验对醛固酮增多症进行诊断和鉴别诊断；检测肾上腺皮质激素减少或缺乏。

② 患者准备：卧位：睡眠（入睡不要晚于午夜）后，次日早晨 7:00～9:00 取卧位采集静脉血 5 mL 并及时检测。立位：患者直立位或步行 2 小时后，采集静脉血 5 mL 并及时检测。

③ 参考区间（成人）：卧位：80～400 pmol/L（29～145 ng/L）；立位：180～800 pmol/L（65～290 ng/L）。

6 岁及 6 岁以下的儿童血中醛固酮水平明显高于成人；6 岁以上儿童则与正常成人接近。

④ 临床意义：原发性或继发性醛固酮减少症时血醛固酮多低于 100 pmol/L。醛固酮卧位基础水平升高，立位一定时间后不升高反而下降，则可以提示：

ⅰ．醛固酮腺瘤或醛固酮分泌性癌。

ⅱ．特发性醛固酮增多症；部分患者直立一段时间后可见醛固酮基础水平轻度升高；原发性醛固酮增多症时血醛固酮多大于 500 pmol/L。

ⅲ．糖皮质激素可治疗的醛固酮增多症。

ⅳ．继发性醛固酮增多症，血醛固酮多大于 1 000 pmol/L。

⑤ 临床评价与局限性

ⅰ．健康个体睡眠后血醛固酮水平比基础水平可上升 150%～300%，故要严格遵守标本采集的时间和体位。

ⅱ．女性在黄体期血醛固酮水平较高。

ⅲ．抗利尿激素、避孕药和糖皮质激素均可影响醛固酮分泌，应在采血前 8 天停用这些药物。

ⅳ．醛固酮测定尚未标准化，还需结合患者的临床表现和其他检测结果综合判断。

（2）血浆肾素活性测定：肾素由肾脏球旁器的颗粒细胞分泌。肾素原经硫蛋白酶作用剪切氨基端前 42 个氨基酸，转变为活性肾素，活性肾素催化血管紧张素原转变成血管紧张素-Ⅰ，经血管紧张素转化酶形成血管紧张素-Ⅱ。血管紧张素-Ⅱ通过直接收缩动脉血管使血压升高；或通过刺激肾上腺皮质分泌醛固酮，继而促进肾脏对水和钠离子的重吸收、增加体液容量和升高血压。

① 检测适应证

ⅰ．联合醛固酮水平和功能性试验对原发性和继发性醛固酮增多症或醛固酮减少症进行诊断和鉴别诊断。

ⅱ．诊断单纯性肾上腺皮质激素缺陷。

ⅲ．诊断恶性高血压。

ⅳ．肾素分泌性肿瘤的诊断和病变定位。

ⅴ．盐皮质激素替代治疗的监测，评价疗效。

② 患者准备

卧位：睡眠（入睡不要晚于午夜）后，次日早晨 7:00～9:00 取卧位，采集静脉血 5 mL 并及时检测。

立位：在患者直立位或步行 2 小时后，采集静脉血 5 mL 并及时检测。

③ 参考区间：卧位：0.5～16 ng/(mL·h)；立位：比卧位上升 2～5 倍。由于肾素检测尚未标准化，各实验室应建立适合检测系统的参考区间。

④ 临床意义

降低见于：ⅰ．原发性醛固酮增多症；ⅱ．先天性肾上腺增生症；ⅲ．药物影响，如 β 受体阻滞剂、甲基多巴、可乐定和利血平等。

增高见于：ⅰ．继发性醛固酮增多症；ⅱ．肾球旁细胞肿瘤；ⅲ．产生肾素的异位肿瘤，如肺癌；ⅳ．单侧肾动脉狭窄；ⅴ．Bartter 综合征；ⅵ．药物因素，如呋塞米、避孕药等。

⑤ 临床评价与局限性

生理因素：ⅰ．体位：卧位时血浆肾素活性是立位时的 50%，坐位时是立位时的 75%。ⅱ．生物钟节律：同一状态下，凌晨 2:00～8:00 肾素分泌达峰值，下午 12:00～18:00 分泌达谷值。ⅲ．女性血浆肾素活性在排卵期最低，黄体期最高。ⅳ．妊娠过程中，血浆肾素浓度升高，分娩后降至正常。ⅴ．随年龄增长血浆肾素活性水平逐渐降低。ⅵ．体育活动可使肾素水平升高 2～4 倍。

药物因素：ⅰ．避孕药增高肾素活性水平，停药后回到原来水平。故检测前应停用避孕药 12 周。ⅱ．抗高血压药如利尿药、血管紧张素转化酶抑制剂、钙拮抗药、α 受体阻滞药均使肾素活性升高；而 β 受体阻滞剂、可乐定使肾素活性降低。测定前应停用各类抗高血压药至少 2 周以上。

二、肾上腺髓质激素测定

交感-肾上腺系统

肾上腺髓质与交感神经同起源于外胚层，支配肾上腺髓质的内脏大神经，属交感节前神经。肾上腺髓质的上皮细胞胞质内有颗粒，经铬盐处理后显棕黄色，称为嗜铬细胞。内脏大神经直接刺激髓质嗜铬细胞释放肾上腺素（epinephrine，E）和去甲肾上腺素（norepinephrine，NE），通过血液循环到全身各个组织和器官，引起类似交感神经兴奋的作用。交感神经兴奋时，肾上腺髓质分泌增加。血液中的肾上腺素主要来自肾上腺髓质，去甲肾上腺素来自交感节后纤维，两种激素均作用于肾上腺素能受体，互相补充和配合，延续和加强了交感神经的生理效应，使机体对环境的适应能力得到扩大和增强，称之为交感-肾上腺系统。

1. **生理与病理生理** 肾上腺素、去甲肾上腺素、多巴胺（dopamine，DA）是肾上腺髓质合成和分泌的三种主要激素，统称为儿茶酚胺类激素。肾上腺髓质主要释放肾上腺素和去甲肾上腺素，仅分泌微量多巴胺。除由肾上腺髓质分泌外，血液中的去甲肾上腺素主要来自肾上腺素能神经纤维末梢。肾上腺髓质嗜铬细胞受交感神经节前纤维支配；交感神经兴奋时，促进其合成与分泌肾上腺髓质激素。嗜铬细胞产生的儿茶酚胺可对自身产生负反馈抑制。

嗜铬细胞瘤能自主分泌儿茶酚胺类激素，过量的 E 和 NE 释放入血，导致持续或阵发性高血压。肾上腺髓质激素通过刺激肾上腺能受体即 α 受体和 β 受体发挥作用。不同的肾上腺能受体，其作用的分子机制不相同，组织分布也不同。NE 主要通过血管收缩引起收缩压和舒张压升高，反馈抑制心率加快。E 则主要影响代谢，促高血糖素释放、抑制胰岛素分泌，降解中性脂肪，导致血糖和脂肪酸水平升高。DA 除神经递质方面的功能外，作为肾上腺髓质分泌的激素，可增加内脏和肾血流量，同时降低血压。

2. **血浆和尿液儿茶酚胺测定** 肾上腺髓质释放的儿茶酚胺中 E 占 80%、NE 占 20%。测定24小时血液和尿液儿茶酚胺含量，不仅可以反映肾上腺髓质功能，也可以判断交感神经兴奋性。

（1）检测适应证：肾上腺髓质功能评价；鉴别诊断嗜铬细胞瘤、肾上腺髓质增生、神经母细胞瘤和交感神经细胞瘤；寻找高血压的病因。

（2）患者准备

① 留尿或采血前三天限制饮食，如忌食香蕉、茶、咖啡、可可等含色素或具有香草气味的水果。

② 禁服药物：水杨酸盐、吗啡、戊硫代巴比妥、利血平等。

③ 忌食大量肉类。

④ 血或尿中儿茶酚胺浓度在一天内波动很大，应在标准时间内采集样本。

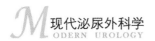

⑤ 避免神经紧张和强体力活动。

⑥ 尿儿茶酚胺检测需 24 小时尿,要准确计量。如留 24 小时尿困难者,如婴幼儿,可采用随机尿,必须同时测定尿肌酐予以校正。

⑦ 采血时患者采取仰卧位。

(3) 参考区间 HPLC 法:血浆肾上腺素 420 ng/L(2.49 nmol/L);血浆去甲肾上腺素 84 ng/L(0.46 nmol/L);尿肾上腺素 97 μg/24 h(0.57 μmol/L);尿去甲肾上腺素 27 μg/24 h(0.15 μmol/L);尿多巴胺 500 μg/24 h(3.24 μmol/L)。

(4) 临床意义

① 升高:诊断和鉴别诊断嗜铬细胞瘤,其增高程度可达正常人的 2～20 倍,需反复检查以确诊。交感神经细胞瘤、肾上腺髓质增生、原发性高血压、甲状腺功能亢进、心肌梗死、焦虑状态等会升高。

② 减低:常见于 Addison 病。

(5) 临床评价与局限性

① 血浆 NE 浓度与年龄显著相关,70 岁以上老年人较 10 岁儿童升高 30%～50%。

② 血浆儿茶酚胺测定仅反映抽血时体内儿茶酚胺的水平,其诊断价值不如 24 小时尿液儿茶酚胺水平更有意义。当去甲肾上腺素＞1 500 ng/L 和肾上腺素＞300 ng/L 时有诊断价值。

3. 尿香草扁桃酸(vanilla mandelic acid,VMA)测定 体内儿茶酚胺大部分经代谢后以 VMA 形式排出体外,故 VMA 可反映儿茶酚胺水平,且 VMA 性质较儿茶酚胺稳定,64% 的 VMA 由尿液排出。

(1) 适应证:肾上腺髓质功能评价;鉴别诊断嗜铬细胞瘤、肾上腺髓质增生、神经母细胞瘤和交感神经细胞瘤;寻找高血压的病因。

(2) 患者准备:① 由于 VMA 的排出有昼夜节律性,应收集 24 小时混合尿液。② 其他同"尿儿茶酚胺测定"。

(3) 参考区间:分光光度法:3～7 mg/24 h。HPLC 分析法:10～35 mol/24 h(4～7 mg/24 h)。

(4) 临床意义

① 增高:主要见于交感神经母细胞瘤(如嗜铬细胞瘤)、肾上腺髓质增生、原发性高血压和甲状腺功能减退等疾病。

② 降低:主要见于甲状腺功能亢进、原发性慢性肾上腺皮质功能减退等疾病。

(5) 临床评价与局限性:尿 VMA 测定的敏感性与疾病所处的阶段有关,同时要考虑患者的年龄因素,年龄大者尿 VMA 有轻、中度升高。

三、性激素测定

卵泡刺激素(FSH)、黄体生成素(LH)、泌乳素(PRL)均由垂体分泌,这些和睾酮(T)、雌二醇(E2)构成垂体-性腺轴,对精子生成、维持男性性功能和男性生殖器官的发育有重要作用,临床上应综合判断,有助于疾病的诊断。

1. 睾酮(T) 是男性最重要的雄激素,主要来源于睾丸间质细胞,少量来自肾上腺皮质网状带。睾丸间质细胞分泌的睾酮一部分进入淋巴液由载体蛋白转运到生精小管和附睾中帮助精子生成及成熟,另一部分进入血液。循环血中睾酮约 98% 为蛋白质结合形式存在,只有约 2% 以游离睾酮的形式存在。游离睾酮被认为是睾酮的生物活性形式。

临床意义 正常值:成年男性 570±156 μg/L,女性 59±22 μg/L。患者表现为少精、弱精或男性生殖功能受损或其他内分泌异常时,应检测血清总睾酮(TT)和垂体-性腺轴。增高见于特发性男性性早熟、肾上腺皮质增生或肿瘤、睾丸肿瘤、多囊卵巢综合征、卵巢雄性化肿瘤、松果体瘤等。减少见于无睾丸症、原发性睾丸功能减退、克氏综合征、Kallman 综合征等。

2. 卵泡刺激素(FSH)和黄体生成素(LH) 下丘脑通过脉冲释放的形式分泌促性腺激素释放激素(GnRH),刺激垂体合成促性腺激素,即 LH 和 FSH,刺激睾丸内睾酮的产生和精子发生。足够水平的睾酮可通过负反馈的机制抑制下丘脑 GnRH 分泌和垂体促性腺激素的分泌并降低垂体对 GnRH 的敏感性。

临床意义　LH 作用于睾丸间质细胞产生睾酮。FSH 对于确定睾丸支持细胞数量以及诱导和维持精子发生是必需的。FSH 及 LH 血清水平测定应用于不孕症的诊断、内分泌治疗及效果评价等。如 T 水平低下，精液检查不正常，而 LH、FSH 水平显著增高，为原发性性腺功能低下；继发性性腺功能低下者精液检查不正常，T 水平低下，而 LH、FSH 水平显著减少；单纯性精曲小管病变时，血浆 FSH 水平增高，而 LH 及 T 水平正常；如 T、LH、FSH 都正常而精子数目明显减少或无精子，应考虑输精管道阻塞。青春期前儿童 LH、FSH、T 同时升高，提示真性性早熟；如 LH、FSH 不高，T 稍高，但 T 代谢产物和血、尿皮质醇升高者，提示假性性早熟。

3. 雌二醇（E2）　睾酮在芳香化酶的作用下生成雌二醇（E2）。男性血液中的雌二醇（E2）15% 来自睾丸分泌，85% 则是由睾酮在周边组织中（如脂肪组织、皮肤等）经芳香化酶作用转化而来。

临床意义　雌激素在男性的生殖过程中具有截然不同的双向调节功能。低水平的雌激素能促进精子的生成；大量的雌激素会导致睾丸的发育异常和生精障碍，从而导致男性生殖功能障碍。睾酮/雌二醇（T/E2）的值被认为是预测正常精子发生的良好指标。肥胖与男性因素不育的发生有关，表现为总精子数减少，运动性差和不育风险增加。雌激素缺乏或功能异常将导致男性骨质疏松。

4. 泌乳素（PRL）　PRL 是由腺垂体嗜酸性细胞分泌的一种蛋白质激素，相对分子量为 23kD，由 199 个氨基酸残基经过 3 个二硫键连接成弯曲的球状。垂体泌乳素的分泌主要由神经内分泌调节，其次受到外周血激素的调控。在睾丸，PRL 可增强睾丸间质细胞 LH 受体的浓度，维持睾丸合成睾酮；在前列腺，PRL 在睾酮存在下可促进前列腺及精囊生长和正常功能。

临床意义　PRL 值明显升高并伴有性功能低下、少精及阳痿等，为高泌乳素血症，有垂体瘤或垂体微腺瘤可能。其他引起高泌乳素血症的药物：抗精神病药物，如吩噻嗪类、三环抗抑郁药和单胺氧化酶抑制剂；胃肠道药物，如甲氧氯普胺、多潘立酮等；抗高血压药物，如维拉帕米、利血平。此外，有部分患者未能发现明确的致病因素，临床上称为特发性高泌乳素血症。

5. 抗苗勒管激素（AMH）　也称为苗勒管抑制物（MIS），是一种睾丸支持细胞分泌的蛋白质，在男性内生殖器的发育中起主要作用。

临床意义　主要用于疾病的诊断和鉴别诊断。

（1）隐睾：血清 AMH 是未成熟睾丸中支持细胞的直接标志物，故其 AMH 水平可明确诊断为隐睾或是无睾患者，即隐睾时其水平降低，无睾者测不出。双侧睾丸不可触及，无先天性肾上腺增生的男孩应检测 AMH，以诊断是否为无睾症。

（2）苗勒管持续存在综合征（PMDS）：PMDS 的发病是由 AMH 基因或受体 AM-HRⅡ基因的突变引起 AMH 分泌功能障碍或无活性状态所致。表现为血清 AMH 浓度减低，但抑制素 B 正常；而 AMHRI 基因突变患者，虽然血清 AMH 在正常范围，但是血清抑制素 B 水平减低。伴有血清睾酮和 AMH 水平的共同下降，需要与 PMDS 进行鉴别诊断。

（3）非梗阻性无精症和克氏征：其特征是精子发生受损导致精液精子缺乏。在非梗阻性无精子症患者中，血清 FSH 升高，血清 AMH 和抑制素 B 降低。

（4）男性衰老：AMH 血清浓度随着年龄的增加而下降，且与 FSH 和 LH 呈负相关。

6. 抑制素 B（inhibin B，INHB）　可以抑制垂体 FSH 的合成及分泌，因此被认为是睾丸支持细胞功能的直接标志和精子生成的标志。

临床意义　精子生成障碍人群的抑制素 B 水平显著低于生育力正常的人群，抑制素 B 水平与精子数量和睾丸体积正相关，与 FSH 和 LH 负相关。其对精子生成障碍的诊断价值较 FSH 更高，还可以被用来鉴别诊断梗阻性无精症（obstructive azoospermia，OA）和非梗阻性无精症。梗阻性无精症患者，精子生成正常，由于生理或病理性排精障碍致无精排出，而血清 INHB 水平正常或升高；非梗阻性

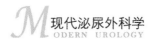

无精症(nonobstructive azoospermia,NOA)患者,原本无精子生成,血清 INHB 水平也极低。精索静脉曲张与精子发生异常有关,抑制素 B 可以用于精索静脉曲张手术效果的预判。

7. 性激素结合球蛋白(sex hormone binding globulin,SHBG) 是一种经肝脏合成的循环类固醇结合糖蛋白,其与雄性激素结合能力远远高于雌二醇,通常在血浆中调节雄性激素水平。

临床意义 多囊卵巢症和女性男性化表现为肥胖、多毛和不育,患者血浆中游离睾酮水平明显增高,SHBG 降低。SHBG 降低,E2 增高见于乳腺癌;SHBG 水平增高见于肝硬化、脂肪肝、慢性肝炎和 ED 病人。

四、分侧肾上腺功能测定

原发性醛固酮增多症(primary aldosteronism,PA)是继发性高血压最常见的原因之一。PA 最常见的亚型是双侧肾上腺增生和醛固酮腺瘤。分型诊断对 PA 的治疗至关重要,有助于患者选择恰当的治疗策略。双侧肾上腺静脉取血(adrenal vein sampling,AVS)明确病变的侧别和性质。AVS 是 PA 分型诊断的金标准。

1. 适应证 2016 年 PA 诊治指南推荐:如外科手术可行且患者愿意,可先行 AVS 来区分单双侧病变。以下患者不必行 AVS 而直接行手术:(1)年龄<35 岁,伴自发性低血钾、明显的醛固酮过度分泌(PAC>30 ng/dL)、单侧病变且影像学特征和 CT 扫描与皮质腺瘤一致;(2)可疑肾上腺皮质腺癌;(3)家族性醛固酮增多症Ⅰ(familial hyperaldosteronism Ⅰ,FH-Ⅰ)及 FH-Ⅲ。

2. 激发试验 主要有三种 AVS 方案。方案一:不兴奋的连续或同时双侧 AVS;方案二:连续或同时双侧 AVS,继之予 250 μg/h 促肾上腺皮质激素(ACTH)推注兴奋,取得基础样本及激发后样本;方案三:ACTH 持续输注(插管前 30 min ACTH 50 μg/h 开始输注,持续整个操作过程),连续双侧 AVS。

3. 结果分析 选择性指数(selective index,SI)是指单侧肾上腺血样皮质醇与外周血样皮质醇的比值,是衡量插管是否成功的标准。不同研究中心、不同 AVS 方案的 SI 截取值差别较大。2014 年 AVS 共识推荐:SI≥2 作为非 ACTH 兴奋的截取值,而 SI≥3 作为 ACTH 兴奋后采用的截取值。

LI 是指双侧标化的肾上腺静脉醛固酮的比值,即肾上腺静脉醛固酮/相应侧皮质醇浓度。LI 是用来衡量单侧肾上腺是否过度分泌的标准。不同研究中心、不同 AVS 方案的 LI 截取值亦有差别。2014 年 AVS 共识推荐:LI 2.0~4.0 作为非 ACTH 兴奋的截取值,而 LI 2.6~4.0 作为 ACTH 兴奋后采用的截取值。

(彭国辉 吴宏飞)

第八节 染色体检查

人类含染色体 23 对,共 46 条。其中 22 对为常染色体,1 对为性染色体,分别为 X 染色体和 Y 染色体。染色体是细胞核的基本物质,是基因的载体。

核酸分脱氧核糖核酸(DNA)和核糖核酸(RNA)两类。核酸的基本单位是核苷酸。基因是 DNA 或 RNA 分子中特定的核苷酸序列,是遗传信息的载体和遗传物质的最小功能单位。每个基因都是核苷酸链上一个特定区段。基因分三类:第一类是编码蛋白质的基因,具有转录和翻译功能;第二类是只有转录功能而没有翻译功能的基因,包括 tRNA 和 rRNA 基因;第三类是不转录的基因,它对基因表达起调控作用,包括启动基因和操控基因。基因有三个基本特征:稳定性、特异性和可变异性。后者为在一定的条件下,基因的个别碱基可能被另一个碱基替换,也可能由于一两个单核苷酸的增减而改变整个碱基顺序,从而导致基因功能改变,被称为基因突变。

人类正常繁衍是通过染色体上基因的复制把遗传信息一代代相传。染色体结构包括长臂、短臂、着丝粒和端粒四个主要部分。染色体数目和结构异常均可引起相应的疾病。数目异常是因染色体不分离或丢失;结构异常包括异位、倒位、插入、缺失、重复、环状染色体、等臂染色体、标记染色体、隐性重排、单亲二体等。人类诸多遗传和先天性疾病都是因为相应的染色体异常造成的,这其中包括基因本身的异常和遗传过程中各种干扰因素造成的异常。因此对许多疾病的诊断需染色体检查,以进一步指导治疗和预后判断。另外,为了预防某种疾病传递给子代,亦需进行染色体检查,以达优生优育。

正常性分化是三个动态序贯的过程——精卵受精后,染色体组成决定了染色体性别(遗传型),然后染色体性别决定了未分化性腺分化为睾丸或卵巢(性腺决定),最后性腺的内分泌功能决定了内外生殖器的分化(表型分化)。性别表型是性分化的结果。

遗传分为常染色体遗传和性染色体遗传:

常染色体显性遗传指致病基因存在于常染色体上,在一对染色体上有一个致病基因(称杂合子)。杂合子能显示出的疾病称常染色体显性遗传病。目前已知数千种,其特点是:① 只要有一个致病基因存在,就会发病。双亲之一是患者,就会遗传给他们的子女,子女中半数可能发病。若双亲都是患者,其子女有 3/4 的可能发病,若患者为致病基因的纯合子,子女全部发病。② 此病与性别无关,男女发病的机会均等。③ 在一个患者的家族中,可以连续几代出现此病患者。但有时因内外环境的改变,致病基因的作用不一定表现(外显不全),一些本应发病的患者可以成为表型正常的致病基因携带者,而他们的子女仍有 1/2 的可能发病,出现隔代遗传。④ 无病的子女与正常人结婚,其后代一般不再有此病。**常染色体隐性遗传**指致病基因存在于常染色体上,在杂合子状态下不表现疾病,只有纯合子才表现疾病。所谓纯合子是指一对染色体(同源染色体)的等位基因都存在相同的致病基因。

性染色体遗传也称伴性遗传(sex-linked inheritance),是指在遗传过程中的子代部分性状由性染色体上的基因控制,这种由性染色体上的基因所控制性状的遗传上总是和性别相关。这种与性别相关联的性状遗传方式就称为伴性遗传,又称性连锁(遗传)或性环连。包括 X 伴性显性遗传病(X-linked dominant inheritable disease)、X 伴性隐性遗传病(X-linked recessive inheritable disease)、Y 伴性遗传病(Y-linked inheritable disease)。X 伴性显性遗传病的女性会患病,X-伴性隐性遗传的女性杂合子并不发病,因为她有两条 X 染色体,仅是携带者;但男性只有一条 X 染色体,因此一个致病隐性基因也可以发病。Y 伴性遗传病致病基因只位于 Y 染色体上,无显隐性之分,患者后代中男性全为患者,患者全为男性,也称"限雄遗传"。

目前染色体检查主要是外周血、精子、胚胎的遗传学检查,尤以外周血和胚胎遗传学检查开展较普遍。下面介绍泌尿外科常见的与染色体、基因异常的有关疾病。

染色体病分染色体数目异常和染色体结构异常两类。

1. 染色体数目异常疾病

染色体数目以二倍体为标准,根据染色体增加和减少的数目又分为整倍体和非整倍体两类。前者指染色体数目是以单位体整数倍增加核型,又称多倍体。后者是指染色体数目以非整倍体整数倍数改变的核型。如只增加或减少一条染色体,通常以三体或单体多见。三体是指某号染色体数目为 3 条,如 21 三体综合征(47,XX,+21)。单体是指某号染色体数目为单条,如 Turner 综合征(45,X),此外临床还可见到多体现象,即某号染色体数目为 3 条以上,如 48XXXY。

(1) 生精小管发育不全(Klinefelter syndrome,KS、Klinefelter 综合征、克氏综合征):1942 年由 Klinefelter 等首先报道而命名。这是高促性腺激素性睾丸功能减退最常见的原因,发病率在男孩中约为 1/1 000,没有种族及地域差别。其发生是生殖细胞在减数分裂时 X 染色体发生不分离,造成精子或卵子多了一条 X 染色体。患者 X 染色质试验阳性,典型的染色体组型为 47,XXY,但也有一些变型如 48,XXXY 或 49,XXXXY。另一部分是嵌合体,常见为 46,XY/47,XXY。由于正常 Y 染色体决定其表型为男性,而因多一条 X 染色体,造成男性化障碍,X 染色体越多,男性化障碍越明显,生殖细胞减少,曲细精管玻璃样变。

（2）性腺发育不全(Turner 综合征,特纳氏综合征)：1938 年由 Turner 最早报道。性腺发育不全在女性婴儿中的发病率约为 1/2 000,其中 60% 是 45,X 核型。其发生是配子在减数分裂时卵子或精子的性染色体分离,使一个无性染色体的卵子与一个单 X 染色体的精子结合,或由一个单 X 染色体的卵子与一个无性染色体的精子结合,形成 45X 核型。各种嵌合型为 XO/XX、XO/XY、XO/XXY、XXX/XX/XO。含 X 越多,畸形越少;XO 畸形较多,表现为女性表型。

（3）混合性腺发育不全(mixed gonadal dysgenesis,MGD)：混合性性腺发育不全(MGD)是染色体异常中的一种。系指一侧是发育不全的睾丸,对侧却为发育不全的索条状性腺。染色体核型均属 45,X/46,XY。临床表现为男性化不全及苗勒管退化不全,故无论男女,均有一个子宫、阴道及至少一个输卵管。

（4）超雌综合征(super-female syndrome)：发病率约为 0.44‰。核型为 47,XXX,一些患者核型为嵌合型,即 47,XXX/46,XX。染色体不分离主要发生在母亲一方。少数患者有 4 条甚至 5 条 X 染色体。患者无论外形、性功能与生育力都是正常的,少数有月经减少、继发闭经或过早绝经等现象。

（5）Down 综合征(Down sydrome,唐氏综合征)：又称为 21 三体综合征,为常见的常染色体疾病。Langdon Down 首先描述。发病率约为 1/600～1/800,男性患儿多于女性。核型分为三型：① 标准型,占 95%,染色体为 47 条,有一个额外的 21 号染色体,核型为 47,XX,＋21 或 47,XY,＋21;② 易位型,占 2.5%～5%,染色体总数为 46 条,多为罗伯逊易位,是指发生在近端着丝粒染色体的一种相互易位,多为 D/G 易位,D 组中以 14 号染色体为主,即核型为 46,XX,－14,＋t(14q21q) 或 46,XY,－14,＋t(14q21q);少数为 15 号染色体易位。另一种为 G/G 易位,较少见,是由于 G 组中 2 个 21 号染色体发生着丝粒融合,形成等臂染色体 t(21q21q),或 1 个 21 号易位到 1 个 22 号染色体上;③ 嵌合体型,占 2%～4%,有 2 种或者 2 种以上细胞株(以 2 种为多见),一株正常,另一株为 21-三体细胞,临床表现的严重程度与正常细胞所占百分比有关。男性有隐睾,精子减少,性欲下降,未见生育者;女性无月经,但少数能妊娠和生育。

（6）XYY 综合征：XYY 核型是父亲精子形成过程中第二次减数分裂时发生 Y 染色体不分离的结果。在男婴中的发生率为 1∶900。表型正常,身材高大,偶尔可见隐睾,睾丸发育不全并有生精过程障碍和生育力下降,尿道下裂等,但可以生育。

（7）Edward 综合征(Edward syndrome、18 三体综合征)：1960 年由 Edward 首先描述。新生儿发病率约 1∶(3 500～8 000)。女性与男性比为 4∶1。80% 患者核型为 47,XY,＋18 或 47,XX,＋18;另 10% 患者为嵌合体,即为 46,XY/47,XY,＋18 或 46,XX/47,XX,＋18;其余为各种易位,主要是 18 号与 D 组染色体的易位。外生殖器畸形有隐睾或大阴唇和阴蒂发育不良等。肾畸形,肾盂积水也很常见。

2. 染色体结构异常疾病

染色体结构异常主要分为平衡性异常和非平衡性异常两大类。前者是染色体重排后不发生遗传物质的丢失或增加,后者则发生了遗传物质量上的改变。平衡性异常多见于相互易位和倒位,非平衡性异常主要见于缺失、重复、插入、等臂染色体、环状染色体以及标记染色体等。

（1）XX 男性综合征：1964 年由 Tberkelson 首先报道。本病的发生率为 1/25 000～1/20 000 活的男婴,其核型为 46,XX。是 Y 染色体上的睾丸决定基因(SRY)异位至 X 染色体引起 Y 染色体与 X 染色体异位。患者 X 染色质试验阳性,精液无精子,睾丸小而硬,阴茎长度较短。

（2）Swyer 综合征：由 Gim Swyer 于 1955 年首次描述,核型 46,XY。病因为：① Y 染色体短臂丢失了 SRY 基因可引起 46,XY 纯性腺发育不全;② SRY 基因突变;③ S 位点复制,X 染色体短臂上的 DSS 位点与 DAX1 基因重叠,定位于 XP2 区;④ 0X9 基因突变,此基因定位在 17q21,该等位基因单一位点突变在 46,XY 个体引起 46,XY 纯性腺发育不全;⑤ 9p-和 10q-缺失 这两种缺失都可引起 46,XY 纯性腺发育不全。表型为女性,有内部和外部女性生殖器,正常或很少的乳房发育以及原发性闭经,性腺呈条索状。

(3) 男性不育:Y 染色体长臂微缺失和无精症相关。已确定 AZFa、AZFb 和 AZFc 三个非重叠区域有微缺失。无精症中 Y 染色体微缺失频率最高(8%～12%),其次是少精症(3%～7%)。Y 染色体微缺失分析对睾丸精子抽吸有诊断和预后价值。如果发现 AZFa 或 AZFb 完全缺失,不必做显微睾丸取精。

(4) 脆性 X 染色体综合征(fragile-X syndrome):是 X 染色体有异常易断裂的脆性部位。1943 年 Martin 和 Bell 最先报道。1969 年 Lubs 发现患者 X 染色体长臂末端有脆弱位点,证实此位点有不稳定遗传的 CGG 重复序列。表现为典型的三联征:精神发育迟滞,特殊容貌和大睾丸等。

(5) Bardet-Biedle 综合征:1920 年由 Bardet 和 Biedle 首次报道,为常染色体隐性遗传病。Ⅰ 型的致病基因(BBs1)可能在染色体 11P;Ⅱ 型的致病基因(BBs2)定位于染色体 16q21。表现为男性睾丸小、小阴茎,女性月经失调。

(6) Jacobsen 综合征(Jacobsen syndrome,JBS):1973 年 Petra Jacobsen 首次报道。是一种罕见的染色体异常综合征,新生儿的发病率约为 1/100 000,男女比例约为 1∶2。病因为 11q23.3q25 微缺失。表现与缺失片段大小与密切相关,13%患者出现泌尿系统异常,包括单侧肾发育不全,肾积水,多囊肾等。

(7) 46,XX 纯性腺发育不全:为常染色体隐性遗传病。病因来自基因突变,亦可能源于染色体异常。可由位于染色体 2p21FSH 受体基因突变所致。没有 FSH 受体基因突变的患者可能与生殖细胞迁徙、性腺原基因或生殖细胞退化有关的基因突变有关,也可能卵巢器官生成因子或受体、加速闭锁调节因子有缺陷。内、外生殖器为正常女性,没有 45,X 型性腺发育不全的躯体畸形。为女性表型,身高正常,类去睾体型,原发闭经。乳房及第二性征不发育,内外生殖器为发育不良的女性,有输卵管、子宫及阴道。

(8) 生殖细胞肿瘤(GCT):卵黄囊瘤(yolk sac tumor,YST)证实有 lq 和 3 号染色体扩增。青春期与成人睾丸 GCT 有同样的染色体异常,包括 11,13,18 号染色体缺失和 7,8 和 X 染色体扩增。最常见的是 12p 或 i(12p)号等臂染色体异常,其特征为由两个 12p. i(12p)的副本组成。据报道 80%～100%的内胚窦瘤存在 1 号染色体短臂缺失,特别是 1p36。DNA 倍性分析显示,大多数青少年睾丸内胚窦瘤为二倍体或四倍体,而成人 GCT 为典型的非整倍体。

(9) Prader-Willi 综合征:肌张力减退-智力减退-性腺功能减退与肥胖综合征。该病于 1965 年由 Prader 等首次报道。15 号染色体长臂微小缺失(父方 15q12 缺失)。新生儿发病率为 1/20 000,男女患病率均等。出现性功能减退,男性隐睾、小阴茎;女性阴唇、阴蒂发育不良或无阴唇、阴蒂。

(10) 先天性肾上腺皮质增生症(CAH):常染色体隐性遗传病,是由于肾上腺皮质激素合成过程中酶的缺陷所引起的疾病,引起男性化者又称肾上腺性征异常综合征。典型的 CHA 发病率约为 1/10 000,并有种族特异性。其中 21-羟化酶缺乏症(ZD-OHD)是由于 CYP2 的基因突变致使 21-羟化酶部分或完全缺乏,由于皮质醇合成分泌不足,雄激素合成过多,致使临床出现轻重不等的症状。可表现为单纯男性化型、失盐型、非典型型三种类型;

(11) 多发性内分泌肿瘤综合征 1 型(multiple endocrine neoplasia type 1,MEN1 型):1998 年由 Olufemi 等报道。是常染色体显性遗传疾病,又称为 Weber 综合征,其男女发病率相等,80%的患者在 50 岁以前发病。患病率为(2～20)/10 万。MEN1 基因在 11 号染色体 11q13 带上,编码一个由 610 个氨基酸组成的蛋白质——多发性内分泌腺瘤蛋白,又称"menin 蛋白"。MEN1 由 menin 基因缺陷引起,以甲状旁腺、胰岛细胞、垂体肿瘤和肾上腺腺瘤组成为特征,其症状和体征取决于肿瘤的类型。

(12) 多发性内分泌肿瘤综合征 2 型(multiple endocrine neoplasia type 1,MEN2 型):是常染色体显性遗传疾病,其患病率约为(1～10)/10 万,携带有 MEN2 缺陷基因者,其疾病外显率高于 80%。在

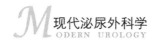
患病者的家族成员中其发病率约为 50%。MEN2 的发病系原癌基因（RET）发生突变所致。MEN2 可分为两种独立的综合征：MEN2A 与 MEN2B。MEN2A 又称为 Sipple 综合征。MEN2A 表现包括甲状腺髓样癌、嗜铬细胞瘤及甲状旁腺功能亢进症。MEN2B 则包括甲状腺髓样癌、嗜铬细胞瘤及一些身体异常表现，但甲状旁腺功能亢进症少见。

（13）VHL 综合征（Von Hippel-Lindau 综合征）：常染色体显性遗传病。1964 年由 Melmon 和 Rosen 报道并命名，由 VHL 基因的突变引起。VHL 基因是一个抑癌基因，位于染色体 3 P25 区。人群携带率约为 3/10 万左右，外显率接近 100%。子女有 50% 几率发病。表现为中枢神经系统（CNS）血管母细胞瘤合并肾脏或胰腺囊肿、嗜铬细胞瘤、肾癌以及外皮囊腺瘤等。

（14）家族性 PHEO-PGL 综合征：常染色体显性遗传病，由 SDHD、SDHB 或 SDHC 基因突变引起。临床表现高血压，高血压发生率约为 80%～90%。

（15）多囊肾：多囊肾分为两种类型：① 常染色体隐性遗传型（ARPKD，婴儿型）多囊肾，发病于婴儿期，临床较罕见；② 常染色体显性遗传型（ADPKD，成人型）多囊肾，常于青中年时期被发现，也可在任何年龄发病。90% 多囊肾患者的异常基因位于 16 号染色体的短臂，称为多囊肾 1 基因，基因产物尚不清楚。另有 10% 不到患者的异常基因位于 4 号染色体的短臂，称为多囊肾 2 基因，其编码产物也不清楚。ADPKD 和 ARPKD 二者在起病、高血压出现以及进入肾功能衰竭期的年龄有所不同。ADPKD 为具有家族聚集性，男女均可发病，两性受累机会相等，连续几代均可出现患者。ARPKD 父母几乎都无同样病史。常于出生后不久死亡，只有极少数较轻类型，可存活至儿童时代甚至成人。

（16）Noonan 综合征（努南综合征）：常染色体显性遗传病。1963 年由 Noonan 和 Ehmke 首次报道。发病率约为 1/（1 000～2 500）。基因突变是本病的基本病因，大约 50% 的患者有 PTPN11 的突变，另外 10%～13% 和 5%～17% 的患者有 SOS1 和 RAF1、RIT1 的突变。KRAS、NRAS、BRAF 和 MAP2K1 上的突变也有被发现，但是患者数量比较少。肾异常的发生率在 10%～11%，如孤立肾，肾盂扩张和双重收集系统。女性可有青春期延迟，卵巢功能和第二性征发育基本正常。男性约半数睾丸功能正常，其余可有隐睾、无精子、青春期延迟、第二性征发育不全。

（17）卡尔曼综合征（Kallmann Syndrome，KS）：1856 年由 Maestre de San Juan 首次报道。遗传方式有三种：常染色体显性遗传，常染色体隐性遗传，X 连锁隐性遗传。该病为 Xp22.3 上的 KALIG-1 基因突变。表现为性腺功能减退、阴茎短小、睾丸小或隐睾、嗅觉缺失或减退等。

（18）囊性纤维化（Cystic fibrosis，CF）：是致死性常染色体隐性遗传疾病，由位于第 7 对染色体的 CF 基因突变引起。患者是纯合子，其双亲是杂合子。同胞中半数可带有隐性基因，而 1/4 可得病。可表现为先天性双侧输精管缺如。

（彭国辉　吴宏飞）

第九节　泌尿男生殖系肿瘤标志物检查

一、概述

肿瘤标志物（简称"瘤标"，tumor marker）是指在肿瘤的发生和发展过程中，由肿瘤细胞本身合成、分泌或是机体对肿瘤细胞反应而产生或升高的一类物质。肿瘤标志物可以存在于血液、体液、细胞或组织中，通过生物化学、免疫学以及分子生物学等方法进行测定。在肿瘤的辅助诊断、鉴别诊断、预后判断、疗效评价和复发的监测以及高危人群的肿瘤筛查等方面具有一定的应用价值。

1. 理想的瘤标应具备的条件

（1）特异性较高。特异性亦称"真阴性率"或"阴性率"，指一项实验用于已知对照人群中所得的真阴性结果发生率。在肿瘤与非肿瘤之间有显著的量的差别，假阴性率低。

（2）敏感性较高。敏感性亦称"真阳性率"或"阳性率"，指一项实验应用于已知患者中所获得真阳性结果的发生率。其能早期诊断或早期测出复发，并能指出癌肿侵犯的脏器，假阳性率低。

（3）方法简单，重复性好，便于大批量患者检查或作普查筛选。尽管目前临床常用的瘤标尚未达上述标准，但其对肿瘤的诊断、疗效观察、预后评估有很大帮助。

2. 影响肿瘤标志物浓度变化的因素

（1）肿瘤本身的因素：① 肿瘤的大小、恶性程度及扩散和转移的多少；② 肿瘤细胞合成肿瘤标志物的速度；③ 肿瘤标志物的释放速度；④ 肿瘤组织的血液供应情况，血液供应差时循环中肿瘤标志物的浓度低；⑤ 某些肿瘤细胞不合成肿瘤标志物。

（2）非肿瘤性因素：① 年龄、性别、月经周期及妊娠等可引起某些肿瘤标志物非特异性升高；② 标本的采集和保存不当可引起肿瘤标志物的升高或降低；③ 肝肾功能异常，机体出现代谢障碍，使循环中肿瘤标志物因廓清或代谢减少而升高；④ 某些抗肿瘤药物可导致部分肿瘤标志物升高；⑤ 检测系统中非特异性反应造成的干扰。

3. 肿瘤标志物的临床意义

（1）高危人群中恶性肿瘤的筛查或早期诊断。其浓度升高是发现无症状肿瘤患者的重要线索。

（2）肿瘤的诊断及鉴别诊断。通过影像学等检查证明患者存在某脏器占位性病变时，可通过检测其浓度变化来初步鉴别肿瘤的良性、恶性及细胞学类型。

（3）肿瘤治疗的监测和疗效评价。肿瘤切除、放疗或化疗后根据其浓度变化来评估疗效。

（4）肿瘤复发的早期诊断。动态监测其浓度变化有助于判断肿瘤是否原位复发或转移。

二、泌尿外科常用瘤标

近年泌尿外科常用瘤标有四类：

（一）肾癌瘤标

1. 蛋白质类肿瘤标志物

（1）水通道蛋白 1（aquaporin 1，AQP1）和脂肪分化相关蛋白 2（perilipin 2，PLIN2）：血液中 AQP1 和 PLIN2 检测早期肾癌的准确率超过 95%，可作为肾癌的早期诊断工具。

（2）癌胚抗原（carcinoembryonic antigen，CEA）、糖类抗原 125（carbohydrate antigen，CA125）和细胞角蛋白 19 片段（Cyfra21-1）：肾癌术后患者血清 CEA、CA125 和 Cyfra21-1 表达水平较术前明显下降，而且 3 项标志物联合检查可提高肾癌诊断阳性率。

（3）骨桥蛋白：血清骨桥蛋白的表达与肿瘤大小、核分级、病理分期、Ki-67 增殖指数等相关，骨桥蛋白表达阳性者的预后较差。

（4）血清铁蛋白（ferritin，SF）：55% 左右肾癌患者血中铁蛋白升高，且与临床分期正相关。

（5）β_2-MG：肾透明细胞癌中有 87.5% 患者血 β_2-MG 增高。

2. 酶类肿瘤标志物

γ-烯醇酶：肾癌患者血清 γ-烯醇酶阳性率达 51%，Ⅲ、Ⅳ 期肾癌中其含量及阳性率明显高于Ⅰ、Ⅱ期，肾癌组织 γ-烯醇酶比正常组织高 34 倍。肿瘤切除后其浓度下降，癌肿转移复发后升高者占 87.5%，故此酶有助于诊断、分期及疗效观察。

（二）尿路上皮癌瘤标

1. 蛋白质类肿瘤标志物

（1）核基质蛋白 22（nuclear matrix protein 22，NMP22）：尿液中 NMP22 是早期诊断性膀胱癌标志物，其诊断膀胱癌的敏感度为 48%~81%，特异性为 60%~86%。肿瘤的大小可影响尿 NMP22 水平。正常人体 NMP22 含量不会超过 10 U/mL，但膀胱细胞癌可达到正常水平的 20 多倍。

（2）特异性核基质蛋白-4（BLCA-4）：可检测血清、尿液中 BLCA-4 含量。其诊断膀胱癌的特异性达 100%、敏感性达 96.4%，是早期诊断膀胱癌的特异性肿瘤标志物。

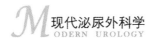
（3）膀胱肿瘤抗原（bladder tumor antigen，BTA）：膀胱肿瘤抗原（BTA）-stat 试验和定量 BTA TRAK 试验用于检测尿液中有无膀胱肿瘤相关抗原（人补体因子 H 相关蛋白）。BTA-stat 试验的特异性为 75%，BTA-TRAK 试验的特异性为 65%，有助于膀胱肿瘤的早期诊断。但 BTA 易受血尿、感染、炎性、结石及膀胱癌灌注史等因素的影响，使其敏感度降低。

（4）生存素（Survivin）：是一种可抑制细胞凋亡、促进细胞增殖分化的蛋白质。Survivin 在膀胱癌（BC）细胞中大量表达。血清中生存素（Survivin）的检测有望成为 BC 早期诊断的特异性标志物。

（5）黏蛋白（Mucins）：Mucins 表达增高及异常糖基化与肿瘤的侵袭力、转移力有关。血清 Mucins 检测作为膀胱癌早期诊断辅助参考指标，用于监测复发，判断疗效和预后判断。

（6）纤维蛋白降解产物（Fibrin degradation product，FDP）：成人体内 FDP 含量很少，纤维蛋白被 BC 细胞所激活，导致 FDP 含量相对升高。尿 FDP 的浓度越高，BC 预后越差。测定尿 FDP 可用于 BC 的诊断和预后判断。

2. 酶类肿瘤标志物

透明质酸（hyaluronic acid，HA）和透明质酸酶（hyaluronidase，HAase）：透明质酸是组织间液的一种组成成分，能够促进肿瘤细胞的黏附和转移。透明质酸酶是一种可降解透明质酸的内源性透明质酸裂解酶，在胚胎发育、血管形成、肿瘤进展中起重要作用。研究发现当透明质酸诊断界值为 10 ng/mL 时，敏感性为 92%，特异性为 93%。有研究检测膀胱肿瘤患者尿中 HAase，在界值大于 10 mIU/mg时，G2 或 G3 级肿瘤是其他组的 5~9 倍，证明 HAase 适合于检测高病理分级的膀胱癌，敏感性达 100%，特异性达 88.8%。

3. 基因及其转录产物类肿瘤标志物

Uro Vysion 是利用 DNA 探针荧光染色体原位杂交（FISH）检测尿液脱落细胞中非整倍体的第 3、7、17 号染色体以及 9p21 基因位点是否缺失的细胞学检测方法。诊断膀胱癌的敏感性为 69%~87%，特异性为 89%~96%。诊断 BC 的阳性率与检查的染色体数量相关，染色体数量越多，阳性率越高，且不受泌尿系结石、感染等因素的影响。

（三）前列腺癌瘤标

1. 蛋白质类肿瘤标志物

（1）前列腺特异性抗原（prostate specific antigen，PSA）：是前列腺上皮细胞分泌一种单体糖蛋白，是前列腺组织特异性的，而非前列腺癌特异性的，是前列腺癌早期诊断的一个有效参考指标。血清正常值<4 ng/mL。PSA<4 ng/mL 时，患前列腺癌的比例约为 2.5%；PSA 为 4.1~10 ng/mL 时，则患前列腺癌的比例约为 27%；PSA>10 ng/mL 时则为 50%。直肠指检如前列腺有结节，则前列腺癌的比例依次为 10.3%、38.1%、65.6%，其特异性为 90%~97.1%。许多因素影响 PSA 值，如 BPH、前列腺炎、急性尿潴留、导尿、直肠指诊及前列腺按摩等，均可使血清 PSA 增高。TURP、前列腺癌根治性切除、放疗或内分泌治疗等，可使 PSA 下降。测定游离 PSA（fPSA）和总 PSA（TPSA）对区分 BPH 和 PCa 有重要意义。当 PSA 为 4~10 ng/mL 时，如 FPSA/TPSA<0.15，就要高度怀疑 PCa，应做前列腺穿刺活检。PSA 密度（PSAD）为血清 PSA 与前列腺体积（mL）之比值，反映 PSA 与前列腺大小的关系。PSA 若为 4~10 ng/mL 时，当 PSAD>0.15 则 PCa 危险性增加。血清 PSA 持续增高而前列腺穿刺活检阴性者，若 PSAD>0.15，随访活检 PCa 可能性为 82%。

（2）前列腺特异膜抗原（prostate specific membrane antigen，PSMA）：是细胞膜内前列腺组织特异性抗原，可在前列腺癌组织或前列腺癌患者外周血中测得。PSMA 在前列腺的淋巴结或骨转移灶中阳性，激素难治性前列腺癌反应更明显，故有望作为前列腺癌的导向治疗靶蛋白。应用逆转录-聚合酶链反应（RT-PCR）法检测前列腺癌患者外周血 PSMA mRNA，阳性率达 62.3%，有助于发现临床不能确诊的早期前列腺癌转移灶。

（3）早期前列腺癌抗原（early prostate cancer antigen，EPCA）：是与 PCa 高度相关的核基质蛋

白,与前列腺早期癌变有关;EPCA-2 是 EPCA 的亚体结构,仅在 PCa 组织中表达;EPCA-2 鉴别 PCa 的特异性高达 92%、鉴别局限性和非局限性 PCa 的总敏感性为 94%。血清 EPCA 及其亚型检测是敏感性和特异性很高的 PCa 早期肿瘤标记物,与 PSA 联合检测有助于减少不必要的前列腺活检并提高 PCa 检出率。

2. 酶类肿瘤标志物

(1)前列腺酸性磷酸酶(prostate acid phosphatase,PAP):酸性磷酸酶广泛存在于前列腺、肝、脾等组织及红细胞中。前列腺组织中 PAP 活性比其他组织高 1 000 倍,正常时前列腺细胞的酸性磷酸酶几乎全部由前列腺管排出,不释放入血。但在发生前列腺癌时,由于癌组织缺乏导管,该酶可经间质入血;或由于癌组织坏死,导致酸性磷酸酶向周围组织释放。肿瘤发生转移,特别是发生骨转移时,此酶也可经骨盆入血。PAP 可用放射免疫分析(RIA)、酶免疫介析等方法检测,RIA 法 PAP 正常值 <2.5 ng/mL。前列腺癌患者 PAP 各期占比分别为:A 期 0,B 期 44.4%,C 期 75%,D 期 81.8%。PAP 对前列腺癌的敏感性为 64.1%,特异性(非癌 PAP 正常例数/非癌患者数)为 96.1%～100%,而单纯 BPH 阳性为 0～14%。前列腺癌患者经治疗后 PAP 大都降低,下降与否及下降程度与预后有直接关系;若肿瘤复发,血 PAP 也随之升高。一般认为,同时测定 PAP 和 PSA 可提高前列腺癌的检出率及准确性。

(2)基质金属蛋白酶(MMPs):基质金属蛋白酶是肿瘤侵袭和转移过程中的重要分子。尿液中的 MMP-9 可作为前列腺癌的独立预测因子。其诊断的特异性和敏感性分别为 82%、74%。

3. 基因及其转录产物类肿瘤标志物

(1)TMPRSS2-ERG 基因融合:对 PCa 的诊断有一定的特异性。研究显示单独检测尿液 TMPRSS2-ERG 时,诊断 PCa 的敏感度为 46%,特异性为 99%,阳性预测值为 96%,阴性预测值为 75%;若同时检测前列腺癌抗原(PCA3),其敏感度、特异性、阳性预测值和阴性预测值分别为 94%、98%、96% 和 96%。

(2)前列腺癌抗原 3(PCA3):通过抑制肿瘤抑制基因 PRUNE2 的表达和活性发挥作用,是一种非常特异的 PCa 标志物,比 Gleason 评分更能反映癌细胞的恶性程度。2012 年美国食品药品管理局(FDA)批准 PCA3 的试剂盒(Progensa PCA3)用于帮助临床医生决定是否需要对既往前列腺活检阴性的患者重复前列腺穿刺活检。其灵敏度为 52%～58%,特异度为 72%～87%。PCA3 分数按 PCA3 mRNA/PSA mRNA 的比例计算,PCA3 分数 <20 表示发生高风险癌症的可能性极低(<15%),建议 6～12 个月后复查;PCA3 测试值 >35 建议行前列腺活检;对于 PCA3 分数在 20～35 之间的患者,建议 6 个月后复查。通常 PCA3 临界值为 35。PCA3 可在多种体液如血液、尿液、精液和前列腺液中检出,超过 95% 的 PCa 组织标本中 PCA3 表达水平高出良性及正常前列腺组织 66 倍。研究显示 PCA3 联合 TMPRSS2-ERG 融合基因的检测,可以提高 PCa 的特异性诊断率,减少活检的使用。

(3)lincRNA-p21:lincRNA-p21 位于人类第 6 号染色体上。作为肿瘤抑制蛋白 P53 的下游基因,其表达受到 P53 的调控。PCa 患者尿液中 lincRNA-p21 显著升高,若与 PSA 联合检测,则诊断 PCa 的特异性高达 94%。它有望成为新的诊断 PCa 的肿瘤标志物。

(四)睾丸肿瘤瘤标

(1)甲胎蛋白(AFP):AFP 是 Abelev GL 于 1963 年发现的,为一种糖蛋白,胚胎期由胎儿肝、胃肠上皮和卵黄囊细胞产生,是人类发现的第一个肿瘤标记物。AFP 和人绒毛膜促性腺激素两种标记物对睾丸肿瘤的诊断和病情观察是不缺少的。临床应用时,其价值为:① 增进肿瘤标记物在临床分期、分型的准确性;② 提示淋巴结清扫是否彻底;③ 观察化疗效果;④ 比其他各种检查要准确可靠。AFP 正常血清含量小于 25 ng/mL。绒毛膜上皮癌和精原细胞癌者血 AFP 正常,卵黄囊肿瘤和胚胎癌时 AFP 升高者占 75%～90%。手术后 AFP 持续升高,表示手术不彻底或已转移。血 AFP 增高比临床症状和体征要早几个月出现。

(2)人绒毛膜促性腺激素(human chorionic gonadotropin,HCG):HCG 是由 α 和 β 两个亚单位构

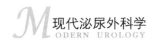

成的糖蛋白,正常血清中 HCG<1 ng/mL。HCG 的 α 亚单位与促甲状腺素、促卵泡激素、促黄体激素的 α 亚单位大致相同,只有 β 亚单位不同。因此,为提高测定准确性,应测定其 β 亚单位,但临床上测定血清 HCG 也能达到目的。绒毛膜上皮癌细胞能合成 HCG 并释放至血液中。生殖细胞肿瘤患者的血 β-HCG 常增高,其中绒毛膜上皮癌者 100% 增高,胚胎癌 40%~60% 升高,纯精原细胞瘤仅 5%~10% 增高。当病灶切除后血 β-HCG 会下降,肿瘤复发时又增高,且与肿瘤大小有关。

(3) 胎盘碱性磷酸酶(PLAP):是来源于胎盘的碱性磷酸酶,精原细胞瘤 PLAP 升高者达 70%,治愈后 PLAP 下降,故可作为精原细胞瘤的一个标记物。但因多种组织能产生 PLAP,所以特异性差,对吸烟的睾丸肿瘤患者应注意假阳性可能。

(4) 乳酸脱氢酶(lactate dehydrogenase,LDH):乳酸脱氢酶是一种普遍存在的细胞酶。LDH 或任一同工酶(LDH Ⅰ~Ⅳ)可用来监测生殖细胞瘤。血清正常参考值是 109~245U/L。由于其诊断特异性低(高假阳性率),必须综合考虑其他临床检测结果。在非精原细胞生殖细胞肿瘤中,如胚胎细胞瘤血清 LDH Ⅰ 活性升高。研究发现,肿瘤大小、数量与 LDH 浓度之间有直接关系。在多达 10% 持续或复发的非精原细胞瘤患者中,升高的 LDH 浓度值可能是唯一的生化异常。血清 LDH 作为判断患者生殖细胞肿瘤生存最重要的预后因素。

三、循环肿瘤细胞检测

循环肿瘤细胞(circulating tumor cells,CTCs)是从实体肿瘤脱落到外周血中的各类肿瘤细胞的统称,最早由 Ashworth 于 1869 年报道,被认为是肿瘤发生远处转移的基础。它是形成肿瘤转移灶的主要原因,具有生存期短、生存能力强和侵袭力高的特点。

(一) CTCs 检测在肾癌中的应用

目前肾癌 CTCs 分离系统主要基于血细胞和肿瘤细胞之间的物理差异的方法和免疫细胞角蛋白表达,如上皮细胞黏附分子(EpCAM)。肾癌 CTCs 的阳性率仅为 16%~27%。

应用 CTCs 评估肾癌患者预后的研究不多。CTCs 阳性可能是肾癌患者预后的危险因素。CK 阳性 CTCs 患者的肿瘤相关性死亡风险是阴性患者的 2.3 倍,且总体生存期更短。研究表明,CTCs 的进展趋势与肾肿瘤的转移相关。有研究还发现,CTCs 出现进展的时间比影像学检查发现转移早(3.6±2.5)个月。

CTCs 对肾癌治疗方案评估的研究很少。研究发现 M30 阴性 CTCs 基线水平高的患者,其舒尼替尼治疗反应率较低、生存期更短,CTCs 升高往往预示着靶向药物治疗失败。

目前因肾癌 CTCs 计数的检测方法不统一,限制了 CTCs 检测在临床治疗中的应用。

(二) CTCs 在膀胱癌中的应用

Naoe 等首次报道检测膀胱癌患者外周血 CTCs,发现 57% 的转移性膀胱癌存在 CTCs,而非转移性膀胱癌无 CTCs。Meta 分析显示,外周血 CTCs 阳性与膀胱癌肿瘤分期、组织学分期、转移和局部淋巴结转移相关。

研究发现行 TURBT 可能会导致癌细胞入血,且在高分期和高级别膀胱癌患者中尤为显著。建议在可能的情况下最好将肿瘤整块切除。

CTCs 已被证明可用于预测卡介苗治疗的高风险非肌层浸润膀胱癌(NMIBC)患者的局部复发时间和进展时间。

CTCs 检测在 NMIBC 患者中的预后方面表明 CTC 计数越高,提示预后越差。研究显示,外周血中 CTCs 的存在是膀胱癌患者预后不良的独立预测指标。CTCs 与膀胱癌进展及复发有关,可作为临床上初步判断膀胱癌患者的预后指标。

CTCs 阳性与手术切缘阳性、淋巴或血管侵犯和辅助化疗有关,但无论是膀胱尿路上皮癌还是膀胱非尿路上皮癌中,CTCs 阳性均与无复发生存期或肿瘤特异性生存期无明显相关性。

(三) CTCs 检测在前列腺癌中的应用

在局限性 PCa 患者中,目前尚无法依据术前 CTCs 检测来判断肿瘤是否复发。

在转移性前列腺癌的初始抗雄治疗中,检测 CTCs 中表皮生长因子受体可以作为独立的预后标记物来判断无进展生存期。临床随机对照试验(IMMC-38 和 COU-AA-301)研究发现 CTCs≥5 个/7.5 mL 去势抵抗性 PCa 患者治疗后 CTCs 值下降 30% 与总生存期延长有相关性。

研究显示,外周血 CTCs≥5 个/7.5 mL 的患者中位总生存期较短,预后差,其是独立的预测因子。在 CRPC 患者中,外周血高 CTCs 计数常常与患者的碱性磷酸酶 ALP≥正常值上限,血红蛋白水平低于 11.5 g/dl,PSA≥35 ng/mL 及 Gleason score 为 9~10 等存在相关性。具有较高 CTCs 数量的患者(CTCs≥5 个/7.5 mL)倾向于有更高的 PSA 水平、贫血、肝转移、更高的 ALP 水平和骨痛症状。

(四) CTCs 检测在生殖细胞肿瘤中的应用

Klaus 等进行 CTCs 检测,发现睾丸肿瘤静脉血中 CTCs 的数量多于外周血。在非精原细胞瘤尤其是卵黄囊瘤和畸胎瘤中更易检测到 CTCs 的存在。而卵黄囊瘤和畸胎瘤是最容易发生复发和转移的病理类型。因此,CTCs 的应用可能在发现卵黄囊瘤患者早期复发和转移中发挥巨大作用。

(彭国辉 吴宏飞)

第十节 穿刺液检查

一、肾周脓肿、假性囊肿或肾包膜下积液穿刺液检查

肾周围脓肿或囊肿穿刺液检查穿刺目的在于鉴别诊断,可在 B 超或 CT 引导下进行。

1. 肾周脓肿 穿刺液为脓性,可行细菌培养+药物敏感试验。最常见的致病菌是金黄色葡萄球菌和大肠埃希菌,也有肺炎克雷伯杆菌感染。可行穿刺置管引流进行治疗。

2. 肾周假性囊肿 可根据穿刺液性质进行鉴别。若为假性尿囊肿,则穿刺液为尿;若为肾囊肿破裂,则穿刺液性质同肾囊肿。

3. 肾包膜下积液 可分特发性肾包膜下积液和继发性肾包膜下积液。特发性肾包膜下积液病因和病理机制目前尚不明确。积液成分与单纯性肾囊肿、血液成分相似,与尿液成分显著不同。继发性肾包膜下积液是指由于肿瘤、肾血管性疾病、炎症、血液病、肾结石、输尿管结石梗阻、肾囊肿、肾脏外伤、医源性损伤以及外伤等疾病所致的肾包膜下积液,可为积血和积尿。

二、肾囊性肿物穿刺液检查

肾囊肿穿刺液检查肾囊肿穿刺液检查常在 B 超或 CT 定位下进行,目的在于诊断和治疗。穿刺液可行物理、化学或细胞学检查。

1. 良性囊肿液特点 透明、草黄色、比重低。测定其中所含物质为低蛋白、低脂肪、低 LDH、高葡萄糖,无异常细胞。

2. 恶性囊肿液特点 囊壁继发肿瘤或肿瘤引起的囊肿,囊液为血性(红色或暗褐色);脂肪及蛋白水平增高;脱落细胞检查阳性。

3. 炎性囊肿液特点 囊内继发感染时,囊液呈暗色、混浊;脂肪及蛋白含量中度增加,淀粉酶和 LDH 显著增加;可见大量白细胞或脓细胞;囊液培养可明确感染的细菌。

三、肾盂穿刺液检查

肾盂穿刺液检查目的是帮助鉴别诊断并判定肾功能状况,可取穿刺液培养、涂片找肿瘤细胞。

1. 肾积水 穿刺液为尿。通过化验可对肾功能进行评价以决定手术方案。pH 在 6.0 以下恢复好;NAG 和 β_2-MG 减少提示预后不良。

2. 肾积脓 穿刺液为脓性。穿刺目的在于做细菌培养+药物敏感试验,必要时置管引流。

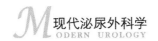

3. 肾结核　穿刺液为干酪样脓汁。穿刺目的在于测定空洞内抗结核药物浓度,并可向空洞内注入抗结核药物。

四、阴囊内穿刺液检查

阴囊内穿刺液检查阴囊内穿刺液检查可帮助鉴别鞘膜积液、积血、积脓、乳糜还是精液囊肿。

1. 鞘膜积液　液体清亮、微黄。
2. 鞘膜积血　穿刺液为血性,褐色陈旧性血液或血块。
3. 鞘膜乳糜　穿刺液为乳白色,表层有脂肪滴,乳糜试验阳性,有时可找到活动的微丝蚴。
4. 精液囊肿　穿刺液为乳白色,镜检可见精子及脂肪小体。
5. 鞘膜积脓　获取脓液做细菌培养＋药物敏感试验,证实为脓液后应积极外科治疗。

(彭国辉　吴宏飞)

第十一节　尿路结石代谢评估

一、概述

尿路结石是泌尿外科的常见病之一,流行病学调查显示,欧美国家年发病率约为(100～400)/10万;我国年发病率约为(150～200)/10万,患病率约1%～5%,南方地区可高达5%～10%。近年来,随着微创技术及设备的快速发展,尿路结石的处理越来越微创化,但是我国尿路结石的发病率有逐年增加趋势。近年来对尿石症的代谢评估和病因学治疗再度受到国内外的普遍重视。

尿路结石的成因比较复杂,不同性质的结石可能是由相同的原因所致,而同一性质的结石可源于不同原因,有的结石甚至具有两种以上的致病因素。除感染性结石外,大多数结石是由人体代谢产物构成的,因而不同成分的结石可以反映体内的不同代谢异常。尿中常见的成石成分包括钙、草酸盐、尿酸、磷酸盐和胱氨酸等,任何生理紊乱引起这些成石成分在尿液中高度过饱和/或尿中的结晶抑制因子降低时,都有可能启动结石形成和促进结石生长。因此,对泌尿系结石患者进行血液、尿液等实验室检查以进行代谢评估,有助于识别引起结石的原因和危险因素,鉴别出复发高危人群,对于结石的诊断、治疗和预防复发具有重要意义。

二、代谢评估

(一)对于初发泌尿系结石病例,应做简单代谢评估

1. 血液分析　包括电解质、尿酸、碳酸氢盐、白蛋白、甲状旁腺素(parathyroid hormone,PTH)、碱性磷酸酶(alkaline phosphatase,ALP)。检测总钙时需同时检测白蛋白,以矫正白蛋白结合钙对血钙浓度的影响,或者直接检测离子钙浓度。

2. 尿液分析　尿常规(尿液干化学检查和尿液沉渣检查)、尿量、pH、尿培养。取禁食后晨尿,进行尿液干化学检查,获取尿液基本信息;尿液沉渣显微镜检查辨别结晶形态,有助于分析结石的类型和成分。对怀疑有尿路感染者,应做中段尿培养＋药敏。

3. 结石分析　每个患者至少分析1颗结石。常见尿结石分类见表3-4。

表3-4　常见结石成分按病因分类

非感染性结石	感染性结石	遗传性结石	药物性结石
草酸钙 磷酸钙 尿酸 二水磷酸氢钙	六水磷酸铵镁 碳酸磷灰石 尿酸铵	胱氨酸 黄嘌呤 2,8-二羟腺嘌呤	磺胺类 头孢曲松 三聚氰胺 乙酰唑胺

（二）对存在高风险因素的泌尿系结石患者，应进一步进行广泛代谢评估

1. 高风险因素

（1）重点关注情况：早期发病（尤其是在儿童和青少年时期发病），泌尿系结石家族史，泌尿系结石复发，结石成分含磷酸氢钙，尿酸结石和尿酸盐成分结石，感染性结石，孤立肾结石。

（2）结石相关疾病：甲状旁腺功能亢进，代谢综合征，肾钙质沉着症，多囊性肾病，胃肠疾病（空肠回肠搭桥术、肠道切除、克罗恩病、吸收不良、尿路改道后肠源性高草酸尿症、胰腺外分泌机能不足）和减重手术，维生素 D 水平过高，结节病，脊髓损伤，神经源性膀胱等。

（3）遗传性结石：胱氨酸结石，原发性高草酸尿，肾小管酸中毒 1 型，2,8-二羟腺嘌呤尿症，黄嘌呤尿，莱施-奈恩综合征等。

（4）药物性结石：磺胺类，头孢曲松，三聚氰胺，乙酰唑胺，茚地那韦等。

（5）解剖异常：髓质海绵肾，UPJ 梗阻，肾盏憩室，输尿管狭窄，膀胱-输尿管-肾脏反流，马蹄肾，输尿管开口膨出。

（6）工作环境因素：长期接触铅和镉，高温环境。

2. 24 h 尿液检查分析。

（1）尿液样本保存：2019 年中国泌尿系疾病诊断治疗指南和 2021 年欧洲泌尿外科学会（EAU）指南均推荐正常饮食下，收集两次连续的 24 h 尿液样本。其不同在于：前者推荐两次样本分别存于含有 30 mL 6 mmol/L 盐酸（分析草酸、枸橼酸、磷）和有 30 mL 0.3 mmol/L 叠氮化钠（分析尿酸）的标本瓶中；而 EAU 指南推荐收集两次样本中均存在 5% 麝香草酚异丙醇，后续检测时再行酸化或碱化。

（2）检测指标：尿量、钙、草酸、枸橼酸、尿酸、胱氨酸、肌酐、镁、磷酸、尿素、钠、钾、铵。其中测定镁和磷酸以评估计算草酸钙和磷酸钙离子活度积。尿素、磷酸、钠、钾的测定用于评估患者的饮食习惯。

（3）离子活动积指数：

草酸钙离子活度积指数：

$$AP(CaOx)\,index\ EQ = 1.98 \times [Ca]^{0.84} \times [Ox] \times [Cit]^{-0.22} \times [Mg]^{-0.12} \times [Va]^{-1.03}$$

磷酸钙离子活度积指数：

$$AP(CaP)\,index\ EQ = 2.7 \times 10^{-3} \times [Ca]^{1.07} \times [P]^{0.70} \times (pH - 4.5)^{6.8} \times [Cit]^{-2.0} \times [Vol]^{-1.31}$$

其中，尿钙草酸枸橼酸镁磷酸盐单位为"mmol/24 h"，尿量单位为"L/24 h"。

3. 甲状旁腺功能检查

伴血钙升高（>2.60 mmol/L）或处于正常高值的泌尿系结石患者，提示存在钙磷代谢紊乱，需测定 PTH 和进行甲状旁腺的影像学检查，以排除甲状旁腺功能亢进。

4. 肾小管酸中毒检查

禁食晨尿 pH>5.8 可考虑为完全性或不完全性肾小管性酸中毒，应同时做酸负荷试验及血液 pH、K^+、Cl^-、HCO_3^- 测定。

三、检查指标

（一）血液检查

1. 碱性磷酸酶　部分血钙升高患者可能由骨质破坏引起，对于伴高钙血症的结石患者，应测定碱性磷酸酶以明确血钙升高的原因。

2. 白蛋白　检测总钙时需检测白蛋白，以矫正白蛋白结合钙对血钙浓度的影响。对异常蛋白血症的患者而言，蛋白质增加会导致钙离子的下降。

3. 血尿酸　高尿酸血症是一类由尿酸代谢紊乱所致的疾病。尿酸随血液遍及全身。尿酸过多时，可在关节处析出，造成炎症和骨破坏；也可在排泄时从尿液中析出，形成尿路结石。目前认为符合以下两种情况即属于高尿酸血症：一是无嘌呤膳食每日随尿排泄尿酸量超过正常，且血清尿酸浓度超过正常。此种内源性尿酸生成过多所致的高尿酸血症，占高尿酸血症的 1%～20%。另一种为每日尿

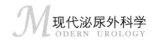

中尿酸排泄量低于 600 mg,血清尿酸增高,此种因尿酸排泄相对偏低所致的高尿酸血症占 8%～9%。

4. 血钙　机体内 99% 的钙以羟基磷灰石结晶存在于骨骼中,血液中的钙以可扩散钙和非扩散钙形式几乎全部存在血浆中。正常情况下,血清钙离子浓度维持在狭窄的范围内,主要依靠 PTH,甲状腺 C 细胞分泌的降钙素、钙三醇调节。另外,雌激素、生长激素、胰岛素、甲状腺素等也参与钙、磷代谢的调节。以上激素主要通过作用于骨骼、肾脏和小肠等靶器官维持血钙与血磷的稳态。对有尿路结石临床表现或有结石排出的患者均应检测血钙浓度,并结合 PTH 和钙三醇检查对患者进行综合评估。

(1)血钙升高:见于原发性甲状旁腺功能亢进、恶性肿瘤或肿瘤转移、骨折愈合期、维生素 D 中毒、使用噻嗪类利尿药导致的肾脏重吸收增加等疾病。(2)血钙降低:若伴有高磷血症者,见于甲状旁腺功能减退或不全、慢性肾功能不全;若伴有低磷血症者,见于继发性甲状旁腺功能亢进、骨软化症、维生素 D 缺乏症等。

5. 血磷　血磷水平帮助诊断原发性甲状旁腺功能亢进和肾磷漏。血液中的有机磷主要存在于红细胞中,以磷脂、磷蛋白、核酸等形式存在,难以测定。血浆中含有的主要是无机磷,血磷的测定通常指血浆中的无机磷,80%～85% 的无机磷以 HPO_4^{2-} 的形式存在,其余为 $H_2PO_4^-$ 等,仅含微量。儿童期血磷高于成人,随年龄增长逐步下降,15 岁达成人水平。

(1)血磷升高:多见于甲状旁腺功能减退、过量维生素 D 治疗或维生素 D 中毒、多发性骨髓瘤、肾功能不全、糖尿病、骨折愈合期、巨人症、肢端肥大症等疾病。(2)血磷降低:多见于甲状旁腺功能亢进、维生素 D 缺乏、艾迪生病、骨软化症、胰岛素过多症、抗维生素 D 性佝偻病等。

6. 碳酸氢盐　碳酸氢盐或二氧化碳结合力降低提示肾小管性酸中毒。肾小管性酸中毒由于尿钙排出增多形成磷酸钙结石。如诊断有困难,可做激发试验。如无全身酸中毒症状,可用氯化铵口服试验,口服氯化铵 6～12 g 后,正常人尿 pH 可降至 5.0 以下,但本病患者 pH>5.4。不能做氯化铵试验则可做乙酰唑胺试验,口服乙酰唑胺 500 mg,服后每小时做 pH 测定。正常人因乙酰唑胺抑制了碳酸酐酶,使碳酸生成障碍,尿的 pH 上升;而当患者肾小管性酸中毒时,由于碳酸酐酶抑制反应受到限制,尿 pH 不能上升,故可确定肾小管性酸中毒的诊断。

7. 甲状旁腺素　确定原发性甲状旁腺功能亢进的一项重要指标是高钙血症,但有些患者为间歇性高钙血症或血钙浓度在正常高限,这时 PTH 测定有重要的意义,如 PTH 增高则高度提示甲状旁腺功能亢进,需做进一步检查。原发性甲状旁腺功能亢进最常见于反复发作和双侧尿路结石患者。其特点是血清钙盐升高,磷酸盐减少,尿中钙盐和磷酸盐均增加。但这些特征在一定的程度上亦与肾实质的功能状态有关,即肾实质功能明显受损,那么血钙和尿钙含量就会伴随肾功能的受损而相应地下降。对甲状旁腺功能亢进疑似病例则进一步检查:(1)呋塞米试验:因呋塞米能促进尿钠排泄及血钙升高,先测定血钙浓度,然后静脉推注呋塞米 20 mg,再分别测定注射后 1 小时和 2 小时的血钙浓度,如果注射后血钙较注射前升高 0.3 mEg/L 以上,则为阳性。(2)皮质激素试验:泼尼松 30 mg/d,连服 5 日,将服药后血钙含量和服药前相比,根据糖皮质激素会降低肠道钙的吸收,从而减少血钙含量的原理,若为健康人和非因甲状旁腺功能亢进所引起的血钙升高,服用泼尼松后血钙就会下降;若为原发性甲状旁腺功能亢进性腺瘤,由于甲状旁腺会自主性分泌 PTH,因而不会引起血钙降低。(3)甲状旁腺激素负荷试验:静脉注射 PTH 200～400U 后,尿中磷酸盐的排泄量和未注射前比较,没有变化或增加不超过 20% 时为阳性。若因其他疾病而非因甲状旁腺功能亢进引起的肾结石患者,应用 PTH 负荷试验后,磷酸盐的排泄量则明显上升,超过 20%。虽然原发性甲状旁腺功能亢进的诊断有时相当困难,但如用呋塞米、皮质激素和 PTH 负荷试验等特殊检查测定钙磷代谢,则完全可以确定诊断。

(二)尿液检查

1. 尿钙　尿液中钙离子可与草酸磷酸等形成难溶于水的草酸钙磷酸钙等。高钙尿可导致尿中草酸钙和磷酸钙的达饱和,继而形成结晶,最终导致结石。高钙尿定义:尿钙排泄每天超过 200 mg,包括原发性高钙尿和继发性高钙尿。原发性高钙尿包括:① 吸收性高钙尿,胃肠道吸收过多是根本原因;② 肾性肾漏磷性高钙尿,主要是因为肾小管对钙、磷的重吸收下降导致,即使患者在低钙饮食状态下仍出现高钙尿症;③ 重吸收性高钙尿,主要由于甲状旁腺功能亢进导致的骨骼吸收加剧引起。继发性高钙尿的病因包括远端肾小管酸中毒、利尿剂治疗、髓质海绵肾、制动综合征、结节病、恶性肿瘤等。

2. 尿枸橼酸　目前所公认的是 24 h 尿枸橼酸排泄量少于 320 mg 为低枸橼酸尿。研究已经证实尿液中枸橼酸可从几个方面抑制以草酸钙为主的结石的形成:枸橼酸与尿液中钙离子螯合,形成溶解度较高的枸橼酸钙,可经尿液排泄,降低尿液钙离子浓度,从而降低草酸钙和磷酸钙的饱和度,直接或间接抑制草酸钙结晶形成;提高尿液 pH 而增加尿液中尿酸的溶解度,可抑制草酸钙结晶形成的异质成核作用。低枸橼酸尿主要病因包括慢性腹泻、远端肾小管酸中毒、噻嗪类利尿剂、剧烈活动、高蛋白饮食以及尿路感染等。

3. 尿草酸　尿草酸提高尿中草酸钙饱和度的作用是尿钙的 10 倍,因此,尿中草酸排泄量增高是一种更为危险的成石因素。24 h 尿草酸排泄超过 45 mg 就定义为高草酸尿。尿液中草酸与钙离子结合,形成溶解度较低的化合物,过饱和后易形成结晶,黏附聚集后形成结石。高草酸尿主要有四种类型:① 原发性高草酸尿症:又分为Ⅰ、Ⅱ、Ⅲ三型,Ⅰ型由于肝脏丙氨酸乙醛酸氨基转移酶缺陷导致,Ⅱ型由于 D-甘油酸脱氢酶缺乏引起,Ⅲ型由于 4-羟基-2-氧戊二酸醛缩酶缺陷所致。② 肠源性高草酸尿症:由各种肠道疾病或手术引起,包括各种炎性肠道疾病、短肠综合征、胰腺疾病、回肠切除、回肠空肠吻合术等。上述疾病导致食物脂肪类物质和胆汁酸盐的吸收不良,继而不吸收的脂肪食物和胆汁酸类与肠道腔内的钙形成复合物,使钙与草酸的结合减少,从而导致肠道内游离草酸增加而增加吸收,最终致高草酸尿。③ 食源性高草酸尿症:食物中的草酸是尿草酸的重要来源,过量摄入富含草酸的食物、维生素 C、草酸前体物质以及低钙摄入可导致高草酸尿症。④ 特发性高草酸尿症:表现为尿草酸轻度、持续性升高,未找到明显的病因。

4. 尿尿酸　尿酸是人体内嘌呤核苷酸分解代谢的最终产物,24 h 尿中其最佳排泄量为 600 mg 或以下。pH 下降至 5.5 时,尿酸处于非解离状态,容易出现过饱和,形成尿酸结石。pH 在 6.0 左右时,大部分尿酸以尿酸盐的形式存在,有足够的钠离子时则形成尿酸钠晶体,后者通过异质成核和趋向附生作用促进草酸钙结石的形成。

5. 尿胱氨酸　24 h 尿胱氨酸排泄量大于 250 mg 定义为胱氨酸尿,其是一种常染色体遗传性疾病。由于 SLC3A1 和 SLC7A9 基因突变导致肾小管和肠黏膜上皮细胞吸收转运胱氨酸功能障碍,导致尿液中排出过多的胱氨酸,同时生理尿 pH 情况下胱氨酸溶解度很小,过量的胱氨酸排泄导致尿中胱氨酸的过饱和,继而形成结晶,最终导致胱氨酸结石形成。

6. 尿镁　24 h 尿镁排泄量小于 50 mg 定义为低镁尿症。其发生与长期噻嗪类利尿剂治疗相关,也多见于炎症性肠道紊乱,尤其是导致肠道对镁吸收障碍的疾病。过度依赖缓泻剂也可导致低镁尿症。

7. 尿钠　高水平的钠盐饮食会导致液体潴留和腹胀,增加心脏前负荷的液体负担,并增加尿钙的排泄,尤其是对伴有高钙尿的肾结石患者。况且若不控制钠盐的摄入水平,噻嗪类药物治疗高钙尿症中的作用将部分或完全失效。最佳钠盐摄入量应该是每天不超过 4 500 mg。

8. 尿液 pH　低尿 pH 是尿酸结石形成的重要因素。尿液 pH 是影响尿酸结石形成与否最重要的因素。生理条件下,尿酸的解离常数 $pK_a = 5.75$,pH 越低,尿酸越容易发生过饱和而析出,若将 pH 由 5.5 增加至 6.5,则尿酸的溶解度可增加数倍。一天内尿 pH 处于时刻波动的状态,短暂的 pH 降低导致的一过性尿酸析出很快可溶解,只有持续性的尿 pH 降低才会增加尿酸结石的风险。

9. 尿量　低尿量定义为每天尿量小于 1 000 mL。低尿量产生的原因最常见为大量出汗、液体摄入过少或者呕吐腹泻导致液体丢失等,继而引起尿液浓缩,尿液中溶质浓度升高促进结石发生。

四、基因检测在泌尿系结石诊断中的应用

在泌尿系结石的发生发展过程中,除了环境因素,遗传因素也起着重要的作用,这就使基因分

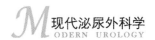

析在这些结石病的诊断中具有非常重要的意义。表3-5列出目前所知与结石相关单基因遗传性疾病。

表3-5　与结石相关单基因遗传性疾病

疾病	遗传方式	基因	临床表现
Dent 病	X染色体连锁遗传	CLCN5（Ⅰ型）	低分子量蛋白尿、高钙尿症及肾脏钙化
		OCRL（Ⅱ型）	
常染色体显性遗传性低血钙高尿钙	常染色体显性遗传	CASR	高钙尿,轻度低钙血症,血磷酸盐处于正常上限,血镁下降或正常下限
家族性低镁血症高钙尿症	常染色体隐性遗传	CLNDI₆（Ⅰ型）	低镁血症、高钙尿症、肾钙质沉着症
		CLNDI₉（Ⅱ型）	
Bartter 综合征	常染色体隐性遗传	SLC12A1（Ⅰ型）	高醛固酮血症、低钾性代谢性碱中毒和多尿、低血容量、低血压、肌无力、生长发育迟缓、高尿钙,以致肾脏钙化
		ROMK（Ⅱ型）	
		CLCNKB（Ⅲ型）	
		BSND（Ⅳa型）	
		CLCNKA+B（Ⅳb型）	
	常染色体显性遗传	CASR（Ⅴ型-ADH）	
	X染色体连锁遗传	MAGED2（Ⅴ型-MAGE）	
Ⅰ型肾小管酸中毒	常染色体显性遗传	SLC4A1	慢性高氯性酸中毒、电解质紊乱、肾性骨病、高钙尿、肾结石和肾脏钙质沉积
	常染色体隐性遗传	ATP6V1B1/ATP6VOA4	
原发性高草酸尿	常染色体隐性遗传	AGXT（Ⅰ型）	严重的高草酸尿,导致泌尿系结石、肾钙盐沉着及肾外组织钙盐沉着等
		GRHPR（Ⅱ型）	
		HOGA1（Ⅲ型）	
胱氨酸尿	常染色体隐性遗传	SLC3A1（Ⅰ型）	胱氨酸结石
	常染色体不完全隐性遗传	SLC7A9（非Ⅰ型）	
黄嘌呤尿症	常染色体隐性遗传	XOR	黄嘌呤结石
Lesch-Nyhan综合征	X染色体连锁遗传	HGPRT	智力低下、生长迟缓、运动障碍、自伤行为及尿酸增高等
2,8-二羟基腺嘌呤尿	常染色体隐性遗传	APRT	2,8-二羟基腺嘌呤结石

五、代谢异常的治疗

1. 一般治疗

（1）增加水分摄入:饮水量:2.5～3.0 L/d;均衡饮水;中性饮料;尿量:2.0～2.5 L/d;尿比重:<1.010。

（2）均衡饮食的营养建议:均衡饮食,避免过量维生素补充剂;富含蔬菜和纤维,避免摄入富含草酸食物;正常钙摄入:1～1.2 g/d;限制钠盐摄入:4～5 g/d;限制动物蛋白摄入量:0.8～1.0 g/(kg·d)。

2. *药物治疗*　见表 3 - 6。

表 3 - 6　尿路结石药物治疗

药物	治疗机理	剂量	针对的结石成分
碱性枸橼酸盐	碱化尿液,纠正低枸橼酸尿,抑制草酸钙结晶形成	成人:5~12 g/d; 儿童 0.10~0.15 g/(kg·d)	草酸钙,尿酸 胱氨酸
别嘌呤醇	高尿酸尿、高尿酸血症	成人:100~300 mg/d; 儿童:1~3 mg/(kg·d)	草酸钙,尿酸, 尿酸铵,2,8-二羟腺嘌呤
钙剂	肠源性高草酸尿	最高剂量 2 000 mg/d,根据尿草酸排泄量调整	草酸钙
卡托普利	降低尿胱氨酸排泄量	75~150 mg/d	胱氨酸
非布司他	高尿酸尿、高尿酸血症	80~120 mg/d	草酸钙,尿酸
L-蛋氨酸	酸化尿液	600~1 500 mg/d	感染性结石,尿酸铵,磷酸钙
镁剂	单纯低镁尿,肠源性高草酸尿	成人:200~400 mg/d; 儿童:6 mg/(kg·d)	草酸钙
碳酸氢钠	碱化尿液,低枸橼酸尿	4.5 g/d	草酸钙,尿酸,胱氨酸
维生素 B_6	原发性高草酸尿	起始量 5 mg/(kg·d), 最大量 20 mg/(kg·d)	草酸钙
噻嗪类利尿剂	高钙尿	成人 25~50 mg/d; 儿童 0.5~1 mg/(kg·d)	草酸钙, 磷酸钙
硫普罗宁	降低尿胱氨酸排泄量	起始量 250 mg/d, 最大量 2 000 mg/d	胱氨酸

（沈露明　李柳林　朱清毅）

第十二节　其他检查

一、流式细胞术

流式细胞术(flow cytometry,FCM)是利用流式细胞仪,对液流中高速流动的带有标记荧光信号的细胞或生物粒子进行逐个、多参数快速检测,大规模定量统计分析和分选的技术,现已成为基础研究及临床检测中操作简便和应用广泛的技术。该技术对分析和研究疾病的发病机制,观察疾病的疗效及评价预后有重要意义。

1. *原理*　流式细胞仪由五部分构成:① 液体流动系统;② 激光系统;③ 光学系统;④ 信号处理与分析系统;⑤ 细胞分类筛选系统。其基本原理为通过激光测量鞘流中染色细胞标志物的荧光强度和宽度、前向和侧向散射光强度及宽度等参数,反映不同细胞的比例、大小、结构、增殖和凋亡等,为疾病的诊治和病情判断提供依据。

2. *临床应用*　外周血淋巴细胞亚群比例和绝对计数:是反映机体细胞免疫和体液免疫功能的重要指标,可以辅助诊断自身免疫性疾病、免疫缺陷病[如获得性免疫缺陷综合征(acquired immunodeficiency syndrome,AIDS)]、恶性肿瘤免疫功能低下、血液系统疾病、变态反应性疾病、慢性病毒感染和移植排斥反应等;也用于评价 AIDS 患者的疾病进程、合并机会感染的风险及抗人类免疫缺陷病毒(human immunodeficiency virus,HIV)治疗的疗效。但目前尚缺乏国家或地区的统一使用的参考区间。

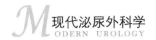

（1）CD4$^+$T 细胞减少见于恶性肿瘤、遗传性免疫缺陷症、获得性免疫缺陷病、应用免疫抑制剂等；

（2）CD8$^+$T 细胞增多见于系统性红斑狼疮、慢性活动性肝炎、恶性肿瘤、传染性单核细胞增多症等；

（3）CD8$^+$T 细胞减少见于类风湿关节炎、糖尿病等；

（4）CD4$^+$T/CD8$^+$T 比值升高见于移植后发生急性排斥反应、糖尿病、类风湿关节炎等；

（5）CD4$^+$T/CD8$^+$T 比值降低容易发生自身免疫性疾病或肿瘤。见于再生障碍性贫血、急性巨细胞病毒感染、传染性单核细胞增多症、骨髓移植恢复期和 AIDS 等；

（6）CD64 指数增高提示细菌感染，在临床上常用于鉴别细菌性感染与病毒性感染；大手术创伤引起的中性粒细胞升高与细菌感染所致的升高；细菌性感染与非感染性炎症反应，如自身免疫性疾病等。对于婴幼儿和老年人细菌感染的辅助诊断价值更高，也可作为判断弥散性血管内凝血严重程度和预后的指标之一。计算公式：CD64 指数（MFI）＝（中性粒细胞 CD64MFI/淋巴细胞 CD64MFI）/（单核细胞 CD64MFI/中性粒细胞 CD64MFI）。

（7）CD4$^+$CD25$^+$CD127^{low}Treg 的数量可以作为评价肿瘤发生发展的重要监测指标。

（8）CD55、CD59 抗原表达减低是阵发性睡眠性血红蛋白尿（PNH）的一个特点。

（9）DNA 定量分析　包括监测癌前病变、肿瘤的早期诊断、交界性肿瘤诊断和肿瘤细胞学诊断等。测定突变型 P53 的表达，如其增高可以辅助判断肿瘤的良恶性；其他如多发性骨髓瘤患者瘤细胞中 DNA 增高占 76%；淋巴瘤为 53%；白血病患者细胞内 DNA 增高占 23%。通过对肿瘤细胞 DNA 含量分布直方图的变化进行评估疗效，改进治疗方案，选取更有效的药物达到对肿瘤细胞最强的杀伤效果。如细胞耐药 P 糖蛋白、多药相关蛋白（MRP）等的监测可以辅助判断肿瘤化疗药物的疗效。

（10）人工智能（AI）辅助 FCM　人工神经网络（ANN）是基于图像分类问题开发的一种监督机器学习算法。针对近年来临床前列腺癌（PCa）筛查出现假阳性的问题，研究了一种液体活检实验，使用 ANN 辅助 FCM 进行免疫表型分析来检测 PCa。其他还有支持向量机（SVM）、决策树（DTs）、朴素贝叶斯（NB）、图像聚类（GBC）等 AI 算法。

临床应用需注意：给予免疫抑制剂治疗患者、晚期肿瘤处于免疫抑制状态患者、老年人、妊娠妇女，测量指标会受到影响。

3. 科研应用　多种细胞膜表达分子的检测，多种细胞胞内表达分子或分泌型分子的检测，细胞增殖检测；细胞凋亡检测等。

二、聚合酶链反应

聚合酶链式反应（polymerase chain reaction，PCR）是一种通过模拟生物 DNA 复制过程，指数扩增特定 DNA 片段的里程碑式的分子生物学技术。1985 年 Kary Mullis 发明了聚合酶链式反应即 PCR 技术，1993 年他因此项发明获得诺贝尔化学奖。Saiki 等从水生嗜热杆菌内提取到一种耐热的 DNA 聚合酶，使其扩增效率得到显著提高。

1. 原理　PCR 反应包括三个过程：① 模板 DNA 变性（利用 DNA 在体外 95 ℃高温下会变成单链的原理，将模板 DNA 变性成单链）；② 模板 DNA 与引物的复性（引物与单链模板 DNA 按碱基互补的原则结合）；③ 引物的延伸（引物与单链模板 DNA 按碱基互补配对与半保留复制的原理，DNA 聚合酶沿着模板 DNA 序列 5$'$～3$'$的方向合成一条新的与模板 DNA 链互补的半保留复制链）。重复循环 PCR 反应的三个过程，就能获得很多的"半保留复制链"，合成的半保留复制链又可成为下次 PCR 反应的模板。如此周而复始，2～3 小时就能将靶基因扩增几百万倍。

2. 常用 PCR 技术和应用

（1）实时荧光定量聚合酶链式反应（real-time quantitative fluorescent polymerase chain reaction，qPCR）

① 原理：实时荧光定量聚合酶链式反应通过在 DNA 扩增体系中添加荧光基团产生荧光，如荧光

探针(Taqman 探针等)或荧光染料(SYBR Green 等),利用荧光染料检测每循环聚合酶链式反应后产物总量,通过内参或者外参法对待测样品中的特定 DNA 序列进行定量分析的方法。实现了 PCR 从定性到定量的飞跃,具有特异性强、灵敏度高、重复性好、定量准确等优点,成为临床和科研上定量检测特定 DNA 序列最常用、最重要的技术平台。

② 临床应用:目前临床上主要用于致病微生物的检测、肿瘤靶向药物选择、产前筛查、遗传性疾病的诊断、病原微生物耐药性突变等。泌尿系感染的病原学诊断包括:淋病奈瑟球菌(Neisseria gonorrhoeae,NGH)、沙眼衣原体(Chlamydia Trachomatis,CT)和解脲脲原体(Ureaplasma urealyticum,Uu)核酸检测。耐药基因检测,包括 TEM、aac(3)-Ⅱ、CTX-M、qacE△1-sull、SHV、NDM-1 和 gyrA 等基因。

③ 科研应用:主要用于基因表达研究、转基因研究、单核苷酸多态性研究、基因突变研究等方面。

(2) 反转录 PCR(reverse transcription PCR,RT-PCR)

① 原理:反转录 PCR(RT-PCR)是以样本中的 RNA 为起始,采用脱氧胸腺嘧啶寡聚体和随机寡核苷酸引物,在反转录酶作用下反转录为 cDNA,再以 cDNA 为模板进行 PCR 反应。

② 临床应用:临床上主要用于定量检测 RNA 病毒,如甲型或乙型流感病毒核酸、丙型肝炎病毒、HIV、肠道病毒等。

② 科研应用:该技术与 qPCR 相结合是目前定量检测信使 RNA(Messenger RNA,mRNA)、长链非编码 RNA(long noncoding RNA,LncRNA)、微小 RNA(microRNA,miRNA)和环状 RNA(circular RNA,cir-cRNA)等最常用的技术。

(3) 多重 PCR(multiplex PCR)

① 原理:多重 PCR 在一个 PCR 扩增反应体系中加入两对或两对以上特异性引物,针对多个 DNA 模板或同一模板的不同区域扩增多个目的片段的 PCR 技术。

② 临床应用:目前临床主要用于呼吸道病毒检测、感染性腹泻病原、肿瘤靶向药物选择等。泌尿生殖道支原体感染的筛选及检测如解脲支原体(urealyticum,Uu)、人型支原体(mycoplasma hominis,Mh)、生殖支原体(mycoplasma genitalium,Mg);也用于严重性少精子症和非梗阻性无精子症不育患者 Y 染色体长臂 AZF 区微缺失检测。

③ 科研应用:主要用于微生物耐药基因、某些遗传病及癌基因的分型鉴定等。

(4) 数字 PCR(digtal PCR,dPCR):是 20 世纪末提出并发展起来的一种核酸分子绝对定量技术。

① 原理:将 DNA 或 cDNA 样本分为几十到几万份,分配到不同的反应单元,每个单元包含一个或不包含目标分子(DNA 模板),在每个单元对目标分子进行单独、平行的 PCR 扩增。通过 PCR 终点信号"有或无"来实现不依赖于标准曲线和参照样本的单分子绝对定量。dPCR 的优势在于:高灵敏度,可实现单分子级检测;绝对定量,不依赖标准品和参考曲线;高稳定性和较高的抗干扰能力,是耐受较高的 PCR 抑制剂,适用于多种复杂样本。

② 临床应用:液体活检主要是通过检测体液中的循环核酸,循环肿瘤细胞(CTCs)来进行病情诊断。体液不仅包括外周血,还包括其他液体,如脑脊液、痰液、尿液、胸腔积液或胰液等。从原发灶中脱落进入血液的肿瘤细胞、由活细胞释放到微环境中的小囊泡或通过细胞凋亡、坏死等释放的核酸信息在了解肿瘤发生和转移过程中起着关键作用,可以为治疗和疾病进展期间肿瘤的发展提供更好的信息。

主要用于肿瘤液体活检(包括 EGFR、KARS、BRAF、PIK3CA、DNMT3A 等各种癌基因突变检测,以及癌症相关的如 HER2 基因扩增检测)、无创产前筛查、感染性疾病早期诊断(包括 HIV 病毒、HBV 病毒、人博卡病毒、人乳头病毒检测等)、移植排斥监测〔如通过检测来源于移植器官的游离 DNA(graft-derived cell-free DNA,GcfDNA)作为器官移植排斥反应的早期分子标志物〕等领域。dPCR 检测 ctDNA 的技术在非小细胞肺癌、前列腺癌和头颈部鳞状细胞癌等多种肿瘤研究中都取得了令人鼓舞的成果。

③ 科研应用:如高精度拷贝数变异,稀有耐药突变位点分析、对二代测序库绝对定量分析、对少量

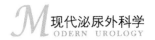
mRNA、microRNA等细微变化进行准确及重复性分析、肿瘤稀有突变检测、定量检测患者血液中从肿瘤细胞释放出的核酸分子(ctDNA)等。

（5）甲基化特异性PCR(methylation specific PCR，MSP)

①原理：MSP是一种特异位点甲基化检测技术。其原理是基因组DNA经亚硫酸氢钠处理后，未甲基化的胞嘧啶(C)发生脱氨基变为尿嘧啶(U)，而甲基化的胞嘧啶不受影响。后续的PCR阶段，尿嘧啶(U)和腺嘌呤(A)配对而发生甲基化的胞嘧啶(C)和鸟嘌呤(G)配对，根据这种碱基配对的改变，设计针对甲基化和非甲基化序列的引物并进行PCR扩增，即可检测出这种差异，从而确定基因有无CpG岛甲基化。

②临床应用

ⅰ．肿瘤诊断及预后评估：不同肿瘤的DNA甲基化谱系提供诊断依据；甲基化风险分层、分类；发现和评估甲基化生物标记为早期诊断肿瘤、肿瘤微残检测提供新的方法。DNA甲基化谱系即CpG岛甲基化表型(CpG island methylator phenotype，CIMP)，CIMP可以对临床诊断、肿瘤分型、预后等指标结合对肿瘤进行再分层。绘制不同肿瘤的CIMP是继人类基因组计划后又一个重大的分子生物学挑战。对于不同肿瘤特定基因的甲基化定量水平检测也可能与疾病发展及与预后关系密切。研究发现，GSTP1的甲基化水平可以作为前列腺癌的生物标记来检测外周血中的微量肿瘤细胞。APC、RARβ2、Cyclin D2、MDR1、PTGS2、GPR7、ABHD9、Chr3-EST等基因甲基化定量水平的变化被证明与前列腺癌的复发、预后明显相关。

ⅱ．肿瘤治疗耐药情况判断：2007年Mikeska等发现，MGMT启动子的异常高甲基化，导致基因沉默。MGMT基因甲基化与肿瘤化疗后耐药相关，MGMT去甲基化后转录活性增强，因而肿瘤细胞修复功能提高，易产生耐药。甲基化程度的增高与患者的生存期有显著相关性。这一现象的发现不仅在预测疾病复发耐药中有重要临床意义，而且为去甲基化治疗减少肿瘤耐药发生、提高治愈率和患者生存时间提供了实验依据。

ⅲ．器官损伤与修复的预测：2006年Mehta等采用DNA甲基化预测早期的肾脏损伤和修复，有助于肾移植患者早期发现排斥反应，早期治疗。

③科研应用：在肿瘤相关研究、损伤修复研究、病毒感染后状态甚至组织老化的研究中，甲基化特异性PCR提供了新的研究思路。

（6）扩增受阻突变系统(amplification refractory mutation system，ARMS)：又称等位基因特异性PCR(allele-specific PCR，ASPCR)，主要用于对已知突变基因进行检测。

①原理：ARMS反应系统中包含两个PCR扩增反应和两对3'端有差异的引物（一对为正常引物，另一对则为3'端含有突变碱基的引物）。正常引物只与正常模板相互配对，PCR扩增出相应的产物；而含突变碱基的引物只与含突变的模板配对，扩增出具有突变的相应产物。由于同一个体的DNA模板可同时利用突变引物和正常引物进行PCR扩增反应，故应用该系统进行基因突变检测时可同时检出突变的纯合子及杂合子。

②临床应用：遗传病突变位点、传染病耐药、肿瘤突变位点检测等。基因检测包括BRAF、XRCC、EGFR、FAS/FASL、CYP19A1、KRAS、NRAS、PIK3CA、ALK、ROS1、HPV等。

③科研应用：ARMS技术已成为精准医学和肿瘤个体化诊疗应用最重要和最先进的分子检测技术。

三、荧光原位杂交技术

1. 原理　荧光原位杂交技术(fluorescence in situ hybridization，FISH)是20世纪80年代在放射性元素标记探针原位杂交技术上发展起来的，根据核酸碱基互补配对结合的原理在单链核酸上形成特定的双链杂交分子。通过荧光素标记单链核酸探针与细胞内相互补的靶核酸序列特异性杂交，利用荧光显微镜就可直接观察到靶核酸序列在细胞核、染色体的分布情况。FISH具有准确、方便、实用和同时检测多个不同核酸靶序列等优点,广泛应用于遗传性疾病和肿瘤等的临床诊断、治疗和监测中。标本类型可以是组织、细胞、外周血、骨髓;用于尿路上皮癌诊断时,可采用尿液标本或膀胱灌洗液检测。

2.临床应用

(1)前列腺癌

① 跨膜丝氨酸蛋白酶2(Transmembrane protease serine 2,TMPRSS2)基因受雄激素调节,编码TMPRSS2。TMPRSS2在前列腺癌和良性前列腺增生组织中表达显著升高,且与前列腺癌Gleason评分呈正相关。

② ETS(E-twenty six,ETS)是转录因子家族,包括 TMPRSS2-ETS-related gene(ERG)、ETV1、ETV4 等,主要调控细胞的凋亡、增殖、分化等,与肿瘤的发生发展相关。超过50%的前列腺癌肿瘤组织中存在 TMPRSS2 和 ETS 间的基因融合,其中以 ERG 最为常见,是前列腺癌诊断的一种生物标志物。

(2)膀胱癌:膀胱癌早期染色体异常多表现为 9 号染色体 P16 位点的缺失和 7 号、3 号、17 号染色体的非整倍数扩增。9 号染色体 P16 位点(如 p21 位点)的缺失常出现在尿路上皮肿瘤发生的早期,超过 50%的膀胱癌复发表现为 9 号染色体部分或全部丢失。随着肿瘤分级和分期的进展,第 3、7 和 17 号染色体的非整倍性扩增则与尿路上皮癌的浸润相关。FISH 检测上下尿路上皮癌均好于或不低于尿脱落细胞学检查,尤其对于低级别尿路上皮癌,FISH 优势更加明显。对于临床难以确诊的病例,FISH 检测加用输尿管软镜检查＋活检能够明显提高上尿路肿瘤患者的确诊率。

四、基因检查

20 世纪 50 年代,Watson 和 Crick 提出 DNA 双螺旋结构后,人们对基因的遗传学功能逐渐认识,并致力于 DNA 序列检测的探索。1975 年 Sanger 等发明了第一代测序技术并于 1980 年完成了人类历史上第一个基因组序列噬菌体 X174 的测序,标志着人类正式进入基因组学时代。1985 年提出人类基因组计划,2001 年完成了人类基因组草图,基因组学研究也从全基因组测序进入到以基因功能鉴定为目标的后基因组时代。近年来,随着分子水平的基因检测技术平台不断发展和完善,基因检测成为临床诊断和研究的热点。基因检测技术应用于遗传病诊断(如基因突变和突变频率、基因拷贝数变异、染色体大片段插入或缺失等)、无创产检、临床个体用药、健康管理以及为肿瘤监测治疗提供信息和线索,从而实现精准的个体化治疗。

(一)融合基因

融合基因(fusion gene)是指两个或多个基因的编码区首尾相连置于同一套基因调控序列(包括启动子、增强子、核糖体结合序列、终止子等)控制之下,形成的嵌合基因。融合基因产生的原因可能是染色体易位、中间缺失或染色体倒置等基因组不稳定性。异常的融合基因可以引起恶性血液系统疾病及肿瘤的发生,因此融合基因检测可帮助肿瘤的诊断、分型和鉴别诊断。

1.原理　多采用 FISH 或 PCR 法检测,也可通过免疫组织化学法检测融合基因表达的融合蛋白或过表达的异常转录因子。

2.临床应用

① 前列腺癌:据文献报道,约 50%～80%的前列腺癌中存在 TMPRSS2-ERG 融合基因,该基因已成为前列腺癌特异性的分子标志。检测前列腺穿刺或电切组织标本中或尿液脱落细胞中 TMPRSS2-ERG 融合基因,有助于早期发现和诊断前列腺癌。国内运用 RNA-seq 技术对国人前列腺癌及癌旁组织进行高通量测序的研究发现,TMPRSS2-ERG 的检出率仅有 20%左右;而新的融合基因CTAGE5-KHDRBS3 和 USP9Y-TTTY15 却呈现高表达频率,分别为 37%和 35.2%。

② Xp11.2 易位性肾癌:儿童肾癌患者中常见,发生率约占儿童肾癌的 1/3。其特征是染色体Xp11.2 易位,导致包含 TFE3 转录因子在内的基因发生融合,形成不同的融合基因。最常见的是 t

(X;17)不平衡易位导致 ASPL-TFE3 融合基因的形成。

③ t(6;11)肾癌:该肿瘤第 6 号及第 11 号染色体产生易位,从而导致 MALAT1 和 TFEB 基因融合,该肿瘤临床发病率较低。

（二）新一代基因测序

新一代基因测序(next generation sequencing,NGS)可以实现一次对多个基因、全外显子甚至全基因组区域的所有位点进行检测,且通量高、精度适中,具有不可替代的优势。该技术在遗传病诊断、产前筛查与诊断、植入前胚胎遗传学诊断和肿瘤诊断及治疗四个临床方面应用的临床试点。

1. 原理　NGS 或称二代测序是指区别于一代基因测序的高通量测序技术,其和一代 Sanger 测序最大的不同就是可以边合成边测序。目前 NGS 主要平台是基于边合成边测序的技术,如采用单核糖核酸增加方法(Life Ion Torrent 平台)或依赖于循环可逆终止技术(illumina)。

① 将 DNA 模板剪切打断为小片段,鸟枪法建文库;② 将每一个小片段 DNA 模板结合到测序芯片上或固相表面;③ 进行单分子 PCR 模板扩增;④ 每次只复制一个碱基,四色荧光标记的 dNTP 掺入,进行边合成边测序反应;⑤ 激光扫描,高分辨率荧光成像;根据光电颜色、空间位置来判读 DNA 序列,或微电极检测 pH 的改变,转换成相应的碱基信号,再得到全长 DNA 序列。

2. 检测样本和保存

① 遗传性疾病检测(包括遗传性肿瘤)和胚系突变至少采集 200 mL 全血。

② 进行外周血液循环特定 DNA(如循环肿瘤 DNA)检测,至少采集 8～10 mL 全血,乙二胺四乙酸抗凝。

③ 个体化用药靶向测序项目送检样本最好为新鲜肿瘤组织,面积大小≥0.5 cm²,也可以为石蜡包埋的组织或石蜡组织切片等。

④ 采集样本后尽快送检,采集时间和收样时间之间不超过 8 小时,临时存储和运输过程中样本应保存于 4～8 ℃。

3. 临床应用　主要用于产前遗传性疾病的分析和筛查;胚胎植入前遗传学筛查;染色体畸变;遗传性肿瘤基因突变;肿瘤组织体细胞突变;靶向用药或化疗用药相关基因检测;肿瘤驱动基因的筛选;肿瘤融合基因的筛选;高 CpG 区域的甲基化图谱;两种差异标本间基因表达或转录本转达的差异;单基因病或复杂疾病的外显子测序;循环肿瘤 DNA 的检测;肿瘤易感性相关基因分析等。

(1) 肿瘤基因检测:利用全外显子测序或全基因组测序的方法发现肿瘤相关基因,进而筛选出新型治疗靶点或对肿瘤进行进一步的分子生物学分型。

① 肾癌:包括 VHL、PBRM1、SETD2、BAP1、MTOR、KDM5C、PCLO、KMT2C、ARID1A、SPEN 等基因检测。

VHL 基因是肾透明细胞癌(clear cell renal cell carcinoma,CCRCC)中突变率最高的基因,其 CpG 岛甲基化可见于 20% 的肾细胞癌临床样本中。VHL 的突变或失活可导致多种肿瘤的易感性升高,尤其是近 70% 的患者会罹患肾细胞癌或肾囊肿;PBRM1 是 RCC 中第二大突变基因,突变率为 38.1%;SETD2 基因突变率为 10%～15%;BAP1 失活可导致多梳抑制复合体(polycomb repressive complex,PRC)的调控功能失调以及部分 miRNAs 表达的改变,从而使 RCC 进展到晚期;KMT2C 突变存在于 RCC 和管囊性肾细胞癌;其他突变率较高的基因有 mTOR、PCLO 等。

② 尿路上皮肿瘤:基因检测可用于判断预后,包括 EHBP1、EMP1、HSPB6、TM4SFI、AHNAK、KLK5、MY01D、PLD1、SHTN、HTRA1 等基因高表达,预后不良;TRIM38、GSDMB、CYorf38、PTPN6、ZNF524、MITD1、LIPT1、CCML2、ZNF224、ZNF182 等基因高表达,提示预后良好。

肌层浸润性膀胱癌(MIBC)分子分型:MIBC 的分子分型在治疗方面有重要的指导作用,可以帮助预测化疗、免疫检查点抑制剂及其他新型药物的疗效。目前,国际上将 MIBC 分为六种:luminal papillary 型(LumP 型)、luminal Non-specified 型(LumNS 型)、luminal Unstable 型(LumU 型)、stroma-rich 型、Basal/Squa-mous 型（Ba/Sq 型）和 Neuroendocrine-like 型（NE-like 型）。LumP 型主要 FGFR3 突变、KDM6A 突变以及 CDKN2A 的缺失；LumNS 型主要为 ELF3 突变和 PPAGR 改变；LumU 型肿瘤主要为 PPAGR 的突变、包含 E2F3 和 SOX4 的 6p22.3 区域的高水平扩增、ERBB2 突变、TP53 突变，它是基因组改变最显著的一类；对于 Ba/Sq 型肿瘤，其主要为 TP53 和 RB1 突变，部分也存在 3pl4.2 的缺失；在 NE-like 型中，同时存在 TP53 和 RB1 的失活；stroma-rich 型的基因变化不明显。LumP 型肿瘤中纤维细胞生长因子受体 3fibroblast growth factor receptor3，FGFR3）的突变率和易位率高，提示 LumP 型肿瘤可能对 FGFR3 抑制剂有反应；Ba/Sq 型表达高水平的表皮生长因子（epidermal growth factor receptor，EGFR）及配体，提示其可能对 EGFR 的靶向疗法敏感；同时，Ba/Sq 型高表达免疫检查点标记和抗原呈递相关基因，提示其对免疫疗法可能有较高的敏感性；NE 型和 LumU 型肿瘤对放射疗法具有潜在的反应，表现为细胞周期活性增强和低氧信号；在新辅助治疗方面，Ba/Sq 型和 LumNS 型肿瘤患者可能受益，stroma-rich 型则不会受益。通过分子分型，可以帮助医生为患者选择更合适的治疗方式。

非肌层浸润性膀胱癌（NMIBC）分子分型：UROMOL 研究将 NMIBC 分为 3 类。分子特征方面，第 1、2 类肿瘤均表现出 luminal 型特征，高表达尿路蛋白和分化相关标记物。第 1 类预后较好，细胞周期早期基因高表达。第 2 类预后较差，细胞周期晚期基因高表达，与 CIS 病变相关的 KRT20、标记肿瘤干细胞的 ALDH1A1、ALDH1A2、NES、THY，以及与上皮间充质转化（epithelial-mesenchymal transition，EMT）相关的转录因子高表达。第 3 类表现出 basal 型的特征，标记未分化细胞的 KRT5/15 和 CD44 表达增高，其基因改变以抑制为主，具有较低的细胞周期和代谢活性，提示其可能处于休眠状态。在第 2、3 类肿瘤 KRT14 的表达均增加，KRT14 通常在 KRT15 表达之前的未分化细胞中高表达，提示第 3 类可能会转变为第 2 类。第 2 类具有重要的肿瘤驱动基因突变（TP53 和 ERBB2）和 APOBEC 相关突变特征，与 DYRSKJOT 等确定的进展高风险肿瘤类型具有相似的基因改变，提示其可能通过 CIS 通路进展。第 1、3 类具有 FGFR3 突变特征，提示其可能通过 Ta 通路进展。临床特征方面，第 2、3 类中高级别、高分期、合并 CIS 以及进展为 MIBC 的肿瘤更常见。此研究首次在 NMIBC 中发现基底型特征，加深了人们对 NMIBC 的认识，进而优化患者的治疗与管理。

最近的研究发现进展患者和非进展患者的 DNA 突变谱（TP53、PIK3CA、KMT2D、TERT 的突变率）没有差异，而 CDKN2A 和 CDKN2B 的突变和拷贝数变化可能是预测进展的生物标志物，这表明 P53 的缺失可能为膀胱癌进展的早期事件，而 CDKN2A 和 CDKN2B 的丢失可能是发生膀胱癌进展的一个重要步骤，这也支持了 p16/P53/RB1 信号参与高危 NMIBC 进展的观点。

③ 前列腺癌：包括跨膜丝氨酸蛋白酶 2（TMPRSS2）-E26 相关基因（ERG）融合基因、乳腺癌易感基因 1/2（BRCA1/2）、ATM、PALB2、FANCL、RAD51B、RAD51C、RAD51D、BRIP1、BRAD1、CHEK1、CHEK2、CDK12、RAD54L、PTEN、成视网膜细胞瘤（RB）基因、FOXA1 基因、p53 肿瘤蛋白（TP53）等基因发生突变或缺失后，激活不同信号传导途径和调节相应关键蛋白表达水平，从而调控前列腺癌的发生发展，在前列腺癌的早期诊断、治疗、预后评估等方面发挥重要作用。

（2）肾结石基因检测：可通过基因检测的方法确诊，包括基因 Panel、全外显子测序或全基因组测序等。羊水穿刺和绒毛活检等产前检查可评价胎儿是否为携带者或可能发病者。

① 原发性高草酸尿症（primary hyperoxaluria，PH）：可检测其血液和尿液中草酸，尿液中乙醇酸、甘油酸等指标，对于指标异常者应除外肠道疾病、早产和肠道吸收不良等问题。对于 AGXT、GRHPR 和 HOGAl 基因中未发现致病变异者，应行肝脏穿刺检测肝内 AGT、GR 和 HOGA 的酶活性，如果 GR 和 HOGA 的酶活性正常可除外 2 型和 3 型 PH，对于 AGT 酶活性缺失但 AGXT 基因未发现致病变异者可能为 1 型 PH；对于肝脏穿刺中 GR 酶活性减低但 GRHPR 基因未见异常或仅检测出 1 个致病位点时应诊断为 2 型 PH。

② 胱氨酸结石：基因检测可提示 SLC3Al 或 SLC7A9 基因突变。

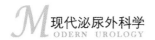
③ 原发性远端肾小管酸中毒(distal renal tubular acidosis,dRTA):是一种因集合管的 A 型间质细胞失去功能而导致远端肾小管酸化尿液功能受损而产生临床症状的罕见遗传病。致病基因目前主要有 3 种：ATP6V1B1、ATP6VOA4 和 SLC4A1 基因。

④ 髓质海绵肾(medullary sponge kidney,MSK):研究发现 MSK 与某些基因发生突变有关,如在肾脏、尿路发育中起关键作用的胶质细胞源性神经营养因子(glial cell derived neurotrophic factor, GDNF)基因和受体酪氨酸激酶(receptor tyrosine kinase,RET)基因在肾脏发生过程中在功能上相互作用。

⑤ 腺嘌呤磷酸核糖转移酶(adenine phosphoribosyltransferase,APRT):缺乏症患者出现泌尿系统结石时,结石为透 X 线结石,易与尿酸结石混淆,如结石分析提示为 2,8-二羟基腺嘌呤结石,结合基因检测,则可诊断为 APRT 缺乏症。

⑥ Lesch-Nyhan 综合征(Lesch-Nyhan syndrome,LNS):也称"次黄嘌呤-鸟嘌呤磷酸核糖激酶(hypoxanthine guanine phosphoribosyl transferase,HPRT)缺乏症",可通过检测红细胞溶解产物或皮肤纤维母细胞中 HPRT 的活性,或者基因检测明确诊断。

其他还可以检测家族性低镁血症合并高钙尿和肾钙盐沉着症(familial hypomagnesemia with hypercalciuria and nephrocalcinosis,FHHNC)、Dent 病、Bartter 综合征、特发性婴儿高钙血症(idiopathic infantile hypercalcaemia,IIH)等基因突变。

4. 科研应用　NGS 用于全基因组测序、目标区域测序(如全外显子测序)、表观遗传测序、非编码RNA(Mi-croRNA、lncRNA)等测序和转录组测序。

CRISPR/Cas9、TALEN 等靶向基因敲除技术可以快速、高效地编辑基因组中特定靶点的遗传信息,在重大疾病治疗领域显示出了非常好的应用前景。RNA 干扰和 microRNA 等新型的靶向基因沉默技术在重大疾病的治疗方面也显示了非常好的应用前景,被广泛用于基因功能研究、药物靶点筛选与鉴定、药物开发等领域。基因治疗与化疗、放疗、免疫治疗、干细胞治疗等联合治疗也是未来肿瘤治疗的重要发展方向。

随着基因检测、大规模基因测序、生物信息学、大数据挖掘等技术的不断进步,利用基因检测技术可以更全面、准确地描述恶性肿瘤等多基因突变的复杂性疾病的突变基因、基因突变的位点、基因拷贝数的变化以及疾病相关的信号通路上重要基因的变化等情况。耐药是靶向治疗目前面临的主要障碍,基于新一代测序技术的全基因组化学诱变筛选可以无偏移地鉴定肿瘤细胞的耐药突变,这些技术将在新一代靶向药物的开发和在耐药机制的研究中发挥更大的作用。

因此,将基因检测技术与基因治疗相结合,可为科学家和临床医生设计更合理的基因治疗临床方案提供更准确的信息,更有利于开展肿瘤的"个体化治疗"和"精准医疗",将推动传统疾病治疗模式的变革。

五、盆底电生理检查

盆底神经电生理检查根据功能可以分为:① 感觉系统检查:包括感觉神经阈值、躯体感觉诱发电位(somatosensory evoked potential,SEP);② 躯体运动系统检查:包括肌电图(EMG)、终末运动神经元潜伏期测定、躯体运动诱发电位(motor evoked potential,MEP);③ 反射弧完整性测定:主要指阴茎/阴蒂-球海绵体反射;④ 交感/副交感自主神经系统功能测定:包括交感皮肤反应(sympathetic skin response,SSR)、膀胱肌电图等。

(一)阴部神经体感诱发电位测定

阴部神经体感诱发电位(pudendal somatosensory evoked potential,PSEP)测定是电刺激阴茎/阴蒂背神经在皮质记录到的体感诱发电位。

1. 临床应用　可以检测脉冲刺激通过阴茎背神经、阴部神经沿脊髓传导至大脑皮质的速度,从阴部神经刺激点到大脑皮质整个传导通路上任何一点存在损害,都可以导致 P 波波峰潜伏期、波幅的变化。该技术用于因脊髓损伤、糖尿病、多发性硬化等疾病导致的神经源性膀胱患者,用于判断从阴部神经刺激点→阴茎/阴蒂背神经→阴部神经→脊髓→大脑皮质整个传导通路的完整性。

2. 检查方法　患者仰卧位,将两个环状电极缚于阴茎/阴蒂上,阴极置于阳极近端 2 cm,将记录电极放在头部中线 Cz 点后方 2 cm,参考电极放在 Fz 点,电刺激阴茎背神经,刺激强度为感觉阈值的 2～4 倍,刺激频率 3 Hz,叠加 200 次,重复 1 次。观察第 1 个正向 P 波是否消失,并测量 P 波峰潜伏期、波幅及其分化情况。以 2～4 倍感觉阈值的刺激强度刺激阴茎/阴蒂背神经,健康人群第 1 个正向 P 波潜伏期平均为(41±2.3)ms,随后的负向波出现在平均 55 ms,不推荐应用负向波的波幅和潜伏期作为诊断指标。

3. 临床意义　① 潜伏期异常:神经完全损伤时,表现为一条直线或有少许干扰波;部分损伤时,可出现程度不同的波形改变、振幅降低、潜伏期延长或传导速度减慢,据此可判断有无神经损伤及损伤轻重。② 波幅异常:波幅的消失为异常,但单纯波幅降低意义不大。③ 波形异常:包括波形离散、波形畸变或不能清晰测得(分化不良、重复性差),轻度波形离散,系疾病早期表现,较为重要。

(二)肌电图(EMG)检查

1. 临床应用　用于明确:① 肌纤维本身的疾病(肌源性改变),起因于肌肉疾病,也可源于直接损伤(如分娩过程中肛门括约肌的撕裂);② 肌肉神经支配的变化(神经源性改变),可源于任何水平的支配肛门外括约肌的下运动神经损伤,包括运动神经元、运动神经元延伸的神经、自骶神经根到达外括约肌的小分支。

2. 检查方法　对于男性患者,将手指压在尿道球部,找到尿道球海绵体肌的位置,将针电极经皮肤穿入球海绵体肌,根据肌电图信号和声音调整针电极的位置和方向。应用同心圆针电极检查尿道外括约肌肌电图时,取侧卧、屈膝位,在会阴中线进针,经过直肠指诊引导电极至前列腺尖。检测肛门括约肌肌电图时,取左侧卧位,于肛门皮肤黏膜交界处外侧大约 1 cm 处插入同心圆针电极,根据肌电活动的反应调整针状电极位置。

女性患者检查尿道外括约肌肌电图时,进针前在尿道及周围局麻,经尿道口外侧 1～2 cm 处进针,同时监听肌电活动信号。进行肛门括约肌检查所测定肌肉主要是肛门浅层括约肌。先暴露肛门,在皮肤黏膜交界处穿入,也可以从侧面穿入,根据肌电活动信号判断位置。

3. 临床意义

(1) 插入电位:正常肌肉电极插入时会出现一串高频放电现象,一般持续数百毫秒。如果类似于插入电位的肌电信号持续存在,常提示可能存在去神经病变或肌病。若电极位于运动终板附近,可以记录到放电不规律、短小、持续约 3 ms 左右的电位,此时应移动针尖,调整记录部位,测量其波幅和时限。其意义在于:病理性的大波幅运动单位可以反映慢性神经再支配。时限也是有价值的参数。

(2) 纤颤电位:可能与肌肉完全去神经化有关,这是由于去神经后产生的对乙酰胆碱超敏状态所致。振幅在 50～200 μV 之间,持续间期在 1～5 ms。也可见于肌源性疾病或肌肉萎缩。

(3) 双相或三相波形的动作电位:如观察到的波形较大,其间明显延长的电位,常提示有神经再分布。神经损伤的肌电图诊断主要依靠是否出现具有特征性的多相电位。若多相电位数超过总电位数的 15% 以上,就支持神经系统受损的判断。

(三)阴部神经传导速率

阴部神经传导速率是指从运动神经受到刺激的瞬间,到第一个可测量的、肌肉反应出现的时间。

1. 临床应用　阴部神经运动终末潜伏期(PNTML)是评价阴部神经运动传导速率的唯一方法。如果刺激点与肌肉间的神经发生脱髓鞘病变,远端或末端运动潜伏期将延长。

2. 检查方法　特殊的 St Mark 双极刺激电极固定于指端,肛门外括约肌收缩反应的记录电极置于指根上方 3 cm 处。将绑有双极刺激电极的示指插入直肠触及左右坐骨棘刺激阴部神经,可感觉到肛门外括约肌收缩。手指下压,使两个刺激电极均接触阴部神经,沿骨盆壁缓慢移动检查手指,注意

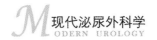

观察肛门外括约肌最大收缩反应。PNTML 正常值为(2.0±0.2)ms,左侧与右侧阴部神经运动终末潜伏期可略有差别。

3. 临床意义　阴部神经运动终末潜伏期延长代表阴部神经受损,但其正常并不能排除无阴部神经损伤。

(四) 骶反射检查

骶反射检查指用电生理学方法记录泌尿-生殖-肛门区域的盆底/会阴部肌肉对刺激的反应,它包括球海绵体肌反射和肛门反射。

1. 临床应用　① 球海绵体肌反射:主要用于下运动神经元损伤患者 S2、阴部神经反射弧完整性的评估,神经源性膀胱患者下尿路排尿反射弧完整性的评估。该检查可记录到球海绵体肌的收缩,同时也可记录到尿道括约肌、肛门括约肌及盆底肌的反射性收缩。它反映了骶髓阴部神经反射弧的完整性。② 肛门括约肌反射:指刺激肛门黏膜或皮肤诱发肛门括约肌的反射性收缩。

2. 检查方法　患者仰卧位,将刺激电极置于阴茎/阴蒂上,参考电极和接地电极分别置于两侧大腿中上 1/3 交界处皮肤表面。将同心圆针电极/表面电极分别插入或贴敷肛门外括约肌,男性还可用表面电极贴在球海绵体肌皮肤上,以记录该肌肉的反应。电刺激阴茎/阴蒂背神经,刺激持续时间 0.2 ms,强度为感觉阈值的 4～6 倍,频率 3 Hz。观测球海绵体肌/肛门外括约肌在刺激时的电位变化,包括潜伏期、感觉阈、反射阈和波形的变化。

3. 临床意义　骶反射图形通常由两部分组成:第一部分即球海绵体肌反射(BCR),健康人群第一个正向波 P1 潜伏期为 31～38.5 ms,平均为 33 ms;第二部分类似于通过刺激肛门周围皮肤或后尿道得到的骶反射图形,这部分由于准确性较差,不用于临床诊断。双侧 BCR 潜伏期的差值应小于 3 ms,所测 BCR 潜伏期超过均值＋2.5～3 倍标准差或波形未引出为异常。脊髓栓系综合征和骶髓上脊髓损伤患者的 BCR 潜伏期经常缩短。

(彭国辉　吴宏飞)

第四章
超声在泌尿外科中的应用

超声作为一种重要的影像学方法,具有无创、无辐射、高灵敏度、操作简便、价廉、可实时动态观察、多方位成像、应用面广、可重复性强等诸多优点,发展速度和普及程度近年已成为医学影像之首,目前在泌尿外科应用已相当广泛,在泌尿系统疾病的诊断与鉴别诊断、治疗,术后监测及康复方面起着重要作用,如血尿的诊断与鉴别、肾移植术后的监测、肿瘤的诊断及分期指导等。近年来一系列超声新技术如三维成像技术、超声造影、超声弹性成像、微血流成像等的快速发展,拓展了探查内容,提升了图像质量,大大提高了诊断的可靠性及准确性。尤其是近些年介入超声的发展与完善,对疾病的物理形态学诊断提高到组织细胞学病理性质的诊断,超声碎石及超声手术刀等新技术的应用,在泌尿外科治疗领域中开辟了新的途径。

一、超声波的定义和物理特性

振动频率>20 000 Hz 的声波称为超声波。通常用于医学诊断的超声波频率为 1~30 MHz。

1. 方向性　超声波在介质中以纵波的方式传播,由于声波频率高、波长短,在传播时在一个方向直线传播,这个特性称方向性,又称声束。在接近探头的一段声场内,声束直线传播称近场。近场内声强大,失真度小,但声波易干扰而形成多层反射,使开始一段显示欠清;近场后声束开始发散变宽,呈锥状向前传播,越向远场,其声波较弱,声束较宽,失真度高,横向分辨力差。

2. 反射与透射　超声波垂直于界面入射时,遇到不同声阻抗的两种介质,产生部分声能由界面处返回到第一介质中,即反射;另一部分声能穿过界面进入第二介质中,即透射。两种介质的声阻抗差越大,声波反射越多,回声强;差异越小,反射越少,回声低。在同一介质中,声阻抗相等时,反射为 0,即无反射、无回声。

3. 折射、绕射、散射　当入射声波与界面有一定角度时产生透射、反射和折射。超声波在传播过程中,界面直径小于 1/2 波长时(人体软组织中超声波长 2.5~7.0 mm),声束则产生绕过界面继续向前传播而无反射,称为绕射。如界面明显小于波长,界面的微粒吸收声能后四周产生球状辐射,称为散射。

4. 声波吸收与衰减　声束在介质传播过程中,因散射、反射、声束的扩散以及软组织对超声能量的吸收等,造成了超声的衰减。

5. 多普勒效应　入射超声遇到活动的界面后,散射或反射回声的频率发生改变,界面活动朝向探头时,回声频率增加;反之,回声频率降低。这种现象称多普勒效应。

二、超声成像原理

在超声诊断中,用压电材料组成的超声换能器制成超声探头,探头加以电脉冲后向人体内发射声波,声波在人体内不同组织界面产生反射,反射的声波信息被仪器接收,通过处理后在显示屏上显示,变成人们能识别的信号,从而达到诊断疾病的目的。

三、回声等级和常用超声术语

1. 超声回声等级　可分为强回声、高回声、中等回声、低回声、无回声。强回声常伴有声影,如:结石、骨骼表面、气体反射。高回声不伴声影,见于肝、脾、肾的包膜,由肾盂、肾盏及肾窦内脂肪构成的集合系统,血管瘤,肾错构瘤等。中等回声主要是肝、脾、肾、前列腺的实质。低回声常见于皮下脂肪,而一些肿瘤如肾肿瘤、前列腺癌、新鲜血肿,也多以低回声区显示。要注意的是,以往会认为无回声是指液性的,其实可分为两种情况:一种是均匀性液体(介质),如胆汁、尿液、胸腔积液水、腹水。应当注意到:有些固体如透明软骨、小儿骨锥体,也可呈现无回声。所以少数固体呈无回声,但必须是均质性的。另外有一种非均质液体(介质),如尿液中混有血液和沉淀、囊肿合并出血或感染,液体内回声增加可见散在点状或小片状回声,或云雾状回声。因此,"液体均是无回声的,而固体均是有回声"的看法是不正确的。新鲜的血肿、凝血块多呈低回声,但随着时间的增长,由于凝血块内大量的纤维蛋白,回声增强,尤其是在膀胱内的凝血块,由于尿液呈无回声,相比较凝血块回声强,并有随体位改变而飘浮、无声影的特征。混合性回声是指强回声、高回声、低回声、无回声有两者或三者或全部交错在一起组成,一些良性肿瘤部分囊性变、结核、少数恶性肿瘤,多以这种回声显示。

2. 超声术语

(1)境界:是指肿瘤、肿块或病灶与非肿瘤、非肿块或非病灶的连接面。

(2)边缘:是指限于境界附近的肿瘤、肿块或病灶内侧的领域,如称边缘低回声带,则其位置在肿瘤、肿块或病灶的内侧。

(3)周边:是指接于肿瘤、肿块或病灶的部分,限于其外侧的领域。

(4)三联征:是指输尿管结石时,输尿管壁、结石光团以及声影三者联系的征象。

(5)线团征(漩涡征):睾丸扭转时的声像之一。在睾丸前上方的类圆形异常回声团,边界毛糙,内部呈稍强回声且夹有弯曲的线样光带。是因精索扭转同时,输精管、睾丸动脉以及蔓状静脉丛扭转所致。

四、超声成像分型和新成像技术

1. 示波法(A型) 将回声以波的形式显示,是最早应用的超声诊断法,现已淘汰。

2. 二维超声显像法(B型) 将回声信号以光点的形式显示出内脏部剖面图,为二维空间显示,是目前临床上常用的方法。

3. 光点扫描法(M型) 为辉度调制型中加入慢扫描锯齿波,使光点从左至右自动扫描,观察反射体的深度及其活动状况,此法常用于心脏的检测,故又称超声心动图。

4. 超声频移法(D型) 此法应用多普勒原理(当探头与反射体间有相对运动时,回声的频率有所改变),而获得多普勒频移图,观察心血管系统血流方向与速度。

5. 彩色多普勒血流成像(CDFI,C型) 将彩色多普勒与二维超声叠加成像,即二维超声切面图内显示出彩色多普勒血流(见图4-1)。

6. 多普勒能量图法(CED) 是采取多普勒信号的强度,范围与能量即信号振幅的大小来进行成像的方法(见图4-2),故称能量图法。CED对心血管及各脏器肿瘤内血管的检测十分灵敏。

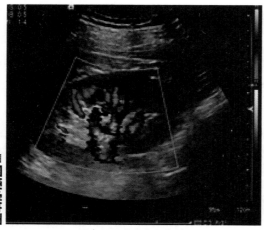

图中可见彩色肾血管树。

图4-1 肾脏彩色多普勒血流显像(CDFI)

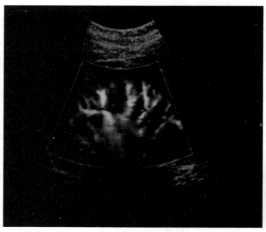

图中肾血管树更为清晰,血流分布直到肾皮质,呈充满型。

图4-2 肾脏彩色多普勒能量图(CED)

7. 超声弹性成像（E型） 近几年新兴的一种热门成像技术，通过评估组织弹性大小，提供更全面的诊断信息。分为应变式弹性成像（SE）和剪切波弹性成像（SWE）。前者通过加压使组织产生形变，仪器对其进行灰阶或彩色编码，获得组织的弹性图像。后者通过探头发射声辐射脉冲在不同深度组织中产生剪切波，通过成像系统追踪剪切波并进行彩色编码来实时反映病灶组织的弹性图。通过检测不同病变弹性性质的差异，从而对病变进行定性、定量分析以指导临床。

8. 超声造影（CEUS） 通过外周静脉注射超声造影剂，利用造影剂后散射回声增强，清楚显示微细血管和组织血流灌注，观察待查目标与周围组织的造影灌注特征（增强特征）的差别，明显提高超声诊断的分辨率、敏感度和特异度的技术，已成为超声诊断的一个十分重要和很有前途的发展方向。

9. 三维超声成像 近年来的新技术，分为静态三维成像和动态三维成像，通过表面成像或透明成像提取组织结构的表面信息或内部结构的灰阶信息，实现三维重建，能够更形象地显示组织的立体结构和空间关系，提供更直观丰富的诊断信息（见图4-3）。

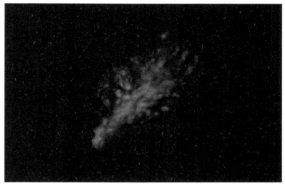

扫码看原图

清晰直观地显示肾血管的立体空间结构。

图4-3 肾脏血管三维成像

10. 超微血管成像技术 是一种基于 CDFI 原理基础上发展起来的一种高灵敏度、高分辨率彩色血流显示新技术，具有显示低速血流信息、高的空间分辨率、稀少的运动伪像、高帧频成像及无需造影剂的特点，可更敏感地捕捉低速血流。

11. 多影像融合介入导航系统（RVS） 近几年新兴技术，利用融合软件，使超声影像与同一层面的 CT/MR 图像实时显示在专业超声系统中，融合了两种影像学的优势，大大提高准确性。

在实际超声工作中，常为多功能、多技术联合运用显示。在泌尿外科疾病的诊断中常采用 B 型超声诊断法。此外，还有三维超声、弹性超声、超声 CT、超声显微镜、P 型超声（以探头为中心，可作 360° 圆周旋转扫查，适用于管道内探测）等。

五、超声治疗种类

种类及方法日益增多，包括超声波疗法、超声电疗法、超声药物渗透疗法；超声雾化吸入疗法、超声碎石法、超声微波消融、超声去脂法、超声手术刀、超声节育法、超声面部美容、超声洁牙等。

六、超声在泌尿外科男科中的应用

（1）泌尿男生殖系统疾病的超声检查。

（2）介入应用

① 超声引导下前列腺穿刺活检、前列腺癌行[125]I 粒子植入、冷冻治疗、微波消融等。

② 超声引导下肾囊肿/脓肿、前列腺脓肿的穿刺。

③ 经皮肾操作（经皮肾镜碎石术超声定位、肾积水穿刺造瘘超声定位、经皮肾冷冻消融等），成功的超声实时引导肾穿刺是关键。

④ 软镜碎石操作（输尿管软镜实时超声辅助碎石）、钬激光切开闭合憩室颈口等。

（3）男科超声：阴茎血管活性药物注射前后彩色多普勒血流测定；超声引导下经会阴、直肠前列腺神经阻滞等。

七、泌尿系统正常超声测值

1. 肾脏 男性组：长径 10.7±1.16 cm，宽径 5.5±0.9 cm，厚径 4.4±0.49 cm。

女性组：长径 10.5±1.25 cm，宽径 5.3±1.02 cm，厚径 4.1±0.78 cm。

2. 肾血管　肾主动脉(MRA)96.96±13.90 cm/s,段动脉(SRA)50.63±6.75 cm/s,叶间动脉(IRA)33.29±6.16 cm/s。

3. 肾上腺　正常肾上腺长 4~6 cm,宽 2~4 cm,厚 2~8 mm。

4. 前列腺　正常成人前列腺平均值:横径 4 cm,上下径 3 cm,前后径 2 cm。

5. 睾丸　正常成人大小:长径 4 cm,宽径 3 cm,前后径 2 cm。

6. 精囊　正常成人大小:长 3~5 cm,宽 1.5~2.0 cm。

【常见泌尿系统疾病的超声诊断】

一、肾上腺疾病

1. 肾上腺超声解剖及正常声像图　肾上腺是左右成对的扁平器官,与肾共同被包裹在肾周筋膜内。右侧肾上腺呈三角形,左侧肾上腺近似半月形。正常肾上腺重 5~7 g,长 40~60 mm、宽 20~40 mm、厚 2~8 mm。肾上腺探测宜在空腹时进行。目前肾上腺的超声显示率:右侧约 90%,左侧 70%~80%。正常肾上腺切面呈三角形、V 字形或半月形。皮质位于周边呈低回声,髓质位于中央呈略强回声。

2. 肾上腺疾病超声表现

① 皮质增生:早期超声不能显示,明显的增生表现为形态饱满,皮质低弱回声区厚度增大,大于 10 mm。有时可呈结节样增生。

② 皮质腺瘤:90%单侧、单发,瘤体直径较小,约 1~2 cm 多见。声像图表现为肾上腺区圆形或椭圆形低回声或弱回声团块,边界回声高而光整,内部回声均匀,后方声衰减不明显(见图 4-4)。

③ 皮质腺癌:体积通常较大,呈圆形、椭圆形或分叶状,多数呈低回声,亦有呈高回声;大肿瘤多呈混合回声;约 30%肿瘤内部可有钙化强回声。部分肿瘤内部呈放射状回声。

④ 嗜铬细胞瘤:多为单侧,10%双侧多发,多为良性,大小差别较大,一般直径约 3~5 cm,呈圆形或椭圆形,边缘回声高,可见包膜。内部呈中等回声或低回声,有时可见囊性无回声。异位嗜铬细胞瘤常见于肾门附近、腹主动脉和下腔静脉间(见图 4-5)。

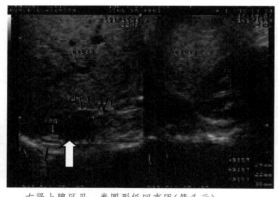

右肾上腺区见一类圆形低回声团(箭头示),
界清,内部回声均匀。

图 4-4　肾上腺皮质腺瘤(库欣瘤)

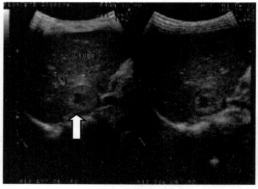
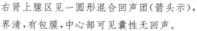
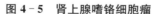

右肾上腺区见一圆形混合回声团(箭头示),
界清,有包膜,中心部可见囊性无回声。

图 4-5　肾上腺嗜铬细胞瘤

⑤ 神经母细胞瘤与神经节细胞瘤:表现为肾上腺区或腹主动脉处的实性肿块,体积较大,直径常在 10 cm 左右或更大,可跨中线生长。呈不规则形或类圆形、分叶状,包膜不完整。内部回声不均匀,常表现为低回声内伴沙粒样或点状、团状强回声钙化灶或出血坏死形成的不规则无回声区,瘤体血流信号丰富,常突破包膜,侵犯周围器官(见图 4-6)。

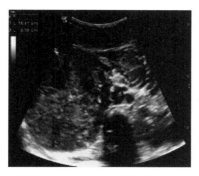
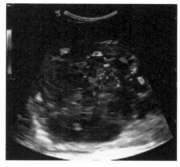
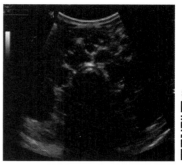

右肾上腺区见一混合回声包块,长径
约 14 cm,内伴钙化及液性区。

包块内部及周边丰富彩色
血流信号。

包块跨越中线生长。

图 4-6　肾上腺神经母细胞瘤声像图

⑥ 肾上腺囊肿:边缘光滑的圆形无回声区为典型特征,壁薄,后方回声增强。当囊内有出血时,囊液透声差,偶尔囊壁有钙化强回声斑。

⑦ 肾上腺髓样脂肪瘤:为无功能良性肿瘤。临床少见而尸检发生率达 0.08%~0.2%。由不同比例的成熟脂肪组织和骨髓造血组织构成,一般单发,常无症状,多数体积较大,边界清晰,包膜完整,内部回声取决于其组织成分,若脂肪组织均一,常呈类圆形高回声团块,若骨髓样成分多,则内部回声较低或呈网格状、条索状回声或不均匀混合性回声(见图 4-7)。内部也可有出血或钙化。

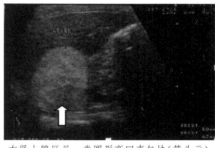

右肾上腺区见一类圆形高回声包块(箭头示),
界清,内回声均匀。

图 4-7　肾上腺髓样脂肪瘤

⑧ 肾上腺转移癌:多来自肺和支气管,可单侧或双侧发生。较小的转移癌多为圆形、椭圆形或分叶状低回声,较大者多有出血坏死,呈混合回声,常不伴钙化,鉴别诊断时需结合病史或其他影像学检查。

⑨ 肾上腺出血:多见于新生儿,成人少见。易发生在右侧。新鲜出血为非均匀高回声,内可见低、无回声,随着时间延长,血肿逐渐变小,呈低无回声。

二、肾脏疾病

(一)肾脏超声解剖及正常声像图

肾为左右成对的实质性腹膜后器官。左肾较右肾高 1~2 cm。上极平第 11 或 12 胸椎,下极平第 2 或 3 腰椎,呼吸时上下移动度为 2~3 cm,呈蚕豆形,内缘凹面中部切迹为肾门。肾脏大小因年龄、性别、体形、体重有所不同,正常成人肾脏长径 10~12 cm,宽径 5~6 cm,厚径 3~5 cm。左肾较细长,右肾较宽短。两肾相差不大于 2 cm。超声上肾脏纵断面呈椭圆形,冠状断面类似蚕豆形。轮廓清晰,肾包膜呈带状强回声,肾实质呈低回声区声带。皮质回声较髓质强,但略低于肝脾回声。髓质(肾锥体)表现为倒三角形的弱回声,呈放射状,围绕集合系统周围。青少年、婴幼儿、瘦弱的人有时回声特别低,似无回声。肾柱回声与皮质回声相同。肾窦(集合系统)呈边缘不规则的椭圆形强回声或高回声,宽度约占肾断面宽度的 1/2~2/3。采用 CDFI 和多普勒能量血流显像技术,能够清晰显示从肾门部血管主干、肾叶、肾段到弓形小血管的"血管树"(参见图 4-1、图 4-2)。

(二)肾脏疾病超声表现

1. 肾积水　肾积水主要是尿路发生梗阻后尿液自肾脏排出受阻,造成肾盂内压力增高和肾盂肾盏扩张所致。表现为肾窦回声分离,以及肾脏大小和肾实质改变(见图 4-8)。扩张程度与积水量的多少和梗阻发生的时间长短有关。

肾积水诊断虽然简单,但其常为泌尿系统疾病或其他疾病的直接或间接征象,临床实际工作中更

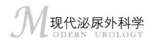
应该将肾积水作为"兴奋灶",找到引起肾积水的真正原因。对肾积水可用超声向下追踪探测,常能找到梗阻部位及梗阻原因。超声诊断肾积水时要注意排除生理性肾窦分离:如因大量饮水或使用利尿剂后膀胱过度充盈引起的一过性肾盂扩张或妊娠压迫等引起的肾盂分离。

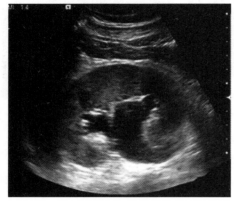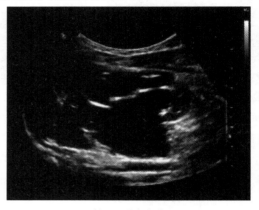

肾盂形态呈烟斗状　　　　　　　　　　　　　　　肾盂呈调色盘状

图 4-8　肾积水,肾盂肾盏扩张

表 4-1　肾积水分度及超声表现

分度	轻度(Ⅰ度)	中度(Ⅱ度)	重度(Ⅲ度)
肾外形	正常	轻度增大	显著增大、变形
肾窦肾盂形态	肾盂持续分离>1.5 cm(2~3 cm)肾大盏扩张,肾小盏多不分离,肾锥体顶端穹窿部不显示或呈"杯"状窄带状、扁椭圆形、棱角形	肾盂分离 3~4 cm,肾大盏、肾小盏均明显扩张,肾锥体顶端穹窿部变浅,呈圆弧状手套状、烟斗状、花瓣状	肾盂分离>4 cm 肾锥体顶端穹窿部变平调色盘状,多房囊状、巨囊状
肾实质	厚度正常,肾柱回声清晰肾实质彩色血流正常	轻度变薄,肾柱回声不清晰	明显变薄、萎缩或不能显示,肾柱呈线状不完全分隔或消失,肾实质内彩色血流明显减少或消失

2. 肾囊肿　临床较常见,多见于中老年,婴幼儿少见,可能与老年肾脏退行性变有关。其种类颇多,一般分为孤立性肾囊肿、多发性肾囊肿和多囊肾三类,少见多房性肾囊肿、肾盂旁囊肿、肾盂源性囊肿(肾盏憩室)和肾髓质囊肿(海绵肾)等。

① 孤立性肾囊肿:肾实质内见单个圆形或椭圆形无回声区,不与肾盂肾盏相通,囊内透声好,壁薄且光滑,后壁回声增强,有时有侧壁声影,囊肿较大时,可压迫相邻脏器(见图 4-9)。

② 多发性肾囊肿:肾内可见多个大小不等的无回声区,集中或散在分布于肾内,囊肿多时互相重叠挤压、变形,囊内透声好,囊壁光滑菲薄。残存的肾实质回声正常,囊肿向内生长者,可压迫集合系统使其移位与变形,但与肾盂、肾盏不相通。囊肿向外发展者,肾被膜局部隆凸(见图 4-10)。

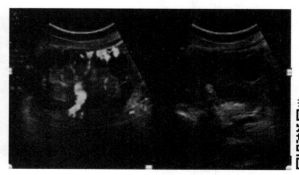

肾上极见一圆形无回声,壁薄界清,内透声好。　　　　肾内散在分布多个大小不等无回声。

图 4-9　孤立性肾囊肿　　　　　　　　　　**图 4-10　多发性肾囊肿**

③ 多房性肾囊肿:在圆形无回声区内可见线状分隔,分隔也可能不完整,各房可以相通。分隔薄而光滑,厚度≤1 mm 者,可认为是良性囊肿,若分隔厚度≥2 mm 且不均匀,分隔上有组织回声结节或分隔附着处为软组织回声,CDFI 显示分隔增厚处或结节内有明显血流信号,提示囊肿可能为恶性。

④ 出血性肾囊肿:内部回声可因出血时间不同而有较大差别。囊内未形成凝血块者,囊腔内可见密集或散在的点状低回声,探头撞击时可见光点浮动。血液形成的纤维蛋白膜或凝血块时,囊肿内出现漂浮的、不均匀的膜状回声或不规则的实质性团块,当囊肿反复多次出血,血凝块机化后,可使囊肿呈现为类实质性团块(见图 4-11)。

⑤ 感染性肾囊肿:系肾囊肿继发感染后形成,其声像图与出血性肾囊肿相似,可因感染的严重程度和囊肿内所含感染性内容物的性状不同而有很大差别。通常囊壁有不同程度增厚,囊肿无回声区内出现细点状回声,若内容物稠厚,声像图类似实质性团块。

当囊肿出现出血、感染时,常规超声检查与囊性肾癌难以鉴别,或常规超声显示病灶呈低回声,难以区分囊实性时可行超声造影,其特点是病灶内整个造影过程无增强,实质增强期可见囊壁增强,囊壁纤细均匀,内部无间隔或少许纤细的间隔增强。

⑥ 肾盂源性肾囊肿:位于肾盏周边的肾盏憩室,与肾盏相通。声像图为紧贴肾盏的圆形无回声区,囊肿大小不等,直径一般为 1~2 cm,很少大于 3 cm。与肾盂或肾盏相通,但可为通道狭窄而引流不畅,容易形成结石或合并感染。

⑦ 肾盂旁囊肿:在病理上指肾窦内的淋巴管囊肿,但通常把凸入肾窦生长的肾囊肿也称为肾盂旁囊肿。声像图表现为肾窦内出现圆形无回声区,酷似肾盏积水,但与肾盏不相通。由于肾盂旁囊肿压迫肾盂可引起肾盂积水,因此可同时见到肾积水表现。

⑧ 肾髓质囊肿(海绵肾):是以集合管广泛囊状扩张为特征的先天性疾病。扩张的集合管囊腔较小,呈海绵状,形成大量界面,内部可有小结石形成。声像图表现为肾髓质回声显著增强,高回声锥体围绕肾窦呈放射状排列,与皮质分界清楚,内部呈光亮的细点状回声(见图 4-12)。可能有声影,但很少见到。

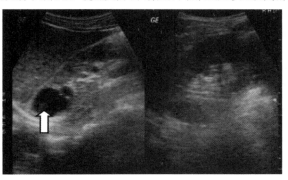
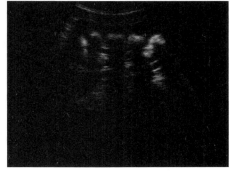

囊内透声差,见细密弱回声光点及光团(箭头示)。

图 4-11 出血性肾囊肿

高回声锥体围绕在肾窦回声的周边,呈放射形排列。

图 4-12 海绵肾声像图

⑨ 多囊肾:是一种较常见的先天性遗传性疾病,约占长期透析患者的 10%。分为婴儿型和成人型两类,两者的表现形式和预后截然不同。前者临床少见,为常染色体隐性遗传,患婴常于出生后不久死亡,很少存活,成人罕见。后者遗传外显率几乎 100%,可能自胎儿即存在,以后缓慢增大,多数为双肾同时受累,但程度可不一致。声像图表现为:

a. 成人型:肾体积明显增大,形态失常。肾内无数个大小悬殊的囊性回声,囊肿互相挤压,以致失去囊肿光整的轮廓,囊肿以外肾实质回声增强,紊乱,显示不清。肾窦受压变形或显示不清。部分囊肿壁增厚,可能伴钙化强回声斑,可能有肾盂积水,但与囊腔不易区别,常合并其他脏器囊肿(图 4-13a)。

b. 婴儿型:肾体积明显增大,形态正常。肾实质回声增强(图 4-13b)。

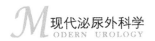

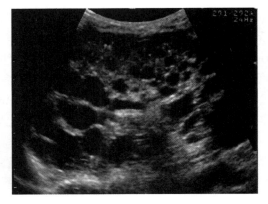

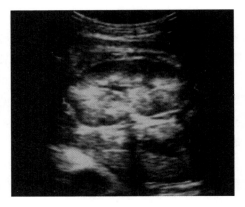

a. 成人型多囊肾声像图:肾脏明显增大,形态失常,肾内无数个大小不等囊性回声,囊内伴钙化点,肾实质和肾窦显示不清。

b. 婴儿型多囊肾声像图:肾体积增大,形态正常。肾实质回声增强。

图 4-13 多囊肾声像图

3. 肾结石　男性多见,以 20~40 岁时多见。对于 X 线和 CT 不能显示的透光结石(尿酸、胱氨酸、嘌呤)以及显示困难的小结石(3~5 mm),超声均可清晰显示。声像图表现:肾窦内见点状、团状、弧形或鹿角状强回声,回声强度与结石密度、结石前面介质相关。多数后方伴声影(见图 4-14)。小结石(直径<5 mm)多积聚于肾小盏后部,声影不明显。CDFI 可观察到快闪伪像,即结石或声影部位出现彩色镶嵌。

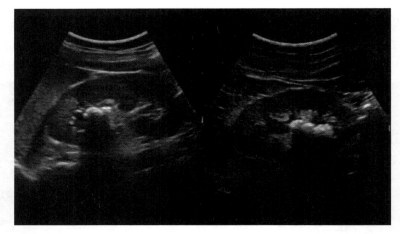

肾窦内见数个强回声团,后方伴声影。

图 4-14 肾多发结石

4. 肾脏肿瘤　分为肾实质肿瘤和肾盂肿瘤两类,90%以上为恶性。

(1)肾细胞癌:为成年人最常见的肾实质恶性肿瘤,又称肾癌,多发生于一侧肾。声像图表现:

①肾外形改变:肿瘤较小时肾轮廓可无明显改变;较大时,由于肿瘤向肾表面突起,呈现局部肾包膜隆起,肾外形失常,与周围组织分界较清。但晚期肾癌向周围广泛浸润时,边界常不清楚。

②回声异常:肾实质内出现异常回声团块,呈圆形或椭圆形,边界较清,有球体感。中等大的肾癌多呈低回声,仅少数呈强弱不等的混合回声或等回声(见图 4-15a);肿瘤体积越大,内部回声越杂乱;当较大的肿瘤内部有出血、坏死、液化时,局部显示边缘不规则的无回声区(图 4-15b),内伴散在点状低回声;5%~7%的肾癌呈囊性,囊壁或间隔增厚,有附壁乳头或实性成分。

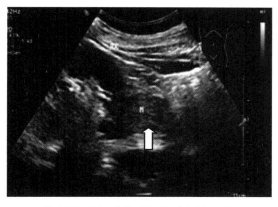
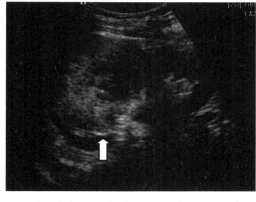

a. 肾透明细胞癌:右肾下极见一圆形低回声团,　　　　b. 肾细胞癌(混合型):肾上极见一较大混合回声
界清,回声尚均匀,肾包膜局部隆起。　　　　　　　　　包块,界欠清,边缘见无回声区。

图 4‑15　肾细胞癌

③ 占位效应:其周边组织受压移位,肿瘤向内生长时,肾窦会受压变形、移位、消失。

④ 肾癌的 CDFI:可有四种表现(见图 4‑16):a. 抱球型:沿肿瘤周边彩色血流丰富,肿瘤内部有散在点状或条状彩色血流;b. 星点型:肿瘤周边彩色血流不多,仅肿瘤内部有少数星点状彩色血流;c. 内部丰富血流型:肿瘤内部血流丰富,血流速度多增高;d. 少血流型:肿瘤内部血流甚少,一般在小肿瘤有时可见到。前两型常见于中等大小的低回声肿瘤,大肿瘤由于内部坏死等原因,肿瘤内血流一般很少,边界彩色血流也不丰富。

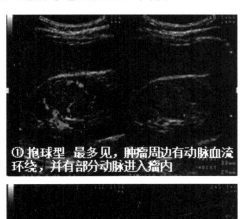
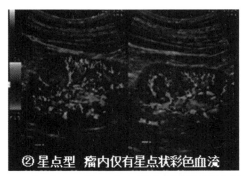
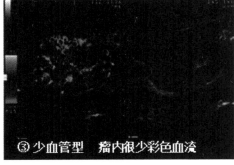
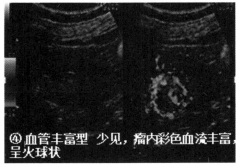

图 4‑16　肾细胞癌 CDFI 不同表现

⑤ 继发征象:a. 肾静脉、下腔静脉受累:患侧肾静脉或下腔静脉增宽,内有低回声癌栓,CDFI 可见肾静脉或下腔静脉血流受阻或中断,瘤栓处彩色血流信号缺损,局部血流速度增快。脉冲多普勒显示瘤栓远端静脉内血流流速曲线随呼吸的改变减弱或消失。左肾静脉栓塞或肾门淋巴结压迫左肾静脉时,可引起精索静脉曲张,当肾静脉周围侧支循环形成后,在肾周围可以见到曲张的静脉及其内缓慢的血流信号。b. 淋巴结转移:肾门淋巴结转移者,在肾门处可见椭圆形低回声肿块,且在呼吸时肾门活动受限,可压迫或推移肾静脉或下腔静脉。有时也可见腹膜后淋巴结转移。

⑥ 肾癌超声造影：富血供型（肾透明细胞癌多见）主要表现为：肿瘤早于肾皮质开始增强或同时增强，呈高或等增强，消退期快速或缓慢减退（见图4-17）；乏血供型主要表现为：肿瘤晚于肾皮质开始增强，呈等或低增强，消退期缓慢减退。典型的透明细胞癌呈"快进高增强"、不均匀强化、消退期肿瘤周边环状高增强（假包膜）等特征性表现。增强局限于实性成分内，肿瘤内部的坏死区无增强。肾静脉或下腔静脉内出现癌栓，则癌栓内也会出现增强。

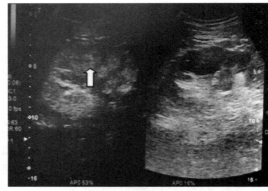

肿瘤早于肾皮质呈稍高增强，分布欠均匀。

图4-17 肾透明细胞癌（Ⅱ级）超声造影图

（2）肾母细胞瘤：又称肾胚胎瘤或 Wilms 瘤，绝大多数发生于小儿，2~4 岁最多见，95.6％发生于单侧肾实质，左侧比右侧稍多。肿瘤一般较大，生长快，易转移。声像图表现：肾脏增大，形态失常，肿瘤较大，呈圆形或椭圆形，表面光滑，有假包膜，与肾组织分界清，肿瘤内部常呈不均匀回声区，易发生变性、坏死、出血，CDFI 示血供丰富。残余肾组织被挤压在一边，不易被发现，或肾盂受压，出现肾积水（见图4-18）。可有肾门淋巴转移。

（3）肾血管平滑肌脂肪瘤（AML）：又称良性间叶瘤或错构瘤，较多见，是一种良性肿瘤。肿瘤与正常肾组织间有明显界限，但无真正包膜。声像图表现取决于肿瘤大小和血管、平滑肌、脂肪构成比例，可分为 3 种类型：a. 为边界清晰的圆形高或稍强回声团，边缘锐利，周边无低回声晕。见于较小肿瘤，声衰减不明显，无声影。b. 呈洋葱片样图形，即高、低回声相间的杂乱回声，呈层状分布，形似洋葱切面。肿瘤往往很大，低回声区为肿瘤出血所致。约 20％~30％者具有不同程度的后方回声衰减，但无钙化，内部极少有囊性无回声区。c. 为边界不清脂肪、肠气样回声。CDFI 肿瘤内一般无血流信号（见图4-19）。

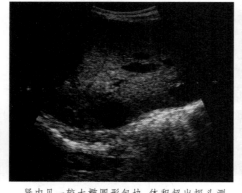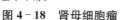

肾内见一较大椭圆形包块，体积超出探头测量范围，其内部回声不均，伴散在液性区，肾组织受压显示不清。

图4-18 肾母细胞瘤

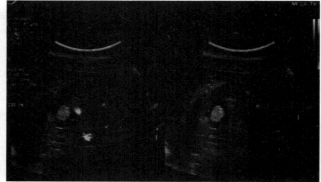

肾上极见一圆形高回声团，界清，周边无低回声晕，内部未见血流信号。

图4-19 肾错构瘤

（4）其他肾实质肿瘤

① 肾血管瘤：少见，良性，一般较小，位于肾实质内，常累及肾盏而产生大量无痛性肉眼血尿。声像图表现为肾实质内高回声团块，体积小，类似 AML，应密切随访复查，常与肾窦回声相混，不易鉴别。

② 肾腺瘤：良性，直径常在 1 cm 以内，多数生长在肾表面。因肿瘤小，超声不易发现。

③ 肾脂肪瘤、肾平滑肌瘤、肾纤维瘤：均为良性少见肿瘤。一般体积小，个别发展到很大时，声像图均为实质低回声区。纤维瘤后方声衰减明显。

④ 肾肉瘤：肾肉瘤为恶性，种类颇多，均少见。声像图均为低回声区，其中淋巴肉瘤的回声更低，接近于肾囊肿回声。

（5）肾盂肿瘤：小于 1 cm 的肿瘤，尤其是小的平坦浸润型肿瘤不易被检出。声像图表现：肾窦高回声区内出现低回声占位病灶，有立体感，肾盂或局部肾盏扩张积水，CDFI 很少能显示肿瘤内的血供，但对显示肾静脉内癌栓的存在和血管移位有诊断价值。肿瘤合并肾积水时，由于尿液呈血性，常致声像图模糊，不如单纯性肾积水图像清晰，故发现肾积水声像图模糊而不能用体型因素解释者，应考虑有肾盂肿瘤的可能。超声造影：表现为晚于肾皮质的等增强或低增强（见图 4-20），肿瘤较大时可见树枝状血管高增强，消退期为低增强。

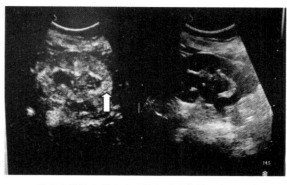

扫码看原图

肾盂内肿块表现为晚于肾皮质的等增强或稍低增强。

图 4-20　肾盂肿瘤超声造影图

肾肿瘤的普通超声与超声造影鉴别见表 4-2。

表 4-2　肾实性占位性病变普通超声与超声造影的鉴别

	类型	肾柱肥大	肾错构瘤	肾细胞癌	肾盂尿路上皮癌	肾转移癌
普通彩色多普勒超声	好发部位	肾锥体之间的皮质	肾实质	肾实质	肾盂集合系统内	肾实质
	内部回声	低回声	高回声多见	低回声多见	低回声	低回声
	内部血流	未见	可见点状、短线状分布的血流信号	多见较丰富的血流信号	可见点状分布的血流信号	未见
超声造影	增强时间	与周边肾实质同步	早于周边肾实质或晚于周边肾实质	早于周边肾实质	晚于周边肾实质	与周边肾实质同步
	增强程度	等增强	多等增强或稍低增强	高增强	等/低增强	低增强
	周边环状高回声环	无	无	有	无	无
	消退时间	与周边肾实质同步	迟于周边肾实质	迟于/早于周边肾实质	早于周边肾实质	早于周边肾实质

超声诊断肾脏肿瘤的优点和局限：高性能超声诊断仪的应用，显著提高了肾脏肿瘤的诊断水平。超声检查不仅能显示肿瘤的位置、大小和形态，而且能方便地显示肾细胞癌周围和远隔器官的受累情况，可准确了解下腔静脉瘤栓的状况，估计其进展程度。但是对直径<1cm 的肾细胞癌，声像图难以显示。

随着影像技术的发展，肾细胞癌的诊断方法及观念已发生重大变化：首先，超声的广泛应用，特别是健康体检的逐步普及，使毫无症状的或直径不足 3 cm 的小肾癌检出更多；其次，将超声作为肾癌诊断的首选影像学检查，进而用 CT 或 MRI 作为肾癌临床诊断和分期的最佳影像学检查已得到公认。肾动脉造影尽管对肾细胞癌的诊断准确率很高，但是不能作为常规检查，已被损伤更小、诊断率更高的肾超声造影、CT、MRI 及三维影像技术所取代。超声、CT 及 MRI 检查联合使用的影像学方法已经能对肾细胞癌进行准确分期，对临床选择合理的治疗方案和估计预后有重要参考价值。

对于血尿病人，几乎所有的临床医师都首选超声检查。但超声难以显示小的或浸润性生长的集合系统肿瘤，故超声检查在早期集合系统肿瘤的检出率不高。X 线肾盂造影比超声有更高的敏感性。当肾盂输尿管梗阻、肾盂压过高时，无论静脉还是逆行尿路造影都难成功。在超声导向下穿刺造影不仅能对抽出液进行细胞学检查,而且能清楚显示集合系统形态,对集合系统肿瘤的诊断具有重要价值。

5. 肾结核 多见于一侧肾脏,声像图常复杂多样,取决于肾结核的病理改变及类型。轻型肾结核声像图可正常。结核病变局限在肾的一部分者,无论是肾盂扩张,还是干酪样空洞,均仅限于肾的一极或一个盏,其余部分肾脏回声正常。如钙化局限在一个肾盏,声像图见局部强回声伴后方声影。此类声像图与肾结石的鉴别是:前者钙化位于肾的表浅部位,而后者钙化位于肾盂或肾盏内(肾窦回声区内或边缘),容易区别。超声造影表现:肾实质内见单个无增强区,其余肾脏均匀增强;肾盏肾盂部无增强,其余部分均匀增强;肾内部不均匀增强,呈蜂窝样或分隔样增强。

6. 肾先天性异常

① 肾缺如(肾不发育):一侧肾窝主要由肠管占据,肾区及其他区域均无肾脏显示。对侧肾脏增大,结构、形态、回声均无异常。

② 肾发育不全:可一侧或两侧发病,患肾体积缩小,约为正常肾的 1/2 左右,皮质变薄,肾窦清晰,CDFI 显示肾内血流信号少。一侧发育不全时,对侧肾增大。

③ 异位肾:一侧肾区未见肾脏,下腹、盆腔/其他区见类似肾脏图像,经 CDFI、IVP 可证实。常发育不良,较小,易合并积水、结石。不能回纳到肾窝。

④ 重复肾:肾轮廓有切迹,长径增大,肾窦回声分为相互独立的上下两部分,均较正常肾窦小,可伴肾积水(见图 4-21)。对于无积水或肾功损伤较轻的重复肾,超声提示后,有时需 IVP 进一步证实,但肾盂积水或肾功损害明显时,IVP、核素肾图、ECT 均难以诊断,此时超声为首选。

⑤ 融合肾:主要表现肾的位置较低,形态失常,两肾无分界,有两个相互独立的集合系统。

马蹄肾:两肾上极或下极(90%)越过中线以实性组织相连(见图 4-22)。两肾纵轴排列异常,呈倒八字形。集合系统位置前移,肾门旋转向前,脊柱及腹主动脉前方见实性低回声团块,并与双肾相连。

S 型肾:两侧肾位置高低相差悬殊,一侧肾上极与另一侧肾下极融合。两侧肾连接融合的声像图与马蹄肾相同。注意需与腹膜后肿瘤相鉴别。

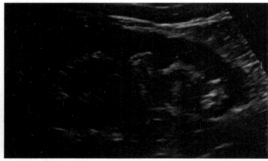
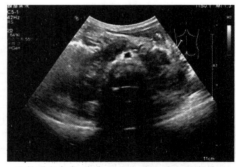

肾长径增大,肾窦分为独立的上、下两部分,
上位肾伴肾积水。

图 4-21 重复肾

双肾形态失常,脊柱及腹主动脉前方见实性低
回声团块,并与双肾下极相连。

图 4-22 马蹄肾

⑥ 肾旋转异常:外形正常,肾长轴与脊柱接近平行,肾门位置明显异常,多位于肾轮廓的前方并偏向外侧,而肾窦的外周部回声偏向内侧(旋转不全)。彩色多普勒显示肾血管明显向前外侧移位。常可见积水或结石征象。

⑦ 肾下垂与游走肾:肾的大小、形态和内部结构回声表现正常。肾下垂必须由卧位和立位两个体位确定。俯卧位或仰卧位时以肾下极为界定点,立位后肾下极向下移动大于 3 cm 或超过一个椎体应考虑为肾下垂。若以肾下极水平判断,低于第三腰椎下缘者为轻度(Ⅰ度)肾下垂,低于第四腰椎下缘者为中度(Ⅱ度),低于第五腰椎下缘者为重度(Ⅲ度)。

游走肾超声检查在肾区见不到肾回声,而在上腹部、脐周围或盆腔内显示肾回声,改变体位或推动肾脏时,该肾可在较大的范围移动,甚至可回纳至肾区。

7. 肾周围血肿　肾周围血肿按发病原因可分为三类,即外伤性、医源性和自发性肾周围血肿。

① 外伤性肾周围血肿:肾周围有血肿,呈低回声区。肾脏断裂、移位处可见血肿低回声区,肾内血肿在断裂处显示,或位于肾的中部、上极、下极等处,随伤情而不同。陈旧性血肿,由于血块机化,回声增加,类似实质。外伤性肾周围血肿合并肝或脾破裂者,在肝区或脾区出现血肿低回声,并有腹腔内游离液体(血液),随体位改变,向重力方向流动。腹腔内血液量多者,肠袢漂浮其中。

② 医源性肾周围血肿:常因肾穿刺活检、手术等所致。肾周围出现血肿低回声区,但双肾形态一般无明显异常。

③ 自发性肾周围血肿:发病原因较多。如凝血机制障碍、血友病等。出血在 24 小时之内的,见到肾周围有液性低回声区。有时能发现有纤维带状回声在肾周围血肿内飘动,肾实质正常。出血 24 小时后,血液凝固,不再出现上述现象。仅见肾周围低回声区。出血 2～3 周后,血肿机化,形成实质回声,肾实质受压,使肾表面内凹。有时可见肾周围血肿低回声区之旁有一层狭长液性区,是血块收缩、析出的血清所致。陈旧性肾周围血肿,多次随访复查,可见血肿渐次缩小,直到消失。

8. 肾动脉狭窄(RAS)　对于肾动脉直径狭窄程度超过 60% 的患者,多普勒超声检查对诊断和治疗提供重要信息,有明显帮助。

① 二维图像:多数肾动脉狭窄肾脏外形无明显异常,部分病人患侧肾脏体积缩小(长径小于9 cm,或较健侧肾脏小 1.5～2 cm),实质回声正常或增强。对大多数患者来说,二维图像难以清晰显示肾动脉狭窄处的管壁情况,不能准确判断残留管腔的内径。

② CDFI:肾动脉狭窄处收缩期血流亮度增加,靠近狭窄下游呈杂色血流。根据狭窄处的杂色血流可以诊断有意义的肾动脉狭窄,但在彩色血流上测量残余管腔内径是不可靠的。肾动脉闭塞则肾主动脉管腔内均无血流信号,也未能引出多普勒频谱。对于重度肾动脉狭窄或闭塞者,患侧肾内血流信号可明显减少或几乎无血流信号。

③ 脉冲频谱多普勒:目前国内外尚未达成统一标准,诊断标准:a. 肾动脉湍流处峰值流速 PSV＞180 cm/s 或肾动脉与邻近腹主动脉 PSV 之比(RAR)＞3.5,用于诊断内径减少＞60% 的 RAS(见图 4 - 23)。b. 叶间动脉收缩早期加速时间(AT)≥0.07 s,用于诊断内径减少＞70% 的 RAS。

④ 肾动脉超声造影(RACEUS):可实时清晰显示肾动脉全程,大大提高了超声对肾动脉狭窄的诊断准确性和肾动脉先天变异的检出率。尤其适用于肾功能不全或对碘剂过敏不宜接受 CTA 或 DSA 检查的患者。

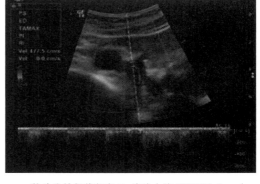

扫码看原图

肾动脉局部管径变细,该处血流 PSV477.5 cm/s。

图 4 - 23　肾动脉狭窄频谱多普勒图像

9. 左肾静脉压迫综合征　又称胡桃夹综合征,超声为首选检查方法,可清晰显示腹主动脉(AO)肠系膜上动脉(SMA)及左肾静脉(LRV)的解剖情况,并进行血管内径、夹角、血流速度的测量。超声表现:AO 与 SMA 之间的夹角变小,当夹角＜35°时,左肾静脉受压变窄、远心段增宽。仰卧位左肾静脉扩张处与狭窄处管腔前后径比值大于3,站立位或脊柱后伸位 20 分钟后此比值大于 4。CDFI 见左肾静脉受压狭窄处血流束变细、紊乱、血流速度明显加快,部分患者可见五彩血流信号,而狭窄远心段流速明显减慢,频谱低平。

10. 移植肾　为动态监测移植肾的变化,常规术后 24 h 内进行首次超声监测,1 周内每日复查超声 1 次,1 周以后根据患者恢复情况制定随访方案,出现并发症者,可增加检查次数。详细记录各径线及血流频谱,以便前后比较。移植肾常位于髂窝内,紧贴腹壁、位置表浅,十分有利于超声探测。正常移植肾或移植肾轻度排斥反应在得到及时治疗后声像图与正常肾相似,体积可稍大,前后径小于宽径,肾窦回声可有轻微分离扩张。多普勒超声显示肾动静脉通畅,肾动脉阻力指数 RI 多在 0.6～0.8 之间,搏动指数 PI 在 0.7～1.4。

肾移植术后常见并发症:

(1)排异反应:

① 超急性排异反应:发生在供肾血液再灌注即刻至数小时内,表现为移植肾轻度肿大,但内部结构欠清晰,皮质广泛坏死呈广泛或斑片状回声减低。可有肾周积液和广泛的肾内动脉狭窄。

② 急性排异反应:最常见,肾脏体积迅速异常增大。常用以下指标判断:(a)径线指标:移植肾各径均可增加,但前后径最明显,只要前后径大于宽径即认为移植肾异常肿大。(b)实质增厚,皮髓质分界不清。肾实质回声不均,出血和梗死区的出现可使回声更不均。(c)肾锥体增大,回声减低,由三角形变为类似圆形,肾窦出现压迹、宽度减小,有用"肾锥体长×锥体宽÷皮质厚度"来评价锥体增大,正常值约 4.6,急性排异期该指数可增至约 7.5。(d)肾血流异常:肾动脉血流阻力明显增高,甚至出现舒张期反向血流。一般认为移植肾动脉若 RI>0.7 或 PI>1.5 即提示有急性排异反应,特异性较高。急性排异经治疗后,PI、RI 会逐渐下降,频谱形态趋于正常,这是好转表现,同时也佐证了急性排异反应的诊断。急性排异反应还可能出现肾静脉血栓或肾周围积液等。

③ 慢性排异反应:病变初期超声不易诊断,肾脏大小正常或稍大,皮质回声稍增强,中晚期肾逐步萎缩,肾表面不平,实质变薄,结构模糊,实质与肾窦回声分界不清楚,晚期完全不能分辨肾脏的结构。CDFI 显示肾内血流明显减少,肾动脉不同程度的狭窄、流速增快,RI 可能增高,但远不如急性排异反应明显。

(2)肾积水:因术后输尿管炎症、狭窄或受压所致,发生较晚。声像图表现与一般肾积水相似。需注意移植肾早期常有轻微肾窦分离,不应视为病理性积水。

(3)肾周积液:包括血肿、脓肿、尿液囊肿及淋巴囊肿等,声像图表现为移植肾周围无回声区。易被超声发现,但有时定性困难,必要时超声引导下穿刺可确诊并可抽吸治疗。但须注意与动脉瘤鉴别,后者有搏动,CDFI 显示内部血流,禁忌穿刺。

(4)血管并发症:① 移植肾动脉狭窄:狭窄多为吻合口处,多普勒显示狭窄处肾动脉血流速度异常增高,呈五彩镶嵌血流,其近端血流速度变慢。严重者出现肾萎缩。部分供体肾有副肾动脉,故超声检查时应注意有无副肾动脉狭窄。② 移植肾静脉血栓:肾体积明显增大,静脉腔内可见低回声团块。CDFI 显示静脉腔局部无血流充盈。③ 肾动脉栓塞、肾内外动静脉瘘和假性动脉瘤等。肾动脉栓塞 CDFI 显示移植肾动脉无血流充盈,超声造影可确诊;肾动静脉瘘表现为肾脏内外的无回声区,CDFI 见范围广、界不清的五彩镶嵌血流信号,频谱呈"毛刺状"的高速低阻动脉频谱;假性动脉瘤表现为肾内或肾门处局限性无回声区,CDFI 可见瘤体内双向血流信号,呈涡流状。

评估移植肾推荐使用的超声新技术(见图 4-24):① 超声造影:可清晰显示移植肾各级动静脉走行及充盈状态,通过定量分析软件定量评价移植肾灌注情况。除外对造影剂过敏者,适用于所有需要评估移植肾血管及血供的患者。② 超微血管成像技术:可更敏感地捕捉低速血流,对评估移植肾皮质微细血流有较高敏感性。③ 弹性成像:通过分析移植肾实质的弹性信息来评估肾脏情况。

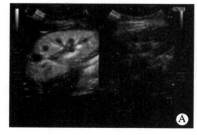 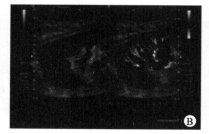 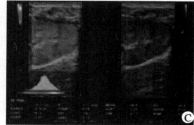

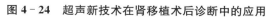

正常移植肾超声造影图。　　超微血管成像技术观察移植肾微细血流。　　实时弹性成像技术定量分析移植肾弹性信息。

图 4-24　超声新技术在肾移植术后诊断中的应用

三、输尿管疾病

正常输尿管内径 2～5 mm，位置较深，超声不易显示。输尿管积水扩张时超声可清晰显示，并能进一步探查原因。

1. **输尿管积水** 也称输尿管扩张。超声示沿输尿管走行的管状无回声带，其宽度表示积水程度，同侧肾盂扩张。沿扩张的输尿管下行，常能发现梗阻原因。

2. **输尿管结石** 多由肾结石落入输尿管，超声表现在积水输尿管的远端出现强回声，后伴声影。结石多位于生理狭窄部，完全性梗阻时患侧输尿管无喷尿现象。CDFI 快闪伪像对于声像图不典型或声影不明显的结石有诊断意义（见图 4-25）。检出率达 70%～82%。

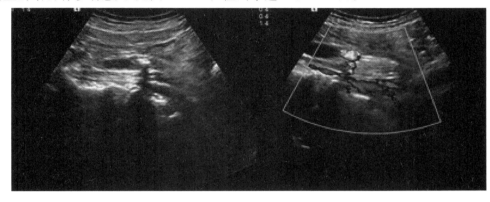

于输尿管第二狭窄处见一强回声团，后伴声影，CDFI 结石见快闪伪像。

图 4-25 输尿管结石

3. **输尿管肿瘤** 超声检查时，沿积水的肾盂和输尿管向下追踪，输尿管壁连续性中断，管腔内见实性团块或管壁增厚僵硬，团块或管壁有血流信号。若输尿管管壁边界不清，甚或其旁出现低回声肿块者（见图 4-26），可认为癌肿已侵犯邻近组织或癌肿由邻近肿瘤浸润所致，有时在其附近可见到肿大的转移淋巴结。

4. **输尿管狭窄** 分先天性和后天性（多见），双侧或单侧均可发生。声像图表现为肾积水及狭窄部以上输尿管积水，肾盂输尿管连接部（PUJ）狭窄不伴输尿管扩张，可见积水的肾盂向下渐次变狭，呈漏斗状而终止，该处无结石、无肿瘤，也无外界压迫因素。

5. **先天性巨输尿管** 超声示输尿管显著扩张，以中下段为著，迂回扭曲，内径 3～5 cm 以上（见图 4-27）。本病应与腹盆腔巨大囊肿、腹水、输卵管积水鉴别，同时要除外梗阻性病变。

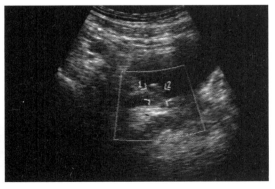

输尿管下段管腔内见一中低回声团，与管壁分界不清。

图 4-26 输尿管移行细胞癌

输尿管明显迂曲扩张，内径 5 cm 以上。

图 4-27 先天性巨输尿管

6. **输尿管囊肿（输尿管膨出）** 为先天性异常，输尿管末端囊性扩张膨向膀胱内，超声表现为膀胱三角区内见圆形囊肿，壁薄，大小随射尿而改变。

7. **输尿管内异物** 最常见的异物为导管。肾盂成形术或输尿管手术后常放置双 J 管作为支架兼

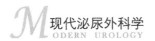

引流。超声探测的目的主要是了解其位置是否适当。导管的声像图呈两条平行的高回声之间有一条无回声带,导管的两端卷曲呈猪尾状,无声影。

8. **输尿管异位开口** 输尿管异位开口在膀胱内者,输尿管下端向膀胱靠拢,通入膀胱,与正常输尿管相同,但 CDFI 观察输尿管出口喷尿,在同一侧可见到两个出口喷尿,二者喷尿的尿量、频率不一致,因为异位开口输尿管的上位肾盂往往尿量较少,观察到喷尿会多费一些时间。

四、膀胱疾病

膀胱超声检查前需适度充盈膀胱,可经腹壁、经直肠和经尿道膀胱内超声检查。

膀胱容量和残余尿测量方法:容量应在膀胱充盈急于排尿时测量,残尿量应在排尿后立即测量。测量残余尿量应避免膀胱过度充盈,过度充盈可使膀胱收缩力暂时减弱,残余尿量假性增多。常用公式为 $V = 0.52d_1 \times d_2 \times d_3$($V$ 为容量,d_1、d_2、d_3 为膀胱的长、宽、厚三个径线),与导尿结果有一定误差,但超声测量方法简便,病人无痛苦,也无尿路感染之弊端,可作为评估膀胱功能的有效方法。

1. **膀胱肿瘤** 好发于三角区,肿瘤可向膀胱腔凸起或向膀胱壁浸润,膀胱壁可以完整、缺陷或连续性中断。① 乳头状瘤和分化良好的移行上皮乳头状癌瘤体较小,呈菜花样、乳头状或结节状中低回声,多由瘤蒂连接于膀胱黏膜,并突入膀胱腔,表面粗糙,个别瘤体表面附有结石或钙化斑。膀胱壁完整,回声正常,瘤体可因震动腹壁或体位变化而摆动,但不移动。② 较大或分化较低的肿瘤,呈菜花样或高低不平,内部回声减低且不均匀,瘤蒂粗而短,或基底较宽,呈浸润状,瘤蒂生长处膀胱壁的回声模糊,连续性中断,甚至侵及膀胱周围组织或脏器。③ 膀胱腺癌和鳞状上皮癌的基底一般较宽,呈浸润性生长。CDFI 可见肿瘤基底部有血流自膀胱壁伸入瘤体,对确认肿瘤有用。

膀胱肿瘤的检出率与肿瘤大小、部位有关。大于 5 mm 的肿瘤,检出率高达 90%;小于 5 mm 的肿瘤或位置隐蔽者,经腹超声易漏诊,有待于经直肠或经尿道超声检查或膀胱镜检。

超声造影:可实时观察膀胱肿瘤的灌注情况,且在识别膀胱壁各层方面有独特优势(肌层呈缓慢低增强,黏膜层及黏膜下层呈快速和持续的高增强),为术前膀胱肿物肌层浸润情况提供诊断依据,提高了肿瘤分级和分期的准确性,优化治疗策略。

膀胱肿瘤的声像图分期(见图 4-28):T1 期:肿瘤有蒂、基底小或肿瘤部膀胱壁回声光滑、整齐、连续性好,显示清晰,柱状红色血流起自黏膜。T2 期:基底较宽,基底部与膀胱壁分界模糊,浅肌层受累,但肌层的低回声连续未中断,柱状红色血流起自浅肌层。T3 期:肿瘤基底部侵及深肌层,肌层的低回声带中断,不连续,但浆膜层高回声带连续性好,柱状红色血流起自深肌层。T4 期:肿瘤基底宽,膀胱各层均受侵犯,连续性中断,向膀胱周围、前列腺浸润和(或)盆腔淋巴结肿大;多条杆状红色血流穿透全层。

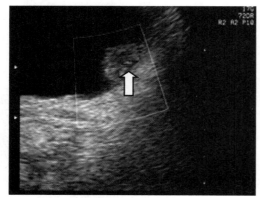
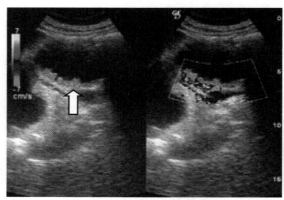

扫码看原图

肿瘤呈结节状中低回声,基底较宽,基底部与膀胱壁分界模糊,为 T2 期;CDFI 见肿瘤基底部有血流自膀胱壁伸入瘤体。

肿瘤表面高低不平,基底宽,侵及膀胱肌层,CDFI 示肿瘤基底部有丰富血流伸入瘤体。

图 4-28 膀胱移行细胞癌声像图

　　膀胱肿瘤鉴别诊断：① 膀胱内血块，肿瘤在患者改变体位时不会移动，且 CDFI 可清楚显示基底部有滋养动脉通入瘤体内，而血块可随体位变化而移动，且无血流。② 良性前列腺增生：导致基底部突入膀胱腔内形成假性肿瘤，纵断面和全面检查可鉴别。③ 进展期前列腺癌：侵犯膀胱壁时酷似膀胱肿瘤，经直肠超声可鉴别。④ 腺性膀胱炎：慢性膀胱炎的一种特殊类型，结节型酷似膀胱肿瘤，靠镜检或超声造影鉴别。膀胱良、恶性肿瘤普通超声与超声透影的鉴别见表 4－3。

表 4－3　膀胱良、恶性病变普通超声与超声造影的鉴别

膀胱病变		腺性膀胱炎	膀胱乳头状瘤	膀胱癌
普通彩色多普勒超声	好发部位	膀胱三角区	膀胱三角区、输尿管口附近和侧壁	膀胱三角区
	病变形态	局部壁增厚或呈结节状	带有细蒂的结节状	典型呈菜花状
	内部回声	可见小囊状无回声	等回声	不均质回声
	血流特点	无血流	细条状血流从膀胱壁传入瘤体	瘤体内可见粗大丰富的血流信号
超声造影	增强时间	与周边膀胱组织同步	早于周边膀胱组织	早于周边膀胱组织
	增强程度	等增强	高增强	高增强
	增强形态	均匀	均匀	不均匀
	消退时间	与周边膀胱组织同步	稍早于周边膀胱组织	晚于周边膀胱组织
	病变基底部膀胱壁	无	无	有

　　2. 膀胱异物和血块　膀胱异物的回声，因异物的属性和形态不同，有很多变化。但共同之处就是随体位改变而变换其位置，或向重力方向移动，或向反重力方向漂浮。膀胱内血块的回声颇像膀胱肿瘤，但往往扁平而大，膀胱壁回声清晰完整；改变体位时，血块回声随之移动，大小形态可改变，内无血流信号（见图 4－29）。

　　3. 膀胱结石　3 mm 以上的结石都能显示，超声为首选。膀胱结石呈强回声，回声强度视结石性质不同而有差异。后方多有声影，较小或密度较疏松的结石会无声影，或仅有淡声

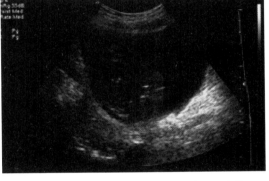

扫码看原图

膀胱内见一较大混合回声团块，膀胱壁回声清晰完整；可随体位变化而移动，内无血流信号。

图 4－29　膀胱内血块

影。结石一般均随体位改变向重力方向滚动。膀胱壁缝合线头截留过长者，可以缝合线头为核心而形成结石，此种结石垂吊在缝合线头的原位，改变体位检查时，可见结石上下、左右晃动，而基底部不能离开原位，且均有膀胱手术病史。膀胱憩室内结石、输尿管囊肿内结石和输尿管出口结石嵌顿。根据结石所处的部位、憩室、囊肿的存在和输尿管积水等超声发现，不难作出诊断。

　　4. 膀胱憩室　超声虽不能判断憩室是先天形成还是后天所致，但可显示憩室与膀胱的位置关系，憩室内有无结石、肿瘤等情况。声像图表现为：① 膀胱壁外的囊状结构，呈圆形或椭圆形，壁薄光滑，颇像囊肿，通过宽度不等的憩室颈与膀胱相通，排尿后憩室可缩小或消失。② 合并感染时，壁可增厚，憩室内无回声区透声差，可见细小点状弱回声飘动或沉积于一侧。③ 合并结石时，憩室内可探及可移动的强回声团伴声影。④ 合并肿瘤时，可以憩室内探及实质回声结构，与憩室壁相连。⑤ CDFI：可显示尿液进出憩室引起的彩色血流显像，特别是对于某些憩室口比较隐匿的病例，两者之间（膀胱与憩室）探及过壁血流信号对于膀胱憩室的诊断尤为重要（见图 4－30）。

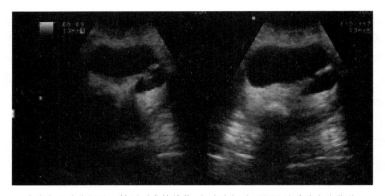

扫码看原图

膀胱左后壁外侧见一椭圆形囊性结构,与膀胱相通,CDFI见过壁血流信号。

图 4 - 30 膀胱憩室

5. 膀胱炎 大部分膀胱炎声像图无异常;较重的病例,膀胱体积常减小,膀胱黏膜层增厚,表面欠光滑;有时能显示增厚的膀胱肌小梁,呈与肌壁连接的网状条索回声,紧贴膀胱壁。若膀胱内有结石或沉积物,改变体位尿液无回声区内出现强回声团或点、片状回声。尿液浑浊者,出现雾点状回声。腺性膀胱炎因病变范围和程度不同而有较大差别。弥漫性者膀胱壁显著增厚,表面粗糙不平,呈不规则隆起,隆起部内部回声不均匀。结节型者膀胱壁可见局限性隆起的小结节,表面光滑;结节较大时,内部回声不均匀,出现高回声光点或无回声不规则小囊。

五、尿道疾病

经直肠探测(双平面探头较好)可获得较清晰的女性尿道、男性后尿道及其周围组织结构声像图,女性尿道亦可经会阴或经阴道探查。尿道充盈有助于尿道腔内病变的显示。超声尿道造影(用生理盐水或耦合剂作为造影剂)对狭窄的远端尿道和通道特别有用。

1. 尿道狭窄 男性多见,基本声像图为瘢痕组织或纤维膜状组织突入尿道腔,使其变窄或尿道呈环状变窄,为尿道狭窄的直接征象。狭窄近侧尿道呈不同程度的扩张为尿道狭窄的间接征象。超声尿道造影可比传统尿道造影更准确地测量狭窄的大小和长度,更好地评估球部狭窄。

2. 尿道结石 其声像图表现为尿道低回声带内的强回声团,多伴声影,充盈尿道后更为清楚。排尿或探头加压时,能见到结石在尿道腔内移动。

3. 尿道憩室 尿道周围可见与其相通的囊性回声,憩室口可大可小,排尿期或挤压囊性区憩室的容积可随之改变,排尿期增大,挤压后明显缩小,并可见尿液返回尿道。若合并反复感染,憩室壁增厚,内壁粗糙,腔内可见细小光点回声。

4. 尿道肿瘤 声像图可分三种类型:① 腔内乳头状型:在后尿道者颇似膀胱乳头状肿瘤表现。② 尿道肿块包绕型:以尿道壁实质性肿块表现为特征。多见于女性。鳞癌内部回声呈强弱不等;而移行上皮癌和腺癌内部回声较低,分布较均匀。③ 尿道局部受侵型:尿道壁连续性中断,海绵体内出现与团块无分界的异常回声。

六、前列腺和精囊疾病

前列腺位于膀胱颈部下方,并包绕尿道,呈倒置的栗子形。按 McNeal 带区划分法分为四个带区:中央、周缘区、前列腺前区(即内腺)和前列腺肌肉基质区,前两者合称外腺,是癌肿的好发部位,内腺对性激素敏感,是增生多发部位。正常成人前列腺平均值:上下斜径(长径)3 cm,横径(宽径)4 cm,前后径 2 cm。

精囊位于膀胱底和前列腺间,精囊的大小与精液贮存量相关,长 3~5 cm,宽 1.5~2.0 cm。

超声探查途径有经腹壁、经直肠、经会阴、经尿道四种,前三种常用。

前列腺声像图:前列腺横切面呈左右对称的栗子形,矢状切面略呈三角形,正中部尿道内口呈凹陷状,冠状断面上则呈近似倒立的等腰三角形,各种不同的前列腺断面均可清楚显示前列腺包膜,包膜呈形态整齐的强光带。内部回声为散在的细小光点,组成前列腺前区(内腺)的移行区、尿道周围腺组织和尿道内括约肌均呈低回声。中央区由于腺体较粗大,并有淀粉样小体沉积于腺管,所以回声较强,这一区带也是易发生结石或钙化的部位。周缘区腺体小而均匀,呈中等回声。

精囊声像图:前列腺基底部上方可见精囊,左右各一,呈梭形低弱回声。内部回声高于膀胱而低于前列腺,高分辨率探头可以显示其内小分隔状的回声。

1. 前列腺疾病

(1)良性前列腺增生(BPH):发生部位:内腺区,主要在移行区,少部分在尿道周围组织。

① 前列腺增大:各径线均增大,前后径的增大往往比横径为明显。厚径/横径比值在增生中有重要意义,增生越重,比值越大。

② 前列腺形态改变:趋向于圆球形,通常左右对称,包膜光滑、完整。内腺外腺比例失常,内腺增生、外腺不同程度萎缩,内腺与全腺体比值及圆面积比(PCAR)能更好地反映前列腺增生的形态学改变。通常,内腺宽径与全腺宽径比值大于 0.5,PCAR>0.65,即可认为有前列腺增生。特别是后者,能客观地反映良性前列腺增生时腺体向圆形发展的特点,也能反映增生的程度。当 PCAR>0.75,前列腺已达中度以上增大。

④ 内部回声及血流:可因病理类型和扫查途径不同而有所不同。a. 经腹壁或会阴部扫查时,多数呈均匀性低回声,少数呈中等回声或高回声;b. 有增生结节时,经直肠用高分辨率探头扫查可清楚显示腺体内多个呈高回声或中等回声的增生小结节,整个内腺回声粗乱,不均,外腺回声相对较低;c. 伴前列腺结石时,内外腺交界处常有散在强回声点和强回声团,这也是前列腺增生的一个特征(见图 4-31)。CDFI 显示腺体内血流较正常前列腺丰富,血流多见于内腺。

⑤ 间接征象:可出现:a. 膀胱壁增厚,毛糙,可形成肌小梁及假憩室;b. 膀胱残余尿量增多或尿潴留;c. 双侧肾和输尿管积水征象;d. 精囊可能受压变形。

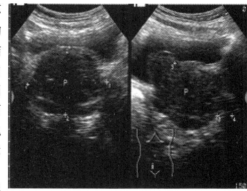

前列腺增大呈球形,局部突向膀胱内,回声欠均匀。
图 4-31 良性前列腺增生

⑥ 超声造影:增生结节与肿瘤鉴别困难时可行造影检查,表现为增生的病灶与周围组织同步增强,呈等增强或低增强,增强早期没有不对称的血管结构,也不出现快速消退现象。

值得强调的是,不能仅凭前列腺大小的测值判断是否有前列腺增生,前列腺形态的改变、内外腺比例失调、凸向膀胱、出现增生结节等也是诊断的关键,此外,还要结合临床症状。

(2)前列腺癌:好发于外腺区。

① 前列腺大小和形态改变:早期前列腺增大不明显,包膜可局部隆起,但完整性较好。进展期前列腺轮廓增大,形态不规则,主要表现为外腺增大和左右不对称,局部包膜凹凸不平或呈结节状,向周围组织和器官浸润时,包膜不完整,回声中断。

② 内部回声和血流改变:前列腺内部回声不均匀。常于外腺区显示边缘不规则的结节状回声区,多为低回声,少数为等回声或增强回声团块,边缘不规则,边界欠清楚,内部回声分布不均匀,并可有后方回声衰减,少数病例出现点状、斑状或团状形态不规则的强回声,伴有或不伴有后方声影。向内部生长的肿瘤可使内腺受压变形。浸润型腺癌无明显边界。CDFI 示病变区血流信号增加(见图 4-32)。

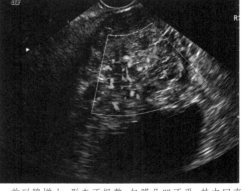

前列腺增大,形态不规整,包膜凸凹不平,其内回声不均,能量多普勒显示病变区血流信号增加。
图 4-32 前列腺癌

③ 毗邻组织和器官的改变:较大的前列腺肿瘤可突入膀胱,使膀胱颈部或底部局部突隆。肿瘤浸

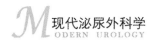
润精囊者,可见精囊增大,包膜不光滑,内部有回声略强的肿块。当肿瘤浸润膀胱壁、直肠或周围组织时,显示肿瘤与受侵犯的组织或器官分界不清,边缘不规则,多数回声相对减低。若肿瘤压迫或浸润后尿道,可出现残余尿或尿潴留乃至双侧输尿管扩张和双侧肾积水。

④ CEUS:典型表现为快进、高增强,呈不均匀增强,周缘区双侧血管结构不对称。

注意事项:a. 对较小的前列腺肿瘤或早期病例声像图缺乏特征性,对此应注意与前列腺增生和局限性炎症相鉴别(表 4-4)。b. 前列腺癌浸润后尿道时,可造成尿路梗阻,进而引起尿潴留和肾积水等并发症。因此对超声显示双侧肾积水的男性患者,除应观察两侧上尿路有无梗阻性病变外,若同时显示有尿潴留,还要追踪检查有无前列腺癌的可能,以免漏诊。

表 4-4　良性前列腺增生与前列腺癌普通超声和超声造影的鉴别

前列腺病变		良性前列腺增生结节	前列腺癌
普通彩色多普勒	好发部位	内腺	外腺
	内部回声	高回声多见	低回声多见
	包膜回声	完整光滑	可见中断,表面隆起
	外周浸润	无,可向膀胱内突起	侵犯精囊、膀胱
超声造影	增强时间	与周边前列腺组织同步	早于周边前列腺组织
	增强强度	低增强或等增强	高增强
	增强形态	均匀	不均匀
	消退时间	与周边前列腺组织同步	常早于周围前列腺组织
不对称血管结构		无	无

超声诊断前列腺癌的优点和局限:

① 超声是公认为首选的前列腺癌的影像学诊断方法,尤其是经直肠超声,组织分辨力甚至超过 CT 和 MR,敏感性远高于直肠指诊,能较准确地显示前列腺癌的位置、大小、形态,并可观察浸润范围。经直肠超声可以有效地诊断小至 0.5 cm 的前列腺肿瘤。

② 超声尚可根据前列腺包膜的连续性、周围器官有无肿瘤浸润及转移灶等,对前列腺癌进行术前分期。

③ 超声导向下前列腺穿刺活检(TRUS)可动态监视穿刺针命中穿刺目标,提高前列腺癌的诊断准确率,对早期诊断具有重要价值。此外,通过超声导向下经会阴部穿刺,可以把放射性核素颗粒准确地置于前列腺肿瘤内,对前列腺癌进行放射治疗,效果良好。

④ 超声检查用于对施行化疗和放疗的前列腺癌患者进行动态观察,可为临床提供评价其治疗效果的客观指标。

超声新技术的飞速发展,使前列腺癌诊断与鉴别诊断的准确性有了明显提高。

a. 近年来常用的硬质端扫式高分辨率直肠探头,能够沿探头长轴成角扫查,通过操纵钮可以迅速获得多方位断面图像,对任何可疑的占位病变作出诊断。其还附有自动活检器,必要时可随时对可疑目标进行活检。由于其分辨率很高,对前列腺癌的分期也较准确。

b. 超声造影(CEUS):可以显示微循环的灌注,前列腺癌的早期高增强被认为具有良好的诊断符合率(敏感度 88%、特异度 100%、阴性预测值 60%、阳性预测值 90%),值得特别关注。可为前列腺穿刺活检提供更可靠的指导,提高阳性检出率的同时还能减少穿刺针数。

c. 经直肠前列腺弹性超声成像用于前列腺癌检出,前列腺整体硬(蓝色)或者外周带较硬(EI 评分≥4 分),或者腺内病灶显著硬于周边,高度提示前列腺癌;一般推荐诊断前列腺癌的截断值 E_{max}≥40 kPa(外周带);用于引导经直肠前列腺穿刺,在原有穿刺 6 针的基础上再穿 SWE 异常区,单针检出率从 17％提升至 72％;剪切波弹性成像数值与前列腺癌 Gleason 评分具有一定的联系,有研究表明,前列腺良性病灶与 Gleason 评分 6 分之间弹性值无差异,低分化及未分化前列腺癌(Gleason 8 分、9分、10 分)的弹性值要显著高于中分化前列腺癌(Gleason 6 分、7 分)。

　　d. 采用经直肠超声-MRI 融合靶向穿刺技术实现 TRUS 实时引导下的 MRI 标记的靶向穿刺(见图 4-33),可以提高诊断中准确性。

　　TRUS 虽然是前列腺癌诊断的金标准,但前列腺癌声像图可表现为低回声、等回声或高回声,而 TRUS 引导下穿刺只针对低回声灶,等回声灶无法辨认,导致漏诊,而且有的前列腺癌亦有多个病灶在 MR 阴性区域,故系统穿刺仍不能被靶向穿刺取代。

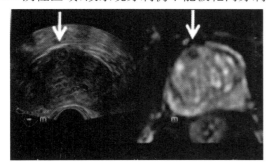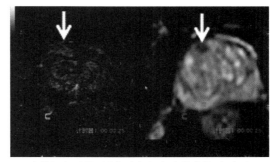

扫码看原图

超声-MRI 图像融合成像并标记靶点:该靶点在超声图上表现为等回声而未被发现,通过与多参数 MRI 图像融合而被标记。

术前超声-MRI 图像融合超声造影成像:超声造影该病灶呈早期高增强(箭头示)。

图 4-33　超声-MRI 图像融合成像

　　(3) 前列腺炎:急性前列腺炎前列腺大小不变或变化不大,外腺有局限低回声灶或弥漫性不均质低回声区,常有增强斑状回声,合并脓肿时可有无回声区。慢性前列腺炎前列腺增大不明显甚至缩小,内部回声增粗不均,常伴钙化。

　　(4) 前列腺结石或钙化:常表现为内外腺交界部散在点状、团状、弧形的强回声,伴或不伴声影。

　　(5) 前列腺内囊肿:分为:① 射精管囊肿:最常见,为左右射精管走形区域的囊性无回声区,横切位于前列腺正中,纵切位于射精管(见图 4-34);② 前列腺囊肿:位于前列腺一侧的囊肿;③ 苗勒氏管残留囊肿(包括苗勒管囊肿和扩大的前列腺囊):为前列腺基底部尿道旁的囊肿,典型的呈水滴状。

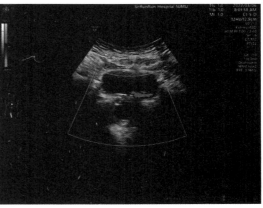

扫码看原图

横切面于前列腺正中见一圆形囊性无回声区,界清。

图 4-34　射精管囊肿

　　3. 精囊疾病

　　(1) 精囊肿瘤:罕见,多见于青壮年。实质性精囊肿瘤的声像图表现为精囊增大,外形失去常态,边界模糊不清,内部正常条束状结构中断或消失,可见边缘不规则,回声强弱不均的小结节。若为前列腺肿瘤或膀胱肿瘤累及精囊,可见前列腺或膀胱与精囊的间隙消失,其间见强弱不均的肿块结节浸润,界限不清。囊性精囊肿瘤多为一侧精囊大部分或全部被无回声囊腔占据,囊壁变薄,后方回声增强。CDFI 精囊肿瘤内几乎都能检出血流信号。

　　(2) 精囊炎:① 急性精囊炎:精囊轮廓增大较明显,其张力增加,近似椭圆形。囊壁毛糙或模糊不清。囊内回声减低,其间有散在的点状回声。CDFI 囊壁血流信号明显增多。② 慢性精囊炎:精囊增大的程度较急性期轻,囊壁僵直、增厚,囊内点状回声增多。

　　(3) 精囊结石:罕见,结石多位于精囊后壁的前方,常多发。在精囊腔内显示数毫米大小不等的点状强回声,后伴声影。

(4)精囊囊肿:超声表现为精囊腺内单个或多个囊性回声,壁薄。

(5)精囊发育不良:单侧或双侧精囊外形偏小,前后径小于5 mm,内部结构不清。

七、阴囊及内容物疾病

1. **鞘膜积液** 鞘膜囊壁薄而光滑,伴有炎症者,壁增厚。鞘膜腔内偶有少量陈旧性血液,可见散在浮动光点,改变体位后更明显。有时出现纤维素形成的隔,呈纤细条状不完整分隔。

鞘膜积液分为四种类型:

(1)睾丸鞘膜积液:睾丸鞘膜囊内积液超过正常量。睾丸大小、形态正常。阴囊增大,睾丸周围见无回声区,三面包绕睾丸。

(2)精索鞘膜积液(包裹性鞘膜积液/精索囊肿):精索鞘状突部分局限积液,不与腹腔及睾丸鞘膜囊相通。睾丸上方及腹股沟区见无回声区,呈椭圆形、长条形。

(3)睾丸精索鞘膜积液(婴儿型鞘膜积液):精索鞘状突积液,与睾丸鞘膜囊相通,不与腹腔相通。睾丸位于无回声内,无回声区呈梨形,自阴囊向精索延伸。

(4)交通型鞘膜积液(先天性鞘膜积液):鞘状突在出生后未闭,液体可流入腹腔。无回声区上端呈鼠尾状,大小因体位挤压而改变。交通性鞘膜积液往往交通的管道腔隙甚小,超声很难发现,不易与婴儿型鞘膜积液鉴别,需结合病史和体征鉴别,或早晨刚起身与长时间站立后作对比检查,或用手挤压阴囊前后作对比探测,才能作出鉴别。

2. **阴囊血肿** 致病原因有外伤性和医源性两种,后者常在阴囊手术后发生。阴囊血肿声像图有两种表现,一种以阴囊内组织间弥漫渗血为主。血肿区出现中等回声,其间或有多个小暗区,血肿无明确边界。另一种以大血肿为主,血肿区呈大片暗区,其间可有少量光点或光带存在。

3. **精液囊肿** 位于附睾头内或附睾头旁,为一个圆形小囊肿。精液囊肿声像图:附睾头部附近一个圆形液性无回声区,直径1～2 cm,壁光滑,后方回声增强,与周围组织无粘连,但与附睾头分不开。

4. **附睾炎和附睾结核** 正常附睾尾部在高频超声下显示为新月形中等回声区,紧贴睾丸下极。急性期,附睾增大,回声低,CDFI血运丰富,可伴鞘膜腔少量积液。弹性成像可见其硬度增加(见图4-35)。慢性附睾炎和附睾结核常表现为不规则低回声肿块,形成脓肿者,出现低回声区,可伴有钙化,CDFI彩色血流减少,在低回声区不出现血流(见图4-36)。脓肿形成时,脓肿内也无彩色血流显示。

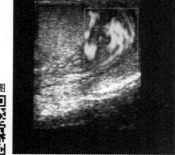
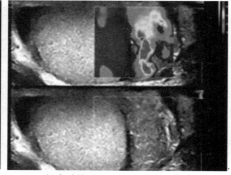
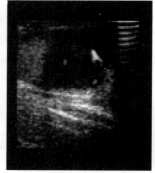

能量多普勒图显示肿大附睾尾内血流丰富。

超声弹性图显示肿大附睾尾质地较硬。

CDFI肿块内见彩色血流,但极低回声区无血流。

图4-35 急性附睾炎　　　　　　　　**图4-36 附睾结核**

5. **睾丸炎** 多由腮腺炎、尿道炎、膀胱炎引起。急性期睾丸弥漫性肿大,表面光滑整齐,内部回声呈中等亮度的细小密集光点,均匀分布,CDFI血流丰富,可伴有鞘膜腔少量积液;慢性期睾丸缩小,回声不均,可伴钙化灶(见图4-37)。睾丸炎与已侵犯整个睾丸的精原细胞瘤需结合病史和体征加以区别,睾丸恶性肿瘤内的彩色血流较睾丸炎为丰富。

扫码看原图

扫码看原图

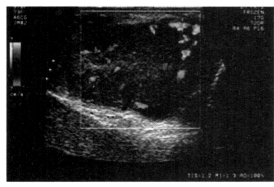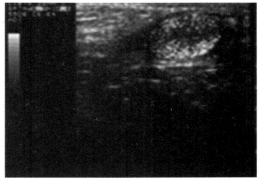

睾丸肿大,内部回声粗糙,CDFI 血流较丰富,鞘膜腔
见少量积液。

慢性睾丸炎:睾丸缩小,回声不均伴较多钙化灶。

扫码看原图

图 4-37　睾丸炎

6. 睾丸挫裂伤　① 睾丸挫伤,白膜回声完整,睾丸内回声不均匀,失去正常睾丸细密、均匀声像图特征,此为睾丸内渗血的表现。睾丸内血肿形成者,出现一个或多个低回声区,形态不整齐。② 睾丸裂伤,白膜回声有缺损,中断处即为裂伤之处。睾丸内渗血也表现为回声不均匀;血肿形成者也表现为不规则低回声区的出现。睾丸裂伤还表现在鞘膜腔内的血肿低回声和血块的不规则高回声。

7. 睾丸萎缩　急性睾丸炎和外伤性睾丸血肿(白膜未破裂),最后的转归都是睾丸萎缩。隐睾有时也导致睾丸萎缩。睾丸萎缩后,形态缩小、质软,失去正常睾丸的敏感性,挤压不诉痛。声像图表现为睾丸形态缩小明显,内部回声明显降低,呈均匀低回声,CDFI 不显示睾丸内血流。

8. 睾丸发育不全　睾丸小于正常人。在小儿,睾丸小于同年龄儿童应有的大小,睾丸形态无明显改变或略欠饱满。内部回声无明显改变或低于正常。CDFI 仅见睾丸周围阴囊内邻近组织的血流,而不显示睾丸内血流。

9. 隐睾　腹股沟部隐睾宜于充盈膀胱后立位探测。因为立位时睾丸下降,容易被探测到。探测时,用高频线阵或凸阵探头,探头长轴与腹股沟韧带垂直,自外上向内下作一系列斜切。在检查时探头稍稍加压,当探测到睾丸时,有睾丸在探头下滑过的感觉,并在监视屏幕上见到低回声的睾丸"一跃而过"。隐睾的大小随其发育的好坏有较大出入,但均较对侧正常睾丸小。发育差的隐睾形态常呈扁圆形,内部回声甚低,不如正常睾丸的形态饱满且富内部回声。

隐睾的分类有:腹腔内高位睾丸、腹股沟型隐睾(70%)、阴囊高位隐睾、滑动性隐睾、异位睾丸。

腹股沟部隐睾可在腹股沟管内、外环附近探测到,位置表浅。2~5 岁儿童睾丸于距体表约 4 mm 处探测到,肥胖儿例外。腹膜后隐睾有时在同侧肾脏下极附近找到,呈椭圆形低回声区,边界整齐,腹股沟管内隐睾常合并鞘膜积液或腹股沟疝。探测隐睾时,不要把鞘膜积液和腹股沟疝误诊为隐睾。

10. 睾丸扭转　分为两种类型。

(1) 鞘膜内扭转:睾丸与附睾之间系带扭转或鞘膜内精索扭转,若睾丸不上提,提示扭转约 360°。

(2) 鞘膜外扭转:鞘膜外精索扭转,睾丸上提到阴囊上口,提示扭转约 360°~1080°。

扭转早期睾丸体积轻度肿大,血流减少。继之,睾丸体积明显增大,回声不均,出现不规则无回声或高回声区。睾丸周围出现少量积液,CDFI 显示睾丸血流减少或消失。睾丸血流减少的程度与睾丸扭转的程度有关。晚期病例,睾丸坏死变小,内部回声不均可伴钙化,睾丸周围积液增多,CDFI 显示睾丸血流消失。若精索扭转同时伴有输精管、睾丸动脉以及蔓状静脉丛扭转可呈线团征表现:在睾丸前上方可见类圆形异常回声团,边界毛糙,内部呈稍强回声且夹有弯曲的线样光带(见图 4-38)。检查时,注意双侧对比,结合能量多普勒可提高诊断准确率。

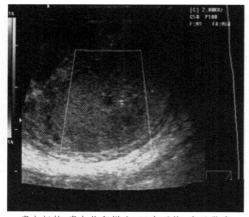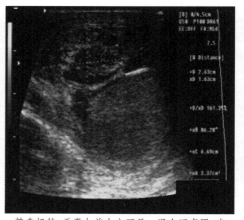

睾丸扭转:睾丸体积增大,回声不均,内见散在 无回声区,CDFI示睾丸血流消失。　　精索扭转:于睾丸前上方可见一混合回声团,略 呈漩涡征。

图 4-38　睾丸扭转和精索扭转声像图

11. 精索静脉曲张　超声检查患者应取站立位,在静息和乏氏动作下分别进行评估。当患者站立位不方便时,可采用仰卧位。正常精索静脉宽度在 2 mm 或以下,精索静脉曲张者,静脉增粗,内径可达 3 mm 或以上(见图 4-39),重度曲张者其断面呈多房囊状。直立位做乏氏动作,可见上述静脉管状结构明显增多、增宽。CDFI 可见血液反流。

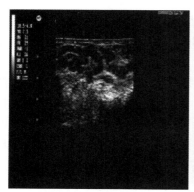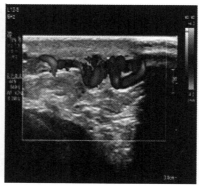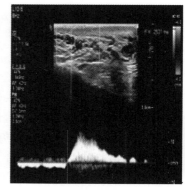

精索静脉迂曲扩张,内径约 2.7 mm。　　　　　　　　乏氏动作反流持续时间为 2.5 s。

图 4-39　精索静脉曲张

2020 版中国专家共识推荐精索静脉曲张超声诊断标准(满足以下之一即可):

(1)患者站立位,静息时精索静脉内径≥2 mm,乏氏动作伴有反流阳性;

(2)患者站立位,乏氏动作时,精索静脉内径≥3 mm;

(3)另外也可将反流时间作为评估精索静脉反流的主要参数。乏氏动作时,反流持续时间>2 s即可诊断为精索静脉曲张;≥1 s,可诊断为亚临床精索静脉曲张;<1 s,为生理性。

能发现亚临床型的精索静脉曲张,对因此引起的不育症的诊治有一定帮助。精索静脉曲张常见于左侧,部分可能与胡桃夹综合征有关。对于孤立性右侧精索静脉曲张或急性曲张的患者,检查可扩展至腹膜后区,以判断有无占位性病变。精索静脉曲张与睾丸功能相关。不育患者需同时评估睾丸体积(长×宽×厚×0.71)。

12. 精索静脉血栓形成　不常见,多数因局部血液回流障碍所致,患者可出现局部水肿和疼痛。急性血栓声像图表现为精索静脉管径增宽,管腔内充满低回声团,彩色血流束变细或消失,亚急性或慢性声像图表现为管腔内可见中等回声团,内可见小束状、点状或分束状彩色血流(见图 4-40)。

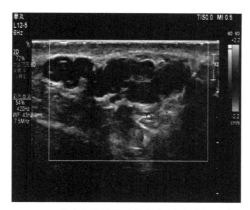
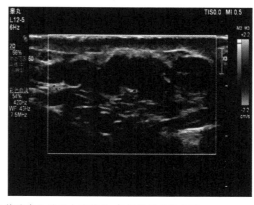

精索静脉显著迂曲扩张,内充满低回声,CDFI管腔内几乎无血流信号,仅见零星点状血流。

图 4 - 40　精索静脉血栓形成

13. 睾丸囊肿　小的睾丸囊肿,睾丸并无增大,睾丸内在正常的细密回声中出现小的囊性区,有光滑的包膜回声,其大小仅数毫米(见图 4 - 41)。大的睾丸囊肿表现为睾丸肿大,囊肿几乎占据睾丸的大部,睾丸组织被挤压到囊肿周边,仅剩数毫米厚。彩色血流图显示囊肿周围睾丸内有少量彩色血流,囊内无血流。

14. 睾丸微石症(TM):相对少见,表现为睾丸内的散在多发钙化,超声检查作为首选检查方法,声像图表现为睾丸实质内弥漫或散在分布直径<3 mm的点状强回声,后方无声影。CDFI:未见异常血流信号(见图 4 - 42)。

专家认为精子的功能与睾丸微石症的程度相关;睾丸内微石越多精子功能越差,因此微石症的分级对临床诊疗至关重要。

睾丸微石症分为局限型、经典型和充满型三型:

(1)局限型睾丸微石症是指每个切面有少于 5 个直径<3 mm 的钙化点者;

(2)经典型睾丸微石症的每个切面均能发现 5 个以上直径<3 mm 的点状强回声,后方无声影。经典型又分为 3 个亚级:

Ⅰ级,每个切面发现微石数 5~10 个;

Ⅱ级,每个切面发现微石数 11~20 个;

Ⅲ级,每个切面发现微石数 21~100 个。

(3)充满型睾丸微石症每个切面微石数大于 100 个或微石面积大于 80% 睾丸面积。

诊断睾丸微石症时要注意与睾丸内钙化灶相鉴别:超声图像上两者的钙化斑无论形态、大小、数目均有不同。睾丸内钙化斑多表现为孤立存在的圆形及类圆形强回声斑,后方多伴声影,一般体积较大、数目较少、局限存在于睾丸某一部位。

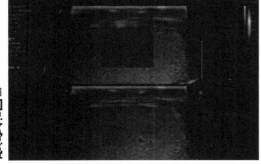

睾丸内见一小囊性区,界清,
弹性成像示其质地较软。

图 4 - 41　睾丸囊肿剪切波弹性超声图像

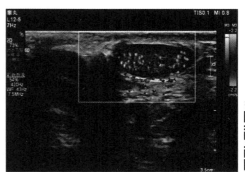

睾丸内散在分布较多小点状强回
影。CDFI 未见异常血流信号。

图 4 - 42　睾丸微石症

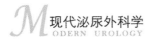
15. **睾丸肿瘤** 睾丸肿瘤可分为生殖细胞肿瘤和非生殖细胞肿瘤,其中前者占90%～95%。

(1)肿瘤的病理分类声像特征及血流动力学指标

① 精原细胞瘤:睾丸体积增大,肿瘤呈实质均质回声。如肿瘤累及睾丸的一部分,则可见到肿瘤的回声与正常睾丸组织间有明显的界线(见图4-43)。但肿瘤侵犯大部分睾丸时,肿瘤组织的均质低回声区与残存的正常睾丸组织界面模糊不清。睾丸体积虽大,形态仍保持椭圆形,白膜完整。CDFI 显示肿瘤组织内血流较丰富,呈短线状血流,脉冲波多普勒(PWD)V_{max}18～22 cm/s,PI 1.58～1.90,RI 0.8～0.9。

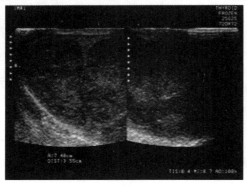
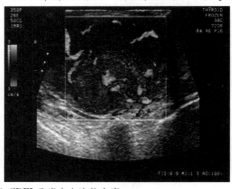

睾丸增大,内见实性均匀肿瘤回声,CDFI 示瘤内血流较丰富。

图 4-43 睾丸精原细胞瘤

② 胚胎癌:在肿大的睾丸内出现实质不均质肿块。低回声区内有强回声,且有散在的不规则小液性暗区相混(见图4-44)。正常的睾丸组织回声受侵犯,肿瘤边界不整齐。CDFI 呈散在的不规则短线条血流。(PWD)V_{max}25～30 cm/s,PI 1.05～1.48,RI 0.6～1.2。

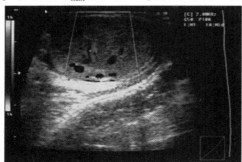
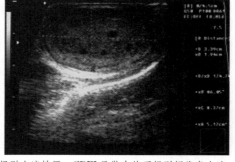

睾丸肿大,内见实性不均质肿块,低回声区内伴散在的不规则小液性区。CDFI 呈散在的不规则短线条血流。

图 4-44 睾丸胚胎癌

③ 畸胎瘤:睾丸体积增大,表面高低不平,肿瘤内部回声不均匀,有时可呈分叶状,并有较大的不规则暗区及钙化样强回声和声影出现(见图4-45)。睾丸包膜连续性中断、肿瘤内部血流丰富,呈树枝状。(PWD)V_{max}为 25 cm/s 以上,PI 1.31～2.5,RI 0.7～1.4。

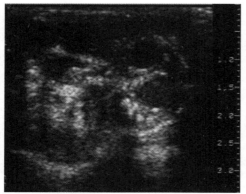
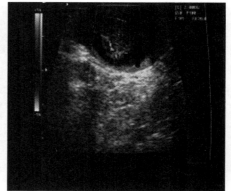

睾丸成熟型畸胎瘤:增大睾丸内见一不均质包块,界欠清,形态欠规整,内伴较多强回声光点及光团。　　睾丸未成熟畸胎瘤:睾丸内见一混合回声团,界尚清,内见大范围液性区,实性部分见彩色血流信号。

图 4-45 睾丸畸胎瘤

④ 恶性淋巴瘤:肿瘤侵犯两侧睾丸并累及睾丸大部,肿瘤呈低回声,形态不规则、肿块内血流不太丰富,而肿块周边血流丰富(见图 4-46)。V_{max} 为 11～26 cm/s,PI 1.4～1.8,RI 0.7～0.9。

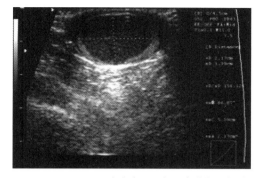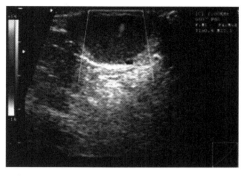

睾丸内见一低回声肿块,形态尚规则,其内部及周边可见彩色血流。

图 4-46　睾丸恶性淋巴瘤

⑤ 绒毛膜上皮癌:肿瘤呈中等强度的均匀回声,肿瘤早期侵犯整个睾丸,并使睾丸失去椭圆形态,包膜连续性中断且不光整、凸凹不平。肿瘤内血流极为丰富,呈树枝状分布。V_{max} 为 30 cm/s,PI 1.0～2.1,RI 0.6～1.1。

⑥横纹肌肉瘤:肿瘤呈实性低回声,边缘不齐,形态不规则,并侵及睾丸大部或整个睾丸(见图 4-47)。有时可位于睾丸旁并包绕整个睾丸。肿瘤内血流丰富,呈树枝状分布。V_{max} 为 28～30 cm/s,PI 1.6～2.3,RI 0.8 以上。

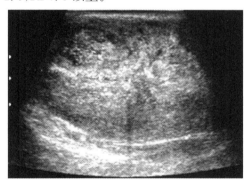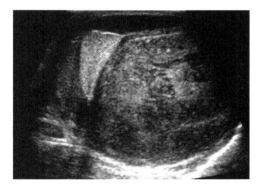

睾丸内见一实性肿块,界不清,回声不均,侵及睾丸大部。

图 4-47　横纹肌肉瘤

⑦ 混合型睾丸肿瘤:声像图主要因混合的肿瘤成分和比例不同存在很大区别。可见中等强度回声与高回声交错分布,其内伴有散在的类圆形小暗区。肿块内血流丰富,呈星点状和线状分布。V_{max} 为 20～28 cm/s,PI 1.2～2.1,RI 0.7～1.40。

(2) 诊断与鉴别诊断

① 当超声显示睾丸增大,内部可见实质性或混合性回声的肿块时,便可考虑睾丸肿瘤。若睾丸肿块呈实质均匀低回声,应首先考虑精原细胞瘤。睾丸畸胎瘤虽然也可呈现较均匀性回声,但为数很少,绝大多数为非均质性或为混合性回声肿块。睾丸肿块内出现散在的小无回声区者,以胚胎癌更为多见。超声显示睾丸肿瘤后,要注意观察肿瘤的累及范围,有无腹膜后、肾门和腹股沟等处淋巴结转移。转移淋巴结多位于第 1～3 腰椎两侧。

② 睾丸肿瘤标记物:系采用放射免疫技术测定血中有甲胎蛋白(AFP)和绒毛膜促性腺激素(HCG),对早期诊断、准确分期、检测疗效和评估预后均有重要价值。

③ 其他影像学检查:常规 X 线检查、淋巴造影、CT 及核素扫描等均可用于睾丸肿瘤的诊断或分期,但后两者价值较大。

（3）临床价值：超声显像能清晰显示睾丸的大小、形态和内部结构，确定阴囊内肿块为囊性或实质性，观察肿块的来源，根据睾丸肿块的声像图表现尚可初步估计其病理性质。随着仪器分辨力的提高，超声能测得睾丸内直径 2～3 mm 的微小肿瘤，还可观察睾丸肿瘤的累及范围，如有无腹膜后或远处淋巴结转移，以及周围脏器的转移，对睾丸肿瘤作出术前分期，从而为临床治疗提供较可靠的依据。因此超声可作为睾丸病变的首选影像学检查方法。此外，超声造影根据肿块内微循环灌注情况，对睾丸内肿块的良恶性鉴别诊断有较大价值。

八、阴茎疾病

使用超声技术评估阴茎病变已相当普及，不仅可显示其解剖结构，还可利用 CDFI 进行检测阴茎功能。

阴茎含有 2 条阴茎海绵体及 1 条尿道海绵体，前者是勃起组织，后者内含尿道。动脉：主要有海绵体动脉（阴茎深动脉）阴茎背动脉，海绵体动脉是阴茎勃起功能最重要的血管。静脉：阴茎背浅静脉、阴茎背深静脉、阴茎深静脉。

阴茎超声检查时应采取适当措施保护患者隐私，如需注射药物检查，还应告知注射后可能发生的并发症，如低血压、疼痛、血肿、阴茎异常勃起（阴茎持续勃起状态＞4 h）。各种参数检测必须在注药后 20 min 内完成。正常阴茎声像图（见图4-48）。

双侧阴茎海绵体呈均匀偏低回声，尿道海绵体呈均匀稍高回声，横切面海绵体成"品"字形排列。阴茎疲软状态下：海绵体动脉内径：0.2～1.0 mm血流显示率只有50％。

注药后，阴茎海绵体中心部位海绵体窦扩张，回声低于周边海绵体。注药后 5 min，海绵体动脉扩张，内径增宽幅度 0.3～0.7 mm。海绵体动脉：

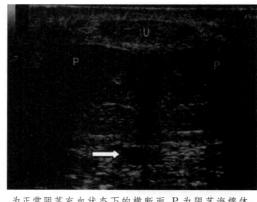

为正常阴茎充血状态下的横断面，P 为阴茎海绵体，U 为尿道海绵体，阴茎海绵体内血窦扩张，背深静脉（箭头示）扩张。

图4-48　正常阴茎声像图

收缩期血流速度迅速上升，频谱形态呈高尖单峰形，PSV 达 35～56 cm/s。而舒张期血流速度缓慢下降至 0 并可出现负向血流频谱。此时为完全勃起期。血流速度及多普勒频谱形态一般在注药后 4～5 min 趋于稳定。舒张末期流速（EDV）＜5 cm/s，RI 平均 0.99。强直期时，PSV 又开始降低，表现为低速高阻的单频谱，舒张期频谱消失。阴茎背深静脉：在注药后初期可以观察到持续性的血流，完全勃起后为少量间歇性低速血流或检测不到血流。阴茎背动脉：位于白膜外侧，因不受海绵体内压及各个勃起期的影响，始终表现为前向的舒张期血流（见图4-49）。

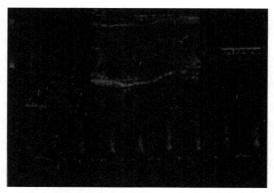

注药后，阴茎海绵体动脉 PSV36 cm/s，收缩期高尖单峰，舒张期反向频谱。　　　　注药后，阴茎背深静脉可见少量反流。

图4-49　阴茎血管正常声像图

1. **血管性阳痿**　血管性勃起功能障碍是器质性阳痿中最重要的原因。

（1）动脉性阳痿：对血管活性药物反应性低下。海绵体动脉血流频谱呈低速单峰形，波峰圆钝。PSV<34 cm/s，RI>0.8。海绵体动脉内径增加率<50%（见图4-50a）。

内径增加率＝（注药后内径-注药前内径）/注药前内径。正常个体间差异大，测量误差较大。正常增大率>80%。

（2）静脉性阳痿：EDV持续>5 cm/s，RI<0.78，阴茎背深静脉大量回流（见图4-50b）。

（3）动静脉性或混合性阳痿：PSV<34 cm/s，合并EDV>5 cm/s，RI<0.78，海绵体动脉内径增加率减少，阴茎背深静脉持续性回流。

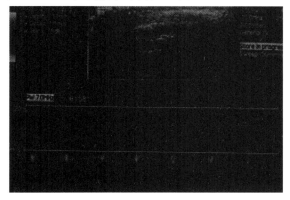
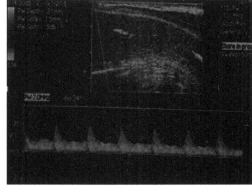

扫码看原图

a：动脉性阳痿：注药后，海绵体动脉血流频谱呈低速单峰形，PSV 8 cm/s，RI>0.8。

b：静脉性阳痿：注药后，海绵体动脉EDV约8 cm/s，RI约0.75。

图4-50　血管性阳痿声像图

2. **阴茎外伤**　为一种少见的男性泌尿生殖系统损伤，超声主要用于闭合性阴茎损伤的诊断中，包括阴茎创伤性血肿、破裂、断裂等。阴茎折断应及时诊断，紧急手术治疗。超声不仅可准确判断白膜是否存在撕裂，还可精确识别破口的大小与定位破口位置。

超声诊断标准：海绵体白膜连续中断，中断处可见"泪滴"样无回声。超声对于单纯性海绵体挫伤、阴茎皮肤及皮下筋膜层损伤伴血肿亦可准确显示，为临床治疗提供较准确依据，可作为急性闭合性阴茎外伤的首选影像学检查。

（王艳晓　孙小林）

第五章
X线检查

第一节　尿路平片

尿路平片（plain film of kidney-ureter-bladder,KUB）是评估泌尿系统疾病常用的检查方法,既是独立的一项检查,也是其他尿路造影前不可缺少的检查。

一、摄片前准备

（1）清洁肠道,以避免粪便及肠气干扰。传统清洁灌肠操作繁琐、病人接受度差,现已少用;目前多采用药物肠道清理,包括番茄叶、硫酸镁、甘露醇及便塞停等,临床常于摄片前一晚以番泻叶 10 g 用开水冲服,急诊患者不需此操作。

（2）摄片前 2～3 天禁用不透 X 线的药物,如铁剂、钡剂。

（3）摄片当日禁食。

（4）急诊患者则不必做准备。

二、摄片要求

（1）范围:胸 11 椎体至耻骨联合下缘,包括双侧肾、输尿管、膀胱。

（2）体位:一般采用仰卧位;特殊情况下可取立位或侧位。

（3）过程:患者应屏气。

三、观察内容

两侧肾脏大小、形态、位置;两侧肾、输尿管、膀胱区有无明确异常密度影。两侧腰大肌形态。骨骼系统有无异常等。

（南楠）

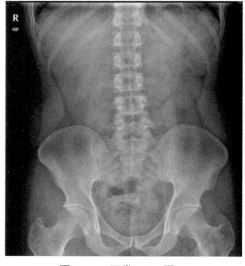

图 5-1　正常 KUB 图

第二节　静脉尿路造影

静脉尿路造影（intravenous urography,IVU）曾称排泄性肾盂造影,是经静脉注射或滴注对比剂后,通过肾小球滤过排出至尿路而显影。静脉尿路造影可观察整个泌尿系统的解剖、分泌功能及各种尿路病变。

一、适应证

（1）怀疑患有尿路结石、结核、肿瘤、先天畸形。

（2）原因不明的血尿和脓尿。

（3）尿道狭窄不能插入导管或行膀胱镜检查者。

（4）了解肾功能情况。

（5）了解腹膜后包块与泌尿系统关系。

（6）用于肾性高血压的筛选检查。

二、禁忌证

（1）对碘过敏者。（2）肝、肾功能严重受损。（3）全身功能衰竭、急性传染病或高热。（4）甲状腺功能亢进。（5）妊娠期及产褥期。（6）急性泌尿系统炎症、严重血尿。（7）多发性骨髓瘤（易发生尿闭）。

三、造影前准备

（1）详细了解患者过敏史，并告知患者造影必要性，造影过程中及之后可能发生的情况。

（2）清洁肠道，同尿路平片摄片一致。

（3）排空尿液。避免因膀胱充盈，影响上尿路排空，造成上尿路梗阻的假象。

（4）碘过敏试验。使用离子型含碘对比剂时，应于造影前一天做碘过敏试验；而使用非离子型碘对比剂时，除非说明书有特别要求，一般可不做碘过敏试验。

（5）准备好肾上腺素、地塞米松注射液等，以备发生过敏反应时抢救使用。

四、造影方法

（一）常规剂量静脉尿路造影

1. 体位　患者仰卧于检查床，摄尿路平片。

2. 加压　体外压迫输尿管以阻断输尿管尿流。

3. 静脉注射对比剂　常用 60%～76% 泛影葡胺以及浓度为 300 mg/mL 和 350 mg/mL 的碘含量非离子型对比剂（如碘海醇、碘佛醇）。成人一般用量 20～40 mL，儿童因不能压迫输尿管且肾浓缩功能不佳，用量为 1～1.5 mL/kg。于 3～5 分内静脉注射完毕。

4. 摄片　静脉注射对比剂后 7、15、30 分钟各摄肾区片一张，肾盂肾盏显影满意后解除压迫，再拍一张全尿路片。必要时加拍立位片，可以了解有无肾脏下垂；也可加拍膀胱区及两侧斜位片，以帮助膀胱病变的诊断；有时可令患者排尿，做排尿性尿道造影。有条件的单位，可在监视屏上动态了解整个尿路情况，称为动态静脉尿路造影。加以适时摄片对诊断尿路病变作用更大。

对肾盂明显扩张的患者，在规定时间内不能明确是否存在梗阻，可延迟摄片（1～2 小时，甚至 4 小时）。亦可行利尿 IVU，即在静脉注入呋塞米（速尿）20 mg 后继续摄片。如无明显梗阻，造影剂会迅速排出肾盂，否则造影剂会滞留在肾盂内。

（二）大剂量静脉尿路造影

1. 适应证

① 常规剂量静脉尿路造影显影不佳以致不能作出诊断者。

② 肾积水、肾血管性高血压、肾下垂及需观察全长输尿管者。

③ 不能行腹部加压的患者。

2. 造影方法

① 60% 泛影钠或 76% 泛影葡胺 100 mL，最大剂量为 140 mL，儿童按 2 m/kg。加等量 5% 葡萄糖注射液或生理盐水，在 5～8 分钟内由静脉快速滴入。

② 摄片时间：应于滴注结束后立即摄片，后分别于 10 分钟、20 分钟、30 分钟各摄全尿路片一张，并可酌情延长。造影时腹部不需加压。

（南楠）

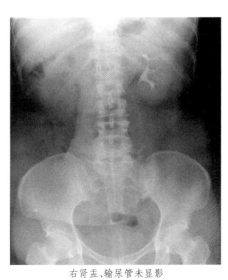

右肾盂、输尿管未显影

图 5-2　静脉尿路造影

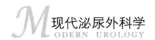
第三节　逆行输尿管肾盂造影

在尿道膀胱镜下将输尿管导管插入输尿管、肾盂，经输尿管导管将适量、一定浓度的造影剂注入输尿管、肾盂、肾盏的造影方法称为逆行输尿管肾盂造影（retrograde urography，RGP）。

一、适应证

（1）IVU 显影不满意或因心、肝、肾功能差等而不宜行 IVU 者。

（2）需了解上尿路集合系统形态、结构及腔内病变时。

（3）观察邻近器官病变对肾盂、肾盏、输尿管侵犯状况。

（4）了解肾盂肾盏、输尿管与肠管内瘘情况。

二、禁忌证

（1）有尿道狭窄或泌尿系统炎症未控制者。

（2）有造影剂过敏者。

（3）输尿管移植于膀胱或肠道原位膀胱者。

（4）上尿路有先天性畸形，如输尿管异位开口等。

（5）严重血尿或肾绞痛发作期间。

三、检查方法

在膀胱镜下先观察双输尿管口位置及喷尿情况，视要求将输尿管导管插入输尿管内并注意插入深度。如在 C 臂机下造影，可不拔出膀胱镜；如需去放射科拍片，则拔出膀胱镜后将输尿管导管末端插入无菌试管内，标记好左右侧并妥善固定。

先拍 KUB 平片。缓慢向输尿管导管内注入 15%～30%泛影葡胺，透视观察下以肾盂肾盏显影满意为度，通常剂量不超过 10 mL，嘱患者屏气并拍片。摄片后及时读片，直至显影满意为止。通常采用仰卧位拍片，必要时加摄斜位或侧位片。对需要了解全程输尿管情况者，可采用边拔输尿管导管边注入造影剂的方法摄片。对阴性结石或怀疑肾盂内有小肿瘤者，可再注射空气做对比造影。视患者病情需要可保留输尿管导管（有梗阻者）或拔管。

在逆行造影中，可出现肾小管反流现象。该现象多由于推注造影剂后使肾盂内压力骤然升高导致对比剂逆行进入肾盏以外的区域，发生率约 20%。分为两类：穿窿回流和肾小管回流。该现象为正常现象，若表现严重，常说明肾脏本身可能存在病变。

四、注意事项

（1）输尿管导管插入深度适当，成人应小于 25 cm，输尿管导管头端以位于肾盂下方为好。

（2）严格无菌操作，避免逆行感染，造影剂中可酌加抗生素。

（3）对有药物过敏者应高度重视，造影前应做碘过敏试验。

（4）正常情况下一般一侧注入造影剂量为 5～10 mL，有肾盂积水者可酌情增加，注射速度不应过快，以免发生反流及术后剧烈腰痛。

（5）对有肾功能不全者，应注意观察避免肾功能进一步恶化。

（6）注入造影剂时应避免注入空气，以免影响观察。

五、并发症

1. 腰痛　多因注射造影剂速度过快、量大而造成，常伴恶心、呕吐和绞痛，可予解痉止痛治疗，一般 6～24 小时可缓解。

2. **血尿**　由于插膀胱镜、插输尿管导管损伤引起,应多饮水、抗炎、止血治疗。

3. **感染**　多为逆行感染引起。可予口服广谱抗生素治疗,对畏寒、高热者应静脉应用广谱抗生素。

4. **尿频、尿痛**　由于插膀胱镜损伤尿道及膀胱颈引起,可抗炎对症治疗。

5. **少尿、无尿**　多见于双侧逆行肾盂造影时,机制不清,可能与造影剂刺激及肾小管反流引起肾小管上皮水肿及神经反射有关。一旦发生,应用抗过敏药、糖皮质激素及利尿药,并密切观察。

6. **肾盂、输尿管穿孔**　与输尿管导管较粗、较硬、操作不当及管壁本身病变有关。一旦发生,应立即终止检查,并据穿孔位置、程度做相应处理。

(南楠　吴宏飞)

第四节　肾盂穿刺尿路造影

经皮肾盂穿刺造影(antegrade pyelography)是局麻下通过经皮肾盂穿刺的肾造瘘管注入造影剂至肾集合系统和输尿管的检查方法。

一、适应证

1. 在 IVU 和 RGP 失败或不满意时。

2. 已行尿流改道且需了解上尿路情况者。

3. 肾积水或肾积脓,IVU 不显影且不能行 RGP 或失败者。

4. 需行肾穿刺造瘘者。

二、禁忌证

1. 全身情况差,不能配合、无法耐受穿刺和造影检查者。

2. 穿刺部位有明显皮肤感染者。

3. 有严重出血倾向者。

4. 疑有肾恶性实质性肿瘤者。

5. 有造影剂过敏史者。

三、操作方法

1. 俯卧位或侧卧位,常规消毒铺无菌巾单。

2. 穿刺点在第 12 肋下 1 cm,第 1~2 腰椎棘突旁 6~9 cm 处;或在 B 超定位下选择肾皮质最薄处。

3. 局部浸润麻醉下将 20~22 号长穿刺针刺入肾集合系统,有落空感后拔出针芯,有尿液流出后留标本送常规、培养及生化检查。

4. 在透视下注入造影剂至显影满意时摄片,必要时可来回抽吸数次让肾盂内造影剂混匀,且有利于输尿管显示。造影结束后抽出大部分积水及造影剂,必要时注入抗生素预防感染。

5. 对需行肾穿刺造瘘者可先置入导丝,依次以扩张器扩至适当大小,沿导丝置入单 J 管,缝合固定,外接引流袋,无菌敷料粘贴。

(南楠　吴宏飞)

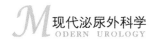
第五节 膀胱造影

膀胱造影是用来了解膀胱的形态、膀胱内占位、膀胱储存和排泄功能的检查,包括静态膀胱造影(又称"逆行膀胱造影")和排泄性膀胱尿道造影(又称"排尿性膀胱尿道造影")。排泄性膀胱尿道造影根据造影剂的进入方式,又分为逆行膀胱尿道造影和静脉性膀胱尿道造影。

一、适应证

1. 了解膀胱形态异常的原因,如先天性双膀胱、憩室、膀胱挛缩、脐尿管未闭或囊肿等。

2. 膀胱肿瘤、结石,输尿管口囊肿,膀胱瘘管。

3. 膀胱外伤,证实有无膀胱破裂及类型。

4. 神经病源性膀胱、尿失禁、膀胱输尿管反流的诊断。

5. 尿道先天性畸形,如后尿道瓣膜、重复尿道、憩室等。

6. 膀胱内病变而不能做膀胱镜检查者。

7. 确定膀胱-肠道瘘、膀胱-阴道瘘的诊断及部位。

8. 尿道狭窄的部位及长度等。

二、禁忌证

1. 严重外伤或大出血、休克,生命体征不稳者。

2. 尿道、膀胱急性炎症期间。

3. 严重尿道狭窄,急性尿道损伤。

4. 尿道出血,有造影剂过敏者。

三、操作方法

1. 先清洁肠道,排空膀胱,摄骨盆平片。

2. 消毒铺巾插导尿管,测剩余尿量,并留尿送检。

3. 从导尿管注入15%~30%泛影葡胺至患者膀胱区有胀感为止(约200~400 mL),拍仰卧位片及左、右斜位片各1张,显影满意后拔除导尿管。对需要做排泄性膀胱尿道造影者则嘱患者排尿,拍不同时相的正、侧位和左、右斜位片,用以观察膀胱收缩功能、尿道显影情况和输尿管有无反流、膀胱憩室。排尿结束后再摄片1张,观察剩余尿情况。对有压力性尿失禁者,应观察静息时膀胱颈闭合状态及其与耻骨联合下缘的位置关系、膀胱颈后尿道角度,并嘱患者咳嗽观察有无漏尿;排尿状态下膀胱颈后尿道移动度、膀胱尿道后角和尿道倾斜角等。

4. 对不能从尿道插导尿管造影者,可行耻骨上膀胱穿刺,注入造影剂行膀胱造影。

(南楠 吴宏飞)

第六节 尿道造影

尿道造影(urethrography)常用于诊断尿道及膀胱颈部病变,如尿道狭窄、结石、损伤、假道、憩室、肿瘤、畸形等的诊断,有逆行和顺行尿道造影两种方法。

1. 逆行尿道造影

常规消毒铺巾,插入一定深度导尿管或注射器头部,向尿道内注入20%~30%泛影葡胺,在注射同时摄片或在电视屏上观察尿道显影及充盈情况并适时摄片。通常男性摄前后位及左右斜位片各一张,其中左斜位片意义较大。患者体位为仰卧,左侧身体抬高并左下肢伸直,右髋屈曲 90°,摄片时阴茎拉伸向前上方并微背曲。女性则以侧位和斜位为宜。

2. 顺行性尿道造影

造影剂可经尿道注入或耻骨上膀胱穿刺注入,亦可经静脉注入。待膀胱充盈并有尿意后嘱患者排尿,在排尿过程中摄正位或斜位片,或在电视屏上观察并适时摄片。此法又称排泄性尿道造影。

（南楠　吴宏飞）

第七节　精道造影

精道造影(vasography)因可清晰显示精道的走行,并从管腔内造影剂充盈和排空情况,结合延迟摄片、造影后盆腔 CT 及三维成像等,可完整地了解精道情况,有助于对精道及周围脏器病变的诊断和鉴别诊断。

精道造影已经经历了近一个世纪的发展。最早是 1913 年 Beifild 首次在阴囊探查时用切断输精管的方法行精道造影,但由于损伤大、不简便、会引起不育等,该方法一直未被广泛应用。国内李顺强等在 1972 年首创经阴囊皮肤穿刺输精管技术,并应用到精道造影中,经多方改进,使该法更臻完善,造影图像更清晰,对精道疾病的诊断提供了极大的便利。

一、适应证

1. 无精子症、不明原因的严重少精子症;已证实睾丸有生精功能,了解精道有无梗阻。

2. 血精症、射精异常。

3. 精道先天性畸形、炎症、结核引起的精道变化,肿瘤、损伤的诊断。

4. 前列腺肿瘤、盆腔肿瘤时了解对精道的影响及与精道的关系。

5. 精阜病变与射精管关系。

二、禁忌证

1. 阴囊部急性感染者;

2. 尿道、精道急性炎症者;

3. 输精管发育不良或缺如者;

4. 有血液系统疾病伴凝血功能障碍者;

5. 重度精索静脉曲张者慎用经阴囊皮肤穿刺输精管造影。

三、术前准备

1. 清洁肠道并备皮;

2. 术前作碘过敏试验;

3. 术前排空尿液;

4. 血常规、出凝血时间测定;

四、造影方法

1. 经阴囊皮肤穿刺输精管法

(1) 平卧,消毒铺巾,局麻下用输精管皮外固定钳将输精管固定于阴囊前壁皮下表浅位置。

(2) 术者以左手拇、食两指捏住钳尖处的输精管,并使钳尖向上顶抬。用 8 号锐针头于输精管最突出的正中部位刺破输精管前壁,拔出锐针头并立即用 6 号钝针头沿穿刺孔道顺势插入输精管腔内。

(3) 鉴别针头是否进入输精管腔,方法有:

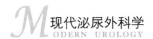
① 术者感觉:即在插入钝针时有特别光滑感,置入无阻力,用左手指捏住针尖处输精管,进退针头时可以感到针头在光滑的管腔内滑动,摆动针座时可用手指触到针头部输精管亦随之移动,并可感到针尖和手指之间的各处组织厚度是均匀一致的。

② 输精管盲腔加压注气试验:用盛有 4 mL 空气的注射器接在已置入的 6 号针座上,术者和助手分别用手指卡紧针尖远近两侧的输精管,将针栓推至 2 mL 刻度,数秒后放开推注的手指。若穿刺成功,针栓则因压力关系自动退至原刻度,若不能退回,则有两种可能:一为远侧未卡紧,空气进入精道远端,此时有强烈的尿急感,无皮下积气征;二为穿刺失败,针尖周围有明显皮下积气征,且无尿急感。此法须二人才可进行,而且如空气进入远侧精道,造影时气栓存在于精道内而出现充盈缺损,影响对疾病的诊断。

③ 输精管盲端加压后注气/逆流试验:术者用左手拇、食指卡紧穿刺针远侧输精管,以盛有 4 mL 空气的注射器接于座,针座推至 1～2 mL 处,此时气体可由钝针周围逆流经穿刺孔溢出,可见到气泡,为实验阳性,证实穿刺成功。如无气体进出,去除对针栓的压力后,针栓回复到原 4 mL 刻度处,亦证明穿刺成功。如去除对针栓的压力,其不能退回,同时有皮下积气征,证明穿刺失败。本法快捷、可靠、直感强,患者无不适,可单人实施。

(4)证实穿刺成功后,常规摄膀胱区平片。拍摄条件为:中心 X 线对准耻骨联合上缘正中处,与台面垂直,焦距 90 cm,曝光条件与腹部平片相同。

(5)通常每侧缓慢注入 50% 泛影葡胺 2.5 mL 即可使精道显影满意,或患者有尿急感时立即摄片,如能在透视下边注入造影剂边观察,至精道显影满意时拍片则更佳。以分侧注入造影剂拍片为好,因两侧同时注药一次拍片,常影响壶腹垂直部、射精管及开口病变的观察。必要时可在透视下改变投照角度动态观察并拍片,可帮助了解病变与精道的关系。

(6)造影结束后去除注射器,观察有无造影剂由针座流出,并用无菌纱布拭净流出液体后拔出针头,移去输精管皮外固定钳,观察穿刺点无出血后,牵拉睾丸使输精管复位,局部无菌纱布覆盖。

(7)必要时可延迟摄片,即于造影后 24 h、48 h 甚至一周、两周以上拍骨盆区平片。如造影剂长期存留,多提示有射精管梗阻。

2. 切开显露输精管法

(1)消毒铺巾,局麻下作阴囊一侧小切口。

(2)以输精管钳固定输精管于切口表浅位置,用细针穿入输精管腔,亦可切断或切开输精管前壁,显露出输精管腔后插入细针或导管。

(3)造影方法同经阴囊皮肤穿刺输精管法。

3. 经尿道法

(1)膀胱截石位,消毒铺巾。表面麻醉或鞍麻下插入尿道膀胱镜。

(2)在精阜开口两例找到射精管开口,用 F3 号输尿管插入 3 cm。

(3)造影方法同经阴囊皮肤穿刺输精管法。

五、精道正常图像

输精管分睾丸段、精索段、腹股沟段和盆腔段,长约 30～35 cm;内径 1 mm;在骨盆上 1/3 处进入盆腔。

输精管壶腹部:为输精管近中线膨大部分,先横行向内,然后纵行向下,内腔凸凹不平,管壁上有皱襞,襞间迂曲的陷窝名壶腹憩室。内腔一般为 2～4 mm。壶腹边缘不规则呈憩室或绒毛样,少数边缘是光滑的,壶腹长约 4～6 cm。

射精管:上宽下窄,两侧基本对称,呈"V"形、"Ⅱ"形、"()"形。射精管分为前列腺外段、中间段和远段。

精囊:两侧大多对称,呈蜿蜒盘曲的蟠管状,长 2～6 cm。

（吴宏飞）

第八节 淋巴管造影

淋巴管造影(lymphangiography)是将造影剂直接注入淋巴管,使淋巴回流区域之淋巴管和淋巴结显影的方法。

一、适应证

1. 了解睾丸肿瘤、前列腺癌、肾癌、膀胱癌及盆腔肿瘤的淋巴转移情况,为肿瘤分期和进一步治疗提供依据。

2. 乳糜尿来源、淋巴瘘、淋巴囊肿及腹膜后纤维化等疾病的诊断。

3. 了解胸导管的解剖、生理和病变情况。

4. 不明原因的肢体水肿,淋巴瘤的诊断和分期。

5. 为放射治疗确定放射野的范围。

二、禁忌证

1. 切口局部区域有严重感染或淋巴结炎者。

2. 全身衰竭不能耐受检查者。

3. 有碘过敏者。

三、术前准备

1. 术前三天停服重金属类药物并清洁肠道。

2. 做碘过敏试验,备皮并排空膀胱。

3. 根据造影的不同选择合适的造影剂:① 油质造影剂:有 30％碘苯酯、36％乙碘油、30％碘化油,优点是显影清晰、不易外渗、在淋巴结内存留时间较长;② 非离子型造影剂:有碘酞硫,不需做碘过敏试验,皮下注入后经淋巴途径吸收,使该系统显影而受到欢迎;③ 有机碘造影剂:因有淋巴管外渗且吸收较慢而很少使用。

四、操作方法

1. 经足背淋巴管造影法

(1) 消毒铺巾,于第一趾蹼间及足背切口处局麻,经此处注入 0.5 mL 亚甲蓝至皮下。作纵切口长约 1～2 cm。

(2) 分离皮下,寻找染有蓝色的淋巴管,并沿淋巴管走向延长切口,钝性分离出淋巴管 1～1.5 cm。

(3) 淋巴管远、近端各置一根 0/3 丝线,助手压迫近心侧淋巴管使之充盈,以 4.5 号带长 30 cm 聚乙烯管的小儿头皮针刺入淋巴管,近心端细丝线结扎于穿刺针上,远心端淋巴管予细丝线结扎,仔细固定穿刺针后以每5～10 分钟。注入 1 mL 造影剂为宜,一般每次单侧肢体注入 30％碘苯酯 6～10 mL。如透视下发现造影剂进入胸导管或淋巴管静脉分流,应立即停止注药,以防止发生油栓等并发症。

(4) 注射完造影剂后,拔出针头,结扎近心侧淋巴管,防止淋巴液外漏,缝合切口。

(5) 按需要摄片,直至满意为止。

2. 经精索淋巴管造影法

消毒铺巾,患侧局麻下腹股沟区作斜切口,暴露精索或睾丸,在精索或睾丸的浅层组织内注射指

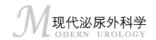

示剂 0.5~1.0 mL,找出并游离有蓝色的淋巴管,其余步骤同上。

此法造影可显示患侧肾门及部分腰淋巴结。

3. 经阴茎淋巴管造影法

消毒铺巾,局麻下在远侧背部包皮皮下注入指示剂,在阴茎背侧根部作切口,找出并游离出左右侧蓝色淋巴管,插入细针并可靠固定,各注入造影剂 2~4 mL,其余同经足背淋巴管造影法。

本法可显示双侧腹股沟、髂血管周围及腰淋巴结。

五、摄片方法

1. 淋巴管片 注射完造影剂后即刻摄片,分别为骨盆前后位片,腹部前后位片及侧位片,胸部左右斜位片可观察胸导管。

2. 淋巴结片 注射完造影剂后 12~24 小时摄片,此时淋巴管内造影剂已排空,淋巴结显影清晰。拍片部位同前。

3. CT 检查 注射对比剂后即刻行 CT 检查,扫描图像传至工作站,进行 MPR、MIP、SSD、VR 等重建,观察对比剂在淋巴管的分布情况。

4. MRI 检查 注射对比剂后行 MRI 检查,可直接多体位扫描。

六、并发症

1. 淋巴管破裂 造影剂注入时速度过快、压力过大时易发生。

2. 肺油栓 碘油造影剂注入过多、过快可发生,其后果较严重,应预防。

3. 全身症状 乏力、发热、恶心、呕吐等,一般 2~3 天逐渐消失。

(南楠 吴宏飞)

第六章
泌尿外科介入技术

随着 CT、MRI、PET-CT 及 PET-MRI 等影像技术的发展,介入技术中最常用的数字减影血管造影(digital subtraction angiography,DSA)技术已不再作为常规的诊断手段,而是作为经血管介入治疗的一部分。DSA 作为常规血管造影术和电子计算机处理技术结合的产物,利用计算机处理数字化的影像信息,可消除骨骼和软组织影的减影技术,使血管造影时的血管影像显示更清晰。

根据造影剂注入动脉或静脉分为动脉 DSA(intra-arterial DSA,IADSA)和静脉 DSA(intravenous DSA,IVDSA)两种。由于 IADSA 血管成像清楚、造影剂用量少,因而应用较多。

第一节 肾血管介入技术

一、肾动脉造影术

患者取仰卧位,必要时旋转球管 15°～45°,成像期患者屏气,经操作台处理即成减影的血管图像。

肾动脉 DSA 检查通常经股动脉插管,采用 Seldinger 法逆行性置入猪尾导管至腹主动脉,将导管前端置于肾动脉开口上方 2 cm 处,注入造影剂显示双侧肾动脉,称为非选择性 IADSA。如果将塑形导管前端进一步置入受选肾动脉主干或主干分支造影,则称之为选择性或超选择性 IADSA。造影剂浓度只需要常规血管造影浓度的一半左右,这是因为 DSA 高对比分辨率的缘故。

肾动脉 DSA 检查时,主要的伪影来源于肠气和肠蠕动,必要时可在检查前 30 秒至 2 分钟内经已置入动脉或静脉内的导管注入胰高血糖素或山莨菪碱,以减少肠蠕动。

为防止导管内凝血,在导管内要注入肝素 2 000～5 000 U。常用非离子型造影剂,用高压注射器时,腹主动脉造影剂每次注射 30～40 mL,注射速度 20 mL/s。

造影检查时宜大量补充液体,包括检查前适量饮水和检查后大量饮水,以加速造影剂的排出,预防造影剂肾病的发生。

二、经导管栓塞术

经导管栓塞术又称栓塞治疗。经肾动脉插管后将栓塞物注入供应血管内以中断血供,达到止血、治疗肿瘤及血管性病变的目的。栓塞物种类较多,分暂时性和永久性两类,主要为了适应不同部位、不同性质病变的栓塞治疗需要。

三、血管成形术

对于血管狭窄性病变,可将球囊导管通过导丝放在狭窄部位,充盈球囊,将血管扩张。75%的患者血管能扩张成功,如果扩张效果不明显,可放入支架,保持血管通畅。

(邹君杰　冯宁翰)

第二节 肾上腺血管造影术

肾上腺血管造影包括肾上腺动脉造影和肾上腺静脉造影,均能显示肾上腺肿瘤。由于肾上腺有

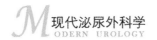

多支动脉供血,选择性插管较困难,加上近年 CT 和 MRI 检查的应用,已不使用血管造影来诊断肾上腺肿瘤。肾上腺静脉造影往往是在做肾上腺静脉及腔静脉分段采血时进行。

(邹君杰　冯宁翰)

第三节　血管介入技术的临床应用

由于 DSA 尤其是 IADSA 具有高于常规血管造影 10 倍的对比分辨率以及具有瞬时减影、实时显示和动态观察等功能,从而在造影和介入放射治疗中有其优越性。

肾脏是高度血管化的器官,人体心输出量的 20%～25% 都流向肾脏,肾血管病变引起的动脉供血和静脉回流障碍必然会导致肾功能损害和肾脏萎缩。肾动脉瘤破裂及医源性肾动脉损伤导致出血危及患者生命。介入技术以其微创的特点已广泛用于各种肾血管病变的治疗,并成为部分肾血管疾病的首选治疗方法。

1. 肾动脉狭窄

肾动脉 DSA 是识别肾动脉及其狭窄的金标准。肾动脉狭窄(renal artery stenosis,RAS)是引起高血压和(或)肾功能不全的重要原因之一,多隐匿起病,10%～15% 的患者最终会进展为难治性高血压或重度肾功能不全,同时 RAS 也会对全身循环、内分泌和泌尿系统产生不良影响。常见导致肾动脉狭窄的原因为:动脉粥样硬化,肌纤维发育不良,动脉炎性疾病等。常用介入技术包括经皮肾动脉血管成形术(percutaneous renal artery angioplasty,PTRA)、经皮肾动脉支架植入术(percutaneous renal artery stenting,PTRAS)。介入治疗因具有微创,并发症少,效果确切的优点已经成为肾动脉狭窄的首选治疗方法。

介入治疗临床适应证为:对于肾动脉狭窄>70%,或者肾动脉血流动力学异常且狭窄在 50%～70% 的患者和/或者伴有:① 心功能障碍综合征(急性肺水肿或急性冠脉综合征)伴重度高血压;② 顽固性高血压:即至少使用包括利尿剂在内的三种降压药的最大耐受剂量仍不能控制血压或无法耐受降压药物;③ 慢性肾脏病伴缺血性肾病,肾小球滤过率<45 mL/min 或不明原因的全肾缺血(双侧肾动脉重度狭窄或孤立肾伴肾动脉重度狭窄)。介入治疗疗效的保障在于预测指标的选择及适应证的把握,治疗前除了对狭窄部的检查外,还要进一步完善对血流动力学的评估,以最大程度保证介入治疗的安全性和效果。

2. 肾动脉瘤

肾动脉瘤(renal artery aneurysm,RAA)是由于肾动脉壁局部受损变薄,在血流压力作用下造成管壁向外异常凸起而形成的管壁局限性膨出性疾病。在普通人群中发病率仅为 0.01%～0.09%,多见于女性,绝大多数为囊状,少数为梭形,多发于肾动脉主干分叉处。RAA 主要病因有动脉粥样硬化、动脉管壁中膜变性、感染、先天病变、外伤、门脉高压、妊娠所致血流动力学改变等。约 75% 患者伴发高血压,还表现为肾功能减退、血尿、腰腹痛等,动脉瘤较大时导致破裂出血甚至死亡。肾动脉瘤直径大于 20 mm 具有治疗指征,但对于合并妊娠、动脉炎等有破裂高危因素时应适当放宽治疗指征。

介入治疗方法主要包括弹簧圈栓塞、覆膜支架植入以及支架辅助的弹簧圈栓塞等。弹簧圈栓塞法是血管腔内介入治疗 RAA 的常用方法,它可以通过改变动脉瘤内部血流动力学,造成动脉瘤内血栓进而使动脉瘤壁受压减少,停止长大,降低破裂风险。在动脉瘤颈较宽时可以在支架辅助下进行弹簧圈栓塞以保护载瘤动脉,避免动脉栓塞导致肾梗死。

3. 胡桃夹综合征

胡桃夹综合征(nutcracker syndrome,NCS)又称左肾静脉受压综合征[left renal vein(LRV)entrapment syndrome],于 1972 年被 DE Schepper 首次报道和命名,是左肾静脉在穿过腹主动脉和肠系

膜上动脉形成的夹角时受到机械性挤压而导致血液回流受阻,引起左肾静脉高压的现象。临床上以无症状性蛋白尿或血尿、左腰腹痛和精索静脉曲张等为主要表现,常见于青年及中年低体质指数女性。熟知的前路 NCS 最为常见,是腹主动脉和肠系膜上动脉压迫 LRV 所致,而少见的后路 NCS 则是腹主动脉与椎体压迫 LRV 所致。据推测,管壁较薄的静脉破裂导致血液渗入集合系统而出现肉眼和镜下血尿。开放手术解除静脉压迫是标准治疗方法。随着血管介入治疗的发展,介入支架植入纠正肾静脉狭窄也逐步应用到 NCS 的治疗中。据文献报道,近、中期效果良好,但其安全性及长期有效性仍然需要更多的研究证实。

4. 肾错构瘤

肾错构瘤(renal angiomyolipoma,RAML)又称肾血管平滑肌脂肪瘤,是最常见的肾脏良性肿瘤,患病率约为 0.2%～0.6%。典型的 RAML 是由异常血管、平滑肌和脂肪组织三种基本成分构成的异质性肿瘤。由于肿瘤内异常血管往往管壁脆弱,易出血,故瘤内或肾周出血是较为常见和严重的并发症。有学者认为瘤体大小和动脉瘤形成是预测肿瘤破裂的可靠因素,即瘤体>4 cm,且与之相关的动脉瘤>5 mm 则认为 RAML 存在较高的破裂风险,应行手术或选择性肾动脉造影及栓塞术。随着影像学诊断技术的发展,基于 B 超和 CT 的有效诊断使得选择性经动脉栓塞成为目前治疗 RAML 的一线治疗方案,特别是对于急性出血或血流动力学不稳定的患者。对于症状难以控制、血管畸形和少见的诊断不确定 RAML 患者,许多临床医生更偏向于选择栓塞和保守治疗。对于需要进行瘤体切除或肾组织切除术的患者,术前介入栓塞也可起到降低手术并发症和手术时间、手术难度的效果。

5. 泌尿系动脉性栓塞

肾动脉性出血一般发病急骤、病情危重、病因复杂,常见的病因类型有外伤性肾出血、医源性肾血管损伤(例如肾穿刺活检术、肾造瘘术、经皮肾镜碎石取石术等)、肾肿瘤性自发破裂出血等。对于动脉性肾出血,内科保守治疗往往效果不佳且复发率高,急诊外科手术常因无法迅速明确肾出血部位被迫行全肾切除。随着介入诊疗技术的发展,介入栓塞术在各种原因导致的动脉出血性疾病的诊断和治疗方面得到广泛认可。肾动脉栓塞治疗在明确出血动脉的同时可迅速止血,并最大限度保留肾功能,已成为动脉性肾出血的首选治疗方法。

另外对于膀胱肿瘤、前列腺肿瘤及手术后的大出血,可通过髂内动脉及分支动脉的塞栓来治疗。近年又可通过前列腺动脉栓塞来治疗良性前列腺增生。

6. 肾上腺静脉采血

原发性醛固酮增多症(primary aldosteronism,PA)常见的病因类型为醛固酮腺瘤(aldosterone producing adenomas,APA)、特发性醛固酮增多症(idiopathic hyperaldosteronism,IHA)和原发性肾上腺增生(primary adrenal hyperplasia,PAH)。其中,APA 约占 PA 的 60%,单侧多见。IHA 约占 PA 的 34%,表现为两侧肾上腺增生,可伴微小结节,主要以药物治疗为主。PAH 发病率低于 1%,表现为肾上腺单侧增生,可伴有微小结节,应选择手术治疗。不同的病因类型需要选择不同的治疗方法,且手术治疗前必须明确是哪一侧肾上腺发生病变,所以分型和定位诊断对 PA 非常重要。肾上腺静脉采血(adrenal venous sampling,AVS)是通过导管选择性插入左、右肾上腺静脉,分别取双侧肾上腺静脉血后测定醛固酮,并加以比较,一侧优势分泌判定为单侧病变,双侧等分泌判定为双侧病变,AVS 被认为是原醛分型诊断的金标准。对于有手术意愿的 PA 患者,应常规进行术前 AVS 检查,以提高 PA 分型诊断的准确度和手术治愈的可能性。尽管 AVS 在 PA 分型诊断方面的准确度高于 CT,但属于有创检查,而且有一定难度,需要有经验的放射科医师,尤其是右侧肾上腺静脉与腔静脉之间几乎成直角,插管比较困难,且毗邻肝静脉,容易误插,需要在有经验的医疗中心开展。

7. 肾移植

(1)供体肾:IADSA 一直用于肾移植术前供肾血管解剖结构的评估,它能清楚显示肾动脉主干及分支的形态、走行、粗细,了解有无副肾动脉、迷走血管。IADSA 静脉期对肾静脉的显示也很准确。

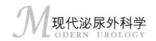

（2）肾移植术后：对肾移植受者而言，即使成功的肾移植也有约25％继发肾动脉狭窄、慢性肾排斥、输尿管梗阻等。IADSA比IVDSA更适合估计这些变化，对了解血流动力学有意义。

但多排螺旋CT血管造影亦可清楚显示肾动脉和肾静脉情况，然而它不能同时行扩张、支架植入等治疗。因此对移植肾动脉吻合口狭窄行介入扩张或支架植入仍为首选治疗方法。

8. 肾上腺肿瘤栓塞术

尽管栓塞术已广泛应用于肿瘤的治疗，但却很少用于肾上腺肿瘤的治疗，因为肾上腺动脉供血复杂，插管难度大。通常肾上腺肿瘤采用外科手术治疗，但对体积较大的肾上腺肿瘤，术前栓塞可缩小肿瘤体积、减少术中出血，对不能切除的肾上腺癌可延长生命，减少痛苦。

9. 对肾癌或肾上腺恶性肿瘤引起的下腔静脉癌栓无法手术取栓者，可于下腔静脉内置入滤网以防癌栓脱落引起急性肺栓塞或重要脏器的动脉栓塞。

10. 对下肢深静脉血栓形成者，可行血管内栓子取出并于下腔静脉置入滤网，以防止血栓脱落引起重要脏器栓塞。

（邹君杰　冯宁翰）

第四节　非血管性介入技术

消融技术是目前肾癌治疗的热点之一，其中最常用的是射频消融（radiofrequency ablation，RFA）、冷冻消融（cryo ablation，CA）和微波消融（microwave ablation，MWA）。

RFA是通过闭环电路将电流转化为热能实现的，电流接通后，环绕在电极周围的离子剧烈震动，产生的摩擦热会对周围组织造成热损伤。为了使肿瘤组织充分破坏，整个瘤体温度必须达到细胞坏死温度（50～60 ℃）以上。CA时，冻结和融化过程中的相变和成冰作用产生的机械应激效应会破坏细胞膜和细胞器。冻结和融化循环会导致细胞内冰晶形成、微血管和细胞膜的损伤以及低渗性细胞裂解，组织温度至少达到－40～－50 ℃才会导致细胞的完全死亡。肾肿瘤的RFA和CA治疗都可以通过经皮或腹腔镜入路甚或开放手术进行。前期研究中大部分RFA使用经皮入路，而CA更常使用腹腔镜入路。随着氩气细探针的引入，经皮入路CA治疗肾肿瘤将得到更多的临床应用。

不同入路消融治疗肾肿瘤，在效果上并无显著差异，但经皮入路具有更高的安全性，对患者的损伤更小，恢复时间更短。经皮肾脏肿瘤消融治疗可以使用超声、CT或MR做引导。

目前尚无研究对三者在消融引导和监视中的作用进行比较评估，使用何种方法进行引导监视，取决于放射介入医师的选择。大量的临床研究支持经皮RFA和CA在那些不适合或不愿意行手术治疗的早期RCC患者治疗中的应用。患者对RFA和CA具有很好的耐受性，短期和中期效果令人满意，并发症发生率很低，且可以最大限度地保留肾功能。

（邹君杰　冯宁翰）

第七章
CT 检查

计算机体层摄影（computed tomography，CT）于 1969 年由 Hounsfierld 发明，1972 年开始应用于临床。1987 年，滑环技术的出现为普通 CT 发展到螺旋 CT（spiral CT，SCT）奠定基础，1991 年第一台螺旋 CT 扫描机 SOMATOM Plus-s 问世。螺旋 CT 以其超越常规 CT 的多种性能和特征，如连续快速扫描成像、容积数据采集等，标志着 CT 领域的重大革新。1998 年，北美放射年会上展出 4 层螺旋 CT，提示多层螺旋 CT（multislice spiral CT，MSCT）时代的来临。它具有选择薄层扫描范围更大、扫描时间更短、多平面重建及三维重建图像质量更清晰的特点，更适于三维图像。随着计算机硬件、软件、CT 结构不断完善和检查性能的逐渐提高，2005 年第一台双源 CT（dual source CT，DSCT）出现，其特点是：① 扫描速度快，极大降低常规 CT 心血管假阳性的概率；② 双能量成像情况下，可分析组织化学成分。

第一节　CT 成像基本原理和设备

一、CT 基本原理

CT 基本原理为 X 线球管环绕人体旋转，X 线以一定宽度和不同方向穿过人体某一层面，由探测器接收；因人体内各组织密度不同，探测器接收的 X 线衰减值也不相同，后经光电转换器、模数转换器转变为数字信号，经计算机计算得到数字矩阵（digital matrix），再由数模转换器将数字矩阵中的数字转变为由黑到白不同灰度的小方块，即像素（pixel），按矩阵排列，构成 CT 图像。

二、CT 设备

根据 CT 的基本结构和性能分为以下几类：

1. 普通 CT　普通 CT 又称"常规 CT"，扫描方式是旋转和旋转/固定式，用 CT 专用 X 线管，探测器用高转换的，有数百至上千个，目的为获得更多的信息。能行一般 CT 扫描、动态扫描、高分辨率扫描及图像重建。

2. 螺旋 CT　螺旋 CT 是在滑环技术基础上发展的新技术，使 X 线管和探测器同时不停地旋转并连续扫描，扫描床连续平移，使 X 线扫描轨迹呈螺旋状，获得连续性容积信息，解决了普通 CT 漏层现象。螺旋 CT 设备已由单层螺旋发展到多层螺旋。目前多层螺旋 CT 已成为临床主流机型，包括 16 层、64 层、128 层、256 层 MSCT。多层螺旋 CT 层最薄为 0.3 mm，扫描速度最快每圈达 0.27 s，这使扫描时间更短、层厚更薄、覆盖范围更大，分辨力更高，实现各向同性体素采集，使多平面重建图像具有与轴位同样的分辨力，三维重建图像更细腻。螺旋 CT 具有以下优点：① 改善图像分辨力，提高病变诊断准确性；② 优化增强扫描，分别显示动脉期、静脉期和实质期；③ 能行 CT 血管造影（CTA）、CT 尿路造影（CTU）、仿真内镜、CT 灌注成像、任意方向多平面重建和三维重建。

3. 双源 CT　双源 CT 是由两套独立的 X 线球管及两套探测器装置由一定角度安装在同一界面，进行同步扫描。双源 CT 有两种工作模式，即单源与双源。双源 CT 最大优势为成像速度更快，可以更好地克服运动伪影对图像质量的影响；另也可进行 CT 能谱检查。

4. 能谱 CT　能谱 CT 是根据人体组织对不同能量 X 线（40～140 keV）吸收不同，从而获得更多

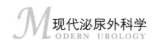
信息提高对病变的检出率,分析病变的性质、来源,且可降低线束硬化性伪影对图像质量的影响。

(南楠)

第二节　CT 图像特点

1. 空间分辨率(spatial resolution)　是影像设备上能够识别相邻物体最小距离;主要以线对/厘米(LP/cm)来表示。

2. 密度分辨率(density resolution)　是影像设备上能够识别相邻组织密度差异的能力。CT 图像是以不同的灰度而呈现黑白影像;黑影表示低密度;白影表示高密度区。CT 密度分辨力较 X 线高。

3. 时间分辨率(temporal resolution)　是 CT 设备单位时间内采集影像的帧数,是 CT 机非常重要的一项指标。提高时间分辨率,提示快速识别组织运动的可能性增加,从而提高对组织运动变化的分辨能力。

4. CT 值　CT 值为 CT 图像中组织结构的相对密度,用于定量衡量组织对 X 线的吸收率,单位为 Hu(Hounsfield unit)。水的吸收系数为 1.0,CT 值定为 0Hu,人体中密度最高的骨皮质吸收系数最高,CT 值定为+1 000 Hu,而空气密度最低为−1 000 Hu。

5. 窗宽、窗位　窗宽(window width)是指图像灰度所能显示的 CT 值的范围;窗位(window center)是指窗宽的中心位置。不同部位、不同检查方法使用不同的窗宽窗位,例如肾脏的 CT 值是+40 Hu,把窗位定为 40、窗宽定为 200,则 CT 值介于−60 与 140 Hu 之间的组织呈现灰白不等的灰阶,以此充分显示组织解剖及病变表现,提高病变检出率。

(南楠)

第三节　对比剂

对比剂(contrast media)是在组织器官自然对比度不佳情况下,为提高病变的检出及定性诊断而引入的物质。在临床应用中,对比剂可分为阳性对比剂和阴性对比剂。阳性对比剂常见为碘对比剂及钆对比剂,阴性对比剂包括空气、水。

1. 常用对比剂　CT 应用对比剂主要为碘对比剂。目前,含碘对比剂均为三碘苯环衍生物。含碘对比剂根据水溶液离解情况可分为离子型对比剂和非离子型对比剂;而根据渗透压可分为高渗、次高渗及低渗,对于肾功能不全患者,等渗对比剂引起对比剂肾病发生率较低。

常见的对比剂类型见表 7-1。

表 7-1　常见 CT 应用对比剂

对比剂类型	渗透压分类	通用名
离子型对比剂	高渗	泛影葡胺(Ditrazote)
	次高渗	碘克酸(Loxaglatei)
非离子型对比剂	次高渗	碘海醇(Lohexol)、碘帕醇(Lopamidol)、碘佛醇(Loversol) 优维显(Ultravist)、欧乃派克(Omnipaque)
	等渗	碘克沙醇(Lodixanal)

2. 对比剂不良反应　对比剂不良反应可分为轻、中、重度,具体为:轻度表现为头晕、恶心、呕吐等;中度表现为胸闷、声音嘶哑、全身皮疹、眼睑水肿等;重度表现为面色苍白、四肢发冷、呼吸功能衰竭、心脏停搏等。同时要注意对比剂肾病的发生。

第四节　CT 检查前准备

1. 腹部检查前需大量饮水,充盈肠道及膀胱。
2. 增强扫描者检查前 4～6 小时,最好于前一天晚上起空腹,从而减少过敏反应发生的可能。
3. 一般使用非离子型对比剂,其副作用少,一般不需做碘过敏试验;有药物过敏者慎用,应给予预防措施,有碘过敏史者禁用。

（南楠）

第五节　CT 检查技术

1. CT 平扫检查(non-enhanced CT)　是指静脉内不给予对比剂的扫描。泌尿系统 CT 平扫是常规的检查方法,对泌尿系统结石、单纯囊肿等可以明确诊断。

2. CT 增强检查(enhanced CT)　是指静脉注入对比剂的扫描,用于提高病灶与周围组织对比度。目前临床使用非离子型对比制,注射造影剂量按 1～2 mL/kg 计算。用高压注射器的速率为 2.5～5 mL/s。

(1) CT 尿路造影(CT urography,CTU):是一种非损伤性检查技术,目前已逐步替代 IVU,成为临床上评估尿路主要的成像方式。CT 尿路造影可通过计算机后处理软件,呈现全尿路影像;不仅能详细评估尿路,而且使相邻结构直接可视化,从而综合评价腹部和骨盆表现。

与 IVU 相比,CTU 有以下优势:

① CTU 不需要严格的肠道准备,不需要腹部加压,对急重症患者、老人及儿童更适用。

② CTU 可通过计算机软件重建,进行任意方向旋转观察,可清晰显示病变部位、大小、形态、边界及强化方式,对肿瘤定性高于 IVU。

③ CTU 的图像分辨率高于 IVU。

目前临床主要扫描方式包括常规 CT 单次注射对比剂后常规三期扫描(动脉期、实质期、肾盂期);常规 CT 分次注射对比剂后扫描动脉期、肾实质-肾盂合并期;双能 CT 单次推注后,扫描动脉期、肾盂期;目前 CTU 常规三期扫描应用最为广泛。

CTU 常规三期扫描具体如下:对比剂用量 75～100 mL,注射速度 2.5 mL/s;智能追踪同层腹主动脉感兴趣密度达阈值后在自动触发扫描,一般达 25～30 s 肾动脉期扫描,70～90 s 肾实质期扫描,肾盂期 5～15 min 扫描,使造影剂充盈集合系统。若观察膀胱及肾盂积水延迟扫描时间应延长,并可根据肾积水的程度决定延迟时间,可延迟至 30～120 min。

表 7-2　CT 尿路造影扫描方案

仪器	对比剂推注	扫描方案
常规 CT	单次推注	① 平扫 ② 肾动脉期 ③ 肾实质期 ④ 肾盂期
	分次推注	① 平扫 ② 肾动脉期 ③ 肾实质-肾盂合并期
双能 CT	单次或分次推注	① 肾动脉期 ② 肾盂期 ③ 虚拟平扫图像

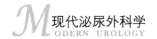
（2）CT 肾血管成像（renal CT angiography）：是无创性评估肾血管解剖及病变的重要检查方法，已广泛应用于临床。多层螺旋 CT 的不断发展及计算机后处理功能的持续改进，使得三维重建、多平面、曲面重建更为简易、实用，肾血管个体发育改变、肾血管病变部位、大小显像更为清晰明了。有文献报道，CTA 显示肾动脉变异敏感性约 100%。CT 肾血管成像有利于临床诊断、后期评估及治疗。

对比剂注射速率为 3~4 mL/s，剂量按 1.5 mL/kg 计算；从注射造影剂开始延迟 20~25 s 扫描；选择窄线准直（1~1.5 mm）和重建间隔（1~2 mm）。

（3）CT 灌注成像（CT Perfusion Imaging，CTPI）：是 1991 年由 Miles 提出，是静脉注入对比剂后，通过动态 CT 扫描，观察对比剂在器官组织中的浓度变化，进而勾画出时间-密度曲线，以此评估组织灌注及血管通透性。肾脏血供丰富，位置固定且两侧对称，适合 CT 灌注成像检查。

CT 灌注参数包括：血流量（blood flow，BF）、血容量（blood volume，BV）、平均通过时间（mean transit time，MTT）、达峰时间（time to peak，TTP）。BV 是定量组织区（100 g）包括毛细血管及大血管在内的血管床容积；BF 是单位时间内流经一定量组织（100 g）血管的血流量。BV、BF 提示器官组织的血流灌注情况。平均通过时间指是指对比剂自组织动脉侧到静脉侧所需要的时间。

（4）CT 能谱成像（CT spectral imaging）：CT 能谱成像是多参数、定量分析的成像方法；可根据 X 线能量水平不同，致不同病变、组织的 X 线衰减系数不同，而勾画出相应病变、组织的特征性 X 线衰减曲线。

目前 CT 能谱成像临床应用：肿块小病灶的检出及定性分析、祛除硬化伪影、结石成分分析、物质定量分析等。

3. CT 仿真膀胱镜（CT virtual cystoscopy，CTVC）　CT 仿真内窥镜检查（CT virtual endoscopy，CTVE）于 1994 年由 Vining 等首次报道的一项全新的计算机辅助诊断方法，可通过三维图像重建来模拟空腔脏器常规内窥镜检查的视野效果。CTVC 技术采用静脉注射对比剂或注入空气充盈膀胱，而注入空气充盈膀胱属于微创性技术，患者接受度低，且存在医源性感染风险，故 CTVC 检查一般在 CT 增强延迟扫描后完成。有文献表明：CTVC 显示膀胱腔内病变的部位、大小、数目、三维形态及侵犯的范围均与纤维膀胱镜基本吻合。

CTVC 技术与膀胱镜检查相比，其优势在于：① CTVC 是一种非侵入性检查，尤其适用于膀胱镜不能耐受的患者；② 可以沿任意方向、轴面成像；③ 空间分辨率高、扫描速度快；④ 结合多种重建方式，可显示膀胱壁、腔内外结构，有助于诊断及治疗。其劣势在于：① 不能直观显示病变组织颜色及溃疡、出血等表浅病变；② 不能活检；③ 不能在膀胱腔内进行手术操作；④ 不能观察尿动力学改变。

（南楠）

第六节　正常 CT 表现

在 CT 图像上，肾周间隙和腹腔内具有脂肪组织，能衬托出泌尿、生殖器官和肾上腺的轮廓。

（一）肾脏

平扫时正常肾皮质与髓质密度一致。在肾中极水平，肾门内凹，指向前内。两侧肾轴呈"八"字形。

增强主要分成三个时期：肾皮质期、肾实质期和肾盂期。肾皮质期强化程度有个体差异，与肾功能和心排血量有关，也与造影剂及注射速度有关。肾皮质期 CT 表现为，肾皮质、肾动脉明显均匀强化,而肾髓质无强化或略有强化,肾皮质、髓质交界十分清晰,能了解双肾分泌功能,如肾功能不良则肾皮质显影延迟,它对肾功能的判断较 IVU 敏感性高;有助于肾脏富血供肿瘤的定性及鉴别诊断,并提高早期炎性病变的检出。肾实质期表现为皮髓质强化相仿,因而皮髓质分界不清。肾盂期,也称为肾排泄期,肾实质强化较肾实质期减低,肾盂、肾盏明显强化,可分析肾盂、肾盏形态、管壁情况及是否存在异常强化。

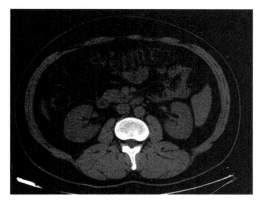
（a）肾中部 CT 平扫,见椭圆形密度均匀的双肾影

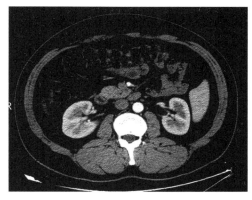
（b）肾皮质期见双肾皮质明显强化,髓质稍强化

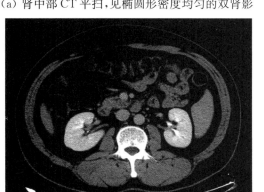
（c）肾实质期见肾皮、髓质强化相仿

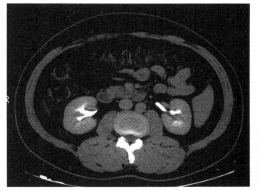
（d）肾盂期见肾实质稍强化,肾盂、肾盏见对比剂排出

图 7 - 1　肾脏正常 CT 表现

螺旋 CT 对肾动脉和肾静脉血管强化的峰值分别进行快速扫描,因肾动脉、肾静脉显示率明显优于常规 CT,可达到 100% 显示,能显示正常肾动、静脉的一、二级分支和变异的肾动脉和肾静脉等,对了解肾动脉狭窄、肾静脉血栓十分重要。尤其对肾癌患者,可以了解有无肾静脉、下腔静脉癌栓,这对临床制定治疗措施非常重要。

（二）输尿管

以骶髂关节上下缘为分界点,将输尿管分为上、中、下三段,其中输尿管上段位于腰大肌前方略偏外侧。

平扫:自肾盂至输尿管膀胱壁内段,进行逐层追踪。表现为圆点状软组织,密度高于脂肪。

增强:动脉期输尿管壁光整,呈均匀轻度强化,延迟期可观察输尿管全程充盈情况。

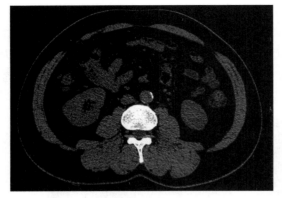

（a）正常输尿管 CT 平扫图像

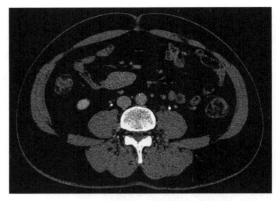

（b）增强肾盂期轴位图，见输尿管内对比剂充盈

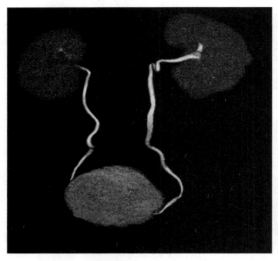

（c）增强肾盂期三维容积重建图

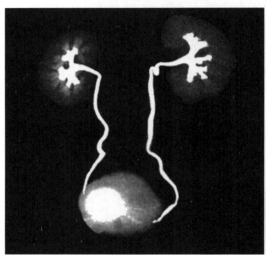

（d）最大密度投影图可完整显示全尿路

图 7-2　输尿管正常 CT 表现

（三）膀胱

平扫：膀胱易于识别，其大小、形态与其充盈程度有关。膀胱充盈佳时，表现为壁均匀、较薄，约 2～3mm，内充满均匀水样密度。周围脂肪清晰。

增强：动脉期膀胱壁均匀强化，排泄期观察膀胱充盈情况。

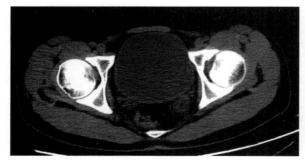

（a）CT 平扫，显示正常膀胱壁光整，内见均匀水样密度，周围脂肪清晰

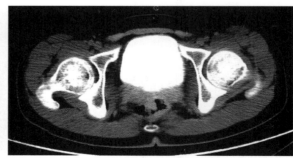

（b）CT 增强排泄期，显示膀胱未见明确充盈缺损

图 7-3　膀胱正常 CT 表现

（四）前列腺

CT能显示前列腺大小轮廓及密度,其大小随年龄而变化。

平扫呈均匀性中等密度,增强后有不均匀强化。

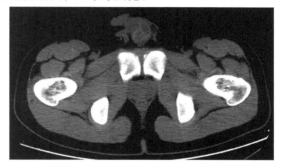

扫码看原图

CT平扫图显示前列腺密度均匀,周围脂肪清晰

图7-4　前列腺正常CT表现

（五）精囊腺

精囊腺为一对长椭圆形的管状结构,位于前列腺后上方、膀胱底与直肠之间。CT表现为前列腺上部、膀胱后部的对称性卵圆形软组织密度,仰卧位精囊腺与膀胱后下壁形成膀胱精囊三角,正常约30°,周围脂肪清晰。

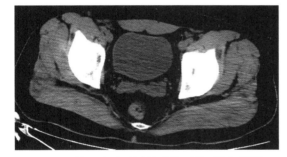

（a）CT平扫,显示两侧精囊腺对称,形态规则,周围脂肪清晰

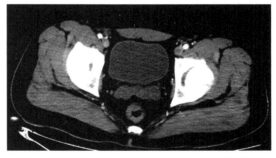

（b）肾皮质期,精囊腺区CT扫描,显示精囊壁开始强化

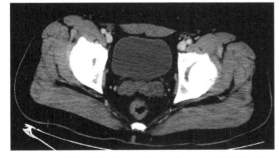

（c）实质期,精囊腺区CT扫描,显示两侧精囊壁轻度强化

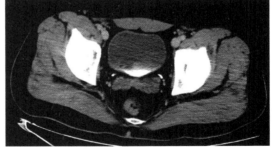

扫码看原图

（d）肾盂期,精囊腺区CT扫描,显示两侧精囊腺对称,形态规则,周围脂肪清晰;另见膀胱内有少许对比剂

图7-5　精囊腺正常CT表现

（六）肾上腺

两侧肾上腺位于肾周筋膜内,周围有足够的脂肪围绕而易显示;分为体部、内侧支及外侧支。CT平扫时,正常肾上腺呈软组织密度,皮髓质不能分辨。CT横断面显示右肾上腺可呈斜线形、横线形或倒"V"形。左肾上腺呈倒"V"形或"人"字形,少数呈三角形。肾上腺的边缘是平直的或凹陷的,肾上腺长轴与身体的纵轴平行,长度为3～5 cm;厚度为一侧支与宽径垂直的最大径线,为5～7 mm,与膈肌脚厚度相似,体部较厚,但不超过10 mm,如大于1 cm应考虑有病变。以厚度测量最有意义,以此

可估价肾上腺有无病理改变。如肾上腺平直或凹陷的边缘向外膨出,则考虑为异常。

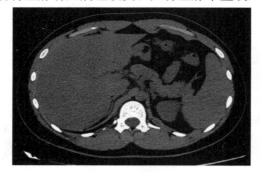

（a）肾上腺平扫

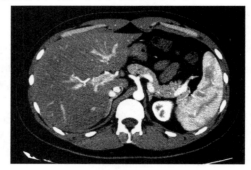

（b）增强动脉期

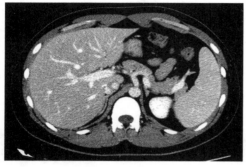

（c）门静脉期

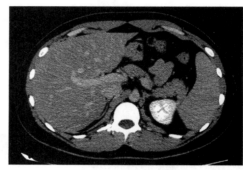

（d）静脉期

扫码看原图

右肾上腺呈"V"形,左肾上腺呈"人"字形,密度均匀,边界清晰。

图 7 - 6　肾上腺正常 CT 表现

（七）肾动脉

正常情况下,肾动脉自腹主动脉直接发出,一侧肾通常由单一肾动脉供血。肾动脉主干在肾门区发出肾动脉分支。部分肾动脉可存在个体发育变异。

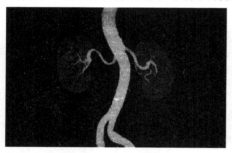

（a）肾动脉最大密度投影

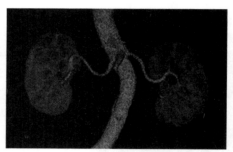

（b）三维容积显像

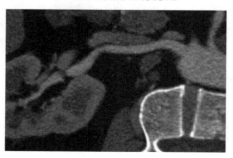

（c）右、左肾动脉曲面重建图

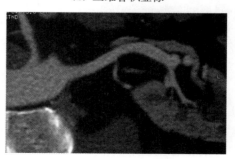

（d）显示双侧正常肾动脉

扫码看原图

图 7 - 7　正常肾动脉 CT 表现

（南楠）

第七节　临床应用

目前CT检查在泌尿外科的应用较广泛,尤其是多层螺旋CT及其三维重建技术的应用,对疾病诊断有着极为重要价值。CT能清楚显示泌尿系统、男性生殖系统、肾上腺及其与周围组织结构的关系,观察病变的部位、大小、形态和密度,根据密度改变进行定性诊断,并可对恶性肿瘤进行分期、术后随访。

(一)肾脏

1. 肾脏发育异常　肾脏是泌尿系统先天发育异常最常见的部位,包括肾脏数目、大小、形态、位置、密度异常。下面主要介绍马蹄肾、孤立肾、异位肾、髓质海绵肾。

(1)马蹄肾(horseshoe kidney):因两侧肾上极或下极融合,形如马蹄而得名,以下极融合多见,约占90%;融合的部分称为峡部,由肾实质或纤维结缔组织相连。CT表现为两侧肾脏上极或下极于脊柱前缘融合,相应区域肾实质密度及强化方式,与正常肾实质相仿。但如峡部为纤维性连接,则增强扫描时强化不明显。

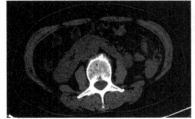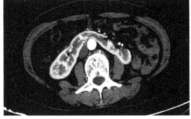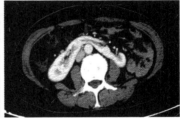

(a) CT平扫　　　　　　(b) 增强肾皮质期　　　　　(c) 肾实质期

两侧肾下极于腹主动脉前缘融合,肾皮髓质强化与正常肾实质强化相仿。

图7-8　马蹄肾

(2)孤立肾(solitary kidney):在肾数目异常中常见,尸检发现率为0.1%。常可发生代偿性增生、肥大。CT表现为一侧肾区未见明确肾实质密度,对侧肾脏增大,密度及强化较正常肾实质相仿。

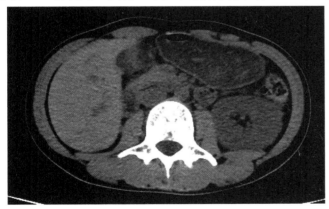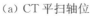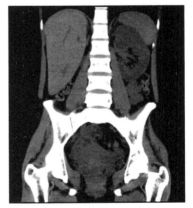

(a) CT平扫轴位　　　　　　　　　　　(b) 冠状位重建图

右肾区未见肾实质影,左肾稍增大,密度与正常肾实质相仿。

图7-9　孤立肾

(3)异位肾(ectopic kidney):可位于盆腔、髂窝、下腹、膈下或胸腔内。CT表现为肾区无肾影,由脂肪、肠道、胰腺等结构占据,于胸、腹、盆腔等见与肾形态、密度相似肿块,增强与肾强化相仿。异位肾合并肾其他发育不良多见。

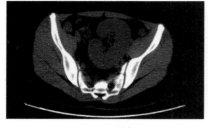
（a）CT 平扫

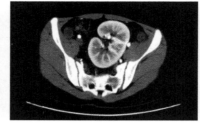
（b）肾皮质期

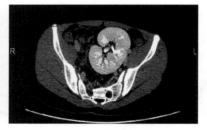
（c）肾实质期轴位图

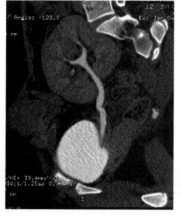
（d）肾排泄期输尿管曲面重建图

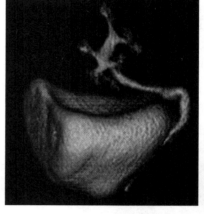
（e）三维容积重建图

扫码看原图

图示左侧孤立异位肾，位于盆腔，其密度及强化方式与正常肾实质强化相仿。

图 7-10 盆腔左侧孤立异位肾

（4）髓质海绵肾（medullary sponge kidney）：是一种先天性肾髓质囊性病变，表现为肾髓质集合管和锥体的乳头管呈梭形或囊状扩张，常合并感染和尿路结石形成。CT 平扫：肾锥体内多发斑点状小结石，呈散在、簇集成团或花环样等。增强后扩张的肾集合管内见对比剂聚集。

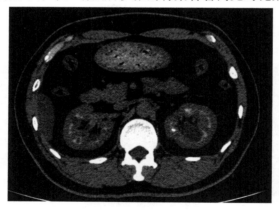

扫码看原图

CT 平扫显示双肾椎体多发花环状高密度影及类圆形囊性灶，提示髓质海绵肾。

图 7-11 双侧髓质海绵肾

2. 肾结石（renal calculus）　在泌尿系统结石中最常见，常为单侧，也可双侧；可单发或多发。CT 表现为肾盂、肾盏内高密度结节，可呈类圆形、鹿角形。应注意与肾动脉钙化、髓质海绵肾相区别。

泌尿系结石的治疗，不仅与结石的位置、大小、形态及有无合并感染有关，也与结石的成分有关。CT 能谱成像是多参数、定量分析的成像方法。CT 能谱成像对物质进行定量分析，获得基物质图及单能 CT 图，分析物质成分。对于泌尿系结石，可通过能谱 CT 绘制不同成分结石能谱曲线并计算斜率、选取钙基图及水基图计算钙水比值、测量结石有效原子序数等方法分析结石成分。

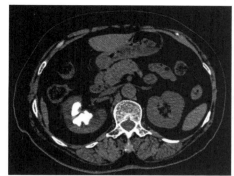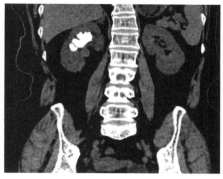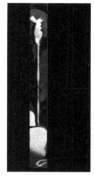

扫码看原图

（a）CT扫描轴位图显示右肾盂、肾盏高密度影

（b）冠状位重建图显示右肾中上极肾盂、肾盏内充满高密度影，形似鹿角

（c）CT增强肾盂期输尿管分析图显示左侧输尿管起始部结石

图7-12　CT能谱成像分析泌尿系结石成分

3. 肾囊肿（renal cyst）　CT平扫肾内类圆形、壁薄且光整、内呈均匀水样密度；增强无明显强化。当囊肿合并感染或恶变时，囊壁可出现不同程度增厚，囊内液体可因成分不同而密度不同，表现为高、等或低密度。

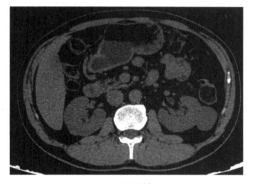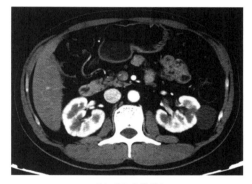

（a）CT平扫

（b）肾动脉期

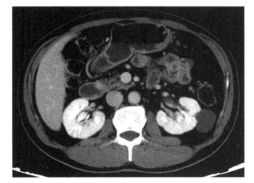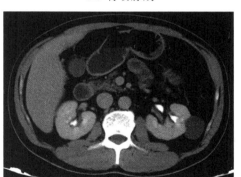

扫码看原图

（c）实质期

（d）肾盂期

左肾中极囊性灶，囊壁均匀、较薄，未见分隔，增强未见明显强化。

图7-13　左肾中极囊肿

4. 肾结核（renal tuberculosis）　多为血源性感染引起，原发病灶多位于肺。肾结核90%位于肾皮质。CT表现因肾结核发展阶段不同而不同。早期，因结核杆菌仅累及肾小球周围毛细血管，CT表现不明显。进展期为肾实质内多发的大小、形态、密度不一低密度影，常伴不规则钙化。晚期，CT表现为全肾萎缩、钙化，即肾自截；并可向下蔓延，累及输尿管、膀胱。

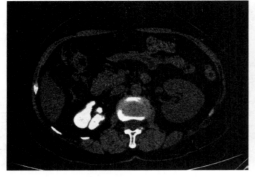
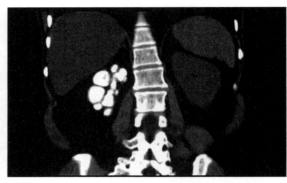

（a）CT 平扫轴位　　　　　　　　　　　　　（b）冠状位重建

右肾体积变小，全肾实质钙化。

图 7 - 14　肾结核晚期右侧肾自截

5. **肾血管平滑肌脂肪瘤（renal angiomyolipoma，RAML）**　是肾良性肿瘤中最常见的肿瘤，由血管、平滑肌和脂肪三种成分组成，因比例差异而表现不同。常因其内含有脂肪组织，影像诊断一般不难。增强扫描，血管、平滑肌成分强化明显，脂肪成分无明显强化。因乏脂型血管平滑脂肪瘤影像表现不典型，容易误诊。

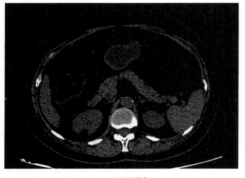
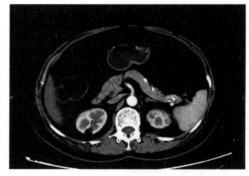

（a）CT 平扫　　　　　　　　　　　　　　（b）增强肾皮质期

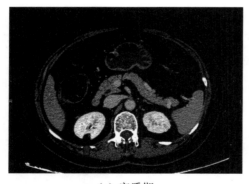
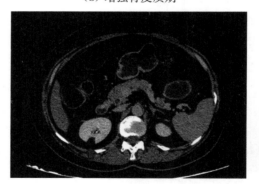

（c）实质期　　　　　　　　　　　　　　　（d）肾盂期

右肾下极背侧等脂肪密度结节，增强未见明确强化，边界清。

图 7 - 15　右肾下极背侧血管平滑肌脂肪瘤

6. **肾癌**　包括肾细胞癌（renal cell carcinoma，RCC）、移行细胞癌（transitional cell carcinoma，TCC）、肾母细胞瘤（nephroblastoma）、肾肉瘤（renal sarcoma）等。其中最常见为肾细胞癌，约占肾癌的 90%；而透明细胞癌为最常见的肾细胞癌，约占 70%。

（1）**肾透明细胞癌（renal clear cell carcinoma，RCCC）**：为位于肾皮质的恶性肿瘤，易发生出血、囊变、坏死；多为单发，形态大小不一。CT 表现：平扫多为类圆形、混杂密度肿块，肿块较小时密度可均匀。透明细胞癌为富血供肿瘤，增强表现为皮质期肿块明显强化，实质期及肾盂期密度相对逐渐减低。部分透明细胞癌可表现为厚壁囊性灶,囊壁不均匀增厚并局部见壁结节,增强表现为囊壁及壁结节明显强化,呈"快进快出"。

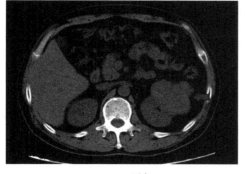

（a）CT 平扫

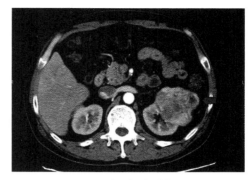

（b）增强肾皮质期

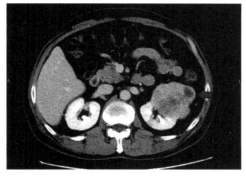

（c）实质期

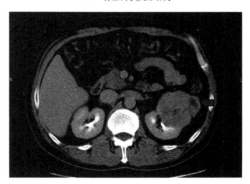

（d）肾盂期

扫码看原图

左肾中极腹侧巨大均匀略高密度肿块,形态不规则,边缘呈分叶状,肾皮质期肿块明显不均匀强化,内见液化坏死,肾实质期、肾盂期较相邻肾实质强化减低。

图 7－16　左肾透明细胞癌

（2）肾嫌色细胞癌(chromophobe cell renal carcinoma)：约占肾细胞癌的 5%,属于低度恶性肾细胞癌。CT 平扫：多为均匀等密度肿块,少数为低或混杂密度,可有条片状或点状钙化。CT 增强肾皮质期病灶呈轻-中度强化,密度均匀,可见假包膜;实质期及肾盂期强化呈相对低密度。

有研究表明,CT 灌注成像对肾占位病变定性、分级、病理及预后有重要价值;CT 能谱成像作为评估肾透明细胞癌恶性程度的辅助手段具有一定的临床价值。结合多种成像方式及后处理方式,提高肾癌术前分期、分级,从而优化治疗方案,提高患者生活质量。

7. 肾脏外伤　是一种相对常见的创伤,在腹部外伤入院患者中,约占 8%~10%。美国创伤外科协会(the american association for the surgery of trauma,AAST)肾损伤分级是目前应用最广泛的肾损伤分级系统,最新更新于 2018 年。

Ⅰ级：包括肾挫伤及包膜下血肿。CT 平扫为肾内斑片低密度影,内可伴斑点高密度影;肾周见新月形高密度影。增强肾实质内见相对低强化影;延迟期肾周血肿较肾实质强化低。

Ⅱ级：浅表性撕裂(深度小于 1 cm),或有局部肾周血肿但无尿外渗。

Ⅲ级：深度撕裂(深度大于 1 cm),无尿外渗。CT 表现为肾实质线状低密度影,肾周血肿密度可混杂。

Ⅳ级：深度撕裂并到达集合系统(导致尿外渗),损伤累及动/静脉伴局限性出血。CT 表现为肾实质撕裂累及髓质深部,肾周血肿可见对比剂外渗征象。

Ⅴ级：肾碎裂或肾门撕裂(肾蒂血管损伤)。CT 表现为肾区多发碎块,部分碎块强化与肾强化相仿,肾周血肿明显,肾门结构紊乱,肾盂未见明确对比剂影。

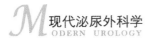
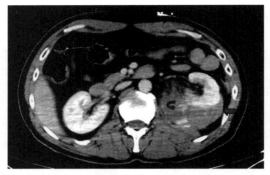

扫码看原图

CT增强显示左肾挫裂伤,肾周血肿(直箭)伴活动性出血(弯箭),血肿内可见对比剂。

图7-17 肾损伤Ⅳ级

8. 肾梗死(renal infarction) 是肾动脉主干或分支栓塞或血栓形成导致供血区域肾实质的缺血坏死。临床表现为腰背部疼痛、低热、血尿、蛋白尿。急性肾梗死CT平扫可表现正常,或仅表现为肾实质楔形或扇形低密度,尖端指向肾门;慢性肾梗死肾脏形态不规则、肾实质萎缩。CT增强显示病变区域相对低强化或无强化。肾血管成像可确诊,表现为肾动脉主干或分支充盈缺损,相应分支减少或变细。

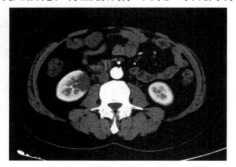

（a）肾下极水平的肾动脉期

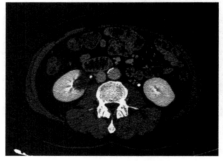

（b）增强肾皮质期

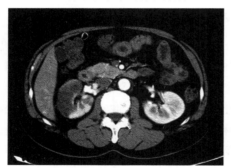

（c）肾上极水平的肾动脉期

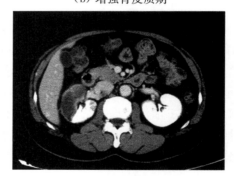

（d）肾实质期

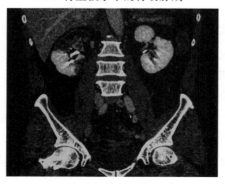

（e）肾实质期的冠状位重建图

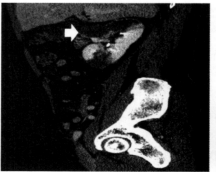

（f）肾实质期的矢状位重建图

右肾上、下极扇形低强化影,尖端指向肾门,提示右侧急性肾梗死。图(f)箭头所示右肾上极腹侧囊肿。

图7-18 肾梗死

（二）输尿管

1. 肾盂输尿管重复畸形（duplex kidney with abnormal ureter）　是泌尿系统常见的先天性异常，重复可发生于单侧或双侧，可以是部分性或完全性。输尿管部分重复畸形为重复肾之肾上、下肾盂延续为上、下极输尿管，在下行中融合为一个输尿管，后进入膀胱。输尿管完全重复畸形为重复肾的两个输尿管全程彼此独立。

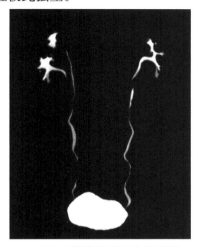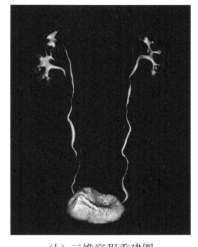

（a）CTU排泄期最大密度投影　　　　　（b）三维容积重建图

右重复肾上、下肾盂分别延续为上、下极输尿管，于输尿管上段融合为一个输尿管。

图 7-19　肾盂输尿管重复畸形

2. 输尿管结石（ureteral calculi）　约90％以上的输尿管结石源自肾结石。输尿管结石占泌尿系结石的33％～54％，主要临床症状为腰腹部疼痛和血尿。输尿管结石成分有草酸钙、磷酸钙、尿酸、半胱氨酸。CT平扫：输尿管内高密度结节，管壁增厚，伴近端输尿管、肾盂扩张、积水。CT增强肾盂期：输尿管局限性充盈缺损，管壁均匀增厚、轻度强化，结合平扫可明确诊断。

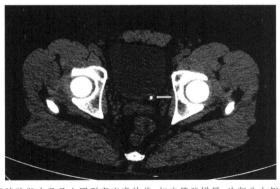

CT平扫显示左侧输尿管膀胱壁内段见小圆形高密度结节，相应管壁增厚，诊断为左侧输尿管膀胱壁内段结石。

图 7-20　输尿管结石

3. 输尿管癌（ureteral cancer）　是输尿管上皮来源的恶性肿瘤，包括移行细胞癌、鳞状细胞癌及转移灶，其中以移行细胞癌多见。CT平扫：输尿管局限性软组织密度结节，近端输尿管、肾盂扩张积水；病灶往往多发。增强示排泄期输尿管局限性充盈缺损，相应结节动脉期、肾实质期明显强化。

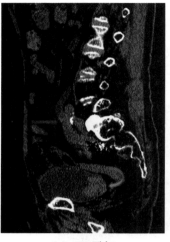
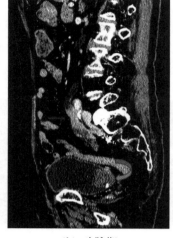
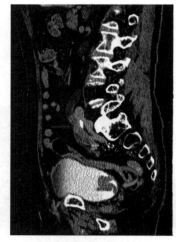

| （a）CT平扫 | （b）动脉期 | （c）肾盂期矢状位重建 |

左侧输尿管中段软组织密度肿块（直箭），其上输尿管扩张、积水，增强示肿块均匀明显强化。膀胱内见软组织密度团块（弯箭），增强未见明显强化，肾盂期可见团块仅小部分与膀胱后壁分界不清，符合血凝块表现并经膀胱镜检查证实。

图7－21　输尿管癌

（三）膀胱

1. **膀胱结石（bladder stone）**　多见于男性，可单发或多发，90％为阳性结石。CT表现为膀胱内圆形高密度影。

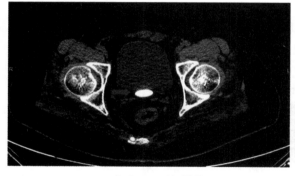
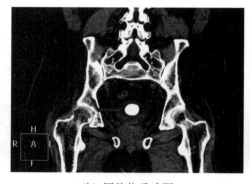

| （a）盆腔CT平扫轴位 | （b）冠状位重建图 |

膀胱内椭圆形高密度结节，提示膀胱结石。

图7－22　膀胱结石

2. **膀胱癌（bladder cancer）**　根据起源不同，膀胱癌可分为移行细胞癌、鳞状细胞癌、腺癌、小细胞癌及肉瘤。CT平扫表现为膀胱壁局限性增厚或向腔内凸出的软组织肿块，常位于膀胱三角区或两侧壁，增强扫描示动脉期明显强化，排泄期见局限性充盈缺损。

膀胱镜检查是膀胱癌诊断的金标准，不仅可直观肿块的大小、位置，也可进行活检进行病理检查。但膀胱镜属于侵入性检查，对于尿道狭窄、出血及患者不配合等患者，螺旋CT是重要辅助工具，MPR及CTVC联合检查则可以极大地提高早期膀胱癌的检出率。

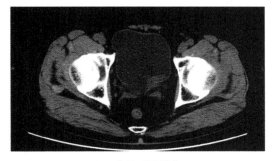
（a）盆腔 CT 平扫

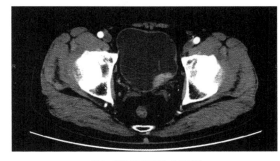
（b）CT 增强肾动脉期

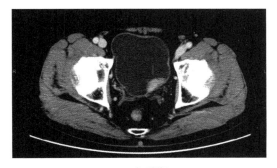
（c）实质期

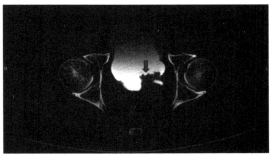
（d）肾盂期

扫码看原图

　　左侧膀胱三角区丘状软组织密度肿块,累及左侧输尿管开口,增强肾动脉期、实质期肿块明显强化,肾盂期可见相应区域不规则充盈缺损,输尿管扩张积水,提示膀胱癌。

图 7-23　膀胱癌

（四）前列腺

1. 前列腺囊肿（prostatic cyst）　主要包括真性囊肿、苗勒管残留囊肿、潴留囊肿及射精管囊肿等。CT 表现为前列腺中线部位低密度影,CT 值与尿液相仿,边界清。

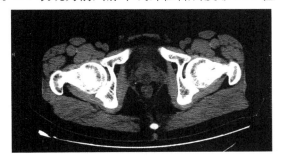
（a）盆腔 CT 平扫示前列腺正中背侧见类圆形
　　低密度影

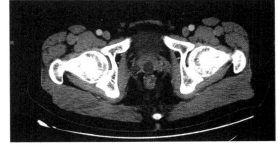
（b）增强扫描示边界清的圆形低密度影未见明
　　显强化

扫码看原图

图 7-24　前列腺囊肿

　　2. 良性前列腺增生（benign prostatic hyperplasia）　CT 表现为前列腺增大,内可合并钙化及结石。前列腺大小与年龄相关,青年男性前列腺平均大小约 2.3 cm×3 cm×3 cm（前后径×左右径×上下径）;70 岁左右,前列腺平均大小约 4.3 cm×5 cm×5 cm（前后径×左右径×上下径）。一般认为,前列腺上界超过耻骨联合 2~3 cm,前列腺左右径＞5 cm,即认为前列腺增大。

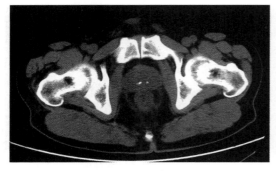
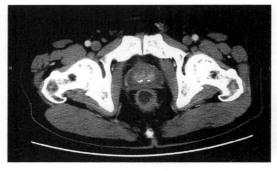

（a）CT 平扫 　　　　　　　　　　　　　（b）增强

前列腺增大,内见钙化斑,增强示移行两带明显强化,边界清,诊断为前列腺增生、钙化。

图 7 - 25　良性前列腺增生

3. 前列腺癌(prostatic cancer)　前列腺癌的影像学诊断主要依靠超声及 MR,CT 主要通过前列腺形态、对周围组织浸润,淋巴结转移推断前列腺癌的可能,并对于已明确为前列腺癌患者的分期有意义。

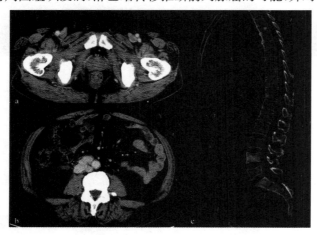

图 a、b 均为不同层面腹部 CT 增强静脉期轴位图。图 a 示前列腺右侧外周带背侧局限性凸起(竖箭),未见明确强化,周围脂肪清晰。图 b 示腹膜后多发淋巴结肿大。图 c 为胸腹部 CT 平扫矢状位重建骨窗示多发椎体呈骨性改变,提示骨转移。诊断为前列腺癌伴淋巴结、骨转移。

图 7 - 26　前列腺癌

(五)精囊腺、睾丸

对于精囊腺、阴囊及睾丸的评估,目前主要通过超声及 MR,CT 主要用于对其外伤、肿瘤的分期及睾丸鞘膜积液、隐睾等病变评估。

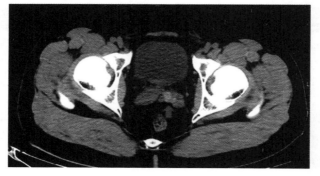

外伤后 2 小时,CT 平扫示左侧精囊腺内见少许斑片高密度影,诊断为左侧精囊腺出血。

图 7 - 27　外伤致精囊腺出血

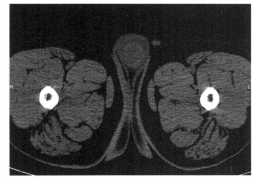
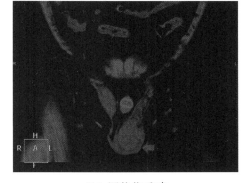

（a）盆腔 CT 平扫轴位 　　　　　　　　　（b）冠状位重建

左侧睾丸周围新月形液体密度；诊断为左侧睾丸鞘膜积液。

图 7 - 28　睾丸鞘膜积液

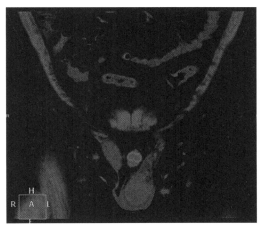

CT 平扫冠状位重建示左侧睾丸位于阴囊内，右侧睾丸位于腹股沟区，诊断为右侧隐睾。

图 7 - 29　隐睾

（六）肾上腺

CT 是最理想的检查方法，能确定肾上腺病变部位；能显示肾上腺病变的组织特征，如液体、脂肪、钙化等成分；而对肝肾隐窝巨大肿块的来源、非功能性肿瘤的定性诊断有困难。

1. 肾上腺腺瘤（adrenal adenoma）　是肾上腺最常见肿瘤，分为有功能与无功能两类，多为有功能。CT 表现为肾上腺类圆形或椭圆形结节，多为单发，呈均匀软组织密度。因大部分肾上腺腺瘤内合并脂肪成分，平扫 CT 值大多小于 20 Hu；当肾上腺结节 CT 值小于 10 Hu 时，诊断肾上腺腺瘤敏感性约为 76%，特异性约为 96%。增强呈轻中度强化，可通过结节 CT 平扫＋增强的各期 CT 值计算绝对廓清率与相对廓清率；绝对廓清率＞60%，相对廓清率＞40%，提示肾上腺腺瘤可能。

2. 肾上腺髓性脂肪瘤（adrenal myelolipoma）　是肾上腺良性肿瘤，常为单侧无功能性病变，富含造血及脂肪组织。CT 表现为单侧性、偶为双侧肾上腺类圆形或卵圆形肿块，内密度不均，含不同程度的脂肪组织及骨髓，平均 CT 值约－74 Hu，边界清；约 24% 孤立性肾上腺髓性脂肪瘤含有钙化；增强表现为脂肪成分无强化，软组织密度部分明显强化。

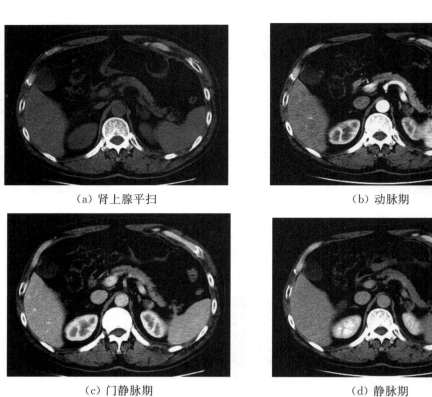

（a）肾上腺平扫 　　　　　　　（b）动脉期

（c）门静脉期 　　　　　　　　（d）静脉期

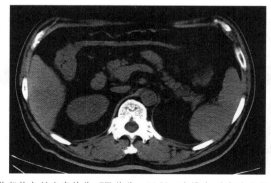

（e）延迟期轴位图 　　　　　　（f）门静脉期冠状位重建图

左肾上腺外侧支不均匀低密度结节，CT值约－4～18 Hu，增强绝对廓清率约70%，相对廓清率约50%，提示左侧肾上腺外侧支腺瘤。

图7-30　肾上腺腺瘤

CT平扫示左肾上腺体部均匀低密度结节，CT值约－82 Hu，边界清，诊断为左肾上腺体部髓性脂肪瘤。

图7-31　肾上腺髓性脂肪瘤

3. 肾上腺嗜铬细胞瘤（adrenal pheochromocytoma）　多起源于肾上腺髓质内成熟的神经嵴细胞。嗜铬细胞瘤10%来源于肾上腺外，10%为双侧，10%为恶性肿瘤。临床表现为阵发性高血压、头痛、心悸及多汗。CT平扫：一侧肾上腺较大软组织肿块，平均直径为5 cm；增强呈不均匀明显强化，内可见囊变坏死区。

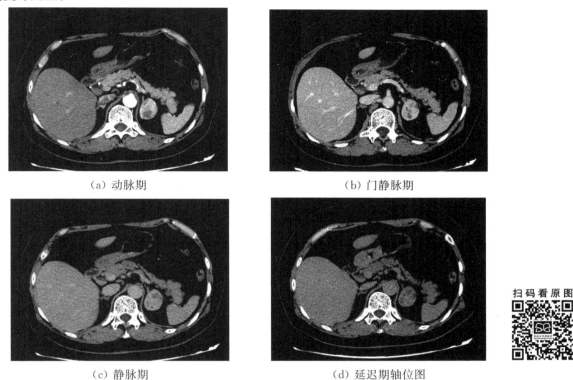

（a）动脉期　　　　　　　　　　　　　　　（b）门静脉期

（c）静脉期　　　　　　　　　　　　　　　（d）延迟期轴位图

扫码看原图

左肾上腺椭圆形肿块，病灶边界清，增强呈明显不均匀强化，内见小囊变。病理提示嗜铬细胞瘤。

图 7 - 32　肾上腺嗜铬细胞瘤

4. 肾上腺腺癌（adrenal adenocarcinoma）　CT 表现为大的、境界清晰的肾上腺肿块，密度不均，形态不规则。通常不含脂类成分，钙化出现率约 30%。增强呈不均匀强化，绝对廓清率<60%，相对廓清率<40%。

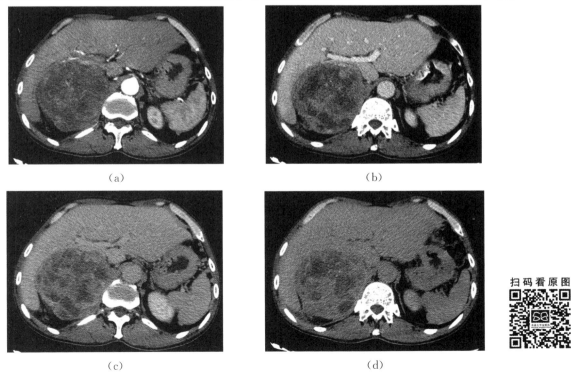

（a）　　　　　　　　　　　　　　　　　　（b）

（c）　　　　　　　　　　　　　　　　　　（d）

扫码看原图

肾上腺增强 CT 显示右肾上腺巨大占位，增强呈不均匀稍强化，内见多发液化坏死。病理提示为肾上腺皮质腺癌。

图 7 - 33　肾上腺腺癌

5. 肾上腺外伤 CT 表现为肾上腺区见高密度灶或混杂密度血肿,以右侧多见;增强示血肿不强化。

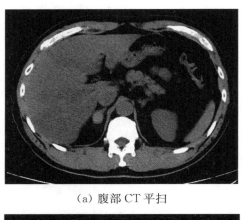
(a) 腹部 CT 平扫

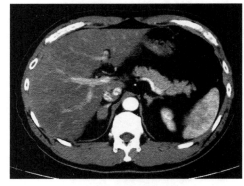
(b) 增强动脉期

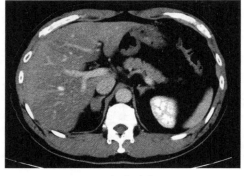
(c) 门静脉期

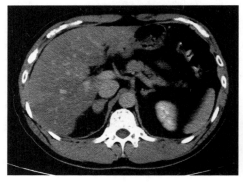
(d) 静脉期

扫码看原图

右肾上腺高密度结节,增强未见明显强化及对比剂外渗征象,结合临床外伤病史,诊断为右肾上腺血肿。

图 7 - 34 肾上腺外伤

（南楠）

第八节 CT 肾脏介入

在 CT 引导下非血管性介入放射学在泌尿系统的应用,主要是对单纯性肾囊肿的抽吸及硬化剂治疗与肾肿瘤穿刺活检。

(一)单纯性囊肿的抽吸及硬化治疗

适合于单纯性囊肿、肾盂旁囊肿对肾实质和肾盂有明显压迫症状的患者。CT 引导下明确穿刺点、穿刺深度、角度,以确保穿刺时尽量少穿过肾实质,避免损伤大血管和肾盂。确认穿刺针位于囊肿内,嘱患者平稳呼吸,缓慢抽吸全部囊液,记录抽吸量并将囊液送检。后向囊腔内注入对比剂观察:① 囊腔是否存在分隔;② 是否与其他脏器相通;③ 囊壁是否钙化及是否含有赘生物。明确单纯性肾囊肿后,再注入相当于囊液 1/5～1/4 的无水乙醇。对囊肿过大者,反复吸出并注入无水乙醇 2～3 次,为减少毒副作用,无水乙醇注入量控制在 200 mL 以内;维持 10 分钟后再抽出乙醇。最后向囊腔内注 5～10 mL 无水乙醇,拔出穿刺针。对于囊肿较大或抽吸不全的患者,可沿穿刺针置入导管,反复多次用无水乙醇冲洗囊腔,直至囊壁无分泌功能,引流管无囊液引出后,可拔除引流管。该治疗的并发症主要为疼痛,很少发生感染、出血。

（二）肾穿刺活检

经皮肾穿刺活检是 1952 年 Iversen 和 Brun 首次开展，临床应用包括以下几个方面：① 肾肿瘤流行病学检查；② 为肾肿瘤治疗方法选择提供信息；③ 深入研究肾肿瘤演变过程；④ 影像学检查不能确诊的肾脏肿块的鉴别诊断。

CT 引导下经皮肾穿刺活检针是通过中腹部 CT 检查确定穿刺点、穿刺深度及角度。常规消毒后，嘱患者屏住呼吸，进行穿刺；再次 CT 扫描确定穿刺针位于肿块内后，将针芯取出，调节活检针进行多次抽吸组织取样；取样完毕后装配好针芯将活检针拔出；制备涂片进行病理学检查。穿刺后复查 CT 检查，观察是否存在出血等并发症。现已改用活检枪，可获取更多的组织行病理检查。

CT 平扫对泌尿系结石具有肯定的诊断价值，而对于部分肾脏先天性畸形、肿瘤、外伤分级等价值明确。增强 CT 的出现，明显提高泌尿系病变的检出率及诊断符合率，尤其是当今 CT 检查设备及相关技术、软件的快速发展，可进行高分辨(1 mm)，增强 CT 多时相检查，并对原始数据进行后处理，不仅能够清晰显示肾脏血管、肾实质、肾盂肾盏结构，也能明确病变部位与邻近组织关系，其敏感性、特异性均达 95％，从而为提高疾病诊断准确率、治疗方法选择、预后评估提供极有价值的资料。

（南楠）

第八章
核磁共振检查

1946 年 Felix Bloch 和 Edward Purcell 等发现了核磁共振现象；1976—1978 年，Mansfield、Maudsley 等利用磁共振分别获得手、头、胸、腹部的图像。随着磁共振成像（magnetic resonance imaging，MRI）在泌尿系疾病的运用与发展，MRI 因其组织分辨率高和多序列、多方位的优势，已成为除超声及 CT 外，观察泌尿系正常结构及病变有效检查方法。

第一节　MRI 成像基本原理和设备

一、MRI 基本知识

人体内广泛存在氢原子核，其质子有自旋运动，带正电，产生磁矩，如同一个磁体。小磁体自旋轴的排列无一定规律。如在均匀的强磁场中，小磁体的自旋轴按磁力线方向重新排列。在这种状态下，用特定频率的脉冲（radiofrequency，RF）进行激发，作为小磁体的氢原子核吸收一定量的能量而共振，即发生磁共振现象。射频脉冲停止，被激发的氢原子核将所吸收的能量释放出来，其相位和能级都恢复到激发前的状态，这一恢复过程称为弛豫（relaxation），而恢复到原来平衡状态所需的时间则称为弛豫时间。

1. T1 弛豫时间　纵向磁化恢复，其过程为纵向弛豫（longitudinal relaxation），纵向磁化由零恢复到原来磁化量的 63% 所需的时间，就是 T1 弛豫时间。

2. T2 弛豫时间　横向磁化消失，其过程为横向弛豫（transverse relaxation），横向磁化由最大减小到最大值的 37% 所需的时间，就是 T2 弛豫时间。

3. 弛豫时间与 MRI 成像　人体正常组织和病理组织的 T1、T2 弛豫时间均不同，而产生不同的信号强度，此即 MRI 的成像基础。影响 T1、T2 弛豫时间物理因素包括：温度、大分子、组织含水量、顺磁性物质。另外在 MRI 中，质子密度（单位体积内氢原子核的数量）也是一种重要的成像参数。这些信息的改变是区分正常与异常以及诊断疾病的基础。

二、序列技术

由于生物组织 T1、T2 弛豫时间绝对值各不相同，为分别探测其差别，需给予不同频率、方向的射频脉冲或梯度脉冲，以不同脉冲的重复时间（time of repetition，TR）及读取回波时间（time of echo，TE）组合，这些组合被称为序列。MRI 脉冲序列很多，各不相同，目前临床主要包括：自旋回波（spin echo，SE）、快速自旋回波（fast spin echo，TSE）、梯度回波（gradient echo，GE）、反转恢复序列（inversion recover，IR）、部分饱和（partial saturation，PS）及平面回波成像（echo planar imaging，EPI）。目前最基本、最常用的为自旋回波（SE）脉冲序列，通过调节 TR、TE，得到突出某一组织特征参数的图像，这一图像称为加权像。质子密度加权像（proton density weighted imaging，PDWI），是反映组织质子密度差别的序列；T1 加权像（T1 weighted imaging，T1WI），T1 加权像显示解剖结构好；T2 加权像（T2 weighted imaging，T2WI），反映组织 T2 弛豫时间差别的序列，T2 加权像显示病变组织较好。

自旋回波（SE）序列扫描参数：

1. 质子密度加权像　采用长 TR（1 500 ms 以上）和短 TE（25 ms 左右）扫描参数，所得图像既不是 T1 加权像,也不是 T2 加权像,主要受质子或自旋密度差别的影响,质子越多,信号越强。

2. T1 加权像 采用短 TR(500 ms 左右)和短 TE(30 ms 左右)扫描参数,反映的是不同组织 T1 信号强度的区别。

3. T2 加权像 采用长 TR(1 500 ms 以上)和长 TE(60 ms 以上)扫描参数成像时,T2 差别将突出显示出来。

三、MRI 设备

MRI 系统包括四个组成部分:主磁铁系统、梯度磁场系统、射频系统、计算机及图像处理系统。MRI 根据磁体类型分为永久磁体、常导磁体和超导磁体;根据磁场强度分低磁场(<0.5T)、中磁场(0.5~1.4T)、高磁场(1.5~3.0T)、超高磁场(4.0T 以上)。磁场强度越高,组织磁化程度越高,产生的磁共振信号越强,但高磁场扫描更容易因化学位移伪影、运动伪影等影响评估。

(南楠)

第二节 MRI 图像特点

MRI 图像可显示人体不同组织(正常或异常)的 T1、T2 及质子密度值,是诊断疾病的基础。人体常见正常组织和病变在 T1 加权像和 T2 加权像上的信号特点均不同具体见表 8-1、表 8-2。

表 8-1 人体正常组织的 MRI 信号特点

正常组织	T1 加权	T2 加权
水	低(黑)	高(白)
骨皮质、空气	低或无(黑)	低或无(黑)
肌肉	稍低(灰黑)	稍高(灰黑)

表 8-2 人体常见病变组织的 MRI 信号特点

病变	T1 加权	T2 加权
单纯囊肿	低(黑)	高(白)
肿瘤	低(黑)	高(白)
亚急性血肿	高(白)	高(白)
钙化	低(黑)	低(黑)
水肿	低(黑)	高(白)

1. 信号与灰阶 MRI 是多参数成像,具有一定 T1、T2 或质子密度(Pd)差别的各种器官相织,包括正常与病变组织,在 MRI 上呈不同灰度的黑白影,反映 MR 信号强度的不同或弛豫时间 T1 与 T2 的长短。

2. 多方位成像 可获得人体横断面、冠状面、矢状面及任意方向断面的图像,有利于病变的显示及定位。可采用重建方法获得三维立体图。

3. 流空效应 SE 序列成像时,如血流有较高流速,接收信号时被激励而能产生信号的质子已流出该层面,因而测不到信号,T1WI 和 T2WI 均无信号影,称流空效应(flow void phenomenon)。

(南楠)

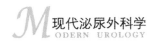

第三节　MRI 检查前准备

1. 确认患者没有禁忌证。
2. 检查前 4～6 小时禁食、禁水。
3. 不能合作或配合不佳的患者应适当给予镇静药。
4. 确定患者进入检查室前除去随身携带的金属物品。
5. 腹部加压以减少腹式呼吸引起的运动伪影,在检查时患者要平静呼吸。
6. 膀胱检查需中等量留尿。

（南楠）

第四节　MRI 检查的优势与限制

1. MRI 检查的优势

（1）无电离辐射。

（2）组织分辨率高。

（3）多方位、多参数成像。

（4）可进行功能显像。

2. MRI 检查的限制

（1）扫描序列多,扫描时间长;运动伪影等相对较多。

（2）禁忌证:① 装有心脏起搏器(除 MRI 兼容型外)、带有电子耳蜗。② 体内有金属置入物。③ 带有呼吸机及心电监护设备的危重患者。④ 体内有胰岛素泵等神经刺激器的患者。⑤ 妊娠 3 个月以内的早孕患者。⑥ 幽闭恐惧症患者。

（3）对钙化、骨骼细微改变显示不佳。

（4）检查费用较高。

（5）检查过程中,噪声相对 CT 较大。

（南楠）

第五节　MRI 检查技术

1. 普通 MRI 扫描　仰卧位,平静呼吸,用快速扫描序列,扫描时要屏气。层厚 5～10 mm,必要时可适当调整层厚。多采用体线圈,也可采用表面线圈以提高信噪比和空间分辨率。

2. MRI 脉冲序列　扫描序列很多,常用自旋回波(spin echo,SE)、快速自旋回波(fast spin echo,TSE)、梯度回波(gradient echo,GRE)以及平面回波成像(echo planar imaging EPI)。根据情况加脂肪抑制技术。肾脏 MRI 应做横断面 T2WI、T2WI 压脂和冠状面 T2WI 像;盆腔 MRI 最理想的方案是横断面、冠状面及矢状面分别作 T1WI 和 T2WI,以获得更多的信息。

3. 脂肪抑制(fat suppression,FS)技术　FS 技术是磁共振中很重要的技术,具有提高组织对比度,减少运动伪影和化学位移伪影,判定病变内组织成分等作用。常用的脂肪抑制序列包括:脂肪饱和法、短时反转脂肪抑制技术、反相位成像及 Dixon 法。

4. **MRI 增强扫描** 一般不需增强扫描,当诊断困难需进一步明确诊断时用。增强扫描造影剂分顺磁性和超顺磁性,可使局部产生磁场,缩短周围质子弛豫时间。用顺磁性对比剂钆-二乙烯三胺五乙酸(Gadolinium DTPA,Gd-DTPA)增强扫描,缩短周围质子的 T1 与 T2 弛豫时间而改变信号强度。在 T1 加权像强化部分呈高信号。

5. **磁共振尿路造影**(MR urography,MRU) MRU 是一种利用 MRI 水成像原理显示尿路系统的技术。MRU 利用流动缓慢的尿液具有长 T2 弛豫时间的特点及尿路周围组织具有短 T2 弛豫时间的特点,用重 T2 加权序列扫描,同时使用脂肪抑制技术和空间预饱和技术,获得的图像经最大强度投影法重建后得到三维立体图像,与传统 IVU 影像类似,且可提供更多的影像信息;主要应用于尿路梗阻性病变的评估。

相比 IVP,MRU 主要优势包括:① 检查是非侵袭性,不需要行插管;② 无电离辐射;③ 不需要使用对比剂,避免对比剂相关损害;④ 初步评估肾脏功能。

6. **磁共振血管造影**(MR angiography,MRA) 有增强 MRA 和非增强 MRA 成像技术。

(1)增强 MRA:不需动脉插管技术,经静脉内注射顺磁性对比剂使血管显影,采用 3D 梯度回波技术,能得到较非增强法 MRA 更好的肾血管像。因增强 MRA 可导致肾源性纤维化,目前临床应用较少。

(2)非增强 MRA:不用造影剂,采用时间飞跃法(time of flight,TOF)、相位对比法(phase contrast,PC)及流入反转恢复(in-flow inversion recovery,IFOR)。IFOR 在采用有效反转恢复技术及脂肪抑制技术,不仅可以观察腹主动脉及肾动脉,且肾动脉分支也能清晰显示。因此,IFOR 可作为临床怀疑肾动脉狭窄的重要检查方法。

7. **功能性 MRI 成像**(functional MRI,FMRI) 在病变尚未出现形态学的变化之前,可利用功能变化形成的图像达到早期诊断的成像技术。

(1)弥散加权成像(diffusion weighted imaging,DWI):DWI 反映组织中水分子扩散及灌注情况;其信号强化取决于组织的表观弥散系数(apparent diffusion coefficient,ADC)及运动敏感梯度强度的影响。目前 DWI 已广泛应用于脑梗死、全身肿瘤的良恶性分析、恶性肿瘤转移、肿瘤治疗后情况的评估。

(2)灌注加权成像(perfusion weighted imaging,PWI):在静脉内注射顺磁性对比剂后动态成像,获取组织微循环灌注信息,可评价肾脏功能。Gd-DTPA 是 PWI 最常用的对比剂。

(3)磁共振波谱(magnetic resonance spectroscopy,MRS):是利用 MR 成像分析生化物质结构及含量,对一些体内代谢物含量的改变所致的疾病进行诊断。如前列腺质子波谱分析,对前列腺内病变的定性诊断,尤其是早期前列腺癌的鉴别诊断更有临床意义。

(4)血氧水平依赖(blood oxygen level dependent,BOLD)成像:由 1990 年 Seiji Ogawa 等首先报道,是基于血液内血红蛋白氧饱和水平而成像的方法。这是目前无创性评估肾血氧水平的唯一方法。

(5)动脉自旋标记技术(arterial spin labeling,ASL):是以动脉血中水质子为内源性示踪剂,无创、定量分析组织局部血流灌注情况。目前,ASL 技术主要应用于评估组织缺血、评估肿瘤类型及活性的研究。

(南楠)

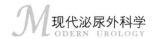

第六节　正常 MRI 表现

（一）肾脏

1. 肾皮质、髓质　在 T1WI 上，肾皮质为中等信号（灰），肾髓质的信号低于肾皮质，形成皮髓质信号差异（corticomedullary differentiation，CMD）；在 T2WI 上，肾皮质、髓质均呈较高信号，常因差异较小而难以分辨，有时肾髓质信号更高而可分辨。

2. 肾盂、肾盏　T1WI 上肾盂肾盏因含尿液呈水样低信号（黑），在 T2WI 上尿液信号高于脂肪（白）。肾窦内脂肪在 T1WI 和 T2WI 均呈高信号（白）。

3. 肾血管　因流空现象，肾血管呈无信号管状结构；肾静脉位于肾动脉前方。

4. 肾周筋膜　肾周筋膜在肾周围脂肪囊和肾旁脂肪之间，表现为线状低信号；当炎症或肿瘤侵犯时，肾周筋膜增厚，信号异常。

（二）输尿管、膀胱

T1WI 上，尿液和输尿管、膀胱肌层均为低信号而难以分辨；T2WI 上，尿液信号升高，与输尿管、膀胱周围高信号脂肪共同反衬出低信号壁。

MRU 上，正常输尿管显示为细线状高信号；膀胱为均匀卵圆形高信号。MRU 可不同角度旋转显示泌尿系全程。

（三）前列腺

前列腺呈倒锥形，分为两侧叶、前叶、中叶及后叶 5 个小叶。前列腺在组织学上分为腺体与非腺体两部分。腺体部分分为外周带、中央带和移行带；其中外周带占腺体的 70%，中心带占 25%，移行带仅占 5%。非腺体部分包括尿道及前纤维基质。MRI 可通过不同加权像分辨出前列腺的组织学分区。T1WI 上，正常前列腺与肌肉组织相似，表现为均匀中等信号；T2WI 上，中央带呈中等信号、外周带为高信号，容易区分，移行带信号与中心带相似。

（四）精囊腺

精囊为一对卷曲的管道结构，类似梭形，位于前列腺后上方、膀胱之后，在膀胱底部呈"八"字形分开。T1WI 呈低信号，T2WI 呈高信号。在仰卧位横断面图像上，膀胱后下壁与精囊之间形成膀胱精囊角，为 30°左右。观察精囊角是否存在，可判断膀胱或前列腺肿瘤有无侵及精囊。MRI 显示盆腔各脏器及其病变较 CT 更优越。

（五）肾上腺

肾上腺在 MRI 轴位的形态、位置、大小与 CT 基本相同。在冠状位图像，肾上腺位于脊柱两侧肾上极的内上方，为三角形或"人"字形。肾上腺在 T1WI 呈均匀一致中等信号，比肝脏信号低一些；在 T2WI 像信号增高（灰白），比肝脏信号高。

（南楠）

第七节　临床应用

（一）泌尿系统

MRI 检查在泌尿系统的疾病诊断中日益广泛，对先天发育异常、恶性肿瘤的评价及侵犯范围、淋巴结的转移及癌栓形成有一定诊断价值，有助于肿瘤的分期和临床治疗。

MRI 检查的不足之处在于不能可靠地发现钙化性病变,很少用于泌尿系结石的检查。

MRU 对尿路梗阻性疾病可以明确梗阻部位及梗阻原因。特别是对 X 线或造影剂禁忌者,如妊娠妇女、碘过敏、急性和慢性肾功能衰竭、重度肾盂积水者更适合。

1. 肾脓肿及肾周脓肿(intrarenal and perirenal abscesses) 肾脓肿及肾周脓肿常见致病菌为金黄色葡萄球菌、大肠杆菌、变形杆菌等。临床起病急,表现为发热、寒战、肾区疼痛、尿/血白细胞增多等。MRI 检查对肾脓肿及肾周脓肿显示较 CT 更优势:脓腔 T1WI 呈低信号,T2WI 呈高信号,DWI 呈高信号,如合并气体,可见气液平;脓肿壁 T1WI 呈等信号,T2WI 呈高信号(较脓腔略低);脓肿周围水肿 T1WI 呈低信号,T2WI 呈高信号。

2. 先天性输尿管狭窄(congenital ureteral stricture) 先天性输尿管狭窄是先天性因素所致的输尿管管腔狭窄,常见部位为肾盂-输尿管交界处、输尿管-膀胱移行部;其中肾盂-输尿管移行部狭窄是儿童肾盂积水最常见的原因。MRU 可清晰显示积水扩张的肾盂、肾张,远端输尿管未见扩张,提示狭窄部位,但对狭窄原因评估受限。MR 平扫及增强,结合临床相关病史及资料,提示左先天性肾盂-输尿管移行部狭窄。

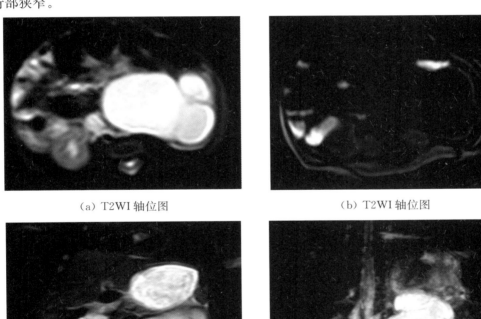
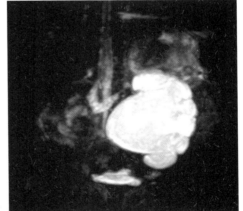

(a) T2WI 轴位图　　　　　　　　　　　(b) T2WI 轴位图

扫码看原图

(c) T2 压脂冠状位图　　　　　　　　　(d) MRU 重建图

显示左肾盂、肾盏扩张积水,肾盂-输尿管移行部局限性狭窄,相应区域未见明确异常信号,远端输尿管未扩张;综合病史及 MRI 表现,提示左先天性肾盂-输尿管移行部狭窄。

图 8-1　先天性肾盂输尿管交界处狭窄

3. 膀胱癌(bladder cancer) 膀胱癌是泌尿系最常见的恶性肿瘤,40 岁以上男性多见,临床主要症状是无痛性肉眼血尿,可合并尿路刺激症状及排尿困难等。膀胱癌可发生于膀胱任何部位,以膀胱三角区及两侧壁多见。膀胱癌 MR 表现为膀胱壁局限性增厚或菜花状肿块,肿块 T1WI 呈等信号,T2WI 呈等或稍高信号(高于膀胱壁,低于尿液),DWI 呈高信号;增强肿块明显强化。

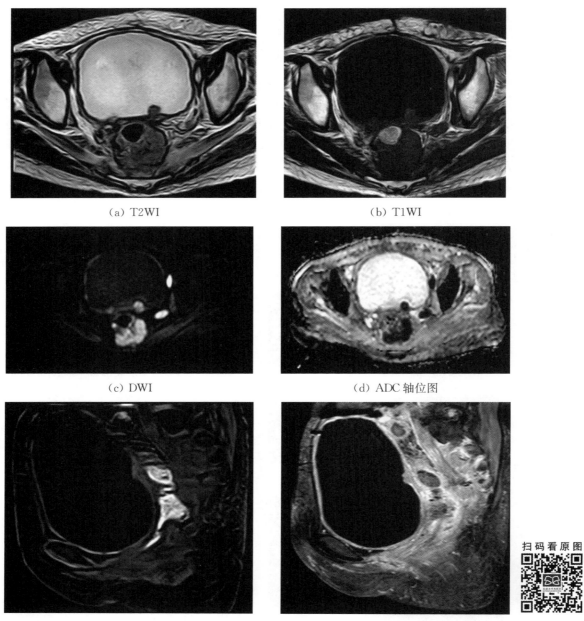

(a) T2WI

(b) T1WI

(c) DWI

(d) ADC 轴位图

(e) T1 压脂矢状位

(f) T1 压脂增强矢状位图

扫码看原图

图(a)～(d)显示膀胱左后壁见等 T2、等 T1 信号结节，DWI 呈高信号，ADC 呈低信号；另见直肠壁不规则增厚，呈等 T2、等 T1 信号，DWI 呈高信号，ADC 呈低信号。图(e)、(f)显示膀胱后壁结节增强明显强化；直肠壁明显强化。后期病理提示膀胱癌合并直肠周围转移。

图 8-2　膀胱癌

(二)男性生殖系统

MRI 检查 T2 加权像能清楚地区分前列腺各区，因此可以判断前列腺增生和前列腺癌。对前列腺癌的范围评价很准确，有助于临床分期和治疗。

1. **良性前列腺增生**(benign prostatic hyperplasia)　良性前列腺增生是以排尿困难为主要临床表现的老年男性常见疾病，好发于移行区。MRI 检查显示前列腺弥漫性增大，移行带比例增大，移行带内见多发结节；结节 T1WI 呈等信号，T2WI 呈高、等、低的混杂信号，DWI 呈等信号，ADC 呈等信号；结节边界清，可见环状低信号的包膜。

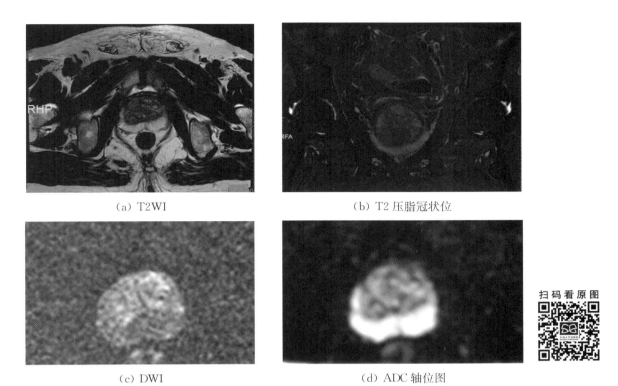

（a）T2WI　　　　　　　　　　（b）T2压脂冠状位

（c）DWI　　　　　　　　　　（d）ADC轴位图

显示前列腺移行带多发混杂 T2 信号结节，DWI、ADC 呈等信号，结节包膜清晰、完整，提示良性前列腺增生。

图 8－3　良性前列腺增生

2. 前列腺癌（prostatic cancer）　前列腺癌居全球男性恶性肿瘤首位，多见于 50 岁以上。病理上，前列腺癌以腺癌为主。MRI 是前列腺癌检出、分期及随访的重要检查方法，主要以 T2WI、DWI 序列为主。

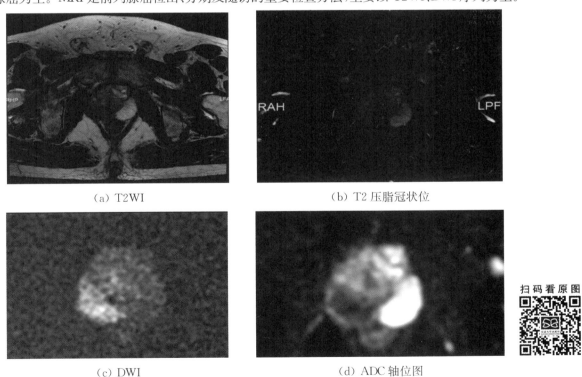

（a）T2WI　　　　　　　　　　（b）T2压脂冠状位

（c）DWI　　　　　　　　　　（d）ADC轴位图

显示前列腺右侧外周带见片状异常信号，T2WI、T2 压脂呈低信号，DWI 呈明确高信号，ADC 呈明确低信号，提示前列腺癌。与后期病理结果一致。

图 8－4　前列腺癌

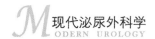

前列腺癌分期目前应用最广泛的是美国癌症联合委员会制定的 TNM 分期,自 2018 年开始启用第 8 版,其目的在于指导选择治疗方法和评价预后。前列腺 MRI、直肠指检、PSA、穿刺活检、核素全身骨显像可明确前列腺癌分期。

表 8－3　前列腺癌 TNM 分期(第 8 版)

T 分期	T1:活检才能检出。 T2:肿瘤位于前列腺内。 　　T2a:＜一侧叶的 50%; 　　T2b:＞一侧叶的 50%,但限于该侧叶; 　　T2c:累及两侧叶。 T3:T3a—肿瘤累及或突破包膜; 　　T3b—肿瘤累及精囊腺。 T4:肿瘤累及邻近结构(如直肠、膀胱)。 TX:原发肿瘤不能评估。
N 分期	N0:无区域内淋巴结转移。 N1:区域内淋巴结转移。 NX:区域淋巴结无法评估。
M 分期	M0:无远处转移。 M1a:盆腔外淋巴结转移;M1b:骨转移;M1c:其他器官转移。 MX:远处转移无法评估。

为规范前列腺病灶的 MRI 报告,减少易混淆的影像描述和模糊的诊断结果,提高病灶的检出、定位、定性,2012 年由欧洲泌尿生殖放射学会(ESUR)制定前列腺影像报告与数据系统(PI-RADS),并于 2015、2019 年分别更新了 PI-RADS V2、PI-RADS V2.1。

表 8－4　PI-RADS V2.1 数据

PI-RADS V2.1	意义
1	极低(不存在临床显著性癌)
2	低(几乎不存在临床显著性癌)
3	中等(与临床显著性癌间对应关系不确定)
4	高(与临床显著性癌可能存在对应关系)
5	极高(有临床显著性癌)

(三) 肾上腺

MRI 检查的组织分辨率高,能准确显示肾上腺某些肿瘤的组织特征,如含脂肪物质的肿瘤、水样成分的囊肿。

肾上腺腺瘤(adrenal adenoma)　是肾上腺的常见肿瘤,中年女性好发,分为功能性及非功能性。在 T1WI 上,肾上腺腺瘤与肝实质信号相仿;T2WI 等或稍高于肝实质信号。因肾上腺腺瘤内含有大量脂质,反相位信号强度较同相位减低是其特征性表现。

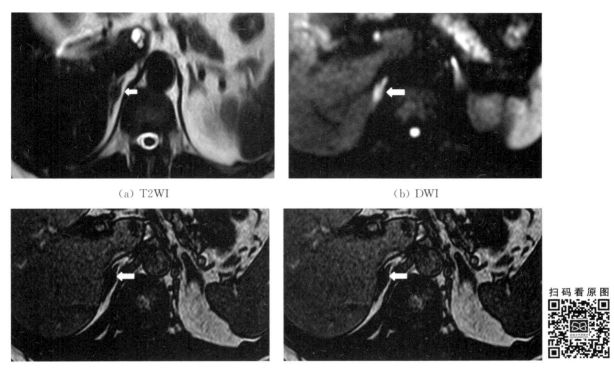

（a）T2WI   （b）DWI

（c）反相位   （d）正相位轴位局限性放大图

显示右肾上腺内侧支结节（白色箭头所示），呈等 T2WI、等 DWI 信号；反相位呈低信号，正相位呈等信号，提示结节内含有脂肪成分。综上提示肾上腺腺瘤。

图 8-5　肾上腺腺瘤

（南楠）

第九章
核医学在泌尿外科的应用

第一节 概述

一、核医学的基本原理

利用放射性核素进行诊断、治疗疾病和进行医学研究称为核医学(nuclear medicine)。核医学的基本原理是放射性示踪(radionuclide trace)原理,示踪原理要点:① 放射性核素及其标记物与研究对象的非放射性物质具有相似的性质,前者可以代替后者参与代谢活动。② 放射性核素具有可探测的射线且探测灵敏度高,可在体外获得其在体内分布图像和变化过程。

放射性核素治疗原理:利用放射性核素的电离辐射生物效应,将放射性核素靶向性引入体内病灶,对病灶进行内照射,从而破坏和抑制病变达到治疗作用。

二、核医学在泌尿系疾病诊治特点

核医学在泌尿系疾病诊治的历史悠久,但近二十年随着医学设备的快速发展以及分子靶向医学的发展,传统的核医学泌尿系功能显像分析得到继续广泛应用,泌尿系肿瘤的代谢显像、分子靶向显像与治疗越来越受到重视,而部分传统项目逐渐减少甚至不再常规使用。

核医学的特点是着重判断器官组织的功能状态和组织细胞的分子表达,从而达到靶向性诊断和治疗目的。

三、核医学显像设备的发展趋势和现状

传统的设备主要有单光子发射计算机断层仪(SPECT)和正电子发射计算机断层仪(PET),分别通过注射发射单光子的放射性核素和正电子的放射性核素,在体外获得放射性药物在体内的分子影像。核医学分子影像特点是分子水平高,特异靶向性好,但解剖结构和定位较差。

多模态医学设备的发展带来 PET/CT 的快速推广,而 PET/MRI 也正在进入快速发展阶段。这两种不同模态的融合影像设备既能反映病变的分子学及生理生化功能改变,也能清晰观察病变组织结构的改变。

四、泌尿系核医学分子影像常用放射性药物

1. 肾功能性药物　目前主要为通过肾小球滤过为主的锝标记药物^{99m}Tc-DTPA,其注入人体后90%通过肾小球滤过而不被肾小管重吸收,主要用于肾动态显像和肾小球滤过率 GFR 测定;其次主要通过肾小管吸收和分泌的药物,传统为^{131}I 邻碘马尿酸(^{131}I-OIH),近年来较多使用图像质量高而性质相似的锝标记巯基乙酰基三甘氨酸(^{99m}Tc-MAG3)和双半胱氨酸(^{99m}Tc-Ec),两者主要用于肾动态显像和肾血浆流量测定。^{131}I-OIH 随着传统的放射性肾图检查逐步使用减少,现在已很少使用。

2. 肿瘤代谢性药物和分子靶向性药物　反映肿瘤葡萄糖代谢的有^{18}氟(^{18}F)标记的脱氧葡萄糖(^{18}F-FDG);反映肿瘤核苷酸代谢的胸腺嘧啶标记物^{11}C-TdR 和^{18}F-FLT 可进行细胞增殖显像;反映肿瘤脂肪酸代谢的有核素标记的乙酸(^{11}C-acetate)和(^{18}F-acetate);反映肿瘤乏氧代谢的核素标记硝基咪唑(^{18}F-FMISO)可进行肿瘤乏氧显像;反映肿瘤氨基酸代谢的有^{11}C-蛋氨酸(^{11}C-MET)和^{18}F-酪氨酸(^{18}F-FET);可以参与磷酸胆碱反应及肿瘤细胞膜合成的胆碱类显像剂^{11}C 胆碱(^{11}C-choline)或

者[18]F-胆碱(^{18}F-choline),应用在前列腺癌诊断可以弥补[18]F-FDG 的不足。

3. **分子靶向性药物**　肿瘤细胞异常表达分子靶向的研究日益成熟,其涉及血管生成、氨基肽酶、特异性膜抗原、激素受体及基因等,其中泌尿系的前列腺特异性膜抗原(PSMA)的配体放射性标记物可用于前列腺癌分子影像的定位诊断和核素靶向治疗。[68]镓标记的 PSMA 配体[68]Ga-PSMA-11 在诊断前列腺癌原发灶和术后复发已经逐步推广。

(徐兆强)

第二节　肾动态显像与功能分析

一、肾动态显像

1. **原理及方法**　静脉注射经肾小球滤过或肾小管分泌的放射性药物(目前主要分别为[99m]Tc-DTPA 和[99m]Tc-EC),用 SPECT 仪快速动态采集包括双肾至膀胱区域的放射性影像,可依序观察到显像剂灌注腹主动脉、肾动脉后迅速聚集在肾实质的灌注相,然后由肾实质逐渐流向肾盏、肾盂,经输尿管到达膀胱的功能相全过程。

患者无需特殊准备,正常饮食饮水,或检查前饮水 300 mL。静脉注射药物立即采集 1～60 秒为灌注相,1～30 分为功能相。

2. **正常图像分析**

(1)灌注相:正常影像可见于腹主动脉显影后 2～4 秒,两侧肾动脉同时显影,肾影逐渐清晰,主要为肾内小动脉和毛细血管血流灌注,双肾影对称均匀,双肾血流灌注曲线峰时差小于 1～2 秒,峰值差小于 25%。异常影像可见肾影出现延迟、摄取减少,峰时差增大、峰值比对侧肾低 25% 以上。

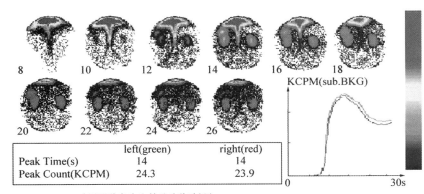

	left(green)	right(red)
Peak Time(s)	14	14
Peak Count(KCPM)	24.3	23.9

(图下数字为注射后秒数时间)

- 腹主动脉上段显影后 2～4s,双肾开始显影并逐渐清晰。双肾大小正常、形态完整、放射性分布均匀对称。
- 双肾血流灌注曲线:峰时差小于 1～2s、峰值差小于 25%。

图 9-1　正常肾血流灌注图

扫码看原图

(2)肾功能相:灌注相后肾影逐渐增大,2～4 分钟肾实质影最清晰均匀,而后肾实质影逐渐减退,并向肾盏肾盂聚集,甚至可见输尿管显影,膀胱显影逐渐明显至超过肾影。异常影像可见肾实质影摄取减少并放射性分布不均匀,摄取高峰延缓,明显梗阻可见肾盂输尿管浓聚扩张影。

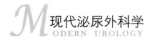
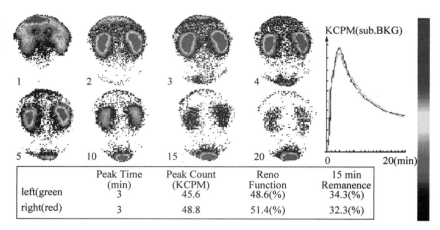

扫码看原图

	Peak Time (min)	Peak Count (KCPM)	Reno Function	15 min Remanence
left(green)	3	45.6	48.6(%)	34.3(%)
right(red)	3	48.8	51.4(%)	32.3(%)

（图下标数字 1～20 为注射后分钟，曲线高度为放射性计数）

图 9 - 2　正常肾功能动态图像

3. 肾图　注射肾功能性放射性药物，一般为肾小管分泌性的，记录放射性药物达到肾区和离开肾区的曲线，a 段快速上升段，b 段功能上升段，c 段下降排泄。根据上述时间放射性曲线的形态和计算所得参数，可以粗略评估肾的血流灌注、双肾功能和尿路通畅情况。最近十几年随医学设备的发展影响和临床对肾图需求减少，加之肾图检查过程与结果分析影响因素多，正确性波动大，放射性肾图已经几乎无单位开展。

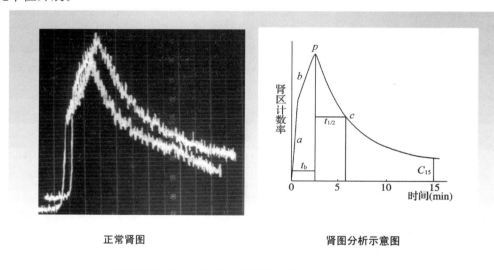

扫码看原图

正常肾图　　　　　　　　　　肾图分析示意图

（横坐标为注射时间，纵坐标为肾区放射性计数，曲线分 a、b、c 段）

图 9 - 3　正常肾图

4. 肾小球滤过率(GFR)测定　通过静脉注射肾小球滤过型药物^{99m}Tc-DTPA，行肾动态显像完成后，在其影像图勾画双肾时间放射性曲线，设备根据肾摄取峰前 1 分钟摄取率，按推算公式计算出GFR。正常参考值：成年男性 125±15 mL/min，女性 115±15 mL/min。随着年龄增长（40 岁以后），GFR 每年减少 1%。

肾动态显像后测定 GFR 方法与经典的菊粉清除率测定相关性比较好，检查方便，能测定分肾功能是其特点，但勾画肾影过程有一定的人为因素，公式的推导属于经验公式因此重复性比较差。近年来通过注射^{99m}Tc-DTPA 后不同时间采取血浆测定放射性计数与注射体内的药物计数比较，按公式计算出 GFR，其中双血浆法（标本）与经典菊粉法相关性最好，被多个国际专业协会推荐为标准方法。但双血浆法操作繁琐，国内临床核医学单位均无常规开展，多用于科研尤其国际多中心研究和论文发表，国内也有多单位研究论文发表，方法可引用。

5. 肾有效血浆流量(ERPF)　采用注射肾小管分泌型放射性药物如^{99m}Tc-Ec或^{131}I-OIH,药物通过肾清除而不被重吸收,其清除率相当于肾血浆流量。方法与肾动态显像测定GFR相似。因所用药物不同,正常值有差异。一般正常参考值为ERPF 450~650 mL/min。

二、肾动态显像临床应用

1. 肾实质功能判断　肾动态显像评价肾实质功能灵敏、简便,具有无创性检测分肾功能的特点,明显优于肾盂造影。肾功能轻度受损表现为肾功能指标的异常,如GFR等数值下降,严重受损可见血流灌注下降,肾实质摄取减少,高峰值降低,峰时延迟,功能相曲线下降延缓,GFR下降程度可反映肾功能受损程度。一般GFR15 mL/min以下需要透析治疗。

2. 上尿路梗阻的诊断和肾功能评估　肾动态显像可见肾盂扩张而放射性浓聚影,消退延缓,还可见梗阻部位以上的输尿管显影。对尿路梗阻行肾动态显像意义更大的是评估梗阻肾的功能,早期梗阻及轻度梗阻肾功能参数如GFR可无明显变化,严重梗阻且时间长的梗阻可有明显肾功能受损,GER下降明显。

3. 肾血管性高血压的筛查　影像特点是患侧肾血流灌注降低,影像延迟,肾影缩小,肾功能参数如GFR或ERPF降低,CTA肾动脉造影可明确肾动脉狭窄及其程度。

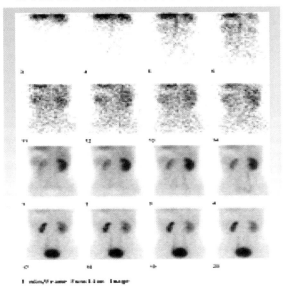

(图1~2行为灌注,3行为肾实质影,4行为消退影)

患肾动脉灌注延迟、灌注量减少。

早期肾实质影像小、放射性分布少,分肾功能小于42%。

实质显影和消退均延迟。

图9-4　肾动脉狭窄

4. 肾移植中的应用

(1)肾移植供者肾功能的评估:肾动态显像可以检测供肾的总肾及分肾功能状况,在活体供肾的术前评估中有非常重要的地位。小于40岁供者的GFR应不低于80 mL/min(即相应年龄段正常值低限);40岁以上,随年龄增长GFR相应下降,至60岁GFR可以为不低于68 mL/min。

(2)肾移植术后肾功能的评价:肾动态显像在移植肾检测方面具有独特的优势。肾血管性病变在血流灌注相中肾影出现延迟,影像模糊,轮廓不清;急性肾小管坏死的血流灌注仅轻度减少,但肾皮质摄取和清除明显延缓;超急性排异反应的移植肾血流灌注和功能丧失,几乎无肾影显示;急性排异的移植肾血流灌注降低,皮质摄取减慢,清除延缓;慢性排异反应表现各种肾功能受损,肾影缩小;术后尿漏可见泌尿系影像外出现异常的浓聚影并随时间延长而增浓,形态不规则。

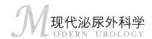

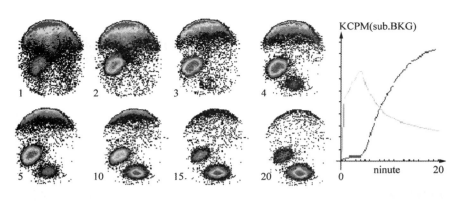

（右髂窝移植肾 4 分钟显影清晰,20 分钟消退明显）

图 9‑5　肾移植后肾动态显像

5. 膀胱输尿管反流显像　在肾动态显像完成时显像剂达膀胱后,受检者用力憋尿,随后用力排尿.观察该过程中输尿管和肾盂部位有无放射性影增浓出现,主要用于膀胱输尿管反流的诊断及治疗效果评价。

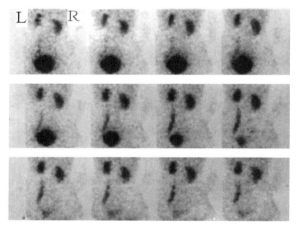

（每 1 分钟一帧影像可见左输尿管 7 分钟有明显反流显影）

图 9‑6　尿反流显影

（徐兆强）

第三节　PET/CT 与 PET/MRI 在泌尿系肿瘤诊治中的应用

一、肿瘤代谢显像

利用参与肿瘤细胞代谢的放射性核素标记葡萄糖、脂肪酸、氨基酸等生物分子,进入肿瘤细胞而显影,反映肿瘤细胞异常增殖,加之配合新一代高质量的螺旋 CT 或核磁共振 MRI 的 PET/CT 和 PET/MRI 在泌尿系肿瘤诊治中的应用日益广泛。

1. 肾癌和膀胱　由于 ^{18}F-FDG（脱氧葡萄糖）主要由泌尿系统排泄,严重影响泌尿系肿瘤的显影,加之肾透明癌摄取低,故应用不广泛。通过增加水负荷和注射利尿剂及导尿,可提高肾和膀胱肿瘤检出率。采用 ^{11}C 或 ^{18}F 标记脂肪酸进行 PET/CT 显像,将提高肿瘤检出率。

2. 前列腺癌　前列腺癌葡萄糖代谢低,且常有前列腺炎症干扰, ^{18}F-FDG PET/CT 诊断灵敏度和特异性不高。如采用 ^{11}C 或 ^{18}F 标记的胆碱可使肿瘤检出率和特异性大大提高,并对分期有益。如使用 PET/MRI 更有明显提升。

3. 睾丸癌 使用[18]F-FDG PET/CT 对原发灶诊断和分期、复发、远处转移均有明确意义。

二、前列腺特异性生物分子靶向标记物的应用

前列腺特异性膜抗原（PSMA）是一种跨膜蛋白，在前列腺癌细胞中表达明显增加，它的表达随着肿瘤细胞病理分级的上升而增加，尤其在非雄激素依赖性前列腺癌组织中有更高表达。PSMA 可启动细胞内吞作用，从而增加与 PSMA 结合的放射性配体显像剂在前列腺癌细胞内聚集。目前国际国内已有多个放射性核素标记的 PSMA 标记物在前列腺癌影像诊断和治疗中发挥了重要作用，部分产品已获得上市批准而进入临床应用。

1. 前列腺癌诊断和分期 以往前列腺癌诊断以核磁共振 MRI 为推荐，优于以[18]F-FDG 为显像剂 PET/CT 显像。国外一组研究 239 例均进行[68]Ga-PSMA PET/CT 与 MRI 检查，以活检证实为癌为标准。两组比较敏感性和特异性分别为 93.6%、64.9%和 87.1%、74.3%。[68]Ga-PSMA PET/CT 显像明显优于 MRI，提示 PSMA PET/CT 显像在前列腺癌诊断中有良好作用。

2. 前列腺癌生化复发后的使用 作为影像学常用检查手段的 MRI 和骨 ECT，均有一定的敏感性和特异性限制，MRI 判断淋巴结转移与否是根据淋巴结形态大小，骨 ECT 显像判断骨转移与否的干扰因素多而特异性差。而 PSMA PET/CT 以细胞特异性表达物质为基础具有较高敏感性和特异性。一组 64 例前列腺癌根治术后患者 PSA 浓度平均为 0.43 ng/mL，其中 31 例（48.5%）发现有阳性病灶（位于前列腺 6 例、淋巴结 18 例、骨转移 6 例、软组织 1 例），阳性患者平均 PSA 浓度 1.3 ng/mL；检查阴性患者的 PSA 平均浓度为 0.28 ng/mL。由此提示 PSMA PET/CT 显像在前列腺癌生化复发中有重要作用，能在更低的 PSA 水平发现转移灶。

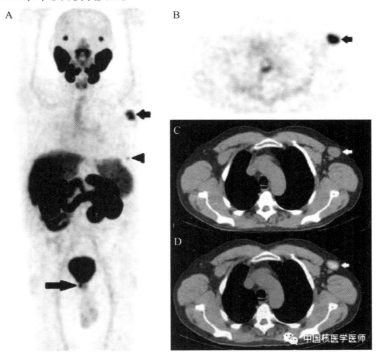

（图 A，箭头所指由下至上，前列腺床位置病灶、肋骨部位病灶、腋窝部位病灶；B、C、D 为腋窝部位病灶的 PET/CT。）

图 9 - 7 前列腺癌 PSMA PET/CT 图

三、PSMA 的放射性标记物用于前列腺癌治疗

前列腺特异性膜抗原（PSMA）在前列腺癌及其转移灶细胞膜有高度表达，尤其是在 ATD 治疗后雄激素非依赖前列腺癌细胞几乎 100%高度表达。[177]镥标记的[177]Lu-PSMA-617 与肿瘤细胞表面 PS-MA 有高亲和力的结合，从而通过 PSMA 内吞作用进入细胞内，转移性肿瘤细胞摄取量是机体重要器官（肾脏、唾液腺）摄取的 6～12 倍，进入肿瘤细胞的[177]Lu 发射 β 射线能通过辐射生物效应杀伤肿瘤细

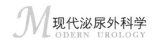

胞。多项研究综合显示,经^{177}Lu-PSMA治疗后前列腺转移患者血PSA80%有下降,下降超过50%的在30%~60%,同时超过80%患者有转移淋巴结和病灶缓解,转移性骨疼痛缓解率更高,并有不同程度的生存期延长。核素PSMA靶向治疗药物已经有数个在国际国内获得批准并进入临床,随着应用逐步推广,相信会带给患者更多益处。

(徐兆强)

第四节　肾上腺髓质显像

一、原理与方法

间位碘代苄胍(MIBG)与去甲肾上腺素(NE)有类似作用,能和交感神经组织和神经嵴来源组织具有良好的结合能力,但不与突触后肾上腺素能受体结合而无药理作用。放射性核素标记的MIBG(^{131}I或^{123}I-MIBG)能被富含嗜铬细胞组织及神经内分泌的肿瘤细胞吸收而显示放射性浓聚影。^{123}I图像质量比^{131}I好,但来源困难,国内多采用^{131}I代替^{123}I碘标记MIBG,检查需要注意保护甲状腺组织,停用影响MIBG的药物。目前多采用SPECT/CT断层融合显像较以往平面显像提高了检查定位正确性。

二、临床诊断应用

1. 良、恶性嗜铬细胞瘤　一般注射后24~48小时表现为放射性浓聚,敏感性在80%~90%,特异性大于90%。尤其对异位嗜铬细胞瘤诊断价值更大,表现在非肾上腺部位出现浓聚灶,常见于胸腹大动脉旁和膀胱等,异位比例在25%左右。嗜铬细胞瘤10%为恶性,早期就可能发生肝、骨、肺、淋巴转移,显像可见转移灶特异性浓聚。

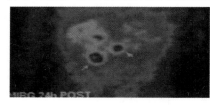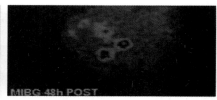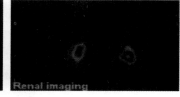

扫码看原图

^{131}I-MIBG分别为注射^{131}I-MIBG后24 h、48 h和^{99m}Tc-DTPA肾显像。

综合MIBG显像和肾DTPA显像后位图,可见腹腔内异常嗜铬组织影。

图9-8　一例恶性嗜铬细胞瘤术后复发患者显像

2. 神经母细胞瘤　其源于原始神经外胚层细胞的恶性肿瘤,其也具有吸收MIBG的能力而显影。

3. 副神经瘤　表现同嗜铬细胞瘤。

4. 其他　神经内分泌肿瘤、甲状腺髓样癌等也有一定阳性率。

三、嗜铬细胞组织肿瘤的治疗

用^{131}I标记的MIBG通过其放射出的β射线辐射生物效应可以对嗜铬细胞组织,尤其对恶性不能手术的转移灶有治疗作用。MIBG治疗用量远大于其显像诊断,使用条件环保要求高而受限。

(徐兆强)

第五节　甲状旁腺显像

一、原理与方法

^{99m}锝标记甲氧异腈(^{99m}Tc-MIBI)静脉注射后虽能同时被甲状腺及功能亢进的甲状旁腺组织吸收,但其进入甲状腺后易被排出而清除,进入甲状旁腺亢进组织的药物与线粒体相结合而滞留,二者停留时间不一,通过延迟显像,甲状腺组织放射性影降低,甲状旁腺亢进组织影就相对增高而显示。静脉注射药物后15～30分钟采集早期相,相同条件2小时采集延迟相。此^{99m}Tc-MIBI双时相方法目前已成为国内外定位诊断甲状旁腺功能亢进的主流方法。如果采用SPECT/CT融合显像有助于精准定位和提高诊断信心。

二、甲状旁腺显像应用

1. 原发性甲状旁腺功能亢进　原发性甲状旁腺功能亢进定性诊断主要依靠血清生化检查,特别是血清甲状旁腺素PTH、血清钙、血清磷。患者常有泌尿系结石及代谢骨病变表现。原发性甲旁亢病灶多为单个腺瘤病灶,核素影像为单个浓聚。偶见增生性病灶,可见多个病灶浓聚。

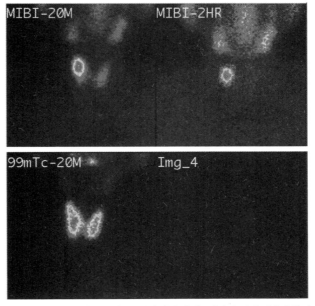

扫码看原图

上排为甲状旁腺双时相影像,见右上浓聚病灶,手术病理为甲状旁腺瘤。
下排同一病人的甲状腺显像,右上为稀疏,提示非功能性甲状腺组织。

图9-9　甲状旁腺和甲状腺显像

2. 肾性继发性甲状旁腺功能亢进　肾衰透析患者引起慢性持续低钙,促使PTH合成和分泌增多,导致甲状旁腺增生进而功能亢进。一般病理为增生性改变,甲状旁腺四个均有程度不一的增生而核素影像也可以见数个浓聚病灶。另外核素甲状旁腺显像对异位甲状旁腺功能亢进组织的寻找和继发性甲状旁腺功能亢进组织切除加前臂移植术后复发甲旁亢的定位诊断也较大意义。

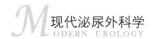
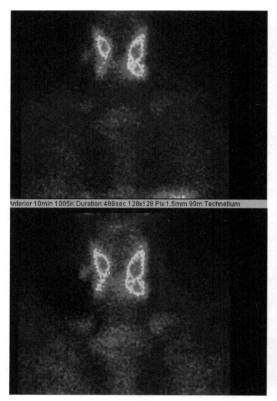
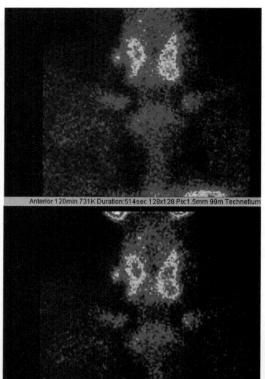

Anterior 10min 1005K Duration:488sec 128x128 Pix:1.5mm 99m Technetium

Anterior 120min 731K Duration:514sec 128x128 Pix:1.5mm 99m Technetium

扫码看原图

（见右上2枚、右下1枚、左上1枚、左下1枚。手术结果5枚与核素显像所见一致。）

图 9‑10　继发性甲旁亢核素影像

（徐兆强）

第六节　核医学在泌尿系肿瘤骨转移中的诊断和治疗

一、原理与方法

^{99m}锝标记二甲基二磷酸盐(^{99m}Tc-MDP)能与人体骨骼主要成分羟基磷灰石晶体结合，其结合量与骨骼局部的骨代谢水平、血流量、成骨反应有关。静脉注射药物2~6小时内行全身显像，可清晰显示全身骨骼，通过观察骨骼病变的放射性摄取情况诊断，用 SPECT/CT 局部融合显像可提高诊断的特异性和定位正确性。

二、泌尿系肿瘤骨转移诊断

前列腺癌骨转移是恶性肿瘤中转移发生率高的恶性肿瘤，多为成骨反应为主的骨转移。转移部位好发于脊柱骨、肋骨、骨盆骨为主。发生率与前列腺特异性抗原 PSA 血清浓度有相关性，血清 PSA 在 4~20 ng/mL 之间转移发生率较低，PSA 浓度大于 20 ng/mL 起随浓度升高转移发生率逐步升高，当 PSA 浓度在 50~60 ng/mL 其转移发生率可达 90%~95% 以上。膀胱癌、睾丸癌、肾癌也可以发生骨转移，但相对发生率低于前列腺癌。

三、泌尿系肿瘤骨转移的放射性核素治疗

1. 传统的发射 β 射线的氯化锶(^{89}Sr)　静脉注射治疗用的亲骨性放射性药物，在骨转移病灶出现较高的浓聚。利用放射性药物发射的 β 射线对病灶进行照射，通过电离生物效应，杀伤肿瘤细胞并缓解疼痛和提高生活质量。

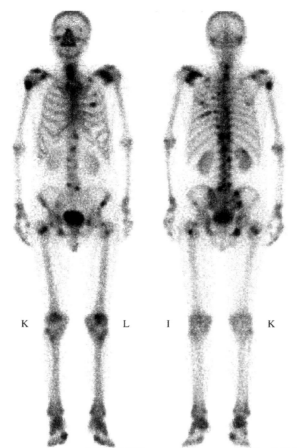

（可见脊柱骨、肋骨、肩胛骨、四肢骨均有浓聚灶。）

图 9-11　前列腺癌骨转移影像

2. 新型的发射 α 射线的二氯化镭（^{233}Ra）　其发射的 α 射线相比 β 射线电离生物效应强很多，而穿透力低许多，因此治疗作用效果好，对病灶周围正常组织受照的副作用低。美国 FDA2013 年批准进入临床，国内 2021 年也获准进入临床。与发射 β 射线的^{89}锶（^{89}Sr）不同，^{233}镭（^{233}Ra）不但具有缓解疼痛作用，而且还可显著改善整体生存率并延迟首次骨相关事件发生时间，改善患者的生活质量。^{233}镭（^{233}Ra）治疗转移骨病变今后有希望成为骨转移核素治疗主流发展方向。

（徐兆强）

第十章
尿动力学检查

尿动力学（urodynamics）是泌尿外科一项直观、量化反映尿路功能的较为理想的检查方法，它是应用流体力学和电生理学的原理和方法，依据尿路各部位的解剖特点，对膀胱、尿道及其附属结构（膀胱颈及尿道括约肌等）及毗邻结构（如盆底肌）功能进行评估的一系列检测。尿动力学检查（urodynamic study，UDS）主要包括：尿流率测定、压力/容积测定、压力/流率测定、括约肌肌电图描记、尿道分布压力测定、漏尿点压测定、影像尿动力学检查等。UDS 不仅可对排尿功能障碍性疾病的诊断提供帮助，而且对治疗及治疗效果也可提供客观材料，是目前临床上诊治下尿路功能性疾病的最常用的检查方法。此外，它对排尿生理学、神经泌尿学和相关的药理学研究也有十分重要的科研价值。

一、尿流率测定

1. 检查目的及适应证　尿流率测定（uroflowmetry）是一种简单的无创检查方法，可用于下尿路功能障碍患者的初筛或疗效评价，也可与其他尿动力学检查项目同步联合测定，如压力/流率测定、压力/流率/尿道括约肌肌电测定等。

2. 操作要点

（1）尿流率以 mL/s 为单位。

（2）不同机型对时间轴、流率轴、尿量轴的默认设置可能不同，操作者应当非常熟悉改变标准格值大小的步骤，以生成清晰的图形。尿流率分辨率最高为 0.5 mL/s，尿量分辨率最高为 10 mL。高于此值无临床意义。

（3）尿流率测定应充分尊重受检者的排尿隐私与排尿习惯，检查应在安静、隐蔽的环境中进行，检测程序启动后，医护人员尽可能回避。

（4）排尿体位：男性通常为站位，女性为坐位。

（5）数值范围：尿流率测量范围为 0～50 mL/s，尿量测定范围为 0～1000 mL。

3. 观察指标　主要观察指标包括：最大尿流率（Qmax）、平均尿流率（Qave）、尿流时间（Ft）、达峰时间（TQmax）、排尿量（Vv）及曲线形态等（见图 10-1）。

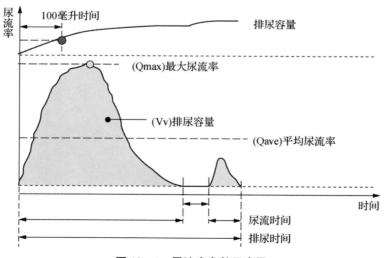

图 10-1　尿流率参数示意图

（1）最大尿流率（maximum flow rate，Qmax）：是指尿流率的最大测定值，单位为毫升/秒（mL/s），是尿流率测定中最灵敏、最有意义的参数。一般认为当尿量在150～400 mL时，成年男性Qmax的最低值为15 mL/s，成年女性为20 mL/s。尿量、年龄、性别、体位等因素均可影响Qmax。Qmax可以用于初步地、筛选性地诊断膀胱出口梗阻（BOO），但诊断的特异性较差（表10-1）。正常的Qmax是由正常的膀胱出口条件与正常的逼尿肌收缩力共同作用的结果；降低的Qmax的原因既可以是膀胱出口阻力增高（BOO），也可以是逼尿肌收缩力受损。

表10-1　成年男性中Qmax诊断BOO的特异性

Qmax(mL/s)	BOO 发生率(%)	非 BOO 存在率(%)
<10	90	10
10～14	67	33
≥15	30	70

（2）平均尿流率（average flow rate，Qave）：是指排尿量除以尿流时间所得的商，单位也为毫升/秒（mL/s）。Qave的计算只有在尿流连续、排尿末无滴沥的状态下才有意义。与Qmax相比，Qave的正常参考值的准确性差，临床诊断BOO的灵敏度与特异性均较差，因此临床价值较小。

（3）尿流时间（flow time，FT）：是指尿流率测定过程中可以确切测到尿流的时间段。在间断排尿模式中，中间无尿流出现的时间不包括在内。

（4）达峰时间（time to maximum flow，TQmax）：即达到Qmax所需的时间，是指尿流出现到尿流达到Qmax的时间间隔。尿流率曲线的上升支应该较陡，缓慢的曲线上升表明膀胱颈的张开较慢，其原因可能为膀胱颈硬化、逼尿肌收缩力弱或存在心理抑制。TQmax取决于尿量与Qmax，可以不受年龄因素的影响。TQmax无确切的正常参考值，但在正常男性TQmax应低于尿流时间的1/3。

（5）排尿量（voided volume，Vv）：是指尿流率测定过程中逼尿肌收缩所排出的尿液容量，其也是尿流率测定的重要参数。Vv等于有效膀胱容量，尿量多少直接影响到Qmax的大小，因此在分析尿流率时应使用列线图以去除尿量因素对Qmax的影响。Vv的个体差异很大，一般地说，在低尿量范围内，最大逼尿肌收缩功及功率将随收缩前的逼尿肌纤维长度——即膀胱充盈量的增加而增加，这个充盈范围为150～250 mL时意义最大。当膀胱充盈范围为400～500 mL时，逼尿肌纤维将过度伸展、收缩力随之减弱。当尿量足够大时，Qmax随尿量增加的上升可能会停止，也可能会下降。当Vv为200～400 mL时，定点值的可靠性和Qmax的可重复性是最好的；当Vv为100～150 mL时，所测得的降低的Qmax是不可靠的。

（6）残余尿（post void residual，PVR）：是指当排尿结束的瞬间膀胱内残留的尿液容量。PVR可以通过导尿、B超等方法测定。由于健康男性的残余尿量并不完全为零（10～30 mL），正常应少于15%的最大膀胱容量，成人PVR>100 mL视为异常。大量的残余尿（>300 mL）易导致上尿路积水与肾功能损害，在合并增高的逼尿肌压力时尤为如此。不能单以PVR来诊断BOO。

推荐使用最大尿流率（Qmax）结合排尿量（Vv）及残余尿（PRV）的形式来报告尿流率测定结果，即：排尿功能＝最大尿流率/排尿量/残余尿（VOID＝Qmax/Vv/PRV）其中Qmax精确到1 mL/s，容量精确到10 mL。在上述形式中暂时空缺的值以"—"符号代替。

4．注意事项

（1）建议记录排尿日记三天以上，以了解患者平常排尿状况。

（2）排尿量在150～400 mL时测得结果较可靠，故检查前应嘱受检者适量饮水以获得满意的尿量。

（3）转盘式尿流率计尿线落点应尽量集中在容器侧壁；称重式尿流率计则应在每次检测完成后倒掉集尿杯内液体。

（4）尿流率曲线持续时间小于2秒正负方向的变化应为赝像，需要人为校正，方法是以平均跨度

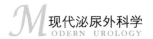
超过 2s 的光滑曲线加以校正(见图 10-2)。

(5)建议排尿后通过即刻导尿或超声进行残余尿测定,有助于评估膀胱排空功能。

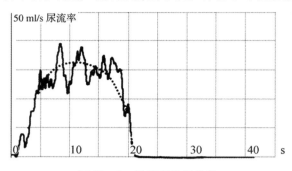

图 10-2 尿流率校正曲线

二、充盈期膀胱压力/容积测定

1. **检查目的及适应证** 充盈期膀胱压力/容积测定(cystometrogram,CMG)用于评估受检者储尿期膀胱的功能容量、感觉功能、顺应性、稳定性等。可用于膀胱功能障碍性疾病的诊断、鉴别诊断、病因分析、治疗方法的选择以及疗效评估。对上尿路影响的评估来说,膀胱压力是重要内容。此外还可用于膀胱生理、药理、病理生理以及神经生理学研究。

2. **操作要点**

(1)检查体位:卧位、半卧位、坐位、立位。

(2)灌注介质:常用生理盐水,室温,约 20～22 ℃,也可用冰水或温水行诱发实验。

(3)灌注速度:膀胱灌注速度分为慢速(10～20 mL/min)、中速(50～100 mL/min)和快速(>100 mL/min)三种。一般情况推荐采用中速灌注(50～60 mL/min);神经源性膀胱患者及怀疑有低顺应性膀胱者应低速灌注;快速灌注常用于诱发排尿或可能存在的逼尿肌过度活动。

(4)膀胱测压管的选择及安置:压力传感器分为外置式和导管内嵌式两种。目前国内多数采用外置传感器,常使用 F6～F8 测压管,压力/流率测定建议采用 F6 测压管。

(5)腹压测压管的选择及安置:腹压测定多采用球囊测压管(F5～F12)。检查前要求受检者排净粪便,有便秘者检查前一天应行灌肠。测压管插入直肠至直肠壶腹,深度约 10 cm,充水量为球囊容积的 10%～20%。肛门切除患者可经肠瘘口测量腹压,此类患者可增加测压管插入深度,以利于客观反映腹压变化。

(6)检查前压力调零方法:外置传感器通过一个三通管分别与测压连接导管和注射器相连,测压连接导管用于连接相应的测压管,注射器用于排除测压管道内气泡(见图 10-3)。检查测压系统内无气泡及渗漏后,将测压连接导管末端与传感器置于受检者耻骨联合上缘等高水平面后调零,调零后再分别与已插入并充满液体的相对应测压管相接。此时膀胱和直肠内的压力是在大气压下的压力。导管内嵌传感器(microtip)可直接检测,无需体外调零。

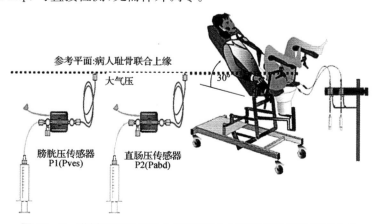

图 10-3 遵循国际尿控协会(ICS)压力零标准所进行的调零方法

（7）膀胱空虚静息压：调零后连接膀胱测压通道后，此时的 Pves 即为膀胱空虚静息压。该值因受检者体位不同而异：平卧位为 5～20 cmH_2O，坐位为 15～40 cmH_2O，站立位为 30～50 cmH_2O。Pves 和 Pabd 两个压力几乎一致，因此检查前 Pdet 为 0 cmH_2O 或近似 0 cmH_2O。80％的受检者 Pdet 在 0～6 cmH_2O。

3. 观察指标　主要观察指标包括：压力、膀胱容量感觉、膀胱容积、膀胱顺应性、膀胱活动性、膀胱收缩性等。

（1）压力

① 膀胱压（Pves）：指所测得的膀胱腔内压力。

② 腹压（Pabd）：是指膀胱周围的压力，目前以直肠压力来代表。

③ 逼尿肌压（pdet）：是指膀胱腔内压中由膀胱壁的力（被动和主动）所产生的那一部分，其等于 Pves 减去 Pabd 所得的差值。

（2）膀胱容量感受

① 初次膀胱充盈感（first sensation of bladder filling，FS）：指患者在膀胱充盈过程中首次意识到膀胱充盈这一时刻的感觉。男性约在充盈 250±50 mL，女性为 225±75 mL。

② 初次排尿感（first desire to void，FD）：指膀胱充盈到患者刚刚开始有排尿感觉的容量。

③ 正常排尿感（normal desire to void，ND）：指膀胱充盈到患点可以随时排尿，但排尿可以根据需要被延迟的容量。

④ 强烈排尿感（strong desire to void，SD）：指膀胱充盈到患者产生持续的排尿欲望，但又没有担心尿液漏出时的容量。

⑤ 急迫排尿感（urgency desire to void，UD）：指膀胱继续充盈到患者产生强烈的排尿欲望并伴有尿液漏出或下腹疼痛的恐惧时的容量。

⑥ 疼痛：在膀胱测压的充盈期或排尿期出现的疼痛均为异常。

（3）膀胱容积

① 最大膀胱测压容量（maximum cystometric capacity，MCC）：在膀胱感觉正常的患者中，MCC 是指在 CMG 中膀胱充盈到患者感到其不能再延迟排尿（UD）时的容积。膀胱测压容积广泛取决于逼尿肌功能、膀胱壁的僵硬度、感觉神经通路、灌注速度、灌注介质的温度以及所使用的导管的类型和尺寸。对于收缩的膀胱和逼尿肌过度活动的患者，最大膀胱测压容积较小（50～150 mL）；对于失代偿膀胱，MCC 可超过 500～1 500 mL。

② 功能性膀胱容量（functional cystometric capacity，FCC）：也称为排尿量，也可以从患者的排尿日记中获得。

③ 最大膀胱容量（maximum anaesthetic bladder capacity，MABC）：指在全麻或硬膜外麻醉、特定的液体温度、灌注压力及灌注时间的条件下所测定的膀胱容量。其大小变异很大，据 Abrams 1983 年报道，男性为 350～750 mL，女性为 250～550 mL。据国内杨氏 1988 年报道，男性为 183～818 mL，平均为 488.5±83.4 mL，女性为 193～925 mL，平均为 444.7±117.4 mL。

（4）膀胱顺应性（bladder compliance，BC）：指膀胱充盈过程中压力改变所致的容积改变，顺应性等于容积改变除以逼尿肌压力改变：$BC=\Delta V/\Delta Pdet$，$\Delta V=V_2-V_1$，$\Delta Pdet=P_2-P_1$。正常参考值＞20 mL/cmH_2O。许多疾病可以影响 BC，而 BC 的改变也是产生 LUTS 的原因。BPH 患者出现膀胱顺应性下降的膀胱测压曲线见图 10-4。

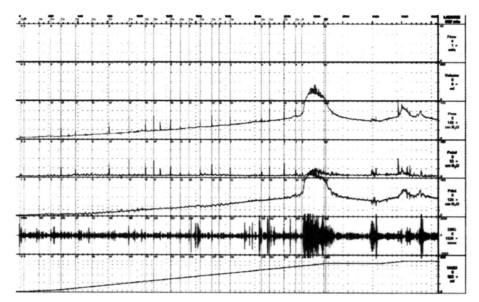

图 10‐4　BPH 患者出现膀胱顺应性下降的膀胱测压曲线

（5）膀胱活动性：是指 CMG 过程中逼尿肌所表现出的活动性，包括正常、过高与过低等变化。

① 膀胱活动性正常：也称为稳定膀胱（stable）。

② 膀胱活动性过高：也称为逼尿肌过度活动（detrusor overactivity，DO），是指膀胱充盈过程中逼尿肌产生的患者不能抑制的逼尿肌非随意收缩，其可以是自主的、也可以是诱发性的。根据是否有神经病变的原因，又可以分为特发性逼尿肌过度活动和神经源性逼尿肌过度活动两类。神经源性膀胱患者出现自发性 DO 的膀胱测压曲线见图 10‐5。

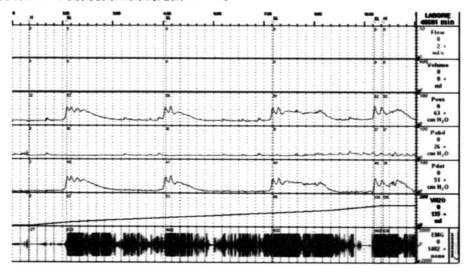

图 10‐5　神经源性膀胱患者出现自发性 DO 的膀胱测压曲线

（6）膀胱收缩性：在 CMG 过程中可以通过等容逼尿肌收缩压力来初步判断膀胱的收缩性，但其准确性有限。

4. 注意事项

（1）检查前，受检者应排空膀胱以保证膀胱容量的准确性。

（2）检查中每灌注 50～100 mL 或 1 min 时可嘱受检者咳嗽以确定膀胱压和腹压传导是否正常。咳嗽时膀胱压和腹压上升幅度应基本一致，如无明显反应或差异过大，表明测压系统传导不良。可能的原因有：导管中存在气泡、连接处封闭不良、导管受到挤压或弯折、测压管堵塞等。

（3）检查中如发生明显逼尿肌过度活动引起的自主排尿将会影响膀胱容量的判断。此时应减慢或暂停灌注,等待曲线恢复基线水平。如出现大量排尿,应采用慢速灌注重新检查。

(4)检查中怀疑因灌注速度过快引起膀胱顺应性降低时,应暂停灌注,如膀胱压力明显降低即可确定。此时可采用慢速灌注。

(5)检查中由于腹压测压管的刺激,可出现直肠收缩,由于对膀胱压影响很小,可出现 Pdet 曲线波动,这并非 Pdet 活动的结果,分析时注意鉴别。腹压测压管还可能受肠道粪便阻塞或向下移位导致腹压下降,因膀胱压无明显变化,而出现逼尿肌压异常增高的赝像。

(6)充盈期膀胱压力容积测定多与压力/流率联合测定,单独检查可见于对脊髓损伤所致神经源膀胱患者。

(7)高位脊髓损伤、病态肥胖或其他严重疾病,检查中要注意植物神经过反射的发生,避免意外发生。

三、压力/流率测定

1. 检查目的及适应证　压力/流率测定(pressure-flow studies,PFS)是同步测定排尿期逼尿肌压力和尿流率,并分析两者之间的相关性以确定尿道阻力的方法,可用于鉴别排尿功能障碍的原因,包括膀胱出口梗阻、逼尿肌收缩力状况、逼尿肌-括约肌协调性。

2. 操作要点

(1)材料及技术参数设置同 CMG,停止灌注后嘱受检者取相应体位排尿,排尿前妥善固定膀胱测压管以防止被尿流冲出。

(2)排尿期体位:采用受检者方便排尿的体位,男性多为坐位或立位,女性多为坐位。尽量不采用卧位检查。

3. 观察指标

(1)排尿期主要观察指标:最大尿流率(Qmax)、逼尿肌开口压力(Pdet. open)、膀胱开口压力(Pves. open)、最大尿流率时逼尿肌压力(Pdet. Qmax)、最大逼尿肌压力(Pdet. max)。

(2)结果判断方法:下列分析方法不适用于女性膀胱出口梗阻的判断。

① 推荐使用 ICS 暂定标准压力/流率图(P/Q 图)判断膀胱出口梗阻(图 10-6):该图是从 A/G 图演变而来,早期的 A/G 图将图中灰色区域归为可疑梗阻区,而 ICS P/Q 图则将其划入无梗阻区。其他判断标准与 A/G 图相同。

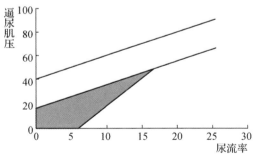

图 10-6　ICS 暂定标准 P/Q 图

② 线性被动尿道阻力关系图(Shäffer 图,LinPURR 列线图,图 10-7):推荐使用。该压力图数据主要基于 BPH 引起膀胱出口梗阻的临床资料,因此主要用于 BPH 引起的膀胱出口梗阻的判断。采用该图还可得出半定量的梗阻严重程度和逼尿肌收缩力,便于临床统计学分析比较。

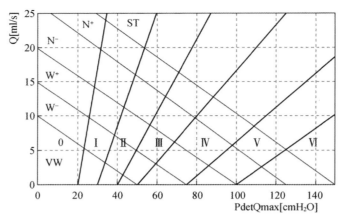

图 10 - 7　Lin PURR 列线图（Shäffer 图）

上图所示 LinPURR 列线图将梗阻程度分为七级即 0～Ⅵ，0～Ⅰ 为无梗阻，Ⅱ 为轻度梗阻，Ⅲ～Ⅵ 随着分级增加梗阻程度逐渐加重。该图还考虑了逼尿肌收缩力的作用，从 VW（很弱）、W⁻（弱减）、W⁺（弱加）、N⁻（正常减）、N⁺（正常加）和 ST（强烈）共六个等级。

③ Abrams/Griffiths 图（A/G 图，图 10 - 8）：A/G 图是一种膀胱出口梗阻的定性 A/G 诊断方法，利用 Pdet. Qmax 所在区域位置判断膀胱出口是否梗阻，目前已演变为 ICS 暂定标准 P/Q 图（图 10 - 6）。如 Pdet. Qmax 位于可疑区可以有以下三种情况（图 10 - 9）：a. 下降支斜率（最大尿流率时逼尿肌压力与逼尿肌开放压差值/最大尿流率）小于或等于 2，而且最小排尿期逼尿肌压（Pmuo，或称最小尿流率时逼尿肌压力，有时两者有差异）小于等于 40 cmH₂O，表示无梗阻；b. 下降支斜率大于 2，表示梗阻；c. 无论下降支斜率如何，如 Pmuo 大于 40 cmH₂O 则表示梗阻。另外一个能定量判断膀胱出口梗阻的指标是 AG 值。AG＝Pdet. Qmax－2Qmax。AG＞40，表明膀胱出口梗阻，AG 数越大表示梗阻越严重；AG 数在 20～40 之间，表示可疑；AG＜20，表示无梗阻。

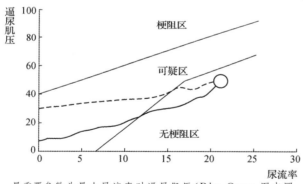

最重要参数为最大尿流率时逼尿肌压（Pdet. Qmax，图中圆点），根据 Pdet-Qmax 所在的位置判断膀胱出口是否梗阻。

图 10 - 8　A/G 图

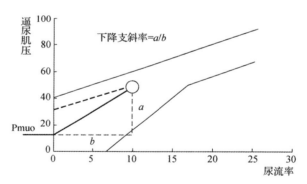

图 10 - 9　可疑区判断示意图

4. 对膀胱出口梗阻的判断

（1）Abrams/Griffith 数值（AG 值）或膀胱出口梗阻指数（BOOI）：AG 值或 BOOI＝Pdet. Qmax－2Qmax，采用压力/流率测定来判断结果：AG＞40 可判为梗阻，＜20 为非梗阻，40～20 为可疑。若重复进行多次测定，则选择梗阻最轻的一次测定结果作为最后结果。AG 值或 BOOI 可与 ICS 列线图结合使用（见图 10 - 10）。

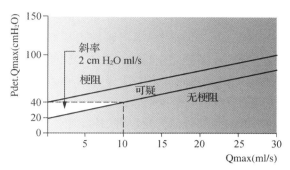

图 10-10　用 BOOI 公式和图来评估膀胱出口阻力

（2）梗阻系数（obstruction coefficient，OCO）：Shäffer 提出梗阻系数计算公式：OCO＝Pdet. Qmax/（40＋2Qmax），利用 OCO 可以连续计算流出道阻力。OCO 与 Shäffer 列线图结合，形成 Shäffer-OCO 列线图（图 10-11）。可以发现列线图中Ⅰ与Ⅱ度界线 OCO＝0.5，Ⅱ与Ⅲ度界线 OCO ＝1，即 OCO＞1 可判断为梗阻。

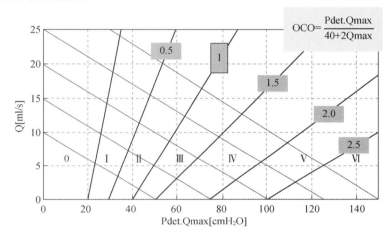

图 10-11　与梗阻系数相结合的 Shäffer-OCO 列线图

（3）组间特异性尿道阻力因子（urethral resistance factor，URA）：指一组相似压力/流率曲线的平均逼尿肌压力值，代表尿道阻力高低。URA 可以连续地直接测量尿道阻力以诊断 BOO，通常以最大流率时的逼尿肌压力（Pdet. Qmax）来表示（图 10-12）。诊断 BOO 的标准：URA＞2.842 kPa（1 kPa ＝10.20 cmH₂O）即 URA＞29 cmH₂O 者诊断为 BOO。

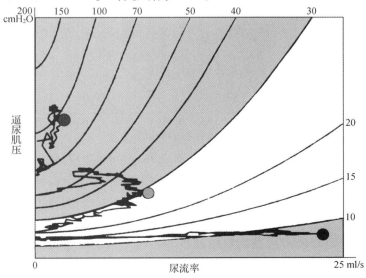

图 10-12　URA 列线图（Griffith 列线图）

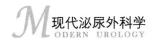

5. 对逼尿肌收缩力的判断

逼尿肌活动低下(detrusor underactivity,DU)是指膀胱逼尿肌收缩的强度和/或持续时间不足,导致正常排尿时间段内膀胱排空延迟或不能完全排空。在 UDS 期间,DU 患者可能有尿流(完全或不完全排空),也可能无尿流(尿潴留),因此我们可将 DU 分为四种亚型:① 逼尿肌收缩强度降低(慢流或无力);② 膀胱排空时间延长(完全或不完全排空);③ 逼尿肌收缩速度下降(犹豫或等待);④ 膀胱感觉减少或缺失(慢性尿潴留)。根据病因可分为特发性、神经源性和肌源性三类。

(1) 线性被动尿道阻力关系列线图(LinPURR):也称 Shäffer 列线图(见图 10-7),可同时反映 BOO 的程度和膀胱收缩力的强弱,因其简单易行,在临床上运用较广泛。该图的纵轴与横轴分别表示尿流率和逼尿肌压,通过描记排尿过程中每个时刻的尿流率及其所对应的逼尿肌压力,即可半定量地反映逼尿肌收缩力在列线图中所处的区域。但需注意 Shäffer 列线图只适用于男性。

(2) 投射逼尿肌等容收缩压(projected isovolumetric pressure,PIP):PIP 的计算是建立在 Shäffer 列线图的基础上提出的,用于估算膀胱处于等容收缩时的逼尿肌压力(Pdet. iso)。对于男性,PIP=Pdet. Qmax+5Qmax,划分为收缩力强(>150)、收缩力正常(100~150)、收缩力弱(50~100)和收缩力非常弱(<50)四个等级。女性患者则需使用改良公式,PIP=Pdet. Qmax+Qmax,以 30~75 作为正常收缩力的范围。刘宁等先后采用 PIP 分别对中老年女性(112 例)和男性(132 例)的逼尿肌收缩力进行了分组,男性逼尿肌收缩力减弱、正常和增强的 PIP 依次为 76.9±14.2、121.9±14.7、158.5±9.8,女性分别为 23.3±5.1、46.4±10.2、85.5±6.1。上述研究结果表明,PIP 计算简单、结果稳定,可满足一般临床和科研的需要,具有较强的实用价值,但其缺点是未能考虑膀胱收缩速度和持久力。

(3) 逼尿肌收缩系数(detrusor contraction coefficient,DECO):该系数是由 Shäffer 提出的定量测算逼尿肌收缩力的方法。DECO=(Pdet. Qmax+5Qmax)/100,当 DECO=1 时,在 Shäffer 列线图上正好处于逼尿肌收缩力 W+ 和 N− 的区间内(见图 10-13),因此,当 DECO<1 时,DU 的诊断即可成立。

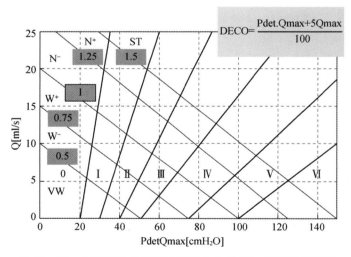

图 10-13 与逼尿肌收缩系数相结合的 Shäffer-DECO 列线图

(4) 膀胱收缩力指数(bladder contractility index,BCI)与膀胱排空效率(bladder voiding efficiency,BVE):BCI 由 Abrams 提出,其计算方法与 PIP 相同,即 BCI=Pdet. Qmax+5Qmax,根据结果将收缩力划分为强(>150)、正常(100~150)、弱(<100)三个等级。BCI 算法简单,结果可重复性较好,但同样只适用于男性,它也未能考虑膀胱收缩速度和持久力对膀胱排空的影响。BVE 的计算公式为:(排尿量/膀胱总容量)×100%,它主要反映膀胱的排空程度。

(5) 瓦特因子(Watts factor,WF):WF 是一种定量计算逼尿肌收缩力的方法。其计算公式为:

$WF=[(Pdet+a)(Vdet+b)-ab]/2\pi$，其中的常数 $a=25$ cm H_2O（1 cm$H_2O=0.098$ kPa），$b=6$ mm/s，Pdet 与 Vdet 分别表示排尿时逼尿肌的压力和收缩速度；Vdet 计算公式为 $Q/2[3(V+Vt)/4\pi]0.66$，其中 Q 为尿流率（mL/s），V 为膀胱内容积（mL），Vt 表示未收缩的膀胱壁组织体积，一般取 $Vt=10$ mL。可见，WF 是一个动态参数，膀胱在整个收缩过程中的每个时刻均可测算出 1 个 WF 值，临床上常将最大尿流率时的 WF（WF_{max}）作为评判指标，有文献推荐将 $WF_{max}\leqslant 7.0$ W/m² 作为诊断 DU 的标准，但其准确性有待进一步验证。从 WF 的计算公式可以看出，它兼顾了 Pdet 和 Vdet 对膀胱排空的影响，两者中任意一个参数的降低或两者同时降低均可影响到 WF 值，但其缺点在于计算复杂，不利于在临床上常规开展实施。

（6）"暂停"试验：该试验的目的是定量测算等容收缩时的逼尿肌压力（Pdet. iso）。主要有三种方法：① 主动暂停法：适当充盈膀胱后，嘱患者开始排尿，当尿流接近或达到 Qmax 时，嘱患者主动收缩尿道括约肌或盆底肌，使尿流停止；② 被动暂停法：经尿道置入球囊导尿管，在患者排尿过程中，向外轻拉导尿管，使球囊堵塞膀胱颈以暂停尿流；③ 持续阻塞法：患者在开始排尿前持续人为阻塞尿流出道，并嘱患者对抗阻力开始排尿。当通过上述方法暂停尿流时，逼尿肌压力会迅速上升至最大值，持续 2～5s 后，嘱患者继续排尿或解除人为梗阻，Pdet 会下降至原来水平，测算暂停尿流时 Pdet 的上升高度即为 Pdet. iso。它也可通过 WF 进行计算得出，即 Pdet. iso=WFmax×10，有研究结果显示 Pdet. iso<50 cmH_2O 可作为 DU 的诊断标准。主动暂停法在约 20% 的患者身上难以实施，多见于体质虚弱、有神经源性病变或压力性尿失禁者，而被动暂停和持续阻塞法的稳定性和可重复性更好，但缺陷在于可能产生疼痛和不适感，可能无法获取尿流率结果，且检查所需的经验成分较多。

6. 女性膀胱出口梗阻的诊断

（1）根据压力/流率数据判断

① Massey & Abrams 报道：Pdet. Qmax>50 cmH_2O+Qmax<12 mL/s。

② Axelrod & Blaivas 报道：Pdet. Qmax>20 cmH_2O+Qmax<12 mL/s。目前较常用。

③ Chassagne 等报道：Pdet. Qmax>20 cmH_2O+Qmax<15 mL/s。

④ Nitti 等报道：影像尿动力学证实 BOO、高压力、低流率，大量残余尿。

（2）压力/流率分析列线图判断：较常用的是 Blaivas 女性膀胱出口梗阻（FBOO）列线图（见图 10-14）。

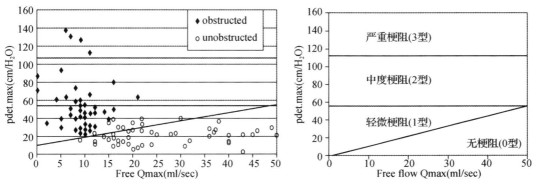

图 10-14　诊断女性膀胱出口梗阻的 Blaivas 列线图

7. 注意事项

（1）储尿期注意事项同充盈性膀胱压力容积测定。

（2）应避免在逼尿肌活动过度状态下排尿，否则可能由于盆底肌肉收缩导致逼尿肌压力偏高，而非自主排尿的结果。

（3）受检者未排尿不一定是逼尿肌无反射，可能因心理因素或不习惯体位影响排尿。

（4）检查中发现带管尿流率明显低于自由尿流率，应结合病史及自由尿流率判断。

（5）压力/流率检查中理想的排尿量应大于 150 mL，否则可能因尿流率过低，导致假性梗阻。

（6）对于阴茎回缩明显或阴囊较大的患者，要尽量使尿流能够直接进入集尿器，防止尿液外溅，影响数据采集。

（7）高位脊髓损伤、病态肥胖或其他严重疾病，检查中要注意植物神经过反射的发生，避免出现意外发生。

四、括约肌肌电图描记

外括约肌的躯体神经自骶髓 2～4 节段发出，并经阴部神经来支配相应靶器官。在静息状态下，这些括约肌通畅不产生电位变化，在膀胱充盈过程中，肌电图活动逐渐增强，排尿之前达到最高。在整个排尿过程中，逼尿肌的自主收缩与外括约肌完全松弛是持续协同存在的。排尿结束后，肌电图活动恢复。在任何咳嗽、运动等突然引起腹压增加的情况下，都可以使肌电图活动增强。这项神经生理活动可以通过两个置于会阴区域的表面电极或刺入尿道括约肌的针状电极及圆形的肛门塞电极而进行。

1. **检查目的及适应证** 括约肌肌电图描记（EMG）用于确定受检者是否存在尿道肌肉神经支配异常，通常以肛门括约肌综合肌电活动间接反映尿道括约肌收缩活动情况。常与膀胱压力及压力/流率同步进行。

2. **操作要点**

（1）常用尿动力学检查仪肌电检查敏感度设置范围为 1～10 000 μV，可以在检查及形成报告时调整，以获得最佳图形，一般取 5～50 μV。

（2）仪器接地电极：要求埋地铜芯线。患者接地电极要求紧密附着患者肢体。

（3）检测电极：分为针刺、表面电极、肛门塞电极三大类。针状电极信号收集好于表面电极，置入方法为：刺入肛门旁开 1 cm 皮肤，深度 2～3 cm，但属有创性检查。表面电极简单、方便，临床上应用较多。使用方法：贴片电极贴于备皮清洗后的肛门周围。如采用肛门塞电极，应用生理盐水浸湿带有腹压测压导管的电极，适当涂抹润滑胶，嘱患者深呼吸，随呼吸将其与腹压测压管一起塞入肛门约 6～10cm。为防电极脱出，应将其固定于肛门周围。

3. **观察指标** 分别观察在储尿期和排尿期括约肌活动情况，如储尿末期括约肌电位发放频率未见增加，波幅减小，表明括约肌收缩力减弱；而排尿期括约肌肌电不消失甚至加强，则表明逼尿肌-括约肌功能失调。逼尿肌-括约肌协同失调（DSD）的特征为在膀胱膨胀和逼尿肌反射收缩过程中，横纹括约肌的收缩或松弛能力的丧失。在逼尿肌收缩过程中缺乏反射性括约肌松弛。典型 DSD 的括约肌 EMG 现为在膀胱充盈和逼尿肌反射性收缩过程中，EMG 活动增强并保持不变。这种 EMG 活动无法被抑制或消除。DSD 提示患者存在脊髓损伤（见图 10-15）。

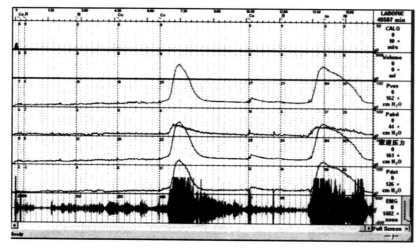

图 10-15 T4 脊髓损伤男性患者膀胱充盈期 EMG 测定的 DSD 模式

4. 注意事项

(1) 操作熟练规范,安置位置正确。

(2) 妥善固定,避免电极因患者活动而产生较大移动。

(3) 检查中患者身体放松,避免紧张、咳嗽等造成括约肌收缩的情况。

(4) 患者接地电极与皮肤应良好接触。

(5) 避免检查环境内的交流电的影响。

五、尿道压力测定

1. 检查目的及适应证 尿道压力测定可用于评价尿道控制尿液能力,分为静态尿道分布压力测定(rest urethral pressure profile,RUPP)、应力性尿道分布压力测定(stress urethral pressure profile,SUPP)。RUPP 主要用于反映储尿期女性近端尿道和男性后尿道的尿液控制能力,可为各种近端尿道和膀胱颈梗阻的诊断及梗阻定位提供参考,如良性前列腺增生、器质性及功能性膀胱颈梗阻、逼尿肌-尿道括约肌协同失调等;也可用于尿道功能的药理学神经支配、排尿生理等试验研究。SUPP 则主要用于评估女性压力性尿失禁患者应力状态下尿道的尿控能力。由于测量结果变异较大,临床实际价值受限,目前仅作为参考指标用于临床分析。

2. 操作要点

(1) 选择 F4～F10 的测压管均可获得满意的结果,超过 F10 的测压管会减小尿道的扩展性而导致检测结果偏高。推荐使用距顶端 5 cm 处有 2 个相对侧孔的测压管。

(2) 检查时测压管插入方法与常规导尿相同。插管后先排空膀胱,然后注入 50 mL 液体,待测压管有液体流出时向外缓慢牵拉,直至无液体流出,再将测压管向膀胱内插入 1 cm 即可。注意三通接头必须连接在与侧孔相通的管道上。

(3) 通过限流管,灌注速度控制在 1～2 mL/min 时可获得理想的尿道压力,常用的牵引速度为 1～2mm/s。

(4) 尿道压力与检测过程中受检者的膀胱容量以及患者的体位都有关系。推荐 RUPP 检测时膀胱内液体灌注量不应超过 50 mL,SUPP 检测时膀胱内液体灌注量以 200～250 mL 为宜。患者可取平卧位或坐位,书写报告时应注明检查时的体位。

(5) SUPP 检测时,受检者必须通过反复咳嗽或者 Valsalva 动作增加腹压以模拟应力状态下进行检测。一般以每隔 2 秒钟增加腹压一次。

3. 观察指标 RUPP 主要观察指标为最大尿道闭合压(表 10-2)、功能性尿道长度;此外男性还可获得前列腺长、膀胱颈压、精阜压等参数(表 10-3)。女性可获得控制带长度等参数(表 10-4)。SUPP 主要观察指标为尿道闭合压、压力传导率。

(1) 尿道压力(urethral pressure,UP):需要开放一个关闭的尿道时的流体压力。尿道压力的检测可分为两种:单个位点压力(单点压,point pressures)和尿道全长压力(尿道压力曲线)。

(2) 尿道压力曲线(the urethral pressure profile,UPP):显示全尿道长度腔内压力的曲线图。

(3) 尿道关闭压力曲线(the urethral closure pressure profile,UCPP):尿道压力中高于膀胱内压部分的曲线图。

(4) 最大尿道闭合压(maximum urethral closure pressure,MUCP):尿道压和膀胱压之间的最大差值。

(5) 功能性尿道长度(functional urethral length,FUL):女性中尿道压超过膀胱内压部分的尿道长度。

(6) 压力传导率(pressure transmission ratio,PTR):在应力情况下尿道压力增加值在同时记录的膀胱内压力增加值中的百分比。

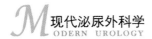
表 10-2 正常人群最大尿道压数值(cmH$_2$O)

年龄(岁)	男		女	
	平均	范围	平均	范围
<25	75	37~126	90	55~103
25~40	79	35~113	82	31~115
45~64	75	40~123	74	40~100
>64	71	35~105	65	35~75

表 10-3 成年男性尿道压力图像参数正常参考值

参数	参考值范围
前列腺长	2.5±0.23 cm
前列腺近部长	0.59±0.19 cm
前列腺远部长	1.55±0.19 cm
膀胱颈压	17.59±2.03 cmH$_2$O
精阜压	16.53±1.88 cmH$_2$O
最大尿道压	72.70±5.07 cmH$_2$O

表 10-4 成年女性尿道压力图像参数正常参考值

参数	参考值范围	均值
功能尿道长(cm)	1.50~3.85	2.87±1.20
控尿带长(cm)	0.8~1.85	1.47±0.64
P1 压力*(cmH$_2$O)	11.76~36.69	24.77±13.92
P2 压力*(cmH$_2$O)	33.6~62.2	47.98±13.92
最大尿道压(cmH$_2$O)	47.2~77.28	66.61±14.90

*把控制带分为三等份,近 1/3 和中 1/3 交接点的压力为 P1,中 1/3 和外 1/3 交接点的压力为 P2;其中尿道内口至 P1 之间的部位相当于膀胱颈。

4. **注意事项** 尿道压力描记结果有时有较大波动,可以重复检查数次,获取平均值。

六、影像尿动力学检查

1. **检查目的及适应证** 影像尿动力学检查(videourodynamics,VUDS)是指在膀胱测压(充盈期和排尿期)显示和记录尿动力学参数的同时,显示和摄录 X 线透视或 B 超的下尿路动态变化图形,主要用于复杂的排尿功能障碍病因判断。如前列腺术后排尿困难及梗阻伴尿失禁、神经源性排尿功能障碍、下尿路梗阻伴肾积水、女性排尿困难、可控尿流改道术后复查。

2. **操作要点**

(1) 灌注介质:行 X 线尿动力学检查时推荐使用稀释的 15%泛影葡胺盐水(在 400 mL 生理盐水中加入 100 mL 76%的泛影葡胺)。

(2) 膀胱测压管及腹压管置管技术及指标,括约肌肌电图测定,充盈期膀胱测压及压力/流率测定等同压力/流率测定。

3. **观察指标**

观察指标主要包括:膀胱压、腹压、尿流率、尿道括约肌肌电图、膀胱尿道形态、有尿失禁受检者需观察 ALPP、DLPP、膀胱输尿管反流情况。充盈期应了解膀胱的稳定性、膀胱感觉、膀胱顺应性和膀胱容量。排尿期了解逼尿肌有无反射、收缩力大小和最大尿流率时的逼尿肌压（Pdet. Qmax）。排尿期膀胱出口是否存在梗阻，是否存在逼尿肌-括约肌协同功能失调（DSD）。同步透视影像可判断梗阻的解剖水平，但不是诊断梗阻的依据。判断有无上尿路反流。

4. 注意事项

（1）患者一般取坐位，若想了解膀胱颈和尿道情况，则应取 30°～45°的斜坐位，男性也可 45°斜立位，神经源性膀胱患者可采用斜卧位检查。

（2）本着尽量减少医生及患者受照射剂量的原则，采用关键点摄片保存影像资料。常用摄片点包括检查开始时、充盈期膀胱各感觉点、充盈期发生逼尿肌无抑制收缩时、灌注结束、开始排尿时。

（3）如需了解下尿路梗阻及其梗阻的解剖水平，病人体位为 45°斜坐位，在最大尿流率附近进行点拍摄。

（4）如需了解膀胱输尿管反流与膀胱压力或顺应性的关系，病人体位为正坐位，对充盈期和排尿期进行定期透视监视，尽量在出现反流前后进行点拍摄，以准确了解出现膀胱输尿管反流时的膀胱压力及容量。

（5）如需了解尿失禁病因，在出现尿失禁时进行点拍摄。

（6）如需了解膀胱颈控尿功能，可在刚刚出现膀胱颈开放时进行点拍摄，可准确评估膀胱颈控尿的能力。

（7）了解尿失禁时膀胱颈或尿道膜部是否开放，在行应力性漏尿点压力测定时拍摄。

（8）排尿期结束后应进行点拍摄，以了解残余尿量。

（9）如患者不能排出尿液则应在逼尿肌收缩力最大时点拍摄。

（10）如患者仅依靠腹压排尿，应在腹压接近最大时点拍摄，了解腹压升高是否会造成反流等异常。

（11）可控尿流改道术后患者，如为可控尿囊，充盈期定时开机透视观察尿囊形态变化，肠蠕动时摄片了解有无反流，了解流出道有无造影剂充盈，出现尿囊失禁时摄片了解充盈期末有无反流。原位膀胱患者，充盈期定时开机透视了解尿囊变化，肠蠕动时摄片了解有无反流和后尿道控尿，排尿期摄片了解下尿路形态。

（12）每次曝光时间不应超过 3 秒，检查过程中总的摄片时间不应大于 1 分钟。

5. 影像尿动力学优点

（1）直接记录排尿期尿道梗阻的部位。

（2）直接记录充盈期膀胱颈的功能不全和尿道的不充分闭合、直接记录与区分膀胱基底部的下降、尿道过度移动以及尿道固有括约肌缺陷。

（3）直接记录漏尿点以证实尿失禁。

（4）显示并记录膀胱形态与膀胱颈状态。

（5）证实逼尿肌与尿道外括约肌或膀胱颈的协同失调（DESD 或 DBND）。

（6）立即检测出充盈期和排尿期的输尿管反流、膀胱或前列腺憩室、膀胱阴道瘘等其他解剖畸形。

（7）发现膀胱结石等合并症。

（8）客观评估治疗效果。

应用影像尿动力学方法可发现充盈期膀胱颈及后尿道功能不全，记录与区分膀胱基底部的下降、过度活动以及尿道固有括约肌缺陷，并采用 Blaivas 分类标准将女性尿失禁分为不同类型（见图 10-16 至图 10-19）。① 0 型：典型病史，无尿动力学发现；静息时膀胱颈闭合，位于耻骨联合下缘之上；应力下膀胱颈开放且尿道旋转性下移，无尿失禁出现。② Ⅰ型：静息时膀胱颈闭合，位于耻骨联合下缘之上；应力下膀胱颈及后尿道开放，下移<2 cm，同时出现尿失禁。③ Ⅱa 型：静息状态下膀胱颈关闭，位于耻骨联合下缘之上，应力下膀胱颈和近端尿道开放，旋转性下降>2 cm，同时出现尿失禁。

④Ⅱb型:静息状态下膀胱颈关闭,位于耻骨联合下缘之下,应力下膀胱颈和近端尿道开放,旋转性下降,同时出现尿失禁。⑤Ⅲ型:静息状态下膀胱颈及后尿道开放,轻微膀胱内压升高情况下即可出现漏尿。

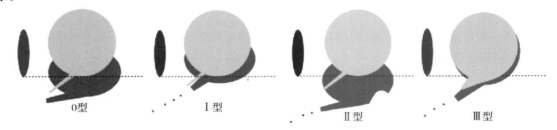

（浅阴影:静息时膀胱和尿道;深阴影:咳嗽或用力时膀胱和尿道;虚线:耻骨水平。）

图 10‑16　女性括约肌性尿失禁 Blaivas 分型

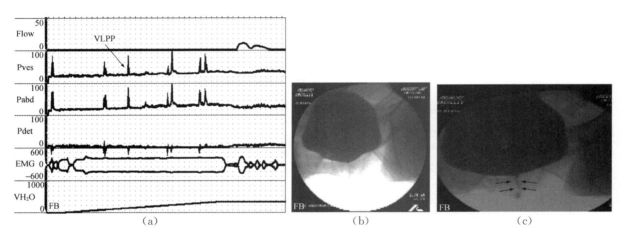

（a）:尿动力学检查,VLPP＝42 cmH$_2$O;（b）:膀胱容量为 270 mL 时,VLPP 即刻前的影像图,显示膀胱降至低于耻骨（倾斜 C 臂造成的假象）;（c）:VLPP 时的影像图,尿道内可见造影剂此时尿道没有任何移动（箭头所示）,咳嗽时膀胱仍在原位,没有任何下降。

图 10‑17　Blaivas Ⅰ型压力性尿失禁

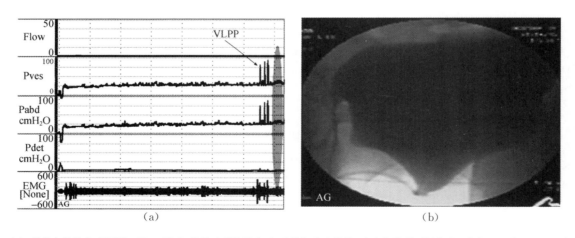

（a）:尿动力学检查,VLPP＝85 cmH$_2$O,排尿时稍微用力,但逼尿肌没有收缩,也未能排尿（椭圆形阴影所示）;（b）:VLPP 时影像图显示尿道旋转下降和尿失禁。

图 10‑18　BlaivasⅡ型压力性尿失禁合并尿道过度移动及Ⅰ型 OAB

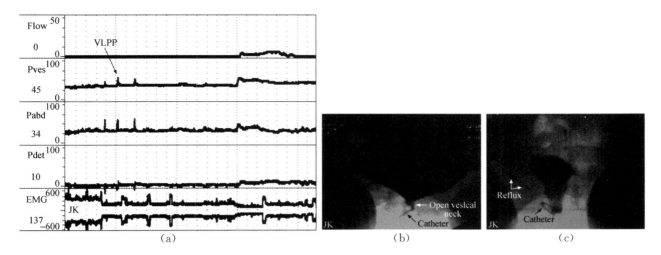

（膀胱镜检查发现尿道异常，尿道远端可见环形瘢痕，其近端是一凹陷，然后是膀胱颈，输尿管异位开口于膀胱颈，没有明确的三角区。）

(a)：尿动力学检查，VLPP=36 cmH₂O；(b)：膀胱容量为200 mL时的影像图显示膀胱颈打开；(c)：排尿结束前影像图显示尿道明显打开和右侧1级膀胱输尿管反流（白色箭头所示）。

图 10-19 BlaivasⅢ型压力性尿失禁合并尿道过度移动

七、漏尿点压测定

（一）腹压漏尿点压力

1. 检查目的及适应证　腹压漏尿点压力（abdominal leak point pressures，ALPP）测定：ALPP又称为应力性漏尿点压（stress leak point pressures，SLPP），为患者进行各种增加腹腔压力的动作过程中出现尿液漏出时的膀胱腔内压（腹压与逼尿肌压的总和），其实质是测量造成漏尿所需的腹腔压力的最小值。用于评价压力性尿失禁（stress urinary incontinence，SUI）患者的控尿功能，代表和定量反映尿道固有括约肌功能的完整性，并为SUI的诊断与分类提供标准。

人体在立位或坐位情况下，膀胱或腹腔内有20～50 cmH₂O的基础压，ICS推荐检测的压力值为产生漏尿时刻膀胱内压的绝对值，而非在初始膀胱压基础上增加的值。

2. 操作要点

按增加腹压的不同动作方式，ALPP测定又可分为以下两类：Valsalva漏尿点压力测定（VLPP）和咳嗽诱导漏尿点测定（cough-induced leak point pressures，CLPP）。VLPP是一种动态的激发试验，通过Valsalva动作增加腹压，模拟压力性尿失禁（SUI）发生的条件并诱发之。CLPP指受检者在不断咳嗽以增加腹压的过程中，出现尿液漏出时的膀胱腔内压。CLPP一般以两种形式出现：① 作为Valsalva动作的补充，在进行VLPP测定中，有时单靠Valsalva动作并不能获得漏尿，此时可以通过多次咳嗽来进行补充，以期产生漏尿；② 单独作为ALPP的一种形式。

（1）VLPP操作方法：采用仰卧位安放腹压测压管及F6膀胱测压管，排空膀胱。妥善固定测压管后，患者改为坐位或站位，两腿稍分开以便观察尿液漏出情况。按前述方法进行体外置零。分别连接液体灌注系统、膀胱压力传感器和腹腔压力传感器。采取中速膀胱内灌注（50～70 mL/min），在膀胱容量达到200 mL或达到1/2膀胱功能容量时停止膀胱灌注。嘱患者做Valsalva动作，直到可见尿道口有尿液漏出。记录尿液开始漏出时刻的膀胱内压力即为VLPP。若膀胱内压大于130 cmH₂O尚未见尿液漏出，可嘱受检者做咳嗽动作。

（2）CLPP操作方法：膀胱充盈至300 mL时，嘱患者以逐渐增高的力量咳嗽直至漏尿被检出。其间共进行三组咳嗽，每组咳嗽间隔约15～20秒，以三组咳嗽中出现漏尿的膀胱内压最低值以及三组咳嗽中未出现漏尿的腹压最高值的平均值为CLPP值。

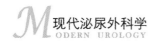

3. 观察指标

在正常情况下,由于尿道固有括约肌控尿功能正常,即使腹压增加也不会发生漏尿。VLPP 是一个连续参数,一般认为其参考值范围为:① VLPP<60 cmH_2O:提示尿道固有括约肌关闭功能受损;② VLPP>90 cmH_2O:可以排除尿道固有括约肌关闭功能受损,即可以除外Ⅲ型压力性尿失禁,提示压力性尿失禁与尿道过度下移有关;③ VLPP 介于 60~90 cmH_2O 之间:提示尿道括约肌关闭功能受损和尿道过度下移同时存在;④ 若膀胱压大于 150 cmH_2O 仍未见尿液漏出,提示尿失禁有其他因素存在。

4. 注意事项

(1)只有在无低顺应性膀胱及逼尿肌过度活动时的 ALPP 值才与尿道括约肌关闭功能直接相关,因此,在行 ALPP 检查前需先排除上述可能性。

(2)严重的膀胱尿道脱垂、膀胱憩室、膀胱输尿管反流等可以缓冲膀胱压力,降低了检查结果的可靠性。

(3)患者体位对检查结果有显著的影响,推荐采取站立位,可选坐位、半卧位,可采取病史中产生漏尿症状的体位,如坐位。需要在检查结果中标注检查体位。

(4)建议通过视觉观测漏尿的出现,亦可以通过尿动力学仪自动监测漏尿事件。在以造影剂灌注膀胱时,漏尿点可以在同步影像记录中确定,结果最为准确。

(5)ALPP 随膀胱充盈的增加而进行性下降,因此确定检测时的膀胱容量十分重要。推荐进行 ALPP 测定的膀胱充盈容量应该为 200~300 mL,或者是达到由排尿日记获得的功能膀胱容量的一半。当采用 200 mL 的充盈体积,Valsalva 动作不能诱发漏尿时,可将充盈体积增加到 300 mL 再重复检测。

(6)增加腹压的速度也影响 ALPP 的测定,一般同一患者 CLPP 值高于 VLPP 值,原因可能为盆底的反射性收缩所致。因而虽然 CLPP 能达到更高的腹压值,但 ALPP 的检测中,首选还是采用 VLPP。当 VLPP 不能诱发受检者漏尿时,再采取 CLPP 作为补充。

(二)逼尿肌漏尿点压力

1. 检查目的及适应证　逼尿肌漏尿点压力(detrusor leak point pressures,DLPP)是在无逼尿肌自主收缩及腹压增高的前提下,膀胱充盈过程中出现漏尿时的逼尿肌压力。在膀胱充盈过程中,因膀胱顺应性下降,膀胱腔内压力随着充盈量的增加超过尿道阻力时产生漏尿,此时记录的逼尿肌压力即为 DLPP。主要用于评估因膀胱顺应性下降导致上尿路损害的风险。

2. 操作要点　采用仰卧位安放腹腔测压管及 F6 膀胱测压管,排空膀胱。妥善固定测压管后,受检者两腿稍分开以便观察尿液漏出情况。按前述方法进行体外置零。分别连接液体灌注系统、膀胱压力传感器和腹腔压力传感器。采取低速膀胱内灌注(10~20 mL/min),检查过程中患者保持安静,避免一切用力的动作,避免一切抑制排尿的努力,也不要作排尿的努力。行持续膀胱灌注直至出现尿液外溢,标记此时的逼尿肌压力,即为 DLPP 值。

3. 观察指标　主要观察指标为 DLPP 及相对安全容量(relative safe bladder capacity)。DLPP≥40 cmH_2O 为造成上尿路损害的临界压力。在无逼尿肌自主收缩及腹压改变的前提下,灌注过程中逼尿肌压达到 40 cmH_2O 时的膀胱容量为相对安全容量。相对安全膀胱容量越小,意味着膀胱内低压状态的时间越短,上尿路扩张发生越早,扩张程度也越严重。

4. 注意事项

(1)在检查过程中,患者腹压无增加,同时无逼尿肌自主收缩。

(2)DLPP 和相对安全膀胱容量对患者预后及治疗方案的选择非常重要,准确测定这组数据尤为必要。在进行膀胱充盈过程中,严格控制充盈速度和充盈介质的温度,一般需要采用接近于体温的液态介质,慢速灌注,如检查过程中发现膀胱相当稳定而且有良好的顺应性,可适当加快灌注速度以节省检查时间。行影像尿动力学检查,可以更准确地发现漏尿并记录瞬时的逼尿肌压力。

(3)推荐采用 F6 的双腔测压管,对于小儿患者,应采取更细的双腔测压管。

（4）存在膀胱输尿管反流及巨大膀胱憩室的患者，常可无明显的膀胱压力升高，在结果分析时应注意，可用影像尿动力学检查进行确定。在影像尿动力学检查中发现有膀胱输尿管反流的患者，若输尿管反流出现在逼尿肌压达 40 cmH_2O 之前，则相对安全膀胱容量并非为逼尿肌压达 40 cmH_2O 时的膀胱容量，而是开始出现输尿管反流时的膀胱容量。

研究表明，传统尿动力学检查（conventional urodynamics，CUD）对 SUI 诊断假阴性率高，且为非生理性膀胱充盈技术，影响了临床应用价值。动态尿动力学检测（ambulatory urodynamic monitoring，AUM）是指在患者日常活动中，尿液自然充盈膀胱的条件下，可以对尿动力学参数进行较长时间监测的方法。因更接近日常活动，故检测女性 SUI 的阳性率显著提高，并可提高 DO 的诊断率。缺点是检查时间长、导管脱落和折损及依从性差等。

八、上尿路尿动力学检查

1. 肾盂恒流灌注压力测定（Whitaker 试验）

（1）所需设备及用物：全套尿动力学仪。

（2）试验方法

① 肾盂测压通道的建立：多采用经皮肾穿刺造瘘，成人在局麻下进行，小儿则需全麻。在 B 超引导下穿刺，辅以 C 臂 X 线机透视监视，穿刺成功率高而安全。可以经穿刺针直接做灌注试验，亦可于穿刺后置管做肾造瘘，经造瘘管做灌注试验。开放肾手术中需做 Whitaker 试验时，则可直接做肾盂穿刺置管并完成检查。

② 灌注肾盂并测压：如穿刺后立即做灌注检查，病人取原来的俯卧位。如原已带肾造瘘管，可取仰卧位或俯卧位。检查前插入导尿管。测压仪以检查中患者肾脏所处位置水平调零，然后将导尿管和肾盂测压管分别与测压仪相连，用等渗盐水以 10 mL/min 的速度灌注肾盂，同时连续记录肾盂和膀胱内的压力变化。用 30% Urographin 作灌注液并用 C 臂 X 线机透视记录或拍片，可了解灌注液通过上尿路的情况、上尿路的形态、输尿管的蠕动情况和可能的梗阻部位。灌注开始后肾盂内压力缓慢上升，当肾盂被充满后，如灌入肾盂和流入膀脏的灌注液速度能达到平衡，肾盂内压力即变稳定，不再上升。如果有梗阻存在，肾盂内压力则持续上升。减慢灌注流速至 3～5 mL/min 重复灌注，有助于了解梗阻的程度。灌注完毕后即拔除肾穿刺测压管，如有梗阻存在则可带管引流。在体外对肾穿刺测压管进行灌注，测定其内在阻力所产生的压力，以便在计算肾盂灌注压力测定结果时加以校正。

（3）检查结果的计算和判定：以 10 mL/min 的流速灌注，测得的肾盂内压减去膀胱内压和肾穿刺测压管内在阻力所产生的压力后，所得的压力差即肾盂相对压。如压力差＜15 cmH_2O，则上尿路通畅无梗阻；压力差＞22 cmH_2O，则上尿路有梗阻存在，需手术治疗解除梗阻；压力差在 15～22 cmH_2O 之间，怀疑梗阻，不能作出明确判断。Whitaker 对 112 例上尿路扩张积水经常规检查不能明确梗阻的病人应用此标准，96% 的病人可明确诊断，4% 仍不能明确诊断，结果相当满意。

2. 肾盂恒压灌注试验（CPP 试验）

（1）用于 Whitaker 试验的仪器和材料足够完成 CPP 试验。简化的 CPP 试验只需下列物品：① 两根有刻度的测压管（如腰穿测脑脊液压用的测压管）；② 三通或四通开关两个；③ 有刻度的输液瓶。

（2）肾盂测压通道的建立：同 Whitaker 试验。

（3）CPP 试验的方法：仰卧位，插导尿管排空膀胱并持续引流，按图接好灌注装置（图 10-20）。以 20 cmH_2O 或 30 cmH_2O 的恒压向肾盂内灌注等渗盐水，灌注开始 5～10 分钟后记录灌注液流入肾盂的速度。将膀胱充盈至有明确尿意时重复灌注一次，以了解膀胱充盈对上尿路的影响。充盈膀胱并用低于膀胱内压（一般低于 15 cmH_2O）的压力灌注，可测定上尿路主动输送尿液的能力。以 30% Urographin 为灌注液，用 C 臂 X 线透视或拍片即恒压灌注肾盂造影，可以了解上尿路形态、蠕动情况、尿液输送方式和梗阻部位。肾盂恒压灌注试验是有创检查，如病人原已带有肾或肾盂造瘘管，检查可以在床旁进行，并可反复多次进行，不必进手术室或特殊检查室。

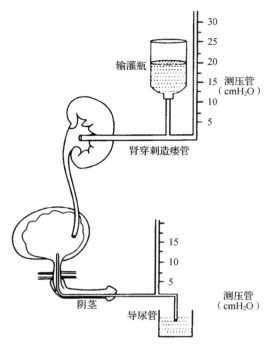

图 10-20 简化肾盂恒压灌注试验示意图

（4）结果判断和分析：膀胱空虚或低压时，以 20 cmH$_2$O 压力灌注，灌注液通过正常上尿路的速度为 21.0±4.1 mL/min；以 30 cmH$_2$O 压力灌注，流速为 37.8±15.2 mL/min。如果以 20 cmH$_2$O 压力灌注，流速总是小于 10 mL/min，则考虑上尿路有梗阻；如流速总是小于 5 mL/min，则梗阻严重，需手术解除梗阻以挽救肾功能；流速在 5～10 mL/min 为轻度梗阻，可根据肾功能情况和膀胱及下尿路的功能状态考虑保守治疗或手术治疗。以 20 cmH$_2$O 压力灌注，膀胱空虚时流速>10 mL/min，但膀胱充盈（至有明确尿意）时，流速<3 mL/min，则应详细检查膀胱和下尿路的功能，上尿路的扩张积水可能与下尿路或膀胱功能障碍有关。

3. **利尿静脉尿路造影** 利尿静脉尿路造影仅用于诊断可疑的肾盂输尿管交界处梗阻。在常规静脉尿路造影检查时如发现肾盂扩张，疑有非特异性肾积水，即给予呋塞米 40 mg（小儿 0.5 mg/kg）静脉注射（在常规静脉尿路造影检查开始后 15～20 分钟），根据利尿前后肾盂面积的增加程度来判断肾盂输尿管交界处有无梗阻。如面积增加 22% 以上，则有梗阻存在；面积在 10%～22%，怀疑梗阻；面积小于 10% 则无梗阻。

评述：尿动力学是动态研究尿液运输、储存和排空过程的一门科学，包括一系列的检查内容，可通过单独的一项或联合多项检查结果，获得储尿和排尿功能的相关信息。尿动力学可通过具体的检查结果（尿动力学检查）及检查过程中观察到的现象（尿动力学观察），评估泌尿道功能。在临床实践中，当病史、体格检查和其他辅助检查结果不足以准确诊断疾病和（或）确定治疗方案时，尿动力学检查可提供有用的相关信息。在以下两种情况下尿动力学检查具有临床适用性：① 获取所需信息，以准确诊断导致相应尿流动力学异常症状的病因和程度，如下尿路症状（LUTS）或尿失禁等，为诊疗决策提供依据；② 确定某些疾病（如脊髓损伤、多发性硬化、糖尿病周围神经病变、多系统萎缩等神经系统疾病）是否存在对上下尿路造成严重和不可逆损伤的可能。检查过程应按照规范流程操作，操作者应为训练有素、认真仔细的工作人员，结果报告应使用标准术语。动力学检查结果的解读，应该在患者的整个病史框架内进行，包括症状、伴随的疾病/病症及临床收集到的其他信息，如排尿日记。以下尿动力学检查结果可能造成上、下尿路的功能失代偿，需要进行干预：① 膀胱顺应性受损；② 逼尿肌-外括约肌协同失调（DESD）；③ 逼尿肌-内括约肌协同失调（DISD）；④ 在膀胱充盈的过程存在高压性的逼尿肌过度活动；⑤ 逼尿肌漏尿点压力升高>40 cmH$_2$O；⑥膀胱排空障碍伴储尿期高压。

（卫中庆 沈华）

第十一章
泌尿外科内镜检查

第一节　尿道膀胱镜检查

膀胱镜检查（cystoscopy）是泌尿外科的重要检查方法，应由该专业有经验医师进行，应严格掌握适应证和禁忌证，方能最大限度提高诊断阳性率，减少患者痛苦和并发症的发生。

目前临床上使用尿道膀胱镜的种类有：硬性膀胱镜、软性膀胱镜、窄带成像（NBI）膀胱镜、荧光膀胱镜、气膀胱镜等。

一、适应证

（一）硬性膀胱镜检查的适应证

1. 经过无创伤检查仍不能明确诊断的尿道、膀胱及上尿路疾病。

2. 血尿原因及出血部位的确定。

3. 膀胱、尿道肿瘤的数目、部位的确定及可疑病变活检。

4. 需行输尿管逆行插管检查和治疗。

5. 尿道及膀胱异物、结石的诊断。

6. 了解泌尿系统以外器官疾病对尿路的影响和关系。

7. 需行射精管和苗勒管囊肿逆行插管造影。

（二）软性膀胱镜检查的适应证

1. 需要经常行膀胱镜检查的患者，如膀胱肿瘤术后需定期进行膀胱镜复查的患者，往往对膀胱镜检查存在一定程度的恐惧感。若经常使用硬性膀胱镜进行检查，则增加了尿道狭窄的机会；而软性膀胱镜管径细、可弯曲，对患者的刺激性小，并且对尿道黏膜损伤小。

2. 尿道狭窄的患者。

3. 不能采取截石位的患者。

4. 膀胱颈部或前壁病变患者。一些膀胱颈部或前壁病变由于观察角度的原因，使用硬性膀胱镜检查时容易漏诊，而使用软性膀胱镜检查的范围大，尤其适用于观察上述部位，不容易漏诊，能够消除硬性膀胱镜的视野盲区。

5. 前列腺增生患者。前列腺增生造成管腔狭小变形，后唇抬高，有时硬性膀胱镜不易插入或易引起出血；如增生的前列腺中叶突入膀胱，遮挡膀胱三角区的观察，这时可使用软性膀胱镜检查。

（三）窄带成像膀胱镜检查的适应证

窄带成像（narrow band imaging，NBI）膀胱镜是一种光学图像增强技术，通过强化显示表浅的黏膜层微血管形态和微细表面结构，提高成像的对比度和清晰度。它过滤掉红光，将射入膀胱黏膜表面的普通白光窄化为蓝光（415 nm）和绿光（540 nm）。在 NBI 下，415 nm 的蓝光在显示器上呈现为棕褐色，540 nm 的绿光呈现为青绿色。这较普通白光膀胱镜容易发现并确定浅表的膀胱癌病灶部位，也更容易确认病灶的边界，并可增加原位癌及高级别膀胱肿瘤病灶检出率。

1. 主要适用于膀胱肿瘤的早期诊断以及特殊炎症的辨别：所有怀疑膀胱肿瘤的患者；无痛性肉眼血尿、而影像学阴性患者；Ta/T1 期膀胱肿瘤及其卫星灶（绒毛样、广基、苔藓样、扁平状）。

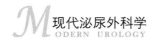
2. 术前再次观察肿瘤的大小、形态、数量、周围黏膜情况,使用电切或激光手术后再次观察基底及黏膜的情况。

3. 膀胱肿瘤治疗后复查。短期复查观察区未脱落坏死物及复发肿瘤,是否早期复发病灶。

4. 经尿道膀胱肿瘤手术过程中疑似间质性膀胱炎。

(四)荧光膀胱镜检查的适应证

荧光膀胱镜(fluorsecence cystoscopy,FC)亦称光动力学诊断(photodynamic diagnosis,PDD),通过向膀胱内灌注光敏剂,肿瘤组织能选择性地积聚某些光敏剂或荧光物质,从而与正常膀胱黏膜组织形成浓度差。在特定波长(400nm)光源激发下,光敏剂发生一系列光化学反应和光生物学反应,发射出特殊波长的荧光,通过检测荧光而把正常组织区别出来,可以检测到传统的白光膀胱镜不易发现的微小病变、不典型增生和原位癌。

1. 任何怀疑有膀胱肿瘤者,PDD技术相对于普通膀胱镜检查有更高的敏感性及诊断率。应用于TURBT中,可使肿瘤组织切除更彻底,减少肿瘤残余,有效降低肿瘤的复发率和进展速度,延长无瘤生存期。

2. 无痛性、间歇性肉眼血尿者。

3. 保留膀胱的膀胱癌患者(经尿道膀胱肿瘤电切或激光切除术)及膀胱部分切除术术后复查。

(五)气膀胱镜检查的适应证

传统的膀胱镜检查主要采用生理盐水、灭菌水或甘露醇等液体介质进行检查。气膀胱镜则是传统膀胱镜结合空气或 CO_2 为介质的检查方法。

1. 因血尿或乳糜尿造成液体介质红染,浑浊而影响视野观察时,气膀胱镜检查效果更好。

2. 结合腹腔镜在切除输尿管膀胱壁段并缝合封闭输尿管口时,气膀胱镜视野清晰、创伤小。

3. 气膀胱 TURBT 手术中出血不会影响手术视野,可更准确发现出血点及止血。

二、禁忌证

1. 尿道狭窄无法插入尿道膀胱镜者(软性膀胱镜镜检查除外)。

2. 泌尿生殖系统有感染者。

3. 膀胱容量<50 mL。

4. 严重膀胱内出血,因血块影响观察者。

5. 严重髋关节畸形、体位异常者(软性膀胱镜镜检查除外)。

6. 未控制的全身出血性疾病。

7. 某些原因不能耐受检查者,年老体弱者。

8. 女性月经期或妊娠 3 个月以上者。

三、术前准备

1. 尿常规,出、凝血时间检查。

2. 有膀胱、尿道感染及带导尿管者,检查前口服抗生素 2~3 天。

3. 了解有无药物过敏史及碘过敏史。

4. 检查前排空膀胱。

5. 签署检查知情同意书。

四、麻醉

酌情选用表面麻醉、椎管内麻醉、鞍区麻醉、硬膜外麻醉,小儿可选用全身麻醉。表面麻醉常用0.25%丁卡因,男性注入 10 mL,女性注入 10 mL。

五、操作要点

(一)硬性膀胱镜

1. 插入镜鞘　分盲插和直视下插入两种。先予镜鞘涂润滑剂,盲插时术者左手提起男患者阴茎,右手将带闭孔器的镜鞘插至尿道球部,然后轻轻下压镜体即可自然顺利插入膀胱。不可用暴力强行推进。直视下插入即在镜鞘内安上观察镜,边注水观察尿道边插至膀胱,此法不易损伤尿道且可了解尿道病变情况。

2. 观察方法　注水观察膀胱时,当膀胱黏膜皱褶变平时应停止灌水,为不遗漏观察部位,常用:① 进退法:即将膀胱镜沿其长轴方向作前进后退并观察该狭长区域,通过有序的不同方向进退动作,把膀胱分成数个狭长区域观察,从而了解整个膀胱情况。② 转动法:膀胱镜围绕长轴旋转,因此每一次原位转动可以观察到与镜轴横断面一致的一个环行膀胱黏膜区域。这样由颈口部向里多次旋转,即可窥见整个膀胱情况。③ 扫视法:以膀胱颈为支点,使膀胱镜前端向各个方向顺序扫视,对可疑病变区再将膀胱镜靠近仔细观察。

正常膀胱黏膜光滑,可清楚看到血管走行,输尿管间嵴的两端为两输尿管开口,相距约 2.5 cm。在膀胱镜检查时为便于对病变部位描述,将膀胱分顶、体、底三部分:顶部以气泡为标志,透明且反光,按压下腹部可见气泡向旁边移动;体部分前、后、左、右四个壁,膀胱颈部位于前壁下部;底部分三角区和三角后区。当镜面与观察物相距 2.5 cm 时,成像与实物大小相似,紧贴时放大 4 倍,远离时缩小,故三角区病变常被估计过大,而顶部病变常被估计过小。

3. 逆行插入输尿管导管　对精阜中央开口可插入输尿管导管造影检查,以了解扩大的前列腺囊大小,囊内有无结石和占位。沿输尿管嵴找到输尿管开口,将镜端靠近开口再行插入。如输尿管开口有成角畸形时,需将膀胱镜前端作各个方向转动试验,同时将输尿管导管边捻转边插入多可成功。成人一般插入 25～27 cm 即可。进入肾盂即可见尿滴出,如插入受阻不应强行插入,根据需要可插一侧或两侧,分别收集尿液送培养或作尿沉渣等检查。

4. 活组织检查　对膀胱内肿瘤或其他需确定性质的病变应行活检,注意应取病变异常最明显处,多点活检并标明取材部位。对活检后有活动性出血者应行电凝止血或用活检钳钳夹止血。

(二)软性膀胱镜

对女性患者,不必使用软性膀胱镜。对男性患者:首先,用右手把持镜子的操作柄,左手提起阴茎,在左手拇指和示指辅助下将镜子的前端插入尿道外口,进入球部后,右手向下放镜,并控制前端转向,使之通过尿道的弯曲,双手配合,在直视观察镜下缓慢插入尿道和膀胱。

观察顺序:在直视插入时首先观察尿道。由于膀胱镜为直视角,插入膀胱后,最先观察到的部位为膀胱后壁或膀胱顶部附近,这时轻轻送入或回拉膀胱镜,寻找气泡,看到气泡后,将膀胱镜前端轻轻向上弯曲,当弯曲角度达到 180°时,可观察到膀胱颈部和尿道内口。将膀胱镜伸直,仍以气泡为标志,将镜子前端轻轻向上弯曲,同时慢慢拉回膀胱镜,观察膀胱前壁。同样方法,将膀胱镜轻轻向下弯曲,观察膀胱后壁及膀胱三角区。在观察膀胱三角区时,注意观察输尿管间嵴,在其两侧寻找输尿管口。需要进行输尿管插管时,使膀胱镜前端对准输尿管口,直视下插入输尿管导管。同样方法,将膀胱镜前端轻轻向两侧弯曲,观察膀胱两侧壁。

六、术后处理

一般无须特殊处理,可酌情应用抗生素 2～3 天。对部分兼行治疗的患者,可留置导尿管数天,并按特殊要求作相应处理。

七、并发症及处理

1. 血尿　一般不严重,无须特殊处理,多饮水很快可以自愈。对膀胱肿瘤等出血严重者,可用止血药。有血块堵塞引起膀胱高度胀满者,应在麻醉下置入膀胱镜,用 Ellik 冲洗器将血块吸出,电灼出血点,留置三腔气囊导尿管,持续膀胱冲洗。

2. 损伤　主要是尿道黏膜损伤或假道形成,甚至有直肠穿通伤、膀胱破裂等,一般留置导尿管,加强抗感染治疗多可自愈,严重者需手术治疗。

3. 感染　主要由于无菌操作不严、原有尿路感染等原因。应严格无菌操作,应用抗生素并多

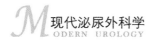

饮水。

4. 腰痛 发生在逆行插管者,如插管过深穿破肾实质,逆行注入造影剂量较多,速度过快时可发生腰部剧烈绞痛。应予抗炎、解痉、镇痛、补液治疗。

(胡昕)

第二节 输尿管镜检查

输尿管镜分为输尿管硬镜和输尿管软镜两种,因粗细不等,故可有多种型号。

一、适应证

1. 排泄性尿路造影或逆行肾盂输尿管造影时肾盂、输尿管有充盈缺损者,需进一步检查明确性质。

2. 输尿管口喷血或尿液中找到肿瘤细胞,不明原因的输尿管狭窄、梗阻需进一步明确诊断者。

3. 肾盂或输尿管肿瘤局部非根治性切除术后随诊。

4. 尿路原位癌、输尿管瓣膜活检、电灼或切除。

5. 输尿管阳性结石及阴性结石的诊断和碎石、取石等。

6. 输尿管异物的诊断及取出。

二、禁忌证

1. 有全身出血性疾病者。

2. 泌尿系统感染急性期者。

3. 尿道狭窄或有膀胱挛缩者。

4. 前列腺增生或膀胱颈过于抬高,影响进镜者。

5. 有盆腔外伤、手术、放射治疗史,输尿管扭曲、固定、纤维化者。

6. 病变在输尿管狭窄部以上者。

7. 严重髋关节畸形者。

三、术前准备

1. 仔细询问了解病史,进行全面体格检查,告知患者及家属手术的必要性及相关风险,征得患方同意后,签署手术知情同意书。

2. 完善术前准备,包括血、尿常规,出凝血时间,感染免疫,生化全套,心电图,胸部 X 片。

3. 必要时需进一步完善尿路造影或 CTU 等检查。

4. 尿路感染者,留取中段尿(细菌或真菌)培养。术前使用敏感抗生素治疗。

四、麻醉

酌情选用全身麻醉、硬膜外麻醉、蛛网膜下腔麻醉。对于一些输尿管下段的操作,也有报道可采用局部麻醉。

五、体位

通常采用截石位,也可采用改良截石位(健侧下肢抬高,患侧下肢下垂),但该体位对髋关节受限患者禁用。

六、操作方法

(一) 输尿管硬镜

1. 插入方法 输尿管镜从尿道口进入,边冲水边观察了解尿道及膀胱情况。找到输尿管口插入导丝,一般不需进行输尿管壁内段的扩张,在液压灌注下顺导丝直接进镜,如遇输尿管狭窄或扭曲时切忌粗暴用力,应先设法使输尿管伸直或扩张狭窄段后再向上推进镜体,有时需退出少许或旋转镜鞘方能顺利进入。

2. 观察方法　镜前端穿过输尿管壁段后有突破感,随之看见黏膜光滑、管腔宽敞的输尿管,当插至髂总动脉时,可以见到搏动并应抬高镜端方可看清管腔,注意勿穿破损伤。输尿管镜进入输尿管上段时,可见到患者吸气时上段出现一定角度,需在呼气时推进镜体,到达肾盂输尿管连接部时,可见该处黏膜呈环状隆起。

术中如确定为结石,可行套石、气压弹道或激光、超声碎石;如见到肿瘤,可行活检并行电灼、激光治疗。如诊断为狭窄,可行扩张、内切开等治疗。

术毕留置输尿管导管或双"J"管,并固定导尿。

(二)输尿管软镜

1. 插入方法　先行输尿管硬镜检查,如输尿管无异常,在输尿管硬镜直视、X 线监视下将导丝插至肾盂,沿导丝插入输尿管软镜扩张鞘至输尿管肾盂连接处下方,然后拔出扩张鞘内芯及导丝,再将输尿管软镜插入扩张鞘内。如输尿管直径较细,扩张鞘留置困难,可尝试直接沿导丝轻柔地插入输尿管软镜,输尿管球囊扩张或患侧输尿管内置入双 J 管,留置 2 周后 II 期行输尿管软镜术。

2. 观察方法　输尿管软镜可以观察整个肾脏集合系统,先观察肾盂,再通过操作手柄控制输尿管软镜头端角度,从上至下观察各肾盏。

术中如确定为结石,一般行钬激光碎石,最好使用输尿管扩张鞘,减少肾盂灌注压力。有条件者碎石后可使用套石网篮将结石取出体外。如发现肿瘤或可疑之处,使用活检钳取小块病变组织或毛刷式活检刷刷取可疑黏膜上皮细胞,行细胞学检查。

术毕留置输尿管导管或双"J"管,并固定导尿。

七、术后处理

1. 保持导管通畅。

2. 予抗生素预防感染。

3. 补充液体以利尿、排石。

4. 解痉、镇痛及对症治疗。

5. 酌用止血药,并观察腰部有无包块及压痛。

(胡昕)

第三节　经皮肾镜检查

经皮肾镜分为硬性经皮肾镜和软性经皮肾镜两种。硬性肾镜粗细不等,有多种型号。软性肾镜临床常用的为纤维软性肾镜,也有各种规格的产品。

一、适应证

1. 肾脏内部异物取出。

2. 肾结石和输尿管上端结石手术。

3. 肾盂或肾脏内占位性病变的诊断。

4. 肾盂或肾盏内上皮肿瘤的活检、电灼或切除。

5. 肾盂输尿管连接部狭窄或输尿管膀胱吻合口狭窄的腔内治疗。

6. 上尿路疾病的诊断。

7. 上尿路尿流动力学研究。

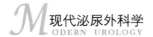
8. 上尿路梗阻疾病无法解除，需肾造瘘引流者。

9. 脓肾要求保肾引流者。

二、禁忌证

1. 有全身出血性疾病未控制者。

2. 泌尿系统感染急性期者。

3. 严重心脏和肺疾病而无法承受手术者。

4. 重度糖尿病和高血压无法纠正者。

5. 盆腔肾的前方存在肠管者。

6. 结石合并同侧肾肿瘤者。

7. 脊柱严重畸形者。

三、术前准备

1. 仔细询问了解病史，进行全面体格检查，告知患者及家属手术的必要性及相关风险，征得患方同意后，签署手术同意书。

2. 完善术前检查，包括血、尿、粪常规，出、凝血时间，感染免疫、生化全套、心电图、胸部 X 片。

3. 必要时需进一步完善尿路造影或 CTU、MRI 等检查。

4. 尿路感染者，留取中段尿（细菌或真菌）培养。术前使用敏感抗生素治疗。

四、麻醉

酌情选用全身麻醉、硬膜外麻醉，也有报道可采用局部麻醉。

五、体位

通常采用俯卧位，肾区腹部下垫一小枕头，便于穿刺。在一些不能采用俯卧位的情况下，可根据情况选择侧卧斜位、仰卧斜位等特殊体位。

六、操作方法

1. 穿刺步骤　在 X 线或 B 超定位下，入针点一般选择十一肋间或十二肋下、腋后线与肩胛下角线之间区域，在选定的穿刺点刺入皮肤后，以短促的动作刺入，当刺入肾包膜后针尾会随呼吸上下摆动，进入集合系统时有明显的突破感，没有肾积水或行开放手术后的肾脏此感觉不明显，当穿入集合系统后拔出针芯，若有尿液滴出则表示穿刺成功。穿刺成功后，通过针鞘置入安全导丝，必要时可将导丝放入输尿管管腔内。小尖刀切开皮肤及筋膜，退出针鞘留下导丝。筋膜扩张器由 6～8F 开始，逐渐扩张至标准通道 22～24F（微通道 16～18F，超微通道 10～14F），结合患者病情及手术目的选择合适的通道大小，扩张器沿导丝与进针方向保持一致，一手拉直导丝，一手持扩张器旋转推进，推进时方向及深度需保持一致，直至进入集合系统。将通道扩张至目标大小，退出扩展器，留下剥离鞘，完成通道建立。

目前临床上也有使用气囊导管扩张器建立通道的，沿导丝置入气囊导管扩展器，在 X 线或 B 超定位下，确定扩张器前端刻度置入集合系统内。加压可以一次性扩张至需要通道大小，最大可扩张至 36F。

2. 术中如确定为结石可行气压弹道、钬激光、超声碎石或气压弹道联合超声碎石；碎石后可通过取石钳、灌注冲洗、负压吸引等方式取出碎石。术后顺行放置双 J 管，如顺行放置困难，需改截石位，通过输尿管镜或膀胱镜逆行放置双 J 管。在不确定双 J 管是否在位的情况下，需行 X 线透视以帮助确认双 J 管位置，术后一般应留置肾造瘘管。目前国内外也有术后不放置肾造瘘管的方法，具体如何选择需根据患者术中情况决定。对于尿外渗明显、肾盏颈损伤、出血明显及需二次手术治疗残石的患者，留置肾造瘘管是必须的。

术毕留置导尿并固定。

七、术后处理

1. 术后患者需卧床,对于有出血的病例需躯干制动,延长卧床时间。
2. 保持导管通畅。
3. 予抗生素预防感染,观察有无寒战、高热。
4. 补充液体以利尿。
5. 酌用止血药,并观察腰部有无包块及压痛。
6. 对于怀疑周围脏器损伤的病例,需尽早复查 CT 并积极处理。

(胡昕)

第四节　精囊镜检查

精囊镜检查是指应用纤细的内镜及辅助器械,经尿道沿正常的精道或人工建立的通道逆行进入射精管、精囊或输精管壶腹,对其进行观察和治疗。

一、适应证

1. 血精症的诊断和治疗。
2. 精囊肿瘤的诊断。
3. 精囊结石的诊断和治疗。
4. 射精管囊肿的诊断。

二、禁忌证

1. 泌尿男性生殖系统感染急性期者。
2. 射精管狭窄、闭锁及射精管异位开口者
3. 严重的髋关节畸形不能取膀胱截石位者。

三、术前准备

1. 完善术前检查,包括血、尿、粪常规,出凝血时间、感染免疫、生化全套、心电图、胸部 X 片。
2. 精液常规检查。
3. 先做经直肠 B 超了解精道情况,必要时做前列腺、精囊 MRI。
4. 术前用抗生素 2～3 天。
5. 了解药物过敏史及做碘过敏实验。
6. 签署知情同意书。

四、麻醉

采用硬膜外麻醉,酌情选用全身麻醉。

五、体位

通常采用膀胱截石位。

六、操作方法

1. 麻醉下取膀胱截石位,常规消毒、铺巾。
2. 取 F6.5 或更细的输尿管镜由尿道外口进入后尿道。常规先经尿道膀胱镜检查,然后退镜至后尿道。
3. 于精阜中央找到前列腺小囊,于其开口两侧或外下方找到射精管口,插入 F3 导管 2～3 cm,顺

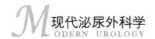

导管插入输尿管镜,观察射精管情况。如无法找到射精管开口,可经前列腺小囊途径进镜。少数可见射精管直接开口于前列腺小囊内,此时可如上法插入输尿管镜。如未见开口,则于前列腺小囊后外壁5、7点处可见一层淡蓝色透明膜状物,可试插入导丝并加大冲水量,便可以成功进入精囊腔。如仍不能进镜,提示有射精管开口狭窄,可更换电切镜行精阜电切,辅以手指经直肠行精囊区按摩,此时在输尿管镜下可寻及开口并顺利插入输尿管镜检查。

4. 至精囊及输精管壶腹部汇合处可见 2 个管口,根据需要分别先后将导管插入壶腹或精囊,顺此导管插入输尿管镜观察腔内情况,对因血块或黏液影响观察者可予冲洗吸净。根据情况可取活检、电灼、碎石等处理。

5. 术毕留置导尿管。

七、术后处理

1. 应用抗生素 5～7 天。
2. 留置导尿管 3～5 天。

(胡昕)

第五节　阴囊镜检查

阴囊镜检查是一种微创泌尿外科技术,可在直视下观察睾丸、附睾等阴囊内容物,为阴囊疾病提供一种新的诊断和治疗方法。可部分替代开放的阴囊探查。

一、适应证

1. 睾丸、附睾、精索及鞘膜腔壁病变的诊断。
2. 附睾炎性结节与肿瘤鉴别。
3. 阴囊内病变活检。
4. 男性不育症检查。
5. 阴囊内病变治疗,如肿块电切、睾丸鞘膜积液阴囊镜辅助鞘膜切除等。
6. 阴囊内急症的诊断和鉴别诊断。

二、禁忌证

1. 急性附睾炎(如需与睾丸扭转鉴别时除外)。
2. 全身出血性疾病。
3. 某些原因不能耐受手术、年老体弱者。
4. 阴囊皮肤炎症。
5. 交通性睾丸鞘膜积液。
6. 腹股沟斜疝。
7. 鞘膜腔炎性粘连致鞘膜腔消失。

三、术前准备

仔细询问了解病史,进行全面体格检查,告知患者及家属手术的必要性及相关风险,征得患方同意后,签署手术知情同意书。

完善术前准备,包括血、尿、粪常规,出凝血时间、感染免疫、生化全套、心电图、胸部 X 片。

四、麻醉

局麻或骶麻,需行病变手术时建议采用全身麻醉、硬膜外麻醉。

五、体位

通常采用截石位或俯卧位，如有脊柱畸形和腿部畸形患者，可根据情况调整脚架的高度和外展的角度。

六、操作方法

1. 消毒铺巾，术者与助手一起左手固定睾丸，右手持器械。尖刀切开无血管区皮肤 0.5～1 cm，提起肉膜，组织剪剪开，用蚊式钳提起内层筋膜剪开，直到鞘膜腔。组织钳（艾丽斯钳）两侧全层夹住提起。置入小儿膀胱尿道镜，可以单手或双手持镜。灌注液保持在 60 cm 高度为佳。保持阴囊充盈。

2. 进入鞘膜腔后可观察到鞘膜腔有无积液、积脓、积血、结石等情况，并可观察睾丸、附睾、睾丸附件、上迷管、下迷管形态及血运情况，判定有无扭转，必要时可行睾丸、附睾穿刺活检，结石予碎石取石、睾丸附件扭转切除等。

3. 术毕可以用稀释碘附冲洗鞘膜腔。术后视情况放置引流，4～0 可吸收线缝合切口，24～48 小时去除引流物。外用大棉垫（可以制作四角吊带棉垫）托起。

4. 注意事项：严格无菌操作；术中固定好睾丸，防止滑脱，切口迷失。辨别睾丸白膜。保持阴囊充盈，彻底止血；如果不顺利，可改为开放手术治疗。

七、术后处理

1. 术后平卧 6 小时，膝下加垫以松弛腹肌；保持敷料干燥，如湿即换。

2. 术后 5～7 天拆线，可吸收线不必拆除。

3. 水肿予以 50％硫酸镁或 50％高渗盐水交替湿敷，抬高阴囊消肿。

4. 出血不多可不必处理，亦可粗针穿刺抽血或拆除缝线开放手术结扎止血。

5. 睾丸疼痛，一个月内减少剧烈活动多可改善。

6. 阴囊壁血肿可局部理疗和热敷促进吸收。

（胡昕）

第十二章
男性性功能障碍检查

◀ 第一节　夜间阴茎胀大和硬度试验

各年龄段健康男性夜间睡眠时均可出现阴茎勃起,平均3~6次,因中枢神经系统传导冲动至骶神经丛所致。夜间阴茎的生理性勃起约80％发生在快速眼动(REM)睡眠期,于1996年被Karacan首次证实。夜间阴茎胀大(nocturnal penile tumescence,NPT)可将较多的氧气带入阴茎,滋养阴茎海绵体,增强阴茎勃起功能。因夜间阴茎胀大发生于睡眠时,影响阴茎勃起的精神心理等非器质性因素并不会影响夜间阴茎的胀大,所以临床上可通过监测夜间阴茎勃起情况来鉴别心理性和器质性阴茎勃起功能障碍。夜间阴茎胀大和硬度试验(nocturnal penile tumescence and rigidity,NPTR)需要连续监测患者2~3晚夜间阴茎勃起的周径和硬度变化。诊断标准为:连续两个晚上监测中,单次阴茎头部勃起硬度超过60％,时间≥10 min为正常勃起。

NPT的监测方法包括纸带、Snap-Gauge试验仪、硬度测试仪(Rigiscan)、VISER勃起功能障碍分析仪、NEVA阴茎勃起生物电测定系统等,其中Rigiscan于1985年由Brodiey和Timm发明,其监测阴茎勃起功能被公认为诊断阴茎勃起功能障碍的金标准。

Rigiscan扫描仪可连续记录阴茎周长和硬度,记录装置固定在患者的大腿上,有两个环,一个置于阴茎根部,一个置于冠状沟处。此两个环能15秒测量阴茎周长一次,并与基础结果进行比较,同时每3分钟给两环增加2.8 N的放射状压力来检测勃起硬度。当根部环测得阴茎周长增加超过10 mm时,硬度检测增加到每30秒一次;当周长变化小于10 mm时,则硬度检测恢复到每3分钟一次。此扫描仪能记录下3个监测周期,每个监测周期为10小时的全部勃起、胀大及持续的数据。这些数据可以下载到计算机,或将数据和图形打印输出。

一个正常的勃起是阴茎根部周长最少增大3 cm,头部周长增大2 cm,达到70％硬度以上即能插入阴道,低于40％为勃起功能不全,40％~70％表示不同程度的勃起不坚。正常男性每8小时应当有3~6次勃起,每次持续时间平均为10~15分钟,膨胀周径大于2~3 cm,体积大于200％。睡眠质量影响NPT检测,患者初次携带硬度测试仪在医院入睡常受到影响,所以NPT需连续检测3天。

(戴玉田　徐春璐)

◀ 第二节　阴茎肱动脉血压指数

阴茎肱动脉血压指数(penile brachial index,PBI)是指阴茎动脉血压与肱动脉血压的比值。其主要通过袖珍多普勒超声、数字型光电容积扫描等测量阴茎根部血压。研究发现PBI与彩色双功能超声波(CDDU)检测到的收缩期阴茎动脉最大血流速(PSV)存在关联性。目前认为PBI>0.75,表明阴茎动脉血流正常;PBI<0.6,表明阴茎动脉血流异常;介于二者之间,表明阴茎动脉供血不足。

(戴玉田　徐春璐)

第三节 阴茎海绵体测压

阴茎海绵体灌注测压法(cavernosometry,CM)是诊断阴茎勃起功能障碍的有效方法,由 Virag 等于 1978 年首次提出。其主要方法为使用蝶形针等工具分别穿刺两侧阴茎海绵体,一侧蝶形针注射药物后连接测压装置,另一侧连接注射水泵。阴茎海绵体注射血管活性药物(如罂粟碱、前列地尔等)勃起后,水泵以一定的灌注速度向阴茎海绵体内灌注生理盐水,维持阴茎勃起状态,另一侧的测压装置实时监测阴茎海绵体内压力变化。

阴茎海绵体内压力测定的指标包括灌流速度(FTM)、阴茎海绵体内压(intercaverous pressure,ICP)。有研究称阴茎海绵体平滑肌完全松弛的情况下,维持阴茎勃起及海绵体内压力大于 100mmHg 需要的灌注速度在 $3\sim5$ mL/min 以下。

1981 年,Wespes 等首次开展了动态灌注海绵体造影及测压(dynamic Infusion cavernosometry and Cavernosography,DICC),将其作为静脉性阴茎勃起功能障碍的诊断依据之一。其主要是在应用血管活性药物及性刺激录像诱导阴茎勃起后,向阴茎海绵体内注射 X 线检查造影剂(如碘佛醇、泛影葡胺等),X 线监测是否存在造影剂泄漏及部位。目前认为 FTM$\geqslant1.0$ mL/S 的情况下,ICP 不能维持在 150 mmHg 及以上,且 X 线下发现造影剂泄漏,则提示静脉漏可能。

DICC 通常不作为诊断静脉漏的首选检查,而是作为 CDDU 检查 EDV 异常的进一步检查。有研究认为 PSV 正常,EDV>5 cm/s,RI<0.8,可行 DICC 以进一步明确诊断。

(戴玉田 徐春璐)

第四节 彩色双功能超声波检查

彩色双功能超声波(color doppler duplex ultrasonography,CDDU)是一种无创的性功能检查方法,是诊断血管性勃起功能障碍最有价值的方法之一。评价阴茎内血管功能的参数包括收缩期阴茎动脉最大血流率(peak systolic velocity,PSV)、舒张末期血流流率(end-diastolic velocity,EDV)、阻力指数(resistance index,RI)。

PSV 是评估阴茎动脉血供的主要指标。EDV 是评估阴茎背静脉关闭功能的重要指标。RI 即(PSV-EDV)/PSV,目前尚缺少公认的正常参考范围。一般认为,注射血管活性药物后阴茎海绵体动脉内径>0.7 mm 或增大 75% 以上,PSV$\geqslant30$ cm/s,EDV$\leqslant5$ cm/s,RI>0.8 即为正常。PSV<30 cm/s 提示动脉供血不足;EDV 大于 5 cm/s,RI<0.8,提示阴茎静脉闭塞功能不全。

(戴玉田 徐春璐)

第五节 阴茎海绵体注射血管活性药物试验

阴茎海绵体注射血管活性药物(intra-cavernous injection,ICI)试验是指将血管活性药物注入阴茎海绵体内,诱发阴茎勃起的试验,主要用于血管性勃起功能障碍的诊断。目前常用的药物包括前列腺素 E1($10\sim20$ μg)、罂粟碱($15\sim60$ mg)、酚妥拉明($1\sim2$ mg)或混合剂。前列腺素 E1 主要是通过阴茎海绵体平滑肌细胞表面受体刺激产生腺苷酸环化酶,促使 ATP 转化为 cAMP,从而使阴茎海绵体平滑肌细胞内钙离子浓度下降,导致平滑肌松弛。相关药物的作用机理不同,但其最终均会导致阴

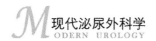
茎海绵体动脉及海绵窦平滑肌松弛,海绵体动脉灌注增加,阴茎海绵体膨胀,压迫回流静脉,导致阴茎勃起。

ICI 的操作过程一般使用 27~29 号注射器针头,将药物注射入阴茎海绵体,约 10 min 后测量阴茎长度、硬度及周径,阳性结果为药物注射后 10 min 后出现Ⅲ级以上硬度勃起,持续时间超过30 min。亦可测量勃起角(阴茎与大腿的夹角),站立位大于 90°,收缩盆底肌肉有阴茎运动者,说明无血管病变;60°以下提示血管性勃起功能障碍;60°~90°为可疑血管病变。ICI 后行 CDDU 可进一步诊断血管性勃起功能障碍。

ICI 的并发症包括阴茎的异常勃起、血肿及头痛头晕、低血压等。

(戴玉田　韩友峰)

◀ 第六节　阴茎海绵体造影

阴茎海绵体造影(caver nosography)是诊断阴茎静脉瘘性 ED 的金标准,于 1981 年由 Wespes 等首先报道。阴茎海绵体注射血管活性药物试验提示静脉瘘者,通过海绵体造影可进一步明确静脉瘘的部位,为手术提供精确定位。造影前应做碘过敏试验并为阴性。

方法:患者仰卧位,消毒铺巾后阴茎根部扎止血带,海绵体内注射罂粟碱 30 mg 或前列腺素 E_1 20 μg,局部按摩 3~5 分钟,待阴茎完全勃起后(Ⅲ级以上勃起)移去止血带,于阴茎海绵体前部距冠状沟 1~2 cm 处背侧 10 点位置以 9 号针头穿刺阴茎海绵体,向海绵体内注射 320 mg/mL 碘海醇或 60%泛影葡胺 40~100 mL(速度 80~100 mL/分)。通过监视器观察注射造影剂后阴茎海绵体形态、海绵体血管回流速率及阴茎、阴部、骨盆内血管显影的情况,并于注射造影剂后 30、60、90、120 及 900 秒时分别摄片。也可用 128 排以上计算机断层低剂量扫描(3D-CT),并用最大密度投射(maximum intensity projection,MIP)和容积再现(volume rendering,VR)技术进行三维重建,从不同角度观察静脉显影情况,为诊断提供可靠的影像学资料。

如注射罂粟碱或前列腺素 E_1 未能诱发勃起,则以 80 mL/分速度注入生理盐水,直至海绵体内压增高至 80 mmHg 以上,或灌注速率达 100 mL/分,然后注入造影剂。

静脉瘘的 X 线表现多样,包括:① 阴部内、阴部外静脉系统显影;② 阴茎背深静脉、背浅静脉和前列腺周围静脉丛显影;③ 阴茎浅静脉显影;④ 尿道海绵体显影;⑤ 会阴静脉丛显影等。

3D-CT 优点为:① 发现静脉瘘的阳性率更高,可更准确地显示静脉瘘的位置;② 三维重建所得血管影像可多角度观察,排除了 X 平片不同结构重叠干扰的困惑;③ 可清楚分辨阴茎浅、深静脉,盆腔静脉丛,海绵体脚周围静脉,及其之间的解剖关系,及表浅静脉与海绵体间的关系;④ 摄片时患者平卧即可,不需调整体位。但其缺点为不能适时动态观察静脉显影情况。如二者联合应用,则效果更好。

勃起功能正常者,当海绵体内注入罂粟碱后再行造影检查,此时海绵体内压升高达 100 mmHg 以上,造影片上几乎不显示任何静脉系统。而有静脉瘘者,则不仅海绵体内压不能达到 80 mmHg 以上,且正常灌注时不出现勃起,海绵体内压不升高,可见造影剂迅速排入扩张的阴茎背深静脉或阴部内、外静脉系统,前列腺静脉丛,当出现上述静脉显影时,即可诊断为静脉瘘性 ED,为手术提供依据。

目前,由于外科手术治疗静脉瘘性 ED 远期疗效不佳,故本检查使用渐少。

并发症:拔出穿刺针后应加压包扎,可降低阴茎青肿的发生;另有约 10%接受海绵体造影者可发生阴茎异常勃起,应密切观察并处置。

(戴玉田　韩友峰)

第七节　选择性阴茎动脉造影

选择性阴部内动脉造影(selective internal pudendal arteriography,IPA)是目前诊断动脉性阴茎勃起功能障碍的金标准。IPA通过先向阴茎海绵体内注射血管活性药物PGE 110 μg或罂粟碱30 mg诱发勃起,然后向阴部内动脉注射造影剂,使阴部内动脉及其分支的阴茎背动脉和阴茎海绵体动脉显影,从而能显示病变的部位及严重程度、有无血管畸形等,并可同时行介入治疗。目前临床上IPA的开展较少,最大的原因是该检查方法具有一定的创伤性,如穿刺点血肿、血管损伤、造影剂过敏等并发症,以及较为昂贵的检查费用等。由于临床使用较少,缺少标准化的操作流程使得IPA检查结果的客观性和可重复性不够。

IPA可应用于怀疑阴部内动脉损伤、畸形、狭窄、阻塞等患者,或经多普勒超声等检查提示阴茎供血不足等,以及阴茎动脉血管重建手术前了解阴部内动脉和下腹壁动脉情况等。因其有创,及对临床治疗的作用有限,如需临床应用时应严格把握适应证及禁忌证,对于合并糖尿病、心肌梗死及脉管炎等患者禁用。

（戴玉田　韩友峰）

第八节　勃起功能障碍的神经系统检查

阴茎勃起过程受大脑高级中枢和脊髓低级中枢双重支配,而影响勃起功能的周围神经包括躯体神经和自主神经两大类,躯体神经又包括躯体感觉神经和运动神经两类。临床上可以通过检查与阴茎勃起有关的躯体神经和涉及自主神经的器官和系统的功能来预测参与阴茎勃起的神经系统状况,但针对在阴茎勃起过程中起重要作用的自主神经系统检查手段较少。阴茎勃起相关的神经系统检查方法包括躯体神经检测、自主神经检测等。

1. 躯体神经检测

(1)阴茎感觉阈值测定(penile biothesiometry):是一种筛查阴茎背神经传入通路的方法,具有一定重复性的可定量检测方法。测试装置为一种电磁振动装置,其频率固定,振幅可调,用其刺激阴茎体两侧和龟头,检测特定振动频率和不同振幅下患者的知觉敏感阈值。神经性勃起功能障碍患者阴茎感觉阈值增高,正常人随年龄的增加而阴茎感觉阈值增高,而原发性早泄患者阴茎、龟头生物感觉阈值显著降低。

(2)球海绵体肌反射(bulbocavernosus reflex,BCR)和坐骨海绵体肌反射(ischiocavernosus reflex,ICR):又称骶髓生殖反射潜伏期(sacral reflex latency,SRL),通过测定阴茎感觉传入神经至脊髓,经运动传出神经至球海绵体肌和坐骨海绵体肌的传导速率,用以检测生殖骶髓反射弧结构与功能,客观评估骶髓、马尾神经和周围神经功能。其主要方法为用电流刺激阴茎背神经的同时,检测放松状态下的双侧球海绵体肌和坐骨海绵体肌的肌电反应。有报道发现正常人潜伏期为24～45 ms,神经性勃起功能障碍患者球海绵体肌反射潜伏期延长。

(3)阴部诱发电位(pudendal evoked potential,PEP):阴部神经与阴茎勃起及射精功能的关系最为密切,它将来自阴部皮肤、肌肉、肌腱等器官的各种感觉信息传入至脊髓和大脑的各级性反射中枢,同时将中枢发出的信息传出至球海绵体、尿道周围及肛门外括约肌,从而反射性地发动和加强阴茎勃起。当这些神经传导通路的结构与功能的完整性遭到影响或破坏时,即可出现不同程度的阴茎勃起功能障碍。因此正确评价阴部神经传导通路结构与功能是否完整,对于阴茎勃起功能障碍患者的病

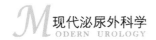

因诊断及治疗方案的选择至关重要。PEP通过电刺激阴茎背神经在皮层记录的体感诱发电位,检测神经冲动从阴茎刺激点,经感觉轴索传导至大脑皮层的时间,其形态特征、峰潜伏时间、周围和中枢传导时间与刺激胫神经、腓神经在皮层记录的诱发反应相似。PEP的正常范围有报道为36～47 ms,潜伏期延长或波形未引出为异常。

此外,躯体神经检测方法还包括肛门或尿道括约肌肌电图(anal or urethral sphincter EMG)、背神经传导速度试验(dorsal nerve conduction velocity test)等。

2. 自主神经检测

(1)阴茎海绵体肌电图(corpus cavernosum EMG,CC-EMG):可以直接检测阴茎自主神经功能和海绵体平滑肌功能,但对于阴茎勃起功能障碍的诊断价值有待商榷。

(2)交感神经皮肤反应(sympathetic skin response,SSR):应用两个表面电极记录深呼吸、惊吓、疼痛和周围神经电刺激等诱发的皮肤电位变化,临床上用于评估自主神经功能。阴茎交感神经皮肤反应(sympathetic skin response located in the penis,PSSR)是SSR的一种,不同于在掌心、足心记录的交感皮肤反映,PSSR可以反映出阴茎区域特异性交感神经活动的变化。此外,自主神经检测还包括心血管反射试验、膀胱内压研究等。

(戴玉田　韩友峰)

第九节　激素、血糖、血脂检查

1. 激素

(1)睾酮:睾酮是一种人体内合成代谢的类固醇类激素,是雄激素的主要成分,睾酮的生成和分泌与年龄有密切联系。睾酮主要由睾丸间质细胞生成,受下丘脑-垂体-性腺轴调控。青春期在黄体生成素的刺激下达高峰,后随年龄增长而下降。正常男性体内睾酮分泌具有节律变化,凌晨最高、傍晚最低。有研究表明,睾酮的水平与男性性功能存在相关性,睾酮水平,尤其是游离睾酮水平的下降可造成男性性欲、性功能的减退。维持性功能所需的睾酮阈值较低,阴茎勃起功能障碍通常是重度性腺功能减退症的一个症状,当睾酮水平＞8 nmol/L时,循环睾酮与性功能之间的关系非常小。相关文献表明,临床上睾酮水平的补充目标应为正常参考范围的中等水平。

(2)泌乳素:泌乳素的升高可抑制睾酮的分泌,因此对于睾酮水平下降伴性欲、勃起功能下降者,特别是年轻人,应高度怀疑高泌乳素血症可能,当泌乳素高于20 ng/mL时,需完善脑磁共振检查,排除垂体瘤可能。

(3)其他激素:雌二醇、甲状腺相关激素等均可能与性功能有关,临床上必要时可完善相关检验。

2. 血糖

糖尿病是导致男性阴茎勃起功能障碍的一个重要病因,因此血糖水平是勃起功能障碍等性功能障碍的重要检验指标。血管性勃起功能障碍和心血管疾病具有共同的危险因素,包括高血压、糖尿病、胰岛素抵抗等,糖尿病患者性功能障碍的发病率较非糖尿病的人群高2～5倍。有些患者甚至以勃起功能障碍为首发症状,经检查后才发现糖尿病。多数患者在患糖尿病数年后出现性功能障碍,并持续进展加重。糖尿病对性功能影响的机制:① 对自主神经功能的影响,主要表现为神经脱髓鞘、糖原沉积、神经鞘膜细胞基底膜增厚以及轴索崩解;② 糖尿病导致的血管病变,为弥漫性血管异常,最常见的阴茎超声多普勒表现是动脉灌流不足。③ 糖尿病通过下丘脑对垂体-性腺轴的干扰作用导致睾丸激素缺乏,高血糖可致下丘脑GnRH分泌减少,垂体FSH、LH分泌细胞的胞质内分泌颗粒数量减少,分泌功能受损,进而引起睾丸间质细胞数量减少和形态学改变。此外,雄激素受体减少、雌激素受体/雄激素受体比值增高也是糖尿病性功能障碍的原因之一。

3. 血脂

高脂血症可以损伤血管内皮功能,导致心血管问题,血管内皮功能障碍是勃起功能障碍和心血管疾病之间的共同致病机制,在动脉粥样硬化的发展中起到重要的作用。血管内皮产生的 NO 诱导血管舒张是勃起的生理基础,勃起功能障碍患者全身性的内皮依赖性血管舒张较正常人群降低显著。因此血脂水平的检验是男性性功能障碍的一项重要检查指标。

(戴玉田　韩友峰)

第十节　视听刺激勃起检测

视听刺激下阴茎硬度测试

视听刺激下阴茎硬度测试(audiovisual sexual stimulation,AVSS),是一种清醒状态下,结合视听刺激进行的无创性功能检查。AVSS 监测临床应用更普遍,因其对阴茎周径胀大的测量更贴近于性交时的改变,同时具有价格低廉、操作简便等优点,但是容易受周围环境等的影响。AVSS 判断标准参考 NPTR 标准,仅适合于临床初步筛查,适用于对门诊患者进行快速初步诊断及评价患者对药物治疗的反应情况,也可用于观察患者口服 5 型磷酸二酯酶抑制剂后阴茎勃起情况。对其结果不正常者,应进一步行 NPTR 检查。

(戴玉田　韩友峰)

第十一节　早泄神经敏感度检测

1. 阴茎神经电生理检查

阴茎电生理检查是用电生理仪器、微电极、电压钳及膜片钳技术等记录或测定整体动物或离体器官组织、神经和细胞离子通道等的膜电位改变、传导速度和离子通道活动的方法。该检查可用于评价患者躯体神经功能和自主神经功能的异常。

(1) 阴茎躯体感觉诱发电位检测:躯体感觉诱发电位(somatosensory evoked potential,SEP)是由多种感觉刺激,如机械、触摸、疼痛或针对特定感觉接收器的震动刺激等诱发的专一感觉体的诱发电位,通过对阴茎体部和阴茎龟头部位进行电刺激,可以在头皮测得阴茎背神经躯体感觉诱发电位(dorsal nerve SEP,DNSEP)和阴茎头躯体感觉诱发电位(SEP of glans penis,GPSEP),能够用来评价阴茎背神经传入至中枢整个通路的变化。

DNSEP 检测方法:室温保持在 $22\sim25$ ℃,受试者仰卧在检查床上,采用肌电图/诱发电位仪检测。将两个环状电极置于阴茎体两端提供电刺激,间隔约 2 cm。将矩形电流脉冲持续时间调整为 1.00 ms,频率调整为 3 Hz,从 0 mA 逐渐增加电流强度,直至患者诉可感知阴茎部轻微针刺样刺激,初次刺激强度调整为此时刺激量的 3 倍左右,检查过程中可适当加大刺激强度,以不引起患者不适为前提。在右手腕处安置接地电极。头皮部记录电极及参考电极用针电极,分别置于 Cz(国际 $10\sim20$ 系统电极放置法,中央头顶)向后 2 cm 和 FPz,电极阻抗<5 000 Ω,行 200 次叠加,电刺激引发的第一个向上波峰的时间为 DNSEP 的 P40 潜伏期,波幅变化按照波峰、波谷的电压差计算。

GPSEP 检测方法:室温保持在 $22\sim25$ ℃,受试者仰卧在检查床上,采用肌电图/诱发电位仪检测。将两个表面电极置于阴茎龟头两侧提供电刺激。将矩形电流脉冲持续时间调整为 1.00 ms,频率调整为 3 Hz,从 0 mA 逐渐增加电流强度,直至患者诉可感知龟头部轻微麻木感,初次刺激强度调整为此时刺激量的 3 倍左右,检查过程中可适当加大刺激强度,以不引起患者不适为前提。接地电极、

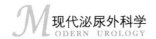

头皮部记录电极、参考电极放置方法同 DNSEP,电极阻抗<5 000 Ω,行 200 次叠加,电刺激引发的第一个向上波峰的时间为 GPSEP 的 P40 潜伏期,波幅变化按照波峰、波谷的电压差计算。

研究发现,不管是原发性早泄患者还是继发性早泄患者,他们 DNSEP 的潜伏期都明显短于正常人,而在随后更大样本的研究中,同样发现原发性早泄患者 DNSEP 和 GPSEP 的潜伏期都较正常人缩短。

(2)阴茎交感皮肤反应检测:交感皮肤反应是检测自主神经病变的一种电生理方法,是由内源性或外源性刺激所诱发的皮肤瞬时电位变化。它来源于交感神经传出纤维释放的冲动,诱发汗腺的同步活动,属于催汗运动。阴茎交感神经皮肤反应(sympathetic skin response located in the penis,PSSR)是交感皮肤反应的一种,不同于在掌心、足心记录的交感皮肤反应(sympathetic skin response,SSR),PSSR 可以反映出阴茎区域特异性交感神经活动的变化。

检测方法:室温保持在 22~25 ℃,阴茎皮肤温度 30 ℃以上,受试者仰卧在检查床上,保持平静、清醒,采用肌电图/诱发电位仪行 PSSR 检测。连接阴极的环状电极置于阴茎根部,连接阳极的环状电极置于阴茎冠状沟,间隔 2 m 以上,在右手腕处安置接地电极,刺激电极置于右手正中神经处。调整电极阻抗<5 000 Ω,持续时间 1 ms,刺激强度 30 mA,两次测试间隔在 30 s 以上。电刺激引发的第一个向上波峰的时间为 PSSR 的潜伏期,波幅变化按照波峰、波谷的电压差计算。

研究发现,原发性早泄患者 PSSR 的潜伏期明显短于正常人,波幅明显高于正常人。

2. 阴茎生物感觉阈值测定

阴茎生物阈值测定试验是一种简单的阴茎背神经传入通路筛选方法,利用阴茎(定量)生物感觉阈值测定仪,(定量)测定阴茎感知震动的阈值以及对冷、热、痛等刺激的感觉阈值。其可以评价阴茎背神经向心性传导功能和脑神经中枢的兴奋性。这种检查方法操作简单、费用低廉,是一种非有创检查方法,但由于检查过程中主观因素影响较大,临床尚有争议。

3. 球海绵体反射潜伏期测定

球海绵体反射潜伏期测定法(bulbocavernosus evoked potential,BCRSEP),是用电刺激阴茎表皮,并在球海绵体肌利用肌电图做记录,以评价体神经反射弧的检查方法。该检查对神经性勃起功能障碍有一定作用,但特异性较差,对早泄的意义有待商榷。

(戴玉田　韩友峰)

第十三章
活组织及细胞学检查

第一节　肾穿刺活检

自 1951 年 Iversen 和 Brun 首次开展经皮肾穿刺活检以来,由于其安全性和准确性等因素,并未得到广泛应用。随着对肾脏肿瘤自然病程的深入研究、检查技术的革新、经验的不断积累,肾穿刺准确性不断提高,且术后并发症极低。近十年来本技术已成为一种精确和安全的诊断方法。它在肾脏小肿瘤诊断中应用不断被推广,有助于区分良、恶性肾脏小肿瘤,为手术方案制定提供依据,为消融治疗提供病理诊断支持,为观察治疗提供监测指标。

一、适应证

1. 影像学检查特征不典型的肾实质肿块的鉴别诊断。因肾肿瘤接受外科手术者术后病理提示肿瘤为良性占 $8\%\sim27\%$,因此以下情况可考虑肾穿刺:肿瘤较小不愿意手术希望进行监测者;在进行肾肿瘤消融治疗前需要明确病理学诊断者;在进行放、化疗或靶向治疗前需要明确病理学诊断;需明确肾肿瘤是转移性肾癌还是原发性肾癌时。

2. 用常规非创伤性检查方法难以确诊的弥漫性肾脏疾病的进一步分类。

3. 原因不明的无症状性蛋白尿和肾性血尿。

4. 肾移植术后为了鉴别排异、肾衰、药物中毒。

5. 全身系统性疾病所致的肾脏病变,如狼疮性肾炎、紫癜性肾炎、糖尿病性肾病等的明确诊断。

6. 对不能手术治疗的晚期肾肿瘤需化疗或其他治疗的,需明确诊断者。

二、禁忌证

1. 绝对禁忌证

(1) 凝血功能障碍及明显出血倾向,治疗不能纠正者。

(2) 肾动脉瘤及全身衰竭者。

(3) 穿刺部位皮肤有明显感染、活动性肾盂肾炎、肾积脓、肾周脓肿、肾结核者。

2. 相对禁忌证

(1) 肾混合性肿瘤、严重肾积水、固缩肾、孤立肾、多囊肾、肾脏位置过高或游走肾者等。

(2) 严重高血压、尚未控制的心力衰竭、体位不良、精神异常并不能合作者。

(3) 严重贫血、高度肥胖、重度腹水、妊娠(>32 周)者等。

三、操作要点

1. 术前准备,血常规、出凝血时间。用 CT 或 B 超作穿刺引导。

2. 取俯卧位,腹部垫软垫,双臂前伸,头偏向一侧,以穿刺侧肾区为中心,常规消毒铺巾。一般选择患肾下极为穿刺点(12 肋下缘与腋后线交界下 2 cm 处),$1\%\sim2\%$ 利多卡因局麻后,在无菌 B 超探头引导下,活检枪刺入肾脏下极或病变处包膜,令患者屏气并迅速扣动扳机,然后将活检枪拔出,即可取出组织。取出组织后仔细观察,确认标本符合要求后送检。另有细针穿刺抽吸细胞学检查,此检查最好有病理学医师在场并确认标本符合要求。

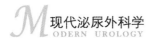
四、并发症及术后处理

1. 局部压迫,绝对卧床休息 24 小时,观察血压、脉搏,检查尿液,多饮水。

2. 必要时可予止血药和抗生素治疗。

3. 血尿、肾周血肿严重者应用止血药物;血压下降、红细胞比积降低时,应输血并行 CT 或 B 超监测;活动性出血不能控制者可行血管栓塞或开放手术止血。

4. 动静脉瘘易发生于高血压和血管炎患者,局部可闻及血管杂音,确诊需行血管造影,严重者应介入手术治疗。

5. 其他脏器损伤,如可能损伤肝、脾、肠、胰腺、输尿管等,严重者应手术治疗。

(张斌)

第二节　经输尿管肾镜活检

一、适应证

输尿管、肾盂内病变经其他影像学检查无法确定性质者。

二、禁忌证

1. 泌尿系急性感染者。

2. 寻找输尿管开口困难、输尿管狭窄、扭曲、无移动度等不宜施行者。

3. 存在出血性疾病未控制者。

4. 存在心、肺疾病或体质虚弱无法耐受麻醉者。

三、操作方法

1. 边进输尿管镜边观察,控制注水速度以保持视野清晰。

2. 观察应按自下向上顺序进行,对可疑病变及明确占位均应取活检。

3. 对病变范围较大、活检不方便的,可用活检刷在该处来回刷擦数次,然后收集冲洗液做细胞学检查。

4. 不应满足最先的阳性发现,应观察全输尿管及肾盂的可能范围。

5. 活检处有活动性出血应予电灼或激光止血。

6. 常规留置输尿管导管 5～7 天,并留置导尿。

四、并发症及处理

1. 输尿管损伤　主要是输尿管黏膜下损伤、假道、穿孔,需留置双 J 管引流,如出现输尿管黏膜撕脱或断裂,则需积极手术治疗。

2. 出血　补液、止血及预防感染治疗。

3. 感染　适当延长输尿管导管留置时间,并根据尿培养结果选择敏感抗生素。

(张斌)

第三节　经尿道膀胱镜活检

一、适应证

1. 明确尿道、膀胱内病变的性质。

2. 了解膀胱肿瘤的部位、数量、大小、形态及肿瘤分级。

3. 膀胱肿瘤术后复查时发现的可疑病变。

4. 对于截石位受限、尿道轻度狭窄、膀胱颈部病变者,可选用软性膀胱尿道镜。

5. 膀胱占位病变术后的跟踪观察。

二、禁忌证

1. 泌尿道或男生殖道急性感染者。

2. 膀胱容量过小(<50 mL)存在膀胱穿孔危险、结核性膀胱挛缩者。

3. 尿道狭窄、包茎、尿道内结石嵌顿,无法插入膀胱镜者。

三、操作方法

1. 常规消毒、铺巾,尿道黏膜表面麻醉。

2. 润滑剂涂抹镜鞘,置入尿道外口后直视下进镜。首先观察尿道,然后观察膀胱内的全貌,了解病变范围。

3. 选取病变最明显处,膀胱肿瘤应取瘤体及根部组织活检。

4. 随机活检应包括膀胱颈口、底部、三角区、膀胱左右侧壁、前壁及异常黏膜,并分别置入标记好的标本盒内。

5. 发现活检处有活动性出血时应行电灼止血,亦可用活检钳钳夹出血点,必要时留置导尿管并行膀胱冲洗。

（张斌）

第四节　前列腺穿刺活检

前列腺穿刺活检方法有经会阴和经直肠两种。20 世纪早期,经会阴径路是最先采用而且也是当时唯一的前列腺活检方法。直到上世纪 50 年代,才开始采用经直肠手指引导的前列腺穿刺活检。1989 年 Hodge 首先提出经直肠超声引导下前列腺系统穿刺并一度成为标准的穿刺方法,但穿刺的针数为 6 针系统活检。由于前列腺癌具有小灶性、多发的特点,故又发展到 8 针、10 针、13 针以及饱和穿刺等不同针数系统活检,使活检的阳性率有不同程度的提高。近来,有学者认为经会阴前列腺穿刺对前列腺外周带及前叶的穿刺方便,感染发生率低于经直肠途径。而超声技术的不断进步也促进了前列腺穿刺活检的发展,由最初的灰阶超声引导,到彩色多普勒双探头指引及三维超声定位,从超声增强到超声融合磁共振技术。

如今,以 MRI 为基础的靶向穿刺日趋广泛,有三种方式——多参数磁共振直接引导下前列腺靶向穿刺,MRI 与经直肠超声影像(软件)融合靶向穿刺,MRI 与经直肠超声影像认知融合靶向穿刺。另外,多模态超声成像技术、超声造影与实时组织弹性成像技术联合靶向穿刺可提高前列腺癌穿刺活检阳性针数,尤其是高危前列腺癌的阳性针数,其中超声造影技术能显示肿瘤微循环,相对于彩色多普勒超声,其能显示直径更小的血管,因此在检测前列腺肿瘤的灌注方面更具优势。

一、适应证

（一）前列腺初次穿刺活检

1. 直肠指检(DRE)发现前列腺可疑结节者。

2. TPSA>10 ng/mL。

3. TPSA4$\sim$10 ng/mL,F/TPSA<0.16;和/或 PSAD>0.15;和/或 PSAV>0.75 ng/(mL·年)。

4. B-us 发现前列腺低回声结节或 MRI、CT 发现异常信号,任何 PSA 值。

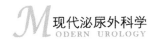
5. 其他前列腺肿瘤标志物结果异常,如尿液前列腺癌抗原3(PCA3)阳性。

6. 诊断有转移性疾病提示前列腺癌。

(二)前列腺重复穿刺活检

1. 首次穿刺病理(尤其是多针穿刺)结果发现不典型小腺泡增生,或三针以上高级别上皮内瘤变周围可见不典型腺体存在。

2. 复查血清 TPSA>10 ng/mL。

3. 复查血清 TPSA 4～10 ng/mL,且 F/TPSA、PSAD、PSAV 异常,直肠指检或影像学表现异常。

4. 复查血清 TPSA 4～10 ng/mL,但 F/TPSA、PSAD、PSAV、直肠指检、影像学表现均正常时,应每3个月复查 PSA,如血清 TPSA 连续2次>10 ng/mL 或 PSAV>0.75 ng/(mL·年),应行前列腺重复穿刺。

5. 尿液 PCA3 或其他新型基因组检测如 Confirm MDxa 甲基化实验阳性。

6. 一般建议两次穿刺活检时间间隔至少3个月或以上。

二、禁忌证

1. 处于急性感染、发热期。

2. 有高血压危象。

3. 高血压、糖尿病控制不佳。

4. 心功能不全失代偿期。

5. 严重出血倾向。

6. 严重免疫抑制状态。

7. 合并严重内、外痔,肛周或直肠病变者不宜经直肠或经会阴途径穿刺。

8. 存在严重的心理相关性疾病或穿刺不配合者。

三、术前准备

1. 停用抗凝或抗血小板药物,需根据具体病情及相关科室指导意见进行,并查血常规、出凝血时间、心电图等。

2. 术前1～3天预防性使用抗生素,可选择喹诺酮类、氨基糖苷类或三代头孢类。

3. 肠道准备,穿刺前一天口服恒康正清或术前清洁灌肠。术前即刻聚维酮碘灌肠可预防前列腺穿刺活检术后感染发生。

四、操作要点

患者取胸膝位或侧卧位,按照系统10～12针穿刺,在此基础上对可疑病灶进行靶向穿刺可进一步提高检出率。

1. 经直肠穿刺活检

(1)超声引导经直肠前列腺穿刺活检:左侧卧位,常规消毒会阴、肛周、直肠后铺巾,可选择行肛周局部浸润麻醉。使用带有穿刺架的直肠超声探头,经直肠观察前列腺,确定各穿刺点位。在超声定位下将穿刺活检针穿透直肠到达前列腺包膜穿刺点,针尖刺入包膜固定,扣动扳机,退出穿刺针,检查标本合格后,将其保存于相应编号的固定液中。通常系统穿刺12针,可疑病灶追加1针。穿刺活检完成后,碘附纱布卷塞入直肠压迫穿刺点。

(2)mpMRI引导经直肠前列腺穿刺活检:在 MRI 检查室进行,由放射科医师将之前预先扫描的显示病灶的 MRI 数据与实时扫描的 MRI 数据相融合,然后进行可疑区域的靶向穿刺,因此又称为 MRI-MRI 融合穿刺活检。在取得活检样本后,患者需重新扫描,确认定位。一般只进行靶向穿刺,而不进行系统穿刺。

(3)认知融合前列腺穿刺活检:医师在穿刺前阅读磁共振影像片,记住可疑病灶的位置信息,在实际超声引导下穿刺过程中,依据人体大脑中储存的病灶位置信息,将穿刺针对准相应的位置进行穿刺。

2. 经会阴穿刺活检

(1)超声引导经会阴前列腺穿刺活检:截石位,常规消毒、铺巾。距肛门 2 cm 于会阴中线处行局部浸润麻醉或全麻。直肠超声探头经直肠观察前列腺,在超声引导下穿刺针从会阴穿入并在直肠下潜行,直至穿刺针到达前列腺包膜,按经会阴系统穿刺点位进行活检。针数同上。局部压迫穿刺点 3～5 分钟。

(2)模板定位经会阴饱和穿刺活检:应用近距离放疗网格模板引导操作,将模板固定于会阴部,分 11 区穿刺活检,根据前列腺形态、大小及耻骨弓形态等因素决定各区穿刺针数,达到饱和穿刺(＞20 针)。对于前列腺前后径＞5 cm 者,除前列腺尖部外,在前后径方向分 2 层穿刺活检。

(3)MRI 超声融合成像引导经会阴前列腺穿刺活检:首先将 DICOM 格式的 MRI 原始数据导入实时超声多影像融合导航系统(Real-time Virtual Sonography navigation,RVS)超声主机,对存在明显异常信号的 T2WI、DWI 或 DCE 图像进行靶向标记,随后将 MRI 与超声图像同步。确认同步良好后,用超声做前列腺矢状位扫描并找到标记的靶目标,沿穿刺支架用 18G 穿刺枪穿刺靶目标,并切换横断面确保穿刺的准确性,每个靶点穿刺 2 针。靶向穿刺结束后立即行超声引导下经会阴 12 针系统穿刺,包括前列腺外周带 8 针、中央带 4 针。

与经直肠穿刺活检相比,经会阴穿刺活检对位于前列腺尖部的肿瘤有更高的检出率。Bittner 等对 485 例经直肠活检阴性的患者再次行经会阴穿刺活检,活检阳性率为 46.6％,以尖部最为多见。

3. 标本取材

前列腺穿刺过程中应详细记录穿刺相关信息,分别描述不同穿刺部位标本的组织条数量、长度和色泽。穿刺获得的标本放入 10％甲醛中进行固定,同时使用海绵或纸张保持标本拉伸和平坦。

五、并发症及处理

前列腺穿刺的主要并发症包括感染、血精、血尿、血便、发热、尿潴留、迷走神经反射、前列腺炎、附睾炎等。应注意观察,予抗生素治疗,必要时留置导尿等相应处理即可。

(张斌)

第五节　睾丸活组织检查及显微取精

一、适应证

1. 对无精子症、少精子症、弱精子症等不育患者睾丸生精功能的判断。
2. 确定睾丸肿块的性质。
3. 梗阻性无精子症切取睾丸精子作辅助生殖。

二、禁忌证

1. 睾丸恶性肿瘤。
2. 阴囊皮肤、睾丸急性炎症。
3. 严重出血倾向疾病。

三、操作要点

1. 睾丸活检

(1)切开法:常规消毒、铺巾,用 2％利多卡因做阴囊皮肤局部麻醉＋精索阻滞麻醉,并将睾丸固定于阴囊前壁皮下。于睾丸内侧或病变处切开,逐层切开皮肤、皮下组织至睾丸鞘膜,在睾丸表面无血管区沿睾丸赤道轴切开白膜,挤压睾丸组织从切口内突出,剪取约 4 mm³组织块,置入固定液中,并注明侧别。使用双极电凝进行精准止血,5～0 可吸收线间断缝合睾丸白膜,睾丸鞘膜可不予缝合或翻

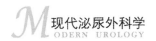
转后 3～0 可吸收线间断缝合固定,还纳睾丸,3～0 可吸收线依次缝合皮下组织、皮肤,加压包扎。

(2)穿刺法:消毒、铺巾、麻醉同上。左手固定睾丸,右手持活检枪,刺入睾丸白膜扣动扳机穿刺获取睾丸组织,并置入固定液中。局部压迫止血数分钟,松开后观察无出血即可回复睾丸。

2. 睾丸显微取精(microdissection testicular sperm extraction,M-TESE) 患者取平卧位,麻醉后,常规消毒、铺巾。取阴囊前壁纵行正中切口,逐层切开皮肤、皮下组织至睾丸鞘膜,在睾丸表面无血管区沿睾丸赤道轴切开白膜,显露出曲细精管,手术显微镜放大 10～25 倍观察,显微剪剪取外观饱满、乳白色半透明或不透明、相对粗大并有张力的曲细精管,送辅助生殖实验室,于倒置显微镜 400 倍视野下查找精子,单侧未查见精子则行对侧手术,术后常规随机取少许睾丸组织送病理。精准止血后,可吸收线逐层缝合切口(同切开法),加压包扎。

四、注意事项

1. 阴囊加压包扎,并注意观察切口或穿刺点出血情况及有无阴囊血肿。

2. 应用抗生素预防感染。

3. 睾丸活检及 M-TESE 均属有创性手术,可能会影响患者生理功能,如睾丸血肿、生殖内分泌激素水平、阴茎勃起功能等。

(张斌)

第六节　阴茎海绵体活检

一、适应证

1. 了解海绵体结构及病理变化,帮助判断勃起功能障碍类型。

2. 指导血管重建术及静脉结扎术的选择及术后疗效评估。

3. 明确海绵体病变性质。

二、禁忌证

全身出血性疾病及阴茎皮肤感染者。

三、操作方法

1. 备皮,消毒术野,阴茎根部阻滞麻醉。

2. 术者左手固定阴茎体穿刺部位,右手持活检枪,与阴茎同轴方向由阴茎背侧刺入白膜至阴茎海绵体,扣动扳机穿刺采取标本,及时将取出的组织置入固定液中。

3. 局部压迫 3～5 分钟,无出血后加压包扎。

四、注意事项

1. 阴茎纱布环形包扎至少 24 小时。避免过紧影响阴茎血液循环。

2. 应用抗生素 1～2 天。

3. 应用雌激素,预防阴茎勃起引起出血。

4. 海绵体活检应以不损害海绵体结构为前提,且取出组织能具有代表性,可反映海绵体整个结构。

5. 由于海绵体活检为有创性,易造成血肿、感染、瘢痕等并发症,所以临床应用中应慎重。

(张斌)

第七节　阴茎、阴囊、淋巴结活检

一、适应证

1. 确定阴茎、阴囊原发病灶的性质。
2. 进一步明确肿瘤的病理分级及分期。

二、禁忌证

1. 严重出血倾向疾病控制不佳者。
2. 活检区域皮肤黏膜严重感染者。

三、操作方法

1. 阴茎、阴囊活检

原发病灶位置表浅,可根据病灶的特点选择切除活检、组织穿刺活检、细针抽吸活检或刷拭活检。

2. 淋巴结活检

(1) 淋巴结穿刺术

① 细针抽吸活检:B超引导下选择适于穿刺的肿大的淋巴结,常规消毒皮肤,用左手示指及拇指固定淋巴结,右手用18~19号针头接干燥注射器,针头沿淋巴结长轴刺入淋巴结内,边拔针边用力抽吸,将注射器取下充气后再将针头内抽吸血液喷到涂片上制成均匀玻片,染色镜检,术后穿刺处覆盖无菌纱布。

② 经皮淋巴结穿刺活检:定位、消毒同上,B超引导活检针刺入淋巴结包膜,扣动扳机,拔出活检针即可取出淋巴结组织,置入固定液中。覆盖无菌纱布,局部压迫止血。

(2) 淋巴结切除术:确定淋巴结位置,常规消毒铺巾,局部浸润麻醉。逐层切开皮肤、皮下组织,分离淋巴结周围结缔组织,完整切除淋巴结,置于固定液中。术区止血,缝合切口,覆盖无菌敷料。

四、注意事项

1. 对于小的、表浅或位于包皮的病灶,完整切除和组织活检可同时进行。
2. 对于临床怀疑但活检结果阴性的,可以考虑多次活检。

(张斌)

第十四章
泌尿外科操作

第一节　导尿术

导尿术是指经尿道外口将导尿管插入到膀胱,收集引流膀胱尿液或行膀胱冲洗的外科操作。导尿管按外形分为单腔导尿管、双腔气囊导尿管、三腔气囊导尿管和四腔双囊导尿管等;按材质分为天然橡胶、乳胶、硅胶、聚乙烯(PVC)和金属导尿管等。

一、适应证

① 解除各种原因所致的急、慢性尿潴留。② 收集膀胱尿液进行细菌培养和疾病诊断。③ 探查尿道有无梗阻;测定膀胱容量,残余尿量;进行膀胱尿道测压及逆行性膀胱造影检查等。④ 手术前导尿,观察术中尿量,防止术后尿潴留。⑤ 膀胱内药物灌注或膀胱冲洗治疗。⑥ 记录休克或危重患者尿量、尿比重,以观察肾功能或其恢复情况。⑦ 膀胱注水试验,了解有无膀胱破裂存在。⑧ 昏迷患者或会阴部损伤患者导尿用于保持局部干燥、清洁。⑨ 膀胱、尿道手术后放置尿管引流尿液,促进膀胱功能恢复和切口愈合,避免尿道狭窄的发生。⑩ 前列腺电切术后放置三腔气囊导尿管压迫止血及膀胱冲洗。⑪ 上尿路手术放置双 J 管,需膀胱低压以顺利引流尿液、促进吻合口愈合时。⑫ 轻度尿道损伤时作为支架利于创面愈合,预防尿道狭窄并引流尿液。

二、禁忌证

① 急性尿道炎;② 急性前列腺炎、附睾炎。③ 女性月经期。④ 尿道损伤已完全断裂的患者。⑤ 尿道狭窄,导尿管无法插入的患者。

三、操作前准备

① 向患者或家属解释导尿的目的和必要性,特殊患者必要时签署导尿术同意书;② 注意操作环境清洁、安全以及患者隐私保护等。③ 准备导尿所需物品:无菌导尿包、无菌橡皮手套、无菌纱布和胶布、消毒液等。

四、操作步骤

1. 女性导尿术　再次核对患者姓名及床号。① 体位:患者取仰卧位,操作者站立于患者右侧,脱近侧裤腿,患者两腿屈膝自然分开,暴露外阴。② 消毒:左手戴无菌手套,右手持镊子夹取 0.5% 碘附棉球消毒外阴区,依次消毒阴阜、大腿内侧上 1/3、大阴唇(其原则由上至下,由外向内)。清洗完毕,另换镊子,左手拇、示指分开阴唇,消毒小阴唇、尿道口至会阴部,每一个棉球只用一次,污棉球及用过的镊子置于床尾弯盘内。打开导尿包,戴无菌手套,铺洞巾,润滑导尿管前端,以左手拇、示指分开并固定阴唇,暴露尿道外口,右手持镊子夹消毒棉球再次消毒尿道口、两侧小阴唇,每个棉球只用一次,共3 次,最后一个棉球在尿道口加强消毒。③ 导尿:以镊子持导尿管轻轻插入尿道 4~6 cm,见尿后再插入 3~5 cm。如需做尿培养,用无菌标本瓶或试管接取,盖好瓶盖。如留置导尿,则于气囊内注水10~15 mL,妥善固定,外接引流袋。清理用物,协助患者穿裤,整理床单,测量尿量并记录,标本送验。

2. 男性导尿术　再次核对患者姓名及床号。① 体位:患者取仰卧位,操作者站立于患者右侧,脱近侧裤腿,患者两腿屈膝自然分开,暴露会阴。②消毒:左手戴无菌手套,右手持镊子夹取 0.5% 碘附棉球消毒会阴区,依次消毒阴阜、大腿内侧上 1/3、阴茎背侧及阴囊(其原则由上至下,由外向内)。左手持无菌纱布包住阴茎,后推包皮,充分暴露尿道口及冠状沟,严格消毒尿道口、龟头、冠状沟,共三次,每个棉球限用一次。打开导尿包,戴无菌手套,再次消毒,铺洞巾。滑润导尿管 18～20 cm。暴露尿道口,提起阴茎使之与腹壁成 60°角。③ 导尿:以镊子持导尿管轻轻插入尿道 18～20 cm 左右,见尿后再插入 5～7 cm。若插导尿管时,遇有阻力,可稍待片刻,嘱患者张口做深呼吸,再徐徐插入,切忌暴力。根据需要留取尿培养标本送检。如需留置导尿管,则于气囊内注水 15～20 mL,妥善固定,外接引流袋。导尿完毕,清理用物,整理床单,将引流袋挂于床旁。

五、注意事项

① 准备好导尿所需材料,告知患者操作流程和目的,润滑导尿管,消毒后将麻醉药物(2%利多卡因)注入尿道进行麻醉(男性保留 5～10 分钟、女性棉签浸利多卡因)。② 选择适宜型号导尿管,对小儿宜使用 6～10F 尿管,成人宜使用 16～18F 尿管。③ 严格无菌操作,防止医源性感染。导尿管一经污染或拔出均不得再使用。必要时可使用呋喃西林液膀胱冲洗防止导尿相关感染。留置导尿管时间超过 24 小时应考虑使用抗生素预防感染。④ 插入、拔出导尿管时,动作要轻柔,以免损伤尿道。见尿液流出时再插入 5～7 cm 后再行导尿管固定。⑤ 对膀胱过度充盈者,排尿宜缓慢、分次,以免骤然减压引起出血或晕厥。⑥ 测定残余尿时,应嘱患者先排尿,再导尿测定,残余尿超过 100 mL,则应留置导尿。⑦ 对导尿困难者,切忌暴力插入,应在麻醉配合下使用导管或导丝导引,有条件者可使用膀胱镜或输尿管镜协助导尿管插入。⑧ 妥善固定尿管,做好标志,保持管道通畅,其间定时检查并调整尿管位置,尿袋应低于膀胱平面。⑨ 鼓励患者多饮水,避免感染和结石发生。⑩ 对于需要长期留置尿管者,需定时开闭导尿管进行膀胱功能训练。长期留置导尿时,每隔 7 日需要更换尿管,原则上不能超过一个月,并做好尿道外口和尿管的日常消毒及清洗。

六、并发症的防治

1. **尿路感染** 常见原因包括:操作过程中不符合无菌技术操作原则;导尿管型号不合适,插入不顺利而反复多次插管;导尿管留置后护理措施不当等,造成泌尿系统上行感染。处理原则:严格执行无菌技术操作;选择适宜的导尿管;加强导尿管留置后的护理,鼓励患者及家属主动参与;清洁尿道口每日两次。普通集尿袋每日更换一次,抗反流集尿袋每周更换一次;尿袋及引流管位置应低于耻骨联合并避免挤压,防止尿液反流;保持引流系统的密闭性,保持引流通畅,避免导尿管受压、扭曲、堵塞等;避免不必要的膀胱冲洗,鼓励患者多饮水,保持尿量约 2 000 mL/d,控制尿液的 pH 在 6.5～7.0;若已经发生尿路感染,条件允许应尽可能拔除导尿管,同时遵医嘱应用抗菌药物进行治疗,做细菌培养。

2. **血尿** 常见原因包括:留置导尿期间对尿道和膀胱黏膜的刺激;膀胱高度膨胀的患者导尿后放尿过快、过多,导致膀胱黏膜急剧充血,出现血尿;气囊回缩较差,拔管时致尿道黏膜损伤出血;导尿管意外脱出,损伤尿道黏膜。处理原则:插入、拔出导尿管时,动作要轻柔。留置导尿管时,插入深度合适。对膀胱高度膨胀且极度虚弱的患者,一次放尿推荐 200～400 mL,间隔 20～30 分钟后再间断放尿,一次放尿不得超过 1 000 mL。患者翻身或离床活动时,固定好导尿管以防其脱出。患者出现血尿时,积极寻找原因,对症处理。

3. **膀胱痉挛或挛缩** 膀胱痉挛发生原因常见于气囊对膀胱三角区压迫刺激,尿管部分阻塞,泌尿系感染等;长期留置尿管,使膀胱处于空虚状态,膀胱逼尿肌失用性萎缩,可导致膀胱挛缩。膀胱痉挛或挛缩处理原则:气囊内注入的生理盐水适量;采用间歇性夹管方式,训练膀胱反射功能;M-受体阻滞剂配合心理疗法。

4. **拔管困难** 常见原因包括:尿管末端形成结石;气囊回缩不良;盲目拔管,导致尿道痉挛;气囊活塞失灵,导致气囊内液体不能抽出。拔管困难处理原则是:留置导尿期间多饮水,最长每月更换尿管一次;选择质量好的导尿管;遇气囊内液体抽不出时,使用拇指与示指将外露尿管拧搓数遍,然后将

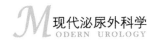
注射器插入气囊口部注入 5 mL 气体后抽吸；如有结石形成，可采用体外冲击波碎石或输尿管镜碎石，待结石粉碎后再拔出尿管。

（吴伟力）

◀ 第二节　耻骨上膀胱穿刺造瘘术

耻骨上膀胱穿刺造瘘术可实现尿流改道以便解除急性尿潴留，消除其对上尿路的不利影响，或下尿路手术后促进吻合口愈合。耻骨上膀胱穿刺造瘘术是临床常用诊疗技术，操作简便，创伤小，并发症少，能及时解除尿潴留，常在急诊时应用。

一、适应证

① 急、慢性尿潴留导尿失败者。② 小儿、年老体弱等，不适合长期留置导尿管者。③ 阴茎、尿道、膀胱损伤及手术者。④ 化脓性前列腺炎、急性前列腺炎、尿道炎、尿道周围脓肿等发生排尿困难或尿潴留者。

二、禁忌证

① 因膀胱挛缩或下腹部手术史导致膀胱无法充盈或充盈不佳者。② 已知膀胱肿瘤者。③ 全身情况不稳定以及存在出血性疾病。

三、操作前准备

① 操作前应向患者或家属解释耻骨上膀胱穿刺造瘘的目的和必要性，征得患者及其家属的同意后在知情同意书上签字。② 整理和准备相应穿刺器械、消毒用品、尿管、静脉切开包等物品。

四、操作方法

术者洗手、戴灭菌手套、穿消毒衣。患者取平卧位，常规消毒铺巾。确认膀胱已经充盈，取耻骨联合上方一横指处为穿刺点，局部麻醉下在穿刺点作一约 1～1.5 cm 皮肤小切口，将穿刺套管针垂直或 70°～80°斜向膀胱进针穿刺进入膀胱腔内。拔出针芯，即有尿液溢出，留取尿液并送检，并再将套管针向膀胱内送入 2～3 cm。留置尿管，气囊注水 15 mL，固定并做好标志、包扎伤口。

五、注意事项

① 操作中要遵守无菌原则，穿刺时膀胱必须充盈，穿刺点切忌过高，以免穿入腹腔。② 如果膀胱过度充盈，则应缓慢引流尿液，一次放尿控制在 400～500 mL，以免膀胱内压降低过快而出血，甚至诱发休克。③ 有下腹部手术史的患者需特别慎重，以免穿入腹腔伤及肠管，必要时可在超声引导下穿刺。④ 穿刺后务必妥善固定并留置尿管，避免尿管脱落及尿外渗。⑤ 存在膀胱出血者，用生理盐水或 0.1% 的呋喃西林液低压冲洗，以保持造瘘管通畅。⑥ 对于需要长期留置造瘘管者，应定期更换造瘘管，一般每月更换一次。

六、并发症和处理原则

1. 穿刺后出血　一般为穿刺针损伤膀胱壁血管所致，保持尿管通畅，冲洗膀胱即可；血尿明显时，除持续膀胱冲洗外，可酌情应用止血药物，气囊注水 30 mL 以上并作适当牵引，必要时外科手术干预。

2. 低血压和膀胱内出血　尿潴留在 1 000 mL 以上的老年人，穿刺引流尿液时务必缓慢引流，如过快、过多引流可导致低血压和膀胱内出血，故一次引流尿液不能大于 200～400 mL。

3. 术后膀胱痉挛或膀胱刺激征　因膀胱内炎症或造瘘管位置靠近膀胱三角区或膀胱底部造成，可给予患者抗感染、膀胱冲洗，口服 M 受体拮抗剂或 β_3 受体激动剂，需调整造瘘管位置。

4. 尿液引流不畅或外漏　可因造瘘管堵塞、位置不当以及膀胱痉挛所致。处理方式为及时给予冲洗、调整造瘘管位置、更换造瘘管等。

5. **腹腔内脏损伤**　多见于曾经有过下腹部手术病史的患者，一旦证实发生内脏损伤则需急症外科手术干预。

6. **感染**　与留置造瘘管时间有关，留置造瘘管一个月，感染率高达 90％。处理为间断口服抗生素、多饮水、保持造瘘管通畅、膀胱冲洗、定期更换造瘘管等。

7. **继发膀胱结石**　多饮水、保持造瘘管通畅、膀胱冲洗、定期更换造瘘管等措施是防止膀胱结石的重要手段，对于严重的膀胱结石需要外科干预处理。留置造瘘管十年以上患者需行膀胱癌的筛查。

（吴伟力）

第三节　经皮肾穿刺造瘘术

经皮肾穿刺造瘘术（percutaneous nephrostomy，PCN）是指在影像学设备指引下，经腰背部皮肤穿刺进入肾集合系统建立通道，通过通道可对某些上尿路疾病进行诊断和治疗。1955 年 Goodwin 首先报道经皮肾造瘘术成功地解除梗阻性肾积水，提出了经皮肾穿刺造瘘的方法。

一、适应证

1. 各种原因导致肾积水的引流。
2. 上尿路梗阻引起的感染、积脓或肾盏憩室积脓的引流。
3. 上尿路梗阻导致急性肾功能不全，不适宜逆行性置管或置管失败者。
4. 为经皮肾镜术建立通道。
5. 通过肾造瘘行上尿路尿流改道治疗某些泌尿系疾病，如输尿管损伤、出血性膀胱炎等。
6. 腔内注药治疗（抗肿瘤药物灌注或化疗、溶石药物等）。
7. 经皮肾盂穿刺顺行尿路造影　可显示肾盂、肾盏及输尿管充盈显影情况和形态变化，有利于准确判断梗阻情况，从而作出病因学诊断。
8. 上尿路尿动力学检查：（1）肾盂恒流灌注压力测定（Whitaker 试验）：利用肾盂穿刺导管向肾盂内匀速灌注等渗盐水等液体，同时连续记录肾盂、膀胱内压力变化，从而了解上尿路输送尿液的功能及是否存在障碍。（2）肾盂恒压灌注试验（CPP 试验）：操作与 Whitaker 试验基本相同，但灌注液压力维持相对稳定，通过测定灌注液经过上尿路的速度来判定上尿路输送尿液的功能有无障碍。
9. 通过监测肾造瘘管引流量，测定引流尿 pH、尿比重、尿生化等评估患肾功能；或对梗阻肾充分引流后联合超声或 CT 测量肾皮质厚度，同位素肾 GFR 测定动态观察造瘘前后患肾功能和形态变化。

二、禁忌证

除全身出血性疾病、严重心肺功能不全需纠正外，其余无明显绝对禁忌证。

三、穿刺前准备

1. 完善术前常规检查。
2. 操作前应向患者及家属以书面形式告之，并签署知情同意书。
3. 准备定位系统、穿刺针、导丝、扩张器、合适的肾造瘘管及消毒用品等。

四、麻醉和体位

通常采用局麻即可，皮肤及肾包膜用 1‰利多卡因做局部浸润麻醉。小儿、焦虑不安的病人或考虑穿刺难度较大者，可采用全麻或硬膜外阻滞。常用俯卧位，肾区腹部下垫一小枕，使腰背成一低拱状平面。在一些不能采用俯卧位的特殊情况下，也可采用侧卧位。

五、操作步骤

1. **定位**　采用 B 超或 C 形臂 X 线机下定位。若使用 X 线定位，可在穿刺前静脉注入造影剂行排

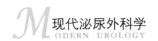
泄性尿路造影,或逆行输尿管插管造影以显示集合系统。

2. 穿刺 常选第 11～12 肋下腋后线做穿刺点,穿刺针与水平面成 30°～60°指向肾盂。也可选择在第 12 肋下至第 10 肋间腋后线到肩胛线之间区域。穿中肾包膜时可见针尾随呼吸摆动,当穿入肾集合系统后拔出针芯,有尿液滴出则可确定在位。通过造瘘针金属鞘置入导丝,并确保导丝在集合系统内,以尖刀沿导丝切开皮肤约 5 mm,退出针鞘。

3. 扩张 筋膜扩张器套在导丝上,由 6F 开始,以 2F 逐渐增大,每次旋转推进深度保持相等,避免折曲导丝或推进过深穿透肾盂。退出扩张管,将相应型号的造瘘管沿导丝送入肾集合系统内,见尿液自造瘘管流出或再次定位确定造瘘管在位,拔出导丝。4 号丝线缝合切口并固定造瘘管,接集尿袋。

六、并发症的预防和治疗

1. 操作中出血 终止操作,沿导丝送入相应型号的造瘘管,夹闭 30～60 分钟,出血一般可自行停止。很少情况下的出血需栓塞止血或开放手术探查。

2. 脏器损伤 主要指胸膜、肠、肝、脾等损伤。第 10 肋间径路应注意气胸的可能,操作后可摄胸部 X 线片,如出现气胸可放置闭式引流。穿刺定位要准确,入针和扩张宁浅勿深,扩张过程中防止导丝脱落造成通道丢失。尽量在腋后线后背侧入针,以避免腹腔脏器损伤。

(吴伟力)

第四节 前列腺按摩

前列腺按摩是用手指插入患者直肠内,适度用力、有序按压前列腺以获取前列腺液进行检查以诊治疾病的方法。在按摩前应触诊了解前列腺大小、质地、中央沟、有无结节及触痛等,同时应感知肛门括约肌的收缩情况。

一、适应证和禁忌证

(1) 适应证:慢性前列腺炎的诊断分型和治疗。

(2) 禁忌证:① 急性细菌性前列腺炎。② 怀疑前列腺结核、肿瘤。③ 慢性前列腺炎急性发作期。

二、操作方法

前列腺按摩主要通过直肠指检进行。按摩时应检查前列腺的大小、形状、硬度、有无结节、触痛、波动感以及中央沟是否变浅或消失等。前列腺按摩时所获取的前列腺液应作细菌培养和实验室检查。患者多取直立弯腰位或膝胸位,若患者病情严重或身体衰弱,也可取侧卧位。医师戴手套或指套,润滑指端,左手扶持患者左肩或臀部,以右手示指先在肛门口按摩,使患者适应,以免肛门括约肌骤然紧张。然后将手指徐徐插入肛门,当指端进入距肛门口约 4～5 cm 直肠前壁处即可触及前列腺,在对前列腺的大小等情况作初步了解后,利用示指的掌面按摩前列腺。按摩时既要轻柔、均匀,又要有一定的力量,避免粗暴,否则会损伤直肠壁和前列腺造成出血与疼痛。另一方面,按摩时应该先按摩左右两侧叶前列腺,由外上方朝内下方的方向顺序进行,每侧按摩至少 3～5 次,随即沿前列腺中央自上而下的方向进行挤压,反复几次,前列腺液便会顺尿道向外滴出。如未见前列腺液滴出,可令患者收集按摩后的初段尿送检,亦有助于慢性前列腺炎的诊断。

三、注意事项

① 前列腺按摩需要掌握适应证和禁忌证,按摩时要按正确的手法进行。② 近 1～2 天避免性生活。③ 一次按摩检查失败或者检查阴性,如有临床指征,需隔 3～5 天再重复进行。④ 病程较长的慢性前列腺炎患者中,有时未必能够按摩出前列腺液,则不必强求,以免引起前列腺或直肠壁的损伤出血。⑤ 前列腺按摩只是治疗慢性前列腺炎的一种辅助疗法,不能完全代替其他疗法。需在医师的指

导下,根据患者的病情,采取个体化的综合治疗。⑥ 前列腺按摩后患者应立即排尿,可以使积聚在尿道内的炎性分泌物随尿液排出,防止尿道刺激和炎症播散的发生。前列腺按摩一般每周进行1~2次,4~8次为一个疗程。⑦ 在按摩期间,还要保持良好的生活习惯,还要加强锻炼,提高自身免疫力,预防感冒等其他疾病的发生。

(吴伟力)

第五节　尿道探子检查及扩张术

尿道探子检查是指使用尿道探条探查尿道狭窄程度,治疗和预防尿道狭窄,探查尿道或膀胱有无结石等的一种检查方法。正确使用尿道探子,有助于对相应疾病的诊治。尿道扩张,又称尿道狭窄扩张术,是一种治疗尿道狭窄的操作方法。

一、适应证

① 探查尿道有无狭窄、憩室、瘘管、畸形,并明确其部位和程度。② 探查尿道或膀胱有无结石或金属异物。③ 预防和治疗炎症性、外伤性及尿道手术后的尿道狭窄。④ 预防和治疗前列腺增生术后膀胱颈挛缩。

二、禁忌证

① 急性尿道炎、前列腺炎。② 慢性尿道炎有较多的脓性分泌物的患者。③ 尿道损伤,以免加重损伤、出血、休克,或造成假道。④ 怀疑尿道肿瘤者。⑤ 尿道狭窄扩张术或尿道探子检查后出现尿道热的患者。

三、操作器械

常用的尿道探子有金属探子和丝状探子:金属探子前端钝圆光滑,尾部为柄,柄上标有型号,从6F递增至30F。丝状探子具一定的弹性,能随尿道的走行而弯曲,故不易损伤尿道。型号一般为3~28F,其尾端的螺丝槽或螺丝突,可与相应的金属探子连接,以达到逐级扩张的目的。

四、操作前准备

① 向患者及家属说明尿道扩张的目的和必要性,消除其紧张心理,必要时需签署知情同意书。② 有慢性尿道炎者,术前1~2天需抗感染治疗。③ 观察患者尿线粗细、射程远近等,估计患者尿道狭窄的程度。有条件应作尿流率检查。④ 常规局部消毒、铺巾。⑤ 扩张前先行局部黏膜麻醉:向尿道内注入2%的利多卡因10 mL,再用阴茎夹夹住阴茎头约3~5分钟。

五、操作步骤

(1) 插入尿道内口:若患者为平卧位,操作者立于患者右侧;若患者为截石位,可立于患者两腿之间。以右手拇、示、中三指握探子柄,涂抹无菌润滑剂。左手扶持患者的阴茎,使其向上伸直,用拇指及中指分开并固定尿道外口,将探子徐徐插入尿道口内。

(2) 进入球部尿道:探子插入尿道外口后,仍保持其与患者腹壁呈垂直状态,继续将探子向内插入,探子尖端滑至球部尿道内。

(3) 跨过膜部尿道:探子尖端到达球部尿道后,操作者继续轻柔地将探子向后尿道方向推进,边推边将探子由与腹壁垂直位下压至平行位,使其尖端跨过膜部尿道滑入前列腺部尿道。

(4) 进入膀胱:探子尖端通过膜部尿道之后,再将探子向前推进进入膀胱。当探子进入膀胱后即可在尿道中左右拧动。尿道扩张术完成后,按上述操作步骤相反的顺序拔出探子。

(5) 逐渐增大尿道探子型号,视出血情况及患者耐受程度适时终止尿道扩张,男性一般扩张至F24号即可。

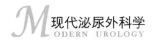
六、注意事项

① 插入尿道时动作应轻柔,如果感到有阻力,应嘱患者放松并张口呼吸,有利于顺利通过。② 尿道探子应沿尿道前壁滑行。如遇阻力,切勿强行下压探子或用暴力推进,以免形成假道。③ 对于初次接受尿道狭窄扩张的患者,操作前应评估尿道狭窄程度,确定尿道探子的型号。一般从 14F 开始,再逐渐增大号码。能通过 24F 者,一般不再加大号码,否则容易造成出血。④ 如 14F 以下探子仍不能通过狭窄部位,则应使用丝状探子在膀胱尿道镜直视下进行扩张。⑤ 一般两次扩张时间间隔 1～2 周,多次扩张后,可逐渐延长间隔时间,并定期扩张,直至尿流满意并稳定。⑥ 探子通过狭窄段后,留置 5～10 分钟,然后缓慢退出探子。

七、并发症和处理原则

1. 尿道出血　出血不明显且无排尿困难者,可多饮水,预防感染治疗,一般可自行停止。如用过粗的探子强行通过尿道狭窄的部位,可导致尿道黏膜撕裂,发生大量出血,甚至出血性休克。出血明显和/或有排尿困难者,应留置导尿,并稍加牵引,加强抗感染治疗,待出血停止 2～3 天后拔除导尿管。若尿道出血严重,排尿困难又不能插入导尿管引流者,则应行暂时性耻骨上膀胱造瘘术。

2. 感染　包括尿路及生殖系感染,还可引起尿道热或败血症。行扩张尿道时,细菌及其毒素因挤压或局部损伤入血,引起毒血症、菌血症或败血症。尿道热及败血症必须立即采取有效的治疗措施,使用敏感抗生素直至感染完全控制。有低血压者及时使用升压药物,注意保持血容量,纠正代谢性酸中毒。

3. 局部损伤　损伤部位多见于球膜部尿道及后尿道,可穿至黏膜下、尿道全层甚至进入直肠,或形成假道甚至进入膀胱。如穿破直肠,可导致前列腺及后尿道周围组织的感染,出现会阴部、直肠及耻骨上区疼痛,排尿困难及发热。穿破后尿道者,也可出现前列腺及膀胱周围尿外渗。一旦发现损伤,应立即采取止血及抗感染措施,出血不止及排尿困难者应行暂时性耻骨上膀胱造瘘或留置导尿管压迫。尿道周围感染或脓肿形成者,应切开引流。

（吴伟力）

第二篇

02

疾病的诊断和治疗

第十五章
泌尿男性生殖系统损伤

第一节　肾上腺损伤

【概述】

肾上腺由于其位置深、体积小及周围组织的保护作用,外伤时一般不易受损,肾上腺损伤仅占钝性腹部外伤患者的 $0.15\%\sim4\%$,以右侧多见。外伤造成肾上腺损伤的可能机制有:① 肾上腺直接受压;② 突然的减速力造成肾上腺血管破裂;③ 下腔静脉受压引起肾上腺静脉压急剧上升。肾上腺损伤常因合并其他脏器损伤而被忽视,研究发现,合并肾上腺损伤的外伤患者病死率约为 10%,而未合并者则为 4%,故可将肾上腺损伤与否作为临床医师评估患者创伤严重程度的指标之一。此外,医源性因素也可引起肾上腺损伤,如肾上腺手术、肾手术、腹膜后手术、肝脏和脾脏等消化系统手术,均可造成肾上腺损伤及出血等。

【诊断依据】

1. 病史:医源性因素引起,如肾上腺手术、肾手术、腹膜后手术、肝脏和脾脏等消化系统手术。如有外伤史,最常见于胸腹部钝性外伤,主要分为以下三种情况:

(1) 由于腹部遭受剧烈冲击导致下腔静脉压力急剧增高并传至肾上腺静脉引起的肾上腺损伤;

(2) 由于脊柱和周围器官挤压造成的肾上腺损伤;

(3) 突然减速对肾上腺小动脉的剪切作用,致使肾上腺动脉破裂出血。

2. 临床表现:肾上腺损伤缺乏特异的临床症状和体征,且多合并其他重要脏器的损伤,因此临床诊断困难。少数情况术后发现腹膜后血肿伴腰腹部酸胀不适。

3. 影像学检查

(1) 超声检查:B 型超声及彩色多普勒超声检查能显示腹膜后血肿,有利于早期明确诊断及临床分型,为肾上腺损伤治疗提供依据。诊断肾上腺损伤的敏感性与准确率低于 CT 及 MRI。

(2) CT:损伤程度较轻时,CT 平扫表现为肾上腺体积弥漫性或局灶性增大,受损区不伴高密度出血灶或仅伴少许点状出血灶,增强扫描时损伤区域肾上腺强化程度低于正常肾上腺实质。损伤程度较重时可出现血肿,即肾上腺实质内的高密度出血灶,其特征性表现为 CT 值大于 50 Hu 的血肿区。

(3) MRI:多方位、多序列成像可以更加清晰地显示肾上腺血肿。T1WI 表现为强度均匀或略低信号,T2WI 表现为低强度信号,并且可以更为直观地反映血肿的吸收情况,在鉴别肾上腺血肿与肾上腺肿瘤方面也有一定帮助,诊断准确率与 CT 相近。但 MRI 检查耗时较长,不适用于外伤严重、意识不清的患者。

【鉴别诊断】

由于肾上腺损伤常合并有其他脏器的严重损伤,因此常被漏诊,临床应注意与肾上腺转移性肿瘤破裂出血的鉴别,但后者常有原发性恶性肿瘤病史,易于鉴别。

【治疗方案】

1. 紧急处理:肾上腺严重损伤往往合并有其他脏器的严重损伤,因此应综合评估,积极预防和治疗休克,输血、输液、抗感染及对合并损伤的处理。

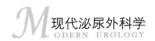

2. 轻度损伤可观察：输血、输液、抗感染、止血治疗。

3. 手术治疗：肾上腺损伤或出血的处理取决于损伤的程度、对侧肾上腺的状态、患者的血流动力学稳定性和相关的损伤。当活动性出血明显时，需要手术探查。结扎肾上腺血管或者切除破碎的腺体，肾上腺全切术后需监测皮质功能、体温、心率等，避免出现肾上腺皮质功能减退或肾上腺危象等。

【评述】

肾上腺损伤常见于胸腹部钝性外伤，右侧多见，但患者缺乏特异的临床症状及体征，且大多存在合并伤。有报道显示一组 48 例肾上腺损伤中单纯性肾上腺损伤仅 1 例，占 2.1%，其余均有毗邻脏器合并伤，因此临床上较易被掩盖，诊断困难。CT 是临床首选检查方法；MRI 可以较为直观地显示肾上腺区血肿；而超声的准确率较低，适用于患者的随诊复查。肾上腺损伤常合并其他脏器损伤，需综合评估，单纯肾上腺损伤出血严重者可通过介入治疗进行肾上腺血管栓塞，必要时手术治疗。术后应注意肾上腺皮质功能的变化。

（张庆玲　顾民）

第二节　肾损伤

【概述】

肾损伤(injury of kidney)发病率约为每年 5/100 000。多见于男性青壮年，男女比例约为 3：1，在泌尿系统损伤中仅次于尿道损伤，居第二位，占所有外伤的 1%～5%，腹部损伤的 10%，以闭合性损伤多见，其中 1/3 的人常合并有其他脏器损伤。当肾脏存在积水、结石、囊肿、肿瘤等病理改变时，损伤的可能性增加。

（一）肾损伤的原因

1. 闭合性损伤　主要为直接或间接暴力引起，如车祸、摔落、强力碰撞等。肾脏是腰腹部闭合性损伤中第二位容易受伤的器官，大部分损伤程度较轻，Ⅲ级或Ⅳ级以上的损伤占 4%，其中肾裂伤、肾血管损伤占 10%～15%。

2. 开放性损伤　主要由锐器损伤、枪弹伤等引起。有 94.6% 的穿通伤合并邻近器官的损伤，其中 67% 为Ⅲ级或Ⅲ级以上的损伤，损伤程度与穿通物速度正相关。

3. 医源性损伤　医疗过程中产生的肾损伤。

（二）肾损伤的分类

1. 病理分类

（1）肾实质损伤

① 肾挫伤：仅局限于部分肾实质，肾包膜和肾盂黏膜完整。

② 肾部分裂伤：肾实质裂伤伴肾包膜破裂或肾盂肾盏黏膜破裂。

③ 肾全层裂伤：肾实质深度裂伤，外及包膜，内达肾盂肾盏黏膜。

（2）肾盂损伤：肾盂破裂或肾盂输尿管断裂。

（3）肾蒂损伤：肾蒂血管或肾盂部分和全部撕裂；也可能因为肾动脉突然被牵拉，致内膜断裂。

2. 临床分类

国内一般将肾挫伤及肾部分裂伤归为轻度肾损伤，其他为重度肾损伤。

1996 年美国创伤外科协会器官损伤定级委员会（American association for the surgery of trauma，AAST）制定的肾损伤分级方法跟治疗密切相关，已为大多数治疗机构所采用，故推荐使用此分类方法（表 15-1，图 15-1）。

表 15-1　美国创伤外科协会肾损伤分级

分级	类型	表现
Ⅰ	挫伤	镜下或肉眼血尿,泌尿系统检查正常
	血肿	包膜下血肿,无肾实质损伤
Ⅱ	血肿	局限于腹膜后肾区的肾周血肿
	裂伤	肾实质裂伤深度小于 1.0 cm,无尿外渗
Ⅲ	裂伤	肾实质裂伤深度超过 1.0 cm,无集合系统破裂或尿外渗
Ⅳ	裂伤	肾损伤贯穿肾皮质、髓质和集合系统
	血管损伤	肾动脉、静脉主要分支损伤伴出血
Ⅴ	裂伤	肾脏碎裂
	血管损伤	肾门血管撕裂、离断伴肾脏无血供

注:对于Ⅲ级损伤,如双侧肾损伤,应评为Ⅳ级。

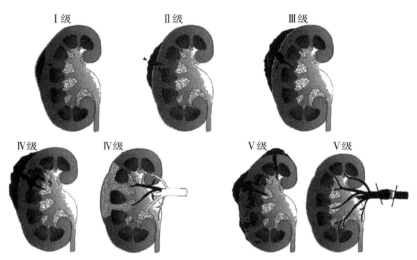

图 15-1　AAST 制定的肾损伤分级

肾损伤的程度轻重不一,又常有合并伤,病情较复杂,因此严密观察、早期诊断、合理治疗,对减少并发症和伤残死亡率方面都有重要意义。

【诊断依据】

1. 病史:有外伤史,尤其是腰部或肾区受伤史。

2. 血尿:多为肉眼血尿,少数为镜下血尿,血尿的严重程度与肾脏损伤的程度不一定一致。有时血尿轻微或仅为镜下血尿,却系严重肾损伤,是因大量血凝块堵塞输尿管、肾蒂断裂、肾盂严重损伤或患者处于休克、无尿状态。

3. 疼痛及包块:伤侧肾区疼痛,腹壁及腰肌强直,因出血和尿外渗腰部出现不规则增大的肿块,局部压痛明显。

4. 血液检查:血红蛋白、红细胞计数及红细胞比积测定均下降。伤后 1 小时内的肌酐测定结果主要反映受伤前的肾功能情况;而如果尿液持续漏入腹膜腔被吸收后,可出现氮质血症。

5. 尿液检查:多可见大量红细胞,受伤后不能自行排尿者应进行导尿检查。严重休克无尿患者,往往要在抗休克、血压恢复正常后方能见到血尿。

6. 休克:面色苍白、心率加快、血压下降、烦躁不安等。闭合性肾损伤休克发生率约为 40%;开放性肾损伤休克发生率约为 85%。

7. B超:对观察肾损伤程度,血、尿外渗范围及病情进展情况有帮助,为闭合性肾损伤的首选检查

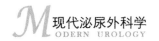

方法。

8. 腹部 X 线平片及静脉尿路造影(IVP):轻度肾损伤行腹部 X 线平片检查可无重要发现;重度肾损伤可见肾影模糊不清,腰大肌影不清楚,脊柱凹向伤侧,有时可见合并肋骨或腰椎骨折。行 IVU 检查可了解肾损伤的程度及对侧肾功能情况,同时还可了解有无肾脏原发性疾病。对不适宜者,可行大剂量静脉造影。

9. CT:CT 增强扫描是肾损伤影像学检查的"金标准"。能迅速准确地了解肾实质损伤情况;尿外渗、肾周血肿范围;动脉和静脉相扫描可以显示血管损伤情况;肾盂相可显示集合系统损伤情况,是肾损伤临床分级的重要依据。同时还可了解对侧肾功能、肝、脾、胰、大血管情况。必要时可重复 CT 检查评估伤情变化。

10. 磁共振检查:对造影剂过敏的患者可选择 MRI 检查,1.0T 以上的 MRI 检查可以明确肾脏碎裂及血肿的情况。一般不作为常规检查。

11. 肾动脉造影:目前多采用数字减影血管造影(DSA),能显示肾血管及其分支损伤情况。在疑有肾动脉分支损伤导致持续或继发出血时进行。术中可同时行肾动脉栓塞以控制出血,起到诊断和治疗的双重作用。

12. 核素扫描:对严重碘过敏患者判断肾血流状况有较多帮助,可用于肾损伤的早期诊断及随访检查,但一般不需要进行该项检查。

【鉴别诊断】

1. 腹腔脏器损伤　可与肾损伤并存,表现出腹膜刺激症状,腹腔穿刺抽出血性液体,经剖腹探查可确诊。

2. 肾梗死　无外伤史,表现为腰痛、血尿、有心血管或肾动脉硬化史,血 LDH、ALT、AKP 升高,CT 平扫示肾梗死区密度稍低于正常肾实质,增强扫描可见楔形不强化区域。

3. 肾肿瘤破裂　有血尿和肾周血肿表现,但静脉尿路造影显示出肾盏变形破坏,CT 检查示肾实质内有肿瘤影像,DSA 显示肿瘤特有的血管征象。

【治疗方案】

一、非手术治疗

(一)非手术治疗指征

肾脏闭合损伤的患者 90% 以上可以通过非手术治疗获得治疗效果,非手术治疗可有效降低肾切除率,且近期和远期并发症并没有明显升高。在血流动力学稳定的前提下,下列情况可进行非手术治疗:

1. Ⅰ级和Ⅱ级肾损伤,肾包膜边缘到肾血肿边缘的距离(PRD)<3.1 cm,且无其他脏器合并伤者。

2. Ⅲ级肾损伤倾向于非手术治疗。

3. Ⅳ级和Ⅴ级肾损伤少数可行非手术治疗,此类损伤多伴有合并伤,肾探查和肾切除率均较高。

4. 开放性肾损伤:应进行细致的伤情分级,结合致伤因素等有选择地进行。

(二)非手术治疗方法

1. 绝对卧床休息 2 周以上,建议留置导尿,以便观察尿液颜色。3 个月内不参加重体力劳动。

2. 补充血容量,保持充足尿量,维持水、电解质平衡。

3. 密切观察血压、脉搏、呼吸及体温变化。

4. 适当应用广谱抗生素预防感染。

5. 使用止血药,必要时应用镇痛、镇静药物。

6. 定期检测血、尿常规及行 B 超检查,必要时可重复 CT 检查。

7. 有肿块者,准确测量并记录大小,以便比较。

二、手术治疗

（一）肾脏探查的指征

1. 严重的血流动力学不稳定，危及伤者生命时，应紧急手术探查。

2. 因其他原因行剖腹探查时，有下列情况时应行肾脏探查：① 肾周血肿进行性增大或肾周血肿具有波动性时；② 术前或术中造影发现肾不显影，或伴有其他异常时。

3. Ⅳ、Ⅴ级肾损伤：Ⅴ级肾损伤推荐行肾探查术。对Ⅳ级损伤是否探查有争议，如血流动力学不稳定则应探查。

4. 开放性肾损伤：多需行肾探查术。Ⅲ级及Ⅲ级以上肾刺伤的预后判断较为困难，保守疗法常伴有较高的并发症发生率。

5. 肾脏有其他异常、肾显影不良或怀疑有肾肿瘤时。

6. 肾周血肿巨大压迫肾实质造成肾功能进一步损害时，有人提出肾包膜边缘到肾血肿边缘的距离（PRD）在 3.1～3.5 cm 时主张微创手术治疗。

（二）手术方式

1. 肾修补术和肾部分切除术：肾修补术适用于肾裂伤的范围较局限、肾脏血液循环无明显障碍者。存在失活肾组织者，可选择肾部分切除术，尤其是孤立肾肾损伤者。集合系统应严密关闭，术后应常规置肾周引流。

2. 肾切除术：肾实质伤无法修补时可行肾切除术；Ⅴ级肾血管损伤中，肾动脉及肾静脉的撕裂、断裂，应行肾切除术。

3. 肾血管修补：Ⅴ级肾血管损伤中，如仅为肾静脉轻度裂伤，可考虑肾血管修补术。严重肾血管损伤行肾血管修补术失败率几乎为 100%，因而除孤立肾和双侧肾损伤外，肾血管损伤推荐行肾切除术。

4. 肾盂裂伤：可行破裂处修补，肾周放置引流管并内置双 J 管。

三、介入治疗

适用于肾损伤合并出血但血流动力学稳定，其他损伤不适宜开腹探查或延迟性再出血者。对于对侧肾缺如、对侧肾功能不全的肾损伤患者，可行超选择性肾动脉栓塞术进行止血。肾周血肿 PRD 3.1～3.5cm 以上者或肾部分切除、肾修补术后近期再出血者，可行选择性肾动脉栓塞术。

四、并发症及处理

肾损伤并发症发生率与损伤程度及早期处理有关，通常在 3%～33%，可分为早期并发症及晚期并发症两种。

1. 尿外渗与尿性囊肿

（1）应早期给予有效抗生素，多数情况下，少量尿外渗会自然吸收消退。

（2）如果尿外渗持续存在，可放置输尿管内支架＋肾周引流管引流。

（3）长期引流尿液不能减少或消失，应考虑损伤严重或者远端输尿管有狭窄或者梗阻因素。可行经皮囊肿穿刺引流、肾脏坏死组织清除术和（或）输尿管内支架置入引流。

2. 迟发性出血　发生在创伤数周内，但通常不会超过 3 周。最基本的治疗方法为绝对卧床和补液。血管造影可以明确出血部位，选择性血管栓塞术是首选治疗。

3. 肾周脓肿　常发生在伤后 5～7 天。持续发热伴其他易患因素如糖尿病、HIV 感染、邻近空腔脏器损伤、胰腺损伤等。选用有效抗生素，及时经皮穿刺引流，必要时行脓肿切开引流或肾脏切除。

4. 损伤后高血压　发生率为 1.4%～9.0%，多由于肾实质受压、失活肾脏组织、肾动脉及其分支损伤和动静脉瘘导致肾脏缺血致肾素-血管紧张素系统活性增加引起。诊断依靠选择性血管造影和肾静脉肾素测定。非手术治疗无效，可行血管成形术、肾脏部分切除术或者患肾切除术。

5. 外伤后肾积水　发生率为 1%～3%，原因可能为肾周或输尿管周围粘连压迫。梗阻发展速度

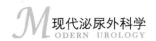

决定患者可以无症状或者腰部钝痛。根据梗阻程度和对肾功能的影响程度决定处理方案。

6. 动静脉瘘　通常出现在锐性伤后,表现为延迟出现的肉眼血尿。对可疑动静脉瘘患者,可行血管造影术明确诊断,同时行选择性血管栓塞术。

7. 假性动脉瘤　钝性肾损伤后的罕见并发症,超声和血管造影可以明确诊断。选择性血管栓塞术是首选治疗方法。

五、医源性肾损伤

（一）常见原因

有肾活检、肾移植、开放手术、冷冻消融、肾血管介入手术时,目前以经皮肾镜手术出血最常见。常可造成血尿、肾周血肿、假性动脉瘤、尿瘘、动静脉瘘（arteriovenous fistulae,AVF）、肾盂损伤、肾血管损伤等。

1. 肾活检术后血肿发生率为 0.1%～1.5%,假性动脉瘤发生率约为 0.9%。

2. 经皮肾造瘘可能会导致肾血肿、假性动脉瘤及肾盂损伤。

3. 经皮肾镜取石术（percutaneous nephrolithotripsy,PCNL）最危险的医源性肾损伤是出血。

4. 肾移植术相关的肾损伤包括动静脉内瘘、肾内假性动脉瘤、动脉夹层及动脉肾盂瘘。值得注意的是,移植肾活检术相关肾损伤的发生率约 9%,但是 0.2%～2.0% 的并发症需要进一步干预。需要干预的独立危险因素包括高血压、肾髓质疾病、肾中部活检及穿刺针数。肾外假性动脉瘤主要发生在吻合口狭窄后,往往与局部感染或血肿引起感染相关。肾移植术后肾动脉夹层比较罕见,在术后早期出现。

5. 肾盂内切开术既可出现症状较轻的尿囊肿,也可能出现严重的血管损伤。

6. 冷冻消融术可能出现无症状性肾周血肿和自限性的尿外渗。

7. 相比外科手术,肾脏血管介入手术发生血管损伤的风险较低（1.6%）。肾血管损伤多发生在肿瘤手术中。

（二）诊断

根据病史、血尿、血常规、心率、血压的变化、影像学检查（B-US、CT、MRI）等多可确诊。

1. 经皮肾造瘘后血尿比较常见,但腹膜后的巨大血肿少见。经皮肾穿刺活检后,动静脉瘘往往伴随恶性高血压。如果患者出现腰痛和血红蛋白计数下降,即使没有血尿症状,也应该怀疑假性动脉瘤。

2. PCNL 中出血往往是由于经皮肾通道引起的血管损伤及肾镜摆动造成肾血管裂伤,而术后出血多为叶间动脉和下极动脉损伤、动静脉瘘和创伤性动脉瘤引起。多普勒超声和 CT 血管成像可用于诊断肾血管损伤。严密监测出入量对早期识别尿外渗至关重要。术中评估血清电解质、酸碱平衡、氧合状态和监测气道压力,便于及早识别并发症的发生。

3. 肾移植术后肾动脉夹层的临床表现包括无尿和依赖透析。多普勒超声可监测肾动脉血流情况。肾内假性动脉瘤的主要临床症状为术后 2～3 周后腰痛和肉眼血尿。肾移植术后肾外假性动脉瘤可表现为感染、出血、肿胀、疼痛和间歇性跛行。B 超影像为无回声囊肿,其多普勒超声表现为囊内血流信号。动静脉瘘多普勒超声表现为高流速、低阻抗、宽波幅,同时正常血管边界外局部血液涡流和扩张的静脉。

（三）治疗

1. 经皮肾造瘘导管穿透肾盂就意味着严重动脉损伤的可能。异位导管应该被拔出,血管介入栓塞可快速止血;也可考虑在 CT 引导下重新把异位导管置入集合系统内。经皮肾造瘘术后小的肾包膜下血肿可自行吸收,但动静脉瘘最好采用介入栓塞处理。肾活检术后动静脉瘘和假性动脉瘤也可通过介入栓塞治疗。

2. PCNL 术中出血应分清是动脉出血还是静脉出血。对于静脉出血的患者,尤其是合并肾功能不全,可通过 Council-tip 气囊导管处理而不是开放探查或血管介入栓塞。在 PCNL 术末期的出血非手术治疗往往有效,让患者处于仰卧位,夹闭肾造瘘管和利尿,极少需要行超选择性的肾血管栓塞。如果发生肾盂撕裂及时终止 PCNL 术,严密监测和支持治疗,充分引流是必需的。肾静脉血管损伤可通过静脉血管修补、自体静脉血管或聚四氟乙烯补片等处理。如果假性动脉瘤非手术治疗失败或者血红蛋白进行性降低,应考虑血管介入栓塞。

3. 经腹腹腔镜肾脏手术后出血多数需要进一步剖腹探查。肾脏部分切除术后假性动脉瘤和动静脉瘘并不常见,但可能会导致严重的不良后果。血管介入栓塞是标准处理方式,既能明确诊断同时也能治疗,研究显示栓塞后肾功能保护良好。

4. 移植肾后动静脉瘘或较大的假性动脉瘤首先考虑血管介入栓塞。超选择性栓塞能够最大可能地保留移植肾功能。若栓塞治疗失败,往往伴随着极高的肾脏切除率。动静脉瘘开放手术包括肾部分或全切及动脉结扎,但会导致移植肾部分或全部功能丧失。

六、观察及随访

1. 近期观察及随访 目的是了解伤情变化、肾脏结构和肾功能恢复情况。

内容包括:严密监测生命体征、切口出血情况、引流管的引流量、尿液颜色变化及腹腰部体征。

2. 远期随访 目的是评估肾功能、有无并发症。

内容包括:① 体格检查;② 尿常规;③ 连续的血压测量;④ 肾功能测定;⑤ 必要的影像学检查,如超声、CT、IVU 和 MRI。

【评述】

肾损伤包括闭合性损伤、开放性损伤和医源性损伤。前二者常作为疾病来对待,而后者往往作为并发症来处理。诊断据病史、体检、影像学检查多可确诊。处理根据病情轻重缓急分别作相应处理,总体原则是抗休克、维持生命安全、最大限度保留肾功能。对血流动力学稳定,尤其是Ⅰ~Ⅲ级的肾损伤患者,多采用保守治疗,Ⅳ~Ⅴ级肾损伤如血流动力学稳定也可行保守治疗,必要时可行介入栓塞,但肾探查的切除概率较高。对并发症的预防应有充分的估计。

(张庆玲 顾民)

第三节 输尿管损伤

【概述】

输尿管全长位于腹膜后间隙,周围受到脊柱、椎旁 肌肉、腰部肌肉及腹腔器官的保护,而且有一定的活动度,因此,外界暴力(贯通伤除外)所造成的输尿管损伤较为少见。但是,临床上由于腹部手术、盆腔手术,妇科及泌尿外科腔镜手术 造成的输尿管损伤并不鲜见。随着腔内泌尿外科的普及,器械操作所致的输尿管损伤发病数有所上升。输尿管长度估算方法为:(身高×0.125)+5 cm,输尿管以骶髂关节上、下缘为界分为上、中、下三段。通常输尿管损伤(injury of the ureter)分五级——Ⅰ级:输尿管挫伤,只有轻度血肿,无血运障碍;Ⅱ级:输尿管撕裂小于其周长的 1/2;Ⅲ级:输尿管撕裂大于其周长的 1/2;Ⅳ级:输尿管完全撕裂,长度<2 cm;Ⅴ级:输尿管完全撕裂,长度>2 cm。输尿管损伤后可发生尿外渗、尿漏、感染、输尿管梗阻和肾功能损害。

损伤原因:

1. 外伤性损伤 可见于战时、交通事故、刀刺伤等。输尿管损伤时常伴有其他内脏的损伤,以致输尿管损伤征象被掩盖,导致诊断困难及延误治疗。

2. 手术损伤 多见于下腹部或盆腔手术。损伤可为结扎、钳夹、切开、切断、撕裂及部分切除,或破坏输尿管血供而致管壁缺血、坏死、穿孔。术中不一定被发现,直到术后出现漏尿或无尿(双侧损

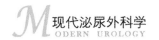

伤)时才被发现。手术损伤多见于下段输尿管,经皮肾镜手术导致的输尿管上段损伤时有发生。

3. 器械损伤　多见于输尿管逆行插管、输尿管镜手术。因器械引起的输尿管黏膜浅表性损伤多可自愈。有过结石、创伤或感染的输尿管,因壁层溃疡或组织脆弱较易受损。较严重的输尿管器械损伤是输尿管穿孔,其发生率在 20 世纪 90 年代初为 7%(0%～28%),近期稳定在 1%～5%,多为术中操作粗暴所致。最严重的器械损伤是输尿管镜强行通过狭窄段有落空感,多半已发生输尿管穿孔或撕脱,撕脱者此时可见输尿管镜移动而检测图像无变化。

4. 放射性损伤　多见于盆腔脏器肿瘤高强度放疗,引起输尿管管壁充血、水肿、出血、坏死,形成尿瘘或纤维瘢痕组织引起输尿管狭窄、硬化。

【诊断依据】

输尿管损伤的诊断主要根据手术史或外伤后的临床表现,进而通过影像学检查来确诊。

1. 病史:有邻近脏器手术史或外伤史。

2. 临床表现

(1)血尿:外伤引起输尿管损伤 90% 出现血尿,而开放手术损伤引起者仅 10% 出现血尿,因此无血尿不能排除输尿管损伤。

(2)尿外渗和尿瘘:尿液进入腹腔引起腹膜炎,出现腹膜刺激症状。尿液渗出至伤口,可见伤口内引流量增加,且引流液内肌酐值高于血肌酐值。尿液进入腹膜后,形成腰部肿块。输尿管阴道瘘或输尿管皮肤瘘,多发生于损伤后 10 天左右。

(3)疼痛、发热:患侧腰部或腹部疼痛,常有低热,合并感染时可有畏寒、高热。

3. 影像学检查

(1)静脉尿路造影:输尿管误扎表现为该侧上尿路完全性梗阻,可见造影剂排泄受阻或肾盂输尿管积水、不显影。输尿管断裂、切开,可见造影剂外渗,晚期可见肾功能受损,肾盂输尿管扩张。

(2)膀胱镜检查及逆行肾盂造影:当静脉尿路造影不能明确诊断时可行逆行肾盂造影。在插管前应观察输尿管口形态及喷尿情况,插管有无受阻及受阻处距离输尿管口的长度。造影可明确梗阻和尿外渗的部位及范围。

(3)B 超:可显示肾盂输尿管有无扩张,损伤部位周围尿外渗情况,是术后早期排除输尿管损伤的最好方式。

(4)放射性核素扫描:有梗阻时,表现为梗阻以上肾盂输尿管内放射性浓集、排泄缓慢;当有尿外渗时,表现为尿外渗区域的放射性浓集;如肾功能受损严重,则表现为放射性稀疏。

(5)CT:平扫常不能显示输尿管损伤的确切位置,但对尿外渗观察极为准确。增强扫描,可见尿外渗区域造影剂积聚。对输尿管结扎者,可见肾盂输尿管扩张,肾功能受损。

(6)MRI:尿囊肿时表现为均匀的长 T1、长 T2 信号。如合并出血,因出血量不同,囊液可表现不同的信号。MRI 水成像表现为输尿管周围大片模糊的中高信号的渗液。输尿管结扎表现为梗阻性的MRI 征象。

【鉴别诊断】

1. 肾损伤　有外伤史,腰痛伴血尿,B 超、CT 或尿路造影可明确肾损伤的部位、程度。

2. 膀胱损伤　常有骨盆骨折,注水试验阳性,膀胱造影见造影剂外溢。

3. 膀胱阴道瘘　常无正常排尿,膀胱造影和膀胱镜检查可明确瘘口的位置、大小。

【治疗方案】

输尿管损伤的治疗原则为:抗休克,预防感染,充分引流,恢复输尿管的连续性,保护患侧肾功能。

1. 输尿管损伤方式不同,其治疗方式也有差别

(1)输尿管受钳夹后,若能立刻发现,往往由于损伤时间短,不会对输尿管壁的血供造成明显的影响,可不做特殊处理。若考虑到输尿管黏膜水肿,上尿路引流不畅,导致术后肾绞痛,可于患侧输尿管

内留置双 J 管,保留 1～2 周。

(2) 对于长时间的钳夹,输尿管壁受损,局部血供不佳,解除钳夹后输尿管壁仍有可能坏死、漏尿,可切除该段受损的输尿管,行端端吻合术或膀胱再植术,并留置双 J 管。

(3) 热损伤,如电刀等设备对输尿管壁的灼伤等。若面积小,并未贯穿输尿管壁,可考虑留置双 J 管,损伤部位留置引流管,充分引流,术后密切观察引流量的变化,1 周内若无漏尿,可拔除引流管。

(4) 对于大面积的输尿管热损伤,输尿管壁坏死,术后漏尿的可能性大,需将受损的输尿管切除,行输尿管端端吻合术或膀胱再植术,并留置双 J 管。

(5) 对于术中即时发现的缝扎,处理方法同钳夹伤的处理。

(6) 术后发现的输尿管缝扎伤,行造影检查提示输尿管成角、悬吊的患者,可行输尿管镜检查,若输尿管腔内发现缝线,可用激光将缝线烧断,并留置双 J 管;若输尿管镜检查仅发现输尿管腔狭窄,并未发现明显的缝线,则可观察或开放手术,切除被缝扎的输尿管,再行输尿管端端吻合或输尿管膀胱再植术,并留置双 J 管。

(7) 对于锐器导致的输尿管切割伤,若术中及时发现,经创口在患侧输尿管内留置双 J 管,并缝合创口即可。若术后早期发现,可经尿道在输尿管镜下尝试留置双 J 管。若置管成功,在保证损伤部位引流通畅的情况下,可待输尿管创口自行愈合,愈合时间从 6 周至 3 个月不等;若留置双 J 管未成功,则需行探查手术,切除输尿管创缘坏死组织后行输尿管端端吻合术或输尿管膀胱再植术,并留置双 J 管。

2. 输尿管损伤程度与治疗方式的选择

输尿管损伤可分为黏膜撕脱、穿孔、不完全离断、完全离断等几种情况。

(1) 输尿管轻度损伤或输尿管镜检查等损伤时,无明显尿外渗,可放置双 J 管支架管以利修复。输尿管黏膜撕脱是一种较为严重的输尿管损伤,通常发生在输尿管镜手术时。虽然输尿管的连续性仍在,但处理时较为困难,术中应立即留置双 J 管。若置管成功,则术后很少发生漏尿,但需密切随访是否有输尿管狭窄。通常黏膜缺损在 3 cm 以内者很少并发输尿管腔内狭窄。

(2) 输尿管穿孔是一种较为常见的、轻度的输尿管损伤,留置双 J 管即可。

(3) 对于输尿管不完全离断者,若为腔内手术,应立即留置双 J 管,并观察症状、体征的变化;若出现腰痛、发热、腹膜炎体征,应考虑有局部漏尿,可行手术探查,行输尿管修补、端端吻合术或膀胱再植术。若未能成功留置双 J 管或非腔镜手术下的输尿管不完全离断损伤,应立即手术修补或行输尿管端端吻合术。

(4) 对于完全离断的输尿管损伤,应立即手术,行输尿管端端吻合术或输尿管膀胱再植术,并留置双 J 管。对于长段输尿管损伤,可考虑行膀胱肌瓣代输尿管、回肠代输尿管或自体肾移植手术。回肠代输尿管术前是否需要肠道准备仍有争议,国外大量研究证实回肠代输尿管术前肠道准备是不必要的,但因国人饮食结构与国外的差异会导致肠道菌群种类和数量的差异,能否套用国外的研究结论,有待进一步研究。

3. 输尿管损伤手术时机的选择

(1) 术中及术后早期发现的输尿管损伤应及时治疗,根据上述损伤方式及程度的不同采取相应的治疗方式,术后并发症发生较少。

(2) 对于术后较长时间确诊的输尿管损伤,手术时机的选择仍存争论。对于局部炎症较轻、无明显尿液漏出的患者,可考虑积极手术治疗:腔镜下双 J 管置入术、输尿管膀胱再植术、输尿管端端吻合术等。但对于已经形成尿瘘,伴有全身感染症状者,可延期手术,暂行患侧肾造瘘术,待 3～6 个月后,受损输尿管局部炎症、水肿消退,再考虑手术治疗。需要指出的是,治疗期间肾造瘘管务必保持通畅,避免肾功能受损。

双 J 管在输尿管损伤治疗过程中作用十分重要,输尿管内留置双 J 管,不仅能够保持输尿管的通

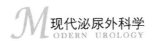
畅,避免肾积水、肾绞痛、尿液漏出,同时还能起到支架的作用,减少发生输尿管狭窄的可能。因此任何输尿管损伤的治疗都应当考虑采用恰当的方式留置双 J 管。通常双 J 管留置的时间为 1~3 个月。

【评述】

输尿管损伤少见,但医源性损伤有所上升,以腔内手术和盆腔手术为主。临床表现为血尿、尿漏、腰痛、患侧输尿管梗阻等症状,早期发现及时处理预后良好。1930 年 Baidin 首次应用膀胱肌瓣修复盆段输尿管损伤;后有学者采用 Boari 膀胱瓣+膀胱腰大肌悬吊+肾脏游离下降术,最大限度可修复 15 cm 以上长度的输尿管缺损。1901 年 Fenger 介绍了回肠代输尿管术的方法,1959 年 Goodwin 等对这一术式进行了总结推广。近来对回肠代输尿管术前是否要做肠道准备有争议。1963 年 Hardy 等首次报道用自体肾移植成功治愈长段输尿管损伤。Sood 等 2015 年总结认为自体肾移植术较肠代输尿管并发症更少,尤其在患者合并有肠道疾病时,是挽救患侧肾功能的良好选择。

手术时机及手术方式与损伤程度密切相关。及时发现输尿管损伤,并采取合理的治疗方式,通常恢复良好;若治疗不及时,手术方式选择不当,则可造成尿漏、永久的肾功能损害等严重并发症。

输尿管损伤后的随诊分为两个阶段:第一阶段为双 J 管留置阶段,即术后 1~3 个月,可用彩超检查双 J 管位置、有无肾积水、尿囊肿等。第二阶段为拔除双 J 管后或定期更换双 J 管的随诊,患者在双 J 管拔除后 3、6、12 个月复查泌尿系彩超、静脉尿路造影,明确有无肾积水、输尿管狭窄及肾功能损害。若存在上述异常,需进一步治疗。

(张庆玲　顾民)

第四节　膀胱损伤

【概述】

膀胱位于骨盆深部,一般难以损伤。根据致伤原因可以把膀胱损伤(bladder trauma,BT)分为:① 闭合性膀胱损伤:根据膀胱破裂口与腹膜的关系可以分为腹膜外破裂、腹膜内破裂和混合性破裂。外伤性膀胱破裂多由于膀胱在充盈状态时骨盆骨折或下腹部受外力撞击引起。② 医源性膀胱损伤(iatrogenic bladder trauma,IBT):发生于下腹部或盆腔手术、妇产科手术及腔镜手术或检查时,其中发生于妇产科手术时最多见。③ 自发性膀胱破裂:患者多有病理性膀胱因素存在,例如肿瘤、结核、放疗或多次手术。④ 膀胱穿通伤:由锐器穿刺伤、枪弹伤或骨折碎片导致。

1. **膀胱损伤的分级**　按照美国创伤外科协会分级量表,把膀胱损伤分为 5 级。

Ⅰ级,挫伤:膀胱壁血肿。
　　　　裂伤:未穿透膀胱壁。

Ⅱ级,裂伤:腹膜外膀胱壁裂口<2 cm。

Ⅲ级,裂伤:腹膜外膀胱壁裂口>2 cm 或腹膜内膀胱壁裂口<2 cm。

Ⅳ级,裂伤:腹膜内膀胱壁裂口>2 cm。

Ⅴ级,裂伤:腹膜外或腹膜内膀胱壁裂口扩大至膀胱颈或输尿管口。

2. **膀胱破裂的分型**

① 腹膜内型膀胱破裂:此类型较少见,但后果较腹膜外类型严重得多。破裂的位置在膀胱顶邻近腹膜的区域。起病初期低渗的尿液自此进入腹腔,引起的腹膜炎较轻,肠鸣音可正常。如果早期漏诊,至后期发展至感染性尿性腹膜炎,腹部症状才明显,此时腹膜吸收大量尿素致血尿素氮明显升高。

② 腹膜外型膀胱破裂:此型较常见,多发生于骨盆骨折时,并常伴有尿道损伤。严重的骨折端碎片会刺破膀胱,并合并后尿道损伤。这种类型的膀胱破裂腹痛范围广,程度轻。常伴有尿外渗。

③ 混合型膀胱破裂:即既有腹膜内型又有腹膜外型膀胱破裂,此类型约占膀胱破裂 10%,常合并

多脏器损伤,死亡率高,火器或利器所致穿通伤是其主要原因。

【诊断依据】

1. 病史:有下腹外伤史、盆腔手术史或膀胱器械检查史。

2. 临床表现

(1)腹痛:外伤后下腹剧烈疼痛,有时迅速波及全腹。压痛、反跳痛明显,可有移动性浊音。腹腔穿刺可抽出血性液体及尿液。

(2)休克:因创伤和出血引起,尤其有其他脏器合并损伤时。

(3)排尿障碍:患者有排尿感,但常无尿液排出或仅排出少许血尿,少数为镜下血尿。

3. 导尿及注水试验:导尿时见膀胱空虚,仅有少许血尿。如导出不少于 300 mL 的清亮尿液,可初步排除膀胱破裂;如不能导出或仅导出少量尿液,则膀胱破裂的可能性很大。可注入生理盐水 300 mL,停留 5 分钟,如能抽出同等量或接近同等量的液体,说明膀胱无破裂。如仅抽出少量液体或抽出液量增加较多,则说明膀胱有破裂。

4. 膀胱造影检查:是非医源性膀胱损伤及怀疑医源性膀胱损伤的首选诊断方法。其绝对适应证是骨盆骨折伴肉眼血尿,或虽无肉眼血尿但伴有高风险骨盆骨折(骨盆环破坏移位>1 cm 或耻骨联合分离>1 cm)或后尿道损伤。其相对适应证包括:无法排尿或尿量不足,尿性腹膜炎引起的压痛或腹胀,腹部影像学检查中出现尿源性腹水的征象,腹膜内的再吸收导致的尿毒症或血肌酐升高,同时有入口和出口的下腹部、会阴部或臀部穿透伤。经尿道放入导尿管后,向膀胱内灌注至少 300 mL 造影剂;当同时因尿道断裂无法插入导尿管时,也可经耻骨上膀胱穿刺来完成检查。排尿期摄片能发现造影剂外溢。腹膜外型膀胱破裂可以看到膀胱周围软组织的造影剂呈火焰样浓集,常因骨盆骨折所致的大血肿,使膀胱形态压缩成泪滴状。腹膜内型膀胱破裂可见造影剂显示肠样和腹腔内脏器官的轮廓。当阴道内有造影剂显影,则提示存在膀胱阴道瘘。

5. 膀胱镜检查:是诊断术中发生膀胱损伤的首选方法。经耻骨后行微创吊带术后,检查膀胱或尿道有无穿孔推荐进行膀胱镜检查。其他妇科手术并不推荐行常规膀胱镜检查。妇科手术后怀疑存在膀胱损伤时推荐使用。检查时需充分扩张膀胱,可清晰显示破裂部位并判断其与三角区、输尿管口的位置关系。膀胱镜检中出现膀胱扩张能力丧失提示大穿孔。

6. 超声:腹腔或腹膜外积液分别提示腹膜内、外穿孔,但仅通过超声检查不足以诊断膀胱损伤。

7. CT:CT 膀胱造影具有与膀胱造影平片可比拟的灵敏度(90%~95%)和特异度(100%),且其在诊断复合伤、游离骨折碎片、膀胱颈损伤或寻找腹痛原因中具有独特优势。可见膀胱周围血肿,增强扫描可见造影剂外溢。

【鉴别诊断】

1. 尿道损伤　常发生于骨盆骨折或骑跨伤,排尿困难、尿道出血为其特征,下腹可扪及充盈的膀胱可资鉴别。但尿道损伤合并膀胱损伤者,需手术探查后方可确诊。

2. 腹腔脏器破裂　有外伤史及内出血引起的腹膜刺激症状,常合并休克,腹腔穿刺抽出血性液体,无排尿困难,导尿和膀胱造影有助于鉴别。

3. 自发性膀胱破裂　临床表现及膀胱造影检查结果相同,但无外伤史,多发生于病理性膀胱。

【治疗方案】

膀胱损伤常常合并其他合并伤,治疗应首先针对危及生命的合并伤进行。处理方式应根据外伤机制(钝性暴力伤和穿通伤)和膀胱破裂类型(腹膜外膀胱破裂和腹膜内膀胱破裂)选择。手术治疗主要是利用可吸收线可靠地修补膀胱裂口。

1. 腹膜外膀胱破裂:多数无其他严重合并伤的腹膜外膀胱破裂,即使存在广泛腹膜后或阴囊尿渗出,仅给予留置导尿管 2 周处理即可。但是累及膀胱颈部、膀胱壁中有骨碎片、伴随直肠损伤的患者,必须手术治疗。

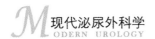

对于非手术治疗时膀胱周围血肿可以不必手术引流以免造成感染。近年来由于更多地采用开放固定和内固定的方法治疗骨盆骨折，腹膜外膀胱破裂也常同时手术修补，以预防固定材料造成的感染。如果患者需手术探查其他损伤，建议同时缝合腹膜外膀胱破裂，以减少感染并发症（特别是膀胱周围脓肿）的发生。

2. 腹膜内膀胱破裂：多数情况下，腹膜内膀胱破裂均需要手术治疗，其理论依据在于腹腔内尿液可导致腹膜炎、腹腔内脓毒症甚至死亡。

手术时对其他腹腔脏器进行探查，并注意是否合并腹膜外膀胱破裂。术中如果发现尿性囊肿存在，必须彻底引流。如果无其他腹腔脏器损伤，可行腹腔镜下膀胱腹膜内破裂缝合修补。修补膀胱后，根据情况可单纯留置导尿管，也可做耻骨上膀胱造瘘。

3. 膀胱穿通伤：所有由枪弹、利器或骨片造成的膀胱穿通伤均需行急诊手术探查。开腹探查的原因是确认是否有合并腹膜内脏器损伤。膀胱周围的血肿应予以清除以防止脓肿形成。约有近30%的膀胱穿通伤可能合并输尿管损伤，术中注意检查输尿管。由于穿通伤并非是无菌的，所以推荐使用抗生素。

4. 膀胱损伤伴下腹壁撕脱或伴会阴和（或）膀胱组织缺损：若出现上述类型严重的创伤，直接缝合膀胱常会导致缝合处张力过大，继而引发膀胱壁缺血，最终导致修补处膀胱壁坏死。因此，在修补较大的膀胱缺损时，必要时可应用膀胱补片。同样，在修补下腹壁和会阴时，也可应用相应的补片。有文献报道将带蒂的股外侧肌皮瓣应用于创伤后膀胱重建和下腹壁或会阴的软组织覆盖，效果良好。

5. 医源性损伤：对于腹膜内膀胱破裂，标准的治疗方法是手术探查并修补。在一些特定情况下（没有腹膜炎和肠梗阻的情况下），也可采用持续膀胱引流和预防性应用抗生素等非手术治疗，同时建议留置腹腔引流管。对于腹膜外损伤，建议行膀胱引流和预防性应用抗生素等非手术治疗。对较大的腹膜外穿孔伴有严重膀胱外积液的患者，需放置膀胱周围引流。

如果穿孔发生在TURBt术中，术后不可行即刻膀胱灌注化疗。TURBt术后如怀疑膀胱破裂，行手术探查，需同时仔细排除有无肠道损伤。如果行中段尿道悬吊术或经阴道网片植入术时出现膀胱穿孔，需要重新调整吊带位置并且留置导尿管（2～7天）。

6. 并发症及其治疗：早期并发症主要为伤口漏尿和膀胱痉挛，应保持引流管通畅，酌用抗胆碱类药物。对形成盆腔或腹腔脓肿，应积极抗感染治疗并充分引流。对遗留的膀胱阴道瘘、膀胱直肠瘘，应在全身情况改善后行修补术。

【评述】

膀胱损伤时可合并多脏器损伤，病情往往被掩盖，对伤后有下腹痛、有尿意而不能排尿或仅能排出少许血尿者，应怀疑有膀胱损伤，应进一步做导尿及注水试验，多可确诊。对轻度腹膜外膀胱破裂，可行非手术治疗；对腹膜内及严重的腹膜外膀胱破裂，需手术修补，如裂口在输尿管口附近，缝合时注意勿将输尿管开口缝扎，同时应吸尽尿液及渗血，充分引流，积极抗感染治疗。

（张庆玲　顾民）

第五节　前列腺损伤

【概述】

前列腺单独损伤很罕见，常合并膀胱颈、尿道、直肠损伤，最常见于严重的骨盆骨折和穿通伤。此外，在膀胱镜、尿道镜或插入尿道探子等器械检查和手术时，因操作不熟练或暴力可引起前列腺损伤，有时甚至伤及直肠。近年来由于大量前列腺增生患者采用经尿道前列腺切除或低温冷冻治疗，常会损伤前列腺外科包膜。

【诊断依据】

1. 外伤史：有明确的外伤致骨盆骨折或经尿道手术史。

2. 临床表现

（1）出血：尿道外口滴血，可与排尿无关或与排尿伴随；穿通伤可在会阴部持续流血。当前列腺周围静脉丛出血时，可出现膀胱周围血肿，出血量大时可威胁生命。

（2）排尿困难：前列腺包绕在尿道周围，前列腺损伤常并发严重骨盆骨折，其损伤常伴有尿道部分或完全断裂、局部血肿等，可导致排尿困难或尿潴留。

（3）尿外渗：前列腺损伤常合并尿道损伤断裂，尿外渗至膀胱、前列腺周围，向上可沿腹膜外及腹膜后间隙蔓延，可出现直肠刺激症状。若不及时处理，可继发感染、组织坏死化脓，严重者出现全身中毒症状，局部感染坏死可形成尿瘘。

（4）休克：严重的骨盆骨折引起前列腺损伤常合并其他内脏损伤，前列腺周围静脉丛破裂出血，易发生休克，且为早期死亡的主要原因。

3. 辅助检查

（1）直肠指检：可发现前列腺浮动且前列腺形态不规则，提示前列腺包膜下血肿，指套染血则提示合并直肠损伤。

（2）X线检查：骨盆平片可见骨盆骨折。

（3）尿道造影：逆行尿道造影可明确前列腺尿道的损伤情况；如怀疑有膀胱颈部损伤，应注意膀胱周围有无造影剂外渗。

（4）CT 和 MRI：通过观察前列腺形态、大小、周围血肿等情况明确前列腺损伤的严重程度，同时可检查全身有无其他合并伤，如胸腹腔积血、盆腔血肿等。

（5）超声：评价盆腔内血肿范围、膀胱位置高低和前列腺周围血肿情况，对了解膀胱颈位置和活动度有较大价值。

【鉴别诊断】

注意与膜部尿道损伤的鉴别，病史、DRE、CT 和 MRI 检查常可提供依据。

【治疗方案】

1. 全身治疗：预防和治疗休克，应立即输血、输液、抗感染及对合并损伤的处理，待病情稳定后再处置前列腺损伤。

2. 止血：骨盆骨折常伴有盆腔内大出血，如输血、补液仍不能稳定血流动力学，可行选择性髂内动脉栓塞术或剖腹探查。

3. 引流尿液：如试插气囊导尿管成功，则行牵引压迫止血，导尿管留置 4～7 周，并行抗感染等保守治疗；如导尿失败则行耻骨上膀胱穿刺造瘘。

4. 急诊下尿路重建手术：对条件允许者，可清除血肿后做到断端良好对合，远期效果良好。应注意全身情况及积极预防感染。

5. 注意对直肠、会阴合并伤的处理。

6. 对前列腺部尿道狭窄：可行尿道扩张、冷刀内切开术、套入法尿道修复术、弧形导针或直针吻合术等。

【评述】

前列腺损伤十分罕见，因此在泌尿系统文献中很少受到关注，主要的损伤部位是前列腺和前列腺部尿道，然后通过延伸累及膀胱颈和直肠。膀胱颈和前列腺部尿道的撕裂伤（钝性或穿透性）是一个特定的实体，它们不会自行愈合，会导致局部空化（呈现感染源），并损害内在的括约肌机制（伴有尿失禁的风险增加），因此必须尽快重建，以恢复尿道的连续性。尿道狭窄者可行尿道扩张、内切开、尿道前列腺吻合治疗。

（张庆玲　顾民）

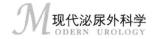

第六节 尿道损伤

【概述】

尿道损伤(urethral injury)是泌尿系统最常见的损伤,多发生于男性青壮年,分为开放性、闭合性和医源性损伤三类。开放性损伤多因为弹片、锐器伤所致,常伴有阴囊、阴道或会阴部贯通伤;闭合性损伤多为挫伤、撕裂伤;医源性损伤是指尿道腔内器械操作不当所致的尿道内暴力伤。男性尿道损伤是泌尿外科常见急症,早期处理不当会产生尿道狭窄、尿瘘等并发症。

由于解剖学差异性,尿道损伤多见于男性,约占97%,女性尿道损伤仅约3%,小儿较少见。在解剖结构上,男性尿道以尿生殖膈为界分为前、后两段,前尿道包括球部和阴茎部,后尿道包括前列腺部和膜部。球部和膜部的损伤较多见。

1. 损伤的类型和机制

(1)男性后尿道损伤:原因主要为:① 骨盆骨折:在急诊所有钝性损伤中骨盆骨折的发生率为9.3%,而骨盆骨折有关的尿道损伤(pelvic fracture urethral injury,PFUI)为骨盆骨折的5%~25%。多合并其他脏器损伤。② 医源性损伤发生于尿道内器械操作或手术,通常为部分尿道撕裂,近年来随着 TURP、前列腺癌根治术等手术的增加,后尿道损伤及狭窄发生率有所增加。③ 穿通性损伤:枪伤、刀刺伤等。

(2)男性前尿道损伤:较后尿道损伤更常见,多发生于球部。致伤原因主要为:

① 骑跨伤:较为常见,因会阴部撞击到硬物上,将球部尿道挤压在耻骨联合的下缘所致。

② 医源性损伤:各种经尿道内镜和导尿管的使用均可导致不同程度的尿道损伤。

③ 开放性损伤:主要见于枪伤、刺伤和截断伤。

④ 性交时损伤:性交时阴茎海绵体折断伴有尿道损伤,发生概率约为20%。

⑤ 缺血性损伤:使用阴茎夹控制尿失禁的截瘫患者,由于阴茎感觉的降低和缺失,会引起阴茎和尿道的缺血性损害。

(3)女性尿道损伤:罕见,其发生与骨盆损伤有关。分为两个类型:纵向或部分损伤型(最常见)和横向或完全损伤型,可伴膀胱或阴道损伤。因此,此类患者有发生尿失禁和尿道阴道瘘的风险。

(4)儿童尿道损伤:多见于男童,以后尿道损伤为主。小儿骨盆发育不完善,膀胱位置较高,前列腺未发育且耻骨前列腺韧带薄弱,易发生不稳定性骨盆骨折伴前列腺尿道移位,常发生后尿道完全断裂;而伴发贯穿性膀胱颈与括约肌复合体的撕裂伤约为成人的2倍。女童尿道损伤常合并约75%的阴道撕裂与30%的直肠损伤,骨盆骨折伴尿道损伤的女童约为成人的4倍。

2. 分类 目前国内尿道损伤的分类主要参考 Goldman 分类及欧洲泌尿外科协会尿道损伤分类标准。

表 15-2 尿道操作的 Goldman 分类

Ⅰ	后尿道被拉伸但无破裂
Ⅱ	后尿道背侧出现部分或完全的膜部挫伤
Ⅲ	部分或完全性合并前/后尿道损伤伴泌尿生殖
	隔膜破裂
Ⅳ	膀胱损伤延伸到后尿道
Ⅳa	后尿道损伤同时伴膀胱底部的损伤
Ⅴ	部分或完全性的前尿道损伤

表 15-3　前、后尿道闭合性损伤的分类、分级及处理方法

等级	类型	临床表现	处理方法
Ⅰ	牵张性损伤	尿道造影未见造影剂外渗	无需特殊处置
Ⅱ	挫伤	尿道口渗血,但尿道造影未见造影剂外渗	Ⅱ、Ⅲ级尿道损伤可行经耻骨上膀胱造瘘或留置导尿
Ⅲ	尿道部分断裂	损伤部位造影剂外渗,但能够进入近端尿道及膀胱	非手术治疗
Ⅳ	尿道完全性断裂	损伤部位造影剂外渗,但不能进入近端尿道、前尿道及膀胱	耻骨上膀胱造瘘后延期修复尿道,部分患者可选择行一期内镜下尿道重建±延期修复尿道
Ⅴ	部分性或完全性后尿道断裂合并膀胱颈、直肠及阴道撕裂	尿道损伤部位造影剂外渗±女性阴道口渗血 耻骨上膀胱造瘘时膀胱颈部造影剂外渗±直肠或阴道被造影剂填充	一期开放手术修复

表 15-4　需要对尿道进行完整评估的指征

表现	意义
尿道口渗血	37%~93%的后尿道损伤患者表现为尿道口渗血,至少75%的患者合并前尿道损伤,在尿道显影前避免应用器械操作
阴道口渗血	超过80%的女性患者在现有的尿道损伤基础上合并有骨盆骨折
血尿	无特异性,但首次出现在标本中的血尿提示存在尿道损伤
尿痛或尿液无法排出	需要注意的是尿道出血量与尿道损伤的严重度程度关系并不密切
会阴区/阴茎血肿或大阴唇肿胀	提示尿道断裂

【诊断依据】

1. 外伤史:骑跨伤多为球部尿道损伤,骨盆骨折多为后尿道损伤,或有锐器所致的开放性损伤史,尿道器械检查史。

2. 临床表现

(1)尿道出血:前尿道损伤有尿道外口滴血,后尿道损伤时表现为初始血尿及终末血尿。若后尿道完全断裂,因尿道移位及外括约肌痉挛,可以不出现血尿。女性尿道损伤可见尿口及阴道口出血。

(2)疼痛:局部疼痛及压痛,排尿时疼痛向阴茎头及会阴部放射。

(3)血肿与瘀斑:骑跨伤常有会阴部血肿及瘀斑,阴囊肿胀,呈青紫色。

(4)排尿困难和尿潴留:损伤引起局部疼痛、水肿、外括约肌痉挛、尿道断裂等所致。

(5)尿外渗:前尿道损伤破裂,若阴茎筋膜完整,频繁用力排尿,可表现为阴茎肿胀及青紫。若阴茎筋膜破裂,尿液进入阴囊、会阴部,向上蔓延可达下腹部皮下。后尿道断裂,尿外渗至膀胱、前列腺周围,可出现直肠刺激症状。若不及时处理,可继发感染、组织坏死、化脓,严重者出现全身中毒症状,局部感染坏死可形成尿漏。

(6)休克:球部尿道损伤很少出现,骨盆骨折或合并其他内脏损伤的后尿道损伤约40%发生休克,且为早期死亡的主要原因之一。

3. 辅助检查

(1)直肠指检:后尿道断裂时前列腺向上移位,有浮动感;如前列腺位置仍较固定,多提示尿道未完全断裂。但有时因为骨盆骨折引起的盆腔血肿,常常干扰较小前列腺的触诊。此外,如指套染血或有血性尿液溢出时,说明直肠有损伤或有尿道、直肠贯通可能。

(2)诊断性导尿:试插入导尿管困难或失败提示尿道损伤可能,通常逆行尿道造影术前应避免盲插导尿管操作,因它可使部分性裂伤成为完全断裂、加重出血,并易造成血肿继发感染。但目前临床仍有使用,因为对于部分裂伤的患者,在紧急情况下若一次试插成功则可免于手术。应用诊断性导尿时应注意以下几点:① 应由经验丰富的医师在严格无菌条件下选用较软的导尿管经充分润滑轻柔缓慢插入;② 一旦导尿成功,应固定好导尿管并留置,切勿轻率拔出;③ 如导尿失败,不可反复试插;④ 如尿道完全断裂,不宜使用。

（3）逆行尿道造影(retrograde urethrograthy,RUG):是评估尿道损伤较好的方法。如有骨盆骨折,应先摄X线平片。行尿道造影时,取30°斜位摄片。如尿道显影而无造影剂外溢,提示尿道挫伤或轻微裂伤;如尿道显影,造影剂能进入膀胱,并有造影剂外溢,提示尿道部分裂伤;如造影剂未进入近端尿道而大量外溢,则提示尿道断裂。2020年EAU指南认为,尽管RUG可以识别损伤部位(前尿道损伤与后尿道损伤),但不能清楚地分辨完全性断裂与部分断裂。有研究显示,如果不进行尿道造影,10%~20%的尿道损伤会被漏诊,因此,建议尿道造影作为尿道损伤的常规检查。

（4）B超:在尿道损伤的初期评估中作为常规方法,在耻骨上膀胱造瘘时可用于确定盆腔血肿和前列腺的位置及引导穿刺。1988年Mc Anich首次报道3-D尿道超声重建,不但可显示尿道狭窄的程度,更可以显示狭窄段周围海绵体纤维化程度,克服了尿道造影对狭窄长度评估不准确,无法评估海绵体纤维化程度等的困难,及避免医患放射线损伤。

（5）CT和MRI:用于尿道损伤的初期评估,并对观察严重损伤后骨盆变形的解剖情况和相关脏器(膀胱、肾脏、腹腔脏器等)的损伤程度有重要意义。

（6）内镜检查:对球部尿道损伤的男性患者行尿道镜检查,对尿道部分断裂者可行尿道会师术,使诊断与治疗融为一体。但是在骨盆骨折导致的后尿道损伤的早期不推荐采用,因为它有可能使部分裂伤变为完全断裂,加重损伤或耽误休克的救治。女性患者尿道较短,可试行尿道镜检查,以判断尿道损伤的存在和程度。

【治疗方案】
一、男性前尿道损伤的处理
（一）闭合性前尿道损伤
1. 钝性不完全性前尿道损伤
① 膀胱镜下留置导尿管:部分患者留置导尿管后尿道内腔得到了自行修复而无须进一步处理。
② 早期尿道吻合术:患者和医疗条件许可下也可急诊行一期尿道端端吻合术。
③ 耻骨上膀胱造瘘:如膀胱镜下留置导尿管失败,病情和医疗条件不允许做尿道端端吻合术时,可行膀胱造瘘。膀胱造瘘的优点是不仅起到转流尿液的作用,而且避免了尿道操作可能造成的对尿道损伤的影响;对于后期的诊治无干扰。

2. 钝性完全性前尿道断裂
由于钝性完全性前尿道损伤往往伴有尿道海绵体较重的挫伤,局部血肿明显,且尿液外渗等可能继发感染,甚至形成脓肿,早期尿液分流和合理的抗生素运用可以降低感染的发生率。条件允许时亦可急诊一期手术修复。国内大多采用内镜下会师术,疗效优于单纯膀胱造瘘。

（二）开放性前尿道损伤
在排除合并其他致命伤后需进行急诊清创、探查和修复尿道,修复后尿道狭窄发生率约为15%。
对于完全性的前尿道断裂,应对损伤的近、远端尿道稍作游离并剪成斜面后进行端端吻合。手术时应注意对尿道海绵体的严密缝合以及皮下组织的多层覆盖。
在一些严重开放性前尿道损伤的患者,急诊清创时发现尿道缺损较长而无法实施一期吻合时,不应在急诊手术中采用皮瓣或游离移植物行一期尿道成形术,因为损伤导致的局部血供不良和手术部位的清洁度均不适合进行这类手术。在局部清创后行耻骨上膀胱造瘘以分流尿液,三个月后行尿道修复术。

二、男性后尿道损伤的治疗

创伤性后尿道损伤常合并骨盆骨折和其他腹腔脏器损伤,所以维持患者生命体征平稳、处理重要脏器的损伤、防治休克至关重要,同时止血、引流尿液,预防感染和其他并发症,争取早期恢复尿道的连续性。

（一）闭合性损伤

1. 后尿道钝性损伤或部分挫裂伤

① 留置导尿管:尿道损伤不严重者可试行插导尿管,如顺利插入膀胱,可留置导尿管引流 2 周左右,拔管时行排尿期膀胱尿道造影。

② 耻骨上膀胱造瘘术:是一种简单、有效的方法,可减少尿液渗出,避免因尿道内操作而进一步损伤尿道。但单纯膀胱造瘘或会师术后尿道狭窄的发生率达 95%。

2. 完全性后尿道断裂

① 早期尿道会师术:患者损伤不是特别严重,或者在开放性手术的同时进行尿道会师术,并留置气囊导尿管,适当牵引。其优点是:有望早期恢复尿道的连续性或缩短损伤尿道分离的长度,有利于后期尿道重建术。但在儿童,因尿道较细小,不宜行急诊尿道会师术。有报道术中打开膀胱,用手将膀胱颈部向会阴部方向推移,使两断端复位对合,以直针 2-0 肠线分别在膀胱颈的 2、4 点和 8、10 点与身体纵轴平行进针,贯穿到会阴部后垫一小纱布卷打结固定,松紧度以两断端对合好为度,气囊导尿管注水 30 mL 并作牵引,术后 2 周拆除缝扎肠线,3 周拔除导尿管并夹造瘘管排尿,效果良好。国内外医师均认为内镜会师不能代替开放会师,开放较内镜会师成功率略高。

② 延期内镜下尿道会师术:伤后 1 周内经膀胱造瘘口处插入膀胱软镜,经膀胱颈到后尿道并置入导丝;从尿道外口采用膀胱尿道镜寻及导丝,用异物钳将导丝拉出尿道外口,沿导丝留置尿管并牵引。

③ 早期尿道端端吻合术:因患者常伴骨盆骨折,不宜摆放手术体位;其次因出血或血肿使组织结构分辨困难,手术操作困难,使得术后发生尿道狭窄、尿失禁、勃起功能障碍发生率高于二期手术,因此不建议行早期尿道吻合术。

④ 开放手术治疗:严重损伤合并有以下情况应立即进行开放性手术治疗:有开放伤口需进行清创、骨折需要处理、合并其他脏器损伤等,此时同时进行尿道会师手术。

三、女性尿道损伤

1. 治疗原则　根据损伤原因采用防治休克、引流尿液、预防感染和其他并发症等措施,争取早期恢复尿道的连续性。

2. 治疗方法及时机　对骨盆骨折导致尿道断裂,首先急诊行膀胱造瘘术,并会师留导尿管,若并发阴道损伤可予修补;并发直肠损伤则同时行结肠造口,3～6 个月后行二期手术;对骑跨伤或医源性导致尿道损伤,可急诊一期手术修复。严重损伤合并有以下情况应立即进行开放手术治疗:有开放伤口需进行清创,骨折需要处理,合并其他脏器的损伤等。对于以上治疗,术中可视情况放置补片加固,以预防尿道阴道瘘的发生。

四、儿童尿道损伤

男童后尿道损伤多在精阜上方,可经耻骨后途径修复尿道。前列腺永久性移位导致阴茎勃起功能障碍较为普遍。患儿并发后尿道膀胱颈与括约肌损伤则可引起尿失禁。儿童对创伤及出血的耐受性较差,因而具有伤情重、合并伤多及休克发生率高等特点。

儿童尿道损伤的治疗原则同成人,但有以下特点:① 尿道损伤择期处理效果更佳。因患儿尿道较细小不宜行尿道会师术;合并尿道与直肠损伤者,应先行结肠造口术。② 女童尿道损伤常同时累及膀胱颈与阴道,强调争取一期修复尿道和阴道,以防止尿道阴道瘘等远期并发症。若并发直肠损伤,则同时行结肠造口。③ 对永久性尿道狭窄,需待患儿大于 1 岁时修复;若患儿大于 1 岁,则需待损伤3 个月后处理。根据狭窄或闭锁范围及程度,选择予以经尿道内切开或切除狭窄段后端端吻合尿道成

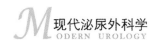
形术以及黏膜或皮瓣移植尿道成形术等处理;女童陈旧性尿道损伤多采用 Young-Dees-Leadbetter 术,裁剪膀胱三角区做尿道成形、延长尿道及修复尿道阴道瘘,即近端对远端吻合。

五、并发症及其治疗

尿道狭窄是尿道损伤后最常见的并发症,其修复重建以尿道损伤后 3~6 个月为宜。

1. 男性前尿道狭窄的处理

① 阴茎段尿道狭窄:尿道狭窄段小于 0.5 cm 可行尿道端端吻合术;大于 0.5 cm 可采用阴茎带蒂皮瓣尿道成形,如阴茎垂直皮瓣(Orandi 术式)或环形包皮瓣。如阴茎皮肤不富裕,可采用口腔颊黏膜或舌黏膜。

② 球部尿道狭窄:尿道狭窄段小于 0.5 cm、累及尿道海绵体较浅的,可用经尿道内切开或尿道扩张治疗。累及尿道海绵体较深或者已经过尿道内切开或尿道扩张治疗无效的患者,应采用开放性尿道成形术。球部尿道狭窄段短于 2cm 者,切除狭窄段行尿道后端端吻合,成功率可高达 95%。而对于较长的球部尿道狭窄段(>2 cm)不推荐采用简单的尿道端端吻合术,建议采用颊黏膜或舌黏膜替代尿道成形术,也可选用脱细胞基质替代。不建议对于损伤性尿道狭窄患者使用尿道内支架治疗。

③ 长段尿道狭窄:对单纯性狭窄,可应用阴茎带蒂皮瓣和(或)口腔内黏膜拼接修复狭窄的尿道;如是伴有生殖器硬化性苔藓样变的患者,禁用阴茎皮瓣,可用颊黏膜与舌黏膜拼接替代尿道成形术;对几乎闭锁及特别长段尿道狭窄的患者(>15 cm)也可用游离包皮、膀胱黏膜、鞘膜、阴囊皮肤、结肠黏膜重建尿道。

2. 男性后尿道狭窄的处理

应根据狭窄段的长短、严重程度,是否伴有尿道直肠瘘而选用不同的手术方式。

① 尿道内切开术:在尿道镜下用冷刀在 9、12、3 点切开狭窄处瘢痕,扩大尿道内径。此术式适用于狭窄段较短(0.5~1 cm),瘢痕不严重的患者。如果 2 次内切开效果不佳,应改用其他的治疗方法。

② 尿道吻合术:常选会阴部切口,切除狭窄段及瘢痕,尿道的近、远两端用可吸收缝线作 6~8 针的端端吻合。此术式适用于狭窄段短于 3~4 cm 的球膜部尿道狭窄,采用分离阴茎海绵体中隔、切除耻骨下缘或切除部分耻骨等方法可较容易地进行尿道吻合术。操作时应尽量切除吻合口周围的瘢痕并使尿道两断端无张力对合。此类延期尿道成形术的总体成功率为 86%,尿失禁率约为 5%,对性功能的评估和治疗(如阴茎假体植入术)的决定应在创伤 2 年后进行,因为在这段时间内可能出现勃起功能的恢复。

③ 尿道拖入术:对切除狭窄端尿道后,无法进行尿道端端吻合的患者,可将远端尿道游离,使其适度拖入近端尿道,并固定或用牵引线将其通过膀胱固定于腹壁。缺点为可以引起阴茎短缩和勃起时阴茎下曲。

④ 尿道替代成形术和阴茎皮肤转位尿道成形:对球膜部段尿道缺损较长者,可用阴囊或会阴部皮肤重建尿道。近年来多种自体黏膜、皮肤、组织工程材料(去细胞基质)进行长段狭窄的尿道成形。皮肤尿道成形术后近期尿道再狭窄发生率较高,这种方法仅作为反复手术失败、中段尿道缺损严重患者的补救性术式。对局部条件极差者,也可采用分期阴茎皮肤转位尿道成形,作为补救性术式。

3. 女性尿道狭窄的修复

大多数女性尿道狭窄伴尿道阴道瘘,少数伴有阴道狭窄,治疗均较为复杂,手术方式也较多。

① 经阴道途径手术:适合阴道有足够宽畅,允许可利用阴道壁或邻近组织来修复尿道狭窄和瘘。如阴道壁面积受限,可用大、小阴唇来重建尿道;取外阴部的带蒂脂肪垫插入在重建的尿道与外层阴道壁之间,有利于避免尿道阴道瘘的复发;如是单纯性尿道狭窄(不伴有尿道阴道瘘)可选用口腔黏膜尿道成形。

② 经腹阴道联合途径手术:对病情复杂、多次修补失败、阴道狭窄、局部瘢痕严重或女童患者适合此种方法。经下腹切口切除部分耻骨以暴露病变尿道,选用大小阴唇或外阴大腿内侧皮瓣来重建尿道和扩

大阴道。对经耻骨途径患者,取带蒂腹直肌瓣转移至新尿道与阴道壁之间,可起到填充残腔和保护新尿道作用;对创伤较严重,局部瘢痕严重,切除后残腔较大也可取股薄肌瓣来填充残腔和保护新尿道。

【评述】

尿道损伤是泌尿系统损伤中最常见的部位,根据病史及相关检查,首先应分清是前尿道损伤还是后尿道损伤,并区分是部分性尿道断裂或是完全性尿道断裂。前尿道损伤的处理目前较为统一:导尿成功者留置导尿管 2~3 周,断裂或大部断裂导尿失败者应行耻骨上膀胱造瘘,尿道会师术、开放手术,效果良好。后尿道损伤因伤情重,应综合全身情况决定:如能插入导尿管,应留置 3 周以上,并在最初 72 小时行牵引,以利尿道对合;条件允许者,有人主张一期后尿道吻合,据报告效果良好,但许多学者持反对态度,因骨盆的稳定性不够,即使尿道对合好,因骨盆稳定性差,影响远期手术效果而且勃起功能障碍发生率甚高;亦有复合伤开放手术中同时切开膀胱手法复位,使断端对合并留置气囊导尿管,获良好疗效,但大部分学者主张先行耻骨上膀胱造瘘,3 个月后行二期后尿道成形术。各类尿道损伤治疗术后均应定期尿道扩张且避免形成假道。后尿道损伤的一个严重并发症是 ED,应积极行药物或手术治疗。

(张庆玲　顾民)

第七节　阴茎损伤

【概述】

阴茎损伤(injury of penis)可分为阴茎折断、阴茎离断、阴茎咬伤、阴茎钝器伤、阴茎穿通伤、阴茎火器伤、包皮撕裂伤及阴茎烧伤等。儿童与成人阴茎损伤病因不完全相同,儿童阴茎损伤 63% 是由包皮环切引起的,其次为包皮嵌顿。

阴茎折断是一种常见的阴茎钝性创伤,多发生于阴茎勃起状态下,最常见的原因为性交、阴茎被动弯曲、手淫和翻滚,分别占 46%、21%、18% 和 8.2%,然而在性虐待中阴茎折断更为普遍(42%)。阴茎折断是由海绵体白膜破裂引起的,可伴有皮下血肿和尿道损伤(10%~22%)。

阴茎离断较为少见,一般见于自残、暴力袭击、创伤及战伤。可分为阴茎部分离断和完全离断。

包皮系带的损伤常因性交所致,以横行裂伤多见。包皮系带损伤与其解剖学的异常有关,如系带过短或者系带发育异常等。

阴茎贯通伤很少见,大多是枪伤,但也有刀刺伤。所有穿通性阴茎伤均需逆行尿道造影或尿道镜检查,因为有约 50% 的阴茎贯通伤伴尿道损伤。

生殖器仅占总体表面积的 1%,但生殖器烧伤占到了所有烧伤患者的 21%~56%。烧伤根据损伤的原因、深度和面积进行治疗。烧伤原因分为热烧伤、化学烧伤、电烧伤等。

阴茎咬伤可分为人类咬伤和动物咬伤。

阴茎皮肤撕脱伤一般不累及深层的阴茎海绵体、尿道和睾丸等。

【诊断依据】

1. 有损伤史,阴茎局部疼痛、出血、肿胀畸形、缺损、皮肤青紫、远端弯向健侧,严重者可出现休克。

2. 阴茎折断者多在勃起状态及外界暴力作用下发生,海绵体内压突然超过 1 500 mmHg 时可出现海绵体破裂,折断时可闻及明显响声,随后阴茎立即疲软。合并尿道海绵体损伤时常合并排尿困难,可于排尿时发现尿道瘘、血尿、尿道口滴血。

3. 彩色多普勒超声可帮助确定阴茎折断破裂位置及裂口的形状。

4. 对疑似阴茎折断患者,通过海绵体造影、超声可以识别白膜的撕裂处或者鉴别白膜是否完好无损。

5. MRI 在诊断阴茎折断方面优于超声,尤其对小的破损诊断准确率更高,对白膜破裂和血肿可

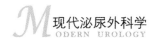
作出精确的测量,并可以排除尿道断裂。

【治疗方案】

1. 动物咬伤:局部伤口处理取决于组织破坏的程度。应用广谱抗生素预防感染,根据咬伤的动物种类,必须考虑到狂犬病病毒感染的可能性,并做相应的被动免疫治疗。

2. 人类咬伤:除了伤口处理外,应考虑病毒性疾病传播的可能性,建议行乙型肝炎疫苗/免疫球蛋白和(或)人类免疫缺陷病毒(HIV)暴露后预防处理。

3. 阴茎折断:1924 年 Malis 首次报道阴茎折断病例。阴茎疲软状态下的白膜厚度约 2 mm,而勃起状态时减少至 0.25～0.5 mm,因此勃起时更容易受到损伤。当诊断为阴茎折断时,应尽早手术缝合白膜,伴尿道断裂需同时行尿道修补。切口以冠状沟与血肿之间的环形脱套式为好,修补白膜常用 0/3 及 0/4 可吸收缝线。手术治疗可有效减少远期后遗症,且对患者的心理健康没有负面影响。

4. 阴茎贯通伤

① 对于阴茎贯通伤,多应手术探查并予清创。即使较严重的阴茎贯通伤,由于阴茎血供丰富,将损伤组织进行解剖性修复也可愈合。

② 对失活组织较多者,在清创时应尽可能多地保留组织,彻底止血,在特定病例中进行尿流改道。如果组织损失过多,可同期应用补片进行修复或延期修复。

5. 阴茎脱套伤:需立即进行重建手术,恢复其功能。如皮肤缺损较大,可用阴囊、下腹带蒂皮瓣或游离全厚到中厚皮瓣进行覆盖。

6. 阴茎离断:1929 年 Ehrich 首次报道第一例阴茎离断再植,1977 年 Cohen 等首次成功用显微外科技术成功再植离断阴茎。

① 急诊处理:包括患者的复苏,阴茎残端加压包扎或上止血带,防止过多失血,为阴茎再植做准备。

② 截断阴茎的保存:先用无菌生理盐水冲洗,再用组织保存液浸湿纱布包裹,置于有组织保存液的无菌袋中,浸入冰水中。阴茎不得与冰块直接接触。

③ 阴茎再植:手术可以在肉眼或显微镜下完成,阴茎再植术中,一般先插气囊导尿管,对合好海绵体,先吻合尿道,然后用 0/10 号尼龙线显微吻合海绵体动脉,再缝合白膜,继而吻合阴茎背动脉、背静脉、背神经、浅筋膜及皮肤。目前认为常温下热缺血时间不应超过 6 小时,随着时间延长损害逐渐加重,但若低温保存,可适当延长再植时间。国内有报道阴茎部分离断后 38 小时再植成功,完全离断后 20 小时再植成功的案例。故不应因离断时间长而放弃再植手术。

如果无法找到截断的阴茎,或者不适合再植,则清创后关闭残端。可以二期采用阴茎延长术等来重建阴茎。术后应使用低分子肝素皮下注射抗凝、大量维生素及罂粟碱等血管活性药物如他达拉非、西地那非,防止血栓形成;给予高压氧,以提高阴茎供血供氧等。

7. 阴茎烧伤:阴茎烧伤常合并会阴及身体其他部位烧伤,首先应快速补充液体和电解质,留置导尿管并监测尿量,清创包扎、抗炎、肌注破抗等。

8. 包皮系带损伤:一般是系带横断损伤,可行包皮系带成形术,即横行切开、纵行缝合。亦可同时行包皮环切＋系带成形术。

9. 阴茎绞窄:多点穿刺挤压消除水肿,涂布润滑油后脱套式取下金属环;不能取下者,可用钢锯或磨具切断金属环后取下,局部可注射肝素预防血栓形成。

【评述】

阴茎损伤诊断较容易。对阴茎折断,保守治疗并发症发生率高达 30%～44%,主要为感染、尿道破裂漏诊,远期见阴茎纤维化和成角畸形、痛性结节及勃起功能障碍,故主张早期手术修补破裂处,效果满意。对阴茎离断,再植后成活因素取决于缺血时间、损伤类型、处理是否及时、手术方法等。一般认为热缺血不应超过 6 小时,低温保存可延长保存时间,但缺血超过 72 小时则再植成活几乎不可能。

其中尤为重要的是要保证尽可能完美的吻合阴茎背动脉、阴茎背静脉和背神经,这是手术成功及减少并发症的重要因素,也可看成是阴茎再植的"标准"方法,可获得外形、排尿功能、勃起功能等良好疗效。对手术失败者,可择期行阴茎再造术。对动物咬伤者应注意对破伤风及狂犬病的防治。

(张庆玲　朱清毅)

第八节　阴囊损伤

【概述】

阴囊皮肤松软,损伤后易引起出血和肿胀,皮下血管破裂可引起广泛血肿。阴囊损伤(injury of the scrotum)多见于 15～40 岁年龄段人群,约有 5% 的患者小于 10 岁。阴囊损伤可以是单纯皮肤软组织损伤,也可以是复合伤的一部分,常合并睾丸、阴茎、会阴部、尿道、直肠损伤等。阴囊损伤分为闭合性损伤和开放性损伤。

国内多采用 1996 年美国创伤外科协会(AAST)的阴囊损伤分级(表 15 - 5)。

表 15 - 5　美国创伤外科协会(AAST)阴囊损伤分级

分级	内容
I	阴囊皮肤挫伤
II	阴囊皮肤撕裂小于阴囊皮肤直径 25%
III	阴囊皮肤撕裂大于等于阴囊皮肤直径 75%
IV	阴囊皮肤撕脱 <50%
V	阴囊皮肤撕脱 ≥50%

【诊断依据】

1. 病史:有外伤、烧灼伤等病史(如睾丸穿刺活检),若为犬类咬伤,需尽可能了解犬类健康状况。

2. 临床表现:阴囊肿胀疼痛,表面皮肤有瘀斑、出血、破损、撕脱等。血肿大时睾丸触摸不清。开放性损伤时可见阴囊裂口、活动性出血、阴囊内容物裸露等。

3. 辅助检查

① B 超:对阴囊血肿的范围及有无内容物损伤具有极高的准确性,可以指导早期选择正确的治疗方法。

② X 线:若考虑阴囊内有金属异物残留,可行 X 线拍片协助诊断。

③ CT:可用于各类阴囊损伤急性期的诊断或作为补充检查手段。

④ MRI:软组织分辨率高,对阴囊各类疾病的诊断敏感率 92%、特异性 97%,对于彩超与 CT 无法确诊者仍可明确诊断。

【治疗方案】

阴囊皮肤血供丰富、舒展性大、愈合能力强。因此针对不同的创伤分别采用相应的治疗措施。

1. 阴囊闭合性损伤

(1) 非手术治疗

① 对于单纯皮肤挫伤,阴囊壁小血肿采用卧床休息和提睾带提高阴囊,若合并血肿可局部压迫止血。

② 伤后 48 小时内局部冷敷、镇痛等治疗。

③ 48 小时后改用热敷或物理疗法促进血肿吸收。

(2) 手术治疗:对于较大及进行性增大的血肿和肉膜损伤应及时行手术治疗,清除血块、彻底止血

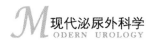

并充分引流。

2. 阴囊开放性损伤

（1）手术治疗：严格消毒、清创、清除血肿及异物；彻底止血，切除失活的组织，尽可能将皮肤原位缝合覆盖阴囊内容物。对犬咬伤，按规范要求应用20％肥皂水冲洗至少15分钟，能够降低狂犬病的发病率。对犬咬伤，应注意清创后不应立即缝合，而应在被动免疫制剂局部浸润后2小时缝合，可使被动免疫制剂与可能存在的狂犬病病毒充分作用。修复时尽量注意保护含有脂肪的皮肤，对其破坏易导致血管丛的损伤甚至全层皮肤坏死。阴囊创面用中厚皮片较皮瓣更有利于阴囊部位的散热，从而不影响阴囊的温度调节功能。若睾丸、附睾正常，阴囊皮肤完全撕脱而不能整复时，可先将睾丸、附睾埋藏于大腿内侧皮下组织中，3～6周后再行阴囊成形术，将睾丸复位于阴囊内。

（2）常规注射破伤风抗毒血清，犬类咬伤还应该注射狂犬病疫苗。应掌握以下原则：① 根据狂犬病暴露后处理规范要求，对于既往无狂犬病疫苗接种史的患者，外生殖器犬咬伤属Ⅲ级暴露，要给予被动免疫制剂［狂犬患者用免疫球蛋白（HRIG）或抗狂犬病血清］局部注射。因为第一剂狂犬病疫苗注射后中和抗体浓度到达抗狂犬病毒国际标准的0.5 u/mL以上需要14天左右时间；被动免疫直接注射在伤口局部，能迅速中和狂犬病病毒，对预防狂犬病有非常重要的作用。② 未进行常规计划免疫（未接种过"百白破"疫苗）的儿童病例，给予破伤风抗毒素1 500 U肌肉注射，而对于完成计划免疫（接种过"百白破"疫苗）的，年龄≤16岁的病例，不必给予破伤风抗毒素注射。减少不必要的痛苦，减少注射后血清病的发生。

（3）广谱抗生素、抗厌氧菌药物应用，控制伤口感染。

3. 并发症的治疗及随诊

① 鞘膜积血：早期可按闭合性损伤保守疗法处理，有慢性炎性反应、鞘膜囊壁增厚硬化时可做鞘膜切除；鞘膜积血有感染迹象时，亦应切开引流。对积血不多，鞘膜囊内压力不高，可采用间断穿刺排血；积血较多，压力较高，应手术彻底止血；伤后时间较长，血肿机化应手术切除。

② 血肿机化：若阴囊损伤后初期处理不彻底，较大的血块机化后压迫睾丸，致睾丸组织萎缩、疼痛剧烈，可考虑切除机化的团块。

【评述】

阴囊组织疏松，伤后易引起血肿，初期可保守治疗，如血肿增大、感染或机化，则应手术治疗。对开放性阴囊损伤，尤其犬咬伤应彻底清创，注意预防狂犬病及破伤风，尤其应规范使用破伤风抗毒血清。

（张庆玲　朱清毅）

第九节　睾丸损伤

【概述】

由于阴囊的保护作用，提睾肌反射及被覆睾丸白膜，而且睾丸活动度大，阴囊内容物损伤的发生率低于阴囊皮肤损伤。常见原因多是直接暴力，多发生于15～40岁青壮年。在所有损伤中，睾丸损伤（injury of the testis）仅占1％左右，睾丸损伤往往继发于钝性损伤或穿通伤。右侧睾丸损伤较左侧多见，可能与右侧睾丸位置较高易受挤压有关。可并发附睾、精索、阴茎、尿道、骨盆、会阴及直肠等损伤。

表 15-6 美国创伤外科协会(AAST)拟定的睾丸损伤分级

分级	内容
Ⅰ	睾丸白膜挫伤/血肿
Ⅱ	睾丸白膜裂伤
Ⅲ	睾丸白膜裂伤伴<50%实质损伤
Ⅳ	睾丸白膜大面积裂伤,实质损伤≥50%
Ⅴ	睾丸完全破坏或撕裂

【诊断依据】

1. 病史:有明确的外伤或医源性损伤史(如睾丸穿刺活检)。

2. 临床表现

(1)睾丸挫伤:伤后睾丸疼痛剧烈,向大腿内侧及下腹部放射。体检见阴囊肿大,睾丸光滑、肿胀、触痛明显。B超示睾丸白膜完整,睾丸内边界欠清的低回声提示睾丸实质内血肿。

(2)睾丸破裂:阴囊伤处疼痛剧烈,甚至休克,常伴恶心、呕吐。体检可见阴囊肿大,皮肤有瘀斑,睾丸界限不清,触痛明显。B超检查示白膜不完整,睾丸内回声不均匀,诊断准确率可达95%。CT平扫及增强扫描可明确破裂部位及裂口大小。

(3)睾丸脱位:由于暴力挤压使睾丸移出阴囊外。睾丸脱位分外脱位和内脱位。睾丸脱位至腹股沟皮下、阴茎根部、会阴部为外脱位;睾丸脱位至腹股沟管、股管、腹腔内为内脱位。创伤性睾丸脱位的发生概率很小,双侧同时发生脱位约占1/4;约50%位于腹股沟及皮下外环处。体检时阴囊空虚,而在腹股沟管或会阴处扪及球形肿物。B超可帮助明确此肿块为睾丸。应与隐睾鉴别,后者有明确隐睾病史。

(4)睾丸开放损伤:多见于刀刺及战伤。检查可见阴囊有伤口、出血、血肿及睾丸白膜破裂,睾丸组织外露或缺损,如有阴囊壁缺损,可见睾丸完全外露。

(5)睾丸扭转:外伤后睾丸扭转,疼痛剧烈,并向腹股沟、下腹部放射,常伴恶心、呕吐。体检可见精索短缩上移,托起阴囊后疼痛不减轻,反而加重。阴囊皮肤发红、水肿。彩超提示患侧睾丸血流频谱明显减弱或消失。

3. 辅助检查

(1)B型超声及彩色多普勒超声检查:能准确显示阴囊内组织血流信号,清晰显示组织器官内较小病灶,有利于早期明确诊断及临床分型,为睾丸及阴囊其他内容物损伤提供治疗依据;可重复操作,是睾丸损伤早期的首选检查,临床诊断睾丸破裂的符合率达90%~100%,敏感性为96.8%,特异性97.9%。但超声检查也有一定局限,阴囊血肿较大时睾丸损伤较难诊断分型,对伴有精索和附睾损伤时,诊断亦较为困难。

(2)CT检查:具有高分辨率、不受阴囊损伤程度及类型限制等优点,对睾丸损伤的诊断率高,对于临床对比观察具有重要指导意义。此外,CT对于开放性损伤、腹部合并伤以及触痛不配合患者具有独特优势。

(3)MRI:对软组织分辨率高,并可多方位、多序列扫描且无辐射,对白膜的观察最具优势,对阴囊损伤的评估最精确,可明确分辨睾丸挫伤与破裂,以及鞘膜内是单纯的积液还是积血,对于彩超与CT无法确诊患者仍可明确诊断。

【治疗方案】

原则是首先镇痛,纠正疼痛性休克,减轻睾丸内张力和控制出血;清创时尽可能保留睾丸组织,只有当精索动脉断裂或睾丸破裂严重,估计无法保留时方可切除睾丸。

1. 闭合性损伤

(1)睾丸挫伤:可采取非手术治疗,卧床休息、镇痛、睾丸托固定、局部冷敷以减轻睾丸张力及出

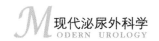
血。镇痛以预防疼痛性休克;使用抗生素预防感染。但如睾丸血肿进行性增大,应行手术治疗,切开包膜、清除血肿、彻底止血、减压引流。约90%的患者可在早期手术干预下保留睾丸,而继续保守治疗往往导致睾丸萎缩。

(2)睾丸白膜裂伤:无论血肿范围大小,无论是开放性损伤还是闭合性损伤,均应在72小时内急诊手术探查,提高睾丸存活率。

(3)睾丸破裂:当外力至少大于50kg力时才能造成睾丸破裂。主要是由于外力作用后睾丸撞击耻骨联合,损伤睾丸白膜后发生破裂,睾丸部分破裂时可清除坏死组织、彻底止血、缝合白膜;白膜破裂清创后缺损较大时可用鞘膜覆盖;睾丸完全破裂无法修复时可切除。如单侧破裂处理不及时,导致精子抗原长期暴露,机体产生抗精子抗体,可造成自身免疫性不育。

(4)睾丸脱位:对位于腹股沟皮下、阴茎根部、会阴部脱位,在局部水肿不明显时可手法复位,但手法复位有一定风险,主要是睾丸脱位常合并精索扭转,因此复位后应及时复查彩色多普勒超声,了解睾丸血供情况。手法复位失败或脱位至腹股沟管内、股管,腹腔内之内脱位均应尽快开放手术复位。手术探查注意睾丸血液循环和精索位置,如发现合并睾丸白膜破裂则行修补术,睾丸复位后加以固定。

(5)睾丸扭转:睾丸扭转时间短,局部肿胀不严重时,先试行手法复位。先顺时针旋转,若睾丸能回纳阴囊疼痛减轻、睾丸彩超提示血供恢复,表示复位成功;若疼痛加重,睾丸不能回纳阴囊,再逆时针旋转复位。若睾丸扭转超过8~12小时,或局部肿胀、疼痛加重,应行开放手术探查,视睾丸生机而决定是否行睾丸切除术。对手法复位成功者亦应开放手术固定。

2.开放性损伤:清除坏死组织和异物,大量生理盐水冲洗脱出的睾丸,再正位还纳固定,缝合阴囊,放置引流。合并精索动脉损伤时,如果睾丸损伤不重尚可保留,对局部污染不严重者,可用显微外科技术修复或血管移植;对只能行睾丸切除的病例,若能保留一部分睾丸白膜也有临床意义,因为紧贴白膜的睾丸组织仍有许多分泌雄激素的细胞,能保留内分泌功能。

【评述】

睾丸损伤据外伤史、症状及体检诊断不难。B超、CT、MRI检查有助于睾丸损伤类型的进一步诊断,对诊断为睾丸破裂者,应早期手术。有报道指出,早期探查和修补的患者中80%睾丸存活,而保守治疗患者随访检查仅30%的睾丸存活。对睾丸内血肿、睾丸挫伤肿胀疼痛难忍者,亦主张切开白膜,清除血肿,减轻睾丸内压,否则睾丸萎缩发生率增高。

(张庆玲　朱清毅)

第十节　精索损伤

精索位于腹股沟管和阴囊内,位置隐蔽且阴囊段活动度大,较少发生损伤。精索内有睾丸动脉、输精管动脉、蔓状静脉丛、精索内静脉、生殖股神经、输精管和淋巴管等。当受到外伤或某些医源性损伤,如隐睾下降固定、男性结扎等手术,可造成血管破裂、输精管损伤、睾丸血运障碍等。

【诊断依据】

1.病史:有腹股沟、阴囊部外伤或手术史。

2.症状:阴囊部疼痛、肿胀。疼痛可向下腹、会阴及腰部放射。可伴恶心、呕吐等症状。

3.体检:见阴囊部肿胀,皮下有淤血或血肿。精索增粗,触痛明显,部分患者后期可伴睾丸萎缩。如仅为输精管血管损伤,则可扪及增粗的输精管外鞘而精索正常。

4.彩超或放射性核素显像:可显示伤侧睾丸血流情况。B超及彩色多普勒超声检查能准确显示阴囊内组织血流信号,清晰显示组织器官内较小病灶。有利于早期诊断及临床分型,为精索损伤提供治疗依据。

5. CT：具有高分辨率、不受阴囊损伤程度及类型限制等优点。对组织损伤评价更为准确，对于临床对比观察具有重要指导意义。此外，CT 对于开放性损伤、腹部合并伤以及触痛不配合患者具有独特优势。

【治疗方案】

1. 一般治疗：以卧床休息、抬高阴囊、止血、镇痛、冷敷、应用抗生素预防感染为主。

2. 出血严重者应手术探查清除血肿，彻底止血，充分引流。一般认为对精索静脉损伤，尤其原有精索静脉曲张者，结扎此损伤的静脉可获满意疗效；但如为睾丸动脉损伤，则应尽可能修复；而对于高位睾丸动脉损伤也可结扎，因为尚有输精管动脉和提睾肌动脉供应，不至于发生睾丸萎缩。

3. 输精管断裂者应予输精管吻合术。

4. 对精索广泛性损伤、睾丸无血运者，应行睾丸切除。

【评述】

精索损伤较少见，轻者保守治疗，重者应手术探查。由于精索是连接睾丸的唯一通道，且有调节睾丸位置、温度的功能，对阴囊段睾丸动脉应尽可能保护，术毕应做鞘膜翻转和睾丸固定。

（张庆玲　朱清毅）

第十六章
泌尿男性生殖系统非特异性感染

第一节 肾上腺非特异性感染

【概述】

肾上腺非特异性感染(adrenal nonspecific infection)是指一般致病菌如金黄色葡萄球菌、链球菌等引起的肾上腺感染,也有少数由新型隐球菌引起。此病罕见,主要继发于全身性感染,邻近器官感染的直接蔓延,或继发于外伤、肾上腺出血,患者多见于老人及免疫功能低下者。多引起肾上腺功能减退症状。

【诊断依据】

1. 全身感染症状:高热、寒战、血压波动等全身毒血症症状。

2. 软弱无力,体重减轻,严重时无力翻身或伸手取物;皮质醇缺乏引起胃肠道功能紊乱,如恶心呕吐、食欲不振、腹胀腹泻;皮肤变黑,颜面、牙龈、掌纹色素沉着。

3. 腰腹部疼痛不适,可有叩击痛。

4. 血液检查:血红蛋白降低,白细胞升高;急性期血培养可阳性;促肾上腺激素显著升高,皮质醇激素降低

5. B超和CT检查:肾上腺结构紊乱,增大、增厚、内部低回声,脓肿形成则可见肾上腺区低回声及圆形肿物。

【鉴别诊断】

1. 肾上腺结核 多是双侧性病变,常与肾结核、腹膜结核和附睾结核同时存在。本病的特点是干酪样坏死或有肉芽组织形成,常有钙化。可累及肾上腺皮质和髓质。

2. 肾上腺转移瘤 肾上腺为体内较易发生转移瘤的部位,其中以肺癌转移最为常见,转移瘤可单侧或双侧发病,多有原发肿瘤病史。

【治疗方案】

1. 激素替代治疗:针对肾上腺功能减退给予皮质醇激素,维持正常生理所需。

2. 抗感染:本病多为其他部位感染血行转移,宜选用广谱抗生素治疗。

3. 形成脓肿者,可在B超引导下穿刺引流或切开引流。

【评述】

近年来由于广谱抗生素的应用导致本病罕见,一般继发于全身严重感染,当双侧严重感染时,可出现肾上腺功能不全,应在有效广谱抗生素治疗下补充肾上腺皮质激素。形成脓肿者,应予引流。

(王松波　王增军)

第二节　肾周围炎

【概述】

肾周围炎(perinephritis)是指发生于肾包膜与肾周筋膜之间的脂肪组织中的炎症。如感染形成脓肿,则称为肾周围脓肿。近年来由于广泛应用广谱抗生素,血行感染日趋减少,主要致病菌已由金黄色葡萄球菌转为以大肠埃希菌及变形杆菌为主,金黄色葡萄球菌次之。患者中约 1/3 合并糖尿病,1/3 有肾结石,常因肾皮质化脓性感染,肾脓肿破裂侵入肾周围组织形成,少数也可由远处炎症通过血行感染直接播散到肾周围组织。以单侧多见,双侧少见,右侧多于左侧,常见于 20~60 岁。

【诊断依据】

1. 畏寒、发热、腰部疼痛,发展为肾周脓肿时症状加重,伴有患侧腰部及下肢活动受限。检查示腰部肿胀,压痛、叩痛明显,肌紧张和皮肤水肿,腰大肌试验阳性,有时可触及痛性肿块。

2. 血常规:白细胞及中性粒细胞上升,血细菌培养可阳性,尿常规正常或可见脓细胞。

3. 脓肿形成时,肾周脂肪囊穿刺可抽出脓液。

4. X 线检查腹部平片示脊柱弯向患侧,腰大肌影及肾影模糊。胸透可见患侧膈肌抬高,活动受限。排泄性尿路造影示患肾显影差或呼吸时移动范围减少,甚至不随呼吸移动。

5. B 超可显示肾周有低回声肿块,具有不整齐的壁,有时呈多房性。

6. CT 最有价值,可显示肾周软组织影,中心 CT 值 0~20 Hu,具有一个炎性的壁层,增强后壁层被强化,邻近组织层次不清。肾周筋膜变厚,在脓肿中可见到气体或气液平面。MRI 对判断脓肿与周围组织界限敏感性较高,T1WI 呈不均匀或低信号,T2WI 呈高信号,与水样密度相似。

【鉴别诊断】

本病需与急性肾盂肾炎、肾皮质感染、肾乳头坏死、膈下脓肿、腰椎结核引起的腰大肌脓肿等相鉴别,B 超、CT 及尿液检查有助于鉴别。

【治疗方案】

1. 一般治疗:卧床休息,解热镇痛,局部热敷和理疗,加强全身支持疗法。

2. 应用有效的抗生素,疗程宜长。

3. 如脓肿形成,则行穿刺或切开引流,并以手指分离打开分隔的脓腔,放置多孔引流管。当症状好转,患者体温和白细胞逐渐下降至正常范围,引流管内无分泌物,复查 B 超或 CT 证明脓肿消失,可作为拔除引流管的指征。

4. 如患侧肾脏的功能丧失伴有肾脏多处脓肿时,可行患肾切除,彻底清创及充分引流。

5. 积极治疗糖尿病、肾结核、输尿管结石等,以利疾病尽快治愈。

【评述】

肾周围炎和肾周脓肿是同一疾病的不同阶段。肾周围炎未经及时治疗,可发展成肾周脓肿。脓肿能向上蔓延至膈下,也可沿腰肌下行。

目前认为 CT 是诊断本病的最佳影像学方法,可以显示脓肿及其范围、与邻近组织的解剖关系。治疗以应用有效抗生素为主,有脓肿形成时则行穿刺或切开引流,并打开分隔的脓腔。大多预后良好。

(王松波　王增军)

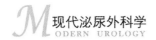

现代泌尿外科学
MODERN UROLOGY

第三节　肾皮质感染

【概述】

肾皮质感染(renocortical infection)为致病菌经血运进入肾脏皮质引起的严重感染,形成脓肿时称之为肾皮质脓肿。小脓肿融合扩大而成大块化脓组织称为肾痈,病变发展可从肾皮质向外破溃形成肾周脓肿。其致病菌大多为金黄色葡萄球菌、大肠杆菌、变形杆菌。细菌可由体内其他部位化脓性病灶经血液循环而进入肾脏。也有的继发于尿路梗阻或者先天性畸形,如儿童的膀胱输尿管反流。发病平均年龄为53.5岁,成人中女性发病率较高。

【诊断依据】

1. 症状:起病较急,多有畏寒、发热、腰部疼痛、食欲不振。

2. 体检患侧腰部有明显压痛及叩痛,肌紧张,发展至肾周围感染可见肾区皮肤水肿。

3. 实验室检查:血常规示白细胞升高,中性粒细胞增加。血液细菌培养可呈阳性。当脓肿与集合系统相通后可出现脓尿和菌尿,尿细菌培养为阳性。

4. X线检查:腹部平片显示患侧肾脏增大,周围水肿使肾影模糊,腰大肌影不清楚或消失。当脓肿破溃到肾周围时,脊柱侧弯。静脉尿路造影可显示肾皮质脓肿压迫肾盂肾盏,使之变形,患侧肾功能减退。

5. CT检查:显示肾皮质内有脓腔,CT值介于囊肿和肿瘤之间,但难与肿瘤内坏死相区别。增强扫描可较清楚显示脓肿轮廓,多呈楔形的无强化感染灶。

6. B超检查:可见肾皮质有不规则的脓肿轮廓,肾窦回声偏移,稍向肾边缘凸出,脓肿为低回声区。穿刺获脓液可确诊。

【鉴别诊断】

本病应与肾肿瘤、肾结核、肾囊肿、肾周围炎鉴别,B超、CT及试验性治疗有助鉴别。

【治疗方案】

1. 一般治疗:卧床休息,多饮水,维持水、电解质、能量代谢平衡,适当注意营养。必要时可用解热镇痛药。

2. 抗感染治疗:研究表明,直径小于3 cm的小脓肿,若早期应用合适的抗生素,可以获得极佳的疗效。血培养和药敏试验可以使抗生素使用更有针对性,但是在结果检出之前,医生应根据临床经验结合患者情况加以判断,早期给予抗生素治疗。常见的病原菌如大肠埃希菌、克雷伯杆菌、铜绿假单胞菌、金黄色葡萄球菌等,均可通过症状结合病史加以判断,常可获较好疗效。待细菌培养结果出来后,再作调整。

3. 手术治疗:若药物治疗无效,肾痈形成或并发肾周围脓肿,需施行切开引流术。若伴有尿路结石,则需行取石术。如脓肿引流不畅,肾脏破坏严重,必要时可行肾切除术。

4. 原发感染灶处理:对于引起本病的原发感染灶要积极处理,对糖尿病患者要积极治疗。

【评述】

广谱抗生素发展到今天,由于及时应用抗生素控制原发感染灶,肾皮质化脓性感染的发生率较前明显减少,除非患者机体免疫力低下,或为糖尿病患者。部分病例在病程开始时仅为亚急性或慢性炎症的表现。诊断主要根据临床表现及体征,B超和CT可明确肾皮质脓肿的部位、大小。本病治疗不及时,可发展为败血症和肾周围脓肿。应尽早积极抗感染治疗,若有脓肿形成,则应引流。

（王松波　王增军）

第四节　肾盂肾炎

一、急性肾盂肾炎

【概述】

急性肾盂肾炎(acute pyelonephritis)是肾盂、肾盏和肾实质的急性细菌性炎症。致病菌常见为大肠埃希杆菌。多由尿道逆行进入膀胱,上行感染经输尿管达肾盂者占70%;由血行感染播散到肾盂者占30%,多为葡萄球菌感染。女性的发病率高于男性数倍,女性在儿童期、新婚蜜月期、妊娠期和老年期更易发生。尿路梗阻、膀胱输尿管反流及尿潴留等情况,可造成继发性肾盂肾炎。

正常人的尿路对外来细菌入侵有防卫能力,主要表现为:① 经常性排尿将细菌冲出体外;② 尿液的酸性物质不利于细菌生长;③ 尿路上皮可分泌 Tamm-Horsfall 黏蛋白,构成防止细菌入侵的保护层;④ 尿路黏膜可分泌 IgA、IgG;⑤ 男性在排尿终末时前列腺液排于后尿道,有杀菌作用。因此,健康人的尿路即使有细菌存在也未必引起感染,更不至于发生肾盂肾炎。

临床上导致人体免疫功能不良而发生肾盂肾炎的易感因素有六个方面:① 尿液引流不畅或尿路梗阻;② 尿路畸形或功能缺陷;③ 慢性肾脏疾病;④ 机体免疫功能下降、糖尿病;⑤其他因素:常见尿道内或尿道邻近有感染性病变;⑤ 留置导尿管或器械检查。

【诊断依据】

1. 全身感染症状:多为急性起病,常有寒战、高热,体温达 39 ℃以上,伴有头痛、全身痛以及恶心、呕吐,甚至腹胀、腹痛、腹泻等。热型类似脓毒血症,大汗淋漓后体温下降,以后又可上升,持续 1 周左右。

2. 泌尿系统表现:多有尿频、尿急、尿痛等尿路刺激症状,每次尿量少,有尿道烧灼感,尿液外观浑浊,可见脓尿或血尿。大多伴腰痛或肾区不适。肾区有压痛或叩击痛。

3. 尿液检查:有白细胞、红细胞、蛋白、管型和细菌,尿细菌培养菌落计数在 10^5/mL 以上。

4. 血液检查:血常规:白细胞计数和中性粒细胞计数增高,可有核左移。肾功能检查:若肌酐、尿素氮升高,提示肾功能不全。

5. 亚硝酸盐还原试验(Griess 试验):阳性率较低,但很少有假阳性。阳性则表明存在尿路感染,并可排除结核菌感染,但阴性者不能排除感染。

6. X 线检查:腹部平片可因肾脏肿大而肾外形不清。静脉尿路造影可发现肾盏显影延缓和肾盂显影减弱。可显示尿路梗阻、肾或输尿管畸形、结石、肿瘤等原发病变。

7. B 超检查:显示肾皮质髓质境界不清,并有比正常回声偏低的区域,还可确定有无梗阻、结石等。

8. CT 检查:患侧肾外形肿大,并可见楔形强化降低区。从集合系统向肾包膜放射,病灶可单发或多发。

【鉴别诊断】

1. 急性膀胱炎　可同时存在,也可单独发生。尿路刺激症状较急性肾盂肾炎明显,往往有终末血尿,全身症状不明显,患者无发热、腰痛、肾区叩击痛,但会有膀胱区疼痛和压痛。尿检多无蛋白和管型。

2. 肾皮质脓肿或肾周围炎　有全身症状及肾区疼痛或肿胀,但无尿路刺激症状;KUB 平片可发现腰大肌影消失,B 超检查可见肾实质或肾周有液性暗区。

【治疗方案】

1. 全身治疗:卧床休息,输液,饮水,维持每日尿量达 1 500 mL 以上。注意饮食,多摄入易消化富

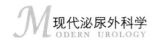

含热量和维生素的食物。

2. 抗感染治疗:首先做细菌培养和药物敏感试验,在未获结果之前,选择应用肾毒性小的广谱抗生素。可选用的药物有:① 第三代喹诺酮类药物:抗菌谱广、作用强、毒性小,临床广泛应用;但不能用于儿童及孕妇。② 半合成广谱青霉素类:毒性低,抗菌谱广,对 G⁻杆菌作用强。③ 第一、二代头孢菌素可用于产酶葡萄球菌感染;第二、三代头孢菌素对革兰阴性杆菌作用显著,与氨基糖苷类药物合用有协同作用。④ 去甲万古霉素适用于耐甲氧西林的葡萄球菌、多重耐药的肠球菌感染及对青霉素过敏的革兰阳性球菌感染。亚胺培南-西司他丁钠抗菌谱广,对革兰阴性杆菌杀菌活性好。这两种尤其适用于难治性院内感染及免疫缺陷合并肾盂肾炎者。以上治疗宜个体化,疗程 7~14 天,静脉用药者可在体温正常、临床症状改善、尿细菌培养阴性后改口服,维持 1~2 周。

3. 对症治疗:应用碱性药物如碳酸氢钠、枸橼酸钾,降低酸性尿液对膀胱的刺激,缓解膀胱刺激症状。钙离子通道拮抗剂维拉帕米(异搏定)或盐酸黄酮哌酯(泌尿灵),可解除膀胱痉挛和缓解膀胱刺激症状。

4. 对原发病的处理:如治疗尿路梗阻、结石、膀胱输尿管反流等。

【评述】

急性肾盂肾炎是尿路感染的一种严重类型,是由于细菌(极少数为真菌、原虫等)直接侵袭引起的肾盂、肾盏和肾实质的感染。肾盂肾炎好发于女性,男女发病比例约为 1∶10。近年来,变形杆菌、绿脓杆菌和革兰阳性球菌引起的肾盂肾炎有增多趋势。严重的肾盂肾炎可并发肾乳头坏死、肾周围脓肿及败血症。病理表现为肾体积增大及水肿,质地较软,表面散在大小不等的脓肿,呈黄色或黄白色,周围有紫红色充血带环绕。切面见大小不等的小脓肿不规则分布在肾组织各部分。肾盂黏膜充血水肿,有散在小出血点。早期肾小球多不受影响,病变严重时可见肾小管、肾小球破坏。化脓灶愈合后可形成微小的纤维化瘢痕。病灶广泛而严重时,可使部分肾单位功能丧失。

早期、足量应用敏感抗生素是治疗的关键,如明确易感因素者应予以纠正,同时辅以全身治疗及对症治疗。

二、慢性肾盂肾炎

【概述】

慢性肾盂肾炎(chronic pyelonephritis)可由急性肾盂肾炎治疗不彻底转入慢性阶段或隐匿性无症状菌尿反复发作发展而来,并可发生于尿路解剖或功能有异常情况者:① 尿路梗阻引起感染的,称为梗阻性慢性肾盂肾炎;② 由于膀胱、输尿管反流引起的慢性肾盂肾炎(反流性肾病);③ 少数特发性慢性肾盂肾炎,其发病机制不明。慢性肾盂肾炎病理改变除急性病变外,尚有肾盂、肾盏和肾乳头瘢痕形成、变形、狭窄,肾间质纤维化,肾小管萎缩,肾小球周围纤维化,血管内膜增厚。晚期因肾实质萎缩致肾脏缩小,表面凹凸不平,发展为"肾盂肾炎固缩肾",临床上出现慢性肾功能不全。

【诊断依据】

1. 临床表现:多见于女性。多有反复发作的肾盂肾炎,炎症静止期症状不明显,但有持续菌尿,偶有低热,伴肾区的轻微不适感或轻度膀胱刺激症状。依据 2 次细菌培养阳性可作出诊断。当出现反复发作的急性炎症时,可有局部肾区疼痛,畏寒、发热和膀胱刺激症状。病变侵犯双侧肾脏时,疾病后期可出现肾小盏功能障碍,使肾浓缩功能下降,表现为多尿、夜尿、多饮,肾小管钾、钠代谢紊乱导致低钠、低钾或高血钾。亦可出现继发性肾小管性酸中毒,表现为慢性肾衰竭症状,如高血压、面部和眼睑水肿,恶心、呕吐和贫血等,最终可发展为尿毒症。

2. 实验室检查:

(1)尿常规:可有间断性脓尿或血尿。急性发作时与急性肾炎的表现相同。

(2)尿细菌学检查:可间歇出现真性细菌尿。急性发作时,尿培养多为阳性,菌落计数超过 10^5/mL时可确定感染。

（3）血常规：红细胞计数和血红蛋白可轻度降低。急性发作时白细胞计数和中性粒细胞比例可增高。

（4）肾功能检查：可出现持续肾功能损害：① 肾浓缩功能减退，如夜尿量增多，晨尿渗透压降低；②酸化功能减退，如晨尿 pH 增高，尿 HCO_3^- 增多，尿 NH_4^+ 减少等；③ 肾小球滤过功能减退，如内生肌酐清除率降低，血尿素氮、肌酐增高等。

3. 影像学检查

（1）KUB：平片可显示一侧或双侧肾脏较正常缩小。IVU 可见两肾大小不等，外形凹凸不平，肾盏、肾盂可变形，有扩张、积水现象，肾实质变薄，有局灶的、粗糙的皮质瘢痕，伴有邻近肾小盏变钝或呈鼓槌状变形。有时显影较差，输尿管扩张。排尿性膀胱造影，部分患者有膀胱-输尿管反流。此外还可发现有尿流不畅、尿路梗阻，如结石、肿瘤或先天性畸形等易感因素。

（2）超声检查：对瘢痕诊断的敏感度较高，但不能作为诊断的金标准。

（3）CT：能清晰显示肾实质、肾盂、肾盏的结构，并可以显示肾脓肿的情况，判定肾损害程度，可作为肾瘢痕诊断的金标准。

（4）放射性核素扫描：可确定患者肾功能损害状况，显示患肾较小，肾瘢痕常表现为肾皮质收缩和楔形缺损，敏感且可靠。动态扫描还可查出膀胱输尿管反流。

【鉴别诊断】

急、慢性肾盂肾炎的鉴别诊断并不以病程的长短为依据，影像学检查发现肾皮质瘢痕，肾盂、肾盏变形，同时有肾功能异常，且通过病史或尿细菌学检查有尿路感染的证据者，可诊断本病；如无上述改变，尿路感染病史虽长，亦不能诊断为慢性肾盂肾炎。

1. 下尿路感染　若显示尿蛋白、Tamm-Horssfall 蛋白、β-微球蛋白等增高，尿沉渣抗体包裹细菌阳性，白细胞管型以及肾形态和功能异常，均有助于慢性肾盂肾炎的诊断。必要时可做膀胱冲洗灭菌试验：若膀胱冲洗灭菌 10 分钟后留取膀胱尿菌数较少，提示膀胱炎；如灭菌前后菌数相似，则为肾盂肾炎。此后继续间隔 10 分钟留尿 1 次，共 3 次，如培养阳性，且菌落数逐渐上升，说明为肾盂肾炎。另可通过输尿管导管收集肾盂尿做尿常规和培养，可明确感染部位是一侧还是两侧。

2. 尿道综合征（又称为症状性无菌尿）　好发于中年女性，患者以尿频、尿急、尿痛、排尿不适为主要表现，尿中白细胞亦可增多，常被误诊为不典型慢性肾盂肾炎而长期盲目应用抗菌药物治疗，甚至造成不良后果，必须予以鉴别。尿道综合征多次中段尿定量培养（一），无真性细菌尿并排除假阴性，可资鉴别。

3. 肾结核　肾结核患者多有肾外结核病史或病灶存在，肉眼血尿多见，膀胱刺激症状显著而持久，往往有结核中毒症状。尿沉渣涂片可找到抗酸杆菌，尿细菌普通法培养呈阴性，尿结核菌培养阳性等可资鉴别。必要时做静脉尿路造影，如发现肾实质虫蚀样破坏性缺损则对诊断肾结核有帮助。

4. 慢性肾小球肾炎　在无明显水肿、蛋白尿、高血压时，其临床表现与全身感染症状和尿路刺激症状不明显的不典型慢性肾盂肾炎相似，尤其当慢性肾小球肾炎患者并发尿路感染，或晚期两者均出现慢性肾功能减退时，鉴别更难。一般认为，病史中有全身水肿；尿中有以中分子以上蛋白为主、含量较多的蛋白及管型，白细胞少；先有肾小球滤过功能受损，且重于肾小管功能受损；以及肾 X 线检查显示两肾对称性缩小，外形光整，无肾盂肾盏变形等，支持慢性肾小球肾炎。而病程中肾和尿路刺激症状明显，尿常规以白细胞为主，有以小分子为主的少量蛋白尿；中段尿细菌培养为阳性；肾小管功能损害早于和重于肾小球功能损害，以及肾 X 线检查两肾大小不等，外形不平，肾盂肾盏变形等，则支持慢性肾盂肾炎。

【治疗方案】

1. 全身支持疗法：注意适当休息，增进营养，纠正贫血。

2. 加强抗感染治疗：抗生素的选择应根据尿细菌培养和药物敏感试验结果，选择最有效且毒性小

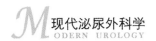
的抗生素,至少维持2～3周,此后需口服小剂量抗生素,有时需维持数月。治疗期间需反复检查尿液中的白细胞和细菌培养。

3. 清除体内感染病灶:应彻底控制和清除前列腺炎、盆腔炎和尿道炎等感染病灶。

4. 糖皮质激素和非甾体抗炎药:能减轻感染导致的肾脏瘢痕的产生。

5. 外科治疗:及时纠正引起感染的原发病变,如尿路梗阻、结石、膀胱-输尿管反流等。

【评述】

慢性肾盂肾炎是由于急性感染期间治疗不当或不彻底而转入慢性阶段,也有由于隐蔽性无症状性菌尿、反复发生炎症反应,有时因为重新感染而引起。慢性肾盂肾炎的特征是有肾实质瘢痕形成。目前对慢性肾盂肾炎的诊断除了病理上有慢性间质性肾炎改变、肾盂肾盏炎症、纤维化及变形外,应有病史或细菌学上的证据。近年来发现,在泌尿系统感染者血清和尿中白介素-1、6、8等升高,而上述白介素的激活是依赖大肠杆菌和尿路上皮细胞黏附的,从而导致多形核细胞聚集到病变部位,发生炎症反应。

儿童期严重的急性肾盂肾炎常导致肾损害,发展为慢性肾盂肾炎。随着青春期肾负荷增加,残余肾功能可能继续衰竭,导致终末期肾病。

三、气肿性肾盂肾炎

【概述】

气肿性肾盂肾炎(emphysematous pyelonephritis,EPN)是由产气细菌感染引起的一种急性、坏死性的肾脏实质和肾周围感染性疾病。该病以肾实质、肾集合系统以及肾周围组织积气为特征,若不及时控制,可能致命。大肠埃希菌是EPN最常见的致病菌,其他致病菌还包括肺炎克雷伯菌、奇异变形菌、溶血性链球菌等。气肿形成的因素包括:组织中葡萄糖含量高,为病原菌提供了代谢产物;产气性细菌通过对组织中的葡萄糖及感染所致的坏死组织酵解产生气体,以二氧化碳为主。

几乎所有的EPN都发生在成年人,以女性多见,男女发病比例约为1∶4,最常见于糖尿病患者,有报道90%的EPN患有糖尿病;另多见于免疫功能低下和有尿路梗阻者。有学者认为,EPN是严重急性肾盂肾炎的特殊表现。

【诊断依据】

1. 临床症状:几乎所有患者都会出现发热、腰痛、呕吐症状,因此也被称为"EPN三联征"。严重者可以出现意识障碍、休克及急性肾功能损害等。较少见的临床表现包括尿痛、呼吸困难等。如果感染累及到集合系统,可以出现气尿。

2. 实验室检查:尿常规化验可见大量的白细胞,尿细菌培养几乎都有阳性发现,大肠埃希菌最为常见。大多数患者血肌酐水平升高,白细胞升高,血小板减少。

3. 影像学检查:X线片可见肾影增大,出现分布于肾实质组织中的气体,表现为肾上部斑片状气体影。CT是确诊EPN最有效的检查,既能明确肾脏中气体的位置及其范围,又能反映肾实质的损害程度,可对有无泌尿系梗阻及治疗效果进行评价。根据CT结果可将EPN分为四级:Ⅰ级:气体主要在肾集合系统;Ⅱ级:气体分布在肾盂和肾实质内,没有突破肾被膜;ⅢA级:气体或脓肿扩散至肾周间隙;ⅢB级:气体或脓肿扩散至肾旁间隙;Ⅳ:双侧气肿性肾盂肾炎或孤立肾气肿性肾盂肾炎。

【鉴别诊断】

肠气　X线示肾周有气体,新月形,但无肾脏疾病表现。

【治疗方案】

EPN是泌尿外科的急症、重症,需要内外科联合治疗。

1. 内科治疗:主要是液体复苏、支持治疗和使用血管活性药物,维持血流动力学稳定和维持呼吸通畅。早期应用强力广谱抗菌药物,常选用β-内酰胺酶抑制剂类、氨基糖苷类、喹诺酮类等药物,必要时使用碳青霉烯类药物。

2. 外科治疗:包括经皮肾穿刺引流术、开放性切开引流术、输尿管镜下双J支架管置入引流术及急诊肾造瘘术等。如果患肾无功能,应果断行肾切除术。

【评述】

EPN易继发感染性休克,病情凶险,且伴有肾实质的快速破坏,死亡率高达 19%～43%。该病症状特异性低,确诊主要依赖于CT等影像学检查。急性肾衰竭、血小板计数低于 120×10^9/L、收缩压低于 90 mmHg 和意识模糊作为 EPN 的危险因素。一旦确诊,需立即进行扩容、复苏、控制血糖等治疗,并根据病情进行引流或肾切除等外科干预。对 EPN 合并糖尿病患者行肾切除手术,术后会增加后期肾衰竭的风险。近来经皮肾穿刺引流术因其微创及引流充分越来越受到重视。单独使用抗生素治疗的病死率为 40%;经皮肾穿刺置管引流术联合抗生素治疗的成功率为 66%(27/41)。对于Ⅰ级或Ⅱ级 EPN 患者,行经皮肾穿刺置管引流术,或经尿道输尿管支架管置管引流术联合抗生素治疗能够取得较好的效果。对于Ⅲ级患者,若危险因素少于 2 个,则经皮肾穿刺引流术联合内科治疗有效;若危险因素达 2 个或 2 个以上,患者病死率高达 92%,须立即行肾切除术。Ⅳ级患者在尽量保留肾脏的原则下,应先尝试引流,并随时做好肾切除术的准备。

(王松波　王增军)

第五节　肾积脓

【概述】

肾积脓(pyonephrosis)又名脓肾,是肾集合系统内严重的化脓性感染,肾组织广泛性破坏,致使全肾形成脓囊,功能丧失。脓肾以上尿路结石合并梗阻和继发性感染最常见,其次是肾和输尿管畸形引起的肾积水合并感染,亦可继发于肾盂肾炎、肾结核等疾病发展过程中。致病菌以大肠杆菌最多见。

【诊断依据】

1. 病史:常有长期肾感染史或有肾、输尿管结石史。

2. 症状:急性发作型,除了有寒战、高热、全身无力、呕吐等全身中毒症状外,还有明显的局部症状,如腰部疼痛和腰肌紧张;如为慢性病程型,则呈慢性感染中毒症状,如低热、盗汗、贫血、消瘦等,局部症状较轻。突出表现为脓尿,可出现持续性脓尿,也可呈间歇性脓尿。

3. 体征:肾区明显叩压痛,腰部可扪及肿大的肾脏。

4. 实验室检查

(1) 血常规:白细胞及中性粒细胞明显增高。

(2) 尿液检查:如尿路不完全梗阻,则脓细胞较多,可有肉眼脓尿,尿液细菌培养阳性;如尿路已完全梗阻,尿液可无明显变化,尿液细菌培养可呈阴性。

5. 膀胱镜检查:可见患侧输尿管口有脓液流出。

6. X线检查:腹部平片显示肾影不清,有时可发现上尿路结石。静脉尿路造影显示患肾显影差或不显影。

7. 超声检查:B超检查可显示肾脏内有液性暗区,肾周脂肪囊混合性回声。

8. CT检查:可显示肾实质中形态不一、边缘模糊的混合密度肿块,中央为低密度,肾包膜增厚。增强扫描示肾实质增强明显降低,肾盂肾盏不显影。

【鉴别诊断】

1. **急性肾盂肾炎**　脓肾患者局部症状和肾区叩压痛更为明显,腹部可扪及肿大的肾脏。急性肾盂肾炎患者多有尿路刺激症状,肾区叩压痛较轻。B超检查和肾CT扫描显示肾内无脓液聚积,以此可与脓肾相鉴别。

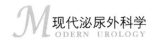現代泌尿外科学
MODERN UROLOGY

2. 肾结核　可有全身性结核中毒症状及不同程度的脓尿,与慢性病程脓肾表现相似。但肾结核患者多有其他器官的结核病灶,除脓尿外多有血尿或伴尿路刺激症状。肾结核后期,如发展为结核性肾积脓时,则尿中可出现干酪样物质,使尿呈米汤样混浊,留 24 小时尿可查到结核杆菌。IVU 检查,早期肾结核表现为肾盏边缘不整齐,如虫蚀状;进一步破坏时出现空洞或在有空洞的部分不充盈,在造影片上呈缺少一个或几个肾盏的征象;全肾破坏时呈多个空洞的征象,与肾积脓可鉴别。

【治疗方案】

1. 全身支持治疗,如休息、加强营养,贫血者应输血。

2. 合理应用抗生素,可根据尿培养结果选用敏感的抗生素,要足量足疗程。

3. 早期肾穿刺造瘘,充分引流,观察肾功能恢复情况。若肾功能恢复,则矫治梗阻;若肾功能不能恢复,且对侧肾功能良好者,应行患侧肾切除术。

4. 若脓肾体积过大与肾周围粘连较紧,估计肾切除有困难,可先行肾造瘘引流,以后再施行肾切除术或肾包膜下切除。

【评述】

肾积脓以上尿路结石梗阻引起继发感染为最常见,其次是肾和输尿管畸形引起肾积水合并感染,亦可继发于肾盂肾炎。致病菌以大肠杆菌最常见,肾组织遭到严重破坏,成为脓性囊胞。据症状、体征、影像学检查不难诊断。治疗应尽可能挽救肾脏,但常常需行患肾切除。若患者一般情况差,也可先行肾造瘘引流,待病情稳定后再行患肾切除。

（王松波　王增军）

第六节　黄色肉芽肿性肾盂肾炎

【概述】

黄色肉芽肿性肾盂肾炎(xanthogranulomatous pyelonephritis,XGP)又称黄色瘤病,1916 年由 Schlagehaufer 首次报道。此属细菌性肾盂肾炎的一种特殊类型,是较少见的感染性肾小管间质性肾炎。多见于 50～70 岁女性,男女发病比约为 1：3。发病机制尚不清楚,可能与肾脏实质长期慢性感染、脂质代谢紊乱及免疫功能障碍等因素有关,而尿路梗阻可促进其发生。很可能是由于巨噬细胞的溶酶功能障碍,以致影响了细胞内细菌产物的清除。组织不断遭到破坏,脂质不断被释放,被吞噬细胞吞噬,最终形成黄色瘤细胞或泡沫细胞,成堆的泡沫细胞占据肾实质并激发局部组织的免疫反应。镜下可见橙黄色病变是由炎症组织所构成,其组成为含有脂质和胆固醇的巨噬细胞,除大的泡沫巨噬细胞外,还有细胞质呈颗粒状的小巨噬细胞、中性粒细胞、淋巴细胞、浆细胞和纤维母细胞。肾盂黏膜周围可见大量的中性粒细胞和坏死组织碎片,偶尔可见异物巨细胞。泡沫巨噬细胞的浆液,特别是小颗粒巨噬细胞 PAS 染色呈强阳性。病理上可分为弥漫型和局灶型:弥漫型即一侧肾脏实质严重破坏,肾盂、肾盏、肾实质可见大小不等的黄色瘤样物;局灶型即病变仅局限于一个肾盏或几个肾盏,或仅一极受累。

【诊断依据】

1. 病史:有长期慢性反复泌尿系统感染伴尿路梗阻及(或)糖尿病病史,38％的患者曾有尿路器械检查史,少数有血尿史。

2. 症状:绝大多数患者表现为肾区疼痛、反复发作的尿路感染、发热、乏力、厌食、营养不良、体重下降和便秘。61％的患者可触及肾区肿块伴压痛,40％的患者有高血压。无膀胱刺激症状,无典型的尿石症症状,无明显恶病质表现。

3. 实验室检查

（1）血液检查：常有贫血，白细胞增多，血沉增快，肝功能异常：球蛋白升高，白/球比例倒置，碱性磷酸酶升高。

（2）尿液检查：尿液常规检查有较多脓细胞；尿中找到泡沫细胞。尿细菌培养为阳性（最常见的致病菌为变形杆菌、大肠埃希菌，偶可见到耐青霉素的金黄色葡萄球菌）。

4. X 线检查：本病的 X 线改变很不一致，各种各样的局灶性或弥漫性损害均可见。X 线的改变包括单侧肾肿大，静脉尿路造影可发现有结石、肾功能丧失或严重受损，肾盏变形也常见。肾血管造影时，可见病变区域的血管减少或缺如，血管变细、拉长并向周围推挤，无动静脉短路。对侧肾、输尿管的形态和功能无明显异常。

5. B 超检查：显示肾脏体积增大，形态失常，内部结构紊乱，肾内多发弥漫低回声提示为弥漫型。

6. CT、MRI 检查：显示肾脏体积增大，肾内多个结节状或较大肿块样、界清的低密度占位病灶；CT 平扫常为负值，增强扫描后仍无明显强化；并可见结石和钙化灶。局灶型可见肾实质内局限性占位，密度不均，边界清晰；增强见病灶无强化，周围囊壁延迟强化。

7. 肾穿刺活组织检查：基本病理表现为肾组织破坏，炎症细胞浸润和间质纤维组织增生。特征性病理表现为病灶内有泡沫细胞、脂质和胆固醇结晶。

【鉴别诊断】

1. 慢性肾盂肾炎 慢性肾盂肾炎 X 线检查发现有局灶性、粗糙的皮质瘢痕，伴有邻近肾盏变钝或呈鼓槌状变形。而黄色肉芽肿性肾盂肾炎（XGP）X 线检查可见单侧肾肿大，静脉尿路造影呈现无功能肾伴肾结石。病灶内脂质成分为 XGP 的特征性表现，周围肾实质可见小的脓肿。IVU、B 超、CT 和 MRI 检查有特征性改变，以资鉴别。

2. 肾肿瘤 肾肿瘤多有无痛性肉眼血尿，而 XGP 罕有血尿；肾肿瘤 CT 平扫检查的 CT 值在 30～50 Hu，而 XGP 为负值，增强后仍不明显；肾肿瘤 DSA 检查显示血管增粗紊乱，有动静脉短路，而 XGP 时血管向周围推移、拉长、变细，肿块区血管稀疏，无动静脉"短路"。

3. 肾结核 肾结核有进行性加剧的膀胱刺激症状，而 XGP 罕见膀胱刺激症状；肾结核多有恶病质，而 XGP 虽是长期病程但无恶病质；肾结核尿沉渣检查抗酸杆菌可阳性，而 XGP 为阴性；膀胱镜检查时，肾结核多有膀胱结核表现，而 XGP 没有。

【治疗方案】

1. 弥漫型 XGP 就诊时患肾多已无功能，大多数患者需行手术切除病肾。但术前应予抗感染治疗，以减少相关并发症。

2. 对局灶型 XGP 可行肾部分切除术。诊断不明者，术中可行快速病检。

3. 国外有长期抗感染而治愈的报道。

4. 对双侧病变者，可行肾造瘘＋抗感染治疗。

【评述】

黄色肉芽肿性肾盂肾炎是慢性细菌性肾盂肾炎的一种类型，约占肾感染性疾病的 1%。病因尚未明确，目前存在三种假说：① 细菌感染引起组织破坏和脂质释放，导致明显的组织细胞反应；② 免疫功能紊乱，脂质代谢异常；③ 上述两种因素及血液供应不足、结石和狭窄造成上尿路梗阻等因素的综合作用。其特征是肾实质破坏，出现肉芽肿、脓肿和泡沫细胞，即含脂质的巨噬细胞。本病患者的尿培养几乎总是阳性，一般仅仅累及一侧肾脏，极少数双侧同时受累。对于有慢性尿路感染病史以及 X 线检查发现某些可疑性改变者，应考虑黄色肉芽肿性肾盂肾炎的可能。尽管如此，术前确诊率仍仅为 5%～27%。根据病变突出到周围的程度分三期：I期（肾内）：局限于肾实质内；Ⅱ期（肾脏及肾周）：疾病累及肾实质相邻的结构肾周脂肪或后腹膜；Ⅲ期：与 XGP 相关的瘘管形成，如皮肤瘘、支气管瘘、肠道内瘘等。目前大多数黄色肉芽肿性肾盂肾炎需手术切除。尚未见手术后另一侧肾脏再发该病的报道。

（王松波 王增军）

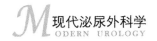
第七节　肾乳头坏死

【概述】

肾乳头坏死(renal papillitis necrosis,RPN)又名坏死性肾乳头炎或肾髓质坏死,是急性肾盂肾炎的特殊类型。本病 1877 年由 Von Friedreich 首先报道,常有尿路感染,并与严重的细菌性肾间质感染有关。长期服用阿司匹林和非那西丁类镇痛药、糖尿病、肝硬化、尿路梗阻、膀胱输尿管反流、全身血管病变、镰状细胞贫血、巨球蛋白血症、免疫缺陷病等,均可引起坏死性肾乳头炎。常见于女性,发病年龄一般在 50 岁左右。本病发生的基础是肾乳头血管及肾髓质血管病变,在上述疾病中均会产生不同程度的循环障碍,血流缓慢而淤滞,导致双侧性肾髓质缺血引起广泛性肾乳头炎症、化脓、缺血性坏死。肾乳头坏死由乳头顶端开始,直至皮质和髓质交界处,乃至整个锥体。坏死乳头可脱落,从尿中排出,引起肾绞痛、肉眼血尿及急性尿路梗阻。

肾乳头坏死一般为双侧性,可几个或全部肾小盏进行性受损,肾脏有轻度萎缩。肾切面可见一个或多个肾乳头消失,有时肾盂内可见游离的坏死脱落肾乳头,表面钙化,可形成肾盂结石。

【诊断依据】

1. 病史:常有糖尿病、肾盂肾炎、尿路梗阻、镰状细胞贫血、巨球蛋白血症、结核病病史及长期用阿司匹林、非那西丁类镇痛药等用药史。

2. 临床表现

(1) 暴发型:临床表现为寒战、高热、腰痛、肉眼血尿、脓尿,常伴有尿路刺激症状,肾区有压痛及叩击痛,严重者可有肾绞痛。病情迅速恶化出现服毒血症征象,有中毒性休克、少尿或无尿,出现尿毒症,昏迷乃至死亡。

(2) 亚急性型:病情不如前者重,病程可持续数周或数月,也可有发热、腰痛等症状,坏死的乳头脱落可引起尿路梗阻,肾绞痛较多见,并有进行性肾功能减退。

(3) 慢性型:多数患者起病缓慢,感染症状比较轻,常见于长期服用非甾体类镇痛药者,脓尿、血尿、腰痛等症状可间歇出现,或症状不明显,尿浓缩功能减退,后渐出现慢性肾功能衰竭。

3. 实验室检查

(1) 尿常规检查:有大量脓细胞、蛋白尿、管型及不同程度的血尿;尿中找到脱落的坏死性肾乳头组织即可确诊。

(2) 尿细菌培养阳性。

(3) 血常规检查:急性者白细胞显著升高;慢性者呈贫血表现。

(4) 肾功能检查:肾功能不全表现,酚磺酞排泄试验降低,1.5 小时内排泄量小于 30%,血尿素氮在急性者进行性升高。

4. 影像学检查

(1) X 线检查:静脉尿路造影显示肾髓质或乳头处钙化阴影、环状阴影或空洞,以及乳头区有杵状或斑状充盈点,或肾小盏边缘有"虫蚀样"改变,肾脏阴影缩小、轮廓不规则。

(2) 超声:表现为肾窦周围髓质多个圆形或三角形囊腔,偶可在囊腔边缘见到弓状动脉产生的强回声。

(3) 增强 CT:排泄期造影剂进入肾坏死区时为局灶型坏死,反之为空洞型坏死,两种病变类型同时存在为混合型。

5. 病理诊断:尿中发现脱落的坏死组织,病理证实为坏死的肾乳头可确诊。

【鉴别诊断】

1. 急性肾盂肾炎　表现全身感染症状伴腰痛和尿路刺激症状,肾区有明显的压痛和叩击痛,尿液检查有脓细胞和细菌尿。其主要区别在于:急性肾盂肾炎不如肾乳头坏死突发和发展为急性肾功能衰竭;尿中无脱落的坏死性肾乳头组织;排泄性尿路造影可见肾盏显影减弱或边缘不清,皮质变薄,无肾乳头缺损区。

2. 肾结石　坏死性肾乳头炎有时因坏死乳头脱落阻塞输尿管引起肾绞痛及肉眼血尿,与肾结石表现相似。但肾结石患者多有尿中排出结石或小砂粒病史,具有典型肾绞痛和血尿症状,尿液检查无脱落的坏死性肾乳头组织,X线检查尿路平片多数可显示结石的致密阴影。

3. 双侧肾皮质脓肿　临床表现有寒战、高热、腰痛、肾区有压痛和叩击痛,与急性坏死性肾乳头炎表现相似,而且两者均有进行性肾功能损害,早期静脉尿路造影检查均无异常发现;但后者在2~3周后当肾乳头坏死脱落时,造影可显示肾乳头处髓质之间的空洞,可资鉴别。

4. 肾结核　临床表现有发热、腰痛、脓尿、血尿及膀胱刺激症状。但肾结核多有结核病史,膀胱刺激症状明显,多为终末血尿,有时可有干酪物排出;连续尿沉渣涂片抗酸染色可发现抗酸杆菌;尿路平片肾实质内有不规则的密度不均的斑状钙化影;静脉尿路造影典型表现为肾盂肾盏破坏,边缘不整如虫蚀状。

【治疗方案】

1. 全身支持治疗:积极治疗原发病,有糖尿病者首先控制血糖、血脂、血压;长期服用非甾体消炎药者应停药;镰状细胞性贫血或巨球蛋白血症者,应积极治疗原发病,稀释血液、减少血液黏稠度,应用双氢麦角碱改善肾乳头血运。

2. 加强抗感染治疗:根据尿培养及药敏试验选择合适的抗菌药物。

3. 长期服用镇痛药的患者:应立即停止使用。为过敏反应导致者可用激素治疗。

4. 外科治疗:如肾乳头坏死位于一侧,呈暴发型不能控制而危及生命者,对侧肾脏功能正常,可考虑手术切除患肾。坏死的肾乳头脱落到输尿管引起急进性尿路梗阻,应行输尿管插管或肾造瘘引流。

5. 监测肾功能电解质:纠正酸碱失衡及电解质紊乱,必要时行透析治疗。

【评述】

肾乳头坏死在肾脏感染中为不常见的类型,病变只局限于肾乳头髓质内层,不包括整个髓质。暴发性肾乳头坏死病变2~3周后当肾乳头坏死脱落时,造影可显示脱落肾乳头的髓质处的空洞。如两侧肾脏同时发生肾乳头坏死,经治疗后虽能好转,但仍有持续性慢性肾盂肾炎和菌尿,脱落的乳头下降到输尿管可引起肾绞痛和尿路梗阻。若脱落的乳头停留在肾盂内,乳头周围逐渐钙化,可形成肾盂结石。因糖尿病和肝硬化患者肾乳头坏死的发病率较高,对这类患者应经常行尿常规检查和尿培养,一旦发现有尿路感染应立即治疗。长期服用阿司匹林和非那西汀者,应查肾功能,若有肾功能下降,应及时停药。少数暴发型肾乳头坏死患者病情发展迅速,可引起死亡。多数慢性肾乳头坏死患者,虽然肾功能有所降低,但经过长期适当治疗后,预后尚好。

(王松波　王增军)

第八节　肾软斑病

【概述】

肾软斑病(renal malacoplakia)为泌尿生殖系统软斑病中的一部分。该类疾病首先由 Michaelis 和 Gutmann 报道,表现为肾脏柔软的单发或多发黄褐色斑块,伴有肉芽肿性损害。肾软斑病的病因尚不明确,可能与细菌感染,尤其是大肠埃希菌感染后巨噬细胞功能异常相关。据推测,软斑小体

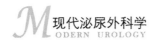

(Michaelis-Gutmann 体)主要由细菌裂解物所形成的磷酸钙结晶沉积而成。

【诊断依据】

1. 病史:多数肾软斑病的患者年龄大于 50 周岁,女性患者较为多见,且多曾有免疫抑制剂治疗史,或慢性大肠埃希菌感染史,但常无菌血症或败血症表现,可有腰痛。

2. 静脉尿路造影:多发的肾软斑病常表现为多发充盈缺损,然而无肾钙化、结石及肾积水的表现。

3. CT 检查:肾软斑结节常表现为实性或囊性的肿物,增强示软斑病灶增强低于周围肾实质。

4. 病理检查:光镜下可见大量泡沫状嗜酸性巨噬细胞聚集,伴不同程度浆细胞和淋巴细胞浸润。间质及嗜酸巨细胞胞浆内可见特殊嗜碱性染色的软斑小体。电镜下可见泡沫状软化斑块组织,细胞的溶酶体内可见特殊嗜碱性染色的软斑小体。软斑小体内的巨噬细胞中的 a-抗胰蛋白酶水平有较强的诊断价值。

【鉴别诊断】

1. 肾肿瘤 肾软斑病的大体标本可见黄色近褐色的瘤样肿物且为多发,易与肿瘤相鉴别。

2. 肾盂肾炎 肾盂肾炎常有寒战、高热,伴有头痛、全身痛以及恶心、呕吐;多有尿频、尿急、尿痛等尿路刺激症状,每次尿量少,有尿道烧灼感,尿液外观混浊,可见脓尿或血尿。

【治疗方案】

1. 针对尿路感染治疗,以减缓疾病进程。一些具备细胞内杀菌效应的抗生素如磺胺类药物、利福平、多西环素和甲氧苄啶被认为是特别有效的。氟喹诺酮、磺胺类、利福平直接被巨噬细胞吸收,是当前较为流行的首选药物。

2. 当很难与肿瘤性疾病相鉴别,或使用抗生素治疗疾病仍继续发展,则需要进行外科治疗,如肾切除术或部分切除术。

【评述】

软斑病是一种少见的炎症性疾病,起初的描述是膀胱瘤变,但后来发现其侵犯泌尿生殖系统、胃肠道、皮肤、肺、骨骼和肠系膜淋巴结等。目前诊断靠组织学检查。治疗应控制尿路感染,以稳定病情进展。肾切除术通常用于重症单侧肾病变的治疗,远期预后与疾病的范围程度有关。双侧肾受累或发生在移植肾内,预后差;单侧肾受累者通常在肾切除术后有较长的生存期。

(王松波　王增军)

第九节　尿源性脓毒血症

【概述】

脓毒血症是指由感染引起的全身炎症反应综合征(systemic inflammatory response syndrome, SIRS)。脓毒血症的最新定义为:宿主对感染的反应失调而致的危及生命的器官功能障碍。当尿路感染出现临床感染症状并且伴有 SIRS 即可诊断为尿源性脓毒症。流调显示,脓毒血症的发病率有上升趋势,而尿源性脓毒血症的致病菌仍然主要是革兰阴性菌。细菌的细胞壁成分是脓毒症发生发展过程中至关重要的成分,脂多糖是革兰阴性细菌细胞壁最外层的一层物质,它可以直接激活凝血、纤溶及补体系统,导致一系列炎症因子如肿瘤坏死因子释放,造成不可控制的炎症反应。

【诊断依据】

1. 证实临床感染症状由尿路感染引起,血尿培养常可证实致病菌。

2. 伴有 SIRS。下列 4 项指标中符合≥2 项者:体温≥38 ℃或≤36 ℃;心率≥90 次/分或低血压(收缩压≤90 mmHg,或较基线降低≥40 mmHg);呼吸急促(≥20 次/分)或通气过度($PaCO_2$≤32 mmHg);外周血白细胞计数大于 $12×10^9$/L 或低于 $4×10^9$/L,或未成熟白细胞大于 10%,但应排除可以引起上述急性异常改变的其他原因。

3. 尿源性脓毒血症的早期预警指标：

① 术后 2 小时内外周血白细胞计数急剧下降（$<2.85\times10^9$/L）。

② 血小板：血小板不仅参与机体止血和血栓形成，还在炎症调控和免疫应答中发挥重要作用。血小板计数降幅≥50％初始值，是重要的危险信号。

③ C 反应蛋白（CRP）：CRP 是 IL-6 等炎症因子刺激后肝脏产生的急性蛋白，CRP＞20.0 mg/L时诊断脓毒血症敏感性为 88％，当 CRP＞55.7 mg/L 时预后较差。

④ 降钙素原（PCT）：感染后 2～3 h 升高，12～24 h 达高峰，半衰期 24 h，感染消失后很快恢复正常。一般认为 PCT＜0.5 ng/mL，可排除严重感染；PCT＞2.0 ng/mL，提示有脓毒性休克风险。

⑤ IL-6：为早期脓毒血症的有效标志物，其升高通常早于 PCT 和 CRP。以 52.6 pg/mL 为临界值，诊断脓毒血症的敏感性为 80.5％，特异性为 88.9％；以 348.92 pg/mL 为临界值，诊断脓毒性休克的敏感性为 76.1％，特异性为 78.4％。

⑥ 穿透素-3（pentraxin-3，PTX-3）：正常值为＜2 ng/mL，但脓毒血症者可升至 100 ng/mL。

⑦ 肾上腺髓质素前体的中区片段（mid-regional proadrenomedullin，MR-proADM）：有助于脓毒血症的早期诊断和死亡风险评估，准确性不受器官衰竭程度的影响。当其浓度＞1.79 nmol/L 时，其预测病死率的敏感性和特异性均较高。

另还有血清白蛋白、肝素结合蛋白、中性粒细胞表面抗原 CD64、微小 RNA、可溶性 CD14 亚型、乳酸等。

上述各项指标的敏感性和特异性有差异，且在脓毒血症出现后的不同时间段上升或下降时会有不同，而且各项指标检测并非均为常规开展项目，因此目前多主张多指标联合应用、综合判断、适时动态检测。

4. 多器官功能障碍。包括：① 心脏循环系统，首先应充足扩容和血管活性药物，但收缩压≤90 mmHg 或平均动脉压≤70 mmHg，时间超过 1 小时；② 肾：尿量＜0.5 mL/(kg·h)；③ 肺：PaO_2＜75 mmHg 或氧气指数＜250 mmHg；④ 血小板计数＜80×10^9/L；⑤ 代谢性酸中毒，pH≤7.3，或碱剩余≥5 mmol/L，或血浆乳酸≥正常值 1.5 倍；⑥ 脑：嗜睡、烦躁、意识障碍等。

【鉴别诊断】

非感染性脓毒血症　为其他原因引起，如创伤、出血性休克、缺血、组织损伤、多发性创伤、急性胰腺炎、烧伤、中毒、药物热等引起的 SIRS。

【治疗方案】

Wagenlehner 等提出治疗尿脓毒症的四条基本原则：① 早期支持治疗，维持循环系统稳定及提高组织灌注；② 早期足量使用广谱抗菌药物；③ 及时控制或解除泌尿生殖系易感因素；④ 脓毒症特异性治疗。

1. 早期复苏：严重脓毒症及感染性休克患者初期体液复苏应以补充晶体液为主，对脓毒症导致组织灌注不足且怀疑有血容量不足的患者，早期液体冲击疗法应至少按 30 mL/kg 的剂量输注晶体液。血管升压药物的选择上应首选去甲肾上腺素或多巴胺，初始目标是使平均动脉压达到 65 mmHg。早期复苏目标应为以下几点：① 中心静脉压达到 8～12 cmH_2O；② 65 mmHg≤平均动脉压≤90 mmHg；③ 中心静脉氧饱和度＞70％；④ 红细胞压积＞30％；⑤ 尿量≥0.5 mL/(kg·h)。

2. 抗菌药物治疗：应在确诊为感染性休克时 1 小时内静脉使用，可选一种或多种药物，这些药物的抗菌谱应涵盖所有的可能病原体，并且要有足够的药物浓度，以渗透到可能导致脓毒症的病灶中。尿源性脓毒症的病原体多为革兰阴性菌，经验性用药时建议使用碳青霉烯类药物，如亚胺培南、美罗培南和帕尼培南等。

3. 控制感染源：泌尿系梗阻是最常见的原因，应优先解决，并尽可能将体内异物取出（如结石），且

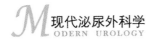

应采取微创的方法,如双J管置入或经皮肾穿刺造瘘。

4. 其他支持治疗:糖皮质激素可以重新调节免疫细胞的功能,糖皮质激素应长期小剂量使用(≤400 mg的氢化可的松或等剂量皮质激素)能够降低28天死亡率而不引起明显的并发症或代谢异常;抗TNF抗体(如阿非莫单抗)能够降低感染性休克患者28天死亡率;注射用免疫球蛋白是从人体血液制品当中提取出来的浆细胞产生的免疫球蛋白,能够提供广谱的免疫调节作用。

5. 连续肾脏替代疗法:一种持续体外血液净化疗法,不仅能够替代受损的肾功能,还可以利用高通透膜清除脓毒症发展过程中产生的大量炎症介质,对脓毒症有一定的治疗作用。

【评述】

随着泌尿系结石手术中腔内碎石手术数量不断增加,尿脓毒血症及尿源性感染性休克的患者也不断增加。尿脓毒血症一旦发展至感染性休克,死亡率极高,可达28.3%～41.4%。因此,早期诊断、早期预警显得十分重要。尿源性脓毒症的三大诊断指标为:证实有病原菌感染,有全身炎症反应综合征,有多器官功能障碍。发生尿源性脓毒血症的危险因素有:① 术前有尿路感染史;② 鹿角形结石或多发结石;③ 有ESWL史或开放手术史;④ 手术时间过长;⑤ 术中出血量较大;⑥ 术中患者体温过低;⑦ 肾盂灌注压过高;⑧ 术后引流不畅;⑨ 基础状况差,合并有糖尿病、肾功能不全或其他全身慢性疾病。这其中最重要的是术前有尿路感染、术中出血、术时过长、灌注压过高。

对于有尿路感染者,术前应抗感染3～7天,可降低尿脓毒血症78%,亦有主张预置双J管引流两周后手术;对于术前中段尿培养、术中肾盂尿培养和结石的细菌培养在预防SIRS的意义目前存在争议:有人认为三者有较好的相关性,认为中段尿培养能预测肾盂尿,结石培养阳性,三者完全一致率达87.5%;但另有人认为术前中段尿培养不能完全反映上尿路感染情况,中段尿培养常不能生长结石内细菌,而主张以术中肾盂尿和结石培养来指导术后用药。但由于培养需3～5天,而术后感染性休克多在术后2～10小时,对预防感染性休克的指导意义不大。术后感染性休克与内毒素浓度有关,有研究显示,普通结石内毒素水平为340.3 ng/g,而感染性结石内毒素水平为12 223 ng/g,并且内毒素无法被抗生素消灭,当血中内毒素浓度达一定水平后引起严重感染性休克,于是有人通过检测术后血内毒素水平来快速判断机体感染程度。1968年由Kvin等建立的鲎试验方法已被用于临床,且对比研究发现,发热患者的血培养阳性率明显低于内毒素明显升高的阳性率,故认为术中、术后血清内毒素测定比血培养更有助于早期诊断感染的细菌种类及内毒素血症的存在。降钙素原(PCT)及C反应蛋白(CRP)分别在严重感染后2～6小时后才逐渐升高,在12～24小时后上升至最高点,因此,临床常用来评估术后感染的严重程度,同时对疾病的恢复有预测意义,但对于腔内碎石术后出现的脓毒血症致急性感染性休克并不具备早期预警价值。有研究显示,碎石术后2小时血白细胞值低于$2.85×10^9$/L时,其预测感染性休克的敏感性和特异性分别可达95.9%和92.7%。治疗核心为初期液体复苏、抗菌药物治疗、感染源的控制三点。

(王松波　王增军)

第十节　输尿管炎

一、急性输尿管炎

【概述】

急性输尿管炎(acute ureteritis)主要分为感染性及非感染性两大类。急性感染性输尿管炎多伴发急性下尿路感染或急性肾盂肾炎累及输尿管,而非急性感染性输尿管炎则多为过敏性或医源性因素所致。感染性急性输尿管炎很少单独出现,多伴发于急性肾盂肾炎和急性膀胱炎等,单纯性急性输尿管炎报道罕见。急性感染性输尿管炎之病原体多为细菌或病毒。细菌则多为杆菌,也有厌氧菌感染的报道,相关国外文献报道厌氧菌感染可引起输尿管的急性化脓性炎症,并且可导致输尿管的急性坏死,若炎症破坏输尿管壁,则可引起输尿管周围积脓和尿外渗。病理改变为非特异性炎症,镜下主要表现为急性炎症性改变,主要为黏膜充血、水肿,固有层中性粒细胞浸润,较重病例黏膜上可发生糜烂出血,以致溃疡形成。

【诊断依据】

1. 急性非感染性输尿管炎:多发于特殊人群,如嗜酸性输尿管炎多发生于有过敏体质或过敏遗传背景人群。

2. 临床表现:出现腰部酸胀疼痛,尿频、尿急、血尿及发热、无力等局部症状和全身症状,并可最终导致输尿管狭窄。

3. 体格检查:输尿管行程区域触及深压痛,但继发于急性下尿路感染时,输尿管行程亦可出现阴性体征。

4. 实验室检查:常规感染指标及尿常规等可见尿白细胞升高,中段尿培养阳性等;病毒感染主要据血清免疫学检查。

5. 影像学检查:超声成像表现为低回声,从而突显黏膜和浆膜层为线状强回声,输尿管壁呈"双层征"。CTU 则呈轻至中度环形强化。

6. 输尿管镜检查及病理学检查:为目前确诊急性输尿管炎特异性最可靠的检查手段。

【鉴别诊断】

急性肾盂肾炎　有畏寒发热,尿路刺激症状,大多伴腰痛或肾区不适。肾区有压痛或叩击痛。

【治疗方案】

1. 针对病因的治疗,抗病毒、抗细菌等治疗,经验性药物包括复方磺胺甲恶唑/呋喃妥因、头孢菌素、氨基青霉素、氨基糖苷类、喹诺酮类等。对嗜酸性输尿管炎可用激素治疗。

2. 存在输尿管梗阻时则应及时采取措施引流肾盂积水,如留置内引流支架或经皮肾造瘘引流等。

3. 在有输尿管坏死穿孔的情况下,则需及时采取手术探查等外科治疗措施。

【评述】

急性输尿管炎较为少见,分感染性和非感染性两大类,据症状、化验和病理检查易鉴别。治方以病因学治疗及解除输尿管梗阻、保护肾功能为目的,预后良好。

二、慢性输尿管炎

【概述】

慢性输尿管炎(chronic ureteritis)又称非特异性输尿管炎,是指发生于输尿管上皮的炎症细胞浸润或上皮增生、化生的疾病。慢性输尿管炎病因尚不明确,目前认为大多数是由于感染所引起。慢性输尿管炎可发生于正常的输尿管中,也可发生于合并有畸形的输尿管,如输尿管狭窄、巨输尿管、输尿管囊肿等,尤其是反复 ESWL 治疗后,是尿路非特异性感染中较为少见类型。

【诊断依据】

1. 好发于输尿管中下段,以成年人居多。

2. 症状:通常无特异性症状,主要表现为上尿路梗阻所引起的相关症状,如腰痛、腰酸、腰部包块、可有血尿、尿频、尿急、发热等。

3. 尿液检查:尿常规可能提示有白细胞或红细胞,中段尿培养有助于发现病原体,尿液脱落细胞检查有助于排除恶性肿瘤。

4. 影像学检查

B超检查:可发现病变以上部位的输尿管扩张及积水,但受肠道影响,B超往往不能清晰显示中下段输尿管情况。

静脉尿路造影:IVU 可用于鉴别结石所引起的梗阻,患肾功能尚好时,可以显示患侧肾盂或输尿

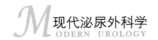

管扩张以及病变段充盈缺损或狭窄,但多数由于肾功能受损,不能很好地显示梗阻部位。

逆行肾盂造影:在造影剂能够顺利通过病变部位时,可以显示梗阻部位及狭窄长度。

CTU 或 MRU:是主要影像学检查手段,可以显示输尿管管腔狭窄部位以及鉴别输尿管占位病变,部分慢性输尿管炎也会引起占位病变,故进一步鉴别则需要内镜下直视观察以及活检病理明确诊断。

核素肾动态显影:ECT 则可用于评估患侧肾及对侧肾的功能,有助于决定治疗方案。

5. 内镜及病理检查:内镜下可见局部充血、水肿、狭窄,取病变部位活检或术中切除病变段行病理学检查是慢性输尿管炎的确诊手段。可见淋巴细胞、浆细胞和成纤维细胞,还有黏膜上皮增生,Brunn 巢形成,平滑肌、血管、纤维组织增生等。病理可分为四种类型:囊性输尿管炎、滤泡性输尿管炎、肉芽肿性输尿管炎、腺性输尿管炎。

【鉴别诊断】

1. 输尿管结石　输尿管结石通常在 CT 上可以鉴别,可以看见高密度影。

2. 先天性输尿管狭窄　在内镜下直视观察,先天性输尿管狭窄处虽有狭窄,但无感染诱因和症状,活检可鉴别。

【治疗方案】

治疗目的应该是保护肾功能及控制感染。

1. 首要方案是抗感染,如果中段尿细菌培养发现细菌,则根据药敏结果选用敏感抗生素。

2. 单纯抗感染治疗效果往往不佳,梗阻明显者通常需要联合手术治疗。如球囊扩张＋支架管置入;狭窄段切除＋端端吻合或膀胱瓣、肠管替代等。

【评述】

慢性输尿管炎在早期治疗效果往往较好,在患肾功能尚好时及时采取合适方案进行治疗,通常可以预防肾功能恶化;对患者而言,因为该病易复发且症状不明显,部分患者不积极随访,可能会再次复发引起梗阻,导致肾功能再次损伤。但当输尿管梗阻所致肾功能损害较重、影像学见肾实质明显变薄、肾小球滤过率低于 10 mL/min 时,则预后不佳,此时患肾功能几乎丧失殆尽,难以逆转,往往只能选择切肾治疗。

(王松波　王增军)

第十一节　细菌性膀胱炎

一、急性细菌性膀胱炎

细菌性膀胱炎(bacterial cystitis)是膀胱黏膜发生的感染,常伴有尿道炎,统称为下尿路感染,是泌尿外科最常见的疾病之一。如 6 个月内发作≥2 次,或 1 年内发作≥3 次,则称为反复发作的尿路感染,该类患者约占急性细菌性膀胱炎的 25%～54%。结石、异物、损伤、肿瘤、膀胱颈以下的尿路梗阻、神经系统损伤引起的排尿困难等,均易引起膀胱炎。感染途径以逆行性最常见,女性发病率远高于男性,致病菌以革兰阴性杆菌多见。年轻女性发病常与性生活有关,故称"蜜月性膀胱炎";也可因性激素变化,引起阴道、尿道黏膜防御机制障碍而引起。

【诊断依据】

1. 尿频、尿急、尿痛:症状常突然发生,排尿时尿道有烧灼痛,排尿末疼痛加剧,尿道痉挛,严重时似尿失禁。会阴部、耻骨上区疼痛,膀胱区轻压痛。

2. 脓尿:可伴有肉眼血尿,但无管型。

3. 全身症状:全身症状不明显,无发热,血白细胞一般不增高。

4. 中段尿培养＋药敏试验＋菌落计数：可明确致病菌，指导抗生素的临床使用。

【鉴别诊断】

1. 急性肾盂肾炎　除有膀胱刺激症状外，还有寒战、高热、肾区叩击痛等表现。

2. 间质性膀胱炎　有明显的尿频症状。膀胱充盈时剧痛，耻骨上膀胱区有明显疼痛与压痛，可触及饱满的膀胱。膀胱镜检查见膀胱黏膜有 Hunner 溃疡或多片状出血，尿清，尿常规检查多数正常，极少有脓细胞，尿培养无细菌生长。

3. 嗜酸性膀胱炎　表现与急性膀胱炎相似，但嗜酸性膀胱炎尿液检查有嗜酸性粒细胞，膀胱黏膜活组织检查见有大量嗜酸性粒细胞浸润为其特征。

4. 腺性膀胱炎　为较少见的膀胱上皮增生性病变，膀胱镜检查和黏膜活组织检查可鉴别。

【治疗方案】

1. 膀胱炎患者需卧床休息，多饮水，加强营养，避免刺激性食物。

2. 清洁外阴，热水坐浴或下腹部热敷，促进血液循环，对改善症状有良效。

3. 碱化尿液，常用药物有碳酸氢钠片、枸橼酸钾颗粒。

4. 适当应用解痉止痛药物如托特罗定、卫喜康等，以解除膀胱刺激症状，必要时可服用镇静、止痛药。

5. 选择有效的抗生素，尿细菌培养及药物敏感试验可作为选择有效抗生素的依据。疗程一般为5～7 天。用药后 1 周、2 周分别行尿常规和细菌培养，阴性说明治愈。

【评述】

急性细菌性膀胱炎是泌尿外科最常见的下尿路感染，起病急，以尿频、尿急、尿痛为特征。女性多见，多为逆行感染引起，治疗以抗炎、解痉、碱化尿液为主，中段尿培养＋药敏可指导用药。反复发作者应进一步寻找病因。

二、慢性细菌性膀胱炎

慢性细菌性膀胱炎常是上尿路慢性感染的继发改变，也可能是急性膀胱炎未彻底治愈而转为慢性，或为某些下尿路病变的并发症，如良性前列腺增生、膀胱内剩余尿量增多、尿道狭窄等。在女性，处女膜伞、尿道口处女膜融合也是诱发本病的重要因素。

【诊断依据】

1. 持续性的或反复发作的膀胱刺激症状，但症状较轻。

2. 尿常规多次检查见少量或中等量白细胞、红细胞，中段尿培养反复阳性。

3. 女性多见，常有泌尿系统其他病史，部分患者有急性膀胱炎病史。

4. 体检可有耻骨上区压痛，尤以膀胱充盈时明显。常伴处女膜伞、尿道狭窄、尿道阴道口融合、尿道憩室等。

5. 膀胱镜检查见膀胱黏膜轻度充血水肿，血管纹理不清，黏膜粗糙增厚，有时可见伪膜样渗出物。

【鉴别诊断】

1. 结核性膀胱炎　常继发于肾结核，起病缓慢，有尿路刺激症状，血尿多为终末血尿，脓尿为米汤样混浊，沉渣可查到结核杆菌，普通尿培养阴性，静脉尿路造影显示肾盂肾盏有结核的破坏性改变。

2. 女性尿道综合征　有尿路刺激症状，无发热、腹痛，尿常规无异常，尿培养阴性。

【治疗方案】

1. 全身支持疗法：注意休息，多饮水，并保证每天尿量在 2 000 mL 以上。加强营养，禁食刺激性食物。

2. 找出病原，去除病因，保持排尿通畅，控制原发感染灶。

3. 抗菌药物：一般口服抗菌药物 10～14 天，尿常规阴性后再予 1/2 量服用 1～2 周，再次培养阴性后停药。对于反复发作的中青年女患者，可于性交前后服用抗菌药物。

4. 尿道病变矫治：如处女膜伞切除，尿道阴道口融合者行尿道前移，尿道狭窄行尿道扩张等。

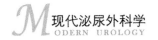

【评述】

慢性细菌性膀胱炎多见于女性,除急性细菌性膀胱炎未彻底治愈转来外,与尿道局部异常有关,应注意尿道口异常病变的诊断,并作相应的治疗。抗感染治疗疗程应足够,以中段尿培养阴性为标准。

(王松波　王增军)

第十二节　无症状菌尿

【概述】

无症状菌尿(asymptomatic bacteriuria,ASB)又称隐匿型菌尿,是一种隐匿型尿路感染,指患者具有真性细菌尿而无任何尿路感染的症状,即处于带菌状态。尿路感染分为症状性尿路感染和无症状菌尿,临床中常常重视对前者的临床处理,而忽略对无症状菌尿的诊治。无症状菌尿常先于症状性尿路感染出现,是症状性尿路感染发生的危险因素之一。

【诊断依据】

1. 无症状菌尿通常存在于健康女性和泌尿生殖系统异常的人群。

2. 症状:一般无特定表现。

3. 实验室检查:一般认为一个没有任何尿路感染症状或体征的患者,以标准方式收集中段尿液标本,培养检测出定量的细菌,连续两次细菌菌落计数$\geqslant 10^5$CFU/mL,且两次菌种相同,即为无症状菌尿。对于经导尿留取的尿标本,如培养的细菌菌落计数$\geqslant 10^5$CFU/mL时亦可诊断为真性细菌尿。

4. 无症状菌尿的宿主免疫反应不如有症状性尿路感染强,菌尿特点是尿中性粒细胞数量,白介素-6(IL-6)和肥大细胞蛋白酶-1都很低。

【鉴别诊断】

1. 急性膀胱炎　尿频、尿急、尿痛,症状常突然发生,膀胱区轻压痛,脓尿,可伴有肉眼血尿,但无管型。

2. 急性输尿管炎　尿急、尿频,伴有腰酸、腰痛、乏力、尿液混浊等,肾区或腰部有叩击痛。中段尿培养可见有致病菌生长。

【治疗方案】

1. 抗菌药物的使用有利于降低妊娠期女性和接受泌尿外科手术的无症状菌尿患者不良事件的发生,推荐对这两类无症状菌尿患者进行抗菌药物治疗。

2. 患有无症状菌尿或有症状尿路感染的妊娠妇女应该接受口服抗菌药物治疗(如阿莫西林、头孢呋辛、头孢氨苄等)并定期复查。持续抗菌治疗并不能使无症状菌尿的妊娠妇女获益更多,建议无症状菌尿的妊娠妇女使用3~7天的抗菌治疗。

3. 对泌尿外科有可能损伤膀胱黏膜的手术,一般建议在术前一晚或者临手术前使用抗菌药物,术后若无留置导尿管则不再使用。

4. 长期留置导尿管的患者,因导尿管上细菌生物膜的存在,几乎100%存在无症状菌尿,此类患者用抗生素不可能清除细菌,相反会诱发耐药。但在拔管后48小时仍有菌尿者,应予治疗。

【评述】

在临床工作中,不同人群无症状菌尿的筛查和治疗原则不同。目前认为,除了妊娠期女性和接受泌尿外科手术而尿路黏膜有破坏风险的患者外,其余具有无症状菌尿的人群一般不推荐进行常规筛查和治疗。需要注意的是,抗菌药物的滥用可能会使尿路感染复杂化,根据感染的人群不同,对无症状菌尿患者的治疗方案也随之不同。肾移植术后半年内无症状菌尿的发病率较高,其危险因素包括:

女性、急性排斥反应、巨细胞病毒感染、膀胱-输尿管反流或吻合口狭窄等。目前并无证据表明抗菌药物的使用有利于降低移植肾术后无症状菌尿,因此不建议对移植肾患者的无症状菌尿进行治疗。

（王松波　王增军）

第十三节　间质性膀胱炎/膀胱疼痛综合征

【概述】

间质性膀胱炎(interstitial cystitis,IC)是一种少见的自身免疫性特殊类型的慢性膀胱炎,发病率约为 0.5%～1%。1915 年由 Hunner 首先报道,故所描述的膀胱壁上的出血区被称为 Hunner 溃疡。常发生于中年妇女,其特点主要是膀胱壁的纤维化,并伴有膀胱容量的减少。表现为痛性膀胱疾病,症状多持续半年以上。病变累及膀胱全层,黏膜肿胀、充血并可发生裂隙或溃疡,溃疡常位于膀胱前壁和顶部。作为以疼痛为主的症候群,针对有相同症状而病理及炎症证据有差异的特点,为更贴近临床诊疗实践,国际尿控协会(ICS)标准委员会保留了 IC 的名称,同时提出膀胱疼痛综合征(Bladder pain syndrome,BPS)与之并列,从而形成 IC/BPS 的诊断学名称。目前,IC/BPS 定义是:感觉与膀胱相关的慢性盆腔疼痛、压迫感或不适,同时伴至少一种其他下尿路症状,如持续性、急迫性排尿感或尿痛,并有排尿期其他病因明确的混淆性疾病。发病机制尚不清楚,可能与感染、肥大细胞活化、尿路上皮细胞功能障碍/氨基葡聚糖层的缺陷、神经生物学因素、自身免疫系统功能失调、微生物及其他综合因素有关。

【诊断依据】

1. 多见于中年女性。

2. 症状主要表现为昼夜尿频、尿急、尿痛,排尿困难;耻骨上及尿道、会阴部、肛门周围和盆腔疼痛,性交及走路时加重;膀胱充盈时剧痛,排尿后疼痛减轻为其特征。

3. 体格检查:膀胱区可触及饱满的膀胱,且有压痛。功能性膀胱容量缩小,一般为 50～150 mL。女性阴道前壁沿尿道至膀胱颈均有压痛,男性在阴囊与肛门间有压痛。

4. 实验室检查:尿内可无异常发现,偶有少量血尿,脓细胞很少。尿培养无细菌生长。尿中糖蛋白 51(GP51)和抗增殖因子(APF)明显增加,其中 APF 敏感性和特异性可达 94% 和 95%。

5. 膀胱镜检查:在充液时有疼痛,故需要在麻醉下进行检查,扩张前可见膀胱黏膜有小的表浅溃疡,尤其是前壁和顶部,或见到瘢痕、裂隙或渗血;膀胱扩张后更明显,并可见黏膜的小球样点状出血,范围超过 3 个象限,每个象限超过 10 个。活检可见黏膜及肌层中肥大细胞数目明显增多,为其特殊的病理表现。

6. 尿动力学检查:可见膀胱内压增高,且有膀胱过度活动表现,容量明显变小。

【鉴别诊断】

1. **腺性膀胱炎**　可表现为尿频、尿急、尿痛,但膀胱镜检查可见黏膜乳头状病变,而不是表浅溃疡,活检可明确诊断。

2. **膀胱过度活动症**　以尿急、急迫性尿失禁为主要症状,而下腹痛、尿痛不明显。

【治疗方案】

对 IC/BPS 目前尚没有特效疗法,部分患者可自行缓解。通过治疗,有的可使症状减轻,有的也可能无效。

1. 药物治疗

① 免疫抑制剂:氢化可的松每日 100 mg 或泼尼松每日 10～20 mg;硫唑嘌呤 100 mg/d;环孢素 A 等。

② 抗组胺药:曲吡那敏 50 mg,每日 4 次;或西咪替丁、羟嗪口服。

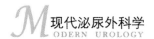
③ 肝素：可中和嗜酸性阳离子蛋白，5 000 U/次，皮下注射，每 8 小时一次，两天后改为 12 小时一次，用药后 12 小时症状减轻。亦可用长效肝素钠 2 万 U 静脉滴注，藉以阻断组胺的作用。

④ 硫酸戊聚糖钠：150 mg，每日两次，4～8 周为 1 个疗程，可补充膀胱黏膜缺失的氨基葡聚糖，修复膀胱上皮的结构和功能。

⑤ 其他：维生素 E 100 mg 口服，每日三次，4 周为 1 个疗程；抗结缔组织药，氯喹 250 mg 口服，每日 3 次；解痉镇痛药、钙通道阻滞剂等。

⑥ 抗抑郁药：阿米替林，有强抗 H_1 受体作用，可增加膀胱容量，改善症状。

⑦ M 受体阻滞剂：如托特罗定、卫喜康等。

2. 膀胱灌注药物

① 硝酸银：有杀菌收敛作用，禁用于有膀胱输尿管反流及膀胱活检后的患者。30 mL，浓度由 1∶5 000 逐渐增至 1∶100，配合应用 0.5%～1%丁卡因，保留 4 分钟后放出，可取得较好效果。

② 50%二甲基亚砜 50 mL 注入膀胱，每周 2 次，每次保留 15 分钟，配合皮质激素效果更好。

③ 在麻醉状态下膀胱内灌入新配制的 0.4%氧氮苯磺酸钠，在 10 cmH₂O(0.98 kPa)压力下用 1 000 mL 溶液反复充分扩张膀胱，可获较好疗效。对有输尿管反流者忌用。

④ BCG：对膀胱容量大于 80 mL 者应用，可激活及调节膀胱的免疫反应。

⑤ 经膀胱镜将氢化可的松或肝素注射在溃疡周围，可扩大膀胱容量、缓解症状。

⑥ 多药联合膀胱灌注：5%碳酸氢钠 10 mL＋庆大霉素 16 万单位＋肝素钠 3 支(1.25 万 U/支)＋2%利多卡因 0.4 g 灌入膀胱并保留 45～60 分钟。肝素钠对膀胱黏膜 GAG(氨基葡聚糖)层的抗粘着特性，可改善膀胱黏膜的通透性，同时还具有抑制细胞增殖和抗炎作用；利多卡因通过局麻作用对膀胱黏膜层初级感觉神经末梢兴奋性进行抑制而缓解下腹痛及尿频，临床疗效确切。亦有通过上面四种药物膀胱灌注联合微波热疗或低能冲击波治疗 IC/BPS，可获更好效果，机制为微波热疗促进局部血运，加速炎症渗出物吸收，同时结合微波穿透力强的优点，促进灌注药物更易吸收；而低能冲击波可通过物理、生物效应，达到松解粘连、刺激微血管再生、刺激细胞增殖生长、恢复正常分泌胶原蛋白和细胞因子功能，达到组织再生和修复目的；另有镇痛效应，阻止信号向大脑传递，降低盆底交感神经兴奋性，恢复正常神经反射，缓解盆底肌肉痉挛，从而改善疼痛和排尿症状。

⑦ 肉毒素膀胱肌肉内多点注射：可抑制膀胱的感觉和肌肉收缩，使膀胱容量扩大，但会造成排尿困难。

3. 膀胱水扩张疗法(cystoscopy with hydrodistention)：在麻醉下逐步扩张。一种是向膀胱内注入生理盐水，压力 5.89～7.85 kPa，至水不能注入时，维持 2～3 分钟。另一种是插入气囊导尿管，不断向囊内注水，维持压力在平均动脉压水平，维持 5 分钟。后种效果优于前者。

4. 局部电灼或电切：膀胱黏膜的局部病灶经电灼或电切后，可缓解症状。

5. 手术治疗：对上述治疗无效的患者可考虑手术治疗。无膀胱挛缩患者行膀胱松解术，效果满意。如有膀胱严重纤维化，容量很小，可行盲肠或回肠扩大膀胱术，可取得较好效果。对有输尿管反流、肾积水、病变累及三角区及后尿道者，应行尿流改道术。

6. 骶神经调节术：适用于多种方法治疗无效者，尤其是非溃疡型者。原理是通过永久电刺激 S_3 或 S_4 骶神经根来调节传入神经的传导，从而减轻疼痛，抑制逼尿肌过度活动及稳定盆底肌。国内有文献报道永久刺激器植入后症状改善一半以上的比例达 84.2%。

【评述】

IC/BPS 是一种原因不明的少见疾病，与慢性膀胱缺血、肥大细胞活化、膀胱黏膜屏障缺损、尿液毒性作用及免疫因素有关。多发于中老年女性，以尿频、尿急、夜尿增多及耻骨上方疼痛为主要症状，膀胱充盈时疼痛加剧，排尿后疼痛减轻。膀胱镜检查＋活检是确诊依据。治疗以综合治疗为主，可缓解症状，严重者可行手术治疗。

（王松波　王增军）

第十四节　腺性膀胱炎

【概述】

腺性膀胱炎（glandular cystitis,GC）又称囊性膀胱炎,是一种较少见的膀胱黏膜上皮增生、化生性病变。1887 年由 Von Limbeck 首次报道。膀胱在慢性刺激因素作用下,膀胱移行上皮向黏膜下增殖,被挤压于黏膜固有层而形成移行上皮巢状结构,即 Brunn 巢。病变继续发展会出现巢中心腺样化生,分泌黏液形成囊腔,称为囊性膀胱炎;病变继续进展时囊壁细胞化生成柱状上皮细胞,即腺性膀胱炎。因此二者是一个疾病的不同阶段,且二者可同时存在于一个病灶中,故又称囊腺性膀胱炎。多数学者认为这是由于残余胚胎的发展和膀胱黏膜上皮化生所致。临床症状复杂,有发展成膀胱腺癌的可能,亦可与腺癌并存,因此越来越引起临床医学的重视。

【诊断依据】

1. 病史:常有膀胱慢性炎症、结石、肿瘤或膀胱出口梗阻等病史。

2. 症状:尿频、尿急、尿痛、血尿、黏液尿和排尿困难。

3. 实验室检查:尿常规可见絮状物,镜检见白细胞、红细胞,蛋白阳性。中段尿培养有大肠杆菌或其他细菌生长。

4. B超检查:可显示膀胱壁增厚或膀胱内占位性病变等非特异性征象,但难与膀胱肿瘤区别。

5. 膀胱镜检查及黏膜活组织检查:可明确诊断,膀胱镜下特点为:① 好发于三角区及膀胱颈口;② 多发性乳头状肿物,表面光滑,几乎无血管长入;③ 不呈浸润性生长;④ 显微镜下可见 Brunn 巢。镜检可分四型:① 经典型:以 Brunn 巢为特征性上皮;② 肠上皮型:呈柱状腺上皮;③ 尿道或前列腺上皮型:呈单层柱状或假复层柱状腺上皮;④ 移行上皮-前列腺上皮混合型:同时存在 Brunn 巢和单层柱状或假复层柱状腺上皮。

6. 免疫组化检测分子标志物(如 p53)的表达:为囊腺性膀胱炎的病理诊断和临床分型提供参考。

【鉴别诊断】

1. 急性膀胱炎　主要表现为尿频、尿急、尿痛,尿常规见大量脓细胞、红细胞。膀胱镜检查和黏膜活检可资鉴别。

2. 间质性膀胱炎　为痛性膀胱炎,表现有日夜尿频,在膀胱充盈时有剧痛,排尿后减轻为其特征性症状。耻骨上、膀胱区有明显疼痛,触及饱满的膀胱,并有压痛。膀胱镜检查和黏膜活组织检查可鉴别。

【治疗方案】

1. 去除诱发因素:腺性膀胱炎是膀胱受到长期慢性刺激引起,因此首先找到这些刺激因素,如膀胱结石、前列腺增生、膀胱颈硬化以及作用于膀胱的化学物质,并去除。

2. 抗生素控制感染:根据细菌培养选用敏感药物。

3. 对膀胱刺激症状严重者,可用 α 受体阻断剂和 M 受体拮抗剂,以缓解症状。

4. 用 10% 弱蛋白银或 1%～2% 硝酸银溶液灌注膀胱,可暂时缓解症状,但易复发。

5. 腔内化疗:由于本病为癌前病变,可用丝裂霉素、羟基喜树碱等膀胱内灌注化疗。

6. 低剂量放疗、高压氧治疗、膀胱镜下病灶黏膜下化疗药物注射也有报道。

7. 手术治疗:若保守治疗不能控制病变或症状,应考虑经尿道电灼或电切术;一旦发现癌变应行膀胱根治性切除术。腺性膀胱炎有静止多年、易复发,并可转化为腺癌的特点,所以必须在门诊做严密的定期随访。

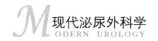
【评述】

腺性膀胱炎是一种增生性非肿瘤性病变,但可恶性病变,最常见的是发展成膀胱腺癌,因此对本病患者应严密随访,定期行膀胱检查并取活检。腺性膀胱炎临床表现极不典型,无特异性,确诊主要依靠膀胱镜检查及活检。治疗首先要消除膀胱的慢性刺激因素,再处理局部病灶,恶变者应行根治术。

(王松波　王增军)

第十五节　嗜酸细胞性膀胱炎

【概述】

嗜酸细胞性膀胱炎(eosinophilic cystitis,EC)是膀胱局部嗜酸性粒细胞发生变态反应引起的疾病。最早于1960年由Palubiskas和Brown报道。发病年龄在5天至87岁。病因不清,多数认为与细菌、药物、异体蛋白及食物过敏原有关。血吸虫卵沉积于膀胱壁,可形成血吸虫性嗜酸细胞性肉芽肿。

【诊断依据】

1. 尿频、尿急、尿痛、排尿困难,严重者出现尿潴留,尿痛不因排尿而减轻。

2. 血尿或脓尿较常见,尿常规见蛋白尿。血、尿常规检查可见嗜酸性粒细胞增多。骨髓穿刺示嗜酸粒细胞增多是重要依据。

3. 症状反复发作而趋于慢性,多有过敏史及哮喘史,有过敏时尿路刺激症状加重。

4. B超及影像学检查可见膀胱壁增厚,有时可见上尿路积水。

5. 膀胱镜检查见膀胱黏膜红斑、水肿、溃疡、天鹅绒样改变,当为增生性损害时可见乳头状或葡萄状肿块。病理检查可见膀胱黏膜内有大量嗜酸性粒细胞浸润而确诊。

【鉴别诊断】

腺性膀胱炎　多表现为尿频、尿急、尿痛等膀胱刺激症状,血常规无嗜酸粒细胞增多,病理示Brunn巢可鉴别。

【治疗方案】

1. 抗组胺及类固醇药物应用。西替利嗪10 mg＋泼尼松10 mg,口服,2次/天,症状改善后减量至停药。因单药疗效较差,故常合用。也可与非甾体类解热镇痛药合用,有助于缓解症状。难治者可用免疫抑制剂,如环孢素、硫唑嘌呤等。

2. 认真寻找过敏原,避免抗原刺激,并行脱敏疗法。

3. 继发感染应用抗生素,尿路刺激症状明显者可用M受体拮抗剂缓解症状,如舍尼亭等。

4. 保守治疗无效、病情进展者,对局部病灶可行电灼、电切或膀胱部分切除术。合并肾积水者可行肾穿刺造瘘,但避免内置双J管,以免增加膀胱刺激症状。

5. 对症状严重、上述治疗无效、膀胱容量小、易出血者,可行膀胱全切术。

【评述】

嗜酸细胞性膀胱炎为变态反应引起的疾病,多为良性。在儿童中病程发展多呈急性经过,有自限性;成人患者病程常呈慢性经过,反复发作。确诊依据病理检查,治疗效果良好,严重者可手术治疗。因容易复发,偶有恶变报道,故应随诊。

(王松波　王增军)

第十六节 出血性膀胱炎

【概述】

出血性膀胱炎(hemorrhagic cystitis,HC)是因某些药物或化学制剂在尿中产生对膀胱的急性或慢性损伤,导致膀胱广泛炎症性出血,是一种多病因的并发症。常见于肿瘤患者治疗过程中,多因抗肿瘤药物的毒性或过敏反应,盆腔高剂量照射引起的放射损伤所致;另外还见于某些病毒感染,如腺病毒、流感病毒感染;亦可继发于某些全身性疾病,如淀粉样变等。造血干细胞移植治疗白血病后的HC发病率高达40%～68%。美国骨髓移植学会将HC分为四度:Ⅰ度为镜下血尿;Ⅱ度为肉眼血尿;Ⅲ度为肉眼血尿伴血块,需输血支持;Ⅳ为肉眼血尿伴大血块和/或导致尿路梗阻的肉眼血尿。

【诊断依据】

1. 血尿:血尿可轻可重,轻者仅有镜下血尿,重度可造成贫血及血流动力学改变。出血可为突发性大量血尿,亦可为顽固性反复血尿。

2. 病史:往往有肿瘤后放疗、化疗及其他药物、毒物接触史。可有尿频、尿急、尿痛等症状,出血严重者可有贫血。

3. B超、膀胱镜检查:排除占位性病变,可见黏膜充血水肿,有溃疡坏死灶。

【治疗方案】

1. 当出现血尿时应立即停用治疗原发病的药物,如膀胱灌注化疗药。

2. 多饮水,勤排尿,减少代谢产物的浓度和与膀胱接触的时间。

3. 清除血块,膀胱药物灌洗以减少出血,如可用1%硝酸银溶液、1%明矾溶液、4%或5%甲醛溶液等,并行持续膀胱冲洗,冲洗液可加去甲肾上腺素,以助止血。

4. 全身应用止血药物:膀胱刺激症状严重者可用M受体拮抗剂等。

5. 应用抗生素控制感染。

6. 支持疗法:给予输血、补液等。

7. 出血严重时可行膀胱镜下电凝止血,顽固的严重出血可行双侧髂内动脉栓塞术或结扎术,必要时行膀胱切除术。

【评述】

出血性膀胱炎多为继发性,处理应行病因学治疗,如停止相关导致出血药物的应用,并对症治疗,如输血、止血、抗炎、支持、解痉,必要时手术治疗。预后取决于原发病的性质。

(王松波 王增军)

第十七节 气肿性膀胱炎

【概述】

气肿性膀胱炎(emphysematous cystitis,EC)是膀胱壁内或腔内有气体存在的一种膀胱炎症,亦称原发性气尿症。病原菌主要是大肠杆菌、产气杆菌、变形杆菌、金黄色葡萄球菌等,通过血行或尿路上皮的损伤途径进入泌尿系统。细菌酵解葡萄糖或蛋白质产生的气体聚积于膀胱黏膜下,当气体量大时溢至膀胱内或膀胱外周的浆膜下,致膀胱内外出现游离气体;亦可为细菌将尿中葡萄糖酵解和蛋白质分解产生气体。此气体经分析证实为二氧化碳。此病的诱因多为糖尿病或长期大量输注葡萄糖,其次为尿路梗阻、免疫缺陷、长期导尿或尿路损伤而致尿路感染。

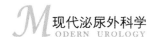

【诊断依据】

1. 在排尿或导尿时发现气泡样尿液是最大特点。下腹部膨隆、触痛,叩诊鼓音。

2. 多有长期糖尿病、尿路感染或导尿史。老年女性多见。

3. 尿频、尿急、尿痛明显,严重时可出现寒战、高热等全身表现。

4. 化验检查:血常规示白细胞增多;尿中见大量脓细胞、红细胞。中段尿培养可明确致病菌,以产气杆菌多见。

5. X线检查对诊断有重要意义。X线表现分为三期:Ⅰ期:膀胱造影可见围绕膀胱腔有一圈约1mm宽的清晰透亮带;Ⅱ期:气体增多,膀胱壁边缘不规则,壁增厚,除有透亮带外还有一个气泡;Ⅲ期:膀胱壁气泡破裂进入膀胱腔,腔内气体增多,此时可排出气尿。

6. CT检查可见膀胱体积增大,有气液平面,膀胱壁有泡状气体影,膀胱壁外可有气体带环绕,呈"气抱球"改变。

7. 膀胱镜检查可见黏膜层布满小气泡,以镜体挤压气泡可呈"沼泽样"释放气体。

【治疗方案】

1. 积极治疗原发病,如糖尿病、尿潴留等,去除诱因。

2. 控制感染,选择高效抗生素,特别是根据药敏结果选用,尽快控制感染。

3. 引流尿液,解除梗阻,亦可选用抗生素溶液冲洗膀胱,减少毒素吸收。

4. 全身支持疗法:纠正营养状况,增强机体的抵抗能力。对膀胱黏膜下和膀胱周围气体不需特殊处理,随病情控制可自行吸收。

5. 若保守治疗效果不佳,出现膀胱坏死性感染,可行清创治疗、膀胱部分切除,甚至膀胱全切。

【评述】

气肿性膀胱炎以膀胱壁组织内出现气泡为特征,是膀胱急、慢性炎症罕见的特殊类型。气体聚积于黏膜下,量大时可以溢至膀胱内和/或膀胱外周的浆膜下,膀胱腔内如有游离气体,部分患者可随尿液排出。本病见于产气杆菌的感染或膀胱外伤的患者,特别在伴糖尿病时,由于膀胱壁内酵解过多葡萄糖而产生CO_2;非糖尿病患者身体衰竭时,被认为是细菌分解蛋白产生的气体。积极治疗可获治愈。

(王松波　王增军)

第十八节　放射性膀胱炎

【概述】

放射性膀胱炎(radiationcystitis,RC)多见于盆腔肿瘤放射治疗后,是常见的放疗并发症之一,发生率为2.1%～8.5%。一般认为,膀胱组织对射线的耐受量为60Gy,超过此剂量易发生放射性膀胱炎。放射性膀胱炎的发生时间多数在放射治疗结束后2～3年,短则发生在照射后数月,长则发生在照射后10～20年。与放射剂量、持续时间、放射频率、放射源位置不当、患者膀胱对放射线耐受量偏低有关。病变部位常见于膀胱后壁、三角区及其周围组织,因其靠近照射部位以及血液供应较少。病理变化主要是黏膜溃疡伴出血,大量炎性细胞浸润,上皮细胞萎缩或增生。发病机制多因放疗后局部血管内皮细胞增生,血管腔狭窄,甚至闭塞致供血不足而造成膀胱黏膜糜烂和出血。

【诊断依据】

1. 有明确的放疗史,照射剂量在55Gy以上。

2. 突发性、无痛性血尿,多伴有尿频、尿急,尿中带有大小不等的血凝块,少数患者出现排尿困难。

3. 患者可有明显下腹触痛,严重贫血者出现双下肢凹陷性水肿,伴有细菌感染者可有发热及白细胞升高。

4. 晚期形成溃疡并继发膀胱穿孔,形成腹膜炎或膀胱阴道瘘、膀胱直肠瘘及大出血等严重并发症。

5. 如远端输尿管受侵犯,发生狭窄可引起肾盂积水,严重者发展成尿毒症。

6. 膀胱镜检查排除肿瘤,并可见膀胱黏膜溃疡、出血。

【治疗方案】

1. 一般疗法:注意饮食,忌刺激性食物。碱化尿液可口服苏打,能有效防止血块形成。

2. 对症治疗:如补液、输血、止血及抗炎等。对轻度放射性膀胱炎患者的有效率可达73%。

3. 血块清除及膀胱内药物灌注:可在麻醉状态下以内镜行凝血块清除。发现明显出血点,可在直视下电凝止血,或以5%甲醛棉球放在出血处15分钟,多可止血。对弥漫性多灶性出血点,可用1%明矾溶液或4%~5%的甲醛溶液膀胱灌注,保留20分钟后以生理盐水冲洗干净,效果良好。

4. 高压氧:能使放射线引起的膀胱血管病变逆向发展,可使膀胱壁形成新血管,增加组织的供氧,利于组织愈合,提高免疫功能。可用于预防和治疗,治愈率为64%~75%,有效率可达92%,且不会促使癌肿增长。常采用0.22 MPa高压氧治疗,90分钟/次,每日1次,10次为1个疗程。

5. 血管栓塞:选择性髂内动脉栓塞对顽固、严重的膀胱大出血效果良好。

6. 中医疗法:用清热解毒、凉血止血的中药,配以缓解痉挛、止疼、消炎作用的西药。将药物灌注入膀胱内,直接作用于受损伤的膀胱黏膜局部,不仅疗效好、见效快,而且全身不良反应小,用药方便、经济,不失为一种较好的治疗方法。有报道治愈率达93%。

7. 手术治疗:可行膀胱镜下电灼或激光止血,肾造瘘以缓解输尿管梗阻引起的肾功能损害,对顽固性、难治性出血,可行膀胱全切+输尿管皮肤造口。

【评述】

膀胱大剂量照射是导致放射性膀胱炎的主要因素,因此减少膀胱照射剂量可以减少放射性膀胱炎的发生。例如,腔内照射不超过50Gy,给予适当填塞以保护膀胱,可避免放射性膀胱炎的发生。根据临床表现可分为三度:轻度:有膀胱刺激征,镜下见黏膜水肿;中度:黏膜毛细血管扩张,膀胱黏膜溃疡形成;重度:膀胱壁溃疡向邻近脏器破溃形成各种瘘。Sanchiz等用超氧化物歧化酶(SOD)预防放射性膀胱炎,发现SOD在降低急性放射损伤方面有效。治疗主要是对症处理、彻底止血等。

(王松波　王增军)

第十九节　化学性膀胱炎

【概述】

化学性膀胱炎(chemical cystitis,CC)主要是由膀胱灌注化疗药物引起的一类炎症。在我国,因膀胱肿瘤发生率不断上升,因此化学性膀胱炎的发病率也随之增高。膀胱灌注是非肌层浸润性膀胱癌术后治疗的常见方法,灌注的药物主要包括BCG及化疗药物。这些药物的代谢产物(特别是环磷酰胺的代谢产物丙烯醛、氯乙醛)可刺激膀胱黏膜引起严重的组织反应,使膀胱黏膜上皮发生溃疡,产生化学性膀胱炎。病理改变为黏膜苍白,偶见溃疡;镜下见淋巴细胞、浆细胞浸润,结缔组织增生,毛细血管扩张出血,逼尿肌纤维化,导致膀胱容量缩小。

【诊断依据】

1. 有明确膀胱灌注化疗史

2. 膀胱区疼痛:化学药物透过黏膜刺激该处的感觉神经,引起膀胱区疼痛症状,亦可引起反射性逼尿肌收缩,发生尿频、尿急、尿痛、血尿等症状。

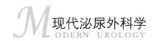
3. 症状严重者形成膀胱溃疡,并出现三大并发症:膀胱出血、溃疡形成、膀胱穿孔甚至形成瘘。

【鉴别诊断】

急性膀胱炎 也表现为尿频、尿急、尿痛症状,但无膀胱灌注化疗史。

【治疗方案】

1. 一般治疗:可予抗感染治疗、口服或静脉注射解痉止痛药物,口服药物以碱化尿液。肉眼血尿明显者可予持续膀胱冲洗,以预防膀胱内血块形成。

2. 透明质酸钠膀胱灌注:化学性膀胱炎由于膀胱黏膜被破坏,局部形成黏膜坏死及溃疡导致血-尿屏障被破坏,而这个屏障主要包括膀胱壁最表层的氨基葡聚糖(CAG)和其下的黏膜上皮细胞。透明质酸钠是 GAG 的主要成分之一,也是一种外源性黏膜保护剂,具有修复葡萄糖氨基聚糖层的破损、恢复正常黏液屏障的功能,可明显减缓尿频、尿急、耻骨上区疼痛的症状。另以 4%~5%甲醛溶液膀胱灌注可有效止血。

3. 高压氧治疗:可促进有氧代谢,促进血管成纤维细胞的活力及胶原纤维形成,加速毛细血管新生,可使血管病变向相反方向发展。

4. 其他治疗:严重出血者可及时手术止血,如膀胱镜下电灼、激光止血,髂内动脉栓塞或结扎,严重者可膀胱全切除。

【评述】

浅表膀胱癌术后膀胱灌注化疗为预防膀胱癌复发的常规疗法,而化学性膀胱炎是常见的并发症。化学性膀胱炎分三度:轻度:有尿频、尿急、尿痛,黏膜水肿;中度:黏膜溃疡出血;重度:膀胱壁坏死穿孔形成各种瘘。治疗原则为缓解症状、控制出血等,常用方法有止血、抗炎、碱化尿液、电灼、栓塞等。化学性膀胱炎多在停药后可缓解。

(王松波 王增军)

第二十节 弓形虫性膀胱炎

【概述】

弓形虫性膀胱炎(toxoplasma cystitis,TC)是由刚地弓形虫原虫所引起。弓形虫病是人畜共患病。弓形虫以猫和猫科动物为其终末宿主和传染源,人为中间宿主。在人体多为隐性感染,特殊人群,如肿瘤患者、免疫抑制或免疫缺陷患者、先天性免疫缺陷婴幼儿的感染率较高。主要侵犯眼、脑、心、肝、淋巴结等,侵犯泌尿系可引起弓形虫性膀胱炎。

【诊断依据】

1. 全身表现:全身感染时,免疫功能正常者以急性淋巴结炎最为多见,约占 90%。免疫缺损者如艾滋病、器官移植、恶性肿瘤患者,全身症状较为显著。全身表现包括:发热、斑丘疹、肌痛、关节痛、头痛、呕吐、谵妄,心肌炎、肝炎、胃肠炎等。

2. 膀胱病变:病原体侵犯膀胱黏膜后,可导致常见的尿频、尿急、排尿困难及尿失禁等症状。

3. 宠物接触史:患者发生上述临床表现者且养猫科动物时应考虑此病。

4. 血清学检查:是目前最常用的方法,通过间接荧光抗体试验、间接血凝抑制试验、酶联免疫吸附试验和补体结合试验检测特异性 IgM、IgG、IgA 抗体或血清循环抗原。其中如新生儿血清中含有抗弓形虫 IgM 则可考虑为先天性弓形虫病的诊断;其他试验均有早期诊断价值。

5. CT 及 MRI 等影像学检查:可见膀胱及精囊壁假性增厚。

6. 膀胱镜检查:可见到膀胱内壁黏膜增生甚至出现假性肿瘤样病变,结合活检可以确诊此病。

【鉴别诊断】

急性膀胱炎 无全身表现,无宠物接触史,出现尿频、尿急症状。

【治疗方案】

1. 先天性弓形虫病较为严重,无论有无症状均需要治疗。后天获得感染者,凡是有症状也需要治疗。

2. 以药物治疗为主,常用药物包括:① 磺胺嘧啶与乙胺嘧啶:急性期可合并应用。磺胺嘧啶 50～150 mg/(kg·d),分 4 次口服;乙胺嘧啶 1 mg/(kg·d),分 2 次口服,经 2～4 天后剂量减半,每天最大剂量不超过 25 mg。两种药物合用 2～4 周。乙胺嘧啶排泄慢,易引起中毒,发生叶酸缺乏及骨髓造血抑制,用药期间应补充叶酸,口服酵母片减低毒性反应。② 螺旋霉素:可透过胎盘,妊娠妇女每天口服 3 g,可使脐带血药物浓度升高 3～5 倍。本药物对胎儿无不良影响,适用于妊娠期感染,可使胎儿先天性感染率降低 50%～70%。③ 其他有效的药物包括阿奇霉素、克林霉素等,常与上述药物联合应用。④ 近有报道复方磺胺甲恶唑对细胞内弓形虫特别有效,并容易透过胎盘,对胎儿弓形虫感染的疗效优于螺旋霉素。

【评述】

做好孕前、孕中检查。家猫最好用干饲料和烧煮过的食物喂养,定期清扫猫窝,做好人畜排泄物的管理,防止食物及囊合子污染,但妊娠妇女不要参与清扫。提高医务人员和畜牧兽医人员对本病的认识及掌握本病的诊断和治疗方法。对人群和动物特别是家畜的感染情况及其有关因素进行调查,以便制定切实可行的防治措施。

(王松波 王增军)

第二十一节 皮革性膀胱炎

【概述】

皮革性膀胱炎(leathery cystitis)是一种罕见的膀胱慢性炎症性疾病,是由尿素裂解细菌引起的尿液碱化而导致膀胱和集合系统黏膜皮革化的慢性炎症性疾病,其中解脲棒状杆菌 D2 是目前公认的最主要的致病菌。

【诊断依据】

1. 尿路刺激症:患者出现难以忍受的尿路刺激等临床症状,症状主要包括排尿困难、尿道不适和肉眼血尿。尿液中出现钙质残留物提示皮革性膀胱炎的存在。

2. 尿常规:患者尿中包含黏液、脓液或血液,发热只存在于 1/4～1/2 的患者。血尿、脓尿和结晶尿大多数呈碱性,在这种尿液中解脲棒状杆菌 D2 培养阳性率较高(需要特殊的培养条件)。

3. 影像学检查:IVU、CT 等影像学可发现膀胱内钙化灶。

4. 膀胱镜:膀胱镜检查是最为直接有效的检查方式,膀胱内可以看到溃疡以及白色斑块样遍及全膀胱或部分膀胱的极具特点的炎症样改变。病变好发于膀胱三角区、膀胱颈以及有过损伤的部位。严重者可导致梗阻性肾衰竭。

5. 确诊依据病理:病理学特征为溃疡坏死组织,含有钙化的斑块,斑块处 von kossa 染色阳性。更深层可见炎性肉芽组织,内含有细菌集落、淋巴细胞、多形核细胞及小脓肿。

【鉴别诊断】

1. 血吸虫性或结核性膀胱炎 这两种疾病钙化主要位于肌层,黏膜表面钙化不明显。

2. 膀胱软斑症 病变主要分布于膀胱的两侧壁,病理可见 Michaelis-Gutmann 小体。

【治疗方案】

1. 抗感染治疗:解脲棒状杆菌对于大多数抗生素都有耐药性,对万古霉素、替考拉宁敏感。

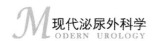
2. 酸化尿液或化学溶解法：可有效阻止碱性尿液中钙盐向膀胱壁渗透形成斑块。可口服脲酶抑制剂或传统的酸化尿液药物，如乙酰氧肟酸、维生素 C 等。口服药物疗效往往是有限的，需同时配合膀胱内灌注治疗，一般采用 0.5％乙酸溶液、1％磷酸溶液、柠檬酸溶液。

3. 膀胱镜下清除钙化斑等手术治疗：一般采用膀胱镜下切除病灶，但需警惕膀胱穿孔及输尿管口损伤。部分患者需经过多次手术治疗。

4. 膀胱出现严重出血或挛缩者，可考虑行膀胱全切和尿流改道手术。

【评述】

皮革性膀胱炎是由尿素裂解细菌引起的膀胱和集合系统黏膜皮革化的慢性炎性疾病。诊断依据膀胱镜及病理检查。目前尚无统一的治疗方案，临床上应根据患者病情实施个体化治疗，膀胱形成钙化灶时需要手术治疗。

（王松波　张杰秀）

第二十二节　膀胱软斑症

【概述】

在尿路软斑症中膀胱软斑症（malacoplakia）约占 40％，为罕见的良性肉芽性疾病。1901 年由 Von hansemann 最先报道。其发病与病原微生物的入侵、免疫缺陷或自身免疫失调、体内吞噬细胞缺陷有关，如恶性肿瘤、慢性严重疾病、类风湿性关节炎、应用免疫抑制剂等。正常情况下，巨噬细胞消化吞噬的死细胞、变性蛋白和感染因子等，依赖巨噬细胞内微管的完整性，这一过程受细胞内环核苷酸的比例（cGMP/cAMP）影响，当 cGMP 水平下降，可引起细胞内细菌消化不良而形成软斑。Smith 依据组织变化将其分为三期：① 早期：表现为黏膜水肿伴炎症细胞浸润，炎症细胞主要是嗜酸性粒细胞，未见 Miehaelio-Gutma（M-G）小体；② 经典期：黏膜见溃疡，固有层内可见大量巨噬细胞（von hansemann 细胞）和多核白细胞浸润，可见 M-G 小体，肌层见淋巴滤泡样组织形成；③ 终末期或纤维化期：胶原纤维取代炎性改变。

【诊断依据】

1. 多见于成年女性，男女发病比例为 1∶40，女性年龄多在 30 岁以上，男性在 50 岁以上。

2. 临床表现：反复发作尿频、尿急、尿痛症状，可有间歇性血尿和排尿困难等表现，下腹部胀感不适。有时症状不典型或无临床表现。

3. 尿液检查：尿常规见有少量到多量的红细胞和白细胞；尿沉渣涂片或中段尿细菌培养可查到致病菌，常见为大肠杆菌；尿脱落细胞检查可见典型的软斑组织细胞。

4. X 线检查：静脉尿路造影显示病变累及输尿管口，引起上尿路梗阻、肾功能减退。膀胱造影可显示膀胱内有充盈缺损和膀胱挛缩。

5. B 超和 CT 检查：可显示膀胱内有占位性病变。

6. 膀胱镜检查：可见高出黏膜的黄褐色软斑或结节，中间部分表面呈脐状凹陷，如同火山口样溃疡，通常围绕病灶有一圈炎性晕，颜色从淡灰黄到棕色，面积可达 1～12 cm^2，一般情况下可以看到 2～3 个斑块，有时合并溃疡和出血。病理特征为软斑组织细胞（即 von hansemann 细胞内有 M-G 小体）。免疫组化染色检查：CD68、PAS、铁染色阳性。

【鉴别诊断】

1. **非特异性膀胱炎**　临床表现与膀胱软斑症相似，两者均有膀胱刺激症状及血尿，鉴别主要依据膀胱镜和活组织检查。

2. **膀胱肿瘤**　临床表现有血尿和排尿困难症状，继发感染时有膀胱刺激症状，与膀胱软斑症表现相似。膀胱镜检查并活检可资鉴别。

【治疗方案】

1. 药物治疗:膀胱软斑症属于炎症性病变,需长期应用抗生素治疗,尤其要选用能进入细胞内的抗生素,如利福平、TMP等,疗程半年以上。

2. 胆碱能药物和维生素 C:能纠正体内吞噬细胞的功能缺陷,临床应用氨甲酰胆碱,每次 10～25 mg,每日 4 次,与维生素 C 合并应用,治疗软斑症有不同程度的疗效。

3. 外科治疗:经尿道行膀胱内病变电切术、电灼或开放手术切除,可获治愈,但应注意防止复发。

【评述】

膀胱软斑症是尿路软斑症中最多见者,属炎症性疾病,与大肠杆菌感染及免疫缺陷有关。临床表现不典型,确诊靠尿培养及活检发现典型的软斑组织细胞。治疗需长期使用抗生素,能改善症状,但易复发。药物治疗效果不佳者,可行手术治疗。

（王松波　张杰秀）

第二十三节　膀胱黏膜白斑

【概述】

膀胱黏膜白斑(leukoplakia of the bladder)亦称膀胱白斑(vesical leukoplakia),特点是膀胱黏膜的鳞状上皮化生并伴有表层上皮的明显角化。于 1862 年由 Rokitansky 首次报道。膀胱黏膜白斑的形成目前认为是由于膀胱移行上皮化生为鳞状上皮,表皮细胞有明显角化,并有角质蛋白形成。根据膀胱黏膜尿路上皮鳞状上皮化生情况分为四种类型:0 型:膀胱黏膜尿路上皮鳞状上皮化生,交错或单纯鳞状上皮化生,无角质层,基膜平直,上皮细胞层约 2～18 层;1 型:膀胱黏膜尿路上皮鳞状上皮化生,可见角化层或不全角化层,基膜平直或稍弯曲,上皮细胞层约 10～12 层;2 型:膀胱黏膜尿路上皮鳞状上皮化生,有角化层,基膜明显弯曲,伸入固有层,上皮细胞层约 14～45 层;3 型:膀胱黏膜尿路上皮鳞状上皮化生,细胞层数明显增多,细胞增生活跃,排列紊乱,细胞核轻度异型,角化层明显,基膜乳头状弯曲,伸入固有层,上皮细胞层约 20～50 层。它是一种癌前病变,需要进行积极的治疗和随访。

【诊断依据】

1. 临床表现:间断反复出现尿频、尿急,或伴尿痛、血尿、下腹部不适、疼痛。多见于中年女性。

2. 尿常规:可见血尿,白细胞增多,但尿培养阴性。

3. 膀胱镜检:发现边界清晰的膀胱黏膜灰白斑块隆起,大小不等,单发或多发,其上血管纹理明显减少或消失。膀胱尿中可见大量脱落的上皮及角质蛋白碎片在水中游动,呈"雪暴"影像。尿动力学检查示膀胱容量变小。

4. 病理检查:膀胱黏膜鳞状上皮化生,表层上皮不全角化或出现角化。

5. 电子显微镜检查:膀胱黏膜鳞状上皮化生,胞核幼稚,胞质内张力原纤维较丰富,连接部位可见丰富的桥粒结构。

【鉴别诊断】

膀胱癌　以无痛性、肉眼、全程血尿为主诉,尿频、尿急、尿痛往往为晚期症状,膀胱镜加活检可鉴别。

【治疗方案】

根据白斑的病理分型不同来选择。0 型,宜观察随访;1 型,对症抗感染治疗;2 型,可手术治疗;3 型,手术治疗后膀胱灌注治疗。具体方法为:

1. 保守治疗:去除不良刺激及诱因,如抗感染,碎石取石,解除梗阻等;尿路刺激症状明显者可用

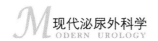
M 受体阻滞剂和 α 受体阻滞剂。

2. 物理治疗：利用微波的热效应和生物效应加速局部血液循环，使组织细胞代谢旺盛，增加局部组织免疫功能，同时改善细胞内外环境，从而促进炎症水肿的消散和吸收；微波治疗还有利于正常黏膜的修复和生长，恢复膀胱的弹性及其贮尿和排尿功能。

3. 膀胱药物灌注：增加机体免疫力的药物，如卡介苗；抗肿瘤的药物，如丝裂霉素、羟基喜树碱、吡柔比星等。

4. 手术治疗：① 腔内手术，由于膀胱黏膜白斑病理改变限于黏膜层，所以切除的深度达到黏膜下层即可。② 开放手术，膀胱黏膜病变广泛，症状严重，病变增生活跃，高度怀疑恶变或有恶变的患者，可行膀胱部分切除术或膀胱全切术。

【评述】

膀胱黏膜白斑是由各种原因导致的膀胱黏膜鳞状上皮化生，国外主流意见认为，膀胱黏膜的鳞状上皮化生分角化型（KSM）和非角化型（NKSM）。膀胱黏膜白斑等同于角化型鳞状上皮化生（KSM），是一种癌前病变，临床统计其癌变率为 15%～20%，有报道高达 42%。而非角化型（NKSM）是发生于育龄期妇女、与雌激素相关的膀胱三角区黏膜鳞状上皮化病变，不会导致癌变，不需要治疗或仅需随访。之所以发生尿频，是因为正常的膀胱黏膜层有一定的保护功能，当反复感染时，黏膜层被破坏，通透性增加，尿中潜在毒物进入膀胱肌层，黏膜发生炎症细胞浸润导致白斑形成，使感觉神经去极化，逼尿肌的敏感性增加，从而导致尿频。诊断主要据膀胱镜检查和病理检查。治疗依据不同类型决定，恶变率各家报道不一，故应积极治疗并密切随访。

（王松波　张杰秀）

第二十四节　氯胺酮相关性膀胱炎

【概述】

氯胺酮（keta mine）是一种常见的非巴比妥类麻醉药，是苯环己哌啶的衍生物，吸食后具有成瘾性，俗称 K 粉。过量吸食氯胺酮可造成泌尿系统、心血管系统及神经系统的毒性损害，而以泌尿系统损害尤为严重，并且是以下尿路刺激症状为主要表现的全尿路炎症损害。氯胺酮相关性膀胱炎（keta mine-related cystitis，KC）是指由吸食氯胺酮引起的尿频、尿急、膀胱疼痛等症状的疾病。2007年由 Shahani 首次报道。近年来由于吸食氯胺酮的人数增多，该病的发病率也不断上升，引起了人们关注。这些症状大多在吸食氯胺酮半年后出现，其严重性与吸食氯胺酮的剂量及频率有关。有研究调查显示，吸食氯胺酮半年的患者约 30% 出现下尿路症状。

【诊断依据】

1. 吸食氯胺酮史：可采取简单的方法检测，如氯胺酮胶体金法来检测患者尿液中是否有氯胺酮及其代谢产物。人吸食氯胺酮后有 70%～90% 在肝代谢并经尿排出，半衰期为 2.5 小时，一般吸食后 2～4 小时内即可被检出。所以疑有氯胺酮膀胱炎时可立即行尿氯胺酮测试，往往可以确诊。停止吸食后，症状可逐步缓解。

2. 下尿路症状：尿频、尿急、尿痛，甚至急迫性尿失禁，夜尿增多，肉眼血尿，排尿困难，单次尿量仅有 50 mL 左右，膀胱疼痛。

3. 化验检查：尿常规示红细胞和白细胞增多，尿蛋白阳性，但尿培养阴性。晚期可见血肌酐升高，呈不同程度的急、慢性肾功能损害。

4. 影像学检查：B 超示患者膀胱容量减少，膀胱挛缩，膀胱壁严重增厚，患者出现膀胱周围炎症；CT 示肾盂输尿管移行段扩张，有肾积水，膀胱壁不规则增厚。

5. 膀胱镜检查:可见膀胱黏膜红斑,充血水肿,容量变小,各壁见大量出血点,膀胱溃疡,膀胱黏膜脆弱,扩张膀胱后黏膜容易撕裂和出血等。

6. 尿流动力学检查:常表现为膀胱容量减少,膀胱顺应性下降,尿流率低下,逼尿肌不稳定性收缩,甚至会出现漏尿。

7. 病理检查:镜下见大量中性粒细胞和淋巴细胞浸润,血管及纤维组织增生,神经组织增生。免疫组化示膀胱黏膜及黏膜下组织 P_2X_3 受体高表达,其可激活膀胱小神经节细胞,释放传入神经冲动而引起尿意。

【鉴别诊断】

间质性膀胱炎　无吸食氯胺酮史,病变一般局限于膀胱,很少累及输尿管;而氯胺酮相关性膀胱炎的病变是全泌尿系统的,经常累及输尿管及上尿路,且患者有吸食氯胺酮史。

【治疗方案】

1. 戒断吸食氯胺酮:是治疗的首要措施。用多虑平、阿米替林来治疗焦虑和抑郁症状;以 M 受体阻滞剂改善尿路刺激症状等。

2. 水扩张和膀胱灌注:麻醉下可用生理盐水或 0.09％透明质酸钠液扩张膀胱,水袋高度 80 cm;亦可用注射泵加压扩张,压力 20 kPa,然后以水袋维持 20 分钟并定期行药物灌注。膀胱药物灌注疗法是泌尿外科常用的治疗方式,它可以使药物直接到达病变部位,以提高局部药物浓度,增强治疗效果。在氯胺酮相关性膀胱炎的治疗中,透明质酸钠、硫酸软骨素是常用的药物。另有肉毒素 200 U 行膀胱壁注射治疗,可获良好效果。

3. 手术治疗:氯胺酮相关性膀胱炎发展到后期,往往会出现膀胱纤维化、膀胱挛缩、肾积水等不可逆的病理改变,通过药物治疗效果不佳,可采取手术治疗。钬激光放射状膀胱黏膜、肌层切开,由顶部至两侧壁,深至肌层,但勿伤及三角区及两输尿管口部。另有肠扩大膀胱术,效果良好。

【评述】

吸食氯胺酮对机体损伤是多方面的,吸入体内后在肝脏代谢,最后通过泌尿系统排出。在此过程中常导致不同程度的肝功能损害,肝活检可见胆道上皮生长紊乱,淋巴细胞性胆管炎和类硬化性胆管炎反应,并可致肝脂肪变性,小叶纤维化,并扰乱肌动蛋白和微管骨架的正常功能,导致 r-GT、ACT、AST 相对升高,胆管扩张比例升高。对肾功能损害可见血肌酐升高,上尿路积水,膀胱损害最严重,表现为低容量及低顺应性。诊断据病史、症状、化验、影像学检查和活检可确诊。根据膀胱和上尿路受累情况分三期:Ⅰ期:泌尿系影像学检查无明显异常;Ⅱ期:尿动力学示膀胱病变,而上尿路无形态及功能改变;Ⅲ期:膀胱严重纤维化伴不同程度上尿路损害。治疗中戒断吸食氯胺酮是治疗的首要措施,综合治疗中水扩张疗效最为肯定,但扩张中应注意:① 扩张水压不应超过 $80cmH_2O$,以免膀胱破裂;② 扩张时麻醉应完全,以免下腹痛;③ 扩张至黏膜出血为宜,一般容量达 400 mL 即可,或容量应达扩张前 2 倍以上;④ 扩张后要检查膀胱出血情况,明显出血点应电凝止血;⑤ 术后应持续膀胱冲洗,并行药物灌注以巩固疗效。

（王松波　张杰秀）

第二十五节　膀胱放线菌病

【概述】

膀胱放线菌病(actinomycosis of bladder)是由放线菌引起。放线菌为厌氧或微需氧革兰染色阳性菌,常寄居在人和动物的口腔、胃肠道和女性生殖道等腔道黏膜,被认为是共生菌群,与黏膜上其他菌群合并感染时,可引发慢性、化脓性放线菌病。因此,放线菌病被认为是一种内源性、协同的混合性

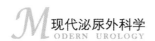

感染性疾病,多源于创伤性操作。菌丝在病灶组织中形成黄色小颗粒,称为硫黄颗粒,为本病特征。将该颗粒压片镜检,可见由中心向四周放散的放射棒状体,形似菊花,故称为放线菌病。可能致病机理有:其他细菌发挥降低氧压力的重要作用,为放线菌生长创造良好的厌氧生存环境,并共同促进和形成了放线菌病;放线菌与相关菌属是以聚集体的形式存活,一旦有机会,可整体侵入,成为一种感染的种子发挥作用。

【诊断依据】

1. 患者多为女性,有感染或者外科操作史,也可能与宫内节育器放置有关。

2. 膀胱刺激征并偶有血尿、下腹部隐痛,耻骨上可触及较硬肿块,表面光滑,较固定,无触痛。

3. 尿常规见白细胞和红细胞增多;尿培养无普通细菌生长;尿脱落细胞未见肿瘤细胞。但在尿中找到硫黄颗粒或进行尿微生物学检查可发现放线菌而确诊,尿培养见放线菌生长亦可确诊。

4. B超检查:双肾轻度积水,膀胱壁增厚。

5. 盆腔CT检查:膀胱壁局部明显增厚,突向膀胱腔,如为周围放线菌病累及膀胱,可见腹腔脏器与膀胱之间的占位性病变。

6. 膀胱镜检查:膀胱前壁与膀胱顶交界处可见隆起,表面黏膜明显水肿,血管纹理不清晰。病理检查可明确诊断。

【鉴别诊断】

膀胱肿瘤　为无痛性、间歇性、肉眼、全程血尿,是膀胱黏膜的肿瘤,向膀胱腔内突出,多为菜花状,活检可鉴别。膀胱放线菌病虽有膀胱壁质硬肿块,但肿物冰冻病理检查报告为弥漫性炎性细胞浸润,纤维结缔组织增生水肿;膀胱内多发脓肿,脓肿内可见放线菌菌落团,中心呈紫蓝色,形态不规则,周围可见放射状排列的菌丝。

【治疗方案】

1. 抗感染:首选青霉素族,用青霉素和氯霉素延长抗生素疗法,疗程可达数月。

2. 联合治疗:由于放线菌感染常合并产 β-内酰胺酶的细菌及大肠埃希菌等混合性感染,经常需联合应用抗生素,如氨基糖甙类、甲硝唑、磺胺类、四环素族等。

3. 手术治疗

① 切开脓肿充分引流,但可引起窦道长期不愈。术中应清除病灶周围的纤维组织,使得抗生素能够迅速进入病灶部位,抑制放线菌的增殖。

② 开放手术:行膀胱部分切除并彻底清除坏死组织及病灶。

【评述】

膀胱放线菌病临床少见,缺乏典型的临床症状和体征,往往需要病理检查才能明确诊断。对术前难以确诊者,术中冰冻切片病理检查是避免误诊和过度治疗的有效方法。放线菌感染无发热和血白细胞增多,从而使放线菌病与恶性肿瘤区别发生困难。本病早期诊断和及时治疗者,大多预后良好。

(王松波　张杰秀)

第二十六节　膀胱淀粉样变

【概述】

Rokitansky 最早在 1853 年首先将膀胱淀粉样变(amyloidosis of bladder)阐述为:一种淀粉样变纤维沉积于膀胱细胞间所导致的疾病,是多种因素诱发特异性糖蛋白复合物沉着于组织间的代谢性疾病。多见于老年人,男女发病率相当,常为全身性淀粉样变的膀胱局部表现,仅有约 25% 的患者为膀胱原发性病变。近年有研究者认为,其实际发生率远高于临床观察到的发生率,且可能是很多疾病的发展终点。

【诊断依据】

1. 临床表现：多有血尿、尿路刺激症状，好发年龄为 60～80 岁。

2. 实验室检查：患者常有血沉增快、肾功能不全、血尿酸升高、C-反应蛋白升高等，尿脱落细胞学检查通常没有阳性发现。

3. 影像学检查：MRI 可见膀胱壁占位性病变。DWI 可用于鉴别膀胱淀粉样变与恶性肿瘤，恶性肿瘤时 DWI 为高信号，而膀胱淀粉样变为低信号。

4. B 超检查：超声表现分为结节型和弥漫型两种。结节型表现为突向膀胱腔内的单发实性等回声结节，边缘清楚，不随体位移动而改变；弥漫型则表现为膀胱壁局部弥漫性增厚，伴少量点状强回声。彩色多普勒均未见结节内有血流信号。

5. CT 检查：表现为膀胱内壁呈单发或多发结节，壁不规则增厚，呈不规则肿块突入膀胱腔内，盆腔内无淋巴结肿大，CT 增强扫描无强化。邻近膀胱壁略显僵硬，可见轻度增厚，密度均匀，内缘毛糙，外壁光滑，边界欠清，边缘可见点状钙化，增强扫描后轻度延迟强化。

6. 膀胱镜检查：镜下见膀胱黏膜呈多发的局灶性隆起、广基无蒂的肿块或多发花蕾样改变，中央部可呈灰白色或淡黄色，触之质地较硬，弹性差，可伴有渗血及膀胱黏膜灶性坏死，黏膜下黄色斑块为特征之一。

7. 病理检查：是确诊依据，常为刚果红染色阳性，偏光显微镜呈苹果绿双折光，显微镜下观察到淀粉样物质即可确诊。

【鉴别诊断】

膀胱癌膀胱淀粉样变与膀胱肿瘤的鉴别主要依靠特殊染色法及病理活检。而在临床上，当患者的病程较长，且镜下观察发现病变较少累及周围组织或累及程度相对较轻时，结合彩色多普勒提示病灶内无明显血流信号，均提示患膀胱淀粉样变的可能。

【治疗方案】

1. 外科手术：经尿道行病灶电切术或激光烧灼是目前首选治疗方法，对于局限性病灶（直径＜2.5 cm）者尤为合适；而对于病变组织较大或难以经尿道行电切操作的部位，可行膀胱部分切除术。对难以控制的大出血，可行髂内动脉栓塞术。

2. 药物治疗：一般用于外科手术后的辅助治疗，目前推荐的口服药物有秋水仙碱、呋喃西林、皮质类固醇。蛋白聚糖的结合物 eprodisate 可竞争性抑制蛋白聚糖与淀粉样纤维结合，从而抑制淀粉样前体蛋白在组织中的沉积。临床中二甲基亚砜（DMSO）行膀胱灌注的应用较多，常规的使用方法为：膀胱内注入 1% 的利多卡因 40 mL，排尿后向膀胱内灌注 50% 的 DMSO，保留 30 分钟，并不断改变体位使药物尽可能作用于全部膀胱黏膜，每周灌注治疗一次，疗程为 6～12 个月。对膀胱内出血可行冲洗，清除血块，灌入去甲肾上腺素液。

【评述】

膀胱淀粉样变多为全身疾病的局部表现，占泌尿系淀粉样变的约 50%，而输尿管淀粉样变占 25%、尿道淀粉样变占 20%、肾盂淀粉样变占 5%。不溶性淀粉样物质（多为免疫球蛋白轻链淀 AL-type）主要沉积于尿路黏膜层、黏膜下层和浅肌层细胞外，向外突出呈肿瘤样改变。其发病机制被认为与慢性炎症刺激和机体蛋白代谢异常有关。确诊依靠病理及免疫组化，治疗以膀胱灌注效果较好，必要时手术治疗。作为良性病变，膀胱淀粉样变的预后较好。但有报道称，原发性局限性的膀胱淀粉样变患者在接受药物或手术治疗后，仍有 54% 的复发率，因此患有本病的患者建议每 6～12 个月进行定期的膀胱镜检复查，以监测病情变化。

（王松波　张杰秀）

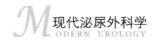
第二十七节　前列腺炎

【概述】

前列腺炎（prostatitis）是指由多种复杂原因引起的，以尿道刺激症状和慢性盆腔疼痛为主要临床表现的前列腺疾病。组织学上主要表现为前列腺基质中炎症细胞数量增加。前列腺炎是泌尿男科常见的疾病，多发于 50 岁以下的男性人群，约占泌尿男科患者的 8%～25%。其病因目前尚未明确，可能发病因素包括：气候、季节、饮食、生活习惯、职业、性活动、尿液反流、精神心理因素、泌尿生殖道感染等，临床上以改善症状为主。

【分类】

传统上前列腺炎分为四类，即：急性细菌性前列腺炎、慢性细菌性前列腺炎、慢性非细菌性前列腺炎、前列腺痛。此外，还可根据患者的发病过程分为急性前列腺炎与慢性前列腺炎；根据致病病原体分为细菌性前列腺炎、非细菌性前列腺炎、淋菌性前列腺炎、真菌性前列腺炎和滴虫性前列腺炎等；根据病理结果分为特异性前列腺炎与非特异性前列腺炎等。

1995 年，美国国立卫生研究院（NIH）将前列腺炎分为四类：

Ⅰ型：相当于传统分类中的急性细菌性前列腺炎，起病急，可有寒战、发热等全身症状及尿频、尿急、尿痛、排尿困难等下尿路感染症状，尿液中白细胞数量升高，血、尿培养细菌阳性。

Ⅱ型：相当于传统分类中的慢性细菌性前列腺炎，前列腺液（EPS）、精液、前列腺按摩后尿液（VB3）检查见白细胞数量增多，并且细菌培养阳性，伴有反复发作的下尿路感染症状，且病程持续超过 3 个月。

Ⅲ型：即慢性前列腺炎/慢性盆腔疼痛综合征（CP/CPPS），相当于传统分类中的慢性非细菌性前列腺炎和前列腺痛，为前列腺炎中最为常见的类型，占所有前列腺炎的 90%。主要的临床表现为长期、反复的会阴部及骨盆区域的疼痛不适症状，并可伴有相关的排尿不适症状及性功能障碍，病程较长，往往超过 3 个月。Ⅲ型前列腺炎患者 EPS、精液、VB3 细菌培养结果为阴性。同时，可根据 EPS、精液、VB3 常规镜检结果，将Ⅲ型前列腺炎进一步划分为ⅢA 型与ⅢB 型前列腺炎。ⅢA 型前列腺炎即炎症性慢性前列腺炎，EPS、精液、VB3 常规镜检时白细胞数量增多；ⅢB 型前列腺炎即非炎症性慢性前列腺炎，EPS、精液、VB3 常规镜检时白细胞数量在正常范围内。ⅢA 型、ⅢB 型前列腺炎在Ⅲ型前列腺炎患者中约各占 50%。

Ⅳ型：无症状前列腺炎，患者无明显临床症状，仅在 EPS、精液、前列腺活检等相关检查时偶然发现炎症证据。

1995 年 NIH 还提出慢性前列腺炎症状指数（NIH-CPSI），促进了 CP/CPPS 临床研究的开展。然而，NIH-CPSI 系统并不包含患者感染、心理、性功能状态的评估，无法指导临床非 CP/CPPS 特异性症状的对症治疗，存在一定局限性。2012 年，美国学者建立临床表型分类系统（UPOINT），该系统全面涵盖泌尿系统症状（U）、社会心理症状（P）、器官特异症状（O）、感染症状（I）、神经系统或全身症状（N）、骨骼肌触痛症状（T）等 CP/CPPS 相关临床表现，能够为个性化治疗方案提供有效指导。

表 16-1　临床表型分类系统 UPOINT(S)

症状类型	主要表现
泌尿系统症状（urinary symptoms）	CPSI 中排尿症状＞4 分；尿频、尿急或夜尿；残余尿＞100 mL 等
社会心理症状（psychosocial）	焦虑、抑郁、无助感等
器官特异症状（organ specific）	前列腺触痛；前列腺按摩液白细胞增加；血精；前列腺内广泛钙化灶等
感染症状（infection）	除外Ⅰ型和Ⅱ型前列腺炎；前列腺按摩液培养有革兰阴性杆菌、肠球菌等
神经系统或全身症状（neurogenic/systemic）	腹部或盆腔外疼痛，肠易激综合征等

症状类型	主要表现
骨骼肌触痛症状(tenderness of muscles)	会阴、盆底、腹部肌肉痉挛或触发点触痛等
性功能障碍(sexual dysfunction)	ED、PE、性高潮障碍等

注:CPSI 代表慢性前列腺炎症状指数;ED 代表勃起功能障碍;PE 代表早泄。

【诊断依据】

前列腺炎的诊断过程包括详细询问病史和临床症状、体格检查、EPS 与尿液检查、细菌学检查及 B 超等影像学检查,但必须排除泌尿男科其他的疾病后才能够确定,因此前列腺炎的诊断往往为一种排除性诊断。

1. 临床症状

(1) Ⅰ型前列腺炎:起病急,寒战、高热、畏寒乏力等全身症状明显,并可伴有会阴部、耻骨上区域疼痛不适,下腹部、腰背部放射性疼痛,尿频、尿急、尿痛等尿路刺激症状或尿道分泌物等,严重者可出现排尿困难及尿潴留等症状。

(2) Ⅱ型及Ⅲ型前列腺炎:Ⅱ型、Ⅲ型前列腺炎多伴有局部疼痛不适及排尿症状。Ⅱ型前列腺炎主要表现为反复的下尿路感染;Ⅲ型前列腺炎主要表现为会阴部及骨盆区域的疼痛,会阴、阴茎、肛周、尿道及腰骶部不适等。Ⅱ型及Ⅲ型前列腺炎的慢性疼痛不适症状长久不愈,可导致患者出现焦虑、抑郁、失眠、性功能障碍的症状,对患者心理造成较大伤害,影响患者生活质量。

(3) Ⅳ型前列腺炎:为无症状前列腺炎,仅在 EPS、精液等相关检查时偶然发现。

慢性前列腺炎的临床症状复杂,诊断慢性前列腺炎尚无明确"金标准",一些客观的诊断指标尚存在争议,目前多使用 NIH 慢性前列腺炎症状指数(NIH-CPSI)评分,对慢性前列腺炎做出相应评价(推荐级别Ⅰ级),可以了解并量化患者的临床症状以及对治疗效果的评估(表 16-2)。NIH-CPSI 评分共分三个部分 9 个问题,可以研究前列腺炎的三个主要症状:疼痛、排尿异常和对生活质量的影响,具有客观、简单、方便、快捷和容易被患者接受等特点,并具有稳定性、可重复性、高度的辨别性和一定的心理测试性质等优点。

表 16-2　NIH 慢性前列腺炎症状指数(NIH-CPSI)评分

1. 近一周你经历了下列哪个部位疼痛或不适?	A. 在直肠(肛门)和睾丸(阴囊)之间及会阴部		是			否
	B. 睾丸		是			否
	C. 阴茎的头部(与排尿无关)		是			否
	D. 腰部以下,膀胱或耻骨区		是			否
2. 近一周你经历了	A. 排尿时疼痛或不适		是			否
	B. 性高潮时或之后射精痛		是			否
3. 你有多少时间有任何部位的疼痛或不适?	从没有	很少	有时	经常	通常	总是
4. 近一周,下列哪个数字最好描述你这些日子平均疼痛或不适?	0　1	2　3	4　5	6　7	8　9	10
5. 近一周,在完成排尿后有多少次排尿不尽?	没有	少于 1/5	少于 1/2	大约 1/2	多于 1/2	总是
6. 近一周,在完成排尿后有多少次在 2 小时内又排尿?	没有	少于 1/5	少于 1/2	大约 1/2	多于 1/2	总是
7. 近一周,有多少次你的症状影响你的正常工作?	没有	少于 1/5	少于 1/2	大约 1/2	多于 1/2	总是
8. 近一周,多少次你想到你的症状?	没有	仅一点		一些		许多
9. 如果在您以后的日常生活中,过去一周出现的症状总是伴随着您,您感觉怎样?	快乐	高兴	满意 >1/2	满意 ≈1/2	满意 <1/2	不高兴　难受

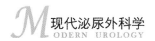

2. 体格检查:主要包括下腹部、腰骶部、会阴部、尿道口、阴茎、睾丸、附睾,精索等泌尿生殖系统的检查,其中经直肠前列腺指检不但可以了解前列腺的大小、质地、压痛等具体情况,同时可以通过前列腺按压获得前列腺液进行相关检测,并且还可以对直肠、前列腺的其他相关疾病作出鉴别诊断。Ⅰ型前列腺炎可发现前列腺肿大、触痛、外形不规则、局部温度升高等表现,在指检时严禁进行前列腺按压操作。Ⅱ型及Ⅲ型前列腺炎可进一步了解前列腺大小、质地、结节、压痛、盆底肌紧张度等情况,并可通过按压前列腺获得前列腺液,进行前列腺液或尿液的检验或细菌培养等。

3. 实验室检查

(1) EPS 常规检测:EPS 检验时白细胞(WBC)少于 10/HP、卵磷脂小体多于++/HP 或均匀分布整个视野为正常。当 EPS 检查发现 WBC 大于 10 个/HP 或卵磷脂小体数量减少时具有诊断意义(推荐级别Ⅰ),但 EPS 中白细胞数量的多少与前列腺炎的临床症状严重程度不成正比(推荐级别Ⅱ)。如前列腺按摩后无法获得前列腺液,可行前列腺按摩后初段尿液分析检测,如白细胞数目增加,对临床诊断具有一定参考价值。

(2) 前列腺小体外泄蛋白(prostatic exosomal protein,PSEP):PSEP 是由前列腺小体分泌生成的一类蛋白质总称,前列腺小体是由前列腺上皮细胞产生的一种外泌体,具有很强的抗菌和抗氧化作用。在炎症发生时,前列腺小体的外泌和排出增加,PSEP 在尿中的含量也会随之增多,比 EPS 检测更方便,且敏感性和特异性均较强,为前列腺炎的诊断提供了一种简便易行、非侵入性、无痛的检测方法。

(3) 尿常规检测及尿沉渣检查:可排除患者尿路感染可能。对急性细菌性前列腺炎的诊断具有参考价值。在慢性前列腺炎患者的分段尿液、按摩前列腺后尿液及精液中都存在明显的炎症,因此拓宽了人们对该病的认识,并通过对分段尿液白细胞计数来判断炎症或感染病原体的可能来源部位,尤其当 EPS 难以获得时,分析前列腺按摩后初段尿液可以作为诊断慢性前列腺炎的可靠指标。

(4) 精液检查:前列腺液是精液的重要组成部分,前列腺病理生理变化可以影响精液的某些成分,从而可以通过分析精液中某些成分,如酸性磷酸酶、弹性硬蛋白酶、白细胞过氧化物酶等的变化来诊断和鉴别诊断前列腺疾病,尤其是在获取 EPS 比较困难时,对精液的检查可以起到重要的补充作用(推荐级别Ⅰ)。

(5) 血液检查:对急性细菌性前列腺炎患者进行血液细胞学检查可以发现白细胞总数增高,尤其是中性粒细胞数量显著增高。急、慢性前列腺炎患者血清 PSA 水平可以有一定程度的增高,在经过有效的抗炎症治疗后 PSA 水平可以降低。因此,可以将治疗前、后 PSA 水平的变化作为判断疗效的指标之一。

(6) 细菌学检查:Ⅰ型前列腺炎可行血、尿细菌培养及药敏实验;Ⅱ型、Ⅲ型前列腺炎建议使用"四杯法"(表 16-3)进行病原体定位实验(推荐级别Ⅰ)。此外,还可行沙眼衣原体、解脲脲原体、人型支原体检查。

表 16-3 "四杯法"前列腺炎诊断方法

分型		VB1	VB2	EPS	VB3
Ⅱ型	WBC	—	+/−	+	+
	细菌培养	—	+/−	+	+
ⅢA 型	WBC	—	—	+	+
	细菌培养	—	—	—	—
ⅢB 型	WBC	—	—	—	—
	细菌培养	—	—	—	—

4. 器械检查:包括尿流率检查、尿流动力学检查以及膀胱镜检查等。尿流率与尿流动力学可用于

前列腺炎与其他排尿障碍疾病的鉴别诊断。膀胱镜检查为侵入性检查,一般不作为前列腺炎的常规检查手段。

(1) 尿流率:可大致了解患者排尿状况,有助于前列腺炎与排尿障碍相关疾病进行鉴别。

(2) 尿流动力学检查:可以发现膀胱出口梗阻、尿道功能性梗阻、膀胱逼尿肌收缩力减退或逼尿肌无反射及逼尿肌不稳定等膀胱尿道功能障碍。

(3) 膀胱尿道镜:为有创检查,因此不推荐作为前列腺炎患者的常规检查。但在血尿,尿液分析明显异常,其他检查提示膀胱尿道病变时,可选择以明确诊断。

5. 影像学检查:包括 B 超、CT 及 MRI。前列腺 B 超,尤其经直肠 B 超检查,可测定前列腺的大小,检查有无前列腺钙化、结石以及发现前列腺回声不均等状况,为前列腺炎的诊断及鉴别诊断提供参考。CT 及 MRI 有助于男性泌尿生殖系统的其他病变同前列腺炎的鉴别,以及前列腺脓肿的诊断。

【鉴别诊断】

1. 尿路感染　有尿频、尿急、尿痛等膀胱刺激症状,有时有尿道流分泌物,一般无发热。尿道分泌物、尿常规及中段尿培养阳性可确诊。

2. 良性前列腺增生　一般 50 岁以上男性出现症状,以进行性排尿困难和夜尿增多为主,直肠指检、B 超、尿流率、EPS 检查可资鉴别。

【治疗方案】

1. Ⅰ型前列腺炎:选择敏感抗生素,并配合支持对症疗法。

(1) 抗生素:可以给予敏感的广谱抗生素,如青霉素衍生物合并 β-内酰胺酶抑制剂、第 3 代头孢菌素或喹诺酮类抗生素。若没有复杂的症状,可予口服喹诺酮类抗生素。治疗应该持续至少 4 周。

(2) 对症支持治疗:应该卧床休息,保持排便通畅,适当补充液体,必要时可以给予退热药、止痛药。对于发生急性尿潴留的患者,应该进行耻骨上穿刺针抽吸或导尿等对症治疗。治疗期间应当适当增加饮水量并加强营养。禁止进行前列腺按摩,以避免炎症的扩散。一旦怀疑发生前列腺脓肿时,可以通过超声检查确定,在患者的病情稳定后进行经尿道前列腺脓肿去顶引流,经直肠、会阴穿刺抽吸脓液,或经会阴切开引流等。

2. Ⅱ型前列腺炎:根据目前证实的药代动力学特性和抗菌谱,氟喹诺酮类药物(尤其是左氧氟沙星和环丙沙星)是治疗慢性细菌性前列腺炎最推荐的抗生素,对最常见的革兰阴性、革兰阳性和非典型病原体都具有很强的抗菌作用,建议至少用药 4 周以上。如果对氟喹诺酮类药物产生耐药性,建议使用磺胺甲基异恶唑-甲氧苄啶(SMZ-TMP)进行为期 3 个月的治疗。三环类抗生素可用于治疗非典型的微生物感染。

3. Ⅲ型前列腺炎(CP/CPPS):由于可能存在多种病因和发病机制,因此,在选择治疗方法时多倾向于根据病情及个体化的原则,同时选择联合多种疗法的综合治疗措施。治疗过程中还要不断地复查和定期随访,根据病情变化采取相应的措施。

① 生活调节:避免长时间骑坐,性生活有规律,忌辛辣刺激性食物。

② 物理治疗:热水坐浴、理疗、骶神经磁刺激治疗、低能体外冲击波、射频热疗、经直肠微波治疗等。可促进局部血液循环,促进炎性介质吸收排泄,减轻局部炎症。

③ 前列腺按摩:每周 1 次,以引流炎性分泌物。

④ 解痉止痛药物:如布洛芬、吲哚美辛、地奥司明、迈之灵、坦洛新等。

⑤ 植物制剂:如黄莪胶囊、复方玄驹胶囊、淋泌泰胶囊、泽桂癃爽胶囊、前列欣胶囊等。

⑥ 抗抑郁药:如舍曲林等,既可治疗抑郁又可治疗早泄。

⑦ 有性功能障碍者可予中西药物治疗,既治疗勃起功能障碍(ED),又可排泄前列腺液。

4. Ⅳ型前列腺炎:此型一般不需要治疗,只有在患者合并生育、前列腺癌、前列腺增生、计划施行下泌尿道检查或内镜操作以及其他相关疾病时,才考虑采取相应的治疗措施。

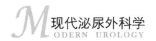
【评述】

前列腺炎除了上述尿路及盆腔症状外,对患者的性功能也有明显的影响。有证据表明,患有 CP/CPPS 的男性中约有 30%～72% 患有勃起功能障碍,高达 77% 的 CPPS 患者有早泄症状,因此治疗以对症处理的综合治疗为主。此外,迄今为止尚无证据表明前列腺炎对精子参数的不利影响和对生育能力有影响。

(戴玉田　杨白冰)

第二十八节　非特异性尿道炎

【概述】

尿道炎(urethritis)临床上可分为急性和慢性两类。根据致病菌的不同,分为非特异性尿道炎和特异性两大类,前者指普通化脓性细菌感染,后者包括结核性尿道炎、淋菌性尿道炎、非淋菌性尿道炎等。

非特异性尿道炎致病菌以大肠杆菌、链球菌和葡萄球菌为最常见。尿道炎常因尿道口或尿道内梗阻引起,如包茎、后尿道瓣膜、尿道狭窄,尿道内结石和损伤等;或因邻近器官的炎症蔓延到尿道,如前列腺精囊炎、阴道炎和宫颈炎等;有时可因机械或化学性刺激引起尿道炎,如尿道异物、器械检查和留置尿管等。近年来男性尿道炎发病率增高主要与不洁性交有关。

【诊断依据】

1. 有疲劳、感冒等使抵抗力下降史,或有不洁性生活史及尿道器械操作史。

2. 病人排尿时尿道有烧灼痛、尿频、尿急、耻骨上区及会阴部钝痛,尿道部按压痛。

3. 急性期尿道口红肿,有尿道分泌物,开始为黏液性,后转为脓性分泌物。尿道黏膜弥漫性充血水肿,有时形成溃疡。

4. 慢性期症状减轻,尿道分泌物减少,呈稀薄浆液状,尿道刺痛或排尿不适减轻。部分患者可无症状。

5. 尿液检查有红细胞、白细胞,少数有肉眼血尿。

6. 尿三杯试验:① 第一杯浑浊,镜检有大量白细胞,第二、三杯清晰,则提示前尿道炎;② 第一、三杯浑浊,第二杯清晰,则提示后尿道炎。

7. 尿道分泌物培养可找到致病菌。

【鉴别诊断】

淋菌性尿道炎　有不洁性交史,尿道脓性分泌量大,尿痛明显,分泌物涂片可见淋病双球菌。

【治疗方案】

多采取以抗生素治疗为主的综合治疗。

1. 去除诱因:如尿道内梗阻、邻近器官炎症等,同时注意性生活卫生。

2. 抗生素:应用使用敏感的广谱抗生素,剂量和疗程要够。首选多西环素(doxycycline)100 mg,1 天 2 次,口服,持续 7 天。或者口服阿奇霉素,第 1 天用量 500 mg、第 2～4 天用量 250 mg,有证据表明这样使用比阿奇霉素每日 1 g 的治疗效果更佳,且减少大环内酯类耐药的可能性。

3. 辅助治疗:① 急性期应多饮水以增加尿量,对尿道起冲洗作用;② 有尿频、尿急及尿痛时,可服用解痉药物,如黄酮哌脂或托特罗定;③服苏打片调节尿液 pH 值,以减轻尿路刺激症状。

4. 中药治疗:清热利湿,解毒通淋。可选车前子 9 g、木通 9 g、瞿麦 9 g,滑石 15 g,生地 18 g,淡竹叶 12 g,萹蓄 9 g,甘草梢 6 g。煎汤口服,连服 7 天。

5. 局部治疗:适用于慢性尿道炎,急性期禁忌。① 尿道扩张术,有引流及按摩作用,并可预防炎症性尿道狭窄。② 尿道内灌注药物,在尿道扩张后,可向尿道内灌注 5%～10%弱蛋白银溶液,有收敛及减轻炎症的功效。③ 尿道内有溃疡及肉芽组织时,可行经尿道内腔镜电灼术。

急性尿道炎经及时而适当治疗后,都能迅速治愈。对慢性尿道炎,如能清除原发病灶,并对症治疗,大多数病例能获得痊愈,但需要较长时间。部分病人可并发尿道狭窄,一旦形成,往往为长段或多发节段性尿道狭窄,治疗比较困难。

【评述】

非特异性尿道炎多因大肠杆菌感染为主,常因尿道狭窄,长期留置导尿引起。诊断以尿检和培养为根据,治疗应注意病因学治疗,对尿道狭窄者应予矫治。

(戴玉田　杨白冰)

第二十九节　精阜炎

【概述】

精阜位于男性尿道前列腺部后壁的尿道嵴中间,其中央-凹陷称为前列腺小囊。精阜至尿道内口长(1.06±0.19)cm,至尿道膜部长(1.55±0.19)cm。精阜侧下方有射精管开口,由射精管排出的精子与前列腺液在精阜处混合成精液排出体外,所以精阜在男性性活动中有特殊的重要性。精阜炎(colliculitis or verumontanitis)即是精阜非特异性感染所致的炎症,往往会继发不育和性功能障碍。

急性精阜炎多继发于后尿道炎、前列腺炎、精囊炎、睾丸附睾炎等。起初表现为精阜黏膜充血、水肿、渗出,形成卡他性炎症,继而向间质发展,导致急性精阜炎。当感染严重时,可引起精阜脓肿。慢性精阜炎的病理改变复杂多变,如卡他性、充血性、纤维组织增生性、局部息肉样改变、腺细胞萎缩等,镜下见不同程度的腺体纤维组织和平滑肌增生,腺腔扩张,部分内含结石样小体。

【诊断依据】

1. 尿路刺激症状:常有尿频,尿痛,后尿道不适,尿道口常有分泌物流出。

2. 性功能障碍:炎症使结缔组织增生,精阜的神经末梢兴奋性减退致性快感减退,可导致性兴趣降低。急性精阜炎常有后尿道异物感,还可引起阴茎持久性勃起。

3. 射精障碍:急性炎症常有早泄或遗精。慢性萎缩性精阜炎可引起射精迟缓。精阜炎症时组织脆弱,容易出血,所以常出现血精、射精痛,严重者诱发勃起功能障碍。

4. 其他症状:慢性精阜炎可引起精阜增大,导致下尿路梗阻等症状。

5. 尿常规检查:尿二杯试验常见第一杯有较多的白细胞和红细胞。排精后第一次小便常见血尿加重。

6. 肛门指诊:以手指压迫精阜部位可有触痛。

7. 尿道镜检查:急性精阜炎可见精阜充血、水肿,有时可见表面被覆少许脓性分泌物;慢性精阜炎可见精阜增大,尿道腔被挤压而变窄。

8. 精液检查:精液为淡红色或内含新鲜红色血丝。镜检有大量红细胞、白细胞,精液细菌培养可查到致病菌。

【鉴别诊断】

前列腺炎　以尿路刺激症状和慢性盆腔疼痛为主要表现,EPS及尿四杯试验可鉴别。

【治疗方案】

1. 治疗原发病:治疗引起本病的前列腺炎、精囊炎、尿道炎等。应用抗生素以控制炎症,如采用喹诺酮类药物、复方新诺明、四环素或头孢菌素等药物治疗。

2. 血精及排精后血尿者可选用止血药,如维生素 K、安络血等。

3. 对早泄、频繁遗精、射精疼痛等性功能异常症状明显者,应指导其规律性生活,可适当选用镇痛

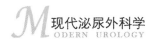
药或镇静药以调节神经功能。

4. 局部治疗

（1）尿道内灌注 10％弱蛋白银溶液 5～10 mL，隔日灌注 1 次，10～15 次为一个疗程。

（2）经尿道镜以 20％浓硝酸银涂抹精阜，间隔 6～7 天涂抹 1 次，一般使用 4～5 次，治疗期间应禁止性交。

5. 经尿道精阜电切术：适于精阜炎性增生导致排尿困难者，术中应注意射精管口处应避免电灼，以预防射精管口狭窄、闭锁。

【评述】

精阜炎患者往往有后尿道炎、前列腺炎，症状主要为尿道感染症状及射精异常。定位诊断依靠尿道膀胱镜检查，治疗以抗炎和对症处理，必要时可行电灼治疗，但应注意保护射精管开口。

（戴玉田　杨白冰）

第三十节　睾丸炎

睾丸炎（orchitis）是指发生于睾丸的炎症，但这一概念也被用来描述无明显感染症状的局限性睾丸疼痛。急性睾丸炎指突然发作的炎症反应引起的睾丸疼痛和肿胀，慢性睾丸炎指炎症引起的睾丸疼痛，持续 6 周以上。目前还没有被广泛接受的睾丸炎分类标准。有作者建议将睾丸炎分为细菌性睾丸炎、非细菌性睾丸炎、非感染性睾丸炎、慢性睾丸炎和慢性睾丸疼痛。

细菌性睾丸炎通常继发于尿路感染或性传播疾病；非细菌性感染性睾丸炎又分为病毒性睾丸炎、真菌性睾丸炎、寄生虫性睾丸炎以及立克次体性睾丸炎；非感染性睾丸炎指先天性睾丸炎、创伤性睾丸炎和自体免疫性睾丸炎；慢性睾丸炎可由感染或非感染因素引起；而慢性睾丸疼痛通常无明确病因，甚至可以无炎症证据。临床很难将慢性睾丸炎和慢性睾丸疼痛区分开来。

一、急性睾丸炎

【概述】

急性非特异性睾丸炎（acute non-specific orchitis）常发生于尿道炎、膀胱炎、前列腺摘除术后及长期留置导尿管者，也可继发于全身其他部位的感染。常见的致病菌有大肠杆菌、变形杆菌、葡萄球菌、粪链球菌、铜绿假单胞菌和淋球菌等。近年来，引起急性睾丸炎的细菌种类和感染的途径有了明显的变化，由淋球菌通过直接感染导致的急性淋菌性睾丸附睾炎明显增加。而铜绿假单胞菌引起的急性睾丸附睾炎，由于对很多抗生素耐药，也呈增多的趋势。急性睾丸炎的感染途径包括：血行感染、逆行感染和淋巴感染。

细菌感染时，睾丸实质的炎性肿胀由于受到致密坚韧的睾丸白膜的限制，睾丸内张力明显增高，使血供受阻，致使曲细精管上皮受损，促进了睾丸脓肿的形成和继发性睾丸萎缩。Leydig 细胞比曲细精管对损伤有更强的耐受力，感染控制或损害解除后，睾丸可能萎缩，生精功能通常被损害或丧失，但内分泌功能仍有可能保存。睾丸炎急性期，睾丸内有多处局灶性坏死，如病情严重，许多化脓性病灶相互融合，形成睾丸脓肿。睾丸鞘膜往往同时发生化脓而形成鞘膜积脓。睾丸炎急性期通常为 1 周，部分病人 1～2 个月后可出现不同程度的睾丸萎缩。

【诊断依据】

1. 可有败血症病史或尿道器械检查史及外伤史，单侧多见，发病急、可伴有寒战、高热及胃肠道症状，如恶心，呕吐，腹痛等。

2. 患侧睾丸胀痛、质地变硬，疼痛剧烈，疼痛向同侧腹股沟、下腹部放射。

3. 阴囊皮肤红肿，压痛明显，睾丸、附睾增大且两者界限不清，输精管增粗。形成睾丸脓肿时，可扪及波动感。腹股沟淋巴结肿大常伴有睾丸鞘膜积液、积脓。

4. 实验室检查：血白细胞计数增高、中性粒细胞增多，血培养可有细菌生长。尿常规检查可见大量脓细胞

5. B超：睾丸肿大，内部回声呈中等细小密集的点状回声，分布均匀。有脓肿形成时，可见液性暗区。

【鉴别诊断】

1. 急性附睾炎　主要病理变化在附睾，首先在附睾尾部发生，继之发展蔓延至整个附睾及睾丸。局部症状明显，全身症状较轻，常有排尿异常症状，尿常规可见白细胞或脓细胞。

2. 精索扭转　多见于青少年，有剧烈活动史。无发热，患侧精索及睾丸突然剧烈疼痛，可出现休克。扭转早期睾丸位置可因提睾肌痉挛及精索扭曲缩短而上移，附睾移位于睾丸前侧面或上方，托起阴囊时疼痛并不减轻反而加重（普雷恩征阳性）。无论附睾、睾丸有无增大，阴囊B超检查均示睾丸血流减少或消失。睾丸核素扫描示放射性冷区。

【治疗方案】

1. 一般处理：卧床休息，托高患侧阴囊，局部冷敷有助于缓解症状和避免炎症扩散。阴囊皮肤红肿者可用50%硫酸镁溶液湿敷。中药如意金黄散香油调匀后敷于阴囊上，亦可取得良好效果。如为长期留置导尿管而引起睾丸炎者，应及早拔除导尿管。

2. 抗菌药物治疗：对细菌性睾丸炎应全身使用抗菌药物，抗生素使用前应先采集尿标本行细菌学检查以指导用药。一般可选用氨基糖苷类和氨苄青霉素类，如无效，应及时调整用药。可供选择的药物有头孢菌素类如西力欣、菌必治，以及喹诺酮类药物。用药时间不少于1～2周，同时警惕可能存在的睾丸缺血。

3. 对症治疗：剧烈的睾丸胀痛可使用长效麻醉药行患侧精索封闭，缓解疼痛，改善睾丸血液循环，保护生精功能。亦可使用非甾体类药物、解热镇痛药、类固醇治疗，能缩短睾丸炎疼痛时间，但不能减轻睾丸肿胀和减少对侧睾丸炎发生的可能。

4. 手术治疗：在急性睾丸炎早期切开白膜减压，对症状的缓解和睾丸萎缩发生率的减少有一定效果。但白膜切开可使具有免疫原性的精子外溢，加重炎症反应，故行睾丸白膜切开减压应特别慎重。睾丸形成脓肿后，抗生素治疗难以奏效，采用局部灌洗的方法治疗局部脓肿可取得较好疗效，但脓肿切开引流极易形成术后睾丸皮肤窦道，如脓肿较大，睾丸萎缩在所难免，可对这类病人可行睾丸切除。

【评述】

急性睾丸炎多由于细菌经血行播散和逆行感染引起，除局部睾丸肿痛外，大多有全身症状。注意与睾丸扭转鉴别，治疗以抗炎、对症治疗为主，睾丸内较大的脓肿可行引流、灌洗或睾丸切除术。治疗不彻底者可转变为慢性睾丸炎。

二、慢性睾丸炎

【概述】

慢性睾丸炎多由急性非特异性睾丸炎治疗不彻底转变而来，也可由其他致病因素引起。可见睾丸增大或缩小，质地变硬缺乏弹性，并可见白膜有瘢痕。切面见睾丸组织纤维化或硬化萎缩，曲细精管萎缩，基底膜增厚、呈玻璃样或退行性改变，生精上皮细胞消失，间质纤维结缔组织增生，可形成小的增生灶。

【诊断依据】

1. 常有急性睾丸炎病史。睾丸弥漫性增大，质硬，有轻度触痛。部分病人睾丸萎缩，仅能扪及相对增大的附睾。

2. 由附睾炎症延及睾丸者，两者界限不清。可有不同程度的鞘膜积液，精索增粗。

3. 育龄男性往往因不育就诊。精液常规检查可见少精子症，甚至无精子。

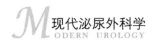
4. B超检查示睾丸血流减少,实质回声增强。

【鉴别诊断】

睾丸肿瘤　无急性炎症病史,起病较缓慢,睾丸质地坚硬,有沉重感,B超可见睾丸有实质性包块,HCG、甲胎蛋白(AFP)等肿瘤标志物可呈阳性反应,病理检查可确定诊断。

【治疗方案】

1. 针对病因进行治疗:主要是对症治疗,如局部理疗、热敷、精索封闭等,可促进慢性炎症吸收,并同时口服抗菌药物。

2. 睾丸萎缩者:可随诊;有症状者可做睾丸切除,切除的睾丸送病理学检查。

【评述】

慢性睾丸炎多由急性非特异性睾丸炎治疗不彻底转变而来,触之睾丸质地硬,可肿大或萎缩。B超示血流减少,双侧病变常引起不育。治疗应尽早抗炎＋物理治疗,对已睾丸萎缩且有症状者可行睾丸切除术。

三、病毒性睾丸炎

【概述】

病毒性睾丸炎(viral orchitis)可由柯萨奇病毒、流行性腮腺炎病毒、虫媒病毒引起,但最常见者是副黏液病毒。副黏液病毒经呼吸道传播,引起流行性腮腺炎,因腮腺与睾丸的基膜相似而继发睾丸自身免疫反应,其结果是造成精曲小管变性萎缩。病毒性睾丸炎则一般在流行性腮腺炎发病后3～4天出现。青春后期流行性腮腺炎约有1/4并发睾丸炎,儿童腮腺炎并发睾丸炎少见。而近年来流行性腮腺炎引起的睾丸炎发病率有增高趋势,青少年甚至3岁儿童亦不能幸免,在炎症过程中附睾可同时受累,有附睾炎者高达85％,并可在出现睾丸炎之前发生。

病毒性睾丸炎时睾丸明显肿大,外观呈蓝色。切开睾丸时,切面外翻呈暗红色。组织学观察:急性期可见睾丸组织显著充血、水肿,浆细胞、巨噬细胞浸润,严重者炎性细胞可侵及生精管道,稍晚出现大量淋巴细胞,曲细精管扩张,腔内含渗出的炎性细胞。睾丸内压的增高引起睾丸实质缺血,造成生精上皮不可逆的玻璃样变性和纤维化。炎症消退后,受损较轻的曲细精管可以恢复,严重者大部分曲细精管受破坏而萎缩、消失,间质纤维组织增生、纤维化,睾丸缩小,约50％的病人发生睾丸萎缩,生精功能丧失。约15％的病人因双侧睾丸受累而丧失生育能力。但睾丸间质细胞一般保存完好,故不影响第二性征,也不影响性功能。

【诊断依据】

1. 有腮腺炎病史,表现为腮腺肿胀,腮腺口红肿、按压有分泌物出现。病毒性睾丸炎一般在腮腺炎发病后3～4天出现,偶有睾丸炎在腮腺炎之前发生的病例。单侧受累者约占2/3,双侧同时受累者占1/5～1/3。

2. 可有发热、寒战、恶心、呕吐等全身症状。体温达40℃时可有显著虚脱。患侧睾丸肿痛,并向腹股沟、下腹部放射,睾丸肿大、压痛明显等。

3. 与急性附睾炎不同,病毒性睾丸炎无排尿异常症状。

4. 血液检查可见淋巴细胞增多,尿液检查一般正常,有时有蛋白或镜下血尿。急性期尿中可查到致病病毒。

5. 上述症状一般在一周内缓解,睾丸质地改变和局部不适可持续一个月。在发病后1～2个月时即可见到睾丸萎缩。

【鉴别诊断】

1. 睾丸扭转　发病急骤,症状剧烈,无腮腺炎病史,有剧烈运动或阴囊外伤史,普雷恩征阳性,睾丸上移,精索扭曲,睾丸核素扫描呈放射性冷区。彩超示患侧睾丸血流减少或消失。

2. 急性化脓性睾丸炎　无腮腺炎病史,有细菌性败血症、附睾炎病史或尿道器械检查史及外伤史,血中性粒细胞增多。

【治疗方案】

1. 卧床、局部冷敷可减轻疼痛,抬高睾丸可减少不适。解热镇痛药可缓解疼痛。

2. 腮腺炎性睾丸炎应用抗生素治疗无效,但可预防继发细菌感染。注射腮腺炎恢复期病人的血清有明确疗效。

3. 1%利多卡因 20 mL 精索封闭,可改善睾丸血流,保护生精功能。

4. 干扰素(IFN)通过抗病毒活性和免疫调节作用来抑制病毒复制和改善免疫功能,α-2b 干扰素(IFN-α-2b)或 α-2a 干扰素对急性腮腺炎、病毒性睾丸炎有较好疗效,对防止睾丸萎缩有明显效果,疗程 10~14 天。

5. 流行性腮腺炎病毒减毒活疫苗是一种强有力的预防流行性腮腺炎及并发病毒性睾丸炎的制剂,可对 1 岁以下易感儿童进行接种。流行性腮腺炎免疫球蛋白 20 mL 在疾病潜伏期注射,可减轻疾病的发展。常规应用雌激素或肾上腺皮质激素对流行性腮腺炎患儿可能有预防睾丸炎的作用,但目前尚有争论。

【评述】

随着预防接种的普及,病毒性腮腺炎继发的病毒性睾丸炎发生率在大幅减少,但一旦出现,虽经积极治疗仍可引起睾丸萎缩,发生率约为 50%,主要是生精功能的不可逆性损害,如为双侧病变,常导致不育,可行辅助生殖技术解决生育问题。一般不影响性功能。

四、肉芽肿性睾丸炎

【概述】

肉芽肿性睾丸炎又称特发性肉芽肿性睾丸炎(idiopathic granulomatous orchitis),病因不明。因患者血液内可找到睾丸抗原的自体免疫抗体,故认为该病属自身免疫性疾病,可能与精液透过血管引起的自身免疫反应有关。临床上可呈急性经过,睾丸明显肿痛;亦可缓慢发生,似睾丸肿瘤。

【诊断依据】

1. 多见于 40~80 岁男性,患者常有睾丸外伤史。

2. 阴囊皮肤无红肿,有坠胀感,睾丸增大,质地如橡皮感,表面光滑,压痛轻或无,精索和附睾一般正常。如为双侧性病变,本病可能性更大,但确诊往往靠病理检查。

3. 病理检查:肉眼见睾丸体积增大,鞘膜呈局灶性或弥漫性增厚,鞘膜腔积液。切面可见局灶性或弥漫性灰白或黄褐色实性结节,镜下生精细胞消失,代之以肉芽肿性病变。特征性改变是以曲细精管为中心形成的肉芽肿,肉芽肿由上皮样细胞、淋巴细胞、浆细胞和一些多核巨细胞、中性粒细胞组成,颇似结核结节形状,一般无明显坏死。肉芽肿中央的曲细精管明显破坏,周围曲细精管基底膜增厚,间质纤维结缔组织增生和上述相似的炎性细胞浸润。

【治疗方案】

抗生素治疗无效,目前除手术切除睾丸外,尚无其他有效的治疗方法。切除病变睾丸可免除对侧睾丸受侵害。睾丸切除后,预后良好;对双侧病变的高龄患者,亦可考虑做双睾丸切除术。

【评述】

肉芽肿性睾丸炎系自身免疫性疾病。特征性改变为睾丸增大,质地如橡皮感;镜下见生精细胞消失并有以曲细精管为中心的肉芽肿。无特殊治疗方法,单侧睾丸切除预后良好,对有双侧病变的高龄患者,亦可考虑行双侧睾丸切除术。

(戴玉田　杨白冰)

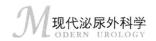
第三十一节　附睾炎

【概述】

附睾炎(epididymitis)根据病程可分为急性附睾炎与慢性附睾炎。急性附睾炎(acute epididymitis)为男性生殖系统常见疾病。从新生儿到老年人均可发病,但以19～35岁者为多,中、老年人发病率偏低。慢性附睾炎(chronic epididymitis)可由急性附睾炎未彻底治愈迁延而来,也可无明确急性附睾炎病史,系长期轻度感染所致,部分病例继发于慢性细菌性前列腺炎。本病病程长,较难治愈。致病菌主要为大肠杆菌、葡萄球菌、变形杆菌、肠球菌和绿脓杆菌,此外,与性传播疾病有关的淋球菌或沙眼衣原体、支原体也是常见的致病微生物。若伴有唾液腺增大,应该考虑腮腺炎病毒感染。慢性附睾炎还应该考虑结核杆菌。致病菌多经输精管逆流而进入附睾,其次通过淋巴系统入侵,血行感染最为少见。易感因素有长期留置导尿管、尿道狭窄、已有尿路感染、行经尿道器械操作等。镜下早期可见组织水肿,中性粒细胞、浆细胞及淋巴细胞浸润;晚期可见脓肿形成。感染后期炎症可完全消失而无损害,但附睾周围的纤维化可使管腔狭窄。

【诊断依据】

一、急性附睾炎

1. 患侧附睾局限性疼痛,可向腹股沟及腰部放射,附睾迅速肿胀,伴全身不适、寒战、高热,体温可达40 ℃。

2. 早期可触及明显肿大的附睾,可与睾丸分开,但在数小时后附睾与睾丸融合形成一硬块。精索增厚,腹股沟和下腹部有压痛。

3. 阴囊增大,皮肤红肿,如有脓肿形成可自行破溃。

4. 实验室检查:可见血白细胞增多,核左移,中段尿及尿道分泌物可做革兰染色或培养来确定致病菌种类。

5. B超检查:多见附睾弥漫均匀性增大,轮廓模糊,其内部回声不均匀,光点增粗,可将附睾与睾丸肿胀及炎症范围显示出来。彩超以血流异常丰富为特征,表现为周边部的线状彩色血流包绕并向附睾内发出分支血流,附睾内部见广泛的树枝状血管。有脓肿形成时,增大的附睾内回声不均,可见有大小不等的类圆形低回声或无回声区,边界不清。

二、慢性附睾炎

1. 患者多有慢性前列腺炎、精囊炎或急性附睾炎病史。病程迁延1个月以上。

2. 部分患者诉阴囊疼痛不适,坠胀感,可放射至下腹部及大腿内侧。

3. 体检触诊:附睾增大,变硬,有结节,有不同程度触痛,与睾丸境界清楚,精索增粗,输精管直径增宽。

4. B超检查:示附睾增大,内部回声不均且回声增多、增强或出现线状强回声及形态不规则的强回声光团后伴声影,可诊断为慢性附睾炎。

【鉴别诊断】

1. **睾丸扭转**　常见于青春期儿童,有时亦见于年轻成人。具有阴囊内疼痛等症状,但有剧烈活动等诱因,疼痛剧烈严重,精索呈麻绳状扭曲。普雷恩征阳性,即托起阴囊时疼痛不减轻,反有所加重,而急性附睾炎的普雷恩征为阴性。放射性核素睾丸扫描显示扭转侧血流灌注降低。彩超可见睾丸内血流减少或消失。

2. **附睾结核**　有结核史,多为慢性。病灶质硬,不平,常与阴囊壁粘连或有脓肿、窦道形成,输精管增粗或形成串珠状结节,前列腺及精囊亦有结核病灶,尿液及前列腺液培养可找到结核杆菌。B超见内部呈现高低及无回声均存在的混合回声,有时见到具有特征性的有声影的强回声(钙化灶)。

【治疗方案】

一、急性附睾炎

1. 一般疗法:卧床休息,抬高阴囊可减轻疼痛。早期冷敷防止肿胀,晚期热敷可加速炎症消退。如疼痛较重,局部使用利多卡因、庆大霉素或丁胺卡那及地塞米松进行精索封闭,可减轻不适,缩短病程。

2. 抗菌药物治疗:可先经验性选择抗菌药物,多西环素以及喹诺酮类可较好地覆盖大肠杆菌、衣原体以及生殖支原体,阿奇霉素可有效地穿透附睾而起效;也可按中段尿或分泌物细菌培养及药物敏感试验结果来决定。若局部红肿明显,白细胞增多,体温上升,应静脉滴注抗生素,体温正常后改口服抗生素。

3. 外科治疗:多数急性附睾炎经药物治疗可以控制并自行消失,少数急性附睾炎形成脓肿或炎症不能控制时可行附睾切除。

4. 中药治疗:在抗生素治疗基础上配合中药辨证治疗可明显缩短病程,减轻临床症状。中药可用一清胶囊、三妙丸等。

二、慢性附睾炎

1. 消除诱因:治疗慢性前列腺炎、精囊炎。

2. 抗菌药物治疗:慢性附睾炎有急性发作时,应根据细菌培养及药敏试验结果选择适当的抗菌药物。但附睾的瘢痕往往阻碍抗生素进入附睾组织,可局部热敷或理疗促进炎症消退。

3. 反复发作的慢性附睾炎,可行同侧输精管结扎,或行附睾及部分输精管切除。

4. 针灸治疗:取肝俞、肾俞、三阴交、根旁等穴位,并施泻法,以清利湿热;灸囊中、阴中、阿是穴等,以行气活血。

【评述】

由于附睾的解剖特点,附睾受感染后易发生肿胀、组织机化甚至结节形成,无论口服或静脉给药,附睾局部都难以达到较高药物浓度,效果不佳。急性附睾炎可演变为慢性附睾炎,并发急性睾丸炎则可形成睾丸脓肿。但如果对急性附睾炎作出正确诊断和积极治疗,一般均可恢复。有研究认为,早期应用糖皮质激素对防止本病转变为慢性附睾炎极为有利。急性附睾炎症状约需2周消失,4周或更长时间附睾恢复正常形态,但两侧急性附睾炎可使患者生育力下降或导致不育。双侧慢性附睾炎也可导致不育,除疼痛和生育问题外,一般无其他严重后果。

(戴玉田　杨白冰)

第三十二节　精索炎

【概述】

精索炎主要是指除输精管以外的其他组织的感染,包括血管、淋巴管、肌肉或结缔组织等。分急性精索炎和慢性精索炎两种。通常继发于前列腺炎、精囊炎及附睾炎,外伤、输精管结扎时无菌操作不严,或手术、创伤均可诱发。感染可沿输精管、淋巴管扩展,严重的精索血肿有时可形成脓肿。

【诊断依据】

1. 常有前列腺炎、精囊炎及附睾炎病史。

2. 症状:精索增粗、疼痛,发热。急性期疼痛较剧,可沿精索放射至腹股沟部,甚至耻骨上或下腹部。慢性精索炎仅有钝痛、牵拉感。

3. 触诊检查:急性期见皮肤红肿,精索呈纺锤形或条索状增粗,触痛明显,输精管触及不清,脓肿形成后有波动感。慢性精索炎可及精索增粗、肥厚,轻度触痛。

4. 血常规检查:急性精索炎可见白细胞及中性粒细胞增高。

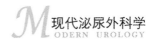
【鉴别诊断】

阴囊内丝虫病 阴囊肿痛且附睾肿胀有结节,结节多发,位于精索下端及附睾头附近。有居住丝虫病流行区及丝虫感染史;精索增粗,迂曲扩张,可并发鞘膜积液;夜间采血可查到微丝蚴。

【治疗方案】

1. 急性炎症期应卧床休息,托高阴囊。根据细菌种类,给予抗菌药物治疗。

2. 胀痛明显者,可做精索封闭,口服止痛剂。

3. 慢性炎症期可做理疗,若形成脓肿应尽早切开引流。

【评述】

精索炎常继发于睾丸炎、附睾炎和前列腺炎;以患侧精索增粗、触痛为主;治疗以抗炎为主,辅以精索封闭、理疗效果良好。

(戴玉田 杨白冰)

第三十三节 输精管炎

【概述】

单纯性输精管炎极少见,因输精管与前列腺部尿道相通,泌尿及男性生殖系统感染的致病菌可侵入输精管而引起输精管炎。输精管炎常与附睾炎同时存在。输精管结扎时可因消毒不严导致输精管炎,也可由手术创伤诱发输精管原有的潜在感染病灶而引发输精管炎。有报道称正常输精管结扎人群细菌检出率达 25.7%。

【诊断依据】

1. 患侧阴囊坠胀疼痛,向同侧大腿根部及会阴部、下腹部放射。排精时疼痛加重。

2. 检查可触及阴囊段输精管增粗、变硬,触痛明显,可与周围组织粘连。如伴发附睾炎,可触及肿大变硬的附睾。

3. 继发于输精管结扎术后的输精管炎,往往存在痛性结节,其近睾端或两端输精管增粗、变硬或有粘连,触痛明显。

4. 急性输精管炎可有全身感染症状及白细胞升高,尿检示白细胞增多;慢性输精管炎可见精液中白细胞增多。

【鉴别诊断】

输精管结核 多继发于泌尿系结核,有尿频、血尿、脓尿史。检查输精管增粗,有串珠样结节,尿中可查到抗酸杆菌,尿结核分枝杆菌基因扩增检测(tuberculosis-deoxyribonucleic acid-polymerase chain reaction,TB-DNA-PCR)呈阳性反应,输精管结核常与附睾结核及前列腺结核并存。

【治疗方案】

1. 急性炎症期应卧床休息,托高阴囊。根据细菌种类,给予敏感抗菌药物。

2. 胀痛明显者,可做精索封闭,口服止痛剂;慢性炎症期可做理疗。

3. 如为输精管结扎术后顽固性炎性痛性结节,可考虑手术切除。对长段输精管炎且输精管增粗严重者,可行长段输精管切除术。

【评述】

输精管炎少见,急性发作者多伴有尿路感染或急性附睾炎;慢性输精管炎可见输精管增粗,甚至直径超过 1 cm,质硬,伴射精痛等症状。治疗以抗炎为主,辅以理疗和封闭治疗,长期慢性炎症输精管明显增粗者可行输精管切除术。

(戴玉田 杨白冰)

第三十四节　精囊炎

【概述】

精囊炎(seminal vesiculitis)分非特异性和特异性精囊炎两大类,前者包括急性精囊炎和慢性精囊炎,后者包括精囊结核、滴虫性精囊炎和淋菌性精囊炎等。非特异性慢性精囊炎最为常见。由于精囊解剖位置上的特殊性,目前大多数学者认为精囊炎与前列腺炎关系密切,两者往往相继或同时发生,并且与泌尿生殖系统其他器官的炎症相关联。但对无选择和已知终末尿有感染的男子做尸检,发现即使前列腺炎发病率很高的男性,精囊炎发病率仍很低,因此精囊炎和前列腺炎不能相提并论,也不是前列腺炎必有精囊炎。

本病感染途径主要为经尿道逆行感染,其次为血行感染、淋巴途径感染。以性活动旺盛期的青壮年发病居多。病原体以大肠杆菌、葡萄球菌、链球菌球、变形杆菌为主。

【诊断依据】

1. 临床表现

(1) 急性精囊炎

① 经血循感染者,可有畏寒、发热、全身酸痛及下腹疼痛症状;经尿道逆行感染者,尿道刺激症状较明显,如有尿频、尿急、尿痛、会阴及直肠疼痛症状;淋菌性尿道炎引起者,可见尿道口有大量脓性分泌物。

② 当伴发输精管炎或精索炎时,可出现腹股沟及阴囊部疼痛。

③ 急性炎症期可出现血精、射精痛,并导致性欲减退。

④ 直肠指检可及精囊增大,触痛明显,脓肿形成者可有波动感。

(2) 慢性精囊炎

① 血精:这常常是慢性精囊炎的特征。精液外观呈粉红色、暗红色或咖啡色,少数伴有陈旧性屑状血块,血精常不易自止,多迁延数月。大多数患者无射精痛。

② 性功能障碍:多因惧怕血精而避免性交,时间较长者常有性欲减退,频发遗精、早泄。

③ 尿路症状:多有会阴及下腹部不适,部分病人有尿道烧灼感,排精后初血尿。

④ 神经系统症状:因害怕血精对自己及配偶健康的影响,担心影响生育,故思想负担较重,病人常感头昏、乏力,病程长者尤为明显。

⑤ 直肠指检:可及精囊区组织增生肥厚,有时呈索状感,有触压痛。但对肥胖者精囊往往扪诊不清。

2. 实验室检查

(1) 血液检查:对急性精囊炎经血循环扩散感染者可有畏寒、发热等全身症状,血常规检查可见白细胞增多,血液细菌培养常阳性。但慢性精囊炎者常无阳性发现。

(2) 尿液检查:可取尿道分泌物或分段尿检查(分三段),根据分段尿中的红细胞、白细胞或脓细胞多少判断感染的部位。通常为第一、第三杯中见白细胞增多。

(3) 精液检查

① 精液涂片检查:对淋菌性和滴虫性精囊炎镜下可见淋病双球菌及滴虫,对细菌性精囊炎仅可见精液中的白细胞数增多。

② 细菌培养:仅做精液细菌培养,即使有阳性结果,也不能肯定是精囊炎。但如果前列腺按摩液培养无菌而精液内有大量细菌,或精液内的细菌与前列腺液细菌不同,则可诊断为细菌性精囊炎。精道造影时用回抽获得的精道内液体或通过精囊灌注后取中段尿培养价值更大,此法仅适用于慢性精囊炎患者。对急性精囊炎患者有精囊肿大及波动感者,可采取经会阴行精囊穿刺抽吸获取标本做培养。

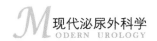
③ 精浆果糖测定:正常值为 0.87～3.95 g/L,长期慢性精囊炎可引起果糖含量降低甚至阴性。

3．影像学检查

(1) 经直肠 B 型超声检查:病程较短者见精囊增大,呈梭形,其远端可呈椭圆形,囊壁粗糙并增厚,囊内为较密集的细小点状回声。病程长达数年者可见精囊缩小。

(2) CT:不能显示精囊内形态,炎症阻塞射精管时 CT 检查可显示精囊管管腔扩张,部分表现为不均匀的低密度囊状扩张,精囊区肥厚增大。慢性炎症致精囊纤维化,可见精囊变小。

(3) 精囊造影:目前主要通过经阴囊皮肤直接穿刺输精管行精道造影,在动态精道造影及精道造影即时片和延长片上可见到:

① 渗出:以壶腹部多见,其周围有云雾状改变,精囊管内显示模糊,或因炎症渗出滞留于管腔使显影不满意。

② 狭窄:因部位不同而引起不同表现。壶腹部狭窄时可引起输精管扩张;精囊管狭窄可使近底部的精囊管不显影,而延迟摄片才能显示出近底部的精囊管;射精管及开口狭窄可见该侧精路扩张,排空延迟。

③ 扩张:可以是炎症的直接表现或梗阻后扩张,前者多呈局限性囊状扩张,类似囊肿;后者多见均匀性扩张或合并局限性囊状扩张。

④ 闭锁:精囊管闭锁则该侧精囊不显影。射精管闭锁时,除患侧精路呈扩张性改变外,造影剂不能进入后尿道和膀胱,停止注射后可见造影剂及精囊内容物反流至注射器内。延迟摄片,有时 16 天以上仍可见造影剂滞留于精道内。

⑤ 萎缩:慢性精囊炎的晚期改变,壶腹部、精囊、射精管均萎缩,管腔狭小,管壁僵硬。

⑥ 畸形:慢性精囊炎迁延不愈,往往合并有精道先天性畸形,如扩大的前列腺囊、苗勒管囊肿等。

上述改变可同时或分别出现,两侧精囊大多为对称性改变,少数可不对称,尤其狭窄引起的梗阻后改变常不对称。

4．尿道镜检查:可见精阜呈炎性改变,有时表面呈颗粒状、肉芽肿样增生,并可见到有脓性分泌物或血性分泌物由射精管口流出。

【鉴别诊断】

1．急腹症　急性精囊炎因伴发邻近器官感染,可引起腹痛,应注意与胃肠道疾病、急性阑尾炎等相鉴别。急性精囊炎的特点是疼痛多为会阴、肛门部位,可伴有射精痛。精液检查可出现红细胞,精液内有大量细菌。

2．慢性细菌性前列腺炎　也主要表现为排尿不适及下腹、会阴部疼痛。但慢性细菌性前列腺炎一般没有血精,前列腺液常规检查可见白细胞增多,卵磷脂小体减少。前列腺小体外泄蛋白水平增高。

【治疗方案】

1．一般治疗

(1) 急性精囊炎者应卧床休息,保持大便通畅。对病程长,有神经系统症状或因有血精而思想负担重者,应做好病情解释,消除不必要的精神负担。

(2) 热水坐浴:每日 1～2 次,水温在 40℃左右,每次 30 分钟。

(3) 理疗:主要有会阴部或直肠离子导入、超短波、微波照射等,每日 1 次,10～15 次为 1 个疗程。

(4) 要注意生活规律,保持适度而有规律的性生活。急性炎症期应停止性生活。改变不良生活习惯,忌辛辣刺激性食物。

2．全身治疗

(1) 抗生素:急性精囊炎选用敏感、足量、有效广谱抗生素控制炎症。对慢性精囊炎,因常合并有慢性细菌性前列腺炎,故宜用脂溶性抗菌药物,其与血浆蛋白结合后易弥散至前列腺及精囊液中。常用复方新诺明、罗红霉素、喹诺酮类药物等,疗程一般1~3个月。如精液细菌培养阳性,则按药物敏感试验选用,对淋菌性和滴虫性炎症分别选用敏感的药物治疗,疗程要足。

（2）止血剂:对血精颜色较红者,可选用止血敏、止血芳酸等。

（3）己烯雌酚:己烯雌酚1 mg,一日1次,14天为1个疗程,可减轻精囊腺的充血水肿。5α-还原酶抑制剂:保列治5 mg,一日1次,或爱普列特5 mg,一日2次,口服。对顽固性血精者效果较好,每疗程3个月。

（4）中药:知柏地黄丸、四妙九、归脾丸等,功效为凉血止血、健脾固肾,有一定疗效。

（5）对滴虫性和淋菌性精囊炎患者,其性伴应同时治疗。

3. 其他

（1）精囊内药物注射:对难以治愈的慢性精囊炎,可通过经皮穿刺输精管后留置细塑料管,或在经直肠B超引导下经会阴穿刺精囊置入直径0.7 mm硬膜外导管（置管时可抽取精囊液化验及细菌学检查）,以庆大霉素8万~16万U、先锋V 2.0 g或敏感抗生素加入500 mL生理盐水中,24 h内持续滴注,7天为一个疗程,有报道治愈率达85%~93.9%。但应注意无菌操作及留置导管的管理,避免感染。

（2）对精道造影证实有射精管狭窄导致精囊液排泄不畅者,可经尿道行射精管口切开;双侧者可经尿道行精阜电切术,此时配合经直肠精囊按摩,可见脓性或血性精囊液流出。对精阜息肉并影响同侧射精管口排精者,亦应行经尿道电切。

（3）精囊镜技术:对顽固性血精或伴精囊结石者,可行精囊下电灼、钬激光碎石、药物灌注治疗等。

【评述】

急性精囊炎经积极治疗多可控制,但往往会转变为慢性精囊炎。慢性精囊炎与慢性前列腺炎一样,治疗效果常不能令人满意,尤以血精为主诉者,往往迁延数月至数年,血精的颜色或为红色或为咖啡色,给病人造成极大的精神负担,并影响性功能。对此类患者应做精道造影等影像学检查,以了解精道有无畸形及梗阻,并可术中同时注入抗生素。只有积极有效的抗炎和针对病变的外科治疗才可获得治愈。近年发展起来的精囊镜技术对顽固性血精或伴精囊结石者疗效确切。长期慢性精囊炎致精囊萎缩者可影响生育力,对继发精道梗阻者可引起少弱精子症甚至无精子症。

（戴玉田　杨白冰）

第三十五节　尿道球腺炎

【概述】

非特异性尿道球腺炎即Cowper腺炎（Cowperitis）,多继发于后尿道炎、尿道感染和尿道狭窄。急性期,主要为化脓性炎症,腺实质内有大量中性粒细胞浸润,并可有小脓肿形成。慢性期,腺实质内有慢性炎症细胞浸润,并可有肉芽组织增生及纤维化等改变。

【诊断依据】

1. 有尿道炎史并未经积极正规治疗,或有尿道狭窄伴反复尿路感染而未能有效控制,故常有尿频。

2. 急性期症状主要有会阴部疼痛,并放射至肛门、直肠或阴囊,在排尿、排便时疼痛加剧,还可伴有发热、寒战等全身症状,血常规示白细胞升高。慢性期时,上述症状明显减轻。

3. 尿三杯试验第一杯见较多的白细胞、红细胞。

4. 直肠指诊于盆底前列腺尖两侧方触诊有肥厚感,局部压痛明显。

5. 尿道球腺脓肿破溃可形成瘘道或发生会阴部滴尿。

6. 尿道镜检查于球部见尿道球腺开口部有囊状隆起或开口呈不规则裂隙状。

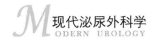
【鉴别诊断】

1. 前列腺炎 也可表现为下腹部及会阴部的疼痛不适。直肠指检可及前列腺及尖部两侧光滑无压痛,前列腺液常规可见白细胞增多,卵磷脂小体减少。

2. 尿道炎 也可表现为尿频、尿痛,伴下腹部及会阴部疼痛不适。会阴部无压痛,尿道口有分泌物,分泌物检查可见白细胞增多。抗感染治疗症状可迅速缓解。

【治疗方案】

1. 积极抗感染治疗,选用有效的抗菌药物,并可根据药物敏感试验调整抗生素,疗程要足。

2. 热水坐浴可促进炎症吸收,缓解症状。

3. 适当使用润肠通便药物。

4. 有尿频、尿痛者,可用解痉镇痛药物。

5. 积极治疗原发病,如尿道狭窄应行内切开或开放手术治疗。

6. 会阴部脓肿形成时,可穿刺抽吸或切开引流;对脓肿破溃形成窦道或尿外渗者,应充分引流,必要时做耻骨上膀胱造瘘,择期清创、尿道修复。

【评述】

尿道球腺炎罕见,多继发于尿路感染和尿道狭窄。会阴部疼痛及直肠指检有一定的诊断意义;治疗以抗炎、解除尿道梗阻为主,形成脓肿时,可穿刺抽吸或切开引流;形成会阴部尿道瘘应择期修复。

(戴玉田　杨白冰)

第三十六节　尿道旁腺炎

【概述】

男性尿道除膜部外均有尿道旁腺(periurethral glands),又名 Littre 腺。位于前尿道的尿道旁腺开口于前尿道隐窝,勃起时分泌无色透明的黏液,性交时起润滑作用。女性尿道旁腺又名 skene 尿道旁腺,为一对并列的腺体,位于尿道口的后壁。尿道旁腺炎多发生于尿道口附近,为圆顶形或尖顶形丘疹,红色,直径约为 $1\sim2$ mm 大小,丘疹中央有少量分泌物流出,在挤压或阴茎勃起时明显。致病菌主要为大肠杆菌、链球菌、葡萄球菌和淋球菌、沙眼衣原体等。

【诊断依据】

1. 有尿道炎病史。早期表现为尿道外口红色尖顶样小丘疹或小结节,皮损顶端可见明显红肿发炎的尿道旁腺开口。部分患者可因内裤少许脓迹而就诊。

2. 尿频、尿急、尿痛,排尿后尿道灼热感和疼痛。

3. 仔细检查见尿道外口有针尖大小孔,挤压尿道海绵体有分泌物溢出。女性尿道旁腺炎时作阴道前壁点状触诊有局限性压痛是其特征,且常因腺管堵塞而形成脓肿,挤压可见脓液。在腺管开口处取脓性分泌物做涂片及细菌培养,如培养有淋球菌或其他致病菌生长即可明确诊断。

4. 中段尿镜检尿液中有较多的白细胞(脓尿),表示尿路有炎症。

【治疗方案】

1. 抗生素治疗:如为淋球菌感染,按淋球菌性尿道炎治疗。其他细菌感染时,可按细菌培养及药敏结果给药。

2. 联合使用 α_1-受体阻滞剂,可缓解尿道壁的紧张度。

3. 尿道旁腺脓肿形成后可切开引流,但应注意避免损伤尿道。女性可经阴道前壁完整切除或开窗引流。

4. 治疗结束后需继续随访,在感染部位再取分泌物做涂片及细菌培养,以观察疗效。

【评述】

尿道旁腺炎常被误诊为尿道炎或尿道综合征,诊断时应注意尿道口的检查及轻轻按摩,治疗以抗感染为主,形成脓肿者应切开引流,术中勿损伤尿道。

(戴玉田　杨白冰)

第三十七节　阴囊蜂窝织炎

【概述】

阴囊蜂窝织炎(cellulitis of scrotum)是一种阴囊壁被细菌侵犯所致的急性弥漫性化脓性炎症,是阴囊部常见的非特异性感染,以阴囊皮肤红、肿、热、痛,而睾丸不肿大为特征。病原菌多为金黄色葡萄球菌,溶血性链球菌,厌氧性或腐败性细菌所引起,由于阴囊皮肤皱襞多,易使细菌停留繁殖,如阴囊部有外伤,泌尿生殖系统疾病,尿外渗、尿失禁、附睾炎等也能波及。此外,严重的糖尿病患者也好发阴囊感染。

【诊断依据】

1. 一般起病急骤,突发性阴囊红、肿、热、痛。

2. 全身症状:如恶寒、高热,全身关节酸痛、疲乏无力等。阴囊蜂窝织炎可并发转移性脓疡及败血症。

3. 体格检查:见单侧或双侧阴囊皮肤呈弥漫性红肿,但睾丸大小正常。两侧腹股沟淋巴结肿大、压痛,严重时可见皮肤紫黑,破溃渗出,或有脓液流出。

4. 血常规:白细胞计数明显增加且伴核左移。创面细胞培养可明确致病菌。

【鉴别诊断】

1. 阴囊丹毒　丹毒感染时阴囊皮肤红肿,呈鲜红色,中间较淡,边缘清楚,肿胀较轻,病损较浅,很少有化脓或坏死,并且有烧灼样疼痛,较易鉴别。

2. 阴囊坏疽　发病迅速,1～2天内阴囊皮肤和皮下组织腐烂、坏死,甚至睾丸外露,病情较重。

【治疗方案】

1. 使用敏感抗生素控制感染。一般选择广谱抗生素,或几种抗生素联合应用。待细菌培养及药敏试验结果后选用敏感抗生素。

2. 对症支持治疗:包括卧床休息,抬高阴囊;加强营养,适当降温,保持水、电解质及酸碱平衡。

3. 必要时切开引流,并以手指打开分隔的脓腔,可迅速缓解症状。

【概述】

阴囊蜂窝织炎诊断较容易,治疗主要是对症、抗炎和局部治疗,要注意对引起本病的诱因的处理。

(戴玉田　杨白冰)

第三十八节　阴囊坏疽

【概述】

阴囊坏疽(scrotum gangrene)是一种可危及生命的发生在男性外生殖器及会阴部的暴发性、快速进展的坏死性筋膜炎,也称 Fournier 坏疽、阴囊特发性坏疽。1885 年 Fournier 首先描述本病。常见的革兰阳性致病菌有金黄色葡萄球菌、溶血性链球菌、粪链球菌等,革兰阴性杆菌有大肠埃希杆菌、克雷白杆菌属、变形杆菌属等,厌氧菌主要为类杆菌属。感染途径有:① 由阴囊皮肤直接侵入,常继发于阴囊皮肤的损伤或感染;② 尿道及周围腺体的感染向周围扩散并穿破 Buck 筋膜侵入附近软组织;

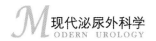
③ 肛周脓肿的蔓延、糖尿病、免疫力低下、肝硬化、营养不良、尿外渗是本病的易感因素。

【诊断依据】

1. 阴囊局部蜂窝织炎进展迅速,阴囊快速肿胀,可扩散至下腹壁、腹股沟区、大腿内侧,疼痛,伴捻发音。肿胀区局部皮肤坏死,进一步出现阴囊皮肤溃烂,睾丸外露。

2. 全身症状明显,高热,白细胞计数明显升高,严重者出现精神状态、呼吸急促、心动过速。

3. 病情进展迅速,常在几小时内病变范围迅速扩散,局部皮肤颜色变黑,出现坏死、恶臭,有渗出及脓液。

4. 创面分泌物培养常阳性,药敏试验可帮助调整用药。

5. X线、B超、CT、MRI等检查可见软组织内有气体,帮助了解感染的范围及有无脓肿的远处转移灶。

【鉴别诊断】

阴囊蜂窝织炎 早期两者症状类似,但阴囊坏疽病情更凶险,呈暴发性、快速进展;当出现阴囊皮肤颜色变黑、坏死,睾丸、精索裸露时不难鉴别。

【治疗方案】

1. 全身治疗:早期给予广谱、强效、联合抗生素抗感染,待创面分泌物细菌培养结果改用敏感抗生素。

2. 局部治疗:早期清创,广泛切开皮肤、皮下,切开范围应超过受累组织直至发现正常筋膜,切除坏死组织,敞开伤口,必要时可在24～48小时后再次清创。精索外筋膜以内多不受累,保护精索筋膜完整,防止感染通过腹股沟管扩散至腹膜后。

3. 对症支持治疗:维持水、电解质和酸碱平衡,高热者应降温,注意保护心肌功能;对糖尿病和有肾功能损害者,要积极控制血糖、保护肾功能。

4. 高压氧治疗:针对厌氧菌应采取高压氧治疗。由于缺氧是坏死性感染最重要的致病机制之一,高压氧可能能够提高坏死性筋膜炎的组织活力和伤口愈合。

5. 创面处理:主要是湿敷、引流、坏死组织切除、创面延期缝合或植皮术。

【评述】

阴囊坏疽起病急,进展快,波及范围广。特征性表现为阴囊坏疽和全身严重中毒症状。治疗关键是积极抗感染治疗和外科清创引流。由于阴囊皮肤修复能力强,一般无需植皮,若缺损过大,可转移皮瓣或植皮。国外报道其死亡率高达16%～40%。

(戴玉田　杨白冰)

◀ 第三十九节　包皮龟头炎

【概述】

阴茎包皮龟头炎是阴茎头部及包皮的感染性疾病。包皮过长或包茎时,包皮内皮脂腺的分泌物不能排出,逐渐形成伴有异味的包皮垢或分泌物,包皮垢适宜细菌生长,故可引起阴茎头及包皮发炎。包皮龟头炎可由一般性细菌感染引发,也可继发于糖尿病、药物过敏、淋病性尿道炎、滴虫病、阴茎恶性肿瘤等疾病。可分为急性浅表性包皮龟头炎、环状糜烂性包皮龟头炎、云母状和角化性假性上皮瘤性包皮龟头炎、闭塞性干燥性包皮龟头炎、坏疽性包皮龟头炎、浆细胞性包皮龟头炎、红斑增殖症等。

【诊断依据】

1. 细菌性包皮龟头炎:阴茎头瘙痒、发红、烧灼感、渗出等,严重者见糜烂、出血、溃疡。脓液培养可见致病菌。急性发作后,由于感染会造成包皮与阴茎头部粘连,包皮不能上翻,甚至造成尿道口狭窄。部分患者在急性期后发生尿道口粘连狭窄,引起排尿困难。反复感染可使阴茎头或包皮增厚,形成白斑。

2. 念珠菌性包皮龟头炎：包皮阴茎头瘙痒、有白色斑片或奶酪样分泌物，严重者见糜烂、溃疡。分泌物镜检和培养可见白色念珠菌。

3. 毛滴虫性包皮龟头炎：症状与细菌感染相似，但在分泌物中可找到阴道毛滴虫。

【鉴别诊断】

1. 阴茎癌　也可见龟头、包皮内板处糜烂、流脓，但阴茎局部有菜花样肿块，活检可见癌细胞。

2. 淋病　也可表现为尿道口及包皮红肿、流脓，但患者有不洁性交史，分泌物检查可见革兰阴性双球菌。

【治疗方案】

1. 局部治疗：保持局部清洁卫生，防止继发感染。局部可用碘附溶液或消炎软膏涂抹。过敏性包皮龟头炎，可口服抗过敏药物并外用可的松类软膏。包皮内脓液引流不畅者，可行背部包皮纵行切开引流清洗，感染控制后行包皮环切术。渗液、糜烂，可选用皮诺欣喷剂外用喷涂或 3％硼酸水湿敷；非感染性亚急性期或慢性期患者，可使用糖皮质激素软膏等。

2. 特殊治疗：对于病因明确的感染应进行特殊处理。念珠菌性龟头包皮炎局部用 1％～3％克霉唑或酮康唑霜，阴道毛滴虫感染者可口服甲硝唑。

3. 全身治疗：患者感染较重，疑有坏死性龟头炎伴发热和腹股沟淋巴结肿大者，需全身应用抗生素。

【概述】

包皮龟头炎常见，除了局部不卫生和性伴传染外，包茎和包皮过长是重要诱因。治疗上除病因学治疗外，推荐行包皮环切术，并养成良好的卫生习惯。

（戴玉田　杨白冰）

第四十节　阴茎硬化性淋巴管炎

【概述】

非性病性硬化性淋巴管炎是一种少见的阴茎病变，但近年有上升趋势，好发于中青年男性。1923年由 Hoffman 首次报道，故又称 Hoffman 病。其发生机制可能与淋巴管栓塞有关，常由于激烈的性活动引起包皮下淋巴管损伤，导致淋巴液回流障碍，引起淋巴管扩张，产生无菌性炎症，造成其管壁增厚变硬，淋巴内栓子形成无感觉的硬条索状物。

【诊断依据】

1. 冠状沟及其周围皮肤出现条索状物，质硬，无瘙痒、压痛，颜色常为肤色，偶尔潮红。

2. 查见阴茎冠状沟处条索状肿物位于皮下，触之软骨样硬度，推之可在皮下滑动，与皮肤不粘连，皮肤无破溃。部分病人可有包皮水肿。

【鉴别诊断】

阴茎海绵体硬结症　硬结为海绵体白膜和间隔的纤维增生形成，呈索状，不在皮下，不活动，有勃起痛和弯曲，病程较长。

【治疗方案】

1. 禁止性生活，忌刺激性食物；局部热敷以促进淋巴液回流。

2. 口服三七片、迈之灵、地奥司明、维生素 E 等，促进肿块消退。

3. 本病为良性，几周内常可消失，一个月后仍不消退者可行手术切除。

【概述】

阴茎硬化性淋巴管炎多见于中青年男性，为机械性刺激造成局部微创伤引起，与性交或手淫过

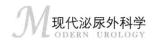
频、用力过度、不合理延长勃起时间有关；少数报道与微生物感染有关。包皮过长会增加本病发病机会。本病为良性，通常数周内可消失，局部热敷、口服活血化瘀药物利于尽早消退。

（戴玉田　杨白冰）

第四十一节　男生殖器硬化性苔藓样变

【概述】

男生殖器硬化性苔藓样变（mane genital lichen sclerosus，MGLS）曾被称为闭塞性干燥性阴茎头炎（balanitis xerotica obliterans，BXO），1887 年由 Hallopeau 最先报道该病，1892 年 Darier 首先描述了该病的病理特征。现将硬化性苔藓病（lichen sclerosus，LS）确定为该病的专业用语。这是一种好发于外生殖器的慢性炎性疾病，是一种瘢痕性疾病，多见于 60 岁以上的老年男性。主要发生在包皮、阴茎头、尿道外口、尿道舟状窝和前尿道，很少累及尿道球部和肛周。大部分 MGLS 患者有包茎史，并被认为是后天性包茎的主要病因，与阴茎鳞状细胞癌有关，尤其是与 HPV 无关的变异 LS，可能为癌前病变。LS 有特异性的组织学特征，包括基底细胞的空泡形成、表皮层的萎缩、真皮层水肿、胶原匀浆化和乳头真皮层的局灶性血管周围浸润，以及滤泡和外分泌结构的出口堵塞。

【诊断依据】

1. 早期无明显症状，初期可累及包皮和阴茎头，有瘙痒、烧灼、针刺感或疼痛。包皮内板及阴茎头处黏膜皮肤肥厚、色泽微红、包皮难以褪下。

2. LS 晚期导致的包皮瘢痕化可以引起包茎，阴茎组织苍白、局部黏膜干燥萎缩、结构缺失和过度角化为主要特征，可伴随排尿和勃起疼痛。也可以累及阴茎部尿道，发展为尿道狭窄。

3. 病理检查：见包皮过度角化，基底层细胞空泡样变性，网状结构萎缩，真皮层的淋巴细胞浸润，皮肤上 1/3 的真皮萎缩合并钉突结构减少和胶原组织均质化等。

【鉴别诊断】

1. 扁平苔藓（lichen planus，LP）　可发生于全身任何部位，是苔藓样皮肤病的典型，是一种皮肤和黏膜的特发性炎性疾病，其特征为"苔藓样组织反应"表现为表皮层基底细胞损伤合并乳头状真皮层内单核细胞的大量浸润。其自然病程为良性，通常在 1 年后自行好转。可通过活检进行鉴别。

2. 光泽苔藓（lichen nitidus，LN）　是一种少见的炎性出疹性病变，以大串排列的、细小散在的肉色丘疹为特征。病程为自愈性，通常少于 1 年。可通过活检进行鉴别。

【治疗方案】

1. 局部药物治疗：外用糖皮质激素（如 0.05％丙酸氯倍他索软膏，0.1％糠酸莫米松软膏），疗程为 3 个月。

2. 1％吡美莫司霜和 0.1％他克莫司乳膏外用，安全有效，且无皮肤萎缩。但有人反对长期应用。

3. LS 引起的包茎可行包皮环切术治疗，尿道外口狭窄可行尿道外口切开或龟头成形术，尿道狭窄可通过定期尿道扩张或尿道成形术治疗。

【评述】

MGLS 是一种皮肤炎症性、慢性、复发性疾病，普遍认为与免疫、遗传、包茎、感染、局部创伤等有关，发病率为 0.15％～0.3％，发病年龄呈双峰分布，主要患者为青少年及中年男性，30 岁以后发病率会明显上升。确诊必须要临床结合病理综合考虑。早期局部应用皮质类固醇效果良好。本病与阴茎癌有明显相关性，从发生 MGLS 到出现恶变的平均发展时间是 18 年（10～34 年）。对有尿道狭窄者可以尿道扩张，必要时行尿道成形术。

（戴玉田　杨白冰）

第十七章
泌尿男性生殖系寄生虫、真菌感染

人体寄生虫病是人类感染寄生虫而引起的常见病和多发病。寄生虫病是造成发展中国家儿童死亡和严重疾病负担的主要原因之一，也是全球性的重要公共卫生问题。此类疾病多见于热带和亚热带湿热地区，主要分布于社会经济不发达、卫生条件差的地区和人群，不仅对感染者的健康和生命造成严重威胁，而且会给社会经济发展带来巨大损失。

中国曾是寄生虫病种类较多且流行严重的国家之一。新中国成立以来，经过半个多世纪的不懈努力，我国在寄生虫病的防治方面取得了举世瞩目的成就。但我国幅员辽阔，各地区间自然条件千差万别，动物种群极其丰富；我国人口众多，地区间社会经济发展不平衡，人们的生活和生产习惯复杂多样；随着全球一体化的进程，国际间人员交往和物质交流日益频繁，也加剧了寄生虫病向我国输入和传播的风险。因此，在今后相当长的时间内，寄生虫病在我国的防治任务仍十分艰巨。

人体寄生虫感染致病的主要机制有机械性损伤、掠夺营养、毒性反应与免疫损伤。多种寄生虫感染可波及泌尿生殖系统，导致泌尿生殖系统损伤和/或功能障碍，引起相应的临床表现。常见的累及泌尿生殖系统的寄生虫感染包括丝虫病、滴虫病、包虫病、血吸虫病、阿米巴病、螨虫病和布鲁菌病等。

真菌种类繁多，计有 10 余万种。绝大多数对人体无害，有的甚至有益。引起人类疾病的真菌仅100 余种，包括直接致病、条件致病、产毒和致癌的真菌。近年来真菌感染率明显上升，与滥用抗生素引起的菌群失调和应用激素、抗癌药物导致的免疫功能低下有关。

第一节　泌尿男性生殖系丝虫病

丝虫病（filariasis）是丝虫寄生于人体淋巴系统或皮下组织或体腔内而引起的寄生虫病，是一种古老的、严重危害人类健康的生物源性疾病。我国关于丝虫病流行的文字记载已有超过 2700 年的历史。

世界范围内，丝虫病的高发地区主要分布于东半球的北纬 41°至南纬 28°、西半球的北纬 30°至南纬 30°一带。曾经在我国的流行区域分布于南起海南省三亚市、北至山东省乐陵市、东起台湾省东部、西至四川省雅安市，包括山东、河南、江苏、安徽、湖北、上海、浙江、江西、福建、广东、海南、广西、湖南、贵州、四川、重庆和台湾等 17 个省、直辖市、自治区，覆盖我国人口约 1/2 以上。2006 年我国丝虫病流行区已达到国际消除标准，率先在全球 83 个丝虫病流行国家和地区中消除了丝虫病。

丝虫的成虫可寄生于人的淋巴系统、皮下组织、体腔或心血管等部位。根据成虫寄居的部位，人体丝虫病大致分为淋巴丝虫病、皮肤丝虫病和体腔丝虫病三类；也可简单划分为淋巴性丝虫病和非淋巴性丝虫病两种类型。

我国流行的主要为班氏丝虫（Wuchereria bancrofti）和马来丝虫（Wuchereria Malayi）所致的淋巴丝虫病，曾经是我国重点防治的五大寄生虫病之一。人类淋巴丝虫病例中 90%由班氏丝虫引起。人是班氏丝虫的唯一终宿主，尚未发现保虫宿主。马来丝虫除可寄生于人体外，还能在多种脊椎动物体内发育成熟。

班氏丝虫由淡色库蚊和致倦库蚊传播；马来丝虫的传播媒介是中华按蚊和雷氏按蚊等。蚊虫叮

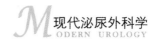

咬患者或带虫者后,将患者血液中的微丝蚴吸入胃内。微丝蚴在蚊虫体内脱去外鞘,经腊肠期及两次脱皮,发育为有感染性的幼虫。当感染的蚊虫叮咬健康人时,幼虫即从皮肤伤口进入皮下组织及淋巴管,并移行至大淋巴管、淋巴干,生长发育为成虫。成虫在人体内成熟、交配后产生微丝蚴并进入血液循环中,再由蚊虫叮咬后,在蚊虫体内发育为感染性幼虫,并由蚊虫传播至他人。

淋巴丝虫病的病理变化主要是淋巴系统的组织损害与淋巴循环障碍。班氏丝虫除侵袭肢体浅层淋巴管、淋巴结引起病变外,主要寄生于主动脉周围、肾盂、髂血管、腹股沟、阴囊等处深部淋巴系统引起泌尿生殖系统病变。马来丝虫的成虫则多寄生于腹股沟和下肢浅层淋巴管与淋巴结,因深筋膜屏障而不能侵及深筋膜以下的淋巴管、淋巴结,亦很少累及腹膜后与精索淋巴管,较少引起泌尿、生殖系统损伤。

丝虫对人体的侵犯进程分为急性期、感染早期和慢性期,临床表现随虫体寄居部位和并发症的不同而异。

急性期的病理改变是淋巴管、淋巴结周期性发作的过敏性炎症反应,表现为淋巴管壁水肿、管壁增厚、管壁内皮细胞增生、管腔内有蛋白性液体、管壁内外均有嗜酸性粒细胞浸润,随淋巴液回流可引起相应淋巴管和淋巴结的病理变化。在较大的淋巴管内有时可呈现以死亡和变性的虫体和嗜酸性粒细胞为中心的肉芽肿和淋巴管管壁坏死、液化和淋巴管周围出现大量嗜酸性粒细胞和浆细胞浸润,形成嗜酸性脓肿。淋巴结中有淋巴网状组织增生和嗜酸细胞浸润。

感染早期,病理生理改变主要为瘢痕形成和淋巴管阻塞。损伤可发生在成虫寄居处(如精索附睾炎、睾丸炎、丝虫性淋巴管炎、丝虫性脓肿)和/或淋巴管分布区(如睾丸鞘膜积液、淋巴结炎、生殖器水肿)。组织学上,结节性损伤表现为表皮碎片或坏死的丝虫周围有大量的肉芽肿。波动性脓肿是最剧烈的皮下丝虫损伤,常出现在死亡虫体的周围并有无菌性脓性渗出。同时丝虫引起的间断性炎症会逐渐减轻,出现闭塞的淋巴管,周围有瘢痕组织形成,最终形成明显的块状物或硬化的条索。

慢性期即感染后期,病理生理变化往往与大量纤维组织增生以及虫体钙化密切相关。最典型的表现为闭塞性淋巴管内膜炎。淋巴管的堵塞会造成远端淋巴管回流障碍,严重时可造成淋巴管的曲张甚至淋巴管破裂。当淋巴管的堵塞发生于皮下淋巴管时,淋巴液将不断刺激淋巴管周围组织,使周围纤维组织增生,而皮下组织增厚、粗糙、变硬,进展为典型的象皮肿。当淋巴管的阻塞位于深部淋巴系统时,则可出现乳糜尿、淋巴性腹水、乳糜腹水等一系列相关症状。此外由于淋巴管堵塞将导致局部区域的循环障碍,容易合并有继发性细菌感染,严重时可以形成广泛的表皮溃疡。

丝虫病导致的泌尿生殖系统病变包括以下几种常见类型:

一、乳糜(血)尿

乳糜尿(chyluria)为班氏丝虫病的常见症状之一,发病率占丝虫病的 2%～10%。因乳糜随淋巴液逆流进入肾蒂淋巴管内,向集合系统破溃形成淋巴管瘘所致。乳糜混入尿液从而使尿液呈不同程度的乳白色,如同乳汁或泔水或豆浆,称为乳糜尿。而淋巴管瘘多伴有肾毛细血管的破裂,尿液中或多或少混有红细胞,严重时血尿可掩盖乳糜,称为乳糜血尿(hematochyluria)。

二、阴囊内丝虫病

【概述】

阴囊内丝虫病以 20～40 岁患者多见,常有精索炎、附睾炎、睾丸炎、鞘膜积液及鞘膜乳糜肿等。可单侧发生,也可双侧发生。本病因丝虫成虫寄居于腹股沟、阴囊、精索和睾丸淋巴管,造成淋巴管阻塞,淋巴液流入鞘膜腔所致。病理改变为:丝虫成虫或虫尸集聚于精索、附睾淋巴管或微小静脉中,造成局部炎症、纤维增生,或因虫尸释放毒素而引起水肿、感染等。阴囊部的皮肤及皮下组织常因淋巴液回流受阻而发生水肿,形成阴囊淋巴积液。由于精索及睾丸淋巴管阻塞,淋巴液流入鞘膜,引起鞘膜积液。

【诊断依据】

1. 病史:居住于丝虫病流行区,有丝虫病史。

2. 临床表现

（1）急性精索炎：可引起局部剧痛，放射至下腹及腰部；或较轻微，仅为钝痛、牵拉感。体检可见精索肿胀、变硬、弥漫性增粗、肥厚，可触及结节，结节与输精管无关连，多位于精索下端及附睾尾部。常并发附睾炎，偶有睾丸炎。可有轻度发热。

（2）精索淋巴管炎：常见于反复发作精索炎之后，精索粗厚、迂曲、扩张，呈串珠状，或集束呈粗厚条索状。活动及立位时加重，休息及卧位时减轻。偶有淋巴管扩张如囊肿状，内为白色或淡黄色混浊液体，质地柔软。

（3）鞘膜积液及鞘膜乳糜肿：为丝虫病常见的并发症。初时积液较少，因睾丸炎、附睾炎反复发作致液量增加，可达数百毫升，可使阴茎缩入阴囊内。早期积液呈草黄色，清晰透明；晚期鞘膜淋巴管曲张破裂，淋巴液流入鞘膜囊内，称为鞘膜乳糜肿。积液呈乳白色，常可查到微丝蚴。晚期鞘膜肥厚，产生多量纤维化斑块，睾丸受压而萎缩。透光试验早期呈阳性，晚期鞘膜极度增厚并伴有阴囊象皮肿者，透光试验为阴性。

3. 实验室检查

（1）血液检查：外周血中嗜酸性粒细胞增多，夜间抽静脉血可查见微丝蚴。

（2）鞘膜积液中查见微丝蚴，精索、附睾结节活检可证实血丝虫病，在其剖面可挑出丝虫成虫。

（3）免疫学诊断：通过应用皮内试验、间接免疫荧光抗体试验、酶联免疫吸附试验（ELISA）、循环抗原检测等免疫学诊断法检测循环中抗体和抗原，达到诊断目的。但因对多种寄生虫病有交叉反应，所以特异性不高。

4. 超声波检测与淋巴管造影：可直接在淋巴管观察到成虫，在无症状的患者中也能够看到虫体活跃运动即所谓"丝虫舞蹈征"。淋巴造影能够将丝虫病和其他原因的淋巴管阻塞鉴别，尤其适用于淋巴管数量和功能下降的情况。X线片上显示钙化的虫体也具有诊断意义。

5. 活组织检查：将疑似的病变组织切取小块，进行病理检查，可找到成虫。也可排除恶性病变。

6. 试验性治疗：应用海群生（又名乙胺嗪）、卡巴肿治疗后，常在精索、附睾部位出现新的肉芽肿性结节，一般原有的肉芽结节不能消退。

【鉴别诊断】

1. 急性细菌性附睾、睾丸炎　多在劳累后发生，主要表现为睾丸疼痛及阴囊肿胀症状，可放射至下腹部及腰部，有牵拉感。体格检查睾丸、附睾肿大质硬，触痛明显。但病人无丝虫感染史，常有尿道内使用器械和留置导尿病史，且伴有发热、寒战等全身症状。阴囊虽有肿胀但无皮肤粗糙增厚、皲裂与继发感染表现。血常规示中性粒细胞明显增高，抗生素治疗有效。

2. 睾丸鞘膜积液　也表现为阴囊肿大伴囊性感，透光试验阳性，酷似阴囊内丝虫病的鞘膜乳糜积液。但病人无丝虫感染史，多无附睾炎、精索炎及发热症状，鞘膜穿刺液中不含乳糜成分。

【治疗方案】

1. 病因治疗：海群生 200 mg，每日 3 次，7 日为一疗程，总剂量不少于 72 mg/kg。间歇半月或一个月再服一个疗程。此药主要针对血液内微丝蚴，对成虫亦有效。卡巴肿或新锑生 0.5 g，每日 2 次，10 日为一个疗程，此药对微丝蚴无效。左旋咪唑 5～8 mg/kg，每日 1 次，5 日为一个疗程。一般以杀灭微丝蚴及成虫两种药物联合应用为好。

2. 对症治疗：在急性炎症期可按非特异性附睾炎、睾丸炎治疗，注意休息，使用阴囊托托起阴囊，镇静止痛，应用抗生素预防继发性感染等。精索及附睾结节极小者经对症治疗后可逐渐消失。

3. 手术治疗：精索或附睾结节可手术切除，鞘膜乳糜积液在病因治疗后可考虑鞘膜切除或鞘膜翻转术。

【评述】

阴囊内丝虫病因丝虫成虫寄居于腹股沟、阴囊、精索和睾丸淋巴管，造成淋巴管阻塞，淋巴液流入

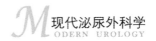

鞘膜腔所致。鞘膜内乳糜或组织内找到微丝蚴为确诊依据,药物抗丝虫治疗效果良好,巨大鞘膜乳糜积液可手术治疗。

三、阴茎及阴囊象皮肿

【概述】

阴茎阴囊丝虫病有两种表现,一种是阴茎阴囊象皮肿(elephantiasis of penis and scrotum),另一种是淋巴阴囊。是晚期丝虫病最突出的表现。由于淋巴管炎症、阻塞、破裂,皮肤、皮下组织增生增厚而形成象皮肿。淋巴阴囊较少见,亦为班氏丝虫病的并发症,与象皮肿不同之处为阴囊略大于正常,表面苍白贫血状、表皮薄而湿润、皮肤稍厚但柔软、有多数淋巴管扩张潴留所形成的小水泡,长时间站立或劳动后加重、受摩擦后破裂、不断流出淋巴液,如此不断反复。治疗方法为手术切除病变皮肤及阴囊成形术,效果较好。

【诊断依据】

1. 症状:早期为反复发作的阴囊淋巴管炎,急性期有寒战、高热、阴囊发红和肿胀疼痛,常伴腹股沟、股淋巴结肿大及压痛。炎症数日后消退,但每年可有数次发作,久之阴囊体积逐渐弥漫性增大。

2. 体征:早期阴囊皮肤增厚,表面粗糙,质地尚松软,称为淋巴水肿。晚期皮肤厚硬,可厚达数厘米,皮脂腺破坏,呈干燥皮革样,失去弹性及收缩力,有时表面呈颗粒状或疣状。阴囊增大如儿头,甚或达数十公斤,成为巨大畸形肿物,严重影响患者的活动及局部外观。阴茎皮肤亦可同时增厚,并容易皲裂及继发感染。由于阴囊象皮肿体积巨大,常使阴茎内陷,甚至埋藏于阴囊内。

3. 实验室检查:静脉抽血查见微丝蚴即可确诊。

【鉴别诊断】

1. 急性特发性阴囊水肿　是一种与外伤或感染无关的变态反应性疾病。往往起病突然,表现为阴囊明显肿胀,甚至扩散到包皮、腹股沟或会阴部,阴囊皮肤温度较高,质软,肤色因高度肿胀而发亮如大水泡。因多数病人化验提示血嗜酸性粒细胞增多,故与阴囊象皮肿十分相似。但本病无反复发作的阴囊蜂窝织炎或淋巴管炎病史,腹股沟淋巴结无肿大。

2. 特发性阴囊坏疽　是一种极严重而少见的阴囊感染性疾病。早期表现为阴囊水肿、皮肤颜色发红、发亮,可伴有阴囊肿痛、寒战、高热等症状。临床上酷似阴囊象皮肿的急性期表现。但本病起病急剧,常因阴囊剧痛而在睡眠中惊醒,阴囊皮肤肿胀潮湿,并逐渐变为紫黑色及坏死,甚至坏死组织脱落,使睾丸、精索外露。

【治疗方案】

1. 药物治疗:血中查见微丝蚴者需给予海群生 200 mg,每日 3 次,7 日为一个疗程。间隔半月到一个月后再服一个疗程。

2. 手术治疗:象皮肿的唯一有效治疗方法为成形手术,应广泛乃至全部切除病变皮肤,植以正常皮肤。术后预后良好,但应在完全治愈丝虫病之后进行,否则有复发可能。

【评述】

丝虫病是由感染丝虫的蚊虫叮咬而传染的一种寄生虫病,主要寄生于人体的淋巴系统中。成虫在人体内成熟后产生微丝蚴进入血液循环,患者被蚊虫叮咬后传播他人。成虫在体内主要损害淋巴系统,造成淋巴循环障碍,导致组织增生和淋巴管破裂。因成虫寄生部位不同而有不同的临床表现:如下肢象皮肿、阴囊内丝虫病、阴茎阴囊象皮肿、乳糜尿、乳糜腹水等。诊断主要根据症状和血查微丝蚴等。治疗有:药物的病因学治疗,以杀灭丝虫和微丝蚴;并发症的治疗,如象皮肿切除,鞘膜翻转和肾蒂淋巴管结扎等。预防主要是灭蚊、消灭蚊虫滋生地和防蚊虫叮咬等。

(乔迪　冯宁翰)

第二节　滴虫病

【概述】

滴虫病(trichomoniasis)是一种由人阴道毛滴虫(Trichomonas vaginalis,TV)引起的常见性传播疾病,在热带、亚热带及环境卫生条件差的地区发病率较高。阴道毛滴虫多寄生于妇女阴道后穹窿部或尿道旁腺内,在男性则多寄生于膀胱、尿道和前列腺。

阴道毛滴虫属于副基体门(Parabasalia)、毛滴纲(Trichomonadea)、毛滴虫科(Trichomonadidae)、毛滴虫属(Trichomonas)。该虫生活史简单,仅有滋养体阶段,无包囊期。滋养体既是该虫的繁殖阶段,也是感染阶段和致病阶段。毛滴虫对环境的适应能力较强,在 $35\sim37℃$、pH5~6 时繁殖率最快。正常女性阴道内 pH 维持在 $3.8\sim4.0$,故可抑制毛滴虫的繁殖。而在妊娠期及月经前后,阴道内 pH 增高,同时机体抵抗力下降,容易发生感染。

阴道毛滴虫病的传染源是滴虫性阴道炎患者、无症状的带虫者以及男性感染者。男性感染者常呈无临床表现的带虫状态,但可以使性伴侣重复感染。人类是阴道毛滴虫的唯一自然宿主,所以带虫者是滴虫病的唯一传染源。传播途径包括直接传播和间接传播两种方式。直接传播方式主要是通过性接触传播;间接传播方式(非性交传播)比较常见,主要指通过公用浴池、浴缸、浴具如浴衣、浴巾等、坐式马桶、脚盆、脚布、游泳池和公用游泳衣裤等传播。滴虫是厌氧性生物,拥有产生氢、结合氧以生成厌氧环境的能力,仅以原虫的形式存在。滴虫性阴道炎常伴发细菌性阴道炎。

【诊断依据】

1. 有不洁性行为,或间接接触阴道毛滴虫污染物。

2. 下尿路症状:尿频、尿急、尿痛,尿道内发痒、不适、分泌物增多,分泌物为微白色或自然色。有时出现前列腺炎症状,偶可致阴茎头部表浅溃疡。男性最常见的症状为尿道瘙痒,尤以排尿时更为明显。尿道内溃疡愈合后可造成尿道狭窄,引起排尿困难等相应症状。女性感染表现为泡沫状白带增多,有异味,外阴灼热、瘙痒。性交痛或性交后流血。窥视下见阴道红斑和斑点样阴道炎,呈"草莓样"宫颈,阴道分泌物的 pH 值常高于 5.0。还可出现尿道炎、膀胱炎表现,表现为尿频、尿痛、尿道瘙痒不适。

3. 肾脏滴虫感染:可有畏寒、高热、腰痛、乏力及恶心、呕吐等症状。本病极少见,易与急性肾盂肾炎混淆。

4. 实验室检查:将阴道后穹窿分泌物、尿道分泌物或前列腺液与 1 mL 温盐水相混,置于显微镜下,如能见到活动的滴虫,即能确诊。也可涂片后自然干燥,作亚甲蓝染色、革兰染色、吖啶橙染色等检查。对部分诊断有困难的病人,可将分泌物或前列腺按摩后的尿沉渣作培养,以提高检出率,阳性率可达 90%。另 PAP 涂片片及其他染色亦为阴道毛滴虫病的常用细菌学检查方法。

【鉴别诊断】

1. 念珠菌性阴道炎　常有外阴瘙痒,检查可见外阴炎,阴道黏膜潮红,阴道分泌物呈奶酪样凝块或豆渣样,胺试验阴性,显微镜下见假菌丝和芽生孢子。

2. 淋菌性尿道炎　尿口红肿,瘙痒和轻微刺痛,有黄色脓液流出,分泌物涂片可见 G 阴性双球菌,细菌培养为确诊依据。

【治疗方案】

1. 全身治疗:甲硝唑 250 mg,饭后口服,每日 3 次,7~10 天为一个疗程,治愈率达 95%。服药时忌饮酒。硝马唑 250 mg 口服,每天 2 次,7 天为一个疗程。

2. 男性滴虫性尿道炎:可用氯化苯甲烃铵(zephiran chloride)1∶3 000 溶液、硝酸银 1∶5 000 溶

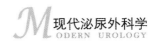
液洗涤尿道,或将硝酸银溶液逐渐加大浓度至 1∶500。洗涤后在尿道内滴入硫柳汞(merthiolate) 1∶1 000溶液 1~2 mL。

3. 尿道口如有肉芽肿,可用10%~20%硝酸银溶液涂抹,效果较好。

4. 前列腺炎及精囊炎,应定期按摩,每周 1~2 次,并配合全身用药。

5. 中医中药:采用中药白头翁汤及黄连解毒汤加蛇床子治疗,水煎服,剩药渣再煎后外洗,效果可靠。

6. 为了有效地治疗滴虫感染,患者的配偶也应进行检查并同时治疗。可用灭滴灵栓 0.2 g 放入阴道,连续 7 天。治疗期间禁止性生活或严格使用阴茎套,直到双方痊愈。

【评述】

滴虫病是由人阴道毛滴虫引起的性传播疾病。主要是性接触传播,其次为毛滴虫污染物的间接传播,人是唯一的自然宿主。症状主要为尿痛和尿道瘙痒;肾脏滴虫感染时有畏寒、高热。确诊依据分泌物、尿显微镜检查找到滴虫。治疗可用中西药物,并应性伴同治。

(乔迪　冯宁翰)

◀ 第三节　泌尿男性生殖系包虫病

【概述】

包虫病(echinococcosis)即棘球蚴病(echinococcosis),是由带科棘球属的棘球绦虫幼虫寄生所致的人兽共患传染性疾病。分为两种类型:细粒棘球绦虫卵感染所致的单房型包虫囊肿,多房棘球绦虫引起的多房型包虫病即泡状棘球蚴病。临床所见约98%为单房型包虫囊肿。泌尿男性生殖系中多见肾包虫病,常合并肝、肺包虫病;前列腺及精囊等部位的包虫病极为罕见。本病呈全球性分布。我国的包虫病主要发生于西部畜牧地区,人、羊、牛、马、猪是细粒棘球绦虫的中间宿主,犬科动物(如犬、狼、野狗、豺狗和狐等)和猫科动物是其终宿主。

细粒棘球绦虫成虫寄生于终宿主的小肠内,虫卵随粪便排出,污染水源、草场等。人误食被虫卵污染的食物后,虫卵可在消化液作用下迅速孵化为六钩蚴,六钩蚴穿破肠黏膜潜入毛细血管,经门静脉进入肝脏发育为包虫。六钩蚴可通过肝窦,随血流到达肺部并发育成包虫,故肝与肺包虫病发病率较高。少数六钩蚴可通过肺静脉,进入体循环播达全身,各脏器组织均可发病。

六钩蚴发育为初期包虫囊泡,逐渐增大并形成具有生发层和角质层的内囊。包虫外周由中间宿主的增生组织形成一层厚而坚韧的纤维组织包膜,称为外囊。内囊生发层可产生大量生发囊,脱落于囊液中成为子囊,子囊内又可生出孙囊。生发层也可产生育囊,每个育囊内包裹 10~40 个原头节,游离于囊液中称为囊沙。如包虫破裂或手术操作不慎,囊沙漏入腹腔可发生继发性包虫病。

棘球蚴对人体的危害主要是机械压迫和囊液对人体的毒性刺激及过敏反应。因棘球蚴生长缓慢,常在感染后5~20 年才出现症状。对人体的危害的严重程度取决于棘球蚴的体积、数量、寄生时间和部位。泌尿男性生殖系包虫病的发病率在流行区约占全身包虫病的 2%~5%。肾、膀胱、精索、睾丸、阴茎均可发生。

【诊断依据】

1. 病史:来自流行区,有犬、羊等感染动物密切接触史。

2. 症状:包虫小,无合并症者多无自觉症状。肾包虫较大时,肾区可出现光滑、境界清楚的无痛性肿块,压之有韧性,叩之有震颤,称"包虫囊震颤征"。约有 1/3 包囊并发感染、1/5 包囊发生破裂而出现腹膜炎、过敏性休克及包虫头节的播散等严重症状。单纯性肾包虫病有时可伴有患侧腰部沉重感或轻度疼痛,遇有感染时,有高热、疼痛等脓毒症状。包囊可破入肾盏、肾盂,甚而阻塞输尿管并出现肾绞痛,也可阻塞膀胱出口而引起排尿困难。龟头、包皮感染可见局部无痛性包块。

3. 尿液检查:可有脓尿、血尿、蛋白尿,也可发现子囊、头节及囊壁碎片组织。

4. 肾功能:可因包囊大小及部位不同而有不同程度受损,重者可丧失功能。

5. B超:为首选影像学检查,对于包虫病的诊断具有重要价值,可了解包囊的位置和数目,还可与实质性肿瘤作鉴别,对感染及破裂后小子囊种植的诊断也有参考价值。表现为一个或多个类圆形液性区,边界往往清楚。较大的棘球蚴病,由于外囊与内囊(包虫)界面间隙较宽,且包虫后壁呈明显增强效应,因此常可见"双壁征"。病史较长,且有钙盐沉积时,可有不规则絮状强回声光带,伴宽大尾影。含子囊的包虫可见分隔状光带,用探头挤压振动时可见原头节漂浮的光点。

6. X线腹部平片:可见肾影增大或局限性凸出轮廓,也可有钙化灶及圆形云絮状影。

7. 静脉尿路造影:可见肾盏肾盂受挤压或推挤等变化。如囊肿破入肾盏、肾盂,则造影剂可进入囊肿,形成多数串连的小圆形充盈缺损,有时造影剂沿子囊间隙流注而呈现"落雨征"的特殊征象。

8. CT、MRI检查:由于囊液的显像近似于水,而囊壁或囊内组织显像与囊液对比明显。因此常可见母囊内显出多个小囊,呈"囊中囊征"。在横断面呈蜂窝状分隔,为本病的特有影像特征。CT扫描及MRI成像对本病成像清晰,易于与肾肿瘤、囊肿等占位性病变鉴别。

9. 免疫试验,有:(1)卡松尼皮内过敏试验(Casoni intradermal test)阳性率高达90%,但缺点是假阳性率较高(18%～67%)。(2)酶联免疫吸附试验(ELISA)阳性率达80%～84%,为敏感性强、特异性高、简便易行、符合"3S"原则的免疫试验诊断方法。(3)金黄色葡萄球菌A蛋白ELISA(SPAE-LISA)阳性率为92%,该法敏感性高,假阴性低,准确性好。(4)快速ELISA(fast-ELISA)阳性率达85%,其具有操作简便、快速及特异性高等优点。(5)唾液抗体ELISA阳性率为84%,操作简便,适合流行病普查。

【治疗方案】

一、手术治疗

手术是目前唯一可能治愈棘球蚴病的治疗手段。具体方法有:

1. 包虫完整摘除:将突出脏器表面的外囊十字形切开,切忌弄破内囊,在内外囊间注入少量水,手指分离粘连并完整摘除包虫。包虫囊肿小、位置浅,位于肾上、下极者可行肾部分切除术。

2. 内囊穿刺抽液后摘除:注入4%～10%甲醛,杀灭囊内头节,也可注入3%双氧水或0.2%麝香草酚液,5～10分钟后抽出囊内液体,将内囊完整摘除。整个处理过程应严防囊液外溢,因头节外逸可形成种植,囊液外溢可引起过敏性反应,故处理包囊时应严密用纱垫保护隔离。当有囊液外溢时,应用20%高渗盐水浸泡10分钟。

3. 当包虫囊与外囊粘连不易剥离时,可沿外囊表面将其与周围组织分离并切除。肾实质被包囊压迫萎缩、功能严重受损或包囊散在过多等,若对侧肾脏正常,可将患肾切除。

二、药物治疗

阿苯达唑、甲苯达唑、吡喹酮等药物有驱虫和杀灭包虫头节的作用,但均无法达到治愈标准,故仅作为手术前后预防种植、复发用,也可作为无法根治的弥漫性、多发性包虫病的控制性治疗。

1. 阿苯达唑(丙硫咪唑):为首选药物,剂型有片剂和乳剂。片剂(规格:200 mg/片),每日剂量15 mg/kg,早晚2次餐后服用,连续服用6～12个月或以上;乳剂(规格:12.5 mg/mL),14岁以下儿童每日1.0～1.2 mL/kg,早晚2次餐后服用,连续服用6～12个月。

2. 甲苯达唑(甲苯咪唑):每日剂量为40～50 mg/kg,分3次服用。

3. 吡喹酮:总剂量120～180 mg/kg,分3～5日,每日2～3次服用。对成虫的作用较强,但是对包虫病的效果并不理想;体外实验发现,吡喹酮联合阿苯达唑对多房棘球绦虫小泡囊的治疗效果超过阿苯达唑的单独使用效果。

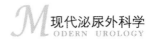
【评述】

包虫病又称棘球蚴病,为人畜共患性传染病,我国第二次寄生虫病调查表明,主要流行区为西部省区。感染途径有经皮肤、消化道和呼吸道。本病最易感染肝脏,其次为肺,泌尿系统发病较少见。临床表现为棘球蚴病灶引起的占位症状和囊液对人体的毒性及过敏反应。B超、CT、MRI可提供有意义的影像学资料,尤其B超检查的"双壁征"和CT检查的"飘带征"有一定的特异性。治疗应手术完整摘除包虫囊,肾包虫病手术方式有完整外囊摘除术、内囊摘除术、肾部分切除术、肾切除术等。术中切勿囊液外溢,因囊液外溢可致过敏性休克、种植播散、复发、残腔漏及残腔感染等诸多风险。药物治疗有驱虫和杀灭包虫头节的作用,但均无法达到治愈标准,故仅作为手术前后预防种植、复发及无法根治的弥漫性、多发性包虫病的控制性治疗。

(乔迪　冯宁翰)

第四节　泌尿男性生殖系血吸虫病

【概述】

血吸虫病(schistosomiasis)是经疫水传播的由裂体吸虫(schistosome)成虫寄生于人体静脉系统,以虫卵造成脏器损害的寄生虫病,是一种世界范围内严重危害人类健康的生物源性疾病。因裂体吸虫成虫寄生于人和哺乳动物的静脉血管内,吸食宿主血液,故又称血吸虫。

可寄生于人体的血吸虫有埃及血吸虫、曼氏血吸虫、日本血吸虫、间插血吸虫、湄公血吸虫和马来血吸虫6种,除埃及血吸虫主要累及泌尿系统外,另5种血吸虫主要侵犯门静脉-肠系膜静脉系统。其中流行广泛、危害严重的血吸虫病为前3种血吸虫所致。我国仅有日本血吸虫病流行,但近年来输入性埃及血吸虫感染的病例逐年增多。埃及血吸虫病的主要病变部位是膀胱,很少直接累及上尿路和生殖系统。

埃及血吸虫的生活史包括虫卵、毛蚴、母胞蚴、子胞蚴、尾蚴、童虫及成虫七个阶段。童虫均在门静脉中发育为成虫。成虫产卵时,经门静脉逆行至肝脏,并经肝脏移行到膀胱周围静脉丛。雌虫受精后每天可排出数千个虫卵,虫卵穿过血管壁或结成团块阻塞血管。虫卵在组织内引起嗜酸性粒细胞和巨噬细胞浸润,形成虫卵肉芽肿与坏死。虫卵入膀胱或肠腔可随尿、粪排出。虫卵在中性淡水中生存,阳光充足时孵化成毛蚴,毛蚴找到中间宿主钉螺,在钉螺体内发育成母胞蚴,每个母胞蚴可产生50个以上子胞蚴,后者又能产生数以千计的尾蚴。当尾蚴接触到宿主时,借助其头部的小刺和分泌的蛋白酶穿透皮肤,进入皮下。尾蚴在宿主体内脱掉尾部成为童虫,经淋巴或体循环迁移,最终定居于门静脉。

大量虫卵沉积在膀胱黏膜下,可引起嗜酸性肉芽肿,常见于膀胱三角区,膀胱黏膜很快增厚、形成溃疡。慢性感染时,整个膀胱受侵犯,纤维化及瘢痕形成。由于纤维组织收缩,造成膀胱挛缩。输尿管开口可狭窄或扩张,失去活瓣作用,引起梗阻或尿液反流,导致输尿管及肾积水。输尿管也可因虫卵沉积形成肉芽肿,而变得狭窄,输尿管及膀胱周围可形成纤维脂肪瘤病(fibrolipomatosis),压迫输尿管,加重输尿管梗阻。如果继发细菌感染,导致肾盂肾炎甚至脓肾,影响肾功能。埃及血吸虫病也可累及精囊和前列腺。约10%的患者由于梗阻及感染而发生肾、输尿管或膀胱结石。膀胱血吸虫病患者癌变者也不少见。

【临床表现】

1. **尾蚴性皮炎**:尾蚴穿透皮肤往往不被发现,但当大量尾蚴一次性进入人体时,可发生皮肤过敏反应,出现皮肤瘙痒、红斑或荨麻疹等,可持续数日。

2. **侵袭期或毒血症期**:是指童虫发育为成虫的过程,约2周左右,有季节性差异。如有大量童虫同时到达肺部,可引起痉挛性咳嗽、哮喘、胸痛等症状。但常因症状轻微、短暂而不被注意。更常见的是长期高热,达 38～40℃,伴畏寒、出汗、头痛、背痛等。历时数日到 3～4 个月不等。高热持续较久时,出现精神萎靡、反应迟钝、食欲减退、消瘦及贫血等,说明病情危重。体检可见:肝、脾中度肿大,可有压痛。

3. 症状期:此期出现的泌尿生殖系统症状是由于成虫在膀胱、输尿管壁及生殖系统大量排卵所致。最初虫卵被大量嗜酸性粒细胞、巨噬细胞及组织细胞浸润形成的肉芽肿所包围,肉芽组织又渐被纤维细胞侵入而形成瘢痕,继之虫卵死亡并钙化,引起泌尿生殖器官严重病变,如尿路狭窄及膀胱挛缩等。

(1)膀胱病变:早期症状为镜下血尿,渐发展为尿频、尿痛、尿急、耻骨上及下腰痛。血尿轻重不一,典型者为终末血尿,也可发生全程血尿。膀胱病变可分为三个阶段:

第一阶段:应激性膀胱。膀胱肌肉肥大,易受激惹收缩,可出现暂时性压迫壁段输尿管,输尿管口痉挛性收缩,使输尿管及肾盂内压增高,引起非结石性肾绞痛。

第二阶段:膀胱无力。膀胱肌肉纤维化影响膀胱收缩。如病变继续发展,膀胱壁变薄而扩张,形成三角区后陷窝。如膀胱颈部纤维化而变狭窄,更加重了排尿困难,膀胱壁有假性憩室形成。当逼尿肌代偿失调,开始产生剩余尿,剩余尿过多时,发生假性尿失禁、三角区后陷窝结石等。

第三阶段:挛缩性膀胱。由于膀胱壁纤维化及瘢痕形成而收缩,膀胱容量逐渐变小,此时尿频、尿痛加重。膀胱颈部挛缩严重时,可有逆行射精。日久膀胱、膀胱颈、输尿管均可有钙化。

(2)输尿管病变:膀胱壁段输尿管受侵犯最为多见,也可侵入下段输尿管,输尿管发生纤维化、狭窄,狭窄以上的输尿管扩张、迂曲、反流和钙化。膀胱及输尿管周围可产生纤维脂肪瘤病,压迫输尿管,更加重狭窄,狭窄段以上输尿管及肾积水。埃及血吸虫病患者中 96% 有膀胱输尿管反流,更加重了输尿管及肾积水,肾脏形成瘢痕、萎缩、钙化及结石形成;约 84% 并发细菌感染,导致肾盂肾炎,严重者形成脓肾。

(3)尿道病变:后尿道可出现血吸虫结节及溃疡;前尿道可因继发感染而致狭窄、尿道周围炎、尿道周围脓肿及尿瘘。

(4)生殖器官病变:精囊壁肌层可有血吸虫卵沉积,可使精囊增大、结节形成及变硬。病变扩展到囊壁黏膜,发生溃疡时引起血精。后期继发感染、纤维化,则精囊变小、萎缩、钙化,可导致不育。

血吸虫卵也可沉积在前列腺,多位于前列腺部尿道黏膜。前列腺静脉丛也可有血吸虫结节,这些结节常被误诊为结石、结核或恶性变。症状多为下腰痛、会阴部疼痛及尿道痛。晚期前列腺纤维化,可出现性欲减退、早泄及勃起功能障碍。易误诊为慢性前列腺炎,常需前列腺穿刺活检确诊。

偶有附睾、睾丸发生血吸虫性肉芽肿。埃及血吸虫病多见于成年女性外阴及阴道下部,也可见于子宫颈、子宫、卵巢及输卵管,病变多为溃疡及肉芽肿,症状为脓性白带、性交后出血。

【诊断依据】

1. 病史:生活于流行区,有疫水接触史及典型症状。

2. 实验室检查:尿镜检可见红、白细胞。24 小时尿或终末尿离心,尿沉渣可找到血吸虫卵;粪便沉淀法有时亦可找到虫卵。

3. 超声检查:可发现膀胱壁局部增厚、尿道内大的息肉样变、输尿管积液、肾积水及重度钙化的"沙斑"。

4. X 线检查:KUB 平片上可见泌尿系统钙化灶,尿道及肾盏最早的变化是呈线条状改变,然后在输尿管及膀胱沿着病变区的部位出现钙化。输尿管钙化常与膀胱钙化同时存在,多见于输尿管下段,有时亦可波及输尿管全长。输尿管壁呈线样钙化,也可见到斑点状或斑块状钙化。膀胱空虚时,呈宽窄不等的横线样钙化;膀胱充满时,呈蛋壳样钙化。慢性埃及血吸虫病的特征是平片上膀胱钙化呈盆腔内"胎儿头"样。往往合并泌尿系结石。

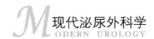

5. 膀胱镜检查:膀胱容量缩小,可见到膀胱黏膜的血吸虫病特异性改变。早期膀胱黏膜下沉积的虫卵呈散在灰白色颗粒,如沙粒样,颗粒周围黏膜充血。每个颗粒相当于一个以虫卵为核心的肉芽肿。晚期虫卵钙化呈苍白色;也可见到膀胱黏膜呈毛玻璃样或红斑状充血。可有溃疡,溃疡边缘不整,基底苍白,周围黏膜充血。可有肿瘤样肉芽肿,呈圆形、有蒂或无蒂、发红、易出血,多发生在膀胱底部或三角区。由于长期的慢性刺激,黏膜产生增生病变,如囊性膀胱炎、腺性膀胱炎、多发性血吸虫性息肉等,甚至恶性变。膀胱颈部挛缩变窄,膀胱黏膜可形成小梁及假性憩室。往往合并膀胱结石。晚期膀胱黏膜增厚,黏膜呈息肉样变。输尿管口开口很小,或扩张呈洞状。

6. 直肠活检或膀胱活检:如果多次尿检未发现虫卵,可考虑活组织检查。因直肠中的虫卵数也多,直肠活检较膀胱活检方便,且可避免尿路感染的风险,因此在进行膀胱镜活检前建议先进行直肠活检。

7. 静脉尿路造影:常显示患肾显影迟缓、肾积水。输尿管迂曲、扩张,甚至粗如小肠,输尿管壁段或下段狭窄。

8. 尿道膀胱造影:可见尿道狭窄或尿瘘。当有血吸虫性肉芽肿或息肉样改变时,可见到膀胱内大小不等的结节状充盈缺损,膀胱容量缩小及输尿管有反流现象。

9. CT:作为静脉尿路造影的替代或补充,可用来检查尿道阻塞、尿路及结肠钙化灶。

【治疗方案】

1. 预防

(1) 化学或生物学方法消灭中间宿主——钉螺、水泡螺等。

(2) 卫生宣教,加强大小便管理。

(3) 避免接触疫水,在血吸虫病流行区应到海水中或有人管理的游泳池内游泳。

(4) 积极治疗血吸虫病人。

2. 杀灭埃及血吸虫药物

(1) 吡喹酮(Praziquantel):对埃及、日本、曼氏血吸虫均有效,是目前治疗埃及血吸虫病的基本药物。40 mg/kg,一次服用,或分2次服用。或总剂量60 mg/kg的1~2日疗法,每日量分2~3次餐间服。急性血吸虫病总剂量为120 mg/kg,每日量分2~3次口服,连服4日。体重超过60 kg者则按60 kg计算。

(2) 美曲磷酯(Metrifonate):又称敌百虫,1990年以前是治疗埃及血吸虫病的首选药物,现已逐渐步停用。片剂7.5~10 mg/(kg·d),分3次服用,隔2周再服一次。栓剂150~200 mg,每天一次,由肛门向直肠内推进8~10 cm,采用头低臀高卧位半小时,连续3天。

(3) 硝唑咪(Niridazole):对埃及血吸虫和曼氏血吸虫皆有效。0.25 mg/kg,分2次服用,疗程为7天,推荐同时服用安定2.5 mg,每天3次,以减轻副作用。

3. 并发症的外科治疗

外科治疗的目的是消除或减轻梗阻,阻止并发症发展。因药物治疗血吸虫病能收到较好的效果,所以应首选药物治疗后再评估是否需要手术。

(1) 早期输尿管壁段狭窄:经膀胱镜扩张或行输尿管口切开,远期疗效不佳,常会再度狭窄,多主张行输尿管膀胱吻合术。如果合并输尿管下段狭窄,也可切除,行输尿管膀胱瓣吻合术。

(2) 一侧输尿管中段以下狭窄过长,多不主张行输尿管与对侧输尿管吻合术。因为血吸虫病常常累及双侧输尿管,远期会形成双侧狭窄,故主张回肠代输尿管术。双侧输尿管中段以下狭窄,可用一段回肠做"Y"形吻合替代双侧输尿管。

(3) 无张力的巨输尿管、输尿管狭窄同侧脓肾或排泄性尿路造影示同侧肾无功能,皆应先行肾造口术引流一段时间,待肾功能恢复后再考虑进一步治疗,不应急于做肾切除术。

(4) 双侧输尿管梗阻而突然发生无尿,应急诊行膀胱镜检查及输尿管插管引流。如果插管失败,应急诊行肾造口术。

（5）膀胱出口梗阻，可经尿道切开或切除挛缩的膀胱颈瘢痕组织。

（6）挛缩膀胱可考虑行结肠扩大膀胱术或回肠膀胱术。

（7）膀胱发生癌变时应行经尿道膀胱肿瘤电切术或根治性膀胱切除术。

【评述】

血吸虫病是经疫水传播的寄生虫病。成虫寄生于人体静脉系统，虫卵造成脏器损害。目前全球有6种血吸虫，其中埃及血吸虫主要累及泌尿系统的膀胱，可引起嗜酸性肉芽肿、膀胱黏膜溃疡、膀胱挛缩、输尿管口扩张或狭窄，引起肾积水、脓肾、甚至肾功能丧失，同时膀胱血吸虫病癌变亦不少见。诊断主要据病史，尿、粪便中找到血吸虫卵，或膀胱镜、直肠镜下活检发现血吸虫卵。治疗强调早期药物治疗，待病情稳定后再评估并发症的进一步处理，但对膀胱癌应尽早行根治术。本病的预防尤其重要，强调消灭中间宿主钉螺和水泡螺，同时避免接触疫水及对患者排泄物的管理等。

（乔迪　冯宁翰）

第五节　泌尿男性生殖系阿米巴病

【概述】

阿米巴病（amoebiasis）是由溶组织内阿米巴原虫（Entamoeba Histolytica）感染人体所引起的寄生虫性传染病。最常见的是阿米巴性结肠炎，或称为阿米巴痢疾。除胃肠道外，肝脏是最易受累的器官，多系阿米巴经血循环传播而来。有统计肠道阿米巴病患者中，10%伴肝脏受累、2%～3%合并皮肤阿米巴病、0.8%伴有肺感染、1%以下有脑阿米巴病。

泌尿生殖系阿米巴病很少见，但同性恋（肛交）和异性滥交（口交）的增多使泌尿生殖系阿米巴病的发病率有所增加，故泌尿生殖系阿米巴病也被视为性传播疾病之一。

溶组织内阿米巴生活史分为两期：能致病的滋养体期与能传播的包囊期。滋养体在环境好的条件下，由包囊内逸出，寄生在人体结肠内或肠壁上，并进行分裂繁殖。滋养体大小不等，以 $15\sim30~\mu m$ 最多见。滋养体从中上段结肠移行到下段结肠后，由于生活环境不利，便分泌囊壁形成包囊，体积与滋养体大小相仿。包囊到达结肠内环境适宜时，又转变成滋养体才致病。

滋养体被排出人体后，在人体外不会转变成包囊。滋养体也没有传播能力，离开人体后很快就会死亡。即便被人吞入胃中，也会被胃酸杀死。相反，包囊生存能力却很强，在粪便中能存活2周以上，在水中可存活数周，一般用于饮用水消毒的氯浓度不能杀死包囊，但加热到50℃时即可被杀死。

溶组织内阿米巴病见于世界各地，感染率的高低与当地的环境卫生的好坏、居民营养状态以及个人卫生情况关系极大。在中国华北与东北地区，一般感染率在10%～20%，高于华东、中南及西南地区。近些年来，由于国内经济及生活条件大幅度提高，除少数地区外，阿米巴病已很罕见。

泌尿生殖系阿米巴病的感染途径有：

（1）直接感染：可因阿米巴性肝脓肿破溃面感染到肾周围，形成肾周围脓肿。穿透肾盂引起肾阿米巴病，再随尿下行感染到膀胱。肛周及阴囊部阿米巴病也多由肠阿米巴病蔓延而来。

（2）经血循环及淋巴系统感染：溶组织内阿米巴可通过血行或淋巴系统感染到肾脏等泌尿器官。病人可有畏寒、高热、尿频、尿急等如同急性肾盂肾炎的症状，尿可呈米汤样，也可呈果酱样，有时尚可自尿中排出烂鱼肠样腐败组织。

（3）接触感染：男性同性恋者可通过肛交致病。阴茎皮肤有小擦伤时，可被粪便污染而致病。表现为阴茎皮肤出现不规则表浅溃疡，边缘隆起，覆以血性、脓性分泌物或棕黄色坏死组织，易出血，有触痛。

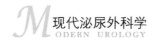
【诊断依据】

1. 分泌物中找到含红细胞的滋养体。

2. 尿中出现红、白细胞、组织碎屑、滋养体和包囊。

3. 膀胱阿米巴病行膀胱镜检查取活检,可见组织内有滋养体。

4. 血清试验:间接血凝和免疫荧光试验。只对活动性感染有反应,对携带者无反应。

【治疗方案】

1. 支持治疗:休息,加强营养。

2. 药物治疗:① 甲硝唑 600～800 mg,每天 3 次,口服,共 10 天。疗效不显著时可加服或改服氯喹。② 氯喹:仅对肠道外阿米巴病有效。磷酸氯喹 0.5 g,每天 2 次,共 2 天;以后 0.25 g 每天 2 次。20 天为一个疗程。与甲硝唑合用疗效更佳。③ 依米丁(吐根碱)1 mg/(kg·d),每天 1～2 次深部皮下注射。因其毒性大,多与甲硝唑合用,前者 60 mg,后者 600 mg/d,共 10 天。④ 替硝唑:2 g,每天1 次,连用 3 天。禁忌证:妊娠及哺乳期妇女禁用,禁饮酒及含酒精类的饮品。

3. 肾脏阿米巴病如需手术治疗时,需待药物治疗病情稳定后再施行,以防止阿米巴播散。

【评述】

阿米巴病主要累及消化道,最易感染的部位是肝脏和结肠,泌尿男性生殖系统阿米巴病很少见,主要通过肛交、口交传播。表现为阴茎皮肤出现不规则浅表溃疡,亦可经血循环及淋巴系统感染肾脏,引起尿频、尿急、尿痛、畏寒、高热,尿呈米汤样或果酱样。确诊依据尿和分泌物中找到阿米巴滋养体,或活组织检查找到滋养体。药物治疗可控制,需外科治疗者少。

(乔迪　冯宁翰)

第六节　疥疮

【概述】

疥疮(scabies)又称疥螨病(sarcoptidosis),简称"疥",是人型疥螨寄生于人皮肤表皮层内引起的一种接触性传染性皮肤病。疥疮虽已被列入性传播疾病,但不能被认为都是通过性行为感染的,即使夫妻或性伴之间可以互相感染,但更多不是通过性爱方式传染的。

疥螨多在宿主皮肤柔嫩皱褶等处表皮角质层深部寄生,以角质组织和淋巴液为食,在皮肤角质层其自掘的"隧道"内完成全部生活史,约需 10～14 天。其生活史分卵、幼虫、前若虫、后若虫和成虫五个时期。

疥螨有较强烈的热趋向性,能感受到宿主体温、气味的刺激,当脱离宿主后,在一定范围内可再次移向宿主。雌性成虫离开宿主后的活动、寿命及感染人的能力明显受环境温度及相对湿度的影响。温度较高、湿度较低时寿命较短,而在高湿、低温的环境中更易存活。

疥疮在世界范围内呈周期性流行,周期为 15～20 年,一般认为与人群免疫力下降有关。不同种族间敏感性不同,但男女间无明显差异。发展中国家主要在儿童及青少年中流行,而发达国家则更多见于成年人中流行。患者是主要传染源,传播途径主要是人与人直接的皮肤接触。但由于疥螨在适当的条件如温暖潮湿的环境中可存活 2～3 天,因此它能通过患者使用过的衣服和用具等间接传播。在学校、工厂等集体生活的宿舍里,常可见多人先后发病。

疥螨在皮肤角质层内挖掘"隧道"和移行过程中对宿主皮肤产生机械性刺激,其排泄物、分泌物和死亡虫体的崩解物可引起宿主产生由 T 淋巴细胞介导的迟发性超敏反应,导致寄生部位周围皮肤血管充血、炎性渗出、红斑和结痂,以及皮下组织增生,角质层增厚,棘细胞水肿、坏死;同时由于真皮乳头层水肿,炎性细胞浸润进而导致过敏性炎症反应,在临床上表现为皮肤的病理性损伤和剧痒。感染者因剧烈痛痒而搔抓,致使疥螨在皮肤内移动、破坏加重。疥疮多从手指间皮肤开始,随后可蔓延至手腕屈侧、腋前缘、乳晕、脐周、阴部或大腿内侧等好发部位。局部皮肤可出现丘疹、水疱、脓疱、结节及隧道,病灶多呈散在分布。少数患者发生痂型疥疮,皮损表现为红斑、过度角化、结痂和角化赘疣。疥疮最突出的症状是剧烈瘙痒,白天较轻,夜晚加剧,睡后更甚,导致这些现象的原因可能由于虫体夜间在温暖的被褥内活动和啃食力增强所致,症状严重时患者往往难以入睡。由于剧痒而搔抓可产生抓痕、血肿、色素沉着等。若患处继发性细菌感染,可导致毛囊炎、脓疮、疖肿或特殊型疥疮等,严重者可致湿疹样改变或苔藓化等病变。

【诊断依据】

1. 有直接或间接疥疮患者或污染物接触史。

2. 剧烈瘙痒,尤以夜间瘙痒为甚;好发于皮肤薄嫩、皱褶部位,成人头面部不易受累,而婴幼儿任何部位均可受累。局部多出现针头大小的丘疹、丘疱疹;可见典型的浅灰色线状皮下"隧道";男性患者阴囊、包皮、龟头可见疥疮结节。

3. 实验室检查:① 针挑法:选择新鲜水疱,用消毒针头挑破并刮取或用针尖在隧道末端向两侧拨动获取螨虫,显微镜下观察。②刮片法:选择无剥脱的丘疹、水疱或隧道,先涂一滴矿物油,然后用手术刀片刮取顶部角质层多次,置于载玻片上,低倍镜下观察。③Wood 灯检查:典型隧道处呈线状黄绿色荧光。④ 皮肤镜检查:疥螨头部为近似黑色的三角形,疥螨身体不显示。⑤患者伴化脓感染时,外周血白细胞总数和中性粒细胞比例升高。

【鉴别诊断】

在找到疥螨病原体之前,需与以下疾病相鉴别:

1. 痒疹　呈较大的丘疹或斑丘疹,质较硬,好发于四肢伸侧或腰背部,慢性、难愈,无传染性。

2. 湿疹　易复发,呈多形性皮损,全身均可发病,无传染性。

3. 皮肤瘙痒症　以出现继发性皮损为主要表现,基本上无原发性皮损,如丘疹、丘疱疹、水疱等,无好发部位,无传染性。

4. 虱病　常发于头部、腋部、外阴部,容易找到虱及虫卵,找到即可确诊。

【治疗方案】

治疗目的是杀虫、止痒、治疗并发症。常用药物有:

1. 10％硫黄软膏(小儿用5％)或3％水杨酸软膏:洗澡后除头面部外全身搽药,每天1～2 次,连续3 天,此为一个疗程。衣袜及被褥等均应煮沸消毒或曝晒,连续治疗2～3 个疗程。1～2 周后如仍检出疥虫或有新疹出现可重复治疗。

2. 1％γ-666 霜(疥得治、疥灵霜、林旦):有较高杀螨作用,成人用量不超过30 g,12～24 小时后用温水洗去。一般经一次治疗可达90％～95％的治愈率。严重者可再用一次,但需停药24 小时后再用。该药容易被吸收,勿用于眼内。因有毒性,婴幼儿及妊娠、哺乳期妇女禁用。

3. 10％～25％苯甲酸苄酯乳剂:1～2 次/日,连续 2～3 天,为一个疗程。

4. 10％克罗米通乳膏:2 次/日,连续 3 天。婴幼儿须全身外搽,成年人外搽头部以下皮肤。

5. 2.5％硫化硒洗液:药：水＝1：(2.5～3),除头面部外,每日 2 次全身搽药,连用 3 天为一个疗程。

6. 疥疮结节治疗较困难,可外搽皮质激素乳膏、液氮冷冻、皮损内注射皮质激素等。

7. 可适当使用抗组胺剂以减轻瘙痒,从而减少自我传播扩散。有继发感染时,适当使用抗生素。

8. 系统治疗:常规治疗无效者或挪威疥,以伊维菌素 200 μg/kg 单次口服,但 5 岁以下儿童禁用,对老年人可能引起心脏和肝脏的不良反应。

【评述】

疥螨有雌雄之分,雄虫大小为雌虫的一半,于夜间在皮肤表面与雌虫交配后即死亡。螨虫病是人

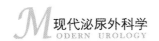
型疥螨寄生于人皮肤表皮层内引起的一种接触性传染性皮肤病,螨虫多在皮肤柔软皱褶处表皮角质层深部寄生,有较强的趋热性,通过叮咬、吸血、毒素、寄生或致敏等引起疾病。其致病因素包括虫体在皮肤角质层内掘隧道引起的机械性损伤;分泌毒素刺激皮肤发痒及引起丘疹和水疱;人体对疥螨的代谢产物过敏引起的炎性结节。常有剧烈瘙痒,白天较轻,夜晚加重;局部皮肤可见丘疹、水疱、结节及隧道。确诊为病损处,用消毒针头挑破查见螨虫或用皮肤镜检查病损处可发现疥螨。治疗方法为药物杀虫、止痒及阻断传播途径。

(乔迪　冯宁翰)

第七节　泌尿男性生殖系布鲁菌病

【概述】

布鲁菌病(Brucellosis),简称布病,也称"波状热",是布鲁菌(Brucella)感染引起的一种人畜共患传染性变态反应性疾病,属自然疫源性疾病。该病是我国《传染病防治法》规定的乙类传染病,可造成严重的公共卫生问题和社会经济损失。因几乎所有病人都有乏力疲劳的表现,慢性期尤甚,患者自觉疲乏无力,能吃不喜动,故民间有将此病俗称为"懒汉病""爬床病""蔫巴病"等。

布鲁菌病在全球近170个国家和地区的人畜中存在。20世纪50～60年代我国布鲁菌病严重流行,70年代疫情逐渐下降,80～90年代初期得到基本控制。但自90年代中期起,报告病例持续快速上升,由牧区向半牧半农区甚至农区传染,由聚集暴发向散在发病转化。发病高峰发生于春夏之间,与动物产仔季节有关。上述流行趋势的变化提示在加强动物防控的同时,提高临床医生对人布鲁菌病诊断和防控的能力,才能有效遏制布鲁菌病的蔓延。

布鲁菌是一组胞内生长的球杆状革兰阴性菌,没有鞭毛,不形成芽孢或夹膜。布鲁菌属分为牛种(流产布鲁菌 B. abortus)、猪种(Bsuis)、羊种(马尔他布鲁菌. B mienis)、犬种(B. anis)、绵羊附睾种(B. omis)和沙林鼠种(B. neotoae)6个种、19个生物型,不同种型的致病力有所差异。在我国流行的有羊种、牛种、猪种,而羊布鲁菌最为常见、毒力最强,可引起严重的急性感染与慢性感染;牛布鲁杆菌感染分布范围最广,但引起的症状往往较轻;猪布鲁杆菌感染率低,但其血清型1、3能导致严重疾病;人感染犬布鲁杆菌病例极少,表现与牛型相似。

布鲁菌病的传染源主要是感染布鲁菌的动物或污染物。人群对布鲁菌普遍易感,感染途径包括经皮肤黏膜破损处接触感染、经消化道感染、经呼吸道黏膜及眼结膜感染等,潜伏期3天至数月。感染后可获较强免疫力,因不同种布鲁菌之间存在交叉免疫,因此再次感染者很少。疫区居民可因隐性感染而获免疫。

本病发病机制复杂,细菌、毒素以及变态反应均不同程度参与疾病的发生和发展过程。急性期时为细菌及毒素起主要作用,慢性期则以迟发型变态反应为主,可出现由上皮样细胞、巨细胞、浆细胞、淋巴细胞等组成的肉芽肿。病理变化极为广泛,几乎所有器官组织均可被侵犯,其中以单核-巨噬细胞系统最为常见。在肝、脾、淋巴结和骨髓中均可有类似病变,也可波及肝、脾、脑、肾等的小血管及毛细血管,导致血管内膜炎、血栓性脉管炎、脏器的浆液性炎性反应和坏死等,各个累及器官系统的变态反应导致相应症状。

布鲁菌病患者的泌尿生殖系统损伤发生率较高,主要表现为肾脏损害和男性生殖器官损害。损伤类型与病程有一定的相关性,急性期患者肾小球肾炎、肾功能衰竭的发病率显著高于慢性期;急性期和亚急性期患者睾丸炎的发病率显著高于慢性期,而慢性期患者前列腺炎的发病率显著高于急性期和亚急性期。

【诊断依据】

综合患者的流行病学资料、临床表现和辅助检查,可作出诊断。

1. 病史:有与疑似或确诊动物、动物死胎、污染动物制品、培养物等接触史;有布鲁菌病流行区生活史;有与菌苗生产、使用和研究有密切接触史等。

2. 临床表现:有四大典型症状(发热、多汗、乏力、肌肉与关节痛),以及其他器官系统受累的相应症状,如肝、脾、淋巴结肿大,急性睾丸炎,附睾炎,急性前列腺炎,膀胱炎,卵巢炎等。

3. 实验室诊断标准

(1) 筛查试验:虎红平板凝集试验(RBPT)或平板凝集试验(PAT)阳性者,应进行确诊试验加以证实。

(2) 确诊试验:一是由血或其他临床标本中分离得到布鲁菌属。二是在上述基于凝集抗体检测的筛查试验基础上,加以下基于非凝集抗体的检测:①ELISA IgG 阳性;②Coomb IgG 效价 1∶400,并出现显著凝集及以上。③ 不少于 2 周间隔获取的双份血清标本抗体效价升高不低于 4 倍。④ CFT:效价 1∶10 并出现显著凝集及更高效价。⑤ SAT:国内作为确诊试验,效价为 1∶100 并出现显著凝集及以上或病程一年以上,效价 1∶50 并出现显著凝集及以上;或半年内有布鲁菌疫苗接种史,效价达 1∶100 并出现显著凝集及以上者。

4. 血清学阴性病例:由于犬布鲁菌细胞膜表面的抗原不同,普通血清学方法可能导致假阴性。因此临床强烈提示布鲁菌感染者,即使血清学阴性,也需排除犬型布鲁菌病的可能,此时可以通过培养或者 PCR 确诊。

【鉴别诊断】

布鲁菌病临床表现多样,依据病人的不同表现需要与伤寒、副伤寒、风湿热、风湿性关节炎、结核、败血症、细菌性脑膜炎以及神经官能症等鉴别。

【治疗方案】

1. 一般治疗:高热者可用物理方法降温,持续不退者可用退热剂等对症治疗。合并睾丸炎者,可短期加用小剂量糖皮质激素。关节肿痛者需湿敷,必要时封闭。合并脑膜炎者,需给予脱水降颅压治疗。

2. 针对性抗菌治疗方案:治疗原则为早期、联合、足量、足疗程用药,必要时延长疗程,以防止复发及慢性化。治疗过程中注意监测血常规、肝肾功能等。无合并症的非复杂性感染(成人以及 8 岁以上儿童)者,首选多西环素(6 周)＋庆大霉素(1 周);多西环素(6 周)＋链霉素(2～3 周)或多西环素(6 周)＋利福平(6 周)。若不能耐受,亦可采取二线方案:① 多西环素(6 周)＋复方新诺明(6 周);② 多西环素(6 周)＋妥布霉素(1～2 周);③ 利福平(6 周)＋左氧氟沙星(6 周);④ 利福平(6 周)＋环丙沙星(6 周)。慢性期感染可治疗 2～3 个疗程。而肾损伤的患者要注意抗生素的选择;肾衰的患者需及时进行血液透析。

3. 对睾丸附睾炎症状难以控制,疼痛明显者可用利多卡因 5 mL＋庆大霉素 8 万 U＋地塞米松 5 mg 精索封闭,1 次/天,连续 7 天。对肾脓肿可行穿刺或切开引流。

【评述】

布鲁菌病为一种人畜共患的传染性变态反应性疾病,可通过接触、消化道、呼吸道等途径感染,人体几乎所有器官组织均可被侵犯,感染后可获得较强免疫力。临床表现为发热、乏力、多汗、肌肉与关节痛的全身症状及受累器官的相应症状。确诊依据为血或其他标本中分离到布鲁杆菌＋相应抗体检测阳性。治疗主要是对症＋有效的抗生素足疗程用药。治疗期间注意血常规、肝肾功能变化。对肾脓肿可穿刺或开窗引流,对睾丸附睾炎者可行精索封闭。

(乔迪　冯宁翰)

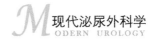
第八节　泌尿男性生殖系真菌病

【概述】

真菌(Fungus)也称霉菌,是一种真核类原生生物,细胞结构比较完整,有细胞壁和完整的细胞核,不含叶绿素,以寄生或腐生等方式吸取营养。致病性真菌主要有念珠菌、隐球菌、曲毛癣菌等,其中以白色念珠菌及热带念珠菌最为常见,致病力也最强。临床上把真菌感染按其侵犯人体部位的深浅分为深部真菌感染和浅部真菌感染。浅部真菌感染主要侵犯皮肤、黏膜、毛发及指(趾)甲,即各种癣;深部真菌感染是指真菌侵犯肌肉、骨骼和内脏。

泌尿系真菌感染属深部真菌感染,感染常见部位为肾脏和膀胱。引起泌尿系感染的真菌有内源性和外源性两种来源。内源性真菌主要有念珠菌、隐球菌和曲霉菌,存在于正常人皮肤表面和口腔、肠道、肛门及阴道中,为条件致病菌。外源性真菌主要有芽生菌、球孢子菌和组织胞浆菌,这些真菌不是人体正常菌群,一旦侵入机体即可致病。此外,念珠菌感染也可为外源性感染,如患有念珠菌性阴道炎的女性,可使其性伴侣发生念珠菌性包皮龟头炎甚至尿道炎。

泌尿男性生殖系真菌病较为少见,有念珠菌性肾盂肾炎、膀胱念珠菌病、念珠菌性包皮龟头炎和念珠菌性前列腺炎等。

人处于以下几种条件下易于发病:① 机体抵抗力下降:患有长期、慢性消耗性疾病,如白血病、糖尿病、肺结核、恶病质时;② 大量应用广谱抗生素;③ 长期应用皮质类固醇激素或长期应用免疫抑制剂及化疗、放疗等;④ 维生素 B 缺乏;⑤ 长期应用各种引流管:气管切开、耻骨上造瘘管、留置导尿管、静脉高营养导管、腹腔透析管等;⑥ 多次胸、腹部手术,严重烧伤,或免疫缺陷:如艾滋病等。⑦ 肾脏本身有病变,局部抵抗力下降。如肾脏感染,常伴有肾结石、肾积水等病变。

【诊断依据】

1. 临床表现

(1)念珠菌性肾盂肾炎:有高热、畏寒、尿频、尿急、尿痛,可有食欲不振、恶心、呕吐等胃肠道症状。当霉菌球通过输尿管时可引起肾绞痛,易与泌尿系阴性结石混淆。双侧输尿管均被霉菌团块堵塞时可致无尿。

(2)膀胱念珠菌病:可无明显症状,亦可有尿急、尿频、尿痛等尿路刺激症状,尿色混浊。膀胱镜检查可见膀胱黏膜上有如鹅口疮样斑状伪膜。

(3)念珠菌性包皮龟头炎:包皮内板和龟头发红、肿胀,可有糜烂,剧烈痒感。

(4)念珠菌性前列腺炎:表现为尿频、尿急、尿道烧灼感或排尿不尽感,及会阴部或腰骶部隐痛不适。

2. 实验室检查

(1)显微镜检查:尿沉渣或分泌物镜检可找到菌丝或孢子;革兰染色菌丝、孢子呈蓝色,着色不均;过碘酸染色菌丝、孢子呈红色;1/1 000 吖啶橙染色菌体在荧光显微镜下呈亮绿色。

(2)尿培养:念珠菌在培养基内呈芽生孢子。尿培养菌落>1 000 个/mL 时可诊断为急性泌尿系感染。

(3)前列腺液检查:含较多白细胞,可见真菌菌丝。

3. 活体组织检查和霉菌球病理检查可找到假菌丝或孢子。

4. CT 平扫:由于真菌球均有不同程度钙化,故表现为高密度影,但因 CT 平扫其 CT 值为 180～230 Hu,大大低于含钙结石的 CT 值,亦低于尿酸结石的平均 CT 值,故可鉴别。

【治疗方案】

1. 支持疗法

(1) 停用或减少抗生素、皮质类固酮激素的剂量。

(2) 贫血或血浆低蛋白血症时,输全血或血浆,口服复合维生素 B。

2. 抗真菌药物:真菌培养和药敏试验是必要的,可指导用药,尤其是有过抗真菌治疗病史的患者。常用抗真菌药物有:

(1) 两性霉素 B(amphotericin B,Fungizone):为广谱抗真菌药。0.1 mg/kg 溶于 5% 葡萄糖溶液,浓度不大于 0.1 mg/mL,8~10 小时滴完。以后每天加量,但最大剂量不超过 1 mg/kg,每天或隔天静滴 1 次。疗程 2~3 个月。不良反应有发热、寒战、头痛、食欲不振、恶心、呕吐。严重时引起心律紊乱、低血钾、肾功能障碍。

(2) 5-氟胞嘧啶(5-flurocytosin,5-FC):95% 由肾脏排泄,对泌尿系念珠菌病疗效较好。口服 100~200 mg/(kg·d),分 3 次服用,服 3~4 周或更长时间。可与两性霉素 B 合用,有明显协同作用。肾功能不全时剂量酌减。

(3) 酮康唑(ketoconazole):每天 200~400 mg,1 次或分 2 次口服,疗程 1~6 个月。

(4) 咪康唑(miconazole):成人每天 0.6~1.2 g,溶于 5% 葡萄糖液内静脉滴入,每天 2 次。对膀胱真菌病,可配成 50 mg/L 溶液持续膀胱冲洗。

(5) 克霉唑(clotrimazole):口服每天 30~60 mg/kg,疗程 2~4 周。制成 1%~5% 软膏或洗剂治疗皮肤、黏膜真菌感染。

(6) 制霉菌素(nystatin,fungicidin):口服不易吸收,多用于浅部真菌感染和胃肠道真菌病。配成 5 万~10 万 U/g 软膏外用或 5 万~10 万 U/mL 溶液膀胱冲洗,治疗膀胱真菌病时,可同时口服小苏打,提高尿 pH 到 7.5 以上。

(7) 氟康唑(fluconazole):通过抑制真菌甾醇合成达到杀菌作用。口服吸收好,80% 以原型随尿排出,对泌尿系真菌病疗效良好。口服首剂 400 mg,以后 200~400 mg/d 疗程 8~12 周,尿真菌检查转阴性后继续服药 2 周。

3. 手术治疗

(1) PCN 经皮肾造瘘术可迅速缓解症状,并可用异物钳取出真菌团,取出物可送检找真菌丝或做培养。

(2) 一侧肾功能丧失,若对侧肾正常,可行患肾切除术。前列腺炎和睾丸附睾炎有脓肿形成,需外科切开引流。

(3) 留置导尿管或双 J 管者应予更换,缩短留置时间或拔除。

【评述】

真菌感染分深部和浅部真菌感染,泌尿系真菌感染常见部位为肾脏、膀胱、前列腺及外生殖器。肾脏、膀胱、前列腺真菌感染可有畏寒、发热、尿频、尿急、尿痛;外生殖器感染有瘙痒、局部红肿、白色分泌物等。诊断据症状及分泌物、尿液中找到真菌或真菌培养菌落计数大于 10^3 个/mL。治疗为停用抗生素、肾上腺皮质激素、提高免疫力。根据药物敏感试验选择敏感抗真菌药,且疗程一定要足够,对脓肿形成者予以切开引流,肾功能丧失者行肾切除术。

(乔迪　冯宁翰)

第十八章
泌尿男性生殖系统结核

第一节 肾上腺结核

【概述】

肾上腺结核(adrenal tuberculosis)是一类由结核杆菌引起的肾上腺感染性病变,肾上腺结核常合并肾上腺外结核,包括肺结核、肠结核、肾结核及腹膜结核等。双侧肾上腺多同时受累,约占91%~100%。肾上腺结核主要通过血行感染和淋巴途径感染,两者的概率相似,少数通过肝和肾直接传播。早期的肾上腺结核病理上可表现为结节性肉芽肿及干酪样坏死,而晚期的肾上腺结核由于纤维化、瘢痕及钙化,增大的肾上腺体积缩小,当进行持续的抗结核治疗时,边缘光滑的肾上腺将呈现不规则钙化。一项包括了13 492例的尸检结果显示,肾上腺结核的发病率为0.4%,男女比例为1.9:1,在肺外型结核中,肾上腺结核仅次于肝结核、脾结核、肾结核及骨结核,排名第五位。

【诊断依据】

1. 肾上腺皮质功能减退:肾上腺结核早期通常无临床症状,常在结核感染数年后才发病,约6%的活动性肺结核患者会发生肾上腺结核。肾上腺结核会导致肾上腺皮质功能减退,同时导致醛固酮、皮质醇、性激素分泌减少,反馈性的使ACTH分泌增加,但一般当肾上腺皮质破坏90%以上才会出现临床症状。症状主要包括:① ACTH增加导致促黑素分泌增多,继而引起全身皮肤色素沉着增加;② 醛固酮减少:低血钠、高血钾,血压降低,易发直立性晕厥及多系统反应性降低等表现;③ 皮质醇减少:低血糖、易感染、贫血;④ 性激素减少:男性性功能减退,女性月经失调。约60%~100%的患者会出现不同程度的疲劳、厌食、呕吐、消瘦、盗汗、低血压、皮肤色素沉着等症状。

2. 实验室检查:能及早发现皮质功能低下情况,例如血皮质醇、17-OH、17-KS及醛固酮降低、ACTH增高、低钠高钾、正细胞正色素性贫血、淋巴细胞及嗜酸性粒细胞增多、PPD(+)、T-SPOT(+)、PCR(+)等。

3. 影像学检查

① 超声:超声检查对较大的肾上腺占位具有良好的定位及定性作用,主要表现为肾上腺区出现形态不规则低回声区肿块,边界不清晰;多为双侧也可为单侧,大小2~3 cm,经抗结核后复诊低回声区可缩小;病程长者可见肾上腺部位钙化光斑伴后方声影或囊性变,但对于肾上腺结核诊断的准确性不及CT,所以临床上不应作为诊断肾上腺结核的首选。

② CT:CT对肾上腺结构显示清楚,且对钙化敏感,因此对肾上腺结核的诊断非常有效。典型的CT表现为双侧肾上腺增大伴周边强化及中央区坏死,伴或不伴有钙化。病程不同,CT的表现也不尽相同,有研究认为根据肾上腺结核CT表现可以推测病程长短,并据此分成三期,即Ⅰ期:双侧肾上腺增大,但仍具正常肾上腺分支结构,钙化出现率低,且较细微,可有局限性低密度灶,此时病程多在1年以内;Ⅱ期:双侧肾上腺明显增大,形态相对不规则,钙化常见且较粗糙,呈散在分布,无局限性低密度,此时病程常在1~4年之间;Ⅲ期:肾上腺大小正常或萎缩,失去正常肾上腺形态,钙化呈致密斑块状,此时病程常在4年以上。

③ MRI:肾上腺的 MRI 影像为 T1 加权像为低信号或等信号,T2 加权为高信号

④ 病理诊断:肿块切面灰白间黄、质韧,中央可见坏死,边缘常无明显肾上腺组织,呈肉芽肿性炎伴大片坏死,抗酸染色查见阳性杆菌。

【鉴别诊断】

1. 原发性醛固酮增多症　原发性醛固酮增多症由肾上腺皮质球状带分泌醛固酮激素增多引起,患者无皮质功能低下表现,临床症状以高血压、低血钾、低肾素、碱中毒为主,结合患者临床表现、血醛固酮及钠钾水平易于鉴别。

2. 肾上腺转移性肿瘤　肾上腺转移性肿瘤多源于肺癌、乳腺癌、胃癌、肝癌和胰腺癌,病灶可发生在一侧肾上腺,也可以是双侧转移。影像学检查可发现肾上腺肿大,中心伴有出血或坏死。增强 CT 扫描可见环形强化。临床上多伴有原发病相关症状,无皮质功能减退表现。

【治疗方案】

1. 一般治疗:注意休息,加强营养,保持环境通风良好。

2. 药物治疗:包括抗结核治疗和激素治疗。

(1) 抗结核治疗:肾上腺结核抗结核治疗需要遵循早期、联合、适量、规律、全程的原则,其疗程至少 18 个月,必要时行终身抗结核治疗。病程不足 1 年的患者抗结核治疗后肾上腺皮质功能可完全恢复正常。病程超过 1 年的患者多有肾上腺皮质功能低下,避免激素使用时结核播散,需要先行抗结核治疗半年后再行激素替代治疗。

(2) 激素治疗:一般激素多选用氢化可的松,起始时每日剂量约 20～30 mg,以后可逐渐减量至 15～20 mg。具体剂量需结合患者身高、体重、性别、年龄、劳动强度适当调整。若 ACTH 控制不理想,无法改善皮肤色素沉着,需改用长效激素替代治疗。同时患者需摄入充足的钠盐,每日至少 8～10 g。针对血压偏低、头晕、乏力的患病人群,需加 9α-氟氢可的松。患者治疗期间发生发热、手术、外伤等应激情况,糖皮质激素的使用剂量应增加 2～3 倍。

3. 手术治疗:手术指征:① 结核未处于活动播散期;② 结核球病灶>2 cm,干酪样病灶不易愈合;③ 病灶难与肿瘤鉴别;④ 术前应用有效抗结核用药 2 周以上。患者术后仍需抗结核治疗至少 6 个月。患者术中、术后需严密观察,当患者出现发热、腹胀、恶心、呕吐、精神萎靡、乏力嗜睡、肌肉僵痛、血压下降症状时,考虑肾上腺危象的发生。需积极干预治疗,最初 1～2 h 内迅速静脉滴注氢化可的松 100～200 mg,5～6 h 内达 500～600 mg,第 2～3 天可给予氢化可的松 300 mg,然后每日减少 100 mg;同时积极补液(前两日每日 2 000～3 000 mL),积极控制感染及其他诱因。待患者好转后激素逐渐减量,1 周后恢复正常激素替代量。

【评述】

肾上腺结核起病隐匿,早期诊断困难,多以肾上腺皮质功能障碍为首发症状。诊断时除了明确肾上腺结核的诊断外,应注意其他部位如肺、胃肠道以及泌尿生殖系有无结核的存在。除规范的抗结核治疗外,应注意对肾上腺功能的监测,尤其是术前,防止肾上腺危象的发生。对肾上腺皮质功能低下者应行激素替代治疗。

(郭跃先)

第二节　肾结核

【概述】

肾结核(renal tuberculosis,TB)约 90% 是原发感染灶中结核菌经血行播散到肾脏,仅少数是由感染灶局部扩散引起。结核杆菌分人型和牛型两类,人型结核分枝杆菌首先感染肺部,牛型结核分枝杆

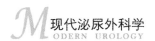
菌首先感染消化道。当结核杆菌经血流侵入肾实质后,首先在肾小球毛细血管丛形成微小结核病灶。当机体免疫力正常时,结核菌被消灭,病灶逐渐吸收愈合,并不出现临床症状,仅可引起结核菌尿,称为"病理性肾结核"。当机体抵抗力下降时,病理性肾结核灶中结核菌增殖,并发展为肾髓质结核,进一步组织破坏明显,出现程度不一的临床症状,称为"临床型肾结核"。病变部位主要在肾髓质及乳头部,引起乳头坏死、溃疡、肾实质纤维化伴广泛干酪样破坏,肾盏扩张和空腔的扩大,广泛的乳头状坏死形成空洞,引起肾乳头功能不全。感染播散至肾盏、肾盂可引起结核性肾盂肾炎,结核菌随尿液下行引起输尿管、膀胱、前列腺及尿道结核。并可发展为肾盂积脓和肾盂输尿管连接部的进行性纤维化,导致尿流受阻和肾盏扩张。这一过程通常需要几年的时间。肾实质广泛破坏,取而代之的是干酪样坏死物(称之为"油灰肾")。在20%～40%的肾结核病例中,会出现不同程度的肾实质钙化。如全肾钙化、输尿管完全闭合、膀胱的继发性结核亦自行愈合,称为"肾自截"(autonephrectomy)。肾结核中约90%为单侧性病变,10%为双侧性病变,且肾结核往往伴有输尿管结核和膀胱结核及生殖系结核。

根据组织破坏的程度不同,肾结核的病理可以分为以下四个阶段:阶段一(非破坏型):指肾实质结核;阶段二(轻度破坏型):指结核性肾乳头炎;阶段三(破坏型):指空洞型肾结核;阶段四(广泛破坏型):多发空洞型肾结核。

【诊断依据】

1. 肾结核早期常无明显症状及影像学改变,只是尿液检查有少量红细胞、白细胞及蛋白,尿呈酸性,尿中可发现结核分枝杆菌。随着病情的发展,可出现下列典型的临床症状:尿频、尿急、尿痛。尿频往往最早出现,常是患者就诊时的主诉。最初是因含有结核分枝杆菌的脓尿刺激膀胱黏膜引起,以后当结核病变侵及膀胱壁,发生结核性膀胱炎及溃疡时,尿频加剧,并伴有尿急、尿痛。晚期膀胱发生挛缩,容量显著缩小,尿频更加严重,每日排尿次数达数十次,甚至出现尿失禁现象。

2. 血尿是肾结核的重要症状,常为终末血尿,主因是结核性膀胱炎及溃疡,在排尿终末膀胱收缩时出血所致。

3. 脓尿是肾结核的常见症状。严重者尿如洗米水样,内含有干酪样碎屑或絮状物,显微镜下可见大量脓细胞。

4. 肾结核病变破坏严重和梗阻,发生结核性脓肾或继发肾周感染,或输尿管被血块、干酪样物质堵塞时,可引起腰部钝痛或绞痛。较大肾积脓或对侧巨大肾积水时,腹部可触及肿块。

5. 全身症状:晚期肾结核或合并其他器官活动结核时,可以有发热、盗汗、消瘦、贫血、虚弱,食欲减退和血沉加快等典型结核症状。严重双肾结核或肾结核并发对侧肾积水时,可出现贫血、水肿、恶心、呕吐、少尿等慢性肾功能不全症状,甚至发生无尿。

6. 血沉、C-反应蛋白(CRP)、肾功能异常、血沉增快反应结核活动;CRP升高是疾病活动的证据,有助于评估结核的严重程度;肌酐、尿素氮和肾小球滤过率是评估肾功能的有用指标。

7. 尿液检查:连续3天留置清晨中段尿行尿培养检查。尿中培养出结核分枝杆菌是诊断泌尿系结核的金标准,灵敏度为65%,特异度为100%。肾结核患者中30%～40%能够培养出结核分枝杆菌。但结核杆菌培养时间较长,需4～8周。另尿沉渣涂片抗酸染色找结核菌对诊断有决定意义,最好连续3～5次。

8. 结核感染T细胞斑点试验(T-SPOT. TB):T-SPOT. TB对肾结核诊断的敏感度为95.5%,特异性为92.6%。聚合酶链反应(PCR)和核酸杂交技术大大提高了效率和准确性。尿标本行PCR的敏感度为94.3～95.6%,特异度为85.7%～94.3%。GeneXpert MTB/RIF试验是一种实时定量PCR方法,用于扩增结核分枝杆菌DNA和部分编码利福平耐药的rpoB基因,可在2 h内出结果。诊断的敏感性为63%,特异度为100%。

9. 超声检查:早期肾结核超声可能无变化。肉芽肿是肾内小的低回声肿块,这提示结核的存在。

随着肾结核的进展，超声可发现肾盏黏膜增厚和狭窄，并可见集合系统的低回声囊性病变。巨大的结核囊肿或结核瘤扭曲肾脏的轮廓，类似于肿瘤或囊肿。钙化在疾病的晚期阶段常见，从细小的点状钙化灶到整个肾脏的钙化。

10. X线检查：肾结核患者中有超过50％有钙化。KUB可见肾输尿管钙化影。IVU见肾盏的虫蚀样外观为肾结核的早期改变，并可见黏膜水肿导致的黏膜紊乱；继之出现肾盏结构的丧失导致肾盏变钝、肾盏侵蚀和肾乳头坏死，严重时形成空洞；如病变纤维化狭窄或完全堵塞时，可见空洞、充盈不全或肾盏完全不显影；局限性结核脓肿可使肾盏、肾盂变形或出现压迹；输尿管结核溃疡和狭窄，表现为输尿管僵直、虫蚀样边缘、管腔呈串珠状。如全肾广泛破坏时，由于肾功能低下或完全丧失，IVU表现为不显影。

11. CT检查：CT和CTU在确定肾合并皮质肉芽肿、实质肿块、瘢痕和输尿管黏膜增厚、肾盏扩张、肾积水及钙化、肾外扩散方面优于IVU。肾结核的CT特征取决于疾病的分期，包括一个或多个囊肿环绕肾盏、肾皮质变薄、输尿管壁增厚和肾盏破坏等，同时还可了解腹腔肝、脾、淋巴结钙化、椎体破坏和椎旁脓肿等。

12. MRI检查：因无创、无辐射的优点，特别适合孕妇等人群。早期肾结核MRI表现为灶性或弥漫性长T1、长T2信号，增强扫描肾实质强化不如对侧。中晚期肾结核可见肾皮质变薄，肾实质内大小不等单个或多个空洞或脓腔形成，呈短T1、长T2液性信号，肾盂肾盏破坏变形、壁增厚。增强扫描见肾空洞的边缘出现强化而内容物没有强化，为肾结核特有表现，有助于与其他疾病鉴别。

13. 膀胱镜检查：能在直视下观察膀胱黏膜充血或结核结节、溃疡，严重者黏膜广泛充血、结构不清，可取活组织检查。晚期膀胱容量过小，不宜做此检查。

【鉴别诊断】

1. 慢性肾盂肾炎　尿频、尿急、尿痛等膀胱刺激症状多呈间歇性发作，时轻时重。而肾结核所致的膀胱炎则是持续性进行性加重，抗菌药物治疗无明显疗效，结合尿液和血清学结核检查可鉴别。

2. 肾盂或膀胱的肿瘤　主要特点是无痛性、间歇性、肉眼、全程血尿，影像学检查可见占位性病变。

3. 泌尿系结石　血尿的出现多与患者的活动、疼痛相关，结合病史、临床症状和影像学检查可鉴别。

【治疗方案】

1. 一般治疗：加强营养、注意休息、避免劳累等。

2. 药物治疗：治疗原则是早期、规律、全程、适量、联合。整个治疗方案包括强化和巩固两个阶段。

一线的抗结核药物包括：异烟肼，利福平，吡嗪酰胺和乙胺丁醇；二线治疗药物主要用于一线药物无效或有副作用或耐药的患者，包括链霉素、卷曲霉素、卡那霉素、阿米卡星、环丝氨酸、乙硫异烟胺、左氧氟沙星、莫西沙星、对氨基水杨酸钠、利奈唑胺、贝达喹啉等。

通过6个月一线抗结核药物的标准短期治疗方案，泌尿生殖系统结核可以成功治疗。治疗开始于强化期，即每天服用INH、利福平和吡嗪酰胺2个月，随后是巩固期，即每天服用INH和利福平4个月，并推荐顿服治疗。吡哆醇（维生素B6）能够最大程度的降低INH诱导的周围神经病变。在治疗开始时，等待药物敏感性过程中添加乙胺丁醇，如果发现菌株对其他一线药物敏感，则停止使用乙胺丁醇。一线药物在尿液中浓度高，并且能在酸性环境下起作用。强化治疗阶段的目标是杀死快速繁殖的细菌，而巩固治疗阶段试图根除缓慢的、零星的增殖细菌和持续存在的细菌。

二线治疗药物主要用于一线药物治疗无效或一线药物有副作用的患者和耐药患者。在开始治疗前，应测量血细胞计数和肝肾功能，还应对患者进行艾滋病毒检测，并在适当时候进行乙肝和丙肝检测。应采用直接观察治疗，以确保药物依从性和最大限度地减少耐药菌株发展的可能性。

在治疗期间，既往有肝病的患者应适时监测肝功能，因为除乙胺丁醇外，所有一线药物均可引起

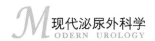

肝毒性,对 ALT 大于正常值 3 倍以上者,应调整用药方案。应建议患者戒除酒精和其他肝毒性药物。虽然一般来说治疗的耐受性很好,但也有可能发生严重的肝损伤。服用乙胺丁醇的病人还应监测视力和红绿色觉。病人的密切随访是必要的,不仅是为了监测副作用,而且因为药物治疗后肾脏病变可能会恶化。愈合过程有时伴有新的纤维化,这可加重尿路梗阻和膀胱挛缩。类固醇可能有助于这些患者的治疗。手术干预以减轻恶化或新出现的梗阻可能是必要的。对特殊人群,如妊娠期及哺乳期妇女、儿童、合并 HIV 感染者,严重肝功能不全者,应合理调整用药方案并密切观察。

3. 手术治疗:包括缓解梗阻和肾切除术。肾结核手术患者最佳的手术时机是抗结核开始后 4~6 周。术后亦应抗结核治疗≥6 月。

(1)缓解梗阻:对于结核性输尿管狭窄,早期输尿管支架植入术或经皮肾造口术(PCN)可减少肾功能的丧失,并增加后期重建手术的机会。建议行暂时性引流解除梗阻,最好采用逆行输尿管支架植入术,直到病人的病情得到改善。41%的病例逆行放置能够成功。当逆行放置不成功时,可通过经皮穿刺肾脏顺行放置输尿管内支架管。如果这也失败了,PCN 将保留直到最终解决引起梗阻的原因:如作输尿管口切开或输尿管膀胱开植术。

(2)肾部分切除术或肾切除术:局限性肾结核钙化病灶,抗结核治疗无效或钙化病灶扩大者可行肾部分切除术,但如果存在以下几种情况:① 肾无功能,无论钙化与否,尽管给了最佳的药物治疗,仍出现复发性顽固性肾结核;② 广泛的病变累及全肾,合并药物抵抗性高血压或肾盂输尿管连接部梗阻;③ 合并肾肿瘤,则应行肾切除术。总体而言,在泌尿生殖系结核患者中,肾切除的比例为 27%,这一比例在发达国家和发展中国家类似。

由于肾脏常存在广泛的纤维化,传统的入路是通过腹膜后斜切口。在罕见的病人中,肾周脂肪可能出现肉芽肿性肿块或干酪腔,这些应该和标本一起切除。建议单独结扎肾动脉和静脉,以减少晚期动静脉瘘的风险。输尿管通常不同时全切除。在手术过程中必须注意尽量减少对周围淋巴管的破坏,避免结核杆菌扩散进入胸膜或腹膜后间隙。

最近,腹腔镜肾切除术已经越来越受欢迎,并建议将其列为首选,因为这种手术方式出血量少,病人恢复快。

肾结核药物治疗及手术后药物治疗停药标准为:① 疗程要够,全身情况明显改善,血沉、体温正常;② 反复多次尿常规检查正常;③ 尿路刺激症状完全消失;④ 尿沉渣找抗酸杆菌、结核杆菌培养和 PCR 检查,多次结果均阴性;⑤ 影像学检查示病灶稳定或已愈合。

【评述】

泌尿男性生殖系结核是全身结核的一部分,占肺外结核的 15%~20%,因此肾结核的诊断不应忽视其他器官结核的诊断。肾结核的早期诊断困难,当患者出现无菌性脓尿或者反复泌尿系感染、抗生素治疗效果不佳时,应考虑到泌尿系生殖系结核的可能。典型的 X 线表现和尿结核菌检查阳性是诊断的可靠依据。诊断时除了明确肾结核的诊断外,应该注意肾脏病变的程度、肾功能的情况,泌尿系的其他部位以及生殖系统有无受累。抗结核药物是肾结核治疗的首选及关键,通过抗结核治疗大多数肾结核能避免行肾切除术。治疗结束后应定期复查,了解治疗的效果及有无复发。有手术指征者应做相应手术治疗,术前、术后应规范抗结核药物治疗。

(郭跃先)

第三节　输尿管结核

【概述】

输尿管结核(Ureteral Tuberculosis)可累及输尿管的任何部分,输尿管的下三分之一是最常见的受累部位,其次是肾盂输尿管连接处。目前尚没有单纯输尿管结核而无肾结核的病例报道,约50%的肾结核累及输尿管。结核分枝杆菌从肾髓质病变向下随尿液扩散至输尿管、膀胱。输尿管受累可导致炎症、水肿、肉芽肿性溃疡和纤维化,引起输尿管不规则狭窄、节段性扩张,造成输尿管梗阻和反流,使输尿管肾盂积水进行性加重。非扩张和狭窄的交替区域可以出现螺旋形或串珠状结构;此外,输尿管的纤维化导致输尿管缩短和缺乏蠕动。疾病的发展最终会导致输尿管变短、变硬。多处狭窄段的融合可形成长段不规则狭窄,使病情复杂化。

【诊断依据】

1. 尿频、尿急、尿痛症状进行性加重,伴血尿、脓尿、腹部绞痛和与输尿管排尿受阻的相关表现。

2. 尿常规检查:见有持续性红细胞和白细胞增多,酸性尿,晨尿找抗酸杆菌、结核分枝杆菌、PCR检查和结核菌培养常阳性。

3. X线检查:是泌尿系结核的重要诊断措施。有报道,诊断性抗结核治疗前后静脉尿路造影的改变是诊断输尿管结核的最佳方法,而且治疗2周后是复查静脉尿路造影合适的时机。

4. IVU:输尿管受累时,输尿管扩张,粗细不一,外形不规则,有时呈串珠样。输尿管膀胱交接处狭窄是常见的表现,可见造影剂在狭窄处以上堆积。重度输尿管狭窄,可造成患侧肾输尿管不显影。

4. CT:可表现为输尿管多发狭窄、管壁增厚、肾积水及输尿管积水。

5. MRI:可较好的显示扩张的输尿管及输尿管狭窄处,在一定程度上可代替IVU。

6. 膀胱镜检查和逆行肾盂造影:对诊断早期输尿管结核有帮助。由于并发膀胱慢性炎症导致膀胱黏膜水肿、糜烂、出血等,造成观察和插管困难,诊断价值不大。

7. 输尿管镜检查:对早期输尿管结核诊断有重要价值。可见腔内狭窄、水肿、息肉等,活检可明确诊断;且可收集尿液行PCR及结核培养。

【鉴别诊断】

1. 输尿管炎性狭窄　由非特异炎症引起的局限性狭窄,狭窄部以上输尿管扩张,肾积水,但无肾盂肾盏破坏性改变;尿细菌培养阳性,而结核杆菌培养阴性;膀胱镜检查见黏膜水肿充血,无结核结节及溃疡。

2. 输尿管肿瘤　主要特点是无痛性、间隙性、肉眼、全程血尿,影像学检查可见占位性病变。

【治疗方案】

1. 一般治疗:包括休息、加强营养在内的全身治疗。

2. 药物治疗:首选一线抗结核药物治疗,疗程为6～9个月。根据结核杆菌药物敏感度及抗结核药物的副反应及时调整药物。

3. 手术治疗

(1) 早期获得诊断的输尿管结核患者,如病变范围不大,病变轻微,可考虑置双J管后行抗结核治疗,有可能免于手术。

(2) 上段输尿管和中段输尿管狭窄罕见,可试行内镜治疗。下段输尿管狭窄较为常见,通常需要手术干预。输尿管狭窄的长度及程度,是否能够通过导丝、病变段输尿管的血供情况以及肾功能都是治疗时需要考虑的重要因素。

内镜治疗:结核性输尿管狭窄的特征是黏膜缺血和致密纤维化,因此,输尿管镜下狭窄段内切开或钬激光内切开应直至见到腹膜外脂肪,并放置2根双J管6～12周。一般来说,在肾功能良好的患者中,狭窄段短以及有管腔残留的预后较好。在药物治疗中形成的狭窄,早期放置双J管可以稳定,不需要进一步治疗。有研究表明,可以通过逆行或顺行途径球囊扩张治疗输尿管、UPJ、输尿管膀胱交界处和肾盏漏斗部狭窄。通常在扩张后应放置支架管。

所有的输尿管狭窄患者都需要随访影像学(US或IVU),特别是内镜下处理的患者,因为一些狭窄在愈合过程中会因纤维化和瘢痕愈合而恶化。如果发现病情恶化,可加用皮质类固醇。药物治疗

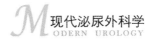
6周后未能改善或进展,是开放外科治疗的指征。

(3) 开放手术:长而复杂的狭窄需要开放性手术修复。由于纤维化、弹性的丧失和血供的减少,输尿管的活动可能很困难。与先天性狭窄患者相比,结核患者的 UPJ 瘢痕修复更具挑战性。对于肾外短段瘢痕,肾盂成形术是可行的。非离断性(皮瓣)肾盂成形术是较长段狭窄的首选。当不能进行解剖重建时,输尿管肾下盏吻合术是一种可替代的选择。应保留肾包膜以覆盖肾的下极,如果没有足够的包膜,可以使用大网膜来避免肾盏输尿管吻合口狭窄。

输尿管上部和中部狭窄可通过切除病变段来处理,在充分游离的情况下,可施行一期无张力输尿管端端吻合术或狭窄段切开留置支架管。对输尿管下段狭窄,可将受累的输尿管段全部切除直至血液供应良好的输尿管段,并与膀胱吻合。为解决输尿管缺损较多及无张力吻合,可采取膀胱与腰大肌固定,Boari 膀胱瓣及回肠代输尿管等。

【评述】

输尿管结核多继发于肾结核,症状及体征缺乏特异性。确诊依据病史、化验及影像学检查。抗结核药物治疗是首选,治疗前应评估输尿管狭窄的部位、程度,有无肾积水、肾功能的情况。早期的狭窄通过留置支架管可缓解。如果狭窄持续存在,可以根据狭窄的位置以及狭窄段的长度选择内镜治疗、肾盂成形术、输尿管-输尿管吻合术、输尿管膀胱吻合术以及肠代输尿管术。术后应定期随访肾功能及了解有无再狭窄的可能。

(郭跃先)

第四节　膀胱结核

【概述】

膀胱结核(bladder tuberculosis)通常继发于肾和输尿管结核,发病率高达 21%。其他原发性或继发性结核病变可通过淋巴管和血行播散至膀胱,睾丸或前列腺结核的结核分枝杆菌逆行传播也可发生膀胱结核。在膀胱癌行卡介苗灌注的患者中,膀胱结核也见报道。

膀胱结核可表现为浅表肉芽肿性炎症和黏膜水肿,病灶首先出现在患侧输尿管口周围,然后向四周扩散,累及整个膀胱并侵及肌层,导致进行性纤维化。若膀胱结核累及健侧输尿管口,则引起括约肌闭锁不全,输尿管口瘢痕(常被描述为高尔夫球洞外观),进而导致膀胱输尿管反流和肾盂积水;膀胱壁和逼尿肌的慢性炎症可导致膀胱容量减少。膀胱结核的罕见并发症包括:膀胱阴道瘘、膀胱结肠瘘、肠膀胱瘘和膀胱穿孔。膀胱结核的进程可分为四个阶段:第一阶段,浸润性膀胱结核;第二阶段,糜烂溃疡性膀胱结核;第三阶段,间质性膀胱炎/膀胱疼痛综合征;第四阶段,膀胱挛缩。

【诊断依据】

1. 尿频、尿急、尿痛:一般以尿频为初发症状,患者排尿次数逐渐增多,以夜间为甚,夜尿可由 3～5 次逐渐增多到 10～20 余次。排尿终末有尿道或膀胱区灼热或疼痛感,以及排尿不净感。

2. 血尿:一般发生于尿频、尿急、尿痛之后,主要是由于膀胱收缩排尿引起黏膜溃疡出血所致。多为镜下血尿,亦可见肉眼血尿,以终末血尿多见。

3. 尿液检查:可见大量脓细胞。严重者尿液中可混有干酪样物质,呈现米汤样混浊,有时还可混有血丝。

4. 全身症状:当伴有全身性活动结核时,可出现中毒症状,如乏力、低热、贫血、盗汗和血沉加快等。若病情发展到一侧肾结核和对侧肾脏严重积水时,可出现慢性肾功能不全症状。约 50%～80% 男性患者可能合并生殖系统结核。

5. 尿找结核杆菌:24 小时尿沉渣抗酸染色检查,至少 60% 的病例可找到抗酸杆菌,但结果必须用阳性培养来加以确认。用晨尿进行结核菌培养，可以获得较高的阳性率。如果临床表现强烈提示结核病的存在，而培养结果为阴性，应重复进行尿液培养。

6. X线检查：KUB可显示肾脏、输尿管、膀胱区的钙化灶，但需与泌尿系统结石相鉴别。IVU对诊断典型的肾结核以及了解双上尿路积水、分侧肾功能有重要作用，且有助于膀胱结核的诊断。膀胱造影可了解结核性膀胱挛缩的情况。膀胱容积可能缩小到如顶针大小，称之为"顶针膀胱"。

7. 超声：可见膀胱容量小，伴膀胱壁增厚以及膀胱输尿管反流。

8. CT和MRI检查：能清楚显示扩大的肾盂、肾盏空洞和钙化等肾的破坏征象，以及膀胱挛缩的情况，同时还可观察到肾盂、输尿管和膀胱壁纤维化增厚。CT还可观察到膀胱周围的病变，MRI可见肾实质内高信号脓腔。

9. 膀胱镜检查：膀胱镜检查是膀胱结核的重要诊断手段，可以直接看到膀胱腔内典型的浅黄色粟粒样结核结节，多散在输尿管口附近及膀胱三角区，可伴有黏膜充血、水肿、溃疡、结核性肉芽肿及瘢痕等改变，输尿管口常变形呈洞穴状。当膀胱挛缩至容量小于 50 mL 时不应做膀胱镜检查。

【鉴别诊断】

1. 非特异性膀胱炎　常突然发生，反复发作，时轻时重，血尿常与膀胱刺激症状同时发生，经过一般抗生素治疗可好转。而肾结核引发的结核性膀胱炎以尿频开始，后持续逐渐加剧，并无发作性加重。

2. 膀胱癌　主要特点是无痛性、间隙性、肉眼、全程血尿，影像学检查可见膀胱内占位性病变。

【治疗方案】

1. 一般治疗：保持充分的营养和休息。

2. 药物治疗：应遵循早期、联合、规律、适量、全程的治疗原则。药物选择及使用方法具体见本章第二节"肾结核"的药物治疗。药物治疗期间，应定期作血尿常规、肝肾功能、血沉以及相应的影像学检查。

3. 手术治疗：包括肾结核、挛缩性膀胱和对侧肾积水的处理。前者主要有病肾切除术、肾部分切除术和病灶清除术等；而后者主要有膀胱扩大术、尿流改道术和输尿管膀胱再植术等。上述各种手术都必须等到抗结核药物治疗后、确认膀胱结核痊愈时方可进行。膀胱扩大术或膀胱替代术的并发症主要是黏液产生、电解质紊乱和继发性感染等。

【评述】

膀胱结核多继发于肾结核，临床表现类似，因此有人称膀胱结核为肾结核的"代言人"；但目前也有膀胱癌患者经卡介苗灌注后感染膀胱结核的报道，所以对于膀胱结核的诊断，病史至关重要。确诊根据尿和影像学检查。膀胱挛缩是膀胱结核的晚期并发症，影响患者的生活质量和双侧肾功能，故对膀胱结核的早期诊断和治疗至关重要。抗结核药物治疗是膀胱结核的首选治疗措施。当患者出现膀胱挛缩时(容量<50 mL)，在膀胱结核充分控制的情况下，可行扩大膀胱术、膀胱替代成形术、尿流改道术等。

（郭跃先）

第五节　前列腺结核

【概述】

前列腺是男性生殖系结核第二常见的好发部位，前列腺结核（prostate tuberculosis）可通过肺结核、肾结核的血源性或淋巴途径播散，或附睾结核的局部播散而来，因此前列腺结核常与肾结核、附睾结核同时存在。有研究表明，前列腺结核可在膀胱癌行膀胱内灌注卡介苗后发生。

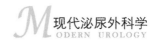
结核分枝杆菌感染可导致前列腺的慢性炎症和干酪样坏死,形成空洞和脓肿,可流入周围组织,并在会阴、尿道或阴囊形成瘘管。尿液流经尿道、会阴或直肠多个瘘管,被称为"水罐效应"。

【诊断依据】

1. 慢性盆腔疼痛、排尿困难、尿频、尿急、夜尿增多、血精症及性功能异常。

2. 在合并 HIV 感染或其他原因引起的免疫缺陷病人中,可表现为前列腺脓肿或会阴窦道分泌物。

3. 直肠指检不能发现早期的前列腺结核,但随着疾病的进展,可触及因干酪样坏死导致的软化区。前列腺结核呈结节状,但前列腺本身无压痛。

4. 前列腺特异性抗原(PSA):大约有三分之一的结核性前列腺炎患者血清 PSA 升高,PSA 升高通常与前列腺坏死灶有关。抗结核治疗后 PSA 可下降,但持续升高并不预示复发。

5. 经直肠超声检查:前列腺结核表现为边缘不规则的低回声区域,常与前列腺癌难以区分。穿刺活检可确诊。

6. CT:前列腺内低密度区域提示前列腺脓肿。CT 能够显示脓肿的范围以及周围组织受累情况。

7. MRI:表现可分为多发结节型和弥漫型。多发结节型在 T2 加权上表现为明显的低信号,这与前列腺癌的鉴别至关重要。前列腺内呈条状、弥漫性、辐射性低信号区域(T2 加权相上称之为西瓜皮样改变)为前列腺结核的特异性表现。当前列腺存在脓肿时,脓肿周边可能强化。多参数 MRI 在确定前列腺结核的范围、窦道和瘘管方面有重要价值。

8. 尿道镜检查:常可发现前列腺段尿道特征性改变,如:前列腺管口扩张,呈高尔夫球洞状;尿道管腔扩大,黏膜增厚;可有结核结节。

9. 穿刺活检:超声引导下前列腺低回声病灶穿刺活检能够明确诊断并且可排除潜在的腺癌。

10. 免疫学检查:PPD 试验阳性提示结核杆菌的感染,但阴性不能除外。确诊需要结核杆菌培养阳性、Ziehl-Nielsen 染色阳性以及组织学检查。但是染色的敏感度低,尤其是在肺外结核患者中,结核杆菌培养需要 4~8 周才能出结果。

11. 分子生物学检查:酶链聚合反应(PCR)由于检测速度快、灵敏度高、特异性强,正逐渐成为一种实用的临床诊断工具。有研究表明,尿中结核杆菌 PCR 的敏感度和特异度分别为 95.59% 和 98.12%。在诊断和制定治疗计划时,应综合考虑细菌培养、Ziehl-Nielsen 染色和 PCR 结果。

【鉴别诊断】

1. 前列腺炎 前列腺结核早期临床症状与慢性前列腺炎相似。前列腺炎患者尿常规检查一般正常,而前列腺结核可见较多白细胞;另外,前列腺炎时尿结核菌涂片及培养以及精液和前列腺液结核菌检查均为阴性。

2. 前列腺结石 无感染的前列腺结石多无症状;若伴有感染,可有尿路刺激症状和会阴部不适等。直肠指检扪及结石或结石摩擦感,超声检查见前列腺内强回声光团伴声影,可资区别。

【治疗方案】

1. 一般治疗:注意休息、加强营养、避免劳累,全身支持治疗。

2. 药物治疗:首选抗结核药物治疗。联合使用 3~4 种一线抗结核药物,持续用药 6~9 个月。在最初的 6~12 周通常使用异烟肼,利福平和吡嗪酰胺,伴或不伴乙胺丁醇。继之再使用异烟肼和利福平 3~6 个月。然而,耐药性结核杆菌正在形成,特别是对异烟肼、利福平和链霉素,结核杆菌培养时应该同时行药敏试验,根据药敏试验结果指导后续治疗。获得性免疫缺陷综合征的患者前列腺结核主要表现为前列腺脓肿,多重耐药结核杆菌的爆发感染,死亡率可能增加。对于多重耐药结核病患者、HIV 患者或其他免疫功能严重受损的患者,应采用不同的策略。密切随访是监测治疗效果的一种有效方法。

3. 手术治疗:晚期前列腺、精囊结核,采用抗结核治疗不能控制时,可考虑清除较大的空洞或切除窦道,术前、术后抗结核药物治疗应规范进行。

【评述】

前列腺结核的早期症状与前列腺炎类似,并可同时合并 PSA 升高、超声检查呈低密度病灶,这些与前列腺癌之间的鉴别诊断比较困难。而 MRI 上 T2 加权相的低密度灶与"西瓜皮样改变"是前列腺结核的特征性表现。不典型的患者或者不能除外前列腺癌的患者,需行前列腺穿刺活检以明确诊断。本病治疗以药物治疗为主,如果药物治疗效果欠佳或者已经形成脓肿或窦道,可行手术治疗。

(郭跃先)

第六节　尿道结核

【概述】

尽管尿道一直暴露于受感染的尿液中,但是尿道结核(urethral tuberculosis)非常罕见,大部分都同时合并上尿路受累或女性生殖器受累。尿道结核约占泌尿生殖系结核的 1.9%～4.5%。多数发生于男性,因为男性尿道较长,内径粗细不均,内膜上有无数陷窝和腺体排泄管的开口是易感因素。大多数尿道结核是泌尿生殖系结核的继发病变,原发性尿道结核相对少见,其感染途径包括:① 前列腺、精囊、尿道球腺等结核病变的直接蔓延;② 由带有结核杆菌的尿液或精液感染;③ 邻近尿道外口或舟状窝的阴茎结核溃疡蔓延而来;④ 经过血行,直接或间接地经过尿道球腺结核引起尿道结核。本病好发于后尿道。感染发生后细菌先驻足于黏膜下层,继而侵犯上皮,形成结节,同时破坏黏膜下组织。根据病理变化可以分为颗粒形成、溃疡和干酪化三期。在颗粒形成期尿道内可见灰白色或黄色的淋巴囊样或息肉样的小结节,称为 Pelouze 式小体。

【诊断依据】

1. 尿道结核的早期症状是尿道不适和尿道分泌物,这些症状很容易被忽略。急性期可表现为尿道分泌物增多,尿道镜检查可见尿道黏膜颜色发红,外观和颜色呈牛肉样,并伴有溃疡。慢性期表现为尿道狭窄引起的尿流不畅。病情发展可形成尿道瘘、尿道直肠瘘以及尿道会阴瘘。

2. 尿常规及尿培养:尿常规示白细胞增多。显微镜下找到结核杆菌或者尿培养中结核杆菌阳性是诊断的金标准,但尿培养的时间相对较长,需要 4～8 周左右。

3. 酶链聚合反应(PCR):尿标本中 PCR 的敏感度为 94.3%～95.6%,特异度为 85.7%～94.3%。

4. 尿道造影:尿道造影可显示尿道狭窄部位、长度及是否为多处狭窄。

5. 膀胱尿道镜检查:由于结核性前列腺炎直接累及前列腺尿道,膀胱尿道镜有时可发现前列腺尿道近端高尔夫球洞样扩张。

6. 病理检查:经尿道膀胱镜下活检,组织学检查可以确诊。

【鉴别诊断】

1. 尿道狭窄　表现为尿线变细,可伴尿频、尿急,甚至出现尿潴留。但尿道狭窄常有尿道外伤史或手术史,尿道造影可明确狭窄部位。

2. 滴虫性尿道炎　表现为尿痛伴尿道滴液,但患者无泌尿系结核病史,无排尿困难,且尿和分泌物中可找到毛滴虫。

3. 淋菌性尿道炎　表现为尿痛,晚期可有排尿困难,多有不洁性交史,尿道分泌物可找到淋球菌。

【治疗方案】

1. 一般治疗:注意休息、加强营养,避免劳累。

2. 药物治疗:尿道结核为泌尿生殖系结核的一部分,抗结核治疗方案相同。

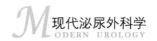
3. 手术治疗:结核性尿道狭窄与非结核性尿道狭窄处理方法类似,可以通过内窥镜治疗,并且需要反复扩张;如果尿道及周围组织存在致密的纤维瘢痕组织,尿道成形术是首选的术式,但手术干预应推迟到尿道结核治愈后进行。结核性尿道瘘的前期治疗是药物治疗和耻骨上膀胱造瘘术,延期重建是首选。

【评述】

尿道结核罕见,多同时合并泌尿生殖系其他部位的结核。早期表现类似于细菌性尿道炎,如不及时治疗可继发尿道狭窄。早期治疗以抗结核药物治疗为主,确保足量、足疗程。尿道狭窄的治疗与其他原因引起的尿道狭窄处理类似,但效果欠佳,常需反复多次治疗.

(郭跃先)

第七节　阴茎结核

【概述】

阴茎结核(Penile Tuberculosis)少见,占泌尿男生殖系结核小于 1%。阴茎结核的病因有:① 直接接触感染,如阴茎与有病变的子宫颈接触感染;② 继发感染,继发于泌尿生殖系结核,如肾、附睾、前列腺结核等。③ 血行感染,病变多发生于阴茎海绵体,引起结核性海绵体炎,但较少见。

根据临床表现,阴茎结核可以分为四型:① 溃疡型,又分为丘疹溃疡型和结节溃疡型。前者先出现丘疹,随之出现疱疹,溃破后形成溃疡,蔓延融合;后者是大而深的干酪样结节向表皮溃破所致。② 结节型,表现为阴茎部位或浅或深的结节,发展缓慢,以干酪为主,软化倾向小。③ 混合型,肿块和溃疡并存,可先后或同时发生。④ 硬变型,见于严重的混合型后期,阴茎全部或部分质硬、变形。

【诊断依据】

1. 阴茎头、冠状沟或包皮处硬结,暗红色,不痛,破溃后形成慢性溃疡,其底部有干酪样坏死组织及肉芽,溃疡长期不愈合。

2. 血常规:淋巴细胞和红细胞沉降率(ESR)可升高。

3. 取分泌物直接涂片可找到结核杆菌,结核菌素试验可强阳性,聚合酶链式反应(PCR)呈阳性。

4. 病理检查:局部溃疡或增大的淋巴结活检可见典型结核结节或干酪样坏死。

5. 常合并有泌尿生殖系其他部位的结核,有助于本病的诊断。

【鉴别诊断】

1. 阴茎癌　多见于 40~60 岁、有包茎或包皮过长的患者,开始表现为硬块或红斑、突起的小肿物或经久不愈的溃疡,早期不易发现,以后有血性分泌物自包皮口流出,肿瘤可突出包皮口或穿破包皮呈菜花样生长,表面坏死,渗出物恶臭,肿瘤继续发展可侵犯全部阴茎和尿道海绵体。病理检查可予以鉴别。

2. 梅毒硬下疳　初起为单个暗红色斑丘疹或丘疹,逐渐增大,很快表面糜烂,并演变为浅溃疡,典型的硬下疳表面呈肉红色糜烂面,皮损边缘清楚,触之有软骨样硬度,无明显疼痛,可有腹股沟淋巴结肿大。血清梅毒抗体阳性,抗梅毒治疗有效。

【治疗方案】

1. 一般治疗:注意休息,加强营养,保持会阴清洁。

2. 药物治疗:尽可能找出体内其他部位的结核病变,综合安排治疗的轻重缓急。对单纯阴茎结核,可先行药物治疗。一线抗结核治疗往往对治疗阴茎结核有效,但在多重耐药结核菌感染情况下,二线抗结核治疗应该是有效的。考虑到多重耐药结核杆菌感染阴茎的可能,在结核杆菌培养阳性时应做药敏试验,以指导制定正确的治疗方案,通常需要六个月的标准治疗。应对阴茎结核患者的家庭和密切接触者进行筛查,对发现患有结核病的人应进行适当的结核病治疗。

3. 手术治疗:过去唯一有效的治疗方法是阴茎切除,由于抗结核药物的发展,如今单用抗结核药物即可能治愈,并可保全阴茎的完整。在抗结核药物的配合下,即使需要手术治疗,亦可进行较为保守的切除或病灶消除,以保存阴茎功能。

【评述】

阴茎结核相对少见,有时与阴茎癌鉴别困难,常需要病理检查才能明确诊断。过去唯一有效的治疗方法是阴茎切除,由于抗结核药物的发展,现单用抗结核药物即可能治愈,并可保全阴茎的完整;即使需要手术治疗,亦可进行较为保守的切除或病灶清除,尽量保护阴茎功能。

(郭跃先)

第八节 男性生殖系结核

【概述】

男性生殖系结核(male genital tuberculosis,MGTB)多继发于泌尿系结核,可以通过血行、淋巴途径、尿液以及局部播散感染。男性生殖系结核包括睾丸结核、附睾结核、前列腺结核、输精管结核、射精管结核、精囊结核、阴茎结核等。尽管 2/3 的生殖系结核同时合并泌尿系结核,但仍有 5%~30% 的病例单独存在。对于曾经使用卡介苗膀胱灌注的膀胱癌患者,牛型结核分枝杆菌是其致病菌。作为卡介苗免疫治疗的并发症,前列腺、输精管、附睾、射精管和精囊结核可通过逆行感染引起。

附睾是临床上男性生殖系结核最常见的部位,结核患者中附睾受累约占 7%。附睾结核是通过血行和逆行感染引起。通常单侧受累,但仍有 25% 的患者双侧受累。附睾感染通常始于附睾尾部,因为此处血流丰富且容易发生尿液反流。感染中有 40% 局限于尾部,形成肉芽肿或团块状坏死区域。随着疾病的进展,附睾头和体可受累,形成脓肿,脓肿穿破阴囊皮肤形成瘘管。

睾丸受累较少,可由附睾结核扩散而发生。由于血睾屏障的存在,血行播散极其罕见。

输精管结核来源于前列腺结核的逆行感染或者附睾结核的顺行播散。由于解剖上的相关性,大多数病例合并同侧附睾结核。肉芽肿和炎症可能导致输精管"索状增厚"或者"串珠样外观"。由于肉芽肿和纤维化引起的管腔梗阻,可能导致不育。

精囊结核及射精管结核大多是在泌尿道或前列腺结核的进一步检查或不孕症的检查中发现的,后者可继发射精管梗阻,导致射精量低和梗阻性无精子症。

阴囊和鞘膜的受累是结核性睾丸附睾炎的继发性表现。结核累及鞘膜时可引起反应性鞘膜积液;当脓肿破溃进入鞘膜囊时,可引起鞘膜积脓;炎症或者脓肿延伸至阴囊壁时可引起瘘管。

【诊断依据】

1. 患者年龄多在 20~40 岁,既往常有肺结核病史。

2. 体检:睾丸肿块进行性增大、无压痛;坚硬且无压痛的附睾;肥厚或串珠状的输精管;阴囊水肿或窦道,这些均提示结核的存在。

3. 少精子症或无精子症,由于附睾或输精管肉芽肿性破坏和阻塞,可导致男性不育。

4. 分泌物检查:从感染部位获得的体液标本,如附睾或前列腺脓肿的脓液,会阴或阴囊瘘管排出的分泌物,对其进行涂片、培养、PCR 检测可见结核菌检测阳性。

5. 超声:睾丸结核可见睾丸内局灶性低回声,有时可见钙化斑。附睾结核可见体部和尾部肿大、不均一和低回声包块。输精管结核最常见为弥漫性低回声增厚,管腔常扩张并可见内容物,其次为结节样增厚,可引起管腔狭窄,管壁或管腔内钙化灶;有时,干酪样肉芽肿可能穿透管壁,导致输精管周围脓肿或周围组织炎症,后者表现为不均匀低回声占位性病变,彩色多普勒超声提示血流信号在软组

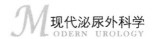

织内及周围呈点状或线性信号增加。精囊结核时经直肠超声表现为精囊壁增厚、肉芽肿或者脓肿;愈合阶段可能会出现精囊的萎缩或钙化。射精管受累表现为管壁或结节性增厚,随时间进展可钙化和纤维化,表现为射精管末端梗阻,继发性近侧精道扩张。

6. MRI:与其他部位的结核类似,睾丸附睾结核由于肉芽肿性炎症、干酪样坏死、纤维化和钙化,大多数病例的 T2 加权像显示低信号。由于水肿、液体干酪样或脓肿的形成,少数患者可观察到病灶在 T2 加权上呈高信号。炎症性软组织应表现为强化,而干酪样坏死和脓肿的形成则缺乏强化。

7. 内镜检查:精囊镜检查可以通过前列腺小囊、射精管口进镜,见精囊黏膜有黄色点状结节,可获取组织行病理检查。

8. 造影检查:必要时可行输精管、精囊造影,可见输精管狭窄、梗阻、轮廓不规则等表现。

9. 病理检查:在缺乏结核的微生物学证据且高度怀疑恶性的情况下,可行病灶针吸细胞学检查(FNAC),以提供组织学诊断依据。

【鉴别诊断】

1. **细菌性附睾炎** 其特点是急性发作、疼痛、局部压痛和体温升高。在影像学上,细菌性附睾炎倾向于均匀低回声,不像结核性附睾炎倾向于异质性。化脓性附睾炎血流明显增加。

2. **睾丸肿瘤** 肿块进行性增大,无压痛,肿瘤往往边界清楚,并使睾丸外形改变,血清肿瘤标志物常升高。

3. **化脓性输精管炎** 化脓性输精管炎的受累范围通常很广,而结核感染通常较局限或呈串珠样。彩色多普勒超声提示化脓性输精管炎的血流量增加。

4. **精子肉芽肿** 精子肉芽肿是外伤或输精管切除术后精子外溢引起的肉芽肿反应,表现为局灶性、界限清楚、不均一的低回声结节,类似结核。然而,精子肉芽肿患者常有手术或外伤史,且肉芽肿通常位于受伤的部位或者结扎的输精管的末端。

【治疗方案】

1. 一般治疗:注意休息,加强营养,摄入丰富的维生素等。

2. 药物治疗:抗结核药物治疗是男性生殖系结核的一线治疗措施,应遵循早期、联合、规律、适量、足疗程的原则。6 个月的抗结核药物治疗已成为结核治疗的标准,包括 2 个月的强化阶段(异烟肼、利福平、吡嗪酰胺、乙胺丁醇)和 4 个月的巩固阶段(异烟肼和利福平)。免疫抑制或合并 HIV/AIDS 感染可能需要更长时间的治疗(9～12 个月)。虽有报道称,在附睾-睾丸结核治疗中添加糖皮质激素可能是有益的,但应慎重。药物治疗已被证明可诱导纤维化并加重输尿管梗阻和膀胱挛缩,虽然这种纤维化在生殖系统未见报道,但它可能是结核性附睾-睾丸炎药物治疗后持续无精子症的原因之一。

3. 手术治疗:生殖器结核切除手术被认为只适用于药物治疗失败的患者。当附睾感染未累及睾丸时,应尽量单独行附睾切除术而不做睾丸切除术。手术指征包括:对治疗无反应的干酪样脓肿或尽管使用了抗结核药物治疗,肿胀范围未见缩小或继续增大。行附睾切除时,保留睾丸的血液供应至关重要。结扎输精管之后,从附睾尾开始分离,以便于切除。如果睾丸受累严重,可行睾丸切除术。输精管受累的部位通常位于外环口的远端,在外环口水平结扎输精管是安全有效的。

【评述】

泌尿系结核多同时合并男性生殖系结核,单独的生殖系结核少见。根据感染部位的不同,临床表现也不尽相同,有时需要通过病理检查排除恶性肿瘤后方可诊断。治疗原则上以抗结核药物为主,对于药物治疗反应欠佳的患者,可以手术切除感染灶。值得注意的是,男性生殖系统结核是男性不育的原因之一,有时结核治愈后生育能力仍不能恢复。

(郭跃先)

第十九章
性传播疾病

第一节 淋病

【概述】

淋病(gonorrhea)是由淋病奈瑟菌(Neisseria gonorrhoae,NG,简称淋病双球菌,1879 年由奈瑟发现)引起的泌尿生殖系统的化脓性感染,也包括眼、咽、直肠、盆腔和播散性淋球菌感染。

淋病双球菌形态呈肾形或蚕豆形,常成对排列,邻近两面扁平或略凹陷,长 0.6～0.8 μm,宽 0.5 μm,革兰染色阴性易在潮湿、35～36 ℃、含 2.5％～5％二氧化碳、pH 7.2 条件下生长,故普通培养基上不生长,需巧克力血液琼脂培养基培养。干燥环境下 1～2 小时死亡,42 ℃存活 15 分钟。急性期患者尿道分泌物涂片染色后,多见淋病双球菌在白细胞胞浆内;慢性患者菌体多在白细胞外。淋球菌进入尿道、阴道后,易侵入尿道或宫颈黏膜的单层柱状上皮,潜入黏膜下层组织或陷窝开口处繁殖后,再沿黏膜表面上行感染,引起黏膜广泛充血、水肿等炎症反应。严重者可出现瘢痕,使尿道、输精管、输卵管狭窄,甚至闭塞而引起不育或不孕。

淋病的传染源是淋病患者,有临床症状和无临床症状的患者均可传染他人。传播方式有两种:① 性接触直接传播:男性与女性患者一次性交后 25％可能被传染;男性患者与女性一次性交后女性被感染机会达 90％。新生儿可由患病母亲经产道感染致淋菌性眼炎。同性恋等性接触传播。② 间接接触传播:如接触污染的衣物、浴巾、马桶圈等。

【诊断依据】

1. 病史:有不洁性行为或配偶有淋病感染史,亦有间接感染机会或母婴传染机会。潜伏期在 2～10 天,一般为 3～5 天。

2. 成人男性初期症状为尿道口红肿、尿道发痒及轻微刺痛。尿道灼痛明显,尿频、尿痛。查体见尿道口红肿,挤压尿道见黄色脓液溢出。继之有黄色脓液,量多而污染内裤,晨起因脓痂粘住尿道口,使排尿困难,称为"糊口"。累及后尿道者可出现终末血尿、血精,夜间可发生阴茎痛性勃起。如包皮过长,易发生包皮龟头炎并引起腹股沟淋巴结肿大。而 80％的女性患者症状轻微或无症状。

3. 淋菌性肛门直肠炎:肛门部瘙痒、烧灼感,重者可有里急后重感,黏液或脓性分泌物。

4. 淋菌性咽炎:表现为急性或慢性扁桃体炎或咽炎。

5. 并发症:男性患者未治疗或治疗不彻底,可发生尿道球腺炎及脓肿、慢性前列腺炎、精囊炎、附睾炎,日久可引起尿道狭窄或尿瘘。女性患者逆行感染可合并子宫内膜炎、输卵管炎、盆腔炎,也可引起前庭大腺炎、尿道旁腺炎等。播散性淋球菌感染常发生在月经期,淋球菌进入血液引起高热、寒战和皮疹,甚至引起脑膜炎、心包炎、肝炎等。

6. 涂片检查:取脓性分泌物涂片,革兰染色后在多形核白细胞内找到革兰阴性双球菌为阳性。涂片检查对急性期患者的诊断有意义,对症状不典型患者尤其是女性患者的检查意义不大,漏诊率高达 40％以上。细菌培养为确诊依据。

7. 细菌培养:取脓性分泌物立即置于培养基内培养,培养后根据菌落形态、氧化酶试验和糖发酵

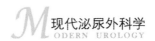

实验(淋菌是奈瑟菌属中唯一能发酵葡萄糖而不发酵蔗糖及麦芽糖的菌种)作出鉴定,同时可做药物敏感试验。细菌培养对慢性淋菌感染意义较大。

8. 核酸扩增试验(PCR):具有快速、敏感、特异、可采用各种类型的标本(包括尿液标本)等优点,但对实验室条件及操作人员的技能要求较高,且如果操作不当,有可能出现假阳性。

【鉴别诊断】

1. 非淋球菌尿道炎 由支原体、衣原体感染引起,表现为有不洁性接触史,潜伏期1～3周,尿道刺激症状较轻,尿道外口有浆液性或稀薄脓性分泌物。分泌物 PCR 检查可确诊。

2. 念珠菌性阴道炎 外阴、阴道口瘙痒和白带增多,白带为凝乳状,阴道黏膜充血、水肿、有白膜黏附。确诊依据为白带镜检找到念珠菌菌丝和孢子。

3. 滴虫性阴道炎 外阴、阴道口瘙痒、白带增多,白带呈淡黄水样泡沫状,有异味,阴道黏膜充血并有出血点,呈草莓样外观。分泌物中可查到滴虫。

4. 细菌性阴道病 白带增多呈灰色,稀薄一致;pH 值增高;有鱼腥味;盐水涂片中可查见线索细胞,表现为上皮细胞有皱褶,表面附有一些颗粒样物质,其实质为厌氧菌,细胞边缘不清。

【治疗方案】

1. 无并发症淋病

(1)淋菌性尿道炎、子宫炎、直肠炎:推荐采用头孢曲松 1 000 mg,肌内或静脉注射,单次给药;或大观霉素 2 g(宫颈炎 4 g),肌内注射,单次给药。替代方案为头孢噻肟 1 g,肌内注射,单次给药;或其他第三代头孢菌素类,阿奇霉素 2.0 g 单次口服可作为二线治疗选择。

(2)儿童淋病:体重大于 45 kg 者,按成人方案治疗。体重小于 45 kg 的儿童按如下方案治疗:头孢曲松 25～50 mg/kg(最大不超过成人剂量),肌内注射,单次给药;或大观霉素 40 mg/kg(最大剂量 2 g),肌内注射,单次给药;头孢噻肟 25 mg/kg,肌内注射,每 12 h 一次,共 2 次。

(3)为防止合并非淋菌性尿道炎感染,可继用多西环素或四环素族,一个疗程为 7～10 天。

2. 有并发症淋病

(1)淋菌性附睾炎、前列腺炎、精囊炎:推荐采用头孢曲松 250 mg～1 000 mg,肌内或静脉注射,每天 1 次,共 10 天;或大观霉素 2 g,肌内注射,每天 1 次,共 10 天。且前列腺液检查 2 次阴性始为治愈。

(2)淋菌性盆腔炎:门诊治疗方案为头孢曲松 250 mg～1 000 mg,肌内或静脉注射,每天 1 次,共 10 天;加多西环素 100 mg,口服,每天 2 次,共 14 天;加甲硝唑 400 mg,口服,每天 2 次,共 14 天。

3. 保持局部清洁,勤换内裤,治愈前禁止性交。性伴侣应同时检查治疗。

淋病的治愈标准为:治疗结束后 2 周内症状、体征全部消失,尿液培养阴性,在治疗后第 4 天及第 8 天,男性患者取前列腺液、女性患者由宫颈和尿道取材,做涂片和培养,2 次均为阴性。

【评述】

淋病占性传播疾病(sexually trasmitted diseases,STD)的 50%～85%,人是淋病双球菌唯一天然宿主,主要通过性行为传播。男性通常表现为急性尿道炎,女性可以无症状或为宫颈炎。泌尿生殖系统的其他器官,如直肠、咽部和眼也可感染。根据临床症状及实验室检查不难诊断。虽然治疗通常有效,但此病仍然是重要的公共卫生问题,可造成很多女性不育和其他严重后果。对无并发症淋病,主张使用单次大剂量治疗,以使血液有足够的药物浓度杀死淋球菌;有并发症的淋病则应连续每天给药,保持足够的治疗时间。同时应诊治性伴侣。

(张斌)

第二节　非淋菌性尿道炎

【概述】

非淋菌性尿道炎(nongonococcal urethritis,NGU)是指由性接触传播的一种尿道炎,感染的病原体中 40%～50% 为沙眼衣原体(chlamydia trachomatis,CT),20%～30% 为解脲脲原体(ureaplalium urelytcum,UU),生殖衣原体(mycoplasma genitalium,MG)、人型支原体(mycoplasma ho minis,MH),其余有滴虫、腺病毒、流感嗜血杆菌、念珠菌等。国外 NGU 发病率是淋病的 2 倍以上,我国近几年 NGU 的发病率亦明显上升。

(1)沙眼衣原体:衣原体是一种专性细胞内寄生物。呈球形,直径约 $250～450\ \mu m$,缺乏运动。沙眼衣原体有 3 个生物型变种,即性病性淋巴肉芽肿(LGV)生物型变种、沙眼生物型变种和鼠生物型变种。沙眼衣原体(沙眼生物型变种)可分为 A、B、Ba、C-K、L1、L2、L3 等 15 个血清型,近来由于单克隆抗体技术的发展,又鉴定出 Ia、Da、L2a、D-、I-等血清型。所有沙眼衣原体血清型均有一种4.4MDa 质粒。L1、L2 和 L3 血清型引起 LGV;A、B、Ba、C 型主要引起沙眼;而 D-K 型引起泌尿生殖道感染。近来也发现有 B 型可导致生殖道感染。沙眼衣原体培养需活细胞培养。沙眼衣原体不耐温和干燥,在干燥的脸盆上半小时即死亡,在 56～60 ℃时仅能存活 5～10 min。-70 ℃ 能保持传染性数年。0.1%甲醛、0.5%石炭酸可在短期内将衣原体杀死,75%的乙醇 30 秒钟即对其有杀灭作用。对红霉素、四环素、利福平敏感。

(2)支原体:支原体属中共有 120 个种别,在人类中共检出 16 个支原体属,其中 6 个以泌尿生殖道为主要寄生部位,分别为解脲脲原体(解脲支原体)、人型支原体、生殖支原体、灵长类支原体、嗜精子支原体和侵人支原体。其中前二者是经常从人泌尿生殖道分离到的支原体,但以解脲支原体与NGU 的关系较为密切。支原体是目前已知的最小和最简单、能独立生活的原核生物,约 $150～300\ \mu m$ 大小,没有细胞壁,由三层膜包绕,主要由蛋白质和脂质组成,内含一个环状 DNA 分子及核糖体,多种细胞器阙如。由于支原体没有细胞壁,因此对作用于细胞壁合成的抗生素如青霉素不敏感,而作用于核糖体的抗生素如红霉素、四环素、卡那霉素、链霉素、氯霉素等,则有较好的杀伤支原体的效果。支原体主要通过产氨作用对寄生的上皮细胞产生毒性作用,还通过从黏附的宿主细胞膜获得脂质和胆固醇损伤宿主细胞。此外,解脲支原体能吸附于人类精子表面阻碍精子的运动,其产生的神经氨酸酶样物质可干扰精子与卵子的结合因而引起不育和不孕。

【诊断依据】

1. 病史:有不洁性交史,或有间接感染机会,潜伏期一般为 1～5 周,平均 2～3 周。

2. 临床症状:男性患者可有尿痛、尿道不适、尿道内瘙痒等症状,尿道口有浆液性或黏液脓性分泌物,清晨有"糊口"现象。也可无临床表现而仅出现不易解释的脓尿。女性患者大多数并无症状,也可有排尿困难、尿频、尿急,称为急性尿道综合征。阴道炎或宫颈炎时有充血、水肿、糜烂、分泌物增多现象,如不治疗,至少 20%～40% 可上行感染至上生殖道,进而发展为有症状的盆腔炎。

3. 男性尿道分泌物涂片革兰染色检查见多形核白细胞≥5/HP,且细胞内外无淋菌。晨尿两杯试验:第一杯白细胞>15/HP,而第二杯明显减少。

4. 病原体检查:直接涂片显微镜检查不能做出诊断。沙眼衣原体有细胞培养法、直接免疫荧光法、酶联免疫吸附试验、乳胶免疫层析试验、血清抗体检测以及 PCR 法。解脲支原体有培养、抗体检测及 PCR 法,但以 PCR 特异性和敏感性较好。

【鉴别诊断】

1. 淋菌性尿道炎　潜伏期较短,平均 3～5 天,尿痛比较严重,分泌物多为脓性,量多,淋球菌检查

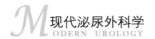
阳性。需注意非淋菌性尿道炎与淋菌性尿道炎可以在同一病人、同一时期中发生双重感染。

2. 其他非特异性尿道炎 尿频、尿急、尿痛,尿道口无明显分泌物,一般尿培养可明确致病菌。

【治疗方案】

1. 成人及青少年

(1)推荐方案:阿奇霉素 1 g,单剂口服;或多西环素 0.1 g,每天 2 次,共 7 天。近期研究发现,部分患者用阿奇霉素单剂口服方案欠佳,适当延长疗程至 3～5 天可能有益。

(2)替代方案:红霉素 0.5 g,每天 4 次,共 7 天;或罗红霉素 0.15 g,每天 2 次,共 10 天;或氧氟沙星 0.3 g,每天 2 次,共 7 天;或左氧氟沙星 0.5 g,每天一次,共 7 天;或米诺环素 0.1 g,每天 2 次,共 10 天;或四环素 0.5 g,每天 4 次,共 2～3 周;或司帕沙星 0.2 g,每天 1 次,共 10 天;或克拉霉素 0.25 g,每天 2 次,共 10 天。

2. 婴儿和儿童

(1)新生儿:红霉素干糖浆粉剂,50 mg/(kg·d),分 4 次口服,共 14 天。如有效,再延长 1～2 周。

(2)儿童:体重<45 kg 者,红霉素碱或红霉素干糖浆粉剂 50 mg/(kg·d),分 4 次口服,共 14 天。8 岁儿童或体重≥45 kg 者,同成人的阿奇霉素治疗方案。红霉素治疗婴儿或儿童的 CT 感染的疗效约 80%,可能需要第二个疗程。

3. 孕妇:红霉素碱 0.5 g,每天 4 次,共 7 天;或红霉素碱 0.25 g,每天 4 次,共 14 天;或阿奇霉素 1 g,单次口服。妊娠期忌用多西环素及氧氟沙星。

4. 性伴侣应同时检查、治疗。

【评述】

非淋菌性尿道炎是常见性传播疾病,发病率呈上升趋势。症状较淋菌性尿道炎轻,根据病史、体征、分泌物检查可确诊。由于 CT、UU 均为专性细胞内寄生物,因此需活细胞培养,取早晨初始尿(因尿对衣原体有毒性,故做培养需尽早离心取沉淀检测)或在尿道按摩后用拭子取尿道分泌物;无分泌物排出时,可用尿道拭子插入尿道 2～3 cm,轻轻旋转后取出,并立即送检。治疗应选用有效药物,疗程要足。CT 和 UU 无细胞壁结构,干扰细胞壁合成的抗生素对其无效,但干扰蛋白质合成的药物则有效。以阿奇霉素或多西环素治疗的患者,在完成治疗后一般无需进行微生物学随访。有下列情况时考虑做微生物学随访:① 症状持续存在;② 怀疑再感染;③ 怀疑未依从治疗;④ 无症状感染;⑤ 红霉素治疗后。判愈试验的时间安排:抗原检测试验为疗程结束后的 2 周,PCR 为疗程结束后的 3～4 周。对于女性患者,建议治疗后 3～4 个月再次进行检测。尤其要注意对性伴侣的治疗及淋病和非淋菌性尿道炎合并感染的治疗。另要注意,解脲脲原体感染可使精子凝集、活力下降,从而使生育能力下降。

(张斌)

第三节 尖锐湿疣

【概述】

尖锐湿疣(condyloma acuminatum,CA)又称尖圭湿疣、性病疣、肛门生殖器疣和生殖器疣,是由人类乳头瘤病毒(human papillomavirus,HPV)感染所致生殖器、肛周增生性(亚临床感染除外)损害。因 HPV 与生殖器肿瘤有一定关系而受到临床重视,发病率在性传播疾病中居第二位。

本病传染源为尖锐湿疣患者、亚临床感染者及无症状病毒携带者。传播途径有:① 性接触传播,约占 80%。病期在 3 个月左右的患者传染性最强。② 间接接触传播,如衣裤、洁具。③ 母婴传播,受感染的孕妇在分娩过程中,经产道传染给婴儿;也可因出生后与母亲密切接触而感染。

人的皮肤、黏膜和化生的三种鳞状上皮均对 HPV 易感。性接触时生殖器摩擦,实际是一个接种的过程,患病方带有病毒颗粒的脱落上皮或角蛋白进入到健康方的上皮裂隙中,感染就会发生。进入人体后,病毒潜伏于基底层的角质形成的细胞,然后随表皮复制进入细胞核内,细胞分裂时,同时伴病毒颗粒繁殖和播散,产生临床所见的皮损。目前,普遍认为 HPV 有两种复制方式:一是在基底细胞内基因片段稳定复制;二是生长性复制,即在分化的细胞内复制产生成熟的病毒粒子。

HPV 感染与机体的免疫功能有重要的关系。如特异性免疫中的细胞免疫功能低下及 T 淋巴细胞亚群数量及功能异常,非特异性免疫中的抗原递呈细胞及自然杀伤细胞的免疫活性降低等,均与尖锐湿疣的发生和或复发相关,其中细胞免疫功能异常尤为重要。

【诊断依据】

1. 病史:有不洁性生活史,或有与尖锐湿疣患者接触史,潜伏期 1~8 个月,平均为 3 个月。发病高峰年龄为 20~40 岁,占 80% 以上。

2. 皮损表现:生殖器部位或肛门部位出现单个或多个丘疹状、乳头状、菜花状或鸡冠状湿润肉质赘生物。表面粗糙不平,有恶臭,触之易出血。亦有病灶位于尿道、膀胱者。

3. 醋酸白试验:用 5% 醋酸滴于皮损表面,5 分钟后观察,HPV 感染部位出现均匀一致的白色改变,边界清楚。对临床可见但可疑损害及周围不可见的亚临床感染的诊断有一定帮助。但该方法特异性不高,有些慢性炎症,如念珠菌性外阴炎、生殖器部位外伤和非特异性炎症均可出现假阳性结果。

4. 阴道镜检查:可查见四种类型:① 扁平疣状:多发,表面呈白色,略呈颗粒状;② 菜花状:上皮突起增生,指状突起表面有很多毛细血管,表面粗糙不平;③ 穗状:表面呈白色,粗糙不平;④ 湿疣宫颈阴道炎:黏膜表面有许多粗糙面或菜花状湿疣。

5. 细胞学检查:用生殖器部位湿疣组织涂片,巴氏染色,可见空泡化细胞和角化不良细胞,其空泡化细胞有诊断意义。

6. 病理检查:其特点为乳头瘤样增生,棘细胞层增厚,皮突增粗延长。突出表现是颗粒层和棘细胞层出现胞核浓缩的大型空泡细胞。

7. 免疫组织化学检查:用过氧化物酶-抗过氧化物酶方法(PAP 法),可见尖锐湿疣的浅表上皮细胞内出现淡红色。此法简单、迅速、有效,特异性很强。用湿疣组织涂片,经特异性抗 HPV 抗体染色,病损组织中如有病毒抗原,则抗原抗体结合后染成红色。

8. 核酸杂交试验:核酸杂交法包括斑点印迹法、组织原位杂交法、核酸印迹法等,这些方法检出的敏感性和特异性均很高,一般没有假阳性。

9. 聚合酶链反应(PCR):对 HPV 目的 DNA 进行体外扩增是目前检出 HPV 感染最敏感的方法,又可以做型特异性分析,具有敏感度高、方法简便快捷的特点。

【鉴别诊断】

1. 阴茎珍珠状丘疹　本病发生于青壮年男性。表现为阴茎头边缘散在、孤立、直径为 1~3 mm 的珍珠状半透明丘疹,形态为半球形、圆锥形,一般为正常肤色或乳黄色,沿冠状沟排列一至数行,质地较硬、互不融合,无自觉症状。

2. 女性假性湿疣　患者多为 20~30 岁女性。皮损形态表现较为一致,为密集的鱼子状丘疹,表面光滑,粉红色或暗红色,发亮,有的表面轻度浸渍发白及糜烂。发生于小阴唇内侧且对称,外尿道口及阴道口有丝状乳头样隆起,呈天鹅绒外观,无明显自觉症状,偶见患者有刺痒或刺痛感。病理切片见有表面组织增殖,但无乳头瘤样改变,细胞排列整齐,无空泡细胞。

3. 扁平湿疣　为生殖器Ⅱ期梅毒的皮损表现,皮疹表面扁平隆起,基底宽大无蒂,表面较平坦,有少量渗出物,常呈污灰色,渗出液涂片可发现大量梅毒螺旋体,梅毒血清反应阳性。

4. 生殖器癌　宫颈癌、阴茎癌多见于中年以后,单发,有明显浸润,质地较硬,常有表面溃疡或血性渗出液。病理组织检查易鉴别。

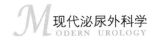
5. 鲍恩样丘疹病 这是发生于男女两性外阴部位成群扁平棕红色或褐色小丘疹,组织病理为类似原位癌样表现。

6. 皮脂腺增生 又名Fordyee病,为淡黄色成群分布的小丘疹,直径1 mm左右,组织学检查可见成熟的皮脂腺组织。

【治疗方案】

1. 局部药物治疗

(1)5%足叶草毒素酊:是从足叶草脂中提取的有效成分,先用凡士林或抗生素软膏涂布疣体周围正常皮肤和黏膜,然后用棉签蘸药涂于疣体表面,每天2次,连续3天为一个疗程,观察4天,如有少数残存疣体可再用一个疗程。本品可能有致畸作用,孕妇忌用。

(2)25%足叶草脂酊:本品是足叶草的粗制品,涂于疣体上,4~6小时后用水清洗药液,3天后不愈,可再重复用药。本品有一定毒副作用,少数可出现恶心、呕吐、发热、感觉异常、白细胞和血小板减少、昏迷甚至死亡。尚有致畸作用,孕妇忌用。本品不可交付患者自己使用,应由医护人员施治。

(3)50%三氯醋酸溶液:用细棉签蘸药涂于损害表面数秒钟,用滑石粉或碳酸氢钠中和未反应的药液,每日1次,间隔1周,6次后无效则改用他法。注意保护正常皮肤及黏膜,必要时可先局麻再涂药。

(4)5-氟尿嘧啶(5-FU):用5% 5-FU软膏或乳剂,涂抹疣体,每日1~2次。勿接触正常皮肤和黏膜,孕妇禁用。对尿道内病灶,可用2.5% 5-FU溶液尿道内灌注,保留30分钟后排尿,每日1次,连用10~14天。

(5)5%肽丁胺搽剂:涂于患处,每天2次。

(6)5%咪喹莫特霜:通过诱导局部细胞因子的产生,调节局部炎症反应,达到抗病毒作用,每周外用3次,连续使用16周,每次用药6~10小时后洗去。该药特点是局部反应轻、疗效好、复发率低,可由患者自己使用。

2. 局部物理疗法

(1)激光:采用CO_2激光,根据皮损大小选择适当功率,过浅易复发,过深易使创面不易愈合及瘢痕形成。一次治愈率达95%以上,但仍有复发可能。

(2)电灼:用高频电刀及电针,对疣体进行烧灼或对大疣体进行切割。

(3)冷冻:采用液态氮或二氧化碳干冰,根据疣体大小,选用棉签棒蘸取液态氮按压疣体数秒,1~7次为1个疗程,有一定复发率。

(4)手术治疗:适用于单发巨大疣体或发生在包皮上、多发且疣体小、位于环切术需切除的一段包皮上。

3. 免疫疗法

(1)干扰素:一般在局部治疗基础上,选用α-干扰素300万U肌内注射,一日1次,5~10次为1个疗程。

(2)转移因子:每次2 mL或1~2U,皮下注射,每周2次,一个疗程6次。

(3)左旋咪唑:50 mg,每日3次,连服3天,停药11天为1个疗程。

4. 抗病毒药物治疗:无环鸟苷,每次20 mg,每日3~5次,连服6天为1个疗程。此法疗效尚未肯定。

5. 氨基酮戊酸光动力学疗法(ALA-PDT疗法):施用光敏剂(ALA)后3~6小时在组织中积聚的浓度最高,ALA在细胞内产生原叶啉9(PpIX),后者具有很强的光敏性,经红光照射后产生大量单态氧。单态氧的细胞毒性作用通过细胞坏死和凋亡两种途径杀伤CA的上皮细胞。本疗法不仅对肉眼可见尖锐湿疣有破坏作用,还可清除亚临床损害和潜伏期感染组织。具有治愈率高、复发率低、不良反应少且轻微、患者依从性好等优点。

【评述】

尖锐湿疣发病率逐渐上升,现已居性传播疾病第二位。据典型表现诊断不难,治疗分局部治疗、外科治疗及全身免疫治疗。但本病易复发,主要是因为女性阴道病灶不易发现,且 HPV 感染分为临床、亚临床和潜伏感染,女性宫颈亚临床感染症状不明显,而成为传染源。已知 HPV 病毒有近 100 个基因型,引起尖锐湿疣的主要有 HPV6、11、16、18 和 33 型。人是它的唯一宿主,与单个感染者接触后,约 50% 被传染,通常大多数仅感染一株。现已发现患者外周血多项细胞免疫功能低于正常人,因此强调对性伴侣的治疗和增强免疫的综合治疗。尖锐湿疣的治疗原则是尽可能去除可见的疣体并减少复发。该选择何种疗法,取决于疣体的分布部位、大小、数目、形态、治疗费用、患者的选择、方便性、不良反应及医生的经验。大多数患者治疗需一个疗程,而不是一次性治疗,故应拟定一份适合患者的治疗计划,且治疗反应不应大于疾病本身。一般在治疗后 3 个月内治疗局部无再生疣即为基本治愈。

(张斌)

第四节　生殖器疱疹

【概述】

生殖器疱疹(genital herpes,GH)是由单纯疱疹病毒(herpes simplex virus,HSV)引起的性传播疾病。HSV 可分为 2 个血清型,即 HSV-1 和 HSV-2,HSV-2 约占 90%。生殖器疱疹的传染源是患者和无症状病毒携带者,传播途径主要是性接触传播,是一种慢性、终身性的病毒感染。女性 HSV-2 感染后还可引起流产、新生儿畸形和新生儿死亡。尽管生殖器疱疹是自限性疾病,但感染后病毒潜伏于皮肤和黏膜的感觉神经元内,潜伏病毒周期性地再激活并沿感觉神经运行到感染部位,从而导致疾病复发或无症状的 HSV 排毒。

生殖器疱疹的典型临床表现受病毒和宿主两方面因素的影响,包括病毒血清型、既往病毒感染状况、性别、宿主免疫状态等。主要有以下六类:

① 原发性生殖器疱疹:其特点是皮损较重,全身症状明显,且持续时间较长。发病时,患者的外生殖器部位先出现多发性红斑,渐发展为针头大小红丘疹,很快变成粟粒大至绿豆达水疱,继而水疱转变为脓疱或发生破裂形成糜烂或溃疡,损害处有疼痛、瘙痒、烧灼感。多有近卫淋巴结肿痛,化脓性淋巴结炎罕见。大约 40% 的男性和 70% 的女性有全身症状,表现为发热、头痛、肌痛、全身不适或乏力。部分患者可出现疱疹性尿道炎及膀胱炎症状,女性可出现疱疹性宫颈炎,此时尿道、阴道分泌物增多。复发性疱疹:一般每年可复发 5～6 次,但症状轻、愈合快,无全身症状。潜伏期 2～20 天,通常为 3～5 天。

② 非原发性初发性生殖器疱疹:既往有过 HSV 感染,又再次发生 HSV 感染,且初次出现生殖器疱疹皮疹。其自觉症状持续时间短,皮损较局限,皮损愈合较快,全身症状少见,排毒时间较短。

③ 复发性生殖器疱疹:多见于 HSV-2 感染者,首次复发多发生于原发性感染后 1～4 个月,90% 的患者有前驱症状,出现于发疹前数小时至 5 天,表现为会阴部、臀部、腹部或腿部的痛痒、烧灼感、刺痛、隐痛、麻木感和会阴坠胀等。皮损数较少,多为单侧发疹,自觉症状为局部轻微疼痛、瘙痒、烧灼感,发生溃疡时疼痛较重,多无近卫淋巴结肿大,全身症状少见。

④ 不典型或未识别的生殖器疱疹:对于所有的生殖器皮损,无论形态如何,均应考虑生殖器疱疹的可能性。

⑤ 亚临床感染:指无临床症状的 HSV 感染。虽无症状和体征,但存在无症状排毒,可有传染性。

⑥ 特殊类型的生殖器疱疹:有疱疹性宫颈炎、疱疹性直肠炎、合并 HIV 感染的生殖器疱疹、免疫缺陷者发生的生殖器疱疹、妊娠生殖器疱疹以及新生儿 HSV 感染等,患者多就诊于其他相关科室被

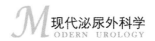
确诊发现。新生儿疱疹多发生于生后 3~30 天内的婴儿,可侵犯皮肤、黏膜,易出现内脏和中枢神经系统感染,若不给予治疗,病死率高达 65%,而中枢神经系统受感染的新生儿只有不到 10% 的人能正常成长发育。

【诊断依据】

1. 病史:有多性伴、不安全性行为或性伴感染史。

2. 临床表现:有典型的临床皮损,如生殖器或肛门部位初次发生或反复发生疼痛性的集簇性炎性丘疹、水疱、脓疱和小溃疡等。

3. 实验室检查

(1)病毒分离培养法:是生殖器疱疹实验室诊断的"金标准"。其原理是将取自皮损、尿道内、宫颈管中的标本接种于含贴壁生长细胞或原代细胞的培养基中,接种培养后,通过观察细胞病变来判断结果。此法敏感性和特异性好。

(2)改良的病毒分离培养法:将培养与免疫学试验相结合或在标本加入敏感细胞后,通过离心增加感染的机会和效益。

(3)抗原检测:是目前最常用的快速诊断方法,均以 HSV 抗体为基础,包括直接免疫荧光试验(DIA)、免疫酶染色(ⅡP)和酶联免疫吸附实验(ELISA)。

(4)细胞学检查:在皮损基底部取材涂片,巴氏染色或瑞特-吉姆萨染色检查,可见感染细胞出现胞质空泡、多核巨细胞。有时可见典型的嗜酸性细胞核内包涵体。敏感性只有培养法的 40%~50%,不具特异性。

(5)电子显微镜检查:查疱液,可发现其中有病毒颗粒,敏感性只有 10%,且不能与其他病毒区别。

(6)核酸杂交技术:试验商品化的生物素标记探针,通过原为杂交技术检测标本中的 HSV-DNA,其敏感性和特异性相当于抗原检测。

(7)聚合酶链反应(PCR):病毒 DNA 通过 PCR 体外扩增,增加了检出的敏感性,但由于污染的问题,需注意假阳性。

(8)血液学方法:用中和试验、补体结合试验、间接免疫荧光试验等,检测 HSV 抗体,主要用于回顾性诊断原发感染,但诊断不适用。

【鉴别诊断】

1. 硬下疳　梅毒Ⅰ期硬下疳皮损一般常为单发;皮损高出皮肤表面,不发生水疱,基底呈软骨样硬度,无痛感及触痛;分泌物涂片可查到梅毒螺旋体,梅毒血清反应阳性。

2. 软下疳　软下疳皮损剧痛,溃疡较深、凹陷、边缘不整、表面污秽,有少量血性浆液性渗出,腹股沟淋巴结肿大、疼痛,破损愈合后遗留明显瘢痕,分泌物涂片可查到杜克雷嗜血杆菌。

3. 固定性药疹　常有服药史,皮损处有剧烈瘙痒,皮损过程为红斑、红肿、水疱、糜烂,愈合后留有色素沉着,停药后可自愈。

4. 白塞病　是一种以血管炎为基础的慢性多系统疾病,75% 的患者可出现口腔、生殖器溃疡。其生殖器溃疡大而深,持续时间长,可出现皮肤结节性红斑、毛囊炎,常伴有眼色素膜炎和头痛、头晕、意识障碍、精神异常等中枢神经系统症状。实验室检查检测不到 HSV。

5. 其他皮肤病　生殖器部位的带状疱疹、接触性皮炎、念珠菌病、脓皮病、Reiter 病等皮肤病的皮损,有时与生殖器疱疹的皮损相似,可从病史、体格检查和实验室检查等方面加以鉴别。

【治疗方案】

生殖器疱疹有自限性特点,不予治疗也可在 2~4 周内自愈,女性患者病程稍长于男性。为减轻痛苦、缩短病程、减少复发,常采用局部治疗和系统治疗。

1. 局部治疗

(1)为减轻痛苦及减少局部炎症,防止继发感染,应特别注意保持疱壁的完整性与清洁,保持局部皮肤干燥。对皮肤损害处每天用生理盐水轻轻洗 2～3 次,吸干,注意不让疱顶脱落。

(2)出现继发感染现象时,可适当应用抗生素治疗及外用抗生素软膏。

(3)皮损处剧痛者,可用利多卡因软膏外涂,并辅以止痛药物口服。

(4)皮损处可外搽抗病毒药剂,如 5％阿昔洛韦霜、1％喷昔洛韦乳膏、3％膦甲酸钠软膏、1％西多福韦凝胶等。

2. 系统性抗病毒治疗

(1)初发生殖器疱疹:阿昔洛韦 200 mg,口服,每天 5 次,共 7～10 天;或阿昔洛韦 400 mg,口服,每天 3 次,共 7～10 天;或伐昔洛韦 300 mg,口服,每天 2 次,共 7～10 天;或伐昔洛韦 250 mg,口服,每天 3 次,共 7～10 天。

(2)疱疹性直肠炎、口炎或咽炎:适当增大上述药物剂量或延长疗程至 10～14 天。

(3)播散性 HSV 感染(指原发感染症状严重和损害广泛者):可给予阿昔洛韦 5～10 mg/kg,静脉滴注,每 8 小时 1 次,疗程为 5～7 天,或直至临床表现消失。

(4)复发性生殖器疱疹:发作时抗病毒治疗,最好在出现前驱症状或皮损出现 24 小时内开始用药。阿昔洛韦 200 mg,口服,每天 5 次,共 5 天;或阿昔洛韦 400 mg,口服,每天 3 次,共 5 天;或伐昔洛韦 300 mg,口服,每天 2 次,共 5 天;或伐昔洛韦 125～250 mg,口服,每天 3 次,共 5 天。

(5)频繁复发者(每年复发≥6 次):可采用长期抑制剂疗法。阿昔洛韦 400 mg,口服,每天 2 次;或伐昔洛韦 300 mg,口服,每天 1 次;或伐昔洛韦 125～250 mg,口服,每天 2 次。需长期给药,疗程一般为 4 个月至 1 年,约 1/2～3/4 的患者可抑制复发。频繁复发者,在抗病毒治疗的同时,加服胸腺肽或转移因子或中药知柏地黄丸等,可能对减少复发有利。胸腺肽肠溶片为 10 mg/次,3 次/d,每月服 2 周,共 4 个月。

(6)免疫缺陷或 HIV/AIDS 感染者的生殖器疱疹:可适当增加药物剂量,持续给药直至临床症状缓解。如试验阿昔洛韦或伐昔洛韦治疗后,皮损或症状持续存在,应怀疑此 HSV 已产生耐药,可改用膦甲酸钠静脉滴注治疗,剂量为 40～60 mg/kg,每 8 小时 1 次,直至临床直至缓解。皮损局部外用 1％西多福韦凝胶,每天 1 次,连用 5 天,亦可能有效。

(7)孕妇生殖器疱疹:目前主张孕妇初发生殖器疱疹可口服阿昔洛韦治疗;有严重并发症可能危及生命者,应静脉滴注阿昔洛韦治疗。对于有复发性生殖器疱疹史而妊娠近足月时无复发迹象的孕妇,可不进行治疗。临产时有活动性生殖器损害者,应行剖宫产。

(8)新生儿疱疹:在妊娠后期感染 HSV 孕妇所生的新生儿,获得疱疹感染的可能性很大,建议做阿昔洛韦预防性治疗,并用阿糖胞苷眼液滴眼。

【评述】

GH 为易复发的常见性传播疾病,亦可通过母婴传播。临床特点为生殖器或肛周疼痛性红斑、水疱或溃疡。符合临床诊断的要求,还具备实验室检查中 1 项或 1 项以上有诊断价值的结果方可确诊。由于 GH 目前尚无理想的治疗方法,常给患者带来很大的心理压力,故应针对患者的实际情况及时给予医学咨询和心理咨询,以减轻其精神负担。核苷酸药物(如阿昔洛韦、伐昔洛韦等)的作用机制是抑制病毒的复制,从而可减轻症状、缩短病程、防止并发症、促进创面愈合、减少 HSV 排放、促进 HSV 潜伏感染的清除。研究表明,HSV-2 感染与子宫颈癌的发生有密切关系,其依据为:有生殖器疱疹的妇女,宫颈癌的发生率高,且宫颈癌患者的 HSV-2 抗原和抗体的阳性率均较高。

(张斌)

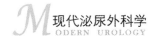
第五节 梅毒

【概述】

梅毒(syphilis)是由苍白螺旋体(treponema pallidum,TP)引起的一种慢性全身性传播疾病,潜伏期9～90天,平均3周。本病最早在美洲发现,15世纪中叶由于航海事业发展,在欧亚迅速传播,16世纪初传入我国岭南一带。早期主要是皮肤、黏膜损害,晚期病原体可侵犯人体各器官,如心血管、神经系统等,出现多种多样的症状和体征,另一方面梅毒又可多年无症状(潜伏梅毒)。梅毒的传播方式主要通过性接触传播,也可以通过胎盘传给下一代而发生胎传梅毒(先天梅毒),还有经血液、接吻、物品等非性接触传播的梅毒称为无辜梅毒。

梅毒分为Ⅰ期梅毒、Ⅱ期梅毒、Ⅲ期梅毒、神经梅毒、获得性的潜伏梅毒、胎传梅毒、先天性潜伏梅毒等7种,前5种为后天梅毒、后2种为先天梅毒。未经治疗的梅毒自然病程为:苍白螺旋体通过微小擦伤或穿透黏膜表面进入人体,很快播散到附近的淋巴结,且在数小时内经血液和淋巴液到不同的组织。尽管螺旋体迅速播散,但仍优先在侵入处繁殖,导致炎症反应,当螺旋体继续繁殖时,形成特征性的一期损害即硬下疳,此时可在硬下疳深部发现螺旋体。硬下疳通常在感染后9～90天出现(平均为3周),为无痛性,且趋于在3～8周内自愈。此时进入无症状的潜伏期即Ⅰ期潜伏梅毒。

若Ⅰ期梅毒未被发现和治疗,则螺旋体大量繁殖并播散,在感染后的6～12周即硬下疳消失后4～8周,出现Ⅱ期梅毒,可见各种斑疹、丘疹、鳞屑性丘疹和其他皮肤损害。实际上,此时螺旋体可到达各器官和组织。Ⅱ期皮疹经过数天或3～5周,不经治疗亦可自行吸收消退,再进入潜伏状态称为Ⅱ期潜伏梅毒。当机体抵抗力降低时又可复发称为Ⅱ期复发梅毒。经过一段时间又可消退,而转入潜伏期。随机体免疫力的变化,可反复出现复发与潜伏期相互交替。

一旦梅毒的早期感染阶段走过了其历程,且以后不再感染,可没有临床症状而潜伏多年、甚至终身,仅梅毒血清反应阳性,称为晚期潜伏梅毒。有约30%～40%的病人可进入Ⅲ期梅毒(晚期梅毒),出现树胶样肿,甚至更严重的心血管梅毒或神经梅毒,导致各种无能、有时甚至死亡。

根据感染时间分为:① 早期梅毒:病期在2年以内,如Ⅰ期硬下疳,Ⅱ期梅毒皮肤、黏膜损害,早期潜伏梅毒等。② 晚期梅毒:病期在2年以上,如Ⅲ期梅毒,皮肤、黏膜、骨、眼等梅毒,心血管梅毒,神经梅毒,内脏梅毒及晚期潜伏梅毒。

【诊断依据】

1. 病史:有不洁性行为或配偶有梅毒感染史,有间接感染史或母婴传染机会,以及梅毒治疗史。

2. 临床表现

(1) Ⅰ期梅毒:螺旋体感染后2～4周入侵处见单个硬下疳,直径1 cm左右,溃疡面清洁,分泌物少,不痛不痒,基底浸润发硬,触之为软骨样。挤压有稀薄的浆液性渗出,内有大量的螺旋体。硬下疳不治疗可在2～6周内消退。皮损多发生在生殖器,少数见于肛门、口唇及其他部位,伴有附近浅表淋巴结肿大。肿大的淋巴结不痛、质硬,不化脓破溃,与周围组织不粘连,称为梅毒性横痃。肿大的淋巴结较硬下疳愈合晚,可持续1～2个月。

(2) Ⅱ期梅毒:这是梅毒螺旋体由局部经淋巴和血液,在人体内大量播散后而出现的全身表现,一般发生在感染后9～10周或硬下疳出现后6～8周,皮肤黏膜损害又称梅毒疹,特征是广泛,早期对称而不融合,以后呈多形性,也可为局限性,自觉症状轻微,破坏性小,传染性强。不经治疗2～10周后消退,不留瘢痕。Ⅱ期梅毒疹主要有以下几种:皮疹(斑疹性梅毒疹、斑丘疹性梅毒疹、丘疹性梅毒疹、脓疱性梅毒疹)、扁平湿疣、梅毒性脱发、梅毒性白斑、黏膜损害、甲损害。另外还有Ⅱ期骨肌肉损害、Ⅱ期眼梅毒、Ⅱ期神经梅毒等。通过输血而受染的患者不发生Ⅰ期梅毒损害,而直接发生Ⅱ期梅毒。

（3）Ⅲ期梅毒：主要因早期梅毒未治疗或治疗不彻底所致，可有Ⅰ、Ⅱ期梅毒史，病程在 2 年以上。Ⅲ期皮疹的特点如下：① 有梅毒性肉芽组织所致的硬结；② 数目少，常局限于一处，分布不对称；③ 炎症现象及主观症状轻微；④ 可形成溃疡，有中心愈合、溃疡向四周蔓延的倾向，可呈环形、多环形、马蹄形或肾形；⑤ 破坏性大、愈后有萎缩性瘢痕，边缘有色素沉着；⑥ 抗梅毒治疗愈合较快。常见结节性皮疹或皮肤、黏膜、骨骼发生树胶肿、骨膜炎，可引起声音嘶哑、硬腭穿孔、鞍鼻、骨关节痛、心血管方面有单纯性主动脉炎、主动脉瓣关闭不全、冠状动脉口狭窄、主动脉瘤及心肌树胶肿。其他还有：晚期眼梅毒、晚期内脏梅毒、晚期神经梅毒。

（4）胎传梅毒（先天梅毒）：① 早期胎传梅毒：多数梅毒儿出生时除瘦小、出生体重低外，常表现正常，不发生硬下疳。约 2/3 的病例到 3～8 周时才发生临床症状。几乎所有病例在 3 个月内出现临床症状。20%～50% 的患儿淋巴结肿大，其特点是不融合、可活动、质硬、无触痛。20% 的病例滑车上淋巴结肿大，对胎传梅毒具有特征性。皮损类似于成人后天Ⅱ期梅毒；鼻损害表现为渗出物多及鼻塞；骨损害表现为骨软骨炎或骨髓炎，关节局部肿痛、活动受限等。② 晚期胎传梅毒发生于 2 岁后，最常发生于 7～15 岁。

其表现分两组：① 永久性标记（畸形），为早期病变所遗留，已无活动性，但具特征性，包括永久性神经性耳聋、前额圆凸、佩刀胫、Hutchinson 齿、桑葚齿（Moon 齿）、马鞍鼻等。② 仍然具有活动性损害所致的临床表现，如脑脊液有细胞数及蛋白异常或 VDRL 试验阳性、肝脾大、鼻及腭树胶肿、视网膜炎、关节积液（Clutton 关节肿）、骨膜炎、指炎及皮肤黏膜损害。

3. 实验室检查

（1）组织及体液中梅毒螺旋体的检查

① 暗视野显微镜检查：对早期梅毒的诊断具有十分重要的价值，包括硬下疳、Ⅱ期梅毒的扁平湿疣、口腔黏膜斑等，可用玻片蘸取少量渗出液镜检。但在口腔与肛门部位要注意与非致病性螺旋体相区别，如果暗视野显微镜检查结果呈阴性，建议连续检查 3 天。也可以做近卫淋巴结穿刺，进行暗视野显微镜检查。

② 免疫荧光染色或直接荧光抗体染色（direct fluorescent antibody test，DFA test）：取适量患者疮面液涂片，干燥后用荧光素标记的抗梅毒螺旋体免疫球蛋白染色，以检查含梅毒螺旋体的标本，在荧光显微镜下观察结果，其敏感性大于 90%。

③ 银染色：可显示内脏器官及皮肤损害中的梅毒螺旋体，螺旋体被染成棕黑色，背景为黄色。

④ 分子扩增试验（molecular amplification tests）：聚合酶链反应（PCR），反转录聚合酶链反应（RT-PCR），分子生物学方法。

（2）梅毒血清试验：根据所用抗原不同而分为两类：① 非螺旋体抗原血清试验，包括性病研究所实验室玻片试验（vcenereal disease research laboratory，VDRL）、血清不需加热的反应素玻片试验（unheated serum reagin test，USR）、快速血浆反应素环状卡片试验（ripid plasma reagin circle card test，RPR）、甲苯胺红不需加热血清试验（toluidin red unheated serum test，TRUST）。② 螺旋体抗原血清试验，包括荧光螺旋体抗体吸附试验（fluorescent treponemal antibody absorption test，FTA-AB）、梅毒螺旋体血凝试验（treponema pallidum hemagglulination test，TPHA）、（梅毒螺旋体颗粒凝集试验（treponema pallidum particle agglutination test，TPPA）、酶免疫测定（enzyme immunoassay，EIA）、新免疫测定法（INNO-LIA Syphilis kit）、蛋白印迹试验（western blot）。

非梅毒螺旋体抗原试验特异性及敏感性均较梅毒螺旋体抗原血清试验差，可作为常规试验，还可用于大量人群的筛查。RPR 滴度与梅毒活动性相关，可做定量试验，用于观察疗效、对是否复发或再感染进行鉴别，鉴别先天梅毒与被动反应素血症。脑脊液做 VDRL 或 RPR 试验，有助于神经梅毒的诊断。

梅毒螺旋体抗原血清试验敏感性和特异性均高，一般用来做证实试验，特别是潜伏梅毒及有一些

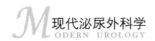

非螺旋体抗原血清试验阴性而又怀疑为梅毒的患者,还可提高早期梅毒和胎传梅毒的诊断率。TPHA 与 TPPA 都用超声波粉碎的 Nichols 株螺旋体悬液作为抗原,前者用经甲醛处理的羊红细胞做抗原载体,后者用纯化的明胶颗粒做抗原载体,更简单易行,是替代前者(TPHA)的试验。这类试验所测的是抗梅毒螺旋体 IgG 抗体,即使患者经足够的抗梅毒治疗并已治愈,血清反应仍保持阳性,因此,不能用于观察疗效、复发及再感染,但抗梅毒螺旋体 IgM 抗体治疗后可下降。

用非螺旋体抗原试验(如 RPR 或 USR 试验)做筛查,如阴性,只有在怀疑患者为梅毒时才进一步做检查。如果为阳性,则:① 病史及体检结果符合梅毒,可以确定诊断;② 病史及体检不符合梅毒者,应进一步做螺旋体抗原试验(如 FTA-AB 试验或 TPHA 试验),一般来说,试验结果阳性可以肯定梅毒的诊断,如果阴性,则 RPR 或 USR 试验的结果为生物学假阳性反应。

(3)脑脊液检查:适应证:① 具有神经系统、视觉或听觉症状与体征;② 具有其他活动性感染(主动脉炎、树胶肿、虹膜炎)的临床症状;③ 治疗失败;④ HIV 感染;⑤ 梅毒病期超过 1 年,血清非螺旋体抗原试验滴度超过 1:32;⑥ 不是青霉素治疗者;⑦ 未经治疗的无症状梅毒。脑脊液检查注意包括:淋巴细胞计数≥10×10^6/L,蛋白>50 mg/dl,非螺旋体抗原试验阳性、梅毒螺旋体抗体试验阳性等有诊断价值。

【鉴别诊断】

1. Ⅰ期梅毒

(1)硬下疳:应与软下疳、单纯疱疹、结核、癌肿等鉴别。

(2)梅毒性淋巴结肿大无疼痛感,应与软下疳鉴别。

2. Ⅱ期梅毒

(1)梅毒性斑疹:应与玫瑰糠疹、花斑癣、白癜风、药疹等鉴别。

(2)梅毒性丘疹:应与银屑病、扁平苔藓、毛发红糠疹、体癣等鉴别。

(3)梅毒性脓疱疹:应与脓疱疹、脓疱病等鉴别。

(4)梅毒黏膜皮损:应与地图舌、鹅口疮鉴别。

其鉴别要点为Ⅱ期梅毒疹不痛不痒,泛发且对称分布,USR 或 RPR 试验阳性。

3. Ⅲ期梅毒

(1)结节性梅毒疹:应与异常狼疮、瘤型麻风鉴别。

(2)树胶样肿:应与结节性红斑、异常狼疮、瘤型麻风、皮脂腺瘤、硬结性红斑鉴别。

(3)神经性梅毒与心血管梅毒:应与其他原因引起的脑膜炎及心血管疾病鉴别。

其鉴别要点为有Ⅰ、Ⅱ期梅毒史,梅毒血清反应阳性,脑脊液检查异常,性病研究实验室玻片试验(VDRL 试验)阳性。

4. 胎传梅毒:与尿布疹、虫咬皮炎、疥疮、异位性皮炎、单纯疱疹、色素性荨麻疹、卟啉症等鉴别。

【治疗方案】

1. 早期梅毒(包括Ⅰ期、Ⅱ期,病期在 2 年以内的潜伏梅毒)

(1)青霉素:普鲁卡因青霉素,80 万 U/日,肌注,连续 10 天,总量为 800 万 U。或苄星青霉素,240 万 U,分两侧臀部肌注,每周 1 次,连续 2～3 次。

(2)对青霉素过敏者:盐酸四环素或红霉素 500 mg,每日 4 次,口服,连服 15 天(肝、肾功能不良者禁用);多西环素(强力霉素)100 mg,每日 2 次,连服 15 天;头孢曲松,250～500 mg,每天 1 次,肌内注射,连续 10 天或 1g,每天 1 次,肌内注射,连续 10 天。

2. 晚期梅毒(包括Ⅲ期皮肤、黏膜、骨梅毒,晚期潜伏病期超过 2 年或不能确定病期的潜伏梅毒)及Ⅱ期复发梅毒

(1)青霉素:苄星青霉素,240 万 U,每周 1 次,肌注,连续 3 次;普鲁卡因青霉素,每日 80 万 U,肌注,连续 20 天为一个疗程;也可考虑给第二个疗程,疗程间停药 2 周。

（2）对青霉素过敏者:盐酸四环素（或红霉素）500 mg,每日 4 次,口服,连服 30 天;或多西环素 100 mg,每日 2 次,连服 30 天。不用阿奇霉素。

3. 妊娠期梅毒

（1）青霉素:普鲁卡因青霉素,妊娠初 3 个月及末 3 个月各用每日 80 万 U,肌注,连用 10～15 天。二期复发及晚期梅毒连续 20 天。治疗后每月做一次定量 USR 或 RPR 试验,观察有无复发及再感染。

（2）对青霉素过敏者:禁用盐酸四环素,可用红霉素 500 mg,每日 4 次,口服,连用 15 天。对二期复发或晚期梅毒连服 30 天,妊娠前及末 3 个月各治疗一疗程。因红霉素不能通过胎盘,所生婴儿应该用青霉素补治。还可用阿奇霉素 500 mg,每天 1 次口服,连续 10 天。或用头孢曲松 250～500 mg,肌内注射,每天 1 次,连用 10 天。青霉素过敏者用上述方法治疗,在停止哺乳后,要用多西环素复治。还可在青霉素脱敏后用青霉素治疗。

4. 心血管梅毒:不用苄星青霉素,如有心力衰竭应先治疗心衰,待心功能代偿时,从小剂量开始注射青霉素,以免吉海反应造成病情加重或死亡。水剂青霉素,第一日 10 万 U,一次肌注;第二日 10 万 U,每日 2 次,肌注;第三日 20 万 U,每日 2 次,肌注;第四日起普鲁卡因青霉素 80 万 U,肌注,连续 15 天。间隔 2 周后,给予第二个疗程。对青霉素过敏者:盐酸四环素（或红霉素）500 mg,每日 4 次,连服 30 天;多西环素,100 mg,每天 2 次,口服,连续 30 天。

5. 神经梅毒与眼梅毒

（1）水剂青霉素 1 800～2 400 万 U,静脉滴注（300 万～400 万 U,每 4 小时一次）,连续 10～14 天。继以苄星青霉素每周 240 万 U,肌注,共 3 次。

（2）普鲁卡因青霉素,每日 240 万 U,1 次肌注,同时口服丙磺舒,每次 0.5 g,每日 4 次,共 10～14 天。继以苄星青霉素,每周 240 万 U,肌注,连续 3 次。

（3）对青霉素过敏者可用四环素 500 mg,口服,每日 4 次,连服 30 天;也可用多西环素 200 mg。每天 2 次,连服 30 天。

（4）头孢曲松:每天 2 g,肌内注射或静脉注射,连续 10～14 天。

心血管梅毒和神经梅毒治疗时为避免吉海反应,应加用泼尼松（强的松）,在注射青霉素前一天开始口服泼尼松,每次 5 mg,每日 4 次,连服 3 天。

6. 先天梅毒

（1）早期先天梅毒（2 岁以内）:脑脊液异常者,水剂青霉素静滴,出生后 7 天内的新生儿,每次 5 万 U/kg,静脉滴注,每 12 小时 1 次;出生 7 天后的婴儿 10～15 万 U/kg,每 8 小时 1 次,连续 10～14 天。或普鲁卡因青霉素,每天 5 万 U/kg,肌内注射,连续 10～14 天。脑脊液正常者,苄星青霉素每日 5 万 U/kg,1 次肌注（分两侧肌注）,连续 10～14 天。若无条件检查脑脊液,可按脑脊液异常者治疗。

（2）晚期先天梅毒（2 岁以上）:水剂青霉素,5 万 U/(kg·d),肌注,每 4～6 小时一次,共 10 天。普鲁卡因青霉素 5 万 U/(kg·d),肌注,连续 10 天为一个疗程。依患者情况可给第二个疗程。

对青霉素过敏者,8 岁以下禁用四环素,可选用红霉素 7.5～12.5 mg/(kg·d),分 4 次口服,连服 30 天。

（3）母亲有下列情况之一,所生婴儿应做疑似胎传梅毒处理:① 分娩前所患梅毒未治疗或分娩前一个月才治疗;② 妊娠期梅毒经青霉素治疗后 RPR 滴度未下降 4 倍以上或出现血清学复发或再感染证据;③ 孕期用红霉素或其他非青霉素治疗者;④ 妊娠期梅毒已进行治疗,但未做血清学随访。

（4）母亲确诊梅毒,婴儿下列检查均正常者,可予苄星青霉素 5 万 U/(kg·d),1 次肌内注射:① 脑脊液检查正常;② 无胎传梅毒的临床症状和体征;③ 婴儿血清 RPR 滴度与母亲血清 RPR 滴度相似或低于母亲血清滴度;④ 长骨 X 线拍片无异常;⑤ 鼻腔分泌物暗视野检查未发现梅毒螺旋体;⑥ 肝功能及血常规正常。

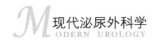

（5）性伴的处理：3个月内或3个月前与早期梅毒患者有性接触的性伴，即使梅毒血清学试验阴性，也应予以抗梅毒治疗。梅毒患者治疗前在下列期间内发生过性关系的性伴应列为高危性伴：① Ⅰ期梅毒：3个月加Ⅰ期梅毒症状存在的时间；② Ⅱ期梅毒：6个月加Ⅱ期梅毒症状存在的时间；③ 早期潜伏梅毒：确诊前1年有过性接触的性伴。对于病期未明的潜伏期梅毒而梅毒血清学试验滴度较高的患者，临床上应视为早期梅毒。

【评述】

梅毒的诊断要及时准确，早发现早治疗，以防发展为晚期梅毒或传染给他人。由于梅毒症状复杂，因此要与多种疾病相鉴别，以免延误病情。治疗开始时要注意吉海反应：吉海反应是由于大量梅毒螺旋体被杀死，释放出大量异性蛋白入血引起机体超敏反应，包括发热、全身不适、头痛、肌肉骨骼痛、恶心及心悸等，对心血管梅毒患者可引起心绞痛、主动脉破裂等严重后果；神经梅毒也可显著恶化。此现象出现于首次用药后4小时，8小时达高峰，24小时内消退。可用强的松预防。

需特别注意梅毒的随访与复治：（1）早期梅毒，经充分治疗的患者，应随访2～3年。治疗后第一年内每3个月复查1次，包括临床与血清（非螺旋体抗原试验，滴度上升或未下降2个稀释度，应予重复治疗；低抗体滴度如VDRL≤1∶2，RPR≤1∶4，患者治疗后非螺旋体试验抗体滴度下降常不明显，只要治疗后非螺旋体试验滴度无上升，通常无需再次治疗），以后每半年复查1次。随访期间严密观察其血清反应滴度下降与临床改变情况，如无复发即可终止观察。（1）早期梅毒治疗后，如有血清复发（血清反应由阴转阳，或滴度升高4倍以上，如RPR或USR试验阴转后又超过1∶8者）或临床复发，除应立即加倍剂量进行复治外，还需考虑是否要做腰椎穿刺进行脑脊液检查，以观察中枢神经系统有无梅毒感染。如血清固定（不阴转）而无临床复发征象者，也应根据具体情况考虑检查脑脊液，以排除无症状神经梅毒的可能性，并应予相应抗梅毒治疗。（2）晚期梅毒与晚期潜伏梅毒患者，如治疗后血清固定，需要随访3年以上判断是否终止观察。（3）妊娠期梅毒，早期梅毒治疗后分娩前应每月检查1次梅毒血清反应，如3个月内血清反应滴度不下降2个稀释度（4倍）或上升2个稀释度（4倍），应予复治。分娩后按一般梅毒病例进行随访。（4）神经梅毒，治疗后3个月做1次临床、血清学及脑脊液检查，以后每6个月检查1次，直到脑脊液变化转为正常，此后每年复查1次，至少3年。（5）经过充分治疗的梅毒孕妇，所生婴儿出生时如血清反应阳性，应每月检查1次血清反应，连续8个月。如血清反应阴转，且未出现先天梅毒的临床表现，则可停止观察。出生时血清反应阴性，应于出生后1个月、2个月、3个月及6个月复查，至6个月时血清反应仍为阴性，且无先天梅毒的临床表现，可排除先天梅毒。无论出生时血清反应阳性或阴性，在随访期间如血清反应滴度逐渐上升或出现先天梅毒的临床表现，应立即予以治疗。未充分治疗或未用青霉素治疗的梅毒孕妇所生婴儿，或无条件对婴儿进行临床及血清学随访者，应考虑对婴儿进行治疗。

另外，梅毒可促进HIV的传播，而艾滋病与HIV感染也可使梅毒病程发生改变。所有HIV感染者应做梅毒血清学检查，所有梅毒患者应做HIV抗体筛查。常规的梅毒血清学检查不能确诊时，可取活检，做免疫荧光染色或银染色查找梅毒螺旋体。所有梅毒患者，凡有感染HIV危险者，应考虑做腰椎穿刺以排除神经梅毒，对Ⅰ、Ⅱ期及潜伏期梅毒，推荐用治疗神经梅毒的方案进行治疗。

应注意同时对性伴的治疗，以阻断传播链。

（张斌）

第六节　软下疳

【概述】

软下疳(chancroid)是由杜克雷嗜血杆菌感染所致的生殖器部位疼痛性、溃疡性性传播疾病,常合并腹股沟淋巴结化脓性病变。杜克雷嗜血杆菌(haemophilus Ducreyi,HD)由 Ducrey 于 1889 年在意大利发现,此菌为兼性厌氧菌,无运动能力,无芽孢,革兰染色阴性,链状短杆菌,大多寄生于细胞外,呈链状或鱼群状排列,少数在细胞内呈团状分布。

软下疳的潜伏期通常为 3～14 天,平均在 4～7 天。男女发病之比为 10∶1。

【诊断依据】

1. 流行病学史:发病前 3～14 天有不安全性行为史,或性伴感染史,或多性伴史。

2. 症状:皮损初发为生殖器部位的炎性小丘疹,1～2 天后迅速变为脓疱,2～3 天内脓疱破溃形成疼痛性溃疡。溃疡呈圆形或卵圆形,边缘不整,基底覆以脓性分泌物,除去渗出物,基底为血管丰富的肉芽组织,有触痛,易出血。皮损周围可出现卫星状溃疡。溃疡可在 1～2 个月内愈合,残留瘢痕。男性好发于冠状沟、包皮、龟头、阴茎体、会阴及肛周等处;女性好发于大小阴唇、尿道口、阴道口、阴道壁、会阴和肛周等处。原发损害出现后的 1～2 周内,约 50% 的患者出现急性疼痛性化脓性腹股沟淋巴结炎(横痃),表现为腹股沟和股淋巴结疼痛性肿大,常为单侧,也可双侧受累。肿大的淋巴结形如球状,表面皮肤发红,触压有疼痛和波动感,可自然破溃流脓,形成一长而窄的浅溃疡。

3. 实验室检查:① 涂片检查:从溃疡底部或从未破溃的腹股沟横痃中抽取脓液做涂片检查,革兰染色为阴性链状短杆菌。此方法有一定误差,特别是溃疡处有继发感染时易出现假阳性或假阴性。② 培养检查:从溃疡处或横痃取材培养,使用改良 Thayer-Martin 培养基或巧克力琼脂培养基,经 48～72 h 培养后,可形成直径 1～2 mm 的菌落,菌落光滑、呈半透明状,浅灰色或黄灰色。陈旧性培养物,菌落扁平,颜色变成灰白到棕黄。用白金耳可以完整地将菌落沿琼脂表面推动,即推动试验阳性,为杜克雷嗜血杆菌菌落的典型特征。

【鉴别诊断】

1. 一期梅毒　潜伏期长,约 2～3 周,一般为单发,直径约 1～2 cm,圆形或卵圆形,界限清楚,边缘略隆起,创面清洁;触诊基底坚韧,呈软骨样硬度,无疼痛和触痛,伴无痛性腹股沟淋巴结肿大。溃疡处取材,暗视野显微镜检查可见梅毒螺旋体,梅毒血清学试验可阳性。但对梅毒与软下疳混合感染的患者应注意区分。

2. 性病性淋巴肉芽肿　由沙眼衣原体 L1、L2 或 L3 血清型引起,以生殖器损害、局部化脓性淋巴结病或出血性直肠炎为特征。溃疡多为一过性,而且无明显自觉症状,数日自愈,不留瘢痕。腹股沟淋巴结肿大为主要的临床表现,并形成沟槽征。肿大的淋巴结亦可破溃,其开口呈"喷水壶"状。沙眼衣原体检测阳性,或沙眼衣原体血清抗体阳性。

3. 生殖器疱疹　生殖器或肛周集簇或散在的小水疱,继之表浅糜烂或溃疡,有疼痛或灼热感。病程短,可在一周左右痊愈,皮损愈合后无明显痕迹,容易复发;可伴腹股沟淋巴结肿大,有压痛。皮损 HSV-PCR 检测阳性,或抗原检测可阳性。

【治疗方案】

应遵循及时、足量、规则用药的原则。在患者发病前 10 天内的性伴,无论其有无症状,均应同时接受治疗,治疗后应进行随访。

1. 全身治疗

(1)一线:头孢曲松 250～1 000 mg,单次肌内或静脉注射,或阿奇霉素 1 g,单次口服。

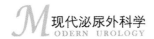
（2）二线：环丙沙星 500 mg，口服，每天 2 次，共 3 天（18 岁以下患者、妊娠和哺乳期女性禁用）；或红霉素 500 mg，口服，每天 4 次，共 7 天。

2. 局部治疗

（1）生殖器溃疡应用 0.01% 苯扎氯铵溶液清洗，洗后涂红霉素软膏，每日 2 次。

（2）腹股沟横痃若未破溃，不宜切开，首选抗生素治疗，无效时可反复抽取脓液，包扎并保持清洁。已破溃的，应清洁创面，外涂红霉素、莫匹罗星软膏，以防继发感染或自身接种感染，并应追踪至溃疡彻底愈合。完全愈合的时间随溃疡大小而定，大的溃疡可能需 2 周以上。此外，未经包皮环切的患者，如果溃疡位于包皮下，愈合较慢。已化脓、有波动感的肿大淋巴结，临床消退慢于溃疡，尽管治疗有效，可能还需做穿刺或切开引流，切开引流时应注意窦道形成的并发症。虽然用针头抽吸比较简便，但切开引流更为可取，因为以后无需多次引流。

3. 性伴侣应同时治疗。

4. 随访：在治疗开始后 3～7 天应进行复查。如治疗有效，在 3 天内溃疡症状可好转，在 7 天内客观体征改善。

【评述】

软下疳的唯一传播途径是性传播，男性发病高于女性，目前尚未发现健康带菌者，女性可为亚临床状态，因而是重要的传染源。已经明确的是：软下疳是 HIV 感染的促发因素。经规范治疗后，如果临床无明显改善，医生应考虑：是否诊断正确；是否同时合并其他性病；是否合并 HIV 感染及未做包皮环切；是否未按要求用药；杜克雷嗜血杆菌菌株是否对所用抗菌药物耐药。

（廖凯）

第七节　艾滋病

【概述】

艾滋病（AIDS）即获得性免疫缺陷综合征（acquired immunodeficiency syndrome，AIDS），1981 年首先由美国报告，现在全球已有 190 多个国家和地区报告发现或流行该病。我国于 1985 年发现首例艾滋病病毒感染病例。

艾滋病是由人类免疫缺陷病毒（human immunodeficiency virus，HIV）所引起。HIV 是一种逆转录病毒，在分子水平上可分为两型：1 型和 2 型。HIV-1 型为全球流行，并且为艾滋病的主要流行型；而 HIV-2 型则主要局限于非洲，尤其是西非。

艾滋病是指 HIV 抗体阳性，临床上出现条件性感染或恶性肿瘤者；HIV 感染者是指 HIV 抗体阳性但无症状者，两者都是传染源。HIV 主要存在于传染源的血液、精液、阴道分泌物、胸腹水、脑脊液、唾液、眼泪、羊水和乳汁等体液中。感染和传播途径为：① 性接触（包括不安全的同性、异性和双性性接触）；② 经血液及血制品（包括共用针具静脉注射毒品，不安全规范的介入性医疗操作，移植 HIV 病人的器官、组织，文身等）；③ 经母婴传播（包括宫内感染、分娩时和哺乳传播）。

HIV 主要侵犯人体的免疫系统，包括 $CD4^+$ T 淋巴细胞、单核巨噬细胞和树突状细胞等，主要表现为 $CD4^+$ T 淋巴细胞数量不断减少，使 T 抑制细胞（$CD8^+$ T 细胞）在数量上占绝对优势，最终导致人体细胞免疫功能缺陷，引起各种机会性感染和肿瘤的发生。HIV 进入人体后，在 24～48 h 到达局部淋巴结，5～10 天左右在外周血中可以检测到病毒成分，继而产生病毒血症，导致急性感染，以 $CD4^+$ T 淋巴细胞数量短期内一过性迅速减少为特点。大多数感染者未经特殊治疗，$CD4^+$ T 淋巴细胞数可自行恢复至正常水平或接近正常水平。由于机体免疫系统不能完全清除病毒，形成慢性感染，包括无症状感染期和有症状感染期。无症状感染期持续时间变化较大（数月至数十年不等），平均约为 8 年,表现为 CD4$^+$T 淋巴细胞数量持续缓慢减少(多为 800~350 个/μl);进入有症状期后,CD4$^+$T 淋巴细胞再次快速减少,多数感染者 CD4$^+$T 淋巴细胞计数在 350 个/μl 以下,部分晚期患者甚至降至 200 个/μl 以下,并快速减少。

从初始感染 HIV 到终末期是一个较为漫长复杂的过程,在这一过程的不同阶段,与 HIV 相关的临床表现也是多种多样的。根据感染后临床表现及症状、体征,HIV 感染的全过程可分为急性期、无症状期和艾滋病期,但因为影响 HIV 感染临床转归的主要因素有病毒、宿主免疫和遗传背景等,所以在临床上可表现为典型进展、快速进展和长期缓慢进展三种转归,出现的临床表现也不同。

人体感染 HIV 后,若不经干预,大多会在 10 年内发展成艾滋病。此时患者机体抵抗力很弱,容易发生各类感染,如病毒、细菌、真菌及寄生虫等;也容易发生神经系统损害和各类恶性肿瘤(如 Kaposi 肉瘤、淋巴瘤等),病情进展迅速,最终导致死亡。

【诊断依据】

1. 临床表现

(1)急性期:通常发生感染 HIV 的 6 个月内。部分感染者在急性期出现 HIV 病毒血症和免疫系统急性损伤相关的临床表现。临床表现以发热最为常见,可伴有咽痛、盗汗、恶心、呕吐、腹泻、皮疹、关节疼痛、淋巴结肿大及神经系统症状。大多数患者临床症状轻微,持续 1~3 周后自行缓解。

此期在血液中可检测到 HIV RNA 和 p24 抗原,CD4$^+$T 淋巴细胞计数一过性减少,CD4$^+$/CD8$^+$ T 淋巴细胞比值倒置。部分患者可有轻度白细胞和血小板减少或肝脏生化指标异常。

(2)无症状期:可从急性期进入此期,或无明显的急性期症状而直接进入此期。持续时间一般为 4~8 年。其时间长短与感染病毒的数量和型别、感染途径、机体免疫状况的个体差异、营养条件及生活习惯等因素有关。在无症状期,由于 HIV 在感染者体内不断复制,免疫系统受损,CD4$^+$T 淋巴细胞计数逐渐下降,可出现淋巴结肿大等症状或体征。

(3)艾滋病期:为感染 HIV 后的终末阶段。患者 CD4$^+$T 淋巴细胞计数多在 200 个/μL 以下。此期主要临床表现为 HIV 相关症状、体征及各种机会性感染和肿瘤。

2. 诊断标准

诊断原则:HIV/AIDS 患者的诊断需结合流行病学史(包括不安全性生活史、静脉注射毒品史、输入未经抗 HIV 抗体检测的血液或血液制品、HIV 抗体阳性者所生子女或职业暴露史等),临床表现和实验室检查等进行综合分析,慎重作出诊断。HIV 抗体和病原学检测是确诊 HIV 感染的依据;流行病学史是诊断急性期和婴幼儿 HIV 感染的重要参考;CD4$^+$T 淋巴细胞检测和临床表现是 HIV 感染分期诊断的主要依据;AIDS 的指征性疾病是 AIDS 诊断的重要依据。HIV 感染者是指感染 HIV 后尚未发展到艾滋病期的个体;AIDS 患者是指感染 HIV 后发展到艾滋病期的患者。

成人、青少年及 18 月龄以上儿童,符合下列一项者即可诊断 HIV 感染:① HIV 抗体筛查试验阳性和 HIV 补充试验阳性(抗体补充试验阳性或核酸定性检测阳性或核酸定量大于 5 000 拷贝/mL);② 有流行病学史或艾滋病相关临床表现,两次 HIV 核酸检测均为阳性;③ HIV 分离试验阳性。

18 月龄及以下儿童,符合下列一项者即可诊断 HIV 感染:① 为 HIV 感染母亲所生和两次 HIV 核酸检测均为阳性(第二次检测需在出生 4 周后采样进行);② 有医源性暴露史,HIV 分离试验结果阳性或两次 HIV 核酸检测均为阳性;③ 为 HIV 感染母亲所生和 HIV 分离试验阳性。

(1)HIV 感染早期的诊断标准:也即Ⅰ期,成人及 15 岁(含 15 岁)以上青少年 HIV 感染者,符合下列一项即可诊断:① 3~6 个月内有流行病学史和/或有急性 HIV 感染综合征和/或有持续性全身性淋巴腺病(PGL);② 抗体筛查试验无反应,两次核酸检测均为阳性;③ 一年内出现 HIV 血清抗体阳转。15 岁以下儿童 HIV 感染者Ⅰ期的诊断需根据 CD4$^+$T 淋巴细胞数和相关临床表现来进行。

(2)HIV 感染中期的诊断标准:也即Ⅱ期,成人及 15 岁(含 15 岁)以上青少年 HIV 感染者,符合下列一项即可诊断:① CD4$^+$T 淋巴细胞计数为 200~500 个/μL;② 无症状或符合无症状期相关临床表现。15 岁以下儿童 HIV 感染者 Ⅱ 期的诊断需根据 CD4$^+$T 淋巴细胞数和相关临床表现来进行。

（3）艾滋病期的诊断标准：也即 Ⅲ 期，也称为 AIDS 期，成人及 15 岁（含 15 岁）以上青少年，HIV 感染加下述各项中的任何一项，即可确诊为艾滋病期；或者确诊 HIV 感染，且 CD4$^+$T 淋巴细胞数<200 个/μL，可诊断为艾滋病期。① 不明原因的持续不规则发热 38 ℃ 以上，>1 个月；② 腹泻（大便次数多于 3 次/d），>1 个月；③ 6 个月之内体重下降 10% 以上；④ 反复发作的口腔真菌感染；⑤ 反复发作的单纯疱疹病毒感染或带状疱疹病毒感染；⑥ 肺孢子菌肺炎（pneumocystis pneumonia，PCP）；⑦ 反复发生的细菌性肺炎；⑧ 活动性结核或非结核分枝杆菌病；⑨ 深部真菌感染；⑩ 中枢神经系统占位性病变；⑪ 中青年人出现痴呆；⑫ 活动性巨细胞病毒（CMV）感染；⑬ 弓形虫脑病；⑭ 马尔尼菲篮状菌病；⑮ 反复发生的败血症；⑯ 皮肤黏膜或内脏的卡波西肉瘤、淋巴瘤。

15 岁以下儿童，符合下列一项者即可诊断：HIV 感染和 CD4$^+$T 淋巴细胞百分比<25%（12 月龄以内），或<20%（12~36 月龄），或<15%（37~60 月龄），或 CD4$^+$T 淋巴细胞计数<200 个/μl（5~14 岁）；HIV 感染和伴有至少一种儿童 AIDS 指征性疾病。

【鉴别诊断】

1. 原发性免疫缺陷病　这种先天性免疫缺陷病，受遗传体质影响，易引发各种传染病及机会感染病。HIV 抗体检查阴性。

2. 继发性免疫缺陷病　由长期应用皮质类激素、放疗、化疗或已存在的原发恶性肿瘤及严重的蛋白质热能性营养不良引起的继发性免疫缺陷病。HIV 抗体检查阴性。

3. 传染性单核细胞增多症　EB 病毒检查阳性，类似艾滋病的急性 HIV 感染期的症状，HIV 抗体检查阴性。

4. 血液病　某些血液病患者的白细胞减少或淋巴细胞减少，引起发热、淋巴结肿大、肝脾肿大，骨髓检查可鉴别。HIV 抗体检查阴性。

5. 中枢神经系统疾病　由于部分艾滋病患者出现中枢神经系统症状，而应与其他疾病引起的脑膜炎、痴呆等鉴别。

【治疗方案】

1. 治疗目标：最大程度地抑制病毒复制使病毒载量降低至检测下限并减少病毒变异；重建免疫功能；减少异常的免疫激活；减少病毒的传播、预防母婴传播；降低 HIV 感染的发病率和病死率、减少非艾滋病相关疾病的发病率和病死率，使患者获得正常的期望寿命，提高生活质量。

2. 治疗药物分类：目前国际上共有六大类 30 多种抗反转录病毒（antiretrovirus，ARV）药物（包括复合制剂），分别为：① 核苷类反转录酶抑制剂（nucleoside reverse transcriptase inhibitors，NRTIs），② 非核苷类反转录酶抑制剂（non-NRTIs，NNRTIs），③ 蛋白酶抑制剂（protease inhibitors，PIs），④ 整合酶抑制剂（integrase strand transfer inhibitors，INSTIs），⑤ 融合抑制剂（fusion inhibitors，FIs），⑥CCR5 抑制剂。

3. 联合用药：规范的抗 HIV 感染的治疗为联合用药，亦称高效抗反转录病毒治疗（antiretroviral therapy，ART）。两药或多药同时或交替使用会增加针对病毒的靶点，产生相加或协同的抗病毒能力，延缓耐药毒株的出现。此外，相加或协同的活性可导致适当地减少单一药物剂量，从而降低毒副作用。

4. 成人及青少年抗病毒治疗时机与方案：一旦确诊 HIV 感染，无论 CD4$^+$T 淋巴细胞水平高低，均建议立即开始治疗。出现下列情况者需加快启动治疗：妊娠、诊断为 AIDS、急性机会性感染、CD4$^+$T 淋巴细胞<200 个/μL、HIV 相关肾脏疾病、急性期感染、合并活动性 HBV 或 HCV 感染。在开始 ART 前，一定要取得患者的配合和同意，教育患者保持良好的服药依从性；如患者存在严重的机会性感染和既往慢性疾病急性发作期，应参考前述机会性感染控制病情稳定后开始治疗。启动 ART 后，需终身治疗。

初治患者推荐方案为两种 NRTIs 类骨干药物联合第三类药物治疗;第三类药物可以为 NNRTIs 或者增强型 PIs(含利托那韦或考比司他)或者 INSTIs,也可以选用复方单片制剂。基于我国可获得的抗病毒药物,对于未接受过 ART 的患者推荐及替代方案见表 19-1:

表 19-1 未接受过 ART 的患者推荐及替代方案

推荐方案	
两种 NRTIs	第三类药物
TDF+3TC(FTC) TAF/FTC	+NNRTIs:EFV[a]、RPV[b] 或+PIs:LPV/r 或+INSTIs:DTG、RAL
复方单片制剂方案 TAF/FTC/BIC TAF/FTC/EVG/c ABC/3TC/DTG DOR/3TC/TDF 1NRTIs+1INSTIs DTG/3TC[d],或 DTG+3TC[d]	——
替代方案	
2 种 NRTIs	第三类药物
AZT(ABC)+3TC	+NNRTIs:EFV 或 NVP[e] 或 RPV 或 DOR 或艾诺韦林 或+PIs:LPV/r、DRV/c 或+INSTIs:DTG、RAL
TDF+3TC(FTC) TDF+阿兹夫定[f]	+NNRTIs:艾诺韦林 +NNRTIs:EFV

注:TDF:替诺福韦;3TC:拉米夫定;FTC:恩曲他滨;TAF:丙酚替诺福韦;EFV:依非韦伦;RPV:利匹韦林;LPV/r:洛匹那韦/利托那韦;DRV/c:达芦那韦/考比司他;DTG:多替拉韦;RAL:拉替拉韦;BIC:比克替拉韦;EVG/c:艾维雷韦/考比司他;ABC:阿巴卡韦;DOR:多拉韦林;AZT:齐多夫定;NVP:奈韦拉平。a:EFV 不推荐用于病毒载量 $>5\times10^5$ 拷贝/mL 的患者;b:RPV 仅用于病毒载量 $<10^5$ 拷贝/mL 和 CD4[+] T 淋巴细胞计数 >200 个/μL 的患者;c:用于 HLA-B5701 阴性者;d:DTG+3TC 和 DTG/3TC 用于 HBsAg 阴性、病毒载量 $<5\times10^5$ 拷贝/mL 的患者;e:对于基线 CD4[+] T 淋巴细胞 >250 个/μL 的患者要尽量避免使用含 NVP 的治疗方案,合并 HCV 感染的避免使用含 NVP 的方案;f:国产药附条件批准上市药物,用于与 NRTIs 及 NNRTIs 联用,治疗高病毒载量($\geqslant10^5$ 拷贝/mL)的成年患者。

5. HIV 感染儿童的治疗:HIV 感染儿童应尽早开始 ART。

儿童抗病毒治疗方案见表 19-2:

表 19-2 HIV 感染儿童抗病毒治疗方案

年龄(岁)	推荐方案	备选方案
<3	ABC(或 AZT)+3TC+LPV/r(或 DTG)	ABC(或 AZT)+3TC+NVP(或 RAL)
3~10	ABC+3TC+EFV(或 DTG)	AZT(或 TDF)+3TC+NVP(或 EFV、或 LPV/r、或 RAL)
>10	TDF(或 ABC)+3TC+EFV(或 DTG)	AZT+3TC+NVP(或 EFV、或 LPV/r、或 RAL)

注:ABC:阿巴卡韦;AZT:齐多夫定;3TC:拉米夫定;LPV/r:洛匹那韦/利托那韦;DTG:多替拉韦;NVP:奈韦拉平;RAL:拉替拉韦;EFV:依非韦伦;TDF:替诺福韦。

6. HIV 母婴垂直传播阻断:预防艾滋病母婴传播应该综合考虑三个原则:① 降低 HIV 母婴传播率;② 提高婴儿健康水平和婴儿存活率;③ 关注母亲及所生儿童的健康。预防艾滋病母婴传播的有

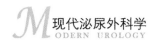

效措施为:尽早服用抗反转录病毒药物干预+安全助产+产后喂养指导。所有感染 HIV 的孕妇,不论其 CD4$^+$T 淋巴细胞计数多少或疾病临床分期如何,均应尽早终身接受 ART。

首选方案:TDF/FTC(或 TDF+3TC 或 ABC/3TC 或 ABC+3TC)+RAL 或 DTG。

替代方案:TDF/FTC(或 TDF+3TC,或 ABC/3TC,或 ABC+3TC,或 AZT/3TC,或 AZT+3TC,或 TAF/FTC)+EFV(或 RPV,或 LPV/r)。

HIV 感染母亲所生婴儿应在出生后尽早(6 h 内)预防性服用抗病毒药物,具体服药方案根据暴露风险而确定。普通暴露风险儿童:对于母亲已接受 ART,依从性较好,且达到长期病毒学抑制者,可给予 4 周 AZT 或 NVP 进行预防,如选择母乳喂养,应首选 NVP。高暴露风险儿童:对于孕期 ART 没有达到长期病毒学抑制、治疗不满 12 周或产时发现 HIV 感染的孕产妇所生婴儿应使用三联药物 AZT+3TC+NVP(或 LPV/r)至出生后 6 周:出生后 2 周内使用 AZT+3TC+NVP,出生 2 周后至 6 周使用 AZT+3TC+LPV/r。有条件的情况下,从出生到 6 周可以使用 AZT+3TC+RAL。

为了预防 PCP,所有 HIV 感染母亲所生的婴儿在完成 4~6 周 HIV 预防治疗后应进行 PCP 预防,除非已排除 HIV 感染。

HIV 阳性孕妇所生儿童的随访:在出生后 48h 内、6 周以及 3 个月提供 HIV 核酸检测,以进行 HIV 感染早期诊断。HIV 抗体检测在出生后 12 个月和 18 个月进行。核酸检测阴性而 18 个月时抗体阳性的 HIV 暴露儿童,需在出生后 24 个月再进行一次 HIV 抗体检测。为了监测服用预防感染药物的安全性,出生后需进行血常规及肝功能检查作为基线评估的依据,之后监测的时间间隔取决于基线时肝功能和血常规的数值、孕龄、新生儿的临床状况、AZT 或 NVP 的剂量以及其他药物的使用情况。

7. HIV 职业暴露后的处理:HIV 职业暴露是指卫生保健人员或人民警察在职业工作中与 HIV 感染者的血液、组织或其他体液等接触而具有感染 HIV 的危险。

处理原则:① 用肥皂液和流动的清水清洗被污染局部;② 污染眼部等黏膜时,应用大量等渗氯化钠溶液反复对黏膜进行冲洗;③ 存在伤口时,应轻柔由近心端向远心端挤压伤处,尽可能挤出损伤处的血液,再用肥皂液和流动的清水冲洗伤口;④ 用 75% 的酒精或 0.5% 碘伏对伤口局部进行消毒、包扎处理。

用药原则:① 阻断方案。首选推荐方案为 TDF/FTC+RAL(或 DTG);也可考虑选择 BIC/FTC/TAF。根据当地资源,如果 INSTIs 不可及,可以使用 PIs 如 LPV/r 和 DRV/c;对合并肾脏功能下降并排除有 HBV 感染的,可以使用 AZT/3TC。② 开始治疗用药的时间及疗程:在发生 HIV 暴露后尽可能在最短的时间内(尽可能在 2 h 内)进行预防性用药,最好在 24 h 内,但不超过 72 h,连续服用 28 天。

监测:发生 HIV 职业暴露后立即、4 周、8 周、12 周和 24 周后检测 HIV 抗体。一般不推荐进行 HIV p24 抗原和 HIV-RNA 测定。

8. 并发症的治疗

(1) 并发各种感染的治疗:应针对各病原的抗感染治疗。如真菌抗感染,用氟康唑或伊曲康唑;单纯疱疹或带状疱疹,可用阿昔洛韦或泛昔洛韦,局部用干扰素;巨细胞病毒感染,可用更昔洛韦或膦甲酸钠;细菌感染时用敏感抗生素;肺孢子菌肺炎,应用复方磺胺甲噁唑,或联合克林霉素,病情严重者可联合糖皮质激素,甚至呼吸支持;活动性结核,给予规范的抗结核治疗;弓形虫脑病,需乙胺嘧啶联合磺胺嘧啶等。

(2) 并发肿瘤的治疗:① 卡波西(Kaposi)肉瘤:局限者仅需抗 HIV 治疗,播散者需化疗;② 淋巴瘤:联合化疗;③ 子宫颈癌:根据分期不同需行根治手术、放疗、化疗等。

9. 中医药治疗:中医药治疗艾滋病有独特优势和特色,治疗主要是抗 HIV,提高免疫力,缓解抗病毒药物的副作用。六味地黄丸、小柴胡汤、四君子汤等均可增强艾滋病患者的免疫力。

【评述】

HIV 感染/AIDS 的诊断必须遵循"及早、全面、动态、慎重、咨询、保密"的原则,及早作出诊断,不仅能及时进行治疗,而且可以防止 HIV 传播,减少传染性。对诊断明确的感染者做定期随访,观察其病程进展,对艾滋病病例诊治和医学观察时,要尊重患者的隐私权,注意保密。抗病毒治疗的出现和应用使艾滋病变为一种可以治疗但目前尚难以彻底治愈的慢性疾病,ART 使得 HIV 相关机会性感染和相关性肿瘤大大减少。提倡通过控制性传播、控制通过血液及其制品的传播、控制通过吸毒传播、预防 HIV 的母婴传播来进行预防。

（廖凯）

第八节　性病性淋巴肉芽肿

【概述】

性病性淋巴肉芽肿(lymphogranuloma venereum,LGV)是由 L1、L2、L3 血清型沙眼衣原体感染生殖器、肛门、直肠部位所致的,以局部化脓性淋巴结病或出血性直肠炎为主要特征的一种慢性性传播疾病。

潜伏期一般为 3～30 天,平均为 7～10 天。临床分为三期——早期:生殖器初疮;中期:腹股沟淋巴结病;晚期:淋巴性水肿、直肠狭窄。

【诊断依据】

1. 流行病学史:有无保护性行为史,或性伴感染史,伴多性伴史。

2. 早期症状:感染部位出现无痛性小丘疹、丘疱疹或脓疱,很快形成糜烂或浅溃疡,常为单个,称为"初疮"。在 1 周内自愈,不留瘢痕。皮损好发于男性的冠状沟、龟头、包皮、阴茎体等部位,女性的大小阴唇、阴道、阴唇系带或宫颈等部位。有肛交性行为者可发生直肠结肠炎,表现为肛门直肠疼痛、里急后重、黏液便或脓血便等。

3. 中期症状:在原发皮损发生后 2～6 周,或更晚发生。

(1) 腹股沟综合征:主要见于男性外生殖器部位感染者,常为单侧受累,表现为腹股沟疼痛性淋巴结肿大(腹股沟横痃)。肿大的淋巴结开始孤立散在、质硬,以后互相粘连成块状,因腹股沟韧带将上下肿大的淋巴结分开,致使皮肤呈沟槽状,称"沟槽症"。部分患者腹股沟淋巴结坏死、破溃或穿孔,形成窦道或排出脓液,愈合后遗留瘢痕。

(2) 肛门直肠综合征:表现为直肠疼痛、腹痛、腹泻、里急后重、便秘、脓血便或便中带血等。

(3) 可出现全身症状,如不适、发热、寒战、肌痛、关节痛等,有时可出现结节性红斑或多形红斑样皮疹。

4. 晚期症状:发病 2 年后或更晚发生,长期慢性腹股沟淋巴结炎及生殖器淋巴管炎可致会阴部、阴茎等处出现淋巴性水肿(象皮肿),致使局部皮肤呈疣状增生及息肉样改变。长期直肠炎及直肠周围炎使直肠狭窄,排便困难,粪便细如铅笔。直肠指检可发现肛门上方 5 cm 处肠壁变厚、狭窄,有数量不等的硬肿块,甚至手指也不能通过。

5. 实验室检查

(1) 血清学检查:有症状的患者,微量免疫荧光试验(MIF)检测到高滴度(≥1∶512)的沙眼衣原体抗体时对 LGV 有诊断意义,一般感染 4 周后即可查出阳性,但很少有实验室采用,因本方法无特异性,仍需结合其他诊断方法以进一步确诊。活动性 LGV 患者血清补体结合试验阳性,滴度常在1∶64以上有诊断意义,但应排除其他引起腹股沟淋巴结肿大的原因。

(2) 细胞学检查鉴定:可以在感染细胞的直接染色涂片中见到衣原体的包涵体。染色的方法有碘

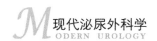
染色、吉姆萨染色和免疫荧光法等。碘染色时见到深棕色胞浆内包涵体为阳性;吉姆萨染色时见到紫红色胞浆内包涵体为阳性;免疫荧光染色时见到发苹果绿色荧光的包涵体为阳性。

（3）核酸检测:应用核酸扩增试验从临床标本中检测到 L1、L2、L3 血清型沙眼衣原体 DNA。

【鉴别诊断】

1. 一期梅毒　生殖器部位浅表性溃疡,一般为单发,直径约 1～2 cm,圆形或椭圆形,界限清楚,边缘略隆起,创面清洁;触诊基底坚韧,呈软骨样硬度,无疼痛、无触痛;伴无痛性腹股沟淋巴结肿大。溃疡面取材,暗视野显微镜检查可见梅毒螺旋体,梅毒血清学试验可呈阳性。

2. 生殖器疱疹　生殖器或肛周集簇的或散在的小水疱,继之浅表糜烂,有疼痛或灼热感;易复发;可伴腹股沟淋巴结肿大,有压痛。水疱皮损取材 HSV 抗原、核酸检测多呈阳性。

3. 软下疳　生殖器或肛周炎性小丘疹,1～2 天后迅速变为脓疱,破溃形成疼痛性溃疡,基底柔软,边缘不整,可潜行穿凿。周围可有卫星状病变,常伴化脓性疼痛性腹股沟淋巴结炎。杜克雷嗜血杆菌培养阳性。

【治疗方案】

1. 药物治疗

（1）多西环素 100 mg,口服,每日 2 次,连服 21 天。

（2）四环素 500 mg,口服,每日 4 次,连服 21～28 天。

（3）米诺环素 100 mg,口服,每日 2 次,连服 21 天。

（4）红霉素 500 mg,口服,每日 4 次,连服 21 天。

治疗后 1 年内每 3 个月随访 1 次,检测抗体滴度。如临床出现反复,滴度上升 4 倍以上,应予复治。性伴要同时治疗。

2. 局部治疗

（1）初疮:局部可用 0.01% 苯扎氯铵溶液清洗,亦可用其他外用消毒剂清洁。

（2）淋巴结肿大未化脓者,可行冷敷或超短波治疗。

（3）淋巴结化脓时,用注射器抽吸脓液,禁止切开引流,以免瘘管形成延迟愈合。

3. 其他治疗:对晚期患者,形成直肠狭窄者,早期可用扩张术,严重者采用外科手术治疗。严重象皮肿者亦可外科手术切除。

【评述】

本病几乎都通过性接触传播,好发年龄是 25 岁左右,男性更多见。引起 LGV 的沙眼衣原体血清型侵袭性较强,易引起全身病变,而不像其他血清型沙眼衣原体主要局限于黏膜。LGV 病原体可侵犯巨噬细胞,细胞免疫和体液免疫可以限制但不能完全消除局部和全身感染的扩散。

（廖凯）

第九节　阴虱病

【概述】

阴虱病(pediculosis Pubis)是由阴虱在宿主外阴有毛部位寄生、繁殖、叮咬等所引起的瘙痒性寄生虫类传染病,主要通过性接触而传播,偶可经马桶坐盖、床上用品、毛巾和内衣裤传播。感染阴虱后,其口器钻入皮肤内,每天吸血 4～5 次,每次 3～10 分钟,吸血时唾液中释放毒汁,并且边吸血边排粪,故能引起局部瘙痒和红色丘疹。阴虱的生活习性使之能传播流行性斑疹伤寒和回归热等传染病。

【诊断依据】

1. 流行病学史:有不洁性行为或性伴有阴虱感染史,或与阴虱病患者密切接触史。

2. 临床表现：阴虱病患者最常见的主诉是外阴瘙痒。患者常发现阴毛上有可移动的或类似于皮屑的阴虱虫体，以及内裤上有类似血迹的阴虱粪便而就诊。体检发现阴毛上有阴虱或阴虱的卵。初看上去，附在阴毛上的阴虱成虫很像皮屑，呈蟹形。会阴、肛周、腹部、大腿内侧及上外侧有毛部位均可发现阴虱，个别病例可在胡须、睫毛和眉毛上发现阴虱。叮咬后的皮肤可出现红色丘疹和微小血痂。由于患者的反复搔抓可见条索状抓迹和血痂，还可继发毛囊炎、皮炎、湿疹以及脓疱病。阴虱吸血后，少数患者在皮损处可见蚕豆大小的青灰色斑块，不痒，压之不褪色，这是由于阴虱吸血时，人的皮肤微量出血，加之阴虱唾液中的色素能使人的血红蛋白变为绿色所致。这种斑点除阴部处，在胸、腹部、大腿内侧也可见到，具有临床特征性。

3. 实验室检查：用细密的篦子梳下阴毛上的阴虱，置于剥离器皿内；或用小镊子将之取下；或用安全剪刀剪下疑有阴虱和阴虱卵附着的阴毛待检。将待检标本置于载玻片，加生理盐水或 10％氢氧化钾溶液一滴，盖上盖玻片置显微镜下，用低倍镜观察。阴虱呈蟹形，有 3 对足，前足较小，中、后足末端较大，其爪呈勾状，能抓住阴毛。虫卵为铁锈色或淡红色。

【鉴别诊断】

1. 疥疮　是由螨虫寄生人体皮肤表层内所引起的慢性传染性皮肤病；瘙痒症状为夜间加重、遇热加重；皮损可为米粒大皮色丘疹、丘疱疹、脓疱、淡红色结节、隧道等；好发于指缝、腕屈侧、腹部、阴囊、股内侧等皮肤薄嫩处；传染性较强，家庭或同住成员中常有同病者。丘疹或隧道末端常可查到疥虫或其虫卵。

2. 皮肤瘙痒症　好发于四肢伸侧、肛周及外阴等处；仅有瘙痒，常见抓痕、血痂或苔藓化，不见虱虫或虫卵，无传染性。

【治疗方案】

治疗主要采用外用药物，用药前应剃除阴毛。外用药使用方法如下：

1. 1％林丹（γ-六氯苯，γ-666）：常用的剂型有洗剂、香波和霜剂。敷药 8 小时后洗去，共使用 2 次，使用前后最好淋浴。该药禁用于儿童、孕妇和哺乳期妇女。

2. 6％硫黄软膏：可用于婴儿和孕产妇。每天 2 次，共使用 10 天。

3. 百部（radix stemonae）：用百部 60 g 加医用酒精 500 mL，浸泡 1～2 天，取浸液外用于患处，2～3 次/天，连续 3 天。其 5％～10％水煎液可浸泡衣服灭虱。

4. 25％苯甲酸苄酯乳剂、1％扑灭司林霜、复方除虫菊酯（含 0.3％除虫菊酯和 3％胡椒基丁醚）、0.5％马拉硫磷洗剂外用均有较好疗效。

治疗 3～10 天后，若有新虱、卵出现，可用上述方法之一重复治疗。另外，患者内衣裤要煮沸烫洗、勤洗澡，并且同时治疗性伴侣，治疗期间禁止性生活。

【评述】

一次性行为感染阴虱的概率为 95％。安全套不能预防阴虱的传播，通过各种途径积极宣传，帮助公众了解阴虱病及其他性传播疾病的危害。鼓励患者通知其性伴接受检查和治疗，防止未感染者发病，患者在之前 1 个月内接触的性伴均应治疗，未治愈前避免性接触。

（廖凯）

第十节　传染性软疣

【概述】

传染性软疣（molluscum contagiosum，MC）是由痘病毒中的传染性软疣病毒感染引起的常见传染性皮肤病。本病多见于儿童及青年、性活跃人群和免疫功能低下者，直接接触传染常常通过性接触或

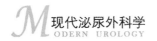
皮肤间密切接触传播,还可以通过游泳池等公共设施传播,也可以自体传播,潜伏期为 4~8 周。

【诊断依据】

1. 病史:有不洁性行为,或接触传染性软疣患者污染物。

2. 临床表现:分为儿童型和成人型。儿童型常通过直接接触或间接接触污染物感染,多见于面部、颈部、躯干及四肢。成人型常通过性传播,多见于外生殖器、臀部、下腹部、耻骨部及大腿内侧区,肛交者发生于肛门。典型皮损为直径 3~5 mm 大小的半球形丘疹,呈灰白色或珍珠色,表面有蜡样光泽,中央呈脐凹状,内含乳白色干酪样物质,即软疣小体。

3. 病程长,反复出现丘疹,可有轻度瘙痒。

【鉴别诊断】

1. 基底细胞癌　较大皮损应与基底细胞癌鉴别,皮肤组织活检病理可明确鉴别。

2. 水痘　儿童常见,表现为发热和全身性斑疹、丘疹、疱疹等症状。透明清亮的水疱,周边有红晕,顶端无脐窝,皮疹分批发生。

3. 寻常疣　寻常疣表面粗糙不平,如花蕊状、乳头状,中央无凹陷,疣体内不能挤出干酪样物质。

【治疗方案】

1. 局部治疗:传染性软疣的治疗原则是去除软疣小体,预防复发。有冷冻法、钳夹法、刮除法、挑刺法、血管钳挤压法、电灼法、激光法、5%氢氧化钾溶液、石炭酸外涂等,对于较大的疣体还可采用手术切除。临床上应用最广泛的是液氮冷冻法、CO_2 激光治疗和钳夹法。

2. 全身治疗:一般不用。若皮疹过多,可局部治疗＋抗病毒治疗:利巴韦林 0.2~0.5 g,每天肌注 2 次,共 3~7 天。左旋咪唑 50 mg,一日 3 次,服 3 天停 4 天为一个疗程。

【评述】

传染性软疣是一种良性的、病毒感染引起的传染性皮肤病,杜绝不洁性行为,洁具不混用,洗澡勿共用搓澡巾搓澡以免损伤皮肤,引起病毒感染。治疗以去除软疣小体＋抗病毒治疗为原则。患病后衣服要煮沸消毒,切勿搔抓,以免抓破导致继发感染和传染。经治疗的患者每 2~4 周要随访一次,随访 3 个月,以观察是否彻底治愈。

(李久明)

第十一节　生殖器念珠菌病

【概述】

生殖器念珠菌病(genital candidiasis)由念珠菌引起的外阴、阴道、包皮和龟头真菌感染的总称,根据发病部位分为外阴阴道念珠菌病(vulvovaginal candidiasis,VVC)和念珠菌性包皮龟头炎。念珠菌是条件致病真菌,常通过性交传染,故被列为性传播疾病。也可因接触被念珠菌污染的浴巾、浴盆、衣物、医疗器械等感染,可与其他性传播性疾病同时发生。最常见的病原菌为白色念珠菌(占 80%),另外还有热带念珠菌、克柔念珠菌、星形念珠菌等。

【诊断依据】

1. 外阴阴道念珠菌病:① 外阴阴道瘙痒、灼痛或刺痛;② 阴道分泌物增多,呈奶酪样或豆腐渣样白带;③ 阴道检查见阴道黏膜充血、红肿或糜烂,阴道壁上有假膜;④ 真菌检查阳性。

2. 念珠菌性包皮龟头炎:① 有性滥交史、包皮过长;② 包皮龟头潮红,龟头有丘疹,包皮内板或龟头冠状沟有奶酪样斑片,有的表现为浅红色糜烂及薄壁脓疱;③ 真菌检查阳性;④ 当阴囊被侵犯时,在与阴茎接触面上可见鳞屑性红斑;尿道口舟状窝受累时,可有尿频、尿痛。

3. 实验室检查:① 直接镜检:分泌物直接镜检如找到较多的假菌丝、真菌丝和圆形或卵圆形芽孢,对诊断有意义;② 染色检查:可用革兰染色法、刚果染色或 PAS 染色法,染色后镜检,阳性率比直接镜检高;③ 真菌培养阳性,并可鉴定菌种。

【鉴别诊断】

1. 滴虫性阴道炎 白带多,为稀薄水样,有时自行流出,外阴湿润,自觉瘙痒。涂片可见滴虫。

2. 淋病性包皮龟头炎 有尿痛病史,龟头包皮水肿,有黄色稠性脓汁。涂片可见细胞内革兰氏阴性双球菌。

3. 淋菌性宫颈内膜炎 可出现白带量多,为稠性黄白色脓汁,宫颈分泌物涂片可见细胞内革兰氏阴性双球菌。

4. 固定药疹 有服药史;在龟头、外阴部皮肤黏膜交界处为界限清楚的圆形或椭圆形红斑,红斑上有扁平水疱,破后糜烂,局部灼热及瘙痒感。

【治疗方案】

1. 一般治疗:保持局部清洁、干燥,积极治疗造成念珠菌易感因素的原发病,提高机体的自身免疫力。

2. 局部治疗:外阴阴道念珠菌病可用 3% 碳酸氢钠、1% 龙胆紫或 0.1% 洗必泰冲洗外阴阴道,每日 2 次;制霉菌素或咪唑类(克霉唑、咪康唑、益康唑、布康唑等)栓剂阴道用,连用 1~2 周;外阴炎可外涂含咪唑类药物的霜剂。念珠菌性包皮龟头炎可用上述液体冲洗、湿敷,然后外涂 1%~2% 龙胆紫或咪唑类霜剂,愈后可做包皮环切术以防复发。

3. 全身治疗:单纯外用药不能控制者,可加用内用药治疗,口服酮康唑 200 mg,每日 2 次,连用 5 天;氟康唑 150 mg,顿服;伊曲康唑 200 mg,每日 2 次,服 3 天,或 200 mg,每日 1 次,服 7 天。如上述治疗未愈,可适当延长疗程。

【评述】

生殖器念珠菌病已成为最常见的生殖道感染性疾病之一。诊断主要依据症状、体检和实验室检查。治疗上:要积极去除病因,养成良好个人卫生,不性滥;规范抗真菌治疗;性伴同时检查、治疗;念珠菌性包皮龟头炎应行包皮环切。

(李久明)

第十二节 鲍恩样丘疹病

【概述】

鲍恩样丘疹病(bowenoid papulosis,BP)于 1970 年由 Lloyd 首先以"多中心性色素性鲍恩病"描述,1978 年 Wade 等以"鲍恩样丘疹病"描述了相似的一组疾病,其后"鲍恩样丘疹病"便被广泛应用至今。本病是一种好发于外生殖器的多发或单发的色素性斑丘疹,良性经过,可自行消退,但病理组织呈原位癌样改变。病因未明,但与 HPV 感染密切相关。一些学者采用 PCR 方法及原位杂交方法在皮损组织中发现 HPV6 /11、16、34 型等型 DNA,特别是与 HPV16 强相关。

【诊断依据】

1. 临床表现:① 多发生于 20~30 岁之间性活跃的患者,女性略多于男性,有 10% 出现在妊娠期。主要发于腹股沟、外生殖器及肛周的皮肤黏膜,男性好发于阴茎及龟头,女性多发于大小阴唇及肛周。② 皮损表现为多个或单个色素性丘疹,呈肉色、红褐色或黑色,大小不等,直径 2~10 mm,呈圆形、椭圆形或不规则形,境界清楚,丘疹表面可光亮呈天鹅绒外观,或轻度角化呈疣状,散在分布或群集排列呈线状或环状,甚至可融合成斑块。一般无自觉症状,少数患者可有瘙痒、炎症和较轻微的疼痛。

2. 组织病理:特点是鳞状上皮不同程度的角化过度、角化不全,不规则的棘皮症和乳头状瘤样增

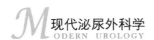

生。表皮内可见多数核分裂象,上皮细胞排列紊乱并呈非典型增生,出现巨核细胞和多核细胞,极类似于鳞状上皮的原位恶性病变。

【鉴别诊断】

1. **阴部传染性软疣**　在阴茎部位发生,有脐窝小丘疹,有光泽、平滑,挤之有包涵体排出。

2. **尖锐湿疣**　逐渐增大、增多的乳头瘤样、菜花样赘生物,表面高低不平,质地柔软,有的彼此融合成大块状,表面呈乳头瘤样,可有糜烂、溃疡。

【治疗方案】

可采用多种治疗方法,如电灼、激光、冷冻、腐蚀剂、局部手术切除等,但患者耐受性较差、创伤性较大,易遗留瘢痕。复发病例多次治疗,可能因刺激产生不典型增生,加速皮损恶变可能。

光动力疗法作为一种创伤小的新型治疗方法,对尖锐湿疣及鲍恩病等 HPV 感染的病例有较高的特异性,可选择性诱导 HPV 感染的细胞死亡,且复发率明显降低,患者耐受良好,愈后不遗留瘢痕等。

【评述】

鲍恩样丘疹病作为一种 HPV 相关的良性经过且可能发生癌变的疾病,近年来越来越为人们认识和重视。少数患者的皮损可自然消退,特别是年轻女性在妊娠生育后。传统的破坏性治疗后复发并不多见。少数患者的皮损可持续多年,多年未经治疗或高龄(>40 岁)或免疫系统抑制的患者有进展成为鲍恩病或侵袭性鳞状细胞癌的可能,应该终身随访。男性患鲍恩样丘疹病时,其性伴发生宫颈癌的危险性增高,这与具有高危型 HPV16 有关。

(李久明)

第二十章
肾上腺疾病

对肾上腺疾病的认识,最早可追溯到 1885 年对肾上腺结核患者出现肾上腺危象死亡病例的研究。1886 年英国生理学家 Frankel 首次描述了肾上腺髓质肿瘤。1912 年,Cushing 首次报道库欣综合征,并证实其与肾上腺激素的过度分泌有关。Pick 于同年将一种引起阵发性血压升高的肾上腺髓质肿瘤命名为嗜铬细胞瘤。1977 年,我国吴阶平院士首次报道并提出了肾上腺髓质增生这一疾病。

肾上腺是重要的内分泌腺,位于腹膜后肾周筋膜内,周围有脂肪囊包裹,肾上极的前内侧,第一腰椎椎体的两侧。右侧肾上腺呈三角形,左侧呈半月形。双侧体积大致相等,其长、宽、厚分别为 4～6 cm,2～3 cm,0.3～0.6 cm。其重量变化很大,正常肾上腺重约 4～5 g。肾上腺血液供应丰富,每侧有三支动脉供应,分别是:起源于膈下动脉的肾上腺上动脉、起源于腹主动脉的肾上腺中动脉和起源于肾动脉的肾上腺下动脉。每支动脉又分成很多分支,梳齿样进入肾上腺包膜,在包膜下形成小动脉网,后者进入肾上腺皮质后,大部分在束状排列的肾上腺皮质细胞间形成血窦。肾上腺静脉不和动脉伴行,皮质不存在静脉回流,髓质的毛细血管汇成小静脉,最后汇入中央静脉,穿出皮质形成肾上腺静脉。每侧肾上腺静脉通常只有一支,右侧直接汇入下腔静脉,左侧汇入左肾静脉。

肾上腺分皮质和髓质两部分。其中皮质约占 90%,由中胚层发育而来,从外向内由球状带、束状带和网状带三层功能不同的细胞组成。皮质分泌类固醇激素,其中球状带分泌盐皮质激素,主要是醛固酮,调节水盐代谢;束状带分泌糖皮质激素,主要是皮质醇,调节糖、蛋白质和脂肪代谢;网状带分泌性激素,主要是雄激素。髓质约占 10%,来自神经外胚层,主要分泌肾上腺素(E)、去甲肾上腺素(NE)和多巴胺(DA)。肾上腺病变可导致激素分泌异常进而引起不同的疾病。肾上腺疾病中,以皮质醇增多症、原发性醛固酮增多症和儿茶酚胺症较为常见。近年来,转移性肾上腺癌和肾上腺皮质癌逐渐受到关注,诊断和治疗水平不断提高。

第一节 皮质醇增多症

【概述】

皮质醇症即皮质醇增多症(hypercortisolism),又称库欣综合征(Cushing syndrome,CS)、肾上腺皮质功能亢进症,是最常见的肾上腺皮质疾病,是由于肾上腺皮质长期分泌过量皮质醇引起的一组症状。多见于女性,男女发病比例约为 1：5,而异位 ATCH 综合征或异位 CRH 综合征以男性多见。年龄以 20～60 岁多发,较少见于儿童。主要临床特征为向心性肥胖、皮肤紫纹、骨质疏松、高血压、多血质、糖尿病及体癣等。该病按病因可分为 ACTH 依赖性(一般表现为肾上腺皮质增生)和 ACTH 非依赖性(一般表现为肿瘤)。ACTH 依赖性包括垂体性皮质醇症即库欣病(Cushing 病)和异位 ACTH 综合征;ACTH 非依赖性包括肾上腺皮质腺瘤、肾上腺皮质癌和双侧肾上腺大结节增生。

【诊断依据】

1. 临床表现

(1)向心性肥胖:多见轻至中度肥胖,典型症状为满月脸、水牛背(项背部脂肪隆起)、悬垂腹和锁骨上窝脂肪垫、四肢纤细,但体重增加不明显,很少超过 100 kg。主要原因是皮质醇分泌过多引起脂

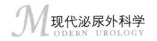

肪代谢异常和脂肪异常分布。

（2）高血压和低血钾：80％以上有高血压，因皮质醇有排钾保钠作用，机体内总钠增加，血容量扩大引起。表现为轻、中度血压增高，通常为持续性，收缩压与舒张压同时升高；常伴有头痛、头晕及轻度水肿，严重者可出现心力衰竭、休克、高血压脑病、脑血管意外等。尿钾排出增多，可有低血钾、高尿钾。

（3）皮肤改变和肌肉萎缩：患者蛋白质合成代谢下降，分解代谢加速，长期负氮平衡。表现为皮肤菲薄、宽大紫纹（对称性分布于下腹部、臀部等处，形状呈中间宽、两端细、紫红或淡红色条纹）、毛细血管脆性增加而出现淤斑。肌肉收缩无力，尤其股四头肌明显，出现起坐困难。

（4）糖耐量异常或糖尿病：过多的糖皮质激素可促进糖原异生，约半数患者有糖耐量异常，约20％患有糖尿病。

（5）骨质疏松：骨质疏松致骨骼脆性增加，容易发生病理性骨折。常发生胸腰椎压缩性骨折、肋骨骨折。可因继发性甲状旁腺功能亢进，有骨质脱钙、血钙增高、尿钙增加，易发生肾结石（占15％）。

（6）生长发育障碍：儿童期患皮质醇症常导致生长发育停滞、青春期延迟，这是由于过多的皮质醇抑制了垂体生长激素的分泌。

（7）性功能紊乱与第二性征的变化：高皮质醇血症不仅直接影响性腺功能，还可抑制下丘脑促性腺激素释放激素的分泌。女性表现为月经紊乱、稀少或闭经，不孕，痤疮，胡须、体毛浓密等。成年男性表现为性欲减退、阳痿或性功能低下。

（8）造血系统和免疫系统：可刺激骨髓造血使患者体内红细胞及血红蛋白增多，因此常表现为多血质。糖皮质激素具有破坏淋巴细胞和嗜酸性细胞的作用，抑制粒细胞还原型辅酶-Ⅱ氧化酶和过氧化阴离子的产生，使白细胞膜稳定性增高，杀菌能力降低；抑制机体产生抗体等作用，使机体抵抗力下降。患者易于感染，可表现为皮肤、牙周、泌尿系感染，且易扩散，甚至形成全身性感染、败血症等。

（9）精神症状：一般症状较轻微，常表现为失眠、注意力不集中、记忆力下降、欣快、忧郁等。严重者情绪不稳、精神变态，甚至有自杀倾向。

2. 实验室检查：实验室检查中对皮质醇症的诊断起决定作用的是下丘脑-垂体-肾上腺轴的功能检查。

（1）嗜酸性粒细胞计数（EOS）：绝对值减少、偏低或缺乏，很少超过 50×10^6/L（50/mm³）；白细胞升高，$(12\sim20)\times10^9$/L；淋巴细胞降低，为15％～20％；半数以上有红细胞增多症，HGB 140～160 g/L。而异位 ACTH 综合征因肿瘤原因，可能发生贫血。

（2）血糖：20％空腹血糖增高。80％糖耐量减低，呈糖尿病性糖耐量曲线，少数有尿糖阳性。

（3）电解质：血钠中度增高、血钾轻度降低（很少<3.0 mmol/L）、血钙增高，严重者可产生代谢性碱中毒。

（4）血、尿皮质醇及其代谢产物检查：

① 血浆皮质醇测定：正常人一天皮质醇的分泌具有昼夜节律性，测定一天不同时间血浆皮质醇变化（早晨8时最高，下午4时次高，午夜0时最低）。患者的血浆皮质醇可为正常平均值的2～3倍，>5 μg/dl。若血浆皮质醇<5 μg/dl，可否定诊断。患者皮质醇分泌节律性的丧失对早期提示本病有重大意义。晚上的血浆皮质醇值不明显低于清晨血浆皮质醇值，下午4时及午夜均明显增高。

② 24 小时尿游离皮质醇（24 h-UFC）测定：它不受皮质醇结合球蛋白浓度及昼夜节律波动影响，皮质醇症患者中约98％高于正常。正常值为20～100 μg/24 h 尿，需测尿肌酐在0.8～1.2 g/24 h 尿。患者尿游离皮质醇在皮质醇症明显增高，>110 μg/24 h 尿。若<20 μg/24 h 尿，则否定皮质醇症。

③ 24 小时尿 17-羟皮质醇（17-OHCS）测定：17-羟皮质醇代表体内皮质醇代谢产物水平，也反映体内皮质醇的分泌量，故皮质醇症患者体内皮质醇分泌量明显增加，每天尿中 17-羟皮质醇的排泄量

也随之增加。患者尿-羟皮质醇>8 mg/g 肌酐/24 h 尿（正常值为 2～7 mg/g 肌酐/24 h 尿）。

④ 24 小时尿 17-生酮类固醇测定：17-生酮类固醇反映体内 C-17 为酮基的类固醇激素含量水平。库欣综合征、肾上腺皮质腺瘤患者可正常，而异位 ACTH 综合征、肾上腺皮质腺癌患者显著增高。

⑤ 24 小时尿 11-脱氧皮质醇浓度：肾上腺皮质腺癌患者明显升高。

（5）地塞米松抑制试验：地塞米松是高效的糖皮质激素，服用后可以抑制下丘脑-垂体-肾上腺轴功能，使正常皮质醇分泌量下降，而地塞米松本身并不干扰血、尿中皮质醇的测定，是一种重要的诊断方法。主要检验 ACTH 与皮质醇之间相互依存、相互制约的生理关系是否正常，分小剂量和大剂量抑制试验两种。

① 小剂量抑制试验：分为过夜法与标准法。a. 过夜法：是午夜顿服地塞米松 1.0～1.5 mg，次晨 8 时测血浆皮质醇。正常人被抑制，皮质醇症患者不受抑制。若血浆皮质醇>10 ug/dl，可确定皮质醇症诊断；5～10 μg/dl 为可疑；<5 μg/dl 为正常，可排除皮质醇症。b. 标准法：是口服地塞米松 0.5 mg/次，q6h，共 2 天服药 8 次，测定服药前 1 天及服药 2 天后 24 小时尿 17-羟类固醇（17-OHCS）及游离皮质醇（24h-UFC）。正常人被抑制，17-OHCS <4.0 mg/24 h 或 2.5 mg/g 肌酐/24 h，24h-UFC <20 μg/24 h；皮质醇症患者不受抑制，17-OHCS>4.0 mg/24 h 或 2.5 mg/g 肌酐/24 h，24h-UFC>20 μg/24 h。女性需停服避孕药至少 3 周。

② 大剂量抑制试验：方法同小剂量，每次服用剂量为 2 mg，2 天共服药 8 次，服药两天后测 24 小时尿游离皮质醇和 17-羟皮质醇，测定值下降到服药前的 50% 为被抑制标准。该试验用于皮质醇症病因诊断。垂体性皮质醇症常被抑制，而肾上腺皮质腺瘤和异位 ACTH 综合征的患者不能被抑制。

（6）胰岛素诱发低血糖试验：对可疑皮质醇症患者的确定诊断具有重要价值。静脉注射胰岛素，正常人 0.1～0.15 U/kg 体重，皮质醇症注射 0.25～0.3 u/kg 体重，并备好静脉注射用高渗葡萄糖，以备静脉推注。测定注射胰岛素前、后的血浆皮质醇及血糖值。若血糖最低降至 2.2 mmol/L（40 mg/dl）以下，血浆皮质醇值无显著上升，为皮质醇症。

（7）血 ACTH 测定：肾上腺皮质肿瘤者，其 ACTH 水平低于正常；而 ACTH 依赖的库欣综合征及异位 ACTH 综合征患者血中 ACTH 水平升高。

3. 影像学检查：用作病变定位检查。B 超对肾上腺肿瘤有效，CT、MRI 因其高分辨率在皮质醇症的定位诊断中占不可缺的地位，但对异位肾上腺增生基本无效。[131]I-标记胆固醇同位素扫描对肾上腺、异位肾上腺组织能显示增生或肿瘤，对肾上腺皮质癌无效。

（1）X 线检查

① 垂体部位摄片：在垂体大腺瘤可见蝶鞍扩大变形，小腺瘤可用断层摄片发现。

② 腹部摄片：显示肾上腺体积增大。

③ 胸部摄片及断层摄片：对诊断异位 ACTH 综合征有意义。

④ 双侧颈总动脉和颈内动脉血管造影：对诊断垂体瘤有意义。

⑤ 选择性肾上腺动脉造影、逆行静脉造影：可检出较小的肾上腺肿瘤，并可经选择性静脉采取血样本测定皮质醇等，有助于肾上腺肿瘤的定位和定性。

（2）超声检查：对诊断肾上腺肿块有价值，可发现肾上腺 1 cm 以上的肿瘤，约有 80% 的发现率。① 皮质腺瘤边缘光滑，包膜完整，呈圆形或椭圆形略低回声区，与邻近脏器交界处呈"海鸥状"；② 皮质腺癌轮廓不规整，呈实质性非均质或均质低回声，内有液性暗区的坏死及强光团伴声影的钙化，一般 6～20 cm 大小；③ 双侧肾上腺增生显示双侧肾上腺弥漫性增大，或结节性增生，界限清楚，分支略增粗、增长。

（3）CT、MRI 检查：对垂体肿瘤的发现率 CT 约为 50%、MRI 约为 90%。垂体 ACTH 肿瘤 80% 为微腺瘤，一般小于 10 mm，多为 3～5 mm 大小，仅少数达到或超过 10 mm。腺瘤可见蝶鞍扩大变形，鞍底双边。鞍背直立，微腺瘤显示蝶鞍低密度缺损，蝶鞍壁扭曲，鞍周围血液供应丰富。CT、MRI

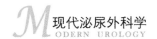
检查对肾上腺肿瘤均达近 100% 的发现率,并区别肿瘤与双侧增生。该类病人常以腹膜后大量脂肪沉积为特征。皮质腺瘤呈圆形,边缘光滑清楚,呈中等密度均质肿块,增强后呈轻度均匀性强化,一般 2~4 cm 大小,对侧肾上腺萎缩。肾上腺皮质增生在 CT 上常表现为一侧或两侧肾上腺弥漫性增粗,但边界平直。皮质腺癌体积大,直径常大于 6 cm,边缘不规整或分叶状,肿块密度不均,伴不规则坏死区或钙化、囊性变。增强扫描后,呈不均性强化。若发现转移,则更明确为恶性。CT、MRI 并可对腹腔、盆腔检查,以寻找发现异位 ACTH 分泌瘤。磁共振波谱分析(MRS)检查,显示肾上腺皮质腺瘤含脂,肾上腺皮质腺癌不含脂,可予以区别。

(4) 放射性核素检查:^{131}I-19-碘化胆固醇肾上腺皮质显像对诊断皮质醇症准确率达 90% 以上。显示两侧肾上腺区均等的放射性浓集,提示为双侧增生;若显示一侧放射性浓集,另一侧无放射性或放射性很少,提示浓集侧为肿瘤。若分不清皮质增生还是肿瘤,再加做大剂量地塞米松抑制试验后复查,可发现皮质增生被抑制,而肿瘤仍浓集放射性。

【鉴别诊断】

1. 病因鉴别　区分 ACTH 非依赖型皮质醇症(肾上腺皮质肿瘤)与 ACTH 依赖型皮质醇症(肾上腺皮质增生)。

(1) 血浆 ACTH 值测定:鉴别 ACTH 依赖型和非依赖型的可靠性近于 100%。血浆 ACTH 正常值为 20~100 pg/dl。① ACTH 非依赖型皮质醇症 ACTH 值低,低于正常值;② ACTH 依赖型皮质醇症 ACTH 值高,高于正常值,其中垂体性皮质醇症稍高于正常值,或在正常值范围高限内;异位 ACTH 综合征血浆 ACTH 值明显增高,一般都大于 100 pg/dl。

(2) 促肾上腺皮质激素释放激素(CRH)兴奋试验:鉴别垂体性皮质醇症与异位 ACTH 综合征有重大价值。静脉注射 CRH 100 μg(或 1 μg/kg 体重),测其前后血浆皮质醇(PF)值及 ACTH 值。在垂体性皮质醇症(Cushing 病)注射 CRH 后,较注射前其血浆皮质醇峰值升高 >25%,ACTH 峰值升高 >50%;异位 ACTH 综合征及肾上腺皮质肿瘤不升高,即对 CRH 无反应。

(3) ACTH 刺激试验:区分 ACTH 依赖型和非依赖型皮质醇症。用 ACTH 25 mg 静脉滴注,维持 8 小时,连续 2 日后测 24 小时尿 17-OHCS。若为肾上腺皮质增生(ACTH 依赖型),则刺激后尿 17-OHCS 显著增加,约达基础值的 3~7 倍;肾上腺皮质腺瘤患者虽增加,但反应较弱;肾上腺腺癌患者则无反应,不受 ACTH 刺激。

(4) 大剂量地塞米松抑制试验:是皮质醇症病因鉴别诊断的最主要手段。过夜法,是午夜顿服地塞米松 8 mg;标准法,是用地塞米松 2 mg/次,q6h,共 8 次,服药 2 天后,于晨 8 时开始查 24 小时尿游离皮质醇(24h-UFC)和 17-羟类固醇(17-OHCS)。垂体性皮质醇症(Cushing 病)患者,被抑制到低于 50% 基础值;肾上腺皮质肿瘤与大部分异位 ACTH 综合征患者均无抑制反应,高于 50% 基础值;仅约 25% 异位 ACTH 综合征有抑制反应。

(5) 24 小时尿 17-酮类固醇值(17-KS)测定:对于皮质醇症病因鉴别诊断有特殊价值。ACTH 依赖型(肾上腺皮质增生)患者 17-KS 值正常或稍高于正常;肾上腺皮质腺瘤患者正常或偏低;肾上腺皮质腺癌则 17-KS 值很高,可超过正常值数倍。

(6) 甲吡酮(metyrapone)试验:甲吡酮有抑制 11-β 羟化酶作用,从而抑制 11-羟化皮质醇的合成,使尿中 17-OHCS 增加。用甲吡酮 30 mg/kg 体重,午夜顿服;或 750 mg/次,q4h/d,后留次日 24 小时尿查 17-OHCS。正常人增加 2~4 倍;Cushing 病患者较正常人排出明显增加;而异位 ACTH 综合征及肾上腺皮质肿瘤患者无变化。

(7) 赖氨酸加压素兴奋试验:用赖氨酸加压素 10u 肌肉注射后,测血浆皮质醇值。正常人升高 5 ug/dl;肾上腺皮质增生患者升高较多;肾上腺皮质肿瘤患者则无反应。

(8) 异位 ACTH 的病灶定位:当实验室检查提示双侧肾上腺皮质分泌超常,且血浆 ACTH 值升高时,应首先考虑 ACTH 来源于垂体肿瘤,常为微腺瘤,故检查不易发现。认真检查排除后,应考虑异位 ACTH 的病灶定位,予以仔细确定。异位 ACTH 分泌引起的皮质醇症,其肿瘤常较小,发展较慢,虽具有典型皮质醇症表现,但肿瘤不易发现。有明显低血钾,血浆 ACTH 水平较高,比较支持异位 ACTH 综合征,大剂量地塞米松抑制试验不被抑制,CRH 兴奋试验不增高,有较大确诊价值。可行 X 线胸部摄片、胸部 CT,必要时检查腹部、盆腔或行静脉插管分段选择性静脉取血样本测 ACTH 水平以确诊。

2. 疾病鉴别

(1)单纯性肥胖:单纯性肥胖脂肪分布对称均匀,无皮肤菲薄及多血质改变。血浆皮质醇(PF)及 24 小时尿游离皮质醇(UFC)、24 小时尿 17-羟类固醇(17-OHCS)检查均在正常范围;小剂量地塞米松抑制试验大多能被抑制;X 线检查蝶鞍无扩大,亦无骨质疏松。

(2)2 型糖尿病性肥胖:2 型糖尿病可有肥胖、高血压,检查有糖耐量降低。24 小时尿 17-OHCS 偏高,需与之鉴别。但与皮质醇症有下列不同:血浆 PF 正常,正常昼夜节律存在;24 小时尿 UFC 正常;其肥胖亦非向心性。

(3)颅骨内板增生症:多见于女性。临床表现有肥胖、多毛症、高血压及神经精神症状。但与皮质醇症不同在于:以躯干及四肢肥胖较显著;无皮质醇分泌过多引起的代谢紊乱表现;颅骨 X 线片显示额骨及其他颅骨内板增生,而无蝶鞍扩大改变;无骨质疏松改变。

【治疗方案】

病因不同,治疗方案迥然,针对病因的手术是一线治疗。CS 治疗的基本内容和目标是:① 原发肿瘤的切除;② 高皮质醇血症及其并发症的及早有效控制;③ 减少永久性内分泌缺陷或长期的药物替代。

1. ACTH 依赖性 CS 的治疗

(1) 药物治疗:药物仅仅是辅助治疗,推荐用于下列情况:① 手术前准备;② 存在手术/放疗禁忌证或其他治疗失败或不愿手术者;③ 隐匿性异位 ATCH 综合征者;④ 严重的或恶性相关的 CS 的姑息性治疗。药物分为三类:

① 肾上腺受体阻滞剂:作用于肾上腺水平。主要包括美替拉酮(甲吡酮)、酮康唑、氨基格鲁米特、密妥坦和依托咪酯等,前三者能通过抑制皮质醇合成酶起作用,起效快速,但在库欣病患者可能出现 ACTH 的过量分泌(所谓的"逃逸"现象)。密妥坦为对抗肾上腺素能药物,引起线粒体变性,肾上腺皮质萎缩坏死,即药物性肾上腺切除。起效缓慢,主要用于肾上腺皮质癌术后及不能手术者,可以减少其 75% 的皮质醇水平,并使 30% 的患者瘤体暂时减小。

② 神经调节药物:作用于垂体水平,抑制 ACTH 的合成。主要包括溴隐亭、罗格列酮、奥曲肽、卡麦角林等,前三者临床效果不肯定,但卡麦角林可使 60% 的库欣病皮质醇分泌下降,40% 降至正常,30% 以上可长期控制,可抑制尼尔森综合征 ACTH 的分泌,可能是治疗库欣病最有希望的药物。

③ 糖皮质激素受体拮抗剂:主要包括米非司酮等,能通过阻断糖皮质激素受体而抑制皮质醇的作用,有效改善库欣综合征症状,但也会引起肾上腺功能不全等不良反应。

(2) 手术治疗垂体肿瘤和异位分泌 ACTH 肿瘤切除:库欣病首选显微镜下经鼻经蝶窦垂体瘤切除术,初始缓解率达 60%~80%,长期完全缓解率达 50%~60%,复发率 20%,垂体激素缺乏发生率达 50%。原发肿瘤的切除可使异位 ACTH 综合征的根治率达 40%,完全缓解率达 80%。

(3) 垂体放疗:垂体放疗为库欣病的二线治疗,推荐用于垂体肿瘤手术无效或复发,并且不能再次手术者,缓解率达 83%,可能出现长期的垂体功能低下。γ 刀与传统放疗效果相当。

(4) ACTH 靶腺(肾上腺)切除:靶腺切除一般作为治疗 ACTH 依赖性 CS 的最后手段,目的在于快速缓解高肾上腺皮质激素血症。

① 手术指征:a. 库欣病垂体瘤术后复发或放疗及药物治疗失败者;b. 异位 ACTH 综合征原发肿瘤寻找或切除困难,病情危重(如严重感染、心力衰竭、精神异常)者;c. 药物治疗控制不满意或要求妊娠者。

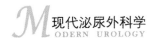
② 肾上腺组织保留与否：国外推荐双侧肾上腺全切术，术后终身皮质激素替代，但8.3%～47%的病者术后会出现尼尔森综合征（Nelson综合征）。国内有推荐一侧肾上腺全切、对侧次全切，目的在于控制高皮质醇血症的同时避免或减少皮质激素替代，但肾上腺组织保留多少尚有争议。肾上腺自体移植或带蒂肾上腺移位术，尚需大宗病例进一步证实疗效。

③ 推荐腹腔镜肾上腺切除术，根据病情行双侧一期或分期手术。

2. ACTH非依赖性CS的治疗

（1）肾上腺原发肿瘤：腹腔镜肾上腺肿瘤切除术，推荐保留肾上腺。肾上腺皮质癌首选根治性切除。

（2）促肾上腺皮质激素非依赖性大结节样肾上腺增生（AIMAH）和原发性色素沉着结节性肾上腺皮质病（PPNAD）：曾经认为双侧肾上腺切除术是治愈的主要手段，但术后需终身皮质激素替代。AIMAH和PPNAD均为良性病变，治疗目的在于控制CS，因此保留肾上腺的手术方式可能是合理的选择，尽管存在二次手术风险，但可避免激素依赖。对于UFC中等程度升高，两侧体积悬殊者，推荐单侧肾上腺切除（增生明显侧）术。CS症状明显，UFC显著升高者推荐一侧全切，对侧次全切，手术可双侧一期完成，也可分期。对不能耐受手术的AIMAH患者也可考虑甲吡酮和基于受体学说的生长抑素制剂、β受体阻滞剂和醋酸亮丙瑞林等治疗，国内尚无经验。

3. 围手术期处理围手术期处理除一般常规处理外，术中应加用氢化可的松，以免出现肾上腺危象；术后24小时内给予氢化可的松200～300 mg，逐渐减量，2周左右减至20 mg，小剂量补充需维持6～12个月。

【评述】

皮质醇症是皮质醇分泌过多引起的一组症状。病因有多种，治疗方法不一，正确的病因学诊断是治疗成功的关键。皮质醇症诊断的建立必须包括三个方面：定性诊断、定位诊断和病因学诊断。除肾上腺皮质腺瘤手术治疗可根治外，其他类型的皮质醇症手术的目的均是解除高皮质醇血症对患者生命的威胁。高皮质醇血症引起的严重电解质紊乱及免疫力下降是威胁患者生命的重要因素。如不及时治疗，则病情逐渐加重，最终因感染、全身器官衰竭、心血管并发症、消化道出血而死亡。5年内死亡率约为50%。垂体腺瘤或肾上腺皮质腺瘤经手术摘除后多可逐渐恢复，预后良好。异位ACTH综合征的预后取决于原发病的特征，一般预后很差。肾上腺皮质癌预后较差，5年生存率≤20%。双侧肾上腺切除术后，Nelson综合征患者皮肤、黏膜色素沉着，伴有血浆ACTH>44 nmol/L即可诊断。

（徐爱明　王增军）

第二节　原发性醛固酮增多症

【概述】

原发性醛固酮增多症（primary hyperaldosteronism，PHA）简称原醛症，是以高血压、低肾素血症（plasma renin activity，PRA）、低血钾和碱中毒为主要表现的临床综合征，又称Conn综合征。历史上原醛症是指原发病变在肾上腺皮质的疾病，包括肾上腺皮质腺瘤、肾上腺皮质癌和原发性肾上腺皮质增生三大类。近年来又发现原发病变不在肾上腺的原醛症，包括特发性醛固酮增多症、糖皮质激素可抑制的醛固酮增多症和异位产生醛固酮的肿瘤三类，均以醛固酮分泌增多和肾素分泌受到抑制为主要特征，统称为低肾素醛固酮增多症。

原发性醛固酮增多症患者常以高血压为主要表现就诊，发病率各家报道不一，目前国际上比较可接受的估计数字为原醛症在高血压患者中占5%～14.4%，是继发性高血压最常见的原因。病因可能与遗传有关散发性醛固酮瘤与KCNJ5基因突变相关，我国患者突变频率较国外更高，达75%左右。

根据分泌醛固酮的病因或病理改变,将 PHA 分为以下几种亚型(表 20-1)。目前常用的分型的诊断方法有卧、立位醛固酮试验、肾上腺影像学(如肾上腺 CT)、双侧肾上腺静脉采血(AVS)等。

表 20-1　原发性醛固酮增多症分型

亚型	相对比例(%)
特发性醛固酮增多症(IHA)	
醛固酮腺瘤(APA)	60
原发性肾上腺皮质增生(UNAH)	35
分泌醛固酮的肾上腺皮质癌(ACC)	2
家族性醛固酮增多症(FH)	
Ⅰ型(糖皮质激素可抑制性,GRA)	<1
Ⅱ型(糖皮质激素不可抑制性)	<1
Ⅲ型(KCNJ5 钾通道变异)	—
异位醛固酮肿瘤或癌	<0.1

1. 特发性醛固酮增多症(idiopathic hyperaldosteronism,IHA):是最常见的临床亚型,症状多不典型,病理为双侧肾上腺球状带增生。曾认为占 PHA 的 10%～20%,但血浆醛固酮/肾素活性比值(aldosterone/rennin ratio,ARR)用于筛查后,其比例显著增加,约为 60%。与垂体产生的醛固酮刺激因子有关,对血管紧张素敏感,肾素虽受抑制,但肾素对体位改变及其他刺激仍有反应,醛固酮分泌及临床表现一般较腺瘤轻。

2. 醛固酮腺瘤(aldosterone-producing adenomas,APA):临床表现典型,曾被认为占 PHA 的60%～70%,但 ARR 用于筛查后,其比例约占 35%。醛固酮分泌不受肾素及血管紧张素-Ⅱ的影响。单侧占 90%,其中左侧多见,双侧约 10%。肿瘤呈圆形、橘黄色,一般较小,仅 1～2 cm。电镜下瘤细胞呈球状带细胞特征。直径<0.5 cm 者,在病理上难与结节性增生相鉴别;直径>5 cm 者,肾上腺醛固酮腺癌的可能性增加。

3. 原发性肾上腺皮质增生(unilateral adrenal hyperplasia,UNAH):具有典型的原醛表现,病理多为单侧或以一侧肾上腺结节性增生为主。UNAH 症状的严重程度介于 APA 和 IHA 之间,可能是APA 的早期或 IHA 发展到一定时期的变型。其比例只占 1%～2%。单侧肾上腺全切术后,高血压和低血钾可长期缓解(>5 年)。

4. 分泌醛固酮的肾上腺皮质癌(aldosterone-producing adrenocortical carcinoma,ACC):肾上腺醛固酮腺癌罕见,约 1%。肿瘤直径常>5 cm,形态不规则,边缘与周围粘连严重,病灶密度不均匀,多有坏死、钙化灶。进展快,对手术、药物和放射治疗疗效均不理想。术后复发率约为 70%,5 年生存率 52%。

5. 家族性醛固酮增多症(familial hyperaldosteronism,FH):FH-Ⅰ即糖皮质激素可抑制性醛固酮增多症(glucocorticoid-remediable aldosteronism,GRA)约占 1%,是一种常染色体显性遗传病。高血压与低血钾较轻,常规降压药无效,但糖皮质激素可维持血压和低血钾正常。肾上腺皮质细胞内基因结构异常,8 号染色体的 11β-羟化酶基因结构发生嵌合改变,皮质醇合成酶的 5'-ACTH 反应启动子调节区(CYP11B1)与 3'-醛固酮合成酶(CYP11B2)的编码融合(CYP11B1/CYP11B2),产生两种酶的混合体,表达球状带和束状带,醛固酮的分泌受 ACTH 的调节,而非肾素-血管紧张素系统,体内醛固酮分泌量明显增加。同时 CYP11B1/CYP11B2 还可将皮质醇作为底物,合成具有皮质醇-醛固酮混合作用的 C-18 氧化皮质醇(其代谢产物为 18-羟皮质醇、18-氧代皮质醇)。肾上腺组织可轻度弥漫性增生到严重的结节性增生。FH-Ⅱ是一种常染色体显性遗传病,可能具有遗传异质性,病因机制尚不完全清楚,但不同于 FH-Ⅰ,糖皮质激素治疗无效,肾上腺切除可治愈或显著缓解高血压。可能与多个染色体位点异常改变如 7p22 有关。FH-Ⅲ,内向整流型钾离子通道亚家族成员 5(KCNJ5)变异导

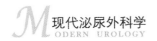
致细胞钾/钠通道选择性降低,减少钠内流,促进钙内流,增加醛固酮的分泌,造成家族型原发性醛固酮增多症,以发病年龄小为特征,一般需行双侧肾上腺切除术。

6. 异位分泌醛固酮的肿瘤:发生率<1%,可发生于肾脏内的肾上腺残余或卵巢肿瘤(如畸胎瘤)。

【诊断依据】

1. 高血压:是主要和最先出现的症状,一般为中等或稍严重水平,恶性高血压少见。头痛、疲劳、视力模糊是高血压常见临床症状,都表现不太严重,眼底变化也较轻。而对一般抗高血压药物反应差是本病另一大特征。

2. 低血钾:在高血压患者中常出现低血钾或不能解释尿钾排出增多时,应考虑原醛症可能。由于低血钾常出现以下症状:① 肌无力及肌麻痹,轻者患者常自觉四肢无力、头重脚轻,重者可发展到周期性麻痹、下肢瘫痪,严重者可发生呼吸困难。② 心律失常:期前收缩或阵发性心动过速,以及由于低钾而引起心电图改变,如出现 U 波等。③ 长期低钾可引起肾小管上皮空泡样变性,表现为肾浓缩功能的减退而出现的多尿,尤以夜尿增多、烦渴及低比重尿为典型表现。④ 长期低血钾也影响胰岛素的分泌和作用,原醛症患者中约 25% 空腹血糖升高。⑤ 当血钾<2 mmol/L 时可引起横纹肌溶解症:表现为肌痛、肌红蛋白尿、血清肌酸激酶增高等。

3. 水、钠潴留、酸碱平衡失调:血钠常>145 mmol/L。由于细胞内 Na^+ 及 H^+ 增加,细胞内 pH 下降,细胞外液 H^+ 减少,出现碱中毒。细胞外液碱中毒时,游离钙会减少,可出现肢端麻木,四肢抽搐,此外,血镁的降低可加重手足搐搦。

4. 血电解质测定:有高血钠、低血钾存在,24 小时尿钾排出量超过 30 mmol/L。血钙、血气分析可发现低血钙和碱中毒。

5. 血浆醛固酮和肾素比值(aldosterone/renin ratio,ARR):当 ARR 比值高于 40[血浆醛固酮和肾素活性单位分别为 ng/dl 和 ng/(ml·h)],表明肾上腺分泌醛固酮具有自主性,符合原发性醛固酮增多症表现。结合血浆醛固酮浓度>20 ng/dl,则 ARR 对 PHA 诊断的敏感性和特异性可达 90% 和 91%。此检查前需立位 2 小时,且应纠正低血钾,停用螺内酯。

6. 醛固酮抑制试验:原醛症的醛固酮分泌相对为自主性的,因而醛固酮分泌不能被抑制或部分抑制,就能将原发性高血压、继发性醛固酮增多症与原醛症相区别。该试验方法为:4 小时内静脉注射 0.9% 氯化钠 2 000 mL,测血浆醛固酮浓度。醛固酮浓度降低至 5 ng/dl 为正常;浓度在 5~10 ng/dl 则须结合临床进行综合判断;浓度高于 10 ng/dl 可确定为原醛症。本试验敏感性和特异性均较高,但可致血容量激剧增加,因此有心肾功能不全及严重低血钾者禁用。

7. 体位试验及血浆 18-羟皮质酮测定:静脉预先留置导管,上午 8 时抽血测醛固酮、皮质醇、18-羟皮质酮、肾素及血钾,站立 4 小时,再抽血重复上述检测项目。① 正常人或非原醛症高血压患者站立后肾素活性轻度增加,但醛固酮可增加 2~4 倍;② 腺瘤型增加不明显;③ 特发性醛固酮增多症者比站立前至少再增加 33%;④ 腺瘤型清晨 8 时血浆 18-羟皮质酮值超过 2 770 pmol/L,而增生型则少于 2 770 pmol/L。

8. 卡托普利试验:正常情况下服用卡托普利后血醛固酮浓度下降常超过 30%,而原发性醛固酮患者无明显变化。由于此试验不会造成血压和血容量的急剧波动,故安全性好、适用范围广。

9. ^{68}Ga-pentixafor PET-CT 检查:是针对原醛症的以 CXCR4 为特征靶点的新型 PET/CT 检查。因 CXCR4 在原醛症中高表达,而在正常肾上腺或无内分泌功能的病灶中无表达或低表达,^{68}Ga-pentixafor 是一种 CXCR4 的特异性配体显像剂,能有效识别自主分泌醛固酮的病灶。此检查对原发醛固酮腺瘤检出的敏感性、特异性和准确性可达 100%、78.6% 和 92.3%。

10. B 超检查:① 皮质腺癌肿块超过 5 cm;② 腺瘤型肿块很少超过 2 cm;③ 特发性增生多为双侧肾上腺增大或大小正常;④ 1 cm 以下的肿瘤,B 超较难检出。

11. CT 扫描:1 cm 以上的肿瘤检出率达 90%,1 cm 以下的检出率只有 60%,因此,小肿瘤需做肾上腺薄层扫描。由于肾上腺组织含有丰富的脂质,CT 值一般稍低,所以,肾上腺扫描需在分辨率高的 CT 进行。

12. MRI:在原醛症定位诊断上 MRI 并不比 CT 有更多的优越性,但在 CT 定位有怀疑时,可再做 MRI 检查,主要观察 T2 加权在肾上腺区域出现高信号肿块。

13. 肾上腺静脉采血(AVS):测两侧肾上腺静脉血和下腔静脉血中醛固酮含量,计算出患侧肾上腺静脉血和下腔静脉血中醛固酮含量之比,此为金标准。在无 ACTH 刺激条件下临界值比值为≥2,有 ACTH 刺激条件下临界值比值为≥3 可诊断为原醛。

【鉴别诊断】

1. 原发性高血压和继发性醛固酮增多症　①原醛症为低肾素、高醛固酮,而高血压和继发性醛固酮增多症为高肾素、高醛固酮;②醛固酮抑制试验,普通高血压患者的肾素-血管紧张素-醛固酮系统受到抑制,醛固酮分泌减少,而原醛症患者不被抑制;③停用利尿药,给予补钾,两周后再查血钾、尿钾。原醛症患者对补钾有相对抗拒性,即补钾后血钾,不变或上升很少。

2. 腺瘤型与特发性增生　①腺瘤型对体位试验醛固酮增加不明显,而增生型明显增加;②腺瘤型患者对 ACTH 较敏感,而增生型其醛固酮分泌与 ACTH 不平行;③腺瘤型盐皮质激素产生多于增生型,因此有明显的血压异常,而血钾浓度较低;④影像学检查:腺瘤型常为单侧,而增生型多为双侧病变。

3. 皮质癌　①肿瘤直径>5 cm;②CT 示瘤体内部明显钙化;③可以分泌过量的雄激素和皮质醇;④明确诊断时已发生转移。

4. Liddle 综合征　又称假性醛固酮增多症,属全身性遗传性钠转运异常疾病,病变部位在集合管,多为蛋白的 β、γ 亚单位基因突变,使钠通道常处激活状态。临床表现中除醛固酮低外,其他与 PHA 几乎一致。但因分泌醛固酮的量不大,因此使用螺内酯治疗反应差,而用氨苯蝶啶或限盐治疗有效。

5. 巴特综合征(Bartter syndrome)　是常染色体隐性遗传疾病。常有家族史。因髓襻升支粗段对 NaCl 重吸收减少,使体液容量减少,醛固酮分泌增多,血、尿中醛固酮含量增高,尿钾排出增多。有低血钾症表现,血钾低于 0.5~2.5 mmol/L,如多尿、周期性麻痹以及代谢性碱中毒改变,与原醛症有相似之处。肾活组织检查可见肾小球旁器颗粒细胞增生和肥大,可予鉴别。

6. 药物性高血压　甘草制剂、生胃酮及避孕药等大剂量应用可引起高血压、低血钾及血浆肾素活性降低,与原醛症相似。但病人有用药史,其醛固酮分泌受到抑制,血浆中醛固酮少,尿醛固酮排出量降低。

【治疗方案】

1. 内科治疗:药物主要是盐皮质激素受体拮抗剂、钙通道阻滞剂,血管紧张素转化酶抑制剂(ACEI)等也具一定疗效。醛固酮合成抑制剂目前虽处研究阶段,但可能是将来的方向。

(1)适应证:①特发性醛固酮增多症(IHA);②糖皮质激素可抑制的醛固酮增多症(GRA);③不能耐受手术或不愿手术的 APA 者;④ARR 阳性且不愿或不能接受进一步检查者;⑤不能切除的皮质癌。

(2)常用药物:①螺内酯每日 120~480 mg,分三次口服,它有拮抗醛固酮的作用,起保钾、排钠作用;②阿米洛利,可控制症状,每日用量 15 mg~30 mg 口服;③其他药物如血管紧张素转换酶抑制剂、钙通道阻滞剂也可选用,而米托坦(双氯苯二氯乙烷)只适用于不能手术或手术后复发的皮质癌患者,可使肾上腺皮质组织坏死萎缩。

2. 手术治疗

(1)手术指征:①醛固酮瘤(APA);②单侧肾上腺增生(UNAH);③分泌醛固酮的肾上腺皮质癌或异位肿瘤;④由于药物不良反应不能耐受长期药物治疗的 IHA 者。

APA 推荐首选腹腔镜肾上腺肿瘤切除术或腹腔镜优势侧肾上腺全切术;UNAH 推荐醛固酮优

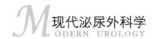
势分泌侧腹腔镜肾上腺全切;若分泌醛固酮的肾上腺皮质癌已经严重侵犯周围组织、肿瘤血管较难控制、分离困难、出血严重的患者,可选择开放手术,其余应首选腹腔镜手术。针对 IHA、GRA 以药物治疗为主,双侧肾上腺全切仍难控制高血压和低血钾,不推荐手术。但当患者因药物副作用无法坚持内科治疗时可考虑手术,切除醛固酮分泌较多侧或体积较大侧肾上腺。单侧或双侧肾上腺切除术后高血压治愈率仅 19%。

术前准备:注意心、肾、脑和血管系统的评估。纠正高血压、低血钾。肾功能正常者,推荐螺内酯术前准备,剂量 100～400 mg,每日 2～4 次。如果低血钾严重,应口服或静脉补钾。一般准备 2～4 周,在此期间,注意监控患者血压和血钾的变化。肾功能不全者,螺内酯量酌减,以防止高血钾。血压控制不理想者,加用其他降压药物。

【评述】

原醛症是体内醛固酮分泌增加和肾素分泌被抑制的综合征。继发性醛固酮增多症多由肾上腺皮质以外的因素引起,具有较高的血浆肾素活性,如肾血管性高血压、肾素瘤、肝硬化、充血性心力衰竭、肾病综合征、妊娠子痫等,临床应注意鉴别。而原醛症临床以低肾素、低血钾、高血压和碱中毒为特征,自 1954 年 Conn 首先报道以来,陆续又发现一些不同原因的原醛症亚型,以腺瘤型和特发性肾上腺皮质增生多见,虽然此两大类均可手术治疗,但后者只有 20% 的疗效。术前需用螺内酯准备 2～6 周,有条件的单位可行腹腔镜下手术,腺瘤型可行肿瘤切除,亦可行射频消融术,增生型可行一侧肾上腺全切除或次全切除。腺瘤型术后血、尿醛固酮及血钾、血压恢复正常者约占 65%,其余血压有所下降但仍高于正常,这类患者大多年龄偏大或对螺内酯降压效果不明显,除醛固酮增高引起高血压外,尚与原发性高血压、肾内小血管病变、肾间质病变等原因有关。年龄越大,术前血浆醛固酮越高,醛固酮与肾素比越高,血钾越低和肾小球滤过率越低的原醛患者,术后易发生急性肾功能不全。由于增生型手术未能完全去除原发病变,术后仍用利尿药或加用降压药物来控制血压者占 80%。皮质癌少见,确诊时常有转移,术后极易复发,预后较差。

(徐爱明　王增军)

第三节　儿茶酚胺症

【概述】

儿茶酚胺症(hyper catecholaminism)亦称儿茶酚胺增多症,是一类因肾上腺髓质嗜铬细胞形成的肿瘤、增生或肾上腺外的交感神经、副交感神经的嗜铬细胞分泌过量儿茶酚胺(肾上腺素、去甲肾上腺素、多巴胺)产生的一系列临床综合征(主要包括高血压、高血糖、高代谢、消瘦等),常有遗传倾向,已明确遗传性致病基因有 25 个。这类疾病主要包括肾上腺嗜铬细胞瘤(pheochromocytoma,PCC)、副神经节瘤(paraganglioma,PGL)、肾上腺髓质增生和恶性嗜铬细胞瘤。2022 年 WHO 对嗜铬细胞瘤和副神经节瘤(PPGL)分类中,强调了由于嗜铬细胞瘤是一种起源于肾上腺髓质嗜铬细胞的神经内分泌肿瘤,是肾上腺内的副神经节瘤,故而两者概念得到统一,将肾上腺嗜铬细胞瘤和肾上腺外副神经节瘤统称为副神经节瘤,故现今儿茶酚胺症包括肾上腺内和肾上腺外的副神经节瘤、肾上腺髓质增生和转移性副神经节瘤。

临床上嗜铬细胞瘤和副神经节瘤(PPGL)概念经历了漫长的演变过程:1886 年 Felix Fränkel 首次完整地描述了嗜铬细胞瘤;但儿茶酚胺症于 1912 年才正式命名。肾上腺髓质增生作为独立疾病,是我国吴阶平院士于 20 世纪 60 年代首先认识并提出的,后得到了普遍认同与重视,并于 70 年代建立了儿茶酚胺症的新概念。嗜铬细胞瘤常有完整清晰的包膜,界限清楚;肾上腺髓质增生系肾上腺髓质呈弥漫性或结节性增生,无包膜。二者因其体内儿茶酚胺过多,故在临床上有相似症状。2014 版

WHO分类将恶性嗜铬细胞瘤定义为在没有嗜铬细胞的区域出现嗜铬细胞瘤即转移。但特别说明，定义没有解释局部侵犯导致的致命的生物学行为。2017年WHO将嗜铬细胞瘤(PCC)定义为肾上腺髓质嗜铬细胞的肿瘤，没有定义恶性嗜铬细胞瘤，仅描述"转移"和"非转移"。现在的观点认为，所有PCC都具有转移的潜能，因而现在取代为"转移"与"非转移"，有转移者即为恶性。转移灶部位必须没有正常的嗜铬组织，以免与多原发灶混淆，这些部位包括骨、肝、肺和组织学证实的淋巴结。罕见的原发性肺或肝门部的副神经节瘤不能混为转移。大约10%的肾上腺副神经节瘤发生转移，而肾上腺外交感源性副神经节瘤转移风险为40%，常转移到局部淋巴结、骨、肝、肺等处，转移灶可以发生于原发病灶切除术后数年或数十年。肾上腺副神经节瘤曾被称为"10%肿瘤"，因为它的很多特征可以描述为"10%"：10%为双侧、10%为儿童、10%为家族遗传性、10%为复发或转移、10%位于肾上腺外、10%发生于脑卒中后。2017年AJCC癌症分期第8版嗜铬细胞瘤(即肾上腺副神经节瘤)TNM分期如下（见表20-2）：

表 20-2　2017 年 AJCC 嗜铬细胞瘤 TNM 分期

T:原发肿瘤

TX	原发肿瘤不能评估		
T0	没有原发肿瘤证据		
T1	嗜铬细胞瘤局限于肾上腺内，最大径＜5 cm，没有肾上腺外侵犯		
T2	嗜铬细胞瘤局限于肾上腺内，最大径≥5 cm，或任何大小的功能性副神经节瘤，没有肾上腺外侵犯		
T3	任何大小的肿瘤侵犯周围组织(如肝脏、胰腺、脾脏、肾脏等)		

N-区域淋巴结

Nx	区域淋巴结不能评估		
N0	没有区域淋巴结转移		
N1	区域淋巴结转移		

M-远处转移

M0	无远处转移		
M1	远处转移		

分期

Ⅰ期	T1	N0	M0
Ⅱ期	T2	N0	M0
Ⅲ期	T1	N1	M0
	T2	N1	M0
	T3	任何 N	M0
Ⅳ期	任何 T	任何 N	M1

　　发病年龄以30~50岁居多，其中绝大部分为肾上腺副神经节瘤，而肾上腺髓质增生只占约2%。肾上腺副神经节瘤具恶性潜能，90%以上为良性，5%~10%为恶性。具恶性潜能者一般瘤体生长较快且易转移，预后极差。副神经节瘤15%~20%生长在肾上腺外，常生长于副交感神经节旁，与神经外胚层细胞发育生长有直接关系，现发现该类患者存在多种遗传基因异常。肾上腺髓质功能亢进的发病机理目前尚不明确。恶性潜能肾上腺副神经节瘤在组织形态学上与良性相似，难以区分。但肿瘤大小、大片坏死、核浆比例的升高、小细胞和核分裂有助于诊断。基于血管包膜侵犯、组织学生长方式、细胞学特征、有丝分裂活动及其他特征指标的多种评分系统的多因素分析有助于预测转移，但实际临床价值有限。绝对诊断标准还是出现转移。目前预测转移风险病理组织学因素包括：① 局部侵犯(血管、肾上腺包膜、肾上腺周围组织)；② 结构变异(不规则、增大、融合的细胞巢、弥漫性生长)；③ 细胞变异(纺锤形细胞、小细胞、高细胞密度、细胞单一、极度多形性)；④ 坏死(局部、融合性、细胞巢内粉刺坏死)；⑤生长活性(有丝分裂计数增加、非典型有丝分裂、Ki-67 指数增加)。另外肿瘤直径＞5 cm，转移可能性大。

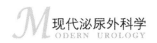

【诊断依据】

1. 临床表现

（1）高血压：有持续性和阵发性两类，阵发性高血压以女性患者多见。常见诱因有：体位改变、咳嗽、情绪激动、排尿时（膀胱副神经节瘤）等。发病时心悸、气短、头痛、头晕、大汗、面色苍白、视觉模糊、四肢发冷，收缩压可升至 200 mmHg（26.7 kPa）以上，偶见脑出血或肺水肿发生。发作时间持续 10～15 分钟。持续性高血压的患者约占 1/3，症状较阵发性轻，患者可有心悸、出汗、神经质和体位性低血压。

（2）由于基础代谢增高，糖耐量下降，常有多汗、体温增高、消瘦、甲亢的表现，并有血糖增高甚至糖尿病的现象。

（3）心脏表现：严重的心律失常，如阵发性心动过速、期前收缩。局灶性心肌坏死，因严重高血压心脏负荷过重，致心肌收缩带坏死，类似心肌梗死。

2. 定性诊断：血和尿中儿茶酚胺（CA）及代谢产物的测定对定性诊断意义最大。24 小时尿中 VMA（香草基苦杏仁酸）及血浆儿茶酚胺和嗜铬粒蛋白（CgA）明显升高，结合临床即可诊断，后者在高血压发生时诊断价值更大。定性诊断有疑问时，可采用苄胺唑啉（酚妥拉明）抑制试验和组胺激发试验来验证。

（1）苄胺唑啉抑制试验：苄胺唑啉 5 mg 推注，2 分钟内血压下降，收缩压下降＞35 mmHg（4.67 kPa），舒张压下降＞25 mmHg（3.33 kPa）并维持 3～5 分钟以上为阳性，试验前必须停用降压药和镇静药一周以上。

（2）组胺激发试验：在 1～2 分钟内静脉注入组胺 0.025～0.05 mg，注药后 2 分钟内收缩压上升＞50 mmHg（6.67 kPa）、舒张压上升＞30 mmHg（4.0 kPa）为阳性。试验前必须备好苄胺唑啉。现常用胰高血糖素试验代替，副作用小、安全性高。

3. 定位诊断

（1）CT：诊断准确率达 90％以上，CT 一般表现为肾上腺区圆形、椭圆形或梨形边界清楚、锐利的实质性肿块，CT 值 30～60 Hu，瘤体内部密度可均匀或不均匀，增强扫描后仅轻度增强，周边主动脉、腔静脉均明显增强。

（2）B 超：诊断阳性率 85％左右，常表现为边界明显、内部回声中等的圆形或椭圆形的肿块影，约 20％瘤体内可有囊性改变。

（3）MRI：诊断的准确性与 CT 相仿，表现为：T1 加权呈低信号，多数信号均匀，也可因出血坏死而不均匀，T2 加权呈均匀而强的信号，常接近水的信号强度。

（4）功能学成像（如 SPECT）：用 ^{131}I-MIBG（[131]I-间位碘苄代胍）示踪扫描检查，对副神经节瘤既可定性也可定位，二者特异性可达 95％～100％，灵敏度分别为 77％～90％和 83％～100％，尤其对异位副神经节瘤的诊断意义极大，对转移性副神经节瘤的鉴别诊断也有帮助。

（5）分子诊断相关标志物：副神经节瘤在 2022 年 WHO 分类中属于神经内分泌肿瘤范畴，神经内分泌肿瘤又分两类，即上皮源性和副神经源性，而副神经节瘤为副神经源性。这两类肿瘤均可表达神经内分泌分化的关键性生物标志物：胰岛素瘤相关蛋白 1、突触素和嗜铬粒蛋白；并且，这两类肿瘤可通过是否表达角蛋白来区分。副神经节瘤可表达上述关键标志物，而角蛋白（如 CAM5.2 和 AE1/AE3）表达阴性，且可表达独特的转录因子——GATA3；另还可表达功能所需的酶，如酪氨酸羟化酶（tyrosine hydroxylase，TH）、β-多巴胺羟化酶（dopamine betahydroxylase，DHB）和苯乙醇胺 N-甲基转移酶（phenylethanolamine N-methyltransfrease，PNMT），故以此可鉴别神经内分泌肿瘤的两种不同类型。

【鉴别诊断】

1. 原发性高血压　尤其是不稳定性，有头痛、出汗、心动过速、心悸、血压波动大等表现，但血浆及尿中 CA、VMA 测定多数含量正常，药物激发试验和阻滞试验均为阴性。可口服氯压定 0.3 mg，前后

3 小时抽血测血浆 CA。CA$<$500 pg/ ml,为原发性高血压;肾上腺副神经节瘤则 CA$>$500 pg/ml。

2. **假性副神经节瘤**　颅内占位、肾上腺髓质受邻近组织压迫时可有副神经节瘤的表现,但其血、尿儿茶酚胺及 VMA 仅轻度升高,另肾上腺部位影像学定位检查可予鉴别。

【治疗方案】

1. **手术治疗**:是儿茶酚胺症的根本治疗方法。手术治疗可分两类:开放手术和腹腔镜下手术。肿瘤较大时,可采用经腹腔入路腹腔镜下手术;肿瘤较小时可选用腹膜后入路手术;肿瘤巨大时,开放手术较为安全。由于肾上腺副神经节瘤病人血液中的儿茶酚胺增高所致周围血管长期处于收缩状态,血容量相对较低,切除肿瘤后儿茶酚胺含量突然减少,血管舒张,导致血压急剧下降,术中、术后出现难以纠正的低血容量休克,甚至危及生命。为此,应加强围术期处理,包括充分的术前准备、细致的术中操作和严密的术后监护。

(1) 控制血压:术前应用肾上腺素能受体阻滞剂,可使外周血管舒张、血压下降、血容量增加。一般常用酚苄明,20~60 mg/d,分 3 次口服,剂量由小到大,逐渐递增并维持。若降压效果不佳,可加用钙离子通道阻滞剂,如硝苯地平 30~60 mg/d,分 3 次口服,能取得较好效果。一般准备时间不少于10~14 天,将血压控制在适当范围内。

(2) 纠正心动过速:对原心率较快或用酚苄明等药后引起的心率加快,可用 β-受体阻滞剂,常用药物为普萘洛尔,一般为 20~40 mg/d,或倍他洛克 12.5~25 mg,一日三次,控制心率在 90 次/分以下。

(3) 术前扩容:在控制高血压的前提下,术前 1~3 天补充一定的血容量可使术中血压下降减慢,术后血压回复快而平稳。

(4) 术前用药:术前禁用阿托品,以避免诱发心动过速,常用东莨菪碱。

(5) 麻醉:以全身麻醉为安全。准备好酚妥拉明和去甲肾上腺素等降血压和升血压药物,以备术中应用。桡动脉插管可正确测定动脉血压变化,上腔或下腔静脉插管测定中心静脉压以便及时调整补液和输血量。另外,再建立 1~2 支静脉通路,以便及时处理麻醉和术中血压极度波动所致变化。

(6) 术后处理:严密观察血压、心率变化,注意水、电解质平衡,及时纠正低血容量等。

2. **高血压发作的紧急处理**:卧床休息;酚妥拉明 1~1.5 mg,静脉滴注;硝普钠 10 μg/min,静脉滴注。高血压脑病、心衰作相应的紧急处理。

3. **药物治疗**:对不能耐受手术,或未能切除的恶性副神经节瘤或手术后肿瘤复发等病人,可使用 α-肾上腺素能受体阻滞剂等药物,以改善症状。

4. **放射性核素治疗**:恶性副神经节瘤对[131]I-MIBG 显像有高度敏感性(85%)和特异性(100%),因而有用较大剂量(5 mg 中 200 mCi)治疗复发、转移的恶性副神经节瘤,但疗效不理想。适应证:① 病人不能进行手术或化疗、放疗无效者;② 预期可以存活 1 年以上的病人;③ 肿瘤病灶能摄取[131]I-MIBG;37MBq(1mCi)的[131]I-MIBG 能使肿瘤受到 0.2Gy(20rad)的吸收剂量;④ 骨转移引起的疼痛;⑤ 高血压不能控制的患者。

5. **化疗**:适应证同放射性核素治疗,可缓解恶性副神经节瘤儿茶酚胺过度分泌产生的症状,属姑息性治疗。临床上通常使用 CVD 化疗方案(环磷酰胺＋达卡巴嗪＋长春新碱),21 天为一个治疗周期,有效率约 50%~70%。

【评述】

儿茶酚胺症是一类较少见的疾病,临床特征是有"6H":高血压(Hypertension)、头痛(Headache)、心悸(Heart palpitations)、多汗(Hyperhidrosis)、高代谢(Hypermetabolism)、高血糖(Hyperglycemia),其中心悸、头晕、易出汗为典型的三联征。恶性副神经节瘤定义为无嗜铬细胞的区域出现副神经节瘤,即转移灶。本病预后与年龄、良恶性、有无家族史及治疗早晚等有关。绝大多数患者可成功切除肿瘤而治愈,若不及时治疗,多死于心脑血管并发症。经充分的术前准备多可安全度过围手术期。目前手术平均死亡率为 1%~3%,但未做术前准备的,手术死亡率可高达 50%,与遗传有关的

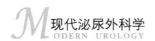
双侧性和异位肿瘤,也影响预后。良性肿瘤切除后 20%～30%仍有不同程度的高血压,恶性肿瘤 5 年生存率低于 40%。恶性副神经节瘤早期诊断困难,临床诊断的可靠标准是复发和转移灶的出现,但此时肿瘤多已发展至晚期,甚至是术后多年或十多年。定性诊断主要通过检测血、尿中儿茶酚胺及其代谢产物的量来判断,但仍有部分病例较难诊断,如无功能副神经节瘤,此时可通过组胺激发试验协助诊断。B 超、CT、MRI 在定位诊断中有肯定的意义。SPECT 对异位副神经节瘤诊断意义较大。手术治疗是其根本的治疗方法,不论是肿瘤还是增生一旦明确诊断,均需手术治疗。术后 2～6 周出现血浆嗜铬粒蛋白、甲氧基肾上腺素(MN)及 3-甲氧基酪胺(3MT)的儿茶酚胺水平升高,表明肿瘤切除不完全、多发、异位病灶或复发,应密切观察。充分的术前准备是手术成功的关键,主要措施为降压、扩容、纠正心律失常。有的病例一开始即呈明显恶性表现,有的病例则在首次手术切除原发肿瘤后隐匿存在,许多年后才呈恶性表现,某些病例即使存在广泛转移病灶,只要用药物控制过量儿茶酚胺仍可使临床表现相对平稳而长期存活。早期手术是最有效的方法,也是获得根治的唯一途径,但有些患者因肿瘤与重要脏器血管粘连严重,故只能行部分切除或包膜内切除。放射性核素治疗和化疗仅可缓解晚期恶性副神经节瘤的临床症状。术后随访对恶性和可疑恶性的副神经节瘤有重要意义,随访内容包括患者血压,血、尿生化指标及 B 超、CT、MIBG 等影像学检查。

(苗陈岿　吴宏飞)

第四节　肾上腺性征异常

【概述】

肾上腺性征异常症,又称肾上腺性征异常综合征(adrenogenital syndrome)。1865 年由 DeCrecchio 首先描述,系肾上腺皮质增生或肿瘤分泌过量性激素导致性征及代谢异常。据其病理基础可分为两大类:① 先天性肾上腺皮质增生(congenital adrenal hyperplasia,CAH),包括女性假两性畸形和男性假两性畸形;② 肾上腺皮质肿瘤,多见于皮质癌及网状带腺瘤。皮质癌根据分泌的激素不同,分为男性化肾上腺肿瘤(VAT)和女性化肾上腺肿瘤(FAT)。正常肾上腺皮质激素由胆固醇合成,需要多种酶的参与,并受下丘脑-垂体-肾上腺轴的反馈机制调节,CAH 是常染色体隐性遗传性疾病,因先天性基因缺失或突变,引起皮质激素合成过程中某种酶的缺陷而致病。不同水平酶缺陷可产生不同生化改变和临床表现,主要有 5 种酶的缺陷:21-羟化酶(CYP21/P450c21)、11β-羟化酶(CYP11β1/P450cn)、17α-羟化酶(CYP17/P450c17)、20,22 碳链裂解酶(CYP11A/P450scc)和 3β-羟类固醇脱氢酶(3β-HSD)。任何一种酶的缺陷均可造成相应的某种皮质激素合成减少或缺失,同时负反馈刺激下丘脑(CRH)和垂体 ACTH 大量分泌致肾上腺皮质增生,造成该酶的前体底物积聚,多经旁路代谢而使雄激素合成增多,诱发性分化异常和不同程度的肾上腺皮质功能减低。临床最常见的 CAH 是 21-羟化酶缺乏症(21-hydroxylase deficiency,21-OHD),占 90%～95%;其次是 11β-羟化酶缺陷,约占 3%～5%;其他三种酶缺陷(CYP17、CYP11A、3β-HSD)共约占 5%。国内报道各型的比例略有差异。

【诊断依据】

诊断依靠临床表现、生化和激素检测综合判断,必要时应用基因诊断。

1. 临床表现:各型 CAH 的临床表现既有类似,又因所缺陷酶的种类和程度的差异而不同。约30%的男性 CAH 有睾丸萎缩、肾上腺组织肥大、不育。对于两性器官异常或上述典型表现者,应详细询问完整的病史(包括家族史)和进行仔细的体格检查,特别是外生殖器。

(1) 21-羟化酶缺陷 CAH:以糖皮质激素、醛固酮合成下降,雄性激素分泌增加,肾上腺髓质发育和功能受损为特点。

① 经典型失盐型:约占经典型 CAH 的 75%,以水、电解质紊乱为突出表现,表现为恶心、呕吐、拒

食、腹泻等。伴有男性化、外生殖器畸形较其他类型严重。常在新生儿期即出现肾上腺危象,表现为严重低血钠、高血钾、低血容量性休克,由应激诱发,死亡率高。

② 单纯男性化型:约占经典型 CAH 的 25%,醛固酮分泌量基本能够维持钠盐的平衡,而表现为出生前后女性假两性畸形和男性性早熟,儿童早期身材高大,但因骨骺提前融合,最后身高低于同龄人;女性青春期无第二性征,原发性闭经。

③ 非经典型 CAH(NCCAH):症状轻,无明显失盐和男性化表现,最常见症状是阴毛提前出现,女孩可出现在 8 岁前,男孩可出现在 9 岁前;身高增加过快也可能是就诊原因之一,其他症状多在青春期后出现,表现依次为女性多毛、月经稀少或闭经、男性型脱发、多囊卵巢、不育等,男性可有少精、不育,多数可无症状。

(2) 11β-羟化酶缺陷:表现为男性化伴高血压。女性表现为女性假两性畸形,男性表现为假性性早熟。

(3) 17α-羟化酶缺陷:不论男女均表现为幼稚女性外阴表型伴高血压。因合成大量盐皮质激素,导致水钠潴留、血容量增加,进而引起低肾素性高血压。由于雄激素合成受阻,男性表现为睾丸小,外生殖器幼稚。女性型,女性第二性征不发育、闭经。无论男女均无阴毛、腋毛,骨骺延迟融合。

(4) 3β-HSD 和 CYP11A 酶缺陷:罕见,以性征异常伴失盐表现为主。男婴出生时性别难辨,见小阴茎、尿道下裂、阴唇阴囊融合,青春期乳房发育;女性轻到中度男性化,阴蒂肥大。

2. 辅助检查

(1) 内生殖器官和肾上腺超声检查或 CT、MRI。

(2) 核型分析或性染色体荧光原位杂交:确认染色体性别。

(3) 血浆 17α-羟孕酮(17α-hydroxyprogesterone,17α-OHP)、血浆 ACTH、皮质醇、24 小时尿游离皮质醇。

(4) 血尿电解质、血浆醛固酮和肾素活性。

(5) 血浆 FSH、LH、雌二醇、睾酮。

(6) 其他推荐的检查项目包括:血浆脱氧皮质醇和 11-脱氧皮质酮(deoxycorticosterone,DOC)、17-羟孕烯醇酮和脱氢表雄酮(DHEA)、孕酮、皮质酮、18-羟皮质酮。

(7) X 线检查:评价骨龄、静脉尿路造影、生殖道造影评价尿道生殖窦发育程度及是否合并尿路畸形。

(8) 卵巢、睾丸 B 超:检查有无多囊卵巢、睾丸异位肾上腺组织或肿瘤以及基因突变分析等。

【鉴别诊断】

结合临床症状及相关实验室检查,较容易作出诊断,并与其他疾病相鉴别,尤其结合生化、激素等检查可以作出分型诊断。

【治疗方案】

CAH 的治疗主要为激素替代治疗和手术治疗。

1. 激素替代治疗:激素替代是 CAH 的主要治疗手段,目的在于:① 补充缺乏的皮质激素,同时最大限度地减少肾上腺性激素的分泌并避免医源性皮质激素过量;② 预防男性化;③ 促进正常生长;④ 促进性腺发育,保护潜在的生育能力。

21-羟化酶缺陷的激素替代治疗:

(1) 经典型失盐型:糖皮质激素+盐皮质激素;

(2) 单纯男性化型:糖皮质激素,盐皮质激素(可选);

(3) 非经典型 CAH:无症状者无需治疗。糖皮质激素的补充限于:① 性早熟、生长和骨龄加速;② 少女及年轻女性男性化者;③ 女性多毛症、月经稀发、不育者;④ 男性精子数量低、不育、睾丸肿大者;

(4) 女性和失盐型男性终身替代治疗;

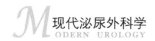

（5）单纯男性化型的男性者维持治疗至成年即可。上述外源性激素补充的最大问题是无法模拟皮质醇的正常生理节律，剂量难以控制，剂量过大易致医源性库兴综合征。因此要个性化合理控制替代药物剂量，使疗效最佳、副作用最小。

2．手术治疗：主要包括两性畸形的矫治和肾上腺切除。

（1）两性畸形的外科治疗：两性畸形的处理应遵循下列原则：生育潜能的保护、良好的性功能、最简单的医学干预、恰如其分的性别外观、稳定的性别特征、社会心理健康。

① 重赋社会性别：社会性别的确定基于多种因素，首先明确是何种酶缺陷导致，然后据染色体核型决定基因性别，男性应结合外生殖器的解剖状态、性腺和生殖道的潜在功能性以及当前的社会性别等，分析利弊风险，并与其本人或父母充分沟通。推荐优先选择基因性别作为社会性别，保护可能的生育功能，尤其是具有正常内生殖腺的女性 CAH 患者，除非她的外生殖器完全呈男性外观。

② 手术矫治：包括"矛盾"性腺的切除和外生殖器的重建。社会性别与基因性别矛盾者切除其性腺，如 17α-羟化酶缺陷的男性选择女性社会性别者应切除隐睾。外生殖器重建的目的在于恢复正常解剖和性别外观，保存正常的性功能、矫正或预防泌尿系畸形或并发症。一般多重建女性外生殖器，仅当阴茎发育较好、估计成形术后有男性性功能者，方考虑男性重建手术。

③ 手术时机：阴蒂手术推荐在 2 岁至入学前进行，过早易复发，过晚可能影响性心理发育；阴道成形术推荐在青春期后婚前进行，但阴道闭合者应在青春期前完成，以免影响经血排出。国外亦有建议婴儿期内一期阴蒂、阴道成形术者。男性外阴成形推荐在学龄前完成，包括阴茎伸直、尿道成形术、阴囊重建、睾丸复位等。男性假两性畸形如社会性别为女性，青春期前切除阴茎及隐睾，必要时根据婚姻需要行阴道成形术。

（2）肾上腺切除：不常规推荐。双侧肾上腺切除多为个案经验，仅限于激素替代治疗难以控制者。

【评述】

21-羟化酶缺陷失盐型 CAH 预后不良，可死于早期的急性肾上腺功能不足。满意的激素替代治疗可使单纯男性化型正常发育生长，女性男性化体征消失，但生殖能力减弱，患多囊卵巢综合征的可能性增加。男性者幼稚性睾丸可发育，并恢复生精功能。CAH 患者易发生睾丸肿瘤或睾丸肾上腺残余组织肿瘤，发生率可达 45%～86%。NCCAH 预后良好，女性单纯男性化型治疗后生育率可达 60%～80%；失盐型生育率差别较大，为 7%～60%。未治疗的 NCCAH 女性生育率在 50% 左右，治疗后可升至 93%～100%。女性 CAH 者阴道成形术后约 60% 有满意的性生活。CAH 易发生高血压、肥胖、胰岛素抵抗、骨密度下降及代谢相关指标的变化，心血管危险因素增加，尽量减少糖皮质激素的用量对于预防上述并发症可能具有重要意义。

（徐爱明　王增军）

第五节　艾迪生病

【概述】

艾迪生病（Addison disease）又称为原发性慢性肾上腺皮质功能减退，是由于自身免疫、感染等原因破坏了双侧肾上腺皮质的绝大部分，引起肾上腺皮质激素分泌不足所致的疾病。艾迪生病多见于成年人，老年人和幼年者较少见。在结核病发病率高的国家和地区，肾上腺结核仍是本病的首要原因，男多于女。而另一常见病因是由自身免疫所致"特发性"者，则女多于男。在大多数情况下，糖皮质激素及盐皮质激素皆分泌不足，在少数情况下，可只有皮质醇或醛固酮分泌不足。

【诊断依据】

1．糖皮质激素分泌不足的症状：乏力、纳差、恶心和体力下降。

2. 糖原异生能力减弱：肝糖原耗竭及对胰岛素敏感性增加，不耐饥饿，易出现低血糖。

3. 应激能力下降，易患感冒和感染，反馈性引起垂体：ACTH 大量分泌，引起皮肤黏膜色素沉着，呈棕色或褐黑色。

4. 盐皮质激素缺乏，机体失钠增多，引起体液丢失、低钠血症和轻度代谢性酸中毒，加之糖皮质激素对儿茶酚胺"允许"作用减弱，心排血量和外周阻力下降，进一步加重体位性低血压；肾脏对自由水的清除能力减弱，易发生水中毒。

5. 肾上腺危象：恶心、呕吐、腹痛或腹泻、严重脱水、血压降低、心率快、脉搏细弱、精神失常，常有高热、低血糖、低钠血症。严重者可发展为休克、昏迷，甚至死亡。

6. 实验室检查：低血钠、高血钾、血糖偏低、血与尿皮质醇降低、昼夜节律消失，24 小时尿 17-OHCS 和 17-KGS 降低；血浆 ACTH 明显增高（＞55 pmol/L）。

【鉴别诊断】

继发性肾上腺皮质功能减退症　由于 ACTH 产生不足所致。与艾迪生病相似之处是，同样有疲乏无力、食欲减退等表现，但前者平均病程长于艾迪生病，与艾迪生病所表现的色素沉着相反，多表现为肤色浅淡，且低血糖和性欲减退更多见，低血钠、低血氯现象较艾迪生病少，未见高血钾。

【治疗方案】

1. 终身用肾上腺皮质激素替代治疗。注意摸索适当的基础治疗量（一般早晨服全日量的 2/3，下午服 1/3），以便在应激状态下酌情增加激素治疗量，如在手术、创伤时应增加剂量。

2. 肾上腺移植：一旦成功移植，可以减少肾上腺皮质激素的用量，甚至不用外源性肾上腺皮质激素。

【评述】

艾迪生病的一个常见病因是结核，有效防治结核可以减少其发病率。只有当肾上腺皮质慢性破坏程度达 90％以上，不能维持正常生理需要时，才会出现慢性肾上腺皮质功能减退，即艾迪生病。另外，肾上腺皮质移植已经有成功治愈艾迪生病的报道，可以部分或全部免除服用激素，甚至在应激状态下不出现肾上腺危象，但是临床资料和经验较少，仍需进一步积累和改善。肾上腺皮质来源较少，也限制了该技术的应用。肾上腺移植方法主要分为带血管蒂吻合血管的全肾上腺移植、肾上腺组织移植、肾上腺皮质细胞移植。目前比较一致的看法是：皮质细胞再生过程通过细胞移行逐渐向内层移动，经束状带到网状带，因此在实践中，直接取包膜移植要比取腺体移植完成组织再生更直接、更准确可靠，避免皮、髓质细胞坏死吸收影响再生速度和功能的恢复。

（苗陈肖　苏建堂）

第六节　肾上腺恶性肿瘤

一、肾上腺皮质癌

【概述】

肾上腺皮质癌（adrenal cortical carcinoma，ACC）是来源于肾上腺皮质细胞的恶性上皮性肿瘤。临床少见，表现复杂多样，年发病率为（1～2）/100 万，占恶性肿瘤的 0.02％，癌症死因的 0.2％。儿童 ACC 年发病率为 0.3/100 万，但巴西南部和东南部儿童 ACC 的发病率明显提高，为（3.4～4.2）/100 万，10 倍于全球平均水平，大部分与特异的 TP53 基因的 10 号外显子 R377H 突变有关。该病发病年龄呈双峰分布：5 岁以下和 40～50 岁两个高峰，平均年龄 45 岁，男女发病比例为 1∶（1.5～2.5），双侧者 2％～10％。约占整个肾上腺偶发瘤的 11％。95％的 ACC 直径＞5 cm（平均 10 cm），多伴有出血、坏死，肿瘤重量多在 250～1 000 g。约 40％在诊断时已远处转移，常见部位为肺、肝、腹膜后淋巴

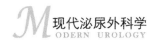
结和骨,有形成肾静脉和下腔静脉瘤栓的倾向。肾上腺皮质癌的组织结构与形态和正常肾上腺皮质相像,良、恶性鉴别困难。其病理诊断并不依靠病理的特征性表现,而是根据病理形态学的多个指标及免疫组化进行综合判断。

结合病理特点和临床表现将肾上腺皮质腺癌分为四期(European Network for the Study of Adrenal Tumors,ENSAT 分期):Ⅰ期为肿瘤局限于肾上腺,直径≤5 cm(T1N0M0);Ⅱ期为肿瘤局限于肾上腺,直径>5 cm(T2N0M0);Ⅲ期为肿瘤局部侵犯或区域淋巴结阳性(T1-2N1M0)或(T3N0M0);Ⅳ期为肿瘤侵犯邻近器官或出现远处转移(T1-4N0-1M1)。

【诊断依据】

ACC 的临床诊断依靠临床表现、影像学及内分泌检查,确诊则需病理检查。

1. 皮质激素异常分泌症状:50%~79%的 ACC 具有内分泌功能,表现复杂多样,其中表现为库欣综合征(CS)伴男性化混合分泌皮质醇和雄激素的 ACC 最常见 35%~40%;单纯 CS 约 30%;单纯男性化(痤疮、多毛、乳房萎缩、月经异常和声音低沉等)20%。异常分泌雌激素和醛固酮较少见,女性化(睾丸萎缩、乳房增大等)约 10%,分泌醛固酮的 ACC 少见(2%)。与成人有所不同,儿童 ACC 具内分泌功能比例更高(90%)且多为雄激素,单一分泌雄激素(55%)或混合分泌皮质醇(30%),单纯 CS <5%,症状多为男性化或假性青春期表现。非功能性 ACC 起病隐匿,可表现为腹部胀痛、食欲缺乏、恶心、低热、消瘦等与肿瘤局部进展有关的症状。约 50%可及腹部肿块,22%~50%合并转移,且越来越多在肾上腺偶发瘤中发现。

① 库欣综合征:高血压、向心性肥胖、皮肤菲薄、紫纹、多毛、痤疮、多血质、骨质疏松、糖尿病等,且大剂量地塞米松抑制试验不能抑制;② 女性男性化表现:痤疮、多毛、长胡须、喉结突出、性早熟、阴道不规则流血等;③ 男性女性化表现:男性出现勃起功能障碍、乳房增大、睾丸萎缩等;④ 高醛固酮分泌症状:高血压、低血钾、下肢水肿等。

2. 局部疼痛:腹部可扪及包块,肿瘤体积过大引起局部胀痛。

3. 发热、消瘦、腹水等恶性肿瘤的表现。

4. 内分泌检查:血皮质醇、醛固酮、脱氢异雄酮、睾酮、雌二醇、LH、FSH,尿 17-酮类固醇、17-羟类固醇等指标均上升。

5. 影像学检查

(1)腹部 CT(平扫+增强):首选推荐。CT 检查典型表现包括:体积大(常≥6 cm)、平扫 CT 值大于 10 Hu。肿瘤形态不规则,呈分叶状,质地不均,内部有出血、坏死、钙化;实质期/动脉期对比剂清除率≤40%~50%,中央低密度、边缘不规则但清晰伴轻度强化,经常合并中央静脉、肾静脉、下腔静脉瘤栓并见肺、肝转移病灶。

(2)MRI:造影剂过敏或妊娠者代替 CT,或者大的肿瘤术前评价与血管的关系。增强 MRI 对血管的评估优于 CT。

(3)FDG-PET/CT:ACC 为 FDG 高摄取,腺瘤一般为低摄取,但嗜铬细胞瘤、肾上腺转移瘤、少数有分泌功能的腺瘤也呈高摄取表现,可评估 ACC 的转移灶。

(4)骨扫描:疑骨转移者。

6. 组织病理学:如怀疑 ACC 且能手术治疗的病例,不推荐穿刺活检,但对诊断不明确以及不考虑手术治疗的肾上腺巨大肿瘤,可采用穿刺病理确诊。TLR4 和 EGFL7 在 ACC 中阳性表达率较高,可作为良、恶性皮质肿瘤的分子标记。

【鉴别诊断】

1. **肾上腺皮质腺癌** 肿瘤体积一般较小,直径<5 cm,激素指标为单一性增高,如皮质醇、醛固酮、性激素等,无周围浸润表现。

2. **嗜铬细胞瘤** 一般有高血压、高代谢症状,肿瘤体积一般较大,CT 见瘤体密度较皮质癌高,强化更明显,MIBG 显影阳性有助于嗜铬细胞瘤的诊断。

【治疗方案】

治疗方法包括手术治疗及药物治疗,手术是唯一可能治愈 ACC 的治疗手段。

1. 手术治疗:手术切除肿瘤是最有效方法,适用于尚未出现广泛转移和浸润的肿瘤。手术应完整切除肿瘤瘤体,包括清除周围脂肪组织和可疑受肿瘤侵犯的区域。临床分期属Ⅰ~Ⅲ期肿瘤:由于 ACC 的浸润生长,仅在Ⅰ期、Ⅱ期和部分Ⅲ期肿瘤中有完整切除的机会。Ⅳ期肿瘤:① 原发灶和转移灶能完全切除者;② 姑息减瘤,目的在于缓解皮质醇高分泌,并有利于其他治疗发挥作用,但预后差,生存期多不到 12 个月。术后复发、转移:即使完全切除肿瘤,仍有超过 50% 患者可能存在肿瘤复发并转移,再次手术切除可延长生存。

2. 药物治疗:密妥坦具有促使肾上腺皮质坏死的功能,能选择性破坏肾上腺皮质的束状带和网状带,但不影响球状带醛固酮等盐皮质激素分泌,适用于晚期肿瘤患者或术后有残留病灶的患者,长期治疗仅适用于对治疗有反应的患者。密妥坦治疗浓度需 $>10\ \mu g/mL$ 或 $>14\ \mu g/mL$ 才可能获得良好疗效,其主要副作用为神经肌肉毒性,与使用剂量相关。另外,酮康唑、氨基苯乙哌啶酮、甲吡丙酮均有治疗激素分泌症状的作用。

3. 化疗:肾上腺皮质癌对化疗敏感性较差。化疗多与密妥坦联合治疗晚期皮质腺癌患者,属姑息性治疗。常用化疗药物包括阿霉素、环磷酰胺、5-氟尿嘧啶、顺铂、依托泊苷等。

4. 其他治疗:射频热消融治疗适用于无法手术的皮质腺癌或其多发转移病灶,具有安全、微创等优点。介入治疗栓塞肿瘤供血动脉,能使肿瘤体积明显缩小,分泌功能降低,缓解原发病灶引起的局部症状,提高晚期肿瘤患者的生存质量。放射治疗可缓解疼痛,但不延长存活期。

【评述】

较大的肾上腺皮质肿瘤并有相应内分泌症状者应怀疑肾上腺皮质腺癌,确诊有赖于病理检查。手术是目前治疗肾上腺皮质腺癌最有效的方法,怀疑肾上腺皮质癌者一般开放手术,腹腔镜手术可根据肿瘤具体情况选择,但术后复发率高达 40%。手术必须一并切除浸润组织,肋缘下切口经腹途径是较理想的手术路径,皮质腺癌术后易复发,对于局灶性的复发病灶可再次行手术切除。肾上腺皮质癌高度恶性,远处转移最多见于肺、肝脏、骨和淋巴结。对于单发的或孤立的远处转移病灶,也应尽量采用手术治疗,与单纯用化疗等姑息性治疗的患者比较,手术治疗存活时间延长,并可缓解皮质醇过度分泌产生的症状。姑息性治疗适用于出现转移病灶、肿瘤晚期已无法手术治疗的患者,但不能明显提高患者生存率。肾上腺皮质腺癌预后不佳,尤其是直径 $>12\ cm$、瘤体内出血者,总体 5 年生存率不超过 35%~50%。影响其预后的主要因素包括:肿瘤分期,手术能否完全切除,病理分级等。由于 30%~85% 的 ACC 患者诊断时已有远处转移,其中大部分生存期不超过一年。术后随访主要复查血、尿激素水平,其变化常较临床症状出现早。

(徐爱明　王增军)

二、肾上腺神经母细胞瘤

【概述】

神经母细胞瘤(neuroblastoma)来源于肾上腺髓质和交感神经节细胞,50% 位于肾上腺,25% 位于椎旁神经节。病因尚不明确,可能与孕期接触危险品、1 号染色体短臂缺失(占患者的 70%~80%)、染色体移位、基因扩增异常等有关。好发于儿童,75% 患儿年龄在 4 岁以下。肿瘤恶性程度高,70% 患者在就诊时已出现转移。肿瘤的生长部位和分化程度的不同导致了其临床表现有很大差异。肿瘤分期(Evans 系统):Ⅰ期肿瘤局限在器官内;Ⅱ期局部扩散但不越过中线;Ⅲ期肿瘤越过中线;Ⅳ期远处转移。

【诊断依据】

1. 腹痛、腹部肿块:肿块坚硬,呈大结节状,常固定且超越中线。

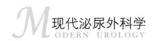
2. 转移病灶的症状：皮下结节、肝脏肿大、骨骼疼痛，侵犯骨髓造成体重减轻、贫血、发育停止等。

3. 儿茶酚胺、香草基苦杏仁酸（VMA）、3-甲氧基-4-羟基苯乙酸（HVA）等水平升高，VMA 和 HVA 的比值越高，患儿的预后越好。

4. 影像学检查：腹部平片可见中心钙化，呈点彩样，神经母细胞瘤的钙化是 Wilms 瘤的 5 倍。IVU 表现为肾脏向下、向外移位。CT、MRI 可显示肿瘤部位，与周围脏器关系，是否侵犯腔静脉，出现肺、淋巴结转移病灶。锝-骨扫描、间位碘代苄胍（MIBG）扫描可发现骨及软组织转移。

5. 活检：苏红染色可见典型的蓝色小圆细胞。

【治疗方案】

1. 手术治疗：适用于Ⅰ期、Ⅱ期和部分Ⅲ期肿瘤，一般手术可完全切除肿瘤。腹部肿瘤采用横切口探查。对于无法手术切除的肿瘤，术中可取组织作病检，肿瘤行次全切除，边缘放置金属夹便于术后放疗。对于局部复发或孤立的转移病灶也应尽量采用手术切除。

2. 放疗：系姑息性治疗，对于不能切除的巨大肿瘤，术前放疗可杀灭肿瘤细胞，缩小肿瘤，以便再进行手术。放疗也可用于缓解骨转移灶的疼痛。

3. 联合化疗：用于围手术期的辅助治疗，术后化疗可杀灭残留的肿瘤病灶，降低肿瘤生长速度；术前化疗用于减小肿瘤体积，以利手术进行。常用环磷酰胺、达卡巴嗪、长春新碱等联合化疗。大剂量化疗联合自体造血干细胞移植，单克隆抗体或细胞因子免疫治疗以提高患者生存率。

【评述】

神经母细胞瘤诊断时已有 70% 患儿出现局部或远处转移灶，骨转移常呈对称性。患者年龄、肿瘤分期和肿瘤生物学特性与患者预后密切相关。早期诊断是提高生存率的关键，其诊断的最低标准为苏红染色、病理见典型的蓝色小圆细胞，结合血、尿检查的儿茶酚胺及其代谢产物的升高。一般认为局部病变完全切除是最成功的治疗方案。如累及肾脏或肾血管可将肾脏一并切除。神经母细胞瘤有假性包膜，可将包膜切开挖取瘤组织胶性内容物，如遇活动性出血可缝合被膜止血。放、化疗均不能提高Ⅰ、Ⅱ期肿瘤存活率，Ⅲ期肿瘤放疗可使其缩小，联合化疗对Ⅲ期肿瘤有一定疗效。如证实有转移，放、化疗后延期手术探查有成功切除肿瘤的希望。仅少数病例可自然消退，甚至可见于广泛转移的晚期病例，此种情况在年龄越小者出现的机会越多，原因不明。

（徐爱明　王增军）

三、转移性肾上腺肿瘤

【概述】

肾上腺是常见的肿瘤转移部位之一，仅次于肺、骨骼和肝脏，居第四位。原发灶最多见于肺、乳腺、肾脏、甲状腺和结肠肿瘤，机制尚不完全清楚，其途径主要为血液播散和淋巴系统播散。对于恶性肿瘤患者，诊断肾上腺转移瘤提示肿瘤进展达Ⅳ期。

【诊断依据】

1. 转移性肾上腺肿瘤往往非功能性，绝大部分无临床症状，部分出现非特异性症状，如头晕、乏力、消瘦、体重减轻和消化系统不适。广泛性双侧肾上腺转移瘤往往有肾上腺功能低下表现。

2. 原发肿瘤病史：临床中 50% 的黑色素瘤、30%～40% 的乳腺癌和肺癌、10%～20% 的肾癌和消化道肿瘤，可出现肾上腺转移灶。

3. 影像学检查：B 超、CT、MRI 等检查能发现位于肾上腺部位的肿瘤，双侧性和多发性多见，可伴有中心坏死、出血，少有钙化。PET 扫描能区别肾上腺偶发瘤和转移性肿瘤。

4. 肾上腺针吸穿刺活检：发现其他组织来源的恶性肿瘤可确诊，尤其适用于影像学检查无法准确判断的肾上腺肿瘤。

【治疗方案】

1. 原发肿瘤治疗。

2. 手术切除肾上腺转移肿瘤：适用于转移癌部位局限，患者一般状况较好能耐受手术者。

3. 化疗：可作为手术后的辅助治疗，有助于提高生存率，化疗方案取决于原发肿瘤。

4. CT 引导下经皮穿刺化学消融术：化学消融剂配方为：无水乙醇 18 mL，聚桂醇 2 mL，碘化油 2 mL，洛铂 10 mg，表阿霉素 10 mg，按 9∶1∶1∶3∶3 比例制成混悬液。视肿瘤大小，CT 定位下以 22G Chiba 针刺入肿瘤中心部，当 CT 扫描显示无水乙醇充满瘤体并将包膜膨胀时停止注射。一次可注射 3 针，必要时间隔一天后重复注射。因此配方中含化疗药、示踪剂及使肿瘤凝固坏死剂，故有效率可达 88.5%。

5. 动脉栓塞化疗、射频消融、冷冻消融、微波消融等均有较好疗效。

【评述】

转移性肾上腺肿瘤，尸检中检出率为 12%～25%，其中 90% 的肾上腺转移瘤为双侧性或多发性。但从临床症状上难以诊断肾上腺转移瘤，穿刺活检可帮助诊断。治疗以原发病灶的治疗为主，对于肾上腺转移灶，可行手术切除。双侧转移癌可行一侧完全切除、对侧肾上腺部分切除，以保留肾上腺生理功能。其他有多种疗法可供选择，术后化疗对提高生存率也有积极意义。

（徐爱明　王增军）

第七节　肾上腺良性肿瘤

一、肾上腺髓性脂肪瘤

【概述】

肾上腺髓性脂肪瘤（adrenal myelolipoma，AML）于 1905 年由 Gierke 报道，并作了细致的组织学描述。AML 是一种少见的良性肾上腺肿瘤，通常无激素分泌功能，偶伴内分泌症状，如库欣、Conn 综合征等。AML 由不同比例的成熟脂肪和骨髓成分组成。既往主要在尸检中发现，尸检检出率为 0.08%～0.20%，近年来随着健康体检的普及及影像技术水平的提高，本病临床检出率明显提高，偶发患者比例逐渐升高。其病因尚不清楚，可能是肾上腺毛细血管网状内皮细胞或肾上腺髓质细胞的化生，致使肾上腺组织发生髓样脂肪改变；也可能是胚胎发育时迷走到肾上腺的分化成熟的造血组织在感染、外伤等因素刺激下由静止期进入增殖期而形成肿瘤；或肾上腺内残留的胚胎活性骨髓组织发育而来。发病年龄一般在中年以后，多为单侧发病，双侧发病罕见。其肾上腺内分泌检查一般均在正常范围。肿瘤多发生在肾上腺髓质，偶发生在肾上腺皮质。

【诊断依据】

1. 肾上腺髓性脂肪瘤多数无明显的临床症状。多数肿瘤直径小于 4 cm，体积较大者可出现局部压迫症状，如腰腹部不适、疼痛；疼痛常会随肿瘤的增大而加重。当肿瘤有出血时，可能会出现突发性腹部疼痛或背部疼痛，甚至出现休克。有些患者有高血压及血尿；极少数病例内分泌检查异常，并有相应的临床表现，这可能是合并其他有功能肿瘤所致。

2. B 超：为肾上腺区肿块，边缘清楚、内部回声均匀的高回声光团，这与脂肪组织有关；低回声则与骨髓组织相关，这两种组织成分的比例及分布的不同决定了声像图表现的差异。另内部血流不丰富。

3. CT：CT 诊断本病的准确性可达 87%～92%，在 CT 上，肾上腺髓性脂肪瘤表现为低密度占位病变，边缘光滑，界限清楚，CT 值在 −120～30Hu 之间，肿块内有时可见团块状、条索状和分格状的软组织密度，增强扫描肿块强化不明显。近年来，MRI 被越来越多地用于本病的诊断，在 T1WI 表现为高信号，在 T2WI 则表现为中等强度信号。根据影像学特点，肾上腺髓性脂肪瘤诊断一般无困难。

4. 内分泌检查：血皮质醇、醛固酮、尿 VMA 等通常正常。

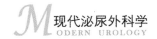
5. 确诊依据病理检查：见有薄层纤维膜,切面呈明黄色或棕红色,有时可见脂肪组织或少量出血。显微镜下可见成熟的脂肪组织、造血组织或骨髓成分,可伴有成熟或不成熟的巨核细胞、粒细胞、红细胞和淋巴细胞被脂肪组织浸润。

【鉴别诊断】

1. 肾血管平滑肌脂肪瘤　影像学检查常见为密度不均的混合性肿瘤,增强 CT 可见不均匀强化。对位于肾上极的肿瘤或肿瘤较大时如鉴别诊断有困难,可行肾动脉造影或 CT 引导下细针穿刺抽吸活检。

2. 皮质醇增多症　多见于女性,有向心性肥胖及多毛等皮质醇增多的表现,尿中 17-OHCS 和 17-KS 及皮质醇增高可资鉴别。

3. 嗜铬细胞瘤　有持续性或阵发性高血压及代谢亢进的表现,24 小时尿 VMA 增高,酚妥拉明试验阳性,血中去甲肾上腺素、肾上腺素、多巴胺含量增高。

【治疗方案】

1. 直径在 3～4 cm 以下的无症状肿瘤可随访观察,定期复查 CT。如肿瘤生长迅速,应尽早手术。

2. 对有症状的肾上腺髓性脂肪瘤,应及时手术

3. 直径 4 cm 以上的无症状肿瘤应手术切除;经腹或经后腹腔入路腹腔镜肾上腺手术优于开放手术。

【评述】

肾上腺髓性脂肪瘤的自然病程通常有三种形式:(1) 瘤体逐渐缩小;(2) 生长缓慢且 AML 无恶变倾向,可长期无症状;(3) 瘤体增大出现压迫症状,甚至破裂出血。因此治疗方法应个性化。因肿瘤可能不断增大而出现症状,甚至发生肿瘤自发性破裂出血,所以即便 AML 无恶变倾向且是小而无症状的肿瘤,也应建议患者定期随访。手术方式通常采用患侧肾上腺肿瘤切除术。近年来腹腔镜肾上腺及肿瘤切除术逐渐成为肾上腺肿瘤手术治疗的"金标准",它较开放手术损伤更小,术后恢复更快。

(苗陈岿　苏建堂)

二、肾上腺囊肿

【概述】

肾上腺囊肿(adrenal cyst)泛指肾上腺的囊性病变,多为非功能性囊肿,最早于 1670 年由 Greiselius 在尸检中发现。发病年龄以 30～60 岁多见。肾上腺囊肿的大小可从数毫米到 20 cm 以上,多为单侧,双侧性囊肿占 8%～10%。大多数临床无症状,为意外发现,少数较大的肾上腺囊肿可产生压迫症状。按病理性质可分为肿瘤性及非肿瘤性两大类。肿瘤性极少,可能是肾上腺良恶性肿瘤出血、坏死或囊性变的结果。非肿瘤性囊肿占绝大部分,按 Foster 分类法可分为以下四型:① 内皮性囊肿:占 45%,又分为淋巴瘤型和血管瘤型,囊壁内衬以光滑和平坦的内皮细胞为其特点。② 假性囊肿:占 39%,主要因肾上腺组织或肿瘤内出血所致,也可因肿瘤的囊性退行性变所引起,囊壁由致密纤维组织组成,无上皮层衬里。临床上假性囊肿最多见。③ 上皮性囊肿:占 9%,包括胚胎性囊肿(如肾上腺支气管源性囊肿)、肾上腺囊腺瘤、真性或潴留性囊肿三类,内壁衬以腺上皮细胞。④ 寄生虫性囊肿:占 7%,以包虫性囊肿为最多见,表现为壁厚,多钙化,并可见头节。

【诊断依据】

1. 疼痛:主要在腰背部、上腹部或季肋部,为胀痛、酸痛、钝痛或隐痛。

2. 上腹部包块:多为圆形,表面光滑,界限清楚,囊性感。

3. 消化道症状:胃肠不适,食欲减退,恶心、呕吐,腹胀及便秘。

4. 囊肿破裂:表现为急腹症,严重者出现失血性休克。

5. B 超:显示为单个或多个无回声区,边缘光滑,透声良好。当出血或囊壁钙化时出现不均质回声区,不易与肾上腺实质性肿物区别。

6. CT：可检出 5 mm 以上的肿物，增强扫描无增强效应。MRI 示 T1WI 低信号、T2WI 高信号圆形肿物。

7. 假性囊肿可有内分泌异常或高血压表现。如部分嗜铬细胞瘤囊性变可出现血儿茶酚胺及 24 小时尿 VMA 升高。血压升高亦多表现为阵发性升高。

8. 包虫寄生虫性囊肿：多有嗜酸粒细胞增高，Casoni 试验阳性，棘球蚴 IHA 检测阳性，部分患者可伴有肝、肺、腹腔的包虫囊肿，有助诊断。

【鉴别诊断】

肾上腺髓性脂肪瘤 亦为肾上腺区无功能肿瘤，症状相似，但 B 超为高回声的实质性肿瘤，CT 示为脂肪密度。

【治疗方案】

肾上腺囊肿处理取决于临床症状、囊肿大小和病理学检查结果。

1. 囊肿直径 3 cm 以下者，可定期 B 超或 CT 随访。稳定者表示良性，不手术；若囊肿增大则手术探查。

2. 囊肿直径在 3～5 cm，则根据具体病例决定随访或手术，亦可在超声引导下穿刺抽液后向囊内注入硬化剂。

3. 若囊肿直径在 5 cm 以上，有临床症状、生长迅速，寄生虫性囊肿、瘤性囊肿适于手术治疗（开放手术或腹腔镜下手术），有恶性倾向者亦手术切除。手术可单纯切除囊肿或同时切除同侧肾上腺。

【评述】

由于肾上腺囊肿症状多不典型，且无特异性，故术前诊断主要依靠影像学检查。B 超、CT 及 MRI 在诊断中占有重要的地位，三者联合检查可提高确诊率。此外，在诊断肾上腺囊肿时，应注意三点：① 与周围器官的占位鉴别：B 超不易确定囊肿与周围器官的关系时，需予 CT 平扫或增强 CT 检查。② 囊肿的良恶性鉴别：对临床及影像学不易鉴别者，可行诊断性穿刺，抽吸液体行细胞学检查。③ 囊肿有无内分泌功能鉴别：不易鉴别者，可行内分泌测定。目前，经腹或经腹膜后路径腹腔镜肾上腺囊肿切除已成为肾上腺囊肿的首选手术方式。术中注意点为：① 肾上腺囊肿需完整切除；② 术前评估为单纯性肾上腺囊肿可行囊肿完整切除或同侧肾上腺切除；③ 对不排除恶性可能，有内分泌功能或合并囊内出血者应行患侧肾上腺切除术；④ 不主张行囊肿去顶术，因有复发、出血、恶性肿瘤种植和转移等可能。

（苗陈岢　苏建堂）

三、肾上腺节细胞神经瘤

【概述】

肾上腺节细胞神经瘤（adrenal ganglioneuroma，AGN）是一种罕见的多发生于肾上腺髓质部、分化成熟的交感神经源性的肿瘤，占节细胞神经瘤的 13％～30％，在肾上腺无功能肿瘤中占 8％～9.4％。节细胞神经瘤好发于脊柱旁交感神经系统，由神经节细胞和雪旺（Schwann）细胞、纤维组织构成，多见于腹膜后、后纵隔、颈部。若肿瘤由未分化的神经母细胞构成，则为神经母细胞瘤；如细胞分化介于二者之间，则为节细胞神经母细胞瘤。该肿瘤发病以儿童和青壮年人较多见，40 岁以下的年轻人最多见，男女无明显差别。肿瘤部位右侧居多，左、右侧发病之比约为 1∶3。依据神经节细胞的多少以及有无神经母细胞，将节细胞神经瘤分为：① A 型：神经节细胞占少数，以增生的神经纤维成分为主，常见；② B 型：神经节细胞增多，与神经纤维成分比例大致相等；③ C 型：除上述两种成分外，还见到神经母细胞，此型少见。

【诊断依据】

1. 临床表现：无典型的临床表现，可出现与肿瘤增大或出血、坏死有关的某些非特异性症状，如腰痛、食欲缺乏、消瘦、发热等。

2. 实验室检查:肿瘤多数不具有内分泌功能。极少有内分泌功能者,血、尿儿茶酚胺及其他代谢产物可高于正常,约 10% 的病例尿 VMA 排出增高。

3. B超:起定位作用,表现为一均质实质性低回声图像,有时可见到钙化影。

4. CT:检查可有以下较为特征性的表现:(1)肿块常较大,呈圆形、椭圆形或分叶状,肿块密度均匀,低于或等于肌肉密度,有完整包膜,增强扫描效果不明显或稍有强化,增强扫描后肿块大部或全部低于肌肉密度。(2)肿块可包绕血管一部分或全部,可有轻度或无血管狭窄,可能与其有包绕血管的倾向有关。(3)肿瘤内有细点状钙化,文献报道约 20%～50% 的肿瘤内可见钙化灶。

5. MRI:T1 加权像表现为均匀中等信号,T2 加权像表现为不均匀高信号。即在高信号的肿瘤中存在曲线型或线性的低信号灶,称为"漩涡症"。这些低信号组织代表了相互纵横交错的 Schwann 细胞和胶原纤维。

6. 确诊依据病理检查:肾上腺节细胞神经瘤呈结节状或分叶状,质地较硬韧,实质性;切面呈黄色或灰白色,部分呈编织状;镜下见神经节细胞为恒有的成分,多数分化较好,细胞呈大多角形,核大而圆,有明显的核仁,神经纤维表现为增生成束,排列呈波浪或编织状。恶性肾上腺节细胞神经母细胞瘤可见脉管及周围浸润外,免疫组化示 NSE、NF、CgA、S-100 阳性为其诊断标志物。

【鉴别诊断】

嗜铬细胞瘤 以高血压为主要症状,但多为发作性高血压,24 小时尿儿茶酚胺及 VMA 增高,CT 示肾上腺区圆形实质占位,有明显强化且常伴出血。

【治疗方案】

肾上腺节细胞神经瘤的治疗取决于患者的症状、肿瘤大小和是否有并发症。手术切除肿瘤是本病的主要治疗方法。

1. 对于肿瘤直径 3 cm 以下、无症状患者,可按肾上腺偶发瘤治疗原则进行处理,即可进行观察,定期复查 B 超、CT。

2. 直径 3 cm 以上者可考虑手术切除。腹腔镜下肾上腺肿瘤切除术已成为肾上腺肿瘤手术治疗金标准。肿瘤直径大于 6 cm,可能与周围组织粘连明显,尤其是压迫周围大血管如下腔静脉或主动脉者,可选择经腹路径开放手术。

3. 对于高血压、儿茶酚胺类物质升高的患者,术前准备要充分,可用 α、β 受体阻滞剂做准备;术中要观察血压的变化。若术后病理分型为 C 型,则有复发及远处转移的可能,应定期检查并长期随诊。

4. 对诊断恶性肾上腺节细胞神经母细胞瘤者,可先行术前化疗以缩小肿瘤病灶,延期手术,术后个体化化疗。放疗有诱发肿瘤恶变的潜在危险,故不用。

【评述】

目前认为大部分肾上腺节细胞神经瘤为良性肿瘤,完整手术切除后,预后良好。但恶性肾上腺节细胞神经瘤可转移到肝、淋巴结,应辅助化疗。对于肿瘤较大、病理检查肿瘤细胞含异型性成分者,为防止肿瘤复发,应定期随访。

(苗陈岿　苏建堂)

四、肾上腺错构瘤

【概述】

肾上腺错构瘤(adrenal hamartoma)又名肾上腺血管平滑肌脂肪瘤,是一种罕见的无功能性良性肿瘤,病因不明,可能与组织胚胎发育异常有关。这是一种由血管周围上皮样细胞引起的罕见的间叶良性肿瘤,通常认为是肾上腺皮质细胞对刺激产生的上皮化生反应,如坏死、炎症、感染或压力,除纤维组织成分外,由不同数量的成熟脂肪组织、平滑肌和厚壁血管组成。

【诊断依据】

1. 临床表现:腰部酸胀、不适、隐痛,有时会伴有高血压,无内分泌功能异常。

2. 彩超错构瘤属多血管肿瘤,故彩色多普勒血流成像上表现为血流丰富,频谱显示动、静脉血流,再结合临床表现对诊断有一定帮助。

3. CT 肿瘤表现为脂肪密度(低密度),其表现与肾血管平滑肌脂肪瘤相似,增强扫描后有不规则增强。

4. 病理检查超声引导下穿刺活检使该瘤的术前诊断成为可能。因间叶组织发育过程中过度生长形成的瘤样畸形,其内含平滑肌、脂肪及血管等,多有钙化,但囊性变少见。

【鉴别诊断】

肾上腺畸胎瘤　由三种原胚层演变而来的先天性肿瘤。而错构瘤是由间叶组织在生长发育过程中过度生长形成的瘤样畸形,其内含血管、平滑肌、脂肪,多有钙化,但囊性变少见。

【治疗方案】

本病属良性病变,治疗主要包括随访观察和手术治疗。

1. 对大多数肿瘤较小且无明显症状者进行随访保守治疗,对于直径 4 cm 以下者可观察等待,每 6 个月行超声或 CT 检查随诊观察。

2. 对于肿瘤直径 4 cm 以上、有临床症状、合并肿瘤破裂出血或具有内分泌功能者,尽早手术。

【评述】

肾上腺错构瘤罕见,由成熟的脂肪、血管、平滑肌构成,为无功能肾上腺肿瘤,确诊依据病理检查。肿瘤较小时可观察,>4 cm 者应手术治疗。目前腹腔镜下切除为首选,即使>6 cm 亦可顺利完成。部分患者可选择动脉栓塞。

(苗陈岢　苏建堂)

五、肾上腺神经鞘瘤

【概述】

神经鞘瘤(schwannoma)好发于外周神经干,极少发生在肾上腺。可见于腹膜后、四肢等全身各处的周围神经,也可发生在颅内和椎骨内的神经根或交感神经。神经鞘瘤起源于神经鞘膜雪旺细胞。肾上腺神经鞘瘤是肾上腺交感神经鞘膜发生的良性肿瘤,来源于神经外胚叶的雪旺细胞,不同于神经纤维瘤,约占腹膜后良性肿瘤的 0.5%～1.2%,而发生于肾上腺的神经鞘瘤约占所有神经鞘瘤的 0.7%～2.7%。其可发生于任何年龄段,以 20～50 岁多见,发病率在性别方面并无明显差异。该肿瘤多数为良性,但也有文献报道过恶性或转移的肾上腺神经鞘瘤。1920 年 Antoni 将神经鞘瘤分为两种亚型,即 Antoni A 型和 Antoni B 型。

【诊断依据】

1. 临床表现:一般无自觉症状,有时可有触痛或局部隐痛不适,压迫神经则可致放射性酸胀、麻木感,并沿神经分布出现触电感。

2. 实验室检查:血儿茶酚胺、皮质醇、ACTH、醛固酮、肾素,尿 VMA 等指标均无异常。但也有文献报道具有内分泌功能的肾上腺神经鞘瘤。

3. 超声检查:常表现为肾上腺区的低回声肿块,伴有包膜,界限清,当瘤体较大时可有囊性病变,有文献报道囊性病变是肾上腺神经鞘瘤的影像学特点之一。

4. CT:一般显示为低密度肿块。Antoni A 区多表现为高密度,增强后可有强化;Antoni B 区平扫密度较低,增强后强化并不明显。所以,当 Antoni A 区和 Antoni B 区同时存在时,CT 诊断并不难,但如果其中一种成分所占比例较大时很容易误诊。当 CT 上有以下表现时可作为肾上腺神经鞘瘤较可靠的诊断依据:① 患者临床症状轻微,体检时偶然发现低密度肿瘤。② 瘤体边缘较光滑、锐利,包膜可强化。③ 肿瘤多呈囊实性改变,内常见有液化坏死,可轻度强化,表现为不均匀的低密度病变;少数实性肿瘤密度均匀,CT 值近似肌肉密度,并有明显的增强。④ 肿瘤内可见散在钙化征象。

5. MRI 示肿瘤在 T1 加权像呈低信号,在 T2 加权像呈不均匀高信号,囊性变被认为是其影像学

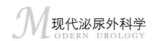
改变的特点之一。如果有区域为 T1WI 高信号,可提示区域内的出血情况。

6. 确诊依据病理检查:Antoni A 区含长梭形细胞,Antoni B 区为富含黏液的疏细胞区,且更易形成较大囊变。S-100(＋)对诊断良性肾上腺神经鞘瘤有较大价值,而恶性肾上腺神经鞘瘤多表现为灶性(＋)或(－)。

【鉴别诊断】

1. 肾上腺节细胞神经瘤 起源于肾上腺髓质的良性肿瘤,较为罕见,瘤体常呈圆形或不规则形,有包膜,行 CT 检查平扫时多表现为低密度,增强后强化并不明显;虽然瘤体钙化较神经鞘瘤更为常见,有文献报道钙化率约 30％,但肾上腺节细胞神经瘤瘤体中囊性变、出血等比较罕见,常有高血压。

2. 肾上腺嗜铬细胞瘤 起源于肾上腺髓质的肿瘤,较为常见,可有阵发性或持续性高血压及代谢紊乱等典型的临床表现,因瘤体可分泌肾上腺素与去甲肾上腺素,故行肾上腺内分泌功能检查时可有典型的检验结果;瘤体常为实性肿块,中心如有出血坏死则可有典型的囊性变,增强后瘤体实性部分可显著强化。

【治疗方案】

由于肾上腺神经鞘瘤极为罕见,缺少大规模的研究,但目前认为肾上腺神经鞘瘤的治疗以手术切除为主。由于术前难以提供准确的良性或恶性的证据,故有学者主张在手术时尽量将瘤体和周围粘连的组织完全切除并做快速病理检查。

【评述】

肾上腺神经鞘瘤为肾上腺外科的少见病,由于症状隐匿,缺乏特异性表现,临床极易误诊,而且诊断极为困难,确诊需依赖手术及组织病理学检查。囊性变是肾上腺神经鞘瘤长期生长演变的终末阶段,绝大多数的肾上腺神经鞘瘤都会有囊性变。大多数肾上腺神经鞘瘤为良性肿瘤,预后好;但也有恶性的报道,恶性的神经鞘瘤有较高的复发倾向,即使行根治性切除术也难以避免,术后辅助性放化疗的效果也比较差,应密切随访。

(苗陈肖　苏建堂)

六、肾上腺畸胎瘤

【概述】

畸胎瘤多见于性腺,如睾丸、卵巢,来源于肾上腺的畸胎瘤非常罕见,为胚胎发育畸形所致。肾上腺畸胎瘤(adrenal teratoma)为来自三种原始胚层演变形成的肿瘤样新生物,常见于青少年,多发生在右侧,90％是良性。一般由来自胚胎 2～3 个胚层构成,其中外胚层最多、内胚层最少。因此,皮肤、毛发、牙齿、神经成为其主要内容物,其次为脂肪、软骨等。畸胎瘤分为成熟性畸胎瘤和非成熟性畸胎瘤,肿瘤形态可为囊性、实性、囊实性或多房结构,其中成熟性畸胎瘤最常见。成熟性畸胎瘤多为良性肿瘤,但存在 3％～6％恶变可能。非成熟性畸胎瘤含多种分化不成熟的胚胎组织,约 26％为恶性。

【诊断依据】

1. 临床表现:腹部肿块,其次为腹胀、消瘦、肿块压迫症状。

2. 腹部平片:可发现肾上腺区肿块,边界清楚,其内可有钙化、骨骼或牙齿。

3. B 超表现可为不均匀的囊实性混合型包块,内部密度不一,可见软组织、脂肪、高密度钙化影,包膜完整。约 12.5％有钙化的病例为恶性。

4. CT 检查可清晰显示肿块位置、大小及内部组织成分,并明显强化肿块的分隔和包膜,在定性诊断上优于超声。

5. 确诊依据病理检查:成熟性胚胎瘤镜下见有不同胚层组织,如皮肤、毛发、牙齿、脂肪、骨等。

【鉴别诊断】

肾上腺错构瘤 多以水样或脂肪样密度为主,CT 增强时强化轻。而畸胎瘤含有血管成分,CT 增强时强化多中度以上,但合并钙化者鉴别困难,建议行病灶穿刺活组织检查。

【治疗方案】

手术切除是治疗肾上腺畸胎瘤的首选方式。

1. 对直径<6 cm的肾上腺肿瘤,可行腔镜下切除,以减少手术创伤、缩短术后恢复时间;但对较大或已压迫周围脏器的肿瘤,仍推荐行开放手术切除。

2. 对于成熟性畸胎瘤,原则上应完整切除肿块,以降低术后复发或转移的可能。成熟性畸胎瘤发生恶变情况极少,且对放化疗不敏感,故术后不必放化疗,可定期随访。

3. 对未成熟性畸胎瘤,需要在手术完整切除后,给予ICB方案(长春新碱、环磷酰胺、放线菌素A)、XIG方案(顺铂、长春新碱、博莱霉素)或XIG方案(顺铂、依托泊苷、博莱霉素)联合化疗,并终身随访。

【评述】

肾上腺畸胎瘤是一类罕见的生殖细胞肿瘤,其临床表现缺乏特异性,诊断主要依赖影像学检查及术后病理。为确定是否为原发性,应对睾丸、卵巢进行影像学检查。手术切除为主要治疗方式,可取得良好预后,后续治疗方案需根据患者自身情况制订。

(苗陈肖　苏建堂)

七、肾上腺纤维脂肪瘤

【概述】

肾上腺纤维脂肪瘤(adrenal fibrolipoma)是肾上腺间质发生的良性无功能性肿瘤。病理上,一种为分化成熟的脂肪组织,一种为梭形纤维组织,周边可见萎缩的肾上腺组织附着在瘤体上。

【诊断依据】

1. 无明显的临床症状,主要以腹部包块被发现。

2. 肾上腺内分泌功能检查多无异常。

3. B超和CT检查可见肾上腺实质性占位,CT检查有脂肪密度影,MRI检查示肿瘤T1WI低信号、T2WI高信号。

【治疗方案】

瘤体直径小于3 cm的肾上腺纤维脂肪瘤可定期观察,瘤体直径大于3 cm,应手术切除。

(苗陈肖　苏建堂)

八、肾上腺血管瘤

【概述】

肾上腺血管瘤(adrenal hemangioma)是罕见的肾上腺间叶性无功能性肿瘤。1955年由Johnson和Jeppesen首次报道,由血管内皮细胞增殖形成的良性肿瘤,病理上分为海绵状、毛细血管型、静脉型、上皮样型、肉芽肿型及其他少见类型,以海绵状及毛细血管型多见。一般单侧发病,多出现于50~70岁,男女发病比例约为1:2,双侧发病罕见。发病机制不明,可能与胚胎期先天性血管发育不良、雌激素、创伤等有关。

【诊断依据】

1. 临床表现:主要为腰背酸胀、隐痛,其次为肿瘤增大产生的压迫症状。少数血管自发破裂可致失血性休克。

2. 少数患者可有高血压,皮质醇和醛固酮增高症状。

3. CT和MRI检查:CT平扫可表现为弥漫性钙化,钙化被认为是大量扩张静脉内的静脉石;CT增强:动脉期软组织密度呈不规则明显强化,门脉期及延迟期均表现为向心性填充,延迟期低密度区缩小,边缘斑片状强化及静脉期向心性增强。因此增强CT扫描诊断肾上腺血管瘤具有相对重要意义。MRI T1加权图像上有局灶性高信号,显示局灶性出血和钙化。T2WI相肿瘤信号明显不均匀,高、低信号区对比明显,边缘亦见结节及条状高信号影,在其他肿瘤中不常见,故应视为血管瘤的另一特征。

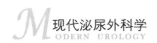
4. 确诊依据病理检查:由于肿瘤常常有栓塞、出血、坏死、钙化,因此在大体标本上常为多彩状,镜下常见丰富的血窦及变性改变,如血窦栓塞、出血、坏死及玻璃样变、钙化、纤维化等,其原因是由动脉炎或栓塞引起。当肿瘤出现明显的出血坏死时,内部结构完全消失,形成囊状,易被误诊为囊肿或淋巴管囊肿。

【鉴别诊断】

1. 肾上腺皮质腺瘤 发病率较其他病理类型高,一般直径小于 2 cm,边界清晰光滑,CT 平扫呈均匀低密度,增强呈轻中度强化。

2. 嗜铬细胞瘤 临床症状较明显,常以高血压、心悸、出汗为主要症状,血供丰富,CT 增强后明显强化,较大时常伴有坏死、囊变,病变区可有钙化,钙化更倾向于有临床症状的嗜铬细胞瘤。

【治疗方案】

随着肿瘤的增长,其发生出血、坏死、血栓的风险明显增大,一般主张积极手术治疗,避免继发性出血。

1. 主张肾上腺血管瘤在 3.5 cm 以下时可定期随诊;当血管瘤较大时应积极治疗,以防发生危及生命的并发症。

2. 当肿瘤引起临床症状或是症状不明显,但与功能性肿瘤及恶性病变难以区分时,应积极行手术治疗。

3. 对于不完全除外嗜铬细胞瘤患者,应按照嗜铬细胞瘤进行术前准备,降低术中风险。

【评述】

肾上腺血管瘤为无功能性肿瘤,发病率很低,术前确诊困难,临床症状无特异性,肾上腺内分泌功能检查多正常,只有少许显示内分泌紊乱,可能是血管瘤内动脉-静脉畸形,将内分泌系统的活性产物释放到血中所致,或肾上腺血管瘤压迫肾动脉,从而激活肾素-血管紧张素-醛固酮系统而引起高血压。CT 和 MRI 检查有助于诊断,最终确诊依赖手术和病理学检查。治疗以手术为主,对于手术路径选择,可根据术者的手术水平及个人习惯选择经腹腔或经腹膜后。肿瘤的大小与手术难易程度不成正相关,因为肾上腺血管有完整包膜,在腹腔镜下视野清晰,易于游离。术后预后良好。

(苗陈岿　苏建堂)

第八节　其他肾上腺疾病

一、肾上腺皮质非功能腺瘤

【概述】

肾上腺皮质腺瘤(adrenal cortical adenoma)分有功能性和无功能性两类。无功能性肾上腺皮质腺瘤是指发生于肾上腺皮质的本身不具有内分泌功能的腺瘤。由于酶系不完备,缺乏 17α-羟化酶或 △5-3β-羟类固醇脱氢酶,不能使孕烯醇转变成具有生物活性的糖皮质激素、盐皮质激素及性激素,故不能产生肾上腺皮质功能亢进的临床表现。发病年龄以 40～70 岁多见,男性多于女性。无功能性肾上腺皮质腺瘤约占肾上腺偶发瘤的 50%～75%。

【诊断依据】

1. 临床表现:以腰腹部肿块、隐痛、不适为主,肿瘤增大会产生局部压迫症状。腹部肿块、发热和疼痛 3 种症状同时存在可能为恶性肿瘤。在部分晚期患者中常出现乏力、消瘦、食欲减退等症状。

2. B 超、CT、MRI 检查:显示肾上腺实质性占位病变;B 超为高回声性声像;CT 呈类圆形,表面光滑,包膜完整,密度均匀,增强扫描稍强化;MRI 可以提供更多组织特性,清楚显示与周边结构关系。

3. 肾上腺内分泌功能检查多无异常。

【治疗方案】

1. 对直径 3 cm 以下的肾上腺皮质非功能性肿瘤,可予随访观察,但也有人认为患者长期反复检查、随诊带来的焦虑和经济负担远大于一次腹腔镜下手术。

2. 首选的治疗方法是手术治疗。因肿瘤较大时往往侵入周围器官,所以经腹切口的安全性和手术彻底性优于经腰切口,必要时需用胸腹联合切口。对手术未能切除或未能完全切除的病例,根据病理检查结果,术后辅以相应治疗。

3. 对肾上腺偶发瘤和肾上腺皮质非功能性肿瘤,即使术前各项内分泌功能检查正常,术前均应按嗜铬细胞瘤做相应术前准备。

【评述】

肾上腺皮质非功能性肿瘤中恶性者较为多见,国内报道肾上腺偶发瘤中恶性占 21.1%,国外报道为 28.6%。目前已经证实皮质腺瘤和腺癌可产生孕烯醇酮,但因为其缺乏 17α-羟化酶,不能继续转变为皮质激素,所以并没有激素功能。由于该肿瘤无功能,常常不易被早期发现,当肿瘤继续增大并压迫邻近组织、器官或者肿瘤组织坏死出现症状时患者才会来就诊。肿瘤细胞分化不良,瘤细胞可侵入包膜和血管,患者就诊时肿瘤已扩散至区域淋巴结和邻近器官。肿瘤体积通常很大,不少肿瘤直径超过 10 cm。静脉尿路造影作为术前常规检查是必要的,一是可以显示患侧肾脏被压迫推移或被侵蚀的程度,从而有利于鉴别诊断和评估手术范围;二是可以判断对侧肾是否健全,从而为手术时是否行肾脏切除提供指征。非功能性肾上腺皮质腺瘤一般首选手术切除。肿瘤较小者,首选腹腔镜下手术。术后高血压改善率达 66%～80%,这可能与肿瘤压迫肾血管或肾上腺有关。

(徐爱明　苏建堂)

二、肾上腺偶发性肿瘤

【概述】

将因定期健康检查或其他疾病检查偶然发现的无明显症状的肾上腺肿瘤称为肾上腺偶发性肿瘤(adrenal incidentaloma)。据估计,腹部 CT 检查发现偶发性肾上腺肿瘤的机会是 0.6%～1.0%。在组织发生学方面,肾上腺偶发性肿瘤可包括许多不同的病理状况:如原发性肾上腺皮质和髓质肿瘤、良性或恶性病变、有或无激素活性、转移性肿瘤或感染性病灶等。研究显示肾上腺偶发性肿瘤中,腺瘤占 52%(其中非功能性为 69%、皮质醇瘤为 25%、原醛症为 6%),腺癌占 12%,嗜铬细胞瘤占 11%,髓脂瘤占 8%,囊肿占 5%,转移癌占 2%,神经性肿瘤占 4%,其他占 6%。

【诊断依据】

1. 功能检查:虽然大多数肾上腺偶发性肿瘤(67%～94%)是非功能性腺瘤,但部分病例存在有下丘脑-垂体-肾上腺轴内分泌系统功能的轻度异常,如亚临床型 Cushing 综合征。因此,对这些病例应做肾上腺皮质及髓质功能相关的生化检测,以便检出皮质醇瘤、原醛症或嗜铬细胞瘤。

2. 良恶性检查:区别偶发性肿瘤的良、恶性是重要的。

(1) 在 B 超和 CT 的影像学诊断上,通常良性肿瘤表现为肿块边界清楚且光滑,均匀低密度,若有斑点钙化或密度不均,则提示恶性病变,但少数有例外。注射造影剂后,在 CT 影像上良性肿瘤不增强,而腺癌则呈现明显增强。MRI 在鉴别良恶性病变上正确率与 CT 相当,腺癌在 T2 加权,呈高密度信号,而大部分良性肿瘤在 T1 和 T2 加权,有等密度或低密度信号。

(2) 肿瘤大小:肿瘤越大,恶性可能性越大,直径大于 10 cm,恶性可能性大。肿瘤直径小于 6 cm 者多为良性病变,但肾上腺良性肿瘤也可以相当大;

(3) 年龄:肾上腺腺癌很少发生在高年龄组。

【治疗方案】

1. 肿瘤有恶性倾向,或有内分泌功能者应及时手术切除。

2. 对可疑恶性病例,在超声或 CT 引导下行肿块细针穿刺活检可选择应用,Tikkakoski 等报道在

96.4%的病例中可得到足够的细胞学材料,良恶性鉴别正确率85.7%。对明显良性倾向的肿瘤也应密切随访,至少在1年内每3个月做B超和(或)CT检查1次;若影像学特征有变化,要及时给予手术治疗。

3. 对CT和MRI影像上大于5 cm的肿瘤应手术治疗。Chang等则主张肿瘤直径>3.5 cm应予手术,Prinz和Guerrero等则主张对50岁或60岁以上患者采取保守治疗的方法。

对于偶发性肿瘤决定手术与否不能只依靠某个单项参数,应根据影像学特征、肿块大小和患者年龄综合考虑。

【评述】

肾上腺偶发性肿瘤是在健康体检或因其他疾病检查时偶然发现的无症明显症状的肾上腺肿瘤,它包括多种类型,虽然大多数为良性,但也可能为恶性;有或无激素分泌功能;可为原发性肾上腺肿瘤,亦有转移性肾上腺肿瘤,故应认真进一步检查以明确诊断。对年轻患者及3.5 cm以上肿瘤应手术治疗,尤其是肿瘤大于5 cm者;对暂不手术者应密切观察,定期做影像学检查。

(徐爱明　苏建堂)

三、先天性肾上腺皮质增生症

【概述】

先天性肾上腺皮质增生症(congenital adrenal hyperplasia,CAH)是由于编码皮质激素合成必需酶的基因突变导致肾上腺皮质类固醇类激素合成障碍的一组常染色体隐性遗传疾病。De Crecchio于1865年首先描述本症。从胆固醇到皮质醇的生物合成需要胆固醇20/22-裂链酶、21-羟化酶(CYP21)、11β-羟化酶(CYP11β)、3β-羟类固醇脱氢酶(3β-HSD)和17α-羟化酶(CYP-17α)的参与,无论哪个酶的基因发生突变都可导致酶活性缺陷,进而导致皮质醇合成不足,继发下丘脑促肾上腺皮质激素释放激素(CRH)和垂体促肾上腺皮质激素(ACTH)代偿性分泌增加,引起肾上腺皮质增生;同时造成该酶的前体底物积聚,多经旁路代谢而使雄激素合成增多,最终诱发疾病。临床表现为不同程度肾上腺皮质功能减退、性分化异常,伴或不伴水、电解质紊乱。

【诊断依据】

对于假两性畸形、失盐症候群、高血压或低血压、低血钾和碱中毒表现的患者,均应考虑先天性肾上腺皮质增生症。

1. 各型特征性的临床表现:如21-羟化酶缺陷,此型最常见,约占CRH 90%~95%,出生后女婴外生殖器性别不明确,而男婴正常。2/3为失盐型,血浆醛固酮水平低、肾素活性增高,低血钠、高血钾、酸中毒,偶有低血糖;而非失盐型,2~4岁男孩会出现性早熟,晚期出现症状者表现为多毛、月经不规则和不育。

2. 实验室检查:有助于先天性肾上腺皮质增生症的确诊。如21-羟化酶缺陷实验室检查有:染色体检查确定染色体性别,以进一步指导治疗。电解质为高血钾、低血钠、低血糖,17-羟孕酮升高,21-脱氧皮质醇升高,醛固酮升高,睾酮升高,血浆肾素-失盐型可升高,ACTH升高,尿检示尿钠升高,17-氧类固醇升高,孕烷三醇升高等。

3. 影像学检查:对肾上腺肿瘤有定位诊断价值,如果B超发现双侧肾上腺回声增强、增宽,则应进一步检查。CT和MRI检查表现为双侧肾上腺影普遍增大,边缘略呈结节状,但仍保持其大体形态,结构正常。用131I标记胆固醇作肾上腺皮质核柔扫描,如果131I标记胆固醇浓集于一侧肾上腺皮质区,提示为肾上腺皮质肿瘤且有功能;如果CT或MRI确定一侧肾上腺有肿瘤,且131I胆固醇扫描不摄取131I,则多为无功能的肿瘤或转移癌。

【治疗方案】

1. 激素替代治疗

(1) 糖皮质激素(glucocorticoid,GC)替代治疗:是先天性肾上腺皮质增生症主要治疗手段。对21-羟化酶缺陷症、11β-羟化酶缺陷症和3β-HSD缺陷症,可通过抑制ACTH的过量分泌而减少雄激素的产生,使患者过快的生长速度和超前的骨龄可逐渐回复正常;对 11β-羟化酶缺陷症和 17a-羟化酶缺陷症,可通过抑制 ACTH 的过量分泌而使 11-脱氧皮质酮(deoxycorticosterone,DOC)的分泌下降到正常,缓解高血压。通常选用生理性氢化可的松口服,根据血 ACTH 和 17KS 水平调整剂量,原则上剂量先大后小。如果 GC 剂量太小,则不能充分抑制 ACTH 分泌,女性男性化临床表现得不到抑制;如果剂量过大,则会引起医源性皮质醇增多症。对于儿童期或青春发育期患者,通常选用氢化可的松。如果常用剂量的氢化可的松疗效不佳,可用醋酸可的松 20~30 mg/m²,分 2 次口服。对于成年患者,多采用泼尼松口服或地塞米松,但不宜应用于生长活跃的儿童,因这些制剂作用更强,作用时间持续更久,且对生长的抑制作用更大。在应激情况下,可酌情将 GC 增加至维持量的 2~3 倍,几天后减至维持量;严重应激如外科手术时,可于第一个 24 h 内将 GC 加至维持量的 5~10 倍。

(2) 盐皮质激素替代治疗:对于失盐型 CYP21 酶缺陷症、3β-HSD 缺陷症和胆固醇碳链酶缺陷症患者,还需要适当补充盐皮质激素进行替代治疗,同时增加每日食盐的摄入量,婴幼儿可每天口服食盐 1~2 g,成年后可以停止盐皮质激素替代治疗和补盐。

(3) 肾上腺切除术:双侧肾上腺切除术后完全肾上腺激素替代治疗,仅为个案,不作为常规治疗。

2. 性分化异常的治疗:对假两性畸形患者选择社会性别时,应明确诊断是何种酶缺陷,进行染色体核型检查以决定遗传性别,同时,应考虑外生殖器的生理学和解剖学特点、外生殖器将来可能的发育和功能情况,以及患者的心理、社会环境等因素,进行合理而审慎的治疗。对 CYP21 缺陷症、CYP11β 缺陷症的女性假两性畸形患者,无论其外生殖器男性化的严重程度如何,在新生儿期都应该以女性进行抚育,必要时进行外生殖器矫形手术,2 岁前进行保留背侧神经血管束和一些勃起组织的阴蒂缩小术,青春期后进行会阴体正中切开及阴道成形手术。男性外阴成形术包括阴茎伸直,尿道成形术,阴囊重建,隐睾下降固定等。

【评述】

先天性肾上腺皮质增生症诊断应首先明确分型,治疗是终生性的,并应及早开始,疗效取决于病变的严重程度、开始治疗时间的早晚、患者服药的依从性。及时且适当的内、外科治疗,可使患者获得正常的生长、发育和生育能力,预后良好。

(徐爱明　苏建堂)

四、黄色肉芽肿性肾上腺炎

【概述】

黄色肉芽肿性炎是一种慢性、非特异性的炎性肉芽肿性病变,镜下表现以炎细胞(淋巴细胞、浆细胞、中性粒细胞及嗜酸性粒细胞)浸润的背景下出现大量泡沫细胞(载脂巨噬细胞)为特征。发生于肾上腺的黄色肉芽肿性炎罕见,其临床表现缺乏特征性。

【诊断依据】

1. 临床可表现为上腹痛,伴恶心、呕吐,低热。查腹软,患侧上腹轻压痛,无反跳痛。

2. CT 平扫见肾上腺区稍高密度影,增强扫描未见明显强化,表现为肾上腺血肿影像。MRI 表现为 T1WI 等或低信号,T2WI 等信号。因病灶内大量出血,可表现为囊性成分为主的囊实性肿块,实质部分 T1WI 呈等低信号,T2WI 呈等信号。MRI 增强见肾上腺肿块呈不均质囊实性,肿块壁和实质成分强化明显。

3. 确诊依据病理:切面灰红或灰黄色,质韧,见灰黄色分叶状结节。镜下见大量泡沫状细胞混合淋巴细胞、多核巨细胞及吞噬了含铁血黄素的巨噬细胞。

【治疗方案】

黄色肉芽肿性肾上腺炎(xanthogranulomatous adrenalitis,XGA)极为罕见,较小者可随访观察,较大者可行腹腔镜下手术切除。

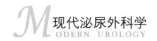
【评述】

黄色肉芽肿性肾上腺炎为良性病变,该疾病的影像学特征为:① 单侧肾上腺不均质肿块,实质成分 T2WI 呈等信号;② 肿块易出血形成不同程度囊性成分;③ 肿块边界欠清,周围脂肪间隙模糊。XGA 实质部分 T2WI 等信号改变有助于和 T2WI 呈高信号的肾上腺腺癌、嗜铬细胞瘤等相鉴别。完整手术切除后,预后良好,但仍需定期随访复查。

（徐爱明　苏建堂）

五、自发性肾上腺出血

【概述】

自发性肾上腺出血(spontaneous adrenal gland hemorrhage,SAH)是指正常肾上腺组织自发破裂而引起肾上腺髓质内的出血,多以腹痛为首发症状。出血原因分为自发性和继发性。自发性为肾上腺组织有或无诱因自发破裂出血,继发性肾上腺出血常为腹部钝器伤所致,早期不易发现,极易造成漏诊,早期腹部 CT 检出率不足 2%。右侧肾上腺出血是左侧的 2 倍,肝脏和右侧肾脏损伤常合并右侧肾上腺出血。然而胰腺和脾脏损伤易导致左侧肾上腺损伤,单侧肾上腺出血症状往往不典型,部分患者难以描述清楚具体症状,双侧肾上腺出血比较少,成人易出现肾上腺危象。肾上腺出血的可能原因包括:应激状态,血栓栓塞,孕期,烧伤等。成人尸检见双侧肾上腺出血的发生率为 1.1%。

【诊断依据】

1. 一般都有腰背痛或腹痛,可伴嗜睡、乏力、虚弱、恶心、呕吐,部分患者可有发热。

2. 当出血导致 90% 的肾上腺组织破坏后,可出现肾上腺危象,表现为反应迟钝、昏迷、低血压、脉速、休克等。

3. 肾上腺出血的影像学表现取决于出血距检查的时间,出血分为急性期(出血 7 天之内)、亚急性期(出血 7 天至 7 周)、慢性期(出血 7 周之后)。急性期和亚急性期肾上腺出血表现为肾上腺血肿,慢性期由于出血的液化吸收可表现为肾上腺出血性假囊肿。

（1）B 超:急性期表现为不均匀回声,慢性期血肿液化吸收表现为混杂回声并伴中央低回声区,最后变为完全无回声囊性结构,可见钙化,B 超可判断血肿的血供。

（2）CT:通常表现为卵圆形,可见肾上腺周围脂肪线紊乱及出血延伸至肾周间隙。急性期和亚急性期出血 CT 值为 50～90 Hu。血肿通常无强化或弱强化。随着出血时间的延长,血肿大小及 CT 值降低。

（3）MRI:是诊断肾上腺出血敏感度和特异度最高的影像学方法。急性期血肿在 T1WI 表现为等信号或高信号,T2WI 表现为明显高信号,所以 T2WI 能更好地显示早期血肿。亚急性期血肿在 T1WI、T2WI 表现为高信号,慢性期 T1WI、T2WI 表现为低信号。

4. 实验室检查:可见低血钠、高血钾、高钙血症、氮质血症和贫血等异常。当肾上腺出血引起肾上腺功能不全时可出现血浆皮质醇降低,ACTH 升高。

【鉴别诊断】

肾上腺肿瘤特别是无功能肿瘤　肾上腺出血 CT 无强化,随着出血时间延长,CT 值变小,血肿缩小甚至完全吸收。而肾上腺肿瘤血供丰富,CT 有明显强化,在排泄期表现为完全洗脱。必要时可以定期复查,观察肿块的大小及其影像学改变,有助于诊断。

【治疗方案】

1. 保守治疗:控制出血症状如患者生命体征平稳、无出血进展表现时,保守治疗是安全的,并不会增加再出血的风险。

2. 对于保守治疗无效、症状不断加重、血压和血红蛋白进行性下降、影像学检查提示活动性出血的患者,以及伴有同侧肾上腺肿瘤的患者,有手术指征。手术通常为肾上腺及肿块切除术,术中应尽量保留健康的肾上腺组织。

3. 在肾上腺出血不断进展时施行经导管动脉栓塞术(TAE)能有效止血和稳定病情进展,并可使二期行血肿切除术更容易。TAE 可以作为进展性出血的术前止血并稳定患者一般情况的选择。

4. 双侧肾上腺出血并发肾上腺危象时,应予及时、足量激素替代,主要使用糖皮质激素及补充水、葡萄糖、电解质等。

【评述】

肾上腺出血症状隐蔽,影像学检查可协助诊断,病因和是否及时补充皮质醇与肾上腺出血的预后有关。因败血症和重度应激引起的肾上腺出血患者,补充或不予补充皮质醇的存活率分别为 9% 和 6%,肾上腺出血可能是其预后极差的标志;而自发性肾上腺出血则预后良好。绝大部分患者出血会逐渐完全吸收,但不排除肾上腺再次出血的可能。

(徐爱明　苏建堂)

六、肾上腺非特异性感染

【概述】

肾上腺感染(adrenal infection)多见于婴幼儿、老年人及免疫功能低下者,病原菌多数是大肠杆菌、金黄色葡萄球菌、溶血性链球菌。主要是继发于全身性感染、邻近脏器的感染直接蔓延,新生儿继发于外伤、产伤所致的肾上腺出血、感染。

【诊断依据】

1. 严重感染症状:高热、寒战等全身菌血症症状。

2. 局部症状:腰部或上腹部疼痛、不适。

3. 内分泌症状:一过性肾上腺皮质功能不全表现。

4. 血常规:血红蛋白降低、白细胞增多。

5. B 超、CT 检查:肾上腺结构紊乱、增大,脓肿形成示肾上腺区圆形肿物,壁厚,内部低回声。

【鉴别诊断】

1. 肾上腺囊肿　两者在影像学上相似,且肾上腺囊肿继发感染时,也有炎症表现,但感染征象不如肾上腺脓肿表现严重。

2. 肾上腺肿瘤　与肾上腺脓肿均表现为肾上腺肿块。但肾上腺脓肿继发于全身严重感染,感染征象突出,血培养有致病菌,血生化检查无内分泌功能改变,CT 增强扫描无强化。

【治疗方案】

1. 未形成脓肿者,给予抗感染治疗。

2. 形成脓肿后,在抗感染治疗的同时,可行 B 超指引下的穿刺抽吸或切开引流。

【评述】

肾上腺感染在临床上是比较罕见的,一般继发于全身性严重感染,特别是在严重感染中出现肾上腺功能不全,应考虑到肾上腺感染。在有效的抗生素治疗下,补充肾上腺皮质激素,预防肾上腺危象。

(徐爱明　苏建堂)

第二十一章 肾功能衰竭

第一节 急性肾损伤

2005 年以来,肾脏病专业及急症医学专业提出急性肾损伤(acute kidney injury,AKI)的概念,代表肾脏滤过功能从急性轻度减退直至完全丧失的全部范围及过程,其核心是为了早期诊断、早期治疗急性肾脏损伤,而既往所说的急性肾衰竭(acute kidney failure,AKF)则特指发生了肾脏器官功能衰竭、需要透析治疗的严重 AKI。

一、急性肾损伤的定义和分期

2005 年全球急性肾损伤专家组会议将 AKF 更名为 AKI,并提出 AKI 的定义:① 48 小时内血清肌酐(Serum creatinine,Scr)升高>0.3 mg/dl;② 确认或推测 7 天内 Scr 较基础值升高>50%;③ 尿量减少[<0.5 mL/(kg·h),持续>6 小时]。

表 21-1 急性肾损伤的分期标准

分期	血清肌酐	尿量
1 期	绝对值升高>=0.3 mg/dl 或较基础值相对升高 1.5~1.9 倍	<0.5 mL/(kg·h)(6 h)
2 期	相对升高 2.0~2.9 倍	<0.5 mL/(kg·h)(12 h,但<24 h)
3 期	升高至 4.0 mg/dl 或相对升高 3 倍或开始对肾脏替代治疗或<18 岁病人估算肾小球滤过率下降至<35 mL/(min·1.73㎡)	<0.3 mL/(kg·h)(24 h)或无尿>12 h

(1 mg/dl=88.4 μmol/l)

二、病因和分类

1. **肾前性急性肾损伤** 为最常见的 AKI 类型,由于有效血容量不足,肾脏血管收缩等导致肾脏血流灌注减少所引起的肾小球滤过功能急性下降,在所有 AKI 病例中,肾前性约占 40%~55%。

表 21-2 肾前性急性肾损伤的病因

血容量不足

细胞外液丢失
    出血创伤、手术、分娩
    消化道体液丢失——腹泻、呕吐、胃管引流
    肾脏丢失——利尿剂、渗透性利尿、尿崩症
    皮肤黏膜丢失——烧伤、高热
细胞外液重新分布:肾病综合征、肝硬化、营养不良、毛细血管渗漏

心输出量减少

心源性休克
    心包疾病——缩窄性心包炎、限制性心包炎、心脏压塞
    充血性心力衰竭
    心脏瓣膜病

肺病——肺动脉高压、肺栓塞、肺心病

脓毒症

周围血管扩张

脓毒症

肝硬化

过敏

药物——降压药、麻醉药

肾脏血管收缩

脓毒症早期

肝肾综合征

急性高钙血症

药物——去甲肾上腺素、血管升压素、α肾上腺受体拮抗剂、非甾体抗炎药（NSAIDs）、血管紧张素转化酶抑制剂（ACEI）、碘对比剂

肾脏血管机械性梗阻

动脉夹层形成

外伤——血管损伤、血肿压迫

腹腔内压增高

正常情况下，肾脏具有精细的自身调节，对于肾血流量在一定程度内的下降可以维持稳定的肾小球滤过率，出现以上因素时，超出肾脏自身调节范围，即可出现 AKI，因此及时发现和纠正肾前性的AKI 对于防止发生进一步肾功能衰竭至关重要。

2. 肾性急性肾损伤　引起肾性 AKI 的病因众多，可累及肾单位和间质任何部位。以肾缺血和肾毒性物质导致肾小管上皮细胞损伤最为常见，通常称为急性肾小管坏死（acute tubular necrosis，ATN），其他还包括急性间质性肾炎、肾小球疾病（包括肾脏微血管疾病）血管疾病和肾移植排斥反应等五大类。各种不同原因的肾实质性疾病引起的急性肾损伤，治疗方法和强度不同，ATN 通常以去除病因和支持治疗为主，而急进性肾炎常常需要强化免疫抑制治疗，因此谨慎的鉴别诊断和及时肾活检十分重要。

ATN 的病因分为两大类：肾组织缺血和/或缺氧性损伤；肾毒素的中毒性损伤。医院获得性ATN 常见的损伤因素包括大手术、对比剂以及药物。ATN 发生的易感人群包括：存在基础肾脏病、高血压、糖尿病、心血管疾病或高龄的患者。急性肾小管损伤引起的 ARF 病理变化主要是有两种类型：急性弥漫性严重肾小管上皮细胞变性和急性肾小管坏死。

3. 肾后性急性肾损伤　双侧尿路梗阻或孤立肾病人单侧尿路梗阻时可发生肾后性 AKI，占 AKI病例的 5%～10%。尿路功能性梗阻主要是指神经源性膀胱等。此外，双侧肾结石、肾乳头坏死、血凝块、膀胱癌等可引起尿路腔内梗阻，而腹膜后纤维化、结肠癌、淋巴瘤等可引起尿路腔外梗阻。尿路梗阻多有典型的 B 超所见，诊断比较容易，因此临床上对于 AKI 患者应进行常规排查，但需要注意：少见情况下，如果尿路梗阻的患者同时存在肾前性或者肾性 AKI，B 超检查时肾积水征象可能并不明显，容易漏诊。除此之外，尿酸盐、草酸盐、阿昔洛韦、磺胺类、氨甲蝶呤及骨髓瘤轻链蛋白等可在肾小管内形成结晶，导致肾小管梗阻，此类肾内梗阻通常不能通过影像学进行诊断，对于可疑患者，应在尿沉渣仔细检查结晶成分。对于易发生肾内梗阻的高危患者，应充分水化，调整尿液 PH，以利于增加溶解度，避免结晶形成。

三、诊断思路和鉴别诊断

1. 鉴别是 AKI 还是慢性肾衰竭（chronic renal failure，CRF）　对于任何肾功能不全的患者都应注意判别是单纯 AKI 或者是 CRF 基础上存在导致肾损害急性加重的因素，不要放松对于 AKI 病因诊断的追溯。AKI 与 CRF 的鉴别要点包括：

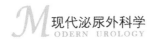

（1）病史：有明确的肾脏病史或者夜尿增多病史提示 CRF，但应注意在慢性肾脏病基础上发生 AKI 的可能性；

（2）肾脏体积：肾脏体积缩小或者肾脏实质变薄可提示为慢性肾脏病，而 AKI 的肾脏体积多增大，但需除外糖尿病肾病和淀粉样变性；

（3）检验检查指标：CRF 多合并有贫血，低钙、高磷血症等。

（4）肾活检是鉴别 AKI 与 CRF 的金标准。AKI 时的肾活检指征包括：① 临床怀疑重症肾小球疾病导致的 AKI；② 临床表现符合 ATN，少尿期超过 2 周；③ 怀疑药物过敏性急性间质性肾炎；④ 慢性肾脏病（Chronic kidney disease，CKD）基础上肾功能突然恶化；⑤ AKI 原因不明。

2. 肾脏病定位诊断　诊断 AKI 后，首先要考虑并除外肾前性及肾后性 AKI，因为这二者是可逆的，及时去除病因，可以避免发生肾性 AKI 甚至不可逆的损伤；对于肾性 AKI，需要进一步判断病变定位在肾小球、肾小管、肾间质或者肾血管。必要时与病理结合，进行综合分析进行判断。

3. 慢性肾脏病（CKD）基础上的 AKI　CKD 是发生 AKI 的独立危险因素，在 CKD 基础上发生的 AKI 占全部 AKI 的 25% 左右。因此，临床上对于 CKD 患者如果进行创伤性检查或治疗，或者应用潜在肾毒性药物时，要特别注意保证肾脏的有效血流灌注，选择肾毒性轻的药物或者依据肾小球滤过率调整用量，以减少 AKI 的发生。对于合并 CKD 的患者，出现肾功能进展速度与原有 CKD 发展规律不符或者既往有应用肾毒性药物等情况时，应及时干预和去除诱因，条件允许下应及时进行肾穿刺病理检查。

四、临床过程、预防以及治疗

（一）临床病程

以 ATN 为例，AKI 的临床病程大概如下：

1. 起始期　此期病人常遭受一些已知或未知 ATN 病因的打击，如低血压、缺血、脓毒症等，但尚未发生明显肾实质损伤。在此阶段如能及时采取有效措施，AKI 常可逆转。但随着肾小管上皮损伤加重，肾小球滤过率（glomerular filtration rate，GFR）逐渐下降，进入进展期。

2. 进展期和维持期　多持续 7～14 天，但也可短至数天或长至 4～6 周。GFR 进行性下降并维持在低水平。部分病人可出现少尿（<400 mL/d）和无尿（<100 mL/d），但也有一些病人尿量在 400～500 mL/d 或以上，后者称为非少尿型 AKI，一般认为是病情较轻的表现。但不论尿量是否减少，随着肾功能减退，临床上出现一系列尿毒症表现，主要是尿毒症毒素潴留和水、电解质及酸碱平衡紊乱所致。AKI 全身表现包括消化系统症状，如食欲减退、恶心、呕吐、腹胀、腹泻等，严重者可发生消化道出血；呼吸系统表现主要是容量过多导致的急性肺水肿和感染；循环系统多因尿少和水钠潴留，出现高血压和心力衰竭、肺水肿表现，因毒素滞留、电解质紊乱、贫血和酸中毒引起心律失常及心肌病变；神经系统受累可出现意识障碍、躁动、谵妄、抽搐、昏迷等尿毒症脑病症状；血液系统受累可有出血倾向和贫血。感染是急性肾损伤常见而严重的并发症。在 AKI 同时或疾病发展过程中还可并发多脏器功能障碍综合征，死亡率极高。此外，水、电解质和酸碱平衡紊乱多表现为水过多、代谢性酸中毒、高钾血症、低钠血症、低钙和高磷血症等。

3. 恢复期　GFR 逐渐升高，并恢复正常或接近正常。少尿型病人开始出现尿量增多，继而出现多尿，再逐渐恢复正常。与 GFR 相比，肾小管上皮细胞功能恢复相对延迟，常需数个月后才能恢复。部分病人最终遗留不同程度的肾脏结构和功能损伤。

（二）预防及治疗

AKI 的治疗重点强调防治一体、系统综合的分级治疗策略，要挽救生命，又要注意肾脏保护，并希望能同时改善整体生存和肾脏预后。AKI 防治包括以下四个环节：（1）AKI 的一级预防：尽可能控制 AKI 的损伤原因和易感因素；（2）AKI 的早期发现和治疗；（3）AKI 的病因治疗；（4）AKI 的远期随访与一体化治疗。

AKI 的防治中,时机是关键的环节,然而在临床工作中,由于 AKI 存在于临床各个科室,多数医生缺乏肾脏专科培训背景,AKI 的诊断时机延误很常见,因此需要建立 AKI 的预警系统,制定合理的血肌酐检测频度和尿量观察标准。

AKI 患者往往病情复杂,合并多种器官系统疾病,其处理需要多学科合作,制定综合的诊疗策略。总体治疗原则是:尽早识别并纠正可逆病因,及时采取干预措施避免肾脏受到进一步损伤,维持水、电解质和酸碱平衡,适当营养支持,积极防治并发症,适时进行肾脏替代治疗。

1. 早期病因干预治疗　在 AKI 起始期及时干预可最大限度地减轻肾脏损伤,促进肾功能恢复,肾后性 AKI 应尽早解除尿路梗阻。

2. 营养支持治疗　可优先通过胃肠道提供营养,酌情限制水分、钠盐和钾盐摄入,不能口服者需静脉营养,营养支持总量与成分应根据临床情况增减。AKI 任何阶段总能量摄入为 $20\sim30$ kcal/(kg·d),能量供给包括糖类 $3\sim5$ g/(kg·d)[最高 7 g/(kg·d)],脂肪 $0.8\sim1.0$ g/(kg·d),蛋白质或氨基酸摄入量 $0.8\sim1.0$ g/(kg·d)。高分解代谢、接受肾脏替代疗法(renal replacement therapy,RRT)、连续性肾脏替代治疗(continuous renal replacement therapy,CRRT)者,蛋白质或氨基酸摄入量酌情增加。静脉补充脂肪乳剂以中、长链混合液为宜,氨基酸补充则包括必需和非必需氨基酸。危重病人血糖靶目标应低于 8.3 mmol/L;观察每日出入液量和体重变化,每日补液量应为显性失液量加上非显性失液量减去内生水量,每日大致进液量可按前一日尿量加 500 mL 计算,肾脏替代治疗时补液量可适当放宽。

3. 并发症治疗　密切随访血肌酐、尿素氮和血电解质变化。高钾血症是 AKI 的主要死因之一,当血钾 >6 mmol/L 或心电图有高钾表现或有神经、肌肉症状时需紧急处理。措施包括:① 停用一切含钾药物和(或)食物;② 对抗钾离子心肌毒性:10%葡萄糖酸钙稀释后静推;③ 转移钾至细胞内:葡萄糖与胰岛素合用促进糖原合成,使钾离子向细胞内转移[50%葡萄糖 $50\sim100$ mL 或 10%葡萄糖 $250\sim500$ mL,加胰岛素 $6\sim12$U 静脉输注,葡萄糖与胰岛素比值约为$(4\sim6)$];④ 伴代谢性酸中毒者补充碱剂,既可纠正酸中毒又可促进钾离子向细胞内流(5%$NaHCO_3$ 250 mL 静滴);⑤ 清除钾:离子交换树脂(口服 $1\sim2$ 小时起效,灌肠 $4\sim6$ 小时起效,每 50 g 降钾树脂使血钾下降 $0.5\sim10$ mmol/L),新型口服降钾药物包括环硅酸锆钠,进行肠道内降钾;⑥ 利尿剂:多使用袢利尿剂,以增加尿量促进钾离子排泄;⑦ 急症透析:对内科治疗不能纠正的严重高钾血症(血钾 >6.5 mmol/L),应及时给予血液透析治疗。及时纠正代谢性酸中毒,可选用 5%碳酸氢钠 $125\sim250$ mL 静滴。对于严重酸中毒病人,如静脉血 HCO_3^- <12 mmol/L 或动脉血 pH 值低于 $7.15\sim7.20$ 时,纠酸的同时紧急透析治疗。感染、心衰、电解质紊乱是 AKI 常见并发症,也是死亡主要原因之一。应尽早使用抗生素。根据细菌培养和药物敏感试验选用对肾脏无毒或低毒药物,并按 GFR 调整用药剂量。

4. 肾脏替代治疗　是 AKI 治疗的重要组成部分,包括腹膜透析、间歇性血液透析和 CRRT 等。目前腹膜透析较少用于重危 AKI 治疗。重症 AKI 倾向于早期开始肾脏替代治疗,RRT 治疗模式的选择以安全、有效、简便、经济为原则。对临床具体情况,首先明确病人治疗需求,确定 RRT 具体治疗目标,根据治疗目标决定 RRT 时机、剂量及模式,并在治疗期间依据疗效进行动态调整,从而实行目标导向的精准肾脏替代治疗。

5. 恢复期治疗　AKI 恢复期早期,威胁生命的并发症依然存在,治疗重点仍为维持水、电解质和酸碱平衡,控制氮质血症,治疗原发病和防止各种并发症。部分 ATN 病人多尿期持续较长,补液量应逐渐减少,以缩短多尿期。AKI 存活病人需按照 CKD 诊治相关要求长期随访治疗。

AKI 的预防和早期诊断是决定预后的关键,但因病情复杂,可在社会人群中发生并在医院内各学科广泛分布,因此需要开展面向社会、基层医院和非肾脏病专科医师的教育和培训,加强对 AKI 的认知和应对能力,并积极开展多学科协作,及时获得有效的肾脏专业支持。

(高占辉)

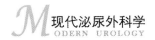

第二节 慢性肾脏病

一、概述

2002年美国肾脏病协会公布的《透析患者生存质量指导指南》(kidney disease outcomes quality initiative,KDOQI)首次对于慢性肾脏病(CKD)进行了明确定义,即"肾损伤和/或肾小球滤过率(GFR)<60 mL/(min·1.73 m²),持续3个月以上";在2012年,《肾脏疾病:改善全球预后指南》(kidney disease:improving global outcome,KDIGO)中对这一定义进行了更加详细的标注(表21-3),即下述任何一项指标持续超过3个月或以上:

表21-3 KDIGO指南中慢性肾脏病指标

肾脏损伤指标(具备至少1项)	白蛋白尿(尿白蛋白肌酐比ACR 30 mg/g)
	尿沉渣异常
	肾小管功能障碍导致的电解质异常及其他异常
	组织病理学异常
	影像学检查提示的肾脏结果异常
	肾移植史
GFR降低	GFR<60 mL/(min·1.73 m²)

"中国慢性肾脏病流行病学调查"为了解我国CKD罹患情况提供了较为详尽的全国性调查数据。如果被调查者存在估计GFR<60 mL/(min·1.73 m²)和/或ACR>30 mg/g,则被定义为CKD。结果显示,我国18岁以上成年人群中CKD的患病率为10.8%。

KDOQI指南将慢性肾脏病分为1~5期,并对每阶段防治目标进行汇总,详见表21-4。

表21-4 CKD分期

分期	特征	GFR[mL/(min·1.73 m²)]	防治目标-措施
1	GFR正常或升高	>90	CKD病因诊治、缓解症状;保护肾功能,延缓CKD进展
2	GFR轻度降低	60~89	评估、延缓CKD进展;降低CVD(心血管病)风险
3a	GFR轻到中度降低	45~59	延缓CKD进展
3b	GFR中到重度降低	30~44	评估、治疗并发症
4	GFR重度降低	15~29	综合治疗;肾脏替代治疗准备
5	终末期肾脏病(ESRD)	<15或透析	适时肾脏替代治疗

慢性肾衰竭(chronic renal failure,CRF)是指慢性肾脏病引起的GFR下降及与此相关的代谢紊乱和临床症状组成的综合征。CKD囊括了疾病的整个过程,即CKD 1~5期,部分CKD在疾病进展过程中GFR可逐渐下降,进展至CRF。CRF则代表CKD中GFR下降至失代偿期的那一部分群体,主要是CKD 4~5期。

二、肾功能进行性下降的主要因素

1. 不可逆因素

(1)年龄:生理性下降:一般认为在50岁以后的一般人群中、与年龄相关的GFR下降速度应该每年小于1 mL/(min·1.73 m²),因人群不同略有差异。合并CKD的患者,肾功能下降速度较一般人群显著加快。

(2)导致CKD的疾病及严重程度:全球范围内,糖尿病是终末期肾脏疾病(end-stage renal disease,ESRD)的首位病因。除原发病外,还包括基线肾功能和蛋白尿:肾小球损伤的关键环节是肾小球硬化,表现为细胞外基质的聚集和毛细血管襻的破坏,最终表现为肾功能下降。蛋白尿可以通过多种途径导致肾小球高压力、高滤过、肾小球通透性增加和肾小球损伤。除此之外,蛋白尿还可通过肾小管上皮细胞凋亡、激活补体途径、炎症反应、纤维化和活化血管紧张素醛固酮系统(angiotensin aldosterone system,RAAS)系统损伤肾小管,导致肾功能进一步恶化。

2. 可逆行为方式因素

(1) 饮食蛋白摄入:高蛋白摄入或静脉输注蛋白质可以引起肾脏体积增大、肾脏血流量和 eGFR 增加以及肾脏血管阻力增加。

(2) 肾毒性药物的应用:比如非甾体抗炎药,含有非那西汀类药物,对比剂等。

(3) 吸烟:吸烟导致肾脏损伤的可能机制包括交感神经激活、肾小球毛细血管内高滤过压、内皮细胞损伤以及直接的肾小管毒性等四大方式影响肾功能。

3. 可逆临床因素

(1) 高血压:与 CKD 的关系极其密切,高血压是 CKD 的重要并发症,也是 CKD 发生、进展的重要因素。

(2) 肥胖和代谢综合征:肥胖本身会导致以蛋白尿、肾小球体积增大、局灶节段性肾小球硬化为特征的肾脏病变,并且会使其他病因的 CKD 肾功能下降速度加快。

(3) 急性肾损伤:在以往的传统观念里,AKI 和 CKD 被认为是截然不同的两个临床综合征,但随着近年来机制研究和流行病学研究的进展,逐渐认识到 AKI 和 CKD 是密不可分、互为因果、互相促进的,其中一个重要的环节即:AKI 是 CKD 快速进展的危险因素。

三、慢性肾脏病的多系统影响及病变

(一) 心血管系统

慢性肾脏病(CKD)患者是心血管疾病的高危人群。2010 年我国多城市调查显示,透析患者心血管疾病的患病率为 57.0%,其中心力衰竭和缺血性心脏病的患病率分别为 44.0% 和 22.7%。CKD 心血管疾病呈明显年轻化和快速进展趋势。因此,与普通人群相比,CKD 患者心血管病更加高发、更为严重。

1. CKD 心血管疾病的危险因素　见表 21-5。

表 21-5　CKD 心血管疾病危险因素

传统危险因素	慢性肾脏病相关危险因素	
	血流动力学因素	代谢性因素
吸烟	贫血	全身性微炎症反应
糖尿病	动静脉瘘	低蛋白血症
高血压	血浆容量增加	脂代谢紊乱
脂质代谢异常	动脉硬化	氧化应激
体力活动缺乏	透析治疗	高同型半胱氨酸血症 钙磷代谢异常 促凝血因子 糖代谢紊乱

(1) 高血压:随着肾脏病进展,高血压的发病率越来越高。肾功能减退与高血压的程度和发生率呈正相关。当 eGFR 从 85 mL/(min·1.73 m^2)降至 15 mL/(min·1.73 m^2),高血压的发生率从 65% 上升至 95%。CKD 合并高血压患者内皮细胞功能障碍。高血压可以造成冠心病、缺血性或出血性卒中、充血性心力衰竭等多种的心血管疾病。

(2) 糖尿病:CKD 和糖尿病均为心血管疾病的危险人群。CKD 伴糖尿病患者心血管疾病的发生率高达 39.5%,高于非糖尿病患者;心肌梗死的住院死亡率比非糖尿病患者高 1.5~2 倍。控制血糖

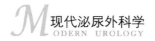
有益于改善心血管病变。

（3）微炎症反应与营养不良：CKD患者普遍存在营养不良，主要表现为低白蛋白血症。低白蛋白血症是缺血性心脏病、心力衰竭及死亡的重要危险因素。CKD的营养不良分为单纯营养不良（Ⅰ型）和炎症性营养不良（Ⅱ型）。单纯营养不良通常由热量及蛋白质摄入不足引起，无明显症状，蛋白降解减少，通过加强透析和补充营养治疗容易纠正；炎症性营养不良多由微炎症引起，出现明显症状，蛋白降解、能量消耗及氧化应激均显著增加，补充营养难以纠正。

（4）氧化应激与脂代谢异常：CKD是一种氧化应激状态，尿毒症毒素、酸中毒、代谢异常及炎症反应可能是CKD氧化应激的主要原因。氧化应激是动脉粥样硬化的重要启动因素，并与心力衰竭和高血压有密切关联。

2. 病理与病理生理

（1）左心室肥厚：40%的CKD患者发生左心室肥厚（left ventricular hypertrophy，LVH），并且随肾功能减退发生率增加。长期左心室压力升高和容量负荷过度是导致LVH的主要原因。

（2）心肌间质纤维化：CKD时多种因素促进心肌纤维化，在左心室血管周围区域尤为明显。间质心肌纤维化的主要临床后果是心肌舒张功能障碍和心律失常。透析患者心肌纤维化的程度比糖尿病或原发性高血压更为严重，尤多见于压力负荷过度引起的LVH。

（3）心功能障碍：CKD时多种因素促进心肌纤维化，在左心室血管周围区域尤为明显。间质心肌纤维化的主要临床后果是心肌舒张功能障碍和心律失常。透析患者心肌纤维化的程度比糖尿病或原发性高血压更为严重，尤多见于压力负荷过度引起的LVH。最终导致症状性心力衰竭，增加CKD患者死亡风险。

（4）缺血性心脏病：CKD患者缺血性心脏病的发生率增加，心肌梗死的发生率上升40%。与普通人群相比，CKD患者冠状动脉病变更加广泛和严重。

（5）瓣膜病变：CKD患者瓣膜钙化的发生率比普通人增加3倍。瓣膜钙化多发生于主动脉瓣（发生率为55%）和三尖瓣（发生率为45%），约39%的血透患者、18%的腹透患者和16%的透析前患者存在二尖瓣钙化，而一般人群二尖瓣钙化的发生率约为10%。

（6）血管病变：CKD血管病变主要表现为动脉粥样硬化、动脉硬化和动脉中层钙化。动脉增厚是CKD心血管死亡的重要预测因子，不仅发生于晚期CKD患者，一些较早期的CKD患者也出现冠状动脉和其他大动脉管壁增厚。

3. 临床表现与诊断

（1）临床表现：CKD患者的心血管疾病（cardiovascular disease，CVD）主要表现为两大类：一是心肌疾病，包括向心性LVH和远心性LVH；二是动脉血管疾病，包括动脉粥样硬化和小动脉硬化。两类CVD均可导致缺血性心脏病、慢性心力衰竭、脑血管病变和外周血管病变等临床表现。CKD患者心力衰竭、心律失常和心脏猝死的发生率明显增加。CKD患者合并心血管疾病时可以无明显临床症状和体征，临床实践中尤其要注意无症状性缺血性心脏病。

（2）诊断

① 心电图、生化指标（包括血清肌酸磷酸激酶和乳酸脱氢酶等）：由于肾功能减退等原因，CKD患者循环肌钙蛋白水平普遍升高，影响了其诊断缺血性心脏病的价值。脑尿钠肽（brain natriuretic peptide，BNP）是评价心脏功能和容量负荷的重要指标。尽管肾功能减退对循环BNP产生影响，但对于不同肾功能水平的患者，循环BNP水平仍然是预示左室功能障碍、心脏事件和死亡率的重要指标。

② 超声心动图：评价左心室结构与功能、发现瓣膜和心包异常的无创性方法，注意检查尽量在患者达到透析干体重时进行。

③ 冠状动脉造影：冠状动脉造影仍然是CKD病患者冠心病诊断的金标准。非透析CKD患者需注意造影剂对肾脏的损害，并且所有CKD患者均有发生胆固醇栓塞的可能。

4. 预防治疗

（1）风险评估：CKD 患者，尤其是维持性透析患者，应该坚持规律的心血管状况和危险因素评估，对 CKD 患者心血管疾病监测随访非常重要。患者开始透析时，无论是否有临床症状都需要评估心血管疾病并筛查危险因素。

（2）危险因素的干预：见表 21-6。

表 21-6 对 CKD 危险因素的干预

非药物干预

戒烟

限制钠摄入：每日钠摄入<2 g

限制蛋白质摄入：GFR 低于 30 mL/mm·1.73 m² 的患者蛋白质摄入<0.8 g/kg

控制体重：身体质量指数（Body Mass Index，BMI）控制于 20～25 kg/m²

体育活动：依据心脏功能和耐受性进行体育活动，达到每周 5 次，每次 30 分钟

药物干预

控制血压：尿白蛋白<30 mg/d 者，血压目标<140/90 mmHg；

尿白蛋白 30～300 mg/d 者，血压目标<130/80 mmHg

RAAS 抑制剂：尿白蛋白<30 mg/d 者，选用血管紧张素-Ⅱ受体阻滞剂或 ACEI 作为降压药物

血糖控制：糖化血红蛋白低于 7.0%

降脂：参照普通人群的指南标准控制血脂

抗血小板药物：动脉粥样硬化高风险者，若治疗获益大于出血风险，可以使用

纠正贫血：个体化治疗

降磷治疗：通过使用磷结合剂和控制饮食维持血磷在正常范围

补充维生素 D：纠正维生素 D 缺乏

尿酸：降低血清尿酸水平

其他：还包括抗氧化与抗炎症、防治血管与瓣膜钙化、纠正高同型半胱氨酸血症等多方面的干预

（3）心肌病和心衰的治疗：CKD 患者出现心力衰竭时，除心肌功能障碍外，常伴有容量超负荷，因此，维持正常的血容量是治疗透析患者充血性心力衰竭的关键，确定适当的干体重非常重要。利尿剂对大多数透析患者无效，慎用或不用。ACEI 和 ARB 能够显著降低 CKD 患者心力衰竭的风险，改善心血管预后。β 受体阻滞剂（比索洛尔、卡维地洛）对 CKD 并发心功能障碍有效，能够显著降低全因死亡率、心血管和心力衰竭死亡率，并有较好的耐受性。

（4）缺血性心脏病的治疗：CKD 患者急性或非急性冠心病的处理与普通人相似。高度怀疑冠脉病变需要进行血管造影时，尽量使用最小剂量的非离子化等渗对比剂。一些干预措施（如强化降血脂治疗、抗血小板治疗等）对非透析 CKD 患者取得一定的防治效果，但透析患者却没有获益。应特别注意维持性透析患者心血管疾病防治的特殊性。

CKD 患者是心血管疾病的最高危人群。近些年来我国多个流行病学调查均显示心血管疾病一直是我国 CKD 患者的首位死亡原因。开展早期预防，实施多靶点多环节的一体化防治措施，可能是降低 CKD 患者心血管病的发病率和死亡率，改善预后的主要努力方向。

（二）血液系统

1. 肾性贫血　随着肾功能的下降，各种原因引起的 CKD 患者会出现贫血。贫血可以出现在 CKD 的早期，到了 CKD 5 期则非常普遍。研究显示：贫血的严重程度与 GFR 和基础肾脏病的病因相关。当 GFR>60 mL/(min·1.73 m²)时，贫血的发生率相对低，但某些原因引起的 CKD（如：间质性肾损害）时贫血的发生很常见。当 GFR<60 mL/(min·1.73 m²)后，随着肾功能下降，贫血越来越普遍。

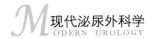

（1）肾性贫血的定义与病因：肾性贫血是指由各类肾脏疾病造成促红细胞生成素（erythropoietin，EPO）的相对或者绝对不足导致的贫血，以及尿毒症患者血浆中的一些毒性物质通过干扰红细胞的生成和代谢而导致的贫血。主要病因包括 EPO 相对缺乏、红细胞生成营养物质的缺乏、尿毒症毒素导致红细胞寿命缩短、甲状旁腺功能亢进及透析相关溶血可能。

（2）CKD 患者贫血的诊断：KDIGO 2012 年发布的慢性肾脏病贫血治疗指南将贫血定义为：CKD 成年男性血红蛋白（Hemoglobin，Hb）＜13.0 g/dl、成年女性 Hb＜12.0 g/dl。

（3）CKD 患者贫血的评价：2012 年发布的 KDIGO 关于 CKD 贫血治疗指南建议，CKD 合并贫血的患者（任何年龄和 CKD 分期），其贫血的初始评估应包括以下检测指标：① 全血细胞计数（应包括 Hb 浓度，红细胞参数，白细胞计数和分类，血小板计数）；② 绝对的网织红细胞计数；③ 血清铁蛋白水平；④ 血清转铁蛋白饱和度（serum transferrin saturation，TSAT）；⑤ 血清维生素 D 和叶酸水平。

（4）贫血治疗目标值：2012 年 KDIGO 指南建议，对于 Hb 浓度＞10 g/dl 的非透析 CKD 成人患者，不建议开始使用红细胞生成刺激剂（erythropoiesis stimulant，ESA）治疗；对于 Hb＜10 g/dl 的非透析 CKD 患者，应基于 Hb 下降速度、先前对铁剂治疗的反应、需要输血的风险、ESA 治疗的风险，以及贫血相关症状等情况，个体化地评估患者是否开始 ESA 治疗。成人 CKD₅D 期患者，为避免 Hb 跌至 9.0 g/dl（90 g/L）以下，建议 Hb 在 9.0～10.0 g/dl（90～100 g/L）时开始使用 ESA 治疗。

2018 年肾性贫血诊断与治疗中国专家指南建议：Hb 治疗目标为＞115 g/L，不推荐＞130 g/L；依据患者年龄、透析方式及透析时间长短，ESA 治疗时间长短以及是否并发其他疾病等情况，靶目标值可适当地进行个体化调整（常为 110～120g/L）。

（5）ESA 的治疗：现有的 ESA 包括短作用重组 EPO-a、重组 EPO-p 及长作用的达贝泊汀-a，KDIGO 指南建议 EPO-a 或 EPO-p 的初始剂量通常为 20～50IU/kg，3 次/周。治疗开始的目标是每个月血红蛋白增长 1～2 g/dl，4 周内 Hb 的上升速度应避免超过 2 g/dl。ESA 剂量的调整一般是在 1 个月后。2012 年 KDIGO 指南建议：ESA 剂量的调整应基于患者 Hb 浓度、浓度变化的速度、目前 ESA 的剂量及临床情况。

（6）铁剂补充：CKD 伴贫血的患者给予铁剂的目的是为了达到和维持目标血红蛋白水平。对于非透析的 CKD 伴贫血的患者，补充铁剂是基础治疗。对于接受 ESA 治疗的患者补充铁剂可以避免铁缺乏，减少 ESA 的剂量。因此应该根据患者体内铁的状况，有效的应用铁剂以避免机体铁储备不足以及红细胞生成可利用铁的缺乏。铁参数的靶目标值，根据 2006 年 KDOQI 工作组的建议：血液透析患者血清铁蛋白应该＞200 ng/mL 和转铁蛋白饱和度＞20% 或网织红细胞血红蛋白含量＞29 pg/cell；非透析的 CKD 以及腹膜透析患者血清铁蛋白应该＞100 ng/mL 和转铁蛋白饱和度（TSAT）＞20%。初始用药后 1 个月需检测铁蛋白及转铁蛋白饱和度，避免出现医源性铁过载。

（7）治疗新方式：低氧诱导因子脯氨酰羟化酶抑制剂（hypoxic inducible factor prolyl hydroxylase inhibitor，HIF-PHI）是通过稳定低氧诱导因子治疗肾性贫血的新药物。大量研究表明，HIF 在透析及非透析慢性肾脏病人群中均可有效升高血红蛋白、调节铁代谢。

2. 凝血异常　慢性肾衰竭时既容易出血，也容易凝血甚至出现血栓的形成，这是由于机体血小板和凝血系统异常的结果。轻度出血倾向可出现皮下或者黏膜出血点、淤斑，重者可出现胃肠道出血、脑出血等。血栓形成倾向指透析病人动静脉内瘘容易堵塞，可能与抗凝血酶Ⅲ活性下降、纤维溶解不足有关。

（三）肾性骨病及矿物质代谢紊乱

矿物质代谢紊乱和骨病是 CKD 常见的并发症，也是致病的重要原因，并导致生活质量下降。近年来，越来越多的证据表明肾性骨病（chronic kidney disease-mineral and bone disorder，CKD-MBD）与心血管钙化的致病率和死亡率上升有关。虽然其潜在机制未明，但可能和血管钙化导致的心血管结构和功能的变化有关，故而评价 CKD 患者骨外钙化成为建立 MBD 分类工作中的一个重要部分。

1. **高磷血症**　CKD 早期出现磷的潴留时,血磷水平可能还在正常水平通过升高甲状旁腺激素(parathyroid hormone,PTH)水平,增加磷的排泄维持血磷的平衡;但随着肾功能的进展,高磷血症日趋突出。特别需要指出的是它对几乎所有其他生化指标起着一个初始的触发作用。研究证实,磷的潴留会引起血中离子钙浓度的下降,减少 $1,25(OH)_2D$ 的合成,直接促进 PTH 的合成和分泌,引起成纤维细胞生长因子 23(Fibroblast growth factor-23,FGF-23)水平的升高。在透析人群、CKD 3~5 期以及肾功能正常(伴或不伴 CVD)者中进行的大的流行病学调查显示:高的血清磷水平与增加的 CVD 发生率和死亡率相关。基于对 CKD 患者高磷血症相关并发症发病率和死亡率的回顾性研究,KDIGO 指南建议:对于 CKD G3a-G5D 伴有血磷升高的患者,应将其降至正常水平。磷结合剂分为含铝、含钙和非含钙及铝制剂,含铝的制剂包括氢氧化铝、硫糖铝;含钙的磷结合剂包括碳酸钙和醋酸钙;非含钙及铝的磷结合剂主要包括司维拉姆和碳酸镧。

2. **钙代谢紊乱**　血浆中的钙约有 40% 与白蛋白结合,15% 与枸橼酸盐、硫酸盐或磷酸盐络合,45% 以具有生理学意义的离子钙(也称游离钙)形式存在。血清总钙浓度正常值范围一般为 8.5~10.5 mg/dl(2.12~2.62 mmol/L),离子钙正常值范围为 4.65~5.25 mg/dl(1.16~1.31 mmol/L)。

低钙血症:慢性肾衰竭患者钙的摄入不足,特别是肾脏 l-a 羟化酶的产生减少导致 $1,25(OH)_2$ 维生素 D 的缺乏,影响了钙的吸收,加之存在的高磷血症,骨骼对甲状旁腺激素脱钙作用的抵抗,患者常常会出现低钙血症。2017 年 KDIGO 指南强调,要避免不适当的增加钙的负荷,如轻度、无症状的低钙血症是可以耐受的。

高钙血症:近年来 CKD 特别是透析患者高钙血症的发生率有增加的趋势。而无论是对 CKD 非透析患者还是长期血液透析患者的大样本研究均显示:升高的血钙水平与增加的死亡率相关。因此,在 2017 年 KDIGO 关于 CKD-MBD 的指南中特别强调了要避免高钙血症。高钙血症的原因有以下几方面:① 饮食中钙摄入增加;② 使用含钙的药物,特别是含钙的磷结合剂;③ 使用高钙浓度的透析液;④ 继发性甲状旁腺功能亢进;⑤ 使用活动维生素 D。治疗主要包括以下几方面:① 限制钙的摄入,每日离子钙不超过 2000 mg;② 对可能引起血钙升高的治疗进行调整;③ 使用低钙透析液透析。

3. **维生素 D 缺乏**　维生素 D 是固醇类衍生物,是一种对人类健康有重要影响的脂溶性维生素。是体内维生素 D 储存状况的良好指标。$1,25(OH)_2D_3$ 在血循环中与维生素 D 结合蛋白结合,被运送到肾脏,通过肾脏羟化酶的作用生成活性代谢产物——$1,25(OH)_2D_3$,与存在多种靶器官的维生素 D 受体相结合而发挥重要的生理作用。CKD-MBD 临床实践指南均建议:CKD G3a-G5D 的患者均应检测 $1,25(OH)_2D_3$ 水平,并根据基线水平和治疗干预情况进行重复检测;同时建议采用对一般人群建议的方法纠正维生素 D 的缺乏和不足。

4. **继发性甲状旁腺功能亢进**　是指慢性肾脏病患者由于矿物质代谢紊乱导致的甲状旁腺分泌过多的激素或伴有甲状旁腺组织的增生,是 MBD 的重要组成部分。继发性甲状旁腺功能亢进开始于 CKD 病程早期,且随着肾功能的下降而患病率增加。如果不能及时纠正出现的矿物质代谢紊乱,就会导致骨病(肾性骨营养不良)的发生。肾性骨营养不良的形式很多,纤维囊性骨炎和混合性骨病是最常见的病理类型。

KDIGO 指南建议:对于全段 PTH 水平进行性升高或持续高于正常上限的患者,建议首先评估可变因素,包括高磷血症、低钙血症、高磷摄入和维生素 D 缺乏,CKD-5D 者的 PTH 水平维持于正常值高限的大约 2~9 倍。

其治疗包括药物治疗及手术治疗。药物主要包括钙感知受体激动剂——西那卡塞以及活性维生素 D;约 10% 的 ESRD 患者因继发性甲状旁腺功能亢进接受了甲状旁腺切除术,在过去 20 年里,虽然内科治疗取得了一定进展,但该比例仍无变化。建议大多数存在内科治疗无效的严重继发性甲状旁腺功能亢进且伴有相关症状和体征的 ESRD 患者,接受甲状旁腺切除术。目前甲状旁腺手术的方式有三种:次全切除术、全切术加自体移植、全切术。

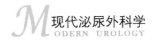
(四) 神经系统

在 CKD 患者的病程中,常发生神经系统紊乱,如脑血管疾病、认知功能障碍以及神经病变等,既包括二者间共享的传统、非传统危险因素,也包括 CKD 或透析特异的危险因素,并最终导致两个器官的慢性退行性改变。

与非 CKD 患者相比,CKD 患者的临床和亚临床脑血管疾病的患病率增加 5 倍,且神经系统症状更严重,整体临床结局更差。中至重度 CKD 患者的脑卒中年发病率近 10%,而非 CKD 人群不足 2.5%。

同样,在脑卒中患者中,CKD 的患病率也明显增高。急性缺血性脑卒中患者 CKD 患病率在 20%~35%,而急性脑内出血(intracerebral hemorrhage,ICH)的 CKD 患病率在 20%~46%,明显高于普通人群。

脑卒中是威胁血液透析患者生存的一个主要问题,发病率比普通人群高 8~10 倍。CKD 和脑血管病有共同的传统危险因素,如高龄、糖尿病、高血压、高脂血症、肥胖、吸烟等,即肾和脑都是动脉粥样硬化损伤的靶器官。CKD 又是脑卒中明确的危险因素,且独立于其他已知的心血管危险因素。

脑血管病的治疗:CKD 患者脑血管病预后差,在治疗上存在治疗抵抗及治疗受限的问题,主要困难是 CKD 患者既有高血栓栓塞风险,又有高出血风险,肾功能受损既是缺血又是出血危险的预测因素。

四、慢性肾脏病的非透析治疗

(一) 慢性肾脏病的营养治疗

营养管理直接关系到 CKD 的三级预防。一级预防即是通过合理饮食配合药物治疗预防 CKD 的发生,例如高血压肾损害、糖尿病肾病的发生。二级预防,一方面指延缓 CKD 进展和肾功能的恶化,推迟透析,比如低蛋白饮食延缓肾衰竭的进展;另一方面通过合理饮食配合药物治疗 CKD 各时期的并发症,如高血压、高血脂、高尿酸血症、钙磷代谢紊乱等,而这些并发症本身也是 CKD 进展的危险因素。三级预防即针对 CKD 3 期以上的患者,及时检出其营养不良并给予适当的干预措施,减少因营养不良导致的死亡和各种并发症的增加。

1. 低蛋白饮食　由肾脏科医生和营养师处方并在其监控下实施的一种饮食治疗方法,主要针对 CKD 3~5 期的透析前患者。它通过限制饮食中的蛋白质(补充或不补充酮酸/氨基酸),同时保证足够能量摄入的方法,延缓 CKD 进展,并保持良好的营养状态及相对稳定的机体内环境。

表 21-7　肾小球滤过率与低蛋白饮食

肾小球滤过率	方案一:低蛋白饮食	方案二:极低蛋白饮食＋必需氨基酸	方案三:极低蛋白饮食＋α-酮酸
25~60 mL/min	nDPI:0.6~0.75 g/(kg·d)	nDPI:0.3~0.4 g/(kg·d)	nDPI:0.3~0.4 g/(kg·d)
	nDEI:35 kcal/(kg·d)(<60 岁),30~35 kcal/(kg·d)(≥60 岁)	nDEI:同前	nDEI:同前
<25 mL/min	nDPI:0.6 g/(kg·d)	nDPI:0.3~0.4 g/(kg·d)	nDPI:0.3~0.4 g/(kg·d)
	nDEI:35 kcal/(kg·d)(<60 岁)30~35 kcal/(kg·d)(≥60 岁)	nDEI:同前	nDEI:同前

nDPL:经理想体重标化的每日蛋白质摄入;nDEI:经理想体重标化的每日能量摄入,三种方案均应保证充足的热量摄入[30~35 kcal/(kg·d)]

2. 限钠和限水饮食　限钠有益于高血压控制和器官保护的机制,CKD 患者肾脏功能减退,排钠减低,导致水钠蓄积;限钠饮食和高血压及蛋白尿的控制密切相关,同时延缓 CKD 进展及其他器官保护。限水在 CKD 患者限钠标准相对统一不同,摄水量的推荐应是个体化的,取决于原发病的不同,肾功能受损程度,个体排尿排水途径差异,笼统说来,应掌握"量出为入"的原则。

（二）慢性肾脏病其他药物治疗

肾素-血管紧张素-醛固酮系统（RAAS）活化在慢性肾脏病进展过程中起着非常重要的作用,因此降压和使用血管紧张素-Ⅱ拮抗剂也成为 CKD 延缓肾功能进展重要治疗措施。

纠正酸中毒治疗:高阴离子代谢性酸中毒是慢性肾脏病患者常见的并发症,主要因为肾小球滤过率下降,氢离子和酸根排泄障碍所致。纠正酸中毒可以延缓 CKD 进展,防止骨质疏松,改善胰岛素抵抗,改善营养状况。KDIGO 指南对于存在酸中毒的 CKD 患者建议使用碱化疗法,可以采用补充碳酸氢盐、枸橼酸钠或者进食水果及蔬菜等不同的碱提供方式。

慢性肾脏病肾脏替代治疗:当肾损伤达到一定程度时,需要进行肾脏替代治疗（kidney replacement therapy,KRT）。CKD 患者的 KRT 方式包括肾移植和透析治疗。由于肾源非常稀缺,所以我国 KRT 以透析为主,透析治疗又可以分为血液透析（hemodialysis,HD）和腹膜透析（peritoneal dialysis,PD）。

（高占辉）

第三节　肾脏替代治疗

一、概述

（一）开始透析治疗时机

终末肾脏病（end stage renal disease,ESRD）是开始维持性肾脏替代治疗（RRT）的指征。适当的RRT 可以帮助纠正尿毒症导致的内环境紊乱,改善症状,延长生命,并可以提高生活质量有助于回归社会。RRT 包括血液透析、腹膜透析和肾移植。

ESRD 患者何时开始透析取决于多方面的因素,常用的评估指标有内生肌酐清除率（creatinine clearance,Ccr）,肾小球滤过率（estimated Glomerular Filtration Rate,eGFR）,尿素清除率,Kt/V（在一定透析时间内透析器对尿素的清除量与体积的比值）。

KDOQI 指南建议患者在 CKD 5 期,eGFR<15 mL/(min · 1.73 m^2)时,肾脏病医生应该评价患者开始肾脏替代治疗的好处、风险和不利因素,并开始准备透析治疗;但通常建议非糖尿病患者eGFR<10 mL/(min · 1.73 m^2)应该开始透析,糖尿病患者应该在 eGFR<15 mL/(min · 1.73 m^2)时开始透析。对于一些有特殊并发症的肾衰竭患者可能需要提早开始透析治疗。如果患者尿量正常、无水肿、体重稳定、营养良好、经非透析治疗患者没有不适症状,仍可延迟进入透析时间。

急性肾衰透析指征:① 急性肺水肿;② 无尿 2 天以上,或少尿 4 天以上;③ 高钾血症,血钾≥6.5 mmol/L,或每日上升 1 mmol/L 以上;④ 酸中毒:pH<7.25,二氧化碳结合力<13 mmol/L;⑤ 血尿素氮≥21.4 mmol/L,或每日升高≥8.9 mmol/L;⑥ 血肌酐≥442 μmol/L,或每日升高≥176.8 μmol/L。

急性药物、毒物中毒:药物、毒物中毒患者经洗胃、输液、利尿和使用拮抗剂等措施无效时,可以通过血液净化方法,如血液灌流来清除血液中的药物。

（二）透析方式选择

CKD4 期[eGFR<30 mL/(min · 1.73 m^2)]的患者以及他们的亲属,应定期接受肾衰竭和相关治疗的教育,包括肾移植、血液透析和腹膜透析。

对于全身情况比较好的患者,如果没有禁忌证,可以根据自己的喜好、便利程度和经济情况选择透析方式。如居住地远离血液透析中心的患者选择可以选择腹膜透析。生活自理能力差的患者选择血液透析更合适。同时医生对患者病情的了解也有助于帮助患者选择适宜的透析方式。

更适合血液透析的情况包括但不限于:患者曾因疾病或手术导致腹腔粘连;腹部肿瘤;限制性肺通气功能障碍;血小板或凝血异常。

更适合腹膜透析的情况包括但不限于:婴幼儿;伴严重心血管疾病;建立血管通路有困难（如糖尿病）;出行不方便者,经常旅行者。

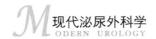
急性肾衰和急性中毒的患者因其无透析通路,常需临时紧急建立中心静脉透析导管后行血液透析或血液灌流治疗。

二、血液透析

(一)血液透析原理

血液净化主要利用半透膜原理将血液和透析液同时引入透析器,在透析膜两侧反方向流动,借助膜两侧的溶质梯度,通过弥散、对流、吸附清除体内代谢废物或毒性物质。通过超滤、渗透清除体内潴留的水分,同时补充有用的成分如 HCO_3^-,纠正电解质、酸碱紊乱。

1. 弥散(diffusion) 溶质顺浓度梯度通过半透膜的运动过程,是透析的最基本原理。弥散是小分子物质的主要转运方式。同样条件下溶质分子量越小,弥散越快。弥散对大分子物质的清除作用很小。

2. 对流(convection) 指在压力梯度(静水压或渗透压)的作用下水和溶质通过半透膜的运动。对流不仅可以清除小分子物质,更是大分子物质的主要清除方式。

3. 吸附(adsorption) 一些合成膜对血液中的蛋白质有吸附作用,可以通过吸附来清除部分炎症介质,适用于重症患者进行持续缓慢的透析治疗。

(二)血液透析的基本方式

1. 血液透析(haemodialysis,HD) 传统的血液透析主要通过弥散的机制清除小分子毒素。血液中的尿素、肌酐、钾离子等小分子溶质顺浓度梯度扩散至透析液侧,透析液中较高浓度的碳酸氢盐、钙离子等扩散至血液中,从而清除尿毒症毒素中的小分子毒素、纠正酸中毒和电解质紊乱。对 β2-MG、维生素 B_{12} 等分子量较大物质的清除很少。

2. 血液滤过(hemofiltration,HF) 血液滤过是在血流管路中持续补充一定量的置换液,与血液充分混合后再以相同的速度进行超滤,从而使对流量增加数十倍,可以达到较大程度清除大分子毒素的目的,对小分子毒素也有很好的清除。置换液流速通常最高可以达到有效血流速的 $25\% \sim 30\%$,一次治疗总置换液量可 $>30\ L$,从而增加对大分子毒素的清除能力。血液滤过比血液透析的血流动力学更为稳定,治疗中更易于维持循环稳定。

3. 血液透析滤过(haemodialysis filtration,HDF) 将血液透析和血液滤过二者结合,既有透析液在透析器膜外流动,通过弥散清除小分子毒素,又有置换液进入血液增加对流,增加大分子毒素的清除。因此这是较为理想的血液透析方式。

4. 单纯超滤(ultrafiltration,UF) 单纯超滤既没有透析液也没有置换液,以清除患者体内过多的水分为主要治疗目的,常用于肾功能正常的顽固性心力衰竭患者和严重水肿的肾病综合征患者。

5. 高通量透析(high flux dialysis,HFD) 指应用高通量膜[Kuf > 20 mL/(h·mmHg)]进行血液透析。与普通透析相比,其对流量显著增加,因此可较好清除中分子和大分子溶质。与普通透相比,高通量透析可显著降低患者死亡率。

6. 持续肾脏替代治疗(continuous renal replacement therapy,CRRT) CRRT 主要针对危重患者或系统性炎症反应综合征(systemic inflammatory response syndrome,SIRS)及多脏器衰竭的救治,与间断血液透析(IHD)相比,更有利于肾功能的恢复并可以降低危重患者的死亡率。CRRT 通常比 IHD 要求更高品质的置换液或透析液,可以采用商业化生产的置换液或利用注射用液体配制。CRRT 治疗 3 天以上易发生低磷血症,也应给予补充。

(三)血液透析方案

1. 干体重评估 干体重的到达可以降低患者的容量负荷、减少心血管合并症,同时也不发生透析中/后低血压和组织缺血,因此是否合理地设定患者的干体重直接影响合并症的发生频率并影响预后。干体重的评估方法有:

(1)临床判断:医生根据患者外周水肿、有无体腔积液、透析间期有无心功能不全表现、透析前后以及透析中血压变化、透析后有无乏力、口渴等症状来进行判断,是临床上判断干体重的常用方法。但是不够敏感。

(2) 影像学方法:超声测定下腔静脉(IVC)直径,右房压。用胸部 X 线测定心胸比>0.6 提示体内水过多。

(3) 生物电阻抗方法:透析前后生物电阻抗的变化可以反映体内细胞外液的变化,从而反映患者水负荷状态。

(4) 血容量监测(BVM):利用透析机的血容量监测设备可以监测透析治疗中患者的血容量下降情况。

患者的干体重不是一成不变的,会随季节变化、饮食变化及合并症的发生而变化,应每隔 2～4 周重新评估、调整患者干体重。

2. 设定透析中水分的清除量　透析前患者应该在相对固定的衣着与饮食情况下称取体重,其与上次透析后的体重差值为透析间期的体重增加量,与干体重之间的差值即为此次透析中需要清除水分的目标值。在处方时还应该考虑透析中患者预计的摄入食物中的水分与透析管路中的预冲盐水以及透析结束时的回水量。因此可以在处方脱水量时加上这些值。

3. 透析液的处方　透析液的成分应根据不同患者的血电解质和酸碱紊乱程度进行个体化选择,并经常监测透析前后的数值,以达到最好的电解质和酸碱紊乱纠正效果。常用的透析机可以通过调节透析液的电导值来在一定范围内改变透析液的钠离子浓度。碳酸氢根的浓度也可以适量增减。

4. 血流速与透析液流速　血液透析血流速常为 200～400 mL/min,透析液流速 500～800 mL/min。血液透析滤过要求血流速较高。

5. 透析抗凝　抗凝是防止血液在体外循环中凝固、保证血液透析顺利进行的重要环节。抗凝剂的使用既要保证治疗中充分抗凝,又要避免过度抗凝导致机体出血。故应该在治疗前对患者的凝血功能和有无出血倾向作全面评估,然后选择适宜的抗凝方法,并在治疗过程中密切观察体外循环中有无凝血征象。常用的抗凝方法有:常规肝素抗凝法,低分子肝素(LMWH)抗凝,局部肝素抗凝,局部枸橼酸抗凝,无肝素透析。

(四) 血液净化的血管通路

血管通路的选择

1. 临时性血管通路

(1) 适应证:① 急性肾衰竭的血液透析或 CRRT。② 慢性肾衰竭但无永久性血管通路。③ 其他临时性血液净化措施。

(2) 类型

① 动静脉外瘘:此种通路制作及维护复杂,并发症多,现已很少使用。

② 中心静脉留置双腔导管:为目前最常用的临时性血管通路,一般选择颈内静脉、股静脉进行穿刺置管,此导管一般是双腔结构,透析时分别连接透析管路的动静脉端,治疗结束后,分别用肝素封好动静脉腔,具有操作相对简单、安全,并发症少的优点,并且可以即插即用。

③ 直接穿刺:用透析用的穿刺针直接穿刺动静脉,尽管看似简单价廉,但成功率并不高,并很难满足每次数小时和多次透析需要,特别是对一些有出血倾向的危重患者,并发症多且严重,因此不推荐使用。

2. 长期血管通路

(1) 带隧道带涤纶套中心静脉导管:是一种可以留置数月甚至数年的中心静脉插管,置管部位与临时的中心静脉插管相同,由于该导管带有涤纶套并通过一个皮下隧道固定,因此患者可以长期携带使用。

适应证:① 内瘘建立时间不长或拟行内瘘手术的尿毒症患者,因病情需要立即开始维持性血液透析治疗。② 内瘘手术多次失败,已经无法在肢体制作各种内瘘。③ 部分因为心功能较差而不能耐受内瘘的患者。④ 部分腹膜透析患者,因各种原因需要暂停腹透,用血液透析过渡。⑤ 预期生命有限

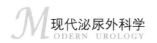
的患者。⑥ 预计短期内即可行肾移植的患者。

（2）动静脉内瘘：是维持性血液透析患者的最佳血管通路，可以分为自身动静脉内瘘和移植物动静脉内瘘两种。多选用上肢表浅的静脉与邻近的动脉进行直接吻合或者人造血管搭桥吻合，待浅静脉动脉化成熟后或者人造血管成熟后即可供透析穿刺使用。

（五）血管通路的并发症及处理

1. 动静脉内瘘的并发症及处理

（1）狭窄及血栓形成：由于解剖结构以及手术本身的原因，或者自身血管条件差，如血管硬化、糖尿病、肥胖女性等，或者在低血压、透析中并发容量不足、过度超滤、休克以及通路闭合性受压，如睡眠压迫手臂、穿刺点压迫止血过重过长、袖口过紧、手提重物，或者患者存在高凝状态等，可造成内瘘的狭窄或血栓形成。表现为正常的血管杂音和震颤减弱或消失，穿刺困难，血流量不足。在任何物理检查、血流量测定或静态静脉压有持续异常时需尽快做影像学检查，包括：CDU、CTA 及 DSA 等，其中 DSA 是诊断内瘘狭窄的金标准。局部狭窄率超过附近正常血管管径的 50% 并伴以下情况：内瘘自然血流量 <500 mL/min；不能满足透析处方所需血流量；透析静脉压升高；穿刺困难；透析充分性下降；以及内瘘出现异常体征等，是手术干预指征。发生在动静脉吻合口或近吻合口静脉侧者可选择外科手术或经皮血管成形术，发生在穿刺部位优选经皮血管成形术（percutaneous angioplasty，PTA）治疗。但有部分患者需多次球囊扩张成形解除血栓及狭窄。于原有内瘘近心端吻合重建也是解决该类问题的有效方法。

PTA 可以依据狭窄的部位及局部解剖学特点，选择正向、逆向或双向，原则上尽量保证足够的操作空间，易于穿刺，且操作结束后容易止血。在保证可以顺利通过病变的前提下，尽可能选择流出道静脉作为入路。可应用高压球囊导管、超高压球囊导管及特殊球囊导管（如带导丝球囊导管、切割球囊导管、药物洗脱球囊导管、棘突球囊导管等）。球囊直径需根据束臂后与狭窄血管相邻的血管的内径来决定，一般选择直径为 4～7mm 的球囊导管，球囊长度可根据病变长度进行选择。参照球囊的工作压力和爆破压力，扩张可反复进行，尽可能至狭窄消除。建议治疗前肝素化，阻断血流时间不宜过长，以防止新鲜血栓形成。

（2）感染：由于无菌操作不严格或者体内其他感染灶细菌传播，表现为局部出现红、肿、热、痛或流液，可伴畏寒发热。处理方法：足疗程应用敏感抗生素治疗，必要时切除内瘘。

（3）动脉瘤形成：多为假性动脉瘤，原因是过早使用内瘘、反复定点穿刺、近心端狭窄等。处理：早期可用弹性绷带加以保护，避免碰破，不要穿刺动脉瘤部位。当动脉瘤迅速增大、有破裂的危险或有感染时，切除动脉瘤。

（4）肢体缺血：血管通路远端的肢体缺血可能出现于手术后数小时到数月。轻度缺血时患者感觉肢体发凉，测量相应部位皮肤温度下降，多数可随时间推移逐渐好转。可以进行对症治疗，比如冬天戴手套等，并加强监护，以便早期发现亚临床神经病变和肌肉萎缩等问题，如果经上述治疗不见好转应当进行外科处理。

（5）充血性心力衰竭：大多数内瘘的分流量不会造成不能承受的心脏负荷，但患者的心脏储备功能很差时，此时再加上分流量过大，可能会造成心力衰竭。处理方法是手术缩窄内瘘或者重新建立动静脉内瘘。

（6）肢体水肿：多由于造瘘侧肢体回流静脉本身曾受到损伤，如上臂、腋窝甚至同侧胸部大手术或烧伤、放疗等原因，内瘘的存在更加妨碍了静脉回流，造成水肿。可用理疗或者抬高肢体等方法保守处理，如无效，须血管外科手术或者另选其他肢体造瘘。

2. 中心静脉留置导管的并发症和处理

（1）感染

① 皮肤感染和皮下隧道感染：多由于插管操作不严格或者日常护理不当造成，局部红肿热痛，可

有脓性渗出。处理：局部抗感染，加强换药，引流；全身抗生素。治疗无效则拔管。

② 导管相关血流感染（catheter related blood stream infection，CRBSI）：导管相关血流感染通常定义为由于导管腔内或血管内部分感染播散至血液内造成的菌血症或败血症，导管隧道感染严重时也可并发血流感染。CRBSI 患者常在血液透析开始后数分钟至 30 分钟左右出现畏寒、寒战、发热等全身症状，发热可高达 40℃ 以上。少数患者可以出现延迟发热，即血液透析结束后低热。患者的临床症状与感染的细菌数量和毒力有关。发生 CRBSI 或高度怀疑 CRBSI 时，应立即抽取导管动、静脉腔内和外周血标本进行病原学检查。血常规检查有助于全身感染的判断，严重革兰阴性细菌感染可以导致白细胞明显减少甚至粒细胞缺乏，同时立即静脉使用抗生素治疗，初始经验性使用抗生素，后根据病原学结果调整抗感染方案。除全身使用抗生素外，必须同时采用抗生素封管。

（2）导管功能不良：在常规的治疗时间内导管不能提供足够的血流量来达到充分透析，一般认为不低于 200 mL/min。

导管功能不良早期多是因为机械因素，如位置不好、扭曲、早期纤维鞘形成等；晚期则多由于血栓形成如导管内血栓、导管周围血栓等。

处理：调整位置，旋转导管，改变患者体位。如果影像学检查能证明导管扭曲成角，可以手术矫正。动静脉反接虽然可以改善一些导管功能不良，但因有较高的再循环量，不适宜于长期使用此方法。如果效果仍然不好，可以使用尿激酶溶栓；如果仍无改善，可更换导管或者选择新的部位重新插管。

（六）血液透析的急性并发症

1. 透析失衡综合征　透析失衡综合征和高效率透析导致的一过性脑水肿有关。表现为透析后半程或透析刚刚结束时出现头痛、恶心呕吐和高血压，一般数小时后可自行缓解。严重患者可以出现昏迷、癫痫发作甚至死亡。对于有失衡综合征高危因素的患者，下列措施可减少失衡综合征的发生：① 减慢单次透析尿素的下降速度，可以通过选择减慢血流速（150～200 mL/min）、降低透析液流速（300～500 mL/min）、选择尿素清除率小的透析器、缩短透析时间等措施来实现；② 对经常发生失衡综合征者，可适当使用高张葡萄糖或甘露醇等能控制失衡综合征症状。

2. 肌肉痉挛　肌肉痉挛出现于 5%～20% 的透析治疗过程，多出现在透析后半程，常常不得不提前终止透析，是透析不充分的重要原因。肌肉痉挛的预防着眼于降低透析导致的血容量的剧烈下降和渗透压的剧烈改变。具体措施包括：① 减少透析间期的体重增长；② 怀疑干体重不合适者，适当提高干体重；③ 试用可调钠曲线/可调超滤透析。

3. 抽搐　如果抽搐同时有神经系统定位体征，需要考虑脑出血的可能。其他引起抽搐的原因包括：透析失衡综合征、尿毒症脑病、急性铝中毒、高血压脑病、低血糖、低血压脑灌注不良和酒精戒断等。抽搐发生时，需要立即终止透析，保持呼吸道通畅，维持循环稳定。立即采血进行电解质和血糖检查，同时使用镇静剂终止抽搐。根据发生过程、体征和随后回报的化验检查分析原因，决定下一步治疗方案。

4. 过敏反应

（1）透析首次使用综合征：又称透析器反应，分为 A 型和 B 型两种类型。A 型又称过敏反应型，一般发生在透析开始后的五分钟到半个小时之内，发生率大概是万分之五左右，它的表现可轻可重，轻的可能表现为皮肤瘙痒、荨麻疹、咳嗽、喷嚏、腹痛等，严重可以出现呼吸困难、休克甚至死亡。一旦确诊是 A 型透析器反应，应该行紧急的抢救治疗，立即终止透析，给予抗过敏药物激素或肾上腺素抢救。B 型透析器反应一般较轻，多发生在透析开始后的 20 分钟到一个小时之内，发生率大概在 3%～5% 左右，多表现为胸、背痛，这个时候应该注意跟心绞痛相鉴别。一般不需要终止透析，给予对症吸氧等治疗之后可以缓解。

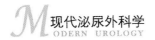
表 21－8　透析首次使用综合征主要和次要诊断标准

主要标准	次要标准
透析开始后 20 分钟内出现症状 呼吸困难 血管神经性水肿 内瘘部位或全身烧灼感	荨麻疹 流涕 流眼泪 皮肤瘙痒 胃肠道痉挛

（2）药物反应：肝素是血液透析使用的常规药物，过敏者少见。现在静脉铁制剂的使用越来越多，而且常常是透析过程中缓慢静脉点滴。虽然静脉铁过敏发生较少，但后果严重，建议第一次使用应当进行过敏试验。

（3）低血压：导致发生低血压的原因主要有：① 血容量过度下降；② 血管张力下降；③ 透析中的心脏收缩和舒张功能异常。预防血液透析相关低血压的发生要从合理评价干体重，降低血容量下降速度、提高外周血管张力和减少透析对心脏的影响入手：① 合理评价患者的干体重；② 降低脱水速率；③ 透析过程中进行血容量监测，当血容量下降过多时终止超滤脱水；④ 使用拟交感活性药物，提高外周血管张力；⑤ 可调钠和/或可调超滤透析，⑥ 降低透析液温度有助于提高外周血管张力，从而维持透析中的血压稳定；⑦ 纠正贫血，增加组织灌注。

（4）高血压：对于服用抗高血压药物的患者，将抗高血压药改为透析前服用，或根据情况增加透析前抗高血压药物剂量。如果透析中发生高血压，可舌下含服硝苯地平或卡托普利，必要时使用静脉抗高血压制剂，以防透析中发生心脑血管意外。

（5）心律失常：存在心脏基础疾病的更容易出现心律失常，例如缺血性心脏病、心肌肥厚、充血性心力衰竭、心包炎和传导系统钙化等。心律失常的预防措施：① 避免使用不含钾的透析液，对于正在口服地高辛的患者，更应注意避免血清钾的过度波动；② 透析液钙浓度过高可引起异位搏动，而过低可引起 QT 间期延长。

（七）其他血液净化技术

1. 血液灌流（hemoperfusion，HP）　血液灌流是利用灌流器中吸附剂的吸附作用，来达到清除血液中透析所不能清除的外源性或内源性的毒素、药物以及代谢废物等有害物质，是临床上抢救急性中毒的常用方法。常用的吸附剂有活性炭、树脂等，要求具有无毒、无过敏反应、稳定、良好的机械强度、不发生微粒脱落、生物相容性好等特点。

（1）血液灌流的方法

① 灌流器：目前常用已经消毒好的一次性灌流器。使用前用大量的生理盐水冲洗，冲出可能会脱落的微粒。

② 设备：可以用普通血液透析机、CRRT 机进行。无条件时也可以用输液泵，甚至患者自身动脉压推动血液流动经过灌流器。可以将灌流器串联在液透析器前，与透析同时进行。

③ 抗凝：因吸附剂表面较粗糙，与血液透析相比，需要更多的抗凝剂。

④ 血流速与治疗时间通常为 $100\sim200$ mL/min，持续 $2\sim4$ 小时。血流速加快反而会降低吸附率，但是也应该避免过慢从而引起凝血。治疗 2 小时后吸附剂的吸附能力常达到饱和，如果需要继续治疗应该更换新的灌流器。

⑤ 疗程：一般药物中毒经过 1 次治疗即可被清除。中毒量大或胃内残留药物继续吸收，脂溶性药物从脂肪组织释放入血等因素可以导致治疗后药物浓度反弹并再次出现症状，需要重复治疗 $2\sim3$ 次。

（2）血液灌流的并发症：① 过敏。② 活性炭微粒脱落栓塞。③ 血小板、白细胞减少。④ 血压下降。⑤ 凝血因子丢失。

（3）血液灌流的临床应用

（1）急性药物、毒物中毒：药物、毒物中毒患者经洗胃、输液、利尿和使用拮抗剂等措施无效时，可以通过血液净化方法来清除血液中的药物。

（2）肝性脑病与黄疸型肝炎：血液灌流可以清除血液中的氨、假性神经递质、芳香族氨基酸等导致肝性脑病的毒素，并调节支链氨基酸与芳香族氨基酸的比例，提高脑脊液中的 cAMP 浓度，因而用来治疗肝性脑病。

（3）多器官衰竭的患者经多黏菌素 B 吸附柱进行血液灌流治疗后，患者不仅体温下降，循环与氧合明显好转，存活率得到提高。血液灌流与 CRRT 联合治疗可以进一步提高患者的生存率。

2. 血浆置换（plasmapheresis，PP）　血浆置换是一种用来清除血浆中的大分子物质的体外循环血液净化技术。TPE 是通过离心或膜分离技术分离并清除患者体内的大量的血浆，补充以同等体积的新鲜冰冻血浆或白蛋白溶液或盐水，从而达到快速清除血浆中的大分子量的致病因子，阻断或逆转这些因子造成的病理学进程。这些致病因子包括自身抗体（抗 GBM 抗体，抗 myelin sheath 抗体）、免疫复合物、冷球蛋白、骨髓瘤轻链蛋白、单克隆蛋白、致血栓因子、含胆固醇脂蛋白等。

（1）血浆置换具体方法

① 离心式方法：该方法是利用血液中不同成分的比重和密度不同，在离心力的作用下将血浆与血液细胞成分分离开。其优点是可以清除有害成分。缺点是：容易丢失血小板导致血小板减少；使用枸橼酸抗凝，易发生低血压和低钙血症；需要特殊的机器。

② 膜式血浆分离：该方法是利用类似透析器的高通透中空纤维分离血浆，但其孔径更大，对白蛋白、免疫球蛋白、胆固醇的筛系数介于 $0.8 \sim 0.9$，允许大部分血浆成分滤过，而血细胞不能通过。其优点是不会丢失血细胞成分，并可以进一步进行双重血浆置换。

（2）双重滤过血浆置换（DFPP）：第一步与传统 PP 相同，用血浆分离器将血浆与血细胞成分分离开；第二步是将血浆用第二个滤器——血浆成分分离器进一步分离。血浆成分分离器的孔径较前者小，可以按分子量大小将血浆中需要清除的大分子致病物质如免疫球蛋白、免疫复合物、脂蛋白等与白蛋白分开并丢弃，白蛋白回输至体内，故需要的置换液量也仅为传统 PE 的 $10\% \sim 20\%$，特别适用于巨球蛋白血症和家族性高脂血症治疗，以及血浆缺乏情况下的紧急治疗，如抗 GBM 病和血栓性微血管病。DFPP 治疗时丢弃的血浆中不仅有免疫球蛋白，还有大分子的凝血因子如纤维蛋白原、vW 因子等，治疗后应进行监测。

3. 免疫吸附（Immunoadsorption，IA）　是近年来发展的血浆净化新技术。利用抗原和抗体等致病物质与吸附剂之间的理化和生物亲和性制成吸附柱。血浆经过吸附柱时，选择性地清除血液中的致病因子。优点是清除特异性高，不损失血浆，因此也不需要补充置换液。通常采用膜式血浆分离技术。

免疫吸附治疗原理：① 清除致病性抗体；② 调节异常的细胞免疫，减少活化的 T 细胞，从而减少自身抗体产生；③ 清除炎症因子等。

三、腹膜透析

（一）腹膜透析系统

所谓腹膜透析就是两个单独的液体系统通过一个半透膜进行溶质和水的跨膜转运，其中一个系统是指腹膜毛细血管，内含尿素、肌酐和其他溶质等尿毒症毒素；另一个就是灌入腹腔的腹膜透析液，内含电解质成分、缓冲剂和渗透剂。透析液在腹腔内停留一段时间后，将已含有毒素的液体引流出来，再注入新的透析液，就完成了一次腹膜透析的液体交换。反复进行透析液的注入、存腹和引流的循环过程，即腹膜透析。目前国内主要使用葡萄糖乳酸盐透析液，成分见表 21-9。目前国内标准透析液容量为 2L/袋。

表 21－9　目前国内主要使用葡萄糖乳酸盐透析液成分

透析液	含水葡萄糖 $(QH_{12}Q \cdot H_2O)$	渗透压 (mOsmol/L) (理论值)	离子浓度(mmol/L)					pH 值
			钠	钙	镁	氯化物	乳酸盐	
1.5％葡萄糖腹膜透析液	1.5 g	346	132	1.75 或 1.25	0.25	96	40	5.2 (4.5～6.5)
2.5％葡萄糖腹膜透析液	2.5 g	396						
4.25％ 葡萄糖腹膜透析液	4.25 g	485						

标准腹膜透析液是以葡萄糖作为渗透剂,葡萄糖安全、有效、代谢快并且价廉。然而由于葡萄糖吸收快,透析液在腹腔中停留 4 小时后,其中的 $60\%～80\%$ 通过腹膜被吸收,腹腔内渗透压梯度维持时间相对较短,另外还有影响代谢的趋势(例如高血糖、高胰岛素血症、高血脂和肥胖),临床上尽量避免或较少高糖透析液的使用。多聚葡萄糖是从淀粉水解片段中分离出而由不同链长(从 4～30 单位)的葡萄糖单聚体聚合而成的寡聚多糖。这种葡聚糖透析液可使超滤维持的时间长达 12 小时,因此在增加超滤方面,它对那些因葡萄糖吸收过快而导致的超滤失败的患者更为有效。与葡萄糖透析液相比每毫升滤液中糖负荷降低,而且不会产生胰岛素反应。虽然使用这种腹膜透液后血液中麦芽糖的浓度增加 20～30 倍仍是个问题,但人们尚无证据表明这会产生明显的毒副作用。

（二）腹膜透析的临床应用

1. 腹膜透析的适应证和禁忌证

（1）适应证:腹膜透析的应用可以大致分为慢性腹膜透析和急性腹膜透析。

慢性腹膜透析的主要适应证为慢性肾衰竭。另外,腹膜透析可以作为慢性充血性心力衰竭的辅助治疗方法,特别有助于高容量负荷导致的心功能不全的患者,利用腹膜透析的方法定期排出体内的过多水分,以改善心功能的状况。

急性腹膜透析的主要适应证为各种原因所导致的急性肾衰竭。腹膜透析应用于 AKI 的治疗,其方法简便易行,如使用急性腹膜透析管穿刺置管法,可以在最短时间内快速开始治疗,并不受治疗场地的限制。腹膜透析对患者的血流动力学状况影响较小,适用于心脏功能不稳定的患者,并可以避免失衡综合征的发生;同时可以避免肝素化的问题。

（2）禁忌证

绝对禁忌证:有效腹膜面积严重下降和腹腔的完整性丧失,前者主要是各种疾病、外伤或手术所导致的腹膜广泛粘连、纤维化或缺失,后者则包括不能经手术修补的腹腔缺损,特别是横膈缺损,在腹腔存在持续 引流管时也无法进行腹膜透析治疗。

相对禁忌证:慢性阻塞性肺病及呼吸功能障碍,新近的腹部手术,全身性血管疾患,蛋白质-热量摄入障碍,晚期妊娠或腹腔内巨大肿瘤,以及局限性腹膜炎等。

2. 腹膜透析的基本方式

（1）持续不卧床腹膜透析(CAPD)是慢性腹膜透析的基本方式,白天进行 2～3 次交换,每次保留时间 4～6 小时,晚间进行一次长时间的保留,时间 8～10 小时。推荐采用递增式腹膜透析,对刚开始进入透析并且残余肾功能好的患者采取相对较小的透析剂量,例如 3 袋(6 L),而不是开始即采用 4 袋透析。

（2）自动化腹膜透析(APD)使用腹透液自动交换机进行。主要形式是连续性循环式腹膜透析(CCPD),晚间进行 4 次交换,每次存腹时间 3 小时,白天进行一次长时间存腹,时间 10～12 小时。

在一些特殊情况下,可在 CAPD 或 CCPD 的基础上进行透析方式的变化,如腹膜溶质转运功能较高的患者,可以采用白天不卧床腹膜透析(DAPD)或夜间间断腹膜透析(NIPD),即缩短腹透液存腹时间并且存在一定的干腹时间,达到增加超滤的目的。

3. 腹膜转运特性　腹膜平衡试验(PET)是确定腹膜溶质转运功能的重要方法。根据 PET 的结果将患者腹膜溶质转运功能分为四组,即高转运、高平均转运、低平均转运和低转运。腹膜溶质转运功能与超滤功能成反比,如高转运组患者往往存在超滤功能障碍。在传统概念上,根据腹膜溶质转运功能可以确定适当的透析方式,即高转运组适用 DAPD 或 NIPD,高平均转运组和低平均转运组适用 CAPD,部分低平均转运组适用高容量的 CAPD,而低转运组需高容量的 CAPD 或转入血液透析。

4. **透析充分性评估** 腹膜透析疗效的评估包括三方面的内容,即临床表现、实验室检查和透析充分性的测定。达到透析充分性的标准,除了达到足够的尿素、肌酐清除率外,还应包括以下诸多的标准:足够的溶质清除率,包括小分子和较大的分子;达到足够的超滤,水和电解质平衡;具有充分的营养;纠正代谢性酸中毒;良好的血压控制;改善贫血,把贫血降低到最小的程度;控制钙、磷代谢的平衡及维持 PTH 正常水平;控制炎症和心血管疾病的发生。

5. **腹膜透析的并发症**

(1)感染性并发症

① 腹膜透析相关腹膜炎:腹膜炎是腹膜透析患者常见的并发症,应建立完善合理的腹膜炎诊疗临床路径,确保对腹膜炎患者的严密随访和适时调整治疗。早期诊断:一旦出现腹透液混浊,无论有无腹痛,应怀疑腹膜炎。及时留取第一袋浑浊透出液送检,包括细胞计数和分类、革兰染色、真菌涂片和病原学培养＋药敏试验。一旦考虑为腹膜透析后腹膜炎,留取标本后即应开始经验性抗感染治疗。初始治疗可经验用药,应联合使用抗菌药物,推荐腹腔给药。经验性抗感染治疗选用覆盖革兰阳性菌和革兰阴性菌的抗菌药物,如万古霉素或第一代头孢菌素覆盖革兰阳性菌,第三代头孢或氨基糖苷类药物覆盖革兰阴性菌抗菌药物。根据透出液培养及药敏试验结果及时调整抗菌药物,尽量选用对残余肾功能影响小的药物。推荐腹腔使用抗菌药物,间歇给药的抗菌药物留腹时间不小于 6 小时,使用抗菌药物治疗时可使用口服抗真菌药物预防真菌性腹膜炎。凝固酶阴性的葡萄球菌、链球菌抗菌药物疗程为 2 周;金黄色葡萄球菌、假单胞菌属、除假单胞菌属外的革兰阴性菌、肠球菌、棒状杆菌、多种肠道致病菌、多种革兰阳性菌感染抗菌药物疗程为 3 周。发生腹膜透析后腹膜炎时,为避免纤维蛋白凝块形成,可在腹透液中加入适量肝素。发生腹膜透析相关性腹膜炎时,常出现超滤功能下降,此时可调整腹膜透析处方,如采取更改腹透液葡萄糖浓度、缩短存腹时间、夜间干腹等措施保证超滤量,避免容量超负荷。使用合适的抗菌药物规范治疗 5 天后透出液仍未变清亮定义为难治性腹膜炎,应尽早拔除腹透管。一旦诊断为真菌性腹膜炎,则应拔除腹透管,并使用敏感抗真菌药物至导管拔除后2 周。结核性腹膜炎一般采取四联疗法,局部和全身用药相结合,无效者拔除导管并继续抗结核治疗。

② 腹透管外出口及隧道感染:出口处感染指出口处出现脓性分泌物,伴有或不伴有透析管周围皮肤红肿。为了区分外口感染的程度,现多根据临床性状将外口分为五类,即急性感染、慢性感染、可疑感染、良好外口和很好外口。外口创伤指出口位置的皮肤、窦道表面或肉芽组织的完整性受到破坏,它是导致外口感染的重要原因。隧道感染表现为隧道表面皮肤充血、水肿并有明显的触痛,隧道周围形成蜂窝织炎,按压后自外口可有血性和脓性分泌物溢出。首先要留取分泌物做细菌培养,然后开始局部及全身用药。

(2)非感染性并发症

① 机械性并发症

ⅰ. 疝形成:主要包括腹股沟疝、脐疝、腹内疝和阴道疝等,还有纵隔疝的报道。除了体检,诊断还可借助 B 超、CT 等影像学检查。对形成疝的患者,应适当减少透析液存腹的量以降低腹腔内压。对存在肠嵌顿及肠绞窄风险的疝,需要行手术修补术。

ⅱ. 腹壁的渗漏:与疝发生的危险因素相同,透析液可通过缺损的腹膜进入腹壁的软组织内形成水肿。治疗上可中断腹膜透析 1～2 周或转为夜间腹膜透析,白天干腹,2 周时间已足够渗漏处伤口愈合,大多数患者可恢复 CAPD。无效者,可手术修补破损部位。

ⅲ. 生殖器水肿:诊断治疗措施类似腹壁渗漏。

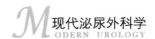

ⅳ. 胸腔积液：腹内压升高可引起腹透液从腹腔通过横膈渗入胸膜腔形成胸水。严重胸腔积液引起呼吸窘迫时可立即行胸腔穿刺抽液缓解症状，停止腹膜透析后胸腔积液即可迅速减少，透析方式改为血液透析。

ⅴ. 背痛：CAPD患者腰背痛发生率较高，这是因为患者腹腔中注入腹透液直立时可改变脊柱的弯曲度，重心前移，使腰部脊柱前凸更为明显。治疗包括训练腰部肌肉，采用适当的姿势站立、弯腰，以减轻背部的压力，必要时可使用骨骼肌松弛剂或消炎镇痛药以缓解症状。

② 胃肠道并发症：许多CAPD患者主诉腹胀、呃逆，可能与腹内压有关，腹内压升高使食管贲门连接处压力升高而发生食道反流及痉挛。治疗：应少食多餐，避免进食降低食管张力的食物，如酒、巧克力，减少透析液容量，使用H_2受体阻滞剂及质子泵抑制剂，促进胃肠动力药常常有效。

③ 血性腹水：在腹膜透析患者当中并不少见，发生率约6.1%。血性腹水的原因很多，常见预后良好的是月经引起的血性腹水，此外可出现血性腹水的情况有：甲状旁腺功能亢进导致的腹膜钙化、肿瘤侵犯浆膜引起出血、原发性及转移性肝肿瘤、凝血功能障碍、多囊肾、纤维结肠镜检查后血肿破裂渗入腹腔、肾结石患者体外震波碎石术后。发生血性腹水时通常不需要停止腹透，出血可自行停止。

④ 乳糜腹水：腹膜透析液中可出现高甘油三酯的乳糜液称为乳糜性腹水，透析液也呈现牛奶样白色。除了饮食因素，对于持续的乳糜腹水应注意除外肿瘤，特别是淋巴瘤。

（3）导管相关并发症及处理

① 出血：手术法置管后淡血性透析液常见，但严重出血很少见，多为术中自切开部位流入腹腔内，灌洗后逐渐减轻。可以采取局部压迫及止血药物。

② 渗漏：多见于老年、肥胖、糖尿病和长期应用糖皮质激素而致腹壁松弛的患者；也可见于既往有过置管史及正中切口的患者。如发生渗漏，应暂停腹透，行血透过渡；不能血透时，改为小容量间断透析，有条件最好用腹透机行APD。无效时手术重新缝合。

③ 堵塞：发生导管堵塞的原因和预防治疗措施见下表21-10。

表21-10　导管堵塞的原因和预防治疗措施

原因	预防/治疗
被肠管压迫堵塞	导泻
被充盈的膀胱压迫堵塞	排空膀胱
凝血块	冲洗血块，注射器推注盐水，用肝素盐水、尿激酶
网膜包裹	部分网膜切除
多发粘连	松解粘连，转为血透
隧道内导管扭结	手术矫正

④ 移位：腹透管移位主要表现为入液正常而引流障碍。移位常发生在术后2周内，腹平片显示导管尖端移出真骨盆腔。如果直管出现移位，可考虑严格消毒及X光透视下，用导丝插入腹透管内复位。一般术后4周内不可进行复位，以免伤口裂开、渗漏和感染。如果导管尖端成卷曲型或直管复位失败，应进行手术重插管、固定导管末端或腹腔镜复位。

⑤ 疼痛：疼痛位于导管尖端附近，部分由于灌液过快，对肠管产生喷射效应，有些是在引流即将结束时，由于抽吸作用对肠管产生牵拉。常常发生在使用直管或位置过深的卷曲管。选择导管及置管时要适当注意，刚开始透析时减慢入液速度，或放液时在允许的情况下，腹腔保留少量液体。这种疼痛是短时的，一般1~2周或数周左右患者可适应这种喷射效应。还要除外一些可导致疼痛原因，例如透析液温度过高及pH值低、某些药物、高糖透析液等化学刺激。碱化透析液或透析液中加入利多卡因可能减轻疼痛。

⑥ 浅涤纶套外露：腹透管的皮下cuff露出皮肤外。主要原因是造皮下隧道未顺应导管自然形

状,而强行弯曲导管,其上产生迫使 cuff 外露的张力。另外,隧道过短、cuff 距皮肤出口过近,出口处皮肤受压,一旦发生,采取补救措施,例如 cuff 削除及重新置管等。

(高占辉)

第四节　继发性甲状旁腺功能亢进

【概述】

继发性甲状旁腺功能亢进(secondary hyperparathyroidism,SHPT)是指各种原因所致的低血钙或高血磷刺激甲状旁腺过度分泌甲状旁腺激素(parathyroid hormone,PTH)而引发的综合征。SHPT 是尿毒症长期透析者常见的并发症,由于慢性肾功能不全逐步发展至尿毒症期,导致高磷血症、$1,25(OH)_2D_3$ 合成减少、血钙降低及甲状旁腺素增高,可导致皮肤瘙痒、骨关节痛、转移性钙化、身高缩短等一系列并发症,直接影响患者的生活质量,甚至降低生存期。

病因及病理生理:常见的各种病因包括肾病和慢性肾功能不全,各种原因所致的骨软化,肠钙吸收不足和氟骨症。由于靶细胞对 PTH 抵抗所致的假性甲状旁腺功能减退导致的低血钙也可以诱发甲状旁腺功能亢进。

SHPT 几乎贯穿慢性肾脏病(chronic kidney disease,CKD)的整个过程,其发病机制比较复杂,其中血钙下降、血磷升高、甲状旁腺激素水平升高是 SHPT 普遍异常的血液学指标。CKD 患者随着肾功能减退,从而导致甲状旁腺逐渐增生,体积逐渐增大。此外,CKD 患者可出现磷酸盐潴留,高磷血症的发展直接影响甲状旁腺的功能和生长。多种机制共同使 CKD 患者的 PTH 分泌增加,甲状旁腺增生、肥大甚至形成腺瘤样增生,从而导致 SHPT 的发生。此外,有研究指出,除了钙敏感受体和维生素 D 受体的异常与 SHPT 的发病机制有关外,成纤维细胞生长因子 23 也参与了 SHPT 的发病过程。

【诊断依据】

1. 临床表现:继发性甲状旁腺功能亢进患者通常有较长的慢性肾衰及透析史,尤其是透析 5 年以上患者。临床症状包括:① 骨痛进行性加重,以腰部、下肢、臀部等机体承重骨为主。② 骨畸形,多见于脊柱及肋骨,严重者出现病理性骨折。③ 指骨纤维囊性变及骨膜、颅骨毛玻璃样变。④ 皮肤瘙痒呈进行性加重,全身皮肤有广泛抓痕、粗糙。⑤ 骨外组织钙化,以心血管受累最常见,常有心脏瓣膜钙化及狭窄、闭锁不全。

2. 辅助检查

(1) 实验室检查:可发现高 PTH、高碱性磷酸酶。临床上两者同时升高,反应骨高转化状态,对定性诊断有较大意义。

(2) 影像学检查:① ECT 甲状旁腺显像:凡有功能亢进的甲状旁腺大多可显影,是临床上定位诊断的最主要手段。② B 超:显示增生的甲状旁腺腺体多可在甲状腺附近探及,为低回声区,有腺体钙化时可见部分强回声。③ CT 检查阳性率较低,仅能提示颈部包块,不能确定是否为增生之甲状旁腺。

【鉴别诊断】

原发性甲状旁腺功能亢进　原发性甲状旁腺功能亢进是由于甲状旁腺本身病变引起的甲状旁腺素的合成与分泌过多所引起的一系列病变,累及机体多个器官。但原发性甲旁亢常常没有继发的病因,病程进展较快,肾功能正常,但血钙总是升高的。通常是在检查中偶然发现,影像学表现往往为单个病灶,病理以腺瘤型居多。

【治疗方案】

1. 内科治疗:主要为补充钙剂、磷结合剂和活性维生素 D,但可能会引起抗促红细胞生成素性贫

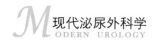

血、低动力性骨病、中枢神经系统损害和转移性钙化等并发症,且常不能控制病情的发展。近年来研究钙受体激动剂,包括第一代钙受体激动剂 NPS R-568 及第二代钙受体激动剂 cinacalcet Hcl(即 AMG073),具有降低血钙、血磷、PTH 甚至钙磷乘积作用。

2. 超声引导下经皮消融:是一种新兴微创技术,具有创伤小、住院时间短、治疗成本低、治疗效果可靠、并发症发生率低等优势,正逐渐为临床所接受。消融治疗方式包括射频消融、微波消融(microwave ablation,MWA)、高强度聚焦超声消融、化学消融及激光消融等。

超声消融术适用于药物治疗效果不佳、不能耐受全麻开放手术或拒绝开放手术者。并发症主要有疼痛、出血、神经损伤。充分局麻下,疼痛一般不剧烈。热消融本身可止血,即使有出血发生,通过局部压迫能够有效止血。神经损伤主要有:① 声音改变,发生率在 4%~10%,多数 1 周内自行缓解;喉返神经损伤发生率约 2%,轻度损伤者 2~3 个月后多数能够恢复,少数不能完全恢复,通过对侧声带代偿后声音改变将有所好转。② 喉上神经损伤,主要表现为呛咳。③ 颈交感干损伤,表现为霍纳综合征。此外,超声消融治疗存在消融范围不足致术后复发或消融过度致顽固性低血钙等问题。

3. 外科手术:手术指征为:① 严重的高 PTH 血症,PTH>800pg mL,伴或不伴有碱性磷酸酶增高。② ECT 及 B 超等影像学检查证实有肿大的甲状旁腺。③ 临床症状严重,包括骨关节痛、骨畸形、转移性钙化、皮肤瘙痒、四肢近端肌无力等。④ 内科治疗无效。

手术方法:① 甲状旁腺全切,由于术后持续性且难以控制的低钙血症,此法已不再采用。② 甲状旁腺次全切除术,该法要做到保留 40~60 mg 的量很困难,因此术后复发率高,且复发后再次手术难度大。③ 甲状旁腺全切加自体移植术(包括种植于胸锁乳突肌、前臂腕桡肌、上臂肱二头肌等方法),多数学者采用全切加前臂肌肉移植,可确保手术彻底切除后种植组织量准确,且便于观察,复发率低,复发后二次手术便于进行。

术后并发症及处理要点:① 严密观察生命体征变化及心肺功能状况,有泡沫样痰及心衰表现应及时行无肝素透析,并注意创面渗血情况。② 骨饥饿综合征的处理:术后应严密监测血钙浓度并及时补充,使血钙水平维持在 1.7 mmol/L 以上。补钙可选择静脉泵注和或滴注,补钙速度和总量与切除的腺体重量相关,但术后初期血钙浓度不宜维持在高水平上,因高钙的反馈调节作用,不利于种植腺体的成活。③ 移植物功能测定:PTH 半衰期较短,因此术后立即检测 PTH 可发现明显降低,一般数日后可逐渐恢复正常,证明移植物成活。④ 对声音嘶哑、进食时呛咳者应考虑有喉返神经损伤或热灼伤的可能,严重呼吸困难者宜尽早行气管切开。

【评述】

随着血液透析技术的发展,尿毒症患者的生存时间不断延长,尿毒症继发性甲状旁腺功能亢进的发病率也不断上升。继发性甲状旁腺功能亢进的治疗由病因及病程决定,早期以内科药物治疗为主。当继发性甲状旁腺功能亢进患者有症状或内科治疗效果不佳时应当考虑外科手术治疗,外科手术以甲状旁腺全切加前臂肌肉移植为最佳方式。如不能耐受手术者,可选择超声引导下经皮消融。

(吴伟力　吴宏飞)

第二十二章
肾脏肿瘤

第一节　概述

肾脏肿瘤分为良性肿瘤和恶性肿瘤，具体又根据肿瘤的组织起源分类。肾脏恶性肿瘤约占所有成人新发恶性肿瘤的 3%，在泌尿系统肿瘤中仅次于前列腺癌和膀胱癌。本病的发病高峰在 $60 \sim 70$ 岁，中位诊断年龄为 64 岁，男性约为女性的 2 倍。我国 2014 年肾肿瘤发病率为 4.99/10 万，其中男性肾癌发病率为 6.09/10 万，女性肾癌发病率为 3.84/10 万。肾肿瘤病因目前尚不明确，流行病学调查证实了吸烟、肥胖以及高血压为肾肿瘤发病的危险因素。肾癌的遗传因素正受到重视，因 95% 肾癌有第 3 对染色体短臂的重组、缺失、异位，并有家族发病倾向。

目前肾肿瘤的分类推荐使用最新的 2016 年版 WHO 肾脏肿瘤分类标准（见表 22 - 1）。

表 22 - 1　WHO 肾肿瘤分类（2016 年）

肾细胞肿瘤
 肾透明细胞癌
 低度恶性潜能的多房囊性肾肿瘤
 乳头状肾细胞癌
 遗传性平滑肌病肾细胞癌综合征相关性肾细胞癌
 嫌色性肾细胞癌
 集合管癌
 肾髓质癌
 MiT 家族易位性肾细胞癌
 琥珀酸脱氢酶（SDH）缺陷相关的肾细胞癌
 黏液样小管状和梭形细胞癌
 管状囊性肾细胞癌
 获得性囊性疾病相关性肾细胞癌
 透明细胞乳头状肾细胞癌
 未分类的肾细胞癌
 乳头状腺瘤
 嗜酸细胞瘤
后肾肿瘤
 后肾腺瘤
 后肾腺纤维瘤
 后肾间质瘤
主要发生于儿童的肾母细胞性肿瘤和囊性细胞肿瘤
 肾源性残余
 肾母细胞瘤
　部分囊性分化的肾母细胞瘤
　儿童囊性肾瘤

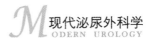

间叶性肿瘤
  主要发生于儿童的间叶肿瘤
    透明细胞肉瘤
    横纹肌样瘤
    先天性中胚层肾瘤
    儿童期骨化性肾肿瘤
  主要发生于成人的间叶肿瘤
    平滑肌肉瘤
    血管肉瘤
    横纹肌肉瘤
    骨肉瘤
    滑膜肉瘤
    尤因肉瘤
    血管平滑肌脂肪瘤
    上皮样血管平滑肌脂肪瘤
    平滑肌瘤
    血管瘤
    淋巴管瘤
    成血管细胞瘤
    肾小球旁细胞瘤
    肾髓质间质细胞瘤
    神经鞘瘤
    孤立性纤维肿瘤
  间质和上皮混合性肿瘤
    囊性肾瘤
    混合性上皮间质瘤
    神经内分泌肿瘤
    高分化神经内分泌肿瘤
      大细胞神经内分泌癌
      小细胞神经内分泌癌
      嗜铬细胞瘤
其他肿瘤
  肾造血肿瘤
  生殖细胞瘤
  转移性肿瘤

肾肿瘤的病理学诊断,除了病理类型,还包括核分级、肉瘤样特征、血管浸润、肿瘤坏死、集合系统浸润、肾周脂肪、pT 甚至 pN 分类的评估。目前 WHO/ISUP(国际泌尿外科病理学会)四级评分系统已经取代了 Fuhrman 评分系统。

表 22-2　WHO/ISUP 分级系统

分级	定义
Ⅰ 级	400 倍镜下核仁缺如或不明显,呈嗜碱性
Ⅱ 级	400 倍镜下核仁明显,嗜酸性;100x 镜下可见但不突出
Ⅲ 级	100 倍镜下核仁明显,嗜酸性
Ⅳ 级	极端核多形性,多核巨细胞,和(或)横纹肌样和(或)肉瘤样分化

肾肿瘤的分期、分级,肿瘤的局部范围、区域淋巴结转移和远处转移的出现,是患者 5 年生存率的重要预测因素。肾癌主要向肺、淋巴结、骨、肝、肾上腺以及脑转移。推荐采用 2017 年 AJCC(美国癌症联合委员会)的 TNM 分期和基于 TNM 分期系统的肾癌临床分期。

表 22-3　2017 年 AJCC 肾癌 TNM 分期

T:原发肿瘤	
TX	原发肿瘤无法评估
T0	无原发肿瘤的证据
T1	肿瘤局限于肾脏,最大径≤7 cm
T1a	肿瘤最大径≤4 cm
T1b	4 cm＜肿瘤最大径≤7 cm
T2	肿瘤局限于肾脏,最大径＞7 cm
T2a	7 cm＜肿瘤最大径≤10 cm
T2b	肿瘤局限于肾脏,最大径＞10 cm
T3	肿瘤侵及肾段静脉或肾静脉或下腔静脉,或侵及肾周围组织,但未侵犯同侧肾上腺、未超过肾周筋膜
T3a	肿瘤侵及肾段静脉分支或肾静脉,或侵犯肾盂肾盏,或侵犯肾周围脂肪和(或)肾窦脂肪,但未超过肾周筋膜
T3b	肿瘤侵及横膈膜下的下腔静脉
T3c	肿瘤侵及横膈膜上的下腔静脉或侵犯下腔静脉壁
T4	肿瘤侵透肾周筋膜,包括侵犯同侧肾上腺
N:区域淋巴结	
NX	区域淋巴结无法评估
N0	没有区域淋巴结转移
N1	有区域淋巴结转移
M:远处转移	
M0	无远处转移
M1	有远处转移

表 22-4　2017 年 AJCC 肾癌临床分期

分期	肿瘤情况		
I 期	T1	N0	M0
II 期	T2	N0	M0
III 期	T3	N0 或 N1	M0
	T1,T2	N1	M0
IV 期	T4	任何 N	M0
	任何 T	任何 N	M1

Robson 分期:

I 期:肿瘤局限于肾包膜内,未侵及肾周脂肪。

II 期:肿瘤穿破肾包膜侵犯肾周围脂肪,但局限在肾周筋膜以内,肾上腺、肾静脉和淋巴结无浸润。

III_A 期:肿瘤侵犯肾静脉或下腔静脉。

III_B 期:肿瘤累及局部淋巴结。

III_C 期:肿瘤同时累及血管和局部淋巴结。

IV_A 期:肿瘤侵犯肾上腺以外的邻近器官如结肠,胰腺等。

IV_B 期:远处转移。

(朱申浩　王增军)

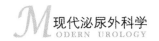
第二节　肾癌

【概述】

大约90%的肾脏肿瘤是肾细胞癌（简称肾癌），肾细胞癌起源于肾小管上皮细胞，其中80%的肾癌是透明细胞癌，10%为乳头状肾细胞癌，5%为嫌色细胞癌；其他不太常见的细胞类型包括 MiT 家族易位性肾癌、集合管癌、肾髓样癌及来源于间叶组织的肉瘤等。本节重点讨论最常见的肾透明细胞癌、乳头状肾细胞癌和嫌色细胞癌。

【诊断依据】

1. 早期无症状，绝大多数肾脏肿瘤是通过影像学检查，各种非特异性症状和患其他腹部疾病检查时偶然发现的。

2. 典型症状为腹痛、肉眼血尿、腹部肿块，即"肾癌三联征"，约占10%，为肾癌的晚期表现。

3. 大约30%患者会出现副瘤综合征，见：贫血、高血压、发热、肝功能异常、高钙血症、红细胞增多症等。另外一些有症状的患者表现为转移性症状，如骨痛和持续咳嗽。

4. 下腔静脉癌栓的相关症状：下肢水肿，精索静脉曲张，腹壁浅静脉曲张等；如癌栓侵入心房则可有胸闷、气短、盗汗、头晕、贫血、腹水、黄疸、肝脏肿大、肾功能受损等症状。

5. 影像学检查

① X线：静脉尿路造影可见肾占位性病变，并见肾盂肾盏受压、变形、拉长，肾影增大、外形不规则等。

② 超声检查：肾细胞癌为实质性肿瘤，其内部常有出血、坏死、囊性变，因此回声常不均匀，一般为低回声，少数为强弱不等的混合回声或等回声。彩色多普勒超声主要用于了解静脉受侵犯的程度及肿瘤内血流是否丰富等。超声造影对进一步明确肾脏病变的性质有一定价值。

③ CT：典型的肾癌呈圆形、椭圆形或不规则占位，平扫时肾癌的密度略低于或高于正常肾实质。增强扫描时，动脉期肾癌的密度因细胞类型不同可高于或低于正常肾实质，实质期多低于正常肾组织，排泄期用于观察集合系统改变。肾透明细胞癌在动脉期显著强化，髓质期迅速下降，表现为"快进快出"，且透明细胞癌的动脉期、实质期、排泄期强化效应均高于乳头状肾细胞癌，乳头状肾细胞癌为渐进性强化；而在动脉期和排泄期比嫌色细胞癌强化明显，在实质期弱于嫌色细胞癌。

肾静脉或下腔静脉内发生癌栓时，在静脉中可见低密度区，静脉期可见管腔中段或腔内有充盈缺损。直径大于2 cm的淋巴结多为肿瘤转移淋巴结。

另有学者利用多层螺旋CT检查，将肾周出现高密度条带影和瘤周血管作为肾周脂肪浸润的判断标准，将肿瘤向肾窦延伸并压迫集合系统作为肾窦脂肪浸润的判断标准。

④ MRI：对肾癌诊断的敏感性和特异性与CT相仿。但在显示肾静脉或下腔静脉受累、周围器官受侵犯及与良性肿瘤或囊性占位鉴别方面优于CT。有报道利用MRI以肿瘤-脂肪界面不规则或模糊，肿瘤周围出现>5mm的软组织条带和（或）结节（≥5 mm）并延伸到肾周脂肪及肿瘤包膜不完整作为肾周脂肪浸润的判断标准。磁共振成像还适用于对造影剂过敏和妊娠期无肾衰竭的患者。

⑤ 肾动脉造影：在孤立肾肾癌拟行肾部分切除时，肾动脉造影可提供肾内血管分布情况，对术式选择有重要意义。但在有条件医院已被CTA替代。

⑥ 肾肿瘤穿刺活检：适用于放射学检查不能确定性质，拟主动监测的小的肾脏肿块，在消融治疗前获得组织学诊断，为伴有转移的患者选择最合适的治疗方法。肾活检不适用于存在基础疾病和虚弱的患者，因这些患者无论活检结果如何只能考虑保守治疗（观察等待）。经皮穿刺取样可在局部麻醉下进行粗针穿刺组织活检（core needle biopsy，CNB）或细针穿刺抽吸细胞学检查（fine needle aspiration,FNA)。活检可在超声或 CT 引导下进行,诊断率相似。

6. 病理检查:是进一步确认细胞类型的金标准。

乳头状 RCC:切面灰白色、颗粒状、呈多囊性;镜下见乳头状或管状生长,在苏木精-伊红切片上衬有丰度和染色特点各异的细胞质特征。其他特征包括纤维血管核心内存在泡沫状巨噬细胞,以及黏液。根据细胞学特征,乳头状 RCC 分为 1 型和 2 型。1 型乳头状 RCC 典型组织学特征为狭窄的乳头没有任何结合,乳头中只有微绒毛;免疫组化标记对 vimentin、AE1/AE3 keratins、CK7、AMACR 和 RCC 标记物呈均匀阳性;它对 CD117、kidney-specific cadherin 以及 parvalbumin 通常是阴性的。然而,2 型乳头状 RCC 的免疫表型变化则很大。

嫌色细胞癌:大体为浅褐色、实性、无包膜但境界清楚的肿瘤,大小差别较大。病理分为高分化、中分化、低分化和未分化四个级别,核多形性,细胞核不规则及核仁突出;免疫组化以特征性高表达 CK7、E-cad 和 CD117,而对 Vim 较少表达。有分析显示,肾嫌色细胞癌 1、2、6、10、13、和 21 号染色体的缺失是典型的遗传学变化。

透明细胞癌:大体见肿瘤呈黄色,富含脂肪成分。镜下见癌细胞呈立方柱状或多角形,胞浆丰富,胞膜清楚,一般细胞核大小不一、中心位置、深染、核分裂象易见、胞浆透明是其特点,胞浆内含有丰富的糖原、多少不等的脂类物质,细胞器数量少;免疫组化一般为 Vim 及 CD10 弥漫强阳性表达,CK7 阴性。

【鉴别诊断】

1. 肾囊肿 主要依靠超声检查。单纯性肾囊肿容易区分。高密度囊肿可以随访观察其变化,但应在 6 个月内。复合囊肿应考虑穿刺对其内容进行细胞学检查,另可静脉注入造影剂以观察囊壁有无肿物,必要时须手术治疗。

2. 肾血管平滑肌脂肪瘤 因内部含脂肪,超声表现为中强回声,CT 为负值。小的肾癌和错构瘤临床上较难鉴别,可行 MRI 检查以助鉴别。错构瘤血管丰富,容易发生自发性肿瘤内出血,严重的可发生肿瘤自发性破裂、腹膜后大出血、休克、急腹症症状。错构瘤一般为良性病变,没有侵袭和转移,偶尔有见到肿瘤侵入下腔静脉。

3. 肾转移癌 一般为多病灶,也有单个体积大的转移癌。转移性肾癌可以发生在肺癌、乳腺癌、黑色素瘤、食管癌和结肠癌患者中,一般肾转移癌不侵犯肾静脉和下腔静脉。

【治疗方案】

根据 cTNM 分期与患者耐受能力初步制定治疗方案。依据术后组织学诊断确定侵袭范围进行病理分期,据 pTNM 评价并修订术后治疗方案。

1. 手术治疗:外科手术是局限性肾癌的标准治疗方法,手术方法主要有肾部分切除术(partial nephrectomy,PN)和根治性肾切除术(radical nephrectomy,RN)及减瘤性手术。方法有开放手术、腹腔镜下手术和机器人辅助腹腔镜下手术。

根治性肾切除术范围包括:患肾及肾周围组织及 Gerota's 筋膜、受累侧肾上腺、区域淋巴结,后两者尚有争议。多数认为不必要常规行同侧肾上腺切除,但在以下情况时应切除同侧肾上腺:① 有转移的肾癌肾切除。② 证实有肾上腺转移的患者。③ 肾上极肿瘤且侵及包膜,或与肾上腺有紧密粘连者。④ 巨大肾上极肿瘤压迫或推移肾上腺移位者。

关于区域淋巴结切除,大多数学者强调切除淋巴结的重要性。但由于淋巴结受累的发生率只有 4%,淋巴扩散的风险非常低,故不推荐常规淋巴清扫。不做淋巴结切除的相对条件为:① 小肾癌没有侵及肾包膜的证据,未发现增大的区域淋巴结。② 综合治疗中的姑息性肾切除。

肾部分切除术适用于:① 孤立肾肾癌的肿瘤切除;② 单侧肾癌,对侧肾因某些疾病致功能丧失或肾功能不全的肾切除术;③ 双肾肾癌;④ 对侧肾功能正常,而患肾肿瘤较小且无转移者。

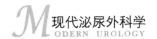
术中肾动脉阻断可用主干或分支肾动脉阻断,常温下术中热缺血时间控制在 30 分钟之内,且时间越短术后肾功能恢复越好。如术中同时行患肾降温,则可延长热缺时间,有利于保护肾功能。

对完全内生性肾癌,因无法在肾脏表面直接观察,盲目切除易损伤血管或集合系统,且肿瘤切除可能破损或过多损伤正常肾组织,此时肿瘤精准定位尤为重要。术中超声可实时观察肿瘤的大小、深度、位置、边界、周围有无微卫星灶及血管走行,为术中精准切除肿瘤提供影像支撑。另吲哚菁绿荧光成像技术也可引导肾癌的术中定位、超选择性肾动脉分支阻断和精准切除。

减瘤性手术:对已转移的肾癌行肾切除称为减瘤性手术,能明确病理类型、降低肿瘤负荷。有文献报道,约 1‰ 的患者减瘤手术后出现转移灶的自发减退,减瘤手术还能改善机体状况,为进一步治疗打下基础。

2. 栓塞:适用于晚期无法切除的肾癌的治疗,可阻断血供造成肿瘤坏死达到"栓塞性肾切除"目的,还有免疫方面的作用。另栓塞术可作为巨大肾癌的术前辅助措施;对于不适合手术或患有不可切除肿瘤的患者,栓塞术可以控制症状,包括血尿或腰痛。对某些转移灶,亦可栓塞治疗。

3. 肿瘤消融:在肿瘤消融(TA)之前需要进行肾肿块活检。80% 的良性病变患者不选择进行 TA。此外,TA 后的肿瘤学结果因 RCC 亚型而异。常用的消融方法有:冷冻消融、射频消融、立体定向消融放射治疗、微波消融、高强度聚焦超声消融等。消融使用经皮或腹腔镜辅助方法进行,技术成功率大于 95%。

4. 肾癌合并静脉性癌栓的治疗:积极的手术切除肾脏和癌栓被广泛接受。应多科协作,手术方法的选择取决于癌栓的水平和下腔静脉(IVC)的闭塞程度。

下腔静脉癌栓 Mayo 分级:

0 级:瘤栓局限在肾静脉内;

Ⅰ 级:瘤栓侵入下腔静脉内,癌栓顶端距肾静脉开口处≤2 cm;

Ⅱ 级:瘤栓顶端距肾静脉开口处>2 cm,在肝静脉之下;

Ⅲ 级:瘤栓生长达肝内下腔静脉水平,膈肌以下;

Ⅳ 级:瘤栓侵入膈肌以上的下腔静脉内,甚至进入右心房。

另要注意癌栓是否浸润静脉壁及癌栓有否合并血栓,后者会干扰对癌栓分级的判断。

5. 靶向治疗

(1)靶点为血管内皮生长因子/受体(Vascular endothelial growth factor,VEGF/VEGFR)的药物有:舒尼替尼、索拉非尼、帕唑帕尼、阿昔替尼、卡博替尼、乐伐替尼、替沃扎尼等。

(2)靶点为 mTOR 的药物有:依维莫司、替西罗莫司等。

上述药物均可取得一定疗效,单一靶向药物连续使用易产生耐药,降低疗效,但序贯使用 VEGFR 抑制剂可持续获益。另外要注意靶向药物的不良反应如:高血压、血液学毒性、胃肠道不良反应、手足综合征与皮肤毒性、甲状腺功能减退、疲劳、肝脏毒性、心肌损害、皮肤黄染、蛋白尿、血糖血脂异常等。

6. 免疫治疗

(1)白介素-2(IL-2):可扩大 T 细胞数量,刺激活化 T 细胞,增强患者的免疫能力。常用 50 万~100 万 U,皮下注射,每周 3 次,3 个月为 1 个疗程。

(2)干扰素(INF):α、β、γ 三种干扰素均有效,常用 300 万~600 万 U,皮下注射,每周 3 次,3 个月为 1 个疗程。

(3)单克隆抗体:贝伐单抗、纳武单抗、派姆单抗、伊匹木单抗等。

(4)免疫检查点抑制剂:旨在恢复和增强针对癌细胞的免疫活性,药物有 PD-1,PD-L1 等。

上述靶向药物和免疫治疗药物可联合使用以提高疗效。

7. 化疗:可用于转移性非透明细胞癌患者或转移性透明细胞癌伴显著的肉瘤样变患者的基本治疗,不应用于转移性透明细胞癌的一线治疗。药物有:吉西他滨、氟尿嘧啶、卡培他滨、顺铂、多柔比星等。

8. 放疗：肾癌对放疗不敏感，不能达根治效果。但对无法切除、术后复发、骨转移、远处淋巴转移灶可缓解疼痛，改善生存质量。放疗方法有 γ 刀、X 线刀、三维适形放疗、调强适形放疗等。

9. 主动监视(active surveillance, AS)：高龄和伴有合并症患者的偶发小的 RCC 特异性死亡率低，手术创伤等可增加死亡率。主动监测是指通过连续的腹部成像(US、CT 或 MRI)对肿瘤的大小进行初步监测，对随访期间出现临床进展的肿瘤保留延迟干预。

【评述】

在我国，肾细胞癌是仅次于膀胱癌和前列腺癌的第三位泌尿系统恶性肿瘤。肾嫌色细胞癌起源于集合小管暗细胞，透明细胞癌起源于近曲小管上皮细胞，乳头状细胞癌起源于近曲小管和远曲小管上皮细胞。血尿、疼痛、腹部包块并称"肾癌三联征"，为晚期表现。肾外表现在诊断和预后判断上有重要意义。术前诊断有赖于 B 超、CT、MRI，同时有助于肿瘤分期判断，对治疗方案的确定是至关重要的。目前将肿瘤直径≤4.0 cm 定义为小肾癌。

外科手术目前仍是肾癌的主要治疗方法，放疗、化疗和栓塞治疗可缓解症状，改善存活率。肾部分切除应避免切缘阳性、出血和尿漏三大并发症。免疫治疗及靶向治疗目前发展较快，并取得了一定的效果，综合治疗和序贯治疗可提高晚期肿瘤缓解率。术前对手术难度的评估第一代评分系统有 R. E. N. A. L，PADUA，C-index 评分，其稳定性、适用性和可重复性已得到证实，能很好地预测手术并发症和评估肿瘤的解剖学特征及手术复杂性。因第一代评分系统不能囊括手术中所需的全部变量，因此出现了第二代评分系统，如 DAP、CSA、SARR、MAP、ABC 等，而 RTH 主要评估 NSS 术后泌尿系并发症，RPS 用来评估术后尿漏，RAN 是评估术后肾功能，这些评分系统给肾肿瘤解剖学特征提供了更加标准化和定量化的描述。术者可根据自身情况对以往分散、独立的评分系统加以整合，选择出最适合患者的个体化手术方式，以取得最佳治疗效果并降低并发症。

预后与肿瘤分期、分级、细胞类型、有无淋巴结和远处转移有关，按 Robson 分期统计 5 年生存率：Robson Ⅰ 期为 65%～93%，Ⅱ 期为 47%～80%，Ⅲ 期为 34%～68%，Ⅳ 期为 2%～20%。总体来讲肾透细胞癌预后相对较差，5 年生存率在 60% 左右。肾乳头状细胞癌显示惰性的生物学特性，又被细分为两种类型，Ⅰ 型与 MET 的激活性种系突变有关，Ⅱ 型与 NRF2-ARE 途径的激活有关，一般认为 Ⅰ 型预后好于 Ⅱ 型。肾嫌色细胞癌起源于集合小管上皮的暗细胞，是有独特的超微结构和遗传特性的实体肾细胞癌，与肾透明细胞癌相比总体 TNM 分期相对较低，肿瘤体积明显较大，肿瘤呈惰性生长，转移率低，预后较好，但出现肉瘤样结构提示肿瘤具侵袭性，总体 5 年生存率为 78%～100%。肾癌术后应定期随访，通常前 2 年每 3～6 个月随访一次，3～5 年后每 6～12 个月随访一次，以后每年随访一次。

（朱申浩　王增军）

第三节　囊性肾细胞癌

【概述】

囊性肾细胞癌(cystic renal cell carcinoma, CRC)主要指影像学检查呈囊性或囊实混合性改变，术后病理证实为癌或低度恶性潜能肿瘤的一类肾细胞癌。分四型：多房囊性肾细胞癌(占 15%～40%)，单房囊性肾细胞癌、肾细胞癌囊性变和肾囊肿癌变等类型。CRC 约占肾肿瘤的 4%～10%，总体恶性度低，但肾癌囊性变、坏死恶性度高，40% 以上会有远处转移，死亡率高，男女发病比约为 3∶1。发病年龄多在 30 岁以上，FISH 技术检测发现染色体变异出现于 3p 缺失。单房囊性肾细胞癌和单纯性囊肿癌变病例罕见，肾细胞癌囊性变大多见于肾透明细胞癌或乳头状细胞癌，多房囊性肾细胞癌表现为

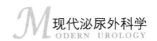
肾脏多房性肿物,多单侧亦可双侧出现。与普通肾癌相比,囊性肾癌患者的发病年龄较高。

根据 WHO 最新肿瘤分类,新增管状囊性肾细胞癌(tubulocystic renal cell carcinoma)和获得性囊性疾病相关性肾细胞癌(acquired cystic disease-associated renal cell carcinoma)两类。获得性囊性肾病是慢性肾衰竭血液透析患者常见并发症,随着透析时间延长可并发肾肿瘤,发病率约 3% 左右。

肾囊性肿块的 Bosniak 分型根据 CT 影像学表现将肾囊肿分为五类(见表 22 - 5),预测其恶性风险,并提倡按不同分类进行治疗。

表 22 - 5　肾囊肿的 Bosniak 分型

Bosniak 类别	特征	处理
I	单纯良性囊肿,壁细如发丝,无分隔、钙化或实性成分。密度与水相同,使用造影剂无强化	良性
II	良性囊肿,可能含有一些薄的分隔。细小的钙化可能存在于壁或分隔中。小的均匀的高密度病灶(<3 cm),边缘锐利,无强化	良性
IIF	不能明确归为 II 级或 III 级。分隔光滑,薄分隔数量增多,分隔或囊壁轻度强化。囊内可能还有结节样或厚壁钙化,但没有明显强化。无增强软组织成分。该类别还包括完全肾内、无强化、大的高密度肾囊肿(>3 cm)。一般来说边缘良好	随访 5 年。有些是恶性的
III	该类别为不确定性囊性肿块,囊壁不规则增厚或者有强化的分隔	手术或主动监测。超过 50% 为恶性
IV	明显恶性,含有增强的软组织成分	手术。绝大多数为恶性。

此外 Pruthi 等将 Bosniak III 级肾脏囊性病变进一步分出两个亚分级:① Bosniak III s(septated):肾脏囊性病变中囊内分隔有强化表现;② Bosniak III n(nodularity):肾脏囊性病变中囊壁或分隔有结节样改变表现。这样就使得 Bosniak 分级系统更完善。

【诊断依据】

1. 多数患者体检时偶然发现,部分有腰痛、乏力、消瘦、血沉增快等症状。据统计,主诉血尿占 41.5%,腹部肿块占 34.1%,腰腹痛占 12.2%。

2. B 超:囊肿壁厚薄不均,囊内呈多房分隔,房间隔的壁也厚壁不均,囊内无回声区充满密集的点状弱回声,此为坏死组织碎屑和新鲜的或陈旧的出血。

超声造影检查:因通过肺代谢的微泡造影剂(声诺维)对肾功能影响小,实时反映占位肿块的血供及血流情况,可见肿瘤内强化且多呈条索状分隔增强影,且可以短时间内多次多角度动态监测比较,敏感性和特异性均比较高。

3. MRI 和 CT 检查:表现为:① 囊壁改变:表现为囊壁增厚且不均匀、不规则,增强扫描可见囊壁分隔及结节的早期强化;② 钙化:钙化量及形态对良恶性鉴别很重要,良性多为线形、量少、薄且细;粗大钙化或新月形钙化对恶性有诊断意义;③ 分隔:隔粗细不均,且厚度>1 mm,与囊壁交界处呈结节状增厚;④ 囊液:囊性肾癌的囊液密度不均匀,即囊液混浊,可出现碎屑、絮状物及大块状凝血块;⑤ 病变与正常肾实质分界不清,这与肿瘤缺乏包膜及浸润性生长有关;⑥ 囊性病变的大小:囊性肾癌的病变常较大,较大的病变常有较多的恶性征象。

4. 病理检查:囊性肾癌通常有一确切的瘤体,境界清楚,切面肿瘤中含大小不等的囊腔,囊腔占肿瘤的大部分,镜下囊肿衬以透明癌细胞,在囊肿的间隔内也可见聚集的透明癌细胞和瘢痕样组织,细胞大小均匀,核分裂象少见,核分级为低分级,多数为二倍体,也有少数为异倍体。

【鉴别诊断】

1. 多囊肾　成人型多囊肾在病理上其囊壁衬以嗜酸性上皮细胞,可变形呈扁平状、泪滴状或鞋钉状。其发病缓慢,往往为双侧,有家族史,B 超、IVU、CT 可鉴别。

2. RAML 囊性变　当脂肪含量少或不含脂肪的 RAML 发生囊性变时,容易误诊。超声显示为低回声,但 CT 和 MRI 更敏感可靠,必要时可术中冰冻切片病理检查。

【治疗方案】

1. 诊断不明确且为 3 cm 以下的病变难以鉴别时,应密切观察或行穿刺细胞学检查。

2. 诊断明确的囊性肾癌应手术治疗:对 4 cm 以下且位于肾脏边缘者,可行保留肾单位手术,且应注意避免术中囊肿破裂和内容物溢出;对 4 cm 以上者可行单纯肾切除术或根治性肾切除术。

3. 对不能手术切除的病例,可做肾动脉栓塞、放化疗或靶向治疗。

【评述】

囊性肾细胞癌临床少见,多数患者体检时偶然发现。Corica 总结了 3 047 例肾癌,其中囊性肾细胞癌仅 24 例(0.79%),男女比例为 2.4:1,发病年龄在 40～83 岁,平均 62.7 岁,比 RCC 的患者平均年龄大 10 岁。囊性肾细胞癌的诊断主要根据影像学检查,注意其特征性的表现,恶性程度一般较低,治疗以手术为主。术中应保证肿瘤完整切除,避免术中肿瘤细胞的种植、播散。术前穿刺活检或术中取囊壁快速冰冻检查,因取材少或会遗漏囊肿基底部囊壁,故不推荐。手术时可发现约 80% 的患者 CRC 处于早期,是否保肾要权衡利弊,手术后 5 年生存率高达 90% 以上。术后随访无统一标准,低危者随访 5 年即可,中高危者应酌情延长。

(朱申浩　王增军)

第四节　肾母细胞瘤

【概述】

肾母细胞瘤(nephroblastoma)又称肾胚胎瘤,于 1814 年由 Rance 首先报道,1899 年 Wilms 对本病进行了详细的描述,故又称 Wilms 瘤(Wilms tumor,WT)。此是婴幼儿中最常见的肾脏肿瘤,约占儿童肾肿瘤的 90%,当患儿年龄>15 岁时,即称为成人 WT。成人 WT 罕见,仅占肾肿瘤的 0.5%～1%。WT 是早期后肾胚基异常增生、多个基因协同作用的结果,驱动 WT 的癌基因是多种多样的,多达 40 个。起源于后肾母细胞,所有双侧及 15%～20% 的单例 WT 与遗传有关。遗传性双侧肾母细胞癌患者的后代患肿瘤的几率达 30%,而单侧遗传几率仅 5%。

美国国家肾母细胞瘤研究组(National Wilms' Tumor Study group,NWTS)根据细胞分化程度、病理组织类型与预后的关系,将病理结果分为预后良好型(favorable histology,FH)以及预后不良型(unfavorable histology,UH)。FH 型包括上皮细胞型、胚基型、间质细胞型和混合型;UH 指未分化或间变性肾母细胞瘤。

表 22-6　肾母细胞瘤患儿临床分期标准(NWTS-5)

分期	标准
Ⅰ期	必须满足以下所有标准:① 肿瘤局限于肾脏,手术完整切除;② 肾包膜完整;③ 肿瘤无穿破或术前活检;④ 肾窦血管无侵犯;⑤ 手术切缘无肿瘤残留依据
Ⅱ期	肿瘤超出肾脏范围,但能完整切除,切除边缘无肿瘤残留依据,但有微量肿瘤残存的可能性,包含下列情况之一:① 肿瘤穿透包膜;② 侵犯肾窦、肾盂及输尿管;③ 超出肾门的肾血管内侵犯
Ⅲ期	局限于腹部的非血行转移性肿瘤,有术后肿瘤残留依据,包括:① 腹部或盆部的淋巴结侵犯(肾门、主动脉旁);② 肿瘤穿透腹膜表面;③ 腹膜种植;④ 术后肉眼和镜下发现切缘肿瘤存在;⑤ 因肿瘤浸润重要组织未能完全切除;⑥ 术前、术中肿瘤破溃;⑦ 术前化疗,术前活检包括细针穿刺;⑧ 肾切除标本中静脉瘤栓,或肾上腺肿瘤侵犯,或原发肿瘤从下腔静脉扩散到胸腔静脉和心脏
Ⅳ期	血行转移(肺、肝、骨、脑等)
Ⅴ期	双侧肾脏肿瘤

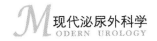
【诊断依据】

1. 发病年龄通常在 2～5 岁之间,10 岁以上儿童的 WT 发病率很低。大多数患有 WT 的儿童在就诊时没有症状,主要是腹胀并有可触及的腹部巨大肿块,不随呼吸移动。

2. 大约五分之一的儿童有明显的症状:疼痛、血尿、发烧、高血压、尿路感染、便秘和体重减轻。

3. 转移相关的症状,例如呼吸困难(肺转移)、腹痛(肝转移)或肾静脉、腔静脉癌栓,少数有严重包膜下出血的儿童可出现腹部迅速增大、贫血和剧烈疼痛。

4. X 线检查

(1) 平片:可见患侧肾区软组织影,偶见钙化灶位于肿瘤边缘。

(2) IVU:2/3 的患者显示肾盂、肾盏受压、移位、拉长或变形;1/3 的患者因肾被严重压缩、肾盂被肿瘤充满或肾动脉闭塞而不显影。

5. B 超:腹部 B 超可辨别肿瘤的位置、性质以及肾静脉、下腔静脉内的情况,有无腹膜后淋巴转移,彩色多普勒超声可以显示肿瘤的血供情况。

6. CT:可显示肾内肿瘤的位置、范围以及对侧肾脏和主动脉旁淋巴结情况,同时可以发现有无肝转移,胸部 CT 可以评估有无肺转移。

7. MRI:对肾功能不全怀疑肾静脉或下腔静脉内存在瘤栓的患者应作腹部 MRI 检查,可见肾及腔静脉内占位病变。

8. 病理检查:可见肿瘤由未分化的胚芽细胞、间胚叶间质和上皮性细胞及肉瘤样细胞组成,这些成分可以任何比例混合。Kilton 等提出成人 Wilms 瘤(AWT)的诊断标准:① 肾脏原发肿瘤;② 具有原始母细胞样梭形或圆形细胞成分;③ 有不成熟或胚胎样肾小管或小球样结构形成;④ 有肾癌组织;⑤ 组织学图像明确;⑥ 年龄大于 15 岁。

【鉴别诊断】

1. *神经母细胞瘤* 是小儿最常见的恶性实体瘤,为交感神经肿瘤。主要压迫肾脏,也可长入肾脏,表现为腹部结节状肿块,坚硬,靠近中线。80%～95% 的患儿尿儿茶酚胺代谢产物(VMA 和 HVA)增高,可协助诊断。

2. *先天性中胚性肾瘤* 多见于 3 个月以内婴儿。组织结构分为平滑肌瘤型和细胞型,治疗为肾切除。如为 3 个月以上小儿,属细胞型者,按肾母细胞瘤 FH 类型做术后化疗。

【治疗方案】

应用综合治疗。

1. *手术*:根治性肾切除是主要的治疗手段,单侧 WT 一旦确诊,即使出现肺转移,也应及早手术,不推荐腹膜后淋包结清扫术,因不仅不能提高生存率,反而会增加手术并发症。手术时应探查肝和对侧肾脏,疑有肿瘤时应取活检;任何可疑肿瘤残存组织,须用银夹标记。切取淋巴结活检有助于肿瘤分期,但淋巴结清扫并不能改善预后。应注意输尿管内有无瘤栓。对孤立肾和双肾 WT 患者,可行保留肾单位的手术。术中应避免肿瘤破裂增加术后局部复发的风险。

2. *化疗*:联合化疗显著提高了 WT 患者的存活率。必要的术前化疗和术后规律性化疗是重要的治疗手段。常用的化疗药物有长春新碱(vincristine,VCR)、放线菌素 D(actinomycin D,ACTD)、环磷酰胺(cyclophosphamide,CTX)、多柔比星(doxorubicin,ADM)。根据 NWTS-5 分期和肿瘤细胞类型采用不同的化疗方案。

3. *放射治疗*:术前放疗适用于曾行化疗而肿瘤缩小不明显的巨大肿瘤,6～8 天内给予 600～1 200 Gy,2 周内肿瘤缩小再手术。术后放疗用于 FH Ⅲ期、Ⅳ期及间变期Ⅱ-Ⅳ期,术后 48 小时与术后 10 日开始放疗,疗效相同。若晚于 10 日,局部肿瘤复发机会增多。

4. *介入治疗*:术前肾动脉栓塞可使瘤体缩小,但栓塞后瘤体脆性增加,易破溃造成肿瘤种植。

【评述】

肾母细胞瘤多见于儿童，多以腹部包块就诊，部分可合并血尿。B 超、CT 等影像学检查对诊断有重要价值。治疗以手术为主，不主张行淋巴结清扫术，手术前后的放化疗应正确掌握。2 岁以下患儿的 5 年生存率较高；年龄越大，肿瘤复发风险越高，成人 WT 预后较儿童差。在 FH 型 WT 中，约 5% 的患者存在染色体 1p 和 16q 杂合子缺失（loss of heterozygosity，LOH），其复发和死亡风险明显升高。

（朱申浩　王增军）

第五节　肾肉瘤

原发性肾肉瘤（renal sarcoma）罕见，约占全部肾肿瘤的 2%～3%，来源于肾实质、被膜、肾盂内的间叶组织和神经组织。根据组织来源分为平滑肌肉瘤、脂肪肉瘤、滑膜肉瘤、纤维肉瘤、横纹肌肉瘤、软骨肉瘤、恶性纤维组织细胞瘤、血管外皮细胞瘤及恶性神经鞘瘤等。

肾肉瘤的临床表现与肾癌极为相近，以局部肿块、疼痛、血尿等为主要症状，腹部肿块可达 2～30 cm，大小不等，边界清楚，硬度不同，一般无压痛；晚期常有发热、消瘦、纳差、贫血等全身症状。

一、肾平滑肌肉瘤

【概述】

原发性肾平滑肌肉瘤（leiomyosarcoma，LMS）起源于肾被膜、肾盂、肾盏和血管的平滑肌细胞，是最常见的肾肉瘤，约占 50%～60%。发病可见于各个年龄段，多见 40～60 岁女性，绝经期的女性患病风险明显增加。

【诊断依据】

1. 常见症状为腰腹部疼痛，镜下或肉眼血尿，其余有发热、消瘦、纳差等全身表现。

2. 体检常可触及腹部包块，位置固定，可有轻压痛。

3. 血行转移较早，肝、肺、骨骼是常见转移部位，此时可有肝功能异常，咳嗽、咯血、骨痛等症状。

4. 影像学检查

（1）B 超可见肾脏内低回声肿块，边界不清，有不均匀的光斑。

（2）CT 显示等密度或轻度高密度肿瘤，伴出血或囊性变，肿瘤增长速度快，多数突破包膜，向外生长，形成静脉性肿瘤血栓；CT 增强扫描显示延迟强化。

（3）MRI 示：T1WI 和 T2 WI 呈低信号，增强后显示延迟增强，周边强化。

5. 病理和免疫组化是诊断肾平滑肌肉瘤的唯一标准。肉眼呈灰白色或 灰黄色、鱼肉状肿块，可见出血、坏死、液化灶和囊性变。镜下可见细胞呈梭形、囊状或漩涡状排列，胞质红染，胞核多为异型性或多形性。免疫组化常显示 SMA Vimentin 和 Des 阳性。

【治疗方案】

1. 肾根治性切除术为首选治疗方法，直径 4 cm 以下且无转移的患者可行肾部分切除术，对于合并周围脏器侵犯，可行联合脏器切除。

2. 肾平滑肌肉瘤属于化疗中度敏感性肉瘤，对于晚期患者可行姑息化疗，一线治疗方案仍以蒽环类及异环磷酰胺为主。原发性肾平滑肌肉瘤术前新辅助化疗＋根治手术＋以多柔比星为基础的术后化疗，可使局部控制率、总体生存率、无病复发率明显提高。

【评述】

原发性肾平滑肌肉瘤临床罕见，恶性度高，生长快，预后差。临床和影像学表现与其他肾肿瘤无明显差异，术后病理和免疫是确诊的金标准。肾根治性切除术仍是主要的治疗手段。通过融合基因

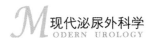
组测序、生物信息与大数据等的交叉应用,可能对该病的分子靶向治疗提供新的理论基础,提高对原发性肾平滑肌肉瘤的认识,改善其预后。

(朱申浩　王增军)

二、肾脂肪肉瘤

【概述】

脂肪肉瘤(liposarcoma)是一种软组织肿瘤,多见于成人,男性多于女性约占所有肾脏肉瘤的10%左右。来源于肾实质、被膜及肾盂内的间叶组织,80%发生于肾实质,20%起于肾盂。脂肪肉瘤在病理上分五种亚型:Ⅰ型高分化型、Ⅱ型黏液型、Ⅲ型多形型、Ⅳ型圆细胞型、Ⅴ型去分化型。发病原因尚不清楚,Moston认为病毒可导致肉瘤发生;目前认为遗传、化学刺激、创伤、射线及内分泌因素均可导致本病。Tahara等报道肾移植后可产生移植肾脂肪肉瘤,肾移植后患者机体免疫功能低下,故脂肪肉瘤发生与人体免疫系统功能低下关系密切。

【诊断依据】

1. 早期多无症状,不易发现,发现时多数已较大,病人通常以腹部巨大包块就诊;也可出现症状,如疼痛、腹胀、食欲不振等。亦可有低热、乏力、贫血、白细胞增高等。

2. 晚期体重可下降。肿瘤侵犯腰丛和骶神经根可引起腰背部和下肢痛,压迫股神经可出现下肢不能上抬。偶有因肿瘤破裂出血导致急腹症和休克。发生远处转移时,通常转移至肺和肝,表现为咳嗽、肝功能异常。

3. 影像学检查:

(1) B超:能够显示肿瘤的部位、大小、呈囊性或实性。

(2) CT:见肿瘤类似脂肪样组织密度(CT值在$-80\sim110$ Hu),能清楚地显示肿瘤部位、范围、边界,有些可见有液化、坏死、囊性变及钙化等改变,对术前估计手术难度,制定手术方案具有重要意义。CT可以很好地区分不同组织学类型的脂肪肉瘤:① 高分化型脂肪肉瘤(尤其脂肪瘤样型),表现为肿瘤呈脂肪组织密度,并间有不规则增厚的间隔,或表现为以脂肪密度为主的不均匀肿块。② 黏液型脂肪肉瘤,表现为均匀一致的囊性较低密度的软组织肿块,呈渐进性网格状或片状延迟强化。③ 圆细胞型和多形型脂肪肉瘤,分化差,瘤体内少有成熟的脂肪成分或仅含有少量黏液成分,易发生坏死,CT表现为密度不均的软组织肿块,与骨骼肌密度相似,增强扫描时其内坏死灶不强化。④ 去分化型脂肪肉瘤,CT增强扫描随其不同的组织学成分而呈不均匀强化。

(3) MRI检查:对肿瘤侵犯下腔静脉或腹主动脉等结构有重要的诊断意义。MRI对含有成熟脂肪成分的肾脂肪肉瘤有特征表现,在T1WI和T2WI上呈高信号。对怀疑血管受侵者,磁共振血管造影(MRA)或数字减影血管造影(DSA)均能显示血管受侵的部位、范围。

(4) DSA可以显示肿瘤血管来源及分布,如同时进行血管栓塞,有助于减少术中出血,利于肿瘤切除。

【鉴别诊断】

1. 肾血管平滑肌脂肪瘤(RAML)　影像学表现相似,均含有较多脂肪成分。以下征象有助于两者鉴别:① 肿瘤内扩张血管:RAML含有丰富的异常厚壁血管,其起源于血管周围上皮样细胞,缺乏弹性,易形成小动脉瘤。肾血管平滑肌脂肪瘤的供血血管扩张且为单支供血,CT和MRI上表现为与正常肾实质相连,文献上称其为桥接血管(bridging vessel),CTA和MRA也有助于肿瘤内扩张血管的显示。而分化好的脂肪肉瘤相对缺乏血供,一般没有扩张血管。② 肿瘤内出血:较大RAML自发出血约占50%~60%,与血管缺乏弹性及小动脉瘤形成有关;而脂肪肉瘤未见明显出血征象。瘤内粗细不均的纤维分隔伴强化是分化好的脂肪肉瘤的主要影像学表现,脂肪肉瘤出现钙化可能提示预后较差。

2. 恶性畸胎瘤　这肿瘤来源于多个胚层,常常成分复杂,除脂肪外还可含有骨质、腺体、毛发或钙化,而脂肪肉瘤成分较单纯。

【治疗方案】

1. 根治性肾切除术和联合脏器切除:手术彻底切除肿瘤是根本。术前应明确肿瘤与周围脏器和血管关系,是否浸润及浸润程度,必要时行下腔静脉和腹主动脉造影,评估手术彻底切除的可能性。脂肪肉瘤常包绕、挤压一侧肾脏和(或)输尿管,而且脂肪肉瘤又常累及周围组织器官如胃肠道、脾脏等,给完全切除带来困难。因此,为达到完全切除目的,必要时应有选择地行联合脏器切除。

2. 复发肿瘤的处理:脂肪肉瘤易于局部复发,一般主张肿瘤切除术后应每半年复查 CT 一次。肿瘤复发者,多数仍可手术,甚至反复多次手术,力争手术彻底切除,再手术不会增加手术死亡率,但可获长期缓解甚至治愈。妨碍肿瘤完全切除的最主要原因是大血管受累。完全切除病例术后仍有较高复发率,原因是:① 外科切除常会遗留卫星灶,肿瘤沿筋膜生长或已浸润其他组织;② 肾脂肪肉瘤并无包膜,因其膨胀性生长,推移周围正常组织形成"假包膜",易导致手术切除不彻底;③ 高度恶性的组织学亚型呈浸润性生长方式,不易彻底清除。

3. 化疗:药物有环磷酰胺、长春新碱、放线菌素 D(更生霉素)等。近年多使用阿霉素、顺铂行插管化疗,术后放疗应用较广泛,但尚无随机对照。有学者认为分化型、黏液型脂肪肉瘤不需要化疗,圆细胞型和多形型脂肪肉瘤需要化疗,并首选联合化疗。新辅助化疗是否有效尚无定论,但对病人的耐受性及肿瘤的反应可以做出初步评价,对后期辅助化疗具有指导意义。

免疫治疗可以提高其术后生存期。有报道术后采用免疫治疗,个别病例已无瘤存活达 20 个月。

【评述】

脂肪肉瘤的临床症状无特异性,CT 诊断价值较大,治疗以手术切除为主,术后辅以放化疗或免疫治疗。预后与其类型、生长部位及治疗方法有密切关系,5 年生存率为 40%～60%。分化良好型和黏液型被认为是预后较好的一类。多形型、圆细胞型和去分化型预后较前两型差。C-myc p53 蛋白与脂肪肉瘤的发生、细胞分化和恶性程度有关,它们可作为判断脂肪肉瘤分化程度及恶性程度的参考指标,在脂肪肉瘤的发生、发展中可能起协同作用。

(朱申浩　王增军)

三、肾原发性滑膜肉瘤

【概述】

滑膜肉瘤是一种间充质梭形细胞肿瘤,好发于年轻人肢体近端,发生在肾脏的滑膜肉瘤非常罕见。2000 年,Argani 等初次以 15 例完整的病例形式提出肾滑膜肉瘤的概念,并总结了其临床及病理特点;后续对原发性肾滑膜肉瘤(primary renal synovial sarcoma,PRSS)的介绍主要是个案报道。该病发病平均年龄为 38.5 岁(20～59 岁),男女发病率无明显差异。

【诊断依据】

1. 首发症状包括腰痛、血尿、腹部肿块、发热和高血压。

2. 查体可及腰腹部肿块,肾区叩击痛阳性。

3. 影像学检查

(1) CT 检查:表现为密度不均的囊实性团块影,增强扫描呈不均匀强化,典型者实性部分可呈"快进慢出"表现,可与"快进快出"的肾透明细胞癌和"渐进性强化"的乳头状肾细胞癌相鉴别。

(2) MRI 检查:T1WI 常为等信号,T2WI 为不均匀高信号,有可能出现"三环征",但这些影像学表现缺乏特异性,难以与其他类型的肾肉瘤相鉴别。

4. 病理检查:大体标本切面为灰白色、鱼肉状,与周围组织界限欠清,可伴出血、坏死和囊性变。组织学上可分为三种亚型,即单相型、双相型和低分化型。以单相纤维细胞型最常见,镜下可见较均一的梭形细胞呈束状或交错紧密排列,胞界欠清,可见明显异形性和病理性核分裂象。原发性肾滑膜肉瘤的免疫组化结果通常表现为 CD99、Vimentin、BCL-2、EMA 和 CD56 阳性,同时局灶性的 EMA

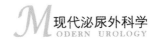

和 CK 阳性,而 S-100、SMA、PAX-8 为阴性。此外 TLEI 有助于滑膜肉瘤的确诊,其敏感性和特异性均较高,阴性预测值可达100%。基因检测有助于滑膜肉瘤的诊断,滑膜肉瘤具有特定的染色体易位 t(x;18)(p11.2;q11.2),导致融合基因 SYT-SSX 产生,目前其已成为确认诊断原发性肾滑膜肉瘤的金标准,在超过90%的患者中存在。

【治疗方案】

1. 根治性肾切除术和术后异环磷酰胺+阿霉素化疗方案,是公认的治疗方案。

2. 立体定向放射治疗、化疗、联合多细胞免疫治疗,可获不同程度缓解。

因此,对 PRSS 应采取早期手术联合术后化疗、放疗或生物治疗的综合疗法。

【评述】

PRSS 是一种罕见的肾恶性肿瘤,具有高侵袭性,预后差。诊断主要靠影像学检查、病理、免疫组化、基因检查等相结合。目前尚无标准的治疗方案。多建议早期行原发肿瘤的根治手术,有淋巴转移时应行清扫术,术后辅以放化疗和免疫治疗等综合治疗是目前公认的有效治疗方案。

(朱申浩 王增军)

四、肾静脉原发性平滑肌肉瘤

【概述】

平滑肌肉瘤占软组织肿瘤的5%以下。原发性血管 LMS 罕见,主要来源于血管壁中层的平滑肌细胞,可发生在动脉或静脉,但静脉 LMS 发病率较动脉高约5倍,最常见的部位是下腔静脉、股静脉和颈内静脉。来自肾静脉的极为罕见,多数肾静脉 LMS 为管腔外生长,仅少数为管腔内生长。

【诊断依据】

1. 早期无症状,晚期累及周围组织器官可发生腰腹部疼痛。

2. 肾静脉受累常引起不同程度的肾功能损害。当肿物侵及下腔静脉和肝静脉时,可出现红细胞形态异常、肝脾肿大、睾丸肿胀和呼吸急促等表现。

3. 疾病晚期,肿瘤经血行转移到肝、肺、骨等处并出现相应症状,罕见淋巴结转移表现。

4. 影像学表现:CT 平扫及增强可见肾静脉内及生殖静脉内占位性病变,而肾实质未见占位。

5. 病理检查:肉眼可见肿瘤黄色、质软,起源于静脉壁;镜下见肿瘤沿血管多结节生长,可见出血、囊变、坏死,多数细胞核呈圆形或椭圆形。免疫组化示:CD34(+),SMA(+),h-ealdesmon(+),HMB(−),CD117(−)。

【鉴别诊断】

肾静脉癌栓　肾实质可见占位性病变,且肿瘤多较大,肿瘤有不同程度增强效应。

【治疗方案】

1. 首选根治性肾及肿物切除术。

2. 化疗:可选用吉西他滨和多西他赛,但效果较差。放疗和免疫治疗目前均无明显效果。

【评述】

本病罕见,症状无特异性。因原发于肾静脉,故易血行转移,就诊时多属晚期。彻底切除肿瘤及受累血管、器官,是延长生存期的唯一有效方法。

(朱申浩 王增军)

五、肾血管肉瘤

【概述】

血管肉瘤(angiosarcoma)发病率不到软组织肉瘤的2%,病死率极高。血管肉瘤起源于血管内皮细胞,侵袭性极强,最常见于皮肤、浅表软组织、肝脏、脾脏、骨骼和乳房。原发性肾脏血管肉瘤(Primary renal angiosarcoma,PRA)是一种极为罕见的血管肉瘤,约占血管肉瘤的1%。PRA 首次于1942年被描述,60~70 岁的白人男性好发,男女发病之比为7:1。就肿瘤位置而言,累及左肾的患者约占 66.7%。

PRA 的病因及发病机制尚不清楚,易感因素仍不明确。有研究认为,PRA 可能是由肾脏血管平滑肌脂肪瘤或多囊性肾脏疾病发展而来。其他因素包括砷、二氧化钍、辐射和放射治疗,职业暴露和吸烟及遗传因素也有关。

【诊断依据】

1. 常见的临床特征包括血尿,一侧或腹部明显肿块,体重减轻,发热和全身不适。当肿块增大压迫邻近的神经和肌肉时出现腰部疼痛。此外,乏力、头晕、咯血、深静脉血栓也是 PRA 患者的常见症状。也可表现为食欲减退、腰部疼痛或肋骨肿胀、输尿管阻塞、咳嗽和肿瘤自发性破裂并因此而导致腹膜后血肿。

2. 血液检查:明显贫血,而其余血液检查和肿瘤标志物(包括癌胚抗原)水平均在正常范围内。

3. 影像学检查

(1)超声:显示肾实质肿块回声不均,PRA 为一个中心无血管和周围多血管的肿瘤组织。

(2)CT:平扫结果与肾癌鉴别较难,但增强扫描可见皮质期病灶边缘出现斑片、结节样边缘强化,髓质期及排泄期强化灶逐渐扩散至中心区,呈"快进快出"的表现。PRA 较少会出现侵袭肾静脉或下腔静脉征象。

(3)MRI:信号特征为 T1WI 呈中等信号,外周边缘呈高信号常表明存在外周包膜。偶尔可见 T2WI 呈高、低信号交替。肿块外围具有缠绕的肿瘤血管网状物对应于血管通道。T2 WI 上出现条纹状改变是 PRA 的典型影像发现。

4. 病理检查:PRA 常表现为多个和不规则的吻合血管空间或通道,由离散且较大的内皮细胞排列,主要由梭形细胞和上皮样细胞构成。多数 PRA 肿瘤细胞对 CD31、CD34、波形蛋白、因子 8 相关蛋白和佛氏白血病病毒整合蛋白 1(FLI1)等内皮标记物表现出阳性免疫反应,而对细胞角蛋白 8/18、CD10、S100、肾细胞癌标志物 Melan A 和人黑色素瘤单抗 45(HMB-45)呈阴性反应。

【鉴别诊断】

肾细胞癌(RCC)　PRA 和 RCC 的亚型在症状实验室检查和影像学检查上存在着大量重叠,但病理检查可以鉴别。

【治疗方案】

1. 手术切除(根治性肾切除术、肿瘤血栓切除术和淋巴结清扫术)是治疗的 PRA 主要方法。当 PRA 侵袭肾静脉或下腔静脉时,应根据静脉阻塞的程度决定后续治疗方法。

2. 术后辅助放化疗可能有助于控制 PRA 的病情进展。以紫杉醇为基础的化疗,阿霉素和异环磷酰胺与表柔比星、阿霉素或蒽环类药物的联合用药用于治疗 PRA 已有相关报道。

【评述】

PRA 是一种罕见恶性肿瘤,早期易出现血行转移,肝、肺和骨骼是 PRA 最常见的转移部位,其他转移部位可包括腹膜、胸壁、皮肤、脾脏、软组织、腹部淋巴结和肾静脉。肿瘤亦可直接侵犯肾上腺、结肠、腹壁、肝脏及脾脏等。诊断主要依靠组织病理学检查。手术切除是治疗 PRA 主要方法。目前尚需要更大规模的临床试验来验证 PRA 的联合治疗方法。PRA 总的中位生存期仅为 5 个月。没有出现肿瘤转移且病灶较小时,经根治性手术治疗后患者的生存时间较长,其中位生存时间可为 10 个月。PRA 肿瘤直径以 5 cm 为界,5 cm 以上及 5 cm 及以下的 5 年生存率分别为 13% 和 32%。但出现肿瘤转移的患者中位生存时间仅 8 周左右。

(朱申浩　王增军)

六、肾恶性纤维组织细胞瘤

【概述】

恶性纤维组织细胞瘤(malignant fibrous histiocytoma,MFH)又称纤维肉瘤,好发于四肢、躯干和

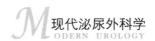

腹膜后区;原发于肾的 MFH 临床少见。肾 MFH 是来源于肾间质或肾被膜的恶性肿瘤,其发病机制不清,可能与放射线、瘢痕修复、异物反应(包括移植物)等有关。自 1974 年 Klugo 等首次报道肾脏 MFH 以来,国内外共有百余例。发病率占肾肿瘤的 0.26%,占泌尿生殖系肉瘤的 5.9%,发病年龄在 3.5～82.0 岁,平均 55.3 岁,多发于 50～70 岁。

【诊断依据】

1. 腰腹部包块,低热、消瘦、乏力、体重下降和肉眼血尿,其他症状还有消化道出血、肿瘤大出血致休克等。

2. 影像学检查:CT 平扫肿瘤呈实性不规则占位,增强扫描肿瘤往往呈中～高度强化,常有坏死(55%)及钙化(7%～20%),并显示肿瘤常侵犯肾周组织及腰大肌、肠管、下腔静脉等,而区域淋巴结转移少见。

3. 病理检查:肾 MFH 的确诊主要依靠病理学检查,根据 1994 年 WHO 软组织肿瘤分类 MFH 分为四型:① 车辐状-多形性型;② 黏液样型;③ 巨细胞型;④ 黄色瘤型(炎症型),其中以车辐状-多形性型为最常见。肾 MFH 的细胞成分复杂多样,光镜下主要成分为梭形纤维母细胞,呈束状、编织状及车辐状排列。梭形细胞能分泌胶原形成束状、编织状及车辐状结构。免疫组织化学显示 Vimentin+、α_1-AT+ 或 α_1-ACT+、CD68+,肿瘤内有不同程度的出血坏死、炎细胞浸润。

【治疗方案】

1. 肾 MFH 的治疗主要以根治性手术切除为主,一般认为切除范围为病肾及其周围浸润组织,如筋膜、肌肉及腹膜或肠管。

2. 放疗、化疗等能否提高远期生存率,多数学者认为其疗效并不理想。至于生物制剂治疗的疗效,则有待观察总结。

【评述】

MFH 早期局部症状不典型,常以全身消耗性症状为首先表现。诊断需病理检查。该病恶性程度很高,根治性肾切除是首选的治疗方法,术后肿瘤局部复发或转移者,应尽量手术切除病灶,但淋巴结清扫或扩大切除范围,对改善预后无肯定作用。MFH 对化疗敏感性低,对放疗不敏感,生物制剂疗效有待观察。本病预后差,多数患者在 1 年内死亡,仅有个别长期存活。

(朱申浩　王增军)

第六节　其他肾恶性肿瘤

一、肾集合管癌

【概述】

肾集合管癌(collecting duct renal cell carcinoma,CDRCC)又称 Bellini 集合管癌,是一种罕见且具有独特的临床和病理特征的肾细胞癌亚型,仅占肾细胞癌的 0.4%～2.0%。1955 年由 Masson 首次报道。与肾透明细胞癌起源于近端肾小管不同,CDRCC 一般起源于远端肾小管上皮主细胞,易侵入肾皮质和肾盂及肾周围。CDRCC 属于恶性程度较高的肾小管上皮细胞肿瘤,容易发生淋巴转移和远处转移,临床预后较差。

【诊断依据】

1. 临床症状:主要有血尿、腹痛、腹部包块、消瘦等,这与其他肾肿瘤相似。部分患者无明显症状,仅在健康体检时由影像学检查发现。

2. CT:平扫显示肿块与周围肾组织边界不清,呈等密度;增强后呈轻至中度延迟强化,密度低于肾实质。MRI 显示肿物呈不规则混杂信号,边界模糊。

3. 病理检查:大体标本可见肿瘤切面呈灰白或灰黄色,实性,质中,浸润性生长;镜下见肿瘤组织排列成不规则腺管状、乳头状、实性结构;肿瘤细胞立方,部分呈鞋钉样,胞质嗜酸性,核大,核仁明显,异型性明显,间质可见大量纤维组织增生及炎症细胞浸润,部分区域可见砂粒体形成,分化较差的可伴有条索样或肉瘤样改变。

2016 年 WHO 提出的诊断标准为:(1) 主要诊断标准:肿瘤位于肾锥体(体积小的肿瘤),典型的组织学呈不规则小管状结构,细胞核分级高,炎性纤维性间质伴大量粒细胞,免疫组化示高分子质量角蛋白阳性,荆豆凝集素阳性,无尿路上皮癌;(2) 次要诊断标准:肿瘤位于肾中央(体积大时),乳头状结构有宽大的纤维性轴心和纤维化间质,广泛的肾内、肾外和淋巴管及静脉浸润,肿瘤周围的小管上皮细胞有异型性。另免疫组化示 UEA1、Vimentin、HMWCK、Pax2、CK19 阳性表达,而 Ksp-cadherin、CK20 阴性。

【治疗方案】

1. CDRCC 的治疗仍以手术治疗为主,对早期诊断者应行肾癌根治术,而不宜行肾部分切除或肿瘤剜除术。

2. 由于 CDRCC 易发生转移,单纯手术并不能完全达到理想的效果。术后辅以化学治疗,放射治疗,免疫治疗和靶向治疗在 CDRCC 患者中获得部分应答。

【评述】

肾集合管癌是起源于 Bellini 集合管远端的一种高度恶性、罕见的肾细胞癌亚型,常见于青壮年,男女发病比为 2∶1。病因尚不明确,但肿瘤细胞在第 1、6、8、11、18、21 等染色体上存在差异,而部分肿瘤组织存在 HER-2 基因的扩增,提示遗传学改变在肿瘤发生中有重要作用。诊断主要依据病理,治疗以手术为主的综合治疗,化疗和靶向治疗有部分应答。淋巴转移和肿瘤直径>7 cm、Grade 分级≥Ⅲ级是预后的独立危险因素,1、3、5 年肿瘤特异性生存率分别为 62.4%、41.0% 和 37.5%。

(朱申浩　王增军)

二、肾髓样癌

【概述】

肾髓样癌(renal medullary carcinoma,RMC)是一种非常罕见的肿瘤,1995 年由 Davis 等报道,占所有 RCC 的 0.5%,主要诊断于有镰状血红蛋白病(包括镰状细胞遗传)的年轻成年人(中位年龄 28 岁),或镰状细胞基因携带者,男女发病比例为 2.4∶1。它主要位于肾脏中心位置,边界不明确。肾髓样癌是最具侵袭性的 RCC 之一,大多数患者(约 67%)会出现转移。即使是出现看似局部疾病的患者,也可能在不久之后出现大转移。

【诊断依据】

1. 血尿和/或侧腹疼痛为主要症状,大多数病人年龄小于 20 岁,儿童病例以男童居多。无痛肉眼血尿,是由于镰刀型红细胞在肾脏髓质内的影响。髓质内的低氧张力、高渗性和低 pH 值促进了血红蛋白 S 的聚合,造成血液停滞和继发性缺血和梗死。

2. 往往有镰状血红蛋白病家族史。

3. 全身症状,如体重减轻、疲劳或全身不适感。大多数患者在发病时有转移性表现:如区域淋巴结肿大,另最常见的部位是肝和肺,其次是骨骼和肾上腺。

4. 影像学检查:CT 特征是肿瘤多位于肾中央,直径 1.1～15 cm,平均 6.8 cm,瘤内坏死,常见肾皮质/肾门部多个小结节。

5. 病理学检查:大体标本见为边界不清的坚硬或柔软的白色至灰色肿块,位于肾髓质,多数情况下显示出血和坏死。并可观察到肾窦、肾周脂肪、肾静脉或集合系统的侵袭,伴随着肾盂系统的扩张,并且较少见的肿瘤浸润并包围肾盂。镜下见肿瘤由分化差的上皮细胞组成,排列为导管或浸润小管。大多数肿瘤表现出局灶性横纹肌样特征,具有偏心的大核、突出的核仁和嗜酸性细胞质,具有非典型

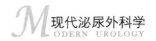
的奇异有丝分裂特征,经常可以看到镰状红细胞。

6. 免疫组化:SMARCB1 染色缺失,肾髓样癌细胞还显示 AE1/AE3、CK7、CK20、Cam5. 2、EMA 和波形蛋白染色阳性,为了区分 RMC 和 CDC,RMC 显示 INI-1 的核表达和 OCT3/4 的表达缺失;此外,大多数 RMC 病例表现出高 P53 表达和 Ki67 指数。

【治疗方案】

1. 以根治性肾切除+淋巴清扫为主的手术治疗,可延长生存期。

2. 化疗可使患者获益,方案有 MVAC 和 PCG。MVAC(氨甲蝶呤、长春花碱、阿霉素联合顺铂)优于顺铂、紫杉醇和吉西他滨,但 MVAC 的高剂量强度组合也显示出对 RMC 的疗效。姑息性放射治疗是一种选择,可以在目标区域实现消退,但不会阻止放射野外的进展。

3. 硼替佐米和伊马替尼可使部分患者缓解。肾髓样癌对靶向抗血管生成方案(包括 TKI 和 mTOR 抑制剂)的单药治疗无效。单药抗 PD-1 免疫检查点疗法在少数病例报道中产生了反应。

【评述】

RMC 是最具侵袭性的 RCC 之一,常见于镰状血红蛋白病患者中,可能与遗传、人种、环境有关。早期多有转移,确诊依据病理检查,治疗以手术为主的综合性治疗,可延长生存期,肾髓样癌中位 OS 为 13 个月。

(朱申浩　王增军)

三、易位性肾癌

【概述】

TFE3 和 TFEB 的体细胞融合易位可能影响 15% 的 45 岁以上 RCC 患者和 20%～45% 的被诊断为 RCC 的儿童和年轻人。TFEB、TFE3 与小眼畸形转录因子(MiTF)具有相似的 DNA 结合区域,同属于 MiTF 家族,并通过与特异的 DNA 结合,调控体内多种基因表达。研究发现,部分青少年肾癌与染色体易位所导致的 TFE3/TFEB 基因激活密切相关,Xp11. 2 易位/TFE3 基因融合相关性肾癌(简称 Xp11. 2 肾细胞癌)是 2004 年 WHO 对肾细胞癌重新分类的新增病理类型,其特征为 X 染色体位点上的 TFE-3 基因发生断裂,同时与 PRCC、ASPA、PSF、CLTC 等相关基因易位形成新的融合基因,导致 TFE-3 基因蛋白的表达异常升高,故被命名为 Xp11. 2 易位性肾癌。TFEB 肾细胞癌是由位于 6 号染色体短臂 Z 区 1 带的 TFEB 基因与 11 号染色体长臂 1 区 2 带的 ALpha 基因融合,形成 ALpha-TFEB 融合基因,致肿瘤细胞核内特异性的 TFEB 表达上调,诱发细胞癌变。另还有伴其 MiT 基因异常的异位肾细胞癌。2016 版 WHO 新分类中将其划分为 MiT 家族异位性肾癌,主要发生于儿童和青少年,多数报道为女性发病率较男性高。而 t(6;11)(p21. 2;q13)/MALAT1－TFEB 基因易位相关性肾癌是文献报道的另一类基因易位相关性肾脏肿瘤,目前尚未列入 WHO 分类。该肿瘤罕见,其发生率约为 TFE3 易位相关性肾癌的 1/20～1/15。TFE3 相关性肾癌中,TFE3 基因易位的对象具多样性,至今发现的有 5 个基因(PRCC、SFPQ、ASPSCR1、NONO 和 CLTC),而 TFEB 相关性肾癌目前仅发现 MALAT1－TFEB 一种基因易位模式。以下关于易位性肾癌的诊治主要关注于 Xp11. 2 易位/TFE3 基因融合相关性肾癌。

【诊断依据】

1. Xp11. 2 易位性 RCC 与其他类型的 RCC 临床表现相似,大部分患者是通过体检偶然发现的,也有部分患者以转移灶症状为首发表现,临床上最常见的症状是肉眼血尿,同时具备肾癌三联征(肉眼血尿、腹痛和腹部包块)者较少见,肾外症状更为罕见。

2. 影像学表现:Xp11. 2 易位性 RCC 无典型影像学特点。超声下肿物多呈高的混合回声,边缘锐利,可伴有钙化。CT 平扫示密度不均匀,与肿瘤内出血、坏死、钙化、囊性变有关;因肿瘤主要来源于肾髓质,在髓质期肿物强化程度较皮质期明显,为轻中度强化,衰减速度缓慢。MRI 在 T1WI 呈高信号或等信号,在 T2WI 呈等信号,DWI 呈高信号,边界清,有完整包膜。

3. 病理学检查:Xp11.2 易位性 RCC 大体形态见假包膜,切面多为黄褐色,坏死不明显,部分可有出血、钙化或囊性改变;显微镜下癌细胞呈巢状或乳头状肺泡样结构,细胞质较多,部分可为嗜酸性胞浆砂粒体,核仁明显。

免疫组化的特点是 Vimentin、EMA、CK7 等上皮标记物呈阴性,多数 P504S、CD10、PAX8 等表现为阳性。TFE3 蛋白是 Xp11.2 易位性 RCC 的标记物,但在非 Xp11.2 易位性 RCC 中也有 TFE3 蛋白阳性的表达。为提高病理诊断的准确率,荧光原位杂交技术(fluorescence in situ hybridization,FISH)被认为是诊断 Xp11.2 易位性肾癌更准确的方法,TFE3 蛋白免疫组化与 FISH 组合能提高诊断准确率,并消除免疫组化的假阳性。组织蛋白酶 K 作为一种新的标记物,其阳性强度与 TFE3 基因的融合伴侣有关,并联合 TFE3 蛋白免疫组化及 FISH 可进一步诊断 Xp11.2 易位性 RCC 的亚型。

(6;11)(p21.2;q13)/MALAT1- TFEB 基因易位相关性肾癌是一种罕见肾脏肿瘤,部分 TFEB 易位性肾癌有特征性的"假菊形团"结构:癌组织腺泡状或巢状排列,由大小两种上皮细胞组成,大细胞通常透明,位于腺泡周边,小细胞成簇排列于腺泡中央,并围绕着圆形红染的基底膜样物质形成假菊形团样结构,而明确诊断还要结合免疫组化尤其是分子病理检测结果。免疫组化 TFEB、Cathepsin K、HMB45、Melan A、E-cadherin、Ksp-cadherin、CD117 阳性表达可辅助其诊断。FISH 技术检测 TFEB 基因易位快速、可靠且成功率高,是诊断 TFEB 易位性肾癌的金标准。

【治疗方案】

1. 对于局限性 Xp11.2 易位性 RCC,首选的治疗方式是手术治疗,包括根治性肾切除术(radical nephrectomy,RN)肾部分切除术(nephron sparing surgery,NSS)等,术式的选择主要依据肿瘤大小以及是否存在淋巴转移。研究表明,肿瘤直径<7 cm 的 Xp11.2 易位性肾癌假包膜存在概率为 81.3%,故肿瘤位于外侧时选择 NSS,可达到根治性肾切除术的效果;而肿瘤直径>7 cm 者宜行根治性切除术。

2. Xp11.2 易位性 RCC 对于免疫治疗、放疗、化疗等均不敏感。近年来,靶向药物已成功用于治疗晚期 RCC 和胃肠道间质瘤。索拉非尼、舒尼替尼等靶向药物对于存在远处转移的 Xp11.2 易位性 RCC 患者可延长其无疾病进展生存期(progression free sur- vival,PFS)。

【评述】

MiT 家族易位性肾细胞癌是一种独立的肾细胞癌亚型,涉及多种染色体异位,主要包括 TFEB 和 TFE3 肾细胞癌,其中 Xp11.2 易位性 RCC 在儿童及青少年患者中表现为惰性,而在成人患者中该肿瘤普遍表现为侵袭性强、疾病进展快、预后差的特点。与常见 RCC 相比,Xp11.2 易位性 RCC 预后差,诊断时需结合免疫组化和基因检测结果。治疗以手术为主,对放化疗不敏感,靶向药物可延长生存期,且成人预后较儿童差,总体预后较肾透明细胞癌和乳头状肾细胞癌差。肿瘤 TNM 分期高及伴随下腔静脉癌栓,提示预后不良。

(朱申浩　王增军)

四、肾黏液管状及梭形细胞癌

【概述】

肾黏液管状及梭形细胞癌(mucinous tubular spindle cell carcinoma of kidney,MTSCC)于 2004 年 WHO 泌尿和男性生殖系统肿瘤分类中将其定义为新的一种肾上皮性肿瘤。1996 年由 Ordeonez 等首先报道,是一种极其罕见的低度恶性肾上皮性肿瘤,占肾细胞癌的比例小于 1%。患者发病年龄为 17～82 岁,平均 53 岁;好发于女性,男女发病比例为 1∶3。MTSCC 的起源是有争议的,有人推测是 Henle 祥或集合管。

【诊断依据】

1. 多数患者临床无明显症状,常在体检时偶然发现,部分患者表现为典型的肾细胞癌症状,如血尿、腰痛和腹部肿块。

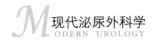
2. 影像学检查

(1) B超:可探及低回声肿块,边缘光滑,境界清楚。

(2) CT:平扫见肿瘤密度与正常肾实质相当;增强时轻度强化,密度低于正常肾皮质或髓质,内见片状低密度影。

(3) MRI示T1WI为稍低信号,T2WI为稍高信号,DWI呈高信号。

3. 病理检查:镜下见由立方形和梭形细胞组成细胞排列成管状、梁状、索状。部分区域细胞紧密排列成小管状结构,有的管腔不明显,瘤细胞呈梁巢状排列,漂浮在黏液背景中。细胞呈立方形,胞质嗜酸,无明显异型,核分裂象少见。部分区域细胞呈梭形,束状排列,似平滑肌分化。免疫组化:CK(pan)、CK(Low)、EMA、Vimentin阳性。CK(hi)、CD34、SMA、F8、S-100、Desmin、HMB45、Melanoma(pan)均阴性。

【鉴别诊断】

须与肾血管平滑肌脂肪瘤、后肾腺瘤、集合管癌、乳头状肾细胞癌等鉴别,鉴别主要依据病理检查、免疫组化和分子生物学检查。

【治疗方案】

1. 具有经典形态的肾黏液管状及梭形细胞癌在完全和充分切除后具有良好的预后。这些肿瘤通常是低级别的,因此对肾部分切除或根治性肾切除术有良好反应。

2. 高核级、肉瘤样转化和其他非典型组织形态学特征的病变,易复发、区域淋巴结转移和远处转移,因此,即使在完全切除后,也需要密切随访。

【评述】

MTSCC是一类新认识的低度恶性的肾上皮性肿瘤,诊断依据病理及免疫组化。遗传学检查示肿瘤存在1、4、6、8、9、13、14、15及22号染色体缺失,部分有X染色体缺失。手术切除是首选治疗方法,预后较好,可长期存活。少数病例发生局部复发或淋巴结转移,故应长期随访。

(朱申浩　王增军)

五、嗜酸细胞性乳头状肾细胞癌

【概述】

乳头状肾细胞癌(papillary renal cell carcinoma,PRCC)是肾细胞癌中第二常见的类型,约占10%～15%,经典形态分为1型与2型,2型预后较差。2005年Lefevre等报道并命名了乳头状肾癌的新亚型——嗜酸细胞性乳头状肾细胞癌(oncocytic papillary renal cell carcinoma,OPRCC),WHO(2016年)泌尿系统和男性生殖系统肿瘤分类中首次收录此亚型,认为其是PRCC的一种新的组织学亚型。OPRCC与1型、2型PRCC在形态学、免疫表型及遗传学方面有所重叠但又有所区别,由于国内外对这种新亚型的报道较少,其形态学、免疫表型及预后尚不确定。OPRCC好发于中老年人,年龄在40～82岁,平均67岁,男性多见,男女发病之比为5∶1。

【诊断依据】

1. 临床表现主要以腰背部疼痛为主,可出现无痛性肉眼血尿。多见于中老年人。

2. CT示肿块为实质性,边界清;CT增强可见动脉期略强化。

3. 病理学检查:OPRCC同时具有1型和2型PRCC的特点,除乳头状、实性或管状结构生长外,肿瘤细胞呈单层排列,胞质嗜酸性,核低级别,增殖指数低,大部分病例肿瘤组织内均可见泡沫状巨噬细胞(70.3%)以及出血(59.3%),坏死(31.2%)与砂砾体(14.1%)相对少见。

免疫表型上,OPRCC高表达AMACR,可辅助诊断。CK7表达从17%～100%不等。CD10的阳性率为14%～100%,CK20、CD117一般为阴性,Ki-67增殖指数较低。

Lefevre等发现OPRCC存在3、11、17号染色体的获得,1、4、14、11号和Y染色体缺失。由此可见,OPRCC遗传学改变复杂多样,需要更多的检测分析。

【鉴别诊断】

1. 肾嗜酸细胞瘤（renal oncocytoma，RO）　RO 由形态一致的嗜酸性瘤细胞组成，瘤细胞一般呈巢状排列，偶可见乳头状结构，而 OPRCC 主要以乳头状结构为主，由胞质丰富嗜酸性细胞组成，因此 RO 与 OPRCC 形态学上具有重叠性，免疫组化可协助诊断，RO 一般 CD117、EMA、E-cadherin 阳性，AMACR 和 vimentin 阴性，OPRCC 的免疫表型与之相反。遗传学上 OPRCC 可存在 7、17 号染色体三倍体及 Y 染色体缺失，而 RO 主要表现为 Y、X 染色体伴 1 号染色体的缺失，11q13 部位的重排。

2. Xp11.2 易位肾细胞癌　其最具特征性的组织病理表现为由透明细胞组成的乳头状结构，而更常见的是富含嗜酸性颗粒胞质的肿瘤细胞组成的巢状结构，免疫组化标记 TFE-3、AMACR 和 CD10 阳性，OPRCC 中 TFE-3 为阴性，并且 Xp11.2 易位肾细胞癌乳头内无泡沫细胞聚集，遗传学方面 Xp11.2 易位肾细胞癌可以检测到 TFE-3 融合基因的存在。

【治疗方案】

1. 保留肾单位手术，或行根治性肾切除术，早期患者可获无瘤生存。

2. OPRCC 复发及转移的治疗尚无统一标准，多参照其他肾细胞癌的治疗方案。虽然患者能获益于靶向治疗，但由于肿瘤细胞的异质性，部分患者治疗后仍会出现疾病进展。

【评述】

OPRCC 是 PRCC 中一个新的亚型，临床表现、遗传特征及预后高度相似。确诊依据病理及免疫组化，OPRCC 的瘤细胞形态温和，核级别低，且肿瘤体积小，坏死少见或无，Ki67 表达低，这些组织学特征均提示该肿瘤具有惰性的生物学行为。研究发现 OPRCC 具有与 1 型 PRCC 相似的临床预后特征。治疗以手术为主，复发或出现转移灶时可行靶向治疗，预后良好。

（朱申浩　王增军）

六、肾神经内分泌癌

【概述】

神经内分泌癌（neuroendocrinecarcinoma，NEC）是起源于不同器官中的神经内分泌细胞的一组异质性肿瘤，其中 74% 起源于胃肠道，25% 起源于肺，起源于泌尿生殖系统者罕见。肾 NEC 首例由 Resnick 等于 1966 年报道。2016 版 WHO 的肾脏肿瘤分型中，将肾脏原发神经内分泌肿瘤分为四种病理类型：分化良好的、大细胞、小细胞神经内分泌肿瘤和嗜铬细胞瘤。通常按肿瘤细胞分化程度的不同，分为：Ⅰ型，为高分化 NEC（类癌），低度恶性；Ⅱ型，为不典型类癌，恶性程度中等，可发生转移；Ⅲ型，包括小细胞 NEC、大细胞 NEC，高度恶性且转移迅速，极为罕见。

【诊断依据】

1. 首发症状多为胁腹痛，血尿、肿物、便秘、发热等，其他少见症状有贫血、消瘦、血沉增快、红细胞增多、高血压等。约 10% 的患者可出现神经内分泌症状。

2. 由于肿瘤进展较快，就诊时肿瘤常常达到 10 cm 左右，半数以上的患者出现局部浸润和淋巴结转移，三分之一的患者还出现了远处转移，如肺转移、骨转移等。

3. 影像学检查：

（1）B 超可见肾脏实质性占位，常表现不均质回声。

（2）CT 常表现为单发实体性肿物，肿物较大，呈圆形或形状不规则，平扫可见不均匀密度影，中央区域可出现低密度；增强后可见肿物不规则的强化，中央区域常无强化，有的肿瘤可见假包膜，进展时可出现肾盂及血管受侵，有癌栓或淋巴结肿大等表现。

（3）MRI 同样可见边界不清的较大肿物，T1WI 呈低信号，T2WI 呈混杂信号，增强后强化不均匀，早期低于或等于肾皮质，晚期低于肾皮质，中央区域常见无强化坏死灶。因此，影像学发现肾脏较大实性肿物，中央区可见坏死，且肿物侵袭性较高，应考虑肾 NEC 的可能。

4. 病理学检查：大体标本显示肿瘤体积往往较大，切面呈灰白或灰黄色，分叶多见，质地脆，与肾周脂肪粘连重。镜下见小细胞 NEC 癌细胞形态均一,胞质少或无,体积小,核类圆形,细胞界限欠清,呈巢状或片状,可见大片坏死。

免疫组化显示神经内分泌性标记物常呈阳性表达,如 Syn、CgA、NSE、Vimentin、CD56 等两个以上神经内分泌性标记物呈阳性,可考虑 NEC 的可能。

【治疗方案】

1. NEC 首选根治性肾切除术,也可选择保留肾单位的肾部分切除术。有证据表明手术对有淋巴结转移的患者也是有效的。对有肺肝转移者,根治性肾切除仍可改善症状。

2. 化疗方案为依托泊苷联合顺铂或卡铂。生长抑素类似物如奥曲肽和兰瑞肽能显著延长肿瘤进展时间,其不仅可减轻功能性 NEC 激素过量的症状,对于生长抑素显像阳性的患者也是一线抗肿瘤药物。

【评述】

肾 NEC 预后较差,远处转移多见于肺、肝、骨、脑和肾上腺。早期发现和早期治疗能够使局限性NEC 获得一个长期存活,预后主要取决于肿瘤分期和是否可根治性切除。75％的患者在首诊一年内死亡。另有研究提示 Ki-67 指数＜2％或 Ki-67≥2％的患者,生存周期有显著差异,提示 Ki-67 指数与预后相关。

（朱申浩　王增军）

七、肾管状囊性癌

【概述】

肾管状囊性癌(tubulocystic carcinoma of the kidney,TCC)是肾囊性上皮细胞肿瘤的主要形式,最早由 PIERRE 于 1956 年发现,2004 年被正式命名为肾管状囊性癌。2016 版世界卫生组织肾脏肿瘤分类将其作为一种新增肾细胞癌亚型单独划分出来。TCC 的组织起源尚不清楚,肿瘤细胞常表现出异常的管状分化,同时具有近曲、远曲小管的相关特征。近年研究发现,肾癌中偶见管状和乳头状肾细胞癌同时出现,Zhou 等研究认为 TCC 同乳头状肾细胞癌具有相似的遗传病理特征,而 AMIN 等研究并未找出二者联系。

【诊断依据】

1. 症状:通常无明显症状,少数因肿瘤较大表现为腹痛、血尿、腹胀等症状。TCC 病灶多单发,仅23％的病例表现多病灶现象。TCC 的发病年龄在 15～94 岁不等,多集中在 50～70 岁之间,男女发病比例约为 7∶1,常发于左侧。

2. 影像学特点:超声下为高回声反射。CT 下 TCC 多为边界清楚肿块,密度不均匀,略低于正常肾组织,增强后呈不规则强化,或无明显强化。

3. 病理检查:肿瘤边界清晰,通常无包膜,主要累及肾皮质部、皮髓质部。切面呈灰白色海绵状,内含浆液。镜下特点:肿瘤由紧密排列的囊状结构与管状结构构成,内衬单层嗜酸性扁平柱状上皮细胞,部分细胞呈鞋钉状突起,细胞核大,核仁突出,其间有纤维间质分隔。核分级一般为 Fuhrman3 级,偶见 2 级甚至 1 级。偶见透明细胞改变或乳头状特征。电镜下大多细胞内有丰富的微绒毛、刷状边缘结构。但在少数细胞中,微绒毛短且稀疏,胞质交错。AMIN 和 YANG 等的研究病例中细胞角蛋白(CK8、CK18、CK19)和 parvalbumin 始终为阳性。CD10 和 P504S 在 90％以上的肿瘤中呈阳性,CK7 表达率为 62％,PAX2 表达率为 42％。AMACR 阳性率约为 77％。

【治疗方案】

1. TCC 发现时分期常常较低,多为 pT1～2 期,可根据肿瘤部位、大小行根治性切除或部分切除术。

2. 分子靶向治疗暂无明确指南,个别案例报道舒尼替尼可能对肿瘤治疗有一定作用。

【评述】

TCC 罕见，临床症状无特异性，术前诊断困难。治疗以手术切除为主，极少发生转移，靶向药物治疗有一定作用。因 TCC 生物学行为较惰性，预后尚可。

（朱申浩　王增军）

八、遗传性肾癌

遗传性肾癌约占全部肾癌的 3%～5%，多为基因异常所致的具遗传性的多器官肿瘤综合征。最常见的遗传性肾癌为 VHL 病，其他有遗传性平滑肌瘤病肾癌、结节性硬化症、BHD 综合征和遗传性乳头状肾细胞癌等。

遗传性肾癌可为单侧肾脏发病，亦可为双侧发病，同时多伴有其他器官的临床表现，平均中位发病年龄为 37 岁，多有家族史，基因检测是诊断遗传性肾癌的金标准，检测发现相应染色体或基因异常即可确诊，并应对其直系亲属进行相应筛查，以发现尚未出现症状的患者。

（一）VHL 病

VHL 病（von-Hippel-Lindan 病）是由抑癌基因 VHL 基因突变引起的一种常染色体显性遗传病，发病率约万分之一。我国的 VHL 患者中存在"遗传早现现象"，即子代患者与亲代患者相比，发病年龄提前且症状加重，因此对疑诊遗传性肾癌的家庭应尽早进行基因检查并严密观察。

【诊断依据】

1. 常伴有神经系统血管网状细胞瘤、视网膜网状细胞瘤、肾癌或肾囊肿、胰腺肿瘤或囊肿、嗜铬细胞瘤、内耳淋巴瘤及生殖系统肿瘤或囊肿等病变。

2. VHL 病肾癌均为透明细胞癌，常伴发多个囊肿，且这些囊肿中多有瘤细胞潜伏并有转变为肾癌的可能。因此影像学检查可见肾占位性病变，并可有多发性肾囊肿并存。

3. 我国 VHL 病发病特点为无家族史者比例高，并且新发突变比例高于国外，由此提示对无相关家族史的 VHL 患者应进行基因检测以明确诊断。

4. VHL 病具有明显的基因型-表型相关性：只引起单个氨基酸改变的错义突变患者嗜铬细胞瘤高发，而导致 VHL 蛋白功能完全缺失的截断性突变（无义突变、剪接突变、小片段缺失或插入、大片段缺失等）患者，肾癌与中枢神经系统血管网状细胞瘤高发。

5. 患者基因检测证实有 VHL 基因突变，需同时对直系亲属进行 VHL 基因检测。

【治疗方案】

1. 在确诊 VHL 病后应进行腹部 CT 或 MRI 检查以了解有无肾脏病变。据统计，中国 VHL 患者肾癌的发病率高达 44.3%。若无阳性发现则可每年复查一次 B 超；若发现肾脏有病变，则至少每半年复查一次，以明确病情变化。

2. 对肿瘤直径 <3 cm 者，可以等待观察；对肿瘤直径 >3 cm 者可行外科干预。因我国 VHL 病患者肾癌平均生长速度为 0.49 cm/年，因此，对于初始体积较小、生长缓慢的肿瘤可以适当延长影像学检查间隔，以减少 X 射线伤害；对生长速率较快的肿瘤，可增加检查频率并及时干预治疗，防止转移的发生。

3. 目前外科干预的治疗方式有三种：即根治性肾切除术、保留肾单位的肾切除术、射频消融术。目前多推荐后两种方法，尤其是肿瘤直径 <7 cm 者。对肿瘤直径 >7 cm 者，一般行根治性肾切除术，但对保肾意愿强烈、对侧肾功能不全或孤立肾等患者，可有选择性地行保留肾单位的手术。

4. 对晚期或无法耐受手术的 VHL 肾癌患者，可尝试靶向药物或介入治疗。

【评述】

VHL 病是一种预后较差的遗传性肿瘤综合征。我国报道的数据显示，中位生存期男性为 62 岁，女性为 69 岁。影响预后的因素主要是首发年龄、是否有家族史及基因突变类型。治疗多选择保留肾单位的方法，术后辅以靶向治疗，并应长期随访并应综合考虑合并疾病的治疗。

（朱申浩　王增军）

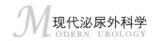
(二)遗传性平滑肌瘤病和肾细胞癌

【概述】

遗传性平滑肌瘤病和肾细胞癌(hereditary leiomyomatosis and renal cell carcinoma,HLRCC)是一常染色体显性遗传病,最早由 Kiuru 等报道,是由于胚系延胡索酸水合酶基因(FH 基因)突变引起的。99%的遗传性平滑肌瘤病和肾细胞癌家系存在 FH 基因胚系突变。FH 基因位于染色体 1q42.3-q43 上,是由 10 个外显子组成的编码 511 个氨基酸的多肽。患者易发生皮肤平滑肌瘤、子宫肌瘤及肾脏肿瘤。本病好发于年轻女性。

【诊断依据】

1. 多处皮肤病变并至少有一个病理证实的平滑肌瘤病变;另 FH 基因检测出胚系突变,即可确诊。

2. 子宫平滑肌瘤可为单发或多发。发病中位年龄在 28~32 岁,症状有月经不规则、量多和痛经,约一半在 30~40 岁前须行子宫肌瘤切除术或子宫切除术。

3. 肾肿瘤以 2 型乳头状 RCC 多见,可以是双侧性或多灶性的,肿瘤具一定的侵袭性,即使肿瘤较小也可能有转移。另可见有肾上腺皮质无功能腺瘤。

4. 病理检查示大量乳头状细胞密集,大核和突出的包涵体样嗜酸性核仁,有丰富的嗜酸性细胞质。免疫组化富马酸水合酶缺失具有一定的诊断作用。

【治疗方案】

1. 保留肾单位的肾部分切除术是 HLRCC 相关性肾肿瘤的首选方法。由于肿瘤很小时即极易转移,故不推荐行冷冻消融术和射频消融术。

2. 对转移性 HLRCC 患者,靶向治疗效果欠佳,免疫靶向联合治疗,如贝伐珠单抗联合厄洛替尼正在试验中。

【评述】

HLRCC 是一常染色体显性遗传病,因 FH 基因胚系突变引起,易发生平滑肌瘤、好发于年轻女性。治疗以保留肾单位的手术为主,术后应长期随访。

(朱申浩　王增军)

(三)遗传性乳头状肾细胞癌

【概述】

遗传性乳头状肾细胞癌(hereditary papillary renal cell cacinoma,HPRC)是一常染色体显性遗传病,最早由 Zbar 报道,是由 7 号染色体 MET 基因发生改变引起。肾脏是该疾病唯一受累的器官,肾以外的器官多正常。

【诊断依据】

1. 肾脏可见双侧、多发肿瘤病灶,甚至多达上百个微小病灶同时出现。

2. 晚期常合并慢性肾功能衰竭。

3. 基因检测可见 MET 基因突变或其他相关异常。

4. 病理检查:大体标本见有一纤维性包膜,肿瘤常有囊性变;镜下见乳头状/管状结构,被小且核仁不明显的卵圆形细胞包围,乳头核心区见巨噬细胞、砂粒样体、肾小球样乳头样结构。

【治疗方案】

1. 对肿瘤直径 3 cm 以下患者可主动监测,不必立即手术。

2. 对肿瘤直径 3 cm 以上患者,可行肾部分切除术,射频消融是可供选择的方法之一。

3. 靶向药物:应选择针对 MET/HGF 通路的靶向药物,如抗 MET 单抗,抗 HGF 单抗,抗 MRT-TKIs 类药物。

【评述】

HPRC 罕见,多为家族性发病,未确诊的患者可 1 年行一次影像学检查。治疗首选保留肾单位的肾部分切除术,辅以针对 MET/HGF 通路的靶向治疗。因不累及其他器官,因此治疗的重点是彻底切除肿瘤的同时要尽量保护肾功能,二者不可兼得时应以彻底切除肿瘤为原则。

(朱申浩　王增军)

(四) 结节性硬化症

结节性硬化症(tuberous sclersis complex,TSC)又称 Bournerille 病,突变基因为 9 号染色体上的 TSC1 基因(9q34.3)或 16 号染色体上的 TSC2 基因(16q13.3),其中 TSC1 基因编码错构瘤蛋白(hamartin),而 TSC2 基因编码马铃薯球蛋白(tuberin)。TSC2 基因突变容易引起严重的肾错构瘤、肾囊肿并增加肾细胞癌的进展风险,因而 TSC2 基因突变型结节性硬化症比 TSC1 突变型更严重。TSC 是可累及皮肤、神经系统、呼吸系统、消化系统、骨骼系统等多器官的综合征。

【诊断依据】

1. 皮肤表现多样,可见面部血管纤维瘤、皮肤色素脱失斑、咖啡斑及鲨鱼皮斑、指趾甲纤维瘤等。

2. 神经系统症状,由于脑部肿瘤或结节引起大脑结构和发育异常,进而导致癫痫、智力低下等。

3. 可有多种肾脏病变,如肾错构瘤、囊肿、肾癌等,可单独或同时出现。肿瘤直径一般较大,且大小数目可随年龄而增长。

4. 其他症状:咳嗽、咯血、腹部包块、腰痛、血尿、高血压、腹膜后血肿等。

5. 基因检测:可见 9 号和 16 号染色体上相应基因异常。

【治疗方案】

1. 无明显症状且肿瘤直径<4 cm 者,推荐应用 mTOR 抑制剂,并每年评估症状、肾功能、高血压控制情况。

2. 对有症状进展、肿瘤直径>4 cm 者,可行保留肾位的肾部分切除或肿瘤剜除术。

【评述】

结节性硬化症是一遗传性疾病,可累及多个器官和系统,当某一器官出现症状时应做进一步检查,以明确诊断。有文献报道,肾肿瘤直径>4 cm 者,82%可伴随全身症状,9%可发生出血,因此对此类患者,一经诊断均推荐积极的治疗,尤其有恶性肿瘤可能者。

(朱申浩　王增军)

九、恶性肾血管周上皮样细胞肿瘤

【概述】

血管周上皮样细胞肿瘤(perivascular epithelioid cell tumor,PEComa)于 1992 年首次被 Bonetti 等报道,是由表达肌细胞标志物平滑肌肌动蛋白(smooth muscle actin,SMA)夹节蛋白、Calponin 等和黑色素细胞标志物(HMB45、Melan-A、酪氨酸酶和小眼转录因子等)的血管性上皮样细胞组成的一类间充质肿瘤,可发生在纵隔、子宫、肝脏、肾上腺、肾脏等部位。肾脏的 PEComa 包括许多肾血管平滑肌脂肪瘤的亚型,如经典的血管平滑肌瘤、上皮样血管平滑肌脂肪瘤、肿瘤样血管平滑肌瘤、肾窦淋巴管肌瘤病。国内外关于肾脏恶性 PEComa 的报道较少,且合并癌栓的报道更为罕见。文献报道恶性 PEComa 的发病与结节性硬化症(tuberous sclerosis complex,TSC)有关,并且有特征性的 TSC 基因改变,包括 16 号染色体短臂上 TSC2 基因的缺失,这些基因涉及参与儿茶酚胺代谢和黑色素形成的酶,并影响与生长和增殖相关的信号通路。也有报道称,恶性 PEComa 的发病与 TFE3 基因的重排有关。研究结果表明,PEComa 在青春期前,男女发病率大致相等,青春期及青春期后女性发病率逐渐较男性升高,成人女性较男性更易发病,这表明性激素可能影响疾病的发生发展。此外,激活的 mTORC1 可以驱动 mTOR/P70S6K 代谢途径,导致细胞异常增殖,调节血管、平滑肌等组织异常增殖、分化,这也与恶性 PEComa 的发生发展密切相关。

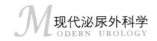

【诊断依据】

1. 肾脏恶性 PEComa 可见于各年龄段,发病年龄在 35～77 岁,平均为 53.1 岁;肿瘤直径 4.5～25.0 cm,平均 11.0 cm;女性患病率约为男性的 3 倍,且发病年龄较男性小。常见的转移部位依次为肺、肝、腹膜后组织。

2. 肾脏恶性 PEComa 表现为发热、腰痛、肉眼血尿,也可无任何临床表现,故临床表现无特异性。而其家族成员可患血管平滑肌脂肪瘤(AML)淋巴管平滑肌瘤病、血管周上皮样细胞的腹盆腔肉瘤及其他非特殊性 PEComa 等。

3. 影像学检查

(1) B 超检查:当肿瘤较小无坏死时常表现为边界清晰、较均匀的稍高回声;肿瘤较大时则呈混合性回声团块,其内可见囊性或坏死组织改变,少数病例可以出现点状钙化,形态多不规则,边界不清,周边可伴异常血流信号。

(2) CT 检查:平扫时多表现为高低混杂密度影,增强扫描呈"快进快出"表现,皮质期明显强化,髓质期和排泄期强化程度减低明显。

(3) MRI 检查:良、恶性肾脏 PEComa 的 MRI 检查均可表现为 T1 加权像非均匀低信号,T2 加权像高信号,增强期表现多样,延迟期强化明显,这可能会与一些血管瘤或局灶结节状增生病变混淆。但当 MRI 检查发现肾静脉、下腔静脉等癌栓时,则高度提示肾脏恶性 PEComa 可能。

(4) PET-CT 对区别良恶性 PEComa 有较大价值,一般恶性 PEComa 表现为高浓度病灶,而良性 PEComa 病灶表现不明显。

4. 病理学检查:病理是诊断肾脏恶性 PEComa 的金标准。PEComa 常表现为肿瘤细胞绕血管周围分布,肿瘤细胞呈上皮样或梭形细胞表现,而且联合表达人类黑色素细胞免疫标志物 HMB45、Melan-A 和平滑肌标志物。

【鉴别诊断】

肾细胞癌　肾 PEComa 的病理需与肾细胞癌鉴别,肾 PEComa 黑色素细胞标志物 HMB45、Melan-A 阳性,CK 多为阴性,而肾透明细胞癌 CK 则多为阳性,HMB45 为阴性。据文献报道,恶性 PEComa 可能合并以下 2 个或 2 个之上的特点:① 肿瘤直径>5 cm;② 细胞及细胞核高度分化;③ 高倍视野下核分裂象>1/50;④ 坏死或侵犯血管。文献报道 CK 在诊断 PEComa 的敏感性上优于 HMB45、Melan-A 和 SMA,并可用于 PEComa 与多种肿瘤的鉴别。

【治疗方案】

PEComa 多为良性且术后能达到治愈效果,而恶性 PEComa 常有侵袭性的生物学行为,表现为局部复发、周围组织侵犯或远处转移。

1. 肾脏恶性:PEComa 目前仍然缺乏治愈手段,多主张行根治性肾切除术,肾肿瘤直径≤4 cm 且位于肾脏两极、无周围组织侵犯者,常选择肾部分切除术;肿瘤过大、周围组织侵犯、远处转移者常选择根治性肾切除术;而对于术前远处转移的患者,减瘤性根治性肾切除术仍然有价值,一定程度上能延长患者生存时间。

2. 化疗和放疗:通常根治术后继续行异环磷酰胺＋表柔比星化疗,但往往收效甚微。

3. 当肿瘤较大时可考虑术前局部栓塞,待肿瘤缩小后再行二期手术治疗。

4. 靶向药物雷帕霉素(mTOR 抑制剂)对恶性 PEComa 有一定的治疗效果。抑制 mTOR 活化可能会影响肿瘤细胞对营养物质的摄取和细胞代谢,影响细胞生长和分裂,并可能诱导细胞凋亡。但是目前也有研究表明,mTOR 抑制剂常引起高血糖、高血压及心血管疾病风险,此时应当考虑药物干预。

【评述】

原发性恶性血管周上皮样细胞肿瘤发生于肾脏者罕见,肿瘤直径往往较大,临床表现及影像学表现与良性 PEComa 及肾细胞癌等难以鉴别,恶性程度较高,对周围组织侵袭性强,易复发和转移,首选手术治疗,可辅以靶向药物治疗,预后较差。

(朱申浩　王增军)

十、未分类肾细胞癌

【概述】

未分类肾细胞癌(unclassified renal cell carcinoma,URCC)是一类罕见的肾脏恶性肿瘤,指病理学上不能将其归类为任何已知病理类型的肾细胞癌。最早在1997年有人提出URCC这一概念,而后2004年WHO正式将其定义为一种单独病理类型的肾细胞癌。URCC约占肾细胞癌的3%~5%,通常含有多种类型的组织,而且大部分病理分级和临床分期较高,淋巴结转移发生率较高,预后较差。

【诊断依据】

1. 症状:间歇性、无痛性、肉眼血尿为常见症状,亦有体检发现肾占位手术证实。

2. CT:平扫见肾区等密度软组织影,边界清;增强扫描见肿块不均匀强化,实质期强化程度减弱。

3. 病理检查:切面灰黄或灰白色,实性,质稍韧,界清;镜下表现多样,有学者分析56例URCC,结果显示不可识别细胞类型占61%,为混合细胞类型占36%,另有肉瘤样变。免疫组化也不能显示存在含任何一种已知肾脏肿瘤的肾细胞癌类型,故诊为未分类肾细胞癌。

【鉴别诊断】

注意与透明细胞乳头状肾细胞癌、遗传性平滑肌瘤病相关性肾细胞癌、TRC相关的乳头状肾细胞癌鉴别。其共同特点是病理形态有相当程度重叠,但免疫组化方面不能阳性表达与形态改变相同细胞来源的肿瘤细胞特异性免疫标志物,如遗传性平滑肌瘤病肾细胞癌相关性肾细胞癌免疫组化方面通常不表达CK7、CK20和高分子量CK(如34βE12),并可检测到FH表达缺失。而患者病理免疫组化CK7及34βE12均为阳性表达。

【治疗方案】

1. 取决于肿瘤分期,对TNM分期Ⅰ~Ⅲ期的病例,无论组织学分类如何,外科手术切除是最佳选择。

2. 化疗与否与患者的总生存期无明显相关。生物靶向治疗有待进一步探讨。

【评述】

未分类细胞癌概念于1997年提出,是病理上不能将其归为已知病理类型的肾细胞癌的一类肾细胞癌。本病罕见,其细胞类型或不易识别,或为混合型,免疫组化不能证实来源细胞类型。本病恶性程度高,多因素分析显示核分级、肿瘤大小、肿瘤凝固坏死、微血管浸润和肿瘤组织学类型是影响预后的独立危险因素。随着对肾脏肿瘤组织及分子生物学研究的不断深入,针对不同组织学类型的肾癌分类越来越完善,但是仍然会有一部分肾癌不能归类于明确的类别,所以对于未分类肾癌的研究仍然不够深入,仅见有少许文献报道。在治疗上仍以根治性手术为主要治疗方式,化疗与否和患者总体生存期无明显改变,生物靶向治疗方案以及治疗效果仍有待进一步研究和挖掘。

(朱申浩　王增军)

十一、肾恶性畸胎瘤

【概述】

畸胎瘤是由多胚层组织构成的肿瘤,含有来源于外胚层、中胚层或内胚层的细胞。最常发生于睾丸、卵巢、腹膜后、骶尾部、前纵隔,极少发生于肾脏。畸胎瘤分良性和恶性,恶性畸胎瘤大约占畸胎瘤的1%,而肾脏恶性畸胎瘤更为少见。BECK-WITH等提出肾脏畸胎瘤的诊断标准:① 源于肾内和位于肾被膜内的畸胎瘤,并除外转移瘤;② 有形成肾脏以外组织结构的明显倾向。

【诊断依据】

1. 首发症状多为患侧腰腹部疼痛,可不伴血尿。

2. 体检常可扪及腹部包块,叩痛可阳性。

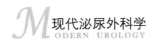

3. CT：患肾内可见外形不规则团块影，可有钙化，边界清；增强扫描强化不明显。

4. 病理检查：肿块内充满胶冻样物，壁厚薄不一，可见局部坏死；镜下见上皮增生伴重度不典型增生，细胞排列紊乱，肿瘤组织可见恶性成分。免疫组化示 CK5/6（＋）、CD10（－）、CDX2（＋）、CK7（＋）、RCC（－）、Vimentin（－），是确诊的依据。

【治疗方案】

1. 原则上应尽可能切除肿瘤组织，故首选治疗方法是根治性肾切除术。

2. 手术治疗后辅以放、化疗，以进一步改善预后。

（朱申浩　王增军）

十二、肾肉瘤样癌

【概述】

肉瘤样癌（Sarcomatoid carcinoma，SC）好发于女性生殖系统、上呼吸道和消化道，泌尿系统少见。肉瘤样癌是一种特殊的具有肉瘤样成分的癌，其特征是肿瘤为上皮组织来源，但形态上存在上皮与间叶两种分化形式。其本质上是癌，起源于同一种未分化的全能干细胞，该细胞经过多种通路最终双向分化成癌和肉瘤组织。近年来分子遗传学方面的研究证实，该肿瘤中两种成分为单克隆起源，其中癌与肉瘤成分可相互独立也可相互移行。肉瘤样肾细胞癌（Sarcomatoid renal cell carcinoma，SRCC）于1968年由 Farroul 等提出，并将其定义为"与多形性梭形细胞，或类似肉瘤的巨细胞恶性肿瘤密切相关的肾细胞癌"。2012年国际泌尿病理学会（ISUP）共识会议上定义为："只要肾细胞癌中含有非典型梭形细胞，并存在肉瘤样改变，则可被认为 SRCC"。SRCC 各亚型均可发生肉瘤样分化。

【诊断依据】

1. SRCC 多见于54～63岁的中老年人，＞90％患者就诊时可因肿瘤压迫周围脏器而出现患侧腹部不适，腹胀，腰痛和血尿等相应症状，经典的"三联征"可较其他不含肉瘤样分化的肾细胞癌常见且病情发展迅速，肿块在短期内可以长到较大的体积，容易侵犯血管，早期出现远处转移，多为肺、骨转移。

2. 影像学检查

（1）彩色多普勒检查：多显示肿块巨大，形状不规则，内部回声不均匀，边界欠清。

（2）CT 平扫及增强可显示肿瘤密度比肾实质略低，肿块挤压肾盂，肾盏或向肾盂内侵犯。肿瘤被强化，且造影剂比肾实质排泄慢。肿瘤的直径越大，病灶发生坏死的几率越大，这种坏死多不均匀，可见"坏死内强化灶"，其中坏死可以表现为片状坏死，也可以为中心性坏死，从而表现为不均匀或周边增强。

（3）MRI 对 SRCC 诊断的敏感度及准确性与 CT 相仿，但在显示肾静脉或下腔静脉受累、周围器官受侵犯及与良性肿瘤或囊性占位鉴别等方面优于 CT。

（4）术前[18]F-FDG：PET-CT 发现：SRCC 的 FDG 摄取较强，有更高的 SUVmax、SUVmean 和 SUVpeak 值，肿瘤坏死和肿瘤周围的新生血管更为常见，认为"火环标志"有助于 SRCC 的诊断。

3. 病理特点：肉瘤样癌直径巨大，平均9～10 cm，标本肉瘤样区域切面呈灰白色、肉状。镜下见肿瘤成分中癌可以是各种肾细胞癌，可表现为透明细胞，颗粒细胞、乳头状型，嫌色细胞型，嗜酸性细胞瘤型或罕见的集合管肾癌改变，大部分呈低分化；肉瘤样结构可以表现为横纹肌肉瘤样，血管外皮肉瘤样，软骨肉瘤样及未分化肉瘤样等结构，其在肿瘤中所占比例为1％～99％。

免疫组织化学染色非常重要，通过对上皮及间质组织标记，能够区分 SRCC 及肉瘤。肉瘤样癌间质成分除表达间叶标记（Vimentin、Desmin、NSE、S-100 等）外，也有上皮性标记表达；而肉瘤样成分仅表达间叶性标记。

【治疗方案】

1. 对于局限性 SRCC，肾癌根治性切除术是标准方法，其效果优于单纯肾切除。术前肾动脉栓塞能提高根治性切除的成功率,可以减少出血,但对患者预后没有明显影响。SRCC 在肾根治性切除后的远处转移发生率高,常易发生周围淋巴结和骨、肺、肝等远处脏器转移,对转移灶的切除并不能提高生存率。

2. SRCC 对于放疗,化疗均不敏感。Fernandez-Pello 等认为,化疗仅被视为转移性肿瘤的一种姑息性的治疗方法,但立体定向全身放射治疗(SBRT)显示出一定疗效。

3. 干扰素 a-2a 和白介素-2 的疗效欠佳。分子靶向治疗对不管是何种类型的 SRCC,都有血管内皮生长因子(VGEF)的过度表达,专门针对 VGEF 的靶向治疗可能为高度恶性的肉瘤样癌的治疗带来曙光。分子靶向药物联合化疗治疗 SRCC 有一定的应用前景,但仍需进一步研究。

【评述】

SRCC 临床少见,约占肾实质肿瘤的 2%～3.6%。恶性程度高,无特异性临床表现,缺乏特异性生物标志物,预后极差。SRCC 的细胞遗传学和分子改变较为复杂,不同病理类型的 SRCC 具有不同的基因变化,染色体 13q、4q、7p21-22、11q22-23 缺失及 Iq21、Iq44、12q15、16q13.3 突变与 SRCC 有关。目前诊断仍首选 CT,但 PET-CT 对 SRCC 和 ccRCC 的鉴别诊断有一定意义。单纯影像学确诊困难,结合穿刺活检有利于 SRCC 的早期诊治。治疗主张根治性肾切除,辅以免疫治疗的全身治疗。

(朱申浩　王增军)

十三、肾类癌

【概述】

原发性肾类癌是一种非常罕见的肾脏恶性肿瘤。类癌主要发生在消化系统(74%)及呼吸系统(25%),泌尿生殖系统类癌不足 1%,且主要发生于睾丸或卵巢。Zuetenhorst 等认为类癌是一种起源于神经嗜铬细胞的肿瘤,肾是泌尿生殖系统类癌中继睾丸或卵巢等性腺之后第二常见的发生部位。该病一般发生于 12～68 岁,高峰年龄为 50～60 岁,性别及双侧发病率无差异,肿瘤直径 1.5～30 cm 不等。正常肾实质中不含神经内分泌细胞,关于肾类癌的起源仍不清楚,目前常见的假说有 5 种:① 胚胎发育期发生错位至肾的神经嵴或胰腺组织;② 多潜能干细胞分化为神经内分泌细胞;③ 长期感染引起尿路上皮肠上皮化生;④ 肾外的原发性肿瘤转移到肾;⑤ 来源于某些先天或后天因素相关的散在神经内分泌细胞。目前多数报道支持最后一种假说,也有人称之为共存假说,即起源于马蹄肾、多囊肾或畸胎瘤上皮内散在的神经内分泌细胞增殖,或者起源于能够发展成畸胎瘤样小肠上皮和呼吸道上皮的异位前体细胞巢。有研究发现马蹄肾发生类癌的危险性是正常肾的 62 倍。

【诊断依据】

1. 最常见的症状为腹部或季肋部疼痛、便秘、血尿、发热等;28.6% 的患者为意外发现肿瘤。

2. 类癌可分泌多种血管活性物质,如多巴胺、组胺和前列腺素等,当这些物质直接进入体循环时,可引起心悸、腹泻、高血压、皮肤潮红、哮喘等相关症状,称之为类癌综合征。

3. 影像学检查

(1)彩超:常表现为实质性高回声肿块及周边低回声声晕。

(2)MRI 检查:肿瘤在 T1WI 呈较低信号;T2WI 呈高信号。

(3)CT 平扫密度大多略低于肾实质,增强扫描常表现为乏血供性肿瘤,瘤内可见条状钙化。

4. 血清 5-羟色胺,尿 5-羟基吲哚乙酸及放射性核素标记的奥曲肽成像是一种比较敏感的检查方法。由于超过 80% 的类癌表达生长抑素受体,使用铟-111(^{111}In)标记奥曲肽后进行显像,可使类癌原发灶及转移灶的诊断敏感性达到 85%,其不足之处是一些肾脏病灶可因奥曲肽示踪剂在肾脏正常摄取从而被遮掩,影响了诊断结果,但该方法仍可作为肾类癌诊断、分期及随访的重要工具。

5. 病理学检查:确诊主要依据病理学检查。镜下肿瘤细胞多呈腺样梁索或带状排列,可见菊形团样结构,局部可呈巢状,肿瘤间质富含薄壁血管,细胞大小较一致,多呈方形、圆形或柱状多边形,胞浆量中等,可见类癌嗜酸性颗粒,细胞核较均匀,核分裂象少见;约 1/4 类癌可见钙化。免疫组化对肾类

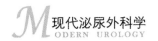

癌诊断具有非常重要的作用。超过 95% 的病例 Syn 为阳性,其次是 Vim、NSE、CgA 以及 CD56 阳性。

【鉴别诊断】

肾癌　肾癌 CT 平扫密度大多略低于肾实质,增强扫描动脉期可见明显强化,肾实质期强化低于正常肾组织,呈"快进快出"表现。

【治疗方案】

1. 以完全切除病灶为原则,可采用部分肾切除术或根治性肾切除术;对于有区域淋巴结转移的患者,采用根治性肾切除联合淋巴结切除术可提高无病生存率。

2. 化疗:单药方案如 5-氟尿嘧啶、顺铂、阿霉素等,或联合化疗方案如链脲霉素＋氟尿嘧啶或链脲霉素＋环磷酰胺等已经用于晚期类癌,但目前大多数文献认为肾类癌对化疗效果均不佳。

3. 铟-111 标记的奥曲肽或是碘-131 标记的间碘苄胍治疗晚期肾类癌可缓解类癌综合征相关症状,总有效率达 36%～70%,提高剂量时甚至可以降低肿瘤负荷。

【评述】

肾类癌罕见,高峰发病年龄在 50～60 岁。病因不清,多倾向来源于某些先天或后天因素相关的散在神经内分泌细胞,并见马蹄肾发生类癌的危险性是正常肾的 62 倍。早期症状无特异性,可有心悸、腹泻、高血压及皮肤潮红、哮喘等类癌综合征表现。根治性肾切除为首选,有转移时应行淋巴清扫,放射免疫治疗有一定疗效,化疗效果不佳。肾类癌属低度恶性肿瘤,预后取决于早期诊断、早期治疗。

(朱申浩　王增军)

十四、肾淋巴瘤

【概述】

淋巴瘤是一种起源于淋巴造血系统的恶性实体肿瘤,分为霍奇金淋巴瘤(HL)和非霍奇金淋巴瘤(NHL)两大类。原发性肾淋巴瘤(primary renal lymphoma,PRL)是一种罕见肿瘤,在所有已确诊的肾脏恶性肿瘤中所占比例不到 1%,临床上常被误认为肾细胞癌,其特征是病变定位于肾脏,没有其他器官受累的明显征象,占结外淋巴瘤的 0.7%,恶性淋巴瘤的 0.1%,以弥漫性大 B 细胞淋巴瘤(diffuse large B-cell lymphoma,DLBCL)最为常见。由 Kenopp 于 1956 年首次报道,因肾组织不含淋巴组织,且临床证实确有肾淋巴瘤存在,故有学者认为 PBL 起源于肾窦淋巴结或肾包膜淋巴网络,也有认为与慢性炎症、病毒感染及自身免疫疾病有关。目前,国际通用的 PRL 诊断标准为:① 肾脏肿物,经病理证实是淋巴瘤;② 全身除肾脏和腹膜后淋巴结外,无淋巴结及其他内脏器官等部位淋巴瘤肾外侵犯的证据;③ 血常规及骨髓象检查无异常;④ 发现淋巴瘤 3 个月后未发现其他部位淋巴瘤。

【诊断依据】

1. 临床表现多无特异性,可出现腰痛、发热、盗汗或体重减轻,泌尿系统可出现血尿、蛋白尿和肾功能衰竭等症状,其中以腰痛最为常见。

2. B 超检查:超声表现为低回声、形态欠规则、边界欠清、球体感不强、内见分枝状血流的肿物,有时见轻度肾积水,肾门淋巴结肿大。

3. CT:平扫见肾区肿块,椭圆形或分叶结节状,大多边缘光整,常较正常肾实质略低或等密度;增强扫描表现为实体密度均匀轻度强化的肿块,血管穿行病灶内,血管似"漂浮征"为其特征表现。另外肾门周围病灶容易侵犯集合系统,引起梗阻、肾积水表现。肾淋巴瘤依据 CT 表现可分为肾内肿物型、肾弥漫增大型和肾周肿物型。

4. 病理检查:是确诊的依据,PBL 以霍奇金淋巴瘤常见,其中 B 细胞淋巴瘤最为常见。切面见肿块灰白灰红色,与周围肾组织分界不清;镜下见大量肿瘤细胞呈浸润性生长,细胞胞浆稀少;免疫组化示 CK3(＋)、CK20(＋)、CD79a(＋)、PAX-5(＋)、Ki67(＋)。

【鉴别诊断】

1. 肾乳头状细胞癌　表现为肾皮质实质肿块,膨胀性生长,多数肿瘤有完整纤维假包膜,边界清楚,肿瘤较小时,密度均匀,肿瘤较大时因成分复杂及乳头状结构存在,使其较易出现囊变、坏死、钙化,增强扫描呈不均匀轻-中度强化。

2. 肾嫌色细胞癌　起源于肾髓质集合管,膨胀性生长,肿瘤边界清晰,常见假包膜,CT 平扫较肾实质密度高,钙化常见,部分病灶中央可见星芒状及轮辐状瘢痕,此征象被认为是该肿瘤的重要影像学特征。

【治疗方案】

1. 手术:保留肾单位的肾部分切除术、患肾的根治手术及活检等。单纯手术切除的治疗越来越少,手术通常是为明确诊断,取病理定性而采用。

2. PRL 患者病理类型以弥漫大 B 型为主,所以通常是采用 CHOP 方案或 R－CHOP 方案进行全身化疗。联合应用利妥昔单抗后的 R－CHOP 方案,使 B 细胞类型的 PRL 的 PFS 和 OS 有了大幅提高。

【评述】

肾淋巴瘤罕见,确诊依据病理检查并排除其他器官受累。治疗以手术辅以化疗、放疗的综合治疗,本病预后差,尤其是并发肾衰患者。

（朱申浩　王增军）

十五、肾恶性横纹肌样瘤

【概述】

肾恶性横纹肌样瘤(malignant rhabdoid tumor of kidney,MRTK)是一种具有高度侵袭性的恶性肿瘤,临床罕见。常发生于婴幼儿,预后极差,男性发病率稍高于女性(男女发病之比为 1.5∶1)。该病由 Beckwith 等在 1978 年首次提出。起初 MRTK 被认为是肾母细胞瘤的一种亚型,1981 年 Haas 等发现了其不同于肾母细胞瘤和肾横纹肌肉瘤的独特性,故将其独立命名。随着研究的深入,学者们发现 MRT 还包括中枢神经系统起源的非典型畸胎瘤样/横纹肌样瘤,以及肾外头颅外起源的非中枢神经系统横纹肌样瘤,并且 MRTK 有着与所有 MRT 共同的特点,即抑癌基因 SMARCB1/INI-1 异常。同时,细胞遗传学研究也发现,多数 MRTK 患者的 22 号染色体单体缺失或 22q11.2 的 hSNF/INI-1 基因突变失活,故 INI-1 蛋白在核内表达丧失对于该病的诊断具有重要意义,可与肾横纹肌肉瘤相鉴别。MRTK 最常见的死因为肿瘤转移,其中,最多见的转移部位为肺和颅脑,其次是肝脏等腹部脏器以及骶尾部、髋关节等。

【诊断依据】

1. 大多患儿的首发症状为血尿、腹部包块、腹痛。

2. B 超:可见肾肿瘤呈低回声,但超声表现无特异性;CT 平扫见软组织密度肿块,增强扫描见轻～中度不均匀强化,且 CT 和 MRI 可见肾包膜下血肿/积液,此改变围绕肿瘤呈"新月形液性暗区",被认为是此病特征性的影像学改变。

3. 确诊依据病理和免疫组化及基因检测,即抑癌基因 SMARCB1/INI-1 突变或缺失。

【鉴别诊断】

横纹肌肉瘤　横纹肌肉瘤 INI-1 蛋白(＋),而本病 INI-1 蛋白(－)。

【治疗方案】

1. 多采用手术加术后放、化疗的综合治疗方案。首先,肿瘤完全切除被认为是术后长期存活的前提和基础。只要未确定临床转移,均应尽可能一次或多次手术切除所有肿瘤组织。

2. 若肿瘤无法完全切除,大剂量化疗和局部伽马刀治疗也可改善预后。目前长春新碱、阿霉素、环磷酰胺与依托泊苷、异环磷酰胺的交替化疗方案得到了国内外专家的普遍认同,被认为对 MRTK 有效。

3. Sultan 等利用美国 SEER 数据库证实,放疗对于提高 MRTK 患者的生存率也具有举足轻重的意义。

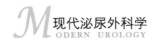

【评述】

肾恶性横纹肌样瘤是恶性横纹肌样瘤一种,罕见,以小儿多见,与抑癌基因异常有关。临床表现无特异性,CT、MRI可见特征性的"新月型液性暗区",确诊依据病理及基因检测。手术＋放化疗的综合治疗为首选,尤其彻底切除是长期存活的关键。尽管如此,MRTK的总生存率不容乐观,国外报道三年总体存活率为12%～38.4%不等;并且,年龄小于6个月、伴有颅脑等远处转移、检测出SMARCB1基因突变的患儿预后更差。

(朱申浩　王增军)

第七节　肾良性肿瘤

人类肾脏发育过程中,经过前肾、中肾、后肾三个连续而有重叠的阶段,肾良性肿瘤根据细胞来源分为上皮来源和非上皮来源两类。来源于后肾残余上皮或永久上皮的良性肿瘤统称为肾脏上皮来源良性肿瘤,主要包括嗜酸细胞瘤、肾腺瘤和后肾腺瘤;非上皮来源的称为非上皮来源良性肿瘤,包括平滑肌瘤、脂肪瘤、血管瘤、淋巴瘤、血管平滑肌脂肪瘤、神经鞘瘤等。

一、肾上皮来源良性肿瘤

(一)肾嗜酸细胞瘤

【概述】

肾嗜酸细胞瘤(renal oncocytoma,RO)于1942年由Zipple首次报道,1976年由Klein和Valensi对本病作全面描述,起源于肾集合管的B型闰细胞,因细胞富含嗜酸颗粒而得名。临床少见,约占肾实质肿瘤的3%～7%,高发年龄在40～60岁,女性多发。肾嗜酸细胞瘤存在诸多染色体异常,以1号和/或14号染色体基因缺失最常见,其他有11q13染色体重排等。

【诊断依据】

1. 肾嗜酸细胞瘤大多无症状,在体检时偶尔发现。少数病例有轻微腰痛,偶可扪及腰腹部包块,部分病例有镜下或肉眼血尿。

2. 影像学检查

(1)B超:可见肾表面的圆形或椭圆形肿块,呈低回声,也可为混杂高回声,边界清楚,内部回声尚均匀,有时可见中央星芒状瘢痕样改变。

(2)CT:平扫见稍低密度或等密度肿物,位于皮质,外生型,边界清,多数可见完整包膜,可有钙化。增强扫描见中度均匀强化,内部可见条索状、星芒状低密度瘢痕,即中央瘢痕。另可见轮辐征,即肿瘤轮辐状强化。

(3)MRI:T1WI表现为低信号肿物,T2WI大部分为高信号,部分为等信号或低信号,并可见完整的包膜。中央星芒状瘢痕在T1WI和T2WI常表现为低信号的纤维化、硬化或钙化组织;新形成的瘢痕因富含水分,T2WI表现为较高信号。

3. 病理检查:大体标本见为边界清楚的实质性肿物,切面呈棕红色或褐色,出血、坏死少见;镜下见瘤细胞呈大小不等的管状或腺泡状排列;瘤细胞大小不一,圆形或多角形,胞质较丰富,充满粗大的强嗜酸性颗粒,核小、圆形、规则,染色质均匀,核仁多不明显。如见嗜酸母细胞则对诊断有提示作用。免疫组化常表达CK18、EMA、E-Cadherin、CD117阳性。电镜见瘤细胞胞质内有大量大而圆、板层状排列的线粒体聚集,其他细胞器和脂质空泡较少。

【鉴别诊断】

肾血管平滑肌脂肪瘤　肿瘤内有脂肪成分,B超检查亦强回声光团,CT检查呈低密度,为负值。而嗜酸细胞瘤为低回声,CT值为正值,增强见中央瘢痕呈星芒状为其特征性表现。

【治疗方案】

1. 对肿瘤小，无症状者可予观察。大多数嗜酸细胞瘤缓慢进展，年增长少于 14 mm。初步数据显示，在适当选择的患者中，主动监测（AS）可能是管理嗜酸细胞瘤的一个安全选择。

2. 因本病为良性病变，故宜行保留肾单位手术、肾肿瘤剜除术，对肿瘤体积较大的可行患肾切除术。射频消融和冷冻消融是可选择的治疗方式。

【评述】

肾嗜酸细胞瘤为少见的肾良性肿瘤，影像学检查见肿瘤内部呈"星芒状"瘢痕为其特点，确诊依据病理检查。手术治疗以保留肾单位手术为主，当肿瘤细胞具有明显异形性或出现血管包膜、肾周组织侵犯时，应密切随访。

（朱申浩　李杰）

（二）肾腺瘤

【概述】

肾腺瘤（renal adenoma）是一种较少见的肾脏良性肿瘤，起源于肾小管成熟上皮组织，又称为肾乳头状腺瘤。其发病原因不清，肿瘤直径多为 1.0～2.0 cm。尸检发现其发生率为 7%～23%，成人发病率不足 1%，男女发病比为 3∶1。肾腺瘤在 VHL 病及获得性肾囊性病患者中多见，恶变率约为 15%，也有人认为肾癌可起源于肾腺瘤。

【诊断依据】

1. 常无临床症状，生长缓慢，肿瘤多位于靠近包膜的肾皮质内，偶有腰痛，若肿瘤较大时可表现为腹部包块，侵及肾盂时可出现血尿。

2. 影像学检查

（1）B 超：肾腺瘤超声表现为强回声，均匀一致，边界清晰。

（2）CT 平扫多表现为突向肾皮质外的等或高密度软组织肿块影，密度均匀，偶可见散在点状钙化；增强后呈轻或中度强化，瘤内无出血坏死征象。

3. 病理检查：外观为边界清楚的实性包块，无包膜，体积多较小；光镜下呈乳头状或管乳头状结构，细胞分化良好，无异形性。可分为四型：小管状腺瘤、嗜酸性近端小管腺瘤、乳头状腺瘤、腺泡状腺瘤。

【鉴别诊断】

1. 嗜酸细胞腺瘤　其 CT 影像学特征是：① 50%～100% 的肿瘤平扫表现为等密度或稍低密度，增强扫描呈中等强化，缺乏出血、坏死征象；② 肿瘤包膜完整，界限清晰；③ 中央星形瘢痕为其特征性改变。

2. 后肾腺瘤　超声表现强回声，有大量钙化、骨化、砂粒体形成。CT 平扫表现为高密度，当肿瘤较大时可见到钙化、出血坏死。增强时肿瘤周边快速强化，稍低于肾实质，坏死区不强化。但 MRI 表现为 T1 加权、T2 加权均为增强。

【治疗方案】

肾腺瘤是良性肿瘤，治疗应行肿瘤剜除术或肾部分切除术；若怀疑恶性，术中应快速冰冻病理确诊后可行根治性肾切除术。对长期血透患者，可行根治性肾切除术。

【评述】

肾腺瘤为一种肾小管上皮性良性肿瘤，乳头状腺瘤与分化好的肾乳头状腺癌可能是同一肿瘤的不同发展阶段。无并发症的肾腺瘤无需特殊处理；肿瘤直径<3 cm 者可行肿瘤剜除或肾部分切除术；疑有恶变者应行根治性肾切除术，术后应密切随访。

（朱申浩　李杰）

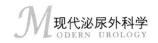
（三）后肾腺瘤

【概述】

后肾腺瘤（metanephric adenoma，MA）是一种起源于胚胎期后肾残余肾小管幼稚上皮细胞的罕见良性肾脏原发性肿瘤，1992年由Brisigotti命名，约占原发性肾脏肿瘤的0.2%。2016年WHO肾肿瘤病理学分型将MA同后肾腺纤维瘤（metanephric adenofibroma，MAF）、后肾间质瘤（metanephric stromal tumor，MST）归为一类，统称为后肾肿瘤。其中MA完全由上皮细胞构成，MST完全由间质细胞构成，MAF则是由混合上皮细胞-间质细胞构成。发病年龄从15个月至83岁，多在50～60岁之间，女性多见，一般单侧受累。

【诊断依据】

1. 大多数无明显症状和体征，少数表现为腰腹痛，肉眼或镜下血尿，腰部肿块等，约10%的患者伴红细胞增多症。

2. 影像学检查

（1）B超：可见圆形实性肿块，低或高回声，内部可有液性暗区，周围有低回声环。

（2）CT：平扫见肿块为等密度或高密度，可有片状出血、囊变坏死区。增强扫描为渐进性不均匀强化，皮质期无强化或轻度强化，髓质期强化明显，肿瘤囊性变后可见肿块内有液化无强化区。

（3）MRI：因病变中心易出血、坏死、囊变，MRI示信号不均匀，急性出血见T1WI和T2WI为斑片状高信号，慢性出血表现为T1WI和T2WI为低信号，囊变区表现为长T1和长T2信号。

3. 病理：切面见肿瘤呈灰色、褐色或黄色；镜下见肿瘤细胞大小不一，细胞多排列成腺泡状，部分细胞堆集排列成团状，类似新生儿肾小球结构。其中肾小球样结构、花蕾样结构为本病特有的组织结构，有重要的诊断价值。BRAF V600E突变诊断MA的敏感性为88%、特异性为100%。免疫组化示WT1（＋）、CD57（＋）、Vimentin（＋）、CD7（－）、EMA（－）有助于与其他肿瘤鉴别。

【鉴别诊断】

1. 肾血管平滑肌脂肪瘤（RAML）　因其富含脂肪、血管，通过MRI抑脂序列容易鉴别。但乏脂肪性RAML，在增强后RAML为延迟强化，且强化均匀，强化程度较MA明显，可资鉴别。

2. 肾腺瘤　起源于成熟的肾小管上皮细胞，好发于长期血透患者。一般无症状，肿瘤直径多小于1.5cm，多位于肾包膜下，组织学可见小管状或乳头状结构，易与后肾腺瘤鉴别。

【治疗方案】

大多数学者认为MA为良性肿瘤，故治疗上多采取保留肾单位的手术，对合并其他恶性肿瘤成分者可行根治性肾切除术，总体预后良好。

【评述】

后肾肿瘤是一种罕见的肾脏相对良性肿瘤，包括MA、后肾腺纤维瘤（MAF）、后肾纤维瘤或称后肾基瘤（MSF）。其组织来源多认为是后肾胚芽成分，具有独特的组织学结构特征-花蕾状及肾小球样结构。有报道MA伴腹腔淋巴结转移，病理见为低度恶性或伴有癌成分和Wilms瘤成分，这提示MA并不是单纯的良性肿瘤，可能发生恶变或伴有其他恶性肿瘤成分，故主张术前行肿瘤穿刺活检或术中快速病理检查。治疗存在争议，大多认为宜采取肿瘤剜除或肾部分切除术，但因MA可能存在多灶性，同时肿瘤可能混有恶性成分，因而有人主张行根治性肾切除术。

（朱申浩　李杰）

二、肾非上皮来源良性肿瘤

1998年WHO第2版肾肿瘤分类中将肾非上皮来源良性肿瘤分为肾血管平滑肌脂肪瘤、平滑肌瘤、脂肪瘤、肾髓质间质细胞瘤、血管瘤、淋巴管瘤和球旁细胞瘤等。2004年WHO第3版肾肿瘤分类中，将上述肿瘤连同神经鞘瘤、孤立性纤维腺瘤等归类于肾间质肿瘤中。2016年WHO第4版肾肿瘤分类中，新增血管网状细胞瘤。上皮样肾血管平滑肌脂肪瘤是肾血管平滑肌脂肪瘤中的一种特殊类型,其中上皮样细胞成分应至少含有 80% 以上,具有恶性潜能。

(一) 肾血管平滑肌脂肪瘤(肾错构瘤)

【概述】

肾血管平滑肌脂肪瘤(renal angiomyolipoma,RAML)又称肾错构瘤(renal hamartoma),起源于肾间质细胞(血管旁上皮细胞)。RAML 是一种克隆性真性肿瘤,由 X 染色体非随机性失活所致。Fischer 于 1911 年最先描述本病的组织病理特征:即由比例不一的异常的厚壁血管组织、平滑肌组织和脂肪组织三部分组成。本病可单独散发形式发病,也可作为结节硬化病(tuberous sclerosis complex,TSC)的一种临床表现形式。结节硬化病又称布尔纳维病(Bourneville disease),可同时患有双肾多发病灶,面部有蝴蝶状皮脂腺瘤,大脑发育迟缓,智力差,有癫痫发作等,还可累及脑、眼、心、肺和骨骼,是可累及全身多器官的错构瘤病变为特征的常染色体显性遗传性疾病。

【诊断依据】

1. 肿瘤压迫引起的症状:可有腰部不适,也可因压迫胃和十二指肠引起胃肠道症状,大的肿瘤可有腹部包块。

2. 双肾多发性 RSML 合并结节性硬化症(TSC)有面部典型的红色丘疹状血管纤维瘤,面部有扁平斑、癫痫症、智力障碍等,典型三联症为智障、癫痫和面部血管瘤。

3. 出血引起的症状:因肿瘤包膜菲薄,如破裂出血可引起突发腰痛、腹膜后血肿、低血压等。

4. 血尿:由于肿瘤靠近集合系统,向集合系统破溃可引起血尿,甚至血凝块堵塞肾集合系统。

5. 肾功能:双侧 RAML 肿瘤增大时,压迫肾实质和血管,引起高血压和肾功能减退。

6. B 超:由于脂肪成分的存在,可见肿瘤呈高回声,局部可不均匀,后方回声衰减明显。超声造影在脂肪缺失型 RAML 表现为"慢进慢退",而肾细胞癌表现为"快进快退"。

7. CT:CT 值为 -15Hu 以下的区域通常即认为是脂肪成分,即可诊断为 RAML;认为平滑肌成分为主时,CT 常表现为高密度,并可有中等度强化;当三种成分混杂时可表现瘤体密度不均匀。对乏脂肪成分的 AML,可用 CT 直方图分析以鉴别出乏脂肪成分的 AML,特异性近 100%。

8. MRI:对肿瘤内脂肪成分的鉴别意义较大,最具特征的脂肪信号是 T1WI 呈高信号,T2WI 为中信号,且在 T1WI 压脂成像时表现为低信号。对 CT 不能鉴别的乏脂肪成分的 RAML,借助 MRI 可资鉴别。

9. 在结节性硬化症中,AML 可见肿大的淋巴结,这不代表转移,而是 AML 的多中心性所致,在极少数情况下,可见 RAML 非恶性瘤栓延伸到下腔静脉或肾静脉,这与 AML 的血管营养型生长有关。但上皮样 AML 有可能是恶性的,这时需依据病理检查来鉴别。

10. 病理检查:RAML 切面可呈棕褐色、白色、粉红色或黄色等;镜下见由血管成分、平滑肌细胞和脂肪细胞构成,每种成分的比例可有明显差异。血管通常为厚壁、偏心性分布;平滑肌细胞可围绕血管分布,并具有平滑肌细胞和黑色素细胞的特征。免疫组化示 HMB-45 和 Melan-A 等黑色素细胞标志物常呈阳性表达,平滑肌细胞标志物(如 SMA 等)也呈阳性表达。而具有恶性潜能的上皮样血管平滑肌脂肪瘤(epithelioid angiomyolipoma,EAML)可见扩散的生长模式,上皮样细胞增生和核异型。另,检测 Ki-67 及 P53 表达有助于鉴别良性或恶性 EAML。

【治疗方案】

1. 对于大多数 AML(占 48%),主动监测(AS)是最合适的选择。在一组 AS 患者中,只有 11% 的 AML 出现生长,2% 报道自发性出血,导致 5% 的患者接受了积极治疗。传统上使用的 4 cm 截点值本身不应触发积极治疗。

2. 积极的外科干预:指征为:① 肿瘤出现相关症状;② 肿瘤体积较大(最长径>4 cm);③ 肿瘤生长部位不佳;④ 怀疑恶性;⑤ 肿瘤生长速度较快;⑥ 肿瘤内形成的动脉瘤直径>5 mm;⑦ 无法规范随诊复查处理者;⑧ 有生育计划的女性。外科干预方法有肾部分切除术、肾切除术、经皮选择性肾动脉栓塞术(percutaneous selective renal artery embolization,SAE)、射频消融及冷冻消融等。

3. 患有结节性硬化症的患者中,通常可以通过使用依维莫司抑制 mTOR 通路来诱导双侧 AML 的体积减小。在一项小型 Ⅱ 期试验中,依维莫司在散发性 AML 中的疗效也得到了证实。分别有 55.6% 和 71.4% 的患者在 4 个月和 6 个月时肿瘤体积减少了 25% 或更多。

4. RAML 破裂出血的救治:对生命体征平稳者,首选保守治疗,SAE 或肾部分切除术,必要时可行肾切除术。

【评述】

RAML 是染色体显性遗传性疾病,成分由厚壁血管、平滑肌和脂肪组织构成。可单独发病,亦可为结节性硬化症的一种临床表现。可单侧发病,亦可双侧性或多发性。MRI 和脂肪抑制成像在诊断上价值较大。AML 可见肿大的淋巴结,RAML 瘤栓可延伸到肾静脉和下腔静脉,这与 AML 的血管营养型生长及多中心有关。肿瘤<4 cm 且无症状者可随诊观察;需外科干预者,首选保留肾单位的肾部分切除术,另有栓塞、消融等;对有恶性潜能的上皮样血管平滑肌脂肪瘤应注意鉴别,推荐行 NSS,有瘤栓则推荐行肾切除术+瘤栓取出术,但术后化疗效果不佳,依维莫司有一定应用前景。本病应注意长期随访。

(朱申浩 李杰)

(二)肾血管瘤

【概述】

血管瘤是一种来源于血管淋巴管内皮细胞聚集增生的先天性肿瘤样病变,好发于肝、肾,按病理和形态,可分为毛细血管瘤、海绵状血管瘤、混合型血管瘤、血管内皮瘤、肉芽肿型血管瘤、蔓状血管瘤、血管球瘤、海绵状血管平滑肌瘤、血管肉瘤等。肾血管瘤(renal hemangioma)是一种罕见的先天性肾脏良性肿瘤。以下介绍肾血管瘤的几个常见亚型:

肾毛细血管瘤:多位于肾髓质黏膜下,常单发,可压迫周围组织,但不会与周围血管相通,选择性肾动脉造影示毛细血管呈团状扩张,毛细动脉周呈卷发状、斑点状分布。

肾交织状血管瘤(renal anastomosing hemagioma,RAH):属于肾毛细血管瘤亚型,于 2009 年由 Montgomery 首次描述,好发于终末期肾病患者。

肾血管球瘤:为间叶性肿瘤,起源于细小动静脉吻合处血管球体的平滑肌样细胞,多见于中老年人。又分为实性血管球瘤、球血管瘤和血管球肌瘤。多发生于四肢皮下,发生于泌尿生殖系统者罕见。

肾血管瘤病因不明,亦未发现与肾血管瘤发病相关的基因异常。

【诊断依据】

1. 绝大多数无临床症状,部分可有间断、全程、肉眼血尿,腰痛。血块堵塞输尿管时可出现同侧肾绞痛。

2. 高血压,甚至有自发性肾破裂者。

3. B超:常表现为强回声,少数表现为中低回声的实性占位。超声造影表现为动脉期病变部位造影剂迂曲团块样充盈,而静脉期造影剂退出慢于正常血管,表现为造影剂"快进慢出",与肾细胞癌的"快进快出"不同。

4. CT:平扫呈等密度,增强扫描呈结节状团块状强化,其中无强化的低密度区同时可见造影剂"快进慢出"现象。

5. 肾血管造影:被认为是诊断肾血管瘤的金标准。可见动脉期造影剂充盈迅速,血管迂曲成团,占位效应不明显;静脉期病变强化明显,且造影剂排泄缓慢;静脉后期病灶更显而易见。

6. 输尿管软镜检查:对单侧反复血尿诊断不明确者,可行输尿管软镜检查以发现微小病灶,并在窥镜下行电凝或激光治疗,可获良好诊疗效果。

7. 病理：可进一步明确肾血管瘤的类型。

（1）血管球瘤：镜下见肿瘤由比例不同的血管球细胞、血管和平滑肌细胞组成，免疫组化示平滑肌肌动蛋白和波形蛋白阳性。

（2）肾交织状血管瘤：镜下见由相互吻合呈交织状的血窦腔构成，血管内皮细胞呈靴钉状，免疫组化示 CD31（＋）、CD34（＋）、SMA（＋）、Vimentin（＋）、Ki67（＋）等。

【鉴别诊断】

肾细胞癌　CT 平扫表现为低密度或等密度，肿块较大时可见坏死、出血、囊变；增强扫描可见"快进快出"表现。

【治疗方案】

1. 手术治疗：包括肾部分切除术，肾切除术，亦可行消融治疗。

2. 介入治疗：可行经皮肾动脉超选择性栓塞治疗。

3. 输尿管软镜下行电凝或激光治疗，仅适用于病灶较小者。

4. 等待观察：对症状不明显的小的瘤体，尤其是肾毛细血管瘤，因有自然消退倾向，可动态观察。

【评述】

肾血管瘤罕见，一般无明显症状，破溃时可引起血尿、贫血，血块堵塞输尿管时可出现同侧肾绞痛。术前明确诊断可予栓塞或手术治疗，输尿管软镜检查可兼顾诊断和治疗。本病为良性，预后良好。

（朱申浩　李杰）

（三）肾素瘤

【概述】

肾素瘤（reninoma）是一种罕见的良性肾肿瘤，是由肾小球入球小动脉的血管平滑肌细胞分化而来，又称肾球旁细胞肿瘤（juxtaglomerular cell tumour，JGCT），因其可分泌大量肾素，引起继发性醛固酮增高，故临床上主要表现为严重高血压、低钾血症等症状。1967 年由 Robertson 等首次报道，1968 年 Kihara 报道第二例，因此又称 Robertson-Kihara 综合征。研究发现，很多肾素瘤患者的 9 号和 11 号染色体出现缺失。

肾素瘤的平均发病年龄为 27 岁（6～69 岁），男女发病比为 1∶2。Dong 等根据患者血压和血钾的水平，将肾素瘤划分为三类：同时具备高血压和低钾血症者，称为典型肾素瘤；只具有二者其一的，称为非典型肾素瘤；二者均不具备但病理证实为肾素瘤者，称为无功能肾素瘤。

【诊断依据】

1. 高血压是肾素瘤的主要临床症状，其他的症状有头痛（48％）、恶心（13％）、烦渴（9％）、疲劳（7％）和多尿和（或）夜尿症（11％）。

2. 所有病例血浆肾素均升高，81％ 的病例发生低钾血症，血浆醛固酮通常增加。

3. 超声可作为肾素瘤的筛查方法，大多为低回声，但也有表现为等回声或高回声。由于肾素瘤体积较小（0.2～9.0 cm，平均 3 cm），故 B 超检查容易造成漏诊。

4. CT：平扫表现为等密度或低密度肿物，肿瘤在动脉早期无明显强化，门脉期或延迟期可有轻～中度强化，门脉期肿瘤 CT 值高于动脉早期，因此门脉期及延迟期肿瘤显示较清楚（"慢进慢出"），这种表现与肾细胞癌的"快进快出"不同。

5. MRI：检查与 CT 类似，为一个边界清楚的病灶，缺乏特异性，T1WI 图像显示为等信号或低信号区域，而在 T2WI 图像上则显示为高信号。对于体积小的肿瘤，诊断比较困难，则需 MRI 联合 CT 进行诊断。

6. 实验室检查：表现为高肾素高血管紧张素-Ⅱ和高醛固酮，低血钾。立位后可激活肿瘤内的交感神经末梢，使其释放肾素，故肾素和血管紧张素-Ⅱ水平可进一步升高。选择性肾静脉采血可见患

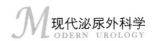

侧肾素明显升高,可协助判断肿瘤的侧别。

7. 免疫组织化学染色肾素瘤表现为 CD34 阳性,可区别于肾细胞癌(细胞角蛋白阳性)和血管平滑肌脂肪瘤(HMB-45 阳性)。在超微结构中,可见不成熟的菱形分泌颗粒,此为前肾素颗粒,具诊断价值。

【鉴别诊断】

1. 原发性醛固酮增多症　此病也表现为高血压、高醛固酮和低血钾,但肾素活性低于正常,影像学检查可发现肾上腺区占位性病变。

2. 肾动脉狭窄　血浆肾素活性可轻度升高,但血浆醛固酮升高和血钾降低都比较轻,而 JGCT 肾素活性更高更明显。肾动脉彩色多普勒超声检查或肾动脉造影可明确肾动脉狭窄的部位及程度。

【治疗方案】

因肾素瘤体积较小,多发生于青年,大多为良性,故肾部分切除术为肾素瘤的首选治疗方法。近年来腹腔镜技术在泌尿外科中应用广泛,因此腹腔镜下肾部分切除术也成为肾素瘤治疗的首选方式。由于肾素瘤多位于肾实质内,腹腔镜下超声定位检查,不仅可以明确定位肿物大小、位置、血供情况,还可缩短手术时间。

【评述】

肾素瘤罕见,体积较小,多见于青年人,因肿瘤分泌的肾素与肝内 α_2 球蛋白结合形成血管紧张素-Ⅰ,其作用:① 流经各脏器血管床时,特别是肺循环,被转化酶转化成血管紧张素-Ⅱ,其作用直接使血管收缩;② 经交感神经系统而间接收缩血管;③ 收缩输出小动脉而输入小动脉不收缩,从而增加肾小球压力,减少钠排出;④ 刺激肾上腺皮质分泌醛固酮。因此肿瘤分泌过多的肾素后导致肾素-血管紧张素-醛固酮系统激活而产生上述表现。CT 对诊断有较大价值,分侧肾静脉采血化验有助于定位诊断,治疗以外科手术为首选。病理检查时在超微结构中见到不成熟的菱形分泌颗粒有重要诊断价值。肿瘤切除后血压及血浆肾素水平可很快恢复至正常,术后一般不需降压药物控制血压,但术后早期仍需密切监测血压,判断有无合并原发性高血压的可能。本病多为良性,预后良好,但长期高血压可影响肾功能,少数文献报道 JGCT 有可疑恶性潜能的病例,故应定期随诊。

(朱申浩　李杰)

(四)肾平滑肌瘤

【概述】

肾脏平滑肌瘤(renal leiomyoma)罕见,多起源于肾包膜,肾盂及肾血管的平滑肌组织。肾平滑肌瘤约占所有肾良性肿瘤的 1.5%,占所有肾肿瘤的 0.29%,但是尸检报告中的患病率却高达 4%～5.5%。患者中约 2/3 为女性,好发于白种人,发病年龄多为 20～50 岁,并且随着年龄增长,发病率有升高的趋势。该病在双侧肾脏的发病率无显著差异,肿瘤多位于肾下极,按肿瘤生长的位置可将其分为三类:肾包膜下型(53%)、肾包膜型(37%)和肾盂型(10%)。

肾血管平滑肌瘤的病因尚不明确,雌激素、孕激素与生殖系的平滑肌瘤尤其是子宫平滑肌瘤的发病密切相关,而肾平滑肌瘤也好发于围绝经期的女性患者,因此有研究者认为围绝经期女性患者体内激素水平的变化可能影响肾平滑肌瘤的发生发展。此外,有研究指出该病的形成可能与 MED12、HMGA2 基因突变,EB 病毒感染,免疫缺陷或长期服用免疫抑制剂有关。

【诊断依据】

1. 常见的临床症状和体征有:肾区包块、腰腹痛和血尿,但三者同时出现的概率很小。

2. B 超:示肿块为等回声,少数为囊实性,包膜完整,血供少。

3. CT:平扫见肿瘤为边界清楚的等密度软组织实性占位,肿瘤多位于肾包膜、包膜下或肾盂;增强扫描见瘤体内低血流或无血流信号,而周围血管迂曲包绕肿瘤。

4. MRI:表现为 T1WI、T2WI 低信号,肿瘤边界清楚。

5. 病理检查：剖面见肿瘤灰白色鱼肉样，包膜完整；镜下见瘤细胞呈编织状分布，细胞核略长，胞质红染；免疫组化示 CD34（＋），SMA（＋），Act（＋），HMB45（－）。

【鉴别诊断】

1. 肾血管平滑肌脂肪瘤（renal angiomyolipoma，RAML）　典型的 RAML 因含有脂肪成分而易于鉴别，但脂肪成分含量低的 RAML 与平滑肌瘤鉴别较困难，肿瘤的形态，假包膜及尖角征对两者的鉴别有一定的意义。

2. 肾平滑肌肉瘤　多具有外侵性生长，边界不清，血供丰富，镜下细胞排列致密，含有较多核分裂象和异形细胞，免疫组化示 Ki67 高表达等特点。

3. 肾细胞癌　因肿瘤多伴有出血，坏死，液化和外侵性生长等特征可与平滑肌瘤鉴别。小体积的肾细胞癌形态与肾平滑肌瘤相似，在影像学上，增强 CT 表现为"快进快出"的不均匀强化，而肾平滑肌瘤因含有致密的平滑肌组织，增强 CT 呈缓慢持续的均匀强化，且强化程度低于周围肾实质。

【治疗方案】

治疗方式还是以手术治疗为主，根据肿瘤的大小、位置、形态，术者的经验等因素，可选择的手术方式有肿瘤剜除术、肾部分切除术和肾切除术。

【评述】

肾脏平滑肌瘤为罕见的肾间质良性肿瘤，治疗以手术为主，确诊靠病理和免疫组化。本病预后良好，术后生存率高。目前的报道中，未见肿瘤复发和恶变。

（朱申浩　李杰）

（五）肾神经鞘瘤

【概述】

神经鞘瘤（schwannoma）来源于神经鞘雪旺细胞，通常表现为生长缓慢的良性肿瘤。其常见的发病部位是头部、颈部、四肢和后纵隔，发生在腹膜后的仅占 1%～3%，累及肾脏者更为罕见。仅有极少数恶性神经鞘瘤的报道，且多见于神经纤维瘤患者。

【诊断依据】

1. 临床表现通常不明显，多在体检中偶然发现病灶，仅在肿瘤较大时可能表现出腹痛、腰痛等压迫症状。

2. CT 和 MRI 检查：可见病变最常位于肾门部，这是因为组成肾主要神经的交感神经和副交感神经纤维多伴行肾动脉进入肾门。肾神经鞘瘤通常表现为边界清楚的孤立性占位，较少侵犯周围组织。CT 平扫显示该占位密度均匀，增强后可见不同程度的强化，而其中坏死区则不会强化。MRI 示肾神经鞘瘤在 T1WI 上常表现为稍低信号到等信号，在 T2WI 上表现为不均匀的高信号且与其微观结构有关，增强后于 T1WI 可见肿瘤实体部分均匀增强。

3. 病理检查：镜下可见细胞增生致密区（Antoni A 区，含丰富的栅栏状排列的梭形细胞成分以及 Ver‑cay 小体）和疏松区（Antoni B 区，细胞较少，但含丰富的黏液和基质水肿成分）交替相间。若肿瘤以致密区为主，则称为 Antoni A 区型；以疏松区为主则称为 Antoni B 型。这也是导致其 T2WI 上呈现不均匀高信号的原因，即 A 区因肿瘤细胞密集表现为高信号，B 区则因黏液丰富而信号高于 A 区。当组织学形态不典型时，免疫组化中 S-100 呈弥漫性强阳性表达有助于诊断神经鞘瘤，Ki-67 低表达可帮助确定其良性特征。

【鉴别诊断】

1. 肾血管平滑肌脂肪瘤　以梭形细胞成分为主的血管平滑肌脂肪瘤易与神经鞘瘤混淆，但镜下血管平滑肌脂肪瘤呈以直角相交的短束，而神经鞘瘤呈栅栏状长束。同时，免疫组化示血管平滑肌脂肪瘤为 HMB-45 和 actin 阳性，而神经鞘瘤均为阴性。

2. 肉瘤样肾细胞癌　也可表现出大范围的梭形生长模式，但镜下还可以观察到典型的局部癌变

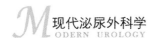
区域,表现出破坏性和浸润性,缺少完整的包膜,免疫组化不会强表达 S-100,而有局灶的角蛋白表达。

【治疗方案】

手术切除是治疗肾神经鞘瘤的首选方案,可行肾切除术。若术前影像学检查显示肾门部占位且病灶符合肾神经鞘瘤影像学特征,则可行保留肾单位手术。

【评述】

肾神经鞘瘤为缓慢生长的良性肿瘤,确诊依据病理及免疫组化结果。镜下表现为细胞增生致密区与疏松区交替相间,免疫组化示 S-100 强阳性表达。完整切除后预后良好,但仍有局部复发及恶变可能,故术后应长期随访。

(朱申浩 李杰)

(六)肾孤立性纤维瘤

【概述】

孤立性纤维瘤(solitary fibrous tumor,SFT)是一种罕见的肿瘤,Klemperer 等在 1931 年于胸膜中首次发现,考虑其来源于间质细胞,后来陆续有腹膜、肾脏、甲状腺、胰腺、乳腺等部位的报道。Gelb 等于 1996 年报道首例肾 SFT。发病年龄在 3~83 岁,平均为 52 岁,男女发病率大致相同,儿童罕见,可来源于肾被膜、肾实质、肾盂或肾门。

【诊断依据】

1. 患者没有特异性的临床表现,常体检时发现。肿块大者表现为肉眼血尿、腰痛、包块等三联症。肾 SFT 多为单发,也有双侧肾发病及单侧肾多发报道。

2. CT:平扫肾脏 SFT 为稍低于肾实质的低密度占位,且密度均匀,无囊变及坏死表现,在增强后肿瘤均匀轻度强化,与正常肾实质分界清楚。

3. MRI:T1WI 见与肾实质呈等信号或略低信号,T2WI 呈明显低信号,且信号均匀,DWI 呈低信号。

4. PET-CT:临床较少应用,有报道见肾 SFT 对 FDG 呈现"弱聚集"现象。

5. 病理检查:镜下见肾 SFT 细胞形态呈梭形,排列呈束状、螺旋状。免疫组化的特点是 CD34 广泛表达。也有文献报道称 CD99、bcl-2 阳性表达。

【鉴别诊断】

1. 肾透明细胞癌　CT 强化呈"快进快出"的特点,且肿瘤坏死、囊变明显。而肾 SFT 均匀延迟强化。肾透明细胞癌镜下见透明细胞巢状、腺泡状及腺管状结构,CD34(-);而 SFT 细胞形态呈梭形,排列呈束状、螺旋状,CD34(+)。

2. 纤维上皮息肉　发生于青年人,表现为肉眼血尿,结缔组织核心呈 CD34(-)。

【治疗方案】

手术切除肿瘤。肾 SFT 恶性病例很少,大部分均为良性,因此对肿瘤体积较大的病例可实施肾根治性切除;而瘤体较小、外凸明显的患者,可实施保留肾单位手术治疗。

【评述】

肾 SFT 为一罕见的间叶性梭形细胞肿瘤,起源于 CD34 阳性的树突状间质细胞。发病机制不清,临床症状无特异性。确诊依据病理组织学检查和免疫组化。治疗至少应达到肿瘤完整切除,甚至根治性切除,术中应探查有无淋巴结肿大并送病理检查。预后大多良好,因存在少部分恶变者,故应长期密切随访。

(朱申浩 李杰)

(七)肾表皮样囊肿

【概述】

表皮样囊肿是一种生长缓慢的由上皮构成的瘤样病变,多见于体表,很少发生于实体器官。肾表皮样囊肿极其少见,可发生于任何年龄,青春期后多见,男性多于女性。表皮样囊肿组织来源有两种学说:① 因外伤、感染或医源性损伤,使表皮组织植入,逐步增殖发育成有壁囊腔而形成囊肿;② 胚胎早期第一和第二腮弓融合时外胚层组织嵌入发育而成。

【诊断依据】

1. 早期常无症状,多在体检时发现占位病变。部分患者有肾区不适,反复肾绞痛或肉眼血尿。

2. B 超:示肿瘤边界清楚规整,内部无血流信号,大多表现为强回声和低回声交替出现的"洋葱症",此为囊内分层角化物质所致。

3. CT:平扫见肿瘤密度高于液性,但低于软组织;增强无明显强化,少数伴有钙化。

4. MRI:表现为"洋葱症",肿块质地不一,T1WI 呈均匀低信号。

5. 病理检查:大体见囊实性肿物,其内含干酪样物质,可伴液化;组织学检查表现为囊壁由角质化的鳞状上皮构成,伴有钙化的角蛋白。

【鉴别诊断】

囊性肾癌　CT 增强后可表现为囊壁或分隔轻到中度强化,囊液密度多不均匀;MRI 示 T1WI 为低或混杂信号,T2WI 为高或混杂信号。

【治疗方案】

患侧肾切除术为首选治疗方式。对于肿物较小者,可行保留肾单位手术,但必须完整切除囊壁,如有残留易复发。

【评述】

肾表皮样囊肿为良性疾病,临床表现无特异性,但如在术中发角化物则高度支持诊断,治疗以彻底切除为原则。本病有复发及恶变可能,故术后应密切随诊。

(朱申浩　李杰)

(八)上皮样肾血管平滑肌脂肪瘤

【概述】

上皮样肾血管平滑肌脂肪瘤(epithelioid angiomylipoma,EAML)和结节性硬化相关的肾血管平滑肌脂肪瘤(TSC-RAML)、乏脂肪肾血管平滑肌脂肪瘤(minima foot renal angiomyolipoma,MFRAML)均是特殊类型的 RAML。2004 年 WHO 肾肿瘤分类将 EAML 定义为一种具有恶性潜能的肾间质肿瘤,可出现复发、侵袭等恶性行为,约 1/3 的 EAML 可发生转移,属血管周细胞瘤家族。

【诊断依据】

1. 早期多无临床症状,部分为体检时发现占位病变。肿瘤较大时可有腰痛、腰胀及血尿,体检可扪及腰腹部肿物。

2. 瘤体破裂可出现失血性休克,此时腰腹痛剧烈,肿块增大。

3. 影像学检查:EAML 瘤体中脂肪成分较少,B 超表现为不均质混杂回声,可见少许囊状低回声及强回声。CT 平扫表现为不均质高密度灶,常有出血、坏死,部分可见脂肪成分,增强见部分强化。MRI 检查可见 T1WI 呈脂肪信号,T2WI 呈低信号,增强不均匀强化。

4. 病理检查:肿瘤大体多为灰黄、灰白肿物,可见出血、坏死、脂肪组织及囊性灶,无包膜;镜下见:① 典型的混合 AML 组分,包括瘤内脂肪、平滑肌、异常厚壁血管,脂肪成分一般小于 5%;② EAML 主要由层状嗜酸的单核或多核上皮样细胞组成,并显示不典型增生的特征;③ 免疫组化可见黑色素细胞标志物(HMB-45 和/或 Melan-A)阳性和上皮标志物阴性,S-100 和 Ki-67 也可表达。Nese 等于 2011 年提出对于恶性 EAML 的危险因素有:① 伴有结节硬化和/或伴发普通型 AML;② 肿瘤直径>7 cm;③ 实性巢片状的生长方式;④ 侵犯肾周脂肪和/或肾静脉;⑤ 发现坏死。同时指出 1 个危险因素者为低危组,2~3 个为中危组,4~5 个为高危组。另,检测 Ki-67 和 P53 表达有助于鉴别恶性 EAML。

【治疗方案】

1. 在肿瘤体积较小、无明显症状、生长速度缓慢时,可予观察。

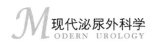
2. 由于大多为良性,且可双侧发病,故当肿瘤生长速度快时,可行手术治疗(肿瘤剜除或肾部分切除术,并行术中快速病理检查,对有恶性潜能或不能确定时可行根治性肾切除),部分患者可行选择性肾动脉栓塞治疗(SAE)。

3. 对恶性、体积较大或多发转移等晚期表现者,可行分子靶向治疗(如舒尼替尼、阿昔替尼等);放疗、化疗等有一定疗效,mTOR 通路抑制剂西罗莫斯和替西罗莫斯治疗 EAML 肿瘤缓解率可达 40%。

【评述】

EAML 为一种具有恶性潜能的肾间质肿瘤,约 1/3 的 EAML 可发生转移,诊断主要依据病理及免疫组化。Aydin 等定义 EAML 的标准是至少有 10% 的上皮样组织,而纯 EAML 则至少含有 80% ~95% 的上皮样组织。治疗以手术为主. mTOR 通路抑制剂西罗莫斯和替西罗莫斯有一定疗效;恶性者对放疗、化疗、靶向治疗敏感度低。因 EAML 大多表现为良性,少数有恶性潜能,但纯 EAML 相对部分 EAML 易发生进展,术后应密切随访。

(朱申浩　李杰)

(九)肾脂肪瘤

【概述】

脂肪瘤是由成熟的脂肪组织发生的肿瘤,多见于皮下。肾脏脂肪瘤十分罕见,1941 年由 Robertson 和 Hand 首次报道,可发生于肾脂肪囊、肾包膜、肾实质或肾盂内,组织发生学上同纤维瘤、肌瘤,均由结缔组织而来。常见于中年女性。

【诊断依据】

1. 因系良性肿瘤,生长速度慢,因而多无临床症状,多在体检时发现。当肿瘤体积增大时,可出现腰酸、腰痛,少数可出现血尿,尿路梗阻症状引起肾积水等。

2. 部分较大的肿瘤可压迫胃肠道,引起腹胀、腹痛、腹泻、便秘等胃肠道症状。

3. 影像学检查

(1)B 超示肿瘤为中强回声均匀的实性包块

(2)CT 平扫示脂肪密度征象,CT 值−20～−120 Hu,合并出血时 CT 值为正值;增强无强化。

(3)MRI 示 T1WI 高信号,T2WI 脂肪抑制为低信号。

4. 病理检查:见为成熟的脂肪细胞,其中以纯脂肪瘤或纤维脂肪瘤多见,有薄的纤维包膜。

【鉴别诊断】

1. 多脂肪的血管平滑肌脂肪瘤　此肿瘤 CT 增强扫描后内见多少不一的条索状增强的血管影,且 HMB-45 染色阳性可资鉴别。

2. 肾替代性脂肪瘤　是指肾实质严重萎缩,部分或全部被脂肪组织替代。

【治疗方案】

1. 肾脂肪瘤治疗以外科手术为主。对位于肾脏上、下极的较小脂肪瘤,排除恶变者可施行肾部分切除术。但对单侧巨大肾脂肪瘤,可行患肾切除。

2. 对于肾门处脂肪瘤行保肾手术时风险较大,出血较多,要首先控制肾蒂;如果分离确实困难,为安全考虑可行肾脏切除,立即置肾于保存液并低温灌注,等完整切除脂肪瘤后再行自体肾移植。

3. 肾门外巨大脂肪瘤行完整切除较困难,肾周和肾内的脂肪瘤有时很难区分,手术时很难保留肾,且易复发,应尽可能行患肾切除术;如果选择了保肾手术,术后应定期随访。

【评述】

肾脂肪瘤罕见,多于体检时发现,肿瘤巨大时可产生相应压迫症状。影像学检查多可明确诊断,治疗以手术切除为首选,并尽可能保留患肾。本病为良性肿瘤,预后良好。

(朱申浩　李杰)

(十) 肾畸胎瘤

【概述】

畸胎瘤(teratoma)是一种罕见的胚胎性生殖细胞肿瘤,来源于胚胎期多能干细胞,病变分化成一种或几种胚层组织。其发生机制可能是生殖嵴与肾原基较为接近,生殖细胞移位到肾脏。畸胎瘤常发生于性腺,性腺外主要分布于纵隔、后腹膜、骶尾部,发生于肾脏罕见。肾畸胎瘤(teratoma of kidney)最早由 Mc Curdy 于 1934 年报道,本病多见于儿童,男女发病比例为 1∶1.4。成熟畸胎瘤虽是良性肿瘤,但也有 3% 的恶变风险,及时确诊有利于患者早期治疗。

【诊断依据】

1. 多以腹部包块就诊,可有上腹痛、恶心、发热等症状。

2. 良性畸胎瘤内有多种组织结构存在,如脂肪、骨骼、毛发、牙齿、囊液等。CT 平扫见有包膜的囊实性肿块,混合密度,表现为斑点状、条状、弧形的不规则高密度影,出现钙化,高度提示畸胎瘤;增强可见边缘增强环。恶性畸胎瘤 CT 平扫为实性为主的肿块,边界不清,其内密度不均,见低密度脂肪和高密度钙化影,内呈分隔样改变;增强扫描实性部分强化明显,可呈"快进快退"现象。

3. MRI:肾脏成熟畸胎瘤 MRI 表现为混杂信号,多见 T1WI 和 T2WI 双高信号区,因脂肪成分多,故高信号能被脂肪抑制序列抑制;肿瘤组织的钙化区表现为斑片状、环形或半月形 T1WI 等 T2WI 双低信号区;亦可见肿瘤内骨性成分等牙齿及头发等;囊壁结节信号特征多样;增强后囊壁或结节轻度强化或无强化。未成熟肾畸胎瘤 MRI 表现缺乏特异性,实性成分较多见信号混杂不均,散在骨化脂肪成分;囊性成分为均匀水样液体信号。增强扫描实性病灶内软组织部分呈网络样显著强化。

4. 肿瘤标志物检测:CA125、CA153、AFP 对鉴别成熟畸胎瘤和未成熟畸胎瘤有一定价值,尤其 AFP 可作为术后复发、转移的监测指标。

5. 病理检查:成熟肾畸胎瘤见为囊性或囊实性肿物,包膜光滑,囊壁厚薄不一,囊壁有向腔内突出的结节,囊内容物为液体或固体状油脂,多含有骨、软骨、牙齿、毛发等;镜检见肿瘤内含胚胎性或成熟的外胚层、中胚层及内胚层组织。未成熟肾畸胎瘤见实性为主肿物;镜检见肿瘤内含胚胎性组织,主要为神经外胚层成分,分裂象活跃,亦可见胶质母细胞瘤的成分。

【鉴别诊断】

腹膜后畸胎瘤侵犯肾脏　根据肿瘤病灶不在肾包膜内可资鉴别。

【治疗方案】

1. 首选手术治疗:根据肿瘤大小、位置、对侧肾功能状况,首选肾部分切除;对肿瘤过大者可行肾切除术。

2. 术后病理为良性,定期随访即可。对未成熟肾畸胎瘤单纯肾切除,三年生存率为 85%,而辅以化疗三年生存率则为 95%。主张术后密切随访,定期复查 AFP 和影像学检查。

【评述】

肾畸胎瘤罕见,来源于异位胚胎多能干细胞。良性肾畸胎瘤多为囊性,恶性肾畸胎瘤多为实性,AFP 对良、恶性鉴别及术后监测有一定价值。对原发性肾畸胎瘤的诊断必须符合两个条件:① 原发的肿瘤必须明确来源于肾脏,整个病灶位于肾包膜内,且远处无畸胎瘤病变,以除外转移性肾畸胎瘤;② 肿瘤必须表现为明确的异位性器官形成。良性肾畸胎瘤术后效果良好,恶性肾畸胎瘤术后化疗仅能略提高生存率,故术后应密切随访。

(朱申浩　李杰)

(十一) 肾混合性上皮间质瘤

【概述】

肾混合性上皮间质瘤(mixed epithelial and stromal tumor of the kidney,MESTK)是一种罕见的、由上皮和间质成分组成的肿瘤。由 Michal 等于 1998 年首次报道并命名,以往曾被称为成人中胚

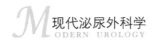

叶肾瘤、具有卵巢样间质的多囊性肾瘤、成人囊性型肾母细胞瘤和肾盂囊性错构瘤。2000 年 Adsay 等通过复习既往文献报道的成人型中胚叶肾瘤、囊性肾瘤伴卵巢样间质、肾盂囊性错构瘤、囊性部分分化性肾母细胞瘤和成人成熟性肾母细胞瘤等,发现它们具有相似的临床及组织病理学特点,从而同意 Michal 的提议并统一将此类肿瘤命名为 ME STK,2004 年 WHO 肾脏肿瘤分类正式使用该命名。

该病有明显的性别倾向,以女性多见,男女发病比例约为 1:11,发病年龄在 19～78 岁,平均为 46 岁。好发于围绝经期妇女,患者多有子宫、卵巢、输卵管等生殖器官疾病史和(或)激素依赖治疗史,男性罕见发病,多发生于有雌激素及抗雌激素治疗史的患者,关于 MESTK 的组织学来源目前尚不完全清楚,根据其临床病理学特点,推测该肿瘤可能来源于原始间叶或后肾胚基,有向上皮和间质分化的潜能。也有学者认为雌孕激素可能在肿瘤的发病机制或促进肿瘤生长中发挥着重要作用,因为雌孕激素可以刺激间质增生,增生的间质组织分泌的生长因子又能够诱导上皮细胞增生。另外有文献报道 ME-STK 的基因学改变:患者中核型为 46XY,发现染色体异位 t(1;19)(p22;ql3.1)。Kum 等发现在 MESTK 的上皮和间质成分中存在方式相同的非随机的 X 染色体失活(12/19),提示上皮和间质是相同的细胞起源,进一步验证了上述起源。

【诊断依据】

1. 本病临床表现缺乏特征性,最常见的症状为腰痛、血尿、腰部包块、尿路感染等,另约有 25% 的患者无明显临床症状,多为体检时发现。

2. 影像学表现缺乏特征性,B 超 CT 及 MRI 可以发现病变,但术前较难确诊。(1)发生部位:多表现为单侧单发病灶圆形或椭圆形少数不规则形,多位于肾实质内,也可突入肾盂。(2)肿瘤界清,部分可见包膜,直径 2～24 cm,平均 8.1 cm。(3)肿瘤可呈囊性或不均匀囊实性改变,有文献报道 75% 的 MESTK 有实性成分,肿瘤实性成分所占比例为 54.6%,较小肿瘤内的囊变区可围绕在实性部分的周围或散布于肿瘤内。(4)肿瘤的囊壁及间隔:MESTK 的分隔组织学上由间质成分构成,覆有正常上皮细胞,间隔较厚,多在 5 mm 以上,表面光滑,少有完全均匀的菲薄间隔。(5)增强扫描:肿瘤内实性成分皮质期可不强化或轻度强化,髓质期及排泄期表现出延迟强化的特点。(6)与周围肾实质关系:肿瘤可侵犯肾门,但对肾盂、肾盏多为压迫性改变,不侵犯邻近肾实质和肾包膜。(7)MRI 表现:肿块实性成分在 T1WI 上呈等信号,在 T2WI 上呈较低信号,肿块周边表现为不规则长 T1、长 T2 信号。

3. WHO 关于 MESTK 的病理诊断标准:肿瘤多发生于肾脏中心部位,边界清楚,呈膨胀性生长,也可息肉样突入肾盂、输尿管:切面灰白、灰褐色,囊实性,大小不等的囊与实性区域混杂存在、比例不定,肿瘤少见坏死及出血。镜下肿瘤主要由上皮和间质两种成分构成:上皮成分主要由大小不一的囊、微囊和腺管构成,部分可形成乳头样结构,有向胃肠道上皮、尿路上皮、苗勒管上皮、宫颈上皮等多个方向分化的特点。上皮细胞形态多样,可呈立方状、黏液柱状、鞋钉样等胞质嗜酸性、透明或空泡样,间质为梭形细胞,富含胞质,胞核饱满,位于囊腔之间,多呈卵巢间质特点,局部呈纤维束状,平滑肌瘤样或瘢痕样结构。有文献报道,男性与女性 MESTK 患者的组织学特点略有不同,主要表现为男性患者肿瘤间质成分中缺乏女性卵巢间质样成分。ME-STK 多为良性,极少数可以恶变,恶性成分主要由未分化的梭形细胞肉瘤组成,核分裂象多见,也可伴有横纹肌肉瘤、软骨肉瘤等异源性恶性成分。该病一般不发生复发及转移。免疫组化:肿瘤上皮成分可以表达 CK-pan 和 EMA,部分表达 Vimentin 和 ER;梭形细胞成分的 Vimentin、Desmin 和 SMA 呈阳性表达,PR 阳性或部分阳性,而 S-100 蛋白、HMB45 和 CD34 均阴性。

【治疗方案】

1. MESTK 大多是良性肿瘤,治疗方式首选肿瘤切除,NSS 和肾切除为主要术式,预后较好。

2. 恶性 MESTK 术后可复发、转移,可辅以放、化疗,免疫治疗或分子靶向治疗,但效果暂无确切评价。

【评述】

MESTK 可能来源于原始间叶或后肾胚基,雌孕激素在肿瘤发生中有促进作用,并发现患者有基因学改变。本病大多为良性,少数为恶性。治疗以手术切除肿瘤为主,大多预后较好,恶性者术后辅助治疗,效果待进一步探讨。

(朱申浩　李杰)

(十二)肾替代性脂肪瘤病

【概述】

肾替代性脂肪瘤病(renal replacement lipomatosis,RRL)是一种少见的良性瘤样病变,并非真正的肿瘤,肾实质明显萎缩,部分或全部被增生的脂肪组织所替代。本病的病因与发病机制尚有争论,但其主要病理改变是双肾萎缩、增生的脂肪组织占据萎缩的肾脏。正常情况下,肾周有少量脂肪经肾门伸入肾窦各结构间。某些情况下肾实质会发生萎缩,同时发生以肾实质为中心的脂肪和/或纤维组织出现增生,称为肾窦脂肪瘤病(renl sinus lipomatoma,RSL);当肾实质严重萎缩,部分或全部被脂肪组织替代时称为肾替代性脂肪瘤病(RRL)。RSL 和 RRL 是脂肪增生程度不同的同一种疾病,可见于肾结石、肾盂肾炎、肾结核、肾移植术后,其中肾结石合并慢性肾盂肾炎约占 76%～80%。发病机制有两种假说:一种认为肾脏破坏性疾病,如结石、结核、感染等造成肾实质破坏、萎缩是主要因素,脂肪增生是继发性的;少数人认为肾脏的慢性炎症可刺激脂肪增生,而肾脏萎缩是继发性的。

【诊断依据】

1. 患者临床症状多不典型,主要表现为腰痛、血尿、发热。

2. 影像学检查

(1) CT:表现为肾门受压、肾皮质萎缩,肾实质全部被脂肪密度影填充伴少许残存肾内纤维分隔,肾周筋膜稍模糊;

(2) MRI:显示 T1WI 双肾信号明显增高,反相位信号无明显降低,抑脂序列明显减低伴少许纤维分隔改变;DWI 无扩散受限改变,此征象称为"五花肉征"。无论部分型还是完全型 RRL 均表现为瘤体增大,但均未超过脊柱中线至对侧、均未发生肾门扭转;RRL 肿瘤体积增大可压迫邻近肠管,向上压迫肝脏等,向下达骨盆入口。

(3) RRL:诊断主要依赖 CT 检查,MRI 与超声仅作为辅助诊断。

3. 病理:肉眼见肾实质变薄,完全为脂肪替代,镜下为成熟脂肪细胞,可伴有纤维组织,残存肾实质内常有大量炎症细胞浸润。

【鉴别诊断】

黄色肉芽肿性肾盂肾炎(XGP)　① XGP 是以肾实质破坏为特征的慢性感染性疾病,影像学上见肾脏增大,而 RRL 肾脏变小。② 在组织学上 XGP 是在肾实质内出现充满脂质的黄色瘤细胞(泡沫细胞);而 RRL 是在肾实质外出现大的脂肪细胞。③ XGP 肾窦脂肪减少,而 RRL 肾窦脂肪增多。④ RRL不侵犯集合系统,而 XGP 侵犯集合系统。

【治疗方案】

1. 一般对无症状者可不处理,观察随诊,并行病因学治疗,如抗炎、抗结核、肾结石处理等。

2. 对有合并症状,且患肾无功能、对侧肾功能正常者,可行患肾切除术。

【评述】

RRL 罕见,主要表现为患肾萎缩伴脂肪组织增生并占据萎缩的肾脏,CT 诊断价值较大。根据影像学表现,RRL 可分为部分型及完全型;部分型又可分为肾门型、实质弥漫型及肾周筋膜型;完全型分为单肾完全型及双肾完全型。双肾完全型罕见,主要发生于糖尿病性肾功能衰竭期患者或肾移植患者。对有症状且患肾无功能者,可行肾切除术,预后良好。

(朱申浩　李杰)

第二十三章
肾盂肿瘤

肾盂肿瘤（tumors of renal pelvis）分良性和恶性两大类，肾盂恶性肿瘤是由肾盂黏膜发生的恶性上皮性肿瘤，其中尿路上皮癌占90%，其次为鳞状上皮细胞癌和腺癌等。其他尚有多种肾盂良性和恶性肿瘤，但均少见。由于肾盂肌层较薄，周围有丰富的淋巴组织，肿瘤早期容易发生淋巴转移，包括腹主动脉旁、下腔静脉及盆腔淋巴结等处转移。血行转移的主要脏器是肝、肺和骨骼等。

◀ 第一节　肾盂尿路上皮癌

【概述】

肾盂尿路上皮癌约占整个尿路上皮癌的5%～10%，占肾盂恶性上皮性肿瘤的90%。病因及发病机制与膀胱尿路上皮癌基本相同。发病大多见于中老年人，男性患者多于女性。吸烟、长期使用止痛药、间质性肾炎、慢性感染、结石长期刺激、职业暴露是肾盂肿瘤的常见致病因素。尿路上皮癌可单发或多发，肿瘤可以沿着肾盂黏膜上皮蔓延迁移，可顺尿液侵犯肿瘤远端输尿管，也可逆行侵犯肾集合管，甚至可以浸润、侵袭肾实质及周围组织。因此，肾盂尿路上皮细胞癌可先后或同时伴有输尿管、膀胱或对侧肾盂的尿路上皮细胞癌。

【诊断依据】

1. 临床表现

（1）血尿：血尿是最常见的临床症状，表现为间歇性、无痛性、肉眼或镜下血尿，偶可排出条索状血块。

（2）疼痛：部分患者因血块致输尿管梗阻可引起肾绞痛。约有20%的患者发生腰部疼痛，主要因为肿瘤引起尿路梗阻导致肾积水，可出现腰部胀痛不适。

（3）肿块：多见于腰部和上腹部，一般为肿瘤本身或梗阻继发的肾积水，多为肿瘤晚期表现。

（4）全身症状：食欲减退、消瘦、贫血、体重下降、下肢水肿是肿瘤患者常有的全身症状，部分患者还可伴有不同程度的盗汗、贫血、发热或高血压。

（5）肿瘤转移的表现：肾盂肿瘤常发生早期转移，有时可扪及锁骨上肿大的淋巴结。

2. 实验室检查

（1）尿常规检查：常可发现红细胞。

（2）尿细胞学检查：对高级别肿瘤及原位癌的检出阳性率较高。虽然此项检查简单且无创，但是它的诊断敏感性较低，约为35%～65%。采用膀胱镜下逆行插管留取肾盂尿液可提高诊断率。

（3）荧光原位杂交（fluorescence in situ hybridization，FISH）：FISH检查可以发现尿脱落细胞的染色体异常，FISH与尿细胞学检查相结合可以显著提高肾盂肿瘤的诊断敏感性。对于尿细胞学检查和/或FISH检查为阳性而膀胱镜检查为正常的患者，一般提示患者存在肾盂癌和/或输尿管癌。

（4）肿瘤标志物：检测NMP22、BTA等，有助于诊断。

3. 影像学检查

（1）B超：超声可用于筛查和初步评估病灶。通过B超可了解肿瘤大小及位置，可见病变部分以上的集合系统扩张或积水,如果有肾积水,可见透声暗区。

(2) CT 泌尿系统成像(CT urography,CTU):它是诊断准确性最高的检查,可以显示肿瘤的位置、浸润深度以及与周围脏器的关系,增强扫描也可有助于了解肿瘤的血供情况。

(3) 逆行造影:可见肾盂内边缘不规则的充盈缺损,但需注意大量血尿时肾盂内的血凝块亦可造成假象,多用于肾功能不全的患者。但逆行造影可能会导致肿瘤细胞脱落,引发肿瘤细胞种植,应予以重视。

(4) MRI:表现为肾盂内实质性肿块,可用于鉴别肾癌和肾盂癌。使用磁共振泌尿系水成像(MR urography,MRU)可提示肿瘤及侵袭情况,有助于发现肿瘤是否侵入周围脏器及淋巴结的情况。

4. 内镜检查

(1) 膀胱镜检查:患侧输尿管开口常有喷血,也可能发现同时存在的膀胱肿瘤,超过 10% 肾盂癌患者合并膀胱癌。术中逆行插管收集肾盂尿行脱落细胞检查、尿液原位杂交(FISH)检查,诊断上尿路尿路上皮癌(UTUC)的敏感性优于尿细胞学检查

(2) 输尿管镜:可进入肾盂观察病灶和集合系统形态,必要时做活检以明确诊断。对于诊断明确的高危非孤立肾肾盂癌患者,可不进行输尿管镜检查。输尿管软镜检查指征为:① 诊断不确定;② 考虑保肾治疗;③ 孤立肾。在电子输尿管软镜基础上,又发展出了窄带成像技术(narrow band imaging,NBI)、光动力学诊断(photodynamic diagnosis,PDD)和 STORZ 专业成像增强系统(STORZ professional imaging enhanced system,SPIES),这些检查极大地提高了 UTUC 的镜检观察视觉效果。而光学相干断层成像术(optical coherence tomography,OCT)和共聚焦激光显微内镜(confocal laser endomicroscopy,CLE)可在镜检同时行术中组织学评估。因输尿管软镜检查可增加肾盂癌种植、转移的风险,因此我国的专家共识认为对术前诊断明确者不必施行此项检查。

2017 年第 8 版国际抗癌联盟 TNM 分期见表 23-1。

表 23-1　肾盂、输尿管尿路上皮癌的 TNM 分期

T(原发肿瘤)	
Tx	原发肿瘤的情况无法评估
T0	没有证据说明存在原发肿瘤
Ta	非浸润性乳头状癌
Tis	原位癌
T1	肿瘤侵入上皮下结缔组织
T2	肿瘤侵犯肌层
T3	肿瘤侵犯肌层外围组织或者肾实质(肾盂),或者输尿管突破肌层侵及输尿管周围脂肪(输尿管)
T4	肿瘤侵犯邻近器官或者通过肾脏侵入肾周脂肪
N(淋巴结)	
NX	区域淋巴结无法评估
N0	无区域淋巴结转移
N1	单个淋巴结转移,最大径≤2 cm
N2	单个淋巴结转移,最大径>2 cm,或者多发淋巴结转移
M(远处转移)	
M0	无远处转移
M1	远处转移

【鉴别诊断】

1. 肾细胞癌　其血尿程度、频率较肾盂癌轻,更易触及腹部肿块,尿路造影肾盏明显变形、伸长和扭曲;CT 平扫及增强扫描,根据肿块位置、密度的对比可以明确诊断,肾癌多表现为圆形或类圆形,具有假包膜,注射造影剂呈现“快进快出”影像学表现;肾动脉造影在肾实质内可见肿瘤血管及造影剂聚集。

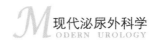

2. 肾盂血块　同样有肾盂充盈缺损，CT 值 60～70 Hu，增强扫描缺乏强化。止血保守治疗有效，尿脱落细胞（—）及输尿管镜可鉴别。

3. 输尿管结石或狭窄　患者常有血尿、绞痛、结石史或手术史等，通过静脉尿路造影、CTU 或输尿管镜检查等可以鉴别。

4. 输尿管息肉　常继发于结石，是一种良性肿瘤。原发性输尿管息肉常为长条状，且无重度上尿路积水。输尿管镜检查及病理活检可明确病变性质。

【治疗方案】

1. 手术

（1）根治性手术治疗：根治性肾输尿管全长切除术＋输尿管膀胱开口袖套状切除是肾盂癌唯一有效的治疗方法。根治性手术可通过开放、腹腔镜、机器人等方法开展。肾盂尿路上皮癌切除范围包括患肾、肾周脂肪、肾周筋膜及肾门淋巴结，输尿管全段，患侧输尿管膀胱开口做袖套状切除。术中应该尽量保证切除尿路的完整性，标本也应完整取出。对局部进展期患者应行淋巴结清扫术。现主张所有上尿路尿路上皮癌患者均应行淋巴清扫术并形成规范，即淋巴清扫范围的"Kondo 模板"：① 肾盂肿瘤应清扫肾门水平至肠系膜下动脉起始水平之间的同侧肾门淋巴结、腔静脉周围淋巴结，包括腔静脉旁、腔静脉后淋巴结（右），主动脉周围及腔静脉与主动脉之间的淋巴结（左）；② 中上 2/3 段输尿管肿瘤应清扫肾门水平至髂总动脉分叉水平之间的同侧肾门、腔静脉周围（右），主动脉周围及腔静脉与主动脉之间的淋巴结（左）；③ 下 1/3 段输尿管肿瘤应清扫同侧髂总、髂内、髂外、闭孔及骶前淋巴结。

（2）保留肾脏手术：无论健侧肾脏状态如何，所有低危患者可考虑进行保留肾脏手术，尤其≤PT2 患者。对于存在肾功能不全或功能性孤立肾等情况的高危患者，在充分评估后也可以选择保留肾脏的手术。对于高级别的肿瘤患者，因其复发风险较高，应谨慎选择保留肾脏手术，如经皮肾镜或软镜下激光切除、电灼、消融等。

（3）对合并肾结石患者，术前检查示肾盂僵硬、边缘毛糙或充盈缺损，术中见肾盂黏膜可疑病变均应活检，确诊后尽快行肾盂癌根治术。对 PCNL 术中确诊为肾盂癌者，在对肾盂癌做相应处理后应同时行穿刺通道切除术。

2. 非手术治疗

（1）放疗：对尿路上皮癌术后病理 T3/T4 期或存在残留病灶的患者，可应用放疗。

（2）灌注化疗：肾盂尿路上皮癌术后进行单次预防性膀胱灌注化疗，可有效降低膀胱癌发生率。灌注药物可以选择吡柔比星或丝裂霉素等，用法、用量可参考非肌层浸润性膀胱癌的术后灌注化疗治疗原则。

（3）系统性化疗：在肾功能允许的情况下，对进展期患者，可开展以铂类为基础的新辅助化疗或辅助化疗。一线治疗方案为 GC（吉西他滨＋顺铂）或 MVAC（氨甲蝶呤＋长春新碱＋多柔比星＋顺铂）方案。

（4）免疫治疗：目前已有部分 PD-1/PD-L1 药物被 FDA 批准应用于晚期尿路上皮癌治疗，以期改善此类患者的预后。

【评述】

肾盂肿瘤以尿路上皮癌最为常见，约占 90％。临床表现为间歇性、无痛性、全程、肉眼血尿，B 超、CT、MRI 可发现肾盂内占位性病变，尿脱落细胞检查结合 FISH 检查可发现肿瘤细胞。膀胱镜或输尿管镜检查可明确诊断。60％的 UTUC 在诊断时已呈侵袭性生长，而膀胱尿路上皮癌中侵袭性生长仅占 15％～25％。治疗原则：根治性半尿路切除术为目前公认的金标准，术中应该尽量保证切除尿路的完整性，标本也应完整取出。对局部进展期患者应行淋巴结清扫术，其中输尿管切除必须包括膀胱壁段，否则 60％的患者会发生膀胱癌。关于手术切除范围是否应该包括同侧肾上腺，目前尚无定论，原则上肾上腺无异常时，无需常规切除。术后应予膀胱灌注化疗和定期膀胱镜复查。

预后与手术方式、细胞分化程度和病理分期有关。术后要进行至少 5 年的随访。由于术后 2 年内为肿瘤的复发高峰期,推荐患者在根治术后第 1 年内,每 3 个月复查一次尿脱落细胞学和膀胱镜;术后 2~3 年,每半年复查一次尿脱落细胞和膀胱镜,对于肿瘤进展风险高的患者,术后 1~2 年,每 3~6 个月复查一次 X 线胸片、腹部和盆腔的 CT 或 MRI。在实施保留肾脏手术治疗后,需要密切监测同侧上尿路的复发情况。

(田野　邵鹏飞)

第二节　肾盂其他恶性肿瘤

一、肾盂鳞癌

【概述】

肾盂鳞癌(squamous cell carcinoma,SCC)发病率居肾盂癌第二位,发病率约占肾盂恶性肿瘤的 6%~8%,好发于 50~70 岁的中老年人,平均发病年龄 56 岁,男女发病率相当,发病危险因素有结石、感染、化学致癌物、滥用非那西丁等镇痛剂、放疗,以及维生素缺乏、激素失衡、血吸虫病等导致的集合系统鳞状上皮化生,其中尤以长期肾结石史伴感染、肾功能低下者继发肾盂鳞状细胞癌的概率更大。

【诊断依据】

1. 常见症状:血尿,腰腹痛,腹部包块,体重下降等。

2. 影像学检查:IVU 可见肾盂积水和有钙化灶的实质性包块,甚至有侵犯肾周的低密度肿块,或表现为伴肾结石的无功能肾。有下列情况时可行 CT 或 MRI 等检查:① 肾结石体积较大,特别是鹿角形结石;② 患肾结石时间长(>5 年);③ 肾结石伴长期泌尿系感染史;④ 肾结石伴严重肾功能受损;⑤ 近期内腰痛加重或持续;⑥ 血尿明显且加重;⑦不明原因出现消瘦、贫血、食欲下降等症状。发现可疑病变应行活检以尽早明确诊断。

3. 病理检查:镜下见肿瘤由条索状或巢状细胞团样鳞状上皮组成,中心部有角化性癌珠,细胞间可见间桥,胞浆丰富,核异型性明显。免疫组化示 34βE12(+)、CK5/6(+)、CEA(+)。

【鉴别诊断】

黄色肉芽肿性肾盂肾炎　特征为肾脏肿大,肾包膜和周围组织粘连增厚,肾盂周围组织被橙黄色炎症组织包裹,肾盂、肾盏扩张,伴有脓性分泌物和结石。病理可确诊。

【治疗方案】

1. 一经明确诊断,应行根治性肾切除术(切除范围包括肾脏、周围脂肪组织和淋巴结以及近端输尿管),而不需行输尿管全长+膀胱袖套状切除。

2. 化疗一般无效,放疗可作为辅助治疗手段。

3. 靶向药物阿帕替尼(250 mg,qd,28 d/周期)有一定疗效,其为一新型小分子抗血管生成剂,可高度选择性抑制 GFR-2 酪氨酸激酶的活性,阻断 VEGF 与其受体结合,从而强效抑制肿瘤血管生成,发挥抗肿瘤作用。

【评述】

肾盂鳞癌是非常少见的肿瘤,其发生与肾结石有密切关系,容易被误诊、漏诊。放射学检查很难发现和鉴别该病。多数患者是在肾结石手术期间偶然发现,或因肾结石导致患肾无功能,行肾切除后病理检查发现。经皮肾镜碎石和 ESWL 均可促使肾盂鳞癌转移和穿刺通道种植,治疗应行根治性肾切除术。本病预后差,生存期 7~14 个月,5 年生存率低于 10%。因此,应强调肾结石早期及时治疗的必要性,并且对于长期患肾结石者需警惕合并肾盂肿瘤的可能性。

(陈陥　许斌)

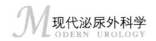
二、肾盂腺癌

【概述】

肾盂腺癌罕见,占肾盂上皮性肿瘤的1%,肾盂腺癌常伴肾盂肾炎、结石和肾积水。长期慢性刺激可致移行上皮化生,发生腺性或囊性肾盂炎,继之发展成腺癌。但也有学者认为肾盂腺癌分泌黏液糖蛋白,易与钙离子结合形成结石,因此结石可能是继发于肿瘤而非肿瘤的致病因素,但二者又可互相促进,促使肿瘤浸润转移。1901年Grohe报道了第一例肾盂腺癌。肾盂腺癌可分为管状绒毛状腺癌(71.5%)、黏液性腺癌(21.5%)、乳头状非肠型腺癌(7%)三种亚型,并且三种亚型可混合存在。发病年龄多在60岁以上,男女发病率相当。

【诊断依据】

1. 血尿是最常见症状,可伴有脓尿、低热等,当出现腰痛、腹部包块时多为晚期。

2. 影像学检查:多显示有肾积水,很少见到占位病变,但有黏液尿应想到本病可能。

3. 部分患者血CEA、CA199、CA125升高,对诊断有一定帮助。

4. 确诊依据病理及免疫组化:大体标本见肾体积增大,皮、髓质界限不清,肾盂扩张并充满黏液或胶冻样组织;显微镜下见核深染,胞浆空泡化的假复层柱状上皮细胞排列组成的腺样、囊状或乳头状组织,黏液弥散在未分化的癌细胞并可浸润肾皮质。免疫组化示CK8/18、CK7、EMA、GATA-3、MSH-2、CEA等阳性。

【鉴别诊断】

肾细胞癌 肿瘤主体位于肾实质内,后期可向肾盂或肾窦侵犯,并引起血尿和梗阻,常为肿瘤晚期表现,此时与肾盂腺癌鉴别往往需借助病理检查。

【治疗方案】

1. 早期行根治性肾切除术+输尿管全长切除+膀胱袖套状切除。

2. 以顺铂为主的化疗及靶向治疗可改善预后。

【评述】

肾盂腺癌罕见,慢性炎症、结石、肾积水是发病危险因素之一。大部分腺癌是单发的,但有30%腺癌是多发的,其中输尿管同时发生占26%、膀胱同时发生占4%,这些表明肾盂和输尿管的化生性肿瘤遵循相同的生物学行为模式。肾盂腺癌极易发生转移,机制有:① 肾积水致肾盂压力增加,促使经淋巴途径扩散;② 经黏膜直接播散;③ 多中心病灶;④ 种植转移。治疗应行肾、输尿管全长切除+膀胱袖套状切除,术中应避免肿瘤细胞外溢,术后应警惕膀胱种植性肿瘤并应定期复查。由于常伴梗阻,导致肾盂淋巴回流增加,肾盂腺癌易早期发生肾周围组织浸润和淋巴转移,

(陈陷 许斌)

三、肾盂肉瘤样癌

【概述】

泌尿系肉瘤样癌中膀胱肉瘤样癌相对最多,位于肾盂的肉瘤样癌较少。肉瘤样癌实质是既有肉瘤成分又有癌成分的混合性癌。关于肿瘤起源,目前多支持单克隆起源理论,即多能干细胞向癌和肉瘤两个不同方向分化的结果。

【诊断依据】

1. 血尿最多见,且常为首发症状,表现为镜下或肉眼血尿,可伴腰腹痛。

2. 当肿瘤较大,浸润至肾实质,可出现肾积水、肾积脓、肾功能丧失等。

3. 影像学检查:CT可见肾盂占位,呈等密度或略低于肾实质密度,常伴钙化或高密度影,肿瘤常浸润肾实质,肾功能受损。

4. 确诊依据病理和免疫组化检查:因两种肿瘤成分可分界明显、移行或交织,故取材应广泛并进行多点取材。

【治疗方案】

本病一经诊断应行根治性肾切除＋输尿管全长切除＋膀胱袖套状切除,术后辅以放化疗以提高疗效。但本病恶性程度高,预后差。

（陈陷　许斌）

第三节　肾盂良性肿瘤

一、肾盂乳头状瘤

肾盂乳头状瘤为罕见的肾盂良性肿瘤,发病与 FGFR3 基因突变有关,具低度恶性潜能,发病年龄多在 50 岁以上,男女发病比例约为 3∶1。

【诊断依据】

1. 临床症状多有镜下或肉眼血尿。

2. 当肿瘤较大或位于肾盂输尿管交界处时,可有肾积水或肾积脓。

3. 确诊依据病理检查:瘤体较小者表现为细颗粒状,灰白色;较大者呈乳头状,有蒂。显微镜下见细绒毛状突起,表面被覆多层尿路上皮细胞,乳头中央为纤维血管性轴心。

【治疗方案】

1. 活检证实为良性肾盂乳头瘤者,可行内镜下电切、电灼或激光治疗。

2. 对于肿瘤较大,伴肾积水、肾积脓者,可行患侧肾输尿管全长切除术。

【评述】

肾盂乳头状瘤通常被认为系良性肿瘤,但有进展为尿路上皮癌可能,其中进展为低级别尿路上皮癌的约 9.5%,进展为高级别尿路上皮癌的约 1.6%,故术后应定期检查,尤其是保肾者应定期行输尿管镜检查。

（陈陷　许斌）

二、肾盂平滑肌瘤

泌尿系统平滑肌瘤以膀胱较多见,单纯发生于肾盂者少见,占腹膜后平滑肌瘤的 2/3。本病女性多见,且以中青年为主。

【诊断依据】

1. 常以腰痛、腹部包块就诊,少有血尿。

2. 影像学检查:见肾内占位病变,CT 平扫见肿瘤密度和肾实质相当,增强扫描轻度强化。

3. 确诊依据病理检查:光镜下见肿瘤细胞呈梭形,多呈编织状排列,细胞核细长如棒状,无核分裂象,胞浆丰富,伊红染色深染。

【治疗方案】

以手术治疗为首选,多行根治性肾切除术。如肿瘤较小,位于上极或下极,可行肾部分切除术。

因很少恶变和局部复发,故预后良好。

（陈陷　许斌）

三、肾盂血管瘤

【概述】

肾盂血管瘤为罕见的良性肿瘤,来源于血管母细胞,好发于中青年,分为海绵状血管瘤、毛细血管状血管瘤和混合型血管瘤三型。

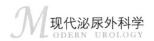
【诊断依据】

1. 多以间断、无痛性、肉眼、全程血尿就诊,可伴血块。

2. 部分患者可现腰痛或腹痛症状。

3. 影像学检查

(1) B超检查:见肾盂内具血流信号的中低回声团,无包膜,边界清。

(2) CT:平扫见肾盂集合系统等密度或略低密度的软组织影,主要位于髓质内,可累及肾盏、肾盂,不累及肾皮质和肾被膜,增强扫描时见肿瘤呈不均匀延迟强化,一般边缘强化大于中心区。

(3) MRI:表现为 T1WI 低信号,T2WI 高信号。

(4) 肾动脉造影:动脉期肿瘤迅速充盈,血管迂曲成团;静脉期见病灶显影更清楚。

4. 输尿管镜或经皮肾镜检查:见肿瘤为团块状或分叶状,呈紫红色或暗红色,无蒂,可见出血。

5. 确诊依据病理检查:镜下见肿瘤组织呈大小不等的裂隙状血管腔,管壁厚薄不均,腔内充满红细胞和小血栓。

【治疗方案】

1. 术前确诊为血管瘤者,可行选择性肾动脉栓塞术或输尿管镜下电切、电凝术,激光烧灼术等。

2. 肿瘤较大且局限者,可行肾部分切除术;当瘤体大、界限不清或压迫主干血管,估计无法完整切除时,可行患肾切除术。

【评述】

肾盂血管瘤好发于肾髓质黏膜下,很少累及肾皮质。临床多以无痛性、肉眼、全程血尿就诊,影像学检查有助于诊断,但输尿管镜和肾动脉造影对诊断意义较大,术前明确诊断者以行保肾手术为原则,预后良好。

(陈陠 许斌)

四、肾盂神经纤维瘤

神经纤维瘤起源于雪旺细胞,可发生于人体较多器官。肾盂神经纤维瘤罕见,为一良性软组织肿瘤,好发于中青年,女性多见。

【诊断依据】

1. 血尿多见,可伴有腰痛。

2. 影像学检查:CT 可见集合系统内均匀、低密度、椭圆形包块,与肾实质界限清,增强后轻度强化。

3. 确诊依据病理检查:肉眼见肿瘤呈黄色,质地均匀。镜下见肿瘤细胞编织呈栅状分布,棱形,核卵圆形,有丝分裂罕见,异型性不明显,另可见肥大细胞和淋巴细胞分散其中。免疫组化示 S-100 呈阳性,Vimentin($-$),HMB($-$)。

【治疗方案】

术前明确诊断者可行肾部分切除术。若肿瘤较大、术前难以明确诊断,可行根治性肾切除术。

因本病有部分恶变可能,术后应定期随访。

(陈陠 许斌)

第二十四章
输尿管肿瘤

输尿管肿瘤（ureteral tumor）是指发生于输尿管各层组织的肿瘤。输尿管肿瘤约占整个上尿路肿瘤的1%，可分为原发性和继发性两类。90%的输尿管原发肿瘤为移行上皮细胞癌，继发性肿瘤多为其他器官肿瘤的转移、种植或浸润。输尿管肿瘤95%为单侧发生，左右两侧发病无差别，男女发病比例约为（4~5）∶1。输尿管良性肿瘤多发生于40岁以下人群，恶性肿瘤多见于50~70岁人群。输尿管癌可向输尿管周围组织浸润、扩散或侵犯邻近器官、淋巴结，也可通过血行或淋巴向远处转移，尤以肝脏转移最为多见。原发性输尿管肿瘤多与局部炎症、结石、化学致癌物质等刺激有关。

根据肿瘤来源，输尿管原发性肿瘤可分为两类：（1）输尿管上皮来源：恶性的有尿路上皮细胞癌、鳞状细胞癌、腺癌、未分化癌；良性的有移行细胞乳头状瘤、纤维上皮息肉等。（2）输尿管上皮以外的组织及周围组织来源：恶性的有纤维肉瘤、平滑肌肉瘤、脂肪肉瘤、血管肉瘤、类癌；良性的有纤维瘤、神经鞘瘤、平滑肌瘤、血管瘤、纤维性息肉等。

第一节　输尿管尿路上皮癌

【概述】

输尿管尿路上皮癌（即移行细胞癌）是指发生于输尿管尿路上皮的肿瘤，是输尿管癌最常见的病理类型，占输尿管恶性肿瘤的90%以上，但是输尿管尿路上皮细胞癌在临床上较为少见，发病年龄、性别和种族均有较大差别。我国输尿管尿路上皮细胞癌多见于40~70岁人群，男女发病比例约为3∶1；国外白种人发病率约为黑种人的2倍。近年来随着诊断技术的提高和人均寿命的延长，输尿管肿瘤的发病率逐渐提高。输尿管尿路上皮细胞癌可单发或多发，可同时或先后伴发膀胱、肾盂的尿路上皮细胞癌，表明此肿瘤发生的多中心性。其生长方式一般可分为乳头状型（papillary）及平坦型（sessile，也可称无蒂或广基底型）。前者多有宽窄不同的蒂，多数可融合成直径＞1 cm、表面细颗粒状或绒毛状的小肿瘤，多个小肿瘤可融合成直径＞2 cm的较大肿瘤，呈菜花状；后者见局部黏膜增厚、粗糙、呈灰白色，病变部位因纤维组织增生、炎症细胞浸润，可导致局部增厚、僵硬。

输尿管尿路上皮细胞癌的确切病因尚不完全清楚，可能涉及的病因和危险因素包括以下几种：

1. 吸烟：与吸烟时间、吸烟总量等呈正相关。

2. 职业接触：从事石油化工、塑料生产工作，长期接触煤、沥青、可卡因、焦油的工人发生输尿管尿路上皮细胞癌的概率明显更高，这与他们长期暴露于致癌性苯胺、β-萘胺和联苯胺等有直接关系。引起这种职业性致癌的暴露时间平均为7年，并且终止暴露后仍有长达20年的潜伏期。

3. 药物：镇痛药非那西汀和中药马兜铃已经被证实是输尿管尿路上皮细胞癌的致病因素。

4. 遗传因素：如Lynch综合征等。

5. 其他，如慢性炎症、放射线照射、结石、病毒感染等。

输尿管尿路上皮细胞癌的肿瘤病理分级与膀胱尿路上皮癌分级系统相似。新的分级方法将尿路上皮肿瘤分为低度恶性潜能尿路上皮乳头状肿瘤（papillary urothelial neoplasms of low malignant potential，PUNLMP）、低级别肿瘤和高级别肿瘤三类。2017年版输尿管尿路上皮细胞癌的TNM临

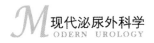

床分期见表 24-1。

表 24-1　输尿管尿路上皮细胞癌的 TNM 临床分期

T—原发肿瘤	
Tx	原发肿瘤无法评估
T0	无原发肿瘤证据
Ta	非浸润性乳头状癌
Tis	原位癌
T1	肿瘤侵犯上皮下结缔组织
T2	肿瘤侵犯肌层
T3	肿瘤浸润超过肌层,侵及输尿管旁脂肪
T4	肿瘤侵及邻近器官
N—区域淋巴结	
Nx	区域淋巴结无法评估
N0	无区域淋巴结转移
N1	单个淋巴结转移,最大直径≤2 cm
N2	单个淋巴结转移,直径>2 cm,或多个淋巴结转移
M—远处转移	
M0	无远处转移
M1	有远处转移

根据肿瘤特点又可分为"低危"和"高危"两类,以指导临床治疗:

低危尿路上皮细胞癌需符合以下所有条件:① 单发性肿瘤;② 肿瘤直径<2 cm;③ 细胞学检查提示低级别肿瘤;④ 输尿管镜活检示低级别肿瘤;⑤ CT 尿路造影未发现肿瘤浸润性生长。

高危尿路上皮细胞癌只需符合以下任何一个条件:① 患侧肾积水;② 肿瘤直径>2 cm;③ 细胞学检查提示高级别肿瘤;④ 输尿管镜活检示高级别肿瘤;⑤ 多发性肿瘤;⑥ 既往曾因膀胱癌做过膀胱全切除手术;⑦ 存在多种组织学类型。

【诊断依据】

1. 临床表现

(1) 间歇性、无痛性、肉眼、全程血尿伴一侧上尿路进行性加重的梗阻为输尿管肿瘤典型的临床表现。70%~90%的病人有镜下或肉眼血尿,镜下血尿常见于早期或分化良好的肿瘤。肉眼血尿可伴条索状血块。

(2) 疼痛:为另一常见症状,30%的病人因为肿瘤或血块阻塞输尿管引起腰腹痛,但多数为腰部胀痛或钝痛。

(3) 10%~20%的病人因腹部肿块而就诊,腹部肿块多由肾积水所致。

(4) 输尿管尿路上皮细胞癌有膀胱刺激征则可能伴有膀胱肿瘤,膀胱刺激征由膀胱肿瘤引起。

(5) 肿瘤晚期阶段可出现同侧精索静脉曲张、后腹膜刺激症状及全身症状,如体重减轻、食欲减退、骨痛等。

2. 影像学检查

(1) 超声波检查:超声可以发现肾积水和较大的输尿管尿路上皮细胞癌,也可对病灶进行初步评估,可见其上方输尿管扩张。

(2) 静脉尿路造影(intravenous urography,IVU):可见输尿管有偏心性或中心性充盈缺损,表面毛糙不齐、凹凸不平,病灶处输尿管轮廓消失,梗阻上方有不同程度积水,肾功能减退;肿瘤下方呈杯口状扩张。

(3) 逆行造影:一般可发现充盈缺损,对于肾功能不全或诊断不明确的患者均可以选择使用。逆行造影有一定创伤性,可能造成肿瘤细胞脱落、黏膜不同程度的损伤而出现肿瘤细胞种植等。

（4）CT 泌尿系统成像（computed tomography urography,CTU）：可以判断肿瘤位置、浸润深度及与周围器官关系等,而且增强扫描有助于了解肿瘤血供情况。CTU 诊断输尿管尿路上皮细胞癌的敏感性和特异性均高于静脉尿路造影,敏感性可达 67%～100%,特异性达 93%～99%。对于因肾功能不全等而无法耐受 CTU 检查的患者,可考虑通过逆行插管造影或磁共振水成像（MRU）辅助诊断。

（5）核磁共振（magnetic resonance imaging,MRI）：核磁共振泌尿系水成像（MR urography,MRU）可提示上尿路内肿瘤及侵袭情况,特别是对于无法进行增强 CT 检查的患者。MRI 的优点是软组织分辨率高,有助于发现肿瘤是否侵入周围软组织器官并判断淋巴结情况。对于直径小于 2 cm 的肿瘤,在应用 MRI 增强剂的情况下,MRU 检查敏感性为 75%。由于存在肾纤维化风险,对严重肾功能受损（肌酐清除率<30 mL/min）患者应限制使用钆对比剂。

3. 尿液检测

（1）尿常规检查：可见红细胞增多,且红细胞形态多呈均一性。

（2）尿脱落细胞学检查：对高级别肿瘤及原位癌的检出阳性率较高。其特征性改变为脱落细胞体积增大、核多形性、核深染和核仁凸起,其评判方法与膀胱癌类似（Ⅰ级：未发现异型细胞;Ⅱ级：细胞有异型性,但无恶性证据;Ⅲ级：具有可疑的恶性细胞,但不能确定;Ⅳ级：具有较明显的恶性细胞;Ⅴ级：具有肯定的恶性细胞）。目前尿细胞学检查诊断敏感性较低（35%～65%）,尿细胞学的阴性不能排除外尿路上皮癌的可能。当膀胱镜检查正常、排除膀胱原位癌或前列腺尿道部原位癌时,尿细胞学阳性提示上尿路上皮细胞癌的可能。在尿细胞学检查阳性的患者中,预测高级别肿瘤以及浸润性肿瘤的敏感性分别为 56% 和 62%,此外,尿细胞学阳性是术后膀胱肿瘤复发的危险因素。送检尿标本应为运动后、新鲜、单次全部尿液,并及时送检。

（3）荧光原位杂交（fluorescence in situ hybridization,FISH）：可以检测尿脱落细胞的染色体异常,与尿细胞学检查结合可以大大提高诊断水平。敏感性可达 87.8%,特异性可达 85.7%。

（4）其他肿瘤标志物检查：诸如 NMP22、BTA 等检查,可视具体情况酌情开展。

4. 内镜检查

（1）尿道膀胱镜检查：因超过 10% 的上尿路上皮癌患者常合并膀胱癌,因此,推荐针对所有上尿路上皮癌患者在手术治疗前均需进行尿道膀胱镜检查,以排除合并的膀胱肿瘤。

（2）输尿管镜检查（含硬镜和软镜）：可以观察肿瘤的形态并取活检,约 90% 的患者可以确诊。但容易漏诊原位癌及造成局部创伤。已有研究表明,根治术前进行输尿管镜检查会增加术后膀胱癌复发的风险。

5. 其他

（1）核素检查：包括肾血流灌注显像和肾动态显像,对于判断分肾功能有较大意义。全身骨扫描可协助明确是否存在骨转移病灶。对于性质不明确的肿瘤,必要时可以进行 PET/CT 检查,只是价格比较昂贵。

（2）穿刺活检：并不常规使用,主要用于针对难以切除、诊断不明或已经明显转移的肿瘤,以获取病理信息来指导系统治疗。可以采取超声引导或 CT 引导的方式开展,穿刺后肿瘤种植转移、气胸、严重出血等并发症相对少见。

【鉴别诊断】

1. 输尿管结石　输尿管结石多见于 40 岁以下的青壮年,以绞痛为特点,常伴血尿。CT 平扫结石呈高密度阴影,肿瘤呈软组织块影。B 超可见结石呈强回声,后方伴声影。

2. 输尿管息肉　多见于 40 岁以下青壮年,病史长,血尿不显著,输尿管造影见充盈缺损,但表面光滑,呈长条状,范围较输尿管肿瘤大,多在 2 cm 以上。部位多在近肾盂输尿管连接处,反复从尿液中找瘤细胞皆为阴性。

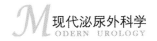

3. 输尿管狭窄　表现为腰腹部胀痛和肾积水，无血尿病史，X线尿路造影检查表现为单纯狭窄，而无充盈缺损，反复尿脱落细胞检查为阴性。

【治疗方案】

1. 根治性肾输尿管全长切除术：是公认的基本治疗方法，对对侧肾功能良好的输尿管恶性肿瘤一般都主张患侧根治性手术，即患侧肾、全长输尿管、输尿管开口的膀胱壁袖套状切除。其理论基础为：① 对侧尿路上皮肿瘤较低的发病率；② 患侧的多中心发病；③ 同侧尿路上皮肿瘤的高复发率。输尿管尿路上皮细胞癌如不做肾、输尿管全长和膀胱壁袖套状切除则输尿管残留段或其膀胱开口处肿瘤复发率可达30％～70％。同时术中应尽早阻断肿瘤下方输尿管，以减少术中肿瘤细胞向下种植的风险。既往对根治性手术是否同时行淋巴结清扫一直存在争议，但随着对输尿管癌淋巴转移的研究和参考膀胱癌淋巴切除对预后的影响，现主张行肾、输尿管切除的同时清扫周围淋巴结（参见Kondo模板），不仅可以提高5年生存率，同时也可为术后辅助化疗和预测预后提供参考。

2. 保留患侧肾的输尿管肿瘤切除术：适用于低期、低级、非肌层浸润的、直径＜2 cm的单发肿瘤；对孤立肾或肾功能不全、双侧发病的输尿管肿瘤患者，亦可行保肾的手术治疗。传统采用开放手术行输尿管节段性切除＋膀胱瓣或肠代输尿管、自体肾移植、输尿管皮肤造口或肾造瘘等。

3. 内镜下处理输尿管尿路上皮细胞癌：适用于肾功能不全、功能性孤立肾、双侧肿瘤、合并有开放手术的禁忌证的患者。输尿管镜下可用激光切除、烧灼直径小于15 mm的肿瘤，而肾镜可处理直径大于15 mm的输尿管上段肿瘤或者合并肾盂肿瘤的患者，经皮肾镜可以留置造瘘管进行局部灌注治疗。经皮肾镜下处理上段输尿管恶性肿瘤目前存在争议，有学者认为这一操作会增加肿瘤种植风险。随着对肿瘤的生物学特征的了解，近年的观点认为低期别、低级别的输尿管癌行保守手术和根治性手术疗效相同；高期别、高级别癌则应行根治性手术，否则难以治愈，特别对于尿细胞学阳性者。虽有主张高期别、高级别的局限癌变时仍可行部分切除的手术，但最后发现90％的患者死于癌，而行根治性手术者中死于癌者仅占30％。随访显示，保守手术后同侧输尿管肿瘤复发率为34％，膀胱肿瘤复发率为36％～50％。腔内切除比肾输尿管切除后膀胱肿瘤复发率高25％～30％。

4. 化疗：局部灌注治疗（卡介苗、表柔比星、丝裂霉素C、5-氟尿嘧啶）和全身化疗可以参考膀胱尿路上皮细胞癌。膀胱灌注多主张即时单次灌注，亦有主张术后灌注3个月者。化疗多用于肿瘤较大、多病灶或者肿瘤残留患者。一线化疗方案为GC方案（吉西他滨＋顺铂），另有M-VAC方案（氨甲蝶呤、长春新碱、顺铂和阿霉素）。

5. 放疗：有局部浸润的高级别尿路上皮细胞癌可以在术后配合放疗，可以提高生存率。

【评述】

间歇性、无痛、肉眼、全程血尿伴条索状血块为输尿管尿路上皮细胞癌的特征性表现。影像学检查可见输尿管腔内有充盈缺损，尿脱落细胞检查阳性或病理证实为确诊依据。治疗应行半尿路切除＋膀胱袖套状切除术，必要时应行淋巴清扫术。对双侧病变者、孤立肾及肾功能不全者可行保肾的肿瘤切除术，但内镜下切除肿瘤存在种植和复发率高的风险。术后应行灌注治疗，必要时行放化疗。由于尿路上皮细胞癌主要为尿源性致癌因素引起，因此肿瘤有多中心、易复发的特点，术后应密切随访检查。输尿管镜和膀胱镜每3个月检查1次，持续1年；第2年输尿管镜每6个月检查1次，膀胱镜每3个月检查1次，持续1年；以后输尿管镜1年检查1次，膀胱镜6个月检查1次；尿细胞学检查3～6个月1次，长期随访。预后相差悬殊，术后5年生存率为30％～60％，有转移者存活期多短于3年。根治术后复发率较低，发生远处转移的风险与肿瘤的分期、分级相关。

（刘守勇　邵鹏飞）

第二节　输尿管其他恶性肿瘤

一、输尿管鳞癌

输尿管鳞状细胞癌临床少见,约占输尿管恶性肿瘤的 $1\%\sim3\%$,多见于 $50\sim70$ 岁老年人,男性患者明显多于女性。由于结石或炎症的长期慢性刺激,导致鳞状上皮化生而形成鳞状细胞癌。曾有学者认为输尿管鳞癌与 EB 病毒(EBV)感染有关。

【诊断依据】

1. 临床 90% 的病人有血尿及输尿管梗阻引起的症状,如患侧肾积水。50% 的患者有腰痛和肿块。常伴有上尿路感染和结石,表现为腰痛、发热等。

2. 影像学检查:B 超、CT 等检查可见输尿管腔内有充盈缺损,其上方输尿管扩张,肾盂、肾盏扩张积水,患肾功能下降等。

3. 确诊依靠组织病理学检查。输尿管鳞状细胞癌极少报告癌胚抗原阳性,其临床意义有待进一步研究。

【治疗方案】

1. 根治性患侧肾输尿管切除术是目前公认的首选方案,术中应保证尿路的完整性和密闭性,避免尿液外溢造成肿瘤细胞播散。对有肌层浸润者应行淋巴清扫术。对肾功能不全或孤立肾患者的输尿管下段的早期病变,可行保留肾脏的手术。

2. 术后化疗和放疗对预后帮助不大,尤其有淋巴结转移的患者预后差。大多数患者在 1 年内死亡。

(刘守勇　邵鹏飞)

二、输尿管腺癌

输尿管腺癌比输尿管鳞状细胞癌更少见,文献多以个案报道出现。多见于老年男性(72%),常合并有肾盂或输尿管的其他类型的恶性上皮成分肿瘤或输尿管结石。目前的观点认为输尿管腺癌的发生是由于输尿管长期慢性炎症刺激引起移行上皮腺性化生或肠型腺上皮化生。

【诊断依据】

1. 无痛性、间歇性、肉眼、全程血尿为最常见表现,有时可伴黏液尿。

2. 肿块增大可引起腰部胀痛、肾积水,少数患者可出现肾绞痛。

3. 影像学检查:B 超、CT 等检查可见输尿管局限性狭窄,管壁僵硬,其上方输尿管扩张,肾盂、肾盏扩张积水,患肾功能下降等。

4. 确诊依靠组织病理学检查:肿块充满黏液或胶冻样组织,镜下可见细胞核深染、胞浆空泡化的假复层柱状上皮排列组成的腺腔样结构,黏液池散在未分化的印戒细胞,免疫组化示 CK8/18、CK7、CK20、MSH-2、癌胚抗原和黏蛋白检测等呈阳性。

【治疗方案】

1. 根治性患侧肾输尿管全长切除术＋膀胱袖套状切除是目前公认的首选方案,术中应保证尿路的完整性和密闭性,有肌层浸润者应行淋巴清扫术。

2. 对孤立肾和对侧肾功能不全者,可行保肾的输尿管节段性切除或输尿管膀胱部分切除等。

3. 术后放化疗对预后帮助不大,

(刘守勇　邵鹏飞)

三、输尿管平滑肌肉瘤

平滑肌肉瘤(leiomyosarcoma)是一种来源于间叶组织的恶性肿瘤,由平滑肌细胞或向平滑肌细胞

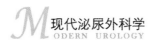

分化的间充质细胞组成。原发于输尿管的平滑肌肉瘤临床较罕见,1943 年由 Rademaker 首次报道,多发于 50 岁以上的老年人,男女发病比约为 2∶11。平滑肌肉瘤发生与 Epstein-Barr 病毒感染有关,多为原发性,少部分从平滑肌瘤恶变而来,恶性程度高,浸润性强,易复发,早期即可发生血行和淋巴转移。

【诊断依据】

1. 临床表现无特征性,镜下或肉眼血尿多见。

2. 肿瘤可引起输尿管梗阻,导致肾积水、腰腹部隐痛,或者腹部发现巨大肿块而就诊。

3. 肿瘤坏死引起继发感染,或者输尿管下段的肉瘤侵犯膀胱,可以出现膀胱刺激征。

4. 影像学检查:表现为输尿管腔内不规则高密度影,或与输尿管关系紧密的腹膜后巨大肿块。

5. 确诊依靠组织病理学检查,可见:肿瘤呈结节状、灰黄色、鱼肉状,界限较清楚;镜下见肿瘤由梭形细胞构成,细胞呈交错排列,核密集,多形性明显,可见核分裂象,染色质粗大,嗜酸性染色,可有坏死和血管浸润。免疫组化示波形蛋白、平滑肌肌动蛋白阳性。

【治疗方案】

1. 治疗首选根治性肾输尿管全长切除术。

2. 术后放化疗、免疫治疗效果均不理想。化疗药物有多柔比星、异环磷酰胺、吉西他滨和多西他赛等。

输尿管平滑肌肉瘤生长迅速,可直接侵犯邻近组织,早期发生血行和淋巴转移,预后差。患者诊断后生存时间多在 1 年左右。

(刘守勇　邵鹏飞)

四、输尿管恶性淋巴瘤

恶性淋巴瘤(malignant lymphoma)是起源于淋巴系统的恶性肿瘤,由于输尿管壁内缺乏淋巴组织,故输尿管原发和继发的恶性淋巴瘤均罕见,一般发生在疾病晚期的全身播散阶段。1995 年由 Bhattachary 和 Gammall 首次报道。患者绝大部分为老年人,男性多于女性。病因不清,但与感染、免疫功能下降及遗传易感性等因素有关。

【诊断依据】

1. 临床症状以输尿管梗阻、肾积水、肾绞痛、血尿常见。

2. IVU 可显示输尿管占位;逆行尿路造影可以显示肿瘤于头尾方向呈长条形,输尿管狭窄,内壁光滑。CT 见管壁局限性增厚。

3. 病理检查可确诊,免疫组化示 ALK 阳性。

【治疗方案】

输尿管恶性淋巴瘤的治疗:化疗为主,视其具体情况再考虑手术切除肿瘤组织。其他辅助治疗方法有放射免疫治疗和单克隆抗体、自体或异体造血干细胞移植等。总之,以综合治疗为主。

输尿管恶性淋巴瘤的预后较差,患者一般存活 1.5 年左右。

(刘守勇　邵鹏飞)

五、输尿管肉瘤样癌

输尿管肉瘤样癌是既有肉瘤成分又有癌成分的混合性肿瘤。可能来源于具有上皮和间质成分的单克隆肿瘤细胞,其发生可能与 3、7、17 染色体基因扩增和 9p21 染色体缺失有关,具有高侵袭性。原发性输尿管肉瘤样癌十分罕见,1974 年由 McDade 首次报道,多发于 60 岁以上老年男性,男女发病比为 4∶1,大多单发。

【诊断依据】

1. 常见症状为间断、无痛性、肉眼血尿和腰部疼痛。腰痛主要表现为胀痛、钝痛。

2. 影像学检查:B 超、CT 可见输尿管或腹膜后有占位病变,可有钙化灶。

3. 确诊有赖于病理和免疫组化检查。肿瘤中既有上皮成分又有肉瘤成分：上皮成分可有尿路上皮癌、鳞癌、腺癌、小细胞癌等，肉瘤成分包括软骨肉瘤、骨肉瘤、平滑肌肉瘤、恶性纤维组织细胞瘤等。其中，CK5/6 和 P63 是诊断肉瘤样癌的重要免疫组化标志物。

【治疗方案】

1. 手术是主要的治疗方式，应行患侧肾输尿管全长切除＋膀胱袖套状切除，必要时应行淋巴清扫术。

2. 术后可联合辅助放疗或化疗，多靶点酪氨酸激酶抑制剂如索拉非尼、舒尼替尼等可为肉瘤样癌的治疗带来希望。

本病预后差，患者大多术后存活 2 年，罕见长期存活报道。

（刘守勇　邵鹏飞）

六、输尿管原发性浆细胞癌

输尿管原发性浆细胞癌（plasmacytoid urothelial carcinoma，PUC）是一种罕见的、侵袭性非常高的尿路上皮肿瘤亚型，发病年龄平均在 60 岁，男性居多，预后差。发病机制尚不明确，可能与 CDH1 基因的突变关系紧密。

【诊断依据】

1. 临床表现无特异性，患者早期可出现肉眼或者镜下血尿，甚至无任何症状，晚期转移途径主要是淋巴转移和血行转移。

2. 影像学检查可见输尿管内占位病变。

3. 输尿管镜检查＋活检可确诊，免疫组化示 CK、GATA3、P63、CD138 阳性。

【治疗方案】

1. 首选患侧肾输尿管全长切除＋膀胱袖套状切除。

2. 术后可辅以化疗，如 GC 方案（吉西他滨，顺铂）；靶向药物帕博利珠单抗利于疾病的稳定和缓解。

（刘守勇　邵鹏飞）

七、输尿管小细胞神经内分泌癌

【概述】

神经内分泌癌（neuroendocrine carcinoma，NEC）是一类少见的恶性肿瘤，泌尿系神经内分泌癌罕见。NEC 分为类癌、不典型类癌、大细胞神经内分泌癌、小细胞神经内分泌癌（SCNEC）等类型。原发性输尿管小细胞神经内分泌癌是一类较为罕见的恶性肿瘤，好发于 50～90 岁年龄段，男性患者多于女性。

【诊断依据】

1. 临床表现无特异性，常见的临床症状为无痛性肉眼血尿，其次是腰腹部疼痛。

2. 本病侵袭性很强，绝大多数被发现时已有局部侵犯和远处转移。部分病例肿瘤较大，并出现肿瘤坏死表现，继之出现淋巴结、内脏或骨转移。

3. 影像学检查可见输尿管占位及其周围软组织影、患侧肾积水。

4. 副瘤综合征不常见，但在少数病例中可出现，如电解质紊乱、高钙血症、低磷血症，偶有异位促肾上腺皮质激素分泌，可致库欣综合征和行为异常。

5. 确诊依据病理和免疫组化：镜下见肿瘤由小细胞组成，核明显，胞质较少，核染色质呈颗粒状，核分裂象明显。免疫组化表达特异的神经内分泌标志物 NSE、NF、CgA、SyN 常阳性，上皮标志物 CKpan 阳性。

【治疗方案】

1. 早期行一侧肾脏、输尿管全长及膀胱袖套状切除术加放、化疗，是目前治疗尿路小细胞神经内分泌癌的主要方法。化疗方案与肺小细胞神经内分泌癌治疗类似，依托泊苷联合顺铂是最常用的方案之一。

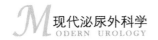
2. 生物治疗、分子靶向治疗有一定效果。

【评述】

输尿管小细胞神经内分泌癌是神经内分泌癌的一个亚型,本病罕见。SCNEC 光镜下分为燕麦细胞型、中间细胞型和混合细胞型三类。输尿管神经内分泌癌常伴有其他恶性肿瘤,如移行细胞癌、鳞癌、腺癌、肉瘤等。特异性肿瘤标志物有 CgA、NSE。TTF-1 阴性基本可排除肺 SCC 起源。治疗以手术＋放、化疗为首选。术前新辅助化疗可提高疗效,靶向治疗是研究方向。影响预后的因素有年龄大于 65 岁、肿瘤分期、淋巴结和远处转移,中位生存期约为 8～24 个月。

(刘守勇　邵鹏飞)

第三节　输尿管良性肿瘤

一、输尿管内翻性乳头状瘤

内翻性乳头状瘤(inverted papilloma,IP)是良性尿路上皮肿瘤,发生在肾盂和输尿管者较发生在膀胱者少见,发生在输尿管者近 2 倍于发生在肾盂者。病因与吸烟、腺性输尿管炎、过度增生、慢性炎症有关。男性多见。发病平均年龄在 55 岁左右。

【诊断依据】

1. 肿瘤可引起血尿,患侧腰痛。

2. 肿瘤增大可引起梗阻致肾积水、感染,有时可扪及腰腹部包块。

3. 影像学检查:可见输尿管内占位似蚯蚓状,肾盂肾盏积水,输尿管扩张。肿瘤可多发,基底宽,蕈伞样高出黏膜表面。

4. 确诊依据病理检查:大体标本见为实性、乳头状或带蒂海藻状肿瘤。镜下见黏膜下生长的细胞巢,表面被覆正常尿路上皮,并向下内陷,形成上皮细胞巢,巢轴心无纤维血管,上皮分化成熟。输尿管内翻性乳头状瘤病理上分为Ⅰ型腺样型、Ⅱ型网状结构型(小梁型)、混合型。

【治疗方案】

因输尿管内翻性乳头状瘤多发生于输尿管中下段,且良性居多,治疗多行输尿管节段性切除＋端-端吻合术,或输尿管下段切除＋输尿管-膀胱再植术,也可行内镜下切除。

【评述】

输尿管内翻性乳头状瘤通常认为是良性病变,但常同时或者先后伴发尿路上皮癌。建议对所有诊断为内翻性乳头状瘤的病例密切随访至少 2 年。

(刘守勇　邵鹏飞)

二、输尿管息肉

【概述】

输尿管息肉(primary fibroepithelial ureteral polyp)分原发性和继发性两类,临床上以继发性输尿管息肉多见。多继发于结石、梗阻、感染、损伤等,另可能与先天性因素、慢性刺激、发育缺陷有关。原发性输尿管息肉为源自中胚层的输尿管良性肿瘤,约占输尿管肿瘤 1‰ 左右,男女发病比例约为3∶1,多见于青壮年。大部分有细长的蒂部相连于输尿管壁,并漂浮于管腔内,颜色较红,容易出血,由正常输尿管尿路上皮细胞增生而成,并掺杂有纤维组织与肉芽组织。息肉基底部有较多毛细血管及平滑肌束。

【诊断依据】

1. 输尿管息肉常导致输尿管梗阻,表现为腰痛而就诊者多见。

2. 静脉尿路造影及逆行造影检查是目前最常用的检查方法,静脉尿路造影常提示输尿管腔内占位性病变,但输尿管息肉体现出来的充盈缺损不同于恶性肿瘤,息肉的缺损周围光滑,边界较清楚,透视下可见肿块呈长条状充盈缺损,有蒂,随输尿管蠕动缺损位置可改变,对诊断本病有价值。

3. 输尿管镜检查近年来逐渐得到临床医师的广泛认可,可明确病变部位、数目,并可见肿物上下移动的"蚯蚓蠕动征",同时可活检明确肿块性质,对治疗方案至关重要。

4. 当息肉表面糜烂出血时,可有血尿;伴感染时有刺激症状和发热。亦有巨大息肉坠入膀胱引起尿路刺激症状,此时平卧可减轻或消失。B超示膀胱内肿物随体位改变而改变。膀胱镜下可见肿物由输尿管口脱出,随喷尿而上下移动。

5. 病理检查:原发性息肉见纤维间质核心和表面覆盖的正常输尿管上皮细胞,没有肌肉成分。

【治疗方案】

输尿管原发性息肉的治疗以手术为主,应依据息肉的数量、部位、累及输尿管的周径和长度选择不同的手术方法。

1. 若息肉数量少、蒂细,可行息肉切除＋基底电灼术,其途径有传统开放手术与输尿管镜下激光切除＋烧灼术,后者创伤小、恢复快。

2. 若息肉多发、蒂宽、累及输尿管的周径与长度范围较广,单纯息肉切除加基底电灼术有可能造成治疗不彻底或输尿管远期狭窄,此类情况下应行病变段输尿管切除再吻合术。

3. 若继发于结石附近,则在清除结石同时行局部电灼术。

4. 若息肉位于肾盂输尿管连接部(UPJ)且合并 UPJ 狭窄,则行病变段切除加肾盂成形术。

5. 若息肉合并重度肾积水、肾感染致无功能,则行患侧肾输尿管大部切除术。

【评述】

原发性输尿管息肉又称间质性息肉、纤维瘤、黄瘤性息肉、输尿管息肉病(Peutz-Jeghers 综合征),为良性瘤变。病理分炎性息肉和原发性纤维上皮性息肉两类。继发性输尿管息肉多见,以病因学治疗和局部治疗为主。原发性输尿管息肉应行外科治疗。预后良好,但术后存在输尿管狭窄的风险,需定期复查。

(刘守勇　邵鹏飞)

三、输尿管血管平滑肌瘤

【诊断依据】

1. 无特异性临床症状,早期诊断困难。输尿管血管平滑肌瘤可导致上尿路慢性梗阻,肾积水缓慢加重。

2. 可行输尿管镜检查,并取活检病理明确诊断。

【治疗方案】

治疗以手术为主,由于为良性病变,如患侧肾功能尚可,建议行输尿管梗阻段切除＋输尿管端-端吻合术,也可行输尿管镜钬激光切除术;如患肾无功能,则行肾切除术。

(刘守勇　邵鹏飞)

四、输尿管肾源性腺瘤

【概述】

肾源性腺瘤(nephrogenic adenoma,NA)多见于男性,男女发病比约为 3∶1。1949 年由 Davis 首先报道,1950 年 Friedman 等首次将其命名为 NA。NA 可发生于任何年龄,可见于肾盂、输尿管、膀胱、前列腺、尿道等部位,以发生于膀胱者多见。NA 发病机制存在争议:一方认为 NA 起源于胚胎残留的中肾组织,另一方认为系慢性炎症刺激尿路上皮导致化生。现更倾向于其是肾小管细胞脱落形成的异位种植病灶。

【诊断依据】

1. 主要有无痛性血尿,尿频、尿急、尿痛等刺激症状。

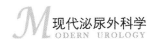

2. 多在影像学或输尿管镜检查时偶然发现占位病变,活检证实。

3. 确诊主要依据病理特征及免疫组化。镜下见肿瘤被覆单层立方上皮或低柱状上皮细胞,沿乳头状结构表面排列,上皮黏膜下固有层可见血管增生;免疫组化示 PAX-2(＋)、PAX-8(＋)、p63(－)。

【鉴别诊断】

1. 尿路上皮癌 主要依据免疫组化,NA 见 PAX-2(＋)、PAX-8(＋)、p63(－)。尤其 PAX-8 是 NA 最有价值的分子标志物。

2. 输尿管息肉 息肉的好发年龄在 20～40 岁,而肾源性腺瘤则好发于中老年男性,息肉多呈柱状或分叶状,边缘平滑,镜下可见移行上皮被覆,其下为疏松结缔组织和毛细血管,病理可确诊。

【治疗方案】

最常见的治疗方式是手术切除,主要有输尿管镜下激光切除、输尿管节段性切除术等。

【评述】

输尿管肾源性腺瘤罕见,其发生目前倾向于肾小管上皮细胞脱落种植于输尿管形成,确诊依据病理及免疫组化,PAX-8 是对诊断 NA 最有价值的分子标志物,可用于诊断和鉴别诊断。虽然输尿管肾源性腺瘤未见恶性报道,但因局部复发率高,且其他部位 NA 有恶变报道,故术后应密切随访,总体预后良好。

(刘守勇 邵鹏飞)

五、输尿管炎性假瘤

【概述】

炎性假瘤(inflammatory pseudotumor)是组织炎性增生形成的境界清楚的肿瘤样团块,发病机制多与基因突变有关,已检测到 ALK 基因突变率为 70%,肌动蛋白和结蛋白的表达率达 92% 和 79%,变态反应亦多参与其发生发展。可见于肺部、上呼吸道或鼻窦、胃肠道、肾脏和膀胱、子宫/阴道等处。发生于输尿管者罕见。

【诊断依据】

1. 临床表现无特异性,常伴尿频、尿急、尿痛等反复泌尿系感染症状。常有腰痛、肾积水等输尿管梗阻表现。

2. B 超检查可见肿块表现出低回声或强回声;CT 示输尿管占位病变,增强不均匀强化。MRI 示 T1WI 高、低信号都可见,提示其肿瘤内组织学类型具有多样性。

3. 病理检查:见肿瘤由梭形细胞、淋巴细胞和细胞外胶原组成,呈不规则索状排列,有较多淋巴细胞、浆细胞浸润,形态学上与Ⅳ型变态反应一致。

【鉴别诊断】

1. 输尿管阴性结石 多发生于输尿管三个狭窄处,可有绞痛、血尿,CT 表现为高密度影。

2. 输尿管癌 IVU 可见输尿管内不规则虫蚀样充盈缺损,病变处输尿管僵硬,并可侵及周围组织。尿脱落细胞阳性。梗阻发展快。病理可证实。

【治疗方案】

1. 肿块体积较小者,可行输尿管镜下激光切除。

2. 肿块体积较大者,可于腹腔镜下或开放手术行输尿管部分切除＋端-端吻合、输尿管-膀胱再植或回肠代输尿管等。

【评述】

输尿管炎性假瘤又称炎性肌纤维母细胞瘤,发病年龄多小于 50 岁。发病机制与基因突变有关,变态反应亦参与其中。症状无特异性,确诊依据病理检查,治疗方法为手术切除。由于有局部浸润特点,术后应密切随访。

(刘守勇 邵鹏飞)

第二十五章
膀胱肿瘤

第一节　膀胱尿路上皮癌

【概述】

　　膀胱肿瘤(bladder cancer,BC)是泌尿系统最常见的肿瘤,世界范围内,膀胱癌发病率居全部恶性肿瘤的第 9 位,在男性中排名第 7 位,在女性中排在第 10 位之后,死亡率居全部恶性肿瘤的第 13 位。2015 年我国膀胱癌发病率位居全身恶性肿瘤的第 13 位。目前,较为明显的两大致病危险因素是长期接触工业化学产品和吸烟。其他可能的致病因素有慢性感染,应用化疗药物环磷酰胺、吡格列酮等,盆腔放疗史以及染发剂。此外,膀胱癌还可能和遗传有关。

　　膀胱癌好发部位在膀胱侧壁及后壁,其次为三角区和顶部,组织病理学类型包括尿路上皮癌、鳞状细胞癌和腺癌,其次还有少见的小细胞癌、混合型癌、癌肉瘤及转移性癌等。其中,尿路上皮癌(urothelial carcinoma)最为常见,占膀胱癌的 90% 以上。膀胱鳞状细胞癌和腺癌分别占膀胱癌的 3%~5% 和 0.5%~2.5%,膀胱腺癌是膀胱外翻患者最常见的癌。

表 25 - 1　膀胱癌 2017 UICC TNM 分期(第 8 版)

T(原发肿瘤)	
Tx	原发肿瘤无法评估
T0	无原发肿瘤证据
Ta	非浸润性乳头状癌
Tis	原位癌
T1	肿瘤侵犯上皮下结缔组织
T2	肿瘤侵犯肌层
T2a	肿瘤侵犯浅肌层
T2b	肿瘤侵犯深肌层
T3	肿瘤侵犯膀胱周围组织
T3a	显微镜下发现肿瘤侵犯膀胱周围组织
T3b	肉眼可见肿瘤侵犯膀胱周围组织
T4	肿瘤侵犯以下任一器官或组织,如前列腺、精囊、子宫、阴道、盆壁和腹壁
T4a	肿瘤侵犯前列腺、精囊、子宫或阴道
T4b	肿瘤侵犯盆壁或腹壁
N(区域淋巴结)	
Nx	区域淋巴结无法评估
N0	无区域淋巴结转移
N1	真骨盆区单个淋巴结转移(髂内、闭孔、髂外、骶前)
N2	真骨盆区多个淋巴结转移(髂内、闭孔、髂外、骶前)
N3	髂总淋巴结转移
M(远处转移)	

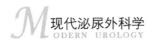
M0	无远处转移
M1a	区域淋巴结以外的淋巴结转移
M1b	其他远处转移

Tis、Ta、T1 期的膀胱癌统称为非肌层浸润性膀胱癌(non-muscle invasive bladder cancer,NMIBC),而 T2 期以上的膀胱癌称为肌层浸润性膀胱癌(muscle invasive bladder cancer,MIBC)。原位癌一般分化差,发生肌层转移风险高,属于高度恶性肿瘤,因此有必要将原位癌和 Ta、T1 期膀胱癌加以区分。

表 25-2 WHO 2004 膀胱癌分级

乳头状瘤
低度恶性潜能乳头状尿路上皮肿瘤(PUNLMP)
乳头状尿路上皮癌,低级别
乳头状尿路上皮癌,高级别

表 25-3 NMIBC 的危险度分组

低危 NMIBC	原发、单发、TaG1(低恶性潜能乳头状尿路上皮肿瘤,低级别尿路上皮癌)、直径<3 cm,没有 CIS(注:必须同时具备以上条件才是低危非肌层浸润性膀胱癌)
中危 NMIBC	所有不包含在低危和高危分类中的 NMIBC
高危 NMIBC	符合以下任何一项: ① T1 期肿瘤; ② G3(或高级别尿路上皮癌); ③ CIS; ④ 同时满足:多发、复发和直径>3 cm 的 TaG1G2(或低级别尿路上皮癌)
极高危 NMIBC	当符合以下任何一项时,认为是极高危 NMIBC 亚组: ① T1G3(高级别尿路上皮癌)并发膀胱 CIS; ② 多发、大的、复发的 T1G3(高级别尿路上皮癌); ③ T1G3(高级别尿路上皮癌)并发前列腺部尿道 CIS; ④ 尿路上皮癌伴不良组织学变异亚型; ⑤ BCG 治疗失败的 NMIBC

【诊断依据】

1. 血尿:是膀胱癌最常见的症状,表现为无痛性、间歇性、肉眼全程血尿。血尿持续时间、严重程度和肿瘤恶性程度、分期、大小、数目和形态并不一致。尿频、尿急、尿痛常提示膀胱癌浸润性或合并感染,肿瘤位于膀胱颈可引起排尿困难。

2. 其他症状:肿瘤侵犯输尿管口导致输尿管梗阻,引起腰部疼痛和肾积水。下腹部肿块、下肢水肿、腰骶部疼痛和严重消瘦多提示晚期肿瘤。

3. 尿脱落细胞学检查:可进行膀胱癌初筛,宜用新鲜尿并连续检查 3 天,而清晨第一次尿因细胞溶解比例高,故不宜用于尿细胞学检查。尿肿瘤标志物尚未真正进入临床使用。

4. 超声检查:最常用,可发现直径 0.5 cm 以上的膀胱肿瘤。

5. CT:常用于膀胱癌临床分期。可发现直径 1~5 mm 的肿瘤,但不能发现原位癌。增强 CT 有助于鉴别肿块和血块。

6. MRI:对膀胱癌的临床分期同 CT 类似,优势在于判断膀胱壁受损、周围脂肪扩散、淋巴结和骨转移情况。

7. 膀胱镜检查:最为重要,可直接看到肿瘤大小、数目、部位以及形态是乳头状还是实性、团块状,是有蒂还是广基,同时可进行膀胱镜下活检。行荧光膀胱镜和窄谱成像膀胱镜检查,可发现普通膀胱镜难以发现的小肿瘤或原位癌。

【鉴别诊断】

1. 输尿管口囊肿　膀胱造影见三角区有负影,B超见囊性肿块,膀胱镜检查见输尿管口有水泡状囊性肿块,有和排尿一致的蠕动。

2. 良性前列腺增生　可有血尿,以进行性排尿困难为主诉,病程较长。IVU可见膀胱颈部突入膀胱的负影,表面光滑,呈弧形。

【治疗方案】

(一)非肌层浸润性膀胱癌(NMIBC)

1. 依据肿瘤复发和进展风险来选择手术方式。经尿道膀胱肿瘤切除术(包括整块切除和激光剜除术)是非肌层浸润性膀胱癌的主要治疗手段。部分高级别T1期肿瘤可行膀胱部分切除术,部分高危和极高危非肌层浸润性膀胱癌可行根治性膀胱切除术。

2. 术后膀胱灌注化疗。无膀胱穿孔及严重血尿,术后24 h即刻膀胱灌注化疗。术后早期灌注(诱导灌注)方案:术后至4～8周,每周1次。之后行维持灌注,方案为:每月1次,维持6～12个月,总体灌注时间1年。

3. 灌注药物。表柔比星(每次50～80 mg)、吡柔表星(每次30～50 mg)、多柔比星(每次30～50 mg)、羟喜树碱(10～20 mg)、丝裂霉素(20～60 mg)、吉西他滨(每次1 000 mg)。此外还可选择卡介苗灌注及热灌注疗法(即将丝裂霉素灌注液加热到42 ℃后灌入膀胱)。

4. 二次电切。可提高TURBt的彻底性,常在第一次电切术后4～6周进行。适应证:① 首次TURBt不充分;② 首次电切标本中没有肌层(除外低级别/G1、G2期肿瘤和原位癌);③ T1期肿瘤。

5. 术后定期复查膀胱镜,1年内每3个月检查1次,1年后每半年检查1次。

(二)肌层浸润性膀胱癌(MIBC)

1. 可切除的肌层浸润性膀胱癌,新辅助化疗联合根治性膀胱切除术＋盆腔淋巴结清扫术。适应证:(1)无远处转移、局部可切除的MIBC(T2-4a,No-x,Mo);(2)高危的NMIBC(包括:① 复发或多发的T1G3(或高级别)肿瘤;② 伴发CIS的T1G3(或高级别)肿瘤;③ 膀胱非尿路上皮癌;④ BCG治疗无效;⑤ TURBt和膀胱灌注治疗无法控制的广泛乳头状病变;⑥ 尿路上皮癌伴不良组织变异亚型;⑦ 保留膀胱治疗术后复发的MIBC)。

根治性膀胱切除术的范围包括:膀胱及周围脂肪组织、输尿管远端,并同时行盆腔淋巴结清扫术。男性还包括前列腺、精囊,女性还包括子宫、部分阴道前壁和附件。但对于性功能要求高、年龄较轻的男性,可予保留血管神经束,亦可行保留前列腺、保留前列腺包膜或保留精囊手术,除可改善尿控外还可改善勃起功能;对女性也可行保留生殖器官的手术。行保留生殖器官的手术既可缩短手术时间又可改善生活质量,但在病人选择上应限于肿瘤局限者。

尿流改道方式目前主要包括原位新膀胱术、回肠通道术、输尿管皮肤造口术等。

2. 保留膀胱的综合治疗:可视情况采取经尿道肿瘤切除术联合放、化疗或膀胱部分切除术联合放、化疗的方案。

适应证:身体条件不能耐受根治性膀胱切除术(RC)或不愿意接受RC的MIBC患者。

目前保留膀胱的治疗方法有:① 单纯TURBT,仅适用于肿瘤局限于浅肌层,且二次电切阴性者;② TURBt联合外照射放疗;③ TURBt联合化疗;④ TURBt联合放、化疗;⑤ 膀胱部分切除术联合化疗。

3. 化疗:肌层浸润性膀胱癌根治术前可行以顺铂为基础的新辅助化疗,pT3～4(或)伴有淋巴结转移并且无远处转移的患者应考虑术后辅助化疗,另对保留膀胱的肌层浸润性膀胱癌术后患者和已有转移的膀胱癌术后患者均可予以化疗。化疗方案包括CMV(氨甲蝶呤＋长春碱＋顺铂)、CMVAC(氨甲蝶呤＋长春新碱＋多柔比星＋顺铂＋粒细胞集落刺激因子)和GC(吉西他滨＋顺铂)方案等。

4. 免疫治疗及靶向治疗:失去切除机会和已转移的膀胱癌患者的二线治疗以及不适合顺铂化疗

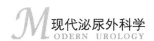
的 PD-L1 阳性患者。FDA 已批准 2 个 PD-1 抑制剂和 3 个 PD-L1 抑制剂用于转移性膀胱癌,依次是 pembrolizumab、nivolumab、atezolizumab、durvalumab 和 avelumab。Pembrolizumab 和 atezolizumab 可作为不适合顺铂且 PD-L1 表达阳性患者的一线治疗选择。Pembrolizumab、nivolumab、atezolizumab、durvalumab 和 avelumab 可作为顺铂为基础的一线化疗之后的二线治疗药物。

5. 放疗:放疗是局限于盆腔的肌层浸润性膀胱癌(cT2-4,Nx)的治疗方法之一,主要用于不能耐受根治性手术或局部晚期无法手术的病例。并且同步化放疗优于单纯放疗。

6. 不能根治的膀胱癌:采用化疗或同步放化疗,如肿瘤缓解,则进一步巩固化疗、放化疗、根治性放疗或膀胱全切除术。系统降期后仍无法切除者,可予以姑息性放疗。转移性膀胱癌首选全身化疗。

7. 对所有膀胱癌患者,术后均应定期复查并适时调整辅助治疗方案。

【评述】

膀胱肿瘤居泌尿系统肿瘤第一位,发病原因与外界环境关系密切,个体遗传学因素(尤其 P53 基因)亦备受关注。本病多以无痛性、间歇性、肉眼全程血尿就诊,膀胱镜检查+活检是确诊的主要方法。应根据肿瘤的恶性程度和全身情况采取相应治疗措施。目前治疗仍以手术为主,全膀胱切除术后尿流改道方式多种多样,目前公认原位回肠膀胱术或原位乙状结肠膀胱术为首选,术前新辅助化疗可提高疗效;经尿道膀胱肿瘤电切仍是表浅膀胱肿瘤的首选术式,较以往的逐层电切,现更推荐整块剜除,同时强调应切至肌层,并主张行二次电切;术后应行膀胱灌注化疗。肌层浸润性膀胱癌行保留膀胱的综合治疗的疗效在不断改善,由于保留了有功能的膀胱,且手术创伤相对较小、术后病人生活质量明显提高,可选择性应用。合并 BPH 者可同期或择期行 TURP 术,可降低复发率;TURBt,术中应注意闭孔反射的预防,以免引起出血、膀胱穿孔和肿瘤种植。电切术中预防闭孔反射的方法主要有:B 超引导下以 1% 利多卡因 10 mL 行闭孔神阻滞,膀胱镜下穿刺行闭孔神经阻滞,全麻或硬麻外麻醉+肌松剂应用,用激光行肿瘤切除等。另外,减少闭孔反射的方法有:等离子电切,快速瞬间切割技术,先用电凝刺激引起闭孔神经疲劳后再行电切等。膀胱肿瘤术后还应关注肾盂、输尿管和尿道肿瘤的复发,故应定期复查、随诊。

(顾琪 吕强)

第二节 膀胱鳞状细胞癌

【概述】

膀胱鳞状细胞癌(squamous cell carcinoma,SCC)约占膀胱恶性肿瘤的 3%~5%,60 岁以上多见,女性发病率略高于男性,可能和女性更容易发生膀胱炎性病变有关。膀胱鳞状细胞癌可分为血吸虫性膀胱鳞状细胞癌和非血吸虫性膀胱鳞状细胞癌两类。非血吸虫性膀胱鳞状细胞癌主要和细菌感染、异物、慢性下尿路梗阻或膀胱结石等引起的慢性炎症有关。血吸虫性膀胱鳞状细胞癌可能与血吸虫存在导致的细菌和病毒感染有关,而非与血吸虫本身有关。埃及血吸虫流行区血吸虫性膀胱鳞状细胞癌发病率占膀胱癌的 75%,发病年龄较非血吸虫性膀胱鳞状细胞癌年龄低 10~20 岁。

【诊断依据】

1. 血吸虫性膀胱鳞状细胞癌

(1)埃及血吸虫感染病史。

(2)主要症状是尿频、血尿和尿痛。

(3)确诊依据膀胱镜活检组织病理学检查和免疫组化。肿瘤好发于膀胱后壁或顶部。

2. 非血吸虫性膀胱鳞状细胞癌

(1)有细菌感染、慢性下尿路梗阻或膀胱结石等引起的慢性膀胱炎病史。

（2）血尿是主要症状，肿瘤好发于膀胱三角区和侧壁，多表现为溃疡和浸润。

（3）确诊依据膀胱镜活检组织病理学检查和免疫组化。膀胱镜下见肿瘤为团块状、溃疡型、菜花状或广基乳头状。

【治疗方案】

1. 根治性膀胱切除术是治疗膀胱鳞状细胞癌的主要方法。不宜行经尿道膀胱肿瘤电切术，肿瘤小而浸润浅的早期患者可行膀胱部分切除术。

2. 研究显示术前放疗可改善患者预后。SCC 对化疗抵抗，但 GC 方案对保留膀胱者，尤其对化疗敏感者可以适用，GC 方案用于新辅助化疗并不能提高根治术后患者的生存率。

【评述】

膀胱鳞状细胞癌少见，确诊依据病理检查。病理特征为角蛋白的形成，呈现珍珠样外观并具有细胞间桥。根治性膀胱切除术是主要治疗手段，可辅以放疗，但化疗效果差，很少使用。总体预后较差，膀胱鳞状细胞癌的 5 年生存率约 50%，血吸虫性 SCC 的预后相对较好。

（顾琪　吕强）

第三节　膀胱腺癌

【概述】

膀胱腺癌（adenocarcinoma of the bladder）约占膀胱恶性肿瘤的 0.5%～2.5%，在血吸虫病流行的地区，这一比例则上升至 5%～11.4%。该肿瘤以中老年男性多见，男女发病比例约为 2.6：1。感染血吸虫、肠上皮化生、膀胱外翻和肠代膀胱是引起膀胱腺癌的主要因素，其他可能的危险因素包括慢性刺激、泌尿系梗阻、膀胱疝和子宫内膜异位症。膀胱腺癌根据其组织来源可分为原发性膀胱腺癌、脐尿管腺癌以及转移性腺癌三类。转移性腺癌比原发性膀胱腺癌更为常见，原发病灶来源包括直肠、胃、子宫内膜、前列腺、乳腺和卵巢等。原发性膀胱腺癌的发生可能和 p53、p16 以及表皮生长因子受体基因突变有关。

原发性膀胱腺癌按病理可分为五类：乳头状型（肠型）、黏液型、印戒细胞型、非特异型和混合型。脐尿管腺癌 Sheldon 分期：Ⅰ期，肿瘤局限于脐尿管黏膜；Ⅱ期，突破黏膜但局限在脐尿管；Ⅲ期，局部累及膀胱（A）、腹壁（B）、腹膜（C）、其他邻近脏器（D）；Ⅳ期，局部淋巴结转移（A）、远处转移（B）。

【诊断依据】

1. 原发性膀胱腺癌

（1）血尿是最常见的临床表现，伴或不伴以尿痛为主的膀胱刺激征和黏液尿，大量黏液尿甚至引起尿潴留。

（2）多发于膀胱三角区和侧壁，常伴囊性或腺性膀胱炎。超声、CT 和 MRI 可显示肿瘤大小、侵犯范围和临床分期，且未见其他原发性腺癌。

（3）确诊依据膀胱镜下活检组织病理学检查。镜下见肿瘤由大小不一、形状不同的腺体构成，腺体被覆分泌黏液的柱状或立方细胞和多数杯状细胞，管腔壁有皱褶或向外突出的小袋，有囊性扩张。腺体内黏液分布相差较大，由印戒细胞组成者黏液存在于肿瘤细胞内并进入间质，聚集成黏液湖，其中有成堆的癌细胞。

2. 脐尿管腺癌

（1）肿瘤位于膀胱顶部或前壁，起源于膀胱顶部的脐尿管腺癌往往无症状，部分患者可在下腹部触及肿块。

（2）B 超和 CT 对脐尿管腺癌诊断具有积极意义，特别是 CT，有一定特征性，肿块位于下腹中线

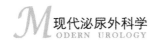
腹壁结构部位或略偏于上、下侧,上端低于脐,下部与膀胱顶部相连,病变多呈周边不规整的囊实性,可突入膀胱,增强扫描呈明显强化。

（3）肿瘤主体集中于肌层或更深层的组织,肿瘤与正常的黏膜上皮有明显的分界。膀胱镜检查时可见膀胱顶部局限性隆起,黏膜无结节,用手压迫膀胱上区可见膀胱外的肿块压迹,有时可见黏液排出。

（4）膀胱黏膜无腺性膀胱炎或囊性膀胱炎及肠上皮化生改变,全身无其他原发腺癌。

（5）可见脐尿管残留。

（6）免疫组化 CEA 阳性。

3. 转移性腺癌

（1）通常可发现腺癌原发病灶。

（2）免疫组化显示与原发病灶相关肿瘤标志物阳性,如在结肠腺癌膀胱转移时 β-连环蛋白（β-catenin）阳性,子宫内膜癌时 PAX-8 和 Vimentin 通常为阳性等。

【治疗方案】

1. 原发性膀胱腺癌的治疗:首选根治性膀胱切除术,术后辅以放化疗。对进展期和已发生转移者一般采用 5-氟尿嘧啶为基础的化疗方案。

2. 脐尿管腺癌的治疗:主要为手术治疗,包括扩大的膀胱部分切除术和根治性膀胱切除术,手术应尽可能地整块切除膀胱顶、脐尿管和脐,切除范围包括部分腹直肌、腹直肌后鞘、腹膜及弓状线和耻骨后间隙（雷丘斯间隙）,连同肿瘤整块切除及双侧盆腔淋巴结清扫。切缘阴性与否和淋巴结情况是影响预后的重要因素。化疗及靶向治疗对部分患者有一定疗效。

3. 转移性膀胱腺癌的治疗:以处理原发病为主的综合治疗。

【评述】

膀胱腺癌恶性程度较高,临床表现为尿路刺激症状、血尿和黏液尿,病理检查是确诊依据。治疗以根治性膀胱切除术为主,术后辅以放化疗以提高疗效。原发性膀胱腺癌中以乳头状腺癌和非特异型腺癌预后相对较好,印戒细胞癌预后极差。脐尿管腺癌预后取决于就诊的早或迟,Ⅰ、Ⅱ期患者可长期存活,而Ⅲ、Ⅳ期患者平均存活 1.3 年。转移性腺癌为晚期,预后取决于原发癌的部位、期级。

（顾琪　吕强）

第四节　膀胱其他恶性肿瘤

一、膀胱小细胞癌

【概述】

任何含有小细胞癌成分的膀胱肿瘤均被称为膀胱小细胞癌（bladder small cell carcinoma, BSCC）。BSCC 是一种极罕见的膀胱恶性肿瘤和肺外神经内分泌肿瘤,1987 年由 Cramer 首次报道,约占膀胱恶性肿瘤的 0.5%～1%。流行病学显示男性发病多于女性,男女发病比为 5.1∶1,中位发病年龄为 71 岁。吸烟、膀胱结石、慢性膀胱炎等移行细胞癌的危险因素同样是该病发病的危险因素。肿瘤起源多数认为来源于膀胱肿瘤干细胞,另有认为来源于神经内分泌干细胞和高分级肿瘤化生。组织学类包括单纯型和混合型,前者约占 12%～32%。

【诊断依据】

1. 临床症状主要是无痛性、肉眼血尿,少数可伴有尿频、尿急、排尿困难,盆腔或腰背部疼痛。好发于膀胱侧壁和底部。

2. 肿瘤因恶性程度高,很快出现全身症状:疲乏、纳差、体重减轻,少数有副瘤综合征,如异位肾上腺皮质激素分泌、高血钙/低血磷综合征等。

3. CT 显示膀胱小细胞癌为广基、无蒂、息肉样改变,向膀胱壁内浸润明显。

4. 确诊依据是膀胱镜活检组织病理学检查和免疫组化。病理学特征为零散的、相互孤立、圆形、大小均一的小细胞。细胞学上相邻的肿瘤细胞缺乏巢状或腺状结构是膀胱小细胞癌最重要特征。免疫组化主要标志物有 CgA、Syn、CD56 和 NSE 阳性。

5. 确诊时多已转移,常见转移部位依次是淋巴结、肝脏、骨骼、肺和大脑。

【治疗方案】

膀胱小细胞癌的治疗尚无标准的治疗方案。一般考虑局部的手术或放疗,联合新辅助化疗或辅助化疗。手术治疗应选择根治性膀胱切除术,高龄者亦可行膀胱部分切除术,T2～4 期术中盆腔淋巴结清扫是必要的;化疗方案一般选用顺铂和依托泊苷,病理分期 T3 以上考虑术后辅助化疗。

【评述】

膀胱小细胞癌往往为复合型癌,此类复合型膀胱小细胞癌易发生转移,亦有认为这可能是更晚分期的一种表现形式。诊断依据病理检查,治疗以根治性膀胱切除术为首选,手术前后辅以化疗可提高生存率,总体预后差。

（顾琪　吕强）

二、膀胱恶性淋巴瘤

【概述】

原发性膀胱恶性淋巴瘤极其罕见,1885 年由 Eve 首次报道。病理以弥漫性大 B 细胞淋巴瘤(diffuse large B-cell lymphoma, DLBCL)为常见类型。女性患者多见。病因不明,可能与膀胱慢性炎症时膀胱黏膜内淋巴组织增生有关。

【诊断依据】

1. 常见症状为血尿,可伴有尿频、尿痛、排尿困难,下腹及会阴痛,发热,体重下降等。

2. 体检下腹有时可扪及肿块,双合诊时可及质硬包块。

3. CT、MRI 等影像学检查可见膀胱占位,多位于三角区、底部或两侧壁,并可有全身其他部位的淋巴瘤。

4. 确诊依据是组织病理学检查和免疫组化,并进一步明确淋巴瘤的病理类型。

【治疗方案】

多数原发性膀胱恶性淋巴瘤病灶局限,分级较低,推荐以手术治疗为主,因其对放疗较敏感,术后应对盆腔及主动脉旁区域进行照射。

【评述】

膀胱恶性淋巴瘤可以原发于膀胱,亦可是继发于全身性淋巴瘤疾病。原发性膀胱恶性淋巴瘤病灶多局限,故一旦诊断应行手术治疗,可行膀胱部分切除术＋放疗;继发性膀胱恶性淋巴瘤以综合治疗为主。原发性膀胱恶性淋巴瘤手术切除后预后良好,平均存活时间约为 9 年。

（顾琪　吕强）

三、合并滋养叶细胞的膀胱尿路上皮癌

【概述】

合并滋养叶细胞的膀胱尿路上皮癌可发生于尿路上皮衬覆的所有泌尿系统器官,但最常发生于膀胱,约占 3/4。本病进展快,因有滋养细胞成分,有很强的局部浸润和远处转移倾向。一旦发现,多为晚期,预后极差,诊断和治疗均较困难。

【诊断依据】

1. 常以无痛性、肉眼、全程血尿就诊,影像学检查见膀胱内占位性病变,膀胱镜下见为菜花状肿物。

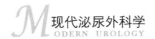

2. 由于该病恶性程度高,极易早期出现远处转移,因此即使膀胱局部病灶较小,可有相应转移部位的症状,如咳嗽、咯血等。胸腹部 CT 检查对于明确疾病分期及范围非常必要。

3. 特异性的组织学形态及免疫组化染色特点:镜下可见由类似滋养层细胞和合体滋养层细胞组成,肿瘤组织内常发生出血和坏死,可伴或不伴有尿路上皮癌。免疫组化染色可见合体及细胞滋养层细胞,AE1/3、CK7 阳性表达;β-HCG 在合体滋养层细胞强阳性表达,在细胞滋养层细胞呈弱阳性表达;抑制素 A 阳性表达于合体滋养层细胞,阴性表达于细胞滋养层细胞;Ki-67 通常较高。

【鉴别诊断】

转移性绒毛膜上皮癌 均有原发灶,女性多在葡萄胎妊娠后,男性多有睾丸绒毛膜上皮癌史,无论原发还是转移性绒毛膜上皮癌,病理检查均无尿路上皮癌成分。

【治疗方案】

1. 肿瘤局限、表浅者,可行膀胱部分切除术。

2. 肌层浸润时,应行膀胱全切除术,并配合化疗使血清 β-HCG 恢复正常。

3. 化疗方案一般参照膀胱尿路上皮癌的方案,如 GC 方案和 MVAC 方案,由于两方案生存率相似,低毒的 GC 方案多作为一线方案。必要时可参照绒毛膜上皮癌选用 EMA-CO 方案,尤其是有肌层浸润及转移时。

【评述】

尿路上皮具有多向或异向分化能力,故有多个亚型,这些亚型可单独存在也可在合并尿路上皮癌中存在,并与预后密切相关。WHO(2004)泌尿系肿瘤分类中浸润性尿路上皮的组织学变异类型有 13种,如浸润性尿路上皮癌伴鳞状分化、伴腺样分化等,而合并滋养叶细胞的膀胱尿路上皮癌罕见。所有具组织学变异类型者恶性程度均高,预后差。病理报告中应注明变异型所占比例,以便合理选择治疗方案并评估预后。

(顾琪 吕强)

四、膀胱横纹肌肉瘤

【概述】

膀胱横纹肌肉瘤(bladder rhabdomyosarcoma,BRMS)在膀胱恶性非上皮肿瘤中发病率最高(35%),75%发生在 5 岁以前,男女发病比例为 1.8∶1。起源于未成熟的间叶组织,发生于黏膜下层或浅肌层。分为腺泡型横纹肌肉瘤(alveolar rhabdomyosarcoma,BRMS)、胚胎型横纹肌肉瘤(embryoma rhabdomyosarcoma,ERMS)和多形性横纹肌肉瘤(pleomorphic rhabdomyosarcoma,PRMS),其中前二者较常见,多发生于儿童,后者少见,多发生于成人。发病机制不清楚,认为可能是由于骨骼肌原始细胞的生长和分化受到阻碍、遗传性疾病中 RAS/MAPK 通路的突变,可能导致 RMA 的发病率增加。尸检发现,1/3 患 RMS 的儿童同时存在先天性畸形,提示与先天性因素有关。

【诊断依据】

1. 患儿最常见的症状为排尿困难,随着肿瘤无痛性地增大,容易出现尿频、尿路梗阻及肉眼血尿。

2. 耻骨上可扪及包块,晚期出现贫血、肾积水。

3. 膀胱镜检查见肿瘤多位于颈部或三角区,外观富含黏液,成葡萄串状半透明肿物。

4. 影像学检查:B 超显示膀胱内混合回声的肿块,CT 显示混合密度簇状肿块。

5. 确诊依据病理检查:显微镜下见肿瘤由未分化间叶组织与不同程度分化的结缔组织、黏液组织、横纹肌、平滑肌组成,上皮下常有数层与表面平行排列的未分化间叶组织,称为"形成层",为重要的诊断依据。

【治疗方案】

1. 目前认为应尽量避免扩大性根治手术,强调综合治疗,以提高患者的生活质量。原发病灶化疗直至肿瘤最大限度缩小后,再行手术或/和放疗。

2. 儿童组标准治疗方案为长春新碱、放线菌素 D 和环磷酰胺的 VAC 方案,对中低危组效果较好;对高危组常将环磷酰胺换成异环磷酰胺。放疗适用于Ⅰ期 ERMS 以外的所有 RMS,且在化疗前后均可。

3. 如果手术可以完全切除肿物且不影响膀胱功能,可以先行手术再做化疗;反之,则需先行新辅助化疗再延期手术。

4. 晚期可行根治性膀胱全切除＋尿流改道术,可开放手术或腹腔镜下手术或机器人辅助腹腔镜下手术,术后辅以放化疗。

【评述】

膀胱横纹肌肉瘤绝大多数发生于 5 岁以前,男童多见,成人罕见。临床表现为排尿困难、血尿、腹部包块。确诊依据病理检查。治疗强调综合治疗,早期可行膀胱部分切除,晚期强调先化疗以最大限度缩小肿瘤,然后手术,切缘阳性者可行辅助放疗和/或化疗。成人横纹肌肉瘤对放化疗不敏感,预后较差。

(顾琪　吕强)

五、膀胱微乳头样尿路上皮癌

【概述】

膀胱微乳头样尿路上皮癌(micropapillary urothelial carcinoma,MPUC)是膀胱尿路上皮癌的独特亚型,约占膀胱恶性肿瘤的 0.3％,大部分以混合细胞癌的组分出现。发病机制尚不清楚,BK 病毒感染可能是其病因之一,1944 年由 AMIN 首次报道。发病年龄在 50～90 岁,平均为 66 岁,男性多见。

【诊断依据】

1. 大多以无痛性、肉眼、全程血尿就诊,部分患者早期即有淋巴结和皮肤转移或肾积水。

2. 影像学检查可见膀胱占位,单发或多发,常浸润肌层,并可见盆腔淋巴结转移。

3. 膀胱镜下见肿瘤为息肉样、溃疡型、结节状等。

4. 病理检查:可见肿瘤细胞紧密成簇或呈巢状排列,在肿瘤细胞簇周围有间质回缩空间,核异型性明显,缺乏颗粒小体,常伴脉管系统侵犯。免疫组化示 EMA(＋),65％病例 CK7、CK20、CEA、LenM 阳性,少数病例 CA125(＋)、PLAP(＋)。

【治疗方案】

以根治性膀胱全切除术联合盆腔淋巴结清扫术为主,对放、化疗不敏感。对于非肌层浸润性微乳头样尿路上皮癌,经尿道肿瘤切除术联合 BCG 疗效不佳。

【评述】

MPUC 属高级别、高分期尿路上皮癌,具有很高的转移率和复发率。Samaratunga 根据微乳头成分所占比例多少,将该肿瘤分为三种类型:局限型(＜10％)、中度型(10％～50％)和广泛型(＞50％)。微乳头多少与临床病理分期、淋巴血管侵犯有关,死亡率随微乳头增多而升高。本病对放、化疗不敏感,因此,即使非肌层浸润性,也应尽早行膀胱根治性切除术。

(顾琪　吕强)

六、膀胱平滑肌肉瘤

【概述】

膀胱平滑肌肉瘤(primary bladder leiomyosarcoma)罕见,约占膀胱恶性肿瘤的 0.5％,最早由 Gussenhauer 于 1875 年报道。病因可能与妊娠及雌激素刺激、绒毛膜促性腺素产生、EB 病毒感染、环磷酰胺及放疗有关。本病多见于 50 岁以上中老年人。肿瘤多见于膀胱顶部和侧壁及输尿管开口周围。肿瘤起源于中胚层,来源于膀胱壁平滑肌组织及血管平滑肌。

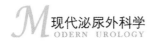
【诊断依据】

1. 临床表现：主要为肉眼血尿、排尿困难、尿频、尿急、尿痛等膀胱刺激症状和尿路梗阻；肿瘤广泛浸润膀胱并侵入盆腔时，可出现下腹部肿块，腰骶部疼痛。

2. CT 检查：表现为不规则软组织块突入膀胱，密度不均匀或伴有坏死，增强扫描动脉期呈中度或显著强化，门静脉期持续强化，其内见迂曲血管影。

3. 病理检查：肿瘤切面呈灰白色鱼肉状，伴有出血和坏死，瘤体大时有囊性变；镜下见肿瘤细胞排列成束状或纵横交替呈编织状，向膀胱壁内浸润性生长，瘤细胞呈短梭形或卵圆形，胞质中度，核大、深染、异形性明显、核分裂象多见，可见瘤巨细胞，免疫组化染色检查 Desmin、MSA、SMA 呈阳性。

【鉴别诊断】

横纹肌肉瘤　好发于儿童，主要表现为下腹包块，易发生转移，组织学表现为肿瘤由未分化间叶组织与不同程度分化的结缔组织、黏液组织、横纹肌、平滑肌组成，上皮下的"形成层"为其特点。

【治疗方案】

1. 肿瘤较小、位于顶部时，可行膀胱部分切除术。

2. 肿瘤较大或呈浸润性生长时，应行根治性膀胱切除术。

3. 放、化疗可作为分级差、已有转移的平滑肌肉瘤的辅助治疗手段。化疗方案有多柔比星和异环磷酰胺，疗效有限；另吉西他滨和多西紫杉醇，二者作用机制不同，但有协同抗肿瘤作用，可提高患者生存率；长春新碱、环磷酰胺、更生霉素、阿霉素联合应用可取得良好疗效。

【评述】

膀胱平滑肌肉瘤罕见，恶性程度高，较易进展，5 年生存率约为 67%。治疗以根治性手术为主，一般不考虑经尿道膀胱肿瘤电切术。辅助化疗可不同程度改善预后。

（顾琪　吕强）

七、膀胱肉瘤样癌

【概述】

肉瘤样癌（sarcomatoid carcinoma）指所有病理形态学和/或免疫组化均证实具有向上皮和间叶组织双向分化的恶性肿瘤。肉瘤样癌和癌肉瘤的定义既往一直存在争议，1973 年 WHO 的膀胱肿瘤组织学分类将二者列入上皮源性和非上皮源性的复合性膀胱肿瘤；1999 年 WHO 将其定义为恶性上皮成分并异源性恶性间质成分构成的复合性膀胱肿瘤，故肉瘤样癌通常也称癌肉瘤。2004 年 WHO 将这两种不同的病理学命名的肿瘤统一用"肉瘤样癌"来命名。其中癌成分除了最常见的移行上皮细胞癌外，还可以为鳞状细胞癌、腺癌或神经内分泌癌等；肉瘤成分可以为恶性纤维组织细胞瘤、纤维肉瘤、平滑肌肉瘤、横纹肌肉瘤、骨或软骨肉瘤等。癌与肉瘤成分可互相独立，也可互相移行、交织，大部分病例中常可见到两种以上的肿瘤成分。自 1887 年 Shattock 等首次报道第一例膀胱癌肉瘤以来，至今已报道尿路肉瘤样癌数百例，其中膀胱肉瘤样癌占绝大多数，其次为输尿管和肾盂肉瘤样癌。

膀胱肉瘤样癌罕见，占膀胱恶性肿瘤的 0.3%，占原发性膀胱肿瘤的 0.11%，多发生于 60 岁以上男性，中位发病年龄在 75 岁，男女发病比 1.9∶1。肿瘤起源有两种学说：① 碰撞起源理论，认为是上皮、间质细胞之间的恶性转化；② 单克隆起源理论：肉瘤样癌的不同成分来源于尿路上皮细胞癌或来源于具有分化成各种细胞类型能力的多能干细胞。目前越来越多的研究者支持单克隆起源理论，因发现肉瘤样癌中两种基因均存在杂合性缺失和染色体 X 失活，并证明二者具相似性，且 TP53 点突变在两者均相同，二者染色体 11 的长臂和染色体 9 的短臂失去，这些均支持单克隆起源理论。病因尚未明确，有学者认为可能与吸烟、放射线暴露、化学制剂有关。

【诊断依据】

1. 临床表现：膀胱肉瘤样癌以无痛性肉眼血尿为最常见，血尿多表现为间歇性发作，常能自行停止或缓解。如肿瘤坏死或溃疡或合并感染时，患者可出现尿频、尿急、尿痛等膀胱刺激症状。亦有表现为下腹部包块、急性尿潴留等局部浸润症状,晚期表现为恶病质。

2. 影像学特点：(1)肿瘤形态：肿物多呈基底较宽的菜花状、息肉状或珊瑚状向膀胱腔内突出,蒂不明显,呈浸润性生长,直径不等,可伴有周围脂肪侵犯,并容易发生淋巴结转移;也可表现为膀胱壁较广泛的不均匀增厚。(2) B超表现为质地不均的实质性肿块;CT 见膀胱内实质性肿块,多有钙化;MRI 示 T1WI 肿瘤内信号较均匀,与膀胱壁信号强度近似相等,但在 T2WI 上病变信号不均,MRI 还可清楚显示膀胱壁肌层的中断及对膀胱周围脂肪的侵犯。MRI 动态增强扫描一般不出现早期显著强化,而表现为晚期黏膜下强化。

3. 病理检查：癌肉瘤是一种由恶性上皮成分和恶性间质成分组成的罕见恶性肿瘤。肉眼见为暗灰色,显鱼肉状,有蒂或基底宽大的肿块。镜下见：癌成分可表现为尿路上皮细胞癌、腺癌、鳞癌或未分化癌的某一种或两种以上的恶性上皮成分;肉瘤成分可为软骨肉瘤、骨肉瘤、平滑肌肉瘤、横纹肌肉瘤、脂肪肉瘤或恶性纤维组织细胞瘤等。两种恶性肿瘤组织可分界明显,也可逐渐移行或互相交织,故标本应广泛、多点取材。免疫组化示癌肉瘤中癌性成分上皮性标志物(CK、EMA、Keratin 等)阳性;其肉瘤样成分 Vimentin 或与不同分化的相对应的特异性标记物阳性。

【鉴别诊断】

由于肉瘤样癌由两种成分组成,且两种成分可分界明显,故在病理诊断时应多点、广泛取材,不要遗漏上皮成分或间叶成分肿瘤的诊断,导致误诊、漏诊。

【治疗方案】

1. 一旦确诊,如无手术禁忌,手术方式首选根治性膀胱切除术,术后辅以放、化疗,可提高生存率。但对 T1、T2 期者可行膀胱部分切除术,术后应行膀胱灌注化疗。

2. 对于晚期无法手术切除肿瘤、不能耐受手术或预期生存时间短的患者,可考虑选择减瘤手术(膀胱部分切除术)或姑息性放、化疗或免疫治疗等综合治疗。化疗药物可选用顺铂、吉西他滨、氨甲喋啶、环磷酰胺、表阿霉素等。

3. 有研究认为术前新辅助化疗可以降低肿瘤的分期,但缺乏足够的样本量和长期随访。免疫治疗方面未见临床应用报道。

【评述】

膀胱肉瘤样癌恶性程度高,侵袭能力强,大多数患者确诊时已属中晚期：约 75％ 发现时已处于Ⅱ～Ⅲ期,11％的癌肉瘤已处于Ⅳ期。治疗应尽早行根治性膀胱全切＋放、化疗,这是目前公认的措施,术后生存期约 12～17 个月。影响预后的主要因素包括肿瘤的组织学类型、分化程度、浸润深度、肿瘤大小、部位、淋巴及远处转移情况等。

(顾琪　吕强)

八、膀胱恶性黑色素瘤

【概述】

恶性黑色素瘤是一种高度恶性的黑色素细胞肿瘤,多发生于皮肤,也可见于接近皮肤的黏膜等处。膀胱恶性黑色素瘤(melanoma of the urinary bladder,MUB)多继发于皮肤黑色素瘤转移,膀胱原发性恶性黑色素瘤(primary MUB,PMUB)极为罕见,约占所有黑色素瘤的 1％ 以下。患病年龄在 34～82 岁,平均为 60.6 岁,男女患者发病率无差异。组织学发生可能起源于异位或胚胎残留的黑色素细胞,正常尿路上皮内的嗜银细胞或尿路上皮的化生,但以起源于异位黑色素细胞学说支持度最高。

【诊断依据】

1. 症状：患者多以尿频、尿急、尿痛和肉眼全程血尿就诊。

2. 影像学检查：B超见膀胱内不规则实性低回声。CT 见膀胱内团块软组织影突向膀胱腔,局部膀胱壁厚。

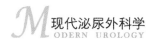

3. 膀胱镜检查和活检是诊断主要手段。肿瘤颜色为暗褐色至黑色不等,多呈息肉状或覃伞状,也可为实体团块状或浸润状,基底较宽。

4. 组织病理学检查:镜下可见瘤细胞呈巢状,瘤细胞可呈多边形或椭圆形,核大不规则,核仁显著,高核浆比,胞质内可有黑色素颗粒。免疫组化染色 HMB-45 为阳性,黑色素 a 抗原 Melan-A(+),Vimentin(+)可以帮助诊断。

5. 原发性膀胱恶性黑色素瘤诊断标准为:① 既往无皮肤黑色素瘤病史;② 体检排除同时伴发皮肤黑色素瘤;③ 全身检查除外同时伴发的其他内脏黑色素瘤;④ 随访检查无其他原发黑色素瘤;⑤ 在肿瘤边缘伴有黏膜内的非典型黑色素细胞;⑥ 复发的膀胱恶性黑色素瘤与原发的膀胱恶性黑色素瘤性质一致。

【治疗方案】

1. 根治性膀胱切除术推荐作为治疗原发性膀胱恶性黑色素瘤的主要方法。肿瘤仅局限于固有层时,TURBT 是有效的治疗方法。

2. 晚期和不可切除的膀胱恶性黑色素瘤一般应采取综合治疗。干扰素-α 免疫治疗和放疗可用于不能切除的肿瘤病变的治疗。化疗目前主要参考皮肤或黏膜恶性黑色素瘤的化疗方案。达卡巴嗪和 IL-2 推荐用于治疗晚期恶性黑色素瘤,其中达卡巴嗪是晚期恶性黑色素瘤内科治疗的"金标准",疗效优于其他任何化疗药物,但有效率低,不能明显延长生存期。靶向免疫治疗药物 Ipilimumab 是近 30 年来首个被证明能延长晚期恶性黑色素瘤患者生存期的药物,在欧洲已被批准为晚期恶性黑色素瘤的一线治疗药物。

【评述】

恶性黑色素瘤常发生于皮肤,黏膜居第二位,约为 22.6%。泌尿系统恶性黑色素瘤以尿道多见,膀胱恶性黑色素瘤罕见。临床表现为尿路刺激症状伴血尿,确诊依据病理及免疫组化。治疗以根治性膀胱全切除术为主,但如表浅、局限性者也可行膀胱部分切除术或 TURBT,术后辅以放、化疗,免疫或靶向治疗。预后取决于肿瘤大小、浸润深度及有无转移,大多 3 年内死亡。

(顾琪　吕强)

九、膀胱原发性透明细胞癌

【概述】

膀胱透明细胞癌为罕见的泌尿系恶性肿瘤,是膀胱尿路上皮癌的一种特殊变异病理类型,属于膀胱非脐尿管腺癌六种病理类型中的一种。组织来源有三种学说:① 尿路上皮的腺样化生;② 脐尿管残余上皮癌变;③ 膀胱癌干细胞向透明细胞分化。致癌机制为 BK 病毒介导的肿瘤发生和由 PIK3CA、KBAS 功能变异导致的 PISK/AKT/mTOR 通路激活。多发生在老年女性,平均年龄在 60 岁,男女发病比约为 1:2。

【诊断依据】

1. 大多因血尿就诊,也可表现为镜下血尿,另可有下尿路刺激症状、盆腔肿块、排尿困难等。

2. 肿瘤好发于三角区及膀胱颈,也可见于左右两侧壁,可呈现乳头状、菜花样、覃状及浸润性,易肌层浸润性生长及淋巴结转移。

3. 确诊依据膀胱镜活检病理学检查和免疫组化。镜下肿瘤主要呈小管状排列,也可呈腺样、微囊性或乳头状。肿瘤部分区域的细胞为完全透明或部分透明,也常有钉突状细胞。细胞质含有丰富的糖原,并且常有灶性胞质内黏液和小管腔内黏液。免疫组化:PAS(+)、AB(+)、CA-125(+)、P53 强阳性及高 MIB-1 阳性计数、PA8(+)。

【鉴别诊断】

1. **膀胱肾源性腺瘤** 男性多见,多在 30 岁以下。组织学上鞋钉样细胞较多,而透明细胞数量少,有乳头状及管状结构,无实性区,细胞异型性小;核分裂象罕见,免疫组化 P53 阴性。

2. 转移性膀胱透明细胞癌　多继发于肾及女性生殖器官透明细胞癌,影像学检查可见原发灶。组织学特点:肿瘤细胞密集,腺样结构少见,肿瘤性透明细胞数量多,核分裂象罕见,一般无鞋钉样细胞。

【治疗方案】

目前尚无标准治疗膀胱透明细胞癌的方案。手术治疗方面,主张尽早行扩大的 TURBT、膀胱部分切除及全膀胱切除。在非手术治疗方面,化疗和放疗效果仍不确定。

【评述】

膀胱透明细胞癌罕见,为膀胱尿路上皮癌的一种组织学变异病理类型。常以尿频、排尿困难、血尿就诊,确诊依据病理及免疫组化,注意与转移性膀胱透明细胞癌鉴别。治疗以彻底切除肿瘤为原则,可联合放、化疗。本病恶性程度高,患者 1 年、2 年生存率分别为 61.9% 和 60.0%。

(顾琪　吕强)

十、膀胱恶性纤维组织细胞瘤

【概述】

膀胱恶性纤维组织细胞瘤(malignant fibrous histiocytoma,MFH)极为罕见,又称未分化多形性肉瘤(undifferentiated pleomorphic sarcoma,UPS)。于 1985 年由 Goodman 首次报道,男性发病多于女性,平均发病年龄为 62 岁。膀胱恶性纤维组织细胞瘤的病因及发病机理尚不清楚,既往有文献报道盆腔放疗史可能是膀胱恶性纤维组织细胞瘤致病危险因素之一。

【诊断依据】

1. 临床表现:以早期出现膀胱刺激症状及肉眼血尿为主要症状,伴有肿瘤坏死者可有不同程度发热。

2. 影像学检查:CT 检查表现为软组织占位,可有钙化;增强后明显强化。MRI 表现为软组织异常信号影:T1WI 上呈中等信号强度,T2WI 上可较周围肌肉组织信号低(表明肿瘤组织内胶原纤维含量较多),也可较周围肌肉组织信号高(表明肿瘤组织富有细胞性)。若肿瘤合并有出血,则 T1WI、T2WI 上常呈高低不均匀的混杂信号。

3. 确诊主要依靠病理和免疫组化。镜检见肿瘤细胞形态为梭形或椭圆形,排列呈束状或席纹状,并见多核巨细胞及大量组织细胞;免疫组化示 CD68(+)、S-100(+)、Lys(+)。

【治疗方案】

目前膀胱恶性纤维组织细胞瘤治疗强调以根治性手术切除为主,放、化疗作用不明显。

【评述】

膀胱 MFH 罕见,多以尿路刺激症状和血尿就诊,确诊依据病理和免疫组化。MFH 临床分五种组织学类型:多型性 MFH、巨细胞型 MFH、炎症型 MFH、黏液纤维肉瘤和血管瘤样纤维组织细胞瘤。治疗以根治性手术切除为主。本病恶性程度高,易复发转移,预后差,术后宜定期随访。

(顾琪　吕强)

十一、膀胱血管肉瘤

血管肉瘤(angiosacoma,AS)为罕见的起源于血管内皮细胞的肉瘤,占软组织肉瘤的不到 2%。膀胱血管肉瘤于 1907 年由 Jungano 等首先报道,临床罕见,男女发病比例为 3∶1,发病年龄在 32~85 岁,平均为 68 岁。病因不明,较多见于有放疗史和有血管瘤病史患者。

【诊断依据】

1. 临床表现以尿频、血尿、排尿困难为主,可有腰背痛或耻骨上疼痛。

2. 确诊主要依赖病理及免疫组化检查。镜检见交织的血管通道内充满血液,内衬异型性内皮细胞。免疫组化示 CD31(+)、CD34(+)。

【鉴别诊断】

膀胱血管瘤　肿瘤多小于 1 cm,80% 为海绵状血管瘤,瘤细胞缺乏异型性。

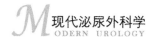
【治疗方案】

首选根治性膀胱全切除＋淋巴清扫术，术后辅以放化疗。化疗方案为异环磷酰胺和表柔比星。因肿瘤早期多发生局部或膀胱外远处转移，预后较差。

（顾琪　吕强）

十二、膀胱巢状变异型尿路上皮癌

【概述】

膀胱巢状变异型尿路上皮癌（nested variant of urothelial carcinoma，NVUC）极其罕见，为侵袭性强、预后差的尿路上皮癌变异型。发病年龄在 39～89 岁，平均为 65 岁，具有明显的男性多发倾向。1979 年由 Stern 首次报道。主要危险因素包括吸烟、放射性照射和糖尿病。

【诊断依据】

1. 最常见临床症状为血尿，其次为尿频、排尿困难、夜尿增多、腹胀等。

2. 确诊主要依赖组织病理学检查。镜下以排列不规则聚集、融合的上皮样小巢状结构为主，巢的大小不一，伴有小管和条索结构，可以浸润固有层，且越往深层细胞异型性越明显。免疫组化示 P21 和 P27 均高表达。

【治疗方案】

以根治性膀胱切除术、TURBT 为主。研究发现，新辅助化疗或术后辅助放、化疗可改善预后。对 TURBT 者术后应行膀胱灌注治疗。

【评述】

NVUC 为尿路上皮癌的罕见变异型，组织学上有其独特的巢状结构，易与其他良性肿瘤混淆，需进行深层次取材和仔细鉴别。对 T1 期以上病例，早期行根治性膀胱全切除可使患者受益，术后辅以放化疗。

（顾琪　吕强）

十三、膀胱混合细胞癌

【概述】

膀胱混合细胞癌是指原发于膀胱的两种不同类型恶性肿瘤同时出现或并存，临床罕见，通常以鳞癌、腺癌与尿路上皮细胞癌共生。国外报道膀胱混合细胞的发病率为 4%～6%，平均年龄为 66.4 岁，男女发病比例为 1.6∶1。其恶性程度高，预后差。目前病因不明，可能和长期慢性炎症刺激、放疗和吸烟有关。

【诊断依据】

1. 除肉眼血尿症状外，还伴有排尿困难及尿频、尿急、尿痛等尿路刺激症状。

2. 膀胱镜检可以更直观地了解膀胱肿瘤的实际情况，膀胱混合细胞癌多呈浸润性生长，基底宽。膀胱镜下活检应尽量多点采取组织，以避免漏诊。

3. 确诊主要依赖病理及免疫组化检查。

【治疗方案】

根治性全膀胱切除术是膀胱混合细胞癌的首选治疗方法，部分患者可从放疗中获益。对混有肉瘤或癌肉瘤为主者，可行化疗及局部放疗。

【评述】

膀胱混合细胞癌是指原发于膀胱的两种不同类型恶性肿瘤同时出现或并存。除血尿外，多有排尿困难及尿路刺激症状，这与肿瘤浸润性生长、早期即侵犯肌层有关。Perret 等报道混合细胞癌就诊时 83% 已侵犯肌层，表明本病恶性度高、进展快、预后差，故应重视早期诊断，多点取材，尽早进行膀胱全切＋尿流改道术。除特殊病理类型外，通常对放化疗不敏感。

（顾琪　吕强）

第五节　膀胱良性肿瘤

一、膀胱副神经节瘤

【概述】

副神经节瘤是位于肾上腺外的嗜铬细胞瘤,通常嗜铬细胞瘤习惯用于特指肾上腺嗜铬细胞瘤,而肾上腺之外的嗜铬细胞瘤统称为副神经节瘤。膀胱副神经节瘤(paraganglioma of the urinary bladder,PUB)临床罕见,约占嗜铬细胞瘤的1%,占副神经节瘤的10%。起源于交感神经链分布于膀胱壁内的副神经节组织,多发生在黏膜下层和黏膜肌层,好发于30~50岁女性。1953年由Zimmermen等首先报道。膀胱副神经节瘤可分为功能性和非功能性的,功能性可分泌过量儿茶酚胺,引起阵发性高血压、心悸和排尿晕厥等症状。遗传学研究显示,约60%的副神经节瘤与遗传因素相关,RET、VHL、NF1、SDHD或SDHB等基因突变最常见,其中SDHB基因突变均为胚系突变,且与肿瘤良恶性显著相关,并提示预后不佳。

【诊断依据】

1. 功能性膀胱副神经节瘤症状包括出汗、心悸、头痛、高血压、头晕等;无功能膀胱副神经节瘤的表现为血尿,部分患者在体检时发现,无明显症状。特异性症状为排尿晕厥:一过性血压升高、头痛、出汗等,称之为"排尿发作症状"。经常发作,或因膀胱过度膨胀、充盈或排尿困难引起面部潮红等。

2. 影像学检查:B超:显示肿瘤边界清楚,基底宽,血流丰富。CT平扫示肿物呈等密度或稍高密度,增强示明显强化;MRI:T1WI为略高信号,增强可见明显强化。MRI的软组织分辨率较好,可清楚显示肿瘤大小及内部信号改变,同时可显示膀胱黏膜、肌层、邻近侵袭、盆壁受累情况。^{131}I-间碘苄胍(^{131}I-MIBG)可对膀胱副神经节瘤进一步行解剖和功能定位,特异性高达95%~100%,并可确定是否为多发或转移,也可评价核素治疗的可能性。^{18}F-FDG PET/CT是多发性恶性副神经节瘤首选定位诊断方法,敏感度达88%。

3. 功能性膀胱副神经节瘤时需进行内分泌检查,包括血浆肾素、去甲肾上腺素、多巴胺及24 h尿VMA等。

4. 膀胱镜检查:是诊断PUB的重要方法,因肿瘤位于肌层可见局部黏膜隆起,明确肿瘤累及范围。但活检易诱发高血压危象,且难以确诊,故不适于功能性PUB疑似病例的检查,尤其是在未行药物充分准备的情况下。

5. 诊断依据术后病理检查及免疫组化结果,镜检可见较一致的多边形或圆形上皮样肿瘤细胞,排列成条索、巢团及片状结构,形成典型的zellballen细胞巢,无包膜;免疫组化示肿瘤细胞CgA、Syn、S-100蛋白、CD56、细胞角蛋白(CKs)阳性,CK、CEA阴性,其中CgA被认为最具特异性。研究显示,冷冻切片诊断副神经节瘤准确率低(约11%),故不建议作为术中定性诊断依据。

【治疗方案】

1. 良性膀胱副神经节瘤首选手术治疗。术前应行充分术前准备,如口服酚苄明,每天10 mg起,逐渐增至每天60~90 mg,必要时加服倍他洛克,控制血压在140/90 mmhg以下;心率在90次/分以下,并有鼻塞、皮肤潮湿等表现。

2. 对于肿瘤体积小于3 cm、位于黏膜下、单发、无功能PUB,可选TURBT或激光剜除。注意术中膀胱不宜过度充盈,且切缘应距肿瘤一定距离,先电凝肿瘤周边以阻断血管,这既可减少出血又可减少儿茶酚胺进入血液引起高血压,完全切除肿瘤应达膀胱壁外结缔组织。

3. 肿瘤体积较大或电切后复发者可行膀胱部分切除术,恶性者可行膀胱全切除术＋双侧盆腔淋巴结清扫联合放、化疗、^{131}I-MIBG。手术方法可开放、腹腔镜下或机器人辅助腹腔镜下手术。

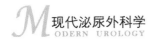

4. 对生长速度快速或出现明显骨转移的肿瘤不能切除者,细胞毒性化疗是可行的,最常用的方案为 CVD(环磷酰胺、达卡巴嗪、长春新碱)。另可用外照射联合 ^{131}I-MIBG 治疗,效果较好。

【评述】

膀胱副神经节瘤可分为功能性和非功能性两类,以功能性多见,约占 70%,非功能性较少。功能性膀胱副神经节瘤典型症状为排尿时发作性高血压。PUB 术前诊断需结合病史、内分泌检查、影像学检查综合判断。其中定性诊断主要测血、尿儿茶酚胺及代谢产物,由于膀胱副神经节瘤缺少将去甲肾上腺素转化为肾上腺素的酶,因此测定结果是以去甲肾上腺素升高为主;定位诊断包括解剖学定位和功能影像学定位,解剖学定位主要是 B 超、CT、MRI,但对无功能性膀胱副神经节瘤可用 ^{131}I-间碘苄胍行功能及解剖定位, ^{18}F-FDG PET/CT 是多发性、恶性副神经节瘤首选定位诊断方法。确诊有赖于术后病理及免疫组化,PUB 的定性诊断是手术安全的重要保障,定位诊断是指导手术方式的关键因素。良恶性鉴别的关键是生物学行为,即在没有嗜铬细胞的区域出现嗜铬细胞肿瘤者为恶性。因此对膀胱副神经节瘤术后随访应重视,通常术后 1 月复查血、尿儿茶酚胺及其代谢产物,以后每 6 月查一次,共 2 年。有报道 10 年复发者,故主张长期随访。

(顾琪　张杰秀)

二、膀胱平滑肌瘤

【概述】

膀胱平滑肌瘤(bladder leiomyoma)是一种起源于膀胱壁平滑肌的良性间叶组织肿瘤,较为少见,占所有膀胱肿瘤的 0.43%。1931 年由 Virehow 等首先报道。根据肿瘤在膀胱壁的位置不同,可分为黏膜下型、壁间型和浆膜下型三种。以黏膜下型最常见,占 63%;浆膜下型次之,占 30%;壁间型占 7%。发病年龄在 21~80 岁,平均为 44 岁;女性发病倾向显著,约为男性 3 倍。病因学不清楚,Teran 提出有四种可能的原因:① 激素的影响;② 残留的胚胎组织定植于膀胱;③ 血管周围炎引起膀胱组织化生;④ 膀胱感染,炎性刺激。近几年来,许多学者均提出该病与女性性激素密切相关。

【诊断依据】

1. 临床症状与肿瘤类型有关:黏膜下型以血尿为主要表现,较大或位于尿道口时可表现为尿频、排尿困难、尿潴留、尿口有肿物脱出。壁间型早期无症状,较大时可出现血尿、尿频、排尿困难、下腹疼痛等。浆膜下型以盆腔肿块为主要表现。

2. 超声表现为均匀、光滑的实性肿块,低回声,边界清,彩色多普勒可见血流信号。CT 见为膀胱壁实质性肿物,CT 值约 30 Hu 左右。

3. MRI 可以更好显示肿物起源于黏膜下或浆膜下,常表现为 T1WI 呈低信号,T2WI 为等信号,增强后可见部分肿瘤均匀增强,而有些增强不明显。MRI 对于平滑肌瘤的间质成分具有很高的特异性,有利于膀胱平滑肌瘤的诊断。

4. 膀胱镜检查:可了解肿瘤大小、部位、毗邻关系,并可取活检。

5. 确诊依据病理及免疫组化检查:镜下见肿瘤由平滑肌纤维组成,被结缔组织隔开,无细胞有丝分裂活动和异型细胞。免疫组化示:SMA(+)、Des min(+)、EMA(+)、DES(+)和 ki-67(-)、S-100(-)。

【治疗方案】

膀胱平滑肌瘤主要通过手术治疗,而具体手术方式应根据肿瘤的位置、大小、与输尿管口的关系决定。对于小的膀胱黏膜下肿瘤,建议行内镜下切除,对于大的、膀胱壁间型或浆膜下型,建议行单纯肿瘤切除或膀胱部分切除,与输尿口紧邻者肿瘤切除后可行输尿管膀胱再植。手术方式可用激光、腹腔镜、机器人手术等。

【评述】

膀胱平滑肌瘤是一种少见的非上皮来源的良性肿瘤,临床表现与肿瘤大小、位置、类型有关,确诊依据病理和免疫组化。治疗为手术切除,预后良好,复发与切除不彻底有关,未见恶变报道。

(顾琪　张杰秀)

三、膀胱神经鞘瘤

【概述】

膀胱神经鞘瘤极为少见,起源于盆腔自主神经丛或膀胱、输尿管、尿道的神经节鞘雪旺细胞。发病和性别无相关性,年龄多在 40～69 岁。半数患者有该肿瘤家族史,其他则为新发基因突变。

【诊断依据】

1. 多表现为无痛性肉眼血尿伴下尿路症状,少数可有下腹压痛及膀胱区包块。

2. CT 示膀胱占位,包膜完整,无钙化,密度与肌肉相等或略低;MRI 示 T1WI 为等信号,T2WI 为等信号到高信号。

3. 病理检查是诊断膀胱神经鞘瘤的金标准。镜下观察肿瘤有两种组织结构:Antoni A 区即束状区,由紧凑、交叉的梭形细胞排列组成,细胞边界不清,细胞核呈细长或椭圆形,细胞紧密排列成束状或不完全螺旋状,构成 Verocay 小体;Antoni B 区即细胞稀疏区,又称网状区,由少而杂乱的梭形细胞疏松排列在疏松的细胞间质中。免疫组化通常 S-100 阳性,Vimentin、Leu-7 常呈阳性反应。

【治疗方案】

对于无症状者可保守观察随诊,有手术指征者可根据肿瘤大小和位置行 TURBT 或膀胱部分切除术。

【评述】

膀胱神经鞘瘤为少见的膀胱良性肿瘤,临床表现和影像学检查均缺乏特异性,故易误诊。病理检查和免疫组化为诊断金标准,由于有恶性倾向,建议积极治疗,对有手术指征者,可选择合适术式,术后有必要长期随诊。

(顾琪　张杰秀)

四、膀胱肾源性腺瘤

【概述】

膀胱肾源性腺瘤(nephrogenic adenoma,NA)是病灶在膀胱的肾源性腺瘤,多继发于手术、结石、创伤、慢性炎症、肾移植后免疫抑制剂应用等,故认为是创伤、炎症刺激致化生的结果,另有认为是肾小管上皮细胞脱落种植的结果。临床总结说明,创伤、感染和免疫抑制剂对肾小管细胞在尿路上皮黏膜种植中起到重要作用。本病通常为良性,但极少数有恶性转化倾向。膀胱肾源性腺瘤平均发病年龄约为 49.6 岁,男女发病比例为 3∶1。

【诊断依据】

1. 常见临床表现为血尿、尿路刺激症状、骨盆或下腹痛。

2. 影像学检查可见膀胱占位;膀胱镜检查见肿物为乳头状,表面鲜红色,蒂不明显,乳头短粗,触之易出血,部分呈散在、片状苔藓样改变。

3. 确诊依据病理和免疫组化检查:镜下可见肿瘤分为三种形态:管状、囊状以及乳头状,其中管状最为多见。免疫组化表现为肾小管标志物 CD7、CD10、PAX2、PAX8 的特征性表达,而没有尿路上皮标志物调节蛋白 TM 和 P63 表达,尤其 PAX2 和 PAX8 表达有决定性意义。

【治疗方案】

手术切除。大多数行经尿道肿瘤电切即可,但对肿瘤过大,症状严重者可膀胱部分切除或根治性全膀胱切除＋尿流改道。

【评述】

NA 是少见的发生于膀胱的尿路上皮源性的良性肿瘤,1949 年由 Davis 首先报道,由于肾小管上皮细胞的膀胱黏膜种植,大多表现为血尿及尿路刺激症状,确诊依据病理和免疫组化检查,PAX8 为特异性标志物,有诊断意义。治疗大多数行经尿道肿瘤电切即可,因极少有恶变,故手术切除应彻底并长期随访。使用免疫抑制剂有增加恶变可能,故肾移植使用免疫抑制剂者应定期检查以排除恶变可能。

(顾琪　张杰秀)

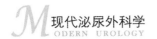

五、膀胱黄色瘤

【概述】

膀胱黄色瘤(urinary bladder xanthoma,UBX)是一种异常罕见的以黏膜固有层中泡沫脂质细胞局灶性聚集形成的非肿瘤性病变。由 Miliauskas 于 1992 年首次报道。膀胱黄色瘤的病因目前尚不清楚,有研究推测其与脂质代谢异常有关。发病患者多为中老年人,未见性别差异。

【诊断依据】

1. 大都无临床症状,少数有血尿和尿路刺激症状。膀胱镜检查可见黄白色、有蒂、乳头状肿物。

2. 病理确诊:黄色瘤由固有层巨噬细胞、泡沫细胞的聚集,不含多核细胞。

【鉴别诊断】

膀胱软斑病　病理检查虽也见有泡沫细胞,但它含特异性的嗜碱性 Michaelis-Gutman 小体(M-G 小体),与大肠杆菌感染密切相关。

【治疗方案】

单纯膀胱黄色瘤患者如果存在高血脂等症状,可处理脂质代谢异常;如果存在严重肉眼血尿、尿路刺激征等症状、肿瘤异常增大或伴有其他膀胱肿瘤,应行病变切除术并进行随访。

【评述】

单纯膀胱黄色瘤为非肿瘤病变,确诊后应予降脂治疗,肿块较大者可行经尿道电切治疗,但因常伴膀胱肿瘤,故术后应按膀胱肿瘤做相应处理。

(顾琪　张杰秀)

六、膀胱内翻乳头状瘤

【概述】

膀胱内翻性乳头状瘤(inverted papilloma of the bladder,IPB)又称 Brunn 腺瘤,是一种少见的、以内翻性生长为特征的尿路上皮良性肿瘤,好发于膀胱三角区及膀胱颈部。1963 年由 Potts 首先报道并命名,占泌尿肿瘤的 2.2%。IPB 虽可发生于尿路任何部位,但以膀胱多见,男女发病比约 5∶1,年龄在 50～75 岁,平均为 60 岁,但亦有小儿 IPB 的报道。组织学分为小梁型和腺体型。目前多数学者认为吸烟、化学致癌物质、慢性炎性刺激可能同疾病的发生密切关联,此外与分子水平基因变化均存在关联。HPV-16 是可能的致病因素之一,并且异型性的 IPB 具有恶变潜力。

【诊断依据】

1. 间歇性无痛性肉眼血尿、尿路刺激及排尿困难、尿线变细等。

2. B 超见膀胱内不规则高回声肿块,肿块内部回声较低、膀胱壁肌层环完整、连续性好。CT 可见膀胱内不规则软组织肿块,为球形、椭圆形或菜花、乳头状,具光整的表面。

3. 膀胱镜检查:可见分叶肿瘤的表面呈结节状,有蒂,表面光滑,好发于膀胱颈部和三角区,表面血管纹理清楚。尿脱落细胞检查往往阴性。

4. 病理检查为金标准:镜下见瘤组织表面被覆正常的尿路上皮,增生的上皮巢向下凹陷呈内生性生长,形成上皮细胞巢状结构,巢中心为平行排列的上皮细胞而无明显纤维血管结构,周围细胞呈栅栏状排列,偶见细胞分裂象,均未浸润至肌层。

【鉴别诊断】

低级别尿路上皮癌　主要靠病理检查鉴别。本病可见核分裂,核非典型性明显,加做 P53、Ki-67 等免疫组化检查有助于鉴别。另荧光膀胱镜检查对发现恶性肿瘤敏感度为 94%、特异度 81%。

【治疗方案】

首选经尿道膀胱肿瘤电切术,对广基、大、不能除外恶性、位于输尿管口、难以彻底切除者,可行膀胱部分切除术。

【评述】

IPB 少见,临床表现为血尿伴膀胱刺激征、排尿困难等,确诊依据病理。一般认为 IPB 是良性肿瘤,但由于它具有 P53 蛋白的过度积累和 HER-2/neu 基因的过度表达,因而有恶变的潜能。研究表明,有些 IPB 病灶中的 10% 的表浅病灶由低度恶性尿路上皮细胞构成,提示 IPB 与移行上皮细胞癌可能是机体对致瘤因素不同程度的反应,通过严格的病理学特点可以区分。治疗以 TURBt 为主,切至固有层或浅肌层即可。术后有人主张单次膀胱灌注化疗,无需定期膀胱灌注,但应密切随访。对合并膀胱癌者应定期膀胱灌注,并应密切随访。

术后肿瘤复发及进展可能性小,预后良好。

（顾琪　张杰秀）

七、膀胱颗粒细胞瘤

膀胱颗粒细胞瘤是一种极为罕见的疾病,大多为良性。

【诊断依据】

1. 血尿多见,可有排尿困难,腹痛,甚至尿失禁。

2. 影像学检查:B 超、CT 检查可见膀胱占位。

3. 病理及免疫组化:确诊主要依赖免疫组化:颗粒细胞瘤多表现为 S-100、calretinin、a-inhibin、HLA-DR、层粘连蛋白、多种髓磷脂蛋白阳性。

【鉴别诊断】

恶性颗粒细胞瘤　细胞核较大,有细胞坏死,高 MIB-1 表达。另快速生长、转移、局部复发为恶性颗粒细胞瘤主要表现,可资鉴别。

【治疗方案】

手术切除,视情况可选择 TURBT 或膀胱部分切除术。

存在复发可能,术后随访同"尿路上皮癌"。

（顾琪　张杰秀）

八、膀胱囊肿

膀胱囊肿是一种罕见的膀胱良性疾病,发病原因尚不明确。膀胱囊肿的位置可位于膀胱颈、膀胱壁、膀胱三角区。

【诊断依据】

1. 因囊肿大小不同,可造成不同程度的膀胱出口梗阻、膀胱容量减少或继发泌尿系感染等,故可出现膀胱刺激症状、血尿、排尿困难,甚至引起尿潴留。

2. 超声检查:见膀胱内无回声区,壁光滑,完整,囊肿无节律性膨大及缩小。

【治疗方案】

膀胱囊肿的治疗可选择穿刺联合药物注射硬化治疗,开放手术或膀胱镜下囊肿切除等,术后有必要定期复查。

（顾琪　张杰秀）

九、膀胱血管瘤

【概述】

血管瘤(hemangioma)是由分化成熟的血管构成的良性肿瘤或血管畸形,通常仅衬覆单层内皮。分为五型:海绵型血管瘤、毛细血管型血管瘤、静脉型血管瘤、上皮样型血管瘤和肉芽组织型血管瘤。膀胱血管瘤罕见,约占膀胱肿瘤的 0.6%,是膀胱非尿路上皮性肿瘤中的第二位常见的良性肿瘤,1895 年由 Arbuthout lome 首次报道,发病率仅次于平滑肌瘤。文献报道,膀胱血管瘤可发生于任何年龄组,好发于男性,男女发病比例为 2.1:1,尤以小儿、青少年多见。其可能发生于胚胎的血管母细胞,

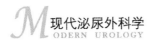
与发育中的血管网脱离,在局部增殖并形成内皮细胞条索,互相吻合,出现管腔,进而分化为血管瘤。

【诊断依据】

1. 膀胱血管瘤以单发为主,好发于膀胱顶部、后壁和三角区,输尿管口较少累及。临床上以间断性无痛肉眼血尿为主要症状,其次可表现为排尿困难、膀胱刺激征、下腹疼痛等症状。常急性发病,若血管瘤突发破裂时可导致大出血,严重者可引起休克。

2. 超声检查:研究显示血管瘤内小的无回声呈"筛孔状"结构,与病理迂曲扩张的血管窦有关,是膀胱血管瘤的特异性超声表现。

3. 膀胱镜检查:肿瘤边界清,无蒂,呈青紫色,周边黏膜正常。拟诊血管瘤时不宜活检,以免大出血。

4. 病理特征:病灶均为被覆内皮的血管窦。

【治疗方案】

1. 经尿道肿瘤电切或电灼治疗:腔内手术以创伤小、恢复快、可反复治疗等优点,已成为膀胱血管瘤较理想的治疗方法,适用于瘤体较小(<3 cm)、仅局限于膀胱黏膜层或黏膜下浅肌层的膀胱血管瘤。

2. 肿瘤局部切除或膀胱部分切除,膀胱部分切除手术适用于多发、复发、瘤体较大、基底较深的膀胱血管瘤。

3. 另有放疗、硬化剂注射、激光治疗等。

【评述】

膀胱血管瘤罕见,是膀胱非尿路上皮肿瘤中的第二位常见的良性肿瘤。为先天性因素致病,以血尿为主要表现,严重可致休克。膀胱镜检诊断价值较大,但不应活检,以免大出血。本病常与其他血管畸形合并存在,有报道 6% 的克-特-韦综合征(Klippel-Trenaunay-Weber syndrome)患者伴有膀胱血管瘤。治疗以手术、激光、放疗、硬化剂注射等,治疗不彻底可反复出血,彻底切除后预后良好。

(顾琪　张杰秀)

第二十六章
脐尿管肿瘤

脐尿管(urachus)是胎儿期连接膀胱与脐部的通道,其位于腹横筋膜和腹膜 Retzius 间的疏松结缔组织腔隙内,该腔隙被闭锁的脐动脉贯穿,其基底部分位于膀胱前壁的顶部,尖端直至脐部。长 3～10 cm,直径 8～10 mm。分膀胱黏膜内段、膀胱肌层壁内段和膀胱上段。脐尿管由内到外依次为尿路上皮层、黏膜下结缔组织层和平滑肌层。约 2/3 在成长发育过程中闭锁并形成脐正中韧带,但仍有多达三分之一的成年人可以发现脐尿管的残留。残留的脐尿管通常不会引起任何症状。但如果存在未闭合或囊肿,就有可能导致局部感染等病理情况发生,也可引起脐尿管肿瘤等。

第一节　脐尿管恶性肿瘤

【概述】

脐尿管肿瘤起源于脐尿管各层组织,因此可以是上皮性或间质性肿瘤。分恶性和良性两大类。脐尿管癌于 1930 年由 Begg 首次报道,其具有发病隐匿和恶性程度高等特点。脐尿管癌可能起源于泄殖腔的腺上皮化生或胚胎上皮残余。长期的慢性炎症和残留的胚胎细胞,都有可能导致脐尿管癌的发生。脐尿管癌发病率大约为百万分之一,占膀胱癌的 0.17%～1%,男性比女性发病率更高,多数患者于 50 岁以上时确诊。鉴于脐尿管的特殊位置,绝大多数脐尿管癌发生于膀胱顶部前壁,可蔓延至腹壁和腹腔。因脐尿管癌的症状较隐蔽,不易发现且有恶性程度高的特点,故确诊时常处于中晚期。

脐尿管癌的组织学类型通常是腺癌(约 90%),其他罕见类型包括尿路上皮癌(3%)、鳞状细胞癌(2%)、神经内分泌癌和肉瘤等。

脐尿管癌的分期以肿瘤、淋巴结和转移(TNM)分级为基础可分为 I、II、III、IV 期。另有美国梅奥诊所脐尿管癌分期:I 期,局限于脐尿管黏膜;II 期,局部累及脐尿管或膀胱肌层;III 期,伴局部淋巴结转移;IV 期,远处淋巴结或器官转移。Shelton 分期:I 期,肿瘤局限于脐尿管黏膜层;II 期,肿瘤浸润生长但局限于脐尿管内;III A 期,侵犯膀胱;III B 期,侵犯腹壁;III C 期,侵犯腹膜;III D 期,侵犯腹腔其他脏器;IV A 期,区域淋巴结转移;IV B 期,远处转移。

【诊断依据】

1. 最常见的初始症状是血尿,发生在脐尿管肿瘤穿透膀胱壁时。伴或不伴有黏液尿、尿痛。

2. 腹痛:当肿瘤侵犯腹壁时出现下腹隐痛,有时可在下腹部扪及包块,尤其在膀胱充盈时明显。并有发热及体重下降等非特异性临床表现。此外,另有一部分肿瘤在晚期常因其相应的广泛转移症状而被发现。脐尿管癌转移途径包括腹膜、腹盆腔邻近器官转移,淋巴转移,也可通过血行转移至肺、肝和骨骼等。

3. 影像学检查

(1) B 超检查:是最常见的筛查方法,常发现不均匀和不规则肿块,以低回声为主,无完整包膜,且可以观察到肿块钙化征象。

(2) CT 检查:可见肿瘤多为囊实性肿块,常位于中线或稍偏离中线的脐尿管走行区,可侵犯膀胱

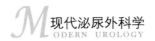
壁,致邻近膀胱壁增厚。肿瘤中央或周边出现钙化的特征性表现。增强见肿瘤边缘强化,囊性区无强化。

（3）MRI 检查表现为:等 T1、稍长 T2 为主的混杂信号;增强扫描见病灶呈不均匀的周边强化,中心为无强化区。

4. CEA、CA19-9 和 CA125 的血清浓度有助于监测脐尿癌。

5. 膀胱镜检查:90％可发现膀胱顶部占位,表现为宽基底部的新生物,黏膜表面伴有溃疡或坏死,有时轻压耻骨上膀胱或肿物,可见肿瘤表面有黏液样物质流出。活检可进一步证实。

6. 病理检查:可确诊,多见肿瘤为腺癌,并可见黏液池。

【鉴别诊断】

1. 脐尿管囊肿　脐下正中表浅囊性肿物,大小不等,大者可以触及且多无症状。继发感染时,出现局部炎症反应,结合 B 超、CT、膀胱造影等影像学检查可以明确诊断。

2. 膀胱癌　膀胱癌一般好发于膀胱三角区、后壁及侧壁,很少发生于前壁,可单发或多发,以腔内实性肿块或膀胱壁改变为主,很少有膀胱外生长,肿块基底部较宽,易浸润膀胱壁,表面不规整,呈菜花状,伴有钙化者多附着于肿瘤表面。

【治疗方案】

脐尿管癌确诊时常处于中晚期。根据疾病所处阶段,治疗方法包括:手术切除、化疗、放疗和姑息性治疗。

1. 手术治疗:局限性脐尿管癌首选手术治疗。手术范围包括脐尿管、膀胱顶部距肿瘤边缘 3cm 以上膀胱壁和雷氏间隙脂肪组织、脐,有时还需要切除部分腹直肌,腹直肌后鞘和腹膜,以确保无癌细胞残留。目前临床最常选择术式为开放或腹腔镜下扩大的膀胱部分切除术,少数情况下,需行全膀胱切除术。确保切缘阴性,是患者获得术后长期生存的关键。对于手术过程中是否有必要同期行盆腔淋巴结清扫仍存在争议。目前研究结果证实,术后病理检查确定存在淋巴结转移的患者预后与存在远处转移的患者相仿。因此,淋巴清扫主要价值是用来确定肿瘤分期。

2. 化疗与放疗:一般推荐对切缘阳性 或出现转移的患者进行化疗。目前对于脐尿管癌的化疗没有统一方案,应根据病理类型选择相应的化疗方案。多以顺铂为基础的化疗方案,如紫杉醇＋卡铂;吉西他滨联合顺铂等。手术后是否施行放射治疗也暂无明确的建议,可作为高龄及晚期转移患者的姑息治疗。

3. 术后应定期接受随访。随访的目的是尽早发现可能存在的复发、转移以及处理治疗的副作用。对局部复发者可行再次手术切除。术后 2 年内每 3 个月复查 1 次,之后每 6 个月复查 1 次,5 年后每年复查一次。

【评述】

脐尿管癌是起源于脐尿管的一种罕见的泌尿生殖系统恶性肿瘤。根据 WHO 泌尿系统肿瘤分类,脐尿管腺癌的诊断标准为:肿瘤位于膀胱穹窿和/或前壁,肿瘤的中心位于膀胱壁;没有广泛的膀胱炎和/或腺性膀胱炎超出穹顶或前壁;在身体其他部位没有另一个与原发性肿瘤相似的结构性肿瘤;有与肿瘤相关的脐尿管残余。该病虽然发病率低,但起病隐匿,早期无临床表现,当发现时常常处于Ⅲ期以上,术后局部复发率高,预后差,5 年生存率 45.2％～49.0％。外科手术难以有效控制肿瘤,且缺乏有效的全身性治疗手段,严重威胁患者生命安全,故早期诊断尤为重要。强调手术切缘阴性,脐尿管与脐及肿瘤的整块切除,推荐行盆腔淋巴清扫术。

（邢佳俊　张炜）

第二节 脐尿管良性肿瘤

一、脐尿管黏液性囊性肿瘤

脐尿管黏液性囊性肿瘤罕见,与其他器官产生的黏液性囊性肿瘤相比,良性脐尿管黏液性囊性肿瘤比恶性囊性肿瘤罕见。

【诊断依据】

1. 脐尿管黏液性囊性肿瘤多见于中年人,患者确诊时年龄15～70岁,平均43.4岁。

2. 可有血尿、尿频和腹痛。在囊肿破裂时,患者可能会出现严重的急性腹痛。

3. B超:可见肿瘤呈囊性改变,内部低回声;CT平扫见囊性病灶,囊内液密度不均匀。

4. 确诊依据病理检查。

【治疗方案】

外科手术:脐尿管切除或脐尿管切除联合膀胱部分切除,是脐尿管黏液性囊性肿瘤一线治疗。

脐尿管黏液性囊性肿瘤在临床上是良性的,完全手术切除后预后良好。

(邢佳俊　张炜)

二、脐尿管囊肿

正常脐尿管退化后形成一条索状物,当退化不全,两端闭锁,中间管腔膨大、扩张即形成脐尿管囊肿。脐尿管囊肿临床少见,约占脐尿管畸形的30%,男性多见。

【诊断依据】

1. 较小的脐尿管囊肿常无明显症状,大者可在脐下正中触及囊性包块,大小不等。

2. 如囊肿合并感染,则有局部红肿、压痛,脐部流脓、渗液或漏尿;囊肿破入腹腔可引起腹膜炎,破入膀胱则出现脓尿、血尿、尿频等症状。

3. B超、CT检查,可见膀胱顶部脐尿管走行区的位于腹膜外的局限于腹壁的囊性包块,为类圆形或长条状囊性占位,囊壁光滑但厚薄不均,增强无强化。

MRI表现为T1低信号,T2高信号,囊内液体信号均匀,合并感染时,囊内信号不均匀。

挤压下腹部可见囊肿下移。

【鉴别诊断】

1. 下腹壁脓肿 下腹壁脓肿较局限,往往由表皮向下浸润,无脐部脓性渗液及尿路刺激症状。

2. 脐疝 一般为可复性包块,B超CT检查示包块内容物为肠管或大网膜组织,而非液性包块。

【治疗方案】

1. 单纯性脐尿管囊肿:因脐尿管囊肿有感染及恶变可能,手术切除整个脐尿管及囊肿为首选。

2. 脐尿管囊肿合并感染:应先切开引流并抗感染治疗,待炎症消退后尽快手术切除整个脐尿管及囊肿+膀胱顶部。

【评述】

脐尿管囊肿多因脐尿管未闭形成,因常合并感染并有恶变可能,故一经诊断手术切除为首选。对囊肿合并感染者宜切开引流,并抗感染治疗,在炎症消退后应尽早彻底切除,术后避免并发脐疝、切口感染、膀胱瘘等。

(邢佳俊　张炜)

第二十七章
前列腺肿瘤

前列腺肿瘤包括恶性肿瘤和良性肿瘤,其中良性肿瘤罕见,多见于个案报道。而恶性肿瘤分为来源于上皮的前列腺癌和来源于间叶组织的前列腺肉瘤,后者亦较为罕见。

前列腺癌是泌尿男性生殖系统最常见的恶性肿瘤之一。2021 年 2 月 WHO 国际癌症研究机构发表的全球癌症统计报告 2020 年版显示:2020 年全球新发前列腺癌 1,414,259 例,占全身恶性肿瘤的 7.3%,发病率仅次于乳腺癌和肺癌,位于第 3 位;前列腺癌死亡病例 375,304 例,占全身恶性肿瘤的 3.8%,死亡率位居第 8 位。2019 年 1 月国家癌症中心公布了 2015 年我国恶性肿瘤最新发病率和死亡率情况,其中前列腺癌新发病例 7.2 万,发病率为 10.23/10 万,位居男性恶性肿瘤的第 6 位;死亡 3.1 万,死亡率为 4.36/10 万,位居男性恶性肿瘤的第 10 位。

从世界范围看,前列腺癌发病率有明显的地理和种族差异,澳大利亚、新西兰、北美及欧洲地区发病率高,亚洲地区发病率最低。我国前列腺癌的发病率虽远低于欧美国家,但近年来呈逐年上升趋势。我国发病率增加的主要原因可能是:人口老龄化、人民生活方式改变以及前列腺特异抗原(prostate-specific antigen,PSA)等前列腺癌筛查方式的普及应用。

前列腺癌的病理分型:前列腺癌好发于前列腺外周带,约占 70%;15%~25% 起源于移行带;其余 5%~10% 起源于中央带。85% 的前列腺癌呈多灶性生长特点。2016 年 WHO《泌尿系统及男性生殖器官肿瘤病理学和遗传学》中,前列腺癌病理类型包括腺癌(腺泡腺癌)、导管内癌、导管腺癌、尿路上皮癌、腺鳞癌、鳞状细胞癌、基底细胞癌以及神经内分泌肿瘤等,其中前列腺腺泡腺癌占主要部分,通常所说的前列腺癌即前列腺腺泡腺癌。

第一节　前列腺腺癌

【概述】

本节介绍的前列腺腺癌主要指前列腺腺泡腺癌。

1. 分类

(1)潜伏癌:尸检发现的前列腺癌占前列腺癌的 26%~73%,其中 50%~75% 不发展为临床癌。

(2)偶发癌:因良性前列腺增生手术而发现的前列腺癌。肿瘤位于尿道周围区域,分化较好。

(3)隐匿癌:无前列腺癌症状,因转移病灶症状就诊,进一步检查发现原发灶位于前列腺。

(4)临床癌:有前列腺癌症状,直肠指检发现前列腺结节,外形不规则,血清前列腺特异性抗原增高,前列腺活检为前列腺癌。肿瘤多位于外周带。

2. 前列腺癌的病理分级:Gleason 分级是目前应用最广泛的前列腺癌组织学分级系统。该评分系统把前列腺癌组织分为主要分级区和次要分级区,每区按 5 级评分,主要分级区和次要分级区的格利森分级值相加得到总评分即为其分化程度。2014 年国际泌尿病理学会(ISUP)专家共识会议对其进行了修订,更为详细和明确地界定了各分级的形态学标准。Gleason 分级为主要成分和次要成分(>5%)分级的综合,若没有次要成分则主要成分分级×2 即为最终评分,若肿瘤存在第三成分的分级,且该分级为 Gleason 4 或 5 级,则也应该报告该成分分级,并给出其在肿瘤体积中所占比例。

2014 ISUP 共识会议上提出一种新的分级系统,该系统根据格利森总评分和疾病危险度的不同将前列腺癌分为 5 个不同的组别:

ISUP 1 级:gleason 分级≤6,仅由单个分离的、形态完好的腺体组成。

ISUP 2 级:gleason 分级 3+4=7,主要由形态完好的腺体组成,伴有较少的形态发育不良腺体/融合腺体/筛状腺体组成。

ISUP 3 级:gleason 分级 4+3=7,主要由发育不良的腺体/融合腺体/筛状腺体组成,伴少量形态完好的腺体。

ISUP 4 级:gleason 分级 4+4=8、3+5=8、5+3=8,仅由发育不良的腺体/融合腺体/筛状腺体组成;或者以形态完好的腺体为主伴少量缺乏腺体分化的成分组成;或者以缺少腺体分化的成分为主伴少量形态完好的腺体组成。

ISUP 5 级:gleason 分级 9~10,缺乏腺体形成结构(或伴坏死),伴或不伴腺体形态发育不良/融合腺体/筛状腺体。

3. 前列腺癌的分期:前列腺癌分期最广泛采用的是美国癌症联合委员会制订的 TNM 分期系统,目前使用的是第八版。

(1) T 分期:表示原发肿瘤的局部情况,主要通过直肠指检(DRE)、前列腺 MRI、前列腺穿刺阳性活检数目和部位确定。

(2) N 分期:表示区域淋巴结情况,CT、MRI 及超声检查可明确,临床分期低于 T2、PSA<20 ng/mL 和 gleason 分级<6 的患者淋巴结转移的概率小于 10%。通过手术进行盆腔淋巴结清扫能从病理上准确了解淋巴结转移情况。

(3) M 分期:主要表示有无远处转移。包括盆腔以外的淋巴结转移,骨转移或者其他器官转移。核素全身骨显像是诊断骨转移的主要检查方法。患者前列腺癌确诊后,尤其对 gleason 分级>7 或 PSA>20 ng/mL 的患者,应行骨显像检查,骨显像发现骨可疑病灶时可选择 X 线检查、MRI 或/和 CT 等检查明确诊断。

表 27-1　前列腺癌 TNM 分期系统临床分期(AJCC,2017)

临床分期(cT)		
原发性肿瘤(T)		
TX		原发肿瘤无法评估
T0		没有原发肿瘤证据
T1		不能被扪及和影像无法发现的临床隐匿性肿瘤
	T1a	在 5%或更少的切除组织中偶然的肿瘤病理发现
	T1b	在 5%以上的切除组织中偶然的肿瘤病理发现
	T1c	穿刺活检证实的肿瘤(如由于 PSA 升高),累及单侧或者双侧叶,但不可扪及
T2		肿瘤可扪及,局限于前列腺之内
	T2a	肿瘤限于单侧叶的二分之一或更少
	T2b	肿瘤侵犯超过单侧叶的二分之一,但仅限于一叶
	T2c	肿瘤侵犯两叶
T3		肿瘤侵犯包膜外,但未固定也未侵犯邻近结构
	T3a	包膜外侵犯(单侧或双侧)
	T3b	肿瘤侵犯精囊(单侧或双侧)
T4		肿瘤固定或侵犯除精囊外的其他邻近组织结构:如外括约肌、直肠、膀胱、肛提肌和/或盆壁
病理分期(pT)*		
pT2		局限于器官内
pT3		前列腺包膜外受侵
	pT3a	前列腺包膜外受侵(单侧或者双侧),或显微镜下可见侵及膀胱颈
	pT3b	侵犯精囊

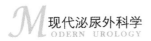
续表

pT4	肿瘤固定或侵犯除精囊外的其他邻近组织结构：如外括约肌、直肠、膀胱、肛提肌和/或盆壁。

* 注：没有病理学 T1 分类。

** 注：切缘阳性，由 R1 表示，提示可能存在显微镜下残余病灶。

区域淋巴结（N）

NX	区域淋巴结无法评估
N0	无区域淋巴结转移
N1	区域淋巴结转移

远处转移（M）*

M0	无远处转移
M1	远处转移
M1a	非区域淋巴结的转移
M1b	骨转移
M1c	其他部位转移，有或无骨转移

* 注：如果存在 1 处以上的转移，则按最晚期分类 M1c 为最晚期。

4. 局部或局部晚期前列腺患者预后风险分组：目前，欧洲泌尿外科学会的局部或局部晚期前列腺癌风险分级系统在国际上应用得比较广泛，基于接受了根治性前列腺切除或者外放疗治疗后的患者出现生化复发的危险度，将患者分为：

低危组：PSA<10 ng/mL，并且 gleason 分级<7（ISUP1 级），并且临床分期 cT1～T2a。

中危组：PSA 10～20 ng/mL，或者 gleason 分级 7 分（ISUP2/3 级），或者 cT2b。

高危组：PSA>20 ng/mL，或者 gleason 分级>7 分（ISUP4/5 级），或者 cT2c。

高危局部晚期：任何 PSA，任何 gleason 分级，cT3～T4，或临床诊断淋巴结转移。

此外，美国国家综合癌症网络前列腺癌指南 2016 第 3 版中也有类似的危险度分级标准，根据复发风险及疾病进程制定了更加细致、分级更多的风险分级标准，目的也是通过更加细致的患者分层，进行不同的治疗方案选择。极低风险：T1c，gleason 评分≤6；PSA<10 ng/mL；前列腺活检阳性针数少于三针且每针中恶性病变组织≤50%；PSA 密度<0.15 ng/mL。

低风险：T1～T2a；gleason 评分≤6；PSA<10 ng/mL。

中风险：T2b～T2c；gleason 评分 7 分；PSA 为 10～20 ng/mL。

高风险：T3a；gleason 评分 8～10 分；PSA>20 ng/mL。

极高风险：T3b～T4；格利森评分主要分级 5 分；gleason 评分主要分级>4 分且 gleason 评分 8～10。

根据 Epstein 危险度分级标准，前列腺癌如满足以下任一条：PSA 密度≥0.15 ng/mL，gleason 评分>6 分，≥3 针阳性，肿瘤≥50% 穿刺长度，则诊断为有临床意义前列腺癌（clinically significant prostate cancer，CsPca）。

5. 前列腺癌的筛查：推荐对于 50 岁以上，或者是有前列腺癌家族史的 45 岁以上男性，在充分告知筛查风险的前提下，进行以 PSA 检测为基础的前列腺癌筛查。

PSA 结果的判定：血清总 PSA>4 ng/mL 为异常，初次 PSA 异常者需要复查。患者血清 PSA 水平受年龄和前列腺大小等因素的影响。有研究显示，年龄特异性总 PSA 值分为：40～49 岁为 0～2.15 ng/mL；50～59 岁为 0～3.20 ng/mL；60～69 岁为 0～4.10 ng/mL；70～79 岁为 0～5.37 ng/mL。血清总 PSA（TPSA）在 4～10 ng/mL 时，游离 PSA（fPSA）具有一定的辅助诊断价值。当 fPSA/TPSA<0.1，患前列腺癌的概率为 56%，而当 fPSA/TPSA>0.25，其概率仅为 8%。我国推荐 fPSA/TPSA>0.16 作为正常参考值。若患者总 PSA 水平在 4～10 ng/mL，而 fPSA/TPSA<0.16 应建议进行前列腺穿刺活检。此外，通过超声或者其他方法测定前列腺体积，再计算 PSA 密度（PSAD），PSAD 越大，具有临床意义的前列腺癌的可能性越大。国内推荐 PSAD>0.15 为异常。近年来，PSA 同源异构体 2（p2PSA）及其衍生物前列腺健康指数（prostate health index，PHI）逐渐受到关注。研究结果表明，p2PSA 与高分级前列腺癌相关，特别是对于总 PSA 为 4～10 ng/mL 的人群而言，PHI 诊断前列腺癌的效力优于总 PSA，可以减少不必要的前列腺穿刺活检。通过总 PSA、游离 PSA 和 p2PSA 计算 PHI，公式如下：PHI ＝ p2PSA /游离 PSA×（总 PSA$^{1/2}$）。前列腺特异性抗原速度（PSAV）：在 2 年内至少检测 3 次 PSA，PSAV＝[（PSA$_2$－PSA$_1$）＋（PSA$_3$-PSA$_2$）]/2，正常值为＜0.75 ng/mL/年。如果 PSAV＞0.75 ng/mL/年，应怀疑前列腺癌的可能。

【诊断依据】

1. 临床表现：前列腺癌早期无明显症状，随着肿瘤生长，可出现排尿困难、血尿等症状，晚期肿瘤出现骨转移时可有转移部位的骨痛或病理性骨折。

2. PSA 升高：发现 PSA 升高应考虑前列腺癌的可能，具体风险详见前述。

3. 直肠指诊（DRE）：前列腺癌多发生于前列腺外周带，DRE 对前列腺癌的早期诊断和分期具有重要参考价值。前列腺癌的典型表现是可触及前列腺坚硬结节，边界欠清，无压痛。若未触及前列腺结节也不能排除前列腺癌，需要结合 PSA 及影像学检查等综合考虑。DRE 挤压前列腺可导致 PSA 入血，影响血清 PSA 值的准确性，因此 DRE 应在患者抽血实验室检查 PSA 后进行。

4. 经直肠超声（TRUS）：表现为位于外周带的低回声结节，可初步判断肿瘤体积的大小，但诊断特异性低。

5. 前列腺 MRI：MRI 检查是诊断前列腺癌及明确临床分期的最主要方法之一。多参数 MRI（multiparameter magnetic resonance imaging，mpMRI）在前列腺癌的诊断和分期中应用越来越多。mpMRI 影像主要包括 T2 加权像、弥散加权成像以及动态对比增强像。

6. 正电子发射计算机体层成像（PET-CT）：已被用于检测和区分前列腺癌和良性病变。这项技术在生化复发再分期患者中的敏感性和特异性分别为 85% 和 88%。

7. 前列腺特异性膜抗原（prostate-specific membrane antigen，PSMA）：在前列腺癌细胞表面特异性高表达，使其在前列腺癌分子影像学及靶向治疗领域具有极为重要的研究价值，特别是核素标记 PSMA 小分子抑制剂已在前列腺癌的分子影像学诊断方面显示出较好的临床应用前景。镓-68（68Ga）-PSMA PET-CT 显像对前列腺癌患者诊断的灵敏度为 86%，特异性为 86%；针对前列腺癌病灶的灵敏度为 80%，特异性为 97%。68Ga-PSMA PET-CT 对前列腺癌的诊断准确性远高于 MRI、CT 及前列腺超声等传统影像学检查。

8. 前列腺穿刺活检：确诊前列腺癌依靠穿刺活检。

（1）前列腺初次穿刺指征和禁忌证：

前列腺穿刺指征包括：① DRE 发现前列腺可疑结节，任何 PSA 值；② 经直肠超声或 MRI 发现可疑病灶，任何 PSA 值；③ PSA＞10 ng/mL；④ PSA4～10 ng/mL，fPSA/TPSA＜0.16 或 PSAD＞0.15 ng/mL；⑤ 前列腺健康指数（PHI）异常升高，尿前列腺癌抗原 3（PCA3）阳性；⑥ 转移灶病理诊断提示前列腺癌。

前列腺穿刺的禁忌证包括：① 处于急性感染期、发热期；② 有高血压危象；③ 处于心脏功能不全失代偿期；④ 有严重出血倾向的疾病；⑤ 处于糖尿病血糖不稳定期；⑥ 有严重的内、外痔，肛周或直肠病变；⑦ 严重的免疫抑制状态；⑧ 严重的心理相关疾病或穿刺不配合者。

（2）前列腺穿刺活检术的实施：

① 穿刺术前常规检查：因前列腺穿刺活检术会引起前列腺局部 MRI 影像的改变，故如需通过 MRI 评估临床分期，通常建议在前列腺穿刺活检前进行。

② 穿刺针数和部位：建议前列腺体积为 30～40 mL 的患者，需接受不少于 8 针的穿刺活检，推荐 10～12 针系统穿刺作为基线（初次）前列腺穿刺策略。穿刺针数的增加不显著增加并发症的发生率。饱和穿刺可作为一种穿刺策略。

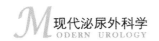
重复穿刺:当第1次前列腺穿刺结果为阴性,但 DRE、复查 PSA 或其他衍生物水平提示可疑前列腺癌时,可考虑再次行前列腺穿刺。如具有以下情况需要重复穿刺:① 首次穿刺病理发现非典型性小腺泡增生或三针以上高级别前列腺上皮内瘤变,周围可见不典型小腺泡增生;② 复查 PSA>10ng/ml,且持续升高,或其他影像学随访异常;③ PSA 4～10ng/ml,结合 fPSA/tPSA 比值、PSAD、PSAV、PHI、DRE 或其他影像学检查结果异常。重复穿刺前除常规检查外,推荐行 mpMRI 检查,基于 mpMRI 的靶向穿刺可显著提高重复穿刺阳性率并避免漏诊高危前列腺癌。关于重复穿刺的时机,两次穿刺间隔时间尚有争议,建议 3 个月或更长,待组织结构完全恢复。

靶向穿刺:近年来,基于超声增强造影、超声弹性成像和 mpMRI 的靶向前列腺穿刺活检术在发现有临床意义前列腺癌、避免过度诊断方面展现了明显的优势。MRI 引导的靶向穿刺可在 MRI 引导下直接对可疑灶进行取材,其精确性最高。已有多项研究显示,MRI 引导前列腺穿刺活检可以提高重复穿刺时高级别前列腺癌的检出率,但操作相对复杂且价格昂贵,有一定推广难度。MRI/经直肠超声融合技术结合了 MRI 定位的精度与经直肠超声引导穿刺的便利,在显著提高穿刺阳性率的同时,能够增加发现有临床意义的前列腺癌的比例并避免发现无临床意义的前列腺癌,与 MRI 下的穿刺相比操作更加便利。重复穿刺前如影像学发现可疑灶,应对可疑灶行靶向穿刺。现又出现 PSMA PET/MRI 直接或间接融合靶向穿刺、机器人辅助经会阴前列腺穿刺等,在诊断上更具优势。

【鉴别诊断】

1. 良性前列腺增生　以进行性排尿困难、夜尿增多为特点,直肠指检前列腺质地中等、光滑、无结节,PSA 大多正常,活检可证实。

2. 非特异性肉芽肿性前列腺炎　与感染或变态反应有关,常伴有尿潴留,前列腺明显肿大,质地硬,病理检查可确诊。

【治疗方案】

1. 观察等待和主动监测

(1)观察等待:包括前列腺癌患者全程监测,以期在症状出现、检查结果改变或 PSA 提示即将出现症状时能及时提供姑息治疗。因此,观察不同于主动监测。观察的目的是在前列腺癌不太可能导致死亡或显著发病时,通过避免非治愈性治疗保证患者的生活质量。观察的主要优势是避免不必要的治疗可能引起的副作用。一般适用于预期寿命小于 10 年的各期别患者。

(2)主动监测:主要适用于预期寿命 10 年以上的低危前列腺癌患者,目的是在不影响总生存时间的前提下,推迟可能的治愈性治疗从而减轻治疗可能引起的副作用。监测指标包括 DRE、PSA、mpMRI 以及重复穿刺等。若发现肿瘤进展,应立即开始治疗以免错过治愈机会。患者入选标准:预期寿命 10 年以上,肿瘤分期 cT1 或 cT2,PSA≤10 ng/mL,活检 gleason 分级≤6,阳性针数≤2 个,每个穿刺标本中肿瘤所占比例≤50%。主动监测前,要充分沟通,告知患者在未来的某个阶段可能要接受根治性手术或者放疗。

2. 根治性前列腺切除术:目的是彻底清除肿瘤,同时保留控尿功能,尽可能保留勃起功能。手术可以采用开放、腹腔镜以及机器人辅助腹腔镜等方式。手术路径有经腹膜外、经腹腔、经会阴和经膀胱途径。术中根据肿瘤侵犯范围可以保留或不保留血管神经束。

根治术前内分泌新辅助治疗的作用,一般为术前应用 3 个月的时间,有一些随机对照的研究探讨其作用。术前内分泌新辅助治疗可以降低 pT3 的发生率,降低切缘阳性的发生率,减少阳性淋巴结的发生率。治疗时间越长(最长 8 个月),以上的获益更显著。但是由于无 PSA 复发生存及肿瘤特异性生存无改善,因此术前新辅助内分泌治疗目前不能成为标准的临床实践,可以在某些特定的人群中开展。

(1)低危前列腺癌:由于根治性前列腺切除术围手术期存在并发症的可能,根治性前列腺切除术应用于预期寿命 10 年以上的患者。有研究指出,接受根治性前列腺切除术患者的 15 年前列腺癌特异性死亡率低达 12%,而低危患者仅为 5%。低危前列腺癌,病理盆腔淋巴结阳性率小于 5%,手术中不建议此类患者常规进行盆腔淋巴结清扫术。

(2) 中危前列腺癌:一项 SPCG-4 研究表明,对于中危局限性前列腺癌,根治性前列腺切除可以在术后 18 年时降低总死亡率、肿瘤特异性死亡率以及远处转移率。而另一项 PIVOT 研究表明,根治性前列腺切除可以在术后 10 年时降低总死亡率,但并不降低肿瘤特异性死亡率。中危前列腺癌淋巴结阳性的比率在 3.7%～20.1%。如果评估淋巴结阳性风险超过 5%,在根治性前列腺切除术的同时应进行扩大淋巴结清扫,其他情况可以不做。

(3) 高危前列腺癌:尽管并不是所有高危前列腺癌患者,根治性前列腺切除术后预后都较差,但这类患者术后 PSA 复发、需要第二种治疗方案、疾病转移进展以及死亡的危险较高。高危前列腺癌的治疗尚无统一的标准方案。对于肿瘤并没有固定盆壁,或者肿瘤未侵犯尿道括约肌的患者,根治性前列腺切除术仍是一个合理的选择。由于高危前列腺癌盆腔淋巴结阳性的可能性为 15%～40%,对于所有这类患者,根治性手术同时都应同时实行扩大淋巴结清扫术。

(4) 保留神经手术的适应证:大多数局限性前列腺癌都可以采取保留神经的根治性前列腺切除术,明确的手术禁忌证是包膜外受侵高风险的患者,如 cT2c 或者 cT3 期前列腺癌,或者是活检 gleason 分级 7 分以上前列腺癌。术前 mpMRI 可能对选择患者有所帮助,如果术中发现可能残存肿瘤,术者应切除血管神经束,术中冰冻快速检查可能对这些决策有所帮助。

(5) 淋巴结清扫术:目前尚无足够的证据证实根治性前列腺切除术中同时行淋巴结清扫术会有肿瘤治疗效果方面的获益。然而目前普遍认为淋巴结清扫术可以提供明确的病理分期以及预后的数据,其他任何现有的方法都无法代替。专家组建议使用在纪念斯隆-凯特琳癌症中心开发的列线图来预测淋巴结转移的风险,包括治疗前 PSA、临床分期和 gleason 分级。是否实施淋巴结清扫术应按淋巴结转移的概率来决定,可应用 2% 或者 5% 作为淋巴结清扫术的临界点。淋巴结清扫术都应当采用扩大的盆腔淋巴结清扫术,清扫范围包括:上界为髂外静脉,外侧界为盆壁,内侧界为膀胱壁,下界为盆腔底部,远端为库柏氏韧带(Cooper 韧带),近端为髂内动脉。

手术并发症:根治性前列腺切除术并发症主要有出血、直肠损伤、肺栓塞、深静脉血栓、尿瘘、感染等;术后远期并发症有尿失禁、勃起功能障碍、吻合口狭窄等。盆腔淋巴清扫的并发症有:血管损伤、淋巴漏、腹腔脏器损伤、淋巴囊肿等。

(6) 根治性前列腺切除术术后辅助治疗:对于包膜外侵犯 pT3、gleason 分级>7 分以及切缘阳性(R1)的患者,术后 5 年局部复发的概率高达 50%。对于 pT3 pN0 患者、术后 PSA 水平<0.1 ng/mL,由于切缘阳性(最重要的因素)、包膜外侵犯和/或侵犯精囊而引起局部复发的风险较高,目前可以有 2 种选择与患者交流:① 在排尿功能恢复后即刻对手术区域进行辅助放疗;② 临床上密切随访,在 PSA 超过 0.1 ng/mL 时开始进行挽救性放疗。对于 pN1 的患者,根治术后早期联合辅助内分泌治疗后 10 年的肿瘤特异性生存率可以达到 80%,对于 pN1 的患者,术后辅助放疗可能获益。

3. 外放射治疗:根治性外放射治疗(external beam radiotherapy,EBRT)与根治性前列腺切除术相似,是前列腺癌患者最重要的治愈性治疗手段之一。主要有三维适形放射治疗(three-dimensional conformal radiotherapy,3D-CRT)和调强适形放疗(intensity modulated RT,IMRT)、图形引导下放射治疗(image guided radiation therapy,IGRT)等技术,目前已成为放射治疗的主流技术。EBRT 具有疗效好、适应证广、并发症少及不良反应小等优点。对于低危前列腺癌患者能达到与根治性手术治疗相似的疗效。根据放疗治疗目的不同,EBRT 分为三类:作为局限性和局部进展期前列腺癌患者的根治性治疗手段之一的根治性放疗;术后辅助和术后挽救性放疗;以减轻症状、改善生活质量为主的转移性癌的姑息性放疗。

(1) 根治性 EBRT 的适应证

1) 局限性前列腺癌:① 低危患者(T1～2a,gleason 分级 2～6 分、PSA<10 ng/mL),EBRT 和根

治性前列腺切除术均为首选方法,高龄患者首选根治性 EBRT。② 中危患者(T2b 或 gleason 分级 7分或 PSA 10~20 ng/mL),放疗和手术均为首选方法,高龄患者建议首选根治性 EBRT,可选择联合短程新辅助/同期/辅助内分泌治疗(4~6 个月)。③ 高危患者(≥T2c 或 gleason 分级≥8 分或 PSA>20 ng/mL),EBRT,需联合长程新辅助/同期/辅助内分泌治疗(2~3 年),但部分患者仍可选择手术治疗。

2) 局部进展期前列腺癌(T3~4N0M0):根治性 EBRT 联合长程新辅助/同期/辅助内分泌治疗(2~3 年)。手术、放疗以及内分泌治疗等治疗方法是局部进展期前列腺癌多种方法综合治疗的不同手段,需根据患者病情做出选择。

(2) EBRT 并发症:放疗引起的不良反应与单次剂量和总剂量、放疗方案和照射体积有关。急性期常见的不良反应包括尿频、血尿、腹泻、便血等,放疗结束后数周基本消失。晚期不良反应包括直肠出血、放射性膀胱炎出血等。采用适形放疗和调强放疗技术治疗后上述并发症发生率显著降低,但盆腔放疗可能增加罹患直肠癌或膀胱癌等第二原发肿瘤的风险。

放疗后生化复发的手术治疗:根治性前列腺切除术是前列腺癌外放疗后生化复发患者的一种挽救性治疗。与根治性前列腺切除术作为初始治疗相比,其并发症(包括尿失禁、勃起功能障碍和膀胱颈挛缩)发生率较高。10 年总生存率和肿瘤特异性生存率分别是 54%~89% 和 70%~83%。患者的选择非常重要。挽救性前列腺切除术应由经验丰富的外科医生进行。

4. 近距离放射治疗:近距离放射治疗是一种治疗局限性前列腺癌的技术手段,通过三维治疗计划系统的准确定位,将放射性粒子植入前列腺内,提高前列腺的局部剂量,减少直肠和膀胱的放射剂量,其疗效肯定、创伤小,尤其适合于不能耐受根治性前列腺切除术的高龄前列腺癌患者。传统上近距离放疗用于低风险病例,因为早期研究发现对于高风险患者,近距离放疗的疗效低于 EBRT。但是,越来越多的证据表明,随着近距离放疗的技术进步,在高危局限性和局部晚期前列腺癌中,近距离放疗也能发挥一定的作用。目前主要有两种前列腺近距离放疗方法:低剂量和高剂量近距离放疗。低剂量近距离放疗包括在前列腺中放置永久性粒源植入物。从这些低能量场源发射的小范围辐射允许将足够的放射剂量作用到前列腺内的病变,避免了膀胱和直肠的过度照射。永久性近距离放疗作为一种单一疗法,适合治疗低危患者(cT1c~T2a、gleason 分级为 6 分及以下,PSA<10 ng/mL)。对于中危前列腺癌,近距离放疗可结合 EBRT(45 Gy),以及加用或不加用新辅助 ADT。高危患者通常被认为不适合单纯使用永久性近距离放疗。

前列腺很大或很小、有膀胱出口梗阻症状(国际前列腺症状评分高)、之前接受过经尿道前列腺手术的患者不是近距离放疗的理想候选者。对于这些患者,放射性粒子的植入可能会更困难,且发生副作用的风险增加。

高剂量近距离放疗是指临时插入辐射源,是对高危前列腺癌患者在 EBRT 治疗中的一种增强剂量的新方法。联用 EBRT(40~50 Gy)和高剂量近距离放疗,可在高危局限性或局部晚期前列腺癌患者中提高放射剂量,同时最大限度地减少急性或晚期毒性。

近距离放疗联合 EBRT,同时加入 ADT(2 或 3 年)是治疗高危患者的常见方案。三种治疗联合应用效果较好,有研究表明 9 年无疾病进展生存率和疾病特异性生存率分别达 87% 和 91%。

5. 局限性前列腺癌的其他治疗

(1) 前列腺冷冻消融(focal cryosurgical ablation of the prostate,CSAP):CSAP 是通过局部冷冻来破坏肿瘤组织。CSAP 潜在的适应患者包括局限性前列腺癌,PSA<20 ng/mL,gleason 分级<7分,低危或者中危前列腺癌患者但身体状况不适合放疗或者手术治疗,前列腺体积<40 mL。目前尚无 10 年以上有关肿瘤治疗效果的长期数据,因此对于预期寿命 10 年以上的患者,应充分告知。

(2) 高能聚焦超声(high-intensity focused ultrasound,HIFU):HIFU 是利用超声波,通过机械作用和热作用损伤肿瘤组织,达到治疗作用。HIFU 目前已经用于前列腺癌的初始治疗以及放疗后复发。需要说明的是，由于以上局限性前列腺癌的局限治疗方法，缺乏长期随访及对照研究结果，临床上采用应相对慎重。建议与患者及家属充分沟通后，经过严格的医学伦理评审，以临床试验的方式进行开展。

（3）血管靶向光动力疗法（vascular targeted photodynamic therapy，V-POT）：是一种非手术治疗，可以在杀死前列腺癌细胞的同时，对健康组织不造成损伤。方法是将特定的光敏剂注射到血液中，然后用激光将其激活，从而损毁前列腺的肿瘤组织。在去除了主病灶后，对可能存在的微小病巢亦能予以消灭，继而大大减少了肿瘤复发机会。该项技术已进入临床试验，有待进一步完善以造福广大患者。

6. 转移性前列腺癌的治疗：转移性前列腺癌是严重影响患者预后的重要疾病阶段。在欧美人群中，转移性前列腺癌仅占新发前列腺癌的 5%～6%，而在我国，这一比例则高达 54%。雄激素剥夺治疗（Androgen Deprivation Therapy，ADT）是晚期转移性前列腺癌患者的主要全身性基础治疗，也是各种新型联合治疗方案的基础。ADT 包括多种实施方案，其中，单纯去势（外科或者药物去势）是最广为接受的核心治疗方式。近年来，出现了一系列突破性进展，主要是 ADT 与新型内分泌治疗药物或化疗药物的联合使用，改善了转移性前列腺癌的总体治疗效果。尽管如此，各种新型联合用药方案带来的相关药物毒性反应及经济负担需要加以重视。转移性前列腺癌患者转移病灶的数目及肿瘤负荷与治疗预后有关。针对转移性患者的评估分层方法逐渐应用于临床。

高转移负荷与低转移负荷：CHAARTED 研究将高转移负荷定义为内脏转移，或者骨转移病灶≥4 个，其中至少有 1 处在脊柱或者骨盆以外。低转移负荷定义为无内脏转移，且骨转移病灶≤3 处。LATITUDE 研究将高危疾病定义为满足以下 3 个危险因素中的 2 个：gleason 分级≥8 分，骨转移病灶≥3 处，存在内脏转移。低危疾病为具备不超过 1 个上述危险因素者。

（1）雄激素剥夺治疗（Androgen Deprivation Therapy，ADT）：ADT 可采用手术去势（双侧睾丸切除术）或药物去势。手术去势后，血清睾酮水平迅速下降，通常在 12 小时以内，患者的睾酮可以达到去势水平。当患者病情需要尽快降低睾酮，双侧睾丸切除是一种合理的选择。但与药物去势相比，手术去势可能会给患者带来负面的心理影响。药物去势的原理是通过影响下丘脑-垂体-性腺轴，减少睾丸产生的雄激素，常用药物包括促黄体素释放激素（luteinizing hormone releasing hormone，LHRH）激动剂，或者 LHRH 拮抗剂。目前国际上公认的去势水平的定义是睾酮<50 ng/dl（1.735 nmol/L）。但实际上这一标准是多年前制定的，受限于当时的检测技术水平。现有的方法证实手术去势后睾酮的平均水平是 15 ng/dl，因此睾酮<20 ng/dl（0.694 nmol/L）应该是比较合理的去势水平。ADT 期间睾酮下降到更低水平（深度降酮）与更佳的疾病预后和转归相关。睾酮管理贯穿前列腺癌诊断、评估、治疗及预后评价多个过程，对于不同疾病阶段的患者均具有重要临床意义。前列腺癌 ADT 期间和确诊去势抵抗性前列腺癌（castration resistant prostate cancer，CRPC）时，仍以睾酮水平<50 ng/dl（1.735 nmol/L）为去势标准；但 ADT 期间深度降酮即将睾酮抑制到<20 ng/dl（0.694 nmol/L）的更低水平，应作为临床更佳治疗预后和调整治疗的参考指标。

（2）ADT 与其他药物的联合治疗

① 联合化疗：多项有关去势联合多西他赛化疗的随机对照研究比较了单纯去势和联合化疗治疗转移性前列腺癌的临床疗效。多项试验结果显示相比单纯去势，联合化疗可以显著改善高肿瘤负荷患者的总体预后。因此，去势联合多西他赛化疗作为高肿瘤负荷患者的标准治疗方案选择之一。

② 联合阿比特龙：阿比特龙为 CYP17 抑制剂，其作用机制是抑制睾丸、肾上腺和前列腺癌肿瘤细胞产生雄激素。相比于单纯去势治疗，联合阿比特龙加泼尼松治疗组能显著改善高危患者预后，同样可以延长低危转移性前列腺癌患者的总体生存时间。因此，去势联合阿比特龙加泼尼松应作为转移性前列腺癌患者的标准治疗方式选择之一。

③ 联合恩扎卢胺：恩扎卢胺是新型非甾体类抗雄药物，通过阻断雄激素与受体之间的结合、抑制

雄激素受体的核移位、影响雄激素受体与DNA结合从而阻断雄激素介导的转录,抑制整个雄激素受体信号传导,从而抑制前列腺癌细胞的生长。去势治疗联合恩扎卢胺,可以显著改善影像学无疾病进展生存,延长患者总生存时间。

④ 联合阿帕他胺:阿帕他胺是在结构与药代动力学等方面与恩扎卢胺极其相似的新型雄激素拮抗剂,其对雄激素受体的亲和力更高,而且不易透过血脑屏障,理论上不良反应略小。有关阿帕他胺的大型随机对照研究 TITAN 表明,与安慰剂组相比患者总生存时间显著延长,影像学无疾病进展生存明显改善。

从现有的研究结果来看,去势联合新型内分泌药物可以显著改善转移性激素敏感性前列腺癌的预后,成为转移性前列腺癌患者治疗的标准方案之一。目前这几种新型内分泌药物的治疗效果之间并无明显差别。此外在联合治疗的情况下,尚无证据表明加用化疗是否会延长生存时间,但是可以肯定的是不良反应增加,因此目前新型抗雄药物联合化疗只能在临床试验中应用。至于 ADT 联合化疗,还是 ADT 联合新型内分泌治疗这两类治疗方法之间也没有头对头的比较,从各自的临床研究数据看,生存时间获益相似,因此临床上在选择治疗方案时,要兼顾患者意愿、特殊的不良反应、对化疗的耐受性以及药物的可及性和费用等因素。

⑤ 联合比卡鲁胺或者氟他胺:药物或手术去势联合一种传统抗雄激素制剂被称为联合雄激素阻断。这种联合用药方案在国内仍有一定的应用。来自欧美人群的荟萃分析结果显示,采用这种联合雄激素阻断方案,能够较单纯去势治疗,使 5 年生存率绝对值增加 2.9%(从 24.7% 升高至 27.6%)。因此目前国内仍把这种联合治疗作为可选方案之一。

7. 转移性前列腺癌针对原发灶及转移灶的局部治疗:近 10 多年来,多项回顾性研究报道了转移性激素敏感性前列腺癌行原发灶手术或者放疗,给患者带来获益。但并不是所有针对原发灶的治疗都能对预后有帮助。有研究显示,对于年轻且一般状态好、低转移肿瘤负荷和 Gleason 分级低的转移性前列腺癌患者接受原发灶局部放射治疗获益的可能性相对大。因此,对于减瘤性前列腺切除术,建议采取临床研究的方法谨慎开展。对于转移灶将导致脊髓压迫和病理性骨折等紧急并发症的患者,在充分评估治疗获益与危害的前提下,与患者及家属充分沟通,可考虑行转移灶部位手术或者放射治疗。

8. 去势抵抗性前列腺癌(CRPC)的治疗:CRPC 是指睾酮达到去势水平后(<50 ng/dl 或 1.7 nmol/L),出现下面情况的 1 种:(1) 间隔 1 周以上连续 3 次 PSA 上升,2 次升高均在 PSA 低点 50% 以上,并且 PSA>2 ng/mL。(2) 影像学进展:新发病灶的出现,包括骨扫描提示 2 处或以上的新发骨转移病灶,或者是应用实体瘤临床疗效评价标准评价的新发软组织病灶。单纯症状上进展不能够诊断为 CRPC,需要进一步的评估。诊断 CRPC 的关键两点:① 睾酮是否达到去势水平;② 达到去势条件后疾病是否持续进展。

(1) 无症状非转移性去势抵抗性前列腺癌的治疗:满足以下条件即可被诊断为非转移性去势抵抗性前列腺癌(non-metastatic castration-resistant prostate cancer,nmCRPC):① 血清睾酮维持在去势水平以下:即血清睾酮水平<50 ng/dl 或 1.7 nmol/L;② PSA进展:PSA 值>2 ng/mL,间隔 1 周,连续 3 次较基础升高>50%;③ 传统影像学检查包括 CT、MRI 及骨扫描未发现远处转移。nmCRPC 患者,尤其是 PSA 倍增时间在 10 个月之内,在疾病发展过程中很容易出现转移并最终导致患者死亡。因此在 nmCRPC 阶段,如果能够推迟进入 mCRPC 的时间,那么最终会延长患者的总生存时间。对于转移风险较高的 nmCRPC 患者(PSA 倍增时间 10 个月之内),建议在 ADT 的基础上,联合阿帕他胺、恩扎卢胺或者达罗他胺治疗。

(2) 转移性去势抵抗性前列腺癌(mCRPC)的治疗

1) 新型内分泌药物治疗:ADT 联合阿比特龙或恩扎卢胺等新型内分泌治疗。

2) 化疗:以多西他赛为基础的化疗也是 mCRPC 的标准治疗方案之一。卡巴他赛与多西他赛治疗方案的中位生存时间相似,与多西他赛相比,周围神经病变率较低。因此,不适合多西他赛方案化疗或者已存在轻度周围神经病变的患者,可以考虑卡巴他赛方案化疗。

3）肿瘤疫苗:2010 年 4 月,Sipuleucel-T 作为首个新型肿瘤免疫治疗药物获得了 FDA 的批准。这种自体肿瘤"疫苗",包括采集每一位患者的含有抗原呈递细胞的白细胞,将这些细胞暴露于前列腺酸性磷酸酶粒细胞巨噬细胞集落刺激因子,然后将这些细胞重新回输。

4）mCRPC 的二线治疗:

① 化疗或新型内分泌治疗

- 卡巴他赛:2010 年 6 月,FDA 批准卡巴他赛用于多西他赛化疗失败的 mCRPC 患者。

- 阿比特龙:2011 年 4 月,FDA 批准了阿比特龙联合低剂量强的松用于治疗存在多西他赛治疗失败的 mCRPC 患者。

- 恩扎卢胺:2012 年 8 月,FDA 批准恩扎卢胺用于治疗多西他赛治疗失败的 mCRPC 患者。

② 核素治疗药物

- 镭-223:属于 α 粒子靶向治疗药物,是目前唯一可以改善伴骨转移的 CRPC 患者生存的核素治疗药物。

- β 粒子的放射性药物:对于广泛转移的患者,采用发射 β 粒子的放射性药物治疗也是一种治疗方案,尤其是当这类患者不适合进行有效化疗的时候。最常用于治疗前列腺癌骨转移疼痛的放疗药物包括锶-89 和钐-153。由于这类患者往往存在多灶性骨痛,这种放射性全身靶向治疗可以缓解疼痛。然而与发射 α 粒子的镭-223 不同,目前的放射性 β 粒子治疗并无生存优势,只能用作姑息治疗,且骨髓抑制的发生率较高,可能会影响后续全身治疗的进行。

③ 多腺苷二磷酸核糖聚合酶［poly（adenosinediphosphate ribose）polymerase,PARP］抑制剂:PARP 抑制剂通过抑制肿瘤细胞 DNA 损伤修复、促进肿瘤细胞发生凋亡,达到治疗肿瘤的目的。研究显示,对于之前接受过恩扎卢胺或阿比特龙治疗,并出现疾病进展且携带有 BRCA1/2 突变、ATM突变（HRR 基因突变亚群）,或者 HRR 信号通路中 12 个基因中任何一个的突变的患者,奥拉帕利使患者疾病进展或死亡的风险降低,总生存时间延长。

④ PSMA 相关的治疗性放射药物:目前主要是 177Lu-PSMA-617。

⑤ 免疫治疗:FDA 批准 PD-1 抑制剂帕博利珠单抗用于治疗检测出错配修复缺陷及微卫星高度不稳定型 mCRPC 患者。对于肿瘤组织中 PD-L1 表达≥1%、存在 DNA 损伤修复、存在同源重组缺陷或高肿瘤突变负荷的患者的客观反应率较高。

⑥ mCRPC 患者的骨骼健康相关药物:主要包括唑来膦酸地诺单抗,作用在于预防骨相关事件以及延迟首次骨相关事件的时间。骨骼健康相关药物的不良反应主要是低钙血症、关节痛和颌骨坏死等。

9. 前列腺癌患者的随访管理:前列腺癌患者无论用什么方法治疗,均应规律随访复查。随访内容包括肿瘤学评估、生活质量及心理学评估、治疗不良反应和并发症的监测、治疗方案的调整等。具体有血清 PSA 监测、影像学评估、血清睾酮监测、并发症的转归及相应治疗措施调整等。

【评述】

自 1988 年 PSA 检测应用到临床后,早期前列腺癌的检出率显著增加,根治性前列腺切除的比例由 10% 上升到 50% 左右。随着 PSA 筛查的普及,我国前列腺癌的发病率逐年升高,治疗手段也多样化,且不同方法的优化组合也大大提高了疗效。前列腺癌预后相对较好,但我国前列腺癌患者的总体生存率较之欧美国家还存在一定差距。PSA 已成为判断疗效的可靠指标,疾病的进展与 PSA 的升高密切相关,国外研究表明,PSA 的半衰期为 2～4 天。目前认为,前列腺癌根治术后无瘤状态的金标准是 PSA<0.1 ng/mL。前列腺癌病程长,应综合利用各种检查和治疗手段,基于 MDT 多学科讨论,根据疾病的特征,给予患者个体化的规范治疗,不断改善我国前列腺癌患者的预后水平。

（王宇昊　华立新）

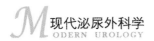
第二节　前列腺其他恶性肿瘤

前列腺恶性肿瘤中,腺泡腺癌占绝大多数。根据 2016 年 WHO 出版的《泌尿系统及男性生殖器官肿瘤病理学和遗传学》,前列腺癌还包括导管内癌、导管腺癌、尿路上皮癌、腺鳞癌、鳞状细胞癌、基底细胞癌以及神经内分泌肿瘤等,前列腺恶性肿瘤尚包括间叶组织来源的前列腺肉瘤以及淋巴血液系统肿瘤。这些病理类型临床较为罕见,部分类型仅见于一些病例个案报道。

一、前列腺导管内癌

【概述】

前列腺导管内癌(intraductal carcinoma of the prostate,IDC-P)为近年才阐明的一种具有独特临床病理特征的前列腺癌实体病变。其组织特征为癌细胞在前列腺固有腺体内膨胀性生长但不破坏基底层,具有实体状或实性筛状结构,或疏松筛状或微乳头状结构伴显著核异型性或粉刺状坏死。

【诊断依据】

前列腺导管腺癌的确诊主要依靠病理检查,2007 年 COHEN 等提出的诊断标准包括 5 个主要标准和 3 个次要标准。

主要标准为:(1)导管直径为正常的 2 倍以上;(2)基底细胞存在(可通过基底细胞标志物予以识别);(3)具有明显恶性特征的肿瘤细胞;(4)肿瘤细胞在导管腔内生长、播散;(5)粉刺状坏死。前 4 条改变几乎总是存在,但粉刺状坏死仅见于部分病例。

次要标准包括:(1)腺体分支,常呈直角状;(2)导管有平滑的、圆形的轮廓;(3)常见两群细胞,位于外层的高柱状细胞,有多形性,核分裂多,PSA 染色弱;位于中央的立方形细胞,形态较单一,核分裂不活跃,PSA 染色强。偶见细胞外黏液。针对前列腺导管腺癌的诊断,目前有不同学者提出不同的标准,虽然各有不同,但其中最重要的两条诊断依据是:(1)明显恶性的腺癌细胞在导管内生长;(2)导管基底细胞至少部分保存。

【鉴别诊断】

1. 筛状高级别上皮内肿瘤(HGPIN)　筛状 HGPIN 的腺体较小,细胞相对一致,无明显多形性,几乎不见致密筛状和实体状生长方式及粉刺状坏死。

2. 浸润性筛状腺泡腺癌　前列腺浸润性筛状腺泡腺癌没有基底细胞,通过免疫组化可以鉴别。

【治疗方案】

治疗一般参照前列腺腺癌进行,首选根治性前列腺切除手术治疗。

【评述】

前列腺导管内癌常伴浸润性癌存在,如在穿刺活检中仅单独发现导管内癌,则应注意其通常与高级别的、高肿瘤容积的前列腺癌有关。无论穿刺还是手术标本,导管内癌的存在均是提示预后不良的一个独立指标,患者需要明确的治疗。

(王宇昊　华立新)

二、前列腺导管腺癌

【概述】

前列腺导管腺癌(prostate duct adenocarcinoma,PDA)为前列腺癌一种罕见的亚型,约占不到 1%。其常与其他类型的前列腺癌共存,与前列腺腺泡腺癌共存约 4.8%,部分尚可合并神经内分泌肿瘤或导管内癌。前列腺导管腺癌分泌 PSA 的能力较差,其血清 PSA 水平较单纯前列腺腺泡腺癌更低,但侵袭转移能力更强。

【诊断依据】

1. 起病隐匿：早期多无前列腺硬结和 PSA 升高，常以下尿路症状、血尿、血精等为首发症状。

2. 膀胱镜下可见前列腺段尿道内肿物。

3. 确诊靠病理和免疫组化：镜下见乳头状结构和核复层排列为其特点；免疫组化示 PSA（－）、PSAP（－）、P63（－）、Ki-67（＋＋）、CAM5.2（＋）、P504s（少灶＋）、AR（－）、HCK（－）。

【鉴别诊断】

良性前列腺增生　以进行性排尿困难、夜尿增多为主要症状，直肠指检见前列腺增大、光滑，PSA 正常。

【治疗方案】

前列腺导管腺癌的治疗尚无统一定论，一般参照前列腺癌的治疗指南进行，早期发现并进行前列腺根治性切除预后良好，高危者常需结合辅助治疗。

【述评】

前列腺导管腺癌因肿瘤起源于导管上皮，分泌 PSA 的能力较差，因此在肿瘤早期 PSA 常不升高，只有在肿瘤出现扩散时才表现 PSA 升高。膀胱镜检查是诊断单纯性 PDA 的主要手段。对直肠指检未扣及结节而 PSA 升高者应考虑本病可能。前列腺导管腺癌常伴 AR 及 p53 基因的突变，基因检测对于选择合适的辅助治疗药物可能有所帮助。根治性前列腺切除术效果优于前列腺腺腺泡癌，而放化疗效果比前列腺腺腺泡癌差。

（王宇昊　华立新）

三、前列腺基底细胞癌

【概述】 前列腺基底细胞癌为一种极为罕见的前列腺恶性肿瘤，所占比例不超过 0.01％。WHO（2004）泌尿系统和男性生殖器官肿瘤分类将形态似基底细胞癌和腺样囊腺癌的恶性基底细胞肿瘤统称为基底细胞癌。基底细胞癌大多以腺样囊性结构为主，部分以基底样结构和腺样囊性结构共存。且有报道显示，以基底细胞样结构为主者一般预后较之腺样囊性结构为主者更差。

前列腺基底细胞癌一般不伴有血清 PSA 升高，或仅轻度升高。

【诊断依据】

1. 起病隐匿，表现为尿频，进行性排尿困难，可有血尿、贫血。

2. PSA 常不升高或轻度升高。DRE：前列腺质硬，可有结节。确诊依据病理及免疫组化，镜下腺样囊性构型或基底样构型为其特征。

【鉴别诊断】

前列腺腺癌　中小分子质量角蛋白如 AE1 阳性，而基底细胞癌中高分子质量角蛋白阳性，如 AE3.34βe12，P63 及 α-甲基-辅酶 A 消旋酶（AMAR）可阳性。

【治疗方案】

关于其治疗尚无共识，一般与前列腺腺癌相同，前列腺根治性切除为治疗的核心，对早期病例亦可行 TURP 治疗。目前对于内分泌治疗和放化疗的疗效存在争议，整体而言，效果不佳，基因检测可能对选择恰当的药物辅助治疗方案有一定指导作用。

【述评】

前列腺基底细胞癌常被视为具有惰性生物学行为的低度恶性肿瘤，发展过程较为缓慢，但近来也有报道指出其也是具一定侵袭性的肿瘤。少数病例可发生复发和转移，且与一般的前列腺腺癌常转移至骨组织不同，肝脏、肺以及直肠是前列腺基底细胞癌常转移的部位。

（王宇昊　华立新）

四、前列腺尿路上皮癌

原发性前列腺尿路上皮癌（primary urothelial carcinoma of the prostate，PUCP）是一种比较罕见

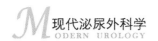
的前列腺癌,占前列腺恶性肿瘤的 1%～4%。其通常是前列腺导管近端和前列腺部尿道部分被覆的尿路上皮细胞发生恶变形成。

【诊断依据】

1. 早期无明显临床症状,PSA 正常。晚期有排尿困难、尿频、尿急、尿痛、血尿等症状。直肠指诊见前列腺质地异常。

2. MRI＋增强检查:见前列腺纤维基质部及中央移行带不规则软组织病灶。

3. 确诊依据病理及免疫组化,可见肿瘤表达上皮来源标志物。

【鉴别诊断】

1. 继发性前列腺尿路上皮癌　标本中可见前列腺脉管组织中有尿路上皮癌细胞,而前列腺部的尿路上皮未见恶变。

2. 前列腺腺癌　具有前列腺组织的标志物,NKX3.1,PSA 阳性。而前列腺尿路上皮癌表达尿路上皮的标志物 CK7 和 CK20。

【治疗方案】

1. 原发性前列腺尿路上皮癌对 ADT 治疗无效。

2. 早期肿瘤基本集中于前列腺尿道周围,可行 TURP 治疗。

3. 对浸润性患者 应行根治性前列腺切除术,术前术后可辅以放化疗。

【述评】

本病罕见,临床表现无特异性。晚期可出现排尿困难、尿频、血尿等症状,PSA 不升高,确诊依据病理及免疫组化。目前分期为:T1 期,侵犯上皮下的结缔组织;T2 期,侵犯前列腺基质,尿道海绵体或尿道周围肌肉;T3 期,侵犯阴茎海绵体,超出前列腺小囊、膀胱颈;T4 期,侵犯邻近器官。早期肿瘤基本集中于前列腺尿道周围,可行 TURP 治疗;对浸润性患者 应行根治性前列腺切除术,预后与年龄、分期、分级及治疗方案有关。

(王宇昊　华立新)

五、前列腺肉瘤

【概述】

前列腺肉瘤是来源于前列腺间质的恶性肿瘤,临床少见。1829 年 Staffof 首先报道。好发于青壮年,约 30% 发生于 10 岁以内,75% 发生于 40 岁以内。起源于生殖束的中胚层。国内报道占前列腺恶性肿瘤的 2.7%～7.5%,病程进展快。病理分类主要包括:1. 肌源性肉瘤,肌源性肉瘤又分为平滑肌肉瘤和横纹肌肉瘤;2. 纤维源性肉瘤,包括纤维肉瘤和梭形细胞肉瘤;3. 其他肉瘤,包括脂肪肉瘤、神经源性肉瘤和黏液肉瘤等。2016 版 WHO 前列腺癌肿瘤新分类将肉瘤归入前列腺间叶源性肿瘤。前列腺间叶源性肿瘤保留了恶性潜能不能确定的间质肿瘤、间质肉瘤、平滑肌肉瘤、横纹肌肉瘤、血管肉瘤、滑膜肉瘤、骨肉瘤、血管瘤等,新加入了炎性肌纤维母细胞瘤,并将恶性纤维组织细胞瘤更正为未分化多形性肉瘤,将孤立性纤维性肿瘤细分为孤立性纤维性肿瘤和恶性孤立性纤维性肿瘤。

【诊断依据】

1. 早期无特异性表现,一般为类似良性前列腺增生的排尿困难。对于有排尿障碍、与年龄不相符的前列腺体积增大者应引起充分注意。

2. 直肠指检:常可触及明显增大的前列腺,但质地不硬,柔软有囊性感或波动感,表面多光滑,结节不明显,与前列腺癌质地不同。

3. PSA 检查:因为肿瘤来源于间质细胞而非前列腺上皮细胞,血清 PSA 的检查对前列腺肉瘤诊断的敏感性和特异性均不高。

4. 影像学检查:B 超示肿瘤体积增大,呈不均质混合回声,包膜回声不整齐或有缺损,肿块明显突向膀胱;CT 平扫见不均质低密度影,中心常有液化坏死,肿瘤因血供丰富,增强见实质部分强化明显,液化坏死区不强化；MRI 检查示 T1WI 呈高信号，T2WI 呈低信号。

5. 确诊依据组织病理学检查。

【鉴别诊断】

前列腺癌多见老年男性，血 PSA 常增高，直肠指检示为前列腺有硬结，病理检查可鉴别。

【治疗方案】

前列腺肉瘤的治疗包括外科手术、放疗及化疗等。

1. 手术：前列腺肉瘤恶性程度高，预后差。手术方法有根治性前列腺切除术，根治性膀胱前列腺切除术＋尿流改道，有直肠侵犯者可行全盆腔脏器切除术，另也可行姑息性经尿道前列腺电切以解除下尿路梗阻。由于前列腺肉瘤一般体积大，突出膀胱，手术切除时应注意对膀胱颈口的重建，吻合时应注意通过游离膀胱降低吻合口的张力。

2. 放疗：外放射治疗常可引起尿频，尿急，血尿，便血等毒副作用。但近年来随着调强适形放疗技术的开展，毒副作用大大减低。近距离照射治疗是将 放射性粒子通过定位植入前列腺内，提高前列腺的局部放射剂量，对直肠和膀胱的影响更小。

3. 化疗：前列腺肉瘤的化疗方案有长春新碱＋更生霉素＋环磷酰胺（VAC）方案，长春新碱＋环磷酰胺（VC）方案及美司钠＋多柔比星＋异环磷酰胺＋达卡巴嗪（MAID）方案等。术前的新辅助化疗有助于提高疗效。

4. 分子靶向治疗、免疫治疗、光动力治疗已用于某些肉瘤，疗效值得期待。

【述评】

前列腺肉瘤临床少见，好发于儿童及青年人群。病因可能与胚胎发生、发育畸形、前列腺炎、创伤等有关。早期无特异性症状，与年龄不符的前列腺体积增大和排尿困难且 PSA 不高时，应考虑本病。诊断依据病理和免疫组化。治疗以早期手术为主，放化疗为重要的辅助治疗措施，本病总体预后不好。

（王宇昊　华立新）

六、前列腺鳞癌

原发性前列腺鳞癌约占前列腺癌的 0.5%～1%。首例前列腺鳞癌于 1926 年报道，发病年龄在 42～85 岁。可能源自尿道移行上皮及尿道周围导管。该病具较强的侵袭性，确诊后生存期约 14 个月。

【诊断依据】

1. 无特异性症状，一般为下尿路症状，可有血尿、尿潴留。

2. 晚期可出现骨转移，与前列腺腺癌不同，前列腺鳞癌的骨转移为溶骨性。

3. 前列腺鳞癌一般不伴有 PSA 的升高。

4. 确诊依据病理：镜下见典型鳞状上皮细胞癌特点；癌细胞呈多边形，大小不一，胞质丰富，细胞异形明显，核分裂象易见，部分见细胞间桥及角化珠。免疫组化 34βe12（＋＋）、P63（＋＋）、PSA（－）、P504s（－）、CK14（＋）、Ki-67（＋）。

前列腺鳞癌的诊断标准由 Mott 等最早提出：1. 明确的侵袭性、生长紊乱及细胞异型性；2. 具有明确的鳞癌特点，包括角化珠、细胞间桥形成；3. 无腺泡形态；4. 未接受雌激素治疗；5. 无其他部位原发鳞癌发现。

【治疗方案】

由于临床罕见，关于前列腺鳞癌的治疗方案尚无定论，手术（如根治性前列腺切除、经尿道前列腺电切）、放疗及联合化疗（常用 MPD 方案：氨甲喋呤、派来霉素及顺铂）等综合治疗方案（如外放疗联合多西他赛）为主，而内分泌治疗多无效。

（王宇昊　华立新）

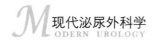

七、前列腺原发性淋巴瘤

【概述】

前列腺原发的淋巴瘤临床较为罕见,在前列腺根治性切除的恶性肿瘤标本中只占0.8%。报道较多的是弥漫大B细胞淋巴瘤,也有B淋巴母细胞性淋巴瘤、霍奇金淋巴瘤等。

【诊断依据】

1. 无特异性症状,常有下尿路梗阻症状,一般不伴有PSA的升高。

2. 18F-FDG PET/CT不仅仅作为传统成像方法的补充,在前列腺淋巴瘤的诊断和治疗中也起了重要作用。当PET/CT显示前列腺时观察到淋巴结或弥漫性摄取而PSA在正常范围内,除外前列腺癌后应考虑到前列腺淋巴瘤。

3. 前列腺淋巴瘤的确诊及分型依赖病理检查、免疫表型、原位杂交及基因重排等方法。目前公认的原发性前列腺淋巴瘤的诊断标准主要为:(1)肿瘤局限于前列腺和周围软组织;(2)缺乏淋巴结累及;(3)诊断原发性肿瘤至少间隔1个月没有发现系统性淋巴瘤。根据组织病理及免疫组化可与其他前列腺恶性肿瘤进行鉴别。

【治疗方案】

前列腺原发性淋巴瘤的治疗尚无定论,治疗核心为针对特定分型淋巴瘤的全身系统性治疗,

1. 近期研究表明,R-CHOP化疗方案优于CHOP,应成为治疗前列腺淋巴瘤的首选方案。

2. 利昔妥单抗和自体造血干细胞移植明显改善本病的疗效和预后。

3. 手术和放疗仅作为局部症状的姑息治疗,或可明确病变仅局限于前列腺内时。

【评述】

前列腺原发性淋巴瘤非常少见,在诊断时应首先确定是原发还是继发。免疫组化对淋巴瘤的诊断、鉴别诊断和组织学分型都有至关重要的作用。不同组织学类型的治疗方案和预后有待进一步研究。

(王宇昊　华立新)

八、前列腺小细胞癌

【概述】

前列腺上皮细胞分为3种类型:基底细胞,腔细胞和神经内分泌细胞。神经内分泌细胞尽管数量不多,但其广泛分布在整个上皮组织,参与前列腺的生长、分化和分泌功能。前列腺小细胞癌(amall cell carcinoma,SCC)为前列腺神经内分泌癌(Neuroendocrine prostate cancer,NEPC)中的一类低分化肿瘤,是前列腺神经内分泌癌最常见的组织学亚型。其他类型包括前列腺大细胞神经内分泌癌、前列腺癌伴神经内分泌分化、类癌、具有潘氏细胞的神经内分泌分化的腺癌、混合性神经内分泌癌-腺癌。小细胞癌最多见于肺,前列腺是最常见的肺外小细胞癌来源器官,约占肺外小细胞癌的10%。前列腺小细胞癌临床少见,尤其是原发、首诊的小细胞癌十分罕见,常以混合癌的形式出现。前列腺小细胞癌因其恶性程度高、进展迅速,故局限性少见,发现时往往伴有转移。发病的分子机制有IL-8-CKCR2-p53信号通路失活及Aurora激酶A(AURKA)过表达、RB1基因缺失与细胞周期蛋白D1丢失、p53突变等。亦可由前列腺癌转分化而来。

【诊断依据】

1. 好发于老人,中位年龄72岁。临床症状主要是排尿困难、血尿、尿潴留、甚至肾积水。

2. 转移症状:血行转移有脑、肝、肺转移,淋巴和溶骨转移等。

3. 因神经内分泌特征,患者亦可能伴随神经精神症状及副瘤综合征:如感知异常、运动障碍、边缘性脑炎、库欣综合征和高钙血症等。

4. 侵犯直肠可有大便习惯及性状的改变。

5. PSA正常,当为混合性癌时PSA可升高。

6. 确诊依据病理及免疫组化:CK(+),CgA(+),Syn(+),Ki67(+),PSA(-),P504s(-),NSE(+),CD56(+),AR(-)。

【鉴别诊断】

通过病理检查及免疫组化可与前列腺腺泡腺癌等其他肿瘤和良性前列腺增生进行鉴别。

【治疗方案】

1. 前列腺小细胞癌对内分泌治疗不敏感,其治疗一般基于临床治疗小细胞肺癌的经验,即放化疗。

2. 局限性病变的治疗应行根治性前列腺切除术,淋巴清扫对预后的意义不大,但可利于分期。

3. 化疗一般以铂类为基础,联合依托泊苷等其他化疗药物。方案有依托泊苷+顺铂;多西他赛+卡铂,其中多西他赛是基于混合性腺癌的考虑。

4. 靶向治疗:有证据表明罗伐比妥单抗有明显抑制作用。

5. 镭^{223}标记的 PSMA 对骨转移 SCC 可能有更好效果。

【述评】

随着近年来前列腺癌内分泌治疗的增加,前列腺小细胞癌在临床中的占比有所增加,通常与前列腺腺癌成分合并存在。单纯的前列腺小细胞癌,并不分泌 PSA,也不会导致 PSA 水平升高,但其恶性程度高,疾病发展迅速,易发生内脏转移,生存率低。

（王宇昊　华立新）

第三节　前列腺良性肿瘤

前列腺良性肿瘤临床上少见,多为个案报道,亦可与前列腺癌合并存在。良性肿块体积较大产生压迫症状时可影响排尿,经手术切除整体预后较好,虽可能复发,但极少转移,但部分类型可能具有恶性潜能。

一、前列腺囊腺瘤

前列腺囊腺瘤(prostatic cystadenoma,PC)非常罕见,1991 年 Maluf 首次报道。发病无年龄特异性,青壮年至老年男性均有报道,年龄 20~80 岁,平均年龄 64.5 岁。大多起源于前列腺移行带,很少起源于中央带。

【诊断依据】

1. 肿瘤较小时多无症状,长大后压迫周围脏器时引起相应的临床表现,包括排尿受阻、急性尿潴留、尿频、血尿、便秘、下腹包块,亦可压迫精囊腺引起无精症。

2. 前列腺囊腺瘤患者 PSA 可升高,但与肿瘤体积大小无明确关系。有报道肿瘤直径达 16 cm,而 PSA 正常。

3. 直肠指检:可及前列腺区肿物向直肠突出,质中,表面光滑,未及结节。

4. 影像学检查:B 超示前列腺内巨大混合性包块;MRI 示前列腺多房囊实性病灶,体积较大,囊壁较厚,包膜完整,与周围组织境界较清晰,但前列腺精囊结构常显示不清。

5. 确诊依据病理及免疫组化:镜下见 PC 由腺体和囊肿构成,免疫组化示 PSA(+),PAP(+),CK7(-),CK20(-),P504s(-)。

【鉴别诊断】

1. 前列腺脓肿　临床起病急,常有发热、血象升高等炎症反应,MRI 上炎症渗出明显。

2. 苗勒管囊肿　位于中线处,据与前列腺、精囊位置关系可鉴别。

【治疗方案】

前列腺囊腺瘤治疗主要依靠手术切除,如肿块较大可行开放手术,完整切除肿块,术中注意保护

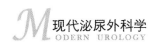

精囊、输精管及直肠。

预后一般较好,极少复发。

(王宇昊　华立新)

二、前列腺囊肿

【概述】

前列腺囊肿是前列腺组织内由某些原因导致的先天性或后天性的囊性改变。先天性前列腺囊肿是由于前列腺管先天性狭小或阻塞,前列腺腺泡的分泌物潴留形成的囊肿;而后天性前列腺囊肿多因前列腺或尿道感染或前列腺增生、结石等病变导致前列腺管闭塞引起的潴留性囊肿。先天性囊肿可发生于前列腺腺体内任何部位,如压迫尿道可导致排尿困难,发生在腺体其他部位的较小囊肿可无临床症状。后天性囊肿常合并前列腺炎症或增生,患者有尿频、尿痛或肛门坠胀不适或会阴及腰骶部痛等表现。

【诊断依据】

1. 症状:可有排尿困难,尿频,尿急,肛门坠胀不适。

2. 直肠指检:可及前列腺增大,触之有囊性感。

3. 影像学检查:B超、CT、MRI可见前列腺内囊性病灶。

4. 确诊依据病理检查,镜下见囊壁内衬单层柱状上皮,可为多房性,免疫组化示 PSA(＋),AR(＋);囊液化验示 PSA 升高亦为其特征性表现。

【鉴别诊断】

1. 苗勒管残留囊肿　包括苗勒管囊肿和扩大的前列腺囊,源于残留的苗勒管,位于精阜水平的后正中部,并不起源于前列腺;开口于精阜中央与尿道相通的为扩大的前列腺囊,与尿道不相通的为苗勒管囊肿。

2. 射精管囊肿　多由于射精管远端狭窄、梗阻引起射精管扩张形成囊肿,常同时有精囊、输精管壶腹扩张,精道造影可鉴别。

【治疗方案】

1. 小的无症状囊肿,可予观察。

2. 压迫尿道或膀胱影响排尿的囊肿,可经尿道电切治疗,如合并良性前列腺增生亦可同时切除增生组织。

3. 对于较大囊肿,经 B 超引导穿刺抽液并注入硬化剂亦有良好疗效。如治疗后反复复发,症状加重,需警惕前列腺囊腺癌可能,在电切囊壁后应探查基底,并作病理检查明确诊断。

【评述】

真性前列腺囊肿是由于先天或后天因素引起前列腺腺管梗阻导致腺泡分泌物潴留形成的囊肿,而苗勒管退化不全形成的囊肿亦位于前列腺中部,与精阜关系密切,它来源于副中肾管的残留,而不是来源于前列腺,应予鉴别。治疗方法取决于囊肿大小和有无尿路梗阻。注意极少有恶变报道,术后注意随访。

(王宇昊　华立新)

三、前列腺上皮内瘤变

【概述】

前列腺上皮内瘤变(prostatic intraepithelial neoplasm,PIN)指前列腺导管、小管和腺泡上皮细胞的异常增生,于 1987 年由 Bostwick 和 Brawer 首先提出,根据细胞异常增生程度分为Ⅰ至Ⅲ级,后确立了前列腺上皮内瘤变的概念,将Ⅰ级定位低级别 PIN,Ⅱ和Ⅲ级定位高级别 PIN。PIN 病理学特点指的是前列腺导管、小管和腺泡具癌变倾向的一系列形态学改变,与前列腺癌不同的是,PIN 可保存完整的或明显的基底细胞层,而前列腺癌则缺乏基底细胞层。低级别 PIN 接近于正常或轻度增生的前列腺上皮细胞,高级别 PIN 是一种介于良性前列腺增生和前列腺癌之间的病理表现,其与前列腺癌关系密切,目前已被公认为前列腺癌的癌前病变。

【诊断依据】

1. 本病多在前列腺增生或怀疑前列腺癌时活检证实,无特异性症状,可有进行排尿困难,尿频、尿急等。

2. 直肠指检:可及结节。B 超、CT、MRI 等检查可见结节及信号异常,但缺乏特异性。

3. PSA 可正常或轻度升高。

4. 确诊依据病理:镜下见前列腺导管和腺体有不同程度的细胞增生,细胞核大,可见核仁,完整的保存基底细胞层是其特点。

【治疗方案】

1. 低级别 PIN 可不做任何治疗,但应密切随访。

2. 中、高危 PIN 应定期检查 PSA,并且必要时再次活检。

3. 因高级别 PIN 有 1/3 最终恶化为前列腺癌,故有学者建议对高级别 PIN 行预防性根治性前列腺切除或放疗,但因高级别 PIN 并非一定伴随前列腺癌或一定会发展为前列腺癌,考虑到手术的创伤及并发症,目前仍存在较大争议。多数学者认为在确诊前列腺癌前不建议作根治性前列腺切除或放疗。

4. 抗雄激素治疗:证实可使高级别 PIN 范围缩小,促进分化不良的细胞凋亡,从而预防和延缓前列腺癌的发生。但此方法有争议,然对高龄、有手术禁忌者可以试用。

【述评】

前列腺上皮内瘤多在前列腺穿刺活检中发现,常伴前列腺增生或前列腺癌,目前公认为前列腺癌的癌前病变。病理特点是有完整的基底细胞层。前列腺腺泡分泌的 PSA 是排入管内的,而不是进入前列腺间质和血管内,且理论上讲 PIN 基于基底细胞层的保持,血清 PSA 应在正常范围,故对 PSA 异常增高者应高度警惕前列腺癌合并存在之可能,必要时再次活检证实,以免漏诊。

（王宇昊　华立新）

四、前列腺孤立性纤维性肿瘤

前列腺孤立性纤维性肿瘤(solitary fibrous tumor,SFT)临床少见,目前认为为间质源性肿瘤,起源于 CD34 阳性的树突状间质细胞。SFT 于 1931 年由 Kiemperer 和 Rabin 首先报道,本病多见于胸部,发生在前列腺罕见。多见于成人。

【诊断依据】

1. 起病隐匿,可表现为排尿困难、尿频、尿急、血尿。多在检查时发现前列腺占位进一步检查确诊。

2. 直肠指检:示前列腺增大,质硬、表面凹凸不平、可触及结节。

3. PSA 多正常。

4. B 超、CT、MRI 等检查可见前列腺占位,呈分叶状,周围组织器官有受压征象

5. 确诊依据病理和免疫组化:CD34(＋),CD99(＋),Ki-67(＋),Bcl-2(＋),而 S-100(－)。

【治疗方案】

以手术切除为主,包括经尿道电切和根治性前列腺切除术,完整切除肿瘤后无复发和转移。预后良好。

（董登云　华立新）

五、前列腺神经鞘瘤

前列腺神经鞘瘤(prostate schwannoma,PS)临床罕见,来源于外周神经鞘的雪旺细胞,大多为良性,少数为恶性。恶性神经鞘瘤为周围神经来源的低分化梭形细胞肉瘤,极少由神经鞘瘤恶变而来,但可经神经纤维瘤恶变而来。神经鞘瘤的发病机制可能与神经多纤维瘤病 2(NF-2)的基因突变或缺失有关。平均发病年龄 60 岁左右。

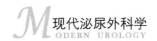
【诊断依据】

1. 临床症状似良性前列腺增生,表现为逐渐加重的排尿困难,尿频,尿急。

2. 直肠指检:前列腺增大,质地中等,光滑,可有结节感。

3. 影像学检查:B超示前列腺明显增大,形态失常,突入膀胱,回声增强,不均质;CT示肿块边缘较光滑锐利,有可增强的包膜影,肿块内常见有液化坏死,实性瘤块的CT值近似肌肉密度,并有明显的增强征象;肿瘤内偶有出血征象。

4. PSA水平一般正常。

5. 确诊依据病理和免疫组化:神经鞘瘤镜下结构分为Antoni A和Antoni B两类,免疫组化S-100(+),NSE(+),SM(-)。恶性者肿瘤生长迅速,局部侵犯,细胞核有丝分裂像常见核大小形态改变和过度染色。

【治疗方案】

无论良恶性,手术治疗为首选。良性神经鞘瘤彻底切除肿瘤可获治愈,恶性神经鞘瘤者,虽易向周围组织浸润转移,但恶性程度低,根治性切除+局部受累器官切除,术后辅以放化疗,可提高生存率。对良性神经鞘瘤,因身体原因不能耐受手术者,可长期随访观察。

(董登云 华立新)

第二十八章
阴茎肿瘤

阴茎是男性泌尿及生殖系统的重要组成部分,也是男性最主要的性器官。成年男性阴茎勃起后的长度约为 7~16 cm,体积可达 69.41~80.16 mL。阴茎肿瘤分良性和恶性两大类,且恶性肿瘤占绝大多数,恶性肿瘤中又以鳞状细胞癌为最常见。

第一节 阴茎癌

【概述】

阴茎癌是一种相对少见的恶性肿瘤,绝大多数为鳞状细胞癌,常见于 50~70 岁男性。发病率在欧洲为每年(0.4~2)/10 万;在美国约为 0.6/10 万;在亚洲、非洲和南美洲等经济欠发达国家的发病率较上述国家增加 10% 左右。我国国家癌症中心全国肿瘤防治研究办公室最新公布的粗发病率为每年 0.61/10 万,发病平均年龄 50 岁左右,欧美国家为 60 岁左右。目前阴茎癌的病因学仍不明确,一般认为与包茎、人类乳头瘤病毒(human papillomavirus,HPV)感染、吸烟及其他因素有关。包茎的患者相对于正常男性罹患阴茎癌的风险增加 25% ~ 60%。阴茎癌中最常见的人类乳头瘤病毒亚型是 16 型和 18 型,吸烟的患者较非吸烟者罹患阴茎癌的风险增加 4.5 倍,还可能与个人卫生、艾滋病病毒感染、外生殖器疣、阴茎皮赘、阴茎裂伤和性伙伴等有关。

阴茎鳞状细胞癌(squamous cell carcinoma. sec)约占阴茎恶性肿瘤的 95%,其他如腺癌、恶性黑色素瘤、肉瘤等少见。阴茎包皮、龟头及尿道海绵体的淋巴液相互汇合,在阴茎根部形成一收集网环。然后注入腹股沟浅淋巴结,进一步流入深部淋巴结,再引流到盆腔淋巴结(髂内、髂外及闭孔)。阴茎淋巴造影研究显示淋巴引流遵循从浅部至深部的引流模式,目前尚未见跳跃式引流的证据。在所有的引流水平上均存在交叉引流,因此阴茎淋巴结引流可注入双侧腹股沟区。

阴茎癌的准确分期尤其重要,与治疗方法的选择及预后有很大的关系。目前常用的分期方法 Jackson 分期和国际抗癌协会(Union for International Cancer Control,UICC)的 TNM 分期法。

表 28 - 1　Jackson 分期

A	肿瘤局限于阴茎头或者龟头
B	浸润到阴茎体,无淋巴结或远处转移
C	肿瘤局限在阴茎、腹股沟,淋巴结转移,可以切除
D	肿瘤浸润到邻近组织,淋巴结不能切除和/或远处转移

表 28 - 2　TNM 分期

原发肿瘤(T)	
T_X	原发肿瘤不能评估
T_0	未发现原发肿瘤
T_{is}	原位癌
T_1	肿瘤直径≤2 cm,侵犯皮下结缔组织
T_2	肿瘤肿瘤直径 2~5 cm,侵犯海绵体组织
T_3	肿瘤直径>5 cm,或侵犯尿道、前列腺

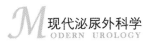

T₄	肿瘤侵犯相邻组织
局部淋巴结(N)	
NX	局部淋巴结不能评估
N0	未发现局部淋巴结转移
N1	单个表浅腹股沟淋巴结转移
N2	多个或双侧浅表腹股沟淋巴结转移
N3	单侧或双侧腹股沟或髂淋巴结转移
远处转移(M)	
MX	不能评估远处转移
M0	无远处转移
M1	远处转移

2017 年 AJCC 更新了阴茎癌的 TNM 分期,相较 2009 年 UICC TNM 分期在原发肿瘤(T)和区域淋巴结(N)有较大修改,并增加了阴茎癌的分期组合。

表 28-3　2017 年 AJCC 阴茎癌 TNM 分期

原发肿瘤(T)　　Tx	原发肿瘤不能评估
T0	无原发肿瘤证据
Tis	原位癌(阴茎上皮内瘤变 PeIN)
Ta	非侵袭性局部鳞状细胞癌
T1	阴茎头:肿瘤侵犯固有层
	包皮:侵犯真皮、固有层或内膜
	阴茎体:无论肿瘤位置,肿瘤浸润表皮和海绵体之间的结缔组织或无论有无淋巴管浸润或周围神经浸润或肿瘤是否为高级别
T1a	无淋巴血管或周围神经侵犯,肿瘤非低分化
T1b	伴有淋巴管血管和(或)周围神经侵犯,或肿瘤低分化(3 级或肉瘤样)
T2	肿瘤侵犯尿道海绵体(阴茎头或阴茎体腹侧),有或无尿道侵犯
T3	肿瘤侵犯阴茎海绵体(包括白膜),有或无尿道浸润
T4	肿瘤侵犯其他相邻组织结构(如阴囊、前列腺、耻骨等)
区域淋巴结(N)	
	临床淋巴结分期(cN)
cNx	局部淋巴结不能评估
cN0	无可触及或可见的增大的腹股沟淋巴结
cN1	可触及活动的单侧腹股沟淋巴结
cN2	可触及活动的多个单侧腹股沟淋巴结或双侧腹股沟淋巴结
cN3	固定的腹股沟淋巴结肿块或盆腔淋巴结病变,单侧或双侧
病理淋巴结分期(pN)	
pNx	淋巴结转移不能确定
pN0	无淋巴结转移
pN1	≤2 个腹股沟淋巴结转移,无淋巴结包膜外侵犯(extranodal extension,ENE)
pN2	≥3 个单侧腹股沟淋巴结转移或双侧腹股沟淋巴结转移
pN3	≥ENE 或者盆腔淋巴结转移
远处转移(M)	
M0	无远处转移
M1	有远处转移

28－4 2017 年 AJCC 阴茎癌分期组合

分期	T	N	M
Ois 期	Tis	N0	M0
Oa 期	Ta	N0	M0
Ⅰ期	T 1a	N0	M0
ⅡA 期	T1b	N0	M0
	T2	N0	M0
ⅡB 期	T3	N0	M0
ⅢA 期	T 1-3	N1	M0
ⅢB 期	T 1-3	N2	M0
	T4	任何 N	M0
Ⅳ期	任何 T	N3	M0
	任何 T	任何 N	M1

【诊断依据】

1. 阴茎癌多见于 50～70 岁有包皮过长或包茎者。有时在行包茎手术时发现阴茎占位。

2. 包皮、阴茎头部溃烂 或菜花状肿块,继而出现糜烂、边缘硬而不整齐,自觉刺痛或 烧灼样痛,有脓性恶臭分泌物。

3. 对于存在包皮不能上翻的患者,可隔着包皮触摸到龟头有肿块或结节感,局部有压痛,包皮口会有脓性分泌物流出,甚至肿瘤组织可以从包皮口穿出,呈菜花样。

4. 肿瘤继续发展可侵犯整个阴茎和尿道海绵体,后期会出现排尿困难。

5. 腹股沟淋巴结肿大,可能系肿瘤侵犯,但大约有 50% 淋巴结肿大并非癌转移,而是炎症所致,故应在原发灶治疗几周(手术、抗生素)、炎症消退后再作进一步评估。双侧腹股沟淋巴结 肿大且高度怀疑为转移时,可酌情选用超声、CT、MRI 等进一步评估腹股沟淋巴结转移的可能性。FDG-PET/CT 可发现直径 0.5 cm 以上的淋巴结,敏感性 85%,特异性 86%。评估后可行超声引导下细针抽吸活检(FNAB)。不推荐常规做前哨淋巴结活检(前哨淋巴结位于大隐静脉和股静脉连接处的上内侧),另可行开放手术活检,必要时在行阴茎占位手术时,一并行腹股沟淋巴结活检。

6. 影像学检查:阴茎癌转移途径以淋巴结转移为主,并具有逐级转移的特点,即沿腹股沟浅组淋巴结、腹股沟深组淋巴结、盆腔、腹腔淋巴结逐级转移,可以是单侧或双侧。如病灶累及尿道海绵体或阴茎海绵体,则可不经腹股沟区域而直接转移到盆腔淋巴结。因此,对阴茎癌的患者,影像学检查还有助于评估肿瘤转移情况及原发灶的浸润程度,MRI 预测阴茎海绵体、尿道受侵的敏感性和特异性分别为 82.1% 和 73.6%、62.5% 和 82.1%。FDG-PET/CT 对确定肿大淋巴结是否发生转移具有较高的敏感性及特异性,有助于发现其他影像学漏诊的患者。

7. 病理活检:阴茎癌原发病灶位置表浅,活检可以进一步 确定肿瘤的病理分级。对位于包皮的病灶,完整切除和 组织活检可以同时进行。

8. 晚期病例常出现癌肿局部和转移淋巴结破溃、感染及出血;肿瘤远处 转移可出现转移部位的相应症状和全身消瘦、贫血、食欲不振等表现。如出现骨痛症状可进行 ECT 检查

【鉴别诊断】

阴茎乳头状瘤 其病变体积不大,可多发,乳头状,有蒂,末端分支,较少出现糜烂、溃疡等表现。但最终还是需要病理学的检查来鉴别。

【治疗方案】

1. 外科治疗:

(1) 对于单一局限于包皮、龟头、冠状沟等且没有淋巴结转移和深部浸润证据的早期阴茎癌,可仅切除包皮或局部阴茎头,术中需行快速病理,证实手术切除彻底。

一种显微外科技术(Mohs 外科——mohs micrographic surgery,MMS)可以保留阴茎解剖和功能

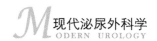
的完整而无局部复发。用连续薄层局部切除阴茎原发性肿瘤,并用组织学检查证实无肿瘤残留,且可以立即检测邻近正常组织的外科切缘情况。

对多发、表浅、低级别、阴茎头部鳞状上皮癌可行保留阴茎海绵体的龟头切除术。

(2)阴茎部分切除术:分化差的 T1、T2 期肿瘤,推荐阴茎部分切除术。病灶局限于龟头时可切除部分和全部龟头。手术要求保留的正常组织距离肿瘤切缘≥2 cm。

(3)阴茎全切除+尿道会阴造口:适用于浸润性阴茎癌,T2 期以上的肿瘤。一般认为肿瘤直径 2 cm 以上,位置已超过冠状沟者或者肿瘤累及阴茎 1/2 以上,切除后不能站立排尿者,均应行阴茎全切除术。当阴囊受累及时,阴囊切除术和阴茎全切术可同时进行。阴茎部分切除残端癌复发、原发阴茎体恶性程度较高的癌,也应做阴茎全切除术。

(4)淋巴结的处理:对于腹股沟淋巴结不肿大的患者,目前仍缺乏准确的无创分期手段。前哨淋巴结的概念是 Cabanas 于 1977 年提出的,国外学者推崇使用微创的前哨淋巴结(位于大隐静脉和股静脉连接处上内侧)活组织检查进行区域淋巴结分期,结果显示,其假阴性率为 7%,并发症发生率为4.7%。对于 T1a 期阴茎鳞状细胞癌可先观察,其余分期的无腹股沟淋巴结肿大的阴茎鳞状细胞癌患者有约 30% 的淋巴转移,故推荐进行预防性腹股沟淋巴结清扫。临床淋巴结阴性患者的早期腹股沟淋巴结切除术比晚期淋巴结切除术伴局部淋巴结复发的患者的长期生存率更高。

由于没有成像技术可以检测到微转移性病灶,因此建议对中高危 pT1 肿瘤以及 T2-T4 肿瘤进行侵袭性淋巴结分期。即通过动态前哨淋巴结活检(DSNB)或改良腹股沟淋巴结切除术(mILND)进行,这两种都是标准技术。如果发现淋巴结转移,则需要行双侧根治性腹股沟淋巴结切除术。

阴茎癌仅 2.3% 出现远处转移,明显增大的腹股沟淋巴结应手术切除,病理检查(冰冻切片),如果阳性,应进行根治性腹股沟淋巴结切除术。在临床可疑病例中,可选择在超声引导下进行细针穿刺细胞学检查;CT 或 MRI 可以提供有关盆腔淋巴结状态的分期信息,18F-FDG-PET/CT 可以识别其他转移。

腹股沟淋巴结根治术的并发症很高,最常见的并发症是伤口感染(1.2%~1.4%)、皮肤坏死(0.6%~4.7%)、淋巴水肿(5%~13.9%)和淋巴囊肿形成(2.1%~4%)。腹股沟淋巴结切除术的微创外科技术(腹腔镜、机器人辅助)在技术上是可行的,可显著降低术后并发症。

标准腹股沟淋巴结清除术范围:上界为腹股沟韧带上方 2 cm,由耻骨结节至髂前上棘内上方,外界为上界外侧端垂直向下 20 cm,内界为上界内侧端垂直向下 15 cm,下界为内外侧界的下缘连线;皮瓣深度为 Camper 筋膜浅层和深层交界平面,切除深层组织时上界要清扫至腹外斜肌表面,外界要清扫至切除阔筋膜,内侧要清除股三角的阔筋膜,股静脉所有属支包括大隐静脉在内,均于股三角尖部切扎,与含有淋巴结的脂肪纤维组织一并切除;股动脉和股静脉鞘外的淋巴脂肪纤维组织一并切除(即骨骼化)。股管内淋巴结证实有转移者须施行盆腔淋巴结清除术。

盆腔淋巴结是腹股沟淋巴结转移的下一站,约有 30% 的阴茎癌患者发生盆腔淋巴结转移。当腹股沟区转移淋巴结≥2 个或存在淋巴结结外侵犯或 Cloquet 淋巴结阳性时,可行预防性盆腔淋巴结清扫术。

盆腔淋巴结清扫范围:主动脉分叉以下盆筋膜、髂总动脉和髂外血管鞘及周围淋巴脂肪组织,外侧以髂腹股沟神经为界,内侧以膀胱和前列腺为界,远端以闭孔窝内淋巴结和流向腹股沟的淋巴管为界。

与腹股沟淋巴结转移相比,盆腔淋巴结阳性的预后更差。盆腔淋巴结清扫术可与腹股沟淋巴结清扫术同时进行,也可作为二次手术。如果需要双侧盆腔剥离,可以通过中线耻骨上腹膜外切口进行,亦可行腹腔镜下盆腔淋巴结清扫术。

保留大隐静脉、阔筋膜和不缩小清扫范围的改良腹股沟淋巴结清扫术;要点为:① 采用解剖标志在正确的平面分离皮瓣;② 保留大隐静脉;③ 完整保留阔筋膜;④ 不需要缝匠肌转位。该法控瘤效果和经典根治性清扫术相当。

2. 放射治疗：

放射治疗有一定的疗效,通过放疗阴茎可以保留,保持直立排尿和维持性能力。一般用于 T1 期肿瘤。但鳞状细胞癌对放疗不是很敏感。大剂量的放射治疗可能会引起尿道瘘,尿道狭窄。阴茎癌常合并感染,会降低放射线治疗肿瘤的效果。肿瘤放射治疗后发生放射性溃疡、纤维化,与可能复发的肿瘤难以区别。放疗前要行包皮环切术,暴露病变部位。常用的放疗方法:① 外照射:低能 X 线或电子射线可直接作用于肿瘤,适用于阴茎浅表肿瘤或原位癌;② 近距离放射治疗:放射距离短,放射剂量主要集中在肿瘤组织及周围的小部分组织内,肿瘤组织可得到高剂量的照射,而又能保护周围正常组织。

3. 化疗：

阴茎癌对化疗药物大多不敏感,疗效欠佳。多用于辅助治疗。常用的药物有长春新碱、博来霉素、氨甲蝶呤、顺铂及氟尿嘧啶。目前多推荐联合用药,推荐对 pN2～3 的患者行辅助化疗,pN2-3 级患者接受 3 个疗程的顺铂＋低毒性氟尿嘧啶化疗可获得很好疗效。pN1 级患者则不需要辅以化疗。

伴有腹股沟淋巴结转移的新辅助化疗:以顺铂为基础的新辅助化疗可控制病情,缩小病灶,提高手术效果。如顺铂＋博来霉素＋氨甲蝶呤方案的术前新辅助化疗疗效确切。晚期阴茎癌的化疗常用顺铂＋氟尿嘧啶,顺铂＋氨甲蝶呤＋博来霉素。研究表明,对晚期患者联合化疗,有效率为 32％,但 12％出现治疗相关性死亡。顺铂＋氨甲蝶呤＋博来霉素方案获得肯定的疗效,但验证性研究报道此方法会带来剧烈的毒性并且药效一般。

对于 pN2/pN3 疾病患者,建议在淋巴结切除术后进行辅助化疗。有报告长期生存率为 84％,而淋巴结切除术后未接受辅助化疗的历史对照组的长期生存率为 39％。研究证实腹股沟淋巴结清扫术后辅助化疗的生存益处。

腹股沟淋巴结肿大、有时溃烂的患者需要通过胸部、腹部和盆腔 CT 对盆腔淋巴结和全身疾病进行分期。这些病人预后很差。建议对应答者进行新辅助化疗后行根治性淋巴结切除的多模式治疗。据报道,在 37％的病例中,新辅助化疗和化疗后手术的应答者实现了长期生存。

【评述】

阴茎癌是一种发病率低,恶性程度较低的恶性肿瘤,阴茎癌淋巴结转移不会发生跳跃式转移已成共识,腹股沟淋巴结肿大不一定是转移,必要时可行活检,阳性率在 24.1％～50％。早期治疗效果较好,治愈率 70％～80％,甚至 100％。但是发展至区域淋巴结转移的阶段,则治愈率明显下降。如不经治疗,一般 2 年内死亡。

阴茎癌的预后主要与其分级、分期有关。生存率与肿瘤有无浸润,区域淋巴结状况有关。另外由于患者不能及时就诊,往往延误治疗,影响预后。对恶性程度低的表浅性阴茎癌可行肿瘤局部切除或行保留阴茎海绵体的龟头切除术;阴茎癌常规部分切除或者全切除后,T1,T2 期肿瘤生存率为 77％。已有转移并行腹股沟淋巴结清扫术的患者 5 年生存率仅 33％。

目前尚无可靠的阴茎癌诊断及预后的标志物。

（戴玉田　宋涛）

第二节　阴茎其他恶性肿瘤

一、阴茎疣状癌

【概述】

阴茎疣状癌于 1948 年由 Ackerman 首次系统总结后提出,是一种临床罕见、细胞分化良好的鳞状细胞癌,约占阴茎恶性肿瘤的 3％～8％。乳头状瘤病毒(HPV)感染在阴茎疣状癌发生中的作用已明

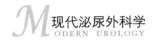
确以 HPV16/18 为主。而阴茎疣状癌的区域淋巴结转移极罕见,远处转移没有报道。

【诊断依据】

1. 阴茎疣状癌多为外生型、菜花状或蕈伞状肿块,肿瘤较大时表面有浅表溃疡形成,多局限于阴茎头或冠状沟。

2. 确诊靠病理和免疫组化:MDM2 癌基因有助诊断,而 Bax 和 Bcl-2 亦有表达。病理特征性表现为:上皮呈棒样指状突起,基底部和周边部均呈球菌状在一个广泛的层面上推进式生长,周围间质中可见大量淋巴细胞浸润。

3. 腹股沟淋巴结多为反应性增生,活检多为阴性。

【鉴别诊断】

阴茎尖锐湿疣   肿块常为多发,镜下可见挖空细胞为其特征。

【治疗方案】

1. 阴茎疣状癌由于生长缓慢,鲜有转移,故应避免过度治疗,手术方式以肿瘤局部切除或阴茎部分切除为主,范围不宜过大,只要肿瘤完整切除,切缘及基底干净即可,治愈率可达 100%。

2. 由于阴茎疣状癌罕有淋巴结转移,故不建议行淋巴结清扫手术。

3. 目前学者公认不建议对阴茎疣状癌的患者进行放疗,因为放疗可导致疣状癌发生间变,转化成恶性程度更高的鳞状细胞癌,甚至转移。

4. 干扰素在疣状癌的使用仅有零星病例报道,缺乏大样本循证医学的证据,并不作为一线治疗进行推荐。

【评述】

阴茎疣状癌为分化良好的鳞状细胞癌,与慢性炎症性皮肤病和病毒感染有关,以局部浸润性生长为主,很少发生转移。临床症状无特异性,确诊依据深部组织活检或术中病理,手术彻底切除预后良好,对局部复发者,二次手术切除预后仍良好,不主张行淋巴清扫和术后化疗。

(戴玉田   宋涛)

二、阴茎肉瘤样癌

【概述】

阴茎肉瘤样癌是一种罕见的双相性肿瘤,即由原位癌鳞癌和恶性梭形细胞构成,梭形细胞具有间叶样形态,但为上皮来源。1972 年由 Wood 首次报道,1999 年 WHO 定义为由恶性上皮成分合并异源恶性间叶成分的复合性恶性肿瘤。2004 年 WHO 泌尿系统和男生殖器官肿瘤病理学分类把肉瘤样癌归入鳞癌的亚型(即肉瘤样癌或梭形细胞癌)。发病率在阴茎为 1.4%,发病年龄 28~81 岁,平均 59 岁。

【诊断依据】

1. 肿块位于阴茎头、冠状沟或包皮,为息肉样外生性肿物,常伴溃疡,可出现阴茎疼痛、排尿困难或淋巴结肿大等症状。

2. 确诊依据病理及免疫组化:镜下见大部分为梭形细胞形态区域,呈席纹状排列,较多的大单核样细胞和少数多核巨细胞,核呈卵圆形和梭形;少部分区域为高分化鳞癌,可见明显角化。免疫组化示梭形细胞区域、Vimentin 弥漫(+),pck、CD14、p63 散在阳性,EMA(−);鳞状细胞区域 PCK、CK14 和 EMA 弥漫阳性。

【鉴别诊断】

纤维肉瘤   肿瘤由梭形细胞构成,呈束状、席纹状排列,免疫组化不表达 pck、34βE12 和 p63。

【治疗方案】

目前无标准的治疗方案,原则上采取综合治疗。

1. 对 T1 期和 T2 期肿瘤可行阴茎部分切除术,肿瘤组织距切缘至少 3~5 mm,并应快速病理检查证实切缘阴性；T2 期以上应行阴茎全切除术，腹股沟淋巴结清扫可酌情施行，但对预后无明显改善。

2. 肉瘤样癌对放化疗敏感性差。近年来 PD-1/PD-L1 和 RFGR 抑制剂在泌尿男生殖系统恶性肿瘤治疗研究上取得了重大进展，有望改善本病预后。

【评述】

阴茎肉瘤样癌临床罕见，相比鳞状上皮细胞癌进展快，侵袭性强，预后差。确诊依据病理及免疫组化。肉瘤样癌对放化疗不敏感，多在诊断后 1 年内死亡，早期诊断、早期手术治疗是提高患者生存率关键。

（戴玉田　宋涛）

三、阴茎恶性淋巴瘤

【概述】

恶性淋巴瘤发生在泌尿生殖系统的很少见，仅占结外淋巴瘤的 5% 以下，主要包括肾脏、膀胱、前列腺、睾丸、输尿管和尿道，涉及阴茎的淋巴瘤非常罕见，仅有少数文献报道。其组织学类型与淋巴结的淋巴瘤相似，主要来源于 B 细胞，其中以弥漫大 B 细胞淋巴瘤最为常见。

【诊断依据】

1. 主要症状包括结节、肿块、溃疡和弥漫性阴茎肿胀；

2. 少见的症状包括排尿困难、和异常勃起等。异常勃起表现为无痛性勃起，偶尔与淋巴瘤或白血病有关。这种临床表现似乎是由于肿瘤侵袭海绵体导致血管淤滞、静脉血栓形成，从而刺激阴部神经而引起的。

3. 病理检查：病理检查确诊后主张积极完善骨髓穿刺，PET-CT 等检查，以排除全身性疾病并对病情行全面评估。

【鉴别诊断】

阴茎癌　阴茎恶性淋巴瘤与阴茎癌的症状的主要区别点在于前者以溃疡性病变为主，而后者主要为增殖性病变。另外病理可资鉴别。

【治疗方案】

目前的治疗建议包括局部放疗、全身化疗、手术以及联合治疗。由于恶性淋巴瘤是一种全身性疾病，可发生血源性转移，通过保守治疗可以保留阴茎的功能。因此有专家认为对局限于阴茎的原发病灶可行根治性切除手术，术后暂不行放化疗而严密观察；对有全身表现的应辅以放化疗，方案为CHOP(即环磷酰胺＋阿霉素＋长春新碱＋醋酸泼尼松)。

【评述】

阴茎恶性淋巴瘤是一种罕见的特殊类型的淋巴瘤，临床表现为阴茎肿块伴溃疡，并可有异常勃起。确诊依据病理及免疫组化，并应排除全身性淋巴瘤的可能。原发性阴茎恶性淋巴瘤的诊断标准为：① 阴茎肿块并经病理证实为恶性淋巴瘤；② 全身浅表淋巴结无肿大；③ 无血液病学及骨髓抑制表现；④ 除阴茎肿块外，无其他内脏、器官淋巴肿物或淋巴结肿大。治疗方案为联合治疗，术后联合化疗可提高疗效。

（戴玉田　宋涛）

四、阴茎神经内分泌癌

【概述】

阴茎神经内分泌癌(Neuroendocrine carcinoma，NEC)发生可能与尿道上皮中具有神经内分泌(NE)功能的多能干细胞或人乳头状病毒感染有关。也有研究认为虽然尿道存在少量的 NE 细胞，但其分裂后的细胞不会发生肿瘤性的转化，因此阴茎 NEC 的真正病因还不清楚。文献报道阴茎 NEC 发病年龄 55～57 岁。

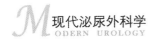

【诊断依据】

1. 多为阴茎头肿物,肿物表面可有溃疡及坏死,侵犯尿道可出现血尿,并可伴有单侧或双侧腹股沟淋巴结肿大。

2. 超声检查有一定价值,有助于判断有无海绵体侵犯,但常低估浸润深度。

3. 确诊主要依赖于病理和免疫组化检查,确诊前需与阴茎鳞状细胞癌、腺癌等相鉴别,另外也需要明确是否为原发性 NEC 或转移性 NEC。目前诊断 NEC 免疫组织化学标记物主要有两类,一类为上皮性标志物如 EMA、CK、LCA,此类标记物不具有特异性;另一类为特异性神经内分泌标记物包括 CgA(嗜铬粒蛋白),NSE(神经特异性烯醇化酶),Syn(腺癌突触素),阳性表达有确诊意义。

【治疗方案】

1. 早期 NEC 可行阴茎部分切除术,预后良好。

2. 有腹股沟淋巴结转移者可行阴茎部分切除＋淋巴结清扫术,术后辅以顺铂＋依托泊苷联合化疗。

【评述】

阴茎神经内分泌癌罕见,病因不清,诊断主要据病理和免疫组化。目前 NEC 主要分 3 类:Ⅰ型;高分化 NEC(类癌)是一类低度恶性肿瘤;Ⅱ型:不典型类癌,恶性度界于低、高度之间,可发生转移;Ⅲ型:包括高度恶性 NEC 即小细胞癌(SCC)、大细胞 NEC(LSCC)和巨细胞 NEC 等类型。治疗以手术为主,可辅以化疗。预后取决于分型和临床分期。

(戴玉田　宋涛)

五、阴茎原发精原细胞瘤

【概述】

发生于生殖腺外的精原细胞瘤临床少见,常见于身体的中线部位,包括中枢神经系统、纵隔、腹膜后、骶尾部、肺及胸腺等。生殖腺以外的精原细胞瘤生长缓慢,症状出现较晚。其组织发生可能是具有生殖细胞转化潜能的多能干细胞在胚胎发育囊胚期移位至其他器官,少数多能干细胞未退化而保留了生殖细胞转化潜能,在某些因素刺激下,转变为生殖细胞肿瘤。

【诊断依据】

1. 缺乏典型的临床症状,可表现为阴茎肿块,疼痛。

2. 检查示阴茎海绵体和尿道海绵体可及增粗、条索状、结节状硬结,质地中等,触痛明显。

3. B 超、CT 或 MRI 可明确肿块位置、大小、形态及与邻近脏器的关系,CT 或 MRI 对了解精原细胞瘤的浸润范围及程度、淋巴结是否受累起到重要作用。

4. 血清肿瘤标志物包括 β-HCG、AFP、LDH 等。纯精原细胞瘤的 β-HCG、AFP 水平多正常,若肿瘤组织含有非精原细胞成分,如绒毛膜上皮细胞癌或胚胎癌等,则 β-HCG 或 AFP 水平异常升高。LDH 缺乏特异性,若肿瘤持续进展,水平可升高。

5. 肿物穿刺活检或手术切除获取肿瘤标本后病理检查可明确诊断。

【治疗方案】

1. 根据肿瘤侵犯范围,可行阴茎部分切除或全切除术。

2. 由于多为血行转移,故术后据细胞类型可辅以放化疗。

【评述】

阴茎原发精原细胞瘤罕见,症状不典型,可扪及海绵体内肿块,确诊依据病理及免疫组化。治疗以手术为主,术后据细胞类型可辅以放化疗,由于就诊时多为晚期,预后较差。

(戴玉田　宋涛)

六、阴茎海绵体透明细胞肉瘤

【概述】

透明细胞肉瘤于 1965 年首次由 Enzinger 报道,多发于青少年及中年,以四肢远端的深部软组织多见,常与肌腱和腱膜相毗邻,易复发和转移。阴茎肉瘤非常少见,占非鳞癌的阴茎原发恶性肿瘤的56.3%,是一种非常罕见的恶性软组织肿瘤,被称为"软组织恶性黑色素瘤"。阴茎肉瘤大多发生于阴茎血管,其次发生于阴茎的神经和纤维等组织。

【诊断依据】

1. 阴茎肉瘤主要表现为阴茎体部肿块,晚期可有排尿困难、血尿、阴茎异常勃起、局部疼痛。常转移至淋巴结、肺、皮肤、骨骼、肝脏、心脏和脑部。

2. 触诊可及阴茎海绵体肿块质硬,轻度压痛,表面光滑,肿块与阴茎海绵体分界不清,活动度差。阴茎皮肤及睾丸等正常。

3. B 超示阴茎软组织内探及不均质回声、界清,与阴茎海绵体关系密切。CDFI 示其内见丰富的血流信号。肾脏 B 超未见占位病变。

4. 病理和免疫组化检查:镜下见肿瘤细胞排列成巢状,胞质透明。免疫组化示 HMB-45(+),Melan A(+),S-100(+)。基因检测见透明细胞肉瘤出现特征性的染色体异位 t(12,22)(q13,q12)及融合基因 EWSRI。

【治疗方案】

早期广泛的手术切除是首选,因此宜行根治性阴茎全切除术。对放疗不敏感,靶向药物索拉菲尼、苹果酸舒尼替尼等有一定效果。

【评述】

阴茎海绵体透明细胞肉瘤罕见,多发生于阴茎血管、纤维组织和神经,大多在诊断时已发生转移,治疗以行根治性阴茎全切除术为首选,术后对放疗不敏感,靶向药物有一定效果。本病预后差。

(戴玉田　宋涛)

七、阴茎黑色素瘤

【概述】

阴茎黑色素瘤(melanoma of the penis)罕见,在原发性阴茎恶性肿瘤中不到 1%。多见于中老年人。病因不明,少数可由黑痣恶变而来。最常见于阴茎头部(82%),其次为包皮,偶见于阴茎体部。本病恶性程度高,病情进展迅速,预后很差。

Decosse 和 Mcneer 将阴茎黑色素瘤分为三期:

Ⅰ期　肿瘤局限于阴茎,无淋巴结转移。

Ⅱ期　有腹股沟淋巴结转移

Ⅲ期　肿瘤浸润至阴茎周围组织或出现远处转移。

【诊断依据】

1. 病史:开始为无痛性点片状皮肤黑色斑块,边缘清楚。后病灶迅速扩大,呈浸润性生长。如黑痣恶变则在短期内色素加深,面积扩大,周围出现卫星灶或色素环,或病灶变硬、破溃、出血伴有瘙痒、疼痛。

2. 体征:早期表现为无痛性蓝褐色或红棕色丘疹、斑块。病情进展可出现肿块变硬、破溃出血、表面结痂等。

3. 早期即可转移至腹股沟淋巴结,也可经血行转移至肺、肝、脑、骨骼等器官。

4. 病理检查是确诊的依据,特殊染色:Fontana 硝酸银染色阳性;免疫组化:HMB-45 强阳性,S-100蛋白阳性。

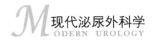
【鉴别诊断】

阴茎黑痣　一般为交界痣。为棕色至黑色的斑点或略隆起的斑丘疹,较平滑。

【治疗方案】

1. 以手术广泛切除为主。Ⅰ～Ⅱ期患者可行阴茎全切＋尿道会阴造口＋双侧髂腹股沟淋巴结清扫术,并辅以化疗和生物治疗。

2. Ⅲ期若有远处转移,无法切除肿物宜行药物治疗,首选 PD-1 治疗,若有 BRAF 突变,可联合靶向治疗。

【评述】

阴茎黑色素瘤少见,但其恶性程度高,进展快,转移早,主要以淋巴和血运转移为主,43％～62％的患者初次就诊时即存在腹股沟淋巴结转移或远处转移,预后很差,多在数月或 2 年内死亡,因此早期诊断和治疗极为重要。对需作活检的疑似病例,主张完全切除病变组织做病理检查,避免局部组织取活检,以免促使肿瘤扩散。

(戴玉田　宋涛)

八、阴茎黏液表皮样癌

【概述】

黏液表皮样癌主要源于涎腺,也可发生于上呼吸道、宫颈、皮肤,发生在龟头极罕见,其来源倾向于尿道周围上皮或阴茎自身的黏液细胞。根据瘤细胞分化程度及生物学行为,黏液表皮样癌可分为低度恶性(黏液细胞为主型、混合细胞型和中间细胞型)和高度恶性(表皮样细胞为主型)。

【诊断依据】

1. 多以阴茎肿块就诊,无痛,排尿正常。

2. 触诊:肿块位于皮下,质中、光滑,无压痛,活动度可。

3. B 超检查:肿块呈低回声,回声不均质,可见血流信号。

4. 病理:是确诊依据:切面见肿块包膜完整,灰白色,均质,呈鱼肉样。镜下见大量黏液细胞,核深染。免疫组化示 CEA(＋),CD34(＋),CK7 部分(＋),NSE(＋)。

【鉴别诊断】

鳞状上皮细胞癌　高度恶性的黏液表皮样癌易与鳞癌混淆,特别是部分鳞癌细胞胞浆富含糖原而透明时,更易误诊为黏液表皮样癌,可做 Alcian blue 染色或免疫组织化学 CEA 标记染色,阳性反应者为黏液表皮样癌。

【治疗方案】

低度恶性者以手术切除为主。高度恶性者除手术治疗外,还应配合放疗、化疗以提高疗效。

【评述】

黏液表皮样癌罕见,诊断据病理和免疫组化,治疗以手术切除为首选,高度恶性者辅以放化疗,低度恶性者预后良好。

(戴玉田　宋涛)

九、阴茎肉瘤

阴茎肉瘤少见,约占非鳞状上皮细胞癌的阴茎原发性恶性肿瘤的一半。好发于 40～60 岁,较为常见的有纤维肉瘤、平滑肌肉瘤、横纹肌肉瘤、Kaposis 肉瘤、血管肉瘤、恶性神经鞘瘤、恶性淋巴瘤等。它们有共性,也各有自己的特点。

1. 阴茎纤维肉瘤:阴茎纤维肉瘤起源于海绵体白膜和皮下纤维组织。表现为阴茎体部硬块,边界不清,无完整包膜,呈浸润性生长。恶性程度较低,发生转移较晚,但局部复发率较高。治疗主要是阴茎部分切除术和阴茎全切除术,腹股沟淋巴结清扫多不必施行。

2. 阴茎平滑肌肉瘤:阴茎平滑肌肉瘤起源于阴茎皮下组织的平滑肌或海绵体白膜,组织学表现多样性。恶性程度高,病变发展快,可早期发生血行转移。临床表现为阴茎头部、阴茎海绵体脚部肿块,触之活动度差。阴茎平滑肌肉瘤分浅表肿瘤和深部肿瘤两类,前者多为青壮年,多位于阴茎体部和头部,来源于浅层平滑肌细胞,常表现为小的、无痛性结节,很少浸润深部组织,转移少见,不伴有泌尿系统症状。治疗采用阴茎肿瘤切除或阴茎部分切除术。而后者常来源于阴茎海绵体平滑肌细胞,可伴有局部疼痛、尿路梗阻等临床症状,其侵袭性较强,易转移,治疗采取阴茎全切除术。

3. 阴茎血管肉瘤:阴茎血管肉瘤大部分起源于阴茎海绵体,极个别起源于龟头和尿道。发生机制尚不明确,长期的淋巴水肿、放疗、家族性血管病或接触氯乙烯、含砷化合物及二氧化钍造影剂等物质被认为是诱发因素。临床表现形式多样。可见于任何年龄,但以老年人为多。阴茎血管肉瘤是一种侵袭性肿瘤,表现为阴茎肿块,肿胀,血尿或直肠、膀胱肿瘤转移症状。主要通过血液扩散,而肺是最常见的转移部位,其次是肝脏、骨骼、软组织和淋巴结,因此在诊断时通常会累及多器官。首选仍是根治性切除术,并辅以放化疗。

4. 阴茎 Kaposi 肉瘤:Kaposi 肉瘤又称多发性出血性肉瘤(multiple idiopa-thic hemorrhagic sar-coma),为来源于血管形成组织的肉瘤。1972 年由 Kaposis 首先报道,表现为皮肤新生血管突起、疼痛、出血、丘疹或有蓝色溃疡,周围淋巴水肿。早期组织学表现为慢性炎症或肉芽肿性炎症,血管周围有淋巴细胞、浆细胞及肥大细胞浸润。在肉芽组织中出现大的突出的内皮细胞、溢出的红细胞及含铁血黄素为其特征。晚期多有广泛结缔组织增生。阴茎部病变可局部切除,局部小剂量 X 线照射,长春新碱局部注射治疗,也可两种方法联合应用。预后不良。

5. 阴茎上皮样肉瘤:阴茎上皮样肉瘤 1970 年 Enzinger 首次报告,可发生于各年龄组。表现为阴茎缓慢性生长的肿物伴疼痛,勃起时疼痛加重,可伴排尿困难,尿不尽感。注意与阴茎硬结症鉴别,前者位于海绵体内,后者与阴茎白膜相连,可致阴茎弯曲,病理检查可资鉴别。阴茎上皮样肉瘤免疫组化示 AE1/AE3 和 CAM 强阳性,Vimentin、上皮细胞膜抗原和 CD34 阳性。治疗以手术切除为首选,对小的、孤立、浅表的上皮样肉瘤可行局部切除,当肿瘤侵犯阴茎海绵体或为多发病灶时应行阴茎全切除术,除有可触及的肿大淋巴结,一般不作淋巴清扫术。

总之,阴茎表浅性肉瘤易早期发现,很少侵及深部;阴茎海绵体肉瘤属深部肉瘤,多表现为阴茎部肿块,疼痛,尿路梗阻,异常勃起,可疑病灶应行活检,治疗上应行阴茎全切除术。淋巴清扫一般不需要,因易血行转移,预后较差。

(戴玉田　宋涛)

十、阴茎 Paget 病

Paget 病是一种少见的恶性肿瘤,1874 年由詹姆斯·佩吉特描述,分乳腺 Paget 病和乳腺外 Paget 病(extra mammary paget's disease,EMPD)。阴囊和阴茎的 Paget 病是 EMPD,最早由 Crocker 于 1889 年描述。阴茎 Paget 病发病率低,多发生在中老年人。一旦发病,病史长,且会逐渐蔓延至周边。初期多为一个缓慢生长的红斑,边缘清晰,有细小的鳞屑剥落,溃烂和苔藓化。继之病变向四周扩大,并形成溃疡,也有呈疣状或乳头状瘤样。约 20% 并发其他部位癌,病理见 Paget 细胞形态大而圆,胞质淡、核大、常见核分裂象,是为诊断标准。

近年来对 EMPD 的分子生物学研究已取得一定进展,细胞角蛋白、GCDEP-15 和 MUC 黏蛋白家族的鉴定为本病的诊断和鉴别诊断提供了帮助。但目前来说,组织活检仍然是诊断 EMPD 最有效和准确的方法,高度怀疑时建议取不同点进行病理学检查。

手术是目前唯一有效的治疗方法,单纯放疗、化疗效果不好。手术切缘距离病灶应 2 cm,深达深筋膜,再根据术中冰冻结果决定是否继续扩大切除范围,彻底切除能大大降低 EMPD 的复发率。术中根据切口大小,选择合适的方法进行皮肤修补,创面大时,可采用股内侧皮瓣移植,具有良好的术后恢复效果。

(戴玉田　宋涛)

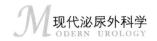

第三节　阴茎良性肿瘤

一、阴茎皮角

【概述】

阴茎皮角临床罕见,1854 年首次报道。病因可能与炎症刺激、创伤和放疗有关,有报道认为与人乳头状瘤病毒 16 型的感染有关。Lowe 等研究发现 42%～56%的阴茎角为良性,22%～37%为恶性。病变是由于棘细胞过度增生并上皮过度角化和角化不全而呈坚硬的角状突起的肿物。

【诊断依据】

1. 阴茎皮角好发于阴茎头和冠状沟,病变初发时可呈丘疹样,缓慢增大融合成结节,不伴溃疡糜烂,病损直径从数毫米到数厘米不等。继之角化的上皮堆集成塔尖状,不断生长直立如象牙形态或卷曲呈羊角,外观为黄褐色或淡灰色,质地坚硬,表面粗糙。若遮挡尿道外口可引起排尿不畅。

2. 确诊靠病理:典型病理表现为过度角化、角化不全和棘层肥厚。角化不全多为细胞分化缺陷导致,角质层内可见残留的扁平的细胞核与棘突,颗粒细胞减少。

【治疗方案】

1. 阴茎皮角无自愈倾向,需手术治疗。手术切除不仅是一种治疗手段,而且是明确诊断的重要依据。切除范围包括皮角及其基底部正常的组织。但对于切缘的距离目前尚无统一意见,一般认为手术切缘距离基底 2 mm 是安全的,既能完整切除皮角,也能尽可能多地保留正常阴茎组织,对患者术后性功能无明显影响。除手术切除外,激光也可用于阴茎皮角的治疗。

2. 如病理证实为恶性,则可行阴茎部分切除＋腹股沟淋巴结清扫术,故术中应行肿块及基底部活检,应彻底切净。

【评述】

阴茎皮角是潜在恶性的增殖性病变,病检证实大多为良性,少部分为恶性,一经诊断应尽早彻底切除。注意点为:① 术中阴茎根部可扎止血带,少用电凝,以减少对上皮刺激;② 彻底切除角化组织,范围应距边缘 2 mm 以上;③ 仔细观察肿瘤基底部组织的形态改变,坚持术中取基底部、切缘冰冻切片病检,如证实癌变,即改行阴茎部分切除,必要时扩大切除范围;④ 完整保存阴茎形态,力求术后性功能正常;⑤ 密切随访,如早期发现恶变,可予放疗或扩大切除范围。

(戴玉田　宋涛)

二、阴茎分裂痣

【概述】

阴茎分裂痣(divided nevus)又叫吻合痣。原本是单一整体病变,随着胚胎期外生殖器的发育而逐渐分裂。在孕期第 11～14 周,腺上皮内陷形成尿道,包皮上皮基板内陷分离形成龟头与包皮。阴茎分裂痣于 1998 年由 Desruelles 报道且认为在完成包皮上皮基板内陷之前,成黑素细胞已迁移至此形成痣,随着阴茎头与包皮分离继而一分为二,各自独立生长,呈镜像分布。阴茎分裂痣鲜有报道,在所有阴茎原发恶性病变中占比不足 2%。

【诊断依据】

1. 儿童病例中,龟头被包皮自然包裹,分裂痣很难被发现,通常是在准备行包皮环切的术前检查中发现。

2. 阴茎分裂痣通常分别位于龟头和内板,两处皮损均靠近冠状沟并以其为轴呈镜像对称分布。

3. 分裂痣呈黑色,与周围皮肤境界清,无疼痛及水肿、破溃、异常分泌物等表现。

4. 确诊靠病理:镜下见真皮乳头层黑色素细胞,无分裂及异形细胞。

【治疗方案】

1. 多主张分裂痣切除术＋包皮内板移植或带蒂皮瓣移植术。

2. 有报道用 NA-YAG 激光、冷冻治疗，效果良好，但有人担心痣去除不彻底或遗留瘢痕等后遗症，故手术切除为首选。

【评述】

分裂痣少见，为一先天性疾病，临床表现隐蔽，多在包皮环切术体检时发现。阴茎分裂痣皮损主要有以下特点：① 阴茎分裂痣位于龟头背侧及包皮内板；② 冠状沟不受累及；③ 皮损以冠状沟为界，大致呈镜像对称分布。同眼睑分裂痣的形成一样，阴茎分裂痣也发生于胚胎时期。外科治疗为首选，切缘距痣应 2 mm，深达皮肤全层，游离植皮后龟头感觉正常，外观良好。

（戴玉田　宋涛）

三、阴茎血管瘤

【概述】

阴茎血管瘤（angioma of the penis）是一种由皮肤毛细血管增生、扩张而形成的血管良性肿瘤。属先天性发育异常，全身任何部位均可发生，以表皮多见，内脏次之，泌尿生殖系统罕见。可分为鲜红斑痣、毛细血管瘤、海绵状血管瘤和混合型血管瘤四型。

【诊断依据】

1. 出生时或出生后不久发生，少数在儿童或成人期发病。

2. 鲜红斑痣：为一片或数片大小不等、形态不一的红色、紫红色或暗红色斑块，表面光滑、边缘清楚、指压褪色。有的色斑上可有少数结节隆起。发病缓慢，到一定大小即不再扩大。常伴有其他部位较大血管的畸形。组织病理显示真皮内毛细血管明显扩张，但无内皮细胞增生。

3. 毛细血管瘤：为高出皮面的草莓样分叶状肿瘤，颜色鲜红，质地柔软。组织病理显示毛细血管内皮细胞显著增生，细胞较大，管腔较窄；成熟期管腔较宽，细胞较平。

4. 海绵状血管瘤：由小静脉和脂肪组织构成，肿块质软而境界不清，呈浅紫色或紫蓝色，挤压后可缩小。发生于皮下，可累及部分或整个阴茎，使其增大、变形，也可扩展至阴茎周围软组织及大腿内侧，有时可达惊人大小。组织病理显示真皮深层及皮下有多数血管窦。

【治疗方案】

依据肿瘤的类别、部位、大小可选用手术切除、激光治疗、液氮冷冻治疗、局部硬化剂注射治疗、锶敷贴、^{32}磷敷贴和放射治疗等。

1. 鲜红斑痣：多无需治疗。一般治疗效果较差，若要求治疗，可试用^{90}锶敷贴、激光治疗等。

2. 毛细血管瘤多在 1～2 岁后发展缓慢，70％以上在 6～7 岁后逐渐自行消退。6～7 岁后仍未消退或家长坚持治疗者，可用^{90}锶敷贴、激光治疗、手术切除等，范围大者可分期处理。皮质激素瘤体内注射也有一定效果。部分毛细血管瘤区皮下可合并海绵状血管瘤，治疗时应予以注意。

3. 海绵状血管瘤有时可自行消退，但大多数持续存在，并不断增大，损毁阴茎形态，影响阴茎功能，还可侵犯尿道发生排尿困难，肿瘤破裂发生大出血等。强调早期治疗，以青少年期治疗为宜。海绵状血管瘤可用平阳霉素＋地塞米松或平阳霉素瘤体内注射＋激光治疗，可多次注射。对阴茎根部阻断约 10 分钟，平阳霉素＋利多卡因稀释后注射，平阳霉素一次总量不超过 2 mg。巨大海绵状血管瘤处理很困难，常需分期手术，术中要注意控制出血和尽量彻底切除血管瘤组织，力求完整保存阴茎形态。对无法保留阴茎者应行阴茎全切除术和尿道会阴部造口术。

【评述】

阴茎血管瘤为一先天性疾病，分四型，超声是监测血管瘤变化的主要手段，血管瘤在超声下多表现为低回声包块，有少数表现为高回声或混合回声。治疗因不同类型而采用不同方法，注意病变彻底去除和保护阴茎功能的平衡。

（戴玉田　宋涛）

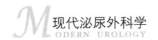
四、阴茎神经鞘瘤

【概述】

神经鞘瘤（schwannoma）是起源于周围神经鞘 schwann 细胞的良性肿瘤，可发生于全身各处的周围神经，尤其好发于四肢、头颈、纵隔、腹膜后等处，发生于阴茎少见。各年龄组和性别无明显差异，但以 20～50 岁人群常见。发病机制不清，可能与多发神经纤维瘤-Ⅱ基因的缺失或突变有关，分子机制热点研究包括梅林蛋白缺失、INH 蛋白缺失、DNA 甲基化等。阴茎神经鞘瘤最早于 1978 年由 Harkin 等报告。

【诊断依据】

1. 阴茎神经鞘瘤常表现为阴茎皮下组织内逐渐增大的无痛性结节，可单发或多发，可伴勃起功能障碍、阴茎弯曲异常、射精疼痛和性交疼痛等。上述表现主要取决于其生长部位，位于 Buck 筋膜及白膜之间的阴茎神经鞘瘤，会引起勃起时疼痛，位于皮下组织者则不会引起勃起或性交疼痛。

2. 肿瘤位于 Buck 筋膜内，质硬，边界明显，与周围组织无粘连。

3. 确诊靠病理：肿瘤切面呈鱼肉状，呈淡红、灰白或黄色，有时可见囊肿；镜下见肿物由梭形细胞组成，瘤细胞排列成束状、波浪状，细胞大小不一，细胞核细长梭形、染色质细、细胞质红染，免疫组化示肿瘤细胞 S-100（＋＋＋）、SOX10（＋）、SMA（－）。

4. B 超示边缘清楚的结节状均匀低回声肿块；CT 平扫示肿瘤密度稍低于肌肉，或呈等低混杂密度，增强扫描见细胞密集区明显强化。MRI 示 T1WI 与肌肉信号相等，T2WI 为稍高强度信号，增强后肿瘤实性部分明显强化。

【鉴别诊断】

阴茎硬结症　多见于中老年男性，自觉勃起疼痛伴弯曲，触之呈索状，位于白膜及海绵体处，病理可鉴别。

神经纤维瘤　病理见含有各种类型的细胞，而神经鞘瘤几乎仅有雪旺细胞，且细胞突细长，互相交叉。

【治疗方案】

1. 以手术为主，应沿肿瘤包膜外彻底切除，注意勿损伤周围神经、血管。

2. 对恶性阴茎神经鞘瘤应彻底切除，放疗应加大剂量，化疗效果不肯定，分子靶向治疗可为治疗带来希望。

【评述】

神经鞘瘤多为良性，手术彻底切除预后良好，免疫组化示 S-100 强阳性为特异性指标，同时在对其良恶性区分上也有诊断意义，在良性病变中，通常表现为弥漫分布强阳性表达，而在恶性神经鞘瘤中 S100 表达微弱且集中，这也能对肿瘤的良恶性鉴别及其预后有一定指导意义。本病很少有恶变，一旦证实恶性者需二次手术扩大切除范围，并发神经纤维瘤的恶性神经鞘瘤 5 年生存率为 30%。神经鞘瘤复发比例很低，良性神经鞘瘤有局部复发可能，故应长期随诊。

（戴玉田　宋涛）

五、阴茎乳头状瘤

阴茎乳头状瘤（Papilloma of the penis）多见于青壮年，儿童和老人少见。好发于包皮、包皮系带、阴茎头及冠状沟等处，常为多发性。与 HPV 感染密切相关，也可能与包皮垢刺激有关。本病属癌前病变。

【诊断依据】

1. 病史：早期为小的乳头状突起，随着病情进展可沿冠状沟环形生长或布满龟头和包皮。

2. 检查：龟头及包皮内板多发乳头状肿物，大小不一，有蒂，末端分支，有包茎者肿瘤可从包皮外口突出。

3. 病理:乳头状组织内充满毛细血管网,伴致密的结缔组织,上皮呈乳头状增生,基底细胞无色素,也无神经末梢。

【鉴别诊断】

尖锐湿疣 为性接触传染,镜下见轴心间质成分少,棘细胞增生,角化过度及角化不全。特征性改变为见挖空细胞。

【治疗方案】

1. 主张早期手术切除,也可电灼、冷冻、激光治疗,应同时行包皮环切术。

2. 病理证实为恶性者应按阴茎鳞状上皮细胞癌处理。

(董登云 许斌)

六、阴茎巨型尖锐湿疣

阴茎巨型尖锐湿疣(giant condyloma acuminatum of the penis)于 1925 年由 Abraham Buschke 和 Löwenstein 报道,又称 Buschke-Löwenstein 瘤(BL 瘤)。病因与 HPV 感染密切相关,常见的是 HPV6 型和 HPV11 型,偶尔还有 16 型和 18 型;另与慢性炎症、免疫抑制、糖尿病、吸烟等有关。男性多见,阴囊亦可发生,女性和儿童也有零星报道。这是一种局部浸润性外生型低度恶阴茎癌,又称疣状癌、癌样乳头状瘤、巨大尖锐湿疣。1979 年 Mohs 等将该病归为疣状癌的一种。

【诊断依据】

1. 阴茎部肿块:进行性增大,生长缓慢,肿瘤直径可达 1～10 cm 不等,常有出血、疼痛、瘙痒、表面坏死。

2. 外观呈菜花样,侵犯龟头范围较大时,肿物表面有多个隆起,边界清楚,质软,合并感染有恶臭。

3. 病理可确诊:表面为棘细胞层明显增生,由大而圆的钉突样细胞团块组成,周围轻度浸润。

【鉴别诊断】

尖锐湿疣 无论大小,一般为表浅性生长,不侵犯周围组织。而阴茎巨型尖锐湿疣瘤体巨大,常浸润和破坏周围组织。

【治疗方案】

1. 手术切除是本病的标准治疗方法,应做到切缘和基底部阴性。

2. 对于较小的和早期复发病例可行冷冻、激光、放疗等治疗。

3. 药物治疗:局部涂抹足叶草碱效果不理想;另 5-FU、博莱霉素、顺铂等可降低复发;咪喹莫特和干扰素可获 84%～94% 的完全缓解率,可作为手术后的补充治疗。

4. 术后病理证实为恶性者,则应再次扩大切除范围或行腹股沟淋巴结清扫术。

【评述】

BL 瘤病因与 HPV 感染密切相关,阴茎、阴囊等处均可发生。目前有效的治疗方法是扩大的手术切除,对于体积过大,延伸至阴囊、会阴的 BL 瘤,需要大面积的切除及利用局部皮瓣对切除部位进行重建。可同时配合使用化疗降低复发,化疗药物主要应用丝裂霉素和 5-氟尿嘧啶等。CO_2 激光可作为较小疣体治疗的首选;干扰素局部或系统注射已经证明在降低复发率上有效;单纯放疗表现出较好的疗效。但放疗后可能出现范围更广的新发疣体,且有演变成鳞状上皮细胞癌的报道,故其应用仍存在争议。

(董登云 许斌)

七、阴茎白斑

阴茎白斑(Leukoplakia penis)是一种发生于阴茎的角化过度性白色斑片,病因尚不明确,可能与局部慢性炎症刺激有关,多发生于龟头及包皮内板。一般认为属癌前病变。

【诊断依据】

1. 开始为局部白色点状或条状纹、后融合。白斑逐渐增厚变硬,并与黏膜下组织紧密相连。除色

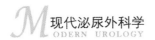
素减退外,尚有角化增厚,浸润肥厚表现。

2. 早期常无明显症状,随病情发展局部出现瘙痒、疼痛。一般认为出现浸润、溃疡、乳头状或疣状增厚则有癌变可能。

3. 确诊靠病理:镜下可见棘细胞增生,存在角化过度和角化不全。

【鉴别诊断】

白癜风　一般无不适,全身散在,阳光暴晒有灼痛、瘙痒,病程长,无角质增厚和脱屑等情况。

【治疗方案】

1. 去除刺激因素,可行包皮环切,局部外用可的松软膏或 0.05%～0.1%维甲酸软膏以溶解角质。

2. 随诊观察,如发现癌变应及时手术切除或放射治疗。

(董登云　许斌)

八、阴茎凯腊增殖性红斑

阴茎凯腊增殖性红斑(erythroplasia of queyrat)又称红斑增生病或红色肥厚病,该病进展缓慢,可多年无变化,也可能癌变。目前病因不明,主要发生于包皮过长者,可能与包皮垢刺激有关,有报道称包皮环切术后红斑自然消退者。

【诊断依据】

1. 病变好发于龟头、尿道口及包皮处,表现为单个或数个红斑,圆形、环形或不规则形,边界清楚,略高而硬,表面光亮,有时有溃烂、结痂或乳头状增生。

2. 确诊靠病理:镜下见棘层细胞明显增生,上皮钉增长伸入真皮中,细胞见有丝分裂呈侵袭性生长,仍可见红斑增殖的病变。

【治疗方案】

1. 主张局部切除术,一般无复发。

2. 放疗,以浅层 X 线照射效果较好。

3. 可的松软膏,1%～5%氟尿嘧啶软膏可减轻症状。

4. 激光,光动力学治疗对保存龟头外观有一定优势。

(董登云　许斌)

九、阴茎血管肌纤维母细胞瘤

阴茎血管肌纤维母细胞瘤为一较少见的软组织肿瘤,男性多见于中老年,女性见于外阴和生殖道。

【诊断依据】

1. 阴茎部圆形或类圆形肿块,质软,与周围分界清楚,肿瘤生长缓慢。

2. 确诊靠病理:切面灰白色,略呈胶冻状。镜下见肿瘤细胞纤细呈上皮样,排列紧密,围绕在薄层血管周围。免疫组化:波形蛋白和/或结蛋白(+),CD34(+),而 S-100 蛋白与细胞角蛋白(-)。

【治疗方案】

1. 手术完整切除,预后良好。

2. 个别恶变,应行阴茎部分切除,故术后应随访复查。

(董登云　许斌)

第二十九章
睾丸肿瘤

第一节 概述

睾丸肿瘤(tumors of the testis)是泌尿系统肿瘤中成分最复杂、组织学表现花样最多、肿瘤成分与治疗关系最密切的肿瘤。本病多发于青壮年,在男性15～35岁中,睾丸肿瘤的发生率居第四位。睾丸肿瘤占泌尿男生殖系统肿瘤的3%～9%,发病率有明显的地区和种族差异;睾丸癌的标准化年龄发病率最高的分别是西欧(7.8%)、北欧(6.7%)和澳大利亚(6.5%),我国发病病率为1%,占所有男性全部恶性肿瘤的1%-2%。睾丸肿瘤的病因仍不完全明确,可能与隐睾、病毒感染、环境污染、内分泌异常、损伤及遗传等有关。基因改变与睾丸肿瘤的发生相关,12号染色体短臂的变异与多种类型的生殖细胞肿瘤相关,在不同类型的睾丸肿瘤中,均能发现KIT和RAS基因家族的变异,约66%的睾丸肿瘤病例中有P53基因的改变。隐睾癌变的发生率比正常下降至阴囊内的睾丸要高30～50倍。腹内型隐睾的肿瘤发生率高于腹股沟和外环处隐睾,腹内型隐睾占隐睾总数的15%,但发生恶变的睾丸肿瘤中50%是腹内型隐睾。

1940年以来,睾丸肿瘤先后有多种分类,目前推荐使用改良的2016年世界卫生组织制定的分类标准。

表 29‑1 睾丸肿瘤的分类系统(WHO2016 年)

来源于原位生殖细胞新生物的生殖细胞肿瘤
　非侵袭性生殖细胞肿瘤
　　原位生殖细胞瘤(GCNIS)
　　特殊类型生精小管内生殖细胞瘤变
　单一组织类型肿瘤
　　精原细胞瘤
　　含合体滋养层细胞的精原细胞瘤
　　非精原细胞瘤性生殖细胞肿瘤
　　胚胎癌
　　青春期后型卵黄囊瘤
　　滋养层细胞肿瘤
　　　绒毛膜癌
　　　非绒毛膜癌性滋养层细胞肿瘤
　　　胎盘部位滋养层细胞肿瘤
　　　上皮样滋养层细胞肿瘤
　　　囊性滋养层细胞肿瘤
　　畸胎瘤,青春期后型
　　畸胎瘤伴体细胞型恶性肿瘤
　一种以上组织类型非精原细胞肿瘤性生殖细胞肿瘤
　　混合性生殖细胞肿瘤
　未定型的生殖细胞肿瘤
　　退化型生殖细胞肿瘤

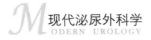
与原位生殖细胞新生物无关的生殖细胞肿瘤

  精母细胞瘤

  畸胎瘤，青春期后型

    皮样囊肿

    表皮样囊肿

    分化良好的神经内分泌肿瘤（单胚层畸胎瘤）

  混合性畸胎瘤及卵黄囊，青春期后型

  卵黄囊瘤，青春期后型

性索-间质肿瘤

  单一组织类型肿瘤

  间质细胞瘤（Leydig 细胞瘤）

    恶性间质细胞瘤（恶性 Leydig 细胞瘤）

  支持细胞瘤（Sertoli 细胞瘤）

    恶性支持细胞瘤

    大细胞钙化性支持细胞瘤

    管内大细胞玻璃样变性支持细胞瘤

  颗粒细胞肿瘤

    成年型颗粒细胞瘤

    幼年型颗粒细胞瘤

  纤维瘤-卵泡膜瘤类肿瘤

  混合性和未分类性索-间质肿瘤

    混合性性索-间质肿瘤

    未分类型性索-间质肿瘤

同时含有生殖细胞和性索-间质成分的肿瘤

  性腺母细胞瘤

  混杂细胞成分睾丸肿瘤

    卵巢上皮型肿瘤

    浆液囊腺瘤

    交界性恶性浆液肿瘤

    黏液性囊腺瘤

    黏液性交界性肿瘤

    黏液性囊腺癌

    子宫内膜样腺癌

    透明细胞腺癌

    Brenner 瘤

  幼年性黄色肉芽肿

  血管瘤

  血液淋巴性睾丸肿瘤

    弥漫大 B 细胞淋巴瘤

    滤泡性淋巴瘤

    结外 NK/T 细胞淋巴瘤，鼻型

    浆细胞瘤

    髓系肉瘤

    窦组织细胞增生症（Rosai-Dorfman disease）

集合管和睾丸网肿瘤

  腺瘤

  腺癌

睾丸肿瘤的病理类型比较复杂，据统计，我国生殖细胞肿瘤中精原细胞瘤约占 66%，胚胎癌占

19％,畸胎瘤占 11％,滋养细胞癌占 1％,其他为 3％。

睾丸肿瘤以淋巴结转移为主。半数患者在初诊时业已发生了不同程度的转移。睾丸的淋巴引流起源于第二腰椎附近的生殖嵴,在腹膜后区域形成,睾丸下降到阴囊的过程中带着淋巴和血管通过腹股沟内环下降至阴囊,因此淋巴转移的第一站在肾蒂血管水平的腰椎旁,双侧的淋巴可以跨越中线相互交通。其上界可达肾蒂以上 2 cm,侧界为两侧肾及输尿管上端的内侧缘,下界至腹主动脉分叉和髂血管的上 1/3 为止。腹股沟淋巴结的转移常发生在肿瘤穿破白膜而发生附睾、精索及阴囊皮肤等部位的转移。经阴囊睾丸肿瘤切除和睾丸穿刺活检可造成局部转移。远处转移最常见的部位是肺、肝,其次是腹腔内转移。多数发生的是直接的邻近侵犯。

转移与否与睾丸肿瘤的临床分期密切相关,同时淋巴和全身有无播散对治疗和预后有重要关系。至今为止已有多种分期系统在全世界应用过。

现推荐国际抗癌联盟(UICC,2002 年,第 6 版)TNM 肿瘤分期系统:T 代表原发肿瘤;N 是指膈以下区域性淋巴结受侵犯;M 是代表有无远处器官或膈以上区域性淋巴结转移(见表 29-2)。

表 29-2　TNM 分期(UICC,2002 年)

PT 原发肿瘤:	
pTx	原发肿瘤无法进行评估(未行睾丸切除则用 Tx)
PT0	无原发肿瘤证据(如睾丸内组织学上的瘢痕)
pTis	曲细精管内细胞肿瘤(原位癌)
PT1	肿瘤局限于睾丸和附睾,不伴有血管/淋巴管浸润,可以浸润睾丸白膜但无鞘膜侵犯
PT2	肿瘤局限于睾丸和附睾,伴有血管/淋巴管浸润,或者肿瘤通过睾丸白膜侵犯鞘膜
PT3	肿瘤侵犯精索,有或没有血管/淋巴管浸润
PT4	肿瘤侵犯阴囊,有或没有血管/淋巴管浸润
N 区域淋巴结临床评估	
Nx	区域淋巴结转移情况无法评估
N0	没有区域淋巴结转移
N1	单个淋巴结最大径线≤2 cm,或多发淋巴结转移,任何一个淋巴结最大径线不超过 2 cm
N2	单个淋巴结最大径线>2 cm,但≤5 cm;或多发淋巴结转移,任何一个淋巴结最大径线超过 2 cm 但不超过 5 cm
N3	转移淋巴结>5 cm
PN 区域淋巴结病理评估	
pNx	区域淋巴结转移情况无法评估
PN0	没有区域淋巴结转移
PN1	单个淋巴结最大径线≤2 cm,或转移淋巴结个数≤5 个,但任何一个最大径线≤2 cm
PN2	单个淋巴结最大径线>2 cm,但≤5 cm;或 5 个以上≤5 cm 的阳性淋巴结,或存在扩散到淋巴结外的证据
pN3	转移淋巴结大径线>5 cm
M 远处转移	
Mx	远处转移情况无法评估
M0	无远处转移
M1	区域外淋巴结或者肺转移
M1b	其他部位转移
血清肿瘤标志物	
Sx	无法评估标志物(无法检测到或没有检测
S0	标志物水平正常范围
S1	AFP<1 000～10 000 ng/mL,或 HCG 5 000～50 000 U/L,或 LDH 正常值上限的 1.5～10 倍
S3	AFP>10 000 ng/mL,或 HCG>50 000 U/L,或 LDH>正常值上限的 10 倍

注:AFP:甲胎蛋白,HCG 人绒毛膜促性腺激素,LDH 乳酸脱氢酶

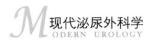

为了方便临床使用,AJCC 根据以上标准制定了简化的睾丸肿瘤分期(见表 29 - 3)。

表 29 - 3　睾丸肿瘤的简化分期

分期	标准			
0	pTis	N_0	M_0	$S_0 + S_S$
I	任何 pT	N_0	M_0	S_S
Ia	pT_1	N_0	M_0	S_0
Ib	pT_{2-4}	N_0	M_0	S_0
Is	任何 pT	N_0	M_0	S_{1-3}
II	任何 pT	N_{1-3}	M_0	S_S
IIa	任何 pT	N_1	M_0	S_{0-1}
IIb	任何 pT	N_2	M_0	S_{0-1}
IIc	任何 pT	N_3	M_0	S_{0-1}
III	任何 pT	任何 N	M_1	S_X
IIIa	任何 pT	任何 N	M_{1a}	S_{0-1}
IIIb	任何 pT	N_{1-3}	M_0	S_2
	任何 pT	任何 N	M_{1a}	S_2
IIIc	任何 pT	N_{1-3}	M_0	S_3
	任何 pT	任何 N	M_{1a}	S_3
	任何 pT	N_{1-3}	M_{1b}	任何 S

肿瘤标记物(简称瘤标)在睾丸肿瘤诊治中的应用较早,对早期诊断、分类、治疗方案的决定,监测治疗效果和远期随访都很重要。特异性和敏感性较高的睾丸肿瘤的瘤标有甲胎蛋白(alpha-fetoprotein,AFP)和人绒毛膜促性腺激素(human chorionic gonadotropin,HCG),两者均是糖蛋白。70%～80% 非精原细胞性生殖细胞瘤(non-seminnomatous gem cell tumor NSGCT)类睾丸癌患者可有 AFP 和/或 HCG 水平增高,AFP 增高表明睾丸肿瘤中存在卵黄囊肿瘤和胚胎癌成分,HCG 增高要考虑绒毛膜上皮癌和胚胎癌成分存在。此外还有一些非特异性的瘤标在睾丸癌时有表现增高,如癌胚抗原(CEA),乳酸脱氢酶(LDH)的同工酶,胎盘碱性磷酸酶(PALP)等。其中 LDH 与肿瘤大小及分期有关,一般 I 期患者 LDH 升高者占 8%,II 期占 32%,III 期占 81%,故可用于肿瘤分期的参考及晚期肿瘤的监视。

【诊断依据】

1. 睾丸肿大:病人首先发现的是睾丸进行性增大,自觉有坠胀感,多无明显疼痛;但有 15% 为体检时发现。肿块为实质性,表面光滑,有沉重感,透光试验阴性,可合并睾丸鞘膜积液,或有急、慢性炎症表现。肿瘤发生于右侧睾丸占 53%,左侧占 44%,双侧占 0.4%。如为隐睾患者,当睾丸发生恶变时,常于盆腔或腹股沟部出现逐渐增大的肿块,体检时同侧阴囊内睾丸缺如。

2. 睾丸肿瘤晚期可有腹膜后淋巴结转移,以及锁骨上、胸部、腹股沟部淋巴转移症状:如胃肠道不适,腰背痛;压迫肾门引起肾积水;胸痛、咳嗽、气短、咯血;体重减轻,甚至恶病质。

3. 内分泌功能失调:主要为男性乳房增大,多发生在以下肿瘤:Leydig 细胞瘤占 20%～25%,Sertoli 细胞瘤占 30%,胚胎瘤占 4%,精原细胞瘤占 1%,另外 Leydig 细胞瘤可致青春期性早熟。

4. 肿瘤标记物:主要有甲胎蛋白(AFP)和人绒毛膜促性腺激素(HCG)。AFP 半衰期 5～7 天,卵黄囊肿瘤和胚胎癌 AFP 含量增高者占 75%～90%。HCG 由 α 和 β 两个亚单位组成,β-HCG 在正常情况下测不到,半衰期 24～36 小时,睾丸肿瘤患者 HCG 浓度显著升高时应高度怀疑含绒毛膜癌成分的可能。非精原细胞瘤 HCG 升高者占 40%～60%,绒毛膜上皮癌几乎 100% 升高,40%～60% 的胚胎癌和 10%～30% 的精原细胞瘤因含有合体滋养层细胞而导致 HCG 升高。此外还可测胎盘碱性磷酸酶(PALP)、癌胚抗原(CEA)、乳酸脱氢酶(LDH)同工酶等。它们常被用作睾丸生殖细胞肿瘤标记物,对术前诊断及术后动态监测有无复发有重要价值。

5. B型超声波检查:常作为首选,可以确定肿块的位置是否在睾丸内,肿块的大小、边缘、血流状态,对睾丸肿块的敏感性达100%。另外,不同肿瘤成分可见不同的回声。同时还可探测腹膜后及肾蒂旁有无转移淋巴结。

6. 放射学检查:

(1)胸部摄片:睾丸肿瘤容易转移到肺部,尤其是含绒毛膜上皮癌成分;

(2)淋巴造影,可了解淋巴结有无转移,也可以进行^{32}P的同位素扫描。

7. CT及MRI:对睾丸肿瘤的诊断有一定价值,睾丸肿瘤的CT表现为睾丸肿大,呈软组织密度,边缘多清楚,肿块内密度大多不均匀;增强后肿瘤有轻度或中度强化,呈现更不均匀图像,另可以观察有无深部的(膈上、膈下包括腹膜后)淋巴结转移和内脏转移灶。腹膜后的淋巴结转移灶内部常有坏死、液化、信号不均匀;CT影像如见腹主动脉偏离椎体,向前移位,提示受肿大淋巴结的推移,称为主动脉飘移征(floating aorta sing)。MRI在诊断的敏感性(100%)和特异性(95%~100%)方面有显著优势,而MRI对腹膜后淋巴结转移的检测并不优于CT。

8. 活组织检查:对可疑淋巴结活检如锁骨上淋巴结、腹股沟淋巴结活检有助于诊断和治疗方案的确定。睾丸穿刺活检一般不用,因有增加局部复发概率且可导致转移方向的改变。

【鉴别诊断】

1. 睾丸附睾炎　常有疼痛,发热,发病较快等特点,抗生素等治疗可改善;而睾丸肿瘤之肿块多为进行性加重的坠胀感,只有在肿瘤合并出血、坏死成血管栓塞时,局部才会出现红肿,但抗炎治疗并不能使肿块缩小,另外瘤标亦有助鉴别。

2. 睾丸鞘膜积液　睾丸鞘膜积液的阴囊肿块光滑而有囊性感,触摸不到睾丸,透光试验阳性。但约2%~4%的睾丸肿瘤合并有睾丸鞘膜积液,对鉴别困难时可行B超或CT检查。

3. 附睾结核　多见于附睾尾部,有时可见输精管有串珠样结节,易侵犯阴囊壁而形成瘘管,晚期病例因有干酪样变形成一团,此时易与睾丸肿瘤混淆,但病史、影像学检查有助鉴别。

其他应注意与睾丸外伤性血肿、睾丸梅毒、腹股沟疝、睾丸扭转等鉴别。

【治疗方案】

睾丸肿瘤的组织类型,瘤标的水平是决定治疗方案的重要参数,因此睾丸肿瘤的治疗有如下方案(见图29-1)。

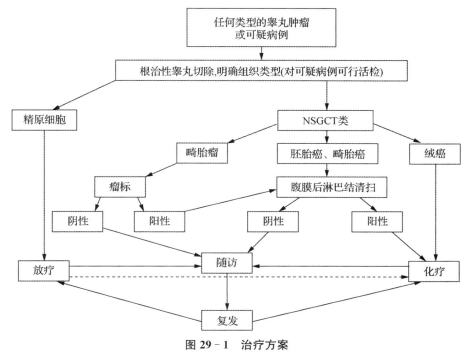

图 29-1　治疗方案

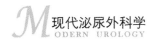

【治疗方案】

1. 原发肿瘤的治疗：不论何种睾丸肿瘤，均应行根治性睾丸切除术。如阴囊壁有浸润，应连同浸润部位一并切除。如诊断尚不明确，可在阻断精索血流情况下切除可疑病变行快速病检。如为精原细胞瘤需加放疗或/和化疗；如为胚胎癌或恶性畸胎瘤应加作腹膜后淋巴结清扫术或放疗；绒毛膜上皮癌应加化疗。

2. 腹膜后淋巴结清扫术：适合于非精原细胞性生殖细胞瘤类睾丸肿瘤（绒毛膜上皮癌除外）以及瘤标（AFP）阳性的精原细胞瘤和成人的睾丸成熟畸胎瘤。目前的手术方式是 1958 年 Mallis 和 Patton 所报道的经腹部正中切口，双侧腹膜后淋巴结清扫术。切口也有胸腹联合切口、胸膜外、腹联合切口等。现有微创腹腔镜下腹膜后淋巴清扫和机器人辅助下腹膜后淋巴清扫。清除的范围包括双侧肾蒂上 2 cm，肾蒂周围，两输尿管内侧缘，下腔静脉和腹主动脉周围及其之间的淋巴纤维脂肪组织。对病变侧尚需切除肾周脂肪囊，全部精索血管以及髂外血管上 1/3 处淋巴结缔组织。在切除下腔静脉和主动脉间的淋巴结时，可以结扎肾蒂水平以下的腰动、静脉以利于血管的游离。对不能切除的淋巴结可用银夹标记。在分离右肾动脉上方、主动脉及下腔静脉膈肌脚间区域时，可遇到乳糜池，需将其结扎以免术后发生乳糜腹水。但要注意这类手术也可发生并发症，如严重的切口感染和裂开、慢性切口瘘、术后出血、腹膜后纤维化致肾盂输尿管狭窄、直疝、肾蒂意外、大量胃肠道出血、不射精等。做改良后腹膜淋巴结清扫可减少并发症，特别是不影响射精功能。但它仅适用于Ⅰ、ⅡA期病人，此种清扫术的要点是在肠系膜下动脉平面之上是双侧性，但在肠系膜下动脉之下是单侧性的，并注意保护肠系膜下神经节周围和沿主动脉下行的主要内脏神经，在清扫淋巴组织的同时尽量保护交感神经支干。一组采用此法清扫 85 例病人，术后 1 月有 75 例恢复自然射精，另有 5 例在用了丙咪嗪后也恢复了前向射精，总自然射精恢复率达 94%。术中如见腹膜后较大转移灶已浸润主要血管，仍应积极做减瘤手术，即尽量切除癌组织，可提高术后放射治疗或化疗的效果。

3. 化疗：睾丸肿瘤的化疗效果较好，是少数能达到临床治愈的肿瘤之一。目前多采用以顺铂（Cisplatin,DDP）为中心的联合化疗方案，DDP 能与 DNA 结合并破坏其功能，从而抑制肿瘤细胞内 DNA 合成，达到治疗目的。对精原细胞瘤的化疗效果好于 NSGCT 类。可用于术前、术后的辅助化疗，尤其是绒毛膜上皮癌。目前多主张联合化疗。

化疗方案很多，但主要的化疗方案见表 29-4：

表 29-4　睾丸肿瘤常用化疗方案

VIP	剂量和用法	时间周期
顺铂（DDP）	20 mg/(m²·d)	第 1~5 天，间隔 21 天
依托泊苷（etoposide）	75~100 mg/(m²·d)	第 1~5 天，间隔 21 天
异环磷酰胺（ifosfamide）	1.2 g/(m²·d)	第 1~5 天，间隔 21 天
TIP	剂量和用法	时间周期
紫杉醇（paclitaxel）	250 mg/(m²·d)	第 1 天持续 24 小时输注，间隔 28 天
异环磷酰胺（ifosfamide）	1.5 g/(m²·d)	第 2~5 日间隔 28 天
顺铂（DDP）	25 mg/(m²·d)	第 2~5 日，间隔 28 天
VeIP	剂量和用法	时间周期
长春碱（vinblastine）	0.11 mg/(m²·d)	第 1,2 天间隔 21 天
异环磷酰胺（ifosfamide）	1.2 g/(m²·d)	第 1~5 天，间隔 21 天
顺铂（DDP）	20 mg/(m²·d)	第 1~5 天间隔 21 天
GEMOX	剂量和用法	时间周期
2,2 二氟脱氧胞嘧啶核苷（gemcitabine）	1 000~1 250 mg/(m²·d)	第 1~8 天间隔 21 天
奥沙利铂（oxalipatin）	130 mg/(m²·d)	第 1 天间隔 21 天
BEP 方案	剂量和用法	时间周期
博来霉素（BLM）	20 mg/(m²·d)	第 1,2,9.16 天，间隔 21 天
鬼臼乙叉苷（VP-16）	100 mg/(m²·d)	第 1~5 天，间隔 21 天
顺铂（DDP）	20 mg/(m²·d)	第 1~5 天，间隔 21 天

表中的用药可用新一代药物替代,每个药的剂量和疗程也可根据患者的耐受性作适当调整。

4. 放疗:不同的睾丸肿瘤组织成分对放疗的敏感性明显不同,精原细胞瘤对放疗敏感,而 NS-GCT 类睾丸癌对放疗的敏感性差,放疗只起辅助作用。精原细胞瘤在行根治性睾丸切除后按分期不同作规定淋巴引流区的放疗。Ⅰ期常规作腹主动脉旁及同侧髂血管周淋巴结预防性照射。Ⅱ期照射范围与Ⅰ期相同,但剂量要增加。但其疗效与病灶的大小有关。是否行纵隔及锁骨上淋巴结预防照射仍有不同看法。Ⅲ期以化疗为主,放疗为辅,放射治疗可巩固化疗效果及明显的姑息作用,有时对残留病灶或复发转移灶可达到局部根治作用。对 NSGCT 类,放疗有三种方式:(1)单纯放疗;(2)腹膜后淋巴结清扫术+淋巴结阳性者做术后放疗;(3)术前放疗+腹膜后淋巴结清扫术+术后放疗。

5. 预后:尽管睾丸位于体表,但睾丸肿瘤患者就诊时 30% 以上已有转移发生,因此严重影响到预后。精原细胞瘤预后一般好于 NSGCT,5 年生存率>80% 以上。由于睾丸肿瘤组织学发生的特点,成分复杂,可以说是人类的"肿瘤博物馆",故此在病理诊断时要连续切片证实不同成分的存在,这对治疗方案的决定至关重要。而特异性标瘤 AFP 及 HCG 又是睾丸癌必不可少的检测项目,对睾丸肿瘤的诊断、治疗和疗效判定、预后至关重要,但是也不能仅因 AFP 或 HCG 水平增加就诊断是睾丸卵黄囊瘤或绒毛膜细胞癌,而应认清肿瘤某成分是"纯"的还是多成分的。对可疑睾丸肿块不能行穿刺活检,因为有可能造成转移方向的改变,如发生腹股沟转移,使病情复杂化。

1997 年国际生殖细胞癌协作组(IGCCCG)根据睾丸肿瘤的组织类型、病理分期以及肿瘤标志物的情况,制定出了睾丸肿瘤的预后分期系统,分为预后良好、预后中等以及预后差三个等级。推荐参考此标准进行预后的判断(表 29-5)。

表 29-5　国际生殖细胞癌协作组预后因素分期系统

分组	非精原细胞瘤	精原细胞瘤
预后良好	睾丸或腹膜后原发; 且无肺外器官转移; 且 AFP<1 000 ng/mL,HCG<5 000 IU/L,LDH<正常值上限的 1.5 倍; 5 年无进展生存率 89%; 5 年生存率 92%	任何部位原发; 且无肺外器官转移; 且 AFP 正常; HCG 和 LDH 可以为任意值; 5 年无进展生存率 82%; 5 年生存率 86%
预后中等	睾丸或腹膜后原发; 且无肺外器官转移; 且有下列之一者:AFP 1 000~10 000 ng/mL,或 HCG 5 000~50 000 IU/L,或 LDH 高于正常值上限的 1.5~10 倍; 5 年无进展生存率 75%; 5 年生存率 80%	任何部位原发; 且无肺外器官转移; 且 AFP 正常; HCG 和 LDH 可以为任意值; 5 年无进展生存率 67%; 5 年生存率 72%
预后不良	纵隔原发; 或肺外器官转移; 或 AFP>10 000 ng/mL; 或 HCG>50 000 IU/L; 或 LDH>正常值上限的 10 倍; 5 年无进展生存率 41%; 5 年生存率 48%	无

（吴宏飞　王锋）

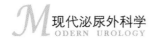
◀ 第二节　精原细胞瘤

【概述】

精原细胞瘤(seminoma)在睾丸生殖细胞瘤中最常见,约占60%。本病的发病率有种族和地区的差别.北欧某些国家如丹麦、挪威、瑞典发病率较高。发病年龄多数在30～49岁之间,较其他生殖细胞肿瘤的年龄稍大。目前病因不清,可能与隐睾、外伤、萎缩和内分泌等因素有关。

【诊断依据】

1. 睾丸进行性肿大,多为无痛性;少数可出现急性、突发性疼痛。

2. 体检见睾丸肿大,质地硬,有沉重感,透光试验阴性。

3. 晚期可有远处转移症状,如颈部肿块,咳嗽气短,胃肠道不适,体重下降等。

4. B超可见睾丸增大,呈实性均质回声,如肿瘤累及睾丸一部分,则可见到肿瘤的回声与正常睾丸组织间有明显的界限。CDFI显示肿瘤组织内血流较丰富,呈短线状血流。

5. 病理检查:切面呈淡黄色或灰白色,多结节,偶有坏死灶;显微镜下见典型的精原细胞瘤细胞呈弥漫性片状排列,中间有细软的结缔组织间隔,在血管周和纤维间隔内夹杂着炎症细胞;超微结构显示浸润的淋巴细胞对精原细胞瘤细胞有溶解作用。

【治疗方案】

精原细胞瘤的治疗方法为手术、放疗和化疗等综合疗法,具体应根据体检、影像学检查、肿瘤标志物化验结果和病理检查进行临床分期,并结合全身情况综合考虑:

1. Ⅰa及Ⅰb期精原细胞瘤在睾丸根治性切除术后可予严密观察、辅助性放疗或1～2个周期单纯卡铂方案的辅助性化疗。基于以上治疗方案,Ⅰa和Ⅰb期精原细胞瘤疾病特异性生存率可达99%。

Ⅰs期精原细胞瘤在睾丸根治性切除术后建议行总剂量20Gy(10天,每天2Gy)的辅助性放疗,化疗方案与Ⅰa及Ⅰb期精原细胞瘤相同。

2. Ⅱa,Ⅱb期患者于睾丸根治性切除后先行放疗;如估计尚有残留病灶,再考虑腹膜后淋巴结清除术;Ⅱc,Ⅱd病例,如有肿瘤与血管粘连,于睾丸切除后,先行辅助性放疗,使肿块缩小,再做腹膜后淋巴结清除术并辅以化疗。

3. Ⅲ期患者,如已有纵隔、锁骨上、肺或其他血行转移,也可先考虑放疗,再配合手术或化疗等。

4. 放疗:照射野的设置,如为预防性放疗,采用二野法,即局部野和下腹野。局部野在肿瘤部位及腹股沟区,下界于阴茎根部下2 cm,上界在耻骨联合缘上8 cm,同侧距中线8 cm,对侧距中线2 cm,面积为10 cm×10 cm左右;下腹野长15 cm、宽10 cm;如为左睾丸肿瘤,则左侧野宽为2/3,右侧为1/3;右侧肿瘤,则距中线各半。也可用三野法,即加上腹野,在上腹居中加10 cm×10 cm之放射野,用于预防腹膜后转移。对于Ⅱ期病人于腹膜后淋巴结清除术后,最好加做辅助性放疗,可采用五野法,除上述三野外,只加两个腰背部对称野(与下腹、上腹野对称)。至于Ⅲ期病例,有纵隔或锁骨上淋巴结转移时,可在病灶处行附加野。

照射剂量一般预防性放疗可用每2周25～30 Gy,Ⅱ期已有转移的辅助放疗则给每3～4周30～35 Gy,敏感度较低的病例可略提高剂量。

5. 化疗:精原细胞瘤采用化疗的效果良好,特别适用于晚期Ⅱc-ⅲ期病例。具体有VIP、TIP、VeIP、BEP等化疗方案可供选择。

【评述】

精原细胞瘤的治疗效果较好,积极地综合治疗,约90%患者可以完全缓解,甚至达到根治性效果,有报告5年和10年生存率均为96.3%。

(王锋　吴宏飞)

第三节　非精原细胞瘤性生殖细胞肿瘤

【概述】

睾丸非精原细胞瘤,又称非精原细胞瘤性生殖细胞肿瘤(NSGCT),主要包括胚胎癌(embryonal carcinoma,EC)、畸胎瘤(teratoma)、绒毛膜上皮癌(choriocarcinoma,CC)、睾丸卵黄囊肿瘤(yolk sac tumor,YST)、睾丸类癌(testicular carcinoid,TC)、混合性生殖细胞肿瘤(mixed germ cell tumor,MGCT)等。一些精原细胞瘤中混合上述成分的肿瘤,也常归入非精原细胞瘤。

【诊断依据】

1. 睾丸非精原细胞瘤性生殖细胞肿瘤(NSGCT)很少为单一成分,多为两种或多种成分混杂,因此尽管都表现为睾丸肿块,但在发病年龄、肿块大小、转移状况等方面各有差异。如胚胎癌青春期前罕见,发病高峰30岁;畸胎瘤以10岁,20岁和30岁年龄组常见,儿童睾丸畸胎瘤多是一个独立的肿瘤,而成人常是混合性生殖细胞肿瘤的一部分,青春期以后的患者睾丸成熟和不成熟畸胎瘤可以发生转移,而在青春期前多数为良性;睾丸卵黄囊瘤主要好发于幼儿及青年,是小儿睾丸肿瘤中常见的恶性肿瘤。

2. 肿瘤标志物检查:主要为AFP和HCG,如两种瘤标均增高,常提示含有卵黄囊成分和绒毛膜成分;如为单一瘤标增高,提示含卵黄囊成分或绒毛膜上皮癌中的一种并合并有其他成分。

3. B超检查:胚胎癌时在睾丸内出现低回声区内有强回声,且有散在的不规则小液性暗区相混,CDFI呈散在的不规则短线条血流。畸胎瘤时表现为肿瘤内部回声不均匀,有时可呈分叶状,并有较大的不规则暗区及钙化样强回声和声影出现。绒毛膜上皮癌呈中等强度的均匀回声,肿瘤内血流极为丰富,呈树枝状分布。如是多种成分,则回声因成分多少而有不同的表现。另彩超对检查腹膜后淋巴结肿大有一定的价值。

4. CT检查:表现为患侧睾丸肿大,呈软组织密度,但肿块内密度大多不均匀;增强扫描后肿瘤有轻度或中度强化,呈现更不均匀征象。睾丸肿瘤腹膜后淋巴结的检出率较高,且可指导睾丸肿瘤的临床分期,对放疗范围的设计和化疗效果的判断均有十分重要的意义。Moerman报道认为,CT诊断睾丸肿瘤淋巴结转移的准确性为73%～89%。英国皇家Marsden医院把腹膜后淋巴结直径大于10 mm作为转移标准,直径小于8 mm为正常,8～10 mm之间为可疑,但不能排除正常大小淋巴结内的微小转移。MRI检查对腹膜后淋巴结转移灶的检查并不比CT优越。

5. 病理检查:是确诊的主要方法,且应做大体标连续切片检查,并明确各种成分占比。

【治疗方案】

睾丸非精原细胞瘤的治疗方法为手术、放疗和化疗等综合疗法,具体应结合全身情况综合考虑:

1. 临床Ⅰ期非精原细胞瘤性生殖细胞肿瘤(NSGCT)主要是在对原发肿瘤切除术后,根据患者具体情况进行腹膜后淋巴结清扫术,辅助化疗(adjuvant chemotherapy)或监测(surveillance)。

原发肿瘤切除术可行根治性睾丸切除术或保留器官手术(organ-preserving surgery),保留器官手术是在双侧同时或先后发生的睾丸肿瘤、孤立睾丸的肿瘤,如睾酮分泌水平正常且肿瘤体积小于睾丸体积的30%,可考虑该术式。

2. 腹膜后淋巴结清除术:Ⅰ、Ⅱ期患者于原发肿瘤切除后即应做腹膜后淋巴结清除术(绒毛膜上皮癌除外),术后仍定为Ⅰ、Ⅱa期者,可予观察。由于5%～10%病人复发在最初两年,故要严密随访。常用胸片和瘤标,每月一次,一年后改为2个月一次;两年后复发较少,可改为每年检查一次,数年后才停止。如术后定为Ⅱb期,即腹膜后转移肿块小于5cm,可予BEP方案化疗,用2个疗程,再行观察;Ⅱc与Ⅲ期在腹部、纵隔或肺部已有转移,因多系淋巴或血行转移,故主张先做BEP化疗4个疗

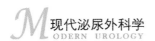

程。病情完全缓解者,可予观察;好转者,加做 VIP 化疗或骨髓移植;如只部分缓解,应即考虑残存肿瘤切除术,清除的组织病理切片诊为癌肿者,加行 VIP 化疗;如为畸胎瘤或纤维化组织,即可暂时观察。

3. 放疗:非精原细胞瘤对放疗敏感度较低或不敏感,所以放疗不能作为主要的治疗方法。至于在腹膜后淋巴结清扫术后是否加用放疗,取决于肿瘤的病理类型,如为胚胎癌或畸胎癌,使用放疗仍有一定作用。照射剂量一般为 40～50Gy/4-5W。

4. 化疗:化疗在非精原细胞瘤中有一定地位,主要适应证:① 预后不良的 I 期非精原细胞瘤,已侵及精索或睾丸,切除后瘤标仍持续升高者;② IIa～IV 期非精原细胞瘤;③ 晚期难治的肿瘤复发或用药无效,采用抢救性化疗方案。

化疗方案:以顺铂为主药的 PVB 方案的治疗经验报道较多,但由于本方案中长春新碱可导致严重副作用,故近年来多改用鬼臼乙叉甙,称为 BEP 方案,疗效相同而毒性减少。本方案主要用于 I 期病人、临床II期转移小肿块,或经腹膜后淋巴结清除术但未能清除干净者,可用一般剂量。对于晚期有转移已有大肿块者,无法进行腹膜后淋巴结清除术时,都可用较大剂量的抢救性化疗,可收一定疗效。

(王锋　吴宏飞)

第四节　睾丸混合性生殖细胞肿瘤

睾丸混合性生殖细胞瘤(testicular mixed germ cell tumor TMGCT)是指肿瘤内包含精原细胞瘤、胚胎癌、卵黄囊瘤、绒毛膜上皮癌、畸胎瘤等各类型中一种类型以上成分的肿瘤。睾丸混合性生殖细胞瘤约占生殖细胞肿瘤的第二位,大多单发,双侧性占 1.1%～2.7%。好发于 20～35 岁男性,肿瘤中各种成分均起源于非典型的生殖上皮,常混合存在,且互相有移行,尤以非精原细胞性生殖细胞肿瘤多见。有人认为混合性生殖细胞瘤的发生可能为精原细胞瘤沿着 NSGCT 的方向局限性分化所致。分子生物学检查显示其发生可能与第 12 号染色体缺失后引起抑癌基因的丢失有关。

【诊断依据】

1. 阴囊肿块:开始为无痛性,后逐渐感阴囊坠胀,部分患者可有腹部或背部隐痛。

2. 远处转移相关症状:如颈部肿物、咳嗽或呼吸困难、食欲减退、恶心、呕吐、下肢水肿等。

3. 少数患者有男性乳房增大,或以男性不育就诊。

4. 血清肿瘤标志物有不同程度增高,推荐 AFP、HCG、LDH 为必查项目。

5. 影像学检查:B 超、CT、MRI 检查,除证实睾丸肿块外,还应注意锁骨上、胸部、腹膜后淋巴结情况。

6. 病理学检查:是确诊肿瘤成分的重要根据,必要时行免疫组化检查,尤其重要的是应有各不同组织学成分的占比。

【治疗方案】

总体是首先做根治性睾丸切除术,是否辅以放化疗或腹膜后淋巴清扫术目前无一致意见。一般认为对低危患者以单纯手术即根治性睾丸切除术为主,必要时再辅以其他治疗;而对于高危患者,即存在淋巴结浸润及病理中有胚胎癌、未成熟性畸胎瘤、卵黄囊瘤等成分者,应行腹膜后淋巴结清除术辅以放化疗。对患者有生育要求者,可在行放化疗前对其生育能力进行评估,必要时行精液冻存。

(王锋　吴宏飞)

第五节　睾丸非生殖细胞肿瘤

一、睾丸间质细胞瘤

睾丸间质细胞瘤(Leydig cell tumor,LCT)又称 Leydig 细胞瘤。比较罕见,约占睾丸肿瘤的 2%～3%。可发生于任何年龄.但以学龄前儿童及青壮年多见,占儿童睾丸肿瘤的 8%,间质肿瘤的 14%,是间质肿瘤中最常见类型。流行病学调查显示,其与睾丸生殖细胞肿瘤相似,多发生于睾丸萎缩和不育症的患者,少数有家族史。本病多为良性,约 10% 左右可发生恶性变,但多数是在 30～60 岁成人,约 8% 的患者合并 Klinefelter 综合征。

此瘤主要由间质细胞(Leydig's cell)组成,病因尚不清楚,一般认为与基因突变有关,且儿童和成人的基因突变不同。实验室中给小鼠喂以求偶素,可诱发其发生。下丘脑-垂体-性腺轴的功能紊乱使黄体生成素增加,过度刺激 Leydig 细胞引起。与精原细胞瘤相反,本病与隐睾无关。病灶多较小,黄或褐色,包裹好,很少见出血或坏死。镜下肿瘤组织均匀,细胞圆形,核略偏一侧,胞浆丰富,细颗粒状,嗜伊红,部分胞浆内有类脂空泡,脂褐色以及棒状 Reink 结晶,其检出率约为 40%～50%。另有 40% 可发现雪茄型结晶,免疫组化检查,睾丸间质细胞瘤显示波形蛋白阳性,肾上腺素可有阳性表达。

【诊断依据】

1. 成人常表现为阴囊内无痛性肿块,时有坠胀或疼痛。恶性者常转移至腹膜后淋巴结、肝、肺以及骨。

2. 性征异常:儿童期患此肿瘤目前报道均为良性,常引起性早熟,第二性征发育,患儿出现阴茎增大,阴毛增多,声音低沉,肌肉发达等。如延迟至青春期就诊则可发生骨骺提前闭合,导致身材矮小。在成人约 24%～36% 的患者有乳腺增大、性欲下降、阳痿等,这与肿瘤细胞分泌雌激素有关。

3. 肿瘤标志物及内分泌检查;肿瘤标志物必查;内分泌检查包括 T、E2、LH、FSH、PRL 和皮质醇等。

4. 超声波检查;可探及睾丸中边界清楚低回声和高血流信号的病灶,但很难与睾丸生殖细胞肿瘤相区别。

5. Davis 提出恶性间质细胞瘤的诊断标准:① 瘤细胞有明显多形性;② 瘤细胞浆内可见褐色脂褐素;③ 有巨大病理性有丝分裂象;④ 淋巴管和血管内有瘤栓,尤以后二条比较重要。

【治疗方案】

1. 睾丸间质细胞瘤有一定的恶性度,成人约 10% 为恶性,宜尽早手术切除睾丸。对双侧睾丸肿瘤或对侧睾丸发育不良的年轻患者,或有强烈保留睾丸意愿者,由于本病约 80% 为良性,因此可选择性地行保留部分睾丸的肿瘤剜除术。如术中冰冻切片提示存在生殖细胞肿瘤时,只要对侧睾丸正常,应行患侧睾丸切除术。

2. 如为恶性应加腹膜后淋巴结清除术,必要时辅以化疗,对放疗不敏感。

本病应长期随访观察,良性者在睾丸切除后预后尚好;恶性或已有转移,手术后生存率平均约3年(2个月至17年)。

(王锋　吴宏飞)

二、睾丸支持细胞瘤

睾丸支持细胞瘤(sertoli cell tumor)又称男性母细胞瘤。比较少见,约占睾丸肿瘤的 1%。可发生于任何年龄,包括婴儿但以成人多见,平均年龄约 45 岁。肉眼睾丸支持细胞瘤切面呈实质性、灰白色或白色,分叶状。瘤体一般直径约 3.5 cm,较大的肿瘤应高度怀疑恶性。组织成分多为上皮小管或间质,也可伴有精原细胞瘤、绒毛膜上皮癌及畸胎瘤成分,为未分化间质细胞。体积小,呈圆形、多角

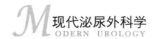
形或梭形,胞浆甚少,核小而深染,可向管状形态或间质细胞分化。分化良好的管状型,可见管腔。肿瘤细胞小到中等大,少数肿瘤细胞分裂象异常活跃,有恶性征象,偶可发生转移。恶性征象如下:① 体积>5 cm;② 有丝分裂活跃(>5/10HPF);③ 有核仁,伴多形性细胞核;④ 肿瘤坏死;⑤ 血管侵犯。

按病理可分为三类:典型睾丸支持细胞瘤、硬化型、大细胞钙化型。

【诊断依据】

1. 睾丸支持细胞瘤好发于隐睾及两性畸形的患者。

2. 睾丸肿块呈圆形或卵圆形,质地韧,部分病人可有疼痛和触痛,肿块生长缓慢,多单发。

3. 少数肿瘤可产生雌激素,约 10%~38%患者有男性乳腺增大或不育,青春期前患者偶有性早熟。睾丸肿瘤标志物 AFP,HCG,LDH 和 PLAP 通常为阴性。

4. 大细胞钙化型支持细胞瘤(large cell calcifying sertoli cell tumor,LCCSCT)多见于年轻患者,且多合并遗传性发育不良综合征,约 40%的患者出现内分泌功能紊乱,如乳房发育或性早熟。部分患者肿瘤为双侧性或多灶性。

5. 恶性支持细胞瘤:临床表现取决于细胞的分泌功能,病理判断较困难,血管和淋巴管浸润是可靠的诊断指标。

6. 超声波检查,睾丸支持细胞瘤在超声检查中常呈现低回声表现,大细胞钙化型支持细胞瘤具有典型的钙化声影表现。

【治疗方案】

1. 根治性睾丸切除术是首选的治疗方法。如为良性肿瘤,切除后,男性肿大的乳腺可很快消失。应定期随访。

2. 如病理提示恶性,应及早行腹膜后淋巴清扫术。

3. 对恶性且有肺、肝、骨骼转移者,对于放疗、化疗的反应较差,预后不良。

(王锋 吴宏飞)

三、睾丸网腺癌

睾丸网腺癌(adenocarcinoma of the rete testis)是一种少见、高度恶性的肿瘤,主要发生于成人,多见于白种人。

【鉴别诊断】

1. 临床表现为阴囊肿块,睾丸疼痛,常伴有鞘膜积液,易误诊为附睾炎或囊肿。

2. 病理检查可见肿瘤为睾丸门处境界不清的肿块;镜下见为多发性囊性乳头状腺癌组织,含有小方形细胞,核呈扁形,病灶发生在睾丸纵隔的睾丸网,大多数浸润至邻近的间质。有时能见到睾丸网上皮从良性过渡到恶性过程。肿瘤主要经淋巴系统转移,后腹膜淋巴结是最常见的转移部位,也有的转移到皮肤、阴囊、腹膜。

【治疗方案】

应行根治性睾丸切除术,如出现腹膜后淋巴结转移时应行腹膜后淋巴结清除术,并配合放疗和化疗。化疗方案有氨甲蝶呤、5-Fu、放线菌素 D 或环磷酰胺联合用药,但效果不确切。

本病预后很差,病人常在 1 年内死亡。

(王锋 吴宏飞)

四、睾丸颗粒细胞瘤

睾丸颗粒细胞瘤(granulosa cell tumor,GCT)属于性索间质肿瘤的一种,有两种不同的类型:成人型睾丸颗粒细胞瘤(adult testicular granulosa cell tumor,ATGCT)和幼年型睾丸颗粒细胞瘤(juvenile testicular granulosa cell tumor,JTGCT)。发生在成人睾丸的颗粒细胞瘤均为成人型,多数为良性,但又是一种潜在恶性的肿瘤。如肿瘤直径大于 7 cm,有血管浸润、出血及坏死,被认为是恶性行为的指征。幼年型睾丸颗粒细胞瘤几乎都发生于 6 个月以下的年龄段,是婴幼儿最常见的睾丸间质肿瘤,通常小于 2 cm,但也有报道大至 10.5 cm 者,但其仍然是一种良性病变。

【诊断依据】

1. 睾丸肿物为主要症状。肿瘤为囊实性、淡黄色或灰白色结节,囊性区域充满着黏液和水。

2. 成人型颗粒细胞瘤有患者合并有男子乳腺发育和阳痿。

3. B超检查:表现为具有不同内在回声的低回声团块或多房性囊性肿块。

4. 本病无特异性肿瘤标志物,AFP 和 HCG 均在患者相应年龄段的正常范围。确诊依据组织病理学检查和免疫组化。

【治疗方案】

对幼年型颗粒细胞瘤推荐行保留睾丸组织的肿瘤切除术;对成人型颗粒细胞瘤虽然多数具良性生物学行为,但有潜在远处转移能力(20%),故推荐根治性睾丸切除术,对远处转移尚无标准的治疗方案,多种治疗方案的联合应用有一定效果。

(王锋　吴宏飞)

五、睾丸性腺母细胞瘤

【概述】

性腺母细胞瘤(gonadoblastoma,GB)又称性腺胚细胞瘤、性腺发育不全性肿瘤、混合性生殖细胞瘤、睾丸母细胞瘤,是精原细胞瘤样的细胞和性索细胞(有支持细胞特征)的混合。在睾丸肿瘤中,仅占0.5%,常伴性腺发育不全。可见于各年龄组,最小仅 4 周,但以 16~35 岁多见。病灶多位于性腺的一侧或双侧。Scally(1953)则提出肿瘤含有三种成分:支持细胞、间质组织和生殖细胞,三者的比例差别颇大,半数以上患者是以生殖细胞生长占优势,从而演变为精原细胞瘤、胚胎癌、绒毛膜上皮癌或卵黄囊癌。

【诊断依据】

1. 临床常有性征异常的表现,可见发育不良的睾丸,患者有两性综合征,80%表现为女性,20%表现为男性,但许多患者的生殖器性别特征不明显。表现为男性的患者,可有隐睾、尿道下裂或其他外生殖器异常,也可有女性乳房发育。隐睾的外科探查常显示患者有女性内生殖器结构,这是苗勒管退化不全的结果。表型为女性者则有停经、下腹包块。

2. 染色体核型分析显示不管患者性别表现如何,几乎都有一个 Y 染色体,以 46XY 和 45,X/46,XY 最常见。

3. 1/3 的病例发生双侧睾丸母细胞瘤,睾丸母细胞瘤继续发展可成为浸润性生殖细胞肿瘤,如精原细胞瘤、胚胎癌、卵黄囊瘤、绒毛膜上皮癌等。

【治疗方案】

性腺母细胞瘤为一种癌前病变,它可以继续发展为浸润性生殖细胞肿瘤,在它尚未发展为浸润性生殖细胞肿瘤之前,标准治疗方案是根治性睾丸切除术,可达治愈。由于本病有较高的双侧发生率(40%),所以术后应密切随访。

如为混合精原细胞瘤或其他生殖细胞瘤,即应按生殖细胞瘤的类型和临床分期进行治疗。

(王锋　吴宏飞)

六、睾丸横纹肌肉瘤

睾丸横纹肌肉瘤(testicular rhabdomyosarcoma,TRMS)是来源于原始间质细胞的软组织恶性肿瘤,本病可发生于任何年龄,但好发于婴幼儿,平均发病年龄约 15 岁。根据病理形态 WHO 软组织肿瘤分类(第四版)横纹肌肉瘤可分为四型:胚胎性、腺泡性、梭形细胞/硬化性和多型性横纹肌肉瘤,其中胚胎性横纹肌肉瘤是最主要的亚型,约占 80%~90%,预后相对较好;腺泡型多见于 10~25 岁患者,恶性程度较高;多型性好发于中老年,很少见,易于复发转移,预后差。电镜下可观察到瘤细胞中有粗、细肌丝束以及 Z-线或 Z-线样结构的原始肌节分化,是横纹肌肉瘤的超微结构特征。

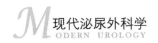
【诊断依据】

1. 症状为阴囊内迅速增大的无痛性肿块,有坠胀感。检查可见肿瘤体积较大,平均5 cm大小,肿瘤表面不光滑,透光试验阴性。

2. B超检查:可见不均匀回声增高、边界欠清的实质性团块,CDFI提示肿物内血流信号丰富。CT、MRI见不规则软组织影,密度和内部信号不均匀,增强后不规则强化。

3. 病理对诊断至关重要,镜下见肿瘤细胞形态多样,相似于正常骨骼肌的不同发育阶段,多由原始小圆细胞和不同分化阶段的横纹肌母细胞以不同比例混合组成。免疫组化可表达Des min、Myoyenin、Myoglobin、MyoD1和MSA等肌源性标记物。

【治疗方案】

手术治疗包括根治性睾丸切除术,局部扩大的软组织切除以及腹膜后淋巴结清扫术。

1. Ⅰ期病变当放射学检查(如CT)结果为阴性时,仅行根治性睾丸切除加化疗即可,可免做腹膜后淋巴结清扫术。

2. 对局部浸润的横纹肌肉瘤累及皮肤或出现临床上可疑的淋巴结时应行根治性睾丸切除+患侧阴囊切除及腹股沟淋巴结清扫术+腹膜后淋巴结清扫术,术后应行化疗。化疗以VAC方案(长春新碱、放线菌素D、环磷酰胺)为好;阿霉素也有较好疗效。两年无瘤存活率可达85.5%,而不化疗者仅为47%。对上述疗法效果不理想者,可加用放疗,放射量以不超过3500rad/4周为宜。

【评述】

主要取决于临床分期、肿瘤分化程度、患者年龄、治疗方法。总体成人预后比儿童差,单纯手术治疗长期存活率不到50%,接受辅助性放疗并联合化疗的病人长期存活率可高于80%,但晚期患者预后较差。

(王锋 吴宏飞)

七、睾丸淋巴瘤

睾丸淋巴瘤(lymphoma of the testis)多为继发性,极少数为原发于睾丸。原发性睾丸淋巴瘤(primary testicular lymphoma,PTL)于1877年由法国医生Malassez首次提出,其中绝大多数为非霍奇金淋巴瘤(non-Hodgkin's lymphoma NHL),发病率约0.26/10万,属结外原发性恶性淋巴瘤,约占恶性淋巴瘤的1%~2%,占睾丸肿瘤的1%~5%。睾丸原发性淋巴瘤的诊断标准为:首先发现睾丸淋巴瘤,睾丸切除后6个月内无睾丸以外淋巴结及脏器淋巴瘤出现。正常睾丸无淋巴组织成分,目前认为原发性睾丸淋巴瘤肿瘤组织是从睾丸间质的原始间叶细胞演变而来。本病恶性程度高,预后很差。可发生于任何年龄组,但50岁以上的病人占80%。大多数双侧睾丸同时受累,可同时发生或相继出现、

【诊断依据】

1. 症状多为无痛性睾丸弥漫性肿大,少数病人伴有疼痛或不适,睾丸增大可迅速发展或缓慢增长。部分病人有低热、盗汗、疲劳感、体重下降等全身表现。

2. 肿大的睾丸质地硬,表面光滑或有结节,无压痛。病程数周至数月,双侧发病或相继发病。晚期常延至精索、附睾或浸润血管,可发生血行扩散,也可局部浸润或淋巴转移。

3. 影像学检查:B超为首选,可见睾丸增大,低、等强度均匀回声,伴血流增加;根据肿块的边界大小及分布可分为弥漫型和结节型两种类型。CT和MRI多用于观察胸部、腹膜后和盆腔淋巴结情况。

4. 肿瘤标志物:虽然是常规检查项目,但AFP、HCG常正常,但癌胚抗原(CEA)部分患者升高。

5. 睾丸淋巴瘤的确诊依赖于病理学诊断,尤其是免疫组化检查结果。如免疫组化白细胞共同抗原(+)、胎盘AKP(-)则支持睾丸淋巴瘤的诊断;如白细胞共同抗原(-)、胎盘AKP(+)则为精原细胞瘤;并且可同时检测组织标本中CD20、AFP、细胞角蛋白等指标的表达,以进一步辅助诊断及分型。

【治疗方案】

1. 多数学者认为原发性睾丸淋巴瘤以综合治疗为主,首先应行患侧睾丸根治性切除,强调即使是

早期也应术后予以放疗和化疗及免疫治疗。但 Byrne 等认为首先应将原发性和继发性睾丸恶性淋巴瘤区分开来,对于局限于睾丸内的原发性者行睾丸根治切除,术后暂不放疗和化疗,而严密观察;对于有全身表现的继发性患者,术后应辅以放疗和化疗。化疗推荐以含蒽环类药物的联合方案为首选,对微小转移灶可起杀灭作用,临床疗效肯定。较为常用的药物是氮芥、环磷酰胺、阿霉素、苯丁酸氮芥、N-甲酰溶肉瘤素等。

2. 原发性睾丸淋巴瘤易侵犯对侧睾丸($8\%\sim35\%$),是治疗失败的主要原因之一。由于血-睾屏障的存在,化疗药物难以到达睾丸,全身化疗并不能预防对侧睾丸受侵,只有放疗可达到预防的目的。多推荐低剂量($25\sim30$Gy)预防性照射。

一般认为本病预后较差,大部分患者于术后 $1\sim2$ 年死亡,影响预后的主要因素是临床分期及治疗方法。Ⅰ期患者,5 年无瘤生存率为 60%,随着分期的增高,5 年生存率降至 17%。

(王锋 吴宏飞)

八、睾丸表皮样囊肿

睾丸表皮样囊肿(epidermoid cyst of testis)是一种少见的睾丸良性肿瘤,约占全部睾丸肿瘤的 $1\%\sim6\%$,于 1942 年由 Shah KH 首次报道。本病多见于 $20\sim40$ 岁人群,一般单发。其组织来源尚不清楚,目前认为睾丸表皮样囊肿是睾丸生殖细胞肿瘤的一个亚型。诊断仍沿用 Price(1969)所述标准:① 肿瘤呈囊性,局限于睾丸实质内;② 囊壁由纤维组织构成,内衬扁平上皮;③ 囊腔内充满角化屑或无定形物质;④ 肿瘤内不含畸胎瘤成分或皮肤附件结构,如皮脂腺或毛囊等;⑤ 睾丸组织内不含纤维瘢痕组织。

【诊断依据】

1. 主诉多为睾丸肿物,生长缓慢,不痛,偶有坠胀感。
2. 体检可触及睾丸无痛性包块,圆形或椭圆形,质硬。包块直径一般小于 3 cm。
3. B 超检查示多为高低回声相间的靶环状或圆葱状(即典型的洋葱征),亦有呈中等回声、低回声、或混合回声表现,所有肿物内部均无明显血流信号。CT 提示边界清晰的肿块,包膜完整,CT 值略低于睾丸实质,增强后无明显强化。MRI 提示睾丸肿物边界清楚,外周带和中心部 T1WI 和 T2WI 均呈低信号,中间部分 T1WI 和 T2WI 呈高信号,即典型的牛眼征。
4. 肿瘤标志物 AFP 和 HCG 均为阴性,这也是与其他睾丸生殖细胞肿瘤的区别之处。

【治疗方案】

手术是治疗本病的主要手段。由于睾丸表皮样囊肿公认为良性病变,且无局部复发和转移,所以如果在术前、术中证实为该病变,应行保留患侧睾丸的肿瘤切除术。但值得注意的是,睾丸内实质性肿物应首先考虑到恶性的可能,因此手术探查时要遵循肿瘤治疗的外科原则。在术中可采用肠钳或止血带阻断精索血流,在纱布保护下,切开白膜,完整切除肿物并加肿物旁睾丸组织冰冻活检,若病理报告为表皮样囊肿或良性病变,则可关闭白膜;若报告为恶性肿瘤或难于判断时,则按恶性肿瘤处理行睾丸根治性切除术。

(王锋 吴宏飞)

九、睾丸鞘膜纤维假瘤

睾丸鞘膜纤维性假瘤(fibrous pseudotumor of testicular tunics)为反应性纤维组织增生,不是真正的肿瘤。可发生于任何年龄。病因不明,常单侧发病。此病约 2/3 发生于睾丸鞘膜和白膜,10% 发生于附睾,其余发生于精索。病变呈弥散性或结节性。弥散性者部分伴有睾丸鞘膜积液或积血,常继发于外伤和炎症之后。结节者约 45% 伴有睾丸鞘膜积液,30% 有外伤史或附睾及睾丸炎史,这可能是外伤血肿或炎症机化的结果。也有报道称此病为纤维、胶原结缔组织增生病变,病理检查见主要成分为纤维母细胞,内有数量不等的毛细血管,胶原纤维和炎性细胞浸润,偶有钙化。

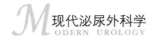

【诊断依据】

1. 临床表现为无症状的阴囊内结节,逐渐增大或增多。

2. 体检于睾丸和睾丸旁可触及单个或数个大小不一的类圆形结节,质韧,无压痛,稍有活动度。

3. B超检查示睾丸鞘膜腔内结节,可多发,为实性低回声光团,形态欠规则,边界尚清晰,CDFI显示结节内未见明显血流信号。CT检查示睾丸鞘膜内多发实质性肿块,增强扫描强化不明显。

4. 肿瘤标志物:AFP、HCG、LDH均正常。

5. 病理检查为确诊的依据,见主要成分为纤维母细胞,内有数量不等的毛细血管胶原纤维和炎症细胞浸润;病程长者则炎症细胞较少,胶原融合、玻璃样变,纤维组织呈漩涡状排列,并可有钙化。

【治疗方案】

手术是治疗本病的主要手段,由于睾丸鞘膜纤维性假瘤公认为良性病变,且无局部复发和转移,所以术中只需将纤维性假瘤和被侵犯的睾丸鞘膜切除即可,无需切除患侧睾丸和附睾。

本病预后好,一般不复发。

【评述】

睾丸肿瘤中恶性肿瘤占绝大多数,尽管睾丸位置表浅,但睾丸恶性肿瘤在就诊时相当一部分病人已有转移,转移患者的预后与肿瘤细胞类型和分期密切相关,精原细胞瘤预后要好于非精原细胞瘤性生殖细胞肿瘤,5年生存率>80%。特异性瘤标AFP、HCG和LDH等是睾丸肿瘤必不可少的检查项目,对睾丸肿瘤的鉴别诊断、疗效评估和预后至关重要,更是术后随诊的重点观察指标。睾丸肿瘤一旦确认,应尽早手术治疗:首选根治性睾丸切除术;对需行快速冰冻切片检查者应用肠钳等阻断精索并用纱布隔离创面情况下活检。对可疑睾丸肿块不应行穿刺活检,因有可能造成转移方向的改变,如发生阴囊壁和腹股沟转移,使病情复杂化,另外也应想到腹股沟淋巴结转移是睾丸肿瘤穿破白膜侵及阴囊壁或腹膜后淋巴结转移后再逆向转移的结果。由于睾丸是人类遗传的基因库,有其独特的组织学发生特点、成分复杂交织,有人类"肿瘤博物馆"之称,因此在病理诊断时应连续切片证实各不同成分的占比,必要时行免疫组化检查。治疗方案的决定应结合病理、瘤标、肿瘤成分和临床分期综合考虑。术后放、化疗应恰当剂量和疗程,对年轻患者应考虑性功能和生育问题,可术前精液冷冻保存等。如为双侧病变或对侧睾丸发育不良,在充分知情情况下,可行保留睾丸手术且保留睾丸组织应大于该侧睾丸70%。

(王锋　吴宏飞)

第三十章
附睾肿瘤

附睾肿瘤(tumors of the epididymis)临床少见,约占男性生殖系肿瘤的 2.5%。病理类型复杂,组织来源多样。绝大多数为原发性肿瘤,其中良性约占 80%。可发于任何年龄,多见于处于性功能活跃的青壮年时期,高发年龄为 30~40 岁。

原发性附睾恶性肿瘤可起源于上皮组织或间叶组织。肿瘤一般生长快,与周围组织界限不清。早期即可发生肺、肝等多处转移,预后差,多数在术后 6 个月内复发,60% 在 2 年内死亡。继发性附睾肿瘤罕见,其中又以前列腺癌转移居多,其次为消化系统恶性肿瘤转移。

第一节　附睾癌

【概述】

原发性附睾癌(primary epididymal carcinoma,PEC)是一种罕见的男性生殖系统恶性肿瘤,约占泌尿男生殖系恶性肿瘤的 0.5%,占男性癌症的 0.03%,对其尚缺乏系统性研究。据文献报道 PEC发病年龄跨度较大,22~82 岁,中位年龄超过 50 岁。发病机制目前尚不清楚,有学者认为 TP53 基因249 位点上的 AGG-ATG 点突变,可能与该病发生有关。病变起源于附睾固有组织,病理类型一般为腺癌或未分化癌,生长迅速,大部分患者预后较差。诊断 PEC 时应极为慎重,需与其他多种附睾肿瘤相鉴别,在排除其他附睾肿瘤和转移癌的基础上才能作出正确诊断。治疗以外科手术切除为主。

【诊断依据】

1. 病变主要发生于附睾头、尾部。癌肿生长迅速,就诊时多已累及整个附睾,有坠胀隐痛不适感。

2. 触之质坚硬,表面欠光整,有轻度触痛,附睾与睾丸界限不清,精索增粗明显,肿物与阴囊皮肤可发生粘连。可出现鞘膜积液,多为血性胶样液体,透光试验阴性。

3. 多普勒超声检查具有简便、迅速、无创伤、可重复等优点,可辨明肿块的囊、实性,测定肿块大小。可见阴囊内睾丸旁实质性占位,回声欠均匀,可见丰富血流信号,为低速高阻血流信号,肿物边界不清,与睾丸界限模糊。

4. 腹部、盆腔 CT 或 MRI 检查,有助于排除其他脏器肿瘤,明确淋巴结转移或远处转移情况。

5. 确诊有赖病理检查和免疫组化检查。现有的肿瘤标志物 CEA、AFP、β-HCG、PSA、CA-125、CA-199 对附睾腺癌均无诊断价值。

【鉴别诊断】

1. 附睾转移性恶性肿瘤　原发性恶性肿瘤多来源于胃、结肠、肾脏及前列腺,术前通过胃肠镜、B 超、CT 等多可发现原发病灶,并可通过特异性肿瘤标志物鉴别。

2. 附睾良性肿瘤　肿瘤体积多较小,生长缓慢,且多无症状,少有隐痛。体检可见肿瘤多为圆形或椭圆形,表面光滑,边界清楚。

【治疗方案】

1. 首选手术治疗,术中做冰冻切片,确诊后做根治性睾丸切除术。

2. 腺癌以淋巴转移为主,故应做腹膜后淋巴结清扫术。术后辅以化疗,可提高生存率,通常卡铂

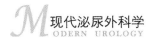

与紫杉醇作为首选一线用药。

3. 因附睾未分化癌对放射线较敏感,可在根治性睾丸切除后行辅助性放疗。

【评述】

原发性附睾癌罕见,恶性程度高,预后差,患者最终多发生转移,甚至在最初发现肿瘤时已有转移。转移途径有局部浸润、淋巴转移和血行转移,因此常见有精索、腹膜后淋巴结、肺、肝、骨等部位转移灶。治疗以手术为主,术后根据病理类型,并结合患者的身体状况和耐受力给予化疗或放疗。本病预后差,患者多在2年内死于广泛转移和全身器官功能衰竭。

(乔迪 冯宁翰)

第二节 附睾其他恶性肿瘤

一、附睾平滑肌肉瘤

【概述】

附睾平滑肌肉瘤(leiomyosarcoma of the epididymis)极为少见,可发生于任何年龄,多见于中、老年。病因尚不明确,可能与胚胎发育畸形、附睾炎有关。由于血源播散发病率高,因此不主张腹膜后淋巴结清扫术。预后与肿瘤分化程度有关,高分化者预后较好,低分化者预后不良。

【诊断依据】

1. 症状:主要表现为单侧附睾肿物进行性增大,常伴疼痛、阴囊坠胀感。

2. 体检:可见患侧阴囊增大,肿物质硬,表面高低不平,轻度触痛,精索增粗,有时可有少量鞘膜积液。

3. B超检查:可见附睾实质性占位,回声不均匀。

4. 确诊主要依靠病理检查及免疫组化。分化好者与平滑肌瘤很难鉴别。SMA(+++),vimentin(+),CD_{34}(+),S100(−),EMA(−),CK(−)支持平滑肌来源。

【鉴别诊断】

附睾结核 病灶常位于附睾尾部,质硬,输精管增粗且常有串珠样结节。常有肺结核和泌尿系多器官结核,抗结核治疗肿块可缩小。

【治疗方案】

1. 本病一经诊断即应行根治性睾丸、附睾切除术,在内环水平处切断精索。

2. 肿瘤主要经血行播散至肺、肝、骨等处,有学者推荐早期对腹膜后主动脉区域进行放疗;是否辅助化疗意见不一。腹膜后淋巴结清扫术对提高生存率无帮助。

【评述】

阴睾平滑肌肉瘤罕见。常表现为发生于附睾的大小不等的实性肿物,早期易误诊为附睾结核,抗炎抗结核治疗症状未见好转者应考虑附睾恶性肿瘤。触诊质地硬,与睾丸境界不清。病理及免疫组化可确诊:光镜下见瘤细胞呈长梭形、胞质丰富、红染、核呈杆状、两端钝圆、核分裂象多;免疫组化指标支持平滑肌来源即可明确诊断。治疗为根治性睾丸附睾切除术,放疗可减少局部复发,一般不主张行腹膜后淋巴结清扫术。

(乔迪 冯宁翰)

二、原发性附睾黏液纤维肉瘤

【概述】

黏液纤维肉瘤(myxofibrosarcoma)包括一系列恶性成纤维细胞性病变,有不同程度的黏液样间质,多形性,并有独特的曲线形血管。常见于老年人,发生于附睾及其他部位者罕见。

【诊断依据】

1. 阴囊内附睾肿块,进行性缓慢增大,不痛。

2. 体检可触及附睾部肿块、质硬、不光滑、无触痛、与睾丸境界清。

3. B超:附睾部可探及实性占位,内部血流不明显。睾丸多正常。

4. 确诊依据组织病理学:镜下可见丰富的胶原纤维与黏液样区,瘤细胞呈梭形、束状排列,细胞质嗜伊红、淡染,核卵圆形或长圆形,核仁不明显,核分裂象稀少,血管通常稀少;灶性区域瘤细胞可显示一定的多形性,并可见到血管周围有瘤细胞聚集现象。

【治疗方案】

首选根治性睾丸附睾切除术,术后辅以局部放疗。对盆腔CT示淋巴结阴性者不推荐行腹膜后淋巴结清扫术。目前国内认为4～6周期的化疗可能有益,但是损伤较大。总体5年存活率60%～70%。

【评述】

原发性附睾黏液纤维肉瘤临床罕见,属低度恶性肉瘤。临床症状无特异性,确诊靠病理检查。治疗首选经腹股沟切口根治性睾丸切除术。对首次仅行单纯附睾肿块切除者,常出现局部复发,应行局部扩大切除＋根治性睾丸切除术,术后辅以放疗并严密随访。盆腔淋巴结阴性者不推荐腹膜后淋巴结清扫术。预后取决于临床分期。

(乔迪　冯宁翰)

三、附睾淋巴瘤

【概述】

原发性附睾淋巴瘤极其少见,为结外淋巴瘤的罕见类型,病理组织类型大部分为非霍奇金淋巴瘤,且以B细胞淋巴瘤为主。病因尚不清楚,可能与病毒感染有关。由于附睾恶性淋巴瘤恶性程度较高,都会累及临近组织,早期播散,临床进展迅速。

【诊断依据】

1. 临床表现为阴囊质硬肿块,多数无痛,伴有下坠感,多呈进行性增大。少数有隐痛、发热等症状。

2. 体检:于附睾处可扪及肿块,部分呈结节状或为多个结节,质硬,活动度差,无明显触痛。

3. B超检查:可见肿块呈低回声结节,形态规则,边界清楚,血流信号稍丰富。

4. 确诊依据病理检查和免疫组化,诊断原发性附睾淋巴瘤须符合下述标准:(1)肿瘤仅局限于附睾,全身检查无类似病灶;(2)外周血及骨髓象无异常;(3)其他部位出现继发病灶时间上晚于原发病灶;(4)既往无淋巴瘤病史。

【治疗方案】

1. 根治性睾丸切除术,可获得良好的治疗效果。

2. 辅助性放化疗:尚无统一意见,亦无标准化疗方案,目前多采用CHOP(环磷酰胺、阿霉素、长春新碱、强的松)方案,部分采用MACOP—B方案。若出现淋巴结肿大,则需行放疗。近有文献报告CHOP联合利妥昔单抗可明显提高患者总体生存率。

【评述】

原发性附睾淋巴瘤属于生殖系统罕见恶性肿瘤,临床症状无特异性,确诊有赖于病理检查和免疫组化,并须排除既往无淋巴瘤病史,治疗原则为根治性睾丸切除＋辅助放化疗。预后与肿瘤大小及恶性程度有关,总体上好于睾丸淋巴瘤。

(乔迪　冯宁翰)

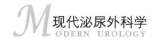
四、附睾髓外浆细胞瘤

【概述】

髓外浆细胞瘤(extramedullary plasmacytoma)是起源于骨髓以外组织的局限性浆细胞肿瘤,占浆细胞肿瘤的 3%～5%。表现为局限性肿块。约 3/4 发生于上呼吸道,包括鼻腔、鼻窦、口咽及喉。极少发生于泌尿生殖系统,发生于附睾更罕见。

【诊断依据】

1. 附睾肿块,无明显阴囊胀痛及坠胀感,肿块进行性增大,质硬,可合并有鞘膜积液。

2. 既往有淋巴造血系统肿瘤史,特别是有骨髓瘤病史者,若发现附睾肿块,应考虑有浆细胞瘤的可能。

3. CT、MRI 检查均无特异性表现,超声检查为不均匀的低回声。

4. 病理检查为确诊依据,镜下见肿瘤由浆细胞或浆样细胞组成,浆细胞为克隆性。免疫组化染色 κ 和 λ 轻链显示轻链限制性表达,肿瘤细胞表达 CD138 和 CD38。髓外浆细胞瘤的诊断标准:① 存在髓外浆细胞;② 血清或尿 M 蛋白缺失;③ 骨髓正常;④ 无骨或器官侵犯;⑤ 有典型的组织学形态;⑥ 免疫球蛋白的单克隆分化。

【治疗方案】

1. 首选局部肿块切除,通常可联合局部放疗。

2. 约 25% 的患者可局部复发或扩散至区域淋巴结,极少数髓外浆细胞瘤可转移至远处髓外部位,应行根治性睾丸切除＋淋巴清扫术,并辅以放化疗。

3. 单纯放疗是孤立性浆细胞瘤的最主要治疗方法之一,有效率达 90%～97%。5 年总生存率达 57%～61%,当放疗无效或肿瘤复发时可以选择化疗。单纯化疗有效率约 58%。

【评述】

附睾髓外浆细胞瘤罕见,临床症状和影像学检查无特异性,确诊依靠病理学检查。治疗首选肿瘤切除＋局部放疗;复发者应行根治性睾丸切除＋放化疗。由于约 15% 可进展为多发性骨髓瘤,一旦发展为多发性骨髓瘤则提示预后较差。因此需长期密切随访。

(乔迪　冯宁翰)

五、附睾脂肪肉瘤

【概述】

附睾脂肪肉瘤(epididymal liposarcoma)是一种罕见的低度恶性软组织肿瘤,自然病程常表现为无痛性渐进性阴囊肿大,术前易误诊为腹股沟斜疝、睾丸鞘膜积液或脂肪瘤等。

【诊断依据】

1. 临床表现:多见于成年男性,无痛性、缓慢生长的阴囊内或腹股沟肿块,可引起男性不育。

2. 查体一般可扪及附睾或睾丸上方质韧肿块,表面光滑,无压痛。

3. 超声检查提示实质性肿物,非均质性强回声,其内有血流回声,与睾丸分界清晰。

4. CT 影像通常表现为不均匀密度,边缘不清或呈浸润性生长的肿块,其密度取决于脂肪细胞分化程度和纤维组织及黏液性组织的混合程度,一般高于正常人体脂肪。

5. MRI 化学位移成像技术有助于术前确诊。

6. 病理检查可明确诊断并予分型:根据 WHO(2020)软组织肿瘤最新分类,脂肪肉瘤病理分型主要有高分化脂肪肉瘤(包括脂肪瘤样脂肪肉瘤、炎症型脂肪肉瘤、硬化性脂肪肉瘤和梭形细胞性脂肪肉瘤)、去分化脂肪肉瘤、黏液型脂肪肉瘤、多形性脂肪肉瘤、混合型脂肪肉瘤。

【治疗方案】

1. 手术切除是标准治疗方法,推荐高位根治性睾丸附睾切除术。除非有明确的腹膜后淋巴结转移证据,否则不推荐常规做腹膜后淋巴结清扫。若有切缘阳性,需立即扩大手术范围。

单纯放疗对脂肪肉瘤效果有限,国外有报道在肿瘤切除放疗后 10 个月出现局部复发,未出现远处转移,并且认为,如果局部切除不彻底,放疗也不能阻止局部的复发。

2. 化疗:美国 FDA 于 2016 年批准甲磺酸艾日布林(eribulin mesylate)用于治疗脂肪肉瘤,适用于肿瘤已经转移或无法进行外科手术切除的肿瘤,只限用于此前已经接受过蒽环类药物(anthracycline)化疗的患者,结果显示可以确切延长脂肪肉瘤患者生存时间约 7 个月。

【评述】

附睾脂肪肉瘤罕见,低度恶性,临床表现无特异性,B 超、CT 可明确肿瘤大小及部位;MRI 化学位移成像对确诊有价值,病理形态学特征是具有脂肪母细胞。因有局部浸润倾向,推荐行根治性睾丸切除术,必要时应扩大切除范围,放化疗作用有限。本病复发率较高,故应长期随访。

(乔迪　冯宁翰)

六、附睾横纹肌肉瘤

【概述】

横纹肌肉瘤属软组织肿瘤,由多种不同分化程度的横纹肌母细胞组成,可发生在横纹肌较多的部位,也可发生在横纹肌较少甚至无横纹肌处。2013 年 WHO 将横纹肌肉病分为四个亚型:胚胎型、腺泡型、多形型、梭形细胞或硬化型。前二者多见于儿童和青少年,多形性多见于老人,后者在儿童和成人均可发生。发生于泌尿系统的横纹肌肉瘤约占 21%。附睾横纹肌肉瘤(rhabdomyosarcoma of the epididymis)罕见,国内文献 1994—2017 年共报道附睾横纹肌肉瘤 23 例,且均为个案报道。多见于儿童和青少年。起源于未分化间质,有黏液瘤样组织、纤维组织及横纹肌组织。多为胚胎性和腺泡性,极少数为多形性。恶性程度极高,有早期扩散倾向,尸检 20%～30% 有肺和肝播散。

【诊断依据】

1. 单侧阴囊进行性增大,并有坠胀感。检查见睾丸旁肿块、质硬、表面有结节,压痛不明显,与睾丸界限清楚,不与阴囊壁粘连。

2. 如睾丸鞘膜腔有积液时则肿物质地较软,有囊性感,透光试验阳性。

3. B 超可见附睾肿块,呈等回声或不均质回声。CT 平扫见为软组织密度,增强扫描见明显强化。对显示腹膜后淋巴结直径＞2cm 者,应高度怀疑为淋巴结转移。

4. 病理检查可确诊:胚胎性者光镜下见瘤组织由小圆形细胞构成,核深染,偏左,可见横纹和核分裂象。电镜下见瘤细胞内有平行排列的粗细肌丝,Z 带和糖原是横纹肌肉瘤的病理特征,很少形成肌节。目前横纹肌肉瘤的标志物中波纹蛋白和肌红蛋白的灵敏度较高,而特异性较好的是肌动蛋白和结蛋白。

【鉴别诊断】

附睾炎性肿块　有阴阴囊坠胀感,初起痛感明显,肿块进行性增大,质硬有触痛;超声检查可见不均质回声,血流丰富。

【治疗方案】

1. 对可疑病例应行腹股沟切口,高位阻断精索血运,切除肿物做冰冻切片,如为恶性即应行根治性睾丸切除,若存在腹膜后淋巴结转移则行保留神经的腹膜后淋巴清扫术。

2. 术后放疗、化疗。化疗以 VAC 方案(长春新碱、放线菌素 D、环磷酰胺)为佳。放疗应根据患者的年龄、部位、分期选用,一般推荐用于有淋巴结转移的患者,有效剂量不小于 40Gy,范围包括瘤床及周围 2～5 cm 正常组织。

【评述】

附睾横纹肌肉瘤罕见,临床表现无特异性,诊断主要据病理检查。根治性睾丸切除术加辅助放化疗是主要治疗方法,对有腹膜后淋巴结转移者可行保留神经的腹膜后淋巴结清扫术。影响预后的主要因素是病程、病理类型。肿瘤局限于阴囊内的患者预后较好,病理类型中以胚胎型预后较好,多形

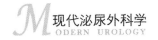
型与梭形细胞型次之,腺泡型最差。有分析认为肿瘤直径>5 cm 及确诊时年龄>10 岁预后不佳,而化疗是预防复发的重要手段。

(乔迪　冯宁翰)

第三节　附睾良性肿瘤

附睾良性肿瘤(benign tumors of the epididymis)多为单发,体积一般较小,生长缓慢,常无症状,以腺瘤样瘤、平滑肌瘤多见,易被误诊为附睾结核、精液囊肿、慢性附睾炎等。

一、附睾平滑肌瘤

附睾平滑肌瘤(leiomyoma of epididymis)好发于壮年,1942 年由 Hinman 和 Gibson 首次报道。多为单侧发病,附睾尾部多见。组织来源尚有争议,有认为由于午非管的迷走(错位)而发生,亦有学者提出炎症假肿瘤学说。

【诊断依据】

1. 临床表现:附睾部缓慢增大的肿块,无明显不适感。查体见瘤体呈圆形,表面光滑,与周围组织无粘连,质硬有弹性。患者常合并睾丸鞘膜积液。

2. 超声检查:可见肿瘤为境界清楚的不均匀回声,血流不丰富。

3. 病理:确诊主要依靠病理学检查。肿瘤切面呈嫩肉色,显微镜下见瘤组织由分化较好的平滑肌细胞组成。肌细胞呈束状或编织状排列,无坏死,细胞无明显核分裂。

【鉴别诊断】

平滑肌肉瘤　发病年龄较大,多见于中老年。肿块生长速度较快,质硬,高低不平。病理可见恶性的两大要点是有坏死和细胞核的多形性。

【治疗方案】

手术切除是唯一有效的治疗方法。一般做附睾切除即可。若边界不清楚,术中可行快速组织学检查,根据病变性质确定切除范围。

【评述】

附睾平滑肌瘤罕见,好发于壮年,以 40～60 岁居多,症状和体征无特异性,手术切除标本应做快速病理检查,注意与平滑肌肉瘤鉴别,良性肿瘤预后良好。

(乔迪　冯宁翰)

二、附睾腺瘤样瘤

【概述】

腺瘤样瘤最早是由 Golden 和 Ash 于 1945 年提出来的形态学类似于腺瘤的一类肿瘤。附睾腺瘤样瘤是最常见的睾丸旁良性肿瘤,来源于间皮组织,好发于生殖系统,可见于前列腺、附睾、睾丸等处。女性可见于卵巢、输卵管及子宫。慢性炎症和纤维化在该肿瘤的发生中发挥了一定作用。高发年龄为30～40 岁之间,临床极易误诊和漏诊。

【诊断依据】

1. 患者多因偶然发现附睾肿物就诊,无痛感,无外伤史。

2. 体检可扪及附睾头部或尾部肿物,质硬,境界清。

3. 超声波检查:可见附睾内圆形结节,形态规则,内部不均匀低回声;彩超示内部可见条状血流信号。

4. 病理检查是确诊依据,可见剖面灰白色,实性,质硬;显微镜下见肿瘤由两种重要成分,为圆柱形或立方形的上皮样细胞,二为纤维间质成分。瘤细胞有嗜酸胞质,排成实性条索,条索之间有大小不一的空隙,其间含有大小不一的空泡和纤维基质;电镜检查示肿瘤细胞有明显的微绒毛、桥粒和张力丝,细胞间隙是扩张的。免疫组化示 vimentin 和 EMA 多为阳性表达。

【鉴别诊断】

本病需与血管瘤、平滑肌瘤、神经纤维瘤等鉴别。血管瘤腔内可见血液成分,CD34 阳性;平滑肌瘤 SMA 阳性等;神经纤维瘤组织中 NF 阳性表达。

【治疗方案】

怀疑本病时,完整切除肿瘤后立即冰冻切片检查,对于累及睾丸实质的腺瘤样瘤,由于难以鉴别良恶性,建议手术采用腹股沟切口,控制精索后完整切除肿瘤并行冰冻切片检查,若为良性则保留睾丸,若为恶性则行根治性睾丸切除术。对肿瘤较大压迫致睾丸萎缩或肿瘤基底部与睾丸实质紧密粘连者亦可切除患侧睾丸。

【评述】

附睾腺瘤样瘤为良性肿瘤。临床症状和影像学检查无特异性表现,一般肿瘤直径约 2 cm,但亦有直径 12 cm 的报道。治疗应完整切除并做快速冰冻切片检查,切除后无复发,亦有个别报道为恶性,故术后应注意随访。

(乔迪 冯宁翰)

三、附睾乳头状囊腺瘤

【概述】

附睾乳头状囊腺瘤(papillary cystadenoma of the epididymis)罕见,1956 年由 Sherrick 首先报道。此瘤多发生在附睾的头部,来源于附睾的输出管上皮,多见于成年男性,尤其是性功能活跃期。

【诊断依据】

1. 乳头状囊腺瘤多发生在附睾的头部,可单侧发生,也可双侧发生,单侧约占 2/3。多见于成年人,尤其是性功能活跃期,病程长。主要表现为阴囊内肿块,部分患者可伴有疼痛、酸胀、下坠感。附睾乳头状囊腺瘤可合并发生视网膜血管母细胞瘤、肾囊肿、肾透明细胞癌、胰腺及肝囊肿等,此病称为 von Hipple-Lindau(VHL)综合征。据统计,附睾乳头状瘤患者中 23% 的单侧患者及 67% 的双侧患者合并 VHL 综合征。相应地,VHL 综合征患者中约 35% 合并附睾乳头状囊腺瘤。

2. 体检:可触及附睾头部囊实性肿块,表面不平,当肿块较大时可见同侧睾丸萎缩。

3. 超声和 CT 可提示附睾囊实性占位性病变。

4. 病理学检查是唯一确诊方法。镜下可见肿瘤由扩张的导管和小囊腔及衬覆高柱状上皮、以纤维血管间质为轴心的乳头状增生的腺样结构构成。免疫表型呈 CK8/18、CK7、EMA 阳性,而不表达 CK20、CEA、MC 等。

【治疗方案】

附睾乳头状囊腺瘤的治疗仍以附睾手术切除为主,然而,如肿瘤较大致睾丸萎缩、粘连严重或高度怀疑恶性时,有必要行睾丸附睾切除术,术后密切随访复查。

【评述】

原发性附睾乳头状囊腺瘤罕见,属于良性病变,首选附睾手术完整切除,预后良好。但附睾乳头状囊腺瘤与 VHL 综合征有相关性,因此所有明确诊断为附睾乳头状囊腺瘤的患者均应行影像学或基因学检查以排除 VHL 综合征,以避免遗漏 VHL 相关的其他肿瘤,并要进行长期随访。

(乔迪 冯宁翰)

四、附睾浆液性囊腺瘤

【概述】

附睾浆液性囊腺瘤(serous cystadenoma of the epididymis)来源于附睾上皮,临床上较少见。以青年人为主。一般认为来源于苗勒管残留组织,青春期残留细胞在内分泌激素作用下由静止变为活

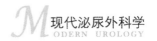
跃,逐渐生长为肿瘤。

【诊断依据】

1. 临床表现:附睾处囊性偏硬肿物,有阴囊下坠及局部隐痛。肿块边缘光滑,生长缓慢,与睾丸及皮肤无粘连。

2. B超检查:可见多房囊性占位,囊内呈无回声并见条索状分隔。

3. 病理:确诊需病理检查。一般呈单房或多房,囊壁厚约0.2 cm,囊腔内充满淡黄色清亮液体,可见乳头状结构突入囊腔。显微镜下可见囊壁为薄层纤维组织、衬立方上皮;乳头被覆立方上皮或柱状上皮,部分细胞有纤毛、核大且染色深。间质为致密纤维组织,有些部位可见炎性细胞浸润及肉芽肿性反应。

【治疗方案】

1. 附睾浆液性囊腺瘤为良性囊性肿瘤,完整手术切除预后良好。但应对切除标本做快速病理检查。

2. 对交界性浆液性囊腺瘤为恶性囊腺瘤者,一经确诊必须行根治性附睾、睾丸切除术,术后辅以放疗及化疗。

【评述】

附睾浆液性囊腺瘤少见,多以附睾处囊性偏硬肿物就诊,确诊需病理检查。治疗应行完整手术切除,但对交界性浆液性囊腺瘤应行根治性附睾、睾丸切除术,并密切随访。

(乔迪 冯宁翰)

五、附睾畸胎瘤

【概述】

附睾畸胎瘤(teratoma of the epididymis)来源于胚胎组织,临床罕见。本病虽属良性肿瘤,但有恶变倾向,随年龄增长发病率呈上升趋势。

【诊断依据】

1. 临床表现:两侧阴囊不对称,附睾部可触及质硬如石、高低不平肿物,无明显触痛,与阴囊皮肤无粘连,透光试验阴性。

2. X线:呈密度不均软组织块影,若肿瘤内含有骨骼、牙齿等组织,则可见肿块内高密度影。

3. B超:可见肿瘤呈混合回声,并能判断肿瘤与附睾、睾丸之间的关系。

4. 病理:确诊依靠病理检查。肿瘤呈圆形,表面高低不平,切面呈灰白色,质如骨样坚硬,内含毛发、牙齿等组织,可有少量乳白色胶冻状物。显微镜下可见肿物由纤维组织构成,并有软骨、神经、脂肪、肌肉及上皮等组织,内含有嗜伊红物质。

【治疗方案】

附睾切除术,若病理检查为恶性则应行根治性睾丸附睾切除术和淋巴结清扫术,并辅以化疗、放疗等措施。

【评述】

附睾畸胎瘤罕见,来源于胚胎组织,为真性肿瘤,由多种组织成分构成,有恶变倾向。B超和CT检查有助于诊断。良性者可行单纯附睾切除术,恶性者应行根治性睾丸切除术+腹膜后淋巴结清扫术,并辅以放化疗。

(乔迪 冯宁翰)

六、附睾血管瘤

附睾血管瘤(haemangioma of the epididymis)少见。可发生在任何年龄,婴幼儿多见,多位于附睾尾部。当其与淋巴管瘤混合存在时又称附睾血管淋巴管瘤。本病的发生可能与局部血管畸形及发育障碍有关。

【诊断依据】

1. 临床表现:患侧阴囊轻度下坠、不适。附睾尾部可触及囊性肿物,挤压时可缩小,透光试验阴性。肿物生长缓慢,一般与阴囊皮肤无粘连。

2. B超检查:见高、低及混合回声;彩超示无回声内可见暗淡的红色或蓝色片状静脉回流,挤压通瘤腔的静脉血管,彩色血流出现特征性的闪动现象。

3. 病理:肿瘤呈囊性改变,壁厚约 1～2 mm,囊内含咖啡样或血性液体。

【治疗方案】

本病为良性病变,较小者可不作处理;肿块较大或出现局部压迫症状,可行肿块切除术或患侧附睾切除术,可取得满意效果。

【评述】

附睾血管瘤为良性肿瘤,好发于婴儿和儿童。是由增生的血管内皮细胞为特点的大量毛细血管和小静脉组成的病变,肿物挤压可缩小。超声可见高、低及混合回声,这是由瘤内血窦、血窦壁及血管间隙之间的纤维间隔多少决定的,血窦表现为低及无回声,血窦壁及纤维间隔表现为强回声。治疗根据肿瘤大小可予观察、肿瘤切除或患侧附睾切除术,预后良好。

(乔迪 冯宁翰)

七、附睾囊肿

【概述】

附睾囊肿(epididymal cysts)为良性病变,大多数是由睾丸输出小管或附睾管局部囊状扩张而形成,多见于附睾头部。好发于青春期男性,确切发病机制仍不清楚。附睾囊肿容易与精液囊肿相混淆。两者有着相似的声学表现,区别仅为后者穿刺可有精子。事实上,两者的区别没有绝对的界限,精液囊肿可能是附睾囊肿在不同年龄段的不同表现。

附睾囊肿的来源存在争议,一种观点认为附睾囊肿来源于胚胎时期中肾管、副中肾管退化过程中的残余组织。另一种观点认为附睾囊肿与胚胎时期雌激素暴露有关,源于副中肾管分泌的乳铁传递蛋白的发现,证明该蛋白为雌激素依赖性蛋白。近年来,有学者认为附睾囊肿可能来源于睾丸发育不全综合征,使用己烯雌酚药物的母亲其儿子易患有附睾囊肿,脑及视网膜血管瘤病患者常伴附睾囊肿,隐睾患者合并附睾囊肿的概率亦较高。

附睾囊肿的好发部位依次为附睾头部和尾部。多为单侧,双侧附睾囊肿罕见。附睾囊肿大小变异范围很大,直径数毫米至数厘米不等,多呈单一囊腔。

【诊断依据】

1. 一般无症状,随囊肿增大可有阴囊部不适或下坠感。

2. 附睾部触及圆形肿物,质软,境界清,有波动感,挤压不缩小。

3. 透光试验阳性。囊肿穿刺液乳白色,不透明,镜检见有不活动精子、脂肪小体等。在室温下放置短时间后,液体中原先不活动精子会变得活动起来。

4. 超声检查可在睾丸或附睾部发现液性暗区。

【鉴别诊断】

1. 慢性附睾炎 一般整个附睾增大或仅尾部有小结节,质硬,有时可触及增粗的输精管。

2. 精索鞘膜积液 为阴囊内囊性肿块,呈卵圆形或梭形,位于精索内。

3. Yong 综合征 双附睾头增大或呈囊性,多局限附睾头近端 1～1.5 cm 处,体尾部及输精管无异常,但本病与慢性呼吸道感染有关,常合并双侧附睾渐进性梗阻所致的无精子症。

【治疗方案】

1. 附睾囊肿多为良性病变,大部分附睾囊肿会随着年龄增长而逐渐退化,故如果体积不大,自己偶然触及或体检时偶然发现,无明显症状者,则无需治疗。

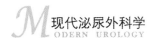

2. 如果囊肿较大,症状明显或引起患者焦虑,可考虑经皮穿刺抽吸硬化治疗。常用硬化剂有:聚多烯醇、十四烷基硫酸钠、乙醇胺、苯酚等。该法简便,但可能会影响精子质量,不建议有生育要求的男性使用。

3. 手术切除,若附睾囊肿持续增大或引起疼痛等临床症状,可行单纯囊肿切除术。若波及整个附睾,则可考虑行附睾切除术。

【评述】

附睾囊肿不少见,可位于附睾各部。病因存在争议,有认为是胚胎期中肾管、副中肾管退化过程中的残留组织;另有认为附睾囊肿与胚胎时期雌激素暴露有关。临床表现无特殊,B超是简单可靠的检查。若为单一囊肿可行囊肿切除,多发性囊肿则可行附睾切除术。

(乔迪　冯宁翰)

第三十一章
阴囊肿瘤

◀ 第一节　阴囊鳞状上皮细胞癌

【概述】

　　阴囊鳞状上皮细胞癌(scrotal squamous cell carcinoma，SCC)又称阴囊鳞癌，是阴囊最常见的恶性肿瘤。病因目前尚不清楚。在17世纪中期，Percival Potts最早注意到长期从事打扫烟囱的工作人员阴囊部容易发生癌变，从而提出了阴囊癌与该职业的关系。此后，陆续在从事石油、化工、焦油、沥青等工人中发现该疾病，所以此病的发生与职业因素有较密切的关系。紫外线照射也可能增加发生阴囊鳞状细胞癌的风险。1990年，Stern等对一部分男性银屑病患者进行紫外线辐射治疗时，发现多名患者继发阴囊鳞状细胞癌。据统计高剂量紫外线治疗患者发生侵袭性生殖器疾病的风险是普通人群的286倍，因此，接受紫外线辐射治疗皮肤病的男性应当进行生殖器保护。除此之外，HPV感染也会增加阴囊鳞状细胞癌的患病风险，潜伏期可长达10～20年，因此大部分病例年龄在50～70岁。20世纪60年代末WHO报告年龄35岁以上者阴囊癌发病率为(0.2～0.3)/10万。

　　阴囊鳞癌分期方式主要有2种。第一种是Lowe改良版，它将阴囊鳞癌分为四期：A期中，A1期病变局限于阴囊，A2期病变累及邻近器官(阴茎、睾丸或精索)但无淋巴结转移；B期：有尚可切除的腹股沟或髂腹股沟淋巴结转移；C期：髂、腹股沟淋巴结转移、盆腔淋巴结转移不能切除；D期：有超出髂、腹股沟淋巴结的远处转移。第二种是美国癌症联合委员会(AJCC)提出的阴囊鳞癌TNM分期，如表31-1所示：

表31-1　阴囊鳞状细胞癌 TNM分期

分期	原发肿瘤	区域性淋巴结	远处转移
0期	Tis：原位癌	N0：没有区域淋巴结转移	M0
Ⅰ期	T1：肿瘤≤2 cm	N0	M0
Ⅱ期	T2：2 cm<肿瘤≤5 cm	N0	M0
	T3：肿瘤>5 cm	N0	M0
Ⅲ期	T4：肿瘤侵入更深层次的外部结构	N0	M0
	任意T期	N1：区域淋巴结转移	M0
Ⅳ期	任意T期	任意N期	M1：远处转移

【诊断依据】

　　1. 阴囊皮肤出现无痛性丘疹状隆起，可逐渐增大，质地变硬，突出于阴囊皮肤，也可为红斑性阴囊囊性结节或斑块。中央可凹陷形成溃疡伴出血、坏死、恶臭及脓性分泌物等。

　　2. 对经久不愈的阴囊溃疡、皮炎等应高度警惕，不排除阴囊鳞癌的可能。

　　3. 局部组织活检可明确诊断。

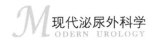
【鉴别诊断】

1. 阴囊基底细胞癌　一般表现为丘疹、结节或斑块，可发展形成溃疡，可伴有恶臭，一般无疼痛、瘙痒等症状。活检病理可确诊。

2. 阴囊 paget 病　一般表现为发红及颗粒状的慢性炎症硬结，可出现瘙痒、糜烂、渗液结痂等湿疹样损害。活检病理可确诊。

【治疗方案】

1. 阴囊癌以手术治疗为主。切除范围应超过肿瘤边缘 2 cm。除阴囊内容物受到浸润或阴囊皮肤累及大半者外，一般应保留阴囊内容物。较大肿瘤切除致阴囊对合困难时，可采用大腿皮瓣闭合缺损处。

2. 肿瘤累及阴囊内容物时需要一并切除。

3. 约 75% 的病例无淋巴结转移，因此，没有必要常规行淋巴结清扫术；但对活检证明有腹股沟淋巴结转移的病例，应行髂、腹股沟淋巴结清扫术，手术可同时或在术后 2～6 周进行。

4. 若手术切除不彻底或不宜手术时，则可采用放射治疗、CO_2 激光治疗、光动力疗法等。必要时行化学治疗（博来霉素联合环磷酰胺、长春新碱、氨甲蝶呤及氟尿嘧啶等），反应率约 72%。

【评述】

阴囊鳞癌（阴囊鳞状上皮细胞癌）是阴囊最常见的恶性肿瘤，与职业接触因素关系密切，另与紫外线、HPV 感染有关。治疗以扩大的手术治疗为主。有研究显示术后的局部复发率约为 12%，复发时间在一般在术后 1～10 年不等。虽然阴囊癌引起腹膜后淋巴结转移少见，但术前应做相关的检查，以除外这种可能性。阴囊癌患者的生存时间与淋巴结有无转移有关。一般就诊时无淋巴结转移者，5 年生存率可达 50% 以上；已有淋巴结转移者，5 年生存率仅 25% 左右。Ray 报道 70% 的 A1 期和 44% 的 B 期患者可长期生存，而 C、D 期的患者长期生存的可能性很小。

（戴玉田　王京）

第二节　阴囊其他恶性肿瘤

一、阴囊炎性癌（阴囊 Paget 病）

【概述】

Paget 病分两大类：一类为乳腺 Paget 病，另一类为乳腺外 Paget 病。阴囊 Paget 病为乳房外佩吉特病（extramammary Paget disease，EMPD），又称阴囊炎性癌或阴囊湿疹样癌。1889 年 Crocker 首次报道阴囊佩吉特病，它是临床上一种较为少见的阴囊恶性肿瘤，一般发生在 50 岁以上老年男性，病程长，进展缓慢，常被误诊为阴囊湿疹、皮炎、股癣等疾病而延误治疗。阴囊佩吉特病的病因目前尚不清楚，有人认为可能有以下几种来源：① 表皮内的 Paget 细胞起源于下方的汗腺癌，沿汗腺管分泌至表皮；② 有学者认为 Paget 病与 Bowen's 病类同，是一种特殊类型的皮肤原位癌，随病程发展侵犯下方的汗腺导管或乳腺导管；③ Paget 细胞是起源于胚胎细胞的恶性肿瘤转移所致，认为肿瘤与相邻表皮之间有一高危发病区；④ 可能来源于表皮基底层的原始多能干细胞。有认为与 PRLR 等基因过表达相关。临床分期多采用 Ray 分期：A1 期，病变局限于阴囊；A2 期，病变累及邻近器官（阴茎、睾丸或精索）；B 期，存在腹股沟或髂腹股沟淋巴结转移，但能被手术有效切除；C 期，存在腹股沟淋巴结转移但不能被手术有效切除；D 期，已有远处脏器转移。

【诊断依据】

1. 本病好发年龄为 50～70 岁，一般进展较缓慢。临床早期表现为皮肤发热、发红、瘙痒以及水疱样皮疹。因搔抓可致局部皮肤渗液，随后结痂、脱屑。

2. 病变迁延可形成局部陈旧性橘皮样斑块或导致溃疡、炎性渗出伴恶臭。约一半患者就诊时可在其单侧或双侧腹股沟触及肿大的淋巴结。

3. 确诊需病理和免疫组化：镜下见在基底层或棘细胞层下有特征性的 Paget 细胞，免疫组化示 EMA、CEA、CK7 和 PAS 均高表达，LCA、VIM、HMB-45 均阴性。

【鉴别诊断】

1. 阴囊湿疹　主要自觉症状是瘙痒，瘙痒严重者可影响睡眠和工作。由于不断搔抓，致阴囊皮肤干燥肥厚，皱纹变深，呈核桃皮状，常有薄薄的痂皮和鳞屑，皮肤色素加深。

2. 阴囊鳞状细胞癌　主要临床表现为阴囊皮肤出现无痛性丘疹状隆起，一般突出于阴囊皮肤，也可表现为红斑性阴囊囊性结节或斑块，中央可凹陷形成溃疡伴出血、坏死、恶臭及脓性分泌物等。病理活检可确诊。

【治疗方案】

1. 早期局部扩大手术切除是首选的治疗方法，切除的深度应包括表皮和真皮层、皮下及深筋膜等，表皮周围应包括肿瘤外至少 2 cm 的正常皮肤。

2. 睾丸鞘膜受累者，应同时切除睾丸。

3. 本病不需要常规清扫淋巴结，因为肿大的淋巴结不一定为转移，可能是慢性炎症所致。仅在淋巴结活检阳性后 2～3 周时行淋巴结清扫术，同时切除腹股沟淋巴结阳性侧睾丸及精索。

4. 阴囊炎性癌对化疗均不敏感，一般不作为常规辅助治疗，但对于 C、D 期患者可作为姑息性辅助治疗。

5. 对高龄，有并发症，无法手术者，局部放疗和激光治疗有一定效果. 1％5-FU 软膏外用可缩小皮损面积，并改善瘙痒症状。

【评述】

阴囊 paget 病罕见，早期易误诊、漏诊，对 50 岁以上男性，如阴囊炎症经药物治疗无效，应高度怀疑阴囊 paget 病。治疗效果很大程度上取决于真皮是否受累。早期病变局限于表皮及附件，若手术彻底，则预后好。局部复发者可二次手术，预后良好。有统计阴囊 paget 病国内术后复发率为 22.0％～28.55％，这是因为阴囊 paget 病为多灶性病变，有报道复发率高达 31％～61％。若病变累及真皮，甚至已侵犯区域淋巴结，则预后不良，术后生存时间很少超过 5 年。

（戴玉田　王京）

二、阴囊基底细胞癌

【概述】

基底细胞癌（basal cell carcinoma，BCC）是最常见的皮肤癌症类型之一。一般起源于表皮或毛囊中的多潜能细胞。由于紫外线是最常见的诱发因素，85％的基底细胞癌发生在头颈部。发生在阴囊上皮的基底细胞癌比较罕见，估计每年阴囊基底细胞癌的发病率为 0.1％。阴囊基底细胞癌的病因尚不清楚，可能与局部慢性皮肤刺激、既往放射线治疗以及接触有毒物质有关。盆腔放射治疗、免疫抑制剂例如氨甲蝶呤及强的松等治疗可能是导致阴囊基底细胞癌发生的重要原因之一。

【诊断依据】

1. 阴囊基底细胞癌好发于 50～76 岁老年人，主要表现为阴囊上出现丘疹、结节或斑块，发展形成溃疡时可伴有恶臭，一般无疼痛、瘙痒等症状。

2. 病理是诊断阴囊基底细胞癌的"金标准"，见癌巢主要由浓染的基底细胞样的癌细胞构成，癌巢外周细胞为柱状，呈栅状排列，中央的癌细胞呈多边形、圆形或梭形。

【鉴别诊断】

1. 阴囊鳞状细胞癌　鳞状细胞癌生长较快，早期即形成溃疡，多见区域性淋巴结转移，预后更差。而基底细胞癌起病时常无症状，生长缓慢，淋巴结转移者极少，恶性程度低，预后较前者佳。

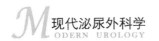

2. **良性毛母细胞瘤** 毛母细胞瘤多位于真皮及皮下组织内,不与表皮相连,边界清,由实性毛母细胞巢组成,可见毛球及毛乳头结构。而基底细胞癌的癌细胞多为与表皮相连呈浸润性生长,癌巢和间质之间可见收缩间隙,细胞异型性明显,核分裂象易见,毛乳头及毛球成分未见。

【治疗方案】

1. 治疗主要为手术,切除范围应超过肿瘤边缘 1 cm,切除深度至少达到阴囊内的精索外筋膜层。术中应常规行肿瘤病灶上、下、左、右以及基底部的切缘快速冰冻活检,以确保切缘阴性。

2. 阴囊基底细胞癌累及阴茎的情况下,选择性地进行部分或完全阴茎切除、尿流改道、阴茎重建或膀胱造瘘术。

3. 放射治疗也很敏感,尤其是硬化性类型,对手术后患者辅以放疗可杀灭残留细胞,减少局部复发。较小的基底细胞癌可行电灼、冷冻或激光治疗。咪喹莫特和光动力疗法仅用于直径小于 2 厘米的表浅病变治疗。

【评述】

BCC 好发于面部、躯干和四肢,发生于阴囊罕见。与紫外线损伤和化学药物损伤有关。手术切除预后良好。阴囊基底细胞癌虽然临床上较为罕见,但其转移率却明显高于头面部等曝光部位。有总结文献报道的 42 例阴囊基底细胞癌患者中有 5 例发生转移,占 11.9%。分析其原因,可能由于发生部位的私密性,未及时发现并就医;也可能与年龄、免疫缺陷、肿瘤切除不彻底等因素有关。由于其存在转移可能,治疗后需长期密切随访。

(戴玉田　王京)

三、阴囊侵袭性血管黏液瘤

【概述】

侵袭性血管黏液瘤(aggressive angiomyxoma,AAM)是一种间叶组织来源的罕见软组织良性肿瘤,具有侵袭性、易复发、增长缓慢等临床特点。1983 年由 Steeper 等报道,在第 72 届国际病理年会上首次命名为侵袭性血管黏液瘤。它通常发生在 13~78 岁(平均年龄 46 岁)的中年患者中。在男性中,AAM 通常涉及阴囊、精索、会阴区以及膀胱等,但在女性好发于生育期外阴。

【诊断依据】

1. 阴囊区的 AAM 一般以无痛性肿物为临床表现。

2. B 超示阴囊内低回声实性肿块,边界不清,内见散在条索状血流信号,可探及静脉频谱;CT 示阴囊内低密度肿物,内部呈旋涡状,密度低于肌肉,轻微强化。MRI 有一些优势,因为它能更好地显示肿瘤的血管瘤和黏液瘤性质。

3. 最终的确诊需病理检查:剖面肿瘤呈灰白色,部分液化形成小腔,腔内容物为胶冻样的黏性物质。镜下见瘤细胞呈梭形或星形,部分细胞核大深染。免疫组化示 CD34(+),波形蛋白(+),结蛋白(+),孕激素受体(+),雌激素受体(+);SMA(血管+),AE1/AE3(−),S-100(−)。

【鉴别诊断】

睾丸鞘膜积液 亦为无痛性阴囊肿块,但有囊性感,B 超为液性暗区。

【治疗方案】

1. 手术切除是主要的治疗方法,由于肿块无包膜,具侵袭性,因此手术范围应足够大,做到局部广泛切除。

2. AAM 对促性腺激素释放激素治疗有良好反应,并且显著降低了肿瘤的大小,故使用后利于手术切除,亦可做某些病例的姑息治疗。

3. 因极少远处及淋巴转移,故淋巴清扫及术后放化疗无确定意义。

【评述】

AAM 是一种罕见疾病,女性好发于盆腔至会阴区域。而男性发病率极低,临床上缺乏特异性临床症状、肿瘤标志物及影像特征。临床误诊率高达 82%。AAM 具有侵袭性、复发性和生长缓慢的临床特点，大多数患者术后标本肿瘤直径大于 10.0 cm。复发的风险高达 36%～72%，有学者认为如此高的复发率与术前诊断不当导致术中术式错误有关。因此建议术中快速冰冻切片检查，宜行扩大的局部广泛切除，术后长期超声或 CT 随访。复发的原因可能是肿瘤切除不全，最早的复发出现在手术后 9 个月，而最晚的出现在术后 14 年。

（戴玉田　王京）

第三节　阴囊良性肿瘤

一、阴囊皮脂腺瘤

【概述】

阴囊皮脂腺瘤（囊肿）是阴囊皮肤最常见的囊肿，为表皮包含性潴留囊肿，位于真皮内，界限清楚，可单发可多发，多发可达数百个，由几毫米到 1～2 cm 大，文献报道有大于 10 cm 者。囊肿呈圆形或椭圆形，亦可数个融合，有时可挤压出白色或黄色皮脂样分泌物，分泌物中含有胆固醇结晶和变性上皮细胞。

【诊断依据】

1. 由于阴囊皮脂腺分泌旺盛，局部潮湿而不洁，导管因堵塞而形成皮脂腺囊肿，囊肿一般在 1 cm 直径左右，可长期存在达 20 年以上，无痛无症状，目前无此部位囊肿发生恶变的报道。

2. 一旦合并感染时，局部红肿疼痛，甚至穿破流脓及脓性皮脂，炎症消退后可形成经久不愈的窦道或再次形成潴留性囊肿。

【治疗方案】

单个或小的皮脂腺囊肿一般不需要治疗，较大的囊肿可手术摘除。有感染时可热敷、坐浴、局部及全身用抗生素，脓肿形成时可切开引流。慢性窦道或炎症消退后再形成的囊肿应接受手术治疗。

【评述】

皮脂腺分布于全身，来源于中胚叶，属真皮组织。正常情况下皮脂腺以全浆分泌形式通过导管向皮肤分泌。当毛囊皮脂腺口堵塞时，皮脂积蓄而成囊肿。发生于阴囊的皮脂腺囊肿临床不少见，但常较小，多发，且突出阴囊表面皮肤，也有单发并向阴囊内生长的巨大皮脂腺囊肿的报道。手术是本病最佳治疗选择且可明确诊断。本病预后良好。

（戴玉田　王京）

二、阴囊纤维瘤

【概述】

孤立性纤维瘤（solitary fibrous tumor，SFT）是一种起源于 CD34（＋）的树突状间叶细胞肿瘤，发生在阴囊的较少见。其可发生在任何年龄段，以 20～70 岁多见。以皮下组织发生率最高，约占 40%。

【诊断依据】

1. 生长缓慢且界限清楚的无痛性肿块，也有在体检时偶然发现。彩超示高回声结节。

2. 肉眼一般呈类圆形肿块，界限清晰，包膜完整。

3. 病理检查：切面多为实性灰白或灰褐色（因含血管多少不同而异），质软到硬（因含胶原纤维多少不同），可见间质黏液样变、血管周透明变或囊性病变。镜下见由梭形细胞构成，形态多样，细胞质嗜酸性，细胞核呈不规则形，核染色质分布均匀。

【治疗方案】

根据瘤体大小及类别可观察随访或手术切除。也有极少数恶性纤维瘤个案报道，主张根治性肿

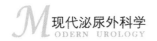

瘤切除,必要时辅以放化疗。

【评述】

孤立性纤维瘤是一种来源于间质细胞的罕见肿瘤,具有潜在恶性可能,常见于中年人,男女发病率无明显差异。生长于阴囊的孤立性纤维瘤罕见。患者多表现为缓慢生长的无痛性肿块,早期常无症状,故临床易漏诊。对于良性 SFT 行手术治疗后一般不复发,但对于恶性 SFT,20％患者会出现术后局部复发、浸润及远处转移,且复发多发生在术后 2 年内,转移的 SFT 预后不佳,因此,对于恶性 SFT 的患者,术后需长期随访。

(戴玉田　王京)

三、阴囊血管瘤

【概述】

阴囊血管瘤(hemangioma of scrotum)少见,致病因素既有先天性阴囊壁深部血管畸形,也有后天性血管扩张、增生、外伤后等因素。

【诊断依据】

1. 临床上大多无症状,瘤体较大者伴有坠胀感。文献报道相对较多的是海绵状血管瘤,多数在皮下,外观局部皮肤正常或增厚生长皱褶状的软性包块,呈蓝红色,亦可见多条扩张静脉呈不规则灰红色结节状团块,大者直径可达 10 cm。发生多限于阴囊壁,亦可蔓延至阴茎、会阴、大腿及阴囊内。文献中有阴囊血管瘤自发破裂导致阴囊血肿的报道。

2. 镜下可见由包膜内大小不等的血管腔构成,其间为不等量结缔组织填充,位于皮下组织中。

【治疗方案】

与身体其他部位血管瘤相同,以手术切除为主,术前应充分估计病变范围,激光、冷冻等用作辅助及补充治疗。

【评述】

血管瘤是由血管内皮细胞形成的良性肿瘤。发生于阴囊的血管瘤较少见,其中海绵状血管瘤相对多见,既可是先天性的血管畸形,亦可是后天性血管扩张、增生、外伤后等因素引起,多数在皮下。治疗以手术切除为主,有研究表明,激光治疗具有较高的成功率(92.8％)及较低的并发症发生率(3.57％),在手术或其他治疗方式无法获得满意疗效的情况下激光可成为另一选择。

(戴玉田　王京)

四、阴囊脂肪瘤

脂肪瘤(lipoma)是临床上常见的体表良性肿瘤,来源于间叶组织,由成熟脂肪细胞及纤维间隔组成,生长缓慢,好发于颈、肩、背、大腿及臀部,发生于泌尿生殖系统少见,发生于阴囊者更为罕见。阴囊脂肪瘤可发生于小儿和成人。

【诊断依据】

1. 阴囊内脂肪瘤一般无疼痛,生长缓慢,触诊时质地柔软而有弹性,与表面皮肤、周围组织无粘连,活动度好。

2. 巨大脂肪瘤可有坠胀不适表现,触诊质地较硬或坚韧。病史长者与周围组织可有粘连,有恶变可能。

3. 确诊根据病理检查,良性者镜下见大量脂肪细胞。

【治疗方案】

1. 对于体积较小的阴囊脂肪瘤可不予处理。

2. 对于体积较大者,多因有阴囊坠胀不适而需行手术治疗。预后良好。

(戴玉田　王京)

五、阴囊平滑肌瘤

【概述】

阴囊平滑肌瘤（leiomyoma of scrotum）为 Forster 于 1858 年首次报道，临床罕见，其主要来源于阴囊肉膜，发病年龄多为 40～60 岁。

【诊断依据】

1. 阴囊平滑肌瘤生长缓慢，一般无疼痛，生长隐匿，多为偶然发现，患者往往在生长开始 7～8 年后才就诊。

2. 查见肿块质硬，边界较清楚，包膜完好，部分病例表面可见溃疡性病变或局限性坏死，多数为单发实质性肿块，少数见双侧阴囊同时发病，肿块多位于皮下阴囊内，也可突出于皮肤外生型生长，

3. 超声检查可见肿块为低回声。核磁共振成像可以更加敏感和准确，但通常不需要。确诊需病理学检查。

【治疗方案】

1. 阴囊平滑肌瘤是一种良性肿瘤. 单纯切除即可治愈肿瘤，预后良好。

2. 应避免放疗，因其可能导致肿瘤的恶变。

【评述】

阴囊平滑肌瘤为罕见的良性肿瘤。确诊依据组织病理学检查。如果睾丸有任何粘连，应考虑非典型平滑肌瘤或平滑肌肉瘤的可能性。良性平滑肌瘤和非典型平滑肌瘤的治疗方法相同，对非典型平滑肌瘤需进行长期随访。

（戴玉田　王京）

六、阴囊多发性基底细胞乳头状瘤

【概述】

基底细胞乳头状瘤（basal cell papilloma，BCP）又称脂溢性角化病，是角质形成细胞成熟迟缓所致的一种良性表皮内肿瘤。该病在老年人高发，被认为是衰老的特征之一。其病因尚未完全阐明，有学者认为该病的发生可能与遗传、年龄、日光紫外线照射、HPV 感染等多种因素有关。发生于阴囊部位较为罕见。

【诊断依据】

1. 单个皮损可表现为扁平丘疹或斑块，呈疣状或乳头瘤状，散在米粒至绿豆大小不等，可数十个至数百个以上。

2. 通常无症状，偶有痒感，表面有油腻性鳞屑。组织病理检查可确诊。

【鉴别诊断】

1. 阴囊皮脂腺增生　为皮肤表面黄色小结节，中央常见脐凹，组织学上可见皮脂腺增生。

2. 阴囊特发性皮肤钙沉着症　为坚硬的丘疹、结节或肿块，破溃后排出白垩样物质，病理见钙沉积，HE 染色呈深蓝色。

【治疗方案】

一般不需要治疗，但是随着生活水平的提高，人们的美容意识不断增强，部分患者的治疗意愿逐渐强烈。针对面积大、基底比较深的皮损，激光、手术等方法仍是该病治疗的首选方法。

（戴玉田　王京）

七、阴囊肉膜层多发假性囊肿

阴囊肉膜层多发假性囊肿（multiple pseudocyst of sarcoma layer of scrotum）是发生于阴囊肉膜层的多发囊肿，目前原因不明，临床上比较罕见。

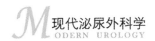
【诊断依据】

1. 一般表现为无痛性阴囊缓慢的肿块,也可伴有青紫及胀痛不适等,触诊可发现张力较大,透光试验可为阳性。

2. B超可显示无回声区,多个分隔,呈多房肿块。

【鉴别诊断】

睾丸鞘膜积液　超声见睾丸鞘膜腔积液,且积液环绕睾丸,为单房性,触诊一般不能扪及睾丸。

【治疗方案】

对于囊肿较大或明显引起不适的患者可行手术切除,一般预后良好,术后复发率低。

（戴玉田　王京）

八、阴囊血管肌纤维母细胞瘤

【概述】

血管肌纤维母细胞瘤(angiomyofibroblastoma,AMF)是一种较少见的软组织肿瘤。发病机制目前仍不清楚,相关研究显示雌激素、孕激素受体在此类肿瘤中表达,因此雌激素、孕激素可能在其发生发展过程中扮演重要角色。血管肌纤维母细胞瘤主要发生于女性外阴、男性腹股沟区,发生在阴囊区非常罕见。

【诊断依据】

1. 一般表现为无明显诱因的阴囊肿物,进行性增大,无不适。

2. 查体可表现为圆形或其他形状实性包块,无压痛,质地韧,有弹性。

3. B超示阴囊内实性不均质回声。

4. 病理检查可确诊,剖面见实性灰白色,免疫组化示 Vimentin、Desmin 弥漫强阳性,CD34、Actin 局灶阳性,S-100(－),CK(－),NF(－)。

【治疗方案】

主要治疗方法是单纯肿瘤切除,效果良好。如果与周围界限不清,建议同时行睾丸切除术。

【评述】

本病为良性肿瘤,手术易于切除,术后较少复发。但有血管肌纤维母细胞瘤恶变的报道,病例中可见典型的良性血管肌纤维母细胞瘤区域转变为黏液性恶性纤维组织细胞瘤区域。术后需长期随访。

（戴玉田　王京）

九、阴囊表皮样囊肿

【概述】

阴囊表皮囊肿(epidermoid cyst of scrotum),又称表皮样囊肿、角质囊肿、珍珠瘤,可能是从表面间皮组织鳞状化生而来。表皮样囊肿由角质化的、成层的上皮外衬以边界清楚的纤维壁构成。其病理机制尚未明确,发病机制有两种假说:一种是表皮植入学说,因感染、外伤或手术时,一些表皮组织随外力或异物植入皮下组织内,继续增殖生长后形成;一种是胚胎期异位外胚层组织发育学说,认为是胚胎发育过程中外胚层细胞移行异常,进入其他组织内的外胚叶未发生退变而继续发育形成。囊肿可单发也可多发,大小不一,有报道达 7 cm,囊壁内覆盖复层鳞状上皮,内含黏液,甚至可有微小结石。

【诊断依据】

1. 表皮样囊肿一般较小,无明显症状;也有呈渐进性生长,最终囊肿较大者可出现类似鞘膜积液症状,无痛性坠胀不适感。

2. 多发者可见阴囊壁布满大小不等的肿块,触之柔软,有囊性感,各肿块间互不相连,包膜完整,分界清楚,实出于阴囊表面,双睾丸附睾正常。

3. B超见阴囊壁多发低回声团,界清,回声均匀,周边可见血流信号。

4. 确诊依据病理检查。

【鉴别诊断】

皮脂腺囊肿　亦位于表皮和皮下,是由于皮脂腺管开口闭塞或狭窄引起皮脂分泌物潴留、郁积,腺体逐渐增大形成囊肿。仔细检查可见皮脂腺小孔,挤压时有皮脂溢出。

【治疗】

完整局部切除被认为是首选的治疗方式,该疾病预后良好。

【评述】

阴囊表皮样囊肿为良性疾病,随着病程的延长,可以发展成为钙化结节,曾有报道由囊肿发展来的阴囊钙化沉积症,故应建议患者手术切除,多发皮损可分次切除,以减少对阴囊结构的破坏。表皮样囊肿被认为没有恶性潜能,但有报道基底细胞癌或鳞状细胞癌从表皮样囊肿的恶性转化,故需要长期随访。

(戴玉田　王京)

十、阴囊淋巴管瘤

【概述】

淋巴管瘤(lymphangioma,LA)是起源于胚胎期异常淋巴组织的先天性良性肿瘤,由源于间叶组织的原始淋巴囊和淋巴管发育形成。多在新生儿期发现,偶可因局部炎症诱发出现于成人。属于错构瘤,具畸形和肿瘤双重性。虽然淋巴管瘤可不断增长和浸润周围组织,但从不发生远处转移。淋巴管瘤主要的类型有单纯性淋巴管瘤、海绵状淋巴管瘤、囊性淋巴管瘤。这些类型在儿童良性血管肿瘤中约占26%,但在成人罕见。在男性有发生于阴茎者,发生于阴囊少见。

【诊断依据】

1. 临床一般表现为阴囊肿物,查体质地韧,有弹性,可伴触痛,边界一般清楚,不活动,无明显波动感,透光试验阴性。

2. 彩超可表现为混合回声,形态不规则,其内可见多处不规则的无回声区和多条粗分隔,蜂窝状。

3. 确诊需病理:镜下见囊腔大小不等,内衬内皮细胞,囊壁厚薄不一,可见散在淋巴细胞浸润,肌层不完整,各囊间有纤维组织梁分隔。

【鉴别诊断】

睾丸鞘膜积液　肿块位于睾丸外,触诊张力大。而淋巴管瘤发生于阴囊皮下,与鞘膜关系不密切,可呈浸润性生长,张力不大,边界欠清。

【治疗方案】

本病治疗主要采用外科手术、皮损内注射硬化剂、单纯电灼烧、冷冻、激光等方法。在各种治疗方法中,首选治疗为手术切除。由于从组织病理学及影像学显示病变一般比临床评估的范围要广和深,所以完整切除范围应包括所有的皮肤、皮下组织直至筋膜层。

【评述】

由于不适当的手术方式或切除不足,术后3个月后有25%～50%的复发率。切除不完整是术后复发最主要的原因。手术时应注意局部解剖结构,以免血管、神经损伤。但对不能完整切除者,不必做出不必要的牺牲,如损伤精索、睾丸,可对残留的囊壁用2%碘酒涂拭,破坏其活力,防止复发。

(戴玉田　王京)

十一、阴囊皮肤钙化上皮瘤

【概述】

钙化上皮瘤(calcifying epithelioma),又称毛母质瘤(pilomatrixoma),好发于头颈部,罕见于阴囊。Malherbe于1880年首次描述毛母质瘤,发生于皮下脂肪与皮肤真皮深部交界处,它是一种罕见、良性、生长缓慢的毛囊基质皮肤肿瘤。也称为Malherbe钙化上皮瘤。多见于青少年,约60%在10岁

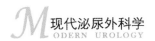
以下。极少数可发生癌变。

【诊断依据】

1. 钙化上皮瘤通常是一个单一的结节状无痛肿块,粘附在皮肤下面,但不延伸到更深的平面。

2. 超声波检查:可见强回波斑块;磁共振可清晰显示肿瘤具有明确边界以及高信号占位;CT检查可完全显示肿瘤轮廓且提示其内部高度钙化物团块影。

3. 病理检查:切面灰白、灰黄、灰红夹杂,或中心坏死呈豆渣样。镜下见不规则上皮细胞团中嗜酸性的影子细胞,外周嗜碱性形似表皮的基底层细胞,影子细胞是钙化上皮瘤的特征性表现。

【鉴别诊断】

需与皮脂腺囊肿、表皮囊肿、皮样囊肿、皮脂腺腺瘤或癌、毛细血管瘤、鳞状细胞癌等相鉴别。确诊需病理检查。

【治疗方案】

钙化上皮瘤一般不会自然消退,手术切除为唯一且有效的治疗手段。

【评述】

阴囊皮肤钙化上皮瘤是一种非常罕见的疾病。由于临床多态性高,常被误诊。对可疑的阴囊肿块应进行超声检查,以支持术前诊断。手术切缘尽可能宽,切除不尽可导致复发与恶变。复发一般在局部,也可以在远处。曾有钙化上皮瘤在多次良性复发后恶变的报道。

(戴玉田　王京)

十二、阴囊乳头状瘤

【概述】

阴囊鳞状上皮乳头状瘤是指上皮组织和其下的结缔组织向表面或基质内呈乳头状增生形成的良性肿瘤,此肿瘤可发生于鼻咽部、喉部、呼吸道、外耳道、阴道壁及阴茎、手掌等部位。发生在阴囊部位相对罕见。

【诊断依据】

一般表现为阴囊的菜花状肿物,可伴有瘙痒及脓性分泌物。超声可表现为边界清楚的低回声团块,弥漫多发点状强回声。确诊需病理。

【鉴别诊断】

本病需与尖锐湿疣、鳞状上皮细胞癌等鉴别。病理结果可确诊。

【治疗】

治疗一般以手术切除为主。

【评述】

该疾病预后良好,复发率低,很少恶变。但文献上有并发鳞状细胞癌的病例报道问,因此对术后患者应定期随访。

(戴玉田　王京)

第三十二章
尿道肿瘤

尿道肿瘤(urethral tumors)少见,根据病理类型可分为良性和恶性。良性肿瘤有乳头状瘤、息肉、血管瘤和尿道肉阜等;恶性肿瘤包括尿道癌、黑色素瘤和淋巴瘤等。由于男性尿道与女性尿道解剖上的差异,以及肿瘤发生、治疗上的不同,临床上一般将尿道肿瘤分为男性尿道肿瘤和女性尿道肿瘤。

原发性尿道癌少见,仅占所有泌尿生殖系统恶性肿瘤的1%以下。男女均可发生。我国尚缺乏流行病学资料。据美国流行病学资料显示,整体人群中原发性尿道癌的发病率不到万分之一,且男性发病率明显高于女性,发病年龄高峰在75~84岁,黑人发病率高于白人。男性尿道癌好发于尿道球部、膜部(约60%),其次为尿道阴茎部(约30%)及尿道前列腺部(约10%)。

尿道癌最常见的症状包括尿道流血、尿道可触及肿块及排尿梗阻等症状。约25%的男性尿道癌患者有性传播疾病史。

尿道癌的转移主要通过局部浸润及经淋巴道转移,发生血行转移较少。晚期可转移到肺、肝、肾和骨骼系统等。约50%的尿道癌经淋巴转移,前尿道癌一般转移至腹股沟浅、深淋巴结,后尿道癌常转移至髂内、髂外淋巴结和闭孔淋巴结。黑色素瘤早期即可发生血行或淋巴道转移。

尿道癌的临床分期采用 AJCC 2017 年第 8 版 TNM 分期系统(见表 32-1)。

32-1 尿道癌 TNM 分期系统(AJCC,2017)

T——原发肿瘤	
男性尿道海绵体部和女性尿道	
TX	原发肿瘤无法评估
T0	无原发肿瘤证据
Ta	非浸润性乳头状尿路上皮癌
Tis	原位癌
T1	肿瘤侵及上皮下结缔组织
T2	肿瘤侵及以下任何之一:尿道海绵体,尿道周围肌组织
T3	肿瘤侵及以下任何之一:阴茎海绵体,阴道
T4	肿瘤侵及邻近结构(如膀胱壁)
前列腺尿道	
Tis	原位癌
T1	肿瘤侵及上皮下结缔组织
T2	肿瘤侵及前列腺实质
T3	肿瘤侵及前列腺周围脂肪组织
T4	肿瘤侵及邻近结构(如膀胱壁、直肠壁)
N——区域淋巴结	
NX	区域淋巴结无法评估
N0	无区域淋巴结转移
N1	真骨盆/腹股沟单个区域淋巴结转移(膀胱周围、闭孔、髂内/外、骶前淋巴结转移)
N2	真骨盆多个区域淋巴结转移(膀胱周围、闭孔、髂内/外、骶前淋巴结转移)
M——远处转移	
M0	无远处转移
M1	有远处转移

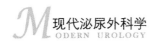
尿道癌的治疗方法主要有外科治疗、放疗和化疗,具体治疗方案的选择主要根据肿瘤的类型、分期、部位、年龄和患者一般情况等。前尿道癌一般较为局限,多以外科手术为主,后尿道癌常伴有局部浸润或腹股沟及盆腔淋巴结转移,应以手术为主并联合放疗,而对单纯放疗或手术后尿道复发癌可考虑联合手术治疗或放疗。

第一节　男性尿道癌

【概述】

男性尿道癌(male urethral carcinoma)少见,约半数继发于膀胱、输尿管、肾盂移行上皮细胞癌。原发性男性尿道癌由 Thiaudierre 于 1834 年首次报道。原发性尿道癌中以鳞状细胞癌最多见,约占 80%,多位于尿道球部及悬垂部;其次是移行细胞癌,约占 15%,多位于前列腺部尿道;腺癌和未分化癌少见,约占 5%。男性尿道癌病因尚不明,可能与炎症、慢性刺激、尿道狭窄、HPV16 和 HPV18 病毒感染等因素有关。

男性尿道癌分期推荐采用 AJCC 2017 年第 8 版 TNM 分期系统(见 32－2 表)。

表 32－2　男性尿道癌分期系统(AJCC,2017)

分期	T	N	M
0is	Tis	N0	M0
0a	Ta	N0	M0
I	T1	N0	M0
II	T2	N0	M0
III	T1	N1	M0
	T2	N1	M0
	T3	N0	M0
	T3	N1	M0
IV	T4	N0	M0
	T4	N1	M0
	任何 T	N2	M0
	任何 T	任何 N	M1

【诊断依据】

1. 临床表现:反复尿道出血或初血尿、尿线变细、排尿困难、尿潴留、阴茎肿胀、阴囊或会阴部水肿等。

2. 尿道狭窄或性传播疾病史:超过 50% 的患者既往有尿道狭窄病史;约 25% 的患者有性传播疾病病史。

3. 体检:可发现尿道结节或肿块,大的球部、膜部尿道癌可经会阴部触及肿块,实质性。腹股沟淋巴结转移时可触及肿大淋巴结。

4. 尿道造影:可帮助确定肿瘤的大小、部位,但不能估计肿瘤范围。

5. 尿道膀胱镜检查:可观察肿瘤范围,并取活体组织检查进一步确诊。

6. 尿脱落细胞学检查:可发现恶性肿瘤细胞,对尿路上皮细胞癌的敏感性可达 80%。

7. CT 和 MRI 检查:可了解有无盆腔和腹膜后淋巴结转移,有助于肿瘤分期。MRI 对尿道海绵体及周围组织肿瘤侵犯的诊断优于 CT。

【鉴别诊断】

注意与尿道尖锐湿疣、尿道结核、阴茎海绵体硬结症鉴别。尿道膀胱镜下活检可确定诊断。

【治疗方案】

原发性尿道癌治疗方案无统一标准,目前仍以手术切除为主。手术方案的选择主要根据病变的部位和分期,以及肿瘤的病理类型决定。

1. 手术治疗:

(1)肿瘤局部切除:适用于尿道单发,仅限于黏膜和黏膜下的肿瘤。可采用经尿道电切、电灼或激光治疗,尿道外口处肿瘤可行局部切除术。术后应积极复查,监测肿瘤有无复发。

(2)尿道部分切除或阴茎部分切除术:适用于尿道远侧 1/2 的低分期癌,尿道切缘应距肿瘤边缘 2 cm。

(3)根治性尿道切除:适用于近段尿道癌及位于尿道球部或膜部浸润尿道海绵体者。切除范围包括全尿道和阴茎脚。

(4)根治性广泛脏器切除:切除范围包括阴茎、尿道、阴囊、精囊、膀胱、前列腺整块切除,有时需行睾丸切除。适应证为Ⅲ期以内近侧尿道癌且能耐受手术者。如有直肠壁浸润,需决定是否做全盆腔脏器切除或姑息治疗。

(5)继发于肾盂、输尿管、膀胱的尿路移行上皮细胞癌宜在上述器官根治性切除术同时行全尿道切除,如为上述器官根治性切除术后远期尿道复发,亦应行尿道全切除术。

2. 淋巴结的处理:腹股沟淋巴结触诊的准确率可达 $83\%\sim100\%$。凡触及腹股沟淋巴结者,均应施行规范的淋巴结切除术。若行膀胱前列腺整块切除,则应同时切除盆腔淋巴结。腹股沟淋巴结阳性、CT 未发现盆腔淋巴结肿大者,可考虑盆腔淋巴结切除术。未触及腹股沟淋巴结者,并无必要做预防性淋巴结切除。

3. 放射治疗:原发性尿道癌放疗的主要目的是保存器官。主要用于局部晚期或有区域性淋巴结转移的患者,或姑息治疗的患者,或其他不适合手术治疗的患者。男性尿道癌的放射治疗效果主要取决于肿瘤的部位、病理类型和浸润程度,一般而言前尿道的放疗效果优于后尿道。

4. 化学治疗:对于远处转移的尿道癌应以化疗为主,目前尚无统一的化疗方案,应根据病理类型选择化疗方案。对移行细胞癌有效的化疗药物主要有:氨甲蝶呤(MTX)、长春碱(VLB)、阿霉素(ADM)、顺铂(DDP)、氟尿嘧啶(5-FU)、丝裂霉素 C、环磷酰胺(CTX)等。常用的化疗方案主要有 M-VAC(氨甲蝶呤-长春碱、阿霉素、顺铂)及顺铂+5-FU 等方案。对于尿道鳞状细胞癌有效的化疗药物主要有博来霉素(BLM)、CTX、5-FU、ADP 以及 MTX 等。

【评述】

尿道不同部位,上皮细胞类型不同。男性前、后尿道癌生物学行为也不尽相同。前列腺部尿道癌 90% 为移行细胞癌,且多伴有膀胱癌;而在球膜部则多数为腺癌(59%),阴茎部主要为鳞癌。前、后尿道发生癌的比例为$(1:2)\sim(7:10)$。

各年龄段均可发病,多数患者在 50 岁以上。临床表现与肿瘤所在的部位有关。后尿道癌患者临床发现迟,球膜部尿道癌常易被误诊为尿道狭窄。

尿道癌主要通过直接蔓延、淋巴转移和血行转移。大多数前列腺部尿道癌在确诊时已有远处播散,多数已累及阴茎海绵体。远处转移常见部位为肺、肝、骨和脑。

男性尿道防御屏障相对薄弱,故大多数患者不适于局部切除。术前应对全尿道彻底检查,凡可疑病变区,均取活体组织检查,以确定病变范围。如直肠壁有浸润,则需决定全盆腔脏器切除或姑息治疗。球部、膜部尿道癌在确诊时多已广泛蔓延,已不能行手术治疗,且根治性切除术后复发率很高。

尿道癌类似阴茎癌,一般区域淋巴结转移发生在远处转移之前,腹股沟淋巴结切除术可提高生存率,有些病例术后可长期无癌生存。盆腔淋巴结转移者预后不佳。因此,要强调腹股沟淋巴结活检的重要性。对高危患者(Ⅲ期、近侧尿道癌、易淋巴结转移者),早期淋巴结切除可能有益。

预后与原发肿瘤的部位及肿瘤分期有关。前尿道癌比后尿道癌预后好。Kaplan 等报道前者 5 年

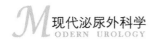

生存率为 22%,后者为 10%。Hopkins 等报道男性尿道癌患者总平均生存期为 26 个月,前尿道癌平均 77 个月,球膜部尿道癌平均 15 个月。

(乔迪　冯宁翰)

◀ 第二节　尿道其他恶性肿瘤

尿道非上皮性肿瘤(non-epithelial tumors of the urethra)较少见,又以黑色素瘤稍多,平滑肌肉瘤、纤维肉瘤及恶性纤维组织细胞瘤仅见个案报道。

一、尿道黑色素瘤

【概述】

黑色素细胞起源于胚胎时期神经嵴,后迁至表皮、真皮、脑脊膜和视网膜等处,恶性黑色素瘤亦好发于上述部位。尿道黑色素瘤(melanoma of the urethra)极为少见,约占黑色素瘤的 1%,多见于老年人,女性较多,多发生于尿道外口。病因不清,认为可能与遗传、长期摩擦、妊娠、内分泌等因素有关。有认为是胚胎期神经嵴里黑色素母细胞迁移而来,或是鳞状上皮下的黑色素细胞在外界刺激下形成,妊娠时表面的黑痣会有变黑、恶性倾向。

【诊断依据】

1. 临床表现:尿道口肿块及尿道出血,可有排尿困难、伴尿频、尿急、尿流方向改变。

2. 体检及尿道膀胱镜检查:见黑色至蓝色或褐色的皮损,以黑褐色为多,常伴出血,表面可有溃烂、坏死,伴有感染时可有脓臭分泌物。肿块周围常有黑色卫星灶。腹股沟淋巴结可因转移而肿大。血行转移常发生于肺、肝及脑。

3. 晚期经血液循环广泛转移时,可出现两种特异性临床表现,即黑色素血症和黑色素尿症。前者是因黑色素瘤转移灶崩溃后,网状内皮系统吞噬黑色素颗粒,此时全身组织器官表现为黑褐色;后者是由于尿中黑色素颗粒氧化后使新鲜澄清尿液变黑色。

4. 病理检查:为本病诊断的金标准,但还需要免疫组化进行辅助诊断。可见瘤细胞呈梭形、多角形,胞浆丰富,充满黑色素,呈实性片状、巢索状乃至腺样多种排列类型。细胞增生活跃,可见核分裂象,染色不均,黑色素染色呈阳性。肿瘤细胞具有嗜酸性大核仁。免疫组化显示 S100、HMB45 强阳性。

【治疗方案】

主张早期根治性切除术,包括全尿道、女性包括部分外阴及腹股沟淋巴结清扫术,必要时行盆腔淋巴结清扫,手术切除范围以切缘阴性为准。术后可辅以化疗、放疗、免疫、生物学等治疗。化疗首选药物为氮烯咪胺(DTIC),二线药物为亚硝脲类,其他如 5-Fu、长春新碱、环磷酰胺、放线菌素 D 等亦有一定疗效。目前多主张二联或三联用药,有效率可达 30%~45%,单一用药则低于 20%。

放疗仅能起缓解症状的作用,近年来报道大剂量分次照射,400~800cGy/次,每周 3 次,总量达 3 000~4 000cGy,有效率可达 34%~67%。

免疫治疗用于术后辅助治疗及不能切除或已有广泛转移者,有很好的前景。20 世纪 60 年代后期曾试用 BCG 与天花疫苗瘤体注射和皮下注射,部分病人肿块消退,复发延迟,生存期延长。多价免疫疫苗可提高晚期病人主动免疫力 3~4 倍,Bend 用黑色素瘤疫苗治疗转移性黑色素瘤病人取得了一定效果。近年来 IL-Ⅱ、干扰素、转移因子、单克隆抗体、LAK 细胞等亦被临床应用,取得了较好的效果。大剂量 IL-2 单独或与 IFN IX 联用有效率为 57%,缓解期、中位无瘤生存期明显延长。基因治疗尚在研究阶段。

【评述】

尿道黑色素瘤罕见,早期多无明显症状,随着肿块体积增大,出现排尿费力、尿道出血等症状。因尿道黏膜血管、淋巴管丰富,转移及卫星灶发生率高,发现时常为晚期。一旦诊断尿道黑色素瘤,尽早行根治性手术,并同时行腹腔镜下腹股沟淋巴结清扫。术后配合化疗、放疗、免疫治疗、分子靶向治疗等,提高患者生存期。

尿道黑色素瘤并无统一分期,晚期有远处转移的黑色素瘤患者预后差,单纯化疗效果不理想。大剂量干扰素、白介素等免疫治疗,可改善患者生存率。近年来分子靶向治疗获得快速发展并取得一定疗效。

(乔迪　冯宁翰)

二、尿道淋巴瘤

【概述】

淋巴瘤累及泌尿生殖道少见,主要累及膀胱和前列腺。尿道淋巴瘤(lymphoma of the urethra)罕见。尽管女性尿道更短,但女性尿道淋巴瘤更多见,发生率约为男性的 2 倍。发病年龄 25~90 岁,平均 54.5 岁,中位年龄 55.5 岁。

病因可能与尿道慢性炎症、机体免疫功能低下、病毒感染等有关。

原发尿道淋巴瘤病理类型绝大多数为 B 细胞非霍奇金淋巴瘤,包括弥漫性大 B 细胞淋巴瘤、黏膜相关淋巴组织边缘区 B 细胞淋巴瘤(Malt 淋巴瘤)、滤泡性淋巴瘤等,以前两者为主。

【诊断依据】

1. 临床表现常见尿道无痛性肿物,类似肉阜或息肉。部分病例有内裤染血、血尿、排尿困难、外阴瘙痒等。

2. 体格检查和尿道膀胱镜检查绝大多数表现为尿道外生性息肉样病变和肿块。女性病灶多位于尿道口,男性多可累及尿道海绵体部、球部、前列腺部。超声检查显示为不均质低回声,部分呈分叶状。

3. 很少有全身症状。因原发尿道淋巴瘤很少见,应行胸片、盆腔 CT/MRI、骨髓活检等以除外继发性。确认据病理检查及免疫组化。

【治疗方案】

尿道淋巴瘤治疗方法未完全统一。手术切除、放疗、化疗或者这些方法联合应用文献中均有报道。局限于尿道淋巴瘤预后相对较好,而播散性患者预后较差,推荐手术切除联合放疗和化疗。

【评述】

原发尿道淋巴瘤罕见,绝大多数为 B 细胞非霍奇金淋巴瘤,应行全身检查以除外继发性。确诊依据病理检查及免疫组化。治疗原则为手术切除联合放疗和化疗,预后差。

(乔迪　冯宁翰)

三、尿道平滑肌肉瘤

【概述】

尿道平滑肌肉瘤(leiomyosarcoma of the urethra)是一种罕见的恶性肿瘤,起源于间叶组织,其恶性程度高,易复发和转移,预后极差。

尿道平滑肌肉瘤的发病机制不清,可能和尿道黏膜白斑、慢性刺激、息肉、绝经、人乳头状瘤病毒感染等有关。

尿道平滑肌肉瘤可发生于尿道任何部位,最好发于远端尿道,其次发生在中段尿道,最后为近端尿道。发生在远端尿道的肿瘤分期较低,而发生在近端尿道的则分期较高,其预后也较差,这可能与尿道的解剖特点及淋巴回流途径有关。近端 1/3 尿道沿淋巴管回流至盆腔淋巴结,而远端 2/3 尿道则回流至深浅腹股沟淋巴结。约 1/3 患者在确诊时已有淋巴结转移。

【诊断依据】

1. 原发性尿道平滑肌肉瘤多见于 50 岁以上的女性。临床表现主要有尿道口粉红色或灰色占位,

551

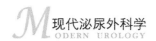
表面常伴有溃烂、坏死、合并感染时可有脓臭分泌物。此外还有瘙痒、性交困难、排尿障碍等临床表现。检查见无痛性肿块，质硬，被浸润的尿道组织增粗变硬。

2. 尿脱落细胞学检测在诊断尿道肉瘤方面作用有限，B超、CT及MRI对判断肿瘤的浸润范围及淋巴结转移方面有一定的价值。

3. 原发性尿道肉瘤主要的确诊依靠内镜下活检来进行，它除明确诊断外，还可明确肿瘤的分期、分级及浸润深度等。

【鉴别诊断】

尿道肉阜　大部分女性尿道肉阜患者表现为局部疼痛、出血、排尿时局部有烧灼感、性交时疼痛、有较明显的尿频、尿急、尿痛、排尿困难、排尿不净等症状，发病时间较长。

【治疗方案】

原发性尿道平滑肌肉瘤的治疗包括手术切除、放疗、化疗等，其中仍以手术治疗为主要手段。手术方案的选择主要根据肿瘤的部位及分期来决定，术前新辅助放疗对患者生存率有一定的帮助。

【评述】

尿道平滑肌肉瘤为高度恶性的间叶组织肿瘤，易淋巴转移，诊断主要据病理检查，治疗应行根治性肿瘤切除术并辅以放、化疗，本病预后差。

（乔迪　冯宁翰）

四、尿道神经纤维肉瘤

【概述】

神经纤维肉瘤（neurofibrosarcoma）是一种起源于周围神经系统的恶性肿瘤，临床少见，多发于皮下组织，发生于尿道者罕见。

神经纤维肉瘤的瘤体内含有多种细胞，包括神经膜细胞、成纤维细胞以及一种与神经周细胞超微结构相似但免疫组化不同的细胞，也被称为神经纤维瘤细胞。该神经纤维瘤细胞可被抗S-100蛋白抗体及抗凝集因子Ⅷa抗体染色。神经纤维肉瘤的肿瘤细胞能在轴突之间生长，呈现梭形外观，其周围有胶原束包绕。神经纤维肉瘤易于恶变，约4%的患者将出现恶性变，而普通人群的发生率仅为0.001%。

【诊断依据】

1. 尿道肿块进行性增大，随肿块增大排尿困难逐渐加重。

2. 体检于尿道处可扪及质硬肿块，不活动。

3. 目前唯一能确诊尿道周围神经恶性肿瘤的方法是手术活检及病理切片检查。

4. 一旦确立了尿道神经纤维肉瘤的诊断，应运用一系列的影像学检查包括胸片、腹部及盆腔CT或MRI、骨扫描等，以明确病变的范围及转移情况。

【治疗方案】

1. 尿道恶性肿瘤的首选治疗方法为手术，手术方式及范围应根据病理类型及临床分期而定。根据Grabstald分期：A期，肿瘤位于黏膜或黏膜下层，可单纯切除；B期，肿瘤侵及肌层，行尿道切除加膀胱造瘘；C期，肿瘤侵及尿道肌层周围，行根治性尿道切除＋淋巴清扫术＋尿流改道；D期，有淋巴或脏器转移者，只能采用放疗和化疗。

2. 目前，已有多种不同的治疗方案组合，如术前放疗、根治性手术前先行化疗等，认为有利于提高患者的生存率。虽然有少数研究者报告化疗有一定的疗效，但化疗是否一定有利仍未被证实。此外还可用冷冻疗法，但冷冻对于神经纤维肉瘤的疗效尚不能肯定。

【评述】

尿道神经纤维肉瘤罕见，表现为尿道肿块和排尿困难，确诊依据病理及免疫组化。首选治疗方法为手术，辅以术前放疗、术后放化疗等。

（乔迪　冯宁翰）

第三节　尿道良性肿瘤

一、尿道平滑肌瘤

【概述】

尿道平滑肌瘤(leiomyoma of the urethra)少见,于 1894 年由 Buttner 首先报道,但却是尿道非上皮性肿瘤中最常见的类型。女性多见,约为男性的 3 倍,多发于 20～50 岁,可能与内分泌、妊娠等因素有关。

【诊断依据】

1. 症状:尿道外口滴血或反复发作的尿路感染,可有排尿困难。会阴部下坠、异物感,影响性交。

2. 查体见尿道口肿块:呈圆形,表面光滑,质硬韧,界限清晰,小的肿瘤多呈广基,大者可有蒂。呈粉红、乳白或呈嫩肉色。

3. B 超检查:见尿道内低回声实性肿物,边界清。彩超示内部可见点状血流信号。

4. 尿道镜检查:可见尿道肿块,并可取活检。电切见肿物剖面呈粉白色,旋涡样似肌肉组织。

5. 病理检查:是确诊的唯一方法。显微镜下肿瘤组织由分化较好的平滑肌细胞构成,细胞呈梭形,胞浆丰富,胞核呈长杆状,两端钝圆,少见核分裂象,肿瘤细胞聚集成束。免疫组化示 SMA＋,desmin＋。

【鉴别诊断】

注意与尿道肉阜、尿道息肉、尿道癌、尿道乳头状瘤及外阴、阴道平滑肌瘤相鉴别。

【治疗方案】

手术切除可根据肿瘤所在部位不同采取不同的手术方式。如位于膀胱颈部和尿道,可经尿道电切;位于尿道外口可行肿瘤局部切除。经尿道切除应注意避免损伤尿道括约肌,防止尿失禁。完整切除预后良好,但有复发可能,故术后定期随访是必要的。

【评述】

平滑肌瘤是起源于平滑肌的良性肿瘤,通常分为三类:(1) 皮肤平滑肌瘤;(2) 血管平滑肌瘤;(3) 深部软组织平滑肌瘤。尿道平滑肌瘤属于深部软组织平滑肌瘤。可生长于尿道的任何部位,但常见生长部位是尿道近端。任何年龄段男女均可发病,但女性多见。临床主要表现为肿块和排尿困难,确诊依据病理和免疫组化。治疗为手术切除,因属良性,预后良好,但应注意有复发可能。

(乔迪　冯宁翰)

二、尿道纤维瘤

尿道纤维瘤(fibroma of the urethra)极少见,临床报道多见于女性尿道外口。

【诊断依据】

1. 症状:可有不同程度的排尿梗阻症状,也可有尿频、尿痛、性交不适等症状。

2. 检查:见尿道内或尿道口肿瘤,表面可有溃烂、分泌物,瘤体光滑,质硬,直径多在 3 cm 以下,个别有体积巨大者。

3. 病理检查示瘤组织由纤维组织构成,为确诊依据。

【治疗方案】

本病为良性尿道非上皮性肿瘤,手术完整切除或内镜下切除肿瘤为唯一有效的治疗方法,预后良好。

(乔迪　冯宁翰)

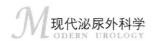
三、尿道血管瘤

【概述】

尿道血管瘤(hemangioma of the urethra)罕见,分为良性血管内皮细胞瘤、静脉血管瘤、蔓状血管瘤、毛细血管瘤和海绵状血管瘤,其中海绵状血管瘤较为常见。可发生于任何年龄,但以20～40岁多见,男性多于女性。

【诊断依据】

1. 间歇性尿道口滴血,呈鲜红色,间歇发作,持续时间长短不一,男性尤以勃起状态时出血明显,一般不伴有其他不适。

2. 男性肿瘤较大时可出现排尿困难,但触诊不能扪及明显肿块。女性前尿道血管瘤可突出于尿道外口。

3. CT和MRI增强扫描可见局部占位性病变,血运丰富,强化明显。

4. 尿道镜检查:可见尿道内深红色、广基的黏膜病损,呈扁平状或突出于尿道黏膜,瘤体破溃时可见表面出血。上述表现在人工勃起状态下观察更为明显。

【治疗方案】

尿道血管瘤目前尚无统一治疗方案,可根据瘤体的大小、位置、症状采用非手术治疗和手术治疗。对症状轻、瘤体小者可观察;局部注射硬化剂是常用的非手术治疗方法,可使瘤体坏死进而瘢痕化。手术切除范围较大,应慎重选择;近有采用绿激光、电灼、气化治疗取得良好疗效。

本病属良性,但常复发,术后注意随访。

【评述】

尿道血管瘤罕见,1895年Koltz首次报道本病。可发生于任何年龄段,男性多于女性。主要症状为尿道出血,男性尤以勃起时明显。术前诊断主要据尿道镜检查。治疗首选硬化注射和经尿道电灼、激光治疗。因易复发,注意随访。

(乔迪　冯宁翰)

四、肾源性尿道腺瘤

【概述】

肾源性尿道腺瘤(nephrogenic adenoma of the urethra)是可发生于泌尿道任何位置的少见良性肿瘤,男性多于女性,尿道少见(约15%),且发生于女性尿道的肾源性腺瘤中有26%和尿道憩室有关。

【诊断依据】

1. 肾源性尿道腺瘤可发生于任何年龄,平均年龄在50岁左右。

2. 常见临床症状主要以血尿和尿路刺激症状为主。

3. 尿道膀胱镜下,肾源性尿道腺瘤多呈乳头状、息肉状或扁平状,多小于1 cm。

4. 病理检查:光镜下病变主要位于黏膜固有层,类似于肾小管的小管状结构最为常见,背景常有炎性细胞浸润。免疫组化示不表达尿路上皮抗原P63、34βE12等。但却表达肾小管标记物,其中PAX2和PAX8的表达接近100%、AMACR的表达接近90%。

【治疗方案】

治疗以手术切除病灶及经尿道电切为主,不需要放、化疗及其他辅助治疗。尽管肾源性尿道腺瘤是良性肿瘤,但亦有恶性转化的病例报道。术后需每3至6个月行膀胱镜检查以早期发现肿瘤复发或恶性转化。

【评述】

肾源性尿道腺瘤为尿路上皮的一种良性病变,男性多于女性。发病机制主要有炎症理论、肾小管种植学说以及胚胎学理论,前两者研究较多。炎症理论认为肾源性尿道腺瘤是一种化生性病变,由尿路上皮在长期慢性炎症刺激下发生。肾小管种植学说的支持者则认为肾源性尿道腺瘤是由肾损伤脱落的上皮细胞种植所致。胚胎学理论研究较少,其主要认为肾源性尿道腺瘤起源于残留的中肾管,是一种发育异常。症状主要是血尿和排尿困难,确诊依据病理和免疫组化,手术治疗效果良好,术后应定期复查。

(乔迪　冯宁翰)

五、尿道息肉

【概述】

尿道息肉(urethral polyp)是发生于尿道的一种良性肿瘤,约占尿道良性肿瘤的 22.4%。可为先天性和后天性,按病理组织学特征可分为纤维性息肉(fibrous polyp)和腺瘤样息肉(adenomatous polyp)。先天性尿道息肉(congenital urethral polyps,CUP)较为罕见,目前仅有散发病例报道。CUP 多见于男童,初次就诊平均年龄为 5.2 岁,多为纤维性息肉。而腺瘤样息肉发病率较高,国内曾有学者报告 121 例。

目前认为尿道息肉可能由前列腺中央带的黏膜下及腺体组织异常发育所致,是泌尿道最常见的起源于中胚层的良性肿瘤,后天性尿道息肉多见于女性,好发于女性尿道外口;多在中青年男性中出现症状。有学者认为可能与尿路感染所致局部炎症反应相关。

【诊断依据】

1. 临床表现:男性尿道息肉可表现为膀胱流出道梗阻症状,包括排尿费力、排尿中断、尿潴留。近半数患者可同时伴有膀胱输尿管反流。部分患者可表现为初始血尿和血精。临床上若同时出现间歇性尿潴留、血尿和下尿路症状(三联征),需高度警惕尿道息肉。

2. 泌尿系彩超和膀胱尿道造影是最重要的检查方法,可见尿道内占位性病变。

3. 尿道膀胱镜检查及活检:是明确诊断的金标准,可见息肉位于前列腺部尿道及精阜周围,呈绒毛状丛生,有的呈乳头状,无蒂。显微镜下见表面被覆移行上皮,极少有鳞状上皮化生,内有前列腺腺泡、曲张的毛细血管及纤维组织、平滑肌等。

4. 尿流动力学:男性后尿道息肉患者可有特征性的尿流动力学表现:排尿初期的尿流率曲线较低平,提示不全性膀胱流出道梗阻;随后出现尿流率一过性陡然升高(达到峰值),紧接突然掉至基线水平(宝塔样波形),提示完全性膀胱流出道梗阻。

【治疗方案】

1. 无临床症状者可不需治疗。

2. 对体积较大、影响正常排尿的尿道息肉可手术切除。包括膀胱镜下尿道息肉电切术或激光切除术,对儿童无法电切者可行经膀胱切除术,效果良好。

3. 息肉切除术后的随访复查:病理为良性病变者术后第一年随访复查一次,如检查阴性者则每 3 年随访复查一次。多发息肉或伴不典型增生、可疑恶性病灶者,建议 3~6 个月随访复查一次,阴性则为 1 年随访复查一次。

【评述】

尿道息肉为发生于尿道的良性肿瘤,可分为先天性和后天性两类。先天性以男童多见,后天性以女性多见,男性常中青年发病。以膀胱流出道梗阻为主要表现,确诊依据病理检查,手术治疗效果良好。

(乔迪　冯宁翰)

六、尿道乳头状瘤

【概述】

尿道乳头状瘤(papilloma of the urethra)主要是内翻性乳头状瘤,是一种少见的尿路上皮良性肿瘤,占所有尿路上皮肿瘤的 1.4%~2.2%。可发生于尿路上皮的各部位,多见于膀胱颈部及三角区,90%发生于膀胱,也可发生于尿道、输尿管及肾盂。多为单发,多发病变仅 5.4%。肿瘤多小于 2 cm,

但也有大于 4 cm 的报道。该病发病年龄段广泛,可见于 26～85 岁,多为 50～60 岁,男性发病明显多于女性。内翻性乳头状瘤的病因尚不明确。研究认为,内翻性乳头状瘤与 von Brunn 巢的反应性增生有关,因为在肿瘤组织周围可见 von Brunn 巢。有学者根据其组织学表现与囊性膀胱炎及增殖性膀胱炎等炎症病变相似,推测其与炎症反应有关。也有观点认为,其与吸烟和梗阻等因素有关。

【诊断依据】

1. 主要表现为间歇无痛性全程肉眼血尿。当肿瘤发生于膀胱颈或近端尿道时,可出现排尿困难及尿路刺激症状。

2. B 超、MRI 可见尿道内占位性病变,呈软组织表现,并可了解泌尿系其他部位有无病变。

3. 尿道膀胱镜检查:可见尿道内有蒂的乳头状赘生物,末端分支呈绒毛状,随冲洗液漂动,并可见膀胱内有无类似病灶。

4. 病理学表现为内生性巢状和索状结构,表面被覆正常移行上皮,向固有层生长。其内部缺乏纤维血管束,很少出现外生性成分或上皮细胞异形性。需特别注意与内翻性生长的尿路上皮癌鉴别,后者肉眼可见肿瘤表面多为菜花样且基底广,镜下表现与内翻性乳头状瘤极为类似,且有部分重叠,HE 染色主要通过细胞巢的形态、是否有外生型生长及高倍镜下细胞异形性等特点鉴别。如 HE 染色鉴别困难则需借助免疫组化。

【治疗方案】

1. 经尿道电切手术,传统的经尿道电切手术可将肿瘤完整切除,但肿瘤组织较为碎散,存在播散可能。

2. 对多发病变或有不典型增生、可疑恶性病灶者术后应行灌注化疗并定期复查。

【评述】

乳头状瘤目前认为是一种良性肿瘤,肿瘤复发率约 1%。因可与膀胱癌同时发生,或发生内翻性乳头状瘤后又发生膀胱癌。内翻性乳头状瘤可能是尿路上皮肿瘤风险增加的一个潜在指标,约 1% 的患者在术后平均 <27 个月发生尿路上皮恶性肿瘤。因此,当病变较大或多发时,需警惕并存膀胱癌或以后发生膀胱癌的可能。因部分病例的病理诊断难以完全与内翻性生长的尿路上皮癌鉴别,这些存在不典型表现的病例建议按照低级别尿路上皮癌随访。因该病可发生于各部位的尿路上皮,故复查范围需包括完整的泌尿系统。

(乔迪　冯宁翰)

七、尿道球腺囊肿

尿道球腺(bulbourethral gland 或 Cowper's gland),是一对形如豌豆球形附属腺,位于会阴深横肌内,尿道背侧、前列腺旁,腺体表面被球海绵体肌所覆盖。排泄管细长,成人约 30～40 mm,开口于尿道球部。在性交时,尿道球腺首先分泌清晰而略带灰白的黏液,富于蛋白质,参与精液的组成。有冲洗尿道及阴道,中和阴道内酸性液体以利于精子存活的作用。

尿道球腺囊肿(urethral ball gland cyst)指尿道球腺腺管的囊性扩张,是尿道球腺最常见的疾病。

病因包括先天性和后天性因素。通常由于先天原因造成,主要累及青少年和儿童。尿道球腺先天性扩张、囊肿形成和腺管上皮增生有关。后天扩张的原因主要为炎症、长时间留置尿管和创伤等导致尿道球腺腺管的梗阻,进而腺管扩张,囊肿形成。曾有由于尿道球腺囊肿致尿路梗阻而引起胎儿或婴儿死亡的个案报道。在小儿,尿道瓣膜可引起尿道球腺管扩张。超过一半的尿道球腺囊肿患儿合并先天性球部尿道狭窄。动物实验表明,转化生长因子 $\beta2$(transforming growth factor beta 2-TGF-$\beta2$)水平低下的老鼠表现为尿道球腺上皮和腺体增生,敲除 TGF-$\beta2$ 基因的老鼠亦出现尿道球腺的增生和囊性扩张,细胞凋亡水平明显下降。

Maizels 等将尿道球腺囊肿分成四型,并得到大多数学者的认同。

1. 单纯型:尿道球腺腺管轻度扩张,实际上还未构成真正意义上的囊肿。腺管存在尿液反流。

2. 开放型:尿道球腺腺管球形扩张并和球部尿道相通,构成尿道憩室。

3. 闭合型:尿道球腺腺管球形扩张,形成尿道黏膜下囊肿,原与尿道相连的腺管开口梗阻。

4. 破溃型:尿道球腺囊肿向尿道方向破裂,表现为球部尿道内破裂的膜以及膜后囊腔。

亦有学者对此分类提出不同看法,认为将尿道球腺囊肿分为梗阻型和非梗阻型更为恰当,将开放型和闭合型归为梗阻型,而将单纯型和破溃型归为非梗阻型。

【诊断依据】

1. 临床表现:大多尿道球腺囊肿没有症状。当梗阻淤积导致细菌繁殖时,这时患者表现为反复的尿路刺激症或梗阻症状,其他症状包括血尿(特别是破溃型)、尿道口分泌物、排尿后滴沥等。扩张的腺管内可形成结石。

2. 查体:直肠指诊可在前列腺下部扪及球样囊性物或扩张的条索状腺管,合并感染时触痛明显。当囊肿较大时可在会阴部中线两侧触及囊性肿块。挤压囊肿时尿道口可能有分泌物流出。

3. 辅助检查

(1) 逆行或排尿性膀胱尿道造影:单纯型、开放型和破溃型尿道球腺囊肿可在尿道造影中显示,表现为与球部尿道相通的憩室或扩张的腺管。然而,闭合型却不能在尿道造影中直接显示,表现为球部尿道平滑、圆弧形的充盈缺损。

(2) 经会阴或经直肠超声检查:能清楚地显示包块的囊性特征,这有助于排除尿道球腺的恶性肿瘤,但易和重复尿道畸形相混淆。

(3) CT、MRI检查:矢状面和冠状面图像可能有助于识别这些囊肿的来源,通常表现为在后尿道的后方或侧后方的一种单房性囊性病变。

(4) 尿道镜检查:对于破溃型尿道球腺囊肿,尿道镜检出率较高,镜下见球部尿道后外侧有一破溃囊肿壁,可以用导管插入囊腔并造影以显示囊腔大小。

【鉴别诊断】

1. 重复尿道畸形　两者均可能有正常排尿后的尿失禁现象。但重复尿道畸形没有排尿困难。重复尿道畸形可能合并上尿路先天畸形,而尿道球腺囊肿一般不合并上尿路畸形。查体时重复尿道畸形一般可以在外阴找到除正常尿道外口之外的另外一个尿道口,而尿道球腺囊肿在外阴处没有另外的开口。重复尿道畸形直肠指诊没有异常,尿道球腺囊肿直肠指诊时可以在前列腺下部扪及球形囊肿或扩张的腺管。超声检查时均为扩张的大致平行于尿道的管样结构,但尿道球腺囊肿的开放型、闭合型和破溃型有囊肿,而重复尿道畸形仅表现为管样结构。尿道造影和尿道镜可以显示重复尿道畸形的内口,而尿道球腺囊肿却没有内口。

2. 尿道狭窄　两者均可引起排尿困难。无论是先天性还是后天性,两种疾病可以同时存在,诊断时应注意这一点。超声检查联合逆行尿道膀胱造影可以鉴别尿道狭窄和尿道球腺囊肿。尿道镜检能直接诊断尿道狭窄。

3. 异位输尿管开口　可表现为尿失禁。静脉尿路造影有助于鉴别诊断。

4. 尿道球腺肿瘤　直肠指诊时肿瘤质地硬,恶性肿瘤固定不光滑。尿道球腺腺癌也可以有尿道球腺囊肿类似的表现,但尿道造影或B超检查时发现对尿道的压迹不规则,这种表现往往意味着恶性浸润,而且囊内密度不均。CT或MRI对于区分尿道球腺肿瘤和囊肿具有重要的意义。

【治疗方案】

1. 对有尿路梗阻的患者采取手术治疗,对只有症状而没有梗阻的患者采用药物对症治疗。

2. 手术治疗原则是切开尿道球腺和尿道之间的狭窄部位,扩宽尿道球腺通往尿道的通道。常用处理方法是囊肿造口术(囊肿去顶术),通常在腔镜下完成经尿道囊肿造口术,创伤小,治疗效果确切。少数病例需要开放手术,经会阴切除囊肿,尤其是有脓肿形成的病例。

尿道球腺囊肿去顶后,形成球部尿道后外侧壁憩室样缺损,所以术后会继续存在排尿后滴沥。但这种缺损很少引起梗阻,不需要进一步处理。手术后其他症状完全消失。

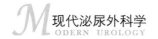
【评述】

尿道球腺囊肿是尿道球腺腺管的囊性扩张引起的疾病,临床罕见。尿道球腺囊肿实际可能比想象的要多。泌尿外科医师在诊断青年患者的下尿路症状时,尤其伴有排尿后滴沥时,应该排除这种疾病的可能性。诊断主要根据症状、体检及影像学检查,尿道膀胱镜检查有重要意义。治疗主要是内引流,少数需手术切除。

尿道球腺囊肿的重要临床意义在于它是尿道梗阻的潜在危险因素。而尿道球腺囊肿是小儿容易被遗忘和误诊的先天尿道畸形。因此在诊治下尿路梗阻的患儿时,应考虑到尿道球腺囊肿这一疾病。

(乔迪　冯宁翰)

第三十三章
精囊肿瘤

精囊肿瘤(tumors of the seminal vesicles)可分为良性肿瘤和恶性肿瘤,后者又分为原发性和继发性两种。精囊原发性肿瘤起源于上皮组织或间质组织,由于精囊的胚胎学特点,还可发生睾丸生精上皮的精原细胞瘤和来源于滋养叶上皮的绒毛膜上皮癌。常见的良性肿瘤有精囊囊肿、乳头状腺瘤、囊腺瘤、纤维瘤和平滑肌瘤等。精囊单纯性囊肿并不少见,多发生于青壮年,可能与性旺盛期有关。精囊恶性肿瘤罕见,其中以乳头状腺癌多见,肉瘤少见。精囊肿瘤初期症状不明显,故早期诊断困难,容易漏诊或误诊。晚期患者可有不同程度的盆底疼痛、尿频、尿急、排尿困难、血尿、血精等,如侵犯直肠也可以有便秘或大便性状改变。因此,易与前列腺肿瘤、膀胱肿瘤和直肠肿瘤等相混淆。继发性精囊肿瘤常为前列腺、膀胱、直肠及周围组织肿瘤的直接浸润或上腹部肿瘤种植于膀胱直肠窝而发生。

第一节　精囊恶性肿瘤

一、精囊腺癌

【概述】

原发性精囊癌(seminal vesicle carcinoma)临床罕见,多为腺癌,其中又以乳头状腺癌为多。1871年由 Berger 首次报道本病,以 60 岁左右发病居多。其他组织类型有鳞癌、透明细胞癌、生殖细胞癌、卵黄囊癌等。

【诊断依据】

1. 症状:早期可无症状,晚期可出现血精、间歇性血尿、尿频、尿液中有稠厚胶样物,性交后会阴部疼痛等。肿块大时可引起患侧肾积水,排尿困难,甚至尿潴留。晚期出现里急后重和继发性附睾炎。大便带血提示肿瘤已侵及直肠。

2. 直肠指检:前列腺上方可触及不规则纺锤状硬块,呈囊性或实性,有时与前列腺融合而分界不清,突向直肠,退出指套无血染。

3. 尿道膀胱镜检查:可见三角区受压变形、移位,膀胱镜下黏膜活检常阴性。但有报告射精管开口有肿物突出时活检为精囊腺癌者。

4. 肿瘤标记物:PSA、PAP 及 CK20 阴性,CK7、CA125 阳性可提示精囊腺癌。

5. 影像学检查:B 超、CT、MRI 可明确肿瘤的部位、与周围组织的关系及有无淋巴结转移;精囊造影可显示精囊内有充盈缺损、梗阻、变形等;IVU 有助于判断输尿管是否被累及;TRUS 引导下经直肠穿刺活检可以明确病理性质,但有认为对可以手术切除的病例,术前穿刺并非必要;而对无法进行外科手术切除肿瘤的患者,穿刺活检有利于确定肿瘤的性质和来源,为进一步治疗提供依据。骨转移呈溶骨性改变。PET-CT 示精囊区不规则软组织肿块,代谢活跃。

6. 病理检查:精囊乳头状腺癌见肿瘤细胞呈高柱状或立方状,有丰富的嗜伊红胞浆,组成腺管状癌巢;分化差的肿瘤细胞有大而深染的细胞核;未分化癌尚有黏液生成。部分病例需免疫组化方可确诊。

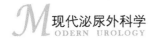

【鉴别诊断】

1. 前列腺癌　DRE 示前列腺坚硬如石或前列腺有硬结，血 PSA 升高。前列腺穿刺活检可帮助诊断，免疫组化示 PSA 阳性。

2. 结肠、直肠癌　有排便习惯改变及血便史，血 CEA 升高，纤维结肠镜检查可见肠内肿物，肠镜下活检，病理检查可确诊。

3. 精囊囊肿　B 超、CT 检查呈典型的囊性结构，形态呈圆形，囊壁菲薄而光滑。精道造影示圆形光滑的充盈缺损或精囊受压移位；造影剂若能进入囊肿，则显示为完整的囊性灶。

【治疗方案】

1. 首选手术治疗，对局限于精囊而无前列腺浸润的可行单纯性精囊切除；对已侵犯到前列腺者可行根治性前列腺、精囊切除术；对于肿瘤较大、周围有侵犯者可行双精囊、前列腺、膀胱、输尿管下段，甚至包括直肠的根治性切除术＋盆腔淋巴结清扫术。腹腔镜和机器人辅助腹腔镜下行精囊恶性肿瘤手术在有条件单位已成为常规手术。

2. 放疗：可作为辅助治疗方法。有人认为放疗可使半数患者明显延长寿命，因而主张对这类患者行放射治疗。

3. 以顺铂为基础的化疗效果良好，可提高患者生存率，如依托泊苷＋顺铂；吉西他滨＋顺铂；顺铂＋5-FU；顺铂＋多西他赛等。

4. 内分泌治疗：抗雄激素治疗，包括使用雌激素，可延长患者生命。

【评述】

原发性精囊腺癌，可发生在任何年龄段的男性中，以 60 岁左右多见。早期常无症状，晚期可有血精、血尿、排尿困难、尿痛、尿潴留、里急后重、便秘等。精囊癌多无完整包膜，主要侵及前列腺、膀胱，但较少累及直肠。以局部淋巴结转移为主，晚期可发生远处转移。骨转移多表现为溶骨性改变。

1956 年 Dalgard 和 Giertsen 提出诊断原发性精囊肿瘤标准为：① 肿瘤必须局限于精囊内或中心位于精囊内。② 全身其他部位无原发性肿瘤生长。③ 病理为乳头状腺癌，如属未分化癌应有黏液生成。临床诊断主要依据 TRUS、CT、MRI 和精道造影。而 DRE 常不能扪及肿块全部情况，且侵犯前列腺者触诊很难鉴别。

原发性精囊癌暂无统一的手术治疗方案，其基本的手术治疗原则为达到切缘无肿瘤细胞残留。根据肿瘤的侵犯范围、患者年龄等不同情况，手术方法包括患侧精囊切除术、耻骨后前列腺精囊切除术、膀胱前列腺精囊切除术加尿流改道和全盆腔脏器切除＋淋巴清扫术。晚期患者术后可行抗雄激素治疗、化疗或放疗，且治疗效果在不断改善。但本病因发现时多为晚期，患者预后一般较差，鲜有存活超过 3 年者。但若能早期发现和及时手术治疗，仍有报道其无瘤生存时间可达 10 年以上，甚至获长期存活。

（乔迪　吴宏飞）

二、精囊平滑肌肉瘤

【概述】

精囊肉瘤（seminal vesicle sarcoma）是一类起源于精囊间质的软组织恶性肿瘤，临床报道极少，多为平滑肌肉瘤，另有横纹肌肉瘤、脂肪肉瘤、血管肉瘤等。

【诊断依据】

1. 精囊平滑肌肉瘤患者的临床表现与瘤体大小及扩散情况密切相关。常见的症状有尿频、尿急、尿痛、排尿困难、尿潴留、肛门直肠痛、会阴区疼痛等，部分患者因肿瘤压迫直肠而出现排便习惯改变。

2. 虽然该病起源于精囊，血精是该病主要症状，但因患者年龄普遍较大，性活动少，很少有患者因血精就诊，但可有排精痛。

3. 直肠指诊常可于患者前列腺顶端触及不规则肿物，一般无触痛。双合诊常可明确肿块大小、质地及活动度。

4. 随着肿瘤增大,压迫毗邻器官,部分患者尿路造影可出现输尿管下段受压及不对称膀胱影像。CT、MRI可准确显示肿瘤大小、范围、浸润深度、远处器官及淋巴结转移等。

5. 精道造影:因肿瘤生长于精囊腺管腔外,故精道造影可见精囊管受压、变形、移位,但不能显示肿瘤大小、范围等。

6. 病理和免疫组化检查是确诊的依据。镜检见肿瘤细胞呈短梭形或长梭形排列,成片状、条索状、网状结构,具异型性;免疫组化示 PSA(－)、CA125(－)、CK7(－)、CD99(＋)、Actin(sm)＋、CD34血管＋。

【治疗方案】

1. 外科手术仍然是主要治疗手段。手术方式需根据肿瘤大小、生长范围及周边脏器受累情况决定。必要时可行膀胱、前列腺、双侧精囊切除,甚至行全盆腔脏器切除术。通常认为完整切除肿瘤组织对患者预后能够产生积极影响。

2. 原发性精囊平滑肌肉瘤对放化疗及激素治疗的敏感程度目前尚不可知,术后辅助放化疗对改善患者预后尚缺乏有力证据。

【评述】

精囊平滑肌肉瘤罕见,DRE及影像学检查可明确肿瘤大小及范围。治疗以根治性切除为主要方法,放疗、化疗及内分泌治疗效果不理想。本病预后不良。

（乔迪　吴宏飞）

三、精囊透明细胞癌

【概述】

原发性精囊透明细胞癌(clear cell primary seminal vesicle carcinoma)极为罕见,仅为个案报道。

【诊断依据】

1. 最常见症状为排尿不畅,可有尿频、尿急、下腹不适、尿路感染等,伴或不伴血精或肉眼血尿。

2. 直肠指检:可触及精囊区肿块:肿块较小者可扪及质韧的前列腺且与肿块界限清;肿块较大且侵及前列腺时境界不清。

3. TRUS、CT、MRI及PET-CT的应用,极大提高了精囊疾病诊断的准确性。可明确肿瘤大小、侵犯范围及淋巴结转移情况。经直肠超声引导下前列腺穿刺活检是鉴别精囊占位病变性质的有效方法,而Hoshi等则认为由于穿刺活检获得肿瘤组织少,不足以行免疫组织化学染色,难以明确诊断像精囊癌这样的罕见肿瘤,且有漏诊可能。

4. 目前精囊镜技术日趋成熟,其可在直视下发现精囊内新生物并取活检,这对于诊断有独特的优势。

5. 病理和免疫组化检查为确诊依据,并需结合CT等检查以排除肾透明细胞癌转移的可能性。

【治疗方案】

暂无统一的治疗方案。

1. 手术治疗仍为首选,原则是达到切缘无肿瘤细胞残留,并根据肿瘤侵犯周围脏器的范围、患者年龄等不同情况,行患侧精囊切除术、耻骨后前列腺精囊切除术、膀胱前列腺精囊切除术加尿流改道和全盆腔脏器切除术等。

2. 术后是否行抗雄激素治疗、化疗或放疗等辅助治疗及治疗效果,目前尚存在争议。

【评述】

原发精囊透明细胞癌罕见,临床表现无特异性,确诊依据病理检查,手术治疗仍为首选,抗雄激素治疗、化疗或放疗等效果不确定。

（乔迪　吴宏飞）

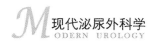
四、精囊原发卵黄囊瘤

【概述】

卵黄囊瘤（yolk sac tumor，YST）又名内胚窦瘤，是一种少见的恶性生殖细胞肿瘤。YST 主要发生于性腺组织，包括睾丸及卵巢，发生于性腺外较少见，可见于颅内松果体区、颈部、纵隔、肺、胃、网膜、腹膜后及骶尾部等。精囊卵黄囊瘤（yolk sac tumors of the seminal vesicle）极为罕见，于 1959 年由 Teilum 等首次报道。

【诊断依据】

1. 性腺外卵黄囊瘤具有两个发病高峰期，即婴幼儿期和青少年期，由于该肿瘤仍然保持合成 AFP 的能力，因而部分患者血清 AFP 会显著增高。

2. 可有血尿、血精等症状。

3. 影像学表现：CT 中可表现为实性或囊实性结构，若为单纯性卵黄囊瘤，则实性成分中钙化及脂肪组织十分少见。由于大多数卵黄囊瘤内血管丰富，且实性成分易出现囊性变、坏死，因此增强呈显著不均匀持续强化改变。因部分病灶可有包膜，MRI 上呈病灶边缘环形 T2WI 低信号，病灶实性部分在 DWI 呈高信号，表现为恶性肿瘤的典型影像征象。具备完整包膜的卵黄囊瘤通常侵袭程度较低；无包膜的肿瘤通常易侵犯周围组织，并可见肝脏、肺及前哨淋巴结转移。

4. 病理及免疫组化是确诊依据，镜下见细胞大小均匀，胞浆丰富且分布紧密，并可见 Schiller-Duval（S-D）小体，嗜酸性小体，疏松网状及微囊结构，滤泡或腺管状结构。YST 免疫表达 Glypican-3，SALL4 及 CK 多为阳性，其中 SALL4、PALP 是具有特征性的标记物。

【治疗方案】

以手术为主，辅以放疗、化疗及内分泌治疗的综合治疗。

【评述】

精囊卵黄囊瘤为性腺外恶性生殖细胞肿瘤，罕见。影像学检查结合 AFP 结果可初步定性，确诊依据病理及免疫组化，治疗以手术为主的综合治疗。

（乔迪　吴宏飞）

第二节　精囊良性肿瘤

精囊良性肿瘤（benign tumors of seminal vesicle）报道不多，常见的精囊良性肿瘤有乳头状腺瘤、囊腺瘤、纤维瘤、精囊囊肿、平滑肌瘤、畸胎瘤等。由于小的良性肿瘤几乎无症状，物理检查又很难发现，目前尚无早期诊断的影像学方法。若发现精囊内孤立性肿物，无局部播散证据，应考虑精囊良性肿瘤的诊断。若肿瘤体积小、无症状，可密切随访。若肿瘤增大或引起症状，则手术切除是首选治疗方法。

一、精囊囊腺瘤

【概述】

精囊囊腺瘤（cystadenoma of the seminal vesicle）为一少见的精囊良性纤维上皮瘤，起源于胚胎残基，多为单侧发病。患者多为中老年，平均年龄 60 岁左右。

【诊断依据】

1. 精囊囊腺瘤一般体积较小，生长缓慢，症状不明显，常难以发现。囊肿较大者可压迫射精管、直肠和尿道，造成下腹坠胀、排便及排尿不畅，可有血精、血尿、射精困难、便秘、下腹和会阴部不适等症状。

2. 直肠指诊：于前列腺侧上方精囊区可扪及光滑、质韧肿块，压之有囊性感。

3. B超检查见前列腺后上方混合性包块,内有囊性暗区,囊壁整齐光滑无乳头状突起,囊内常见多房状分隔,囊腔透声良好,包块后方回声增强。

4. CT示精囊区类圆形低密度影,内见分隔,形成多枚类圆形低密度影;增强扫描见圆形低密度影囊壁及其内分隔强化,其内液化低密度影无明显强化。

MRI见肿块与周围组织界限清,T1、T2相多呈混杂高信号,T2相中见包膜为低信号。

5. 经皮穿刺输精管精道造影示患侧精囊区占位,见被肿瘤推压征象,造影剂不进入肿瘤内,巨大肿瘤推移可使该侧精囊明显移位。

6. 病理检查:术前行肿块穿刺活检并不能明确诊断,这是因为肿瘤为囊实性,细针穿刺不易取到合适的部位,且取出的组织量少,难以得出正确的病理结果。手术切除标本见外包灰白色包膜,剖面见多房性囊肿,内壁光滑;镜下见囊壁内覆盖立方及柱状上皮,壁层内见平滑肌束,基质为纤维结缔组织,囊内充满均质嗜酸性物质。免疫组化示CK7阳性,而PSA、CK20、PAP均为阴性。

【鉴别诊断】

1. 精囊腺癌　主要症状为排尿困难及血精,B超可见不规则肿块,可侵犯邻近器官,囊壁厚薄不均有乳头状突起。化验示CA125多升高,而PSA正常。而精囊囊腺瘤囊壁多光滑,且囊内为多房状分隔,CK7为阳性。

2. 前列腺囊性肉瘤　为向邻近器官破坏性生长的恶性肿瘤,免疫组化可见其上皮成分为PSA和PAP强染色,而精囊囊腺瘤不被染色。

3. 精囊囊肿　可分为先天性和后天性两种,常无明显症状,偶有血精,B超检查示位于膀胱后外侧的单侧薄壁囊肿;精道造影可显示囊肿大小。

【治疗方案】

1. 本病如无症状,可密切随访、观察。

2. 如果肿瘤增大或引发症状,可行肿瘤切除术或单侧精囊切除术。对术中粘连、不能确定病变性质时,主张术中快速病理检查。对肿瘤突出精阜引起排尿梗阻者,亦有行姑息性经尿道电切术,可短期缓解症状,但不能根治。随着腹腔镜技术的发展,对精囊囊腺瘤可行腹腔镜下手术。

【评述】

精囊囊腺瘤为精囊的囊实性肿瘤。早期常无症状,增大后表现为排尿、射精、排便梗阻性症状。影像学检查可确定肿瘤大小及范围,确诊依据病理检查,术前穿刺活检不能获足够的组织以明确诊断。治疗应予手术切除,腹腔镜下手术为发展方向。目前未见恶性的报道,术后效果良好。

(乔迪　吴宏飞)

二、精囊孤立性纤维瘤

【概述】

孤立性纤维瘤是一种起源于表达CD34树突状细胞的少见梭形细胞肿瘤,多为良性。精囊孤立性纤维瘤(solitary fibrous tumor of the seminal vesicle)极为罕见,多见于40～70岁。目前被定义为交界性肿瘤,具有局部侵袭性,但很少转移。

【诊断依据】

1. 精囊孤立性纤维瘤生长缓慢,多数无症状或有局部压迫症状。较大者可表现为排尿或排便困难,血精、血尿伴下腹或会阴疼痛。巨大者可见患侧肾积水及下腹包块。

2. 直肠指检:于精囊区可触及包块,质地中等,肿块巨大者双合诊阳性。

3. 影像学检查:B超可见精囊区肿块,为低回声,彩超见点状血流信号。MRI检查示T1WI等信号、T2WI稍长信号、DWI呈高信号。病变为孤立性、类圆形或浅分叶状肿块,多数边界清楚,有(假)包膜。恶性者边界不清,呈浸润性生长,增强扫描呈不均匀延迟强化特点,并可见粗大的供血动脉。

4. 病理检查:是确诊精囊孤立性纤维瘤的依据。大体标本见有包膜的肿块,肿瘤质韧,切面呈灰

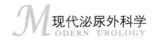
白色或灰褐色,常有漩涡状外观,可见黏液样变、囊性变、出血和坏死,钙化少见。CD34、Vimentin、CD99 和 Bcl-2 阳性,而角蛋白 CK、EMA 和 S-100 蛋白阴性对孤立性纤维瘤具有定性诊断的作用,Ki-67 高表达提示恶变可能。STAT6 是孤立性纤维瘤的一个特异性分子标志物,CD34 联合 STAT6 可能会成为孤立性纤维瘤的确诊的新标准。

【治疗方案】

以外科手术为主。完整的手术切除是治疗和防止术后复发的关键。传统的开放手术入路多样,包括经会阴、膀胱、膀胱旁、膀胱后、尾骨入路等,现多主张腹腔镜下手术切除。

由于孤立性纤维瘤有恶变可能,因此即使诊断为良性,也需要长期随访。

【评述】

精囊孤立性纤维瘤目前被定义为交界性肿瘤,具有局部侵袭性。治疗以外科手术为主,术后需要长期随访。

(乔迪　吴宏飞)

三、精囊囊肿

【概述】

精囊囊肿(cyst of the seminal vesicle)临床并不少见,且随着影像学诊断技术的发展及对本病认识的提高,病例报告亦逐渐增多。1872 年 Smith 首次报告本病,国内贺宗理于 1956 年首次报告。精囊囊肿分先天性和后天性两种,左、右侧发病率相近。先天性精囊囊肿的形成与中肾管末端发育异常导致的射精管先天性闭锁有关,这主要是胚胎期中肾管的基底膜缺陷引起,有报道称 60% 的常染色体显性遗传的成人多囊肾患者合并有精囊囊肿。先天性精囊囊肿以单发囊肿居多,且常合并其他中肾管来源的器官发育异常。常伴同侧肾、输尿管发育异常,国内统计占 22.7%。1914 年,Zinner 首次报告了精囊囊肿合并同侧肾发育不全的病例,并指出精囊囊肿可合并输精管缺如或发育不全、同侧睾丸缺如、同侧肾发育不良及输尿管异位开口于精囊等。现把精囊囊肿合并同侧肾缺如称为 Zinner 综合征。

后天性或继发性精囊囊肿多见于成人,是因为炎症引起射精管或精囊憩室口的狭窄闭锁导致精囊液引流受阻,精囊内压上升而形成囊肿,可合并精囊内结石,国内报告精囊结石成分为磷酸钙盐,含果糖成分。

【诊断依据】

1. 血精:精液外观呈粉红、暗红或咖啡色,可持续数年,以性活动旺盛的 22～44 岁多见,以血精为首发症状而就诊者占 40% 左右。单纯性精囊囊肿常无射精痛;囊肿合并精囊结石者,在排出血性精液时常有小结石排出,可有射精时耻骨后、会阴部痛。并向下腹及睾丸放射。

2. 血尿:可为全程血尿,也可为初始或终末血尿,尤以排精后初血尿多见。

3. 排尿困难:是由于囊肿压迫膀胱颈及后尿道所致,其排尿困难程度与囊肿大小及位置有关,国内报道精囊囊肿引起排尿困难者占 9.1%,囊肿容量可达 400～800 mL。部分病人有尿频、尿急等膀胱刺激症状。

4. 不育:除先天性精囊发育异常外,还有射精管狭窄或梗阻导致少弱精子症。长期慢性精囊炎致精囊萎缩,功能严重减退,生育力也会降低。部分病人还合并有慢性附睾炎,影响精子成熟和输出。国内统计精囊囊肿合并不育占 6.8%。

5. 直肠指诊:在前列腺侧上方精囊区可扪及囊性肿物,较大时双合诊阳性,按压囊肿有时可获分泌物。

6. 影像学检查:B 超:以经直肠 B 超较好,精囊区可见囊性结构,呈无回声特征,并可了解囊肿大小,易与实质性肿块鉴别。可分辨出病变与前列腺、精囊的关系。囊内有结石时可见强回声且后方伴声影。经腹 B 超可了解同侧肾、输尿管是否缺如或发育不良。CT:平扫示囊肿为水样密度、边缘光滑、囊壁薄,增强扫描囊壁稍增强。较大囊肿可推移、挤压膀胱底部。由于囊内出血或感染而表现为密度不均匀,有时可见囊内结石。MRI:一般单纯性囊肿 T1WI 为低信号,T2WI 为高信号。囊肿内含有精子等其他物质或出血时,T1WI 为中等信号。MRI 可清楚地显示盆腔内各脏器解剖及与囊肿的关系。IVU:可显示有无同侧肾缺如,肾发育不良及膀胱受压变形,对精囊囊肿诊断提供参考。

7. 精道造影:目前多采用经皮穿刺输精管造影,对精囊囊肿诊断有重要价值,可显示精囊囊肿的位置、形态、大小、是否合并精囊结石及精道有无狭窄。

【鉴别诊断】

1. 精囊囊腺瘤和乳头状瘤　二者均为精囊的良性病变,临床表现与精囊囊肿相似,影像学检查为囊实性或实质性病变,精道造影显示精囊内充盈缺损。

2. 膀胱后和前列腺区的囊肿　主要有前列腺囊肿、Müller 管囊肿、扩大的前列腺囊、射精管囊肿、输精管囊肿等,最具价值的应为精道造影,因可清楚显示囊肿与精道的关系利于判断;其次应结合B 超、尿道造影等检查。

【治疗方案】

根据囊肿的大小、症状及有无并发症来决定。无症状的囊肿不需治疗,但应定期检查。精囊囊肿治疗的目的主要是消除症状、预防并发症和保护精囊的生理功能。

1. 保守治疗:适于囊肿较小、症状轻的年轻患者,并定期随访。对合并感染,有血精症状者,应予口服抗生素、止血剂治疗,因精囊是雄激素依赖性器官,故必要时可用 5α-还原酶抑制剂,可减轻精囊充血,缓解血精症状。

2. 手术治疗:适于囊肿较大,并发结石,症状明显且难以治愈者。方法有囊肿切除或患侧精囊切除、耻骨上"袋形缝合术",亦可行腹腔镜下手术。

3. 囊肿穿刺:抽出囊液后注入无水酒精或四环素液,可使囊肿缩小。因抽吸术后容易复发和继发感染,故仅用于诊断和复发性囊肿的治疗。

4. 经尿道手术:对射精管狭窄、闭锁引起精囊囊肿者应行经尿道射精管口切开或精阜切除术,或精囊镜下狭窄段扩张及内切开术以解除梗阻、充分引流。

【评述】

先天性精囊囊肿的形成与中肾管末端发育异常导致射精管先天性闭锁有关,以单发囊肿居多,且常合并其他中肾管来源的器官发育异常,如同侧肾和输尿管发育不良、缺如等。后天性精囊囊肿是因为炎症引起射精管或精囊憩室口狭窄、闭锁导致精液引流受阻而形成囊肿,可合并精囊内结石形成。

常以血精、血尿、会阴部胀痛或不育就诊,B 超、CT、MRI 检查对本病诊断有重要价值,精道造影对诊断和鉴别诊断有决定性意义。本病常合并同侧肾、输尿管发育异常,注意不要遗漏诊断。治疗上对囊肿小者可予观察;对囊肿大有并发症者应手术治疗。Manousakas 等认为保留部分正常的精囊对保护患者的生育能力具有重要意义。腹腔镜下手术具有微创等优点,1995 年 Carmingnani 首先报道了腹腔镜下精囊囊肿切除术,2006 年 Carmack 首次报道了达芬奇机器人辅助腹腔镜下手术治疗精囊囊肿,此类手术现已广泛开展,均取得良好效果。部分单纯囊肿病人亦可行囊肿穿刺注入硬化剂,疗效满意。

(乔迪　吴宏飞)

四、精囊淀粉样变

【概述】

淀粉样变病(amyloidosis)是一种全身性疾病,临床和病理表现由淀粉样物质沉积于全身各脏器所引起。淀粉样物质是一种无定形、玻璃样透明物质,沉积于各脏器的机理尚未阐明,可能的发病机理为:① 免疫功能异常;② 蛋白质代谢异常;③ 结缔组织的变性分解与淀粉样蛋白的形成。

精囊内淀粉样沉积并不少见,Pitkusen 等研究发现在尸检中局限于精囊的淀粉样变,40～50 岁男性中有 5%,61~75 岁之间为 13%,而 75 岁以上有 21%,总体 40 岁以上为 16%。全身性淀粉样变的患者,虽有多系统、器官的血管、肌肉发生淀粉样沉积,但精囊可不受累;而老年性精囊淀粉样变者,可只有精囊受累,并不累及血管壁。

【诊断依据】

1. 可有血精、腹股沟痛及尿路刺激症状。

2. DRE 示精囊增厚或触痛。

3. 盆腔 MRI 检查:示精囊淀粉样沉积区 T2WI 为弥漫性低信号,另根据图像可鉴别有无膀胱、前列腺肿瘤侵犯。

4. 病理检查:是确诊依据,可见精囊内淀粉样蛋白,HE 染色呈均匀稠密的嗜酸性物质,分布于精囊内皮下的固有层。而系统性淀粉样沉积所致的精囊淀粉样物沉积则位于血管壁内和肌肉组织内,而不是在皮下组织。

【治疗方案】

由于本病病因还不清楚,因此尚无特效的治疗方法。因极少引起其他临床问题,故无症状的患者可不予治疗;症状严重者可行精囊切除术。

【评述】

淀粉样变病是一种全身性疾病,但精囊可不受累;而老年性精囊淀粉样变者,可只有精囊受累。临床表现无特异性,病理检查是确诊依据,无症状者可不予治疗;症状严重者可行精囊切除术。

(乔迪 吴宏飞)

第三十四章
精索肿瘤

精索肿瘤少见,位于腹股沟或阴囊内,几乎都为原发性。由于精索包含输精管、横纹肌、筋膜、神经和血管等组织,所以这些部位都可发生精索肿瘤。继发性精索肿瘤多为前列腺、肾、胃、肺等器官的恶性肿瘤经输精管、淋巴管或血行转移而来,通常伴有睾丸、附睾等处的转移病灶。

精索肿瘤中良性肿瘤占70%,来自结缔组织,以脂肪瘤和纤维瘤最常见,血管瘤、平滑肌瘤、淋巴管瘤等罕见。恶性肿瘤约占30%,以肉瘤最常见,其中婴幼儿或20岁以下者多为胚胎性横纹肌肉瘤,成人多为平滑肌肉瘤、脂肪肉瘤、纤维肉瘤等。精索恶性肿瘤可发生局部浸润,或通过淋巴和血液发生远处转移。

第一节 精索恶性肿瘤

精索恶性肿瘤(malignant tumors of the spermatic cord)约占精索肿瘤30%,分原发性和继发性。大约90%精索肿瘤发生在阴囊内精索部,与睾丸和附睾分界清晰。原发性精索恶性肿瘤以肉瘤居多,常从阴囊内精索远端发生。病理类型有脂肪肉瘤、平滑肌肉瘤、横纹肌肉瘤、恶性纤维组织细胞瘤、纤维肉瘤等。其中脂肪肉瘤最多见,约占精索肉瘤的34%;平滑肌肉瘤、横纹肌肉瘤和恶性纤维组织细胞瘤分别占24%、16%和16%。继发性精索肿瘤常来自胃肠道或泌尿生殖系统肿瘤。

精索肿瘤早期通常表现为腹股沟区或阴囊内质硬、无痛、缓慢生长的肿块,近期内进行性增大。查体可触及无痛或轻压痛肿块,早期一般活动度较好,晚期多局部侵犯、粘连。超声检查可作为明确肿瘤的大小、形态、与睾丸附睾的位置关系及血流状况等的常规检查。CT 及 MRI 检查对肿瘤的诊断及局部浸润及淋巴结转移有重要意义。

精索肿瘤临床上通常可根据肿瘤的浸润性、肿瘤是否可被完全切除、有无淋巴结转移以及远处转移分为四期。

Ⅰ期:Ⅰa期:肿瘤局限于精索,可完全切除。

Ⅰb期:肿瘤有局部浸润,但可完全切除。

Ⅱ期:Ⅱa期:肿瘤切除后显微镜下有肿瘤残留。

Ⅱb期:有区域淋巴结转移,但可完全切除。

Ⅲ期:肿瘤不能完整切除,术后有肉眼可见残留肿瘤。

Ⅳ期:有远处转移。

精索原发性恶性肿瘤治疗以手术为主,继发性恶性肿瘤如果仅为精索孤立性转移灶可在原发肿瘤切除的基础上切除转移灶,手术方式同根治性睾丸肿瘤切除术。因精索恶性肿瘤局部复发很常见,所以应尽量切除肿块周围软组织。复发性肿瘤如能切除则应尽量切除,并应根据病理组织学类型选择腹膜后淋巴结清扫、放疗和化疗等方式,尤其恶性程度高、淋巴结侵犯、边界不清的肿瘤应选择辅助治疗以减少手术后复发。

针对不同病理类型选择何种辅助治疗方式仍存在争议。精索恶性肿瘤很少在术前被正确诊断,经常被误诊为一些良性疾病,如精索慢性炎症、结核、腹股沟疝、脂肪瘤等。预后和肿瘤病理类型、分

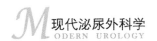
期、分级密切相关。早期诊断和治疗对其预后有重要意义。一般而言,横纹肌肉瘤恶性程度高,预后差;脂肪肉瘤、平滑肌肉瘤恶性程度相对较低,预后较好。

一、精索脂肪肉瘤

【概述】

精索脂肪肉瘤(liposarcoma of the spermatic cord)临床罕见,来源于中胚层组织,多发生于中老年,恶性程度较低,预后良好。1845 年由 Lesaurage 首次报道。根据 2002 年 WHO 软组织肿瘤分类委员会将软组织脂肪肉瘤分为:① 分化良好脂肪肉瘤(脂肪瘤样、硬化型、炎症型);② 黏液样脂肪肉瘤;③ 圆形细胞脂肪肉瘤;④ 多形性脂肪肉瘤;⑤ 去分化型脂肪肉瘤。UICC(国际抗癌联盟)组织学分级分为:G1 分化良好型;G2 中等分化型;G3 分化不良型;G4 未分化型。

【诊断依据】

1. 腹股沟区或阴囊内缓慢生长的无痛性肿块,质韧,透光试验(一)。

2. 影像学检查:B 超示肿块内为不均匀团块回声;CT 见混杂密度肿块,CT 值在 $-30 \sim +30$ Hu 不等;MRI 见 T1WI 呈高信号、等信号或略低信号,T2WI 呈较均匀的高信号。影像学检查对定位诊断有一定意义,但是术前定性确诊困难,极易误诊为腹股沟疝或脂肪瘤等其他良性肿块。

3. 病理检查:可见局灶梭形细胞增生,散在核深染。

【鉴别诊断】

注意与腹股沟斜疝,精索囊肿鉴别,详细的体检和影像学检查多可区别。但精索脂肪瘤临床鉴别困难,须病理检查鉴别。

【治疗方案】

1. 首选手术切除:术中快速冰冻病理检查意义重大,不仅可明确诊断,还可决定进一步的手术方式。对于分化良好的精索脂肪肉瘤由于其恶性程度低,转移可能性较小,可行局部扩大的肿瘤切除术;对于恶性程度高的类型,应行经腹股沟途径根治性切除术,必要时行半侧阴囊切除术。

2. 精索脂肪肉瘤的瘤体外包膜实际是一层肿瘤细胞与结缔组织形成的假包膜,肿瘤细胞向周围组织侵犯并产生跳跃式扩散,故对恶性程度高的推荐行高位根治性睾丸切除术,不主张行盆腔和腹股沟区淋巴结清扫术,除非有明确的淋巴结转移证据。复发或恶性程度较高的脂肪肉瘤,术后可辅以放疗、化疗。

3. 对肿瘤组织的基因检测并据此选择合适的靶向治疗正逐步开展。

【评述】

精索脂肪肉瘤的预后与病理组织学类型密切相关。分化良好和黏液样脂肪肉瘤进展相对缓慢,预后良好,手术切除后 5 年生存率可达 85% 以上。去分化型与多形性脂肪肉瘤预后差,易发生转移,5 年生存率约为 20%。但无论何种类型的精索脂肪肉瘤,术后都容易复发,最长有报告术后 18 年复发的病例。因此术后长期随访与复查非常必要,如能早期发现,再次手术切除的疗效明显。

(乔迪　冯宁翰)

二、精索平滑肌肉瘤

【概述】

精索平滑肌肉瘤(leiomyosarcoma of the spermatic cord)是临床上罕见的恶性肿瘤,1907 年由 Patel 和 Chalier 首次报道,国内于 1981 年由陈礼金等首先报告。主要来源于提睾肌或输精管未分化的间充质细胞,是精索肉瘤中恶性程度较低的一类,约占精索肉瘤的 13%。可发生于任何年龄段,以 60~70 岁高发。淋巴转移是精索平滑肌肉瘤最主要的转移途径。髂外、下腹部、髂血管、主动脉旁淋巴结是常见转移部位,其次是血行途径,最后是局部扩散。

【诊断依据】

1. 常表现为精索无痛性、质硬、生长缓慢、不规则的包块。

2. B超可见低回声结节,边界清,肿块内血流丰富;CT与MRI可明确肿瘤大小及局部侵犯范围,能发现腹膜后及周围淋巴结转移,MRI脂肪抑制像能鉴别精索脂肪瘤。

3. 病理检查,术中冰冻也难以确定,因此必须在术后行病理检查及免疫组化才能做出最终诊断。

【治疗方案】

1. 首选治疗方法是以手术切除为主的综合治疗。一般需行根治性睾丸切除术＋精索高位结扎术。当肿瘤侵犯周围器官严重时,可行患侧阴囊切除术。这有助于减少肿瘤复发,提高远期生存率。若术前影像学检查发现肿瘤存在盆腔或腹股沟淋巴结转移,可在术中同时行腹膜后淋巴结清扫。

2. 术后放疗可减少复发和淋巴结转移,并提高预后效果。但全身化疗对本病术后控制其复发和转移的疗效尚不明确。故放疗的疗效要明显优于淋巴结清扫和化疗、是较好的辅助治疗方法。

【评述】

低级别的精索平滑肌肉瘤多有较好的预后,5年生存率为50%～80%;高级别者因恶性程度高,局部复发、远处转移及病死率均较高,5年局部复发率和远处转移率分别为26%和24%。精索平滑肌肉瘤可经淋巴、血行发生远处转移,以淋巴转移最常见,肺和肝是最常见的远处转移部位,但也有发生皮肤转移的报道。因此术后长期随访十分必要。

(乔迪 冯宁翰)

三、精索横纹肌肉瘤

【概述】

精索横纹肌肉瘤(rhabdomyosarcoma of the spermatic cord)临床罕见,多见于儿童,4岁和16岁为两个发病年龄高峰。起源于精索横纹肌,不仅可发生于提睾肌,亦可来源于附睾、睾丸鞘膜。多发生于近睾段精索,发病机制不明。肿瘤由不同分化阶段的横纹肌母细胞组成。

横纹肌肉瘤病理学上可分为胚胎型(embryonal rhabdomyosarcoma,ERMS)、腺泡型(alveolar rhabdomyosarcoma,ARMS)和多形性(PRMS)3种类型。多形性横纹肌肉瘤的特点是瘤细胞的多形性,多见于成人,好发于四肢,局部常复发,晚期出现转移。腺泡型横纹肌肉瘤和胚胎型横纹肌肉瘤的特点是瘤细胞由圆形、梭形细胞构成,酷似胚胎早期阶段横纹肌细胞,多发生于小儿和青少年,好发于头颈部,早期即沿血行和淋巴管引起远处转移。

【诊断依据】

1. 阴囊肿块进行性增大,不痛,触之质硬,肿块大时与睾丸境界不清。

2. 好发于青少年,成人罕见,无特异性瘤标。

3. B超示阴囊内不均质回声,CT示肿块密度不均、呈混杂密度、境界多清楚,PET-CT对淋巴及它处转移有较高敏感性。

4. 确诊依据术后病理及免疫组化检查。

【治疗方案】

1. 主张以手术治疗为主的综合治疗。根治性睾丸切除为首选,确认有淋巴结转移者可行腹膜后淋巴结清扫,尤其对>10岁的精索横纹肌肉瘤患者,近来主张对这部分患者常规进行RPLND以准确分期。

2. 横纹肌肉瘤均需化疗,以长春新碱、放线菌素D、环磷酰胺三者联合用药效果较好。但在化疗毒副作用方面,由于长春新碱在青少年中的半衰期延长2倍,15岁以上的患者使用长春新碱后周围神经毒性显著增加达4.18倍。充分认识这些差异将有助于临床医生更好地对青少年患者制定合适的治疗策略。

3. 除全身化疗外,放疗是横纹肌肉瘤多学科综合治疗中重要的组成部分,可有效达到局部控制疾病的目的。

【评述】

精索横纹肌肉瘤罕见,临床表现无特异性,确诊依据病理和免疫组化检查。治疗以手术为主的综

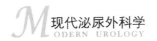
合治疗。影响预后的因素主要有肿瘤分期、确诊时年龄以及肿瘤组织类型,其中分期是最重要的预后因素。在组织类型方面,ERMS 预后优于 ARMS。在年龄方面,与儿童患者相比,青少年 RMS 预后较差,可能因为青少年肿瘤组织常含有更高比例的腺泡型成分;同时可能因为青少年 RMS 患者治疗毒副作用更为明显,常导致剂量或疗程不足。

(乔迪　冯宁翰)

第二节　精索良性肿瘤

精索良性肿瘤(benign tumors of the spermatic cord)约占精索肿瘤的 70%,绝大多数起源自结缔组织,多发于中老年人,30~60 岁占 88%。精索包含输精管、横纹肌、筋膜、神经和血管等组织,都可发生肿瘤。精索良性肿瘤中最多见的是脂肪瘤,纤维瘤次之,黏液腺瘤、平滑肌瘤、畸胎瘤、血管瘤、神经纤维瘤等少见。

一、精索脂肪瘤

【概述】

精索脂肪瘤(lipoma of the spermatic cord)是最为常见的精索肿瘤,约占精索良性肿瘤的 42%。发病年龄多在 50 岁左右,绝大多数为单侧单发,部分病例单侧多发,偶有双侧发病者。精索脂肪瘤由精索血管供血,肿瘤表面有完整的鞘膜围绕精索生长,向上可延伸至腹股沟管,甚至和腹膜脂肪组织相连,向下可至附睾或睾丸。精索脂肪瘤有两种类型,一种为孤立性的脂肪瘤,起源于精索内脂肪组织,瘤体呈圆形或分叶状,有比较完整的薄的包膜,瘤组织有轻微的张力;另一种为腹膜外或腹膜后脂肪组织经腹股沟管突出,呈悬滴状,有蒂通过内环与腹膜后相连。脂肪瘤可以与其他组织混杂形成血管脂肪瘤或纤维脂肪瘤。

精索脂肪瘤的发病机制尚不清楚,有推测精索脂肪瘤的病因可能是由于胎儿时期受到激素水平的影响,导致鞘状突不完全退化,从而使脂肪组织沉积于鞘状突残迹所致。由于脂肪瘤可使腹股沟管扩大及重力牵拉使腹膜成漏斗状,易发生腹股沟疝。同时由于腹股沟管的限制或合并疝的存在,精索脂肪瘤的体积及形态难以单独表现出来,患者多因腹股沟疝就诊,常在疝手术时被发现。

【诊断依据】

1. 阴囊内或腹股沟部肿块,肿块生长缓慢,无特殊不适。触诊肿块质地软偏韧。

2. 影像学检查:超声示腹股沟区、阴囊内孤立性肿块,回声较均匀或稍高,多呈椭圆形,不同体位下对肿块施压,肿块大小及形态无明显变化,且不向腹腔回纳。CT 示病灶呈脂肪样低密度影,边界清楚。MRI 示腹股沟区或阴囊内不规则软组织影,以脂肪信号为主。

3. 术中所见:资料显示斜疝中的脂肪瘤发生率为 23%,直疝中的脂肪瘤发生率为 11%,总的疝修补术中发现脂肪瘤 22.5%。体积较大的精索脂肪瘤其精索增粗,当疝还纳后,局部仍较隆起。一般情况下精索的直径在 1 cm 左右。当疝已还纳,其精索直径仍超过 2 cm 甚至更粗时,应高度怀疑精索内脂肪瘤。

【鉴别诊断】

鞘膜积液或睾丸肿瘤可误诊为低位精索脂肪瘤,应注意鉴别。

【治疗方案】

精索脂肪瘤的治疗方式为手术切除,需切除包裹于精索外的肿瘤,同时将精索鞘膜内的部分脂肪组织团块切除,合并腹股沟疝者应行疝修补术。

由于精索脂肪瘤对腹股沟疝的发生及术后复发可产生影响,因此,腹股沟疝手术中需注意辨认精索内有无脂肪样团块,如有,需同时切除以预防腹股沟疝复发。术中打开腹股沟管后,见到精索结构内的组织颜色不是正常的粉红色精索组织,而是黄色的脂肪组织时,就应考虑脂肪瘤可能。此时仍应先寻找并处理疝囊。游离疝囊后再寻找和处理精索脂肪瘤。如发现悬滴状脂肪组织自内环口外疝出,还应一直向上追踪到内环口的外上方将瘤体的蒂切断结扎。无论是否合并腹股沟疝,只要内环受到病变的影响,存在内环缺损,都建议行内环修补术。

【评述】

精索脂肪瘤在精索良性肿瘤中占 42%,生长缓慢,无特殊不适。治疗为手术完整切除,在疝手术中应注意合并有精索内脂肪瘤可能,并一并切除。

(乔迪　冯宁翰)

二、精索高分化乳头状间皮瘤

【概述】

高分化乳头状间皮瘤(well-differentiated papillary mesothelioma,WDPM)是一种相对少见的间皮瘤亚型,最常见于育龄期妇女,亦可见于男性。该病常发生于腹膜,较少可见于胸膜、心包、阴道和睾丸,发生于精索者极为罕见。生物学行为不明确,被认为是一种具有恶性潜能的肿瘤。2004 版WHO 分类将其归为交界性或低度恶性肿瘤。

高分化乳头状间皮瘤病因不明,少数病例有石棉接触史,但未被流行病学所证实。亦有学者发现,TRAF7 或 CDC42 基因的突变与高分化乳头状间皮瘤发病相关。

【诊断依据】

1. 多因阴囊、腹股沟部肿块就诊,无明显疼痛。查见肿块境界清,可为多发性,表面光,质地稍硬,活动度可。

2. B 超:见肿块境界清,内见混合性回声。

3. 病理检查:诊断主要依靠组织学,镜下表现为:(1)肿瘤的生长方式包括乳头状、管状乳头状、腺瘤样和分支条索样,典型者往往表现为乳头状结构。(2)乳头状结构由纤维性血管轴心构成,表面被覆单层扁平或立方形间皮细胞。(3)细胞形态温和,罕见核分裂象。(4)免疫组化 Calretinin、D2 - 40,C K5/6、CK7、EMA、HBME1 阳性,CEA、B72.3、BerEP4、LeuM1、ER、PR、MOC31 阴性,可区别于癌,CA125 部分表达。

【鉴别诊断】

1. 恶性间皮瘤　睾丸周围的恶性间皮瘤少见,多发生于睾丸鞘膜,原发于精索者罕见。恶性间皮瘤可形成大量乳头,但乳头结构比 WDPM 复杂,乳头表面被覆数层肿瘤细胞,细胞核异型性明显,核分裂象多见,间质浸润显著,可见大片坏死。临床病程呈高度进展性,患者预后差。

2. 精索腺瘤样瘤　腺瘤样瘤属于良性间皮细胞肿瘤中最常见的类型,主要呈实性条索、裂隙样或管状结构,很少形成乳头状结构,肿瘤细胞呈扁平至低立方状,胞质淡红染,可含大小不等的空泡。核圆形或卵圆形,染色质淡染,不见核分裂象。组织学形态类似于脉管肿瘤。根据组织学形态不难与WDPM 鉴别。组织化学染色,对透明质酸酶敏感的黏液物质呈阳性反应,但对脂类物质呈阴性反应。

【治疗方案】

目前对 WDPM 尚缺乏规范的治疗方案。由于绝大多数患者呈良性过程,对于单发的小肿瘤首选手术完整切除肿瘤,对于多发肿瘤,有学者认为应该扩大切除范围并辅以化疗以预防复发,并对患者进行密切随访。

【评述】

精索高分化乳头状间皮瘤罕见,临床症状无特异性,确诊依靠病理及免疫组化检查。治疗以手术切除为主,对多发性应扩大切除范围。由于本病为交界性或低度恶性潜能间皮瘤,故临床应长期随访。

(乔迪)

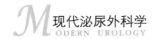
三、精索侵袭性血管黏液瘤

【概述】

侵袭性血管黏液瘤(aggressive angiomyxoma,AA)是一种极为罕见的浸润性生长的软组织肿瘤。多见于女性,1985年Begin首次报道了男性病例,偶见于阴囊、精索、前列腺等部位。基于该肿瘤呈无包膜的胶质状生长并可以侵袭周围软组织的事实,1983 Steeper等将其正式命名为侵袭性血管黏液瘤。2002年WHO分类又称之为深部血管黏液瘤(deep angiomyxoma),将其归类为分化不确定的良性肿瘤,并定义为一种好发于盆腔和肛周区的软组织肿瘤,易于局部复发,至今未见有转移的报道。

该病好发于尿生殖膈区,包括盆腔、肛周、会阴;女性可见于外阴、阴道、宫腔等;发病高峰为30～40岁左右。男性可累及阴囊、精索、前列腺等处,罕见于大肠、空肠、喉、肺及眼眶等部位。男女发病率比例为1:6.6。

【诊断依据】

1. AA患者多无明显症状,缺乏特异性临床表现,可表现为缓慢增大的无痛性软组织肿物,常有精索肿胀。

2. 影像学检查:超声提示非特异性的不均质低回声团块,薄壁,内呈分隔,部分可有血流信号。CT显示肿物为低密度软组织影,部分肿物内有密度增高的隔膜,增强CT中部分患者可见特有的"旋涡状"或"分层"结构;MRI中T1WI呈现等强度的肌肉信号,T2WI呈现高信号,增强后可出现"旋涡状"或"分层"结构,这种特殊的结构有助于术前诊断。MRI中表现出高信号很可能与肿瘤中含有水及疏松的黏液有关,高度增强与肿瘤内含有血管有关。同时CT及MRI能提示肿瘤的范围,指导手术方式的选择。

3. 病理检查:肿物通常为无包膜,无明显界限,与周围的软组织不易分离。切面呈现粉红色或灰色、坚硬一致、发光、胶冻状的表面,部分区域可能出现血管充血、出血或纤维化。镜下由形态基本一致的星芒状、卵圆形或短梭形的瘤细胞组成,胞质少而不清,核无异形性,核分裂象罕见。瘤细胞均匀分布于含有大量黏液的间质内,有时瘤细胞之间可见多少不等的纤细的胶原纤维,肿瘤内含有扩张的薄壁或厚壁血管,口径大小不一,管壁或其周围可伴有透明样变性,间质内常见灶性出血。多数病例中,在一些大血管或神经周围可见疏松排列的肌样细胞。电镜下见瘤细胞具纤维母细胞、肌纤维母细胞和平滑肌形态。目前尚未发现特异性的免疫组化标记物。

【鉴别诊断】

睾丸肿瘤　肿瘤位于睾丸内,进行性增大,透光试验阴性,肿瘤标志物AFP、HCG、LDH常升高,病理检查可鉴别。

【治疗方案】

侵袭性血管黏液瘤的治疗主要有手术、GnRH-a及其他抗雌激素药物、动脉栓塞及放射治疗等。由于AA是一种良性肿瘤,几乎无核分裂象,故不推荐化学治疗。

1. 手术治疗:彻底切除肿瘤,保证切缘阴性,尤其是肿瘤基底部。这主要是由于AA局部侵袭性生长、边界不清导致切除不干净的情况较为多见,术后复发率高达72%。如术中进行快速病理检查,可确定切缘阴性以减少复发。但由于本肿瘤为良性,复发后可再次手术,仍可获良好效果。

2. 药物治疗:文献报道GnRH-a药物及其他抗雌激素药物可使肿物缩小,甚至消失。目前尚不清楚长时间使用GnRH-a能否治愈该病或停药后是否会出现复发。因此其临床应用的有效性和安全性仍需进一步研究。

3. 有报道对于复发的患者使用放射治疗后2～3年未见肿瘤复发。但放射治疗需要慎重。

4. 栓塞治疗:适用于肿瘤位置特殊、多次复发者,也可作为手术前的辅助治疗。

【评述】

侵袭性血管黏液瘤极为罕见,女性多见于生殖系统,男性病例见于阴囊、精索、前列腺。症状无特异性,影像学检查可确定肿瘤大小、范围。治疗以手术为主,强调切缘阴性。虽为良性,但因浸润性生长,术后复发率高,但复发后可再次手术,结合 GnRH-a 药物治疗可提高疗效。细胞遗传学研究表明,AA 患者外周血染色体为正常核型,而 40%的中期细胞有 X 染色体缺失,因此认为染色体部分丢失可能是发病的原因。

（乔迪　冯宁翰）

四、精索纤维瘤

【概述】

精索纤维瘤(fibroma of the spermatic cord)起源于精索内结缔组织,是由成纤维细胞和胶质组成的一种良性肿瘤,约占精索良性肿瘤的 28%。可为纯纤维瘤或混合性纤维瘤,以纯纤维瘤多见。

【诊断依据】

1. 病变以近附睾部精索多见。纯纤维瘤多较小,呈圆形,表面光滑,质硬且可以推动,生长缓慢,多无自觉症状。混合性纤维瘤可长得很大。

2. B 超检查:见低回声结节,形态规则,境界清。CT 示肿块为高密度结节,部分融合。确诊依据病理及免疫组化。

【治疗方案】

治疗以手术为主。因其组织来源属间叶组织,理论上有复发和恶变倾向,术后需长期随访。

（乔迪　冯宁翰）

五、精索平滑肌瘤

精索平滑肌瘤(leiomyoma of the spermatic cord)临床罕见,起源于提睾肌内平滑肌、附睾与输精管连接处平滑肌或血管平滑肌。肿瘤多位于精索近附睾丸部,多为单侧单发,左右侧发生率无差别。任何年龄均可发病。

【诊断依据】

1. 主诉多为缓慢增长的无痛性肿物。肿物呈实性,表面光滑,质地硬,有弹性,无压痛。

2. 病理检查:镜下可见平滑肌周围有大量慢性炎性细胞浸润,肌组织中央有骨性化生和纤维化改变。

【治疗方案】

治疗为肿瘤切除术,术后应注意随访,观察有无复发及恶变可能。

（乔迪　冯宁翰）

第三十五章
泌尿男性生殖系统结石

第一节　肾结石

【概述】

　　尿路结石是泌尿外科最常见疾病之一,在泌尿外科门诊和住院患者中居首位。在公元前4800年古埃及的木乃伊中,已发现膀胱和肾脏结石。远在中国汉代,华佗在《中藏经》中把"淋"分成数种,其中"砂淋"即为结石病。我国泌尿系结石发病率为$1\%\sim5\%$,南方高达$5\%\sim10\%$;年新发病率为$(150\sim200)/10$万人。近年来,我国尿路结石发病率有增加趋势,已成为世界上三大结石高发区之一。高发年龄为$20\sim40$岁,多数从20岁开始。其发病率男女之比约为3:1。随着饮食结构和生活习惯的变化,结石形成部位已从下尿路转为上尿路,表现为发病率呈上尿路结石升高,下尿路结石下降趋势。

　　尿路结石病因尚不清楚,尿中形成结石晶体的盐类呈过饱和状态,肾小管上皮细胞损伤,尿中抑制晶体形成物质不足和核基质存在是结石形成主要原因。影响结石形成的因素很多,包括年龄、性别、家族(调研发现泌尿系结石有明显的家族倾向)、肥胖(前瞻性研究发现,尿路结石与体重和体质指数直接相关)、人种/种族、地理位置(以赤道两侧地带、我国南方地区发病率高)、气候(结石发病的季节性变化可能与温度有关,通过出汗导致体液丧失及日照时间长增加维生素D而影响结石形成)、职业(热暴露和脱水、长期接触铅和镉等)、饮食习惯、疾病及解剖异常(如甲旁亢、结节病、泌尿系先天性畸形、髓质海绵肾、肾盏憩室、尿路梗阻、异物、感染、尿流改道等)、代谢异常(尿液酸碱度异常、钙代谢异常、草酸代谢异常、尿酸代谢异常、胱氨酸代谢异常、枸橼酸代谢异常、低镁血症等)、药物(一类是尿中浓度高、溶解度低的药物,如:头孢曲松钠、磺胺类药物以及治疗HIV感染的药物如茚地那韦等;一类是诱发结石形成的药物,如:维生素D、维生素C、糖皮质激素等)等因素,都是尿路结石的常见病因。

　　按结石的成分分为:草酸钙结石、磷酸钙结石、磷酸铵镁结石、碳酸磷灰石、尿酸结石、胱氨酸结石、黄嘌呤结石等。尿路结石一般含有多种成分,但以一种为主,含钙结石约占90%以上。尿路结石可引起尿路梗阻、尿路黏膜损伤、肉芽组织增生、出血、感染、继发肾功能损害等并发症,其长期存在可以增加尿路恶性肿瘤发生的风险。

【诊断依据】

　　1. 病史:可有运动后血尿或排出尿路结石病史,应用磺胺类、头孢曲松等药物、长期卧床等病史。患有代谢性疾病及先天性解剖异常(如:甲旁亢、痛风、髓质海绵肾、肾盂输尿管交界处狭窄、马蹄肾、肾盏憩室等)或病理性骨折等病史。

　　2. 腰痛:较大肾结石或肾盏结石没有梗阻时可无明显临床症状。巨大结石如鹿角形或铸形结石及结石继发梗阻致肾积水可有腰背部钝痛、胀痛不适等症状。肾内小结石易引起肾盂输尿管连接部梗阻,可出现肾绞痛。

　　3. 血尿:多表现为镜下血尿,剧烈运动后可出现肉眼血尿。

　　4. 无尿:双侧肾结石先后或同时发生尿路梗阻或孤立肾发生梗阻可引起无尿。

　　5. 结石并发感染可有尿频、尿急、尿痛等尿路刺激症状,严重时继发肾盂肾炎、脓肾等并发症,可出现发热、畏寒、寒战等全身炎症反应综合征；严重感染时可出现脓毒血症或感染性休克表现。结石并发恶性肿瘤时可出现无痛性肉眼血尿。

6. 尿常规检查：大多数患者尿中有红细胞，运动后尿中红细胞增多有诊断意义。合并尿路感染时可有白细胞。

7. 尿细菌培养及药敏试验　伴感染时尿细菌培养可阳性，药物敏感试验有助于合理用药。

8. 24 小时尿定量分析　测定钙、磷、尿酸、草酸等指标有无增高。

9. 血液检测：血清钙、磷、镁、尿酸、尿素氮、肌酐等。双侧发生、反复复发、血钙、磷异常尿路结石患者应注意病因学筛查，如进行代谢评估、测定甲状旁腺激素（PTH）；遗传性疾病早期诊断和基因筛查，如特发性草酸钙结石病、遗传性肾小管疾病（Dent 病）、原发性高草酸尿症（遗传性乙醛酸代谢障碍性疾病）、腺嘌呤磷酸核糖基转移酶缺乏症（APRT 缺乏症）等均与肾结石形成和肾功能衰竭有关联；糖尿病、肥胖症、高脂血症、高血压、代谢综合征、痛风等疾病与高尿酸血症关系密切，这些因素增加罹患尿路结石的风险。早期病因学诊断是治疗和预防复发的关键。

10. 泌尿系彩超：有助于了解是否有肾结石及结石大小、部位、数量，是否存在肾积水及了解肾实质厚度等。对 X 线不显影的阴性结石有优势，同时有助于发现其他病变。

11. 泌尿系 CT：目前已作为诊断尿路结石的推荐检查，对于 X 线检查阴性结石或怀疑有肾恶性肿瘤患者有重要诊断价值。CT 检查分辨率高，可发现 1 mm 的结石，不易受肠道内气体干扰，不受结石成分、肾功能和呼吸运动的影响。另外，双源 CT 能够通过 CT 值初步判定结石成分，双源 CT（100~140 kVHU）的双能量参考值：尿酸盐$[(488\pm114)\sim(487\pm103)$ Hu$]$；胱氨酸$[(740\pm235)\sim(599\pm183)$ Hu$]$；草酸钙$[(1208\pm316)\sim(882\pm224)$ Hu$]$；羟基磷灰石$[(1293\pm347)\sim(902\pm246)$ Hu$]$。可为治疗方法的选择提供一定参考。

12. 泌尿系平片（KUB）：肾区内显示结石影有助于诊断，90% 以上肾结石在 X 线平片上显影，尿酸结石等阴性结石不显影。注意摄侧位片与腹腔或腹膜后钙化灶相鉴别。

13. 静脉尿路造影（IVU）：可以了解结石位置、肾盂肾盏形态、有无肾积水、肾积水程度及肾功能情况。阴性结石可表现为充盈缺损，显影欠佳时可采用双倍剂量或大剂量静脉尿路造影及延缓摄片。

14. 逆行尿路造影（RGP）：目前已不作为常规检查，可以在 IVU 显影欠佳或肾功能严重受损时作为一种选择。

15. 核磁共振（MRI）：对尿路结石的诊断效果差，一般不常规用于结石的检查。但磁共振水成像（MRU）可了解上尿路梗阻的情况，不需造影剂即可获得与 IVU 同样的效果，其不受肾功能改变的影响。因此，对于不适合做 IVU 或 CT 扫描的患者（如造影剂过敏、严重肾功能损害、儿童和孕妇等）可考虑采用。

16. 肾图：可了解双侧肾功能情况，为治疗选择提供依据。

【鉴别诊断】

1. 胆囊炎合并胆结石　急性发作时可致胆绞痛，可与右侧肾绞痛时相混淆。胆绞痛时墨菲征（Murphy 征）阳性，尿中无红细胞，彩超、CT 检查有助于鉴别。

2. 髓质海绵肾　一般无症状，通常 40~50 岁时发生结石或感染才被发现，有时结石排出时可出现肾绞痛。X 线或 CT 检查可见成簇的多发性结石（在乳头区呈放射性排列）。

3. 肾盂肿瘤　表现无痛性肉眼血尿，肿瘤出血形成血块时可引起肾绞痛。尿脱落细胞学检查可有肿瘤细胞，CTU 检查可见肾盂内异常肿物影或充盈缺损，有助于鉴别。

【治疗方案】

肾结石的治疗原则是清除结石，保护肾功能，尽可能查找并解除病因，防止结石复发。

1. 一般治疗

（1）大量饮水：推荐每天的液体摄入量在 2.5~3.0 L 以上，维持每日 2.0~2.5 L 以上的尿量。

避免过多饮用含咖啡因的饮料、苹果汁、葡萄汁、苏打水等,推荐多喝葡萄酒、橙汁、酸果蔓汁、柠檬水和陈醋。

(2) 饮食调节:推荐多食用牛奶、豆腐等乳制品,除吸收性高钙尿症采取低钙饮食外不应限制钙的摄入。应限制草酸、钠盐、高嘌呤、高脂肪、过量动物蛋白质饮食的摄入,减轻体重,增加水果、蔬菜、粗粮和纤维素饮食摄入。

(3) 急性肾绞痛的治疗:

① 非甾体镇痛消炎药:消炎痛(吲哚美辛)栓 100 mg 直肠内用药,大约 20 分钟可缓解疼痛,约有75%的患者可完全缓解;双氯芬酸钠会增加心脑血管病风险,应慎用或短期内减少用药剂量。

② 阿片类镇痛药:常用药物盐酸布桂嗪、曲马多、地佐辛、二氢吗啡酮等。目前已不再推荐使用哌替啶,因其有较高的胃肠道不良反应发生率。

③ 解痉药:分为:M 型胆碱受体阻滞剂(如硫酸阿托品 0.5 mg 或 654~2 10 mg 肌肉注射);黄体酮(20 mg 肌肉注射,对止痛和排石均有一定作用);钙离子通道阻滞剂(如硝苯地平 10 mg 口服或舌下含化,对缓解肾绞痛有一定的作用);a 受体阻滞剂(盐酸坦索罗辛 0.2 mg 口服,缓解输尿管平滑肌痉挛,治疗肾绞痛和排石均有一定的效果)。

④ 静脉补充液体,有助于增加尿量,促进结石排出。

(4) 排石治疗:包括中成药、西药,配合解痉、利尿、针灸等治疗有促进结石排出的作用。

(5) 控制感染:可先应用敏感抗菌药物,再根据细菌培养及药物敏感试验结果合理选用抗生素。

(6) 预防结石药物:① 降低结石盐或酸饱和度的药物,如噻嗪类利尿剂(降低尿钙和草酸、减轻高钙血症、抑制钙的肠道吸收)、磷酸纤维素(通过与钙结合抑制肠道对钙的吸收,减少尿钙的排泄)、正磷酸盐(减少尿钙的排泄并增加磷酸盐和枸橼酸的排泄)、碱性枸橼酸盐(降低尿草酸钙、磷酸钙和尿酸盐的过饱和度,提高对结晶聚集和生长的抑制能力。首选枸橼酸钾 3~8 g/d。但急慢性肾功不全患者慎用)、别嘌呤醇(降低血尿酸水平和促进尿酸排泄。副作用有皮疹、肝转氨酶升高)、乙酰异羟肟酸(菌石通 0.5~1.5 g/d,抑制尿素酶,减少氨的生成,降低磷酸镁铵和尿酸铵的饱和度)。② 增加尿中抑制结石形成药物,如镁剂(降低尿液中草酸钙过饱和度)、中草药(结石通、五苓散等)。③ 干扰成石促进因素的药物,如乙酰半胱氨酸、丙氨酸等。

2. 体外冲击波碎石(ESWL)

(1) 治疗指征:适应证:① 直径<20 mm,表面积<300 mm²,且 CT 值<1 000 Hu 的肾盂内结石或肾上盏、肾中盏结石;② 直径<10 mm 的肾下盏结石;③ 20 mm<结石直径<30 mm,或结石表面积<500 mm² 的部分鹿角形结石。结石远端无尿路梗阻、无急性尿路感染、患侧肾功能良好、无碎石相关禁忌证。禁忌证:① 妊娠;② 全身出血性疾病或凝血功能障碍;③ 严重的心脑血管疾病。如严重的高血压、心衰、严重的心律不齐、近期发生的心肌梗死、脑血管意外及装有心脏起搏器的患者;④ 严重的肺功能障碍;⑤ 血糖未控制的糖尿病患者;⑥ 传染病活动期。如结核、肝炎等;⑦ 结石远端存在器质性梗阻,梗阻解除前;⑧ 肾功能不全。因结石梗阻导致的肾后性肾功能不全,应先行肾脏穿刺引流,待肾功能改善后再行治疗;⑨ 脓肾或急性尿路感染期。在感染得到完全控制的条件下,方可行ESWL;⑩ 严重的骨骼畸形或过度肥胖者。

(2) 治疗方法:以低能量(工作电压不大于 9 kV)、少冲击次数(≤3 500 次)、分次治疗(间隔时间>2 周)为宜。孤立肾肾结石、小儿肾结石应适当延长间隔时间,推荐治疗次数不超过 3~5 次。疗效不佳时应及时采取其他治疗方式。双肾结石应分侧碎石,先治疗梗阻侧;同侧同时存在肾及输尿管结石时,应先处理输尿管结石。

(3) 治疗后处理:① ESWL 后需对尿色、腰痛、感染及石街形成等可能出现的症状应密切观察,给予相应处理;② 较大结石或感染性结石需常规应用抗生素治疗 3~5 天;③ 结石负荷小、碎石效果好的患者碎石后可适当活动,增加饮水量利于结石排出;④ 结石负荷大的患者,适当卧床休息,注意预防石街形成。亦可碎石前先于患侧放置输尿管支架管;⑤ 体位排石,目前临床上碎石后应用排石震动床辅助排石效果良好;⑥ 收集排出结石,行结石成分分析,指导预防结石复发。

(4) ESWL 的并发症:可分为两类,一是冲击波本身引起的副损伤(包括肾损伤、心血管不良事件、消化系统损伤等),二是碎石和排石过程中的尿路梗阻、感染、肾功能损害等。在 EWSL 治疗过程中,应重视患肾更易受损的概念,不要盲目追求碎石效果,短期内反复多次碎石,势必造成肾脏累积性损伤,保护肾脏是 ESWL 过程中需要遵循的重要原则。

(5) 疗效评估:ESWL 后 2~3 周进行常规随访,行泌尿系彩超或 KUB 检查,一般以 3 个月为限进行评估;如 3 个月内结石排净则结束随访;如未排净,则应评估为完全粉碎(残石长径<4 mm),部分粉碎(残石长径>4 mm),未粉碎(结石主体变化不大)。另应评估有无远期并发症及肾功能恢复情况。

3. 腔内手术

(1) 经皮肾镜碎石取石术(PCNL):按通道大小分为标准通道 PCNL(F_{24})和微通道 mini-PCNL(F_{16-20})、超微通道 ultra mini-PCNL(UMP)(F_{10-14})、针状肾镜 Needle-perc(F_{4-5})。PCNL 具有创伤小、结石清除率高等特点,是治疗大负荷肾结石和鹿角形结石的首选治疗方式。

1) 适应证:① 所有需手术干预的肾结石,包括完全性和部分性鹿角形结石、≥2 cm 的肾结石、ESWL 残留或未被粉碎的结石、有症状的肾盏或肾盏憩室内结石、输尿管软镜治疗失败的结石等;② 特殊类型的肾结石,包括小儿肾结石、孤立肾、马蹄肾、移植肾合并肾结石、开放手术后肾结石等。

2) 禁忌证:包括心肺功能疾患无法耐受手术者、凝血功能障碍及全身出血性疾病者、未良好控制的高血压或糖尿病者、未控制的尿路感染或伴有肾结核等;其他如盆腔异位肾、重度肾下垂、肾脏后位结肠、肝脾肿大穿刺困难者、结石侧肾脏合并肿瘤、妊娠、脊柱严重后凸或侧弯畸形、极度肥胖或不能耐受俯卧位及侧卧位者等。

3) 治疗原则及注意事项:

① 治疗原则为:尽量清除结石、解除梗阻、控制感染、保护肾功能;一般先处理有梗阻、感染、易于处理的一侧;若肾功能较差、梗阻严重,全身情况差,宜先放置经皮肾造瘘管,待情况改善后再处理结石。

② 注意事项:术前常规预防应用广谱抗生素或根据尿细菌培养结果选用敏感抗生素控制感染;术前行超声或 CT 检查,明确肾脏内部结构以及肾脏与周围脏器尤其是肝、脾、结肠等的关系。

手术成功的关键是选择穿刺点和穿刺方向,以建立合适的经皮肾通道。理想的经皮肾穿刺工作通道应当是与肾脏距离最短,尽可能地达到各组肾盏,最大限度地处理结石。术中穿刺引导方法有:X线定位、超声定位、GPS 导航超声引导、经皮肾可视化穿刺系统、3D 电磁导航系统、UroDyna-CT 系统、Ipad 引导系统、内镜引导穿刺(endoscopic guided access,EGA)等。国内一般采用超声或 X 线引导。穿刺点一般选择在体表十一肋间或十二肋下,腋后线与肩胛下角线之间区域。肾上盏及输尿管上段结石多选择肾上盏作为目标肾盏,肾盂及肾下盏结石多选择肾中下盏为目标肾盏。穿刺上、下组肾盏时,须注意可能会发生胸膜和肠管的损伤。

以彩超穿刺为例,穿刺前利用彩超探头在第 11 肋间或第 12 肋缘下,腋后线与肩胛线之间区域扫描,调节彩超探头的入射角度全面观察肾盂、各组肾盏结构及结石大小、所在位置等情况,并结合静脉尿路造影(IVU)和螺旋 CT 平扫+三维重建显示肾盂肾盏具体情况选择穿刺的目标肾盏,一般首选肾脏中后盏。同时观察肾实质厚度、穿刺路径结构、周围脏器情况和穿刺通道血流分布情况。

通道扩张遵循"宁浅勿深"及"两步法"的原则,按照皮肤至目标肾盏的距离来扩张。扩张深度可以通过 CT、彩超来进行测量,可用止血钳于皮肤处钳夹穿刺针,以止血钳钳夹处至针尖长度为扩张深度标志,亦可采用带刻度的扩张鞘进行扩张。每次扩张时,不一定要求均"出水"。扩张至 16F 以后置入输尿管镜观察,若剥皮鞘未进入集合系统,可在导丝引导下用输尿管镜直接扩张进入集合系统,然

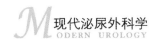
后置入剥皮鞘,这样可以避免扩张过深;对于无明显积水的鹿角形或铸型肾结石的病例,由于结石与肾盂间隙小,导丝放置时容易出现"导丝放置困难、外逸",引起假道形成甚至肾脏贯通伤。在筋膜扩张器扩张以后,可先用输尿管镜检查、调整剥皮鞘和导丝位置。对于铸型结石或鹿角型结石,肾盂或目标肾盏内空间较小建立通道困难时,可经输尿管镜用钬激光或气压弹道碎石杆将部分结石击碎并取出,形成相对较大扩张空间,以利导丝妥当放置,保证套叠式金属扩张器安全扩张,防止导丝脱出及通道丢失,此"两步法"原则对于初学者极为重要;对于肾盏结石,直接穿刺结石所在肾盏较为合理。

术中发现出血严重视野不清,应留置肾造瘘管尽快结束手术,静脉性出血夹闭造瘘管可控制出血,如怀疑动脉性出血根据出血情况决定是否行肾动脉造影及超选择性肾动脉栓塞治疗;检查集合系统内是否存在感染。如集合系统内感染重,应留置肾造瘘管,待感染控制后,二期再行碎石取石手术;术中结石负荷大(如鹿角形结石)、结石硬度高、手术时间长、感染性结石或合并肾功能不全等情况时,应控制手术时间,分次分期手术;有吸引作用的超声碎石器兼有碎石以及同时吸出结石碎片的功能,使肾内压降低,尤其适用于体积较大的感染性结石患者。术后发现残留结石可采用 ESWL 或输尿管软镜(RIRS)二期处理;术后需妥善固定肾造瘘管,防止脱落或移位并注意观察引流液颜色。

4)术中灌注压:研究显示肾盂内压(intrarenal pressure,IP)超过 30～35 mmHg 时肾内静脉淋巴反流发生。Kukreja 等应用呼气乙醇浓度测定估计灌注液的吸收量,发现 PCNL 术中灌注液的吸收量大约 44～474 mL,而灌注压越低、灌注时间越短,灌注液吸收越少。如果肾脏组织结构受到破坏,将会失去正常屏障,即使将肾盂内压控制在<30 mmHg,因手术操作破坏了尿路上皮黏膜的完整性,使静脉和淋巴管暴露,增加了尿路上皮的通透性,可产生灌注液的吸收量增加。

国内外研究支持肾盂灌注的安全压力为 30 mmHg(1 mmHg=0.133 kPa),超过此压力灌注液反流的风险明显增大,推荐在临床实践中保持肾盂内压<30 mmHg。随着灌注压升高,灌注液可通过各种途径反流,包括肾盂静脉反流、肾盂肾小管反流、肾盂淋巴反流、肾盂间质反流。

术中肾盂压力升高与术后感染并发症的相关因素有:首先结石内部有大量细菌集落,术前使用抗生素并不能将其完全根除;其次尿路梗阻损害集合系统的引流,形成持续存在的细菌微环境,细菌可通过尿路上皮自身的胞吞作用隐藏于细胞内部而不易被清除;再者由于 PCNL 和 RIRS 操作通道较小,灌注过程中往往导致肾内压的显著升高,通过肾小管、肾盂淋巴管及肾盂静脉系统的反流将细菌冲入血循环。

术中注意监测和观察肾盂内压变化,及时解除肾盂内压增高因素,以减少肾盂内压过高引起灌注液吸收。尽量缩短手术时间,复杂结石分期碎石取石、多通道进行处理;术中及时清理结石碎片,较大碎片可用取石钳钳出;术中适时调整肾镜或输尿管镜与通道工作鞘的位置,防止肾实质压迫剥皮鞘造成引流不畅;采用较大口径的金属通道鞘。

5)多通道 PCNL:多通道 PCNL 是一种安全有效的碎石方法,尤其对治疗巨大鹿角形结石等复杂性肾结石。但多通道 PCNL 造成损伤和出血等并发症明显增加,其出血风险是单通道的 2.77 倍。多通道 PCNL 适应证:较大鹿角形结石或多发性肾结石,难以由单一通道处理者;与穿刺通道经过肾盏相平行的肾盏内>2.0cm 结石或残留结石,尤其适用于盏颈狭窄者;不宜行 ESWL 或输尿管软镜不能通过第一通道进行碎石的残留结石。

多通道的建立一般以处理结石主体的通道为主要通道,另外根据结石的具体形态建立 1～2 个标准通道或微造瘘通道作为辅助通道。计划多期、多通道碎石时,第一通道的设计和选择需要兼顾之后通道的建立。多通道的建立需要注意通道间的距离不宜过近,尤其是采用一期多通道时,更应该注意避免通道距离过近而导致通道间实质裂开。建立辅助通道应具有针对性,以直达目标肾盏为宜。应控制术中通道数量,一期手术不宜超过三个通道。近年亦有联合针状肾镜进行治疗,是安全、有效的治疗选择,术后早期清石率较高,并发症发生率较低。

6)双镜或多镜联合:复杂性上尿路结石,由于其结石负荷量大、解剖结构变异等复杂情况,在经历开放手术、多期、多通道 PCNL 的基础上,联合治疗的方式是较好的选择。联合内镜治疗(endoscopic combined intrarenal surgery,ECIRS)目前被泌尿外科医生认可、接受并推荐。ECIRS 是指同期 PCNL 联合顺逆行 RIRS、URL(双镜或多镜联合)的手术方式。其在一定程度上能提高结石清除率并减少手术并发症,是处理复杂性肾结石的有效方法。

ECIRS 的适应证:① 大负荷结石,包括多发性肾结石、鹿角形结石、大体积肾结石合并输尿管结石、一侧肾大结石对侧肾小结石,也包含 PCNL 术后大负荷的残石。② 伴有先天肾脏解剖畸形的上尿路结石,包括孤立肾结石、肾盏憩室结石、盆腔异位肾结石等。③ 医源性术后合并流出道(盏颈、肾盂输尿管连接处、输尿管)狭窄的上尿路结石。

同步顺逆行双镜联合操作,也可以先在逆/顺行内镜下碎石,然后结合逆行的内镜辅助清石,在特殊的病例中也可采取同期双侧的双镜或多镜联合手术。顺行与逆行两个入路同时操作,可同时处理输尿管结石和肾结石,也可同期进行一侧 PCNL、对侧输尿管镜手术;术中可灵活确定是否需建立人工肾积水;对于穿刺难度较大的,可在输尿管镜引导下逆行穿刺、扩张,提高成功率,降低通道建立时并发症发生率;在进行 PCNL 时,可开放输尿管导管及尿管,通畅引流,在进行输尿管镜碎石时,由于已建立皮肾通道,引流通畅,视野清楚,避免盲目碎石导致输尿管损伤,同时肾盂内压力低,可降低尿源性脓毒血症发生率。

上尿路结石同时合并泌尿系统先天性畸形(肾盂输尿管交界处狭窄、马蹄肾、重复肾等),可采用腹腔镜联合输尿管软镜同时处理畸形和结石。

7)术后造瘘管留置:术后留置肾造瘘管可以压迫穿刺通道、引流肾集合系统、减少术后出血和尿外渗,有利于再次处理残石,而且不会增加患者疼痛程度和延长住院时间。

在下列情况下建议留置肾造瘘管:① 结石残留;② 需二期碎石;③ 术中大量失血;④ 尿外渗;⑤ 输尿管梗阻;⑥ 感染性结石引起的持续性菌尿;⑦ 孤立肾;⑧ 有出血体质;⑨ 拟经皮穿刺行介入溶石治疗。

自从 Bellman 等在 1997 年成功引入无管化 PCNL(tubeless percutaneous renal surgery)以来,这种理念得到了广泛的关注。完全无管化是指既不留置肾造瘘管也不留置双 J 管,部分无管化是指不留置肾造瘘管而仅留置双 J 管的 PCNL。无管化 PCNL 可降低术后疼痛、舒适感强;不需另拔造瘘管,尿瘘明显减少;通道不与外界接触,减少了感染化脓及因异物引起的炎症;缩短住院时间、降低医疗费用而不增加并发症。

如下情况可考虑无管化:① 结石直径<3 cm,患肾皮质厚度>5 mm;② 单一通道,手术时间<2 h;③ 无明显残留结石或者残留结石直径<4 mm,不需要行二期 PCNL;④ 输尿管远端无狭窄、梗阻等情况;⑤ 集合系统无严重穿孔或严重尿外渗及活动性出血;⑥ 无明显泌尿系感染或肾积脓;⑦ 肾功能正常。

8)PCNL 常见并发症及其处理:

① 出血。出血是 PCNL 的主要并发症,文献报道术中术后输血率为 11%～14%,严重出血会造成肾丢失。

术中出血可以采用调整经皮肾通道鞘方向压迫止血或电凝止血,效果不理想影响手术视野时,或术中出血较多,则需停止操作,并放置肾造瘘管,二期再行碎石手术。当肾造瘘管夹闭后,静脉出血大多可以停止。如果属肾段、叶间动脉或其分支损伤,造瘘管压迫止血的效果不理想时,应立即进行肾血管造影,证实为动脉血管出血应行超选择性肾动脉栓塞治疗。

术后出血多是由于导管刺激、结石残留、继发感染所引起。也可由假性动脉瘤破裂或动静脉瘘而引起。发生术后出血应绝对卧床,应用止血药、输血补液、抗感染治疗。出现血流动力学不稳定或失血性休克时,应立即进行肾动脉造影,行超选择性动脉栓塞治疗。同时也要注意肾周血肿的形成。

② 组织器官损伤。建立穿刺通道时可造成肾脏损伤,包括肾盂、肾盏黏膜或肾实质损伤,甚至造

成肾脏贯穿伤(可采用留置肾造瘘管、双J管等保守治疗方法处理);胸膜、肺损伤(出现胸膜损伤时应停止手术,防止灌注液或空气进一步进入胸腔。出现明显血、气胸时应行胸腔闭式引流术);结肠损伤(腹膜内型损伤尽早行手术治疗,一期修补或结肠造口;腹膜外型损伤如无严重感染通常采用保守治疗,可将肾造瘘管拔出肾集合系统和结肠外,移至腹膜后结肠旁引流、禁饮食、营养支持、抗感染治疗多可愈合);肝脏损伤(除损伤肝内较大血管,一般保守治疗);脾脏损伤(需急诊手术治疗);胰腺、十二指肠损伤较少见(一旦发现,及时行手术治疗)。

③ 尿及灌注液外渗。肾集合系统穿孔或严重肾积水肾实质菲薄,灌注液压力过高是尿和灌注液外渗主要原因。可通过留置肾造瘘管和双J管,外渗液体多可自行吸收。如外渗液体量大,出现发热、肠梗阻、呼吸受限或腹部膨隆等症状和体征时可于彩超引导下穿刺抽液或置管引流。

④ 结石残留。结石残留常见于 ESWL、PCNL、RIRS 以及复杂性肾结石腹腔镜手术或开放手术后,最多见于肾下盏。分为有意义残石和无意义残石。前者指残留结石直径>4 mm,可引起疼痛、血尿、感染、肾积水等并发症,患者如无手术禁忌可二期取石。临床无意义残石(clinically insignificant residual fragments,CIRF)指术后结石体积<4 mm(亦有学者认为<2 mm),无尿路感染及其他任何症状者。研究表明,CIRF 随着时间延长会逐渐增大,成为结石的核心,导致结石复发。如为感染性结石,则复发可能性更大。因此对于 CIRF 也应积极随访并在出现症状时及时进行治疗。

对于无症状、直径≤4 mm 的结石,可密切随访;对于较大结石,可选择软镜、二期多通道、术后配合 ESWL 治疗等。

⑤ 空气栓塞(vascular air embolism,VAE)。罕见,一旦发生后果严重。治疗方法:ⅰ. 术中怀疑时,应立即停止操作,改变患者体位,使手术部位低于右心水平,从而消除此处静脉的负压;ⅱ. 高流量纯氧吸入有助于增加患者的氧饱和度,消除氮气,使气栓体积缩小;ⅲ. 如心跳停止,则立即行电除颤和胸外心脏按压;ⅳ. 从右心房抽出空气:经锁骨下或颈内静脉置管,置于上腔静脉-右心房交界处远端 2 cm 处;ⅴ. VAE 增加了右室的后负荷,导致急性右心衰,左室排出量减少。可给予多巴酚丁胺增加心肌灌注,提高右室收缩力,降低肺循环阻力;初始剂量为 5 μg/kg/min,每 10 分钟增加 5 μg/(kg·min),直至起效。亦可给予多巴胺、肾上腺素;ⅵ. 高压氧治疗可促使氮气吸收,使气泡缩小,同时增加血氧含量。研究表明,VAE 发生后 6 小时内开始高压氧治疗具有确切疗效。

⑥ 肾盂输尿管交界处狭窄。狭窄可由结石嵌顿或损伤造成炎症引起。如术中发现可能存在狭窄,可留置 2 根双J管支撑狭窄部位,积极控制感染;如术后证实肾盂输尿管交界处狭窄,可择期行腔内切开或球囊扩张狭窄段,腔内手术失败或狭窄严重可行腹腔镜或开放重建手术。

⑦ 术中、术后并发双J管、肾造瘘管进入或异位于下腔静脉。该并发症罕见,与既往患肾有手术史或 ESWL 史造成肾损伤后瘢痕修复进而引发肾集合系统与血管关系变异有关。其发生与术中定位不准确、穿刺过深及术中监视不到位导致穿刺扩张后形成肾盂肾盏与肾静脉交通有关。一旦发生可能引发出血、感染、肺栓塞等严重后果。但由于下腔静脉压为 5~12 cmH$_2$O(1 cmH$_2$O=0.098 kPa),而正常肾盂内压多≤15 cmH$_2$O(15~22 cmH$_2$O 梗阻不明确,>22 cmH$_2$O 存在明确梗阻),因此在受损部位与体外隔绝的条件下(造瘘管封闭或造瘘管拔除后伤口封闭),肾盂内压与下腔静脉压相差不多,出血概率较小,也不易被发现。同时,由于肾盂内压高于下腔静脉压,且涉及大血管,因此感染风险不能忽视,故预防性抗感染是极其重要。导管等异物导致血栓形成,加之患者绝对卧床,肺栓塞的发生风险上升,易引发严重后果。

诊断:可以通过观察肾造瘘管引流液颜色,一般为持续不凝固血性引流液或无引流液;部分病人可出现心慌、血压低、双下肢胀痛等临床表现;D-二聚体可升高;心电监护可有心律失常;术中可行 KUB、C 臂 X 线检查或行肾造瘘管顺行造影确诊;术后行泌尿系 CT 可明确诊断。

不同类型导管的取出方式有所不同。双J管可采用经尿路途径或经股静脉穿刺介入取出。经股静脉穿刺介入适用于双J管完全异位于腔静脉或心脏内,该法损伤小、效率高,与开放手术取出等方式相较优势明显。而对置入或异位于下腔静脉的肾造瘘管，多采用 X 线监视下分次拔除法。为防止意外发生，推荐拔除导管时在全麻下进行，同时充足备血，做好外科干预准备。

避免出现该并发症注意以下几点：① B 超引导时穿刺针进针深度合适，尽可能使用弯头导丝。导丝进入肾静脉、下腔静脉，一般扩张前不易发现，手术中一定要看到导丝是否进入输尿管还是盘曲于肾盂内，抑或穿刺过深导丝进入对侧肾组织；② B 超引导的 PCNL 如果留置导丝非常轻松，并不意味着导丝进入输尿管，有可能通过肾静脉进入腔静脉，进入上腔静脉时可能有明显的心律失常（窦房结受刺激），进入下腔静脉时无任何表现，处理为及时拔出导丝。预防方法：扩张完成进镜时注意导丝是否进入输尿管还是盘曲于肾盂内；③ 建立通道，扩张过深时导丝头端卷曲于脂肪组织内，此时要及时将镜子退回到集合系统内。为此应预先测定扩张深度，用 B 超实时监测扩张深度；④ 若判断扩张通路错误，应快速沿导丝进镜，调整导丝，进入集合系统内。如失败则考虑重新穿刺建立通道；⑤ 预先放置输尿管导管，不但有助于形成人工肾积水，降低穿刺难度，同时起到标记作用；⑥ 通道建立完毕，向内冲水时，水一般会大量从通道流出，若不见出水，因考虑误入血管通路。当患者肾积水少、实质较厚、穿刺难度高时，除术中逆行插入输尿管导管建立充足人工积水外，必要时联合 C 臂 X 线定位可以明确地观察到穿刺针及导丝进入的位置，降低并发症发生风险。

⑧ 感染。感染是导致最严重后果的并发症之一。其中高热的发生率为 0.8%～4.7%，感染性休克的发生率为 0.25%。术前尿培养阳性、肾功能不全、手术时间过长或灌注液用量过多以及集合系统内压力过高均是术后发生高热和感染的高危因素。

⑨ 尿脓毒血症。术后并发尿脓毒血症是腔内碎石术后严重的并发症之一，腔内碎石术后脓毒血症休克的发生率为 0.3%～4.7%。其发展速度快，若不及时有效的干预，常发展成重症脓毒症，甚至感染性休克致死亡。

尿脓毒血症是由尿路感染引起的脓毒血症，其主要是因为泌尿系梗阻所致，致病菌多为革兰阴性菌，常见大肠埃希菌约占 60%，其次为肠球菌，致病性大肠埃希菌使患者更容易真菌感染。临床特征表现为全身炎症反应、器官功能障碍、持续性低血压及组织缺氧。尿脓毒血症十分凶险，住院患者死亡率高达 17.9%～27.8%，是泌尿外科疾病中常见的急危重症，普通的泌尿系统感染在某些危险因素的影响下可以迅速发展成尿脓毒血症。这些因素包括全身因素如高龄、糖尿病、免疫抑制（移植、化疗后、长期使用糖皮质激素）和局部因素如尿路结石、尿路梗阻、神经源性膀胱和内镜手术。

尿脓毒血症的诊断分为三个阶段：

第一阶段，全身炎症反应综合征（systematic inflammatory response syndrome，SIRS）。SIRS 是各种不同损伤的临床反应，可能是由感染引起，也可由非感染因素（如烧伤、胰腺炎）引起，满足以下 2 个或以上条件即可诊断为 SIRS：ⅰ. 体温＞38 ℃或＜36 ℃；ⅱ. 心率＞90 次/min；ⅲ. 呼吸频率＞20 次/min 或 $PaCO_2$＜32 mmHg（＜4.3 kPa）；ⅳ. 白细胞计数＞$12×10^9$/L 或＜$4×10^9$/L 或未成熟白细胞＞10%。

第二阶段，脓毒血症（sepsis）。脓毒血症由 SIRS 发展而来，由于感染导致炎症反应进一步扩大或加重而出现威胁生命的器官功能障碍，如呼吸频率≥22 次/min、意识改变、收缩压≤100 mmHg。

第三阶段，感染性休克（septic shock）。感染性休克是在脓毒血症的基础上合并严重的循环、代谢紊乱，其死亡率远高于脓毒血症。其临床特征为动脉血压需血管加压药物维持才能达到 65 mmHg，血清乳酸水平＞2 mmol/L 或 18 mg/dL，有效血容量减少、组织器官灌注异常。

尿脓毒血症的早期预警常用的监测指标包括：白细胞，白介素-6（IL-6），C 反应蛋白（CRP）以及降钙素原（PCT）。

研究发现，部分血清炎症指标能够反映疾病的严重程度，可将其作为尿源性脓毒血症早期诊断标志物。白细胞计数反应最为迅速，在感染初期，由于外周白细胞的快速消耗以及外周组织炎症细胞浸润，患者的白细胞往往呈降低表现。因此，国内有学者提出基于术后 2 h 血白细胞计数的即刻干预治

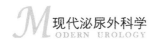

疗腔内碎石术后感染性休克的理念。

白介素-6(IL-6):IL-6 是一种具有多重免疫调节功能的细胞因子,细菌感染后 2～3 h 达到峰值。具有刺激干细胞合成急性期蛋白并参与炎症反应的作用,是诊断脓毒血症较好的监测指标。

C-反应蛋白(CRP):CRP 是最具应用价值的一种急性时相蛋白,能与多种生物底物结合,识别一系列致病靶点以及凋亡和坏死宿主细胞膜。研究显示 CRP 水平与炎症的程度和范围呈正相关。正常情况下含量较低,当发生感染、外伤等情形时就会急剧升高,72 h 左右即可达到高峰,并充分发挥自身吞噬作用,有效清除机体内入侵的微生物,当感染或者是外伤得到有效控制后会在 48 h 左右恢复至正常水平。其在细菌与病毒感染诊断中具有一定鉴别作用,成为当前炎症反应最敏感性的参照指标之一。

降钙素原(PCT):PCT 为无激素活性的降钙素前肽物质,正常生理情况下,PCT 水平比较低,但当患者受到炎症因子影响时,机体中肝、肾以及脂肪将产生大量的 PCT,而这种炎性因子水平越高表示患者疾病程度越严重。PCT 可以有效评估患者疾病严重情况以及变化,其指标水平与尿源性脓毒血症疾病严重程度呈正相关。当存在组织损伤或发生感染时 PCT 就会迅速升高,最高可达正常值的 10 000 倍以上,其半衰期长,能够维持 20～24 h 左右,稳定性好,抗干扰能力强。有研究发现当 PCT >50 μg/L 时,如果患者为老年且免疫力低下者,建议给予广谱抗菌药物以及注意抗休克等,待 PCT 降至安全水平再行手术,可有效降低患者出现脓毒血症,降低手术风险。故 PCT 可作为早期独立辅助诊断脓毒血症的可靠指标之一。

综上,血白细胞计数、IL-6、CRP、PCT 等炎性指标对尿源性脓毒血症的发生具有一定预警作用,能够有效反应疾病严重程度,可以作为尿源性脓毒血症早期疾病判断的标志物。

尿脓毒血症的治疗:需要联合治疗,包括维持血压、呼吸等生命支持、抗感染治疗和去除病因(解除尿路梗阻)等。

ⅰ. 维持呼吸循环稳定:发病 6 h 是复苏的重要时间点,争取在这个时间内改善脓毒血症所致的循环低灌注状态,需要达到以下指标:中心静脉压 8～12 mmHg、平均动脉压 65～90 mmHg、中心静脉氧饱和度 >70%、红细胞压积 >30%、尿液量 >0.5 mL/(kg·h)。

ⅱ. 抗感染治疗:经验性抗感染用药应选择广谱抗生素,剂量应足够,使用时间应在考虑为尿脓毒血症后 1 h 内,早期使用有效抗生素能改善生存率。后期根据细菌培养及药敏试验结果调整抗生素。

ⅲ. 去除感染源:解除梗阻,引流尿液,这是治疗的关键。存在梗阻的尿脓毒血症,单纯通过药物极难控制,即使在生命体征不稳定的情况下及时解除梗阻,感染常可得到迅速控制,但风险大,手术前需得到患者家属充分的理解和配合。

ⅳ. 激素的使用:在有效抗感染的基础上适量使用激素可改善尿脓毒血症的症状,但激素需在循环稳定、平均动脉压 ≥65 mmHg 下使用,通常使用氢化可的松。

ⅴ. 其他治疗措施:液体复苏首先考虑使用晶体液维持血压,如果单用晶体液不能维持血压,则可以用白蛋白联合进行治疗;血管活性药物首选去甲肾上腺素,在心功能不全时可选用多巴酚丁胺;血红蛋白水平低于 7～9 g/dL 时应考虑输注血液制品;机械通气时潮气量为 6 mL/kg、压力 ≤30 mmH₂O,高呼气末正压通气;镇静药物应使用最低剂量,不使用神经肌肉阻滞药;血糖水平控制在 ≤180 mg/dL(10 mmol/L);皮下注射低分子肝素预防深静脉血栓形成;质子泵抑制剂预防应激性溃疡;肠道营养应及早开始(<48 h)。

ⅵ. 上尿路梗阻引起的尿脓毒血症常见原因为输尿管或肾盂出口结石,亦可见于输尿管管外压迫(如妊娠、盆腔肿瘤),约 1/10 的尿源性感染性休克与泌尿道梗阻有关。对于合并梗阻的尿源性脓毒血症患者应在 12 h 内进行引流,可采用输尿管支架管置入术和经皮肾穿刺造瘘术。根据尿路梗阻严重程度、患者一般状况和医生擅长的方式,争取以最短时间、最小损伤达到引流效果。

ⅶ. 上尿路内镜手术引起的脓毒血症尿脓毒血症的发生率每年增加约 8.7%,这与上尿路内镜手术的广泛开展有密切关系。经皮肾镜手术的发生率为 0.3%～2.1%。其发生的危险因素包括结石合并感染、结石内细菌的释放、黏膜损伤致黏膜屏障功能破坏、肾盂压力过高致病原菌入血、手术时间过长、术后引流不畅、围手术期未使用抗生素或使用不当、糖尿病等。应从以下方面控制术后严重感染：围手术期预防性应用敏感抗生素对降低尿路感染至关重要；对于结石合并明显梗阻、感染的患者，可先置入输尿管支架管或者经皮肾造瘘引流，待感染控制后二期碎石；术中应遵循"见脓即停"的原则，留置双 J 管或肾造瘘管引流；术中使用大口径通道鞘和带有负压吸引的碎石设备，有助于降低肾盂内压力；术中灌注压应在维持视野清晰的前提下，尽量保持低压、低流量灌注；控制手术时间，对于负荷大的鹿角形或铸形结石、感染石或鸟粪石，应采取分期、多通道手术以缩短手术时间，降低感染发生率；保持术后引流通畅。

⑩ 严重梗阻（肾功不良）的处理：严重梗阻发生在双侧肾结石或输尿管结石引起双侧尿路同时发生完全梗阻，从而导致腰腹痛、少尿或无尿、血肌酐、尿素氮以及血钾等指标急剧升高、肾功能严重受损，称为"急性肾损伤（acute kidney injury，AKI）"。或由于梗阻导致感染、发热、肾积脓等，对于此类并发症需紧急处理。治疗原则是在最短时间内以最小创伤解除梗阻、引流尿液、纠正电解质紊乱及酸碱平衡失调、控制感染、改善和恢复肾功能，为进一步治疗争取时间。可根据具体情况采用双 J 管置入、输尿管镜下碎石、经皮肾穿刺造瘘、腹腔镜及开放手术取石等方式。对于急性肾功衰竭的病人可先行血液透析，待病情平稳后再行碎石取石手术。

（2）经输尿管镜肾结石碎石术（URL）：适应证：① 肾外型肾盂且结石位于肾盂；② 肾上盏结石且肾上盏与输尿管位于同一直线上；③ 同时合并有输尿管结石。禁忌证：① 不能控制的全身出血性疾病或凝血功能障碍；② 严重的心肺功能不全，不能耐受手术；③ 未控制的尿路感染；④ 严重尿道狭窄或输尿管狭窄，腔内手术无法进行；⑤ 严重髋关节畸形，截石位困难。

（3）经尿道输尿管软镜碎石取石术（RIRS）：

1）适应证：① ESWL 定位困难、直径≤2 cm 的肾结石；② ESWL 后残留或嵌顿性肾下盏结石；③ 极度肥胖、严重脊柱畸形，建立皮肾碎石通道困难；④ 结石坚硬、ESWL 治疗效果差；⑤ 伴盏颈狭窄的肾盏憩室结石；⑥ 合并肾盂旁囊肿的肾结石；⑦ 双肾结石等。

2）禁忌证：肾盂肾下盏漏斗夹角（infundibulopelvic angle，IPA）<30°，其他同输尿管硬镜。

3）RIRS 需要注意的问题：

① 钬激光参数设置：钬激光碎石时主要可调节的参数包括脉冲能量和脉冲频率，总能量（W）＝脉冲能量（J）×脉冲频率（Hz）。与高能低频相比，低能高频产生的结石碎块体积更小，这种现象被称为"粉末化"效应（即将结石体积粉碎至<2 mm）。不同脉宽模式下，不同脉冲频率及能量的钬激光呈现短脉宽模式（180～330 μs）对结石的消融能力较长脉宽模式（650～1 215 μs）显著增强，在低能高频（20 Hz，0.5 J）及高能低频（5 Hz，2 J）两种模式下，短脉宽激光的结石消融体积比长脉宽激光分别增加 25.0% 及 9.9%。为提高碎石效率，根据不同成分和硬度的结石选择合适的钬激光碎石参数十分重要，对于相同成分的结石，随着脉冲能量由 0.2 J 增加到 1.5 J 结石表面产生"弹坑"的深度和宽度明显增大。不同 CT 值、不同成分的结石对钬激光的吸收系数对碎石效率的影响及其对应的最佳激光碎石参数等因素还有待确定。建议对于直径<1.5 cm、CT 值<1 000 Hu 的结石，激光的能量选择"高频低能"模式；对于直径>1.5 cm、CT 值>1 000 Hu 的结石，选择"低频高能"模式，可能达到更好的手术效果。

② 钬激光光纤使用 光纤的直径、外鞘、尖端的修剪等因素直接影响碎石效率及与输尿管软镜的配合。当光纤与输尿管软镜配合使用时，必须考虑光纤直径对输尿管软镜工作通道及头端的弯曲度的影响。粗光纤会减小软镜头端的弯曲度，限制其到达某些 IPA 较小的肾下盏，占用过多软镜工作通道而减少灌流，影响手术视野，延长手术时间。置入光纤或其他操作器械时注意需要伸直软镜。光纤头端达到屏幕直径 1/4 处时的光纤距离被定义为安全距离，此时激光光纤可减少对输尿管软镜头端

的损坏。及时正确地修剪激光光纤末端可以增加光纤的通过性、碎石效率和减少软镜发生损坏的风险。

③ 术前是否常规留置双 J 管：EAU 指南并不提倡对每个患者术前常规留置双 J 管。研究显示仅 8%～10% 患者由于输尿管开口较小导致 RIRS 进镜失败。因此，术前应和患者及家属进行充分沟通，告知术中可能出现由于输尿管开口狭窄发生进镜困难的可能性。如遇此情况，切忌暴力进镜，视情况选择合适的输尿管口扩张方式，或留置双 J 管 2～4 周，待输尿管扩张后行二期 RIRS 处理结石。

④ 输尿管口的扩张方式：可应用输尿管硬镜镜体进行扩张；留置双 J 管 2～4 周后二期再处理结石；使用输尿管扩张器或气囊扩张输尿管口，从而顺利进镜并继续手术。推荐输尿管口扩张全过程应在 X 线密切监视下进行，以便观察扩张的深度及位置，以免造成输尿管损伤。但需注意该方法可能导致输尿管局部缺血、损伤，长期甚至可能造成输尿管狭窄等严重并发症。

⑤ 术中是否需要 X 线监视：术中导丝的置入、检查术中结石的情况以及放置双 J 管均可在输尿管镜直视下完成，而不必在 X 线监视下进行；术中出现一些特殊情况，如输尿管狭窄、扭曲，解剖异常等，在 X 线监视下手术仍然十分必要；术者于术前应对患者的病情、肾脏的解剖结构、输尿管的形态及走行等方面进行充分了解。

⑥ 碎石操作方式和技巧：碎片的大小不但与上述激光的能量设置有关，也与外科医生术中运用激光碎石的操作方式和技巧有关。碎石时，可从结石边缘开始粉碎，产生"蚕食桑叶"效果，予以"粉末化"碎石；或采用切割法"碎块化"模式，将结石碎成适当大小（直径 2～4 mm，一般要小于软镜输送鞘口径），用套石网篮取出。

⑦ 术中是否需要取石：术中应用套石网篮将结石碎屑全部逐个取出，理论上是对患者最好的结果，但需要延长手术时间，增加手术风险，且易损坏手术器械，增加手术成本。推荐对于较大的碎石取出，剩下的 <2 mm 碎石屑由其自行排出。

⑧ 儿童患者是否可行 RIRS：EAU 指南推荐 RIRS 用于治疗儿童上尿路结石，特别是当结石位于输尿管上段和肾下盏时。术前宜置入双 J 管 2～4 周，以被动扩张输尿管。术中宜用较细的儿童输尿管镜和口径较细的输尿管软镜。

⑨ 降低术后感染性并发症：结石负荷大、感染性结石、术中高流量灌注以及使用细小的软镜输送鞘是 RIRS 术后发生 SIRS 的独立危险因素。术前存在泌尿系感染，应根据药敏试验选择敏感抗生素充分控制感染，必要时行经皮肾造瘘或置入双 J 管引流，以更好控制感染；对于结石负荷过大患者，应注意控制手术时间，必要时应行分次、分期手术处理结石；术中应在保证视野清晰的前提下，尽量减少灌注流量，以免肾盂内压过高；术中液体灌注可不用灌注泵而改用人工推注的方法，以便更好地控制灌注流量，建议平均流量控制在 25～30 mL/min。

⑩ "雾霾化"碎石及负压吸引鞘的使用：通过钬激光摩西技术（Moses 技术）"雾霾化"碎石，即在术中将结石粉碎成直径 <1 mm 的碎片（粉碎程度较粉末化缩小 1 倍），配合负压吸引鞘有效增加结石清除率和碎石效率。输尿管负压吸引鞘与普通软镜输送鞘相比，增加了负压吸引通道，有以下几点优势：① 将被动灌流转变为主动吸引，可以平衡输尿管肾盂腔内压力，减少肾盂压力过高、感染等并发症的发生；② 悬浮在灌注液中的"雾霾化"碎片可减少流出阻力，与堆积的碎石一同吸引出体外，既提高手术视野清晰度又加快了碎石排出；③ 碎石所释放出的细菌及毒素和激光所产生的热量随灌流液快速吸引出体外，降低了感染风险，减少了黏膜热损伤的可能性；④ 负压可以吸附结石，避免钬激光在碎石过程中出现结石逃逸。

（4）腹腔镜手术：适应证：① 不适合行 ESWL 或 PCNL 术的肾盂结石：如结石较大、质地偏硬或肾外型肾盂；② ESWL 或 PCNL 术治疗失败的患者；③ 有需要同时处理的疾病如：肾盂输尿管连接部狭窄继发结石、结石合并输尿管狭窄或闭锁、结石合并可部分切除的肾脏肿瘤、结石导致的无功能肾脏、结石所致脓肾等。手术方式有腹腔镜肾盂切开取石术、腹腔镜肾实质切开取石术、肾切除术等。

4. 开放手术:近年来,随着 ESWL 和腔内泌尿外科的发展,开放手术在上尿路结石中的应用越来越少,但开放手术在某些特殊情况下仍具有极其重要的临床应用价值。

(1) 适应证

① ESWL、URL、PCNL 治疗失败,或上述手术治疗出现并发症需要开放手术处理。

② 因过度肥胖、脊柱畸形无法摆放相应体位;盆腔异位肾、重度肾下垂、肾脏后位结肠、肝脾肿大行经皮肾穿刺困难者。

③ 存在有需要开放手术同时处理的疾病(如结石合并尿道狭窄、输尿管狭窄或闭锁、结石合并可部分切除的肾脏肿瘤、结石导致的无功能肾脏、结石所致脓肾等)。

④ 无条件开展腔内碎石取石手术时。

(2) 手术方式

① 肾盂切开取石术(pyelolithotomy):肾外型肾盂结石,或易从肾盂钳取的肾盂肾盏结石。

② 肾窦内肾盂切开取石术(intrasinusal pyelolithotomy):适用于肾内型肾盂或结石较大经肾盂切开取石易造成肾盂撕裂者。

③ 肾实质切开取石术:适用于鹿角形肾盂肾盏结石、肾盏内多发结石或经肾盂无法取出或不易取净的结石。

④ 无萎缩性肾切开取石术:适用于复杂鹿角形结石或肾盏颈部狭窄需整形或重建者。一般沿 Brodel's 无血管区做平行切口,尽量减少对肾脏血液供应的破坏,最大限度保留功能肾组织。

⑤ 肾部分切除术:适用于局限于肾上盏或肾下盏的多发结石,特别是合并有肾盏颈部狭窄时,将肾上极和肾下极连同结石一并切除。

⑥ 肾切除术:适用于无功能肾、肾积脓感染无法控制,对侧肾功能良好者。

(3) 手术并发症及其防治

① 出血:术中出血的预防:游离肾周围组织时如发现条索状物,应仔细分离辨认是否为副肾动脉或迷走血管,以免误伤撕裂出血;肾窦内肾盂切开取石时,要正确并充分游离肾盂及扩大肾门间隙以利取石;肾结石与肾盂黏膜粘连严重时,切忌暴力取出结石,造成肾内出血。② 感染:术前查尿常规和尿细菌培养＋药敏,应用敏感抗生素有效控制感染。③ 术后尿瘘:术中肾盂撕裂,缝合不确切;术后造瘘管引流不畅;术后肾造瘘管、肾周引流管拔出过早。④ 结石残留复发等。

5. 机械振动排石治疗(external physical vibration lithecbole,EPVL):通过体外物理振动原理辅助排石。适应证:① 直径<6 mm 的上尿路结石;② ESWL 或腔内手术后的结石碎片;③ 结石所致的肾绞痛。体外物理振动排石治疗为纯物理疗法,应与其他治疗联合使用。

6. 尿路结石的预防及健康指导

(1) 含钙尿路结石的预防　我国尿路结石以含钙结石为主,尤其是草酸钙结石最为高发。由于目前对各种预防含钙结石复发的治疗措施仍然存在着一定的争议,而且,患者往往需要长期甚至终身接受治疗,因此,充分地认识各种预防措施的利弊是最重要的。对于任何一种预防性措施来说,不仅需要其临床效果确切,同时,还要求它简单易行,而且没有副作用。否则,患者将难以遵从治疗。

含钙尿路结石患者的预防措施应该从改变生活习惯和调整饮食结构开始,保持合适的体重指数、适当的体力活动、保持营养平衡和增加富含枸橼酸的水果摄入是预防结石复发的重要措施。只有在改变生活习惯和调整饮食结构无效时,才考虑采用药物治疗。

1) 增加液体的摄入:增加液体的摄入能增加尿量,从而降低尿路结石成分的过饱和状态,预防结石的复发。推荐每天的液体摄入量在 2.5～3.0 L 以上,使每天的尿量保持在 2.0～2.5 L 以上。建议尿石症患者在家中自行测量尿的比重,使尿的比重低于 1.010 为宜,以达到并维持可靠的尿液稀释度。

关于饮水的种类,一般认为以草酸含量少的非奶制品液体为宜。饮用硬水是否会增加含钙结石的形成,目前仍然存在不同的看法。应避免过多饮用咖啡因、红茶、葡萄汁、苹果汁和碳酸饮料。推荐

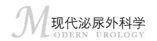
多喝橙汁、酸果蔓汁和柠檬水。

2）饮食调节：维持饮食营养的综合平衡，强调避免其中某一种营养成分的过度摄入。

① 饮食钙的含量：饮食钙的含量低于 800 mg/d（20 mmol/d）就会引起体内的负钙平衡。低钙饮食虽然能够降低尿钙的排泄，但是可能会导致骨质疏松和增加尿液草酸的排泄。摄入正常钙质含量的饮食、限制动物蛋白和钠盐的摄入比传统的低钙饮食具有更好的预防结石复发的作用。饮食以外的补钙对于结石的预防可能不利，因为不加控制的高钙饮食会增加尿钙的过饱和水平。通过药物补钙来预防含钙结石的复发仅适用于肠源性高草酸尿症，口服 200～400 mg 枸橼酸钙在抑制尿液草酸排泄的同时，可以增加尿液枸橼酸的排泄。

推荐多食用乳制品（牛奶、干酪、酸乳酪等）、豆腐和小鱼等食品。成人每天钙的摄入量应为 800～1 000 mg（20～25 mmol）。推荐吸收性高钙尿症患者摄入低钙饮食，不推荐其他患者摄入限钙饮食。

② 限制饮食中草酸的摄入：虽然仅有 10％～15％ 的尿液草酸来源于饮食，但是大量摄入富含草酸的食物后，尿液中的草酸排泄量会明显地增加。草酸钙结石患者尤其是高草酸尿症的患者应该避免摄入诸如甘蓝、杏仁、花生、甜菜、欧芹、菠菜、大黄、红茶和可可粉等富含草酸的食物。其中，菠菜中草酸的含量是最高的，草酸钙结石患者更应该注意忌食菠菜。

低钙饮食会促进肠道对草酸盐的吸收，增加尿液草酸盐的排泄。补钙后钙与草酸盐结合形成不吸收的草酸钙由粪便排出，故可减少肠道草酸盐的吸收。然而，仅适用于肠源性高草酸尿症患者。

③ 限制钠盐的摄入：高盐饮食可促进尿钠排泄，抑制肾小管的钙吸收，进而产生高尿钙症，并因尿酸钠诱导草酸钙结晶形成；同时钠负荷试验表明高钠摄入可导致尿 pH 值及尿酸饱和度增加，尿枸橼酸浓度降低。每天钠（Na）的摄入量应少于 2 g（1 g 普通食盐中含 Na 约为 390 mg，故每天食盐摄入量 <5 g 为宜）。

④ 限制蛋白质的过量摄入：低碳水化合物和高动物蛋白饮食与含钙结石的形成有关。高蛋白质饮食引起尿钙和尿草酸盐排泄增多的同时，使尿的枸橼酸排泄减少，并降低尿的 pH 值，是诱发尿路含钙结石形成的重要危险因素之一。

推荐摄入营养平衡的饮食，保持早、中、晚三餐营养的均衡性非常重要。避免过量摄入动物蛋白质，每天的动物蛋白质的摄入量应该限制在 150 g 以内。其中，复发性结石患者每天的蛋白质摄入量不应该超过 80 g。

⑤ 减轻体重：研究表明，超重（BMI≥24 kg/m²）和肥胖（BMI≥30 kg/m²）是尿路结石形成的重要的因素之一。随着体质指数（body mass index，BMI）的升高，患者出现代谢性酸中毒，尿中酸性物质排泄增加（尿 pH 值下降），枸橼酸排泄量下降，尿中钙和尿酸增加，导致尿路结石发生。因此，保持正常体重（BMI：18.5～24 kg/m²）可能有利于预防尿路结石的发生。

⑥ 增加水果和蔬菜的摄入：饮食中水果和蔬菜的摄入可以稀释尿液中的成石危险因子，但并不影响尿钾和尿枸橼酸的浓度。因此，增加水果和蔬菜的摄入可以预防低枸橼酸尿症患者的结石复发。

⑦ 增加粗粮及纤维素饮食：米麸可以减少尿钙的排泄，降低尿路结石的复发率，但要避免诸如麦麸等富含草酸的纤维素食物。

⑧ 减少维生素 C 的摄入：维生素 C 经过自然转化后能够生成草酸。服用维生素 C 后尿草酸的排泄会显著增加，形成草酸钙结晶的危险程度也相应增加。尽管目前还没有资料表明大剂量的维生素 C 摄入与草酸钙结石的复发有关，但是，建议复发性草酸钙结石患者避免摄入大剂量的维生素 C。推荐他们每天维生素 C 的摄入不要超过 1.0 g。

⑨ 限制高嘌呤饮食：伴高尿酸尿症的草酸钙结石患者应避免高嘌呤饮食，推荐每天食物中嘌呤的摄入量少于 500 mg。富含嘌呤的食物有：动物的内脏（肝脏及肾脏）、家禽皮、带皮的鲱鱼、沙丁鱼、凤尾鱼等。

3）药物预防：用于含钙结石预防的药物虽然种类很多，但是，目前疗效较为肯定的只有碱性枸橼酸盐、噻嗪类利尿剂和别嘌呤醇。目前认为中草药对含钙结石具有一定预防作用的包括：泽泻、胖大海、金钱草、玉米须及芭蕉芯等。但是，尚缺乏临床研究以证实药物疗效。

（2）尿酸结石的预防：预防尿酸结石的关键在于增加尿量、提高尿液的 pH 值、减少尿酸的形成和排泄三个环节。

① 大量饮水：使每天的尿量保持在 2 000 mL 以上。

② 碱化尿液：使尿的 pH 值维持在 6.5～6.8 之间，可以给予枸橼酸氢钾钠（友来特）10 g/d（即日剂量为 4 标准量匙，共 10 g，分三次饭后服用。早晨、中午各一量匙，晚上服两量匙）；碳酸氢钠 1.0 g，3 次/d。

③ 减少尿酸的形成：血尿酸或尿尿酸增高者，口服别嘌呤醇 300 mg/d。叶酸比别嘌呤醇能够更有效地抑制黄嘌呤氧化酶活性，推荐口服叶酸 5 mg/d。

（3）感染结石的预防 推荐低钙、低磷饮食。

① 氢氧化铝或碳酸铝凝胶可与小肠内的磷离子结合形成不溶的磷酸铝，从而降低肠道对磷的吸收和尿磷的排泄量。

② 对于由尿素酶细菌感染导致的磷酸胺镁和碳酸磷灰石结石，应尽可能清除结石，予以抗感染治疗，防止复发。

③ 推荐根据药物敏感试验使用抗生素治疗感染。强调抗感染治疗需要足够的用药疗程。在抗生素疗法的起始阶段，抗生素的剂量相对较大（治疗量），通过 1～2 周的治疗，使尿液达到无菌状态，之后可将药物剂量减半继用 1 周。要注意每月作细菌培养，如又发现细菌或患者有尿路感染症状，将药物恢复至治疗量以更好地控制感染。

④ 酸化尿液能够提高磷酸盐的溶解度，可以用氯化铵 1 g，2～3 次/d 或蛋氨酸 500 mg，2～3 次/d。

⑤ 严重感染的患者，应该使用尿酶抑制剂。推荐使用乙酰羟肟酸和羟基脲等，建议乙酰羟肟酸的初始剂量为 250 mg，每天 2 次，服用 3～4 周，如果患者能耐受，可将剂量增加 250 mg，每天 3 次。

（4）胱氨酸结石的预防

① 大量饮水以增加胱氨酸的溶解度，保证每天的尿量在 3 000 mL 以上，即饮水量至少要达到 150 mL/h。

② 碱化尿液，使尿的 pH 值达到 7.5 以上。可以服枸橼酸氢钾钠（友来特）10 g/d，分三次饭后服用。

③ 宜多摄入以蔬菜及谷物为主的低蛋白饮食，避免过多食用富含蛋氨酸的食物（大豆、小麦、鱼、肉、豆类和蘑菇等），低蛋白质饮食可减少胱氨酸的排泄。

④ 限制钠盐的摄入，推荐钠（Na）的摄入量限制在 2 g/d 以下。

⑤ 硫普罗宁[N-(2-巯基丙酰基)-甘氨酸钠]能与胱氨酸结合形成可溶性复合物，使尿胱氨酸转变为更易溶解的形式，降低尿胱氨酸饱和度。卡托普利通过与胱氨酸结合形成卡托普利-胱氨酸的二硫键复合物使溶解度增加 200 倍。当尿液胱氨酸的排泄高于 3 mmol/24 h 时，应用硫普罗宁 500～2 000 mg/d 或卡托普利 75～150 mg/d 可有效预防胱氨酸结石复发。

（5）磷酸钙结石的预防：保持大量的液体摄入，使 24 小时尿量＞2 500 mL。饮食上限制钠盐，限制过量蛋白质摄入。注意磷酸钙结石可能的致病因素有甲状旁腺功能亢进症（Hyperparathyroidism，HPT）、肾小管酸中毒（Renal Tubular Acidosis，RTA）、尿路感染（Urinary Tract Infection，UTI），积极治疗原发病可减少结石复发。

（6）其他少见结石的预防

1）药物结石的预防

① 含钙药物结石的预防：补钙和补充维生素 D 引起的结石与尿钙的排泄增加有关，补充大剂量的维生素 C 可能会增加尿液草酸的排泄。因此，含钙药物结石的预防主要是减少尿钙和尿草酸的排

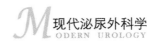

泄,降低尿液钙盐和草酸盐的饱和度。

② 非含钙药物结石的预防:预防茚地那韦结石的最好方法是充分饮水,每日进水量达到 3 000 mL 以上,可以防止药物晶体的析出。酸化尿液使尿 pH 值在 5.5 以下,可能有利于药物晶体的溶解。

氨苯蝶啶、乙酰唑胺、磺胺类药物结石的预防方法是大量饮水以稀释尿液,适当应用碱性药物来提高尿液的 pH 值,从而增加药物结晶的溶解度。

③ 头孢曲松结石的预防:头孢曲松相关性尿路结石的发病率为 0.64~7.84%,以儿童常见。头孢曲松属第三代头孢菌素,对许多革兰阴性菌及革兰阳性菌发挥杀菌作用,并对大多数的 β-内酰胺酶具有很高的稳定性,抗菌谱广,半衰期长。1990 年,Cochat 等首次报道静脉滴注头孢曲松钠能诱发尿路结石。头孢曲松为阴离子,在治疗剂量下即能与尿液中阳离子钙形成不溶性头孢曲松钙,沉积在肾集合系统中,形成结石。此外,头孢曲松能减少尿钙的重吸收,促进尿钙的排出,并能抑制输尿管平滑肌的蠕动。

因其症状无特异性,诊断多依据病史:① 所有患者发病前有近期头孢曲松钠用药史;② 约 70% 的患者有尿路结石的一般症状;③ 近 50% 的患者出现突发性少尿、无尿等临床表现;④ 尿沉渣中可发现大量针状结晶;⑤ 70% 以上的患者血生化检查提示有肾功能损害证据;⑥ 70% 以上的患者影像学检查显示为“X 线阴性”结石,几乎所有患者均有上尿路积水或扩张。

辅助检查:B 超表现为絮状或粉末状团或灶伴后方声影,也可表现为无后方声影的泥沙样强回声。若引起输尿管梗阻,可见输尿管、肾盂扩张积水。因结石钙含量不高,腹部平片常不显影。结石呈泥沙状或絮状,CT 显示结石为稍高密度影,密度不均,CT 值为 60~90 Hu,若堆积在一起,则形成 CT 值为 100 Hu 左右密度的结石影。

治疗:对于诊断明确的患者,如仍有全身感染的证据,首先应停用头孢曲松,换用其他抗生素;若合并使用肾毒性药物,也应尽快停用;其次,应予以补液水化疗法、解痉、保肾等对症处理,大部分患者经保守治疗后结石可自行排出;对肾功能出现损害的患者,碱化尿液可以纠正代谢性酸中毒;如果患者病情危重,无尿 48 h 以上,符合透析生化指征,可建立临时性血管通路进行血液透析,待病情稳定后再进一步处理结石;对于保守治疗无效的患者,应尽早进行外科干预以解除梗阻。手术方式有输尿管插管、输尿管镜、经皮肾穿刺引流、ESWL、开放手术取石等可供选择,具体措施需根据患者一般情况、结石大小和部位、医院医疗技术水平等综合决定。

预防:尽量避免头孢曲松大剂量、长时间使用;用药期间避免禁食、限制液体或脱水;避免与有配伍禁忌的药物、肾毒性药物、影响钙、尿酸等代谢的药物一起使用。如病情许可,嘱患者多饮水、限制食用含钙丰富的食物,适当活动;密切注意观察尿量、尿色及有无腹部症状,定期查尿常规、肾功能、腹部及泌尿系 B 超。特别是治疗如胆囊炎等疾病时,患者用药后即使仅诉右上腹痛,不应仅行胆囊超声,还需检查尿常规及泌尿系 B 超筛查尿路结石。

2)嘌呤结石的预防:嘌呤结石(主要包括 2,8-二羟腺嘌呤结石和黄嘌呤结石)的预防上应该采取低嘌呤饮食;别嘌呤醇能够抑制黄嘌呤氧化酶,可减少 2,8-二羟腺嘌呤的排泄,从而起防止结石发生的作用。理论上说,碱化尿液可以促进 2,8-二羟腺嘌呤结石溶解。但是,企图通过药物来把尿液 pH 值提高至 9.0 以上,在临床上是极其困难的。因此,碱化尿液的实际应用价值并不大。

3)三聚氰胺结石的预防:三聚氰胺是三嗪类含氮杂环有机化合物,哺乳动物经肠道吸收后肝脏不能将其转化代谢,最终三聚氰胺及其转化物三聚氰酸被血液运送到肾脏,由于尿液浓缩作用,相互聚集或与钙形成结石,造成肾小管物理性阻塞,形成肾结石,导致肾积水,严重时导致肾功能衰竭。临床上“问题奶粉”结石患儿的泌尿系结石的发生与污染奶粉喂养多少和时间有关。其具有发病率高、主要累及双肾集合系统、生长速度快、肾衰竭发病率高、低 pH 值尿以及结石主要为尿酸成分等特点。

临床表现:由于婴幼儿多不能准确表达,临床以排尿困难(包括排尿费力、尿滴沥及尿潴留)、不明原因哭闹(尤其排尿时)为主要表现。

辅助检查:B超是筛查结石和随诊的首选检查方法。超声特点为非典型的结石声像图,表现为集合系统内的团状强回声或细小光点,碎渣样或泥沙样聚积,大小不等,后方无声影或有浅淡声影。三聚氰胺结石一般为透 X 线的阴性结石,为避免 X 线照射,尽量不选 X 线腹部平片检查。三聚氰胺结石 CT 值为 40～410 Hu,平均 160 Hu,是密度较低的结石,为三聚氰胺致尿路结石的一个重要特点。其接近尿酸盐结石的密度,是结构比较松散、易碎的结石。

预防和治疗:首先应立即停用"问题奶粉"。对于结石直径<1 cm、无明显尿路梗阻患儿,多采用补液、碱化尿液、促进结石排出;纠正水、电解质及酸碱平衡紊乱。治疗中密切检测尿常规、血生化、肾功能,复查 B 超(尤其注意肾盂、输尿管扩张程度和结石形态与位置的变化)。对于结石较大,伴有明显尿路梗阻情况的患儿,应以外科治疗为妥,以防止肾功能进一步损害。外科干预指征为:① 持续性尿路梗阻并发肾功能受损;② 顽固性肾绞痛或血尿;③ 反复不能控制的尿路感染;④ 结石体积进行性增大。国内多采用微造瘘经皮肾镜碎石取石术。

7. 国内外现有的尿路结石分级法和评分系统:30 多年来,尿路结石的治疗方式已经发生了根本变化,微创腔镜手术由于创伤小、并发症少、术后康复快、住院时间短、治疗效果与开放手术相当甚至更好已取代传统开放手术作为治疗上尿路结石的常规标准手术。特别是近年来光电技术及各种新型碎石技术的飞速发展,腔镜技术结合超声、气压弹道、激光、双导管等技术使上尿路结石的微创治疗得到了迅速发展,几乎所有需手术干预的上尿路结石都可以通过微创腔内碎石清石手段得到很好的治疗。同时,我们也注意到,由于各种手术方式都有其优势和局限性,对于一些特殊、复杂的上尿路结石的治疗选择方面存在较大争议。对于相对简单上尿路结石患者的治疗,临床医师较容易选择恰当的手术方式及对术后结石清除情况进行预判。但对于一些特殊、复杂上尿路结石的治疗,是选择 URL还是 RIRS 或是 PCNL(mPCNL),哪种治疗方法更适合、更科学有利,结石的清除率更高、并发症的发生率更低、病人的痛苦更少、更节省医疗成本,是临床决策中面临的难题。泌尿科医生必须在最大有效性和最小损伤之间取得平衡。目前临床实践决策多是根据专家建议或共识,以及临床医师的个人喜好和临床经验。在术前进行临床决策和与患者沟通病情时,能够准确地预测上尿路结石术后清石效果和并发症的发生十分重要,有助于最大限度地减少损伤,减少治疗相关支出,提高整体治疗效果。无论采取何种治疗方式,达到理想的碎石清石是尿路结石治疗的终极目标,因此建立有效的、能够准确预测微创腔内碎石清石手术结石清除状态和术后并发症发生的方法和手段是泌尿外科学界共同关注的问题。

Guy's 分级法:Thomas 等提出的 Guy's 分级法根据结石数目及结石解剖分布特点将结石复杂程度分为 4 级(G ⅰ～Gⅳ):G ⅰ 为单发结石位于肾盂或肾中、下盏;G ⅱ 为单发结石位于肾上盏且集合系统解剖正常、多发结石且集合系统解剖正常、单发结石且集合系统解剖异常;G ⅲ 为多发结石且集合系统解剖异常、肾盏憩室、部分鹿角形结石;Gⅳ 为完全鹿角形结石、脊柱裂、脊柱损伤。其研究结果显示,Guy's 肾结石分级法级别越高,结石清除率越低。该分级法主要根据术前 KUB、IVU 和 CT 检查等多种影像学资料进行评分,增加了评分复杂性,也没有考虑到如结石负荷等变量对结果的影响。

首尔国立大学肾结石复杂性评分系统(S-ReSC):Jeong 等依据肾结石解剖分布情况预测复杂肾结石 PCNL 术后结石清除率,建立了首尔国立大学肾结石复杂性评分系统(S-ReSC),按照结石位置分为:位于肾盂♯1(计 1 分),肾上下极主要肾盏组♯2-3(计 2～3 分),肾上盏前后分支肾盏♯4-5(计 4～5 分),肾中盏前后分支肾盏♯6-7(计 6～7 分)和肾下盏前后分支肾盏♯8-9(计 8～9 分)。该系统仅对结石的解剖分布进行测量,亦未考虑对结石清除有影响的其他变量。Jung 等应用改良的 S-ReSC评分预测输尿管软镜手术术后结石清除率,研究结果显示 S-ReSC 评分预测 RIRS 术后结局有较高的准确性。

S. T. O. N. E 评分系统:Okhunov 等通过查阅文献资料和详细论证,筛选出 5 个可以从 CT 平扫获得的可重复参数,在此基础上提出了 S. T. O. N. E 评分系统。S 为测量结石在 CT 平扫中最大横断面的长度和宽度,计算出截面积。最大截面积分为 0～399、400～799、800～1 599 和≥1 600 mm,依次对应评分为 1～4 分。T 为 CT 横截面上,分别测量水平线、45°线和垂直线上结石中心至皮肤的距离,计算平均值,≤100 mm 记为 1 分,>100 mm 记为 2 分。O 为肾积水程度,没有梗阻或轻度积水记为 1 分,中度或重度积水记为 2 分。N 为肾结石占据的肾盏个数,1 个肾盏受累记为 1 分,2～3 个肾盏受累记为 2 分,完全鹿角形结石记为 3 分。E 为结石密度,即结石的 CT 值,≤950 Hu 为 1 分,>950 Hu 记为 2 分。但在 S. T. O. N. E 评分中,缺乏结石在肾内具体解剖分布这一影响结石清除率的重要变量,而仅纳入鹿角形结石一种情况。Molina 等将 S. T. O. N. E 评分应用于输尿管镜和软镜进行研究,对其各测量变量进行改良并重新赋值。

R. I. R. S. 评分:Xiao 等提出的 R. I. R. S. 评分包括结石密度(Hu)、肾漏斗肾盂长度(RIL)、肾漏斗肾盂角(RIPA)和结石负荷(mm)。在评分系统中 1 分:结石直径≤10 mm、RIL≤25 mm、结石密度≤1 000 Hu 和结石在肾下盏极以外的位置,2 分:结石直径在 10 mm<结石直径≤20 mm 之间,RIL>25 mm,结石密度>1 000 Hu,肾下盏存在结石且 RIPA>30°,3 分:结石直径>20 mm 或肾下盏存在结石且 RIPA≤30°。

SHA. LIN 评分系统:彭国辉等通过文献检索及复习,确定预测变量并建立 SHA. LIN 评分系统,评分系统共纳入 6 个变量:包括 S(结石负荷)、H(肾积水程度)、A(解剖分布)、L[穿刺通道长度(PC-NL)、肾盂肾下盏角(RIRS)、结石到肾盂出口距离(URL)]、I(结石 CT 值)、N(肾盏数目)。该评分是基于 PCNL、RIRS、URL 三项碎石清石技术进行构建的,可以通过术前对上尿路结石特征进行系统化评估,为术者了解结石复杂性、选择合理的手术方式以及与患者术前沟通等提供科学依据。该评分经 1057 例结石患者内部验证及国内其他医院外部验证,显示具有较好的敏感性和特异性,预测准确性良好。

目前,每个评分系统通过术前影像学检查对尿路结石进行系统和量化测量,进而预测微创腔内碎石清石手术结石清除率和并发症。尽管以上多个评分系统或分级法被提出,但因使用繁琐、临床应用有限以及未被证实,均未被广泛采用。临床上尚无一种被广泛接受的标准化尿路结石手术分级系统来准确预测和评价上尿路腔内手术情况和结果。

由于腔内碎石清石的技术发展,对于手术方法的选择和手术效果的评估是尿路结石治疗的重要环节,因此,能够建立快速、简单、易记忆、可重复和易普及并能准确地预测术后结石清除情况的评分系统具有重要意义。因此,一个良好的量化评分系统不仅能够准确预测不同微创手术的结石清石率及治疗效果,有助于术前病情评估及与患者、家属进行沟通,也有助于制定最佳手术方案及规范学术交流。其优点是:① 有助于泌尿外科医生进行疾病分层、了解每个患者病情复杂程度,为患者选择合适的术式并提高结石清除率(SFR),同时降低并发症发生率;② 更加客观地评估各种手术方式,便于对比和优化手术方案;③ 外科医生可以使用预测模型比较术者的结石清除率,也可用于临床考核;④ 更加直观地评估手术的复杂性,利于完善手术等级制度以及转诊制度;⑤ 促进尿石症的相关学术研究的发展,能够指导医生合理利用有限的卫生资源;⑥ 对复杂尿路结石预防、随访都有指导意义。

【评述】

肾结石(renal calculi)是泌尿外科常见病、多发病。治疗后复发率高,易造成肾功能损害,严重时可危及生命。有报道泌尿系结石复发率在 1 年内为 10%～23%;5 年复发率为 50%;20 年复发率为 75%。清除结石、解除尿路梗阻、控制感染等并发症、恢复和保护肾功能、预防结石复发是肾结石治疗的终极目标。肾结石的诊断主要依据病史、体格检查、彩超、泌尿系 CT 等辅助检查来确诊。同时,不仅要了解肾结石大小、位置、梗阻程度、肾功能等情况,还要尽可能做出病因学诊断。近年来,随着科学技术和医疗器械的进步,肾结石的治疗有了突破性进展,尤其是微创腔内手术的发展。但在治疗中要注意"微创"不等于"无创"。治疗方式的选择应根据结石的负荷、硬度、位置、有无肾积水及每个病人的具体情况综合考虑,并结合最新的有关肾结石治疗指南尽可能选择创伤小、效果好、并发症少的治疗措施,同时注意减少结石的复发。双源 CT 分析可以初步判断不同成分的结石,术前可为治疗方案的选择提供有意义的信息。纯尿酸结石应选择溶石治疗,避免不必要的手术或 ESWL 治疗;胱氨酸结石、一水草酸钙结石,ESWL 治疗效果不佳,应积极手术取石;而以羟基磷灰石为主的结石应警惕感染性结石,围手术期充分抗感染治疗。ESWL 临床应用效果理想,但应注意反复多次行 ESWL 治疗可引起肾功能不可逆损害,亦有肾脏严重损伤等并发症的报道,故总次数不宜超过 5 次,两次间隔时间要>14 天,结石负荷大时要注意防止"石街"形成造成继发感染和肾功能损害。PCNL 是复杂性肾结石(直径>2.5 cm 的结石、鹿角形结石、多发结石、异位肾结石、马蹄肾肾结石、感染石、既往开放术后结石复发、胱氨酸结石及孤立肾结石)有效的治疗手段。各种微创腔内手术方法也要标准化,必要时可联合应用,充分重视各自的优缺点并预防手术并发症的发生。肾结石合并有泌尿系统其他病变可同时处理的应予一并处理。术后注意根据结石成分分析给予患者健康指导并定期随访。对于双侧发生、反复复发、代谢异常或有家族遗传性倾向的尿路结石患者应注意病因学筛查,以预防复发。

(彭国辉)

第二节　肾钙乳

【概述】

肾钙乳(calcium milk of kidney)是指肾盏憩室内含钙微粒组成的混悬液,实际上是一种特殊类型的尿石症。由于重力的关系,钙乳颗粒的位置随体位的变化而变化。肾钙乳分为两种类型:① 囊肿型,多在肾盏周边部或肾实质内,表现为囊肿内有泥沙样结石,有强回声和声影或声尾;② 积水型,肾钙乳发生于积水肾盏内,特别是引流不畅的下盏区,常合并肾结石。

肾钙乳症的病因和发病机制尚不清楚,但多认为积水型肾钙乳症的形成与炎症、梗阻有关。由于炎症和梗阻使肾单位分泌、重吸收发生障碍,肾盏内长期潴留的尿液逐渐浓缩,使含钙、磷盐晶体物质呈饱和状态,沉淀下来形成钙乳,并逐渐浓缩形成钙乳颗粒。囊肿型肾钙乳症位于肾盏憩室或肾实质囊肿内,由于囊内液体长期存留、浓缩后形成钙乳。

【诊断依据】

1. 病史:患者可有尿路感染史,部分患者有原发性甲状旁腺功能亢进史。

2. 临床表现:多数患者没有明显的临床症状,有的患者可有腰痛、肾绞痛、血尿等症状。当合并憩室感染时,腰痛可加剧,并伴有发热等全身症状。

3. 尿常规检查:可有镜下血尿,合并感染时,尿中可有白细胞或脓细胞。

4. 影像学检查:① 彩超:显示肾盏憩室或肾积水的液性暗区内有圆形回声光团。② KUB 平片:仰卧摄片表现为团状的颗粒性或不均匀性高密度影。边缘较模糊(麻饼征)。这些征象的出现及钙乳的体位性动态变化是肾钙乳的特征性影像表现,是诊断肾钙乳的可靠依据。其典型程度与钙乳颗粒数量、大小、成分、肾积水程度、肾囊肿大小都有一定关系。如摄立位片,阴影变为半月形,并可见特征性的钙乳下沉形成的液平面,此为典型的肾钙乳表现。③ IVU:可显示肾钙乳和集合系统的关系。憩室颈部梗阻时造影剂不能进入憩室内。④ 逆行造影:IVU 显影不满意时可行逆行造影,偶可见到憩室与集合系统的通道。⑤ CT 检查:仰卧位及俯卧位的扫描片上可见到钙乳微粒形成的半月形阴影随体位的改变而改变。典型表现为位于囊腔或积水底部的表面凹凸不平的高密度影,呈"水底泥沙征"或"台阶征"。

【鉴别诊断】

1. 肾结石　患者可有肾区疼痛及肾绞痛发作,同时可出现镜下血尿或肉眼血尿。KUB 平片及 IVU 可见结石阴影。但无论是单发或多发结石,阴影的形态不随体位的改变而变化,分布与肾钙乳有

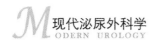
明显的区别,后者多呈"芝麻"样分布。

2. 肾盏内多发小结石　由于肾盏颈部狭窄而致肾盏积水,可合并多发微小结石,其临床症状与肾钙乳相似,很难鉴别。在 X 线片上,改变体位后形态虽也可随体位而有变化,但结石的颗粒比肾钙乳大。

【治疗方案】

1. 对症处理:合并感染时应用抗生素控制感染。

2. 手术治疗:对症状明显、经常合并感染的肾钙乳原则上都应手术治疗。对于囊肿型肾钙乳可选择囊肿去顶术和囊肿切除术,如为肾盏憩室内囊肿或多发性囊肿型肾钙乳不能顺利切除囊肿时,可行肾部分切除术;对于积水型肾钙乳,首先要找出积水的原因,在治疗肾钙乳症的同时解除梗阻,避免术后再次复发。术中还需注意将憩室的颈部打开,吸净憩室内的钙乳。尽力寻找憩室的颈部,用电刀电灼切开颈部或用可吸收缝线缝合憩室使之闭合。大的憩室可用带蒂的大网膜填塞,以免局部形成无效腔。目前可采用腹腔镜或机器人辅助腹腔镜手术。

【评述】

肾钙乳临床上较为少见,发病机制不清,多伴有感染和局部梗阻。KUB 和 CT 检查有特殊的影像学表现,对诊断有重要意义。治疗应控制尿路感染;肾钙乳症不管是何类型,都是 ESWL 的禁忌证,因为不仅不能取得碎石效果,局限性的钙乳还易播散,增加下一步治疗难度,所以在临床诊治中一定鉴别诊断清楚,以免误诊为普通肾盏结石。合理地处理原发灶可获确切疗效。

(彭国辉)

第三节　输尿管结石

【概述】

输尿管结石(ureteral calculi)90%以上来源于肾结石,原发于输尿管的结石很少见,多为单侧结石,5%左右为双侧结石。多发于中年,40~60 岁高发。男性较女性为高,男女比例为 4∶1。结石成因及成分与肾结石相似。结石常见于以下部位:① 肾盂输尿管连接部;② 输尿管跨越髂血管部位;③ 女性输尿管经过子宫阔韧带的基底部,男性输精管跨越输尿管处;④ 输尿管膀胱壁间段。主要的继发病变有尿路梗阻、感染、上皮损伤、癌变和肾功能损害等,严重的双侧输尿管结石引起急性肾功能不全或长期慢性梗阻致肾功能衰竭。

【诊断依据】

1. 疼痛:多表现为肾绞痛,少数表现为腰部钝痛或腹痛。疼痛部位及放射范围根据结石所在位置有所不同:上段输尿管结石,疼痛位于腰背部或肋腹部,并沿输尿管走形区放射至大腿内侧和同侧阴囊或阴唇;中段输尿管结石,和上段结石相似,但以下腹部疼痛较为明显;下段输尿管结石放射至腹股沟或阴囊、阴唇;结石位于膀胱壁间段或输尿管开口时,可引起尿频、尿急、尿痛等下尿路刺激症状。常伴有大汗、皮肤湿冷等交感神经系兴奋表现及恶心、呕吐等胃肠道症状。

2. 血尿:多表现为镜下血尿,急性肾绞痛伴结石排出时偶见肉眼血尿。

3. 感染症状:可表现为尿频、尿急、尿痛,严重时畏寒、发热、寒战等。

4. 无尿:较少见,一般发生于双侧输尿管结石或孤立肾输尿管完全梗阻时,也见于一侧输尿管结石梗阻,反射性对侧肾泌尿功能减退。

5. 腰部包块:因梗阻引起严重肾积水时可有腰部包块,亦可由肾包膜下积液、积血、积脓引起。

6. 尿常规:大多数患者尿中有红细胞,合并尿路感染时可有白细胞。

7. 尿细菌培养及药敏试验:伴感染时尿细菌培养可阳性,药物敏感试验有助于合理用药。

8. 泌尿系彩超:有助于了解是否有输尿管结石及结石大小、部位、形态、是否存在输尿管扩张、肾积水和肾皮质厚度等。特别对输尿管阴性结石有优势,同时有助于发现其他病变。

9. 泌尿系 CT:目前已作为诊断尿路结石的推荐检查,尤其是在肾绞痛发作时作为首选方法。对于 X 线检查阴性结石或怀疑有尿路上皮恶性肿瘤患者有重要诊断价值。还可通过 CT 值初步判断结石成分,为治疗方法选择提供参考。

10. 泌尿系平片(KUB):90%以上的结石可显影,尿酸结石等阴性结石不显影。注意摄侧位片与腹腔或腹膜后钙化灶相鉴别。

11. 静脉尿路造影(IVU):可以了解结石位置、大小、有无输尿管扩张及肾积水,并可了解对侧肾功能。阴性结石可表现为充盈缺损,对于了解肾功能情况及发现输尿管本身病变具有一定价值。

12. 逆行尿路造影(RGP):目前已不作为常规检查,可以在肾功能严重受损或 IVU 显影欠佳时作为一种选择。能显示输尿管结石大小、部位和梗阻程度,结石下方是否存在梗阻性病变,逆行充气造影可显示阴性结石。

13. 核磁共振(MRI):肾功能差或不适合做 X 线平片、CT 检查时可作为一种选择。

14. 肾图:可了解上尿路梗阻情况及梗阻侧肾功能,肾绞痛发作时有助于诊断。

15. 输尿管镜检查:不作为常规检查方法。对于难以确诊的病例,可行输尿管镜检查术明确诊断,同期可行碎石取石术。

【鉴别诊断】

1. 输尿管肿瘤　输尿管癌和息肉等良恶性肿瘤可以引起血尿、绞痛、肾积水等相似临床表现。可借助尿脱落细胞学检查、彩超、IVU、泌尿系 CT 或 CTU 等检查加以鉴别。必要时可行输尿管镜检查并同时取病理组织活检。

2. 急性阑尾炎　典型表现为转移性右下腹痛,麦氏点压痛、反跳痛阳性。一般无血尿,血常规白细胞和中性粒细胞增高,彩超、KUB、泌尿系 CT 有助于鉴别。

3. 卵巢囊肿蒂扭转或破裂　多发生于育龄期,表现为突发下腹部剧痛,多于月经前发病,伴有休克表现。下腹部可有轻度触痛,严重时有明显的压痛且可以出现反跳痛。腹穿可穿出不凝固血液,可借助彩超、腹部 CT 进行鉴别诊断。

【治疗方案】

以清除结石、解除梗阻、控制感染、保护肾功能为原则。解除梗阻是首要任务。

1. 一般治疗:适用于结石直径<0.6 cm,表面光滑,结石下方输尿管无狭窄及扭曲,无频繁发作肾绞痛;特殊类型的结石:如尿酸结石或胱氨酸结石。治疗方法包括:大量饮水,每天 2 500～3 000 mL(急性期注意避免过度水化);适当运动;应用解痉镇痛药物治疗肾绞痛;应用中药排石或枸橼酸氢钾钠等药物用于尿酸结石或胱氨酸结石的溶石治疗。常用药物:(1) α-受体阻滞剂:可松弛输尿管下段平滑肌,促进结石排出。(2) 钙离子通道阻滞剂:通过阻断钙离子通道,松弛输尿管平滑肌,利于结石排出。(3) 非甾体抗炎药:减轻输尿管水肿,减少疼痛发作。(4) 碱性枸橼酸盐:枸橼酸氢钾钠、枸橼酸钾、枸橼酸钠等。单纯排石治疗一般不宜过长,维持在 1～2 个月为宜。

2. 体外冲击波碎石(ESWL):是输尿管结石首选治疗方法。

(1) 适应证:在没有禁忌证的情况下全段输尿管结石均可行 ESWL。结石直径<10 mm 的上段、中段和下段输尿管结石首选 ESWL;结石直径>10 mm 也可采用 ESWL 治疗;对于结石直径>15 mm、停留时间长(>2 个月)、肾积水严重或合并输尿管狭窄、扭曲及其他病变时,ESWL 疗效差。

(2) 禁忌证:严重的心肺功能疾患;未予控制的尿路感染;患有出血性疾病及凝血功能障碍;妊娠;严重肥胖或骨骼畸形影响结石定位;结石所在输尿管附近有动脉瘤;结石下方输尿管有狭窄、梗阻等。

3. 手术治疗

(1) 腔内手术

1) 输尿管镜

① 输尿管硬镜碎石取石术(URL):适应证:输尿管中下段结石;ESWL 治疗失败的输尿管结石及碎石后"石街"形成;结石合并可疑尿路上皮肿瘤;阴性结石;停留时间长、局部肉芽组织增生的嵌顿结石。禁忌证:严重的心肺功能疾患,不能耐受手术;未予控制的尿路感染;患有出血性疾病及凝血功能障碍;输尿管狭窄、扭曲,输尿管镜无法通过狭窄段;强直性脊柱炎或髋关节疾患,截石位困难;有放射治疗史,输尿管固定、纤维化是插管困难并易造成输尿管穿孔等并发症发生的主要原因。

② 输尿管软镜碎石取石术(RIRS):适应证:① 输尿管中上段结石;② 伴有输尿管扭曲、输尿管硬镜无法到达结石部位的患者;③ 合并有肾盂肾盏充盈缺损需要肾盂镜检查的上尿路结石。禁忌证:同输尿管硬镜。

③ 经皮肾微造瘘顺行输尿管软镜碎石术:适应证:结石合并输尿管狭窄;结石周围肉芽组织形成、息肉包裹;医源性输尿管口闭锁;结石与输尿管粘连明显,不易分离等病变的输尿管结石;逆行输尿管镜治疗失败的患者;尿流改道并发结石等。

2) 经皮肾镜碎石取石术(PCNL,mPCNL):适应证:① 输尿管上段(L4 以上)结石较大、结石息肉包裹或梗阻严重;② 输尿管上段结石同时合并肾结石、肾盂输尿管交界处狭窄(UPJO)等;③ ESWL治疗效果不佳或输尿管镜碎石取石困难的上段结石;④ 行各种尿流改道的输尿管上段结石。

3) URL 术不同输尿管镜的选择 输尿管中下段结石可选用标准口径的输尿管镜(7-8/9.5-12F);对于输尿管口狭窄或上段输尿管结石宜选用较细口径输尿管镜(4.5-6/6-7.5F)。以提高碎石效率及减少输尿管镜手术并发症的发生。

4) URL 术中结石上移的原因和对策

① 结石上移的原因:URL 术中输尿管上段结石上移率高达 28%～60%,而输尿管中下段仅为 3%～15%。其原因为:ⅰ. 输尿管上段结石距离肾盂开口较近;ⅱ. 术中为保持视野清晰灌注压力过大造成结石下端腔内压力过高;ⅲ. 结石导致梗阻较重时造成近端输尿管扩张严重;ⅳ. 术中使用钬激光、气压弹道等器械反复碎石时的冲击作用,加大了结石上移的概率;ⅴ. 结石较大,伴发输尿管狭窄、输尿管息肉、输尿管扭曲等情况,导致手术难度增大、时间延长等都增加了结石上移的概率。

② 防止结石上移的方法:ⅰ. 应用阻石器械:包括阻石网篮、套石篮、取石网、输尿管管路封堵器等,还有一些如结石阻塞膜、凝胶等也应用于临床,取得了良好的临床效果。ⅱ. 应用负压吸引装置:负压吸引鞘、硕通镜等。ⅲ. 改良碎石体位:如头高脚低位,利用结石的重力因素,使其不易上移至肾盂、肾盏;改良截石斜仰卧位,将患者健侧下肢抬高,同时将患侧下肢下垂,在导丝引导直视下进镜至结石部位,此时再将患者向健侧倾斜,同时抬高上半身,然后进行碎石;斜仰卧半坐截石位,患者取截石位后,将患者向健侧转 45°成健侧仰卧位并靠近手术床缘,健侧手臂伸展,患侧手臂自然弯曲于健侧,固定于托手架,头部垫头圈,肩胛处垫方枕,健侧背部垫条枕,患侧下肢略外展、屈膝、抬高,健侧下肢略外展、屈曲位,降低 30°～40°,束带固定于腿架,形成两腿一高一低,夹角为 45°～60°的特殊体位等。ⅳ. 输尿管导管-加压输血器:输尿管镜旁置输尿管导管,用袖带式加压输血器装置对 500 mL 软包装盐水加压,通过输液器连接输尿管导管,出水压力恒定,由输尿管导管进水,水流方向自结石上方向下,增加了结石上移到肾盂的阻力,减少结石上移。ⅶ. 孙氏镜的使用:先使用孙氏镜硬镜模式碎石;如发生结石上移进入肾脏则继续上镜至肾盂内使用软镜模式碎石。ⅷ. 其他注意问题:避免灌注压力过高、选择钬激光碎石等方法。如钬激光摩西技术(Moses 技术)碎石时,通过双脉冲的形式使结石位移得到显著减小:摩西效应产生的"隧道"形成相对的低压力区,对结石有"回吸"作用,可以减少结石的位移;第二个脉冲几乎无损耗的碎石,使得同等碎石效能下,所需能量更小,结石粉碎效率显著增加。

4) 腔内手术并发症及其处理:输尿管镜并发症发生率 5%～9%,较严重并发症发生率 0.6～1%。近期并发症及处理包括:① 血尿(增加液体量或嘱患者多饮水);② 感染(术中可用速尿 20 mg,iv,地塞米松 5 mg,iv,应用敏感抗生素可有效预防和控制感染);③ 黏膜撕裂、水肿及黏膜下损伤(放置 D-J 管引流 2～4 周)或黏膜下假道形成(放置 D-J 管引流 4～6 周);④ 穿孔(小的穿孔可放置 D-J 管引流

2-4 周;如穿孔严重,应及时行输尿管端端吻合术,以防术后输尿管狭窄);⑤ 输尿管黏膜撕脱或全层断裂:为最严重的并发症,应积极手术重建(输尿管膀胱吻合术、膀胱瓣输尿管吻合术、肠代输尿管术、自体肾移植术等)。⑥ 全身炎症反应综合征;⑦ 双J管综合征 留置双J管后出现以下一系列症状:膀胱刺激症状与腰痛,刺激输尿管使黏膜水肿充血产生血尿,双J管回缩移位与双J管上下端钙盐沉积难以拔管,以及异物排斥反应、下腹部坠胀、持续高热等多种不适。与下列因素有关:ⅰ. 双J管摩擦导致输尿管远端张力增高、输尿管平滑肌痉挛;ⅱ. 双J管远端刺激三角区及膀胱颈,引起膀胱逼尿肌过度活动;ⅲ. 双J管材料刺激,输尿管、膀胱黏膜充血水肿,出现炎性反应;ⅳ. 逼尿肌异常收缩,膀胱颈和后尿道的张力增高,尿液顺双J管反流至肾盂、膀胱内的压力顺双J管传递至肾盂,导致肾盂内压力增高,引起腰背部胀痛。双J管综合征治疗可采用 α_1 受体阻滞剂坦索罗辛 0.2 mg,每晚 1 次、联合 M 受体阻滞剂索利那新 5 mg,每晚 1 次或托特罗定 2 mg,每天 2 次。⑧ "石街"的治疗 Coptcoat 等将石街分为三类:Ⅰ 型由直径<2 mm 的碎石构成;Ⅱ 型由远端直径为 4~5 mm 和近端直径为 2 mm 的碎石构成;Ⅲ 型由直径>5 mm 的碎石构成。Ⅰ 型一般选择保守治疗;Ⅱ 型需要通过 ESWL 或 URL 等方式进行治疗;Ⅲ 型通常保守治疗无效,需要手术干预治疗。避免和减少石街形成,需注意:ⅰ. 勿选择负荷过大结石(肾结石直径<2.5 cm,输尿管结石直径<1.5 cm);ⅱ. ESWL 初始阶段选用低电压,逐步增至合适电压,以防形成较大结石碎片;ⅲ. 输尿管有狭窄或扭曲等情况时避免行 ESWL;ⅳ. 各种腔内碎石术后注意患者的观察和随访,及时发现和处理。

远期并发症及处理包括:输尿管狭窄是主要的远期并发症,输尿管黏膜损伤、假道形成或穿孔、输尿管结石嵌顿及周围肉芽组织增生、钬激光碎石过程中的热损伤、反复取石进出输尿管等均是狭窄的危险因素。经皮肾镜并发症同肾结石。

(2)腹腔镜、单孔腹腔镜或机器人辅助腹腔镜输尿管切开取石术:适应证 ① ESWL、输尿管镜和 PCNL 碎石取石失败的结石;② 合并肾盂输尿管交界处狭窄、输尿管狭窄或邻近组织其他病变需要同时处理者;③ 结石长径>15 mm,需行多次 ESWL 或输尿管镜治疗,或输尿管狭窄、扭曲估计 ESWL 或输尿管镜治疗比较困难者;④ URL、RIRS 或 PCNL 出现并发症或怀疑有肿瘤需要干预或手术探查者。可经腹腔途径或经腹膜后途径。

(3)开放手术:主要是输尿管切开取石术。适用于长期停留的嵌顿结石,合并输尿管先天性畸形、息肉或狭窄,结石合并难以控制的尿路感染等。术前需摄 KUB 进行结石定位,术中可同时处理其他病变。

【评述】

输尿管结石主要是"肾绞痛"引起患者强烈不适,直径<4 mm 结石基本均可自行排出;直径为 5~6 mm 大小结石在药物治疗下亦大多可排出;但较大且长期滞留的结石造成输尿管梗阻致肾积水、尿路感染、脓肾形成及肾功能损害等并发症。因此,输尿管结石的治疗是以尽快清除结石、解除尿路梗阻为目标。治疗方式的选择应根据结石的大小、位置、硬度、结石停留时间、有无同时存在泌尿系其他疾病及每个病人的具体情况综合考虑。但也有部分患者没有明显症状和发病史,结石长期存在引起严重肾积水甚至肾功能丧失。对嵌顿性输尿管结石的定义为结石停留同一位置≥2 个月,术中内窥镜下导丝或导管无法通过,另可见局部输尿管壁明显增厚。ESWL 治疗效果不理想时及时进行手术治疗解除梗阻。输尿管镜、RIRS、顺行输尿管软镜、mPCNL 都是治疗选择,但要高度重视并发症的发生,尤其是钬激光等碎石手段易造成输尿管狭窄等并发症的出现,经尿道输尿管镜治疗者发生输尿管狭窄可达到5.11%。近年来 Moses 技术以双脉冲的形式,直接作用于结石,减少了能量被水吸收,对组织的热损伤减少,是否有效防止输尿管狭窄发生尚需进一步观察。术中防止结石上移可以采用多种辅助工具,从而提高碎石率与清石率。术中可视情况留置两根双J管。对术中见结石上方为脓性尿液者,应及时终止手术,并放置双J管引流。合并有输尿管先天性病变等情况时应予同时处理,以防止结石复发。

(彭国辉)

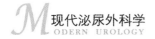
附： 双侧上尿路结石和特殊类型上尿路结石的
诊断和治疗原则

1. 双侧上尿路结石的诊断和治疗原则

双侧上尿路同时发生结石约占15%。治疗原则为：① 双侧输尿管结石，如果总肾功能正常或处于肾功能不全代偿期，血肌酐值<178.0 $\mu mol/L$，先处理梗阻严重一侧的结石；如果总肾功能较差，处于氮质血症或尿毒症期，先治疗肾功能相对较好一侧的结石，条件允许，可同时行对侧经皮肾穿刺造瘘，或同时处理双侧结石；② 双侧输尿管结石的客观情况相似，先处理主观症状较重或技术上容易处理的一侧结石；③ 一侧输尿管结石，另一侧肾结石，先处理输尿管结石；④ 双侧肾结石，一般先治疗容易处理且安全的一侧，如果肾功能处于氮质血症或尿毒症期，梗阻严重，建议先行经皮肾穿刺造瘘，待肾功能与患者一般情况改善后再处理结石；⑤ 孤立肾上尿路结石或双侧上尿路结石致急性梗阻性无尿，只要患者情况许可，应及时外科处理，如不能耐受手术，应积极试行输尿管逆行插管或经皮肾穿刺造瘘术，待患者一般情况好转后再选择适当治疗方法；⑥ 对于肾功能处于尿毒症期，并有水电解质和酸碱平衡紊乱的患者，建议先行血液透析，尽快纠正其内环境的紊乱，并同时行输尿管逆行插管或经皮肾穿刺造瘘术，引流积水肾脏，待病情稳定后再处理结石。

2. 特殊类型上尿路结石的诊断和治疗原则

（1）妊娠合并尿路结石

多发生在妊娠中晚期（妊娠28～36周），发病率<0.1%。其主要症状是患侧腰腹部疼痛伴恶心呕吐、镜下或肉眼血尿。诊断方法选择要同时考虑对孕妇及胎儿安全性的影响。超声检查是首选诊断检查方法。MRU对妊娠合并尿路结石具有较高的诊断准确率，可作为明确尿路结石诊断的备选检查方法。由于放射线（CT、IVU、KUB等）可能对胎儿发育存在较明确的损害作用（如畸形发生、致癌作用和诱突变作用等），不建议作为妊娠尿路结石诊断方法。

大多数妊娠输尿管结石患者通过解痉、止痛、多饮水、抗感染保守治疗可得到有效缓解，约80%以上的结石可以自行排出体外。任何时期的妊娠合并结石发作，ESWL都是绝对禁忌的治疗选择。外科治疗的指征是：较难控制的肾绞痛、持续发热等症状或因疼痛出现子宫收缩诱发先兆流产等并发症时考虑手术干预。可局麻下行膀胱镜双J管置入引流，能有效解除输尿管的梗阻，迅速地缓解肾绞痛，可作为保守治疗失败后外科干预的首选治疗方法。由于妊娠期输尿管呈生理性扩张，经输尿管镜或RIRS碎石取石术（如弹道碎石、钬激光碎石等，应避免超声碎石）可作为备选治疗方案，其安全有效、并发症少。

（2）儿童尿路结石

儿童尿路结石发病率低，近十年有升高趋势并有地区差异。其典型症状是腰腹部疼痛，可伴有血尿，尿急、尿失禁亦是儿童尿路结石的常见症状。有些长期无明确症状，常以尿路感染、肾积水、肾功能障碍而就医。诊断方法需考虑患儿可能需要镇静或麻醉辅助、避免电离辐射和放射性损害，侵入性检查一般不使用。超声是首选的检查方法。低剂量CT扫描诊断儿童尿路结石准确率可达95%以上，检查快速。MRU可提供泌尿系统结构和形态信息，对儿童尿路结石具有一定的诊断价值。

结石直径<3 mm的尿路结石可采用药物排石治疗。

体外冲击波碎石（ESWL）适合治疗直径<20 mm的肾结石、直径<15 mm的输尿管结石。儿童组织含水丰富，冲击波易传导，能量衰减少，结石形成时间短，疏松易碎，故治疗电压、冲击波次数可降低。优选超声定位，治疗间隔≥14天，如患儿不配合可考虑采取麻醉或镇痛。输尿管镜（URS）和输尿管软镜（RIRS）碎石术需要术前行输尿管置管，以提高手术成功率，中下段输尿管结石清除率可达100%。经皮肾镜取石术（PCNL或mini-PCNL）可用于结石直径>20 mm或鹿角形结石的治疗。腹腔镜、机器人辅助腹腔镜或开放手术适用于复杂性结石、腔内手术受限及合并有需要同时处理的先天性畸形等疾病时作为治疗选择。

（3）神经源性膀胱功能障碍并发尿路结石

结石产生原因是尿潴留和感染，以膀胱结石最常见，其诊断和治疗原则与普通尿路结石相同。但术中需注意：① 因解剖异常或脊柱外伤等因素宜采用全身麻醉；② 可能存在骨骼发育或解剖异常致手术体位摆放困难；③ 结石残留不易自行排出；④ 常合并膀胱憩室。术后控制尿路感染、间歇清洁导尿、纠正代谢紊乱是预防结石复发的有效方法。

（4）尿流改道术后尿路结石

发病率为 3%～43%。尿流改道后储尿囊结石形成主要由于肠道黏液分泌、感染、尿液引流不畅等因素所致。上尿路结石形成可能是由于改道引起代谢变化、尿液反流、感染、输尿管吻合口狭窄等因素所致。

ESWL 适用于直径＜20 mm、结石远端无梗阻的肾结石。顺行输尿管软镜或经皮肾镜适合于上尿路结石的治疗。如储尿囊位置好、结石体积大，经皮储尿囊穿刺或逆行碎石取石是高效、安全的治疗方法。

（5）移植肾合并尿路结石

发病率为 0.2%～1.7%。超声、CT 作为明确诊断的推荐检查方法。处理原则与孤立肾相同，即以最小的手术创伤尽快解除梗阻、恢复移植肾功能。

ESWL 适用于直径＜15 mm、远端输尿管无梗阻的肾结石。推荐治疗次数≤3 次，间隔时间≥14天。经皮肾穿刺顺行输尿管软镜可处理走形扭曲的输尿管结石的治疗。PCNL 适用于直径＞20 mm 的肾结石。术中注意穿刺点的选择，宜于肾前盏建立穿刺通道。

（6）先天性泌尿系统发育异常继发的尿路结石

① 肾盏憩室结石：无症状的结石不需治疗，如出现临床症状则需治疗。注意碎石取石后同时处理狭窄盏颈，以防结石复发。PCNL 是首选肾盏憩室结石治疗方法，肾前位或肾上、下极凸出肾外的肾盏憩室结石可采用腹腔镜或机器人辅助腹腔镜手术。

② 肾盂输尿管交界处狭窄并发结石：治疗原则是清除结石，同时纠正先天性畸形。可采用腹腔镜、机器人辅助腹腔镜或开放手术，同时配合输尿管软镜行碎石取石手术。

③ 马蹄肾结石：直径＜20 mm 结石可采用 ESWL。输尿管软镜可用于治疗直径＜20 mm 肾结石。直径＞20 mm 的结石宜选用 PCNL，因马蹄肾常有肾旋转异常，术中注意经皮肾穿刺点的选择。如肾结石较大、合并有肾积水等继发病变时可采用腹腔镜或机器人腹腔镜取石手术。

④ 髓质海绵肾结石（medullary sponge kidney，MSK）：没有特殊的根治方法，主要是预防和治疗其并发症。没有临床症状或并发症时无需治疗，可定期随访观察。建议患者多饮水，多吃蔬菜水果，低盐、适量蛋白质饮食。当肾乳头钙化、形成的结石出现排石过程，产生肾绞痛、血尿、尿路梗阻、感染及肾功能损害则需要外科干预治疗。由于 MSK 特殊的解剖和病理生理特点决定了 MSK 结石可能存在于肾髓质的集合管和肾集合系统两个部位，因而选择的治疗方式也不同。目前临床上主要为体外震波碎石、经皮肾镜术和输尿管软镜术。由于复发率高，体外冲击波碎石曾被用于治疗 MSK 伴有症状性结石。对于多个或较大的肾结石往往需要多次碎石过程，难以达到满意的结果。更重要的是，由于其病理特性，大部分的结石"隐藏"在肾实质的组织下，体外冲击波碎石难以清除结石。经皮肾镜具有安全、清石率高等优点，是治疗 MSK 患者伴发肾结石的有效治疗方法，尤其是较大肾结石的首选治疗方案。输尿管软镜可通过不同的弯曲角度来击碎散在的结石。大多"隐藏"在肾盏浅层的薄膜样组织中的结石，通过调整软镜的弯曲角度和钬激光低能低频状态，可击碎浅层膜样组织下结石，提高结石清除率。术后根据结石成分分析采取相应预防措施，推荐枸橼酸盐为基础治疗，其疗效还有待进一步观察。

⑤ 重复肾结石：处理原则与普通肾结石相同。可采用 ESWL、输尿管镜或 PCNL 治疗结石。如有肾积水、反复尿路感染等合并症发生时同时切除病变的上位或下位肾（以上位肾病变多见）。

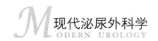
⑥ 盆腔异位肾结石:无远端尿路梗阻的结石采用 ESWL。输尿管软镜治疗安全有效。PCNL 穿刺难度高、易出现并发症,应予高度重视。

⑦ 鹿角形结石

位于肾盂、其分支进入肾盏的结石称为鹿角形肾结石,分为完全性鹿角形肾结石和部分性鹿角形肾结石。部分鹿角形结石为肾盂结石累及两组肾盏,完全鹿角形结石为肾盂结石累及全部主要肾盏组,充满至少 80% 肾脏集合系统。其治疗目标是尽可能地清除结石、抑制结石的复发、控制尿路感染及最大程度地保护患肾的功能。

鹿角形结石不宜选择单纯 ESWL 治疗,如需采用 ESWL,则要确保尿液引流通畅,分期分次治疗,经两次 ESWL 治疗结石的形态无明显改变则改为其他治疗方式。输尿管软镜(RIRS)不宜单独作为鹿角形结石的治疗方式,与 PCNL 联合治疗可以减少肾穿刺通道数量,降低多通道 PCNL 产生的并发症。PCNL 是鹿角形结石的首选治疗方法。

【评述】

近年来,随着基础和临床研究的深入,对部分上尿路结石的病因,如代谢异常、解剖异常、尿路感染等因素有了一定了解。同时,通过结石成分分析为患者预防结石复发提供了较为科学的健康指导。临床治疗手段也有了突破性进展,ESWL 和微创腔镜手术已成为尿路结石治疗的主要手段,开放手术已很少应用。ESWL、PCNL(mPCNL)、URL 和 RIRS、腹腔镜或机器人辅助腹腔镜在上尿路结石的治疗方面均有其优势和局限性。选择何种治疗方式应综合考虑结石因素(如结石大小、累及肾盏数目、解剖位置、结石成分、梗阻程度、皮肾通道长度、结石距肾盂出口距离、肾下盏 IPA 等)和患者情况(如心肺功能情况、凝血功能、有无感染、有无泌尿系统解剖异常及孤立肾等)以及医生的技术水平、临床经验和手术仪器设备情况。严格掌握手术适应证和禁忌证,预防和减少并发症的发生。复杂病例由经验丰富的泌尿外科医生处理,按照循证医学原则,制定个体化的治疗方案,采用双镜或多镜联合、三明治疗法(将 PCNL 与 ESWL 结合起来的治疗方法。先进行 PCNL 操作,然后通过 ESWL 粉碎 PCNL 难以达到部位的结石,最后再次进行 PCNL,以便清除所有的结石碎片。即 PCNL＋ESWL＋ PCNL 疗法)等多元化治疗方式,可能会得到更好的临床治疗效果。

(彭国辉)

第四节　膀胱结石

【概述】

膀胱结石(bladder calculus)分原发性和继发性两种。原发性膀胱结石主要与营养不良及代谢异常有关。在世界特定范围内发病率较高,包括印度北部、印度尼西亚、中东地区和我国南方的部分地区,而在其他地区从 19 世纪以来已显著下降。发病率的下降归因于饮食和营养的改善。继发性膀胱结石来自肾和输尿管结石或继发于尿道狭窄、良性前列腺增生、神经源性膀胱功能障碍、膀胱颈部梗阻、膀胱肿瘤、膀胱憩室、膀胱内异物、女性压力性尿失禁行吊带术后等,与泌尿系梗阻、反复发作尿路感染和寄生虫病有关。目前膀胱结石多发生于成人,95% 以上发生于 50 岁以上男性,罕见于女性。

膀胱结石一般呈圆形或卵圆形,表面多很光滑。老年人的膀胱结石成分主要由磷酸盐组成,儿童最易造成尿酸盐沉淀形成结石。结石长期停留于膀胱内,会引起膀胱黏膜损伤,合并或加重感染,诱发膀胱鳞状上皮癌。

【诊断依据】

1. 排尿困难:因结石可在膀胱内活动,排尿困难时轻时重,可出现突发排尿中断,需改变体位后可继续排尿。如结石位于膀胱憩室内,常无上述症状。

2. 排尿疼痛:疼痛向阴茎、远端尿道、阴囊部或会阴部放射,有时还会放射至后背、臀部和膝部。

3. 血尿:结石致膀胱黏膜损害,可有镜下血尿或肉眼血尿。

4. 膀胱刺激症状:由于结石的刺激,可合并膀胱炎症,常有尿频、尿急、尿痛症状。

5. 膀胱双合诊:排空膀胱后,行直肠或阴道和耻骨上双合诊偶可扪及较大结石。

6. 尿常规检查:尿中红细胞和白细胞明显增多。

7. X线检查:腹部平片可显示绝大部分膀胱结石。注意与静脉石、盆腔钙化灶或卵巢钙化影鉴别。

8. 彩超:推荐作为首选检查。可显示包括尿酸结石等阴性结石。可显示结石大小、数目、形态和位置,结石位置随体位改变而改变是其特点。同时可发现可能存在的病因,如良性前列腺增生、膀胱憩室等。

9. 泌尿系 CT:可明确结石大小、形状、数量等,同时也可以了解上尿路有无结石、积水等。

10. 膀胱镜检查:是诊断膀胱结石最可靠的方法。能直观看到结石大小、形状、数量,并可同时检查膀胱内其他病变等。

【鉴别诊断】

1. 良性前列腺增生　为老年男性常见病,既往有夜尿频和排尿困难病史,一般无排尿突然中断病史。直肠指诊可扪及增大的前列腺,中央沟消失。彩超、CT 等检查可显示增大之前列腺。可同时合并膀胱结石。

2. 膀胱异物　有尿频、尿急、尿痛和血尿,亦可引起排尿困难。有膀胱异物置入病史。彩超、X线、CT 有助于诊断。膀胱镜检查可直接看到异物大小、性质、形状,可同时取出异物。

【治疗方案】

治疗原则:一是取出结石;二是去除引起结石发生的病因。

1. 体外冲击波碎石(ESWL):适应证:① 儿童膀胱结石或成人直径<3 cm 膀胱结石;② 膀胱憩室结石且憩室颈无狭窄。禁忌证:良性前列腺增生、尿道狭窄等下尿路梗阻者。

2. 腔内治疗:① 经膀胱镜机械碎石;② 经尿道膀胱镜下碎石取石术,如气压弹道、激光、超声等碎石。

3. 耻骨上膀胱切开取石术:相对适应证:① 复杂的小儿膀胱结石;② 巨大膀胱结石;③ 前列腺增生、尿道狭窄等下尿路梗阻需同时处理者;④ 膀胱憩室内结石;⑤ 膀胱异物形成的较大结石;⑥ 合并膀胱病变需同时处理时。

4. 腹腔镜手术和机器人辅助腹腔镜手术,不作为膀胱结石的首选治疗方法,仅适用于需同时处理膀胱内其他疾病或膀胱镜检查有禁忌证的病例。

5. 溶石治疗:尿酸结石可口服枸橼酸钠或枸橼酸钾进行溶石,效果良好。

6. 其他治疗:婴儿有足够的母乳或乳制品喂养,可预防膀胱结石的发生。预防和治疗良性前列腺增生、尿道狭窄等下尿路梗阻性疾病可预防结石形成。

【评述】

目前继发于尿道狭窄、良性前列腺增生、神经源性膀胱功能障碍、膀胱憩室、膀胱内异物等原因引起的膀胱结石多见。因此治疗上应同时解除引起膀胱结石的病因,才能预防和减少结石复发。腔内碎石取石手术为首选治疗方式,部分结石负荷小、不耐受手术的患者或儿童可选用 ESWL 治疗。

(彭国辉)

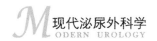
第五节　尿道结石

【概述】

尿道结石(urethral calculi)较少见,约占尿路结石 0.3%,以男性为主。在贫穷的国家和地区,由于膀胱结石发病率较高,尿道结石也为常见疾病,约占尿路结石的 10%。

继发性尿道结石多来源于上尿路和膀胱,所以其成分与膀胱结石或上尿路结石成分一致。男性尿道结石易停留于前列腺部尿道、球部尿道、舟状窝处或尿道外口,女性尿道结石偶见嵌顿于尿道口。尿道结石也可原发于尿道狭窄近端、尿道憩室或女性压力性尿失禁吊带腐蚀等。尿道结石可引起尿道梗阻,结石对局部尿道黏膜的长期机械刺激可引起损伤、发生炎症、溃疡、增生、感染、脓肿等,少数甚至引起尿道周围脓肿,尿瘘等严重并发症。

【诊断依据】

1. 排尿困难:结石突然嵌入尿道时,可突然出现尿线变细、分叉、无力、滴沥、尿流中断甚至出现急性尿潴留。

2. 排尿疼痛:结石突然嵌入尿道内,可引起局部剧烈疼痛或排尿时刀割样疼痛。前尿道结石的疼痛常局限于结石嵌顿处,后尿道结石疼痛常放射至会阴或肛门。结石在局部停留可引起尿道出血、感染,甚至脓肿、溃疡和尿瘘。

3. 尿道硬结:前尿道结石可于局部扪及硬结并有压痛,后尿道结石可于会阴部或直肠指诊时扪及硬结,女性患者经阴道可扪及。

4. 尿常规检查:见红细胞、白细胞和盐类结晶。

5. 彩超:可显示伴声影的强光团或光点。

6. X 线检查:X 线平片可见不透光结石影,IVU 可了解泌尿系统全面情况,并有助于了解尿道结石来源。如无上尿路结石或膀胱结石可做尿道造影以发现有无尿道狭窄、憩室等原发性尿道疾病。

7. 盆腔 CT:多表现为尿道高密度影,但要与前列腺钙化相鉴别。

8. 金属尿道探子检查:在尿道结石部位可触及粗糙感及摩擦音。

9. 尿道镜检查:能直接观察到结石,并可发现尿道其他病变。

【鉴别诊断】

1. **尿道狭窄**　一般均有原发病因,如损伤、炎症、先天性或医源性等原因,其排尿困难为非突发性。尿道探子可于狭窄部位受阻而无触石感。X 线平片无结石阴影,尿道造影可显示狭窄段。

2. **尿道异物**　有明确病因,X 线检查可见充盈缺损或异物阴影。尿道镜检查可见异物。

【治疗方案】

治疗目的是清除结石、治疗尿道原发病及并发症。

1. 保守治疗:尿道内较小的继发尿道结石,如尿道无明显病变,结石有自行排出可能,应促其排出,可服用利尿消炎排石中药,尿道内注入液体石蜡,增加润滑也有助于排石。

2. 前尿道结石取出术:① 尿道外口和舟状窝的结石可用钳夹法、探针钩出法取出结石;② 剪大尿道外口,注入麻药、液体石蜡后用挤压法取出结石。

3. 后尿道结石取出术:嵌于后尿道不久的结石,可用探杆或膀胱镜、尿道镜将结石推入膀胱再行气压弹道、超声、钬激光碎石。

4. 开放性手术取石:适用于尿道结石过大,或嵌顿已久,经以上治疗失败者。要注意取石后发生尿道狭窄可能。

5. 并发症和原发病的处理:① 尿道憩室及尿道狭窄应同时切除并修复尿道,尿道狭窄可先经尿道切开狭窄再行取石。② 尿道结石并发急性尿潴留,应作紧急处理。③ 合并尿道周围脓肿、尿外渗、尿道瘘时,前两者须立即切开引流,有排尿困难或尿瘘者,应行耻骨上膀胱造瘘,待局部炎症消退后再手术取石。尿瘘不愈合者,应切除瘘管,修补尿道。

【评述】

尿道结石多来源于上尿路或膀胱,临床表现为突发的排尿困难和尿痛。诊断容易,治疗可行腔内碎石取石术,对巨大尿道结石或合并有尿道狭窄、尿道憩室者可行开放手术取石并矫治尿道狭窄、憩室等。

（彭国辉）

第六节　前列腺结石

【概述】

前列腺结石(prostatic calculi)分为真性结石和假性结石。真性结石是指在前列腺组织或腺泡中形成的结石,假性结石是指存在于前列腺尿道段或存在于与尿道相通的前列腺腺腔内的结石。前列腺结石的发生与年龄、前列腺体积、慢性前列腺炎相关;而与 BMI 和尿路结石无关。前列腺结石多发于 50 岁以上男性人群,且随年龄增长发病率逐渐增高,结石大小有逐年增大趋势。

【诊断依据】

单纯的前列腺结石症状不明显,常在影像学检查(超声、CT)时发现。若合并慢性前列腺炎,常出现腰骶部、会阴部、腹股沟区、肛门周围的隐痛不适;若合并良性前列腺增生,常表现为下尿路症状,排尿困难、尿频、尿流无力等,无特异性。

1. 直肠指检:前列腺增大、质地硬,表面可呈结节状,有时可触及结石摩擦感。

2. X线:前列腺区可见致密影,一般位于耻骨联合以下,中线两旁 1~3 cm 范围,呈不规则弥散状分布,大小不等。

3. CT:前列腺区致密影,常分布于前列腺组织中,能与尿道结石鉴别。

4. 膀胱镜检查:前列腺部尿道常肿胀,精阜表面毛糙,呈慢性炎症改变,偶有结石摩擦感。

5. 经直肠超声:具有一般结石的特点,常单个或者成簇出现,50 岁以下患者多发于内腺中,50 岁以上多发于内外腺交界处。

【鉴别诊断】

1. 精囊结石　常伴血精,症状迁延。CT 可见结石位于精囊区的高密度影。精囊镜检查可鉴别。

2. 前列腺结核　常为年轻患者,结核病灶出现钙化,多有肺结核、泌尿男性生殖系结核史,尿中可找到结核杆菌,PPD 试验阳性。

【治疗方案】

1. 无症状的前列腺结石,称为"静石",无需治疗。

2. 若合并感染,应积极治疗。因其类似于感染性泌尿系结石,可成为一个反复感染的病灶,即使足量、足疗程使用敏感抗生素一般很难消灭感染结石中的致病菌,一旦停药,很容易复发。目前治疗感染性前列腺结石的方法是通过经尿道等离子电切、各种经尿道前列腺剜除术等去除感染性结石。对于年轻患者要慎重,容易出现性功能障碍、逆向射精等并发症。老年患者可以在切除增生前列腺组织时一并去除结石。

3. 若合并前列腺增生,患者主要出现前列腺增生梗阻引起的下尿路症状,可在前列腺微创手术时去除结石。

【评述】

前列腺结石常在检查中发现,平素无特殊症状。目前无流行病学精确统计发病率,Kim 等报道

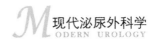

70％前列腺增生患者合并前列腺结石。前列腺结石的形成目前有代表性的观点是：在前列腺增生和慢性前列腺时，均可导致前列腺小管和腺泡扩张，前列腺分泌物和炎性产物在腺体内淤积、浓缩，前列腺液中含有的核蛋白、少量脂肪、晶体嘌呤与脱落的上皮形成淀粉样钙化，其他结石成分在此基础上不断沉积，从而形成结石。另有对结石成分的研究发现前列腺结石主要由磷酸钙、碳酸钙等成分组成，大多数结石有细菌感染的痕迹，证明感染在前列腺结石形成中的作用。CT 是诊断的可靠方法。对反复感染或合并前列腺增生者，行经尿道前列腺切除时一并去除前列腺结石是治疗的好方法。

（李久明）

第七节　精囊结石

【概述】

精囊结石（seminal vesicle calculi）临床中较少见，1928 年由 White 首次报道。近年来，随着影像技术的发展，精囊结石有增加趋势。射精管梗阻、尿液反流、慢性精囊炎、末端精道畸形、精囊囊肿等可能是精囊结石形成的原因。

【诊断依据】

1. 精囊结石多发生在 40 岁以上成人，反复出现血精，可出现腹股沟疼痛，放射至会阴部，可有射精痛，亦有射精时偶有排出结石。

2. X 线检查：膀胱区中线两侧单个或多个高密度影，一般较小，直径 1～2 mm 大小，呈沙砾样，有的精囊结石为阴性结石，X 线不显影。

3. 经直肠超声：准确性较 X 线高，可发现精囊区强回声伴声影。

4. 精道造影：可见精囊内充盈缺损，并可明确有无精囊囊肿。

5. CT、MRI：CT 检查示精囊内单个或多个斑点状高密度影。MRI 检查亦可以显示精囊、射精管内钙化及结石。

【鉴别诊断】

1. 精囊结核　精囊结核可伴局灶钙化，有泌尿系或者其他部位结核病史，附睾、输精管常被累及，附睾肿大变硬，有不规则结节，输精管呈串珠状改变。精液涂片或结核杆菌培养可以发现结核杆菌。

2. 输尿管结石　输尿管下段结石引起的下腹部及腹股沟区疼痛与精囊结石停留于射精管中阻碍精液排出引起症状相似。泌尿系造影检查可在输尿管径路上发现结石影，输尿管结石患者常有血尿。

【治疗方案】

1. 对于较大精囊结石，常行腹腔镜下精囊切除术或精囊切开取石术；较小结石，顽固性血精患者，常行经尿道精囊镜检查，行取石或者激光碎石术；

2. 继发于射精管梗阻形成的结石，行经尿道射精管切开术，小结石可自行排出。

【评述】

精囊结石患者，年龄常大于 40 岁，罕见儿童精囊结石，16.2% 的血精患者存在精囊结石。精囊结石核心一般为浓厚的精囊分泌物和上皮碎屑，外层沉着钙盐，可单个或多个，表面光滑、质硬，一般直径 1～2 mm，精囊常有炎性变和纤维组织增生。有研究报道，精囊结石主要由磷酸钙和磷酸铵镁等成分组成，间接证实与感染相关，易复发。少部分为草酸钙成分，提示与尿液反流有关。目前治疗以经尿道精囊镜和解除射精管梗阻为主。

（李久明）

第八节　阴囊结石

【概述】

阴囊结石(scrotal calculi)位于睾丸外阴囊内,即睾丸鞘膜脏、壁层之间的可自由移动的钙化或结石,属于良性病变,在临床上非常少见。1935 年,Kickham 首次报道阴囊结石。本病的病因和发病机制尚不明确,先天性因素可能与胎儿时期胎粪性腹膜炎相关,胎粪等异物随着睾丸下降,停留在睾丸鞘膜内被组织包裹、钙化而形成结石;后天性因素可能与睾丸鞘膜炎症、阴囊反复创伤、阴囊血肿、睾丸鞘膜积液、丝虫病等相关。

【诊断依据】

1. 临床症状:阴囊结石患者一般自觉症状不明显,但随着病程延长、结石增大、合并感染等,可产生不同程度的症状。阴囊内部触及质硬结节,与睾丸、附睾无粘连,可移动,无感染者一般无明显不适或仅有隐痛,合并感染或鞘膜积液时,出现阴囊坠胀不适。

2. B超检查:阴囊结石的首选诊断方法。超声波经过结石时完全被遮挡,在结石面强回声后方可形成边界清晰的声影,易于被超声识别。

3. X线:可显示阴囊内的较大阳性结石影,但小结石及阴性结石无法显示,亦无法清晰显示阴囊内部结构,难以与肿瘤内钙化相鉴别,使其应用受到限制。

【鉴别诊断】

1. 睾丸结石或钙化　结石均较小,多发,位于睾丸内,不可移动,超声可见睾丸内结石影,钙化灶超声常表现为形态不规则的强回声。

2. 附睾结石或钙化　结石或钙化灶位于附睾内,不可移动,超声可见附睾内强回声,后方伴声影。

3. 睾丸/附睾肿瘤钙化　可触及肿物,超声可见肿瘤内结石声影,不能鉴别时需手术探查。

【治疗方案】

1. 无症状的阴囊结石患者应密切随访,包括阴囊触诊和 B 超检查等。

2. 手术治疗:① 结石较多、病程长或结石合并炎症引起阴囊疼痛、坠胀不适,影响生活质量者应手术取出结石并作鞘膜翻转;② 阴囊结石与肿瘤性钙化鉴别困难时,应手术探查。

【评述】

阴囊结石临床上少见,一般无明显症状,长期反复的微小创伤、感染可形成结石。随着 B 超的应用,检出率正在逐渐增高。阴囊结石常含有钙、磷、氨、镁、胆固醇、尿酸、草酸、纤维蛋白、胶原、水等物质;虽然胆固醇被发现存在于鞘膜积液中,但阴囊内胆固醇结石却很少发现。阴囊结石无症状者可观察随访,结石较多、合并感染者可手术治疗。积极防治阴囊内急、慢性炎症,避免阴囊长期反复的慢性微小创伤,可以减少阴囊结石的发生。

(李久明)

第九节　包皮结石

【概述】

包皮结石(preputial calculi)常见于包茎的儿童,成年人少见。导致包皮结石的原因有:① 尿路结石经尿道口排出后停留在包皮囊内,以尿路结石为核心,表面尿盐沉积形成;② 包皮囊内尿液潴留,导致尿盐沉淀而形成结石,常并发感染,其成分主要是磷酸镁铵、尿酸和磷酸钙;③ 包皮囊内浓厚的包皮

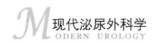
垢被尿盐沉着而形成结石,这种结石常是软性结石。

【诊断依据】

1. 包皮结石常合并包茎、包皮炎,以排尿不畅、包皮红肿为主诉,可表现为包皮内包块、尿潴留、血尿和异味等,触及包皮囊内质硬包块,能活动,多发结石有结石摩擦感。

2. X线:阴茎末端可见单个或者多发致密影,但阴性结石不显影。

3. CT:阴茎头周围可见单个或者多发致密影,阴性结石亦能显影,应与尿道结石鉴别。

4. 彩超:包皮囊内见强回声光团,后伴声影,常单个或者成簇出现。部分患者可合并膀胱结石和双肾积水。

【鉴别诊断】

1. 前尿道结石 常有排尿不畅、排尿中断等不适。结石位于尿道内,可在尿道海绵体触及结节。

2. 阴茎癌伴钙化 阴茎癌表面钙化形成,因包皮包裹但能触及质硬包块,CT、彩超能发现肿物及表面高密度灶。

【治疗方案】

1. 包茎合并包皮结石儿童,可行包皮口扩张、粘连分离去除结石＋包皮环切术。反复感染粘连不易分离者应积极抗感染治疗并行粘连分离、包皮环切并去除结石。

2. 包茎合并包皮结石成人,常有包皮反复感染病史,可行包皮环切并去除结石,切下标本应行病理检查。

【评述】

包皮结石常因包皮外口狭窄、包皮垢堆积、尿盐沉积形成,临床症状不明显,不危及生命,常被忽视。治疗方式包括消除病因和去除结石:儿童行包皮口扩张、包皮环切并去除结石;成人多行包皮环切并去除结石;对神经源性膀胱引起者除去除结石外,应兼顾肾功能的保护。包皮结石常合并包皮炎并可继发恶变,因此,注重个人卫生,减少包皮感染尤为重要。

(李久明)

第十节　妊娠期泌尿系结石

【概述】

妊娠期泌尿系结石是指从妊娠开始到分娩结束期间妊娠妇女发生的泌尿系结石。据文献报道妊娠期泌尿系结石发病率为 0.026%～0.531%,有症状者约 1/1500 左右,有逐年上升趋势。妊娠期泌尿生殖解剖和生理改变、代谢改变、高钙及高钠饮食、肥胖、糖尿病等是泌尿系结石形成的危险因素。

【诊断依据】

1. 临床症状:妊娠期无症状泌尿系结石无临床不适症状,常在 B 超检查时发现。妊娠期有症状泌尿系结石多为输尿管结石,常表现为典型肾绞痛,但有时也存在难以确切描述的腹部或内脏不适的不典型症状;因妊娠期解剖及生理的改变,上腹部疼痛、肋部疼痛、恶心及下尿路刺激症状更明显。

2. 实验室检查:尿液检查可见红细胞增多,合并感染时,尿中白细胞明显升高,且尿培养阳性。血常规常可见白细胞升高等。

3. 影像学检查

(1) B超:妊娠期泌尿系结石检查的首选方法。经腹超声可发现集合系统分离、输尿管扩张、结石强回声及后方声影。由于妊娠期的特殊性,超声敏感性不高,结石诊断准确率在 34%～86% 之间;特异性不高,不能鉴别结石性梗阻与生理性肾积水,对盆腔段输尿管结石的诊断准确率较低。但经阴道B超对输尿管下段结石及膀胱壁内段结石有较大优势。

（2）MRI：MRI 对孕妇和胎儿发育无害，但其不能直接显示结石，通过一些独特的影像征象提示结石存在的可能。可鉴别非尿路性急腹症（如阑尾炎、卵巢扭转等）。

（3）CT：是诊断泌尿系结石的金标准。但放射线对胎儿发育可能产生较为严重的危害，特别是妊娠的前 3 个月，不作常规检查，但在某些特殊患者，疾病对母胎的危害大于放射线暴露所造成的危害时，可选择低剂量 CT 检查，一般认为 50mGy 以下的射线量无明显致畸作用。

【鉴别诊断】

1. 急性肾盂肾炎　有腰腹部疼痛，常伴有发热、尿频、尿急、尿痛，尿常规、超声检查可鉴别。

2. 妊娠期卵巢囊肿蒂扭转　有下腹痛、恶心、呕吐等症状。一般无血尿、脓尿。超声检查可见附件区囊性无回声区内有细点状回声，可见囊肿蒂扭转呈麻花样改变。

3. 异位妊娠　有明显腹痛，阴道流血，妇科超声可鉴别。

【治疗方案】

应根据结石大小、梗阻程度、是否存在感染、有无肾实质损害及妊娠状态来综合考虑。原则上是避免胎儿受到损伤，确保母婴安全。

1. 保守治疗：保守治疗是妊娠期泌尿系结石主要治疗手段。通过补液、解痉镇痛及抗感染治疗，大多数肾绞痛可得到有效控制，结石排出率 70%～80%。应避免使用非甾体类消炎止痛药，因可致孕晚期羊水减少及胎儿动脉导管早闭。对妊娠期顽固性肾绞痛并发子宫不规则收缩及阴道流血者，可用硫酸镁，以 1～2 g/h 为宜，并注意观察心率、血压、膝反射等。

2. 手术治疗：反复发作的肾绞痛、保守治疗失败、结石梗阻并发严重感染、肾功能不全、孤立肾合并梗阻、输尿管结石直径大于 1 cm、中重度尿路积水或伴有泌尿系感染者、出现产科问题或并发症等需手术治疗。① 输尿管支架管置入术：可缓解结石所致的肾积水，控制感染、缓解肾绞痛，是外科治疗妊娠期泌尿系结石的最佳手段。② 肾穿刺造瘘术：是治疗由结石导致的输尿管梗阻继发肾积水、积脓及肾功能不全的有效措施，可临时引流肾积液、改善肾功能及梗阻继发的相关症状。但肾穿刺造瘘术可能诱发大出血，而且手术体位为俯卧位可能影响孕妇及胎儿安全，故晚期妊娠者不推荐。③ 输尿管镜下碎石取石术：钬激光噪音小、穿透深度小，对胎儿影响小，经输尿管镜钬激光碎石取石具有较高的安全性及有效性。

【评述】

妊娠期泌尿系结石可能诱发胎儿流产、早产或导致孕妇脓毒血症的发生，对胎儿发育及母婴安全造成潜在威胁。由于妊娠期的特殊性，妊娠期泌尿系结石大多发生在妊娠中、晚期，中上段结石占 58%，下段结石占 42%，通过保守治疗大多数能自行排出，若保守治疗失败、重度肾积水、重度感染可行手术治疗。体外冲击波碎石及经皮肾镜碎石为绝对禁忌；碎石取石术中可用钬激光，不宜使用超声碎石取石。妊娠期泌尿系结石成分多为磷酸钙结石和草酸钙结石，与非妊娠期妇女结石成分有较大区别。

（李久明）

第十一节　扩大的前列腺囊结石

【概述】

扩大的前列腺囊（enlarged prostatic utricle，EPU）又称前列腺囊囊肿，是胎儿性分化期雄性激素分泌不足、分泌延迟或其受体缺陷，导致尿生殖窦部 Müller 结节男性化不全而形成的异常解剖结构。扩大的前列腺囊在男性中罕见，其伴发结石的病例更为罕见。由于 EPU 多开口于前列腺部尿道、精阜中央 6 点处，EPU 结石属于假性前列腺结石。吴宏飞等认为 EPU 结石的发生由不断分泌、吸收而

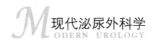

浓缩的 EPU 分泌液及 EPU 腔内脱落的上皮细胞等形成基质,当 EPU 内液 pH 值改变或成石基质排出不畅时,其分泌液中的无机离子,如 Ca^{2+}、PO_4^{3-} 等析出,沉积或吸附在淀粉样体表面,以其为骨架形成结石。

【诊断依据】

1. 扩大的前列腺囊结石患者尿道口常有异常分泌物、血精、会阴部不适、尿频等症状,巨大的前列腺囊肿患者可出现排尿困难。

2. B超:可见前列腺中线处囊性包块,囊肿内见强回声伴声影。

3. CT:前列腺内低密度灶,内见致密影,常分布于前列腺中线处。

4. 尿道造影:由于扩大的前列腺囊与后尿道相通,在排泄性膀胱尿道造影及逆行尿道造影时常显影,可显示囊肿内结石影。

5. 膀胱镜检查:膀胱镜直视下经扩大的前列腺囊开口插管造影检查,可显示囊肿内结石影。膀胱镜伸入 EPU 囊内观察可见结石,结石颜色为土黄色或茶色。

【鉴别诊断】

1. 前列腺结石　常伴有慢性前列腺炎和前列腺增生,因此多伴有会阴部不适、排尿困难等症状。B超、CT 检查可见结石位于前列腺内外腺交界处,呈弧形排列。直肠指检有时可触及位于前列腺内质硬结节及结石存在的摩擦感。

2. 精囊结石　有多年的慢性精囊炎及血精病史;X 线和 CT 可见膀胱区中线两侧呈斑片状高密度影;经直肠超声可见精囊内强回声后方伴声影;精道造影可见精囊内有充盈缺损;精囊镜可见精囊内结石。

【治疗方案】

1. 无症状的 EPU 结石,无需治疗。

2. EPU 结石合并感染者:首选敏感抗生素抗感染治疗,经尿道电切 EPU 开窗术引流、取石作为治疗 EPU 结石的首选方法,不仅能消除结石形成的条件,还有益于炎症的控制。

【评述】

EPU 结石罕见,平素症状不典型,结石位于 EPU 内,B超、CT 检查可诊断。治疗推荐经尿道电切 EPU 开窗充分引流及取石术,结石成分为羟基磷灰石晶体,又称为羟基磷酸钙。扫描电子显微镜下观察,可见 EPU 结石为无定形的非晶态,由密集分布的微晶体和微晶体的集合体组成,呈不规则小球形成葡萄样结构,呈叠层交错排列,无一定规律;微晶体结构之间为褐色凝胶状结构的基质。EPU 结石的预防是尽早行 EPU 开窗引流或 EPU 切除术。

(李久明　吴宏飞)

第三十六章
泌尿男性生殖系统梗阻性疾病

第一节 肾积水

【概述】

肾积水(hydronephrosis)是由于尿液从肾盂排出受阻,蓄积后肾内压力升高,肾盂肾盏扩张,肾实质萎缩,功能减退。肾积水多见于儿童,小儿发病率为0.1%,男性约占2/3,左侧多于右侧,双侧占1/5。肾积水容量超过1 000 mL或小儿超过24小时尿液总量时,称为巨大肾积水。肾积水因梗阻原因不同可分多种类型:① 管腔内梗阻:如结石、肿瘤、瓣膜病、瘢痕狭窄等;② 管腔外压迫:迷走血管、邻近病变侵犯或压迫造成输尿管梗阻;③ 神经机能失调:如先天性巨输尿管、脊髓脊膜膨出、脊髓外伤等;④ 反流性肾积水:主要有输尿管口病变或膀胱、尿道梗阻引起输尿管反流所致。不同原因的梗阻造成肾内压力持续性升高,使安全阀开放(肾盂静脉反流、肾小管反流、肾间质反流及淋巴反流),以缓解肾盂压升高;当压力继续存在,代偿性反流仍不能维持平衡时,肾盂逐渐扩大,若肾盂内压不断升高,最后将导致泌尿功能减退,肾实质萎缩、破坏而变薄。

【诊断依据】

肾积水诊断时,首先应明确肾积水的存在,而后查明肾积水的原因、病变部位、梗阻程度、有无感染以及肾功能损害情况。

1. 临床表现:肾积水的一般症状包括腹痛和腰酸及腹部包块,也可表现为恶心、呕吐、纳差、便秘和腹胀等。在完全性梗阻而发病急骤时,例如肾和输尿管结石嵌顿时出现肾绞痛而被发现。肾积水如并发感染,则表现为急性肾盂肾炎症状,出现寒战、高热、腰痛及膀胱刺激症状等。多数肾积水由超声检查发现,临床并无症状。肾积水有时呈间歇性发作,称为间歇性肾积水:发作时患侧腹部有剧烈绞痛,恶心呕吐,尿量减少;经数小时或更长时间,疼痛消失后,随后排出大量尿液,多见于肾盂输尿管连接处狭窄或输尿管不全梗阻。

肾积水的并发症有感染、结石、肾功能减退、高血压,外伤后易破裂。

2. 实验室检查

(1)尿常规:在肾盏扩大后常出现红细胞和蛋白,合并感染时白细胞可升高。

(2)肾功能:包括血肌酐、尿素氮、肌酐清除率等。双侧肾积水肾功能严重受损时,血肌酐、尿素氮升高。

3. 影像学检查

(1)超声:为首选检查方法,集合系统分离表现为无回声区,一般90%肾积水可获满意的结果,也可帮助穿刺定位。超声多普勒能够测量肾的阻力指数(RI),可用于评估肾梗阻的程度。RI的定义是(PSV—EDV)/PSV,其中PSV是收缩期的最大血流速度,EDV是舒张末期的血流速度。

(2)静脉尿路造影(IVU):用于观察肾脏功能和肾盂肾盏的形态及输尿管的情况。一般情况下静脉尿路造影可明确诊断,必要时可行膀胱镜检查了解输尿管开口情况并行逆行造影,注意避免逆行感染。

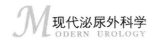
（3）肾穿刺顺行造影和肾血管造影：在上述造影检查无结果时可酌情采用。

（4）放射性核素肾图：可出现排泄迟缓。梗阻程度可以通过测量药物清除曲线的半衰期来评估，一般半衰期小于 10 分钟为正常，半衰期大于 20 分钟表示存在上尿路梗阻，半衰期在 10～20 分钟时不能明确有无上尿路梗阻。

（5）CT：平扫可显示结石及肾的形态，增强扫描能清楚地显示肾积水程度和肾实质萎缩情况，有助于判断肾功能，CT 三维成像可以发现梗阻的部位和病因。

（6）MRU：可清晰地显示出尿路并明确梗阻的部位及原因，特别适用于 IVU 不能显影的患者，对诊断尿路梗阻的敏感性达 100％，特异性达 96％，但是不能显示结石。磁共振加权成像（DW-MRI）可鉴别肾积水和肾积脓，前者 DW 图中信号强度降低，而积脓时增强；在 ADC 图中，积水呈高信号，积脓为低信号。同时，MRU 不存在射线辐射，适用于妊娠妇女和儿童。

4. 内镜检查：输尿管镜及膀胱镜可用于部分尿路梗阻患者，对腔内病变引起的梗阻如结石、肿瘤、狭窄等可明确诊断，还可同时进行治疗，输尿管逆行插管可立即解除梗阻，输尿管镜下可行碎石、狭窄内切开等治疗。

【鉴别诊断】

1. 生理性肾积水　正常妊娠期间常有轻度肾、输尿管积水。除了妊娠子宫压迫输尿管外，还由于妊娠期间黄体酮的分泌引起肾、输尿管肌肉松弛所致。这是一种生理性改变，由于解剖关系，几乎都发生在右侧。

2. 单纯性肾囊肿　IVU 示肾盂、肾盏受压、变形或移位，超声见肾区出现边缘光滑的圆形的透声暗区。尤其肾盂旁囊肿，超声极易误诊为肾积水，须通过 IVU 或 CTU 来明确诊断。

3. 多囊肾　一侧或两侧上腹可触及囊性包块，IVU 示肾盂、肾盏受压变形、伸长而无扩张，呈蜘蛛足样。CT 示肾外形增大，肾实质有圆形、多发大小不等的囊肿。

4. 壶腹型肾盂　肾盂的一种类型，其特点是肾盂直接与肾小盏相连，而没有明显的肾大盏，通常比较丰满，超声显示集合系统分离，易误认为积水，但肾盏无扩张表现。

【治疗方案】

肾积水的治疗应根据梗阻病因、发病缓急、梗阻严重程度、有无合并症以及肾功能损害情况等综合考虑。

1. 保守治疗

（1）肾积水较轻、病情进展缓慢、肾功能已达平衡和稳定状态可观察，但应定期检查了解积水进展情况。

（2）可自行解除的梗阻，如孕妇生理性肾积水。

2. 手术治疗

（1）手术指征：肾积水进行性加重，临床症状明显，肾功能不断下降，梗阻病因明确，有并发症存在，应手术治疗。

（2）手术治疗的原则

① 解除造成肾积水的梗阻性疾病：如尿路结石应行体外碎石或内镜下的碎石取石术；解除纤维索带或迷走血管对输尿管的压迫；先天性肾盂输尿管连接部狭窄应行离断成形术；输尿管狭窄段切除再吻合；前列腺增生可行电切或手术摘除等。

② 严重的肾积水致患侧肾功能全部丧失或有严重感染积脓，但对侧肾功能良好，可行患肾切除术。

③ 肾积水致患侧肾功能极差，对侧肾由于其他疾病功能不佳，甚至尿毒症，积水肾宜先行肾造瘘术，待肾功能恢复，再进一步处理梗阻。如梗阻病因不能去除，肾造瘘则作为永久性的治疗措施。对于输尿管难以修复的炎性狭窄、晚期肿瘤压迫或浸润等梗阻引起的肾积水，可放置双 J 管长期内引流

或作肾造瘘术。

④ 双侧肾积水,注意排除下尿路梗阻原因。一般先治疗情况好的一侧,待情况好转后,再处理严重的一侧。通常先做一侧肾造瘘术。

⑤ 肾小盏积水,漏斗部梗阻多由结石引起,如无临床症状,一般无需手术。有症状者可行微创手术解除梗阻,去除结石。

⑥ 整形手术原则,注意正常的肾盂输尿管解剖关系,保持肾盂输尿管的畅通引流,吻合处应在肾盂的最低位。吻合时防止内翻,力争缝合后呈漏斗状。修复时尽量将纤维组织粘连和瘢痕切除干净,勿伤及血供,适当保留周围脂肪组织,以覆盖手术野。

【评述】

肾积水常无典型的临床表现,主要表现为原发病的症状和体征。静脉尿路造影一般可明确诊断。依据超声可将肾积水分3度:轻度肾积水肾脏形态大小多无明显异常,肾实质厚度及回声正常,肾集合系统分离1.0～2.0 cm;中度肾积水肾体积轻度增大,形态饱满,实质轻度变薄,肾柱显示不清晰,肾盂肾盏均较明显扩张,肾集合系统分离2.1～3.5 cm;重度肾积水肾脏体积增大,形态失常,肾集合系统分离3.6 cm以上,实质显著变薄或不能显示,整个肾区均为液性暗区,其间有受压呈线状分隔肾柱的回声,呈放射状排列,各暗区相互连通,整个图像极似调色碟样。依据IVU常将肾积水分5度:Ⅰ度肾盂无明显扩张,仅肾盏穹窿部变钝,肾实质厚度无改变;Ⅱ度肾盂及肾盏轻度扩张,乳头变平或呈杵状改变,肾实质大于正常厚度的3/4;Ⅲ度肾盏及肾盂明显扩张,实质变薄,但仍大于正常厚度的1/2;Ⅳ度肾盏扩张呈囊状,实质变薄,但大于正常厚度的1/4;Ⅴ度肾盂、肾盏极度扩张,与肾盂完全融合,或仅残留薄而不完全的间隔,肾实质萎缩成薄型。肾积水引起的原因多样,应针对不同的病因治疗,绝大多数患者需手术治疗,尽早解除梗阻、恢复肾功能是治疗肾积水的关键。及时治疗疗效均较满意。急性完全性梗阻应及时手术,梗阻24小时后解除将致肾单位损坏;梗阻10天肾功能下降30%;梗阻30～40天肾功能损害难以恢复。慢性梗阻的解除越早越好,经过一段时间肾功能可改善,尤其儿童。一侧积水肾切除,对侧肾功能正常,不影响健康。大部分患者可以用输尿管镜、肾镜及腹腔镜等技术解除梗阻。

（沈华）

第二节 腹膜后纤维化

【概述】

腹膜后纤维化(retroperitoneal fibrosis,RPF)是指因腹膜后各种病因导致腹主动脉和髂动脉周围出现异常的纤维组织增生,纤维增生组织沿后腹腔播散并累及周围结构包绕输尿管出现压迫的一类疾病。纤维斑块有明显的边缘,一般局限于第三腰椎和骶骨岬之间,两侧不超过输尿管外侧2cm,输尿管、腹主动脉下段、髂总动脉及下腔静脉均被纤维组织包绕。RPF可分为原发性和继发性两大类。发病原因比较多,一类是有明确诱因引起的RPF,如药物、肿瘤、放疗、感染、免疫系统疾病等;另一类是未找到明确诱因的,又称为特发性RPF。1905年Albarran报道了第1例原发性腹膜后纤维化病例;1948年Ormond报道伴有输尿管梗阻的RPF病例并进一步阐明了该病的特点,故RPF又称Ormond病。Finland报道平均每年发病率为0.1/10万,无明确种族差异,好发年龄为50～60岁,男女比例为(2～3)∶1。肉眼见到病变为光滑、扁平、坚实、没有被膜的灰白色纤维斑块。显微镜下见以胶原纤维束为主要成分伴淋巴细胞、浆细胞和成纤维细胞等炎症细胞浸润和毛细血管增生,晚期有结缔组织玻璃样变。

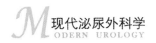

【诊断依据】

1. 疼痛:约 90% 患者出现疼痛,多为隐匿性、持续性钝痛。开始发生在两侧下腹部和腰骶部,可放射到会阴部,不因体位变换而改变性质。偶有疼痛非常剧烈,口服解热镇痛药物可缓解,麻醉药通常无效。

2. 梗阻症状:输尿管是最早和最常受侵的脏器,导致肾盂积水而损伤肾功能。如果双侧输尿管同时受压,可引起完全性梗阻,临床上表现为无尿。长期的不完全梗阻可引起肾功能严重受损,出现尿毒症症状。

3. 大血管受累症状:腹膜后纤维组织压迫肾静脉可引起高血压及肉眼血尿;压迫下腔静脉及髂静脉,可出现下肢水肿或下肢静脉曲张;压迫腹主动脉及髂动脉,可引起下肢动脉搏动减弱、供血不足,出现间歇性跛行、勃起功能障碍等。

4. 肠管受累症状:累及小肠、结肠、肠系膜,可造成肠梗阻、大便习惯改变等。

5. 全身症状:患者可出现体重减轻、低热、乏力、食欲减退、恶心、呕吐、肌痛等,多与慢性炎症刺激有关。

6. 实验室检查:血沉增快、C 反应蛋白升高、贫血、白细胞计数升高、嗜酸性粒细胞升高,病变晚期血肌酐和尿素氮升高。约 60% 的患者可出现抗核抗体阳性。

7. 排泄性静脉尿路造影:典型表现为:① 双侧不同程度的肾盂积水、输尿管扭曲;② 外侵性输尿管压迫征象,输尿管内壁光滑;③ 近段和中段输尿管向内侧偏斜。如一侧肾脏不显影,逆行造影时见输尿管下部插管困难,注射造影剂显示输尿管逐渐变细、呈梭形,向上则输尿管扩张。

8. B 超:表现为以骶骨岬为中心的边缘光滑,相对无回声光团,光团可向头尾延伸。

9. CT:是目前确诊 RPF 的最重要方法。典型表现为肾积水,同时合并明显的腹膜后软组织团块,包绕大血管和输尿管。CT 三维重建能观察到软组织影与受累及大血管之间的毗邻关系,但不易与肿大淋巴结以及恶性新生物相鉴别。

10. MRI:T1 和 T2 加权像均表现为低到中等信号,增强呈不均匀强化。T2 加权信号高于 T1 加权信号,呈高或不均匀信号,常提示恶性可能;T1 加权和 T2 加权均为低信号,则提示纤维化斑块为成熟期。

11. 镓闪烁扫描术:在 RPF 的炎症早期阶段,镓闪烁扫描术显示镓的摄取明显增加;而进入疾病晚期,则病变部位基本不摄取镓。因此该检查可以预测患者对糖皮质激素的反应,即可检测患者对治疗的反应。

【鉴别诊断】

1. 下尿路梗阻性疾病　也可引起双侧肾积水,但为全程输尿管扩张,IVU 上没有腹膜后纤维化的典型表现。

2. 腹膜后肿瘤　如淋巴瘤、转移癌、多发性骨髓瘤等,肿瘤往往不会是对称性生长,范围也没有腹膜后纤维化大。

【治疗方案】

RPF 患者治疗目的包括阻止纤维化进展,解除输尿管梗阻,尽可能保存肾功能,缩小肿块体积,预防疾病复发。

1. 紧急处理:如出现双侧输尿管完全梗阻,导致无尿,急性肾衰,应急诊行输尿管插管或经皮肾穿刺造瘘,解除梗阻。

2. 病因治疗:停用麦角生物碱等造成纤维化的药物;手术切除恶性肿瘤。

3. 药物治疗:特发性 RPF 首选糖皮质激素治疗,可应用泼尼松,初始日剂量 40～60 mg,推荐用药时间为 2 年。免疫抑制剂也作为常规药物应用,如环磷酰胺、硫唑嘌呤、氨甲蝶呤、环孢素、麦考酚酯等。此外还有他莫昔芬,10～40 mg/日,周期为 6 个月至 3 年。

4. 手术治疗：目的是解除梗阻，保护肾功能。开放性输尿管松解术是目前最佳手术方式。输尿管梗阻肾盂积水经药物治疗无效者均应手术探查，探查宜采用经腹正中切口，在十二指肠和下腔静脉间正中线上切开后腹膜，暴露近端扩张输尿管，找到合适平面松解输尿管，松解后输尿管可移入腹腔内，或将输尿管向内侧方移位，在输尿管与纤维组织间埋入脂肪或大网膜将输尿管包裹。如狭窄输尿管过长，可用回肠代输尿管术或自体肾移植术。不能耐受手术者可作肾穿刺造瘘。

【评述】

腹膜后纤维化（RPF）是一种多因素参与的复杂疾病，严格意义上讲不属泌尿外科疾病，只是因为本病最严重的并发症是输尿管梗阻和肾功能损害才归于泌尿外科诊治范围。原发性和继发性 RPF 的鉴别标准亟需建立。揭示导致原发性 RPF 的免疫相关机制和 IgG4 相关疾病在 RPF 发病和进展中的具体作用可为治疗提供新的线索。继发性 RPF 治疗以病因和对症治疗为主。原发性 RPF 的治疗目标包括阻止纤维化炎症反应进展，解除、减轻输尿管或其他腹膜后器官的梗阻或压迫，抑制急性期反应及全身症状，防止疾病复发。糖皮质激素是应用最多的药物，可以阻断急性期炎症反应中大部分细胞因子的合成，从而减轻炎症反应，并且能够抑制胶原的合成和成熟，从而缓解纤维化进程。激素治疗的最佳剂量和最适疗程，以及其他潜在的药物如免疫抑制剂和他莫昔芬的疗效和用法，副作用及风险有待进一步研究。输尿管松解术被认为是标准的手术治疗 RPF 引起的输尿管梗阻的方法。术前放置双 J 管或输尿管插管有利于改善肾功能，纠正水、电解质失衡，提高手术的安全性。术中行冰冻活检是必要的，以排除恶性肿瘤。但手术仅能缓解输尿管梗阻，并不能防止疾病进展和复发。手术并发症包括输尿管撕裂、狭窄、术后尿瘘等。肾切除应慎重，即使对侧肾功能正常也不保证对侧不存在梗阻或以后不发生梗阻，可在输尿管松解术后放置双 J 管，暂时引流观察，视肾功能改善情况再行决定。本病患者总体预后良好，严重并发症如慢性肾功能不全时需透析治疗或接受肾移植。

（沈华）

第三节　梗阻性肾病

【概述】

1. 梗阻性肾病（obstructive nephropathy）是指由于泌尿道机械性和（或）动力性改变，阻碍尿液的排出，从而导致肾脏功能和实质性损害的疾病。并不是一个独立的原发病，是由不同病因疾病共同引起的继发性改变，泌尿系梗阻通常是造成梗阻性肾病的重要原因。

2. 病因

尿路梗阻可能是完全性或部分性，暂时性或永久性，间歇性或持续性，急性或慢性。造成尿路梗阻的病因包括：泌尿系结石、肿瘤、输尿管狭窄、尿道狭窄、前列腺增生、神经源性膀胱、膀胱输尿管反流、手术损伤、腹膜后纤维化、放疗等。另外，多发性骨髓瘤中部分病例尿中含有大量本-周氏蛋白可沉积于肾小管造成阻塞。

3. 病理生理

① 早期主要为肾小管管腔扩张，以集合管及其他远端小管为主。随着时间的延长，肾小管上皮细胞变为扁平并渐萎缩，病变由远端部分肾小管渐渐迁延到近端肾小管。病变时间继续延长，肾脏病变变得较为复杂，小管间质慢性炎症细胞浸润可以更明显。4 周后受累的肾皮质、髓质均变薄，同时有纤维母细胞和单核细胞浸润。② 肾血流及肾小球过滤的变化：早期血流量增加 25% 以上，梗阻后数小时恢复正常，此后肾血流量逐渐下降，8 周时只有正常的 12%。肾小球滤过率随肾血流改变而改变，入球小动脉阻力增加，肾小球滤过率下降，肾功能受损。③ 在梗阻发生时，随着肾小球滤过、肾小管重吸收和分泌受到影响，尿路肌肉活动，引流排出尿液也受影响。梗阻近端尿路固有层和肌肉因管腔阻

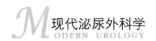

力增加而肥大、增生,这也是一种代偿,随着梗阻时间延长,则出现失代偿,终至肌肉萎缩和纤维组织增生。④ 血管活性物质代谢异常,包括:肾内花生四烯酸(arachidonic acid)代谢异常,使前列腺素、血栓素分泌改变,影响肾血流量和肾小球滤过率。血管紧张素分泌增加,是由于刺激肾素分泌增加和致密斑部钠浓度降低所致。心钠素分泌增加,是由于肾功能受损,钠潴留刺激心房释放增加,因此心钠素也可以作为肾功能恢复的监测指标。⑤ 梗阻后肾盂压力上升 $5.88\sim8.82$ kPa($60\sim90$ cmH$_2$O)就可发生液体物质在肾内的逆流:肾盂静脉逆流、肾盂肾小管逆流、肾盂淋巴逆流、肾盂间质逆流,可引起肾周尿外渗,甚至尿性腹水。这些逆流的发生在梗阻时是机体的一种保护性机制或是缓冲作用。而肾内型肾盂此种保护机制差,肾功能损害发展快且严重。⑥ 一侧发生梗阻性肾病后,对侧肾可出现代偿性生长,肾的体积增大,肾功能提高及一系列内分泌改变,促肾生长因子升高等。

【诊断依据】

1. 临床表现

急性梗阻可出现肾区疼痛和紧张感。输尿管中上段结石一般表现为肾绞痛,可向下腹部放射、恶心呕吐;下段输尿管结石可出现尿频、尿急、尿痛等膀胱刺激症状,疼痛甚至向阴囊、阴茎放射。结石或肿瘤均可引起不同程度血尿,如造成完全梗阻则血尿不一定出现。慢性梗阻常出现肾盂积水,患者多无临床症状。当积水严重时可出现腹部囊性包块。梗阻还可导致继发感染引起发热,严重时还可以引起中毒性休克,出现心动过速、低血压、意识障碍等症状。若肾功能损害严重,则可出现尿毒症的表现,如贫血、乏力等。

2. 辅助检查

(1) 血、尿常规,生化等实验室检查可初步了解感染及肾功能损害程度。

(2) 尿路 X 线(kidney ureter bladder,KUB)由于梗阻性肾病多数由于尿路结石梗阻而引起,尿路 X 线检查可显示结石和增大的肾影,但无法定量肾盂、输尿管扩张、积水的程度,无法诊断结石以外的梗阻原因,并且对于阴性结石(纯尿酸结石、胱氨酸结石)无法显示。

(3) 超声检查 超声检查简便易行,常为首选。彩色多普勒血流成像能观察肾脏的血流灌注状态,很多学者认为阻力指数可以被作为评价肾脏病变的重要参数,该值持续增高表明肾损害的进展,据此有利于临床正确评价治疗效果及估计预后。超声造影和实时超声造影技术(contrast-enhanced ultra-sonography,CEUS)可以在不破坏造影气泡的前提下,实时显示组织的造影剂灌注,使得精确的定量分析成为可能。超声造影和实时超声造影技术定量分析肾血流灌注目前仅处于起步阶段,有关肾血流灌注的应用还多在肾皮质,随着该技术的发展,三维血流灌注成像将具有更广阔的应用前景。

(4) 静脉尿路造影(intravenous urography,IVU)IVU 能间接显示出梗阻的部位和梗阻的病因,并能清晰地显示出肾盏、肾盂及输尿管的扩张程度。然而该项检查显示梗阻敏感的同时对肾功能非常依赖,对于结石致肾功能严重受损或完全丧失者,肾脏会显影差或不显影,结果该项检查不但不能明确结石部位,而且静脉尿路造影会加重肾功能的损害,故此类患者不宜行该项检查,另外碘过敏患者及糖尿病肾损害患者一般不宜应用该项检查。

(5) 逆行肾盂造影(retrograde pyelography,RGP)可显示梗阻的部位、性质,是确定上尿路梗阻性病变的一个重要手段,既可帮助明确梗阻的部位和原因,又可以通过逆行插管超过梗阻部位。插管后放置导管能暂时解除梗阻,改善肾功能,有利于控制感染。

(6) CT(computed X-ray tomography) 普通 CT 平扫可清晰地显示肾脏大小、轮廓、肾实质厚度、肾积水程度、梗阻部位。该项检查方便易行、无创伤,比其他影像学检查方法具有更高的密度分辨率。CT 灌注成像是一种 CT 应用领域的前沿科技,即在静脉快速团注对比剂时,对感兴趣区层面进行连续 CT 扫描,从而获得感兴趣区时间-密度曲线(time-density curve,TDC)。随着 CT 扫描设备和相关工作软件的开发,CT 灌注成像作为一种评价器官组织血流灌注状态的功能成像,已逐步开始应用于肾功能定量分析研究中。

（7）磁共振尿路成像（magnetic resonance urography，MRU）MRU 是近年来发展并逐步成熟起来的一项泌尿系统影像学检查方法。MRU 不仅能很直观地显示病变的部位，而且能够三维成像，更能详细地显示病变的形态，常规 MRI 扫描成像能够较清楚地显示病变的形态，一些特殊的序列如真稳态自由静动快速成像序列冠状面扫描也能直观地显示病变的部位，如果再结合薄层增强 MRI 多期扫描技术即梯度回波三维容积插入法屏气检查序列，能对扩张尿路及邻近组织结构的形态学评估提供更多的诊断信息，尤其对肿瘤或炎性病变的鉴别诊断具有重要价值。

（8）同位素　可见梗阻性肾图以帮助定位；GFR 可帮助判断分侧肾功能；^{99m}Tc-DTPA 闪烁扫描，可显示肾脏大小、功能状况、肾血流量及肾小球滤过率。

【治疗方案】

1. 梗阻时间越长，肾功能下降越明显。梗阻 24 小时后解除，将导致肾单位损坏；梗阻在 10 天后解除，肾功能下降 30％；梗阻超过一个月肾功能损害则难以恢复。对于急性尿路梗阻，如患者一般状态尚好，生命体征平稳，应尽早外科治疗去除结石、切除原发灶以解除梗阻。

2. 如患者合并感染甚至脓毒血症、电解质紊乱、急性肾功能衰竭，则在敏感药物治疗基础上可先留置导尿、置入输尿管支架或者肾穿刺造瘘以尿流改道、血液透析等，待全身状况改善、内环境稳定后再考虑手术解除梗阻病因。

3. 如遇到双侧肾梗阻积水情况，则一般遵循"对抗平衡"原则：双侧积水并且功能相似，哪侧先手术问题不大；对梗阻程度差别较小者，可先处理梗阻较重一侧，以防止该侧梗阻肾功能急剧下降；对梗阻差别较大，则较轻一侧先手术，成功率较高。

4. 对于长期慢性梗阻已导致肾衰竭终末期者，则应重视肾衰竭尿毒症期及并发症的治疗，注意饮食、维持电解质平衡、治疗代谢性酸中毒、维持钙磷平衡、防止尿毒症骨病和继发性甲状旁腺功能亢进，规律透析治疗。

5. 肾移植是治疗终末期肾病最理想的肾替代疗法，可显著提高终末期肾病患者的生活质量，减少并发症的发生，并降低终末期肾病患者的死亡率，因此有条件者应积极考虑肾移植治疗。

【评述】

随着科技的发展和人民生活水平的提高，梗阻性肾病的发病率在逐年下降。尿路梗阻的程度和时间决定了肾功能损害情况，因此尽快确定梗阻部位并及时解除梗阻，对挽救肾功能具有决定性作用。临床中需根据病情选择合适的：对肾功能无损伤的检查方法，以准确判断梗阻部位，尽快解除原发病因。如病人身体条件不允许则可选择肾造瘘、膀胱造瘘、输尿管支架置入等简便方式引流尿液，先挽救肾功能，再制定合适的后续治疗方案。

（吴伟力）

第四节　输尿管狭窄

【概述】

输尿管狭窄（ureteric stricture）是指各种原因导致输尿管管腔部分或全段狭窄，虽然管腔的连续性没有中断，但仍会引起上尿路不同程度的梗阻。输尿管狭窄的形成原因与感染、损伤、输尿管周围纤维化、放疗等多种因素有关，部分为先天发育异常。输尿管狭窄的发病率还不清楚，但可以肯定的是，输尿管结石及相关的碎石治疗是危险因素，当输尿管结石嵌顿超过 2 个月，会有 24％的概率发生输尿管狭窄。其次是，任何对输尿管的操作也可能导致输尿管狭窄的发生。

【诊断依据】

1. 临床表现：主要是上尿路梗阻引起的症状，如腰腹部疼痛，多为不同程度的持续性钝痛，大量饮水后可使症状加重,长时间的梗阻可使肾盂、肾盏和输尿管积水。同时,易合并尿路感染、结石和血尿,严重者可引起肾实质损害。继发感染时,可出现寒战、高热、腰痛、尿路刺激症状等。少数患者可有肾性高血压、贫血等症状。在输尿管梗阻引起严重的肾积水时,可在患者腹部触及囊性肿块,为积水增大的肾。

2. 超声:可以发现患侧肾脏积水、狭窄段上方的输尿管扩张,并可了解输尿管狭窄的大致位置,同时也是输尿管狭窄患者治疗后随访的重要手段。输尿管扩张在超声上表现为输尿管的增宽,宽度多在 1 cm 以上,重度积水可在 2 cm 以上。

3. 排泄性尿路造影和逆行尿路造影:X 线尿路造影是临床诊断输尿管狭窄常用的检查方法。如果患者肾功能较好,排泄性尿路造影显影满意,不但可以明确显示梗阻的部位,而且可以直接显示梗阻的性质及患肾积水的程度,对输尿管梗阻的定位、定性诊断符合率高。对于肾功能差、排泄性尿路造影输尿管显影不满意或不宜做静脉尿路造影的患者,建议行逆行尿路造影。逆行尿路造影对输尿管狭窄定位定性诊断符合率达 94.4%。

4. CT 平扫+增强:CT 平扫可了解肾盂大小、肾实质萎缩及输尿管扩张情况、有无结石梗阻等;增强扫描可了解肾功能和肾盏扩张积水程度、梗阻部位及输尿管狭窄程度等。

5. 磁共振水成像(MRU):如果患者梗阻严重,肾不显影,输尿管狭窄导致逆行插管失败,可考虑 MRU 以明确诊断。MRU 可满意地显示输尿管全程和狭窄段的特征,狭窄段梗阻端一般呈光滑的锥形。还可同时显示间隔的两段以上的输尿管狭窄以及输尿管腔外的病理情况。

6. 放射性核素:由于输尿管腔内治疗需要治疗侧肾功能不低于正常的 50% 才能保证治疗的成功率,因此,输尿管狭窄治疗前利用肾图对分侧肾功能的评估十分重要,常表现为梗阻性肾图。另外 GFR 可评估患侧肾功能状况。

7. 输尿管镜检查:有助于明确导致输尿管狭窄的病因,必要时活检以明确诊断。

【鉴别诊断】

1. 输尿管结石   结石以上肾、输尿管由于梗阻而扩张积水,患侧腰腹痛,继发感染时有发热和脓尿。患者多有阵发性绞痛史,在平片上有不透光影像。逆行造影梗阻部位呈杯口状,阴性结石在梗阻部位有负影,CT 平扫可明确有无结石。

2. 输尿管肿瘤   由于肿瘤常引起腔内梗阻,故在肿瘤以上的肾盂、输尿管扩张积水。输尿管肿瘤以间歇性无痛性肉眼血尿为特征,尿液找肿瘤细胞阳性。排泄性及逆行性尿路造影,显示输尿管内有充盈缺损,表面不光滑。

3. 输尿管痉挛   是一种功能性疾病,其形态改变不是持续存在,重复造影时,其狭窄形状发生改变或消失。在电视监视下进行动态观察,注射解痉药物后狭窄消失。放射性核素利尿肾图注射速尿后,排泄段明显下降。

【治疗方案】

1. 球囊扩张术:是利用均匀扩张的球囊撑开输尿管的狭窄部分,从而达到治疗目的。国内学者主张扩张时间每次 5 分钟,球囊的压力为 15 个大气压。顺行和逆行球囊扩张术治疗梗阻长度和持续时间短的输尿管狭窄总有效率为 50%～76%,治疗效果最好的是非吻合口狭窄造成的医源性损伤(如输尿管镜操作),有效率可达到 85%。活动期感染、输尿管狭窄长度超过 2 cm 为禁忌。输尿管支架留置时间一般为 2～4 周。拔除输尿管支架大约 1 个月后,复查排泄性尿路造影、超声和利尿肾图,了解治疗效果。

2. 腔内输尿管切开术:可选用冷刀、电刀或钬激光,切开的范围从输尿管管腔一直切到脂肪组织。无论近端还是远端输尿管切开,切开范围应包括正常 2～3 mm 输尿管。在特定情况下,输尿管狭窄段可先用球囊扩张,再行内切开术,反之亦可。置入的支架直径最好在 12F,有利于提高治疗效果。如输尿管已完全闭锁,可通过经皮顺行通道和逆行输尿管途径同时插入输尿管镜,利用一侧的输尿管镜的光源指引切开闭锁段,一旦输尿管再通,扩大通道,置入输尿管支架 8～12 周,必要时可置入 2 根输尿管支架管。

3. 外科手术修复:术前必须仔细评估患侧的肾功能,输尿管狭窄的部位、长度和程度。

(1)输尿管-输尿管吻合术:适用于输尿管上段和中段狭窄,且狭窄长度在 2～3 cm 以内。

(2)输尿管-膀胱吻合术:适用于输尿管下段短的狭窄。

(3)膀胱腰肌悬吊术:能有效治疗输尿管下段较长的狭窄和缺损患者,一般推荐输尿管狭窄的长度在 6～10 cm 施行该手术。

(4)膀胱瓣修复术:当输尿管狭窄的部分太长或输尿管游离比较困难,输尿管-输尿管吻合术和输尿管-膀胱吻合术无法保证吻合口无张力的情况下,可考虑该术式。

(5)留置输尿管支架:可作为临时治疗直到解除狭窄,也可作为一种长期的治疗方式,其应用不受限于输尿管狭窄的长度。尤其对恶性肿瘤压迫所致输尿管狭窄应用较为广泛,具有创伤小、效果好的特点,但应定期更换。

(6)断离的输尿管上端与对侧输尿管作端侧吻合术:适于输尿管长段狭窄,剩余正常的输尿管无法吻合到膀胱上。

(7)阑尾代输尿管术:主要用于右侧输尿管的修复。其特点为:阑尾管腔较细,术中无需修剪即可与输尿管端端吻合;同时阑尾无吸收功能,无术后电解质紊乱。

(8)回肠代输尿管术:是一种令人满意的治疗复杂的输尿管长段狭窄的方法,可用于一侧输尿管的替代,亦可同时用于双侧输尿管严重狭窄的替代。

(9)自体肾移植:主要适用于患侧输尿管严重狭窄,对侧肾缺如或丧失大部分功能,其他方法如肠代输尿管手术无法施行的情况时。

【评述】

输尿管狭窄由于病因多样、患者常延迟就诊以及输尿管特殊解剖位置等诸多因素,导致其成为临床较难处理的一类疾病。输尿管狭窄的诊断主要依靠影像学检查,重点是确定狭窄的部位、程度、原因、并发症及肾功能状态等。治疗原则是去除病因,恢复尿液引流连续性,保护肾功能。治疗方法主要根据输尿管狭窄状况和患肾受损的程度而定。如果患侧肾积水不重,肾功能尚可,常用腔内方法或外科手术修复。手术修复方式依据输尿管狭窄的部位和长度进行选择。通常把狭窄长度≥5 cm,尤其是 8 cm 以上定义为长段输尿管狭窄。良好的输尿管血供和无张力吻合是手术成功的重要条件。病情较重不能耐受手术以及通过腔内或外科手术难以解除梗阻的患者,可行肾穿刺造瘘或输尿管支架置入术以保护肾功能。

(沈华)

第五节　盆腔脂肪增多症

【概述】

盆腔脂肪增多症(pelvic lipomatosis,PL)是以骨盆内直肠、膀胱、前列腺周围间隙中大量成熟脂肪组织增生为特征的一种少见良性疾病。1959 年由 Engels 首次报告,原因不明,可能和激素代谢异常、盆腔慢性炎症、下腔静脉病变、输尿管下段炎症以及肥胖有关,也有人认为与胚胎期脂肪组织原基在特定的部位(如盆腔)分布过多有关。好发年龄从 25～55 岁,男女发病比例为 18∶1。

【诊断依据】

1. 临床表现:约 50％的患者有下尿路症状,如尿频、尿急、夜尿增多、排尿困难、血尿、射精痛等;25％患者有以便秘为主的消化道症状,还有大便变细、便血。其他症状包括耻骨上区、腰骶部、会阴区

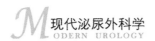

及侧腹部不适、下肢静脉血栓等。

2. 体格检查:耻骨上区可触及质韧包块;直肠指诊肠壁硬化,前列腺抬高不能触及或仅及前列腺尖部。50%的患者存在高血压。

3. 超声:可见盆腔大量中高回声,分布较均匀,无明显包膜,与周围组织界限不清;彩色多普勒不能探及血流信号。

4. X线检查三联征:腹部平片见盆腔大片脂肪"骨盆透明征";膀胱造影示膀胱受挤压抬高变形、颈部拉长,形成特征性"梨形""泪滴形"或"葫芦形";钡剂灌肠显示直肠、乙状结肠肠曲拉直(边缘光滑不锐利)、变细抬高。IVU 可同时显示上尿路积水。

5. CT:表现为盆腔大量脂肪组织,CT 值在−100 Hu 左右,膀胱、前列腺、直肠和乙状结肠受压并抬高。

6. MRI:对本病诊断有价值,特别适合于因上尿路积水所致功能不全而无法使用造影剂的患者,可直观、立体地显示变形膀胱及扩张、迂曲的输尿管。

7. 膀胱镜检查:可见后尿道延长和膀胱颈部抬高,膀胱镜难以插入膀胱,多数患者合并有腺性膀胱炎。

8. 尿动力学表现:尿动力学特征为梗阻表现,可见最大尿流率时逼尿肌压力及逼尿肌开放压力升高和/或逼尿肌收缩力增强。其原因为膀胱向上抬高移位,后尿道延长受压;尿道内外括约肌及盆底肌肉痉挛进而导致功能性尿道梗阻。另外增生的脂肪在膀胱周围形成一个硬壳,将膀胱紧紧包裹,使膀胱的顺应性改变。

【治疗方案】

目前无特殊针对性治疗方法。

1. 保守治疗 可试用抗生素、抗过敏药物治疗,但疗效不确定。减肥疗法有一定的帮助。

2. 手术治疗 在发生上尿路梗阻及肾功能不全的情况下,需手术治疗。已有肾积水的患者可试行输尿管松解术;若输尿管严重扩张并且伴有肾功能不全,应考虑输尿管膀胱再植或尿流改道。尿流改道术是治疗本病的有效方法,多选择回肠膀胱术,不建议行可控膀胱术。此外,超声抽脂仪吸脂术减少盆腔内增生的脂肪组织,从而减少对盆腔器官的压迫也收到一定效果。

【评述】

盆腔脂肪增多症(PL)是一种病因不明的罕见的良性疾病,IVU、CT 对 PL 的诊断有独特的价值。PL 无疗效确切的保守治疗方法。无上尿路梗阻的患者虽可不考虑手术治疗,但应密切随访观察,部分患者可短期内引起尿路梗阻改变。目前手术以尿流改道为主。盆腔脂肪清除、输尿管膀胱再植术应特别慎重,原因是此类患者的盆腔被大量异常脂肪占据,脂肪致密质硬、脂肪与膀胱及输尿管粘连紧密、界限不清、分离困难,而且脂肪组织中富含血管,如手术中试图做不必要的切除、分离和探查,会大大增加损伤、出血的机会,延长手术时间,患者恢复延迟;更重要的是,再植术后的输尿管极易发生再次梗阻,如此时再行尿流改道手术,难度极大。大约 40% 的患者在 5 年内进展为肾功能不全,因此定期的影像学检查及肾功能随访是必需的。

(沈华)

第六节　良性前列腺增生

【概述】

良性前列腺增生(benign prostatic hyperplasia,BPH)是引起中老年男性排尿障碍中最为常见的一种良性疾病。主要表现为组织学上的前列腺间质和腺体成分的增生、解剖学上的前列腺增大

(benign prostatic enlargement,BPE)、尿动力学上的膀胱出口梗阻(bladder outlet obstruction,BOO)和以下尿路症状(lower urinary tract symptoms,LUTS)为主的临床症状。组织学上 BPH 一般发生在 40 岁以后,60 岁男性人群中 BPH 的发生率大于 50%,80 岁时高达 83%。随着年龄的增长,LUTS的发生也随之增加,约有 50%组织学诊断 BPH 的男性有中-重度 LUTS。症状轻重取决于梗阻的程度、病变发展速度以及是否合并感染等,与前列腺体积大小并非呈绝对正相关。BPH 的发生必须具备年龄的增长及有功能的睾丸两个条件,其发生机制尚不明确,可能是由于睾酮、双氢睾酮及雌激素水平的改变,上皮和间质细胞增殖和细胞凋亡的平衡性破坏引起。

【诊断依据】

1. 50 岁以上男性,以 LUTS 为主诉就诊,首先应该考虑 BPH 的可能。

2. 储尿期症状(刺激症状):尿频、尿急、急迫性尿失禁及夜尿次数增多等。夜尿次数增多是 BPH患者最常见、最早出现的症状。

3. 排尿期症状(梗阻症状):排尿等待、排尿踌躇、排尿困难及尿流中断等。病情发展缓慢,但进行性加重。

4. 排尿后症状:排尿不尽感、尿后滴沥等。

国际前列腺症状评分(international prostate symptom score,IPSS)是目前国际公认的判断 BPH患者症状严重程度的最佳手段(表 36-1、表 36-2)。

表 36-1　国际前列腺症状评分(IPSS)表

在最近 1 个月内,您是否有以下症状?	无	在 5 次排尿中					症状评分
		少于1 次	少于半数	大约半数	多于半数	几乎每次	
1. 是否经常有尿不尽感?	0	1	2	3	4	5	
2. 2 次排尿间隔是否经常小于 2 小时?	0	1	2	3	4	5	
3. 是否曾经有间断性排尿?	0	1	2	3	4	5	
4. 是否有排尿不能等待现象?	0	1	2	3	4	5	
5. 是否有尿线变细现象?	0	1	2	3	4	5	
6. 是否需要用力及使劲才能开始排尿?	0	1	2	3	4	5	
7. 从入睡到早起一般需要起来排尿几次?	0	1	2	3	4	5	

症状总评分＝

注:总评分范围 0~35,0~7 为轻度症状,8~19 为中度症状,20~35 为重度症状。

表 36-2　生活质量评分(QoL)表

如果在您今后的生活中始终伴有现在的排尿症状,您认为如何?	高兴	满意	大致满意	还可以	不太满意	苦恼	很糟
	0	1	2	3	4	5	6

生活质量评分(QoL)＝

5. 相关并发症临床表现:① 急性尿潴留:因劳累、饮酒、便秘、久坐、情绪变化、气候变化等因素诱发。② 泌尿男生殖系统感染:包括急慢性膀胱炎、肾盂肾炎、急慢性附睾炎。③ 血尿:增生的前列腺表面黏膜充血,血管易发生破裂,出现不同程度血尿,可以是无痛性的,严重时形成大量血块而导致阻塞。④ 膀胱结石:可加重膀胱刺激症状,并可出现血尿、排尿中断等症状。⑤ 膀胱憩室:易引发感染、出血和憩室内结石。⑥ 上尿路损害:膀胱内持续高压致输尿管扩张、肾积水,严重者导致肾功能不全,甚至尿毒症,表现出食欲差、恶心、呕吐、贫血、乏力、下肢水肿、高血压、嗜睡等症状,甚至可能掩盖LUTS。⑦其他并发症:腹股沟疝、内痔、脱肛等。

6. 直肠指检(digital rectal examination,DRE):膀胱排空后进行。首先注意肛门括约肌张力情况,典型 BPH 患者腺体增大、边缘清楚、表面光滑、中央沟变浅或消失,质地柔韧而有弹性。

7. 超声检查:可以了解前列腺形态、体积、有无异常回声、膀胱内前列腺突出度(intravesical prostatic protrusion,IPP)及残余尿量(postvoid residual volume,PVR)。经直肠超声(transrectal ultrasonography,TRUS)可以精确测定前列腺体积(0.52×前后径×左右径×上下径)。经腹部超声检查可以了解膀胱壁的改变以及有无结石、憩室或占位性病变,并可测定 PVR(0.7×三径线的乘积),但 PVR 并不稳定。IPP>10mm 者有可能从早期外科干预中受益。

8. 尿流率检查:一般认为排尿量在 150~400 mL 时,成年男性最大尿流率(Q_{max})最低值为 15 mL/s,10~14 mL/s 时约 67%存在 BOO,<10 mL/s 时约 90%存在 BOO。

9. 尿动力学检查(urodynamic study,UDS):对引起 BOO 的原因有疑问或需要对膀胱功能进行评估时建议行此项检查。BPH 患者拟行手术及治疗前如出现以下情况,建议行 UDS:① 尿量≤150 mL;② 50 岁以下或 80 岁以上;③ PVR>300 mL;④ 怀疑有神经系统病变或糖尿病所致神经源性膀胱;⑤ 双侧肾积水;⑥ 既往有盆腔或尿道的手术史。充盈期观察到的自发或诱发的逼尿肌无抑制收缩判断为逼尿肌过度活动(detrusor overactivity,DO);排尿期梗阻系数(obstruction coefficient,$OCO= P_{det.Qmax}/[40+2Q_{max}])>1$ 可判断为 BOO,逼尿肌收缩系数(detrusor contraction coefficient,$DECO=[P_{det.Qmax}+5Q_{max}]/100)<1$ 可判断为逼尿肌收缩力减弱(detrusor underactivity,DU)。

10. 膀胱镜检查:下尿路梗阻而 DRE 前列腺增大不明显,或肉眼血尿时,膀胱镜检查十分必要。可了解以下情况:① 前列腺增大所致的尿道或膀胱颈梗阻特点;② 膀胱颈后唇抬高所致的梗阻;③ 膀胱小梁及憩室;④ 膀胱结石;⑤ 残余尿量;⑥ 膀胱肿瘤;⑦ 尿道狭窄的部位和程度。

11. 其他检查:血清前列腺特异抗原(prostate specific antigen,PSA)检测有助于排除前列腺癌,IVU、CT、MRI 等可以除外合并有泌尿系统结石、肿瘤等病变,放射性核素肾图有助于了解上尿路有无梗阻及肾功能损害。

【鉴别诊断】

1. 前列腺癌 前列腺有结节、质地硬、血清 PSA 升高,进一步可行 MRI 和前列腺穿刺活检等检查。

2. 膀胱颈挛缩 亦称膀胱颈纤维化,多为慢性炎症、结核或手术后瘢痕形成所致,发病年龄较轻,多在 40~50 岁出现排尿不畅症状,但前列腺体积不增大,膀胱镜检查可见膀胱颈后唇抬高,后尿道与膀胱三角区收缩变短。

3. 尿道狭窄 多有尿道损伤及感染病史,行尿道膀胱造影与尿道镜检查,不难确诊。

4. 神经源性膀胱 临床表现与 BPH 相似,可有排尿困难、PVR 较多、肾积水和肾功能不全,但前列腺不增大,为动力性梗阻。患者常有中枢或周围神经系统损害的病史和体征,如有下肢感觉和运动障碍、会阴皮肤感觉减退、肛门括约肌松弛或反射消失等。IVU 或 CTU 常显示上尿路有扩张积水,膀胱常呈"圣诞树"形。尿动力学检查可以明确诊断。

5. 膀胱癌 膀胱颈附近的膀胱癌可表现为膀胱出口梗阻,常有血尿,膀胱镜检查+活检可以鉴别。

【治疗方案】

根据患者的症状、梗阻程度及并发症情况选择。

1. 观察等待 轻度 LUTS(IPSS≤7)的患者,或者中度症状(8≤IPSS≤19)但生活质量尚未受到明显影响的患者可以采用观察等待。观察等待内容包括患者教育、生活方式指导、合并用药的指导、行为改进及饮食调整等。需定期监测,一旦症状加重,应及时治疗。

2. 药物治疗 一旦患者受到 LUTS 困扰影响其生活质量,都可考虑应用药物治疗。

(1)α 受体阻滞剂:推荐用于治疗有中-重度 LUTS 的 BPH 患者,是缓解 LUTS 的首选药物。① 选择性 $α_1$ 受体阻滞剂:多沙唑嗪,开始剂量为 1 mg/天口服,逐渐增加至每天 2 mg、4 mg 以达到最佳治疗效果；阿夫唑嗪，长效缓释片 10 mg/天，晚饭后马上服用；特拉唑嗪，初始剂量为睡前服用 1 mg，1～2 周后增至 2 mg/天。② 高选择性 α_1 受体阻滞剂：坦索罗辛（$\alpha_{1A}>\alpha_{1D}>\alpha_{1B}$），0.2 mg，1 次/日，睡前口服；萘哌地尔（$\alpha_{1D}>\alpha_{1A}>\alpha_{1B}$），25 mg，1 次/日，睡前服用；赛洛多辛（$\alpha_{1A}>\alpha_{1D}>\alpha_{1B}$），4 mg，2 次/日，早晚餐后口服。一般在用药 4～6 周后再用 IPSS 量表评估症状改善程度，但若连续使用 1 个月仍无明显症状改善则不应继续使用。常见不良反应包括头晕、头痛、乏力、困倦、体位性低血压、射精异常等。

（2）5α-还原酶抑制剂：推荐应用于前列腺体积较大（>30 mL）的 BPH 患者。非那雄胺，5 mg，1 次/日口服；度他雄胺，0.5 mg，1 次/日口服；爱普列特，5 mg，2 次/日口服。使用 6～12 个月后获得最大疗效，可缩小前列腺体积 20%～30%，改善 LUTS。常见不良反应包括勃起功能障碍、射精异常、性欲低下、男性乳房女性化、乳腺痛等。

（3）M 受体拮抗剂：BPH 患者以储尿期症状为主时，可以单独应用，但 PVR>150 mL 时应慎用。托特罗定，2 mg，2 次/日或 4 mg，1 次/日口服；索利那新，5 mg，1 次/日口服，必要时可增至 10 mg，1 次/日；奥昔布宁，5 mg，2～3 次/日口服。不良反应包括口干、头晕、便秘、排尿困难和视物模糊等。

（4）5 型-磷酸二酯酶抑制剂（PDE5i）：他达拉非，常用剂量 5 mg/天。可改善 ED 及下尿路症状。不良反应包括面部潮红、头痛、消化不良、背痛和鼻塞等。

（5）β_3 受体激动剂：可以显著改善患者的尿频、尿急及急迫性尿失禁症状。米拉贝隆，50 mg 1 次/日口服。常见不良反应包括高血压、头痛和鼻咽炎等。

（6）植物制剂：锯叶棕果实提取物，160 mg 1～2 次/日，饭后服用；花粉提取物（舍尼通），1 片 2 次/日口服；非洲臀果木提取物（通尿灵），100 mg 1 次/日口服。

（7）中成药：癃闭舒胶囊，3 粒 2 次/日；黄荠胶囊，为植物 α-受体阻滞剂，4 粒 3 次/日；前列舒通胶囊，3 粒 3 次/日；前列舒乐胶囊，4 粒 3 次/日。

（8）联合治疗：① α_1 受体阻滞剂联合 5α-还原酶抑制剂：适用于有中-重度 LUTS 并且有疾病进展风险的 BPH 患者；② α_1 受体阻滞剂联合 M 受体拮抗剂或 β_3 受体激动剂：适用于以储尿期症状为主的中-重度 LUTS 患者；③ α_1 受体阻滞剂联合 PDE5i：适用于伴有阴茎勃起功能障碍（erectile dysfunction，ED）和中-重度 LUTS 的 BPH 患者；④ 5α-还原酶抑制剂联合 PDE5i：适用于伴有阴茎勃起功能障碍的中-重度 LUTS 患者。

3. 手术治疗：

（1）适应证：① 下尿路梗阻症状明显并影响工作与生活质量，药物治疗无效时；② 反复尿潴留（至少在一次拔管后不能排尿或两次尿潴留）；③ 反复血尿、泌尿系感染、膀胱结石，或有继发性上尿路积水（伴或不伴肾功能损害）；④ 合并膀胱大憩室（伴有复发性尿路感染或渐进的膀胱功能障碍），腹股沟疝、严重的痔疮或脱肛，临床判断不解除下尿路梗阻难以达到治疗效果者；⑤ PVR>60 mL 并进行性增加者。

（2）手术方式：包括耻骨上（经膀胱）、耻骨后和经尿道三条途径。

1）经典的外科手术方法：① 开放性前列腺摘除术：通常有经耻骨上、耻骨后入路，对增生的前列腺腺体进行剜除，是最早开展的 BPH 手术方法，随着腔内技术的发展，目前主要适用于前列腺体积大于 80 mL 的患者，特别是合并膀胱结石或膀胱憩室需一并手术者。此外还有保留尿道的耻骨后前列腺摘除术和前列腺联合部切开术（尿道减压术）。② 经尿道前列腺电切术（transurethral resection of the prostate，TURP）：主要适用于治疗前列腺体积在 80 mL 以下的 BPH 患者，技术熟练的术者可适当放宽对前列腺体积的限制。③ 经尿道前列腺切开术（transurethral incision of the prostate，TUIP）：主要适用于前列腺体积小于 30 mL，且无中叶增生的患者。

2）经尿道前列腺激光手术：① 钬激光：钬激光前列腺剜除术（holmium laser enucleation of the prostate，HoLEP）目前已成为国内外很多泌尿科医师的首选，切除范围理论上与开放手术相同，适合于各种体积的 BPH 患者。② 绿激光：光选择性前列腺汽化术（photoselective vaporization of the prostate，PVP），尤其适合于高龄高危患者。③ 铥激光：主要用于对前列腺进行汽化（ThuVaP）、汽化切除（ThuVaRP）及剜除（ThuVEP），其中汽化＋切除方式最能体现铥激光的优势。④ 半导体激光：有 940nm、980nm、1318nm、1470nm 等不同波长，汽化切割同时具有极佳的止血效果。

3）经尿道双极等离子手术：① 经尿道前列腺等离子双极电切术（Bipolar transurethral plasmakinetic prostatectomy，TUPKP）；② 经尿道前列腺双极等离子剜除术（transurethral bipolar plasmakinetic enucleation of the prostate，TUPEP）；③ 经尿道前列腺汽化剜切术（transurethral vapor enucleation and resection of the prostate，TVERP）；④ 经尿道前列腺汽化剜除术（transurethral vapor enucleation of the prostate，TVEP）。

4）其他治疗：① 腹腔镜前列腺摘除术（laparoscopic simple prostatectomy，LSP），主要经腹膜外途径。② 机器人辅助前列腺摘除术（robot-assisted simple prostatectomy，RASP），主要经腹途径。③ 经尿道柱状水囊前列腺扩开术（transurethral columnar balloon dilation of the prostate，TUCBDP）。④ 微创前列腺悬扩术（prostatic urethral lift，PUL/PULift）：适用于要求保留射精功能，前列腺＜80 mL 且无中叶增生的患者。⑤ 前列腺高能水切割术（aquablation-image guided robotic waterjet ablation）。⑥ 前列腺动脉栓塞（prostatic artery embolization，PAE）。⑦前列腺支架：仅适用于伴反复尿潴留又不能接受外科手术的高危患者，作为导尿的一种替代治疗方法。⑧经尿道前列腺微波热疗（TUMT）、高能聚焦超声治疗（HIFU）、经尿道前列腺针刺消融治疗（TUNA）等。

4. BPH 合并夜尿症的治疗：

（1）行为治疗：① 限制饮水，睡前限制液体摄入，特别是酒精或咖啡；② 提高睡眠质量；③ 注意夜间保暖，增加皮肤血供，减少尿液产生；④ 适度运动、抬高下肢，以减少水潴留；⑤ OAB 患者进行膀胱功能训练，如延迟排尿等；⑥ 盆底功能锻炼；⑦睡前尽可能排空膀胱。

（2）抗利尿治疗：去氨加压素片，起始安全用量为 0.1 mg，每晚 1 次，可根据患者的疗效调整剂量。对以夜间多尿为主的夜尿症患者推荐优先使用。最严重的不良反应为低钠血症，此外还有头痛、头晕、乏力、恶心、腹泻、腹痛、失眠等。

5. BPH 患者尿潴留的处理：

（1）急性尿潴留：首选置入导尿管，置入失败者可行耻骨上膀胱造瘘。一般留置导尿管 3～7 天，如同时服用 α 受体阻滞剂可提高拔管成功率。拔管成功者，可继续接受 BPH 药物治疗。拔管后再次发生尿潴留者，应评估后决定是否择期进行外科治疗。

（2）慢性尿潴留：如肾功能正常，可行手术治疗；如出现肾功能不全，应先行引流膀胱尿液，待肾功能恢复到正常或稳定水平，全身状况明显改善后再择期手术。

【评述】

BPH 是中老年男性最常见的疾病之一。增生部位在前列腺的移行区和中央区，可造成 LUTS。其中储尿期症状是由于逼尿肌不稳定造成的；排尿期症状是由于 BPH 导致的尿道机械性梗阻及 α_1 受体介导的动力性梗阻所致。前列腺内 α_{1A} 受体占 α_1 受体的 70%，α_{1B} 和 α_{1D} 占 30%。诊断主要根据症状、IPSS 评分、DRE、B 超和尿动力学检查，压力-流率测定是诊断 BOO 的金标准，并是评价梗阻程度和膀胱逼尿肌功能最有价值的检查。年龄、前列腺体积、前列腺慢性炎症、代谢综合征及 IPP 等因素与 BPH 临床进展性相关。症状轻重与前列腺体积大小不一定成正比。治疗三部曲为：轻者予观察。药物治疗适用于轻、中度的病例，对体积较大、质软有弹性、以上皮增生为主者，5α-还原酶抑制剂效果较好，其最大疗效时间约 3～6 个月，持续服用 1 年可使血清 PSA 水平减低 50%；质地韧、以平滑肌增生为主者，α_1 受体阻滞剂效果较好；合并 ED 者可用 PDE5i，作用机制是增加细胞内单磷酸环鸟苷，降低逼尿肌、前列腺和尿道平滑肌张力而改善 LUTS。药物治疗无效，符合指征者应予手术治疗。手术的方法很多，但 TURP 仍然是治疗的金标准。在 BPH 外科治疗的发展历程中，里程碑式的节点有：

1834 年 Amuse 在行膀胱切开取石术时完成了第 1 例前列腺摘除术；1932 年 McCarthy 完成了世界上第 1 台 TURP 手术；1998 年新西兰医生 Gilling 等率先报道经尿道钬激光前列腺剜除术（HoLEP）；2003 年我国刘春晓创立经尿道前列腺双极等离子剜除术（TUPEP）。约 40％合并 DU 的 BPH 患者手术后症状改善不明显，这与长期的前列腺梗阻导致膀胱功能出现不可逆的损伤有关，如何选择合适的手术时机还有待探讨。由于 BPH 患者多为老人，应注意术中、术后并发症的预防，尤以出血、TUR综合征、深静脉血栓、尿道狭窄等最为重要。必须明白，尽管术前诊断为 BPH，按良性疾病手术，但术后病理仍有 3％左右的前列腺癌检出率。另外，1986 年 Schwathz 报告 BPH 术后前列腺癌的发病率约为 5％，故对术后病人应进行随访。

（沈华）

第七节　膀胱颈挛缩

【概述】

膀胱颈挛缩（bladder neck contracture，BNC）为下尿路梗阻的一种，男女均可发生，可发生于任何年龄，以老年患者居多，尤其女性患者，年龄越大发病率越高。病因大致可分为先天性和后天性两大类，后天性原因主要为炎症、手术、膀胱颈部平滑肌增厚等，尤其是前列腺良性病变手术后比较常见。梗阻一旦发生，对上尿路影响为双侧性的，故肾功能损害出现较晚，一般无急性上尿路梗阻表现，但有明显排尿困难症状，一旦引起肾功能损害易失代偿，出现肾功能衰竭。

【诊断依据】

1. 症状：患者不论性别，其主要症状均为排尿困难。早期为排尿迟缓，尿流变细，尿频，夜尿增多及排尿不尽。后期出现残余尿和尿潴留，亦有遗尿和充溢性尿失禁，常合并尿路感染，尤其女性较多。晚期有双肾、输尿管积水及慢性肾功能损害。对良性前列腺增生行 TURP 术后患者出现进行性排尿困难应首先想到 BNC 可能。

2. 残余尿测定：可采用超声及导尿法测定，正常人残余尿应小于 10 mL，如采用导尿法测定残余尿时，女性患者经阴道触摸膀胱颈部可感到颈部增厚，内置导尿管时，这种膀胱颈部增厚更为明显。

3. X 线检查：排泄性尿路造影能发现主要并发症和了解上尿路情况，可见膀胱颈部左右两侧及后唇均突入膀胱颈内口，呈环状狭窄；有时可见排尿期膀胱颈延迟开放或不开放；也可了解有无膀胱输尿管反流。

4. 膀胱镜检查：是主要的确诊方法。可见：① 膀胱颈部黏膜苍白、僵硬、水肿，失去弹性；膀胱颈抬高呈堤坝状或膀胱颈肥厚；膀胱壁有不同程度小梁、小室等。② 当膀胱镜缓慢向外退出时，可见膀胱颈口后唇突出形成陡峭的堤，而于内口后呈一凹陷，有时可见膀胱颈呈环形狭窄，内口呈领圈样突起，将膀胱与尿道明显分开。③ 检查时嘱患者做排尿动作，正常膀胱颈后唇退出视野之外，而膀胱颈梗阻的患者则失去此能力，其收缩运动减弱或消失。膀胱镜检查可排除膀胱肿瘤、结石、前列腺增生等原因引起的排尿梗阻。

5. 尿动力学检查：最大尿流率<15 mL/s，排尿期梗阻系数>1 提示下尿路梗阻。

6. 超声及肾图：可了解上尿路有无梗阻、积水及肾功能情况。

【鉴别诊断】

1. 逼尿肌无力　主要通过尿动力学检查来区分。

2. 良性前列腺增生　为中老年男性常见疾病，直肠指检可触及增大的前列腺，尿道膀胱造影可见膀胱底部抬高并有弧形低密度影，后尿道延长、变细，膀胱镜检查可见增生的前列腺腺体挤压尿道或突入膀胱。

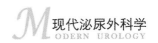

3. 尿道狭窄 多有尿道损伤、炎症史,尿道造影及尿道镜检查可明确狭窄部位。

【治疗方案】

1. 保守治疗:保守治疗的指征:① 没有残余尿或残余尿少;② 无肾功能不全;③ 容易治疗的尿路感染;④ 无膀胱输尿管反流。治疗药物主要有:α-受体阻滞剂、糖皮质激素、抗生素。初诊患者可进行尿道扩张。

2. 手术治疗:

(1) 膀胱颈部球囊扩张术。

(2) 膀胱颈切开术:方法是在膀胱颈后唇将黏膜弧形切开,于黏膜下潜行分离显露膀胱颈肌层,将膀胱颈肌层作楔形切开,破坏其狭窄环。

(3) 膀胱颈 Y-V 成形术:将膀胱前壁作 Y 形切口,将 V 形膀胱瓣与切口远端间断缝合,以扩大膀胱颈部管腔。

(4) 经尿道膀胱颈电切术:切断环行括约肌纤维缩窄环(范围在 5～7 点位置),深度为切除局部所有肌肉,至见到脂肪组织。术中可同时于膀胱颈注射地塞米松。术后口服泼尼松 1 个月(5 mg,2 次/天)以抑制瘢痕增生。导尿管 1 周后拔除。

(5) 对 TURP 术后引起的复杂性、复发性 BNC 患者可作尿道支架置入术,此方法尤其适用于不能耐受手术,又不愿意作尿流改道的高危患者。

【评述】

膀胱颈挛缩主要表现为排尿困难。诊断主要依靠临床症状、膀胱镜检查,尤其重要的是尿动力学检查。梗阻早期逼尿肌增生肥大,膀胱内排尿压高于正常,随着梗阻加剧,逼尿肌失代偿出现残余尿并逐渐增多。尿动力学上常用排尿期梗阻系数(OCO)来判断有无梗阻,$OCO = P_{det.\ Qmax}/(40 + 2Q_{max})$,$P_{det.\ Qmax}$ 为最大尿流率时的逼尿肌压力,Q_{max} 代表最大尿流率,$OCO > 1$ 说明有梗阻存在。

治疗原则:轻度梗阻可试行保守治疗,尤其女性患者,药物治疗加尿道扩张效果良好。手术治疗的目的是扩大膀胱颈流出道,切断环形括约肌缩窄环,首选经尿道膀胱颈电切术。术后应辅助性使用抗纤维化药物,如曲安奈德、地塞米松等。

(沈华)

第八节 输尿管间嵴增生

【概述】

输尿管间嵴增生(hypertrophy of interureteric ridge)是长期下尿路梗阻所引起的一种继发性病理改变,表现为两侧输尿管开口之间逼尿肌组织的增生、肥厚及隆起。输尿管间嵴增生本身又可以成为加重梗阻的原因。

【诊断依据】

1. 病史:一般有前列腺增生、膀胱颈口梗阻、尿道狭窄或神经源性膀胱的长期病史。

2. 临床表现:① 排尿困难:在排尿过程中,增生的输尿管间嵴下移,阻塞膀胱颈部引起尿流中断,膀胱内可有残余尿。② 尿路感染:长期梗阻可合并尿路感染,尿中可有白细胞,尿培养阳性。

3. 辅助检查:① 膀胱造影:可见膀胱边缘毛糙,有时可见憩室。长期及严重的梗阻可出现膀胱输尿管反流及双侧肾、输尿管积水。② 超声及 CT 检查:可了解双肾、输尿管积水情况。超声特点为:横切面在膀胱三角区上缘两侧输尿管膀胱入口之间可见一增厚的条索状回声相连,纵切面为突入膀胱的柱状物,表面光滑,不随体位移动,光带回声及厚度与尿量多少有关,尿量较多时,张力大,多呈线状,回声较强,直径小;尿量较少时,呈弧形,回声较低,直径略大。③ 膀胱镜检查:是诊断输尿管间嵴增生的重要手段,可见输尿管间嵴增生、肥厚、隆起及由此引起的膀胱壁小梁、小室。

【鉴别诊断】

良性前列腺增生　是老年男性排尿困难的主要原因,输尿管间嵴增生可以是其病程发展的结果,所以两者的临床表现并无明显区别。直肠指检、影像学检查及膀胱镜检查对明确诊断十分重要。

【治疗方案】

1. 首先要明确引起输尿管间嵴增生的病因,并给予对症治疗。可服用 α-受体阻滞剂以缓解症状。如有前列腺增生、尿道狭窄等情况,非手术疗效不佳时可行手术治疗,以缓解症状。

2. 对明显输尿管间嵴增生者可行经尿道电切术,或在对原发疾病进行手术治疗时一并解决。

【评述】

输尿管间嵴增生临床较少见,其病因尚不完全明确。因输尿管间嵴距膀胱颈部较近,排尿时异常增生抬高的间嵴随逼尿肌收缩前移而易于阻塞膀胱颈出口,成为导致排尿不畅及尿潴留的原因。膀胱镜检查有助于明确诊断,必要时须作尿动力检查以排除神经源性膀胱。经尿道电切切除增生抬高、肥厚的输尿管间嵴是有效的治疗方法,术中应将增生肥厚的输尿管间嵴彻底切除,使尿流通道相对宽敞并保持光滑平整是手术关键。术中应注意:① 切除创面宜平整,创面粗糙形成小垂片可影响尿流率;② 靠近两侧输尿管开口时宜谨慎操作,尽量使用环状切割电极而不宜使用汽化电极以防输尿管开口热损伤造成开口狭窄;③ 如患者合并膀胱颈部抬高或 BPH,应将抬高的膀胱颈或增生的前列腺一并切除。

(沈华)

第九节　尿道狭窄

【概述】

尿道狭窄(urethral stricture)可分为先天性和后天性两种。先天性尿道狭窄较为少见,常表现为尿道外口狭窄。后天性尿道狭窄在男性多见于由尿道外伤或医源性损伤引起,分前尿道和后尿道损伤,另硬化性苔藓、淋病等尿道炎也可引起尿道狭窄。女性尿道狭窄的发生率远较男性低,除少数先天性尿道狭窄外,大多数由于尿路感染、外伤、肿瘤引起,但分娩造成的产伤也可引起尿道狭窄。

【诊断依据】

1. 有骨盆骨折、骑跨伤及尿道器械操作或产伤史,也可有淋病感染病史或包茎继发包皮龟头炎引起尿道口狭窄。

2. 排尿困难,表现为排尿不畅、尿流变细、尿流无力,甚至可引起急、慢性尿潴留。病程长可引起肾积水。

3. 沿尿道触诊及会阴检查可触及硬的条索或结节。尿道探杆检查,可明确有无尿道狭窄存在。

4. 膀胱尿道造影,可正确观察尿道狭窄部位和狭窄长度。有时需联合应用排泄性膀胱尿道造影(VCUG)和逆行尿道造影(RUG)检查。

5. 静脉尿路造影,可了解尿道狭窄对上尿路的影响程度,有无肾盂积水、输尿管扩张存在。

6. 尿道实时超声显像,可显示尿道狭窄部位、长度、程度、残余尿道长度、尿道闭锁段长度及其周围瘢痕组织范围等。

7. MRI 和 CT:MRI 能清楚显示尿道断端间的距离、走向,特别能显示骨盆的解剖结构、尿道周围有无碎骨片、尿道直肠瘘道与直肠间的关系等信息。螺旋 CT 三维重建对后尿道狭窄或闭锁的定位效果优于尿道造影。

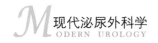
【鉴别诊断】

注意与良性前列腺增生、前列腺纤维化、膀胱颈挛缩等引起的排尿不畅鉴别。

【治疗方案】

1. 尿道扩张：公元前 6 世纪的印度首先记录了尿道扩张的病例。现在尿道扩张的方法视尿道狭窄程度而定，尿道狭窄严重的患者采用丝状探子尿道扩张，间隔 1～2 周进行一次，并逐渐延长尿扩间隔时间，增加探条的型号至 F24；尿道狭窄较轻的患者可用金属探杆扩张，达到 4 周以上 1 次尿扩，连续 3 次能够维持后即可停止尿扩，一般需坚持 1～2 年。

2. 对尿道扩张不能改善的尿道狭窄，狭窄部瘢痕较硬，尿道内腔梗阻较重，需进行手术治疗，常用方法有：

(1) 尿道外口切开术：适用于尿道外口狭窄患者，手术简便、效果确定。但会形成阴茎头型尿道下裂。此外，尿道口狭窄在扩张时，将 2% 利多卡因与曲安奈德溶液按 1：1 混合共 1 mL，分 4 点均匀注入尿道外口瘢痕内，每周 1 次，连续 3 次，可取得良好效果。

(2) 腔内手术：现在普遍认为内镜直视下尿道内切开术（DVIU）是一种安全、简单、有效的手术方法，具有创伤小、疗效好、恢复快的优点，治疗有效率达 70%～80% 左右。其适应证范围较广，尤其对单一、狭窄段 <2 cm 的尿道狭窄手术效果最好。然而对尿道狭窄段较长或已多次行内切开的病例，则易导致病情复杂化或引起其他并发症。腔内手术技术已不局限于经尿道冷刀切开单一术式，近些年激光在尿道狭窄中应用的报道也逐渐增多。术中注意后尿道狭窄应在 12 点附近切开，而前尿道应在 5～7 点处切开，应切断全部狭窄环。切开术中应同时行尿道扩张至 F24。当瘢痕组织厚而多时，可结合采用尿道瘢痕等离子电切术，术中注意保护好周围的正常黏膜。

(3) 尿道对端吻合术：经经阴切口切除尿道狭窄段对端外翻缝合，对于球部尿道狭窄此方法疗效满意，是无狭窄成功率 >90% 的标准术式。近年又出现尿道海绵体非离断式尿道吻合治疗球部尿道狭窄，使手术更简单有效。后尿道狭窄开放手术治疗较困难，须将狭窄段周围瘢痕组织切除干净以解除压迫，球部和前列腺部尿道黏膜无张力对合端端吻合，如张力较大，可劈开阴茎海绵体中隔，楔形切除耻骨联合下缘。

(4) 尿道套入术：尿道套入术用于治疗后尿道狭窄历史较长，1968 年 Badenoch 首先介绍该术式，后有多种改良套入方法，手术操作简便，但疗效不一，儿童不宜采用此方法。

(5) 尿道成形术：对于复杂的尿道狭窄，其他方法不能奏效的患者，可采用各种尿道成形术。切除瘢痕段，缺损的尿道可用尿道自身、包皮或阴囊皮肤成形，或用游离口腔颊黏膜、舌黏膜、结肠黏膜、膀胱黏膜、鞘膜等组织代替，手术可一期完成，也可分期进行。一般对闭锁段 <3 cm 者可直接吻合；对 >3 cm 者，可先切开阴茎中隔；如还有张力，可用骨刀凿去耻骨下缘中心点两侧宽 2 cm、高 1 cm 的骨块，将远端尿道穿过中隔与前列腺部尿道吻合。对闭锁段 >6 cm 者，可用带蒂阴囊中隔皮瓣或其他游离皮瓣连接两断端尿道吻合。在游离皮瓣中目前认为口腔黏膜成活率最高。

(6) 尿流改道术：对多种方法治疗失败，伴有尿道直肠瘘或有肾积水者可行膀胱造瘘术。

(7) 组织工程：将体外培养扩增的正常组织细胞复合于有优良细胞相容性并可被机体降解、吸收的生物材料上并形成复合物，将其植入人体组织、器官的病损部位。当生物材料被吸收的同时，细胞不断增殖、分化形成新的功能、形态与相应组织、器官一致的组织，达到修复、重建的目的。目前无细胞基质主要有小肠黏膜下层、膀胱/尿道基质；尿道细胞选择主要有膀胱尿路上皮细胞、胚胎干细胞和间充质干细胞等。组织学分析表明尿路上皮表型在体内得以维持，具有较好的组织相容性，基质可降解，并可整合入宿主组织等优点，是较为理想的组织工程化尿道替代物。

【评述】

尿道狭窄是泌尿外科常见疾病，多见于男性。至今没有一种技术能适合治疗所有类型的尿道狭窄，外科医师应掌握各种尿道重建技术，以便根据患者情况选择最适宜的技术。选择行 DVIU 病例时首先应考虑狭窄段长段。复杂性的尿道狭窄,尤其是后尿道狭窄手术被认为是当今泌尿外科领域难度最大的手术之一,瘢痕组织的切除和无张力吻合是手术成功的关键。与尿道端端吻合术相比,尿道狭窄部位阴茎皮瓣重建术与尿道内切开术术后勃起功能障碍发生率较低。在尿道狭窄治疗时掌握时机、预防并发症尤其重要。对于并发尿道周围感染、尿道瘘的患者,应先行膀胱造瘘,待炎症消退后再行尿道修复手术;合并尿道直肠瘘的患者,先行结肠造瘘,再择期行尿道修复手术。在尿道扩张时,应注意预防尿道瘘的发生和避免假道形成。

(沈华)

第十节　射精管梗阻

【概述】

射精管梗阻(ejaculatory duct obstruction,EDO)是男性不育的一个重要原因。约 1%～5% 的男性因射精管梗阻而不能生育。根据病因可分为先天性射精管梗阻和继发性射精管梗阻,其中先天性射精管梗阻占 85% 左右;继发性射精管梗阻除炎症、损伤、结石等因素外,还有射精管外占位的压迫引起。根据梗阻程度又分为完全性射精管梗阻和部分性射精管梗阻,前者占男性不育的 1%,后者占男性不育的 4%。

【诊断依据】

1. 临床表现:常以不育就诊。可伴有精液量少、射精无力、射精痛、血精、会阴不适、附睾炎、睾丸疼痛、腰背酸痛,偶有排尿困难症状。

2. 体格检查:第二性征和睾丸大小大多正常。但输精管往往增粗,附睾均匀性膨大;部分患者直肠指检可触及前列腺内肿块或增大的精囊。

3. 精液检查:完全性射精管梗阻时表现为精液量少,常低于 1.0 mL,呈酸性、无精子、不含果糖、精液不凝固。不完全性射精管梗阻时表现为精液量减少、pH 低、精子数少或精子活力低、果糖含量低。

4. 经直肠超声检查(TRUS):TRUS 检查方便、无创,可较好地显示前列腺、精囊、射精管和输精管壶腹。Turek 等认为有下列四条之一即可诊断为射精管梗阻:

(1) 精囊扩张,精囊管直径大于 1.5 cm;

(2) 射精管扩张,直径大于 2.3 mm(TRUS 检查);

(3) 精阜内或射精管内钙化、结石;

(4) 在近精阜中线或偏离中线处有囊肿,即提示 MÜllerian 管残留囊肿或 Wolffian 管囊肿。

5. 精道造影:精道造影是诊断射精管梗阻的金标准,并可鉴别是完全性射精管梗阻还是不完全性射精管梗阻。精道造影可见精囊、输精管及壶腹扩张,射精管狭窄或闭锁,无或少量造影剂进入后尿道和膀胱。推注造影剂后回抽可见精道内容物反流至注射器内或由针座流出,涂片可见大量精子。延迟摄片可见造影剂排空延迟或长时间留存于精道内。

6. CT 或 MRI 检查:CT 检查可见精囊增大,前列腺后上方囊性占位;在精道造影后延迟盆腔 CT 扫描可了解造影剂反流至膀胱的情况;MRI 检查能在矢状位、轴位和冠状位上获取三维图像,可更好地显示射精管走行区占位及与周围器官的解剖关系。

【鉴别诊断】

1. 睾丸功能低下　不但精液量少,且精子计数和活力均严重下降,甚至无精子。可通过性激素水平检测及睾丸容积来进一步评估。

2. 射精功能障碍　包括不射精和逆行射精,均有不育,后者在射精后尿液中可见大量精子。

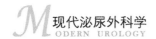
3. 先天性输精管缺如(CAVD)　精液检查示精液量少、pH 低、无精子症等;体检示阴囊内不能触及双输精管;TRUS 多显示精囊缺如或发育不全,精道造影可进一步证实输精管缺如类型。

【治疗方案】

1. 射精管梗阻大多是一种良性病理状态,对于体检时发现而无生育要求、无明显症状者,可予观察。

2. 手术解除梗阻:应根据不同的病因采取不同的方法:如经尿道射精管切除术,适用于射精管远端及前列腺段射精管完全梗阻,术中应电切至见到射精管溢出乳白色或咖啡色(伴血精者)液体,才表明梗阻解除;经尿道射精管气囊扩张术,适用于射精管不完全梗阻者;精囊镜技术适用于精囊炎症、射精管内结石等患者;另对射精管外囊肿压迫引起射精管梗阻者可经尿道行囊肿电切开窗引流术等。

3. 对经手术治疗仍不能生育者,可从患者睾丸或附睾穿刺获取精子,进行辅助生殖治疗(ART)。

【评述】

射精管梗阻并不少见,多以不育就诊,表现为精液量少、无精子或少弱精子症、精浆果糖含量降低甚至无果糖。病因中以先天性因素为主;后天性因素中有炎症、损伤、结石和射精管外占位压迫等。输精管触诊和直肠指检可发现有意义的体征;TRUS 可提供重要的诊断依据,精道造影是诊断射精管梗阻的金标准,延迟摄片可帮助明确是完全性梗阻还是部分性梗阻。治疗可予观察、手术解除梗阻,对仍不能生育者可行辅助生殖治疗(ART)。

(吴宏飞　宋体松)

第三十七章
泌尿男性生殖系统先天性畸形

第一节　孤立肾

【概述】

孤立肾(selitary kidney)又称单侧肾缺如(unilateral renal agenesis,URA)。由于没有明显的症状,往往不容易被发现,大多是在行影像学检查时发现。发病率约 1/1 000~1/1 500,男、女发病之比为1.8:1。因男性午非管的分化较女性苗勒管的分化早,而且与输尿管芽的分化时段更接近,因而输尿管芽的分化更容易受到午非管异常的影响。

肾脏缺如多为左侧,且具有家族遗传性,McPherson 的研究小组在 1987 年报道该症为常染色体显性遗传病,其显性表达率在 50%~90%。多种染色体缺失引起的遗传疾病都可出现单侧肾缺如,如:8q13.3、18q22.2、22q11 等。

孤立肾发病的原因与输尿管芽的异常有关。1979 年 Magee 等根据胚胎期损伤发生的时段不同对孤立肾进行分类,损伤出现在妊娠第 4 周以前为 I 型孤立肾,此时午非管和苗勒管没有开始发育,直接导致一侧泌尿及生殖系统器官的完全缺失,患者仅有孤立肾和单角子宫;如果损伤发生在第 4 周则为 II 型孤立肾,损伤主要影响输尿管芽和中肾管的分化,中肾管发育不良影响了苗勒管的交叉、融合,导致同侧子宫角及子宫发育的异常;如果损伤在第 4 周以后发生则为 III 型孤立肾。此时中肾管和苗勒管都已分化成熟,而输尿管芽和后肾胚组织会受到影响,临床上只表现为单侧肾脏不发育,而生殖腺发育正常。

超过一半的患者有同侧输尿管缺如其余患者的输尿管大多部分发育。部分发育的输尿管可能完全闭锁或有不同程度开放,膀胱镜下可以观察到半个膀胱三角区。对侧输尿管肾盂连接处和输尿管膀胱连接处狭窄的发病分别达 11% 和 7%,30% 的患者还会伴有膀胱输尿管反流。男性和女性生殖系畸形的发病率为 20%~40%。无论男性或女性,性腺发育多正常,而由午非管和苗勒管分化而来的器官多受累,在男性,附睾尾、输精管、精囊、壶腹及射精管经常缺失;女性为单角子宫。

此外,孤立肾患者常伴发房室间隔或瓣膜缺损、肛门闭锁、食管狭窄或闭锁、脊柱畸形等。

【诊断依据】

1. 代偿性肥大的孤立肾完全可以负担正常生理功能,故患者大多没有任何自觉症状,常终身不被发现,有时在做全面的泌尿系检查时偶被发现。

2. B 超:仅发现单侧肾脏的超声影像,且肾脏较正常肥大。近年来产前或围产期超声检查已经普及,因此大多数孤立肾患儿都能早期被发现。另外孤立肾患儿肾上腺呈扁平状且位置下降,可以进一步支持孤立肾的诊断。

3. 排泄性尿路造影:一侧肾影缺失,腰大肌阴影增宽,对侧肾影增大,且显影清晰,并可见孤立肾的其他畸形。

4. 膀胱镜检查:患者膀胱三角区不对称,一侧输尿管嵴萎缩平坦,输尿管口缺如,对侧输尿管开口位置多正常,亦可异位在中线或后尿道。

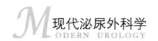
5. CT、MRI、肾脏核素扫描及肾动脉造影等检查均显示一侧肾影增大,功能增强,对侧肾缺如。

6. 男性输精管、附睾体或尾部缺如或女性有单角子宫或双角子宫伴阴道隔膜或发育不全时,就应该考虑孤立肾的可能,并作进一步检查以明确诊断。

【鉴别诊断】

1. 肾发育不全 影像学检查可见一侧肾影明显缩小,肾盂肾盏小,但形态正常,对侧肾脏代偿性增大。双侧输尿管均存在,膀胱镜检查可见双输尿管开口位置正常。患者可有高血压表现。

2. 肾萎缩 影像学检查可见单侧肾影或双侧肾影缩小及肾盂肾盏扭曲、变形、移位,常有原发病因,如肾盂肾炎、肾挫伤、肾小动脉硬化等;如为双侧病变,可有进行性肾功能不全和高血压表现。

3. 融合肾 虽有可能异位,但静脉尿路造影及 CT、MRI 检查可见两肾融合影像,并有各自的输尿管,膀胱镜检查可见双输尿管开口位置正常。

【治疗方案】

无症状者不需治疗,如有感染、结石、肿瘤、肾积水等并发症,则按具体情况予以分别处理。总体原则是既要治疗并发疾病,又要尽量保存有功能的肾组织。

【评述】

孤立肾一般指先天性孤立肾,亦有把后天性一侧肾切除后的留存肾、对侧肾功能丧失遗留一侧有功能的肾或双肾均无功能而移植的一个肾称为孤立肾,实际后者应称为功能性孤立肾。先天性孤立肾多无临床症状,常终身不被发现,多在泌尿系全面影像学检查时发现。孤立肾临床特点是:高血流,高过滤;肾皮质厚;由于孤立肾已经为代偿状态,故储备力差。在行肾脏手术时,尤其是肾外伤急诊手术时,必须明确或排除孤立肾,以免手术时误切孤立肾,或因手术而严重损害孤立肾功能,对患者生命构成极大危害。确诊孤立肾者,应避免不必要的探查手术。

(孙洵 马绍翔)

第二节 异位肾

【概述】

正常肾脏应位于腹膜后第 2 腰椎水平,肾门朝向内侧,如肾脏未能达到正常肾窝位置称为肾异位(renal ectopia)。异位肾脏通常的位置包括:盆腔(约占 60%)、髂窝、腹部、胸腔以及双侧交叉等。平均发病率为 1/900 左右,性别之间无明显差异。左侧较右侧发病率略高。输尿管芽在胚胎第 4 周从午非管分化出来,并向尿生殖嵴生长,在第 5 周与后肾组织结合,不断发育,向头侧移行并沿轴线向内侧旋转,整个过程在妊娠第 8 周完成。输尿管芽发育不成熟、后肾胚组织有缺陷、基因异常以及孕妇患病等都有可能导致肾脏上升停顿、过速或误升向对侧,从而形成肾异位。

根据异位肾脏在腹膜后腔的位置可分为:盆腔肾位于骶骨对面,主动脉分叉以下的位置;腰位肾位于髂窝内靠近骶骨岬部的位置,并位于髂静脉前方;腹位肾位于髂嵴上方临近第 2 腰椎,以上各类型的发病率差异不大;胸内肾是指肾脏部分或全部穿过横膈膜进入后纵隔,其发病率仅占所有肾异位的 5%。异位肾患者约 15%~45% 有生殖系统畸形,在男性中多见尿道下裂、隐睾,女性多见双阴道、阴道闭锁或双子宫。

异位肾一般较正常小,由于肾脏旋转不完全,肾盂多朝向前方,Gleason 等 1994 年统计表明:56% 异位肾出现肾盂积水,其中一半是由于肾盂输尿管连接部或输尿管膀胱连接处梗阻造成(分别为 70% 和 30%),1/4 是因为膀胱输尿管反流,另外的 1/4 可能是因为肾旋转不良。而随着超声技术的广泛应用,更多无症状的肾脏畸形患者被发现,以上有症状畸形患者的数据可能比实际要低。但异位肾输尿管于膀胱开口的位置一般与正常无异。

【诊断依据】

1. 异位肾大多无明显临床症状,常由于结石、梗阻引起肾绞痛,由于肾脏不在正常位置,因此肾绞痛不典型。少数因尿路感染、腹部包块、尿失禁就诊,最终通过检查发现肾脏异位。

2. 腹部包块:表现为不随体位改变而移动,表面光滑,边缘圆钝,质地均一的实质性肿块。

3. 下腹部隐痛或不适,为异位肾压迫肠道引起;结肠错位往往提示盆腔肾和(或)腰位肾的可能。

4. 影像学检查:超声检查、排泄性尿路造影、核素扫描、CT、MRI 等可以明确诊断并判断肾脏的准确位置。

5. 动脉造影可以显示异位肾的血供情况,对手术有很好的指导作用,尤其是异位孤立肾的患者。

【鉴别诊断】

1. 肾下垂　触诊可及肾脏,但易被推移,变换体位进行 B 超及尿路造影检查,可见肾脏位置变化超过一个椎体。此类患者多消瘦且为右侧多见。

2. 腹内肿瘤　腹部可触及肿块,但肿块进行性增大,伴有明显的消化道症状。消化道钡餐及肠镜检查可见肠袢受压或狭窄,而肾脏检查正常。

【治疗方案】

1. 若无症状,可不治疗;如并发结石、肾积水、感染、膀胱输尿管反流、肾血管性高血压、尿失禁等,则应作相应处理。尤其合并结石,常用外科治疗手段有:开放手术、ESWL、RIRS、PCNL 及腹腔镜下肾盂切开取石(RLP)等。由于盆腔异位肾往往合并肾盂输尿管连接部梗阻、输尿管迂曲造成 ESWL 后排石困难,一期排石率仅 25%～57.4%,故推荐 RIRS 和 PCNL,但 PCNL 时因盆腔异位肾的血供来自腹主动脉或髂动脉,且有多条迷走血管,故术中避开大血管尤为重要。

2. 对肾发育不良,并发症严重且无法控制者,可考虑患肾切除,但术前应了解对侧肾脏是否正常。

【评述】

随着影像学的发展,各型异位肾多可明确诊断。对无明显症状者可予观察;对有合并症者应作相应处理,并应注意对侧肾功能状况及合并畸形的处理。尤其对盆腔异位孤立肾患者不能误诊为盆腔肿瘤而行肾脏切除,所以我们应该对此类患者进行详细的检查,明确诊断以防止误诊误治。

(孙洵　马绍翔)

第三节　马蹄肾

【概述】

两侧肾脏的一极在身体的中线融合,外形似马蹄,称为马蹄肾(horseshoe kidney,HSK)。马蹄肾是最常见的肾融合畸形,约 95% 为下极融合。两肾的融合部为峡部,其中 85% 为肾组织,15% 为纤维组织。人群发病率 1/500～1/1 000,男女之比约为 2∶1。该病由 De Carpi 于 1521 年尸检时首次发现,Botallo 在 1564 年对此病进行了详细描述,而 Morgagni 则报道并描述了第一例马蹄肾畸形患者。此后马蹄肾成了所有肾脏畸形中报道最多的一种,而几乎所有的肾脏疾病都在马蹄肾患者中报道过。

有关于同卵双胞胎患马蹄肾的报道(Bridge,1960),以及同一家庭中多个马蹄肾患儿的报道(David,1974)。这些少见但畸形发生相对频繁的报道提示,马蹄肾可能具有低度外显性的遗传倾向。Boyden 认为在第 4.5 周(14 mm 阶段)时双侧后肾胚相距很近,此时受到任何因素的干扰都会导致两者的下极相连形成马蹄肾。亦有认为后肾区域细胞移行异常形成了峡部或在两侧发育中的肾脏之间形成连接导致了马蹄肾的形成。染色体为 45,XO 的 Turner 症中 60% 有马蹄肾。

马蹄肾的肾盂多朝向前方,如果融合时间延迟,肾盂会朝向前内侧。马蹄肾一般位于肠系膜下动脉自腹主动脉分出的位置,较正常偏低。输尿管从较高的位置进入肾盂,位于肾脏侧面,在峡部前下

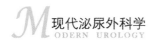

方呈成角畸形,但其膀胱开口无异常。

1972 年 Boatman 等发现马蹄肾患者泌尿生殖系畸形的发生率有所升高,男性尿道下裂、隐睾的发生率均为 4%,女性双角子宫和阴道隔膜的发生率则为 7%。10% 的病人会发生重复输尿管,有的病人还有异位输尿管膨出,而超过一半的患者会出现膀胱输尿管反流。UPJ 扩张的发生率为 20%,但通过核素扫描却发现不到 20% 的病人存在梗阻现象。

马蹄肾发生肿瘤的易感性会增高,Wilms 瘤在马蹄肾患者中的发病率较正常人高 2 倍。肿瘤的好发部位为峡部,提示肾原细胞异常迁移可能是形成峡部导致马蹄肾的主要原因,同时也提高了该部位发生肿瘤的可能。发生尿路移行上皮细胞癌概率是正常人的 3~4 倍,而肾细胞癌的发病率与正常人群无明显差别,但类癌是正常人群的 62 倍。

【诊断依据】

1. 超过一半的马蹄肾患者没有任何泌尿系症状,多在影像学检查时发现,如 0.5%~10% 的患者因触诊时发现腹部包块而进一步检查发现;有因为肾动脉瘤行动脉造影时发现马蹄肾等。

2. 影像学特点包括:B 超 CT 检查可见双肾位置偏低且更靠近脊柱;肾轴方向由正常的内上至外下改变为外上至内下或垂直;双肾下极在中线处相连,呈倒"八"字形;肾盂朝前,肾盏指向后方,下极肾盏朝内且位于输尿管内侧,输尿管高位开口,上段位于前方像包绕着中线处的肿块等。放射性核素扫描可显示中线融合的马蹄形肾脏。

3. 腹部肿块:腹部中线不活动实质性包块,峡部压迫其后方的神经时会出现 Rovsing 征:腹痛、恶心、呕吐。

4. 如果 UPJ 梗阻则会出现严重的肾积水,其发生率高达 1/3,高位肾盂输尿管连接/异位输尿管在跨过峡部时成角及迷走血管的压迫往往会引起狭窄导致肾积水。

5. 30% 的病人会出现尿路感染症状,而结石的发生率在 20%~80% 之间不等并出现相应症状。

【鉴别诊断】

盘形肾　为两肾的极部或内侧融合,位置较马蹄肾更低,位于骶岬前或骨盆内,尿路造影显示肾影呈盘形,肾盂及输尿管在前面。B 超和同位素扫描两肾呈盘形融合畸形的影像。

【治疗方案】

1. 肾功能正常,无并发症,可不予治疗。

2. 并发积水、结石等情况应予手术治疗:如 PUJ 成形术、肾盂切开取石术、经皮肾镜碎石取石术(PCNL)、输尿管膀胱再植术、峡部切除术等。对部分合并肾结石者,可行俯卧位下 ESWL,并嘱患者每晚采取俯卧位入睡,有利于结石排出。峡部切除分离对缓解腰部疼痛和消化道症状可能有一定效果,但目前持谨慎态度;对一侧有严重肾积水、脓肾或恶性肿瘤者可行患侧肾切除,并对对侧肾位置做些调整。

【评述】

马蹄肾是先天性融合肾中最常见的形式,其他融合肾有乙状肾(S 形肾)、块状肾、盘状肾、L 型肾等。诊断主要依据 B 超、IVU、CT 和放射性核素扫描。Glenn 认真随访了马蹄肾患者长达 10 年,结果发现 60% 无症状,只有 13% 有尿路感染和疼痛,17% 形成了肾结石。需要手术治疗 UPJ 或结石问题的只占 25%。没有患者因为分离峡部而减轻疼痛症状,因此在没有梗阻和结石的情况下,进行分离成形术是没有必要的。马蹄肾即使有肾积水、肾结石、PUJ 狭窄、输尿管反流,经过正确处理并不威胁生命,然而马蹄肾合并肿瘤的发生率明显升高,应及时诊断和治疗。一项回顾性研究发现,马蹄肾以整个或单个肾作为供肾移植到病人体内,所有移植患者 5 年生存率达到 80%。

(孙洵　马绍翔)

第四节　肾旋转不良

【概述】

胚胎在发育过程中,肾脏自盆腔逐渐上升至腰部,正常情况下大约第 6 周开始直到第 9 周完成 90°的旋转并上升达到肾窝的位置。通常在其他肾脏畸形,如肾异位融合、马蹄肾时肾脏出现旋转异常,轻微的旋转异常很难被发现,因而难以判断其确切的发病率,尸检报告其发病率为 1/900,男女之比为 2:1,双侧肾脏发病率没有差异,肾旋转不良的患者常伴肾、输尿管功能异常,Turner 综合征的患者常伴发肾脏旋转不良。

有理论认为肾旋转不良是由于输尿管芽分支的不对称发育造成;亦有认为是肾旋转过程中发生异常或受限而导致;目前有关研究考虑该病为多基因疾病。

正常肾脏上升过程中的旋转,若肾盂完全指向腹侧,则为肾旋转不全;若肾盂指向背侧,则为旋转过度。Weyrauch 根据最终肾盂指向的不同方向把旋转异常分成了四类:(1)腹侧位(旋转缺如):肾盂朝向腹侧,肾盏指向背侧,肾脏与初始相比完全没有旋转,这也是最常见的一种旋转异常。偶尔这种位置会是一种过度的内侧旋转,即肾脏旋转了 360°。(2)腹中线位(不完全旋转):由于肾脏旋转不完全,肾盂指向内前方,肾盏指向后外方。(3)背侧位(过度旋转):肾脏旋转 180°导致肾盂朝向背侧,血管从侧面绕到后方进入肾门,这是最少见的一种旋转异常畸形。(4)侧向(反向旋转):肾脏逆向旋转,导致肾盂朝向身体外侧,而肾实质靠近中线位置,根据血管在肾周的绕行方向可以判断肾的旋转程度。血管绕经腹侧到达肾脏,进入侧面或背面的肾门,提示逆向旋转,而经背侧途径到达肾脏提示过度腹侧旋转。

旋转异常的肾脏形状也可能发生异常,呈圆形、椭圆形或者三角形,前后表面扁平,肾门周围被纤维组织包裹导致肾盂输尿管连接部扭曲,上段输尿管最初从侧面绕行,也有可能被包绕在这个纤维组织丛中。肾盂被拉长,变窄,肾盏(特别是上盏)亦被拉伸。肾脏血供多变,与肾脏的方向及旋转程度有关,可以是单一的血管供应,也可以有多个分支血管同时血供。血管围绕肾脏旋转的方向和程度是判断肾旋转异常类型和程度的主要依据。

【诊断依据】

1. 该类患者往往没有有特征性的临床症状,甚至没有任何不适,血尿多因剧烈运动诱发,腰痛多因肾积水引起。常因体检、结石、肾盂积水等原因进行超声、静脉尿路造影(intravenous urogram,IVU)、螺旋 CT 尿路造影(CTU)时发现肾脏旋转异常。

2. IVU 影像学特征包括:既可以清晰地显示肾盂、肾盏指向异常,又可以发现肾盂扩张、积水、肾盂拉长、充盈缺损、两肾长轴与中线交角变小(正常约 16°)或与中线平行轴,输尿管发出位置异常。

CTU 可以获得包括肾实质在内的整个尿路三维立体图像,还可揭示肾盂、肾盏的异常起源,尤其对肾盂、输尿管的变异、畸形、受压、扩张等改变显示更加清晰,根据肾盂朝向可明确此肾脏异常旋转是前位、前中位、后位还是侧位。CT 血管成像(CTA)还能清晰地显示肾脏血管的走行、分支及汇入情况,便于肾旋转异常的分型诊断。MRI 对无法接受辐射或无法行造影剂检查的患者有重要价值,如妊娠妇女、儿童及肾功能不全者,其诊断准确性依赖积水的程度。

【鉴别诊断】

马蹄肾　在尿路平片和尿路造影片上仔细观察可发现峡部,而 B 超、CT、同位素肾扫描均显示通过峡部相连。螺旋 CT 尿路造影及血管成像可提供更准确、全面的诊断依据。

【治疗方案】

1. 旋转异常一般不影响肾脏功能,对患者的正常生活没有影响,故一般不需治疗。有的病例肾盂

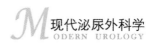
输尿管连接部狭窄、尿液排空异常可导致结石、感染或肾盂积水,可行开放手术或腹腔镜下手术等治疗。

2. 对直径大于 2 cm 的肾结石可行微创经皮肾镜碎石取石术(mini-PCNL);而体外冲击波碎石(ESWL)及输尿管软镜手术适宜直径<2 cm 的肾结石,但 ESWL 可能会加重肾脏损伤,甚至出现肾脏萎缩,不作为首选推荐治疗。

【评述】

肾旋转异常为肾脏先天性发育畸形,可能是因染色体异常造成。该类患者往往没有有特征性的临床症状,多由于体检或合并结石、肾积水等不适检查后发现。注意与马蹄肾鉴别。旋转异常一般不影响肾功能,对生活没有影响,无需特殊治疗。但当合并肾盂输尿管连接部狭窄,导致结石形成、合并感染或肾盂积水时,可行腹腔镜下肾盂成形术、mini-PCNL 及输尿管软镜术,上述方法可单独或联合使用。

(孙洵 宋永琳)

第五节 肾囊性疾病

肾脏囊性疾病(cystic diseases of the kidney)是指在肾脏出现单个或多个具有肾囊肿形态特征的多种混杂疾病的统称,临床上非常常见。由囊性疾病引起的慢性肾衰至少占透析患者的 5%～10%,目前无公认合理的系统分类方法。按原因可分为先天性、遗传性、获得性;按发生部位分为肾皮质、肾髓质、皮髓质交界或肾外;通常按肾囊肿形成的原因分为先天性、后天性和未定性三类。

一、肾脏囊性疾病的分类

表 37-1 肾脏囊性疾病的分类

	病名	发病率
先天性	常染色体显性遗传多囊肾病(ADPKD)	1/400～1/1 000
	多囊性肾发育不良(MCDK)	1/1 000～1/4 000
	髓质海绵肾(MSK)	1/5 000
	青少年肾单位萎缩(JNPHP)	1/5 000
	常染色体隐性遗传多囊肾病(ARPKD)	1/6 000～1/55 000
	髓质囊性肾病(MCKD)	1/100 000
	肾小球囊性肾病(GCKD)	罕见
后天性	获得性囊性肾病(ARCD)	>10%尿毒症人群
	多房性肾囊肿(MCK)	缺统计
未定性	单纯性肾囊肿(SRC)	>5%
	肾盂旁囊肿(PPC)	1%～3%
	肾盂源囊肿(PGC)	缺统计

大部分肾脏囊肿都源于肾单位和集合管形成之后发生。而多囊性肾发育不良例外,在肾单位形成之前发生,由后肾发育异常所致,与原发性肾脏胚基异常和肾脏发育早期的梗阻相关。另一种例外的情况是良性多房性肾囊肿,属于肿瘤性疾病。单纯性肾囊肿的发病原因不明,它们发生于肾脏并保持正常状态。无论哪种类型的肾囊肿,在其结构上都存在相似性。在肾囊肿发生的早期,囊肿与肾小管之间通过传入传出通道连接,当肾囊肿直径>2 cm 时,大部分会脱离其起源的肾小管,表现为内部

充满液体的闭合性腔隙,并覆盖上皮组织。新近研究发现,在肾囊肿的形成过程中有肾囊肿上皮增生及囊液分泌异常。

二、肾脏囊性疾病的 Bosniak 分级及临床意义

肾囊肿的 Bosniak 分级在 1986 年首次介绍以来,已被广大泌尿外科医师及放射科医师广泛接受。根据囊肿形态和影像学特点可以分为五型(表 37-2),对于肾囊肿 Bosniak Ⅰ、Ⅱ、ⅡF 级的患者,可以不需要手术治疗,密切随访;对于肾囊肿 BosniakⅢ、Ⅳ级患者则需要手术治疗。

表 37-2 肾脏囊性疾病的 Bosniak 分级

分级	影像表现
Ⅰ级(单纯性)	圆形或椭圆形 轮廓规则,境界清楚 均质,没有分隔、钙化,CT 无强化表现 超声容易发现,通常是薄壁光滑,无回声,后壁回声增强
Ⅱ级(良性)	有薄的分隔(<1 mm) 较好的钙化(通常是小的、线性的,囊壁上或分隔上) 小的高密度囊肿(<3 cm;CT 值>20 Hu) 在 CT 上无明显强化
ⅡF级(随访性)	不能明确归为Ⅱ级或Ⅲ级 分隔光滑,薄的分隔数量增多或分隔轻微增厚 厚的或者结节样钙化,但是没有明显强化 大的高密度囊肿(>3 cm;CT 值>20 Hu)
Ⅲ级(拟恶性)	厚而不规则的囊壁和(或)者囊壁结节化 不规则、增厚和/或者钙化的分隔 分隔可有强化
Ⅳ级(恶性)	囊壁增厚 分隔毛糙,出现结节样的增厚 除了分隔和囊壁强化外,囊内有增强的软组织成分

说明:ⅡF 中的 F 代表 Follow-up(随访)

Bosniak 分类对肾囊性病变,尤其是复杂性肾囊性病变的诊疗有重要指导意义。Ⅱ、ⅡF 级恶性率低,一般不需要积极的外科处理,其中ⅡF 级病变结构复杂,需行长期随访以确定其良性性质;Ⅲ类病变恶性率高达 78.3%,建议积极手术治疗,首选保留肾单位手术,而不是肾囊肿去顶术;Ⅳ级病变80%~90%是囊性肾癌。

一、单纯性肾囊肿

【概述】

单纯性肾囊肿是发生于肾脏的散发囊肿,多为椭圆形或圆形,边界清楚,囊内表面有扁平立方上皮覆盖,内含漏出液样或者淡黄色囊液。与肾单位不相连,尽管可能来源于肾单位。单纯性肾囊肿可能单发或者是多发,单侧或者双侧发病。从新生儿到 18 岁,囊肿的发病率稳定,为 0.1%~0.45%,平均 0.22%。成人随着年龄增加,发病率也增加,男性发病率为 4.00%,女性为 2.13%,男女比例为 1.88∶1,40 岁以下肾囊肿发病率为 20%,而 60 岁以上约为 33%。而胎儿单纯肾囊肿患病率0.09%,并绝大多数在出生前即消失,据此认为胎儿和出生后的儿童、成人的单纯性肾囊肿发病机制是不同的。单纯性肾囊肿的发病机制至今尚未完全明确,有认为属于非遗传性先天性疾病,但 Schillinger 等认为可能存在常染色体显性遗传性单纯性肾囊肿。

肾囊肿起源于肾小管,初始表现为肾小管上皮细胞增殖而形成的肾小管壁囊性扩张或微小突出,而这些囊性扩张或微小突出内积聚了肾小球滤过液或上皮分泌液,并且与肾小管相通。最终囊壁内

及其邻近的细胞外基质重建,形成有液体积聚的孤立性囊腔,此时的囊肿与肾小管不相通。

单纯性肾囊肿的大小不一,囊肿多数为单房,内含清亮琥珀色液体,也可伴出血、感染。约5%～6%的单纯性肾囊肿囊内液体为血性,其中约1/3～1/2的病例存在囊壁恶性病变。当一囊肿位于深部时,其囊壁易与肾盂及肾盏的上皮内壁紧连,要将它们分开十分困难,但囊肿并不与肾盂相通。囊肿较大时可压迫邻近肾组织,使肾外形发生改变。镜检可发现囊壁有重度的纤维变性及玻璃变性,还可见到钙化区域,邻近肾组织也受压发生纤维变性。

【诊断依据】

1. 多数囊肿无明显症状,常在体检时被发现。一般囊肿直径超过4 cm才可能出现症状,主要表现为患侧腹部或者后背疼痛不适。当出现囊内出血或者感染时症状明显,囊内出血量大可以使囊壁膨胀,包膜受压,可出现腰部剧烈疼痛;如囊肿继发感染,除疼痛加重外,还有全身毒性反应,如发热及全身不适等。巨大肾囊肿较罕见,表现为腹部可触及包块。

2. 囊肿压迫肾实质可引起高血压,当增大的囊肿严重压迫与其相邻的肾实质则可出现血尿。6.4%可能出现肉眼血尿,40%可能出现镜下血尿;12%可能出现蛋白尿。肾下极增大的囊肿可以压迫肾盂、输尿管,引起不完全性梗阻,甚至泌尿系感染。若囊肿增大迅速,要注意出血或癌变可能。

3. B超检查:B超的影像学特点有:① 囊内无回声;② 囊肿轮廓清晰,囊壁光滑,边界清楚;③ 囊内超声传导良好,远侧囊壁回声增强;④ 囊肿一般为圆形或椭圆形。如超声检查结果可疑或模棱两可,CT扫描是必要的。

4. CT扫描:良性囊肿的标准包括:① 囊肿界线锐利,平滑薄壁;② 囊内液体均一,通常密度<20 Hu,高密度见于囊液高蛋白质或囊肿出血;③ 囊肿壁没有增强。

5. MRI主要用于对碘造影剂过敏或有肾功能不全的患者,同时,MRI对明确囊液性质有意义,必要时可选择应用。单纯肾囊肿在T1WI为低信号,在T2WI为高信号。

6. 当上述检查对鉴别囊肿及肿瘤仍不明确时,可行B超或CT引导下穿刺。除观察囊液物理性状外,还应进行细胞学及生化检查。囊壁继发肿瘤时,囊液为血性或暗褐色,脂肪及其他成分明显增高,细胞学阳性,肿瘤标志物CA-50水平增高。

【鉴别诊断】

1. **多囊肾** 多囊肾几乎均是双侧性、弥漫性的,肾盏及肾盂发生扭曲为其影像学特点。有家族史,可合并多囊肝、多囊脾、多囊胰等。单纯性肾囊肿则多为孤立性单发性。多囊肾往往伴有肾功能损害及高血压,而肾囊肿则多没有此表现。

2. **肾积水** 单纯性囊肿和肾积水的尿路造影表现截然不同:囊肿病变在皮质和髓质,可引起肾脏变形;而肾积水则表现为梗阻所致的肾盏和肾盂的扩张。

【治疗方案】

1. 单纯性肾囊肿较小(直径<4 cm),无明显压迫肾实质或肾盂肾盏,无感染、恶变,输尿管引流通畅,患者无明显症状如腰痛、血尿、高血压等,很少需要外科治疗,定期影像复查即可。

2. 若怀疑囊肿有恶性病变如囊腺癌、肾细胞癌,应尽早手术。

3. 若有继发感染,由于抗生素能穿透囊壁进入囊腔,应采用广谱抗生素治疗或介入超声实施穿刺引流,在治疗无效时,可考虑手术。

4. 一般认为需要外科处理的指征是:① 直径>5 cm,有疼痛症状或心理压力者;② 有压迫梗阻影像学改变者;③ 有继发出血或怀疑癌变者。或者对于Bosniak分型为Ⅲ、Ⅳ级患者,因为怀疑囊肿有恶性可能,则需要尽早手术治疗,术中应作快速病理检查。手术可采用开放或者腹腔镜下手术,根据囊肿大小及位置可以采用肾切除术或者肾部分切除术,但术中要避免囊肿破裂,因为一旦囊肿破裂,除了会引起局部肿瘤种植以外,还会提高肿瘤的分期,大大增加了治疗的难度以及肿瘤复发的概率。

5. B 型超声引导下囊肿穿刺硬化术:方法简单、创伤小,穿刺后注入硬化剂如无水乙醇、50％葡萄糖、碘苯酯、5％四环素、磷酸铋等,其中无水乙醇是效果较好的硬化剂,对小于 8 cm 的囊肿,国内外报道有效率为 33％～80％,适用于年老体弱、不愿手术或有手术禁忌证者,但此方法复发率较高,另外硬化剂有可能被吸收而影响正常肾实质功能,硬化剂外渗可造成对周围组织的腐蚀以及组织的纤维粘连等,再次手术的难度大幅增加。

6. 随着腹腔镜技术的普及,腹腔镜下肾囊肿去顶减压术有望成为治疗的"金标准",特别是对于年轻患者,腹腔镜肾囊肿去顶减压术有助于降低复发率。现又有行经皮肾镜开窗治疗肾囊肿,经皮肾镜钬激光内切开术及经尿道 notes 肾囊肿内切开引流术等新的微创治疗方法。

手术并发症主要有出血、漏尿、临近脏器损伤等:多由镜下解剖不熟悉及操作不熟练引起,应予及时处理。

【评述】

单纯性肾囊肿的诊断 首选 B 超检查,当和囊性肾癌鉴别有困难时,影像学检查应特别注意囊液和囊壁的改变。治疗应据囊肿大小和发展而定。若症状不明显,宜密切观察;有手术指征者腹腔镜下肾囊肿去顶术是目前首选术式,近年来有学者使用经皮肾镜钬激光切除或切开囊壁技术治疗单纯性肾囊肿,有效性与腹腔镜肾囊肿去顶减压术类似。对怀疑囊性肾癌者可行 B 超引导下穿刺囊液化验,如细胞学检查阳性,肿瘤标记物 CA-50 水平增高,则应行肾部分切除术或根治性肾切除术。

(孙洵　谭顺成)

二、多囊肾

多囊肾病(polycystic kidney disease,PKD)是肾囊性疾病中较为常见的一种。病因是在胚胎发育过程中,肾小管和集合管间连接不良,使尿液排出受阻,形成肾小管潴留性囊肿。病变绝大多数为双侧,肾脏明显增大,布满大小不等的囊肿,囊液为浅黄色。随着病程的进展,肾实质逐渐受压变薄,最终不能维持正常肾功能。肾脏受累的特点是肾单位各部包括 Bowman 囊呈囊性扩张。多囊肾属于一种先天性遗传性疾病,可分为常染色体显性遗传多囊肾病(ADPKD)和常染色体隐性遗传多囊肾病(ARPKD)两类。

(一)常染色体显性遗传多囊肾病

【概述】

常染色体显性遗传多囊肾病(autosomal dominant polycystic kidney disease,ADPKD)又称成人型多囊肾(adult polycystic kidney),以双肾出现大量液性囊泡为主要特征,是终末期肾病最常见的遗传病因,人群发病率为 1/1 000～1/500,世界范围内有 0.12 亿人发病,我国约 160 万患者。我国肾移植登记显示,囊性肾病占我国终末期肾病病因的第 4 位。ADPKD 是常染色体显性遗传,致病基因位于 16 号染色体短臂,致病基因包括 PKD1、PKD2,其基因产物包括有多囊蛋白(Polycystin,PC)Ⅰ和Ⅱ(PC1,PC2);最新研究表明基因 GANAB 和 DNAJB11 的突变也能引起 ADPKD。近 100％的外显率,5％～8％的病例无家族史,是基因自发突变的结果。85％～90％患者与 PKD1 突变有关,而与 PKD2 突变有关的占 10％～15％,PKD1 突变患者较 PKD2 突变患者病情重,发病早,预后差。

ADPKD 的病变通常呈双侧性,单侧者仅占 10％,两侧病变程度不一。其大体病理特征为:肾脏体积增大(单肾长可超过 40 cm,重可达 5 kg),全肾被直径从几毫米到几厘米大小不等、层次不同的囊肿占据;囊肿在皮质和髓质分布相对均匀,但在囊肿之间仍可认出有较正常的肾实质存在;囊肿起源的肾单位周围的上皮细胞具有旺盛的吸收和分泌功能;囊内有尿样液体,出血或感染时可呈不同外观。在光镜下可见囊肿壁内衬单层扁平或立方上皮,而透射电镜和扫描电镜检查可显示囊壁由含有少量线粒体和其他细胞器、但缺乏微绒毛的简单上皮细胞构成。虽然可见病变肾单位的各段均呈囊性扩张,且囊肿脱离肾小管,但来自集合管的囊肿最大最多。根据囊壁的细胞学特点,并结合测定囊液中钾、钠、氯、氢离子、肌酐和尿素的浓度,可了解囊肿发自近端肾小管(均与血浆内相似)或远端肾小管(钾、钠浓度较低,氯、氢、肌酐和尿素等浓度较高)。由于进行性增大的囊肿可压迫造成周围功能性肾实质不断减少,且囊肿的被覆上皮比未扩张的肾单位凋亡程度更严重,因此在显微镜下还可发现受囊肿压迫后继发性的肾小球硬化、肾小管萎缩、间质纤维化、慢性炎症及血管硬化等,并最终导致终末期肾衰竭。另有研究显示,在肾衰竭和接受透析治疗的 ADPKD 患者中,可发现过度增生的息肉,推测这些患者尿中毒素不能清除可能与此有关。

【诊断依据】

1. 家族史:ADPKD 患者 85% 具有常染色体显性遗传病特征,外显率几乎 100%;其余患者无家族遗传病史,考虑与自身基因突变有关。

2. 患者多在 35~40 岁开始出现症状,可表现为腹痛(61%)、蛋白尿(11%)、间歇性血尿(15%)、高血压(60%)等症状;进一步发展可出现慢性肾功能不全;50% 将自然进展至肾衰竭。

3. 其他肾外病变:消化系统:30%~40% 患者合并多囊肝,但肝功能多不受影响;10% 患者合并多囊胰;5% 患者合并多囊脾;38% 患者合并结肠憩室。心血管系统可合并二尖瓣脱垂、左心室肥大、主动脉夹层、心瓣膜病、精囊囊肿等;10%~40% 伴有颅内动脉瘤;多囊肾可致精道动力性梗阻,导致少、弱、死、无精子症。

4. 体检:腹部可触及巨大肾脏和肝脏,且高低不平。

5. 超声检查为最常用的诊断方法,可见肾形态失常,有无数大小不等的液性暗区,还可同时发现肝、胰、脾的囊肿。

6. CT:较超声检查灵敏度高,对于出血性囊肿、囊肿壁或囊肿间实质钙化、以及合并肝囊肿的诊断率高。增强 CT 能显示残存功能肾实质的状况。怀疑囊肿恶变或感染,应行增强 CT 检查。对无症状患者不进行常规颅内动脉瘤筛选,对有脑出血家族史或既往有脑出血病史者可行磁共振血管成像(MRA)筛查。

7. 分子生物学诊断:可通过分析患者是否存在 PKD1 及 PKD2 基因突变而明确诊断。

【鉴别诊断】

1. 多发单纯性肾囊肿　该病有时在影像学检查方面与 ADPKD 区别不大,但其患者家族中往往无类似患者,病因可能是先天性的(胚胎时期形成),也可因创伤、炎症、肿瘤引起,病理上其囊液多为体液(类似血浆),可见红细胞,且临床上一般没有血尿、高血压、肾功能不全、尿毒症、水肿等严重并发症。

2. 肾多房性囊肿　该病特点是多发于单侧,囊肿局限在肾脏某一部分,且由许多孤立性囊肿所组成,未受累肾组织表现正常。病理研究显示其集合管的分支数明显减少,且开口于囊腔内,这是由于集合管发育停止造成的。诊断可根据尿路造影、超声、CT、血管造影及手术探查等。

3. 肾血管平滑肌脂肪瘤(RAML)　双侧 RAML 虽有多发性的特点,但典型脂肪组织的超声回声和 CT 值为负值与囊肿鉴别不难,如同时存在结节性脑硬化则更有助于准确诊断。而另一种更为罕见的遗传性斑痣性 AML,其特有的临床表现及超声、CT 等检查均有助于鉴别诊断。

4. 肾小球囊肿　肾疾病有一种特殊类型的 ADPKD,虽然与肾小球囊肿肾疾病在幼儿时期的组织学发生相类似,但前者可能是 ADPKD 基因突变表达的早期阶段,且囊肿最初是发生在 Bowman 囊;而后者却不影响家族中的其他成员,且其在新生儿期被诊断时约有 10% 可合并胆道畸形。

【治疗方案】

ADPKD 至今尚无特效的治疗方法,目前一些内科治疗方法均属于对症及支持治疗,旨在避免一切加速囊肿生长和损害肾功能的危险因素,以及控制高血压和预防感染。早、中期多囊肾患者可采用囊肿去顶减压手术。对肾衰竭终末期患者可考虑长期透析,晚期多囊肾患者有条件的应做同种异体肾移植。

1. 对症及支持治疗:无症状患者可以如正常人饮食起居,不必过多地限制活动。肾明显肿大者,应注意防止腰、腹部外伤,以免发生肾囊肿破裂。高血压时,应限制钠盐摄入,选择降压药物治疗。血管紧张素转换酶抑制剂是首选的降压药物。特别应注意将血压控制在低指标(<110/70 mmHg),高

血压的控制情况在保护肾功能中能起决定性作用。当有血尿时,首先应减少活动或卧床休息,尽快明确血尿原因,并给予相应治疗。严重血尿不能控制时可采用肾动脉栓塞。

2. 发生肾实质或囊内感染,应采取积极的抗感染等措施。若确定为囊内感染,施行 B 超引导下穿刺引流及囊液细菌学检查,确定病原菌,有利于抗生素的选用。

3. 多囊肾合并梗阻性结石时难以单独处理结石,由于囊肿的压迫、囊肿的数目多,肾盏扩张程度和肾内的通道不如所希望的那样通畅,碎石或内镜取石都有技术上的困难。任何器械操作都可能引起囊肿感染,且不易控制。因此,患者不能自行排出结石则应考虑手术治疗。

4. 多囊肾穿刺抽液术:对于深层的巨大囊肿合并有感染、腰胀或发热等临床症状,或肾功能及全身情况不宜或不愿接受手术的患者,可在超声或 CT 引导下行较大囊肿的穿刺抽液术,并留取细菌培养以确定病原菌和指导抗生素的应用。单纯的抽液术并非去顶减压,故容易导致囊肿的再次发生。因此可根据囊肿容量大小,抽液减压后按照抽出囊内液 1/4～1/5 的比例注入浓度为 95% 的医用无水乙醇以预防囊肿复发。关键是选择最佳的穿刺路径并尽可能最大量的抽出囊液,才能保证注入的硬化剂不被原有囊液稀释。

5. 多囊肾去顶减压术:既可以去除囊液中内源性因子,又可以解除高压囊肿对肾实质的压迫作用,从而使局部缺血得到改善,并缓解残存正常肾脏组织压力及恢复部分肾功能,对早中期患者还有降低血压、减轻疼痛、提高生命质量、延迟进入肾衰竭终末期等作用。适应证包括:① 临床分期为Ⅰ期或ⅡA 期;② 临床上有明显腰背胀痛症状;③ 伴有高血压、血尿和/或反复尿路感染;④ 静脉尿路造影显示肾影增大,肾盂肾盏明显受压拉长或畸形;⑤ 超声或 CT 显示最大囊肿直径达 4～5 cm 以上;⑥ 疑同时有肾肿瘤存在,需要探查;⑦腹部可扪及增大的肾脏和其表面有高低不平的囊肿;⑧多囊肾病伴有肾盂、肾盏结石或输尿管结石引起梗阻。

成人多囊肾的临床分期为Ⅰ期(GFR>80 mL/min)和ⅡA 期(GFR50～80 mL/min)的患者,其剩余肾功能约在 50% 以上,这对手术耐受性、术后恢复和长期疗效均十分重要。ⅡB 期(GFR20～50 mL/min)患者肾功能在 50% 以上已发生失代偿,术后肾功能恢复差,围术期有一定风险。Ⅲ期即肾衰竭期(GFR10～20 mL/min)对伴有尿路感染、结石及其他暂时性肾功能损害因素者,在有效地对症治疗后肾功能常可恢复至Ⅰ期或ⅡA 期,此时可考虑行手术治疗。对双侧肾脏病变呈对称性发展者,先对囊肿大且症状严重的一侧行肾囊肿去顶减压术,术后 6～12 个月内行对侧手术。对双侧肾脏病变呈不对称发展,也应先对症状较严重的一侧行囊肿去顶减压术,术后定期随访,一旦对侧囊肿增大并出现症状时再行手术处理。有些术后患者在 5～10 年后,B 超或 CT 显示囊肿再次增大且直径超过 4～5 cm 时,在合适的临床分期下,可采用局部肾被膜剥除术将囊肿再次去顶减压,亦可取得较好的效果。

6. 肾切除术:多不主张常规行多囊肾切除术,目前肾切除的适应证包括:① 多囊肾伴有肾肿瘤;② 严重的顽固性血尿危及生命;③ 多囊肾伴有肾结核;④ 部分肾移植的患者,或已肾衰竭行血透治疗,巨大腹部包块严重影响生活质量者;⑤ 控制食管裂孔疝症状;⑥ 不能用药物控制的严重高血压。

7. 透析与移植:患者如进入肾衰竭终末期,应按尿毒症相应的治疗原则处理,多囊肾囊壁能产生多量红细胞生成素,患者一般没有贫血,因此血透能维持较长时间,疗效较佳。患者的红细胞压积和血黏度相对较高,易形成血栓,故应采取相应措施避免瘘管堵塞。晚期多囊肾患者可做同种异体肾移植术,患肾可同期或择期切除。

8. 药物治疗:血管加压素-2 受体拮抗剂托伐普坦是目前唯一获批用于 ADPKD 的药物。其获益包括:① 延缓肾脏总体积增长;② 延缓 eGFR 下降;③ 可能推迟进入肾脏替代治疗时间;④ 减少疼痛、出血、结石和尿路感染事件发生;⑤ 轻度降低血压。危害包括:① 多尿、尿频、夜尿、口渴、疲劳;② 尿酸升高(很少导致痛风发作);③ 与其他药物(CYP3A 抑制剂)相互作用;④ 肝酶升高,存在严重肝细胞毒性风险,需频繁监测肝功能;⑤ 治疗花费高。临床试验已进一步阐明了长期及早期使用托伐

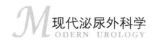

普坦的有效性和必要性,随访 2 年后早用组患者的 GFR 下降较晚 3 年使用托伐普坦的患者慢($P<$0.001),两组肾脏总体积增长无显著差异。

【评述】

成人型多囊肾的早期诊断主要据家族史、高血压和影像学检查等。有调查表明,患者同胞及子代的多囊肾检出率随年龄的增加而增加,5 岁为 22.2%,15 岁为 65.7%,25 岁为 85.5%。临床研究主要集中于特异性抑制囊肿生长的药物,包括 mTOR 抑制剂(如西罗莫司)生长抑素类似物血管加压素 V2 受体拮抗剂(托伐普坦),其中托伐普坦已获批临床应用,主要用于控制高风险 ADPKD 患者的肾病进展。总体讲,目前无有效方法阻止疾病发展,但早期诊断后防止并及时处理并发症,适时行肾囊肿去顶术可减轻疼痛、降低血压、改善肾功能、延长寿命。随着血透及同种肾移植的发展,患者的生活质量在逐步提高,生存期在逐步延长。

(二)常染色体隐性遗传多囊肾

【概述】

常染色体隐性遗传多囊肾(Autosomal recessive polycystic kidney disease,ARPKD)又称婴儿型多囊肾(Infant type polycystic kidney),是一种遗传性疾病,在人类患者中表现出广泛的肾脏和肝脏疾病,并可导致胎儿期死亡,发病率为 1:10 000~40 000,男女比例为 2:1。多发于新生儿期和婴儿期,约 50% 的病例可于产前诊断,但也有少数病例可在儿童期、甚至是成年期才发病,30%~50% 的患儿在胎儿期死亡。

ARPKD 发病原因是继发于第 6 号常染色体上的 PKHD1 单基因突变所致,此基因产生一种在新生儿肾脏集合管中大量表达而在 ARPKD 患儿中缺少表达的叫作 fibrocystin 的蛋白。常伴发门静脉周围纤维增殖性病变、不同程度的胆道扩张和门静脉硬化,且随年龄的增长而加重;发病年龄越小肾脏损害越重,而肝损害则相对越轻;临床症状出现越晚,进展相应越慢。

1971 年,Blyth 和 Ashenden 将 ARPKD 分为以下四种类型:

1. **胎儿期型**:胎儿期时已有严重的肾囊性病变,90% 集合管受累,并有少量门静脉周围纤维增殖。常死于胎儿期。

2. **新生儿型**:出生后 1 个月出现症状,肾囊肿病变累及 60% 集合小管,伴轻度门静脉周围纤维增殖。几个月后由于肾衰竭而死亡。

3. **婴儿型**:出生后 3~6 个月出现症状,肾囊性病变累及 25% 肾小管,表现为双肾肿大,肝脾大伴中度门静脉周围纤维增殖。于儿童期因肾衰竭死亡。

4. **少年型**:肾损害相对轻微,仅有 10% 以下的肾小管发生囊性变,肝门静脉区严重纤维性变。一般于 20 岁左右因肝脏并发症、门静脉高压死亡,偶见肾衰竭。

ARPKD 的病理改变主要是肾小管囊肿形成,主要发生在集合管,最终导致终末期肾病,肾脏的总体外观显示集合管的囊性扩张,囊肿的长轴垂直于结缔组织囊,集合管之间可以看到正常的球状物。

【诊断依据】

1. ARPKD 的临床表现可因发病时期及类型不同而不同。主要病变在肾和肝,表现为不同程度的肾集合管扩张、肝纤维化和胆管扩张。在新生儿期常因肺发育不全、巨大的肝、肾妨碍横膈活动造成呼吸困难而导教致死亡,常伴 Potter 面容(眼眶宽、扁鼻、缩颌、耳大低位)。婴儿期除患肾病变进展外,常有贫血、肾性胃萎缩和高血压,生长发育不良。6 月龄前确诊者,大多死亡。存活到学龄儿童者,则肝损害明显,门静脉周围纤维化程度增加,可发生门脉高压症、肝功能不全和食管、胃底静脉曲张,并表现为贫血、白细胞和血小板减少。有时伴有肝内主要胆管扩张(Caroli 征)。

2. **家族史**:因本病为常染色体隐性遗传性疾病,子女发病率约 1/4,故调查三代以内家族史十分重要。

3. **影像学检查**:超声波检查时如见子宫内羊水过少及高回声的肾脏,对胎儿型的诊断有明确意义。随时间推移肾功能损害加重，ARPKD 的肾脏体积反而会缩小。延迟静脉尿路造影可显示持续48 小时的髓质放射条纹状征象（日冕征），但肾盏肾盂及输尿管却常不显影，这种特征性的影像学改变是由于扩张的集合小管充满造影剂而引起的。另外，CT 检查可以进一步明确诊断。

4. 肾功能进行性下降，出现高血压、心衰、恶心、呕吐、贫血、生长缓慢等。

【鉴别诊断】

1. 双肾积水　在儿童常因肾、输尿管、膀胱或尿道畸形引起。B 超检查及静脉尿路造影显示与多囊肾表现完全不同。

2. 多囊性肾发育异常　不伴有肝病变，肾囊肿数目少。

3. 肾母细胞瘤　大多为单侧，双侧仅占 5％～10％，肾功能存在，B 超表现为不均质肿块，髓质为低回声。为进一步明确诊断可 CT 证实。

【治疗方案】

1. 对症治疗：有高血压及水肿时，应用降压药和限制钠盐摄入，有一定改善作用。

2. 门静脉高压症引起上消化道出血时，可考虑采用脾肾分流术、胃切除术或内镜硬化疗法等。

3. 肾功能衰竭时应予透析治疗。

4. 肾移植：因难获合适供体，且常合并其他畸形，尚无经验。

【评述】

婴儿型多囊肾罕见，是由多囊肾/多囊肝病变基因（PKHD1）突变导致，该基因是该病目前所知的最主要致病基因。PKHD1 位于人染色体 6p12，目前已报道了至少 300 种 PKHD1 突变，其中包括错义突变、无义突变、插入或缺失（移码）突变以及剪接位点突变。最新研究表明，ARPKD 不是同质性疾病，DZIPIL 作为第二个基因参与其发病。通过病史、体检及影像学检查均可作出诊断。由于常合并肝脏病变、门静脉周围纤维化，给治疗带来困难。对高血压、水肿等可作对症处理，但预后极差。采用基因探针进行产前诊断，一旦明确，应终止妊娠，以减少下一代患者出生。

（孙洵　谭顺成）

三、髓质海绵肾

【概述】

髓质海绵肾（medullary sponge kidney，MSK）又称海绵肾（sponge kidney）、肾小管扩张症、Cacchi-Ricci 病，于 1982 年由 Beitzke 提出，是先天性可能有遗传倾向的良性肾髓质囊性疾病。以集合管囊状扩张为特征，肾髓质内钙质沉积和肾结石是最常见的并发症。本病发生可能因输尿管芽上的酪氨酸激酶受体（receptor tyrosine kinase，RTK）和其配体胶质细胞源性神经营养因子（glial cell line-derived neurotrophic factor，CDNF）的突变所致。MSK 在普通人群的发病率为 1/5000～1/2000，在肾结石患者中较常见，为 3％～5％，有报道称高达 20％，多数在 40 岁后被发现。典型的病理改变是肾乳头内集合管扩张，形成 1～8mm 的髓质多发囊肿，肾脏横切面呈海绵样外观，囊肿内是集合管上皮，常与集合小管相通，囊肿与扩张的集合管内结石最多见的是磷酸钙结石，其次是磷酸钙和草酸钙混合结石，囊肿内有黄褐色液体和脱落的上皮细胞或钙乳，50％～80％伴肾乳头钙盐沉着。一般为双侧性，有单侧性或仅累及一个肾乳头者。

【诊断依据】

1. 最常见的症状是：反复发作的肉眼或镜下血尿、尿路感染、腰痛、肾绞痛和排石史，肾功能多正常。髓质海绵肾患者排出的结石成分是磷酸钙或草酸钙和磷酸钙混合结石。

2. 有 1/3～1/2 的髓质海绵肾患者有高钙血症，机制可能是肾丢失钙引起钙吸收增加和甲状旁腺激素增高；约 59％有高尿钙症。

3. 影像学检查

KUB平片:显示肾实质内呈簇状、放射状,粟粒至黄豆大小不等的结石。

IVU中可见肾盂肾盏正常或增宽,杯口扩大,锥体集合管呈梭形扩张,造影剂充盈于集合管中呈扇形、花瓣状、葡萄串状、镶嵌状条形致密影,被称为"画刷征"或"灯刷样"表现。当囊内含有结石,且结石密度不均时,肾盏周围扩张的囊腔可呈"菜花状"或"花束状"。部分文献报道将上述表现称为"肾盏前小管扩张征"。

逆行肾盂造影:显示肾盂肾盏正常,结石不位于其中。

CT:典型表现为皮质和髓质交界部位呈点状或片状密度增高的钙质沉着影,同时常伴有皮质区变薄和髓质区增厚。于单个至多个肾锥体内可见多发小结石,结石可散在如点状,也可聚集成团块状或放射状。增强可见结石周围因造影剂充盈而呈现扩张的集合管,而在无结石的区域,造影剂充盈肾锥体内的集合管,表现为囊状、条状、刷状、葡萄串状的高密度影,并呈扇形辐射分布。

泌尿系B超对此病的诊断不敏感,尤其当囊肿较小时超声的诊断价值更低。

MRI对钙化和结石的信号缺乏特异性,诊断价值不高。

【鉴别诊断】

1. 多发性肾结石　可有腰痛、肾绞痛、血尿等症状和排石史。KUB平片上表现为肾脏内多发、密度增高的阴影,但尿路造影显示结石位于肾盂或肾盏内,无海绵肾的特征性分布,多伴有肾盂肾盏扩张积水。

2. 肾盏憩室伴结石　尿路造影示肾小盏周围圆形、边缘光滑的囊腔,内有小结石影,造影剂排空迟缓,偶可见细小管道与肾盏相通。B超和CT检查可发现肾实质内单发囊肿,内有多发小结石。

3. 坏死性肾乳头炎　肾乳头坏死愈合后,KUB平片和B超可发现多发肾乳头部位的钙化灶。但多有糖尿病、尿路感染、过敏、口服非那西汀等既往史,且起病急,有严重的全身症状者,尿液中可发现坏死脱落的乳头组织。

【治疗方案】

1. 双侧海绵肾无特殊临床表现、无并发症时不需特殊治疗,可定期随访。

2. 海绵肾结石治疗:多饮水,减少钙盐沉着,高钙尿症者应长期服用噻嗪类利尿剂,或使用无机磷酸盐。当结石进入肾盂或输尿管引起梗阻者,需尽快碎石取石以解除梗阻。亦可在输尿管软镜下钬激光行肾乳头切开并粉碎结石。

3. 由于海绵肾患者结石多发,合并的尿路感染容易迁延不愈,反复的尿路感染和肾结石是加速肾功能下降的主要原因,所以尿培养及药敏并及时使用有效的抗生素,足量、足疗程治疗非常重要。

4. MSK预后较好,疾病进展慢。如反复合并结石、感染等,可能进一步损害肾功能。应定期进行超声和尿液分析,以监测结石或感染情况。

【评述】

MSK为良性肾髓质囊性病变,以远端集合管扩张、形成小囊和囊样空腔为特征。多为双侧性,50%伴肾乳头钙盐沉着,常继发小结石。患者肾脏结构改变,致使血钙丢失过多及异常钙沉积,负反馈调节使钙吸收增加和甲状旁腺激素分泌异常增多,血钙进一步增高导致尿钙增多,同时尿液酸化功能下降,肾脏钙盐沉积增多,扩张的小囊内积聚的尿液混杂着细胞碎片及含钙化合物,进一步加强肾结石的形成,这种因素周而复始构成恶性循环。诊断以IVU为首选。早期无症状时,无需特殊治疗,以预防感染和结石形成为主。如患侧结石合并反复感染难以控制时,在对侧肾功能正常的情况下,可行外科手术干预。对局灶性海绵肾可行肾部分切除术。

(孙洵　谭顺成)

四、肾多房性囊肿

【概述】

肾多房性囊肿(multilocular cystic nephroma,MCN)是一种良性、非发育不良的肿瘤病变。幼儿肾脏出现多房性囊肿可能是良性多房性囊肿、多房性囊肿合并部分分化的 Wilms 瘤、多房性囊肿Wilms 瘤结节或者是囊性 Wilms 瘤中的一种。有人认为这四种疾病是一个系列疾病的不同发展阶段,由良性多房性囊肿向囊性 Wilms 瘤逐渐进展。目前对良性肾多房性囊肿和囊性肾癌或者其他囊性肾肿瘤是否由共同病因引起尚有争论,没有证据表明一个疾病会转化为另一种疾病。当肾多房性囊肿中出现结节时应该当作恶性肿瘤来处理,即便囊性 Wilms 瘤和囊性肾细胞癌的预后较一般的肾脏实体肿瘤为佳。肾多房性囊肿与多囊肾在临床特点、组织学和影像学表现方面均不同,关于多房性囊肿是源于局部发育不良的肾,还是源于肾错构瘤、肾肿瘤,目前还有争议。过去曾称此病为肾淋巴管瘤、部分或局灶性多囊肾、多房囊性肾瘤、囊腺瘤。争议来源于多房性囊肿组织学上成分复杂,可见原始基质、成熟的小管,偶见肌肉成分,上皮不典型程度不仅存在于不同患者之间,也存在于同一个标本内。

肾多房性囊肿一般病变体积较大,周围有被膜覆盖,压迫邻近的肾实质,肾组织结构基本正常,有时候病变会突出到肾外或者是凸入到肾盂中。"房"的直径从几毫米到几厘米,小房之间互不相通,内含无色、淡黄色或黄色的囊液,囊壁内覆立方上皮细胞或矮柱状上皮细胞,一些病例中,嗜酸性立方上皮细胞伸入到囊腔内,成为"鞋钉"样外观。

【诊断依据】

1. 大部分患者在 4 岁之前或者 30 岁之后发病,5%的患者在 4 岁到 30 岁之间发病。小于 4 岁时男性的发病率是女性的两倍,大于 30 岁时女性发病率是男性的 8 倍。

2. 症状与体征和年龄相关,侧腹部包块是幼儿常见症状;而成人表现为腹部包块、腹痛或者血尿,出血源于囊肿通过肾盂表面的移行上皮而渗入肾盂。肿块压迫肾脏可有高血压。

3. 影像学检查:B 超和 CT 可以区分多囊肾和多房性囊肿,但不足以区分多房性囊肿、多房性囊肿伴 Wilms 瘤或腺瘤、中胚层肾瘤、囊性 Wilms 瘤、透明细胞肉瘤等。一般来说,多房性囊肿的囊间分隔回声增强伴有"房"内回声减弱、"房"内有细胞碎片时回声增强。在 CT 上囊间分隔比肾实质密度低,如果含有黏液瘤时,则 CT 表现类似实质脏器。幼儿此类疾病少见组织钙化。MRI 示囊内容物T1WI 呈极低信号,T2WI 呈极高信号,类似水样信号。对囊内出血显示更敏感。

4. 动脉造影表现为血管增多或血管减少,另外肿瘤染色和新生血管形成是常见征象。

5. 囊肿穿刺可以发现无色到黄色囊液,造影剂只能进入细针经过的"房",因为"房"间无交通。

6. 确诊依据病理检查:大体标本见肾脏多囊性占位,有完整包膜与正常肾实质界限清楚,囊间隔厚薄不均,囊内容物多为清亮或者草绿色或血性液体。囊间隔为病理鉴别 Wilms 瘤和多发性单纯性肾囊肿的重要依据。

【鉴别诊断】

1. 囊性肾母细胞瘤　B 超检查可区别肿块为实质性或囊性,肾母细胞瘤超声显示在腰肌前方以实质为主、带有间隔小液平(坏死出血、肾盂积水)的混合图像,其间隔内含有局灶胚胎性细胞。

2. 成人多囊肾　成人多囊肾多为双侧,往往有家族史,可有血尿及腰腹部囊性肿块,如为多囊肾单侧发病时应作鉴别。常同时有肝、胰、脾等脏器的多囊性改变,肾功能呈慢性进行性减退。静脉尿路造影显示患肾明显增大,肾盂肾盏伸长变形,呈蜘蛛脚样。B 超和 CT 示整个肾脏呈弥漫性囊性改变。

3. 多囊性肾发育不良　多囊性肾发育不良(multicystic dysplastic kidney,MCDK)又称先天性肾发育不良性多发性肾囊肿,是临床较罕见的非遗传性肾发育异常,系胚胎发育期肾和输尿管芽融合不良导致的一种畸形。患肾无功能,往往不成肾形。男性多见,可发生于各年龄段。大多数发生于一侧肾脏,常伴其他泌尿系畸形;如对侧膀胱输尿管反流、重复肾、异位肾、肾盂输尿管连接处狭窄及原发性巨输尿管症等。影像学表现为患侧肾区未见正常肾盂结构,呈数量不等、大小不一、形态不规则的囊性信号影,各囊肿孤立存在,互不相通。有时影像学难以鉴别,需通过病理鉴别。

【治疗方案】

1. 对无症状且瘤体较小者,可观察随访。

2. 若症状严重,非手术治疗无效,对侧肾功能良好者可作患肾切除;但双侧病变者可行肿块切除或肾部分切除。

3. 多房囊性部分分化:Wilms 瘤、多房囊性肾细胞癌的治疗方法是肾切除。如果病变部位比较局限可以行肿瘤剜除术或者部分肾切除术。

4. 多房囊性肾瘤为一罕见的良性肿瘤,故不主张手术前后行放化疗。

【评述】

多房性肾囊肿是一种罕见的良性肿瘤,多以腹部包块就诊。术前 B 超、CT、MRI 检查中以 MRI 较好,可多角度、多参数成像,间隔的显示效果较好,而且无辐射,对儿童尤为适宜。Powell 等提出多房性肾囊肿的特征性标准是:① 囊肿必须是单侧性的;② 囊肿是孤立性的;③ 囊肿是多房性的;④ 囊肿与肾盏不相通;⑤ 囊肿的各小房之间也不相通;⑥ 囊肿的大部分内壁由上皮覆盖;⑦小房的间隔内没有正常的肾组织;⑧未受累区的肾脏正常。治疗应以囊肿去顶减压、肾部分切除为主,只有当病肾功能已完全丧失,又不能除外恶性肿瘤时才行病肾切除。

(孙洵　谭顺成)

五、多囊性肾发育不良

【概述】

多囊性肾发育不良(multicystic dysplastic kidney,MCDK)是一种先天性非遗传性肾发育异常,也称肾发育不良 PotterⅡ型肾囊肿。病因不清,可能系胚胎发育期肾和输尿管芽融合不良导致。多见于婴幼儿和儿童。新生儿的单侧发病的发生率为 1/(3 000～14 000),而双侧约占 1/1 000。主要变化为肾脏由大小不等的囊性结构组成,外观像一堆葡萄,囊性结构之间为原始发育不良的组织成分,常伴随其他泌尿系统梗阻性病变。约 20% 病例可伴发对侧输尿管肾盂连接处狭窄、对侧输尿管膀胱连接处狭窄、对侧膀胱输尿管反流、同侧膀胱输尿管反流、原发性巨输尿管、马蹄肾、同侧或者对侧上半肾重复肾等。由于肾脏完全被囊肿和缺乏滤过功能的组织所替代而缺乏相应功能,通常单侧发病的患儿依赖对侧肾功能而生存,如果同时伴发对侧输尿管梗阻或者膀胱输尿管反流,则会出现不同程度的肾功能不全。双侧多囊性肾发育不良,常出现死胎或者出生后死亡。镜下见囊肿表面被覆立方上皮,他们被薄层纤维组织和发育异常的原始组织分隔,特别是原始小管,常可以看到不成熟肾小球。

【诊断依据】

1. 腹部包块是婴儿最重要的临床表现,患侧肾区可扪及肿块,而成人患者则往往不能扪及。包块呈单侧性,左侧多于右侧。

2. 双肾病变者,常有 Potter 面容,羊水过少,肺发育不全。

3. 常合并其他泌尿系统异常,如膀胱输尿管反流、输尿管膨出、巨输尿管、输尿管膀胱连接部阻塞、异位肾等。另可并发心血管和消化道异常。

4. 产前超声检查,多数在妊娠 20 周后可被确诊。超声表现为:丧失正常的实质和肾盂结构,代之以数目和大小不等、且互不相通的大量囊泡。

5. CT 或 MRI:患肾均缺乏正常肾实质和肾盂结构,由大小不等的囊肿混杂堆积,单个囊肿直径在 1～3 cm。患肾增强后囊肿无强化,囊肿的分隔部分为疏松结缔组织,内含岛状肾组织和软骨灶,可呈中度强化。MRI 可有效预测多囊性肾发育不良的衰退和萎缩情况,对对侧肾进行详细评价,并可早期发现微小病变或其他先天性异常。

【鉴别诊断】

1. 单纯肾积水　通常由于解剖性因素引起,如肾盂输尿管连接处狭窄、输尿管膀胱连接处狭窄等,通过辨认输尿管是否扩张,肾盂和肾盏扩张的形态变化而诊断。

2. 多囊肾最大区别在于病变多为双侧性的。多囊性肾发育不良多为单侧,且常见的多个囊泡呈堆形,表现为"蜂窝状",而典型多囊肾的声像则表现为"葡萄串样"。

【治疗方案】

1. 无特殊药物治疗。由于患肾形态失常和功能缺失,患儿预后往往取决于是否同时伴随对侧集合系统形态和功能异常。既往强调将患肾切除,目前主张观察等待。双侧发病的多囊性肾发育不良预后很差,常在妊娠或者新生儿期间死亡。

2. 严重的双侧多囊性肾发育亦可引起慢性肾功能不全,透析治疗是值得依赖的治疗手段。

3. 如果患肾发生严重囊性变并发感染,是肾切除的适应证,但应了解对侧肾功能情况。

4. 合并其他泌尿系统形态和功能异常,包括对侧膀胱输尿管反流等,在观察等待之后,根据形态和肾功能受损的情况选择相应外科治疗方法。

【评述】

随着产前诊断技术的进步,MCDK 的诊断率逐渐提高,在较早孕期即可发现。多数只发生在单侧,双侧患病的新生儿多不能存活;出生后多数患肾囊肿随年龄增长而逐渐缩小,文献报道 40% 的 MCDK 患儿的患肾在 5 年内退化,有 59% 的患儿患肾在 10 年内退化,囊肿在 10 年内慢慢变小,直至留下很小的囊肿;多数因健侧肾发育良好而预后良好。MCDK 中发生 Wilms 瘤的发生率超过正常的四倍,但这四倍的增加并不构成预防性肾切除术的理由。若出现尿路感染、高血压等情况需积极治疗并定期随访。

(孙洵　谭顺成)

六、肾盂旁囊肿

【概述】

肾盂旁囊肿(parapelvic cyst),为起源于肾盂外、侵入肾窦的囊肿,又称肾蒂囊肿、肾盂旁淋巴性囊肿、肾盂旁淋巴管扩张、肾门囊肿等。发病率约为肾囊肿疾病的 1%~3%,男女比例相近,50 岁以后发生较多,可单侧或双侧同时发病。可起源于肾门部淋巴管或其他非实质组织,另一种学说认为系中肾管残留发展而来。肾盂旁囊肿的囊壁内衬扁平上皮或单层立方上皮,与肾盂并不相通。囊肿内通常含清亮的琥珀色囊液。囊壁很薄,囊肿常呈"蓝色圆顶"状,也可见囊壁钙化。约 5% 的囊肿含血性囊液,囊壁上可能有乳头状癌。镜检可发现囊壁有重度的纤维变性及玻璃变性,还可见到钙化区域,邻近肾组织也受压萎缩。

【诊断依据】

1. 腰部疼痛:由于囊肿压迫肾盂输尿管使平滑肌痉挛、囊肿生长牵拉包膜以及继发性肾积水所致。

2. 血尿:平滑肌痉挛可引起镜下或肉眼血尿,囊肿破裂并与肾盂相通后则成为肉眼血尿。

3. 高血压:囊肿压迫肾动脉,肾盂梗阻后致使肾缺血,引起肾素、血管紧张素分泌增加,可导致高血压。

4. 囊肿较大或致肾积水巨大者还可触及腹部包块;合并感染者可有寒战、高热、肾区叩痛等症状。

5. B 超可以见到肾门处的液性暗区,与肾盏肾盂的尿液不相通。当囊肿在肾窦深处或进入肾窦内引起肾盂肾盏扩张时易被误认为肾积水,需进一步 CTU 或静脉尿路造影检查。

6. 静脉尿路造影(IVU):囊腔内无造影剂,较大的肾盂旁囊肿,受推挤影响输尿管上段,导致变形、移位和拉长。如果肾盂、输尿管上段受压严重而显示不清,则需行逆行尿路造影。

7. 增强 CT:可明确囊肿的大小、数量、与肾盂的关系,以及向肾门内伸展程度等。肾盂旁囊肿在

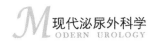
排泄期扫描无造影剂强化。CTU 可显示肾盂、肾盏受压并拉长,从而将囊肿衬托得更清楚。但 CT 对囊内出血,特别是血肿机化后与实质性肿物相鉴别上缺乏特异性。此外,增强 CT 还可除外囊性肾癌。

【鉴别诊断】

1. 肾窦脂肪增多症 尿路造影显示肾窦间隙增宽,有不规则透光区,但肾盂呈不规则缩小。CT 检查示肾窦间隙均匀性增大,肾盂周围有垒叠的透光区,密度高于囊肿。

2. 肾肿瘤 早期肾肿瘤主要依靠超声、增强 CT 及 MRI 等诊断;晚期肾脏恶性肿瘤有血尿、腰痛和肿块等临床表现。体积较大时可出现腰腹部胀痛不适,查体可触及增大的包块。

【治疗方案】

1. 肾盂旁囊肿绝大多数为良性病变,囊肿较小无压迫症状时可观。

2. 出现以下情况时需手术治疗:① 压迫肾盏、肾盂及输尿管出现梗阻而影响肾功能,或合并感染及结石者;② 与肾脏其他占位病变尤其是恶性肿瘤难以鉴别者;③ 囊肿较大,有明显腰痛、血尿、高血压等临床症状;④ 有自发性破裂或外伤性破裂出血。手术目的是切除囊肿或开窗引流。

手术方式可选择腹腔镜下手术、输尿管软镜腔内切开术或开放手术,亦有报道用经皮肾镜行内引流者。由于肾盂旁囊肿毗邻肾血管,故不推荐采用 B 超定位下穿刺抽吸囊液。

【评述】

肾盂旁囊肿多由先天性因素引起。Amis 等提出将起源于肾窦的囊肿命名为肾盂周围囊肿;而将起源于肾窦外,侵入肾窦的囊肿称为肾盂旁囊肿。目前临床上是将以上两种均称为肾盂旁囊肿。较大的肾盂旁囊肿常需手术治疗,手术方式多为输尿管软镜钬激光内切开及腹腔镜下囊肿去顶术。腹腔镜已逐渐成为治疗肾盂旁囊肿的最佳方式,但囊肿分离范围不足,易致术后复发。输尿管软镜内切开因具有创伤小、术中定位准确、疗效确切、术后恢复快、可同期处理上尿路其他病变等优点而被广泛应用,但术中需仔细辨认肾蒂血管和集合系统,避免术中盲目切开导致出血、漏尿等并发症。

(孙　泂　谭顺成)

七、肾盏憩室

【概述】

肾盏憩室(calyceal diverticulum)是肾实质内经过狭窄通道与肾盏或肾盂相连通的覆盖移行上皮细胞的囊腔。憩室外形光滑,常发生于肾盏的穹隆部,常影响上极肾盏。该病由 Rayer 在 1841 年首次报道,可为多发性,位于肾的任何部位,但肾上盏更容易受累。本病发病率约为 0.45%,成人与儿童发病率相似,无性别差异,双肾受累概率均等。

肾盏憩室的病因仍不清楚,有人认为是胚胎发育异常造成的,输尿管芽一般在长到 5 mm 时,其第 3、4 节会退化,如持续存在就可能导致憩室形成;局部的皮质脓肿破溃并与肾盏相通也可以形成憩室;而结石继发感染、梗阻,漏斗狭窄,肾脏损伤,肾失弛缓症及痉挛等都可以形成憩室。肾盏憩室常见两种类型:Ⅰ型憩室较常见,常位于肾盏杯口处,与肾小盏相连,多在肾的一极,以肾上极最常见,通常较小,多无临床症状;Ⅱ型憩室与肾盂或邻近的肾大盏相连,多位于肾的中央部位,形状较大,常有明显临床症状。

【诊断依据】

1. 多数小憩室没有任何临床症状,仅在排泄性尿路造影或超声检查时偶然发现,随着时间的推移、尿液的潴留,这些小憩室可渐进扩张。

2. 当憩室继发感染或结石时,便可出现血尿、腰痛、尿频、尿急、尿痛等症状。曾有报道憩室内结石的发生率高达 39%。

3. 影像学检查:主要有 IVU、增强 CT 以及 MRI。排泄性尿路造影可发现肾盏憩室及沉积的新月形高密度结石影,随患者体位改变而移动。逆行肾盂造影、增强 CT 和 MRI 有时对明确诊断和确定憩室的解剖位置有帮助。超声检查可发现液性暗区,而在位置上肾盏憩室比单纯性肾囊肿更靠近肾集合系统。

【鉴别诊断】

1. 肾盏积水　常由肾盏漏斗部炎症狭窄或结石梗阻引起,造影显示肾盏扩大,失去正常杯口状,且位于肾盏的正常位置。

2. 肾包虫囊肿　为肾实质内囊性肿块,但多发于畜牧区,有流行病疫区生活史,卡索尼反应阳性。IVU 示肾盂肾盏受压变形、拉长。包囊破入肾盂时,则见造影剂进入囊内,并出现多个圆形充盈缺损。

3. 肾结核　空洞边缘不整齐,常合并肾盏虫蚀样改变,往往多个同时存在。

【治疗方案】

1. 无症状的患者无需任何治疗,但需定期 B 超随访。

2. 合并结石者:可行 ESWL 治疗。虽然 ESWL 治疗可粉碎结石,但无法进一步对憩室颈部进行扩张或切开,治疗后碎石难以排出,憩室内结石易复发。

经皮肾镜碎石取石术(PCNL):可取净结石,亦可同期行憩室颈部扩张或切开,解除憩室出口梗阻,防止结石复发。但对位于肾腹侧的肾盏憩室,肾大出血风险增大。

输尿管软镜术:适合中上盏肾盏憩室结石的处理,但憩室颈部较长,切开进入憩室困难者,术中有大出血的风险,尿源性感染发生率增高,清石率下降。

腹腔镜肾盏憩室切除术:腹腔镜治疗肾前方或下极且突出肾实质表面的肾盏憩室有明显优势,但技术难度高,如缝合不严密,易出现术后漏尿、继发肾周感染等并发症。

3. 开放手术:包括肾盏憩室去顶术、肾楔形切除术、肾部分切除术等。

【评述】

肾盏憩室发病率较低,但 10%～50% 的肾盏憩室合并憩室内结石,肾盏憩室结石可导致腰痛、血尿,或易于反复尿路感染引起尿频、尿急等下尿路症状,另外结石反复刺激憩室内壁会增加潜在的恶变风险。治疗方法较多,可根据病情及术者经验选择。

(孙洵　谭顺成)

第六节　肾盂输尿管连接部梗阻

【概述】

肾盂输尿管连接部梗阻(pelviureteric junction obstruction,PUJO)指因机械性或动力性因素妨碍肾盂尿进入输尿管,导致肾积水的一种疾病。发病率约 1/800～1/600,多见于儿童,约 25% 在 1 岁内发现。男女发病比例为 2∶1,其中 2/3 发生在左侧,双侧占 20%～30%。随着产前 B 超检查的普及,约 60% 患儿的肾积水在胎儿期即被发现。病因分为先天性和后天性两类,先天性因素常见有局部狭窄、迂曲、息肉、瓣膜及外部粘连,高位连接,迷走血管引起的压迫、扭曲、成角、悬吊等;后天性因素为炎症、损伤引起的狭窄或肿瘤、结石堵塞等。病理机制主要是壁层肌肉螺旋结构被异常的纵行肌束或纤维组织所代替,使蠕动波传导受阻,从而使尿液从肾盂到输尿管的传输受阻;进一步研究发现,儿童 UPJ 狭窄时,UPJ 的 Cajal 间质细胞减少,另由尿路上皮细胞分泌的细胞因子会加重 UPJ 的梗阻,如转化生长因子 β(TGF-β)、表皮生长因子、一氧化氮和神经多肽 Y 等。输尿管的黏膜以及肌肉向内折叠,从而引起输尿管痉挛或产生活瓣作用,最终造成梗阻;另有少见因素如输尿管真性狭窄或医源性的狭窄以及尿路上皮肿瘤、结石等后天因素导致的 UPJ 梗阻。

【诊断依据】

1. 腰腹部包块:多见于儿童,成人见有腹部包块往往已达重度肾积水。包块位于肋缘下,为表面光滑的囊性肿块,压痛不明显,大者可越过中线。肾绞痛发作时往往包块增大、尿量减少;疼痛缓解后包块缩小、尿量增多,呈间歇性肾积水。

2. 腰痛:是常见的症状,为持续性钝痛或坠胀不适,间歇性发作时有肾绞痛,可伴恶心、呕吐,称为Dietl危象。

3. 血尿或脓尿:血尿发生率约10％～30％,因肾盂内压力增高,肾髓质血管破裂所致,也可在轻微受伤后及合并结石时出现。有些患者合并上尿路感染而出现寒战、高热、脓尿及全身中毒症状。

4. 高血压:小儿和成人均可出现,因肾内血管受压导致肾素分泌增加所致。

5. B超:可了解肾积水程度,对梗阻部位诊断及病变性质可初步鉴别。产前B超检查可对胎儿先天性肾积水做出早期诊断。多普勒超声通过对肾内动脉血流频谱反映积水肾血流变化,用阻力指数(RI)测定可帮助鉴别梗阻性和非梗阻性肾积水。

6. KUB、IVU、CT:KUB可了解肾轮廓大小,对有X线阳性结石可明确诊断。IVU时,可见肾盂肾盏扩张,造影剂中断于肾盂输尿管连接部,输尿管常不显影,可对梗阻部位及肾功能做出评价。当肾功能差时,可行大剂量IVU检查。CT和CTU更可了解肾皮质厚度及迷走血管压迫情况。

7. 逆行肾盂造影:用于IVU显影不清时,可清楚显示肾盂输尿管连接部梗阻情况,并可了解肾盂肾盏扩张情况。

8. MRI:MRU对梗阻部位和肾积水程度诊断很有价值。

9. 动态影像学检查:

(1) 利尿性B超及同步电视录像监测利尿性IVU的应用,可鉴别梗阻性和非梗阻性肾积水。

(2) 同位素肾动态显像:可显示肾吸收、浓缩、排泄全过程,了解梗阻部位、程度及肾功能状况。

10. 经皮肾穿刺检查:经皮肾穿刺造瘘后可顺行造影检查以了解梗阻的部位和积水程度。造瘘可以引流肾盂内尿液,降低肾盂内压力,改善由梗阻继发的肾盂内的感染或肾功能的损害。另外还可以了解减压后肾功能恢复的情况。

11. 核素扫描:可用于肾盂输尿管连接部梗阻的诊断并可判断肾功能状况。采用的药物有^{131}I-邻碘马尿酸钠(^{131}I-OIH)以及^{99m}Tc-巯基乙酰三甘氨酸(^{99m}Tc-MAG3),后者显像质量好,且放射剂量合适,得到广泛应用。

12. Whitaker试验:1973年由Whitaker首先报道,以10 mL/min的速度向肾盂内灌注生理盐水或稀释的造影剂,并同时监测肾盂压,检查前留置导尿管以防止膀胱高压而影响结果。灌注过程中,如果肾盂压力维持在12～15 cmH$_2$O,提示无梗阻;如肾盂压超过15～20 cmH$_2$O则高度提示梗阻。

【鉴别诊断】

1. 输尿管上段阴性结石　有肾绞痛史及血尿,IVU及逆行肾盂造影见局部有充盈缺损,B超显示有强回声及声影。

2. 肾盂肿瘤　以间歇性无痛性肉眼血尿为特征,尿中找肿瘤细胞常阳性,IVU和逆行肾盂造影局部有充盈缺损,且表面不光整;B超可显示肾盂内占位并有少许血流。

3. 腔静脉后输尿管　狭窄段多在腰椎第3节段(L3)水平,IVU显示输尿管向中线移位。患侧输尿管插管同时行腔静脉插管,可见两者在狭窄处交叉或重叠。

【治疗方案】

患肾有明显腰腹疼痛症状、肾积水进行性加重、肾功能损害、继发高血压、结石或感染应及早手术,不受年龄等限制。

1. 内镜治疗

(1) 经皮肾镜PUJ梗阻内切开术:UPJ梗阻合并肾功能损害、肾盂或肾盏结石时,经皮肾镜是最佳治疗方案,它可以同时行经皮肾镜碎石取石以及UPJ梗阻内切开术。术中应先行碎石取石术。如果先行梗阻切开手术,则碎石过程中结石碎屑可能通过切开部位进入到肾盂或输尿管周围组织中,术后可形成纤维化或肉芽肿,再次造成梗阻。禁忌证为梗阻段较长($>2\,cm$),迷走血管压迫引起伴急性感染或未治疗的凝血功能异常。

内切开术可用冷刀或钬激光,术中应完全切开狭窄段,并且两端各超过狭窄段$1\,cm$,全层切开管壁直到看见输尿管周围脂肪组织,再用F21输尿管球囊扩张,放置二根双J管或内切开支架(12/7Fr),且内切开支架管最宽的部分位于切开的部位,并留置肾造瘘。

(2)带气囊的电导线内切开术:1993年Chandhoke等首先报道了使用带气囊的电导线进行内切开术治疗UPJ梗阻。禁忌证包括:狭段长度超过$2\,cm$,同时合并肾盂肾盏结石(因为无法同时处理)

(3)输尿管镜内切开术:多用于PUJO伴输尿管多处狭窄的患者。方法参PUJ梗阻内切开方法,禁忌证包括梗阻段较长及PUJ梗阻同时合并肾盂或肾盏结石时,禁用于迷走血管压迫者。

(4)气囊扩张术:输尿管镜下将斑马导丝通过狭窄段并退镜,再次置入输尿管镜并直视下顺导丝将输尿管球囊扩张器的球囊部通过狭窄段,连接压力表进行加压扩张,压力在20~30个大气压,扩张时间为5~10 min,扩张数次直至狭窄段扩开。扩张满意后据狭窄段扩张程度留置1~2根输尿管支架管。本法的总成功率约64%。

术中输尿管狭窄程度判断:仅可通过一根斑马导丝定义为重度狭窄,可通过两根斑马导丝定义为轻度狭窄。

2. 开放手术

(1)肾盂输尿管梗阻段切除再吻合术:目前认为梗阻段切除再吻合术是手术治疗PUJ梗阻的首选方法,适用于各种PUJ梗阻患者。常用Anderson-Hynes肾盂成形术,术中将多余的肾盂裁剪,纵切输尿管1.5~2.0 cm,将扭曲的输尿管矫正后吻合并放置内支架。当因异位血管造成梗阻时,可同时矫正肾盂和异位血管间的关系。

(2)转肾盂瓣技术:有Foley Y-V肾盂成形术;Culp- DeWeerd螺旋形肾盂瓣成形术;Scardino-Prince垂直肾盂瓣成形术等,可根据患者不同情况采用。

(3)输尿管-肾下盏吻合术:在肾盂成形术失败后,可行输尿管-肾下盏吻合术。

(4)挽救性手术:如上述肾盂成形术失败或狭窄段过长,可行回肠代输尿管术,Boari瓣的自体肾移植术,如果患侧肾功能明显受损且对侧肾功能正常,可以考虑行患肾切除术。

3. 腹腔镜手术:为微创手术,在有条件医院可开展,基本手术方式与上述方法同。

(1)传统腹腔镜肾盂成形术:有经腹腔入路、腹膜后入路等。

(2)单孔腹腔镜肾盂成形术:该式式入路包括经脐、经后腹膜腔途径等。

(3)迷你腹腔镜肾盂成形术:主要应用于青少年及对于术后美观要求比较高的患者,但受限于手术器械及技术的要求,未得到广泛应用。

(4)机器人手术:经腹入路操作空间大,为机械臂提供了足够的空间。在手术缝合及手术时间上具有优势,近些年成为复杂性UPJO治疗的新选择。

【评述】

肾盂输尿管连接部梗阻(PUJO)是引起小儿及青少年肾积水常见原因之一,可导致肾功能受损和肾实质萎缩。手术指征主要包括反复发作的肾绞痛、肾积水进行性加重、继发肾结石和感染、肾功能不全、高血压等。一经诊断应尽早手术解除梗阻。术前肾功能评价尤为重要,有报道用肾核素扫描,肾功能不足10%的PUJO患儿,保肾的肾盂成形术是安全可行的,术后肾功能可进一步改善。儿童解除梗阻后肾功能恢复能力明显强于成人,可能与儿童促进细胞生长、减少细胞凋亡的内环境优于成人有关。临床观察证明发病年龄越大,肾功能损害越轻,术后肾功能恢复越好。PUJO合并非反流非梗阻性巨输尿管时应先作PUJO手术,随访后确认存在输尿管膀胱入口处梗阻时再作输尿管膀胱再植术。PUJO成形术以Anderson-Hynes手术为代表,成功率在95%以上,但近年来微创手术发展迅速,创伤小,疗效与开放手术相当,有可能取代开放手术。管腔狭窄引起的UPJO,其病理主要是壁层肌肉

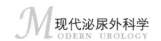

螺旋结构的改变,使蠕动波通过受阻。研究表明,这种改变使输尿管平滑肌细胞间的信息传递受阻,导致输尿管蠕动障碍,这就是离断式肾盂成形术一直被认为是治疗 UPJO"金标准"的原因。腔内治疗术后应注意随访,术后 3～6 月应作 IVU 或肾核素扫描,了解肾功能恢复情况,随访至少 2 年。

(孙洵 赵润恒)

第七节 巨输尿管症

【概述】

巨输尿管症(Megaureter,MGU)是病理学上对一类输尿管直径过大的疾病的描述,泛指任何扩张的巨大输尿管。各年龄段都可发生,以中青年居多,男性多于女性。正常的输尿管直径很少超过 5 mm,一旦输尿管宽度超过 7 mm 都可被认为是 MGU,1923 年 Caulk 最早在文献中描述了巨输尿管患者。巨输尿管症可分为四个类型:梗阻型、反流型、反流合并梗阻型、非反流非梗阻型,每种类型又可分为原发性和继发性。原发性梗阻型 MGU 普遍认为的原因是近膀胱处的输尿管真性狭窄或无蠕动;继发性梗阻型 MGU 最常发生于神经源性和非神经源性排尿功能障碍或膀胱以下梗阻,或继发于输尿管膨出,受外界压迫及纤维化等。原发性反流型巨输尿症多因输尿管膀胱交界处畸形,黏膜下输尿管隧道不够长造成膀胱输尿管反流;继发性反流型 MGU 多继发于膀胱或尿道病变、神经性膀胱、尿道瓣膜、尿道狭窄等,因膀胱的充盈和排空循环过程中的压力直接传导进入输尿管,引起输尿管进行性扩张。而一小部分患者存在伴有反流的梗阻,形成反流梗阻型 MGU。先天性巨输尿管症目前认为系原发性非反流非梗阻性巨输尿管,可分为成人型和小儿型两种,多发于小儿,发病率约占胎儿泌尿系畸形的 20%,它们的临床表现和预后也不相同。其基本特点是:① 有不同程度的输尿管扩张;② 无器质性输尿管梗阻病变,如输尿管囊肿和输尿管开口异位等;③ 无下尿路梗阻性病变,如膀胱颈部挛缩和后尿道瓣膜等;④ 无膀胱输尿管反流;⑤无神经性膀胱功能紊乱,如先天性脑脊膜膨出症等;⑥ 输尿管膀胱连接处解剖正常,包括正常的输尿管开口与位置,膀胱三角区发育良好;⑦ 扩张处远端的输尿管段内径正常。先天性巨输尿管症病因至今未明,1970 年 Macznon 和 Tanagko 等研究认为末端输尿管内肌层结构异常,即环肌增厚和纵肌成分缺乏是导致功能性梗阻的原因。这种肌肉异常结构只局限于扩张段的下方,靠近输尿管膀胱连接处;这段在各病例的长度不同,一般只有 5 mm,但也有长达数厘米者,其远侧的输尿管包括膀胱内输尿管都有正常的纵行肌纤维和正常肌肉胶原比例;扩张段输尿管的肌肉层不规则排列,并见肌肉肥厚;在成人病例输尿管扩张部分大多局限于功能梗阻的上方,呈纺锤状或球形扩张,同侧的肾脏功能可良好或轻微损坏;在小儿则不同,输尿管一般有明显扩张、延伸或扭曲,肾脏损坏较严重,肾盏扩张一般较肾盂更明显,但膀胱、三角区和输尿管开口都属正常。2007 年 Vlad M 等人通过显微镜及电镜检查后认为巨输尿管症病因是解剖病理异常,主要是输尿管平滑肌缺乏和神经纤维退化,平滑肌组织被丰富的结缔组织所替代,导致输尿管不能有效收缩;神经纤维髓鞘出现空泡化改变,从而影响神经电传导,阻碍了蠕动波传递而发生功能性梗阻。继发性常见于尿路感染(因细菌毒素作用于输尿管肌层致输尿管扩张及蠕动减弱)及能导致尿量明显增加的疾病(如尿崩症等)。

【诊断依据】

1. 巨输尿管症缺乏特异性体征和症状,临床上常因泌尿道感染、血尿、结石、腰痛就诊。

2. 部分患者出现尿红细胞和白细胞升高,肾功能异常。

3. 影像学检查:超声通常被认为是诊断巨输尿管症的首选检查。超声检查简单、安全、无痛苦,可观察输尿管内径、管壁厚度、肾积水情况及膀胱壁厚度;静脉尿路造影可动态观察输尿管蠕动情况,巨输尿管症特征性 X 表现为患侧输尿管下端狭窄处呈"鸟嘴样"改变。碘剂过敏者可选用 MRU 检查,有学者认为 MRU 与 X 线下造影对 MGU 诊断效果相同。排泄性膀胱尿道造影时可发现神经源性膀胱,膀胱输尿管反流及流出道梗阻等疾病引起的继发性 MGU。IVU 不显影或已引起肾功能损害可行经皮肾穿刺造瘘造影,利尿性肾图可以客观地提供肾功能和梗阻的参数。

4. 各型诊断应综合多种因素后作出。(1)反流性巨输尿管症:原发性是指膀胱输尿管交界部畸形,黏膜下输尿管隧道不够长,造成膀胱输尿管反流;继发性反流性巨输尿管症常继发于膀胱或尿道病变,如神经病原性膀胱功能障碍、尿道瓣膜、尿道狭窄等。(2)梗阻型巨输尿管症:原发性是指膀胱输尿管交界部以上的输尿管腔内梗阻,包括输尿管狭窄、输尿管远端功能不良(动力性);继发性有继发于输尿管膨出、外界压迫及纤维化。(3)非梗阻非反流性巨输尿管症:原发性原因不明,可能是原有梗阻原因已消失,仍遗留有输尿管扩张,诊断时应排除梗阻和反流,如肾功能稳定,也无感染,只需随诊观察,有些梨状腹综合征患者的尿路情况属此类;继发性是指继发于尿量大(如尿崩症),或细菌毒素作用于输尿管肌层致输尿管扩张及蠕动减弱。(4)反流性梗阻性巨输尿管症少见,是因发育不良的远端输尿管无法与壁内段隧道接合,而且会导致无效蠕动。此类患者在膀胱颈部水平都有异位输尿管插入,当放松时会使尿液反流,在肌肉张力增加时,表现为远端梗阻。

【鉴别诊断】

1. 输尿管下端结石梗阻 可引起肾输尿管积水,但多有肾绞痛史,X 线检查可显示不透光阴影;如为阴性结石,则 B 超、CT 可鉴别。

2. 重复输尿管畸形 IVU 可见双肾盂双输尿管畸形,其中一条输尿管迂曲扩张,而另一条常正常。

【治疗方案】

取决于临床症状、输尿管扩张和进展程度以及肾功能状况。

1. 产前诊断的巨输尿管症出生后如无症状可予观察;对成人无明显肾积水、无尿路感染和血尿者,亦可观察并定期随访。Dekirmendjian 等对 101 例巨输尿管症患儿研究后认为,输尿管内径<1.1 cm 与自然缓解显著相关。

2. 对已出现临床症状,输尿管直径持续增宽,肾功能损害或孤立肾时应适时进行手术治疗。

手术治疗较为经典的手术方式为输尿管缝缩术、输尿管折叠术及输尿管裁剪成形术。输尿管折叠术可有效保护输尿管血运,但对于输尿管内径较大且管壁增厚患者,由于折叠后输尿管仍较粗大,多选择行输尿管裁剪缝合术,尤其是输尿管直径超过 1.75 cm 的患者不推荐采用折叠术;但两者在手术成功率上无明显差异。单纯梗阻性 MGU 一般采用输尿管膀胱再植术治疗,输尿管镜下球囊扩张术、输尿管内切开术、输尿管支架置入术在治疗上也是有效的。随着腹腔镜及机器人辅助技术的发展,微创治疗 MGU 已成为大趋势。

巨输尿管再植术后并发症常见的为梗阻与反流。梗阻多与术后输尿管水肿有关,必要时需暂时性尿流改道;也有梗阻是由狭窄或缺血引起的,这需要再次手术治疗。约有 5% 的患者术后出现反流,若反流严重则也应再次手术治疗。为避免这些并发症,常以乳头法或 Cohen 术式;为了克服反流,膀胱黏膜下隧道长度和输尿管直径比例应大于 3:1。

3. 如患肾功能丧失,对侧肾功能良好,则做患肾输尿管切除术。

【评述】

巨输尿管症分四型,诊断时应作病因学的分型诊断。治疗应根据病因及肾功能状况作相应处理。一般婴幼儿进展快,预后差;而成人病程较长,肾功能损害较轻,治疗效果较好。无明显症状且进展不明显者可予观察;有明显症状且肾功能有损害者应手术治疗,手术效果取决于病因、输尿管功能状况及良好的手术操作,应避免术后出现继发性狭窄和反流;对患肾无功能者,可行肾切除术。

(孙洵 赵润恒)

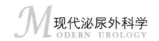
第八节　腔静脉后输尿管

【概述】

腔静脉后输尿管(retrocaval ureter)是因下腔静脉发育异常引起的先天性解剖畸形,本病少见,发病率为1∶5 000,男女发病比例为(3～4)∶1,多在30～40岁发病,常见于右侧。腔静脉后输尿管引起梗阻的原因是先天性管腔狭窄,功能性不明原因的内在缺陷,与静脉粘连,加之腔静脉与腰大肌主动脉之间的挤压,造成上段尿路不同程度梗阻、积水,继发感染、结石等。

1969年Bateson等根据其梗阻的部位可分为:Ⅰ型(低襻型)临床上最为常见,在50%的患者中可见明显的肾积水和近端患侧输尿管扩张。影像学提示患侧输尿管在L3～L4前呈鱼钩状(J状)或向中线移位(S状);Ⅱ型(高襻型)少见,梗阻多数较轻,肾盂与上段输尿管几乎处于一条水平线上,仅表现为轻度肾积水或无肾积水。患侧输尿管以镰刀状曲线环绕下腔静脉,影像学上可表现为肾盂输尿管连接部狭窄的伪像。

对于该病的成因,目前认为在胚胎3个月时,输尿管和后肾从骨盆处上升,穿过肾环到达腰部,输尿管走行于其中。正常发育者后主静脉萎缩,输尿管即位于下腔静脉前方;如若后主静脉不萎缩,替代了肾环的后面,肾环的前面即变成了下腔静脉,从而形成了下腔静脉后输尿管。因此,本病实际上是由于下腔静脉发育异常,而不是输尿管发育异常引起,所以又称为输尿管前下腔静脉(Preureteral vena cava)。

【诊断依据】

1. 临床表现并无特异性,部分较轻的患者可无症状。有症状者多数表现为上尿路梗阻症状,可出现腰部疼痛酸胀,个别患者可触及患侧腰部包块;继发结石和感染的患者可出现肾绞痛、血尿,尿路刺激症状等,严重者出现肾功能损伤。

2. 影像学检查:超声检查可发现肾积水和输尿管上段扩张。IVU是诊断腔静脉后输尿管的主要手段,通常表现为肾积水、患侧输尿管上段扩张并向中线移位,呈S形或反向双J形(鱼钩状)改变,部分患者输尿管受压段狭窄明显,可出现下段输尿管不显影或显影不清,患侧肾功能受损严重者亦不显影,故IVU单独诊断本病较困难。结合增强CT和CTU检查能更好地明确下腔静脉后方见环绕走行的输尿管,下腔静脉与腹主动脉间可见输尿管影,其远端输尿管再逐渐绕至下腔静脉前外侧,可明确诊断下腔静脉后输尿管。MRI可360度旋转立体观察,可清晰显示输尿管与腔静脉走行关系,诊断准确率较高,是目前诊断腔静脉后输尿管较好的无创检查,对儿童也推荐此法。若以上检查不能明确诊断,则可逆行输尿管造影,也可在逆行输尿管造影同时行下腔静脉插不透X线导管拍片,可见二导管呈交叉样改变以明确诊断(Presman法)。

【鉴别诊断】

1. 输尿管扭曲　多数输尿管扭曲形状不固定,可随体位改变而改变,也不伴有肾积水。

2. 腹膜后肿物所致的输尿管移位　多数与肿瘤形态、大小有关,一般也不呈S形。

【治疗方案】

1. 对于无症状,且影像学检查无梗阻表现者,应定期随访观察。

2. 对梗阻严重,已导致患肾无功能且对侧肾正常者,可行患肾切除术。

3. 如存在明显的输尿管梗阻,导致局部疼痛明显,并发结石感染等并发症或肾功能受损,则应考虑手术治疗。手术治疗目的为解除梗阻,复位输尿管,使输尿管不再受压,切除病变狭窄段输尿管并处理并发症。

开放手术:主要采用输尿管复位矫形术(肾盂-输尿管吻合术)。术中游离输尿管、肾盂及下腔静脉,将输尿管在下腔静脉前与肾盂在正常解剖位置吻合。也有在上段输尿管与下腔静脉交叉前较粗的输尿管处切断,将输尿管复位,再将输尿管病变段切除,在无张力情况下行端端吻合术。对输尿管与下腔静脉后侧粘连较紧,可旷置一段输尿管,游离其下段输尿管减张后作吻合。

4. 腹腔镜与机器人手术原理与开放手术相同,已广泛应用于腔静脉后输尿管的治疗。

5. 对合并肾结石者,可在腹腔下手术同时用输尿管软镜行碎石取石术。

【评述】

腔静脉后输尿管实质上是腔静脉先天发育畸形引起的输尿管走行异常,继而引起上尿路不完全梗阻。但这种梗阻的原因仍不甚明确,在个别病例中也不尽相同,可能是先天性输尿管管腔狭窄,也可能并发输尿管周围炎症,腔静脉外在压迫,此外也可能是功能性的或由一些不明确的内在缺陷引起。无明显积水者可观察,但对明确诊断合并肾积水的腔静脉后输尿管应手术治疗。对腔静脉后输尿管受压段要否切除,部分学者选择保留输尿管受压段,部分学者认为以切除为好,尤其对发育、蠕动不正常,以及冗长、狭窄、扭曲的后段输尿管,术中应予切除。

(孙　洵　赵润恒)

第九节　先天性输尿管瓣膜症

【概述】

先天性输尿管瓣膜症(congenital ureteral valve,CUV)是指输尿管内壁上出现包含平滑肌组织的黏膜皱襞,呈环状或叶瓣状,有针尖大小开口,是输尿管梗阻的少见原因。分三种类型:环型瓣膜(单一或多发环型瓣膜)、叶瓣型瓣膜(单一或多发叶瓣型瓣膜)、混合型瓣膜(环型瓣膜合并叶瓣型瓣膜)。输尿管瓣膜症的确切病因尚不清楚,目前公认的有三种学说:① 1942 年 Ostling 提出的"胚胎皱褶残留学说",认为胚胎期输尿管在上升过程中比肾脏生长快,因而出现输尿管皱褶,如上述胚胎皱褶没有消失,结果就形成输尿管瓣膜。② "膜形成学说",认为妊娠 6 周时,输尿管下段可形成一层很薄的上皮膜(Chwalle 膜),第 8 周后由于尿液和输尿管管腔分泌物的积聚,形成流体压力,使膜的中心部首先产生缺血、破裂,并逐渐消失不留痕迹。但如果部分破裂的 Chwalle 膜持续存在,则形成输尿管瓣膜。③ "异常输尿管胚胎发生学说",因本病常合并重复输尿管、输尿管异位开口、肾旋转不良、马蹄肾等畸形,故认为系胚胎发生异常。输尿管瓣膜可发生于输尿管的各个节段,但输尿管上段及肾盂输尿管连接部多见,其次是下段,中段少见;多为单侧发病,且左右侧输尿管发生的比例约为 1∶1。儿童多见,男女之比约 2∶1。

【诊断依据】

1. 本症无特异性临床表现,常见的症状包括腰痛、腹痛及血尿等,症状可出现于各年龄段。

2. 输尿管瓣膜可引起输尿管梗阻、扩张,严重者可致肾积水。

3. 影像学检查:B 超常能发现肾积水及梗阻以上部位输尿管扩张,但不能确诊。IVU 与逆行输尿管造影检查有助诊断,典型的 X 线表现为:① 输尿管腔平行于肾盂壁,形成"高位嵌入型梗阻";② 输尿管一侧壁产生的锥体状或叶瓣状的充盈缺损镶嵌入狭窄节段的输尿管腔;③ 输尿管相对的两侧壁各有一充盈缺损嵌入管腔,成为一对交锁瓣,逆行造影见病变部位有倒"V"字形改变。IVU 同时可了解肾积水程度及肾脏功能情况。

4. 输尿管镜检查:能直接观察到病变形态,其典型表现为:① 叶瓣型瓣膜,可见输尿管壁上有赘生物生长,呈叶片状或锥状,可活动,数量可为单发或多发,其表面黏膜正常、白色、血管不丰富,基底部黏膜稍增厚,但并未占据整个管腔;② 环型瓣膜,在镜下可见输尿管壁环形凸起,堵塞管腔,表面黏膜和正常管壁相同,纹理清楚,瓣膜中部可见小孔,随蠕动有尿液喷出。同时取组织块活检,明确有平

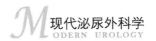

滑肌束的存在则证实诊断。

【鉴别诊断】

先天性输尿管瓣膜症需与输尿管息肉、输尿管肿瘤、炎性输尿管狭窄等鉴别，必要时活检可明确诊断。

【治疗方案】

1. 随诊观察：成人先天性输尿管瓣膜症未引起继发性肾积水或无明显症状者，可暂观察，定期复查。婴幼儿轻中度输尿管扩张可观察随诊，有明显肾积水应手术。

2. 手术治疗：在出现肾积水加重、感染或合并结石应手术治疗。手术方法有：① 单纯瓣膜切除术，多适合于叶瓣型瓣膜；② 病变段输尿管切除＋断端斜行吻合，适用于环型瓣膜、多发瓣膜及局部管腔狭小者；③ 输尿管镜下瓣膜切除术，术中应放置输尿管支架管，以利于输尿管尿路上皮生长，防止吻合口狭窄并能维持尿液引流通畅；④ 若输尿管瓣膜症致患肾无功能或脓肾，可行肾输尿管切除术。

【评述】

先天性输尿管瓣膜症病因不清，其发病机制虽有 3 种学说，但似乎"胚胎皱褶残留学说"能较好解释输尿管上段环型瓣膜及多发环型瓣膜的形成；而"膜形成学说"可以解释输尿管下段瓣膜的形成，至于"异常输尿管胚胎发生学说"则可解释其他不同类型输尿管瓣膜的发生。因本病往往会造成上尿路梗阻，并缺乏典型的临床表现，故术前诊断较为困难，且常有结石停留于局部，如不提高警惕，常会遗漏本病的诊断和治疗，故应熟悉典型的 X 线表现。本病确诊有赖于病理检查，并需做纵行或水平面的整体连续切片和整体包埋。通常按 Wall 等提出的诊断标准：① 解剖上包含平滑肌纤维的输尿管黏膜横行皱褶；② 瓣膜上方为梗阻继发性改变，而下方正常；③ 无其他机械性或功能性梗阻证据。Gosalbez 等认为，组织学上诊断输尿管瓣膜症必须有一层正常的移行上皮覆盖，只需在瓣膜基底部有平滑肌，而不必在整个瓣膜内部，因为它们是瓣膜状，且是引起输尿管梗阻的唯一原因。目前在病理上将输尿管瓣膜症分为两型：Ⅰ型在瓣膜内部有平滑肌，Ⅱ型只在瓣膜基底部有平滑肌。本病及时诊断、治疗，效果良好。

（孙洵　谭顺成）

第十节　异位前列腺

【概述】

异位前列腺（ectopic prostatic）是指在前列腺正常部位以外的地方发生并生长的前列腺组织。1894 年 Jores 等报道了世界上首例位于膀胱颈部的异位前列腺。是男性生殖腺的畸形发育，也称作前列腺型息肉、前列腺型上皮腺瘤样息肉、前列腺型腺瘤。分为整个前列腺异位和前列腺组织异位，整个前列腺异位极其少见，而前列腺组织异位最常发生于泌尿系统，如膀胱、尿道，其中膀胱内异位最为多见；其次为男性生殖系统，如睾丸、附睾、阴茎、精囊、鞘状突、膀胱后间隙；泌尿男外生殖系统外的异位相对罕见，主要发生于直肠、膀胱直肠间隙、肛管、腹膜后、脐尿管残留、脾脏、椎管等部位。亦有发生于女性宫颈和阴道的个案报道。异位前列腺可发生于不同年龄段，最常见于老年男性，青少年病例亦偶有报道，但其发病率较低。据统计，从 1894 年 Jores 首次发现异位前列腺至今，国内外总计约有 200 例相关报道，年龄在 11～79 岁，大多为成年人。提示异位前列腺组织可能受到体内性激素水平变化的影响而发生组织学改变，并进而引起各种症状。国内报道巨大盆腔异位前列腺重达 400 克。

异位前列腺的病因未明，可能的机制包括：① 胚胎期黏膜下迁移。胚胎期前列腺存在于膀胱颈内，这些腺体有潜在的迁移到膀胱黏膜下层的能力，这种迁移的潜能可导致前列腺在其他部位的生长。② 胚胎残余发育。副中肾管及中肾管退化后的一些残余组织在膀胱颈等部位形成与前列腺性质相同但较小的尿道上皮旁支,这些较小的旁支通常无功能亦不发育为前列腺,但在一些特定的情况下进入发育状态,形成异位前列腺。但刺激它发育的因素尚不清楚,提示病变来自异常胚胎残余发育;亦有认为因胚胎发育过程中出现相关组织的异位。③ 慢性炎症引起的化生改变。④ 医源性植入。有报道曾因手术或经直肠穿刺活检等医源性操作而导致正常的前列腺组织移位并生长。

【诊断依据】

1. 异位前列腺一般无特异临床表现,根据异位部位的不同而表现出相应的临床症状。膀胱/尿道异位前列腺患者多有无痛性肉眼血尿,可伴有尿频、尿急、尿痛等膀胱刺激症状;精囊异位前列腺可有血精、会阴部胀痛、射精痛等。当异位前列腺组织位于膀胱颈口附近时,患者可出现排尿不畅、尿流变细及膀胱刺激症状。如果病变引起梗阻,则可出现排尿困难、尿潴留、夜尿增多等症状。异位于肠管内可引起肠梗阻,异位于肛管内可引起便血,位于盆腔或后腹膜时可引起腹痛等腹部不适。也有少数患者无自觉症状,仅在体检时偶然发现。

2. 女性子宫及阴道异位前列腺多无明显症状,少数表现为阴道出血。

3. 影像学及膀胱镜检查一般缺乏特异性:尿路造影和泌尿系超声可提示膀胱内肿物,CT 和 MRI 常常提示膀胱三角区增厚或膀胱内占位性病变,造影可见均匀强化;膀胱镜检查可见膀胱内广基无蒂息肉状病变,常被覆黏膜,肉眼光滑、圆顶状,这是尿路上皮肿瘤所没有的,但是这些特征对于膀胱内非上皮源性病变缺乏特异性。

4. 病理学检查是前列腺异位诊断的金标准,表现为镜下正常的前列腺结构,免疫组织学染色腺体上皮细胞 PSA、PAP、AR、CD_{10} 阳性,基底膜 Cytokeration 阳性。

【鉴别诊断】

1. 发生于泌尿系统的异位前列腺需跟膀胱癌、腺性膀胱炎、膀胱颈硬化等疾病相鉴别。

2. 发生于直肠的异位前列腺需和直肠癌、脂肪瘤、直肠间质瘤和平滑肌瘤等相鉴别,且直肠内异位前列腺需鉴别转移到直肠的前列腺癌。

上述鉴别的要点是依据病理组织学检查。

【治疗方案】

1. 无症状的异位前列腺可予观察,无需手术治疗。

2. 膀胱、尿道内异位前列腺患者,可采取经尿道电切,若异位前列腺腺体过大或位于膀胱后方,也可通过开放手术治疗。大部分预后良好,少数患者术后出现复发。

3. 异位前列腺具有潜在的增生性和发生癌变的可能,故尽管本病预后良好,术后复发率低,但临床医师应予以重视,对该类患者密切定期随访,发生恶变及时处理。

【评述】

异位前列腺是指在前列腺正常部位以外的地方发生并生长的前列腺组织,好发于泌尿系统。其发病率较低,发病机制尚不明确。该病无特异性临床表现,根据异位前列腺的部位不同而表现相应的临床症状。诊断的金标准为病理学检查和免疫组化。病理诊断必须包含:① 病灶与正常前列腺无组织联系的确切证据;② 明确的病理组织学证据;③ 确切的免疫组化证据,即腺上皮呈 PSA 阳性,间质 SMA、肌动蛋白阳性。研究表明 CD10 是中肾来源组织的标记物之一,在上皮细胞、基底细胞和增生的前列腺腺泡中也活跃表达,故取异位前列腺组织检测 CD10 的表达情况有助诊断。治疗多采用外科手术切除,预后良好,复发率低,但因是前列腺组织,有癌变风险,故需密切随访。

(孙洵　崔建春)

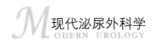
第十一节 中缝囊肿

【概述】

中缝囊肿(Median raphe cysts,MRC)是一种非常罕见的良性先天性病变,可以存在于从阴茎远端到肛门边缘的整个中缝,常见的发生部位是阴茎干和阴茎头,目前国内外仅有几百例中缝囊肿病例报道。除被称为中缝囊肿之外,因其发病部位不同而有不同的名称,如阴茎中缝囊肿、尿道旁囊肿、尿道外口囊肿等。因它们都具有相似的临床和组织特征,目前统称为中缝囊肿。通常为单发(83.6%),也可为多发(16.3%)或管状水样囊肿。

中缝囊肿的病因尚未完全阐明,一般认为是男性生殖器在胚胎发育过程中,在会阴闭合阶段的先天性缺陷所致。发病机制主要有三种不同的理论:① 尿道皱襞融合缺陷导致尿道中缝部的闭合异常,引起尿道旁管发生阻塞;② Littre 异位尿道周围腺体的增殖发育;③ 尿道柱状上皮异常形成上皮芽,随后分离。一些学者认为它可能是由尿道旁导管阻塞引起的。中缝处的获得性囊状病变也有报道,在会阴手术(睾丸固定术、包皮环切术)后,提示异位组织诱导刺激可能致病。

中缝囊肿组织学诊断为浅表真皮腺囊肿,为多房囊性腔,位于真皮或皮下。病变的组织病理学范围很广,包括复层柱状上皮、假复层上皮和鳞状上皮,内衬与尿道起源部分的上皮相对应,即远端的非角化鳞状复层上皮(外胚层起源)和柱状假复层上皮起源的其余部分(内胚层起源)。细胞角蛋白免疫组织化学研究显示,鳞状上皮的柱状细胞结构和顶端细胞具有 CK7、EMA、CEA 阳性和 CK20 阴性免疫表型。根据病理学发现可将中缝囊肿分为四种类型:尿道型(55.4%),其上皮类似于尿道上皮;混合型(35.7%),由尿道上皮和鳞状上皮组成;表皮型(5.4%),由鳞状上皮组成;腺样型(3.4%),尿道上皮内含有发育良好的腺管结构。

【诊断依据】

1. 通常表现为表面光滑的丘疹或结节,囊肿直径通常小于 2 cm,阴囊处囊肿可能比其他位置的病变大,囊肿处皮肤颜色正常或呈半透明状。它们可以是孤立的,也可以是多发的,可出现在尿道口到肛门的整个中缝,最常见位置为阴茎干。

2. 通常这种囊肿的发生是渐进的,多数在婴儿期被诊断出来,表现可能很不明显,且处于静止状态。在某些诱因下,囊肿可能会在一段时间相对静止,之后迅速生长,比如成年期由于创伤(包括性交)和/或感染进入分泌期后才变得明显。

3. 主要临床症状包括:排尿困难、尿线改变、尿频、血尿、囊肿感染或溃疡等;囊肿较大时,可出现性交困难、性交疼痛等。

4. 多普勒超声可排除血管病变,明确与尿道有无连续性等。确诊需根据活检或术后组织学和免疫组化结果。

【鉴别诊断】

1. 皮样囊肿(Dermoid cyst) 是一先天性良性病变,囊肿壁为角化的复层鳞状上皮、毛囊和皮脂腺,囊壁较厚,边界清楚,内含毛发、皮脂腺等皮肤附属结构。而中缝囊肿一般集中于其皮层,不与表皮层形成连接。

2. 皮脂囊肿(seba-ceous cyst) 好发于躯干和四肢近端,也可发生于阴囊、阴茎和会阴等部位。组织学显示囊壁由复层鳞状上皮构成,囊内含有皮脂腺。

【治疗方案】

中缝囊肿是一良性病变,处理取决于临床表现。

1. 无症状且体积较小,保守观察是最佳选择,国外文献报道,有自行消退病例。

2. 手术切除是首选治疗方法；因极易复发，不推荐单纯的简单抽液作为治疗中缝囊肿的方法。此外，对深部大囊肿进行开窗引流或去顶，可能导致该处出现下陷区，不利于美观，应避免这些操作。在手术切除阴茎中缝囊肿时应避免尿瘘的发生，肛周中缝囊肿应避免术后感染。

【评述】

中缝囊肿的病例报道并不多，该病例因其罕见的位置、罕见的临床表现和有趣的组织学三重并列表现而被提出。中缝囊肿与胚胎时期会阴闭合异常有关，这种异常是良性的，未见恶变报道，中缝囊肿的大小可能会在一生中略有波动，通常无症状，但可能会继发感染。由于囊肿内衬有一层上皮，因此需要完全手术切除以防止复发。

（孙洵　崔建春）

第三十八章
小儿泌尿男生殖系统疾病

第一节　重复肾

【概述】

重复肾(duplication of the kidney)是指由两部分肾脏组织结合成一体,有一共同被膜、表面有一浅沟分隔,而肾盂、输尿管及血管均各自分开的一种肾脏先天性畸形。可为单侧或双侧,但单侧居多,左侧略多于右侧,女性较男性多,发病率为 $2\% \sim 3\%$。胚胎早期,如中肾管同时发出两个或两个以上输尿管芽或一个输尿管芽分叉过早,进入一个后肾胚基,到胎儿后期即发展成重复肾伴不完全性或完全性重复输尿管。不完全型重复肾大多无其他泌尿系异常,完全型重复肾常伴发输尿管膨出、输尿管异位开口、膀胱输尿管反流(vesicoureteral reflux,VUR)等畸形,少见合并肾盂输尿管连接部梗阻(uteropelvic junction obstruction,UPJO)。重复肾的肾盂和输尿管多发育不全,功能差,肾体积大,两肾常上下排列,上半肾小,只有一个肾大盏,下半肾大而有更多肾盏,但也偶有相反情况。完全性双输尿管,一般下肾的输尿管开口于膀胱内正常位置,而上肾输尿管在进入膀胱前跨过下输尿管,开口于下肾输尿管开口的内下方或其他部位(Weigert-Meyer 定律)。男性多开口于三角区、后尿道、精囊、输精管等处,女性可开口于尿道、前庭、阴道、子宫颈等处。罕见重复肾合并重复膀胱、重复尿道,重复子宫及双侧输卵管、卵巢的报道。

【诊断依据】

1. 约 60% 的病例无明显表现,仅在 B 超检查或静脉尿路造影时发现。

2. 泌尿道感染(Urinary tract infection,UTI)是常见临床症状。尿常规检查可见镜下血尿,白细胞增多,严重时可有肉眼血尿。尿培养阳性。

3. 当输尿管异位开口于尿道括约肌之外时,则出现尿失禁。此种情况多见于女性患儿,但患者又有正常排尿。此类患者应仔细检查阴道和外阴部,常能发现异位输尿管开口,而男性患者通常无尿失禁,而表现为受累系统的疼痛或感染(附睾炎)。

4. B 超检查探及双肾盂、双输尿管及上肾盂扩张积水、结石等,为筛查、随访的首选检查。

5. 静脉尿路造影:可显示肾盂、输尿管、膀胱形态,还能定性评估肾功能,肾功能差或肾盂、输尿管严重扩张时显示不佳。

6. 排泄性膀胱尿道造影:可明确是否合并膀胱输尿管反流及输尿管膨出,并评价膀胱、尿道功能,确定有无膀胱出口梗阻,膀胱形态及排空情况,为常规推荐检查。

7. 膀胱镜检查:如膀胱内有两个以上输尿管开口,则可确立完全性双输尿管的诊断,为选择性检查方法。

8. 磁共振尿路造影(MRU)或 CT 尿路造影(CTU):可提供泌尿系系统解剖形态,用于其他影像学不能确诊的复杂病例。

9. 肾核素显像:是评价肾功能的金标准,重复肾的上肾功能是评估的重点,是确定上肾的切除或保留的重要标准,其他肾单位在合并膀胱输尿管反流或肾积水也需评估。

【鉴别诊断】

1. 附加肾　是独立存在的或借疏松组织与正常肾相连的第三个肾脏,较正常肾小。多位于两正常肾之间,脊柱前方或稍偏一侧。附加肾有其独立的集合系统、血液供应及被膜,在解剖上与正常肾脏完全分开。因此,通过尿路造影、B超及CT检查比较容易鉴别。

2. 肾代偿性增大　当一侧肾缺失、发育不全或功能损害时,对侧肾可代偿性增大,尿路造影检查发现只有一套集合系统和一根输尿管。

3. 单纯性肾囊肿　尤其肾上极囊肿需与重复肾伴积水相鉴别。B超检查显示肾囊肿为肾实质内圆形无回声区。IVU显示只有一套集合系统和输尿管,肾盂肾盏受压移位及变形。

4. 尿失禁　当来自上肾段的输尿管异位开口于尿道时,应与尿失禁鉴别。重复肾在尿失禁的同时还有正常排尿。排泄性尿路造影显示双肾盂双输尿管畸形。膀胱内注射美蓝,不排尿时流出的尿液是清的,证明尿液不是来自膀胱,为诊断提供间接证据。

【治疗方案】

基本治疗原则:尽量保存肾功能,解除梗阻及VUR、控制UTI、维持尿控、尽可能减少手术干预及降低并发症。

1. 胎儿期一旦确诊,建议超声随访检查;出生后进行影像学评价,3~6个月以下者多采用保守治疗,必要时,持续口服抗生素预防感染,一般不少于10~14天;如果UTI控制不佳、脓毒症状重,有明确的输尿管梗阻致肾输尿管积水,需及时减压解除梗阻。减压手术方法:① 肾穿刺造瘘;② 合并输尿管膨出行经尿道内切开;③ 合并输尿管异位开口,行输尿管皮肤造口。

2. 对无症状的患者不需治疗,应定期随访,根据病情变化及时调整治疗方案。

3. 上半肾切除术,适应证为上肾发育差或肾功能差甚至无功能,手术方式可选择开放或经腹腔镜方式。

4. 重复肾上肾有功能且发育良好而输尿管扩张者,下输尿管无VUR及梗阻者可行上、下肾盂或输尿管的端侧吻合术,其中输尿管-输尿管端侧(ureteroureterostomy,UU)吻合术最常用。

5. 上肾有功能并下肾输尿管VUR者,建议同时行上下输尿管共鞘再植或UU后单根输尿管再植手术。

6. 下尿路重建手术同时解除梗阻并纠正VUR,适用于异位输尿管膨出导致膀胱出口梗阻或合并下肾VUR者,TUI术后减压无效或存在严重的VUR有症状者。

7. 输尿管膨出减压手术,经尿道输尿管膨出切开术,通常不作为常规一线治疗方法。此手术以控制感染、解除梗阻为目的,适用于抗感染后仍进展为败血症的紧急情况;3~6个月以下患儿存在膀胱出口梗阻,肾积水加重或上肾功能下降,抗感染治疗效果不佳;有手术指征的原位输尿管膨出患儿。

8. 输尿管异位开口的治疗根据上肾功能选择保留或切除肾单位,对保留上肾者根据下肾输尿管是否有反流选择行UU或输尿管再植手术。

【评述】

本病多为偶然发现,对于有正常排尿伴尿失禁者应考虑本病,结合B超和静脉尿路造影多可诊断,必要时需行磁共振或CT尿路造影及膀胱镜检查等。无症状者无需治疗,合并肾积水和输尿管异位开口者,需结合临床症状和病情变化决定是否行手术治疗,合并有其他畸形者手术时应一并或分次施行。

(林建中　顾民)

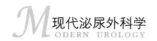
第二节 肾发育不全

【概述】

肾发育不全(hypoplasia of the kidney)是指肾单位数目减少致肾体积小于正常50%以上,但肾单位的发育及分化是正常的,输尿管也正常。本病的发病率约为1/800,多为单侧发病。其病因可能是胚胎期血液供应障碍或肾胚基发育不足,只有一部分发展为正常功能的肾单位,患肾位置较低或位于盆腔。肾脏呈幼稚形,可有胚胎性分叶,其集合系统缩小,输尿管及肾血管细小但无阻塞,泌尿功能差。对侧肾大多正常或有代偿性肥大。有时合并输尿管发育异常(如巨输尿管、闭锁和开口异位等)和生殖系统畸形等。

【诊断依据】

1. 单侧肾发育不全:可无任何症状。当有并发症,如高血压、感染、结石等,常可表现相应的临床症状。

2. 约有半数患此症的儿童有患侧腰部疼痛。

3. 可有高血压且发展迅速,对降压药物反应不佳,可并发视力障碍。血清肾素、血管紧张素可升高。

4. 双侧肾发育不全:多在早年死亡;如能存活,则有肾功能不全表现。

5. 排泄性尿路造影:显示肾脏变小,靠近脊柱,外形不太规则;造影剂排泄迟缓,显影欠满意,或不显影;肾盂呈三角形或壶腹形;肾小盏数目少。

6. 肾动脉造影:可显示肾动脉细小,肾内分支稀疏。

7. B超、CT:显示一侧或双侧肾脏明显缩小,CTU多期增强扫描,尤其是延迟期扫描有重要价值。

8. MRI:患侧肾脏均匀缩小,肾脏表面光滑,肾实质信号多无异常。肾小盏和肾乳头的数目减少,肾盂缩小且靠近脊柱。对侧肾脏可代偿性增大。

9. 同位素肾图:患肾血管段及分泌段呈低平曲线。

【鉴别诊断】

1. 肾血管性高血压 也呈持续性高血压。但上腹部或脐周围可闻及高频率收缩期增强的血管杂音。IVU显示肾脏仅略缩小,且集合系统正常。肾动脉造影可显示肾动脉狭窄及狭窄后扩张。

2. 慢性肾盂肾炎 可表现为高血压和肾缩小,但患者有长期尿路感染史。尿常规检查可见白细胞及管型。CT及MRI检查可见肾体积缩小,表面凹凸不平,肾盂肾盏变形及扩张。

3. 肾发育不良 是整个或部分肾脏的结构分化发育出现障碍,肾脏可小于正常,也可以比正常肾脏大,分泌功能可减少或没有功能,是新生儿最常见的腹部肿块原因之一,包括先天多囊性肾发育不良和先天梗阻性肾发育不良等。

【治疗方案】

1. 单侧肾发育不全及节段性肾发育不良伴有高血压等并发症者,如对侧肾功能良好,可行患肾切除术。

2. 双侧肾发育不全者无手术指征,以治疗并发症为主。晚期可行肾移植术。

【评述】

本病多无症状,常于体检时偶然发现。排泄性尿路造影和CT及延迟增强扫描检查是可靠的诊断方法。无症状者无需处理。单侧肾发育不全伴高血压时可行患肾切除,双侧肾发育不全以治疗并发症为主,保护肾功能。

(林建中 顾民)

第三节 肾源性尿崩症

【概述】

肾源性尿崩症(Nephrogenic diabetes insipidus,NDI)是一种肾小管对水重吸收功能障碍的疾病,由集合管抗利尿激素(ADH)以及肾脏皮质-髓质渗量梯度缺陷引起的多尿现象。表现为多尿、烦渴及持续性低张尿和电解质紊乱,目前认为,可能是由于正常生理刺激不能引起 ADH 释放所致。分为先天性和获得性两种,先天性肾源性尿崩症(Congenitalnephrogenic diabetes insipidus,CNDI)和获得性 NDI。CNDI 发病与两种基因突变有关:一种为加压素 2 型受体(vasopressin type-2 receptor,V2R)基因突变,该基因位于 X 染色体 g27～28;另一种是水通道-2(aguaporin-2,AQP2)基因突变,为常染色体显性或隐性遗传,编码基因位于常染色体 12g13。约 90%CNDI 与前者有关,10% 与后者有关,发病率为 1:(25000～30000),男婴发病率高于女婴且症状较重,常伴发生长发育迟缓、智力障碍;后者可发生于各种慢性肾脏病,代谢紊乱和药物损害后,使尿液浓缩受到一定影响,尿崩症症状较轻,故又称为不完全性抗抗利尿激素(ADH)性尿崩症。

【诊断依据】

1. 患儿亲属有 NDI 家族史,中位诊断年龄在 9～25 个月。

2. 多尿多饮为本病突出的临床表现:低渗尿的尿比重常持续低于 1.005,每日尿量大于 2.5 L,或每日尿量大于 30 mL/kg,尿渗透压多在 150～180 mmol/L,加压素试验无反应。

3. 先天性 NDI 可反复出现烦渴、呕吐、发热脱水,血容量不足,病程长者可生长发育迟缓和智力障碍与心理异常。

4. 获得性 NDI 首先表现原发病的症状及相应的肾脏病理改变,以后才出现多尿、烦渴、脱水等。实验室检查可有高钠血症、高氯血症、尿渗透压下降。

5. 静脉尿路造影发现肾积水、输尿管积水、膀胱扩张等。长期尿路积水又会加重肾功能损害。

6. 脑 CT 或 MRI 检查可发现脑组织钙化,脑电图检查可发现有异常波或癫痫样放电。

7. AVPR2 或 AQP2 基因 DNA 测序提示突变异常。

8. 高前列腺素 E 综合征(hyperprostaglandin E syndrome),尿前列腺素 E 排泄量显著增多,先天性和获得性均可发生,控制这种现象可以使 NDI 临床表现缓解。

【鉴别诊断】

1. 垂体性尿崩症 多于青年期发病,起病突然,多尿、烦渴症状较重,可有下丘脑-神经垂体损害征象,血 ADH 水平低,尿 cAMP 低,在注射 ADH 后多饮多尿症状明显改善,尿 cAMP 增加,尿渗透压提高。

2. 精神性多饮、多尿症 多发生在成年女性,常有精神创伤史,先有烦渴多饮,后出现多尿,尿量波动大且与精神因素有密切关系。对加压素实验有反应,对高渗盐水实验反应迅速。血浆渗透压轻度降低,尿量在夜间不饮水的情况下可自然减少。

3. 糖尿病 亦可出现多饮、多尿,但其血糖升高及糖耐量异常。

【治疗方案】

基本原则是补足水量维持水平衡,减少糖、盐等溶质摄入。注意改善病人的精神和营养状态。

1. 供给大量液体,对急性失水者,应静脉补液。

2. 低盐、低蛋白饮食,氯化钠应控制在 0.5～1.0 g/d。

3. 药物治疗:氢氯噻嗪 25～50 mg/次,3 次/d 口服,可联合吲哚美辛(消炎痛),常用 25 mg,3 次/d。

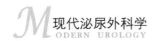
4. 对症治疗:如并发低血钾及其他电解质缺乏,可补给钾盐或相应电解质;亦可用保钾性利尿剂阿米洛利来减少尿量,改善烦渴症状。

5. 继发性者应针对病因治疗原发疾病,多尿严重者亦可给予对症治疗。

6. 非甾体类消炎药(NSAIDs):NDI 患者伴高前列腺素 E 综合征,用 NSAIDs 可阻止高前列腺素 E 的合成而改善临床症状,如布洛芬等。

7. ADH 制剂:对部分 NDI 及合并 NDI 患者有一定疗效。

【评述】

肾源性尿崩症分为先天性尿崩症和获得性尿崩症两种类型,先天性多为 X 染色体隐性遗传导致的抗利尿激素受体基因突变,其次为常染色体(显性和隐性均可)遗传导致水通道-2 基因突变;继发性者可见于累及肾髓质或远端肾单位的疾病,如镰状细胞肾病、髓质海绵肾、肾盂肾炎、失钾性和高钙性肾病、淀粉样变等。前者婴幼儿时就出现多尿、烦渴,结合尿比重低和血高渗透压检查常可明确诊断,为终身性疾病,可伴发出现智力及生长发育障碍,此病如不及时诊断和治疗,可危及生命;后者为一些原发病后继发出现,积极治疗原发病,对症处理并发症,对症状严重者争取早诊断早治疗。

(林建中　顾民)

第四节　输尿管异位开口

【概述】

输尿管异位开口(ectopic ureteral orifice)是指输尿管开口于正常位置以外的部位,主要由于胚胎期中肾管下端突出的输尿管芽位置和数目异常发育所致,常伴有上尿路畸形,如重复肾、肾发育不良等,发生率约为 0.5%。输尿管异位开口多用 Thom 分类:① 一侧单一异位输尿管开口;② 双侧单一异位输尿管开口;③ 一侧重肾双输尿管并上肾部异位输尿管开口;④ 一侧重肾双输尿管并上下肾部异位输尿管开口;⑤ 双侧重肾双输尿管并一侧上肾部异位输尿管开口;⑥ 双侧重肾双输尿管并双侧上肾部异位输尿管开口;⑦孤立异位输尿管开口。男性多开口于后尿道、射精管、精囊等处,女性则可开口于膀胱颈或尿道(35%)、阴道(20%)、前庭(30%)及宫颈(5%)等处,约 80%输尿管口异位见于重复肾双输尿管中的上输尿管。双肾双输尿管并输尿管异位开口 80%以上见于女性,单一输尿管口异位则较多见于男性。约 10%输尿管口异位是双侧性。

【诊断依据】

1. 女童出现持续性漏尿伴正常分次排尿,男童反复出现睾丸肿大疼痛或尿频、尿急、尿痛,部分男童可出现腹痛、盆腔痛、便秘等不适,成人男性可出现射精不适和不育情况。

2. 检查发现女童前庭、阴道和尿道等处细小的开口尿液呈水珠样持续滴出,可伴有外阴部皮肤湿疹、糜烂。

3. 并发感染:可出现发热、腰痛、尿路刺激症状;尿常规检查可见白细胞,尿培养可有致病菌生长。

4. 超声:可以显示重复肾及伴随扩张输尿管,肾脏发育不良,输尿管末端向阴道、尿道或前列腺延伸。

5. 静脉尿路造影(IVU):可显示输尿管开口的类型及开口的位置、异位输尿管开口的相应的重复肾上肾部的发育及积水情况,或可见肾脏异位、肾脏发育不良等。

6. CT 检查:可了解患肾的大小、形态、肾皮质厚度,特别是 IVU 未显影的病例。

7. 膀胱尿道镜检及逆行肾盂造影:了解是否有开口于膀胱内或会阴部的异位开口,可行插管造影进一步明确异位开口。同时膀胱镜下观察有无膀胱颈、尿道发育不良。

【鉴别诊断】

1. 压力性尿失禁 其特点是当腹压增加时,尿液不自主地从尿道流出,而非尿液持续外流。在膀胱以外部位找不到异位的输尿管开口。尿路造影示肾、输尿管均正常。

2. 膀胱阴道瘘 表现为尿液从阴道持续流出。病人一般都有难产、妇科检查或盆腔手术、放射治疗等既往史。阴道镜检查可见瘘孔。若瘘孔较小,观察不清,可于阴道内放入纱布,经导尿管向膀胱内注入亚甲蓝,如纱布变蓝即可确诊。也可向膀胱内注入泛影葡胺行膀胱造影,摄正侧位片,见造影剂从膀胱进入阴道即可确诊。膀胱镜检查可发现膀胱内瘘孔而两侧输尿管开口正常。

3. 神经源性膀胱 有尿失禁表现,但有神经损伤或全身性疾病史;有尿潴留,在耻骨上可触及膨胀的膀胱。神经系统检查会阴部及马鞍区感觉减退;IVU 显示双肾及输尿管积水,肾功能减退,但无肾输尿管重复畸形。在膀胱以外找不到异位的输尿管开口。

【治疗方案】

输尿管异位开口的治疗,应根据异位开口类型、引流肾脏功能选择合适治疗方式。

① 对无明显症状的异位开口,不影响肾功能和排尿功能者,可予观察随诊。

② 患侧有严重感染,肾盂、输尿管显著积水,肾功能基本丧失,而对侧肾脏功能又证实良好者,则可行开放或腹腔镜下行患侧肾输尿管切除术;如为重复肾,则作重复肾的上肾段切除术或经皮上肾栓塞术。

③ 如肾功能尚好或受损不严重,应保留肾脏,可选作输尿管-输尿管端侧吻合术或输尿管膀胱再植术加抗反流术。

④ 双侧单根输尿管异位开口者应尽量行输尿管膀胱再植术。

⑤ 对输尿管异位开口于精道者,多为患肾输尿管发育不全,可行患肾输尿管切除术;如为重复肾重复输尿管则可切除重复肾和输尿管;对有射精管闭锁者,可行经尿道射精管切除术(TURED),使精道排泄通畅。

⑥ 对输尿管异位开口合并膀胱颈、尿道发育不良者,可同期手术处理上尿路和下尿路畸形。在行膀胱颈成形、尿道成形术时应同时切除异位的输尿管残端。

【评述】

输尿管异位开口多发生于儿童,偶见于成人,常合并上尿路畸形,女性发病率较男性高,临床症状也有不同。统计表明,异位输尿管口距正常位置越远,相应肾脏发育越不正常。女性主要表现为出生后持续性漏尿伴正常分次排尿,会阴部常出现湿疹;男性往往出现附睾炎或尿频、尿急等症状。治疗以手术为主,应根据异位开口类型、引流肾脏功能选择合适术式。对单侧输尿管异位开口术后仍出现尿失禁的患儿,应行尿动力学检查了解膀胱功能,以指导进一步治疗。

(林建中 顾民)

第五节 输尿管开口囊肿

【概述】

输尿管开口囊肿(ureterocele)又称输尿管疝或输尿管口膨出,是由于先天性输尿管口狭窄所致的膀胱壁内段输尿管囊性扩张所致,其内层为输尿管黏膜,外层为膀胱黏膜,中间为菲薄的输尿管肌层。本病的胚胎学机制不清,多数认为是 Chwalle 膜延迟破溃,亦有认为是胚胎期输尿管远端有节段性发育停滞有关。发病率约 1/(500～5 000),男女发病比例为 1∶4。输尿管开口囊肿分为两型:① 单纯型输尿管开口囊肿:即膀胱内型输尿管开口囊肿,输尿管囊肿完全位于膀胱内,可以是单一输尿管的输尿管囊肿,无上尿路重复畸形,亦可并发于完全性重肾、双输尿管者,囊肿常较小,影响少,多见于成

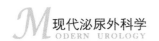

人及男性。② 异位型输尿管囊肿：多较大，输尿管壁内段的先天性扩张，并有输尿管异位开口，输尿管囊肿的一部分位于膀胱颈部后尿道，其开口可位于膀胱内、膀胱颈或尿道内，80％伴有肾、输尿管重复畸形，且囊肿多起源于上肾之输尿管，本病发于小儿，女性多见，常单侧发病。

【诊断依据】

1. 尿路感染：最常见的症状，表现为尿频、尿急、尿痛，间有脓尿或血尿。

2. 腰痛可表现为胀痛或绞痛，主要由囊肿所致的输尿管引流不畅引起输尿管扩张、肾积水。

3. 排尿困难和排尿中断因囊肿膨出或囊肿位于尿道内口引起。女孩可因大的输尿管开口囊肿膨出，使外括约肌松弛而产生尿失禁。

4. 血尿：囊肿内常合并结石，可出现血尿。

5. 泌尿系B超：为初诊首选方法，输尿管开口可见囊状结构，呈"金鱼眼"样改变，动态观察呈周期性增大和萎缩变化。如囊内有结石，则可见强回声光团伴声影，且不随体位改变而移动。

6. 静脉尿路造影检查（IVU）：可了解患者囊肿的大小、位置，肾功能情况及有无上尿路重复畸形，是输尿管囊肿常规检查之一，影像学上表现为典型的"蛇头"征象，但对上半肾功能差的积水型重复肾则可见膀胱颈部有圆形光滑的充盈缺损。

7. 膀胱镜：可发现输尿管口附近球形或椭圆形的黏膜隆起及狭窄的输尿管口，随着喷尿可见囊肿缩小，后又见囊肿逐渐增大。检查时需减小膀胱充盈，必要时联合逆行肾盂造影检查。

8. 排泄性膀胱尿道造影（voiding cystourethrogram，VCUG）：能显示膀胱输尿管反流和输尿管囊肿，是诊断输尿管反流不可或缺的检查方法。

9. CTU 或 MRU：可明确诊断输尿管开口囊肿，患肾有无积水，是否合并重复肾输尿管畸形。

【鉴别诊断】

1. 膀胱肿瘤　膀胱肿瘤以血尿为主，输尿管开口囊肿以尿路梗阻和感染为主。膀胱肿瘤在尿脱落细胞学检查时可找到肿瘤细胞，CTU 检查时可见肿物强化。膀胱镜检查见膀胱有乳头状或绒毛状新生物，多数在输尿管口周围、三角区或侧壁，而不在输尿管口，多数能看到正常的输尿管口。

2. 输尿管憩室　当憩室在输尿管与膀胱交界处时，其特点是不突入膀胱，而位于膀胱外并突向输尿管一侧，IVU 及 MRU 等可资鉴别。

3. 输尿管下段肿瘤　排尿时经尿道口脱出，多见于女性，由于肿瘤梗阻，常引起肾、输尿管积水，肾功能减退。该病特点是血尿和疼痛。尿脱落细胞学检查可找到癌细胞。排泄性尿路造影，输尿管下段充盈缺损。膀胱镜检查，见输尿管口突出紫红色肿物，为实质性而不是囊性。

【治疗方案】

该病的治疗原则为早期解除尿路梗阻，防治尿路感染，防止反流，处理并发症及保护肾功能。对于反复腰痛，下腹不适，尿路感染及引起尿路梗阻肾积水者，应积极进行手术治疗，而无症状及上尿路改变，肾功能损害较小的输尿管开口囊肿可予以观察，并定期复查；若发现囊肿增大较快，合并感染及尿路梗阻时，应立即手术治疗。

1. 较小的输尿开口管囊肿（直径<4～5 cm 的正位输尿管囊肿），提倡经内窥镜囊肿开窗术治疗。Rich 等 1990 年报道的经尿道输尿管囊肿横向低位切开术应用较为广泛。

2. 对较大囊肿需以开放手术为主，可采用囊肿切除＋输尿管膀胱再植术。如患肾重度积水或无功能，可行患肾输尿管切除术。

3. 对异位输尿管开口囊肿，如果患侧重复肾的上肾功能不良，则应行患侧上肾及扩张的输尿管大部切除术；若术后仍有症状，再处理输尿管开口囊肿。如果患侧肾功能良好，则应行输尿管囊肿切除术及抗反流的输尿管膀胱再吻合术，或经尿道行输尿管囊肿底部切开术。

【评述】

输尿管开口囊肿是一种少见的先天性畸形，临床表现主要为腰痛、尿频、尿急、尿痛和排尿困难等。诊断主要依靠 B 超、静脉尿路造影及膀胱镜检查，三者结合可提高诊出率，必要时行膀胱造影或 CTU 等检查。治疗必须综合考虑患者症状和尿路梗阻的影响，并视囊肿大小和部位而定，若症状不明显和无肾损害，宜密切观察。如囊肿体积较大，可考虑微创或开放的手术治疗。近来有学者提出于囊肿底部边缘行囊壁切开，可使剩余的囊壁形成一抗反流活瓣，提高了手术治疗的效果。但无论采用何种手术治疗，都应术后随访观察。

（林建中　顾民）

第六节　膀胱输尿管反流

【概述】

膀胱输尿管反流(vesicoureteral reflux，VUR)是指各种原发或继发原因引起的膀胱尿液反流至输尿管或肾盂、肾盏的非正常生理现象。早在公元 150 年 Galen 和 Leonardo 就认识到 VUR，1893 年 Pozzi 报道第一例膀胱输尿管反流病人。继发性原因主要是下尿路梗阻、神经源性膀胱等。本部分主要讨论的是原发性小儿 VUR，其病因为先天性膀胱黏膜下输尿管壁段肌层发育不全、先天性膀胱黏膜下输尿管段缩短或缺如等，造成输尿管膀胱连接部瓣膜功能不全。发生率约 1%，产前肾积水的患儿出生后 VUR 发生率为 16.2%。VUR 可以造成输尿管和肾积水，继发性感染或结石。潜在的严重后果包括反流性肾病、肾瘢痕、高血压、生长抑制、肾功能受损甚至衰竭。在合并泌尿道感染(UTI)和下尿路功能异常(LUTD)患儿中的发生率分别为 30%～50% 和 40%～60%。病变程度现多采用国际分度方法，即按排尿性膀胱尿道造影显示尿液反流程度将其分为五度：Ⅰ度，尿液反流仅达下段输尿管；Ⅱ度，反流至肾盂肾盏，但肾盂肾盏无扩张；Ⅲ度，反流达肾盏，输尿管和肾盏有轻或中度扩张，无或仅有轻度穹窿变钝；Ⅳ度，反流达肾盏，肾盂肾盏中度扩张或有输尿管迂曲，多数肾盏维持乳头形状；Ⅴ度，肾盂肾盏严重扩张，多数肾盏失去乳头形态，输尿管迂曲。

【诊断依据】

1. 无菌性反流可表现为肾绞痛和膀胱充盈或排尿时腰肋部疼痛，合并感染时可有胁部疼痛和叩击痛。儿童常表现为发热、尿频、尿急、尿痛，年龄较大者可出现高血压症状。

2. 实验室检查：女性大多有脓尿、菌尿、蛋白尿，男性尿常规检查多正常；严重的双侧反流者，血尿素氮、肌酐可升高，内生肌酐清除率下降。尿培养＋药敏有助于选择抗生素进行合理的治疗。

3. 泌尿系 B 超检查：显示肾、输尿管积水征象，定期检查可了解肾积水的进展情况。孕期肾积水患者的产后 B 超应在出生后 1 周内做，仔细的 B 超检查可以避免没有必要的创伤性和有放射性的检查，出生后 1～2 月的两次超声检查可以准确了解肾脏情况。

3. 排泄性膀胱尿道造影(VCUG)：VCUG 是判断反流的"金标准"，是确诊 VUR 的基本方法及分级的标准技术，还能提供准确的膀胱和尿道形态信息。近期研究显示，排尿性尿路声像图和磁共振 VCUG 有替代 VCUG 检查的潜力，但目前不能动摇 VCUG 在诊断 UUR 的地位。

4. 肾脏核素扫描：是诊断肾内反流的金标准。二巯基琥珀酸(DMSA)是最好的核素检查用药，可观察肾皮质和分肾功能，还可以检测肾瘢痕。根据扫描摄影征象可将肾瘢痕分为 4 级：Ⅰ级，一处或两处瘢痕；Ⅱ级，两处以上瘢痕，但瘢痕之间肾实质正常；Ⅲ级，整个肾脏弥漫性损害，即全肾萎缩，肾轮廓有或无瘢痕；Ⅳ级，终末期，萎缩肾，几乎无或根本无 DMSA 摄取。

5. 尿动力学检查：尿动力学检查不常规用于原发性 VUR 术前检查，可评估膀胱、尿道功能，当膀胱内压升高至 19.6 kPa 时，约 50% 出现反流。尿流率检查可判断有无下尿路梗阻及膀胱、直肠功能障碍。

【鉴别诊断】

1. 先天性巨输尿管症　症状以感染、腰痛为主，静脉尿路造影显示肾、输尿管积水，但无膀胱输尿

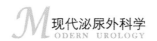
管反流,扩张输尿管远端相对狭窄,输尿管口的形态、位置正常,膀胱三角区发育良好。

2. 梗阻性肾、输尿管积水 检查可发现原发病变如前列腺增生、后尿道瓣膜、输尿管下段狭窄及结石等,无膀胱输尿管反流。

【治疗方案】

治疗原则为预防尿路感染,防止肾功能持续损害和相关并发症的发生。应根据患者 VUR 类型、肾瘢痕的出现与否、临床病程、VUR 反流程度、分肾功能、是否双侧疾病、膀胱功能、年龄、是否存在尿路畸形、并发症和父母的倾向等选择具体治疗方式。

1. 非手术治疗:原发性 VUR 85%以上是Ⅰ～Ⅲ级,Ⅰ～Ⅲ级的反流自然消失率平均每年为13%,Ⅰ～Ⅱ级自然缓解率达80%,Ⅲ达50%;没有 UTI 和 LUTD,VUR 本身不损害肾脏,可采取保守治疗,包括急性发热性尿路感染的静脉抗生素治疗、观察等待、间断或持续抗生素预防,膀胱、直肠功能训练使 LUTD 患者膀胱功能再恢复及新生儿期包皮环切。大多数情况下均应用持续性预防量抗生素治疗,尤其在高风险(未行包皮环切的男童,存在肠道问题,高分级)的反流患者中使用。国外最频繁使用的抗生素是阿莫西林和甲氧苄啶(<2 月龄婴儿),对于月龄大一些的婴幼儿则是复方新诺明或呋喃妥因,1/3 治疗量睡前服用。

2. 手术治疗:手术适应证:① 持续的Ⅳ度、Ⅴ度膀胱输尿管反流;② Ⅱ～Ⅲ度反流随访期间积水加重;③ 药物治疗不能有效控制感染或感染仍反复发作;④ 随访中出现肾功能不全,产生新的瘢痕。手术的基本方式为内镜下膨胀剂(常用的是葡聚糖/透明质酸溶液)的注射和输尿管膀胱再植。内镜下注射在国外为一常规的治疗方法,但在国内开展较少。对高度反流开放手术效果较内镜手术好,对低度反流内镜手术也可以取得满意的疗效。常用的开放手术方法有三种:① 膀胱外延长输尿管壁段,即在膀胱外游离下段输尿管至进入膀胱处,切开膀胱浆膜层及肌层,将下段输尿管埋入膀胱切口,形成一段新的隧道,使黏膜下输尿管延长,达到抗反流的目的;② 膀胱外游离下段输尿管至进入膀胱处切断,从一个新的位置将输尿管拖入膀胱,在膀胱黏膜下形成新的壁段;③ Cohen 输尿管膀胱再吻合术,即打开膀胱,将病变输尿管游离一段,将此段输尿管埋入膀胱黏膜切口下,形成一新的隧道,使黏膜下输尿管延长,达到抗反流的目的。如输尿管直径及膀胱正常,则输尿管膀胱再植术的成功率可达 95%～98%。对于程度较重的反流(高等级反流和/或低压反流)应在行扩大膀胱术的同时行输尿管抗反流再植术。

【评述】

正常的输尿管膀胱连接部可有效阻止尿液由膀胱反流至输尿管。这主要因为膀胱黏膜下输尿管段具有活瓣样作用,该活瓣作用取决于膀胱黏膜下输尿管段的长度、三角区肌层维持该长度的能力和逼尿肌对该段输尿管后壁的支持作用。其临床表现主要是小儿反复发作的尿路感染,偶尔因慢性肾功能不全、生长发育迟缓或高血压就诊。VCUG 是诊断膀胱输尿管反流的主要依据,且可判定反流程度。反流的分度有利于确定治疗方案。治疗前对患者应进行认真评估,应注意:① 反流有自然消失的可能,若能有效地控制感染,随着年龄增长,Ⅰ～Ⅲ度反流大多数可以自愈;② 反流持续到青年、成年后则不易自愈;③ 长期抗感染治疗对小儿是安全、可耐受的;④ 成年男性有反流不一定是病态,女性尤其妊娠期妇女会出现;⑤ 无感染的反流基本不引起肾损害。非手术治疗主要是预防感染,若已发生尿路感染则应使用大剂量抗菌药物,感染控制后再改用维持量或预防量,以减少其副作用。预防性用药应维持到反流消失后才停止。用药期间的定期随访很重要。填充剂注射抗反流有较好的疗效:Ⅰ～Ⅱ级有效率达78.5%,Ⅲ级达72%,Ⅳ级达63%,Ⅴ级达51%。注射效果不好者可在第一次注射后 6 个月再次重复注射,重复注射无效可考虑手术治疗。手术方式很多,以 Cohen 法较好,手术成功率平均约98%。手术后可以出现抗反流不充分或输尿管狭窄等情况,术中应注意保证输尿管膀胱壁段长约 2.5 cm 以上,防止黏膜下输尿管折叠、扭曲、吻合口狭窄,术后注意定期随访,术后 3 个月患儿可行超声检查除外上尿路梗阻,其后随访应包括血压测定和尿液分析等。

(林建中 顾民)

附：反流性肾病

【概述】

反流性肾病（reflux nephropathy，RN），既往称为"慢性萎缩性肾盂肾炎"，是因膀胱输尿管反流（vesicoureteral reflux，VUR）和肾内反流（intrarenal reflux，IRR）引起肾损伤，可出现肾瘢痕、肾萎缩，临床表现反复尿路感染，肾功能不全，最终发展为慢性肾功能衰竭。1973 年 Bailey 将 VUR 引起的肾损害称为反流性肾病，约 7%～17% 的慢性肾衰竭的儿童和 RN 有关。VUR 分为原发性 VUR 和继发性 VUR，前者临床最常见，多见于小儿，为膀胱黏膜下输尿管段的先天性异常，如先天性膀胱黏膜下输尿管过短，膀胱三角区肌组织发育不良等，随着小儿成长，膀胱基部发育完善，反流多数会消失。后者可继发于多种原因所致的膀胱颈或尿道梗阻（膀胱高压），神经性膀胱（膀胱肌无力）、膀胱结核及膀胱手术后（引起输尿管的损伤）等。Cotran 将尿流反流引起肾损害的机制归纳为：① 菌尿，② 尿动力学改变，③ 尿液渗入肾组织可直接刺激或通过自身免疫反应导致炎症及纤维化，④ 肾内血管狭窄，⑤ 肾小球硬化。本节主要是讨论儿童的先天性 VUR 所致 RN。反流后可影响肾小球及肾小管功能，对肾小管功能的影响较肾小球更早；可因反流使肾发育停滞；有反流的小儿体重轻，生长发育受影响；在肾瘢痕形成的患者中肾素增高，容易发生高血压。双肾瘢痕及高血压是发生肾功能衰竭的危险因素。

【诊断依据】

1. 最常见的临床表现是尿路感染和多发生于排尿时的胁腹痛，急性期可出现膀胱刺激症状及发热、寒战、腰痛等症状。

2. 蛋白尿和高血压也可为反流性肾病的首发症状。持续反流可导致小儿生长发育障碍、遗尿和肾结石。

3. 尿液分析尿路感染时沉渣检查可见白细胞尿或脓尿，白细胞、红细胞管型以及肾小管性蛋白尿，尿比重和尿渗透压明显下降等肾损害的表现，尿 N-乙酰-β 氨基葡萄糖聚酶（NAG）升高、尿 β2-MG 升高。浓缩功能减退和 β2 微球蛋白重吸收减少提示小管功能受损。

4. 血液检查：可见血白细胞增高、核左移等全身感染性症状，Tamm-Hosfall 抗体阳性，发生急性肾衰竭时可有氮质血症和血肌酐水平升高。

5. B 超和静脉尿路造影：显示肾盂肾盏扩张、变形，双肾的大小以及肾皮质的厚薄。B 超对肾瘢痕检查有局限性，不能对 VUR 分级。而 IVU 可反映患肾功能，有时可见肾盏呈杵状。

6. 排泄性膀胱尿道造影（VCUG）：VUR 的主要诊断方法，对尿道和膀胱壁异常的诊断以及反流的精确分级很有价值。

7. 放射性核素检查：Tc-DMSA 是诊断儿童 RN 的金标准，可准确评估肾功能和肾皮质瘢痕，其敏感性和特异性优于 IVU。

8. 放射性核素膀胱造影：筛查反流和判断手术效果最有效的方法，适应证如下：① 反流患者接受内科治疗或术后的随访检查。② 对反流儿童无症状者的筛查。③ 对易患膀胱输尿管反流患儿（如脊髓脊膜膨出或其他功能性膀胱疾病）的系统检查。④ 患 UTI 的女性患儿的初步筛选。

9. 肾活检：本病典型病例的病理改变主要是皮质乳头瘢痕形成、肾盏扩张，有助于诊断和判断预后。

【治疗方案】

主要针对 VUR 及泌尿系统感染两方面。

1. VUR 的患儿，随着生长发育，膀胱壁内走行的输尿管延长，肌层发育使瓣膜作用增强，80% 反流可自然消失，单侧消除率高于双侧，但重度双侧反流仅有 10% 可自然消失。因此对重度反流者，在肾损害发生前要积极手术治疗，包括内腔镜下药物注射反流纠正及开放或内镜下手术诸多方法。

2. 对 VUR 一般可采取保守治疗方法：① 定时排尿，睡前排尿 2 次。② 充足饮水，促使多次排

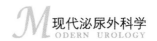
尿。③ 多吃高纤维食物和定期大便。④ 有排尿不稳定者可服抗胆碱药物.⑤ 定期复查 VUR,以改变治疗方案。

3. 积极控制和预防尿路感染:除急性期治疗外,要强调维持治疗,一般可采取小剂量 维持,常用药物有复方新诺明或呋喃妥因等,睡前顿服(全日剂量的 1/3),不会导致菌群失调,维持膀胱内药物浓度,直到反流自然消除。

【评述】

RN 的预后和 VUR 的严重性和由此造成的肾损害密切相关。要强调对反复尿路感染者早期诊断有无 VUR,并积极地治疗预防不良预后。但对手术要慎重考虑,因为轻、中度反流,无输尿管扩张和肾盂积水,一般不会造成肾实质损害,而且多数患儿随着年龄增长,VUR 自行缓解。内镜下注射治疗有较好疗效,在国外为一常规治疗方法,注射效果不好者可在第一次注射后 6 个月再次重复注射,重复注射无效可考虑手术治疗法。抗 VUR 手术方法很多,各有优缺点,要由有经验的手术者全盘考虑。

(林建中　顾民)

第七节　膀胱外翻

【概述】

膀胱外翻(bladder exstrophy)是一种罕见的严重先天性泌尿道畸形,包括腹壁、脐、耻骨及生殖器畸形,表现为下腹壁和膀胱前壁缺损,膀胱后壁向前外翻,黏膜外露,输尿管口显露于体表,可见尿液喷出,耻骨联合分离,多数患者伴有尿道上裂。发生率为 1 /(1 万～5 万),男女发病比例约为 (2～3)∶1,有明显的家族性和遗传性。正常胚胎发育第 4 周时,间充质细胞向下移行障碍,在下腹壁皮肤与膀胱之间就仅有一层薄膜;或骨盆发育异常、耻骨分离、耻骨间距增大,对下腹壁产生牵张作用,从而形成膀胱外翻。目前根据膀胱外翻程度分为四级:Ⅰ级,膀胱外翻程度最小,尿道呈完全上裂状态,膀胱括约肌裂开呈外翻状;Ⅱ级,轻中度的膀胱外翻耻骨联合分离与尿道上裂合并存在,膀胱颈部裂开外翻程度超过膀胱三角区,输尿管开口暴露在外;Ⅲ级,典型的膀胱外翻,存在尿道上裂的阴茎体裂开或阴蒂分裂,耻骨联合分离较宽,肛门开口前置异位伴发狭窄,腹部用力时,膀胱就会像气球一样向前膨胀;Ⅳ级,表现为整个膀胱脱出的严重膀胱外翻,合并广泛的腹直肌分离和肛门闭锁,耻骨联合严重分离。

【诊断依据】

1. 临床表现

(1)外翻膀胱黏膜鲜红,异常敏感,易出血,尿液不断从输尿管口外流,浸渍周围腹部和腿部的皮肤,臭味外扬。紧贴外翻膀胱黏膜的头侧为脐带附着处,以后不能形成肚脐。外翻黏膜长期暴露者可变厚、形成息肉及鳞状上皮化生,尤以膀胱顶部为甚,最终可使逼尿肌纤维化,导致膀胱变为僵硬的硬块。外翻膀胱的大小差异很大,小者直径仅 6～7 cm,视耻骨联合分离大小而定。

(2)膀胱外翻患儿上尿路一般正常,但也可合并马蹄肾等。随着年龄的增长,外露的膀胱纤维化可造成膀胱输尿管开口梗阻,发生肾、输尿管积水。即使手术闭合后也因输尿管位置过低,背侧缺乏肌肉支持,没有膀胱壁段输尿管作用而发生反流。

(3)由于腹壁肌肉发育异常,患儿可合并腹股沟疝或股疝。因骨盆发育异常,耻骨联合分离、耻骨支外翻及髋外旋,患儿有摇摆步态。

(4)男性典型的膀胱外翻常伴有尿道上裂,阴茎短小、背屈,阴茎头扁平,包皮堆于腹侧,可伴有隐睾。女性可见阴蒂分离、阴道口前移且可能狭窄及尿道背侧缺损等。

2. B超检查:产前超声:膀胱不充盈,脐带低位,耻骨联合分离较宽,性别不清,随妊娠期增加变大的下腹壁肿块,同时排除其他的合并畸形。

3. X线检查:骨盆片观察耻骨间距离;静脉尿路造影观察有无肾、输尿管畸形和积水。

【鉴别诊断】

假性膀胱外翻　此为完全性尿道上裂加膀胱膨出。其脐孔位置低,腹直肌从脐上分裂,附着于分离的耻骨,膀胱从分裂的腹直肌突出似腹疝,但尿路正常。

【治疗方案】

治疗的目的是保护肾功能,控制排尿,修复膀胱、腹壁及外生殖器,多主张分期完成。

1. 修复膀胱:膀胱内翻缝合术是保护膀胱功能的主要手段,应尽早完成,可在出生后72小时内进行。

2. 骨盆环修复术:关闭骨盆环或行髂骨、耻骨切开融合术,使骨盆恢复正常解剖状态,减低膀胱腹壁修复后的张力,为其提供良好的愈合条件。

3. 尿道生殖器修复术:膀胱颈重建术及尿道上裂成形术以恢复正常排尿。一般作为二期手术,于1.5~3岁施行。成年女性需对阴道口成形才能性交。

4. 尿流改道手术:如膀胱容量<60 mL或功能性修复手术失败后,常需要考虑膀胱扩大伴可控性尿流改道术。

【评述】

膀胱外翻主要因胚胎发育过程中中胚层不发育所致,它可发生从泄殖腔外翻到远端尿道上裂等一系列异常,多伴发其他畸形如肛门、直肠畸形,脊柱裂,马蹄肾,腹股沟疝,隐睾,肠异位等。根据典型的临床表现和体征可以明确诊断。体检时应注意是否合并其他畸形。治疗上由于膀胱壁长期暴露可导致逼尿肌纤维化而使膀胱壁硬化,故应于出生后72小时行膀胱内翻缝合术,若耻骨联合间距过宽,估计耻骨的纤维软骨组织和筋膜不能缝合,则可延期到出生后7~10天作骨盆截骨融合术。若膀胱关闭后有尿失禁,静脉尿路造影尿路正常,膀胱容量在60 mL以上,阴茎大小适当者,可同时修复膀胱颈及尿道上裂;在功能性修复手术失败后常需要进行尿流改道手术。膀胱外翻远期并发症主要有膀胱输尿管反流,泌尿系统的反复感染和结石,因此手术后需定期随访。成年女性妊娠后可出现阴道脱垂,推荐行剖宫产术。

(林建中　顾民)

第八节　重复膀胱

【概述】

重复膀胱(duplication of the bladder)可分为完全性及不完全性重复膀胱,主要是胚胎发育期出现矢状位或额外的尿直肠膈将膀胱始基进一步分隔所致。亦有认为胚胎发育过程中,尾端出现一个异常的隔膜,使胚胎尾端部分重复,从而导致泄殖腔发生重复,膀胱尿道始基位于泄殖腔前部,也随之发生重复畸形,因此常合并其他重复畸形,如重复结肠、重复阑尾、重复骶椎、重复肾、重复尿道、双阴茎,女性则有双阴道、双子宫、重复输卵管。此外,还可合并膀胱外翻、输尿管异位开口等。

【诊断依据】

1. 临床表现:本症多因合并上尿路或其他器官畸形而致死产或出生后不久死亡。临床上可表现为下腹包块、尿路刺激症状、尿失禁、遗尿及其他畸形的相应症状。但也有重复膀胱长期无症状偶被发现或因并发尿路感染、结石经尿路造影而被诊断。

2. 实验室检查:合并感染时尿中可有脓细胞、红细胞。

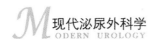
3．影像学检查：B超和CT检查可发现两个膀胱或膀胱内有纵隔，有时发现多房性膀胱或葫芦状膀胱，每个膀胱均有良好的肌层和黏膜，可合并其他脏器畸形。静脉尿路造影、排泄性膀胱尿道造影可明确诊断，但对肾脏无功能或存在下尿路梗阻的病例则需借助其他方法检查。

4．尿道膀胱镜检查：完全性重复膀胱可发现双尿道、双膀胱，一次只能进入一个膀胱。不完全性重复膀胱可发现膀胱内矢状位或额状位分隔，甚至出现多房性膀胱。

【鉴别诊断】

膀胱憩室　为后天性继发性病变，多不伴有其他畸形，但存在下尿路梗阻。斜位或侧位排泄性膀胱尿道造影，发现憩室位于膀胱轮廓外，排尿时憩室不缩小，反而扩大。B超、CT检查示憩室壁，较正常膀胱壁薄。

【治疗方案】

如无尿路梗阻和感染可不做任何处理；如存在梗阻或反复感染，可行手术治疗，以恢复储尿和排尿功能，解除梗阻防止泌尿系感染。

1．切除膀胱中膈，解除梗阻，如有膀胱结石应一并取出。必要时行输尿管膀胱再植。如一侧肾无功能，可切除患肾。

2．完全性重复膀胱可切除较小的膀胱，输尿管移植到较大的膀胱。

3．同时治疗其他畸形。

【评述】

重复膀胱是一个少见的先天畸形。完全性重复膀胱，每一膀胱均有发育良好的肌层和黏膜，各有一侧输尿管和完全重复的尿道，经各自尿道排尿。不完全性重复膀胱，则仅有一个尿道共同排尿，其他还有膀胱内矢状位分隔或额状位分隔，以及多房性分隔或葫芦状分隔。常合并其他泌尿道、肠道、骨骼的重复畸形。有统计完全性重复膀胱中，90％伴有重复外生殖器口，42％合并肠道重复畸形，腰骶椎也有可能重复。B超检查、静脉尿路造影、排泄性膀胱尿道造影、尿道膀胱镜检和CT检查是诊断本病的有效方法。如存在梗阻，需手术治疗。治疗时应注意其他合并畸形的治疗。

（林建中　顾民）

第九节　膀胱憩室

【概述】

膀胱憩室（bladder diverticulum）系先天性膀胱壁肌层局限性薄弱而膨出，或继发于下尿路梗阻后膀胱壁自分离的逼尿肌间突出形成。多见于男性，常单发。主要病因是下尿路梗阻，如后尿道瓣膜、膀胱颈挛缩和脐尿管末端未闭等，即便是先天性病变，下尿路梗阻也是主要因素。儿童多为先天性，成人大多继发于梗阻。憩室多数位于膀胱底部（以输尿管口附近最多见）和两侧壁，发生于膀胱顶部的憩室，一般是脐尿管残留。憩室壁薄弱，为膀胱移行上皮及纤维组织。先天性憩室壁含有肌纤维，藉此可与后天性区别。

【诊断依据】

1．一般无特殊症状，如合并有梗阻、感染，可出现排尿困难、尿频、尿急、尿痛，部分出现血尿。巨大憩室可出现两段排尿症状，为本病的特征性表现。少数位于膀胱颈后方的巨大憩室可压迫膀胱出口导致尿潴留，压迫直肠壁引起便秘，压迫子宫而致难产。憩室较大时在下腹部可扪及包块，并发感染时有压痛。

2．实验室检查：并发感染、结石时，尿液中可有红细胞和脓细胞。

3．B超检查：B超可直接发现憩室及憩室内结石、肿瘤等，膀胱充盈时和排尿后检查有助于诊断。

4. X线检查:静脉尿路造影可显示憩室或输尿管受压移位,斜位或侧位行排尿性膀胱尿道造影,并于膀胱排空后再次摄片可明确诊断。排尿时憩室不缩小,反而扩大。

5. CT检查:可清楚地显示憩室的大小、部位。

6. 膀胱镜检查:膀胱镜检查可看到憩室的开口及与输尿管开口的关系,可观察到憩室内有无结石和肿瘤。

【鉴别诊断】

1. 输尿管憩室　并发感染时同样有尿频、尿急、尿痛等尿路刺激症状,憩室较大时也可扪及包块,但B超显示囊性包块在膀胱轮廓外。输尿管下端的憩室可借B超、CT、MRI结合排泄性或逆行尿路造影,显示憩室的部位,且憩室以上可见输尿管扩张。

2. 尿道憩室　同样有两段排尿,但膀胱造影和排尿性膀胱尿道造影可显示膀胱内无憩室,尿道内有囊性肿块,尿道镜检查显示憩室开口在尿道而不是在膀胱。

3. 前列腺增生　也可有分段排尿,部分患者可有假性憩室,但患者年龄偏大,症状以进行性排尿困难、尿频、夜尿增多为主。直肠指检前列腺体积增大,中央沟变浅,B超、CT可显示前列腺增大、隆起,患者尿流率异常。

4. 重复膀胱　B超及CT检查显示膀胱有完整的肌层和黏膜,经尿道造影和膀胱镜检查膀胱内有分隔或者是两个完整的膀胱。

【治疗方案】

1. 如憩室较小,仅解除梗阻,不必行憩室切除。

2. 憩室巨大,输尿管口邻近憩室或位于憩室内,有膀胱输尿管反流,则需做憩室切除、输尿管膀胱再植术。

3. 经常感染,并发结石、肿瘤的憩室,需行憩室切除术。

4. 先天性憩室较大,多位于膀胱基底部,常造成膀胱出口梗阻、膀胱输尿管反流和继发感染,需手术切除憩室。

【评述】

膀胱憩室在儿童大多为先天性,成人多为继发性。由于先天性膀胱壁局限性薄弱或膀胱肌纤维的排列异常,以及存在下尿路梗阻的情况下,膀胱内压上升引起。特殊性表现是有两段排尿,诊断主要靠影像学和膀胱镜检查,注意膀胱憩室内常合并有结石和肿瘤。治疗主要是解除梗阻、控制感染、切除憩室,必要时行输尿管膀胱再植。特别应强调,憩室内肿瘤易侵犯膀胱壁全层,故术中应彻底切除。

(林建中　顾民)

第十节　膀胱肠裂

【概述】

膀胱肠裂(vesico-intestinal fissure)又称泄殖腔外翻(cloaca exstrophy),本病非常罕见,发生率约为1/20万。是由于大的泄殖腔膜,在把泄殖腔分隔为前侧尿生殖窦及后侧直肠窦前破裂所致。男性患儿膀胱尿道连接处与直肠相通,女性患儿膀胱阴道或尿道阴道排出部与直肠相通。泄殖腔外翻婴儿常早产,伴有其他器官的严重异常。

【诊断依据】

1. 患儿出生后发现膀胱、肠管外翻,脐膨出,自直肠、尿道及(或)阴道排出尿液、粪便及气体。外翻组织中,中间是肠黏膜,两侧是膀胱黏膜。男性可合并阴茎缺如、阴囊缺如、双阴茎、阴囊分裂;女性可有阴蒂缺如、阴蒂分裂。此外,尚可合并骨盆畸形、骨骼异常、脊髓脊膜膨出、双腔静脉等。

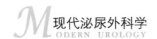
2. B超检查:有无肝、肾、脾、胰等实质性脏器的畸形。

3. X线检查:骨盆平片、脊柱正侧位片检查有无骨盆畸形和脊柱畸形。静脉尿路造影可显示泌尿系统的其他畸形及有无上尿路梗阻,并可见造影剂流入直肠等。

【鉴别诊断】

膀胱外翻 下腹部组织外翻,但无肠腔外翻,外翻组织中有尿液流出。

【治疗方案】

手术治疗包括修复脐膨出,肠管、尿路及外生殖器畸形,并切除膀胱和直肠间的通道。

1. 修复脐膨出:最好能一期缝合,缺损过大可延期缝合。

2. 修复膀胱和肠道:切除膀胱和直肠间通道后游离膀胱并内翻缝合膀胱。如膀胱容量较小,可行膀胱扩大术、回肠膀胱术或尿流改道术。

3. 修复肠道:闭合肠道,结肠近端造瘘。

4. 修复外生殖器:如阴茎不发育,可按女性施行成形手术。

5. 如修复的膀胱不能控制排尿,日后可行间歇导尿或人工括约肌植入术。

【评述】

膀胱肠裂是非常罕见的先天畸形,在泄殖腔分为前后两部分之前,泄殖腔膜提前破裂,导致膀胱和直肠相通。由于伴有多脏器畸形,多数婴儿出生后不能长期存活。根据症状、体征可以确诊。B超、CT检查有助于了解有否合并其他脏器畸形。治疗上以成形手术为主,修复脐膨出,切除通道,闭合膀胱、肠道,修复膀胱功能。如果阴茎不发育,则存活的男性常需转换性别,将外生殖器改为女性。

（林建中　顾民）

第十一节　脐尿管瘘

【概述】

胚胎期,胎儿脐带与母体胎盘相连,内含脐静脉、脐动脉、卵黄管及脐尿管。脐尿管为连接胎儿膀胱与脐的管道结构,长 5～6 cm,分膀胱黏膜内段、膀胱肌层壁内段与膀胱上段。在胚胎发育过程中,膀胱自脐部沿腹前壁下降,在下降过程中,脐尿管自脐部向下与膀胱顶部相连,胚胎晚期脐尿管全部闭锁,退化成脐正中韧带。若脐尿管在脐部未闭则形成脐窦;若近膀胱处未闭则形成膀胱顶部憩室;脐尿管两端闭锁仅中段管腔残存则形成脐尿管囊肿(urachal cyst);若脐尿管完全不闭锁,脐部有管道与膀胱相通则称为脐尿管瘘(urachal fistula)。多见于男性,可合并下尿路梗阻,可发生脐尿管癌。

【诊断依据】

1. 脐孔漏尿:尿液间歇性自脐孔漏出,增加腹压时漏出增多,或觉夜间脐孔漏尿更明显,若合并下尿路梗阻则尿液漏出更多。合并感染时脐部出现红、肿、热、痛,流出黏稠的分泌物。并有尿频、尿急、尿痛,耻骨上有不适感。

2. 亚甲蓝试验:从导尿管向膀胱内注射亚甲蓝,可见蓝染尿液自脐孔漏出。

3. 渗液检查:脐部漏出液检测尿素氮和肌酐含量,可判断是否为尿液。

4. X线检查:从脐部瘘口注入造影剂或行排泄性膀胱尿道造影,可显示瘘管;尿道膀胱造影可见造影剂从膀胱顶部自脐部漏出。

5. 膀胱镜检查:可发现膀胱顶部有一瘘孔。

【鉴别诊断】

1. 卵黄管未闭 卵黄管为胚胎期连接胎儿回肠末端与脐的管道结构,在胎儿发育过程或断脐后自行闭塞纤维化或消失。卵黄管未闭者脐部也有液体渗出,多为浑浊的渗液或肠内容物。渗液的尿素氮和肌酐检查可显示渗出液而非尿液。膀胱内注入亚甲蓝,脐部无蓝色液体流出。脐部瘘口注入造影剂后 X 线检查显示造影剂通向肠腔。

2. 脐炎　脐部有红、肿、热、痛,有渗液,但膀胱内注入亚甲蓝后脐部无蓝色液体漏出。膀胱造影显示造影剂不通向脐尿管。

3. 脐窦　脐尿管靠近脐部一端未闭合,可出现脐部渗液,也可并发感染。膀胱内及脐部窦口注入造影剂后 X 线检查显示窦道与膀胱不通。

【治疗方案】

1. 对有感染者应抗感染治疗。

2. 手术切除脐尿管。可开放手术或腹腔镜下手术,切除范围包括脐尿管、脐正中韧带以及与脐尿管相连的部分膀胱顶部,合并下尿路梗阻者,需解除梗阻。

【评述】

脐尿管未闭可导致脐尿管瘘和脐尿管囊肿,临床较罕见,前者以脐孔漏尿为主要特征,并发感染时可出现局部症状。膀胱内注入亚甲蓝观察漏出液有否蓝染,瘘孔内注入造影剂、排泄性膀胱尿道造影或膀胱造影可确诊。治疗方法为手术切除脐尿管、瘘管、膀胱顶部,可开放或腹腔镜下手术,由于部分患者可能存在下尿路梗阻,术中应注意解除梗阻。

(林建中　顾民)

第十二节　梨状腹综合征

【概述】

梨状腹综合征(Prune-Belly syndrome,PBS)是指腹壁肌肉发育不良、不足或缺如,尿路畸形以及双侧隐睾的三联征,男性多见,是一种罕见的先天性畸形。该病曾称为腹壁肌肉-尿路-睾丸三联征、Eagle-Barrett 综合征、"梅干"腹综合征等。它的特点包括腹肌缺陷,腹壁松弛;双侧睾丸下降不全,常不能触及;尿路异常,以扩张迂曲的输尿管、大膀胱、前列腺部尿道扩张及肾形态异常为特点。但三联征常合并其他畸形,包括肺、胃肠道及骨骼肌。本症轻重差别很大,严重者在母体宫内肾的发育及尿形成障碍,以致羊水量少致肺发育不全,胎儿不能存活。轻者虽然尿道造影有异常,但肾功能正常,在成长过程中无明显体力障碍。该病男性多见,约占患儿总数的 95%,多发于非洲、北美洲,35 000～50 000 活产男婴中有 1 例。1970 年前约半数是死后确诊的,其中 20% 是死产或在新生儿期死亡,另外 30% 于 2 岁内死亡,多死于尿路感染、败血症或肾功能衰竭或兼有。

自 1839 年 Frolich 首先报道 PBS 以来,该病的诊断和治疗有了很大的进展。但对其病因和发病机制的认识仍不很清楚。对其发病机制有以下几种假说。

1. 尿道梗阻假说:认为腹壁肌肉发育不良的根本原因是膀胱流出道梗阻。正常胎儿发育至 4 个月时开始排尿,由于尿道梗阻导致输尿管扩张、肾积水以及膀胱过度扩张。后者对腹壁的直接压迫或者阻碍腹壁的血液供应导致腹壁肌肉发育不良。胎儿发育后期,扩大的膀胱阻碍了双侧睾丸的下降,出现双侧隐睾。

2. 胚源性假说:该假说认为在胚胎发生过程中,由于肌节未降至体干腹侧,或未能于腹侧中心融合,造成腹壁肌肉原发性缺损;长期肌肉缺损引起与腹壁相邻的膀胱过度扩张,后者阻碍了双侧睾丸的下降。近来有报道 75% 的 PBS 患儿合并有心肺、胃肠或运动系统畸形。

3. 染色体畸变假说:PBS 的发病男性远大于女性,双胎患病比率大,黑人多于白人,提示该病的发生可能与遗传有关。Romasamy 等报道一个家族 11 例 PBS,并对其可能的遗传方式进行分析,强烈暗示 PBS 受性别影响,为常染色体隐性遗传模式。

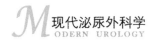
根据 PBS 病情严重程度可分为如下三型：Ⅰ型，患儿严重肾发育不良或严重膀胱流出道梗阻，母体羊水量少，患儿肺发育不全，可同时伴有尿道闭锁及脐尿管开放；此类患儿多为死产或产后不久即死亡。Ⅱ型，有腹肌发育不良或缺如、双侧隐睾、泌尿系统畸形典型三联征表现，严重而广泛的尿路扩张，轻度或单侧肾发育不良，可能进展为肾功能衰竭，无肺发育不全。Ⅲ型，症状相对较轻或为本综合征的不完全表现，轻中度的尿路畸形，无肾脏发育不良、肾功能长期稳定，无肺发育不全。

【诊断依据】

1. 产前超声检查：最常见的畸形是尿路梗阻性病变及尿路畸形，表现为输尿管肾脏积水、膀胱膨隆、腹围不规则。

2. 在婴幼儿和儿童期的临床表现：通常是新生儿期的Ⅱ型或Ⅲ型的临床表现的延续，根据典型的三联征表现即可诊断。通过影像学检查可见肾发育不全或积水；输尿管迂曲扩张，且近端较轻、远端明显，75% 有膀胱输尿管反流；膀胱明显扩大伴有脐尿管假性憩室；前列腺发育不全，后尿道扩张，也有前尿道正常闭锁或巨尿道；双睾丸位于髂内血管上方等；腹部膨隆且常不对称，腹壁皱褶，甚至呈罗汉肚，肚脐位置高等。

3. 在成年期根据典型的三联征表现诊断并不困难，通常同时有反复的尿路感染病史；但部分患者三联征表现可能不明显而表现为高血压或肾功能不全。

4. 其他并发畸形：约 65% 有其他并发畸形，如心、肺、胃肠道、骨骼及发育问题。

5. 女性综合征患者：仅有 3% 发生于女性，主要表现为腹壁、膀胱及上尿路缺陷，尿道一般是正常的。有部分女性患者，综合征不完全而且上尿路无明显异常。

【鉴别诊断】

后尿道瓣膜症　产前 B 超检查可见大膀胱、扩张的输尿管及胎儿腹水，但没有腹壁畸形。

【治疗方案】

治疗的主要目的是维持肾功能，防止尿路感染及行隐睾下降固定。

1. 非手术治疗：对无上尿路梗阻和膀胱输尿管反流且肾功能正常的患者可行非手术治疗（即使上尿路有扩张）。故很多新生儿尿路造影虽有明显异常，但一直生活得很好。主要是对尿路感染和肾功能进行严密的观察和监测，同时要做常规 X 线检查。

2. 暂时性尿流改道：如尿路感染难以控制或肾功能恶化，需考虑尿液引流，最好做无管引流。最简单的是膀胱造瘘。当有严重输尿管迂曲及尿路感染或肾功能进行性恶化时，须做高位输尿管祥造瘘或肾盂造瘘。

3. 广泛性输尿管重建：梨状腹综合征的尿路病变主要是尿潴留，在此基础上易发生菌尿，导致肾功能损害及临床症状，所以重建迂曲的输尿管有一定的必要性。重建手术的关键在于利用外形和功能接近正常的上段输尿管。手术要细致，将输尿管裁剪后再植。

4. 膀胱尿道功能失常：治疗的目的是改进逼尿肌功能，减少排尿阻力。

（1）减少膀胱容量：可单独进行膀胱成形术，也可作为尿路重建术的一部分。有些病例做膀胱顶部折叠术也能改进膀胱功能。

（2）尿道内切开术：对排尿困难、残余尿增多、膀胱输尿管反流或输尿管扩张的患者，可用 Oris 尿道内切开术或内腔镜在前或前外侧做一或两处切开，术后留置导尿管数日。

5. 巨大尿道修复：前端尿道扩张不多见，常只限于阴茎部尿道，尿道口及阴茎头部正常。可于冠状沟下环形切开阴茎皮肤，将阴茎皮肤脱套至阴茎根部。尿道内留置导尿管，在导尿管上切除多余的尿道壁，然后缝合尿道及浅层的阴茎皮肤。

6. 隐睾：因睾丸尚存内分泌功能，故应做隐睾下降固定术，且宜在 1 岁内进行，以维持男性生理发育。研究发现 PBS 胎儿睾丸中精原细胞数减少和间质细胞增生，并在成人 PBS 患者中未见文献报道正常生育过孩子，仅在近年见有文献报道通过 ICSI 获生育者。

7. 腹壁缺陷：经肌电图检查腹部上外侧肌肉有功能而下腹部尤以靠中间部肌肉无功能者,可采用Randolph 等开创使用的折叠术,包括横梭形切除部分下腹壁,可获得良好效果。

【评述】

梨状腹综合征临床表现差别很大,严重者不能存活。成年患者主要以肾功能异常、高血压或双侧隐睾以及腹壁畸形就诊。应提高对本病的认识,做到早发现、早确诊、早治疗。对有典型"三联征"的患者结合必要的辅助检查即可确诊。治疗的目的主要是维持肾功能以及防止尿路感染及隐睾下降固定。对膀胱、输尿管功能失常,可先行尿流改道,再行尿路重建手术;对膀胱尿道功能正常,治疗的目的是改进逼尿肌功能,减少排尿阻力。

（林建中　顾民）

第十三节　隐睾

【概述】

隐睾(cryptorchidism,undescended testis,UDT)是睾丸下降异常的总称,是指睾丸未能按正常发育过程从腹膜后下降到同侧阴囊,而停止于下降过程中,包括睾丸缺如、睾丸下降不全和异位睾丸,亦有多睾隐睾者,是小儿最常见的男性生殖系统先天性疾病之一。1786 年 John Hunter 首先报道隐睾的研究,隐睾在不同的生长发育时期,其发病率呈逐渐下降趋势。早产儿为 9%～30%,体重不到1 500 g的早产儿发病率高达 60%～70%,足月男婴 1 岁时发病率降至 1%～4.6%。约 70%的未下降睾丸可以在出生后第 1 年内自然下降,多见于出生低体重及阴囊较大的患儿。隐睾有遗传倾向,家族中发病率接近 14%。隐睾单侧多见,单侧隐睾中右侧占 70%,双侧的发病率占 10%～25%。大多数隐睾(80%)位于腹股沟部,近 20%的未下降睾丸或触摸不到的睾丸可能位于腹腔内。隐睾的病因可能与下列因素有关:① 胚胎期牵引睾丸降入阴囊的索状引带退变或收缩障碍,睾丸不能由原位降入阴囊;② 胚胎期精索血管发育迟缓或终止发育,造成睾丸下降不全;③ 先天性睾丸发育不全使睾丸对促性腺激素不敏感,失去下降的动力;④ 胎儿生长过程中母体缺乏足量的促性腺激素,影响睾酮的产生,影响睾丸下降的动力;⑤ 局部因素如机械性梗阻和腹膜粘连阻止睾丸正常下降;⑥ 妇女在妊娠期间接触邻苯二甲酸二乙酯(DEHP)等环境内分泌干扰物,因其影响雄激素合成,故易致男婴隐睾、尿道下裂,因内分泌因素所致的隐睾多为双侧性。单侧性隐睾往往与局部、机械因素有关。隐睾可以伴发一系列并发症,如生精功能低下、睾丸扭转、恶变、斜疝等,应引起临床注意。临床常把位于腹股沟内环口以上的隐睾称为高位隐睾,而把位于腹股沟管和外环处的隐睾称为低位隐睾。

【诊断依据】

1. 阴囊一侧或双侧较小,触诊阴囊内无睾丸。体检常可在腹股沟区触及隐睾。隐睾常合并腹股沟斜疝。少数位于腹膜后则完全不可触及。

2. 生育能力下降或不育:因隐睾周围的温度较阴囊高 1.5～2.0 ℃,妨碍精子生成。双侧隐睾有失去生育能力的可能,单侧隐睾也偶有不育。

3. B 超检查:有助于腹股沟管内睾丸的定位,但难以辨别腹腔内睾丸。

4. CT 和 MRI 检查:有助于腹股沟管和腹腔内睾丸的定位,多排螺旋 CT 血管造影可通过显示睾丸动脉来寻找睾丸,成功率高。

5. 选择性精索内静脉或动脉造影:可用于临床难以触及的隐睾定位。

6. 腹腔镜检查:对于腹腔内睾丸、睾丸缺如或睾丸萎缩,B 超和 CT 仍不能确切定位者,可确定有无睾丸及睾丸的位置,并可同时进行治疗。

7. 激素水平测定应用在于明确无睾症:双侧隐睾且不可触及的患儿,诊断为双侧无睾症时必须确定其男性染色体核型,有必要进行内分泌评估,FSH 和 LH 升高,睾酮水平低下,HCG 注射后,睾酮水平无升高,预示无睾症。

8. 放射性核素检查:以^{131}I 标记的 HCG(^{131}I-HCG)注射后与睾丸 LH/HCG 受体结合,γ 照相扫描可显示睾丸,是一种新的睾丸定位诊断方法。

【鉴别诊断】

1. 睾丸缺如 除阴囊内不可触及睾丸外,影像学检查也不能探及睾丸,但最终靠手术证实。有认为一侧摸不到睾丸者,其对侧睾丸长径大于 18 mm,则预测单侧睾丸缺如正确率过 90%,不失为临床简易的检查方法。

2. 男性假两性畸形 常合并隐睾,但外生殖器严重畸形,如尿道下裂、阴囊分裂,甚至呈现女性外阴,染色体为 46XY。

3. 回缩睾丸 多发生于 5~6 岁的患儿,小儿提睾肌反射敏感,受到某些刺激如寒冷、惊吓后,提睾肌收缩,可将睾丸上提至皮下环甚至腹股沟管内,易误诊为隐睾。检查时应安抚情绪,注意保温,取髋外展屈腿卧位或坐位检查,避免外界因素诱发提睾肌收缩造成误诊。

【治疗方案】

根据年龄、睾丸位置及发育情况采用不同治疗方法。

隐睾的决定性治疗应该在出生后的 6~12 个月完成,尤其内分泌治疗,治疗时机会影响到成年后精子生成,激素分泌及肿瘤发生,出生后睾丸自行下降可发生于出生后 6 个月内,1 岁已无自行下降可能。回缩睾丸多需定期观察,并持续至青春期。

1. 内分泌治疗:无论单侧或双侧隐睾都应早期治疗,目前,激素使用剂量及使用周期无统一定论,总体成功率约 20%,且用药成功降至阴囊的患儿中约 20% 再次出现睾丸回缩至腹股沟区。

(1) 绒毛膜促性腺激素(HCG)疗法:HCG1000U,肌内注射,每周 2~3 次,总用药量 1 万~1.5 万 U 为一疗程。

(2) 黄体生成素释放激素(LHRH):400 μg 喷鼻,每日 3 次,4 周为 1 个疗程。

(3) LHRH+HCG 疗法:先用 LHRH400 μg 喷鼻,每日 3 次,共 4 周;继用 HCG1 500U,每周 1 次,共 3 次。

总体上讲,激素治疗的效果与隐睾所处的位置密切相关,位置越低、疗效越好,双侧隐睾下降率高于单侧。内分泌治疗亦可作为术前治疗和术后用药,促进睾丸发育。

2. 手术治疗:内分泌治疗后的睾丸未下降者,应于出生后 12 个月前手术。常用手术方式包括:

(1) 开放睾丸固定术:适用于可触及隐睾且精索血管长度足够的患者。可以一期或分期完成,亦可用于位于股部的隐睾。

(2) 腹腔镜手术:适用于所有不可触及睾丸和部分可触及睾丸的患者。

(3) 睾丸自体移植术:适用于高位隐睾不适宜或不能行松解固定术者。

(4) 睾丸切除术:适用于高位隐睾已萎缩者及成人隐睾。

(5) 对侧睾丸缺如者,术中探查范围应达肾脏水平,一旦发现输精管盲端即可结束手术。

【评述】

对于不能扪及的隐睾,可通过一些特殊检查来判断是否存在睾丸及隐睾所处的位置。B 超对腹股沟内隐睾可准确定位,对腹内隐睾的定位,腹腔镜检查可获得较满意的效果。由于大约 4% 的新生儿患隐睾,其中大多数在出生数月后睾丸自行降入阴囊。出生后 6 个月,如睾丸仍未降至阴囊,则自行下降的机会已极少,不可再盲目等待。内分泌治疗应在 6 个月后开始,双侧隐睾的疗效优于单侧,位置低者疗效好。研究表明:隐睾时 Leydig 细胞数目减少且萎缩。促性腺激素的不足,影响了生殖细胞的增殖,睾丸位置越高,精原细胞数越少。隐睾患儿出生后第 2 年即可有 38% 的睾丸无生殖细胞,小管周围胶原纤维增多。第 3 年更明显,大量黏多糖沉积加重了小管内的病理变化,生殖细胞内出现空泡。至青春期前,90%以上的生殖细胞消失,Leydig 细胞和 Sertoli 细胞萎缩。1899 年 Bevon 通过游离隐睾精索,将睾丸放入阴囊,首先开展了睾丸下降固定术。近年来多数学者认为隐睾的手术时机应为 12 个月以前。除少数高位隐睾已萎缩者、青春期单侧隐睾、隐睾合并扭转、组织学检查证实有恶变趋向者需行睾丸切除外,绝大多数可在行睾丸固定术后获得治愈。术后生育能力单侧隐睾者与手术年龄成反比关系。双侧隐睾者生育能力明显下降,如睾丸位置高,由于病理损害严重,生殖细胞发育严重障碍可致不育。但睾丸位置较低者,经适当治疗后,可残留部分生育能力。隐睾者发生睾丸肿瘤的机会比正常睾丸大 40 倍。隐睾位置越高,其恶变率也越高。而近期的文献统计认为隐睾症男性睾丸肿瘤的相对危险度是非隐睾男性的 2~8 倍。有证据表明早期行隐睾下降固定术能降低睾丸恶变的概率,但术后发生睾丸恶性肿瘤的风险仍较正常人高。手术治疗的要点是充分游离、松解精索,修复并存的疝囊,妥善固定睾丸于阴囊内。

（林建中 顾民）

第十四节　多睾症

【概述】

多睾症(polyorchidism)是指体内有三个或三个以上睾丸,是一种罕见的畸形。多余睾丸通常位于阴囊内,极少数位于腹股沟或腹膜后。1670 年 Blasius 于尸检中首次发现多睾症;1895 年 Lane 术中发现本病后逐渐被人们认识。多睾症的发生可能是胚胎的生殖嵴在衍化成睾丸的过程中,因某种因素导致胚胎早期生殖嵴上皮细胞索异常分裂所致。Leung 在解剖上将多睾症分为四型:A 型,仅有睾丸组织;B 型,有睾丸附睾,无输精管;C 型,有两个睾丸附睾共享一条输精管;D 型,有独立的附睾和输精管。多睾常发生于左侧,约 4%~7%出现恶变。

【诊断依据】

1. 多睾症常无症状,多为阴囊内、腹股沟处发现包块,或额外睾丸扭转就诊。可合并有腹股沟斜疝。体检可发现阴囊内除有两个正常的睾丸外,还可在阴囊内或腹股沟处触及额外的睾丸。

2. 影像学检查:B 超可检查多睾的位置,但通常阳性率较低。MRI 可较好的显示睾丸的影像。

3. 化验检查:AFP. HCG 检查以排除睾丸肿瘤

4. 手术探查:可证实阴囊或腹股沟包块是否为睾丸,或拟诊为双侧隐睾行探查时在腹腔内找到 3 个或 3 个以上睾丸。

5. 组织学检查:包块组织学检查见正常的睾丸组织以确诊。

【鉴别诊断】

1. 附睾肿块　阴囊内睾丸旁肿块,很难与额外睾丸鉴别,往往需通过手术探查、组织学检查才能鉴别。

2. 腹股沟斜疝　腹股沟斜疝为可复性包块,B 超可发现包块内容物为肠管。斜疝嵌顿时需与额外睾丸扭转鉴别,尤其多睾症合并斜疝时,只有通过手术探查才能与多睾症鉴别。

【治疗方案】

存在争议。手术与否基于年龄、生殖功能、恶变迹象及多余睾丸位置决定。

1. 如果额外睾丸无合并症,肿瘤标志物正常,影像学检查排除肿瘤,可予观察。

2. 如果额外睾丸发育不良,出现扭转或恶变倾向时,切除病变的睾丸,不要损伤同侧正常睾丸和输精管。

3. 如果额外睾丸是隐睾,手术时发现额外睾丸发育良好,可将睾丸牵至阴囊,反之切除额外睾丸。

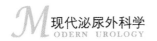
【评述】

多睾症常位于左侧,可具有正常的附睾和输精管或与正常睾丸共同拥有一个 附睾和输精管。额外睾丸可在阴囊内,也可位于腹股沟处或腹腔内。有多睾症的额外睾丸扭转或恶变的报道。体格检查和影像学检查常不能明确多睾症的诊断,故怀疑多睾症时,需要行手术探查,病理证实。如果额外睾丸发育良好,无病理改变,可不切除。但凡是保留多余睾丸的,均应定期随访检查。

(林建中　顾民)

第十五节　睾丸横过异位

【概述】

睾丸横过异位(transverse testicular ectopia,TTE)是指双侧睾丸经同一侧腹股沟管进入同一侧阴囊或睾丸横过至对侧腹腔或腹股沟区等部位,并具有完整且相互独立的血管、附睾及输精管。常合并苗勒管(Müllerian duct)残留等其他畸形,是一种罕见的先天畸形,最早于 1886 年由 Von Lenhossek 描述。小儿常常由于一侧隐睾及对侧腹股沟斜疝而于术中被发现从而确诊。其病因和患病率尚不清楚,目前认为,编码抗苗勒管激素基因缺陷可能是主要原因。其发生可能与 Wolffian 管的融合和粘连出现过早、引带错位、腹股沟管梗阻及脐管关闭过晚等因素有关。据合并畸形的不同将睾丸横过异位可分为三种类型:1 型,横过异位睾丸合并腹股沟斜疝(50%);2 型,合并永存的或退化的苗勒管组织(30%);3 型,合并除苗勒管永存综合征以外的其他畸形,如尿道下裂、肾脏发育不全、输尿管闭塞、马蹄肾、射精管重复和囊肿等其他畸形(20%)。睾丸横过异位和其他睾丸异常相比,不育和远期肿瘤的发生率相对较高。

【诊断依据】

1. 表现为一侧隐睾和对侧腹股沟斜疝。

2. 触诊患侧腹股沟无精索样条索组织,检查耻骨上、会阴、股内侧及对侧阴囊等部位有无睾丸样肿物。

3. 超声检查一般表现为患侧阴囊及腹股沟无睾丸回声,对侧阴囊内或腹股沟内可见两个睾丸回声。

4. CT 与同位素标记绒毛膜促性腺激素扫描有助于术前异常睾丸的确诊和定位,因其有放射性临床应用较少。MRI 因其与 CT 相似的准确性,且无辐射,但通常需要对患儿进行镇静或麻醉才能施行,故临床不易获得。

5. 腹腔镜探查是最终确诊手段,可以诊断和治疗同时进行。

【鉴别诊断】

1. 单睾症　单睾症是指一侧睾丸存在,一侧睾丸缺如。睾丸横过异位患者于阴囊空虚一侧探查常不能发现正常睾丸,常常被误认为是单睾症。因睾丸可能与输精管分离,因此探查中只有在精索血管和输精管均呈盲端时才能诊断为单睾症。

2. 多睾症　多睾症又称重复睾丸,是指除双侧阴囊内两个睾丸外,还存在一个或一个以上的额外睾丸,重复的睾丸也可位于腹股沟区和腹腔内。多以发现阴囊肿大或阴囊肿块为主诉就诊。超声可予诊断,于一侧阴囊内探及与睾丸回声相同,直径稍小或相同的额外结节,可考虑本病,但确诊仍需手术探查及组织学检查。

【治疗方案】

1. 睾丸横过异位不同于睾丸下降不全,HCG 及 LHRH 治疗无效,需及早行手术治疗。

2. 如临床发现一侧阴囊空虚对侧腹股沟肿物,考虑睾丸横过异位而又不能明确诊断时,应首先探查腹股沟肿物侧,可减少手术探查范围,缩短手术时间。尽可能恢复阴囊外观的对称性。手术一般提倡在幼儿 2 岁前进行。

3. TTE 的手术治疗方法与隐睾相似,即行睾丸固定术,手术要点为充分游离两侧精索及输精管,使睾丸无张力降至阴囊内。但其术式繁多,应根据精索状况、睾丸位置高低不同情况决定,目前多采用改良 Ombredanne's 术,对于横过异位之低位隐睾,可采用 Wins-berg-White 术,该法成功率高,睾丸萎缩发生率低,疗效满意。对于横过异位之高位隐睾常采用 Fowler-Stephen's 术。

4. 对 TTE 伴苗勒管永存综合征的治疗仍存争议,焦点是是否切除苗勒管残留。因在切除苗勒管残留时易损伤输精管及睾丸血供,导致后期睾丸萎缩,且至今未见残留的苗勒管结构有恶变的报道,故目前不主张必需切除苗勒管残留结构。

【评述】

睾丸横过异位是一种少见的先天性畸形,其发病机制不清,可能与睾丸腹腔下降阶段引带的缺失及腹股沟阴囊阶段降钙素相关基因肽的异常趋化作用有关,且受苗勒管残留物的影响。临床表现为一侧阴囊空虚,对侧腹股沟或阴囊肿物,常合并腹股沟斜疝及苗勒管永存综合征。详细的查体及相关辅助检查可明确诊断,而手术探查为诊断睾丸横过异位的金标准。睾丸空虚患者查体除检查正常睾丸下降途径外,需常规检查睾丸异位常见区域。超声因其简单易行、无创、配合度好的特点而成为睾丸横过异位的首选辅助检查方法。CT 及 MRI 相比超声分辨率高,更能协助定位异位睾丸。实验室检查结果对睾丸横过异位的诊治并无明显意义,但可决定是否需行激素治疗及排除恶变。手术为睾丸横过异位唯一的治疗方法,一旦发现应尽早或于 2 岁前行手术治疗。我们推崇的手术方式为腹腔镜辅助跨阴囊纵隔睾丸固定术。睾丸横过异位预后一般较好,但仍应长期随访,以防出现睾丸恶变或萎缩等并发症。

(林建中　顾民)

第十六节　尿道下裂

【概述】

尿道下裂(hypospadias)是由于前尿道发育不全,致尿道外口未在正常位置的尿道先天性畸形。主要表现为尿道开口不在阴茎头的正位,而是异位于阴茎腹侧、从正常尿道口至会阴部的任何一个位置。其发生可能与雄激素缺乏、遗传、雄激素受体异常、环境等因素有关,造成胎儿睾酮缺乏或作用不足,使尿道沟闭合未能完全达到阴茎头尖部,同时尿道海绵体、阴茎海绵体也发育不全,使远端尿道形成纤维索状,发生阴茎弯曲。其发生率在不同地区、不同人群差异很大,亚洲人的发生率低于欧美。我国在 1987～1992 年对 30 个省、市、自治区调查显示,单纯尿道下裂发病率为 3.38/万,尿道下裂合并其他畸形(主要为隐睾、肌肉骨骼畸形、肛门直肠畸形)发病率为 0.92/万,总发病率 4.30/万。本病的解剖学特征有:① 尿道外口位于阴茎腹侧面从会阴到阴茎头之间的任何位置;② 阴茎下弯;③ 系带缺如,阴茎缝和包皮不对称发育,阴茎缝可分裂成对称的两部分,形成"V"形皮肤缺损,而在阴茎的背侧形成"头巾"样包皮堆积。尿道下裂常分成四型:① 阴茎头型;② 阴茎型;③ 阴囊型;④ 会阴型。本病可并发隐睾、腹股沟斜疝、两性畸形等。

【诊断依据】

1. 阴茎头型

(1)尿道开口位于冠状沟腹侧,呈裂隙状,包皮系带常缺如,背侧包皮堆积。

(2)尿道口可有狭窄,严重者可引起排尿困难甚至肾积水。

(3)阴茎头常呈扁平型,向腹侧弯曲。根据包皮脱套以后下弯的程度分为:轻度＜15°,中度 15°～30°;重度＞30°。

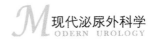
2. 阴茎型

(1) 尿道开口于腹侧冠状沟与阴茎阴囊交界部之间,其远端的尿道呈纤维素样。

(2) 阴茎弯曲明显,排尿时尿流呈喷洒状,严重者勃起后呈钩状。

3. 阴囊型

(1) 尿道口位于阴囊正中线上,远端尿道呈纤维素样,阴囊常呈分裂状,外观似女性大阴唇。

(2) 阴茎短小,扁平,弯曲严重,甚至与阴囊缝相连接。

(3) 常伴有隐睾。

4. 会阴型

(1) 尿道口位于会阴部,阴囊分裂且发育不全。

(2) 发育不全的阴茎似肥大阴蒂,为头巾样包皮所覆盖,并隐藏在分裂的阴囊之间。

(3) 睾丸发育不良或伴隐睾。

(4) 尿道沟介于阴茎头和尿道口之间,常缺如,尿道口呈漏斗形。

5. 女性尿道下裂难以发现,表现为尿流不成线,可有尿失禁,反复尿路感染,性交不适。因长期阴道排尿,尿液会在阴道内滞留,从而会继发假性尿失禁和阴道内结石。阴道镜检查可确诊。

【鉴别诊断】

主要是性别的鉴别诊断,尤其是会阴型尿道下裂。其染色体为 46XY,性染色质阴性,性腺为睾丸。

1. 女性假两性畸形　发病原因为先天性肾上腺皮质增生或胚胎发育期间母体应用雄激素,导致雌激素产生障碍,雄激素增多,虽为女性,但外生殖器外观似男性。以下检查可证实为女性:查口腔颊黏膜或阴道上皮细胞性染色质阳性,性染色体呈 XX 型,性腺活检为卵巢组织;伴肾上腺皮质增生者,尿 17-酮类固醇升高;仔细检查可见有狭小的阴道与子宫相通。

2. 真两性畸形　外观与尿道下裂相似,但其性腺既有睾丸又有卵巢,或为卵睾。检查性染色质阳性或阴性,染色体为 46XX,少数为 46XX/XY 嵌合体或 46XY,尿 17-酮类固醇正常。鉴别困难时,可剖腹探查行性腺活检术。

【治疗方案】

1. 阴茎头型除尿道外口狭窄需要扩张者外,一般无需手术。

2. 其他各型均需手术,手术治愈标准:① 阴茎下弯完全矫正;② 尿道口正位于阴茎头;③ 阴茎外观接近正常,能站立排尿,成年后能够进行正常性生活。

3. 手术时机以 6～24 个月前为宜,阴茎发育差者术前可使用雄激素刺激治疗。

矫正阴茎下弯:通过阴茎皮肤脱套、松解腹侧纤维组织,70%的阴茎下弯可以得到矫正,对于阴茎发育过小、尿道板发育不佳、严重的弯曲,尿道板短缩呈弓弦状牵拉阴茎下弯者,分期手术是更合理的选择。

新尿道成形:阴茎头和阴茎体尿道下裂可行原始或改良的尿道板纵切卷管尿道成形术;对于更严重的尿道下裂,通常行加盖岛状皮瓣尿道成形术或二期手术。

尿道外口和阴茎头部的重建:如果阴茎头部发育较小,可考虑阴茎头两翼广泛切开后,将阴茎头部切口分两层对拢缝合。

4. 合并有隐睾者,应先行隐睾下降固定术,亦可同时做尿道成形术或单纯下曲矫正。

5. 女性尿道下裂治疗:对合并阴道发育不全者可行阴道成形术＋尿道成形术;对阴道发育好伴尿失禁的尿道下裂者,可行膀胱颈成形＋尿道成形术。

【评述】

尿道的形成始于妊娠 8 周,完成于 15 周。假如在这个特定的时期内缺乏雄激素,尿道沟即失去闭合能力而形成尿道下裂,同时尿道海绵体、阴茎筋膜也发育不全,则远端尿道成索状,发生阴茎弯曲。由于雄激素缺乏或作用不足,常合并隐睾、阴茎短小及苗勒管残留等畸形。手术应综合考虑合并畸形和尿道下裂类型等,尽可能一期完成,亦可分期实施。目前认为,尿道下裂手术并发症不可完全避免,但完全可以被治愈。尿道瘘是尿道成形术后最常见的并发症,发生率约 15%～30%,其他并发症包括尿道狭窄、尿道憩室和阴茎头裂开等。术后应长期随访,以及时发现并处理尿道狭窄、排尿功能障碍、阴茎弯曲复发和射精障碍等。

(林建中　顾民)

第十七节　尿道上裂

【概述】

尿道外口开口于阴茎背侧,尿道口远端呈沟状,叫尿道上裂(epispadias)。较罕见,主要由于先天性尿道上壁缺如所致,胚胎学视为膀胱外翻的一部分,发病率约为 1/30 000,男女之比为(3～5):1。男性尿道上裂可分为三型:① 阴茎头型:尿道口位于阴茎头、冠状沟背侧,阴茎较扁平,包皮覆盖完整,大多无尿失禁。② 阴茎体型:尿道口位于阴茎体部,多近阴茎根部,包皮堆集于阴茎腹侧,部分可有不同程度的尿失禁。③ 完全型:尿道开口于膀胱颈,呈漏斗状,阴茎部背侧完全裂开,完全性尿道上裂也是原发性膀胱外翻尿道上裂综合征中最轻的一种类型。有完全性尿失禁,此型多有耻骨联合分离、尿道外括约肌及膀胱颈部肌肉发育不全。

女性尿道上裂亦分为三型:① 轻度/囊泡型尿道上裂,尿道口单纯地张开,仅阴蒂有缺陷;② 中度/耻骨联合下尿道上裂,大部分尿道的背侧裂开,可有尿失禁;③ 耻骨联合后尿道上裂,背侧全程尿道及括约肌均裂开,合并尿失禁。

【诊断依据】

1. 尿道开口异常:尿道外口开口于阴茎背侧,尿道口周围皮肤回缩,呈喇叭状,开口特别宽大。

2. 阴茎畸形:阴茎头扁而宽,呈铲状;阴茎短而宽,阴茎向背侧弯曲,包皮全在腹侧。有阴茎海绵体分离之触感。

3. 尿失禁:50%以上尿道上裂有尿失禁。尿失禁的轻重主要取决于后尿道前壁组织的缺损程度。完全型者均有尿失禁,阴茎型或开口于耻骨联合下方时可有压力性尿失禁。

4. 性功能障碍:多数伴有勃起疼痛,逆行射精或性交困难。

5. 常合并尿路感染。

6. X 线检查:耻骨联合宽度超过 5 mm,表现为耻骨联合分离。

7. 泌尿系 B 超检查上尿路有无积水等损害,膀胱输尿管反流常见,约占 35%～85%。VCUG 或膀胱镜检查膀胱颈部异常。

【治疗方案】

手术修复是尿道上裂治疗的唯一方法,尿道上裂治疗的目的是:① 重建一个正常尿控机制的通畅尿道;② 重建功能性和外观满意的外生殖器;③ 保护上尿路。

根据尿道上裂不同类型,采取以下方法:

1. 男性尿道上裂:

男性尿道上裂外生殖器的修复:一般在患儿出生后 6～18 个月进行。手术修复顺序有以下要点:① 通过人工勃起实验评估并纠正阴茎背屈、离断悬韧带;② 游离阴茎海绵体与耻骨下支的附着处,延长阴茎的长度,延长尿道板;③ 膀胱颈成形;④ 重建新尿道并复位至阴茎海绵体腹侧;⑤ 重建接近或位于阴茎头正常位置的尿道口,并重建尿道头。目前以 Cantwell-Ransley、Mitchell 一期手术术式最为广泛。

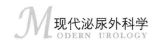
尿失禁:尿道上裂患者的膀胱容量是最终能否实现尿控的决定性因素。具有良好膀胱容量的完全型尿道上裂患者,尿道上裂和膀胱颈的重建可以通过一期手术完成。对于膀胱容量小,无法控尿且存在反流的情况下,需分期手术。

2. 女性尿道上裂:对于膀胱容量正常的病例,可采用经会阴重建,严重的病例,可采用 Kelly 分期术式,手术通常亦建议在出生后 6～18 个月进行尿道和阴道重建,膀胱颈重建应推迟到 4～5 岁。肠代膀胱扩大成形术是一个有效的尿控辅助治疗。

【评述】

在胚胎发育过程中,尿道直肠膈向前发育,使尿生殖窦不是正常位于生殖结节后方,而在生殖结节之前连接,影响了生殖结节在前上中线的融合,致尿道沟在阴茎海绵体的背侧形成而发生尿道上裂。在尿道上裂的治疗上需达到两个目的:① 正常排尿;② 维持正常性交和生殖功能。为达到上述目的需进行膀胱颈成形、矫正阴茎畸形、尿道成形三方面的治疗。但因手术治疗比较困难,有一定的并发症,有时需经多次手术才能成功。对有尿失禁、多次手术失败者有人采用尿流改道,这类手术应慎重选择。

(林建中　顾民)

第十八节　先天性尿道瓣膜

【概述】

先天性尿道瓣膜(congenital urethral valves)是尿道黏膜的皱襞肥大。病因不清,目前有人认为其由于胚胎 9～14 周尿道的正常发育中断导致,由于其突入尿道,可引起不同程度的尿道梗阻。先天性尿道瓣膜可分为前尿道瓣膜和后尿道瓣膜两类,前尿道瓣膜多位于阴茎阴囊交界处的尿道部,后尿道瓣膜(posterior urethral valves,PUV)临床较常见,是儿童最常见的导致慢性肾疾病的最主要原因,发生率为 1/5 000～12 500,可分为三型:第一型:瓣膜起于精阜远端,止于尿道侧壁上,瓣膜一般为两条,有的只有一条;第二型:瓣膜起于精阜近端,向上向外,止于膀胱颈部;第三型:环状瓣膜,瓣膜呈膈膜状,中间有小孔,位于精阜的远端或近端。

【诊断依据】

1. 临床表现:① 排尿障碍:大多排尿时需加腹压,有尿频、尿线细及尿末滴沥,甚至有充盈性尿失禁及遗尿。② 发育、营养不良及智力迟钝。合并肺发育不良的患儿可有呼吸困难、反复肺部感染等症状。③ 常继发尿路感染症状等而出现高热、寒战。

2. 体格检查:因排尿障碍可出现尿潴留和肾积水。体格检查可发现耻骨上或腰部包块。

3. 肾功能检查:浓缩功能下降,血 Cr、BUN 上升,血肌酐高于 80 $\mu mol/L$,显示预后不良。

4. B 超检查:可发现尿潴留及肾积水,新生儿可有尿性腹水。

5. VCUG(排泄性尿道造影):是目前诊断尿道瓣膜的金标准,可显示明显扩张的后尿道及显著变细的远端尿道,同时可了解膀胱的形态结构,如膀胱壁增厚、小梁和憩室形成;同时还可以了解有无膀胱输尿管反流,可确诊 PUV。

6. 尿道镜检查:插管多无困难,应边退边看并停止注水,可直接发现瓣膜。

7. 肾核素扫描:对怀疑肾功能不全的患儿可进行分肾功能的评估。

【鉴别诊断】

1. 先天性膀胱颈挛缩　多见于小儿,因膀胱颈部肌肉、纤维组织增生及慢性炎症导致膀胱颈部狭窄而发生尿路梗阻。直肠指检可触及膀胱颈部硬块。排尿期尿道造影示膀胱出口抬高,膀胱底部呈圆形。尿道镜检查:颈部环状狭窄,有紧缩感,后唇抬高,三角区肥厚,膀胱底部凹陷。

2．先天性精阜增生　系精阜先天性增大,突入尿道,形成阻塞所致的排尿障碍性疾病。尿道镜检查可见隆起、肥大的精阜。

3．神经源性膀胱　一般有外伤、手术、全身疾病或药物应用史。除排尿困难外,尚有神经系统的表现。膀胱造影示膀胱呈"圣诞树"样。尿动力学检查可资鉴别。

【治疗方案】

1．紧急处理:当患者因肾功能衰竭,出现呼吸、循环、神经系统症状或因尿性脱水发生呼吸困难时,需根据不同症状进行紧急处理,如导尿、抗抽搐、尿性腹水引流、纠正水电解质失衡、气管插管、机械通气等。待患者症状有好转后,再进行尿液转流术。小婴儿或早产儿可先行膀胱造瘘。

2．尿液分流术:当肾积水严重,有肾脏损害或肾脏严重感染时,需行尿液分流术,常用的方法包括:耻骨上膀胱造瘘、双侧输尿管造瘘及肾造瘘等。

3．瓣膜切除术:肾功能良好无感染者,或肾功能经尿液分流术后明显好转者均可在尿道镜下行瓣膜切除术。

4．对有膀胱输尿管反流者,当原发病治愈后部分患者可自愈。对长期不缓解,且尿动力学证实膀胱功能异常者,可行输尿管抗反流手术。

5．对前尿道瓣膜合并尿道憩室较大者,可同时行憩室切除术。

【评述】

先天性尿道瓣膜是小儿下尿路梗阻中最常见的原因。瓣膜由纤维基质组成,无肌肉组织,表面被覆移行上皮。尿道瓣膜凹面向上,似一自下而上单向开放的活瓣,因而致尿流梗阻,使瓣膜以上尿道扩张、肿胀,膀胱颈部增生肥厚,突入尿道,膀胱内有假性憩室形成,可引起尿潴留,甚至膀胱输尿管反流,发生肾、输尿管积水,合并反复感染可导致肾皮质萎缩或囊性变,发展为慢性肾功能衰竭。所以尿道瓣膜对泌尿系统的损害大、后果严重,对所有患者需终身监测膀胱和肾功能。据统计,年龄越小死亡率越高,平均为 16％～32.2％.三个月以下的新生儿死亡率高达 40％。

（林建中　顾民）

第十九节　尿道憩室

【概述】

尿道周围有囊状腔隙存在,并与尿道相通者,称为尿道憩室（urethral divertic ulum）,多发于成年,30～40 岁多见,女性多于男性。尿道憩室分为原发性尿道憩室和继发性尿道憩室。尿道海绵体先天性发育不良、尿道沟未融合或胚胎期尿道旁残留的细胞团均可形成原发性尿道憩室。继发性尿道憩室多与尿道外伤、尿道结石、尿道瓣膜或尿道周围脓肿有关。

【诊断依据】

1．临床表现:排尿时因尿液进入憩室致憩室膨胀,局部可出现包块。另可有两段排尿及尿末滴沥。膀胱内尿液与憩室内尿液在排尿时分两段排出,排尿终了后憩室内残留的尿液不自主呈滴沥状排出。

2．并发症:常有感染、尿路梗阻、结石甚至尿瘘等并发症发生。

3．体格检查:阴茎阴囊交接处尿道腹侧出现膨隆肿块,并有局部胀痛,挤压后有尿液排出。成年女性患者于阴道前壁尿道位置可发现隆起的囊性肿块,有波动感,有时可突出阴道口之外,压迫后有尿液溢出且肿块缩小。

4．KUB 及 IVU:可了解上尿路受累情况。

5．尿道造影:可显示阴茎阴囊交界处尿道憩室,近侧尿道扩张,远侧尿道较细,膀胱腔内可有小梁

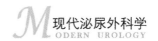
小房,甚至假性憩室形成。

6. 尿道镜:可直接观察到憩室。

7. 超声波:可见尿道旁无回声且与尿道腔相通,女性经阴道超声可明确憩室大小。

【鉴别诊断】

1. *尿道结石* 排尿时行尿道造影无憩室存在,金属探子可触及结石。X 线摄片也可证实。

2. *尿道肿瘤* 可有血尿及排尿困难。尿道造影有充盈缺损,尿道镜可直接观察到肿瘤,并取活检。

【治疗方案】

原则上应行憩室切除,术后行耻骨上膀胱造瘘或会阴部尿道造瘘,待尿道修复后,再拔出造瘘管,恢复尿道连续性。

1. 憩室口小者,切除后将尿道缝合。

2. 憩室口宽大者,憩室切除后,尿道行 Cecil 尿道成形术,以弥补尿道的缺损。

3. 憩室切除有困难者,将憩室大部分切除,残余部分行内翻缝合。

4. 憩室合并感染者,应积极控制感染后择期手术。

5. 应同时治疗尿道狭窄以解除梗阻,可行内切开或狭窄段尿道成形术,术后应定期扩张。

【评述】

尿道憩室男性较女性少见,可以是先天性的也可以是后天性的。先天性尿道憩室壁内有上皮细胞覆盖,憩室壁有平滑肌纤维;后天性尿道憩室壁为机化的纤维组织。根据憩室口的大小分为大嘴憩室和细颈憩室,前者有宽颈与尿道相通,而憩室的远端有瓣膜样唇,造成尿流梗阻;细颈憩室由于引流不畅,可并发结石与感染。一旦诊断明确,应手术切除,并应同时治疗尿道狭窄。

(林建中　顾民)

第二十节　重复尿道

【概述】

重复尿道(duplication of urethra)一般是指一个阴茎有两条或两条以上的尿道。双阴茎畸形每个阴茎上有一条尿道,也叫重复尿道,Gross 将重复尿道分为完全型和不完全型两类。可合并重复阴茎和重复膀胱。病因尚不十分清楚,有多种学说,但每种学说也不能解释所有类型的发病原因。Das 则分为三种类型。第 I 型特点是两个尿道内口,分别与膀胱相通,两条尿道互不相通,同时有两个尿道外口。副尿道一般位于背侧,正尿道位于腹侧,亦称为完全型。第 II 型分三种情况.II A 型副尿道位于正尿道背侧,外口位于阴茎头正尿道口上方,副尿道的近端呈一盲端,副尿道为一盲管,长短不一,不与正尿道相通。II B 型副尿道位于正尿道背侧,其近端与正尿道相通,远端为一盲端。II C 型副尿道位于正尿道背侧,近端与正尿道相通,远端开口于阴茎头或开口于阴茎背部。有的还有三条尿道,正尿道背、腹侧各一条。有的副尿道口排精不排尿,实际上这种副尿道是畸形的输精管,此型又称为不完全型,此型发病率最高。第 III 型在后尿道的腹侧有副尿道,近端与后尿道相通,远端开口于会阴部或直肠。此型极罕见。重复尿道多合并尿道上裂、尿道下裂、重复膀胱畸形、膀胱外翻、重复阴茎畸形等泌尿生殖系畸形和胃肠道畸形。女性重复尿道罕见,可表现为两种类型:①主尿道开口于会阴,副尿道开口于阴蒂下;②两个尿道均开口于会阴或阴道。

【诊断依据】

1. 尿路感染,因副尿道尿流不畅,引流不佳,易发生感染,是慢性尿路感染的一个病灶。

2. 排尿时尿液为双股尿线,副尿道尿线细,有时仅有滴尿。副尿道既可排尿,又可排精,有的只排精不排尿,亦有的既不排尿也不排精。

3. 副尿道开口于阴茎背侧时,尿道口远端呈索状,阴茎勃起时背侧弯曲,影响性生活。

4. 第Ⅰ型副尿道括约肌发育不全,常有尿失禁。

5. 有的副尿道压迫正尿道,可引起尿道梗阻的症状,主要是排尿困难。

6. 自副尿道注入美蓝后排尿,行尿道探子、内腔镜检查均可发现副尿道与正尿道的关系。

7. 逆行尿道造影及排尿性膀胱尿道造影可发现副尿道,并了解其与正尿道的关系。

【鉴别诊断】

第Ⅲ型副尿道应与会阴部尿道瘘及尿道直肠瘘鉴别。后天性尿瘘常有外伤史或感染史,同时多并发尿道狭窄。尿道测压时,尿道直肠瘘压力低,副尿道则有平滑肌,压力较高。

【治疗方案】

第Ⅰ型:无症状者不予治疗。轻度感染者,可用抗生素治疗。症状严重者,可将副尿道切除和阴茎畸形矫正。

第Ⅱ型:副尿道的开口在阴茎头者,可将两尿道之间的间隔切开,使两尿道变成一条。副尿道的开口在阴茎者,远端尿道呈索状,若有阴茎弯曲,需将索状尿道切除。

第Ⅲ型:副尿道通向会阴者,可单纯切除。副尿道通向直肠者可将副尿道切除,同时行尿道直肠瘘修补。

对女性患者,重复尿道无症状者予观察,有症状者可行尿道成形术。

【评述】

副尿道可位于正尿道的前侧或后侧,故尿道口可位于阴茎的背侧或腹侧。两个尿道可分别与膀胱相连,亦可于膀胱下方会合。副尿道可能是一盲管不与尿道相通。可合并重复阴茎及重复膀胱。临床表现不尽一致,与其类型有关。静脉尿路造影可了解有无其他尿路畸形,而排泄性膀胱尿道造影可显示重复尿道畸形。治疗取决于临床症状、尿控情况及对勃起的影响,可采取不同的方法。

（林建中　顾民）

第二十一节　先天性精阜肥大

先天性精阜肥大(congenital hypertrophy of the verumontanum)是一种十分罕见的疾病,Swinburne 于 1910 年首先报告。病因不明,一般认为与胚胎时性激素的紊乱有关。病理检查可见精阜的平滑肌及纤维组织增生,表面有移行上皮细胞或复层鳞状上皮细胞覆盖,大部分有炎症,可伴有溃疡。精阜比正常人大 2～4 倍,突入尿道,将尿道阻塞,有的向近端突入膀胱颈,有的向远端突入膜部尿道。膀胱以上的病理变化与先天性后尿道瓣膜相似。

【诊断依据】

1. 临床表现

(1)排尿困难:表现为尿频,一个小时排尿可达数次,排尿异常费力,需等待数分钟后方可排出,尿线变细,射程缩短,尿线中断,时有滴沥现象。伴腰痛,劳累时尤甚。排尿困难程度与增大的精阜对尿道压迫程度有关。婴幼儿的排尿姿势特殊,在站立或卧位时,患儿常将大腿交叉紧挤勃起的阴茎,颜面绯红,可伴直肠脱出等。

(2)阴茎勃起异常:表现恒定而且具有特征,如经常性勃起,或在排尿时发生。婴幼儿长时间勃起时,常箍紧或牵引阴茎,哭闹不休。

(3)充盈性尿失禁:由于膀胱内有过量剩余尿,故有不自主排尿,如昼间或夜间排尿失禁。

2. 尿道镜检查:可见精阜肥大,尿道被挤压而变窄,精阜上极与颈部处于同一高度,精阜体积增大,膀胱内有较多残余尿。

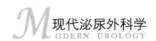
3. 尿道造影:后尿道扩张,与尿道膜部紧密相连。有时在侧位片上出现一清晰的前凸阴影,与造影剂分开。在正位片上精阜呈一个淡色的帽状物。

4. B超及CT:可查出精阜增大的程度。

5. 排泄性膀胱尿道造影:见后尿道充盈缺损,梗阻以上后尿道扩张以及膀胱输尿管反流。

6. IVU:可了解上尿路受损情况。

【鉴别诊断】

1. 精阜肥大症 为尿路慢性炎症的反复刺激或过度手淫使精阜处于长期反复的充血状态所致,为后天性,见于成人。

2. 慢性精阜炎 尿道镜见精阜呈不规则增大,黏膜表面有颗粒,组织脆弱,易出血、糜烂,有水疱或息肉样物可确诊。

3. 先天性尿道瓣膜 表现与先天性精阜增生相似,但膀胱镜检查可见明显瓣膜,尿道造影可助鉴别。

【治疗】

通过尿道镜行精阜电切术,以解除下尿路梗阻,效果良好。术中注意不要电切过深过多,防止损伤精阜下方之尿道括约肌,出血点不应强力电灼,以免引起射精管梗阻。

【评述】

先天性精阜肥大为小儿先天性疾病,以排尿困难及其继发改变为主要表现,注意与先天性尿道瓣膜等鉴别,一经诊断,应尽早行手术治疗,术中注意保护尿道外括约肌及射精管开口。

(林建中　朱清毅)

第二十二节　先天性非尿道下裂型尿道纤维索

【概述】

先天性阴茎弯曲并不全由尿道下裂引起,先天性非尿道下裂型尿道纤维索亦可致阴茎下曲,故又称单纯性阴茎下弯,约占先天性阴茎弯曲的 4%~10%。在胚胎发育过程中如果尿道沟已融合,而尿道海绵体发育障碍并形成纤维索,结果仅有阴茎弯曲,而无尿道下裂。临床上可见尿道仅有一层黏膜,周围均为纤维组织,缺乏海绵体、阴茎筋膜等组织。现认为导致阴茎下弯是多因素的,阴茎发育过程停滞学说认为:在发育过程中,阴茎腹侧停滞发育导致了包括尿道、白膜、筋膜、皮肤等异常,这更好的解释了阴茎下弯的表现。Donnahoo 等将先天性阴茎弯曲分为四型:皮肤脱套后阴茎即能伸直为Ⅰ型(皮肤型);脱套后仍存在下弯的,进一步完全去除 Buck's 筋膜外异常肉膜能够纠正阴茎下弯的为Ⅱ型(筋膜型);经过皮肤脱套及异常筋膜去除后阴茎下弯仍存在的,但没有明显短尿道导致阴茎下弯的为Ⅲ型(海绵体型);有明显短尿道牵拉导致阴茎下弯的为Ⅳ型(短尿道型)。研究表明,随年龄增长,阴茎弯曲会逐渐加重。

【诊断依据】

1. 有正位尿道口及正常尿道,但纤维索部尿道周围无尿道海绵体,故阴茎腹侧较扁平。

2. 阴茎弯曲,弯曲程度取决于纤维索的长短。

3. 检查时阴茎部可触及纤维索带。生理盐水注入阴茎海绵体内诱发勃起后,阴茎仍弯曲,且弯曲部皮肤与尿道粘连不能移动。

【鉴别诊断】

尿道下裂 有尿道口位置异常,阴茎背侧包皮头中央堆集可资鉴别。

【治疗方案】

1. 仔细将腹侧尿道和尿道海绵体周围纤维组织彻底切除,并阴茎完全脱套,使阴茎伸直,同时进行人工勃起试验,以证明矫正效果良好,将阴茎头背部的包皮转至腹侧,覆盖于尿道上面。此法多用于Ⅰ型、Ⅱ型。

2. 若上述方法不能将阴茎伸直时,且<30°,则可同时游离部分尿道海绵体并行背侧阴茎海绵体折叠,多可使阴茎伸直。

3. 如术中菲薄的尿道黏膜破损,一般修补不能成功,此时应果断切断尿道,彻底伸直阴茎,中间缺损的尿道行尿道成形术。此法亦适用于Ⅳ型。

【评述】

不合并尿道下裂的先天性尿道纤维索比较少见,需与尿道下裂鉴别。病因为多因素引起远侧尿道海绵体发育不全,周围组织纤维化,引起阴茎弯曲。通常尿道外口位于阴茎头的正常位置或冠状沟处,阴茎勃起时弯曲明显,影响性交。检查时,可行人工勃起,以利观察并在手术时也可应用,以保证术中彻底去除纤维组织。术中要点是千万保护好菲薄的尿道黏膜,一旦损伤,需按尿道下裂做尿道成形术。手术应在1～3岁施行,最迟不应晚于学龄前。白膜折叠缝合时注意不能损伤阴茎背神经和血管。术后将阴茎下弯>15°作为再次出现弯曲的标准,并注意中远期随访。

（林建中　朱清毅）

第二十三节　先天性阴茎缺如

先天性阴茎缺如(congenital absence of penis)又称无阴茎(absent penis),是由于胚胎发育至第4周时,泄殖腔膜的头侧中胚层不形成生殖结节,或生殖结节受某种因素的影响不继续增长形成阴茎时,便发生先天性阴茎缺如,尿道终止于耻骨下方,开口于会阴中线的任何位置。临床上非常罕见,估计约200万男孩中有一例。常合并有其他严重的先天性畸形,分三种类型:① 尿道口位于膀胱括约肌远端、肛门前;② 尿道口位于膀胱括约肌近端,有尿道直肠瘘;③ 尿道闭锁,有膀胱直肠瘘。尿道口越靠上,并发畸形及死亡率越高。

【诊断依据】

1. 外阴异常:阴囊上方扪不到阴茎,进一步搜索尿道外口位置,并注意尿液排出方式,排尿常呈喷洒状而证实。

2. 可见并发其他畸形,如隐睾、肾发育不良、胃肠道异常等。

3. 染色体检查示46XY,染色质阴性。

4. 超声检查:外阴无阴茎体。

【鉴别诊断】

1. 隐匿阴茎　因患者肥胖,皮下脂肪很厚,而阴茎海绵体及尿道海绵体发育欠佳,埋没于包皮及耻骨区、阴囊皮下脂肪组织内,被误认为先天性阴茎缺如。但于阴囊或耻骨部皮下脂肪组织中可以发现发育不全的阴茎。

2. 会阴型尿道下裂　阴茎发育不全且高度弯曲,并被头巾样的包皮和分裂的阴囊所遮盖。但分开包皮或阴囊可发现发育不全的阴茎。

【治疗方案】

1. 阴茎再造,一般认为重建一个有功能的阴茎比重建一个有功能的阴道要困难得多。如决定按男性抚养,则需作阴茎再造术,通常有分期阴茎再造法:由阴茎体形成、尿道修复和支撑物植入三个步骤组成。一期阴茎再造法:有游离皮瓣和下腹皮瓣法。

2. 转换性别,应慎重决定。如决定转换性别,则先切除睾丸,保留阴囊以备以后重建尿道和阴道之需。择期行雌激素替代治疗,并作乳房及阴道成形术。

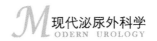
【评述】

先天性阴茎缺如罕见,诊断不难。治疗取决于性别决定,选择男性则需作阴茎再造,不仅成功率低,且功能恢复很困难;转换性别则应尽早切除睾丸,择期作阴道成形和乳房再造术,并行激素替代治疗。

(林建中　朱清毅)

◀ 第二十四节　包茎和包皮过长

【概述】

阴茎头完全被包皮包裹,但能上翻露出尿道口及阴茎头,称为包皮过长(redundant prepuce),发病率约21%。包皮口狭小或包皮与阴茎头粘连,使包皮不能上翻露出尿道口和阴茎头,称为包茎(phimosis),发病率约4%～7%。包茎分先天性和后天性,先天性包茎分为萎缩型和肥大型,后天性包茎系炎症、外伤等使包皮口粘连狭窄所致。先天性包茎可见于每一个正常的新生儿及婴幼儿,出生时包皮与龟头之间的粘连随阴茎的生长、勃起,包皮可自行向上退缩显露阴茎头。据统计,3岁时有90%包茎自愈,17岁以后不足1%有包茎。包茎按Kayaba分类:Ⅰ型:包皮完全无法上翻(针孔样包茎);Ⅱ型:包皮上翻仅能显露出尿道外口;Ⅲ型:包皮上翻能显露出1/2部分阴茎头;Ⅳ型:包皮上翻显露包皮与冠状沟的粘连部位。

【诊断依据】

1. 包皮过长:包皮覆盖阴茎头,可上翻并使尿道口及阴茎头外露。

2. 包茎:包皮不能翻转,阴茎头不能完全外露,包皮口狭小。包皮囊内多积有包皮垢,甚至形成结石。阴茎短小,勃起不适或疼痛。包皮口过度狭小甚至呈针孔状包茎(pin-point phi-mosis),排尿时包皮囊被尿液充盈呈球状。长期炎症致尿道口狭窄可引起排尿困难、下尿路梗阻,甚至引起肾功能损害、斜疝、脱肛等。

【鉴别诊断】

隐匿阴茎　患儿肥胖,包皮呈鸟嘴状,阴茎皮肤不附着于阴茎体,阴茎挤压试验阳性。

【治疗方案】

1. 包皮过长:每天翻转并清洗包皮及阴茎头,反复感染或包皮上翻有缩窄环者可行包皮环切术。发生包皮嵌顿时,行包皮背部纵行切开,待水肿消退后行包皮环切术。

2. 包茎:在青春期前保持包皮及阴茎头的清洁,防治包皮阴茎头炎,包茎有可能自愈。单纯扩张后经常上翻有助于自愈。青春期前一般行包皮环切术,防止影响阴茎的发育。并发包皮阴茎头炎,应行包皮背部纵行切开引流,待炎症消退后行包皮环切术。

【评述】

包皮过长及包茎常是男性尿路及生殖系统感染的诱因,与阴茎癌有密切的相关性,早期行包皮环切术,可以有效地预防男性泌尿生殖系统的感染和阴茎癌的发生。近年来,包皮环切术的术式也有了很大的改进,手术时间大大缩短,损伤更小,恢复更快,更易为患者接受。一般主张在3岁以后进行。但包皮环切术后诸多问题应引起重视,主要有出血、包皮水肿、感染、切口裂开、系带过短矫正不到位、甚至象皮肿、龟头坏死等。

(林建中　朱清毅)

第二十五节　隐匿性阴茎

【概述】

隐匿性阴茎(concealed penis)指原来正常的阴茎被埋藏于皮下,发病率约 0.67％。阴茎外观短小,包皮似一鸟嘴包住阴茎,多合并包茎且多见于肥胖小儿。病因目前仍不完全明确,可能的原因有:肉膜发育不良形成纤维索带,弹性差,限制了阴茎体的伸出;阴茎肉膜异常附着于阴茎体前端,限制了阴茎前伸,加重了阴茎隐匿的程度;耻骨区脂肪过量堆积,掩盖了阴茎体;阴茎悬韧带异常附着于阴茎体,限制了阴茎的伸出。80 年代后,有人提出本病是由于胚胎发育期正常延伸至生殖结节的尿生殖窦远端发育不良所致。上述因素可同时存在,亦可单独存在。因此就出现了多种命名:如隐匿阴茎、埋藏阴茎、束缚性阴茎等,归根结底是阴茎显露不良,临床常用隐匿性阴茎代表此类疾病。另有报道本病染色体异常检出率1.83％,主要为克氏综合征。

【诊断依据】

1. 阴茎短小,包皮呈鸟嘴状。
2. 阴茎包皮囊空虚,阴茎皮肤不附着于阴茎体。
3. 诱发勃起时大多无阴茎皮肤缺乏。
4. 少数在阴茎背侧可触及纤维索带。
5. 阴茎挤压试验阳性:用手握住阴茎,同时将阴茎周围皮肤向后推,能显示正常包皮的阴茎。

【鉴别诊断】

主要需与小阴茎、阴茎发育不良、包茎相鉴别。前两者系因内分泌缺陷或染色体异常导致,临床可见阴茎体细小,勃起较少且勃起无力。后者由包皮口狭小致阴茎头不能外露。

【治疗方案】

1. 非手术治疗:凡包皮能上翻显露阴茎头者可不必手术,因部分患者可随年龄增大而好转,尤其在减肥后更明显。

2. 手术治疗:目前应用较多的是 Shiraki 法、Devine 法、Johnaston 法及 Maizels 法,无论采用哪一种术式均应做到显露阴茎头,切除肉膜层纤维索带,阴茎根部皮肤必须与阴茎白膜或耻骨骨膜固定。避免损伤海绵体、阴茎神经及血管,切忌做简单的包皮环切术。手术时机以学龄前或更大者为宜。对有反复包皮感染、有排尿困难者应及时手术。

【评述】

隐匿阴茎临床并不少见,隐匿阴茎者阴茎皮肤与阴茎体不固定,包皮呈鸟嘴样,阴茎挤压试验阳性,部分肥胖患儿随年龄增大而好转。手术治疗目前多采用 Shiraki 法加阴茎根部两侧皮肤与白膜固定,该法较简单可靠。Johnaston 法虽外形美观,但术后包皮水肿明显,且有损伤阴茎神经、血管的可能,故有多种改良 Johnaston 法以克服上述缺点。其手术相关问题有包皮坏死、皮瓣缺损、包皮水肿、皮肤与白膜固定切割松解等。术中应注意保护包皮血供,松解层次应正确,术后应注意适当加压包扎。

(林建中　朱清毅)

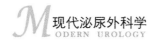

第二十六节　蹼状阴茎

【概述】

蹼状阴茎(webbed penis)又称为阴茎阴囊融合(penoscrotal fusion),是指阴茎腹侧皮肤与阴囊中缝皮肤未完全分离,使整个阴茎皮肤与阴囊相连,失去正常阴茎阴囊角的形态,形成蹼状,多是先天性畸形。根据阴茎阴囊皮肤融合程度分为完全性蹼状阴茎和部分蹼状阴茎。少数继发于包皮环切术后或其他手术切除阴茎腹侧皮肤过多所致,称为后天性蹼状阴茎。大多数无尿道发育异常。约3.5%的尿道下裂并发本畸形。可合并膀胱外翻。

【诊断依据】

1. 体检时阴茎腹侧皮肤与阴囊中缝皮肤融合呈蹼状的特殊外观。

2. 性交困难,排尿疼痛,痛性阴茎勃起和阴茎异常勃起。

【鉴别诊断】

隐匿性阴茎　外观阴茎显露均不良,但隐匿性阴茎因肉膜发育异常形成无弹性的纤维索带,限制了阴茎的外伸,将阴茎周围皮肤向后推压后可显示正常包皮的阴茎体。而蹼状阴茎腹侧皮肤与阴囊中缝皮肤融合,缺少正常的包皮覆盖。

【治疗方案】

在阴茎阴囊之间的蹼状皮肤上做横切口,向上牵拉阴茎,游离阴茎皮肤至根部,确认阴茎上举不受影响,然后作纵形缝合,可满意矫正外形,也可做 V-Y、W 等成形手术。个别重度蹼状阴茎需在阴茎皮肤脱套后用背侧皮肤转移至腹侧修补创面。

【评述】

蹼状阴茎的病因不明,通常阴茎无弯曲,尿道发育无异常,极少数患者可合并尿道下裂。儿童时期除外观异常外无其他不适,在成人时可造成性交困难。目前,治疗主要以手术为主。早发现、早治疗具有重要意义,对于有尿道异常以及膀胱外翻的患者,可尽早进行修补,有望降低其并发症的发生率。

(林建中　朱清毅)

第二十七节　阴茎阴囊转位

【概述】

阴茎阴囊转位(penoscrotum trasposition)指阴囊异位于阴茎上方,又称为阴囊分裂、阴茎前阴囊(prepenile scrotum),是一种少见的先天畸形。阴茎阴囊转位按其移位程度分为完全性和不完全性两种,常伴有尿道下裂、染色体及骶尾部发育异常。该病患者阴茎和尿道多发育正常,仅是阴茎位置不完全在阴囊前上方。造成该疾病的原因可能是胎儿在母体内受到药物影响,或由外部环境或隐性遗传等因素造成的,使得生殖结节形成阴茎的发育过程延迟,而阴唇阴囊隆突在其前方继续生长发育所致。

【诊断依据】

1. 完全性阴茎阴囊转位者,阴茎完全移位于阴囊后方或阴囊肛门之间,而阴茎本身发育正常。

2. 部分性阴茎阴囊转位者则阴茎位于阴囊中后部,常合并尿道下裂、阴茎弯曲、阴茎短小、阴囊分裂、肛门闭锁等畸形。

【鉴别诊断】

阴囊型尿道下裂 尿道口位于阴囊部,常伴有阴囊分裂,阴茎弯曲严重。

【治疗方案】

采用阴囊成形术:沿两侧阴囊翼上缘、阴茎阴囊交界处做两个弧形切口,两切口于阴茎腹侧会合,每侧阴囊缘的切口应至少包括阴囊的一半。切口深度达肉膜层。阴茎背侧的皮条宽度应在 1 cm 以上,以保证阴茎皮肤的血运。阴茎腹侧的切口不宜过深,以防尿道损伤。分离两个阴囊翼瓣,于阴茎腹侧缝合,使阴囊转至阴茎下方,缝合创面。对于合并重度尿道下裂的病例,在使用 Duckett＋Duplay 尿道成形术后使用上述方法。

【评述】

本病常合并多器官畸形。通常部分性阴茎阴囊转位可合并阴茎下弯,尿道下裂和阴囊对裂畸形,但其他器官正常。完全性阴茎阴囊转位常合并上尿路和消化道畸形,后者以唇裂及肛门闭锁多见,根据部分性还是完全性,阴囊发育情况,有无尿道下裂,阴茎弯曲的程度以及皮肤松紧度选择不同的矫治方法更为合理。对于并发尿道下裂者,可据阴茎发育及阴囊皮肤情况,在行阴囊矫治同时做尿道下裂成形术,争取一次手术治疗。

（林建中　朱清毅）

第二十八节　其他阴茎异常

一、重复阴茎

【概述】

重复阴茎(diphallia)的两个阴茎多是并列的,常并发其他畸形如膀胱外翻、尿道上裂、尿道下裂、隐睾、重复膀胱、肾发育不良、肛门直肠畸形等。可分为分支阴茎(部分重复阴茎)和真性双阴茎(完全性重复阴茎)两种类型,重复阴茎十分少见。发病原因可能为胚胎发育中受特殊环境或遗传因素的影响,导致泄殖腔膜的纵行重复,其头侧中胚层增多形成两个生殖结节,各发育成一个阴茎,或生殖结节延长形成阴茎时,发生融合缺陷形成分支阴茎。

【诊断依据】

1. 常有两个左右并列或前后排列的阴茎,同时有两个尿道口。
2. 有时阴茎在正常位置,而在其他部位发现另一阴茎,阴茎发育较小。
3. 有排尿、性交及射精等障碍。
4. 常并发泌尿生殖系其他严重的发育异常,如阴囊分裂、尿道下裂、隐睾和肾脏缺如等。
5. 导尿或尿道探子检查:导尿管和尿道探子可能由两个尿道外口进入膀胱。
6. 膀胱尿道造影:插入导尿管注入造影剂后可发现两个尿道、两个膀胱的影像。
7. 排尿性膀胱尿道造影:可观察有无膀胱输尿管反流。IVU 可了解有无肾脏发育畸形。超声可了解二个阴茎海绵体发育情况及心脏有无畸形。

【治疗方案】

重复阴茎治疗前必须明确两个阴茎之间的关系及彼此与膀胱的关系。手术目的是切除相对发育不良的阴茎海绵体及尿道,同时对保留阴茎施行成形术,有尿道缺损者应行尿道成形术。

分支型重复阴茎,可一期或分期行阴茎、尿道成形术。真性双阴茎手术方式为切除发育较差的阴茎及尿道。在上述治疗过程中,应合理安排处理其他并发畸形。

（林建中　朱清毅）

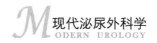
二、小阴茎

【概述】

小阴茎(micropenis)是指解剖结构及外观形态正常,但阴茎伸展长度小于相同年龄或发育正常状态人群阴茎长度平均值 2.5 个标准差以上者。如新生儿阴茎牵长小于 1.9 cm,即认为属小阴茎。小阴茎进入青春期阴茎还是很小,似儿童阴茎,发病率约 0.6% 左右。小阴茎的出现通常由于促性腺激素分泌不足导致,LH、FSH 减少,致睾丸失去产生睾酮的刺激;另有中枢内分泌功能正常而睾丸间质细胞发育不良,致睾酮分泌减少;由于双氢睾酮可刺激阴茎发育,如 17、20 裂解酶缺乏,不能转换成 DHT;另有雄激素不敏感综合征、甲状腺功能减退、生长激素降低及基因(HOX9)缺陷等。

【诊断依据】

1. 用手尽量拉直阴茎,测量耻骨联合至阴茎头顶端的距离为阴茎长度(不包括包皮)。阴茎长度小于正常阴茎长度平均值 2.5 个标准差以上时,即可诊断为小阴茎。

2. 外观正常,其长度与直径比值正常。体格检查无阴囊和睾丸畸形,肛门指诊检查时可能发现前列腺较小。

3. 常规进行血糖、钾、钠测定,甲状腺功能测定,生长激素检查和下丘脑-垂体-性腺轴功能的检查。

4. 影像学检查:起声检查可除外其他类型的阴茎显露不良;所有患者均需常规行 CT 或 MRI 检查以确定下丘脑和垂体的解剖情况。伴有颅面畸形者,应该特别注意视交叉、第四脑室和胼胝体的情况。

5. 染色体核型分析:所有小阴茎患者均应常规检测染色体核型,以检测有无染色体异常。

【鉴别诊断】

假阴茎短小症 指阴茎在非勃起状态下,虽然长度小于 3 cm,但在勃起状态下却能显著地延长,增粗 2～3 倍,且不影响性生活。

【治疗方案】

对小阴茎患者的治疗,不同病因的治疗方法不同,应在准确诊断的基础上决定治疗方案。

1. 内分泌治疗:

内分泌治疗是治疗小阴茎的主要方法,但所用药物、剂型、剂量、给药途径、治疗方案、疗效及副作用尚无统一意见。

(1) 促性腺激素分泌不足性腺功能减退可用 GnRH 脉冲治疗、促性腺激素以及雄激素的替代治疗,可单独或联合应用。最常用的治疗是用与 FSH、LH 有类似功能的 HCG 治疗。有认为用生长激素(GH)和 HCG 联合治疗小阴茎效果优于单用 HCG。

(2) 性腺功能异常:如 HCG 治疗无效或单纯睾丸分泌睾酮异常,采用睾酮替代疗法,可口服十一酸睾酮、外用睾酮霜或肌内注射睾酮等,但外用睾酮霜剂对成人无效。

2. 手术治疗:

适用于青春期后阴茎仍较短小者,不用于婴幼儿。手术方法主要为阴茎延长术。如果阴茎过小,患者坚持做男性的可用阴茎再造成形、阴茎假体植入等方法,转性别者行双侧睾丸切除、外阴整形术及雌激素替代治疗。

(林建中　朱清毅)

三、阴茎扭转

【概述】

阴茎扭转(distortion of penis)指阴茎头向一侧扭转,偏离中线,多呈逆时针方向,即向左扭转。确认的标志是阴茎头尿道口裂缝的形态是否垂直。该类患者的阴茎一般发育正常,部分患者合并尿道下裂或包皮分布异常。阴茎腹侧中线偏向一侧。很多病例是在做包皮环切或外翻包皮时发现的。常见病因为阴茎皮肤与阴茎体附着异常,阴茎皮肤与阴茎体之间有异常的纤维索带牵拉、阴茎海绵体两侧发育不对称;后天性原因为阴茎损伤、包皮环切或尿道下裂修复术中错位缝合皮肤内外板等所致。一般无任何症状,不影响性功能,可有尿流方向改变。按阴茎头偏离中线的角度阴茎扭转分为以下三类:① 轻度扭转:指阴茎头偏离中线角度小于 60°,排尿正常,无明显畸形外观。② 中度扭转:阴茎头偏离中线角度在 60°～90° 之间,阴茎外观及排尿功能异常。③ 重度扭转:阴茎头偏离中线角度大于 90°,阴茎外观明显畸形,有尿流方向改变,多数阴茎海绵体及尿道海绵体也出现扭转。

【诊断】

1. 家族中可能有类似发病者,或者其他遗传性疾病者。

2. 阴茎向右或向左扭转,尿道口与系带向上或向外,可有尿流方向改变。

3. 在包皮还未自然翻转的小儿,因包皮缓冲,尿流方向改变常不明显,只是在包皮环切或因其他原因翻转包皮时才发现阴茎扭转。

4. 可伴有尿道下裂或其他泌尿生殖系畸形。

【鉴别诊断】

1. 先天性阴茎下弯　因尿道海绵体发育异常或 Buck 筋膜和肉膜发育异常导致阴茎向腹侧弯曲,通常有正位尿道口。

2. 阴茎头型尿道下裂　阴茎也向腹侧弯曲,包皮过长而不完全覆盖于阴茎头的背侧,尿道开口呈裂隙状。

【治疗】

单纯性阴茎扭转无症状者不需手术治疗。如合并尿道下裂者,应同期行矫正手术。轻度扭转患者如果不影响阴茎的外观及功能,可不必治疗。大多数中、重度扭转患者需要手术矫治,即在冠状沟上方环形切开阴茎皮肤,将皮肤分离脱套至阴茎根部,矫正扭转以中线为准,缝合阴茎皮肤。但对阴茎扭转大于 90° 的病例效果不佳。有的需要暴露并松解阴茎根部海绵体,切除引起扭转的纤维索带。若仍不满意,可用不吸收线将扭转对侧的阴茎海绵体白膜与耻骨联合固定,以达到整形目的。

(林建中　朱清毅)

四、阴茎弯曲

【概述】

阴茎弯曲在医学学名上称之为"阴茎海绵体白膜异常",也就是某一侧海绵体白膜较多,于是把阴茎拉向另外一侧,发病原因包括先天性尿道下裂伴阴茎下弯,包皮系带过短,阴茎海绵体硬结症,阴茎腹侧尿道海绵体发育异常,阴茎白膜发育异常和阴茎外伤等。

【诊断】

在勃起状态下阴茎向上、下或侧方等任何单一方向,或合并 2 个方向弯曲时称为阴茎弯曲。

【治疗】

1. 阴茎海绵体发育异常。阴茎左右两条海绵体不对称,勃起时阴茎就会向一侧弯曲。如弯曲不很严重,勃起时也无疼痛和不适感,不影响性生活不必做特殊处理。

2. 尿道上裂或下裂等先天性畸形。这类患者的尿道开口不在阴茎头的正中,而是在阴茎冠状沟、阴茎干,甚至靠近阴囊处。缺损的尿道被纤维带的组织所代替,阴茎勃起时,受纤维带的牵拉,即出现弯曲,需手术矫治,采用切除纤维索带＋尿道线形术。

3. 伴有阴茎损伤、白膜发育异常或纤维性海绵体炎、阴茎硬结症等疾病,也可造成阴茎弯曲。病态弯曲的角度,一般都比较大,呈向上或向下或向左右两侧弯曲。一般认为,阴茎勃起后向上弯曲角度小于 40°,向下或向左右两侧弯曲的角度小于 30°,而性生活又满意者不必治疗。对向下或向左右两侧弯曲角度大于 30° 且影响性生活者,可行海绵体褶叠术予以矫治。

(林建中　朱清毅)

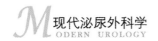
第二十九节　阴囊先天性异常

一、阴囊发育不全

胚胎第7、8周后，阴唇阴囊隆突在双氢睾酮作用下，于生殖结节下方靠拢并逐渐增大发育成阴囊。任何原因引起的睾酮产生不足、迟缓或转化成双氢睾酮障碍，均可导致阴囊与生殖器畸形，发生阴囊发育不全（scrotal hypoplasia）、先天性无阴囊、阴囊分裂及尿道下裂等。

一侧阴囊发育不全常见于单侧隐睾，外观阴囊不对称。双侧隐睾常见有双侧阴囊均不发育，外观阴囊形态扁瘪，着色淡，伸缩性差，阴囊内未触及睾丸。注意与会阴型尿道下裂合并阴囊发育不全区别。

治疗：早期使用绒毛膜促性腺激素，促使外生殖器发育，伴隐睾者应尽早行隐睾下降固定术。阴囊过小的病人可行阴囊成形术。

二、先天性无阴囊

先天性无阴囊（congenital absence of the scrotum）由于遗传、体内雄激素水平异常低下引起。常合并小阴茎、双侧隐睾、两性畸形、呆小病等。表现为阴茎与会阴间无色素沉着的阴囊皮肤。

治疗：可试用绒毛膜促性腺激素治疗促使阴茎、阴囊发育及睾丸下降，证实有睾丸者可行隐睾下降固定术及阴囊成形术。

三、阴囊裂

阴囊裂（cleft scrotum）是由于遗传、激素合成缺陷等原因引起的先天性异常。常为某些先天畸形的一种表现，例如两性畸形、会阴型尿道下裂、β-醇脱氢酶缺乏、Reifenstein综合征等。临床上多见于会阴型尿道下裂。表现为阴囊向两侧分开、无阴囊中缝、其间为尿道部分、囊内各有睾丸。

治疗：单纯阴囊裂可不治疗。但合并严重尿道下裂或两性畸形时应同时治疗，可分期或作一期成形术。

四、阴囊异位

阴囊异位（scrotal ectopia）指阴囊移位于身体其他部位，例如腹股沟、大腿内侧及腹部等，临床十分罕见。亦有个别报道阴囊增多，如一侧分上、下各一个，相距8 cm，皮下管道相通。系胚胎发育异常所致。

治疗：主要为手术治疗。可用翻转皮瓣将移位的阴囊复位，一并将睾丸复位。若移位的阴囊很远，可根据阴茎、睾丸发育情况，性心理取向决定。

（林建中　王龙信）

第三十节　附睾畸形

附睾畸形主要分为附睾发育障碍和与睾丸附着异常，是男性不育和睾丸扭转的主要原因。在雄激素作用下，男生殖管道由中肾管演变而来，其中中肾管头端形成睾丸附件；由中肾小管衍变而来的睾丸输出管与位于其下方的中肾管增长曲折盘绕而形成的附睾管共同构成附睾头部，余下的附睾管则形成附睾体和附睾尾。由于某些尚不清楚的原因，与睾丸相邻的中肾小管以及与其相应的中肾管不发育或发育不良，则造成各种形式的附睾畸形。由于输精管是由与附睾管连续的中肾管近端部发育而来，故附睾先天性异常常伴有输精管的先天异常。

自 1971 年 Scorer 及 Farrington 首次对附睾畸形进行分类以来,也报道了许多不同的分类方法。1990 年 Koff 及 Scaletscky 在 Scorer 分类方法基础上进行了一些修改,将附睾畸形分为五型:Ⅰ型:长襻形附睾:附睾呈长襻形,与睾丸大小比例明显变长。又分四型:① 较睾丸大小长 2 倍;② 长 2～3 倍;③ 长 3～4 倍;④ 长 4 倍以上。

Ⅱ型:附睾与睾丸分离,按分离的部位和程度,又分为如下三种情况:

① 仅有尾部分离;② 头尾部均与睾丸分离,但相距较近;③ 头尾部均与睾丸分离,相距较远。

Ⅲ型:附睾与睾丸成角:① 单纯成角;② 伴有附睾狭窄。

Ⅳ型:附睾闭锁或附睾输精管的任何部位连续性中断。

Ⅴ型:较长的睾丸系膜。

上述不同类的附睾畸形,在同一病人中可有几种类型同时存在,Koff 的资料表明长襻形附睾畸形在隐睾及异位睾丸中最常见,约占 79.3%,附睾睾丸分离为 45.1%,附睾与睾丸成角为 8.5%,附睾或输精管闭锁为 3.7%,较长的睾丸系膜为 1.2%。尽管如此,但 Koff 的分类方法尚不能包括所有附睾畸形。

我国张佃良等根据 153 例单纯隐睾患儿的临床资料,按附睾及输精管有无梗阻提出如下分型:① Ⅰ型:输精管道有梗阻,又分 3 组:A 组:附睾缺如;B 组:睾丸与附睾分离;C 组:输精管缺如或闭锁。② Ⅱ型:输精管道可能有梗阻,又分 2 组:A 组:附睾闭锁;B 组:附睾头与睾丸分离,只有尾部附着;③ Ⅲ:输精管道无梗阻,又分 2 组:A 组:附睾头尾附着于睾丸,但中间有分离,其距离大于睾丸长径的 1/2;B 组:只有附睾头附着于睾丸,其余部分与睾丸分离。

总体看,附睾畸形通常有附睾延长和缺如、睾丸与附睾分离、节段性闭锁及结构异常等,其中最常见的是附睾延长。由于隐睾合并附睾畸形的发生率较高,尤其隐睾位于腹股沟管和腹腔内时更多见,据此推测附睾畸形的发生原因为胚胎发育过程中内分泌失调。Koff 和 Scaletscky 通过对 66 例隐睾共 82 个睾丸的分析,发现 90.9% 的隐睾睾丸伴有各种附睾畸形。附睾畸形可影响精子的成熟及运输,造成不育。大多数附睾畸形患者,无论是否行早期手术,或睾丸是否降入阴囊内,对日后生育都无太大改善。

一、附睾与睾丸分离

附睾与睾丸分离(detachment of epididymis and testis)可分为完全分离和部分分离,后者又可分为头、体部分离;体部分离;体、尾部分离。隐睾患者中 32% 合并附睾与睾丸连接异常。附睾头、体部与睾丸分离在腹腔型隐睾中多见,体、尾部与睾丸分离在腹股沟管隐睾中多见。

【诊断依据】

1. 大多有隐睾病史、腹股沟疝和鞘膜积液史。

2. 当发生鞘膜内睾丸扭转时疼痛剧烈,向腹股沟部放射,急诊手术可明确诊断。

3. 不育:双侧附睾与睾丸完全分离或附睾头与睾丸分离时,可引起不育。

4. B 超检查:可探及睾丸与附睾连接异常情况。

5. 手术中发现:在行隐睾手术、腹股沟疝修补术或鞘膜切除术时,可发现附睾与睾丸的连接异常。

【治疗方案】

附睾体、尾部与睾丸分离或单侧附睾头部与睾丸分离者可不需治疗。双侧完全分离或附睾头部分离者,若有生育要求,可行附睾、睾丸显微吻合术,亦可直接在睾丸获取精子行卵泡浆内单精子注射(ICSI)治疗。

二、附睾缺如

附睾缺如(agenesis of epididymis)病理类型有:① 中肾管衍化组织完全不发育;② 无附睾,睾丸输出小管与输精管直接相连;③ 无附睾,睾丸与输精管分离,睾丸纵隔多形成精子囊肿,输精管近端闭锁呈盲端。

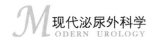

附睾缺如多见于先天性输精管缺如患者中,且多为附睾体、尾部缺如,附睾完全缺如的病例极少见。附睾头部和体、尾部的胚胎来源不同,前者来源于生殖嵴,后者则与输精管、精囊及输尿管一同来源于中肾管。附睾缺如可合并肾发育异常,多为一侧肾缺如或发育不全,因此,对附睾缺如患者应进行腹部 B 超、CT 或 IVU 检查,以了解肾发育情况。

单侧附睾缺如多不影响生育,亦无临床症状,可不必治疗。双侧附睾缺如者均表现为不育,精液检查显示无精子症。体检于睾丸旁不能触及附睾,B 超检查可明确附睾缺如。附睾缺如本身无法治疗,主要是解决生育问题。若患者睾丸生精功能正常,可行辅助生殖治疗。

(林建中　王龙信)

第三十九章
性别发育异常

第一节　正常的性别分化

根据 Jost 原理,正常性别分化由三个动态序贯过程组成:即受精后的染色体性别(遗传因素),然后染色体决定未分化性腺分化为睾丸或卵巢,即性腺性别;然后性腺的内分泌功能决定了内外生殖器的分化发育(表型性别)。这三个高度有序过程的任何一个环节出现异常都可导致性别发育异常,它们之间既有因果关系,又可单独发生。另外还与相关内分泌器官的代谢异常和靶器官的应答、环境、常染色体异常等因素有关,各因素间互相影响,互相关联。

由此可见,性别发育异常(disorders of sex development,DSD)大致可分为三大类:染色体异常、性腺异常和表型异常。其发病率约 1/4500～1/5000。

一、染色体性别

按遗传规律,每个子代的二个性染色体各来源于每个亲代的一个染色体,如子代接受卵母细胞的一个 X 染色体,精母细胞的一个 Y 染色体,则 XY 受精卵发育为一个男性胎儿;如子代接受卵母细胞的一个 X 染色体和精母细胞的一个 X 染色体,则 XX 受精卵发育为一个女性胎儿。Y 染色体的性别决定区(sex-deter mining region Y gene,SRY)启动睾丸发育。非整倍体染色体和性染色体嵌合等均可导致性别发育异常。

二、性腺分化

性腺分化取决于 Y 染色体上的 SRY 基因,SRY 激活下游的转录因子,当达到一定域值后,具双向性腺分化能力的生殖嵴发育为睾丸。而向卵巢分化则需由 X 染色体编码的孤核受体 DAX-1 表达,卵巢分化潜在的候选基因可能位于 Xp-21 的 DSS 关键区。

三、男性生殖道的分化和发育

在胚胎 6～7 周时,睾丸索形成,并见精母细胞和支持细胞,8～9 周时见间质细胞。在发育过程中支持细胞分泌苗勒管抑制物质(Müllerian inhibiting subtance,MIS)使苗勒管退化,间质细胞分泌睾酮,睾酮分泌受胎盘 HCG 刺激,雄激素对午非管、生殖结节、尿生殖窦的男性化至关重要,这其中有 5a-还原酶的作用,尤其是在外生殖器、前列腺和尿生殖窦的分化中作用更明显,MIS 使苗勒管退化,雄激素使午非管发育为附睾、输精管、精囊和射精管,使生殖结节增厚,逐渐延长形成阴茎,尿道褶在尿道沟表面从后向前融合形成尿道。

四、女性生殖道的分化和发育

在没有 SRY 的刺激下,原始性腺发育为卵巢。孕 8 周后卵巢合成雌激素,雌激素可阻止 MIS 对苗勒管作用,卵巢的生殖细胞通过减数分裂并维持一定数量至青春期。由于卵巢不能分泌 MIS,因此苗勒管发育为输卵管、子宫和近端 2/3 阴道,远端 1/3 阴道来源于尿生殖窦。生殖结节发育为阴蒂,邻近的生殖褶形成小阴唇,外侧膨大形成大阴唇,尿道开口于会阴。

(李智　顾民)

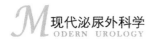
◤ **第二节　性别分化异常**

性别分化异常是一种先天性染色体、性腺和表型性别的发育异常或不匹配，与染色体异常、基因突变、发育程序和性激素异常、外界环境影响等密切相关。2006 年芝加哥会议共识，将性别发育异常按染色体检查分为三类：即 46XX DSD，46XY DSD 和性染色体 DSD(主要与性染色体核型有关)。

DSD 具有表型的显著差异性及高度遗传异质性，相同的表型可由于不同的病因引起，而相同的病因又可有不同的表型，染色体异常中既有性染色体异常，又有常染色体异常。

表 39 - 1　性别发育异常病因分类

46XX DSD

性腺(卵巢)发育异常

　卵睾 DSD

　46XX 男性(睾丸 DSD)

　单纯性腺发育不合

雄激素过量

胎儿原因：CAH(21-,11-羟化酶缺乏最常见,3β-羟类固醇脱氢酶-2 缺乏)

　母体原因：妊娠黄体酮、外源性药物

　胎盘原因：芳香化酶缺乏,P450 氧化还原酶(POR)缺乏

其他原因

　泄殖腔外翻阴道闭锁 MURCS(Müllerian duct aplasia,renal aplasia,and cervicothoracic somite dysplasia,苗勒管、肾、颈胸体节异常)其他罕见的综合征

46XY DSD

性腺(睾丸)发育异常

　完全性腺发育不全(Swyer 综合征,又称 46XY 女性)

　部分性腺发育不全

　双侧睾丸消失或退化综合征

　卵睾 DSD

雄激素合成或作用缺陷

雄激素合成缺陷

　17,20-裂解酶缺乏

　17β-羟类固氧化还原酶(3 型)缺乏

　男性 CAH(胆固醇侧链裂解酶 StAR 缺乏,细胞色素 P450 氧化还原酶 POS 缺乏,3β-羟固醇脱氢酶缺乏,17α-羟化酶缺乏)

雄激素受体或受体后缺陷

　完全雄激素不敏感综合征

　部分雄激素不敏感综合征

　轻度雄激素不敏感综合征

睾酮在外周组织中代谢异常：5α-还原酶缺乏

Leydig 细胞发育不良(LH 受体缺陷)

MIS 合成、分泌或对其反应异常：苗勒管永存综合征

其他：重度尿道下裂、泄殖腔外翻

性染色体 DSD

　45X(Turner 综合征和变异体)

　47XXY(Klinefelter 综合征和变异体)

　45X/46XY(混合性腺发育不良、卵睾 DSD)

　46XX/46XY(嵌合体、卵睾 DSD)

DSD：性别发育异常；CAH：肾上腺皮质增生症

(李智　顾民)

第三节 常见性别发育异常疾病

一、Klinefelter 综合征

【概述】

Klinefelter 综合征(Klinefelter syndrome,KS)又称先天性精曲小管发育不全、原发性小睾丸症,是一种男性性腺功能减退症,由性染色体异常引起,睾丸精曲小管发育不良及间质细胞功能减退,是男性不育的最常见的遗传原因。1942 年由 Klinefelter 等首先报告,平均每 500~1 000 名男性中就有 1 名患有 KS,根本缺陷为男性至少有一条 Y 染色体和 2 条 X 染色体。迄今发现本病染色体核型有 30 多种,根据性染色体异常分三类:47XXY(常见型);46XY/47XXY(嵌合型);48XXYY、48XXXY 和 49XXXYY(变异型)等。

【诊断依据】

1. 在青春期前表现轻微,青春期出现典型症状:表现为睾丸小,质地偏硬。第二性征发育不全,伴有男性乳腺发育,性冲动减低,勃起功能障碍。身材细长,下半身明显高于上半身。大多数 KS 患者是无精子症。

2. 不同类型的 Klinefelter 综合征有不同的临床表现:

(1) 47XXY 型:青春期发育迟缓,身材细长,智商低,睾丸小,容积为小于 6 mL。青春期后有男性化不足的表现,阴毛与腋毛稀少,胡须稀少或消失,小阴茎和男性乳腺发育。睾丸病变从胎儿起即存在,随年龄增长而严重。青春期可见精曲小管进行性变性和 Leydig 细胞结节样增生;青春期后精曲小管变小,发生纤维化和透明变性。但两侧睾丸的透明变性不完全一致,精液检查无精子,Leydig 细胞功能受损。生化检查可发现血清睾酮水平低,血浆雌二醇正常或升高,LH、FSH 均升高,即"二高一低"。

(2) 46XY/47XXY 嵌合型:与 47XXY 型相比,本型异常程度小,青春期后患者的男性化程度基本正常。患者有正常的性欲,可有精子产生,甚至可以生育。生化检查可仅见 FSH 稍高,其余激素可正常。

(3) 48XXYY 型和 47XXY 型患者的临床表现相似,尚有皮纹异常和犯罪倾向。

(4) 48XXXY 型和 49XXXYY 型:男性化不足更严重,中度至重度智力障碍,形体发育异常,如膝外翻、弓形足、尿道下裂和隐睾等。先天性心脏病常见,亦可有先天愚型的表现。

3. 血清睾酮水平低、促性腺激素水平增高,血浆和尿中 LH、FSH 增高,血浆雌二醇也可增高。

4. 染色体核型分析为确诊的手段,多为 47XXY 及其他嵌合型等。

【鉴别诊断】

1. Turner 综合征 身材矮小,智能低下,有特征性面容。核型为 45XO。

2. 单纯塞托利细胞综合征 第二性征正常,有正常的性功能。活检显示精曲小管生精上皮减少或缺如,支持细胞丰富。核型为 46XY。

3. Kallmann 综合征 系选择性促性激素型性腺功能减退症。临床表现某些方面类似 Klinefelter 综合征,然伴有嗅觉减退或缺失,生化检查 LH、FSH 均低。核型为 46XY。

【治疗方案】

治疗的主要目的是维持患者第二性征的正常发育和生育力保护。

1. 雄激素替代治疗:青春期前可不予特殊处理。从 11~12 岁开始应该给予雄激素替代治疗,可予十一酸睾酮 80~160 mg/d,分次服用。或使用注射剂,十一酸睾酮或庚酸睾酮注射液 100~150 mg,每周肌注一次。

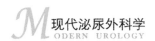
2. 整形手术：雄激素替代治疗一般不会引起乳腺退化，从预防乳腺恶变、美容和消除患者的心理压力等方面考虑，都宜施行乳腺成形术，切除乳晕下的乳腺组织。

3. 非嵌合型 KS 男性后代性染色体异常的遗传风险极低。可通过显微取精行卵胞质内单精子显微注射（intracytoplasmic sperm injection，ICSI）联合胚胎植入前遗传学检测助孕，约 50% 患者可获自己遗传学意义上的后代。但应在 30 岁前取精的成功率高，35 岁以后明显降低。

【评述】

克氏综合征是一种先天性染色体异常性疾病，特征性缺陷为多一条 X 染色体，内分泌检查为二高一低（LH、FSH 升高，T 低）。在配子发生时，由于染色体减数分裂但性染色体未分离所致，约 60% 发生于卵子，40% 发生于精子，常见的核型为 47XXY。本症有特征的临床表现，通常伴有代谢、形态学和神经行为表现，静脉血栓栓塞性疾病等。诊断较易，确诊有赖于染色体核型分析。治疗目的是促进患者第二性征的发育，维持性功能，但不能改善生育力。非嵌合型 KS 男性后代性染色体异常的遗传风险极低，1998 年 Patermo 等首次报道了克氏综合征病人行 ICSI 治疗获得正常核型后代，目前通过对患者显微取精后行卵胞质内单子显微注射作为一种助孕选择提供给该类夫妇。

（李智　顾民）

二、Turner 综合征

【概述】

本病又名性腺发育不全（gonadal aplasia），特纳综合征，是一种 X 染色体单体女性遗传性疾病，具有高度可变的临床特征，包括导致卵巢功能障碍和不孕的原发性性腺过早衰竭。最初由 Turner 1938 首先报告，1959 年 Fort 证实该病为缺少一条 X 染色体，即核型多数为 45XO。发病机理推测为亲代的配子在减数分裂时不分离，使一个无性染色体的卵子与一个带 X 染色体的精子结合，或一个带 X 染色体的卵子与一个无性染色体的精子结合，或合子在有丝分裂时发生不分离形成 45XO 核型。另有各种嵌合体，如 XO/XY、XO/XX、XO/XYY。家系研究表明大多数的个体缺失的是父本的 X 染色体，约占 75%，只有少数是母本的 X 染色体。每 100 000 名活产女性中会有 25～50 人受到影响。本病发病率为 1/2500，而在自发流产胚胎中 Turner 综合征的发病率可高达 7.5%。Turner 综合征可通过产前超声所见或胎儿异常核型诊断：如胎盘局部限制性嵌合体和严重的心脏表型，低度嵌合体 45，X/46，XX。

【诊断依据】

1. 身材矮小，出生时的平均身长和体重均低于正常新生儿。成年后的身高平均 142～147 cm。

2. 面容特殊，患者表现为内眦赘皮、眼睑下垂、斜视、鱼嘴、腭弓高尖。颈短，后发际低，部分患者有颈蹼或短颈，桶状胸，乳头间距增宽。可有肘外翻、膝外翻和脊柱侧弯。骨髓成熟延迟，常伴有局灶性骨质疏松，第 4 掌骨短，指甲发育不良。耳郭位置低而下垂，可有复发性中耳炎和传导性耳聋。

3. 20%～50% 有先天性心血管异常，常见的为主动脉缩窄和二尖瓣型主动脉瓣。患者易患亚急性细菌性心内膜炎。

4. 肾结构或位置异常，约 50% 有马蹄肾，10% 有重复肾或肾发育不全，8% 有肾旋转不良。

5. 智商低，定向和空间判断力减低。

6. 性腺发育不全。由于为卵母细胞提供保护的滤泡细胞不足，因此卵母细胞消耗速度过快，出生时几乎没有卵母细胞，故卵巢呈条索状或纺锤状，这些条索含纤维组织，缺乏滤泡及卵子。导致女性外生殖器呈不成熟女性，子宫及输卵管缺如或很小，青春期无月经，阴毛少，乳房发育差。

7. 血清 FSH、LH 水平升高，可达去势后水平。

8. 染色体核型分析主要为 45XO，染色质试验阴性。

9. Turner 综合征妇女很少发生自发性妊娠，卵巢早衰风险非常高，母体结局不良在这些妇女中表现突出。

10. 患肿瘤风险增加,特别是在嵌合型患者中,有 Y 染色体物质者发生性腺母细胞瘤和生殖细胞原位癌的几率增高。成人后患膀胱癌和尿道癌几率增高。

【鉴别诊断】

1. 单纯性腺发育不全　双侧都是条索状性腺,身高正常。原发性无月经,但有正常的染色体,核型为 46XX/46XY。

2. Noonan 综合征　有颈蹼,身材矮小,肘外翻,先天性心脏病等。属常染色体显性遗传,在男性或女性中有正常核型和正常性腺。

【治疗方案】

1. 补充性激素,促进性发育:一般从青春发育期开始(通常为 12～15 岁)给予雌激素替代治疗。可用炔雌醇 5 ug,每日 1 次,口服。以后在 2～3 年内将剂量逐渐增加至炔雌醇 10 ug,连服 21 天。从第 10 天起,每天加服甲羟孕酮 10 mg,也可用结合雌激素 0.6～1.25 mg/d。

2. 补充生长激素,促进身高生长:应与雌激素联合应用。X 染色体的特殊核型异常可能与重组人生长激素(rhGH)治疗的不同反应性有关。rhGH 治疗 Turner 综合征患者的效果可能取决于引起该综合征的 Turner 综合征核型类型。在平均年龄为 12.0±1.7 岁的生长激素中添加苯丙酸诺龙,可以在治疗 4 年后增加身高,减缓乳房发育,并且不会影响 Turner 综合征女孩的骨密度。

3. 45XO/46XY 和相关的嵌合型患者,外阴接近女性,性取向为女性者,应尽早行外生殖器整形术,在青春期给予雌激素替代治疗。但患者的激素替代疗法可能会恶化内皮功能,导致动脉僵硬度和中心动脉血压增加。

4. 尽管大多数患有特纳综合征的女性都有健康的生活方式,但只有少数女性有足够的体力活动。儿科医生应促进 Turner 综合征女孩从小进行有组织的身体活动,以降低成年后的心血管风险,并提高与健康相关的长期生活质量。

5. Turner 综合征患者有患乳糜泻的风险。定期筛查 Turner 综合征患者的腹腔病症可能有助于早期诊断和治疗,以防止乳糜泻的不良影响,如体重不足和骨质疏松。

6. 对含 Y 染色体物质者,可预防性切除性腺。另应超声检查以明确有无肾脏及心血管畸形。

【评述】

女性表型并表现有性发育幼稚、身材矮小和多种先天性躯体发育异常应考虑本病的可能。进一步检查示血浆促性腺激素水平增高,雌激素水平降低,染色体核型为 45XO 或含 45XO 的嵌合型。治疗应用雌激素促使向女性化发育。Turner 综合征患者面临着心血管疾病(先天性和后天性)的沉重负担,与普通人群相比,其死亡率和发病率增加。心血管疾病是女性 Turner 综合征患者死亡的主要原因。Turner 综合征女性患者通常患有高血压,这也是进行性心功能不全和主动脉病变的危险因素。年龄、肥胖和主动脉形态在评估 Turner 综合征儿童的心血管风险方面发挥关键作用。随着遗传学技术的进步,Turner 综合征的分子生物学过程开始被剖析。目前尚不清楚这些因素的组合如何导致整体临床情况,但基因组、遗传学、表观遗传学和组学技术的进步有望改善特纳综合征患者的医疗状况。

(李智　顾民)

三、真两性畸形

【概述】

真两性畸形(true hermaphroditism)是指个体体内同时存在发育良好的曲细精管的睾丸和具有原始卵泡的卵巢两种性腺组织。患者的染色体核型 60% 为 46XX 型,33% 为 46XX/46XY 嵌合型,7% 为 46XY 型。真两性畸形被认为是常染色体隐性遗传,也有认为是常染色体显性遗传 X-连锁显性遗传。46XX 真两性畸形产生睾丸组织的原因尚不清楚,仅在少数病例证实 SRY 基因易位于 X 染色体或常染色体上。性腺组织可能位于沿胚胎睾丸下降路线的任何水平,在真正的两性畸形中,外生殖器的男性化程度取决于睾丸组织分泌睾酮的能力，以及子宫和输卵管的存在与否。男性外生殖器正常的病例不到10%。大多数真正的雌雄同体的生殖器模棱两可，在出生后的头几个月到几年就被诊断出来。

【诊断依据】

1. 睾丸和卵巢同时存在。性腺存在的类型主要有三种：① 单侧型：一侧为卵睾，另一侧为睾丸或卵巢，约占50%。② 双侧型：双侧卵睾，约占30%。③ 片侧型：一侧为睾丸，对侧为卵巢，约占20%。卵巢几乎都在左侧。

2. 多数患者外生殖器呈两性畸形，7%有正常的女性外生殖器，12%有阴茎尿道，多数患者有尿道下裂。阴囊阴唇褶部分融合，阴囊阴唇两侧不对称。隐睾多见。90%有子宫，60%有附睾，半数患者存在腹股沟斜疝。

3. 青春期后出现男性化和女性化的各种表现。乳腺发育，约半数以上的患者有月经来潮，男性表型者表现为周期性血尿，排卵期表现为睾丸痛。

4. 46XX核型患者性腺一侧为卵巢时，卵巢功能可正常。切除睾丸后可有正常的受孕和生育。两性腺一侧为睾丸时，精曲小管发育往往不正常，睾丸生精少见。

5. 核型检查：患者的染色体核型是46XX/46XY基本上可以确诊。如果是46XX或46XY则不能排除真两性畸形的诊断。

6. 组织学上证明体内存在睾丸和卵巢两种性腺组织是确诊的依据。

【鉴别诊断】

1. 假两性畸形　患者体内只有一种性腺组织。染色体核型检查是正常的46XX或46XY。检查肾上腺的各种激素，如17-羟类固醇、孕三醇等，以排除常见的肾上腺性征异常。

2. 苗勒管永存综合征　本病有子宫和输卵管存在，而没有卵巢，性腺为睾丸。染色体核型是46XY。

【治疗方案】

1. 治疗需依据诊断时患者的年龄、社会性别和内外生殖器的功能评估而定。新生儿及婴幼儿期，无心理影响问题，可根据外生殖器条件决定性别。

2. 46XX核型的患者除非有发育良好的阴茎，否则应该作为女孩抚养，切除睾丸组织，进行外生殖器整形。如果青春期后卵巢功能不足，可给予雌激素人工周期治疗。结合雌激素和醋酸甲羟孕酮的激素替代疗法有助于维持真正两性畸形患者的女性特征。如作为男孩抚养，需进行外生殖器整形，切除卵巢、子宫、输卵管。至青春期时给予雄激素补充治疗，十一酸睾酮每日120 mg，分次口服。

3. 46XX/46XY或46XY核型患者，如性腺有一侧为睾丸，外生殖器基本正常，应该作为男孩抚养。年龄较大的患者，性别取向以患者认同的社会性别为依据，切除与性别不一致的性腺组织，外生殖器进行与性别对应的整形，青春期后给予相应的性激素替代治疗。

4. 卵睾型性发育异常患儿，卵睾的卵巢组织通常发育更好一些，而睾丸组织常发育不良。故如内生殖器正常，按女性抚养常有生殖功能。如按男性抚养，通过取精和ICSI技术亦有成功生育的报道。手术治疗可考虑行腹腔镜手术，腹腔镜手术诊疗包括性腺探查活检、性腺切除与固定等，手术方案应依据外生殖器表型、性腺优势、社会性别等综合评估谨慎决定。

【评述】

真两性畸形是一种较为少见的疾病，以睾丸和卵巢两种性腺组织共存于同一个体为特征。卵睾分为两型：一种为睾丸、卵巢组织混合存在，没有明确界限；另一类为睾丸、卵巢组织间存在于一个器官，但二者之间有明确分界线。触诊性腺二极硬度不一时应考虑是否为卵睾，外生殖器表现多样。诊断有赖于性腺的组织学检查。生殖管道的分化与性腺有关，通常有卵巢的一侧有输卵管，有睾丸的一侧有输精管，而卵睾者中2/3同侧合并输卵管，1/3合并输精管或两种结构均有。治疗应遵循染色体核型为基础,性腺优势为主导,综合考虑患者心理需求,能否生育,后期治疗,以及家属意愿等选择最终性别。并根据选定的性别,适时给予相应的性激素治疗。早期诊断,确诊后是否立刻性别选择行手术治疗仍有争议,应将患儿的心理性别、社会性别作为参考的首要标准结合激素水平评估、优势性腺评估后选择性腺切除或重建手术并辅以激素治疗。对于维持患儿正常的性生理、性心理及社会生活具有重要的意义。但近年来对真二性畸形,特别是46XX者,多倾向于改造为女性较好。因① 真两性畸形者50%有排卵现象,而有精子发生者仅1.2%;② 真两性畸形者中70%乳腺发育良好,24.5%较差,不发育者仅5.5%;③ 男性外生殖器成形难度大,且效果不理想,而女性容易且成功率高;④ 隐睾的恶变率高。由于卵睾术后保留的性腺恶变率总体明显高于正常的卵巢或睾丸,故应密切随访检查。

(李智　顾民)

四、性腺发育不全

(一)单纯性性腺发育不全

染色体核型46XX或46XY、性腺为纤维索、表型女性、无XO型性腺发育不全的躯体畸形患者称为单纯性性腺发育不全(pure gonadal dysgenesis,PGD)。

一)46XX单纯性腺发育不全

指染色体核型46XX,性腺为纤维索、表型女性,无Turner综合征的躯体畸形的患者。本病呈常染色体隐性遗传。有报道与FSH受体突变有关。

【诊断依据】

1. 患者有正常的身高、体重,无Turner综合征的躯体畸形。

2. 有正常的女性型内、外生殖器,原发性闭经。两侧性腺是纤维基质,没有卵细胞和卵泡形成。青春期后无性发育过程,血清雌激素水平显著降低,促性腺激素水平达到去势的高水平。个别患者有男性化征象,阴蒂肥大,多毛。

3. 性腺不发育而其他方面发育正常。

4. 染色体核型为46XX。

【治疗方案】

1. 性激素替代治疗,原则是青春期后患者可予雌激素-孕激素序贯疗法。

2. 由于发育正常,不必补充生长激素。

3. 46XX单纯性腺发育不全的患者性腺发育不全会导致继发性的性特征缺失、身高倾向、骨质疏松、不孕和性健康问题。患者发生肿瘤的可能性很小。需要最佳护理,包括激素替代治疗和密切随访。

二)46XY单纯性腺发育不全

本病又称Swyer综合征,据估计其发病率为1/80 000,染色体核型46XY、性腺为纤维索、苗勒管结构正常、睾丸组织缺失、表型女性、生殖器向女性方向分化,第二性征发育不良、原发性闭经、无Turner综合征的躯体畸形,主要问题是性幼稚。发病机制可能是:① 染色体短臂缺失致丢失SRY基因可引46XY单纯性腺发育不全;② SOX9基因缺失;③ SRY基因突变;④ 9p基因缺失。具有Y染色体或Y衍生序列的表型女性性发育障碍(DSD)患者发生性腺生殖细胞肿瘤(GCT)的风险增加。性腺母细胞瘤和无性细胞瘤/精原细胞瘤是最常见的GCT,46,XY PGD具有最高的肿瘤存在率和恶性风险。

【诊断依据】

1. 完全型:女性表型,身高正常或偏高,类无睾体型。由于性腺没有激素或生殖潜能,青春期延迟和原发性闭经的青少年通常首先出现这种情况,故大多数患者于青春期出现症状。双侧性腺均为条索状,有子宫、输卵管和阴道,无附睾和输精管,少数患者有阴蒂肥大。促性腺激素水平显著增高,性激素水平降低。

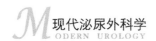
2. 不完全型：外生殖器呈两性畸形，子宫、输卵管和附睾、输精管并存，性腺存在发育不全的睾丸结构，能合成和分泌睾酮。血清 LH、FSH 水平增高。

3. 核型：46XY。

【治疗方案】

1. 完全型：切除双侧性腺，于青春期后采用雌激素-孕激素替代治疗。

2. 不完全型：可根据患者的抚养情况，采取适合的治疗方法。如患者的社会性别是男性，则切除双侧性腺，补充雄激素；作为女性抚养者，于 12～13 岁起给予雌激素替代治疗。

3. 46,XY 单纯性腺发育不全的性腺发生肿瘤风险高，一经诊断应尽早预防性手术切除双侧性腺；特异性血清肿瘤标志物可用于预测生殖细胞肿瘤和监测。需要最佳护理和密切随访。青少年女性生殖细胞肿瘤患者存在第二性征不发育或发育欠佳、原发闭经或 FSH 水平异常升高时，应及时进行染色体核型分析明确是否为 PGD，以减少不必要的再次手术风险。

4. 对于母亲有胎儿畸形史、染色体异常家族史，血清学异常、B 超表现异常的胎儿，可选择染色体检查及基因检测. 对于无青春期月经来潮患者，可通过妇科 B 超、性腺激素、染色体检查的手段排除染色体异常甚至性腺肿瘤. 这类患者一经确诊，应尽早切除性腺。

（李智　顾民）

（二）部分性腺发育不全

1967 年 Fetherman 称其为"发育不良男性假两性畸形"，特征为二个睾丸均发育不良，而不是一个发育不良的睾丸和一个条纹性腺（此为混合性性腺发育不全的性腺特征）。典型的核型为 45X/46XY 或 46XY，依据性腺产生睾酮的多少决定外生殖器异常的程度。通常存在苗勒管，苗勒管结构发育程度依据发育不全的性腺产生 MIS 的多少决定。组织学上，发育不全的性腺由不成熟的发育不良的曲细精管和类似于条纹的性腺基质组成。

【诊断依据】

1. 主要表现为男性化不足，可有苗勒管残留，但无卵巢结构。

2. 染色体核型为 45X/46XY 或 46XY，确诊依据性腺活检证实为双侧发育不全的睾丸。

【治疗方案】

1. 据男性化不足程度，适当补充雄激素。

2. 苗勒管残留切除及男性外生殖器畸形的矫治。

3. 性腺恶变概率增加，故应密切监测。

（李智　顾民）

（三）混合性性腺发育不全

【概述】

混合性性腺发育不全（mixed gonadal dysgenesis，MGD）指核型为 45XO/46XY，患者一侧性腺为睾丸，另一侧性腺呈索条状的一类疾病，又称为非对称性性腺分化异常。MGD 的真实患病率尚不清楚。本病是新生儿期外生殖器不明确最常见的原因之一。

【诊断依据】

1. 新生儿期外生殖器不明确，多数男性化不足，青春期后有男性化表现。

2. 身材矮小。

3. 不论表型是男是女，都有婴儿型子宫或半个子宫、子宫颈及至少一根输卵管。该侧条索状性腺色苍白，其内结构酷似卵巢。

4. 隐睾多见。青春期前睾丸组织学检查基本正常，青春期后可见精曲小管内仅有支持细胞而无生殖成分。睾丸一侧生殖管道可为输精管或输卵管，亦可无生殖管道。

5. 染色体核型为 45XO/46XY。

【鉴别诊断】

1. XX 男性综合征　阴茎正常或较小,无卵巢,睾丸活检可见曲细精管变性。核型为 46XX。

2. Turner 综合征　面容特殊,智商低,无睾丸。染色体核型分析为 45XO。

3. 单纯塞托利细胞综合征　患者的第二性征正常,有正常的性功能。活检发现精曲小管生殖上皮减少或缺如,支持细胞丰富。核型为 46XY。

【治疗方案】

1. 按照患者的外生殖器情况,决定患者的社会性别,一般按女性抚养。

2. MGD 患者应该得到全面的长期管理,使他们能够在儿童期,青春期和成年期茁壮成长。管理包括有关性腺管理,性别认同,生育能力,社会接受度,激素治疗的决定(如果性腺已被移除)。

3. 早期切除位于腹腔的性腺,予激素替代及生长激素治疗。

【评述】

混合性腺发育不全患者在生长激素治疗之前,对潜在的发育不良性腺进行性腺切除或活检是必不可少的。在因身材矮小而开始生长激素治疗之前,应考虑对有性腺肿瘤史的受试者进行第二种肿瘤的密切监测。混合性性腺发育不全涉及固有的恶性肿瘤风险和复杂的心理社会问题,因此有必要采用多学科方法进行诊断和治疗。

（李智　顾民）

(四) 先天性无睾症

先天性无睾症(congenital anorchia),又称胚胎睾丸退化综合征、睾丸消失综合征或 XY 型性腺发育不全。患者的染色体核型为 46XY。先天性双侧无睾症是由于妊娠早期胎儿基因突变、致畸剂,睾丸扭转或血栓形成而使睾丸退化、消失,是原发性性腺功能低下的重要原因。双侧无睾丸由于缺乏分泌男性激素的间质细胞,所以常导致性别异常及合并类宦官症。亦有个别不伴有类宦官症者,可能有异位间质细胞存在。表型多样,可以为完全女性,亦可为小阴茎、阴囊空虚的男性,或为不同程度模糊外生殖器的男性。无睾症患者常合并输精管缺如,其中大多数为盲端状位于髂窝处,精索血管残迹多终止于腹股沟。

【诊断依据】

1. 出生后即无睾丸,阴囊空虚。青春期后第二性征不发育,阴毛稀少。外生殖器婴儿型,常提示睾丸退化发生在胚胎第 12～14 周。

2. 如在胚胎 8 周左右发生睾丸退化,患者外生殖器可呈女性型。

3. 染色体核型为 46XY 者,FSH、LH 高于同龄人,血睾酮水平低。

4. HCG 试验:试验前测血 FSH、LH、T 水平,示 FSH、LH 升高,T 低下;HCG 1 000～1 500U,肌内注射,隔日一次,共 3 次。复查如睾酮仍不升高可诊断为先天性双侧无睾丸;如注射 HCG 后,T 升高,应手术探查,至少应有一个睾丸存在。

5. 选择性精索内静脉或动脉造影证实无睾丸。

6. 放射性核素检查:同位素[131]I 标记的 HCG(^{131}I-HCG)与睾丸 LH/HCG 受体结合后 r 照相扫描可显示睾丸,是最新的睾丸定位方法,本病不能显示睾丸。

7. 手术探查无睾丸,而输精管、精索闭锁呈盲端。盲端组织学检查无睾丸组织而可有萎缩的附睾残余。

【鉴别诊断】

1. 隐睾　隐睾存在睾丸,故体检、B 超、CT、MRI 可协助诊断;放射性核素检查、照相扫描显示睾丸;HCG 试验示睾酮水平升高。

2. 睾丸萎缩　早期有睾丸,有精索扭转或睾丸炎病史,双侧睾丸萎缩时 HCG 试验后血中睾酮升高,手术探查、组织学可证实萎缩的睾丸组织。

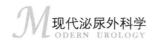
3. 异位睾丸　不伴有第二性征异常,雄激素水平正常,放射性核素及 B 超检查有助睾丸定位。

【治疗方案】

1. 男性表型者:需用雄激素诱导青春期发育及成年后完全雄激素替代治疗,阴囊内放置睾丸假体。

2. 对外生殖器呈女性型者:青春期用雌激素替代治疗。适时行阴道扩张和阴道成形术。

3. 对生殖器模糊者:需个体化评估后选择合适的性别认定,并作相应的治疗。

【评述】

先天性无睾症发病率暂无明确的统计,20 世纪 70 年代统计每 20 000 名男性分娩中就有一例,并少见于一些隐睾症病例中。虽然一些无睾症患者表现为外生殖器模糊或发育不良,但大多数患者的表型正常。如在胚胎 8 周左右出现睾丸退化,则外生殖器可呈女性型。无睾症的家族性发生及其与其他异常的关联表明与遗传有关,但遗传原因尚不清楚。一些无睾症患者的家庭可能包括其他具有纯或部分 46XY 性腺发育不良的个体。腹腔探查表明,至少有一些无睾症病例是产前睾丸血管意外的结果,与睾丸下降时扭转有关。治疗上应根据患者表型作进一步处理。

(李智　顾民)

五、46XX 性别发育异常

46XX 性别发育异常(46XXDSD)是指具有卵巢、子宫、输卵管而外生殖器表型两性化或男性化,既往称为女性假两性畸形(female pseudohermaphroditism)。雄激素是引起 46XXDSD 的根本原因。孕期雄激素可来源于胎儿和母体,前者多见,可分为男性化先天性肾上腺皮质增生和胎盘芳香化酶缺乏;后者主要是孕期母体摄入雄激素或罹患男性化卵巢肿瘤或肾上腺肿瘤。在胚胎发育的不同阶段,雄激素引起不同后果。在胚胎 12 周之前,患儿表现为阴道和尿道单一开口,阴蒂肥大,阴唇部分融合,甚至表现为更严重的男性化。在胚胎 12 周后,因外生殖器分化已完成,雄激素作用只是引起阴蒂肥大。

胆固醇通过多种甾体合成酶的作用转化为肾上腺皮质激素和性激素,这些合成酶有影响皮质醇和雄激素合成的 20、22-碳链酶,17β-羟类固醇脱氢酶和 17α-羟化酶;还有只影响雌激素合成的 17、20-碳链酶,17β-羟类固醇脱氢酶;以及只影响皮质醇合成的 21-羟化酶,11β-羟化酶。由于上述酶的缺失引起皮质醇合成障碍导致具有雄激素作用的中间产物积聚并使 ACTH 代偿性增多,促使肾上腺皮质增生。这些中间产物虽有雄激素样作用,但较弱。故在女婴可表现为男性化,在男婴表现为男性化不足并出现不同程度的女性化。

该病是常染色体隐性遗传病,21-羟化酶基因定位于 6P21.3。患者有卵巢、子宫及输卵管,但阴蒂肥大,两侧阴唇融合成似中空的"阴囊"样,原发闭经,第二性征多呈男性。患者双亲为肯定携带者,再发风险为 25%。环境因素也可诱发 46XXDSD,如保胎时使用黄体酮及孕期使用雄激素,可使女胎男性化。另外,孕妇患男性化肿瘤如分泌雄性激素过多的卵巢囊肿、黄体瘤、肾上腺良性肿瘤等,也可引起女胎男性化。母亲妊娠期服用雄激素、患肾上腺肿瘤、男性化卵巢时,亦可产生女性男性化。如在胚胎 12 周之前,可有阴唇阴囊褶融合和阴蒂肥大;如在胚胎 12 周以后,一般只有阴蒂肥大。

【诊断依据】

1. 染色体核型为 46XX。

2. 阴蒂肥大,阴唇融合,甚至外阴似尿道下裂的男婴。

3. 有阴道、输卵管、子宫。

4. 青春期后就诊者无月经及女性第二性征发育。

5. 由于骨骺过早闭合,因此身材矮小。

6. 严重者因皮质醇、醛固酮缺乏而出现呕吐、虚脱等失盐表现。

7. 内分泌检查可因不同的酶缺乏而有不同表现,主要为皮质醇降低,血 17-羟孕酮和睾酮升高等。

【鉴别诊断】

46,XX 性逆转综合征(Sex Reversal Syndrome)　46XX 性逆转综合征即 46XX 男性,是一类罕见的两性畸形,在遗传学和临床表现方面具有不同于真假两性畸形的特殊性,多由于 SRY 基因异位至 X 染色体引起。由于与 46,XXDSD 一样均表现为第二性征男性化,且性腺发育不良,影像学检查不易分辨,给临床鉴别诊断带来困难。腹腔镜检查结合染色体核型分析,并进一步对 SRY 基因的突变分析、荧光原位杂交可将 46XXDSD 与 46,XX 性逆转综合征区分开来。

【治疗方案】

1. 激素替代疗法:补充皮质醇以抑制 ACTH 分泌和肾上腺皮质增生,减少肾上腺雄激素分泌,达到抑制男性化,促进正常生长及性腺正常发育的目的,必要时可联合应用生长激素。

2. 失盐症状严重者和血浆肾素活性增高的患者应补充糖皮质激素和盐皮质激素,并通过监测血浆肾素活性来调整用量,血压不能降至正常者可用降压药。

3. 对青春发育期的患者宜补充性激素。

4. 外生殖器成形,宜在 2 岁前完成,最迟应在青春期前完成。在接受手术的患者中,手术可导致阴蒂敏感性轻度下降,但不会导致成年 46XXDSD 患者的性功能障碍。分期手术可以最大限度地提高组织存活率,以获得形态良好、美观准确的外阴。

【评述】

46XXDSD 多由于胚胎期胎儿本身先天性肾上腺皮质增生或母体摄入雄激素或疾病产生过量的雄激素,导致女性外生殖器表型两性化或男性化的一类疾病。以患儿肾上腺多种酶缺乏导致雄激素类似物增多为常见,患者染色体核型为 46XX,有女性卵巢,但外生殖器表型模糊。治疗以肾上腺皮质激素替代治疗＋外生殖器矫形为主;对外源性雄激素引起者,出生后因内分泌是正常的,只需外生殖器整形即可。

(李智　顾民)

六、46XX 男性综合征

【概述】

46XX 男性综合征(46XX males syndrome)是指核型为 46XX,而表型为男性的一类综合征,属性反转综合征的一种。发病率约 1/20 000～1/40 000。其可能的机制包括:① Y 染色体短臂上的睾丸决定因子易位到 X 染色体或常染色体上;② 本病为一种嵌合体,但含 Y 的细胞系隐匿,不易被检出;③ 常染色体基因突变,突变的基因获得 SRY 基因功能;④ Y 染色体短臂上能抑制睾丸不发育的片段丢失和失活。

【诊断依据】

1. 男性表型,身材略矮,皮肤细白,一般无智力障碍和明显的躯干畸形。

2. 阴茎正常或较小,阴毛稀少,半数儿童有尿道下裂,1/3 患者呈女性型乳房。

3. 青春期前血浆睾酮和促性腺激素同正常人,青春期后血浆 LH 和 FSH 值升高,T 降低,E2 增高。

4. 睾丸活检可见精曲小管变性,生精细胞萎缩、消失,精液常规示少精子或无精子,故睾丸病变类似 Klinefelter 综合征。

5. 染色体核型为 46XX,H-Y 抗原阳性,X 染色质试验阳性。

【鉴别诊断】

1. **Klinefelter 综合征**　患者身高细长,很少有尿道下裂和隐睾,染色体核型多为 47XXY。

2. **核要为 46XX 的真两性畸形**　患者有子宫和阴道,在青春期一般有月经来潮及其他女性第二性征。

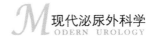
【治疗方案】

1. 雄激素替代治疗:青春期前可不予特殊处理,青春发育期应给予雄激素替代治疗,可予十一酸睾酮口服,80~160 mg/d,分 2 次服用,并同时服用牛奶或含脂食物以利吸收。或用十一酸睾酮或庚酸睾酮注射液 100~150 mg,肌注,每周 2 次。

2. 从预防乳腺恶变、美容和缓解患者的心理压力等方面考虑,宜行乳腺成形术,切除乳晕下的乳腺组织。

3. 一般无生育能力,可行辅助生殖治疗。

【评述】

46XX 男性综合征多认为是由于 SRY 基因异位,或突变基因获 SRY 功能引起,属高促性腺激素性性腺功能减退症的一种。早期无症状,患者一般睾丸小,无生育能力。确认据染色体核型分析,治疗以补充雄激素,促进第二性征发育。

(李智　顾民)

七、46XY 性别发育异常

46XY 性别发育异常(46XYDSD)指染色体核型为 46XY,性腺为睾丸,但由于雄激素合成或作用障碍,导致苗勒管退化不全和(或)外生殖器男性化不全,出现不同程度的女性化表现,既往称为男性假两性畸形(male pseudohermaphroditism)。临床表现差异很大,外生殖器可为完全女性化,有的仅为隐性或不同程度的尿道下裂。其病因主要有:

1. 睾丸对 LH/HCG 抵抗:是由于 Leydig 细胞发育不全或细胞膜上的 LH/HCG 受体缺陷而对 LH/HCG 无反应,睾酮水平低。此为常染色体隐性遗传。

2. 睾酮合成酶缺乏:在胆固醇转化为睾酮过程中有 5 种酶,在不同环节需要不同的酶。如类固醇性急性调节蛋白(StAK),3β 羟基固醇脱氢酶,17α 羟化酶和 17、20-裂解酶,17β 羟类固醇脱氢酶,20、22-碳链酶等。当常染色体隐性遗传或 X 连锁的隐性突变,使上述某种酶缺乏,雄激素合成障碍,从而影响 wolff 管男性化,并影响尿生殖窦、尿生殖结节发育,导致男胎不同程度的女性化或男性化不足的表现。

3. 雄激素作用异常:睾酮在 5α-还原酶作用下转化为作用更强的双氢睾酮并与受体结合才能发挥作用。如 5α-还原酶缺乏或双氢睾酮受体缺陷,使睾酮不能对靶组织和终末器官产生作用,而产生 46XYDSD。本症又名雄激素抵抗综合征,包括类固醇 5α-还原酶 II 缺乏症、睾丸女性化和 Reifenstein 综合征等。

4. 母亲妊娠时摄入孕激素,使胎儿男性化不全。产前生长迟缓与 46XYDSD 之间存在关联,可能是由于尚未阐明的遗传因素或在妊娠早期起作用的环境因素所致。

5. 雄激素受体缺陷:包括 AR 数量、质量明显下降,与雄激素结合力下降及结合后解离增加,导致雄激素作用降低。

【诊断依据】

1. 染色体核型为 46XY,性腺为睾丸。

2. 外阴畸形:主要表现为不同程度的尿道下裂,阴囊分裂,阴囊发育不良,隐睾,盲端阴道,阴茎发育不良。到青春期表现为乳房女性化,阴毛、腋毛稀少,无胡须等。

3. 测量阻断前甾体及转化后甾体水平,协助判断为何种酶缺乏引起。如 C21 和 C19 类固醇缺乏为 20、22-碳链酶缺乏;皮质酮、脱氧皮质酮水平升高为 17-羟化酶缺乏;血孕烯醇酮及脱氢异雄酮升高则为 3β 羟类固醇脱氢酶缺乏,C19 类固醇缺乏和 C21 前体类固醇升高为 17、20-碳链酶缺乏;HCG2000U/d,肌注,连续 4 天,测定雄烯二酮增加而睾酮增加不明显为 17β 羟类固醇缺乏;同样HCG 试验,如血睾酮与双氢睾酮比值大于 30,则为 5α-还原酶缺乏。

4. B 超、CT 等检查:盆腔无子宫、输卵管及卵巢。

5. 垂体性腺轴检查：可以了解是 LH/HCG 抵抗，还是雄激素受体病变引起。

6. 尿生殖窦造影：可以了解阴道长度及尿道与盲袋阴道的关系。

【治疗原则】

1. 根据外生殖器情况，就诊年龄、社会及性心理状况决定性别取向。

2. 作为男性抚养者：作尿道下裂成形、隐睾下降固定。睾酮合成酶缺乏引起者主要是切除腹腔内睾丸，外生殖器整形，按不同发育阶段予睾酮替代治疗。

3. 作为女性抚养者：切除睾丸，青春期（一般 13 岁开始）给予雌激素替代治疗。择期作外生殖器成形术。生殖器不清的外科治疗一直比较困难，必须由儿科外科医生完成。婴儿期的生殖器手术需要认真进行评估。对于接受女性生殖器成形术的患者，阴道重建应推迟到青春期，以达到更好的美容和功能效果。

【评述】

46XYDSD 患者早期诊断对提高治疗效果至关重要，首选手术治疗。治疗应着重手术前的性别选择及性腺处理，性别选择应根据患者的自身情况、意愿、心理、性取向，并结合家属意愿，患者所处周围环境等综合考虑，性别首选女性，应切除与所选性别相矛盾的性腺，以防恶变，术后予以相应的激素替代治疗。由于个别病例的可变性，很难对男性中间性病例进行病因诊断。激素测试可能有助于区分部分雄激素不敏感和性腺发育不全/真两性畸形，但对区分不明原因的 46XYDSD 用处不大。当性腺发育不全和真两性畸形可以排除时，建议在研究人绒毛膜促性腺激素刺激后的睾酮前体，对雄激素受体外显子 2~8 进行测序以决定手术方式。

（李智　顾民）

八、雄激素不敏感综合征

雄激素不敏感综合征（androgen insensitive syndrome）又名雄激素抵抗综合征（androgen resistance syndrome），是由于睾酮作用过程中的各种异常导致的雄激素的作用缺陷，从而引起男子 DSD。临床上已经确诊的雄激素不敏感综合征有两类：即 5α-还原酶缺乏症（steroid 5a-reductase deficiency disease）（睾酮在靶组织代谢异常）和雄激素受体缺陷（靶组织对雄激素抵抗）。大约三分之二的雄激素不敏感病例具有 X 连锁遗传模式的家族性。

（一）5α-还原酶Ⅱ缺乏症

【概述】

5α-还原酶主要分布在雄激素的靶组织中，主要作用为使睾酮转化为作用更强的双氢睾酮。直接参与性分化过程，其功能缺陷可导致男性性别分化障碍和第二性征形成不足。本症为常染色体隐性遗传。多数为错义突变导致氨基酸替换，较少见的有基因缺失、剪接异常、无义突变等。由于基因突变使 5α-还原酶Ⅱ合成障碍或缺乏活性。

【诊断依据】

1. 出生时两性畸形：阴茎发育不全、类似肥大的阴蒂；分叶阴囊，存有尿道下裂，可有盲袋阴道。睾丸分化良好，附睾、输精管、精囊腺等结构分化良好。无子宫和输卵管，射精管常开口于阴道盲端，前列腺缺失或发育不良。

2. 青春期出现显著男子化发育，男性第二性征明显。阴茎增长，伴有勃起，甚至射精。睾丸增大，声音低沉，阴毛、腋毛缺如或稀少。睾丸活检显示 Leydig 细胞增生而生精功能受损，但少数患者精子生成可正常。

3. 对于小阴茎、尿道下裂或伴有盲袋阴道、无子宫，青春期男子化启动而没有乳腺发育的男性 DSD 患者，尤其是有家族史者，应疑诊 5α 还原酶Ⅱ缺乏症。

4. 外周血 T/DHT 比值测定：正常成年男子外周血 T/DHT 比值为 12±3.1，而成年患者的比值可达 35~84。青春期前患者用 HCG 兴奋试验可诱发 T/DHT 比值异常。常用的方法有：① HCG 5 000 U/m²，

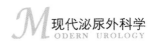
肌内注射,分别于注射前和注射后 3 天抽血;② HCG 1 500 U/ m²,连续注射 3 天;③ HCG 2 000 U/ m²,隔日一次,共 3 次;④ HCG 1 500U/m²,隔日一次,共 7 次,分别于注射前和注射后第二天抽血。患者外周血 T/DHT 比值明显增高。

5. 5α-还原酶活性测定:是确诊类固醇 5α-还原酶 2 缺乏症的直接手段。

6. 可对 5α-还原酶 Ⅱ(SRD5A2)基因直接进行测序,确定突变的基因。雄激素结合研究雄激素受体基因的分子分析可获得关于可能的雄激素不敏感性的进一步信息。

【治疗方案】

1. 根据患者外阴发育情况选择性别:严重的男子化缺陷,应按女性抚养,青春期前切除睾丸,行外生殖器成形术,予雌、孕激素周期替代治疗。

2. 对于发育倾向于男性者,应按男性抚养,行外生殖器成形术,同时予雄激素替代治疗:常用庚酸睾酮,每 4~6 周一次;也可用环戊丙酸睾酮,5 mg/(kg·d),肌注或十一酸睾酮 80 mg,每日 1 次。

3. 因患者生精功能受损,无法使配偶正常怀孕,可使用供精人工授精的方法使配偶正常怀孕。但亦有报道通过对患者睾丸取精,行辅助生殖治疗成功受孕者。

(李智　顾民)

(二) 完全性雄激素不敏感综合征

雄激素不敏感综合征分两大类,一类为完全性雄激素不敏感综合征,即睾丸女性化(testicular feminization);另一类为部分性雄激素不敏感综合征。睾丸女性化指性腺为睾丸,但表型为女性,伴有女性第二性征的一类疾病。本病属 X 连锁隐性遗传病,是由于雄激素受体(AR)缺陷所致。估计发病率为 1/20 000。

【诊断依据】

1. 出生和儿童时外阴为女性型,青春期有乳房发育及女性第二性征发育。但阴道盲端,小阴唇发育不良。1/3 患者无阴毛、腋毛。多有原发性闭经。无子宫等苗勒管结构。

2. 性腺为睾丸,常位于腹股沟管或腹腔内,亦有位于大阴唇内。显微镜下睾丸组织类似隐睾,主要由精曲小管组成,但无精子生成。

3. 患者智力正常。

4. 青春期前 T 和 LH 水平正常,青春期后 LH、T 接近正常女性。HCG 兴奋试验引起睾酮、雌激素同时增高,部分患者 T/DHT 比值增高。

5. SHBG 雄激素敏感试验可反映受体病变程度。

6. 外阴皮肤纤维母细胞雄激素受体理化性质的测定,是诊断雄激素抵抗的金标准。

7. 患者染色体核型为 46XY。X 染色质试验阴性。

【鉴别诊断】

Reifenstein 综合征　男性化不足,表现为小阴茎,尿道下裂,隐睾。可有 Wolff 管结构存在。

【治疗方案】

1. 外阴呈女性表型者,作为女性抚养,应在青春期行性腺切除术,性腺切除术后给予雌激素替代治疗,并做外生殖器成形术。

2. 如果儿童期因腹股沟疝修补时发现内容物为睾丸,此时应同时切除。对患者进行必要的心理指导,使之适应社会性别。

(李智　顾民)

(三) 部分雄激素不敏感综合征

【概述】

1947 年 Reifenstein 首先报道以尿道下裂为特征的男子性腺功能减退家系,后以他名字命名此类疾病,后来 Lubs、Rosewaster 等分别描述了 46XY 个体不同程度男性化不全的表现,并认为是各自独立的疾病,现已明确是由于雄激素受体功能部分缺陷所致部分雄激素抵抗症中的一种。但部分雄激素抵抗症近年仍有学者沿用 Reifenstein 一词来代表。

【诊断依据】

1. 出生时为男性外生殖器,但男性化不足,表现为小阴茎、尿道下裂、隐睾,青春期阴毛、腋毛生长,男子乳腺增生,睾丸小,无精子发生。

2. 较重者无女性生殖系子宫、输卵管等结构。较轻者男性生殖器附睾、输精管和精囊等发育不全。

3. 染色体核型为 46XY。

4. LH、T、雌二醇升高,FSH 正常或轻度升高。

5. 雄激素抵抗激素指数(LH×T)升高。正常为 78±6.6,本病患者常大于 400。

【鉴别诊断】

5α-还原酶 2 缺乏症　青春期有部分男性化,无乳腺发育。前列腺发育不良。尿 C21 和 C19 类固醇 5B/5a 比值升高。HCG 兴奋后血浆 T/DHT 升高,血浆 LH 中度升高,体内 T 向 DHT 转化减少。

【治疗方案】

1. 根据年龄、外阴发育情况和对雄激素刺激的反应决定个体化的治疗方案。部分患者如保留睾丸,青春期后可呈现某些男性化表现。故应密切随访,使患者具有正常的社会生活能力。

2. 接近女性、对睾酮刺激无反应者,应尽早切除睾丸,作外生殖器成形,作为女性抚养,并在青春期给予雌激素替代治疗。对患者进行必要的心理指导,使之适应社会性别。

3. 外阴接近男性者,短期睾酮治疗后阴茎增大者,可进行尿道下裂成形术、隐睾下降固定、乳腺成形术等,并维持雄激素治疗以促进阴茎生长、维持性功能,但生精功能往往不能改善。

【评述】

性别异常是临床上较为复杂的一类疾病。正常人的性别分为染色体性别、性腺性别、表型性别、社会性别和心理性别。在性分化异常的处理中,社会、心理性别占有极重要的地位,应尽早确定,否则对患者的心理及融入社会会产生深远的影响,一般 18 个月前改变性别,对心理影响较小。

在诊断上应先仔细检查外生殖器及性腺,如可触及性腺则多为男性,不可触及性腺则男性、女性均有可能,应进一步作染色体、染色质及激素水平(包括 17-酮类固醇等)测定。对无法判定内生殖器状况者可作剖腹探查或腹腔镜检查以确定性别。

治疗的最终目的是使患者将来具有正常的性别身份,包括正常地参加集体生活和劳动,可进行正常的性生活及生育。除 46XXDSD 外,性别异常几乎都达不到生育目的,因此外生殖器的成形至关重要。手术治疗有阴茎成形术、尿道下裂成形术、阴茎切除术、阴蒂成形术、阴道成形术、发育不全或与性别不符的性腺切除术等。性别决定目前多趋向于发展为女性效果较好。因为对于一个小阴茎患者,即使应用大剂量的雄激素治疗亦难以使阴茎发育至正常,不仅后果不好,甚至可能造成悲剧。最后应根据选定的性别予相应的激素替代治疗,对肾上腺皮质增生引起的 46XXDSD 应给予肾上腺皮质激素治疗。雄激素受体基因的突变分析极大地增强了我们对雄激素不敏感性的分子基础和雄激素受体正常作用方式的理解。它还提高了为受影响家庭提供遗传咨询的可能性,并允许提供产前诊断。

(李智　顾民)

九、女性先天性无子宫无阴道综合征

【概述】

先天性无子宫无阴道(mayer-rokitansky-kuster-hauser,MRKH)综合征是一个罕见的因苗勒管不发育导致的先天性畸形,由于窦阴道球的未发育,因此未能形成阴道板所致。发生率为出生女婴的 1/5 000～1/4 000,在原发性闭经的原因中仅次于性腺发育不全,患者通常具有 46XX 染色体核型,正常的内分泌和卵巢功能。其病因是胚胎在发育期受到内在或外在的因素影响,如环境、病毒感染、致畸药物、有害物质及营养失衡等阻挠苗勒管和泌尿生殖系统正常发育。

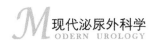
【诊断依据】

1. 多因青春期月经未来潮或性交困难就诊,也有极少数患者因青春期后月经未来潮伴周期性腹痛而就诊,这可能与盆腔子宫内膜异位症有关。因此确诊时的平均年龄15～18岁。

2. 染色体核型为46XY,有正常的女性外观及正常第二性征,仅有一个浅的阴道盲端。

3. 全身影像学检查:30%～40%常合并有泌尿系畸形,最常见的是单侧肾发育不良、盆腔异位肾、马蹄肾;12%～50%的患者合并有骨骼异常,以脊柱侧突最常见,其次为颈椎异常融合;另有心脏畸形;超声检查可见卵巢正常,而子宫仅为残迹。

4. 对于合并腹痛的患者进行腹腔镜检查是有必要的,经典型可见有对称的残余子宫和正常的输卵管、卵巢;非经典型见不对称的残余子宫,单侧或双侧输卵管发育不全,而卵巢正常。

【治疗方案】

先天性无阴道患者在治疗前应明确有无子宫及其功能,是否合并有泌尿系发育异常,并且治疗前应让患者明白治疗的目的和结果以取得积极配合。

1. 先天性无阴道的治疗时机一般选在患者近期有性生活意愿时。理想的阴道再造应该是安全、简单地为患者再造一个解剖和功能上都接近正常的阴道,除了具有适当的深度、宽度和轴向外,还要柔软、润滑,术后无需长期放置阴道扩张器。但至今尚无一种方法完全达到上述标准。

(1) 目前常用的方法有顶压法、皮瓣法、生物膜法(腹膜或羊膜)和结肠代阴道法等。其各有其优缺点。顶压法最简单,无需手术。有报道成功率可达85%～90%,关键在于患者本人必须坚持放置阴道扩张器,且需时较长(2月至2年)。对前庭陷窝弹性较好尤其是凹陷较深(大于3 cm)的患者,效果最好;另外有人建议阴道前庭陷窝深度在3～4 cm以上者,可以不进行治疗,单经性交就可以使阴道加深。

(2) 对先天性无阴道患者应考虑进行手术,常用的手术方法有腹膜法、羊膜法和小阴唇皮瓣法。尽管腹膜法的手术时间、术中出血量及住院费均高于其他两种方法。但从性生活满意度的远期效果来看明显优于羊膜法。小阴唇皮瓣法的性生活满意率也很高。但此手术要求小阴唇发育必须良好,皮瓣长度不够时还需加羊膜延长,外阴形态有改变,患者心理负担重,且有发生阴道鳞状上皮癌的报道。

2. 腹膜法同时还能切除双侧痕迹子宫解除周期性腹痛或不规则腹痛,并能预防双侧痕迹子宫疾病。对于既往有阴道再造术失败史、或合并有泌尿系发育畸形、或不能接受、或不能坚持术后佩戴阴道扩张器的患者,魏式法即外阴皮瓣替代阴道手术不失为一种较好的选择。该术式无损伤脏器之忧。手术简单,危险性小,术后无需佩带阴道扩张器,恢复快。但此法因为形成的皮瓣袋与外阴平行易导致泌尿系感染;外阴形态的改变增加了患者的心理负担,故不宜作为首选。

3. 除顶压法和魏式法外,其他几种均需人工阴道造穴,故有损伤膀胱和直肠的危险。因此,人工造穴及制备腹膜时层次的正确分离是预防并发症的关键。术后佩戴阴道扩张器来预防可能发生的阴道挛缩或阴道外口狭窄是提高手术疗效和成功率的关键。

【评述】

先天性无阴道无子宫患者绝大多数卵巢功能正常,有正常性心理,渴望正常的婚姻生活,所以迫切要求治疗。术前应征得患者及家属的知情同意,该手术主要解决患者性生活问题,不能解决生育问题。术中易出现副损伤,如直肠损伤、膀胱损伤等,应特别注意,术后应向患者强调佩戴模具的重要性。先天性无阴道、无子宫的形成和孕早期受到内在或外在不良因素影响有关,因此妊娠期妇女,尤其在孕12周内,应注意自我保护,避免各种病毒感染和接触有害物质(放射线、有害化学物质及其他污染源),切勿滥用药物。同时,应保持营养平衡,定期产前检查。

(李智　顾民)

十、Noonan 综合征

Noonan综合征又名男性Turner综合征,核型为46XY,又名畸形-发育迟滞综合征,表型个体差异很大,其发病机制和遗传方式尚不明确,推测与常染色体显性遗传有关。

【诊断依据】

1. 身材矮小,有轻度智能低下。体貌特征为:颈蹼,单侧或双侧眼睑下垂,睑裂斜向下,皮肤弹性高。错牙咬合,悬雍垂分叉;骨骼异常表现为肘外翻、盾状胸、乳突间距宽、脊柱侧后突等。

2. 约1/3患者有心脑缺陷,以右侧心脏畸形为特征,最常见的类型为肺动脉口狭窄,动脉导管未闭和主动脉口狭窄。

3. 性发育迟缓,阴茎较小,隐睾多见。

4. 染色体核型为46XY。

【鉴别诊断】

Aarskog综合征　两病临床表现相似,但Aarskog综合征阴囊遮过阴茎,呈X连锁隐性遗传。

【治疗方案】

1. 尽早矫治心脏畸形,由于瓣膜和结缔组织发育不良,手术效果可能不理想。

2. 隐睾下降固定。

3. 青春期开始补充雄激素。

（宋体松　吴兆凯）

十一、脆性 X 综合征

脆性X综合征(fragile X syndrome)是X染色体长臂存有一脆性基因座,呈X染色体连锁遗传,是造成智力落后最常见的原因之一。

【诊断依据】

1. 大耳、长脸和巨睾丸是本病的三大特征。青春期以前,异常大耳是唯一的表现,约占50%,青春期以后80%的患者有巨睾丸。

2. 智力落后,患者智商有随年龄增长而下降的趋势。

3. 患者指纹呈弓形指纹、雪尼型掌褶纹多见。

4. 常有心脏畸形,常见二尖瓣脱垂,主动脉扩张等。

5. 精子生成正常,阴茎大小正常,生育功能正常。

6. 遗传学检查是确诊的根据,可发现Xq27-28脆性基因座,脆性基因随年龄增加而减少。

【治疗方案】

1. 本病无特殊治疗,心脏畸形可作相应手术治疗。

2. 重视产前诊断,以阻断此遗传性疾病的发生。

（宋体松　吴兆凯）

十二、XYY 综合征

XYY综合征又名超雄综合征(super male syndrome),核型为47XYY,常染色体正常的疾病,发生与精子生成过程中染色体的分离异常有关。1961年由Sandberg等首先报道,发病率约1/1000新生男婴。患者生育能力变化较大,可能不育亦可能部分有生育能力。

【诊断依据】

1. 身材特别高,智力比较差,通常低于平均水平。

2. 性腺及第二性征正常,可伴隐睾,常有尿道下裂。

3. 脾气暴烈,易激动,易犯罪,具有"抗社会性格"。

4. 可有结节囊性痤疮,骨骼发育畸形,常有尺桡骨骨性连接。

5. 血浆性激素水平基本正常,但雄激素稍高。

6. 确诊依据染色体核型检查,Y染色体有两个和XYY核型可明确诊断。本病核型可为XYYY、XYYYY以及XY/XYYY等嵌合体。

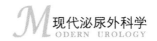

【鉴别诊断】

Klinefelter 综合征　身材细长,睾丸小而硬,染色体核型为 47XXY。

【治疗方案】

一般无特殊治疗,对隐睾和尿道下裂者应择期手术治疗。

(宋体松　吴兆凯)

十三、Kallmann 综合征

【概述】

低促性腺激素性性腺机能减退症包括 Kallmann 综合征和特发性低促性腺激素性性腺机能减退症。Kallmann 综合征又名选择性促性腺功能低下型性腺机能减退症伴嗅觉缺失,或性幼稚-嗅觉丧失综合征。人群发病率为男性 1/10 000,女性 1/50 000,呈家族性发病。其特点是先天性性腺机能低下伴嗅觉障碍。本病为先天性遗传病,遗传方式可能是常染色体隐性遗传或不全显性遗传。一般认为 X-连锁遗传型最常见。

【诊断依据】

1. 先天性性腺机能低下,性腺和性器官发育障碍,男性表现为阴茎呈幼稚型,睾丸小,隐睾常见,第二性征发育不良,可表现为女性体型。

2. 嗅觉完全或不完全丧失。

3. 家族性发病倾向,身材正常,智力正常。

4. 先天性中线发育畸形多见,唇裂、腭裂、尿道下裂常见。

5. 精液检查示无精子,睾丸活检示睾丸间质细胞数目减少或缺如,无精子产生。

6. 血清 FSH 和 LH 降低。HCG 试验阳性:HCG2000~5000U,肌注,每周 3 次,共 4 次。血清性激素有逐渐增高的反应。

7. PCR 检测 KAL 基因,见其突变可明确诊断是 X-连锁遗传综合征。

【治疗方案】

1. 早期给予促性腺激素释放激素(GnRH)替代治疗:可用外源性的 GnRH 或 LHRH 行脉冲治疗,HCG/HMG 也有部分疗效。

2. 补充性激素:上述促性腺激素释放类激素停用后效果就消失了,故须补充雄激素;对于女性需用雌激素治疗,直至乳房、阴道、子宫发育,改用周期性治疗。

【评述】

本病由于某种原因损伤下丘脑分泌 GnRH 产生减少,导致垂体产生的 LH、FSH 相应减少。X-连锁遗传型多见,常染色体隐性遗传也可见。虽男女均可发病,但女性症状较轻。性成熟迟,嗅觉缺失和家族倾向有助诊断,治疗可用促性腺激素或性激素治疗。

(宋体松　吴兆凯)

十四、单纯塞托利细胞综合征

单纯塞托利细胞综合征(Sertoli cell only syndrome)又称 Del-Castillo 综合征,性腺细胞发育不全,核型为 46XY。病因不明,推测为 X 连锁隐性遗传或常染色体隐性遗传;也有研究与 Y 染色体的 Yq 缺失有关。

【诊断依据】

1. 第二性征和性功能正常。睾丸略小,精液中无精子或仅有少量未成熟精子,故有不育症。

2. 睾丸活检可见支持细胞多,精曲小管生殖上皮缺如或极少。

3. 血 FSH 水平增高,LH 水平正常或轻度升高,T 正常。

4. 染色体核型为 46XY。

【鉴别诊断】

Klinefeiter 综合征　身材细长，睾丸小且质硬，青春期后睾丸活检可见精曲小管变性，发生纤维化和透明变性。但血浆中 LH 和 FSH 水平增高，染色体核型以 47XXY 为主。

【治疗方案】

本病无有效治疗方法，有生育要求者可行供精人工授精治疗。

（宋体松　吴兆凯）

第四节　性别发育异常的随访及预后评估

由于性发育异常患者在治疗前后均可能出现心理及生理方面的不适应，因此需要对患者从婴儿期到成年期的生理、心理、社会参数及生活质量进行定期随访，以便为这部分患带来有利的长期结局。从患者的角度来看，有规律及持续的随访会增加患者与医务人员的互动，增进医务人员对患者具体情况、患者未来医疗需求的了解，并增强患者对治疗的依从性。

（一）人群随访

1. 新生儿的随访：对生殖器外观难以分辨出新生儿性别，或者新生儿生殖器外观与产前基因检测不一致时，有必要进行进一步检查。包括阴唇皱襞中是否有性腺、阴唇皱襞的融合、阴茎大小和尿道的位置。对于疑为性发育异常需要进一步临床评估的婴儿，如会阴型尿道下裂、小阴茎、阴蒂肥大、任何形式的家族性尿道下裂及生殖器异常等，应进行相关的随访评估。此外，应了解孕妇在怀孕期间的健康和药物暴露情况，以及怀孕史等关键信息。对核型是 46,XY 的性发育异常新生儿，应了解其出生体重，在怀孕时出生体重较轻的病例中，AR 突变的发生率较低。

2. 青少年的随访：对于性发育异常的青少年患者，从婴儿期到成年期，均需要对生理、心理和社会参数进行定期随访，以便为性发育异常者带来有利的长期结果。青少年出现以下 3 种情况时应怀疑患有性发育异常：女孩患有原发性闭经（有或没有乳房发育）、女孩青春期呈现男性化或男孩青春期发育延迟。医务人员在对青少年进行体格检查时应该考虑到检查和拍照可能对青少年产生心理影响，如果医师需要对疑似患者进行彻底的体检，建议在麻醉下进行较为合适。对于患有原发性闭经的女孩，如果没有青春期发育，应考虑在 14 岁时进行检查；如果青春期发育正常，特别是乳房发育正常，应考虑在 16 岁时进行检查。

尽管男孩青春期延迟的最常见原因是体质性生长延迟，但所有 14 岁以上的青春期延迟男孩都应该接受检查。超重的男孩需要仔细检查，有助于区分隐匿性阴茎与阴茎发育不良导致的小阴茎。对于有尿道下裂修补史或睾丸固定手术史的患者需排除雄激素不敏感综合征。对于促性腺激素升高的患者，应进行染色体核型分析。在性发育异常的患者中，性腺功能低下是较为常见的，应明确有无性激素合成障碍，雄激素抵抗。这部分患者需要进行激素替代治疗来诱导和保持第二性征的发育、促进青春期的成长、骨骼发育及社会心理的成熟。

（二）外科手术后随访

生殖器重建手术一直是性发育异常治疗的重要组成部分。然而由于这类手术有较高的并发症及再手术率、患者满意度也较低。性发育异常的治疗方式已经发生了巨大的变化，目前，临床建议采取更加以患者为中心的治疗方法。

对生殖器重建手术的结果进行评估、随访是相当重要的。这些评估应包括并发症、功能结果（排尿）和性行为、外观、生活质量、性功能，最后是针对适应证的重新评估。虽然生殖器重建手术可能较好地处理了尿道问题，但对排尿功能和盆底的影响（包括尿液储存与引流、尿失禁和感染的风险等）往往没有得到充分的解决。同时注意术后随访数据的完整性及长期结果。目前，男性化手术结果的临

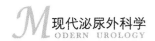

床评估和自我评估工具主要有 HOPE HOSE、PPS 和 SAGA-M,而女性化手术的结果评估需要可靠的工具来进行。特别注意的是在保留性腺的手术后加强患者远期随访对于早期发现睾丸恶变具有重要的作用。

(三)相关科室随访

1. 内分泌科

DSD 患儿在手术及激素替代治疗后,不论对于心理还是性腺功能都需密切随访。青春期诱导期间,3~6 个月随访一次,主要监测患儿身高、骨龄、骨密度、性激素水平、性腺发育分期等,同时需要注意激素替代治疗药物的相关副作用,调整激素治疗剂量,达到生长及性发育的最佳平衡。等到青春期发育后或达到成年身高后,可延长随访时间。此外,在 DSD 随访中需重点评估性腺肿瘤风险。部分性腺发育不良患儿青春期后如其性腺仍未下降至阴囊,有近 20%～30% 的性腺易发生生殖细胞肿瘤(gonadal germ cell tumor,GCT),需重点随访。DSD 基因突变表型与 GCT 风险评估有密切关系,目前已经出现新的 GCT 筛查工具,包括外周血 miRNA 检测和性腺组织的非侵入性标记成像,有助于 DSD 手术评估及个性化 GCT 风险评估体系的建立。

2. 泌尿外科

DSD 患儿在没有接受任何手术治疗前,应至少 1 年进行 1 次泌尿外科的随访,主要内容包括外生殖器体检及性腺的超声检查,并与之前的数据进行比对以了解发育情况。接受男性外生殖器整形术后随访要求同尿道下裂术后,如术后仍保留苗勒管组织,应行超声检查了解管道有无变化。接受女性外生殖器整形术者,术后短期随访重点是关注有无排尿异常及阴蒂坏死萎缩,长期需关注阴道开口有无狭窄、阴蒂的感觉及性生活体验等,必要时需长期接受阴道扩张治疗,另外还需通过超声检查排除膀胱及上尿路是否受到手术影响,必要时需行排泄性尿路造影、尿流动力学及静态同位素检查确诊。

(李智　顾民)

第四十章
男性性功能异常

第一节　勃起功能障碍

【概述】

阴茎勃起功能障碍(erectile dysfunction,ED)是指男性不能持续获得和维持足够的阴茎勃起以完成满意的性生活,病程3个月以上。ED是男性最常见的性功能障碍之一,也可能是心血管疾病(Cardiovascular diseases,CVD)的早期症状和危险信号。

ED是成年男性的常见病和多发病。马萨诸塞州男性老龄化研究(MMAS)报道波士顿地区40~70岁男性公民的总体患病率为52%;其中,轻、中、重度ED的患病率分别为17.2%,25.2%和9.6%。有报道称我国人群总体ED的患病率为49.69%。采用《勃起功能国际问卷-5》(ⅡEF-5)作为主要调查工具,发现山东省、北京市成年男性ED的总患病率分别为25.8%和39.1%,40岁及以上人群的患病率分别为33.83%和54.5%。

ED的危险因素众多,涉及健康状况、教育情况等多方面。

1. 年龄:ED患病率随年龄增加而升高,且严重程度也随着年龄增加而增高。这与性激素的变化,阴茎海绵体结构的变化,心脑血管病、糖尿病等有关。

2. 相关疾病:心脑血管疾病,动脉粥样硬化、高血压、高血脂等均可通过损伤阴茎勃起相关动脉,减少阴茎动脉血供进而导致动脉性ED。

糖尿病可导致全身血管及神经系统的病变,而阴茎的勃起与动脉及神经直接相关。有研究示糖尿病患者的ED患病率是非糖尿病患者的3倍。

老年男性的下尿路症状(Lower urinary tract symptom,LUTS)/良性前列腺增生(Benign prostatic hyperplasia,BPH)与性功能障碍正相关。其中一种疾病的严重程度与另一种疾病的严重程度互为相关。

此外,ED与阻塞性睡眠呼吸暂停,高同型半胱氨酸血症和乙型肝炎相关的慢性肝功能衰竭之间的关系已得到证实。

3. 相关药物:药物与ED的关系并不明确,但包括降压药在内的很多药都被认为与ED有关。如β受体阻滞剂、噻嗪类利尿剂、利血平及抗抑郁药等。另外,某些激素类药物及精神类药物等亦被认为与ED存在密切关系。

4. 不良生活习惯:长期吸烟、酗酒及吸食毒品等都被认为与ED有关。

5. 生活、教育状况:缺少性伴侣者ED患病率高于有稳定性伴侣者。受过高等教育人群的ED患病率明显低于低文化水平者。

6. 外伤及医源性因素:任何损伤阴茎神经支配及动脉血供的外伤、手术或医源性因素都可能导致ED,如骨盆骨折损伤尿道、脊髓损伤、直肠癌根治术,以及根治性前列腺切除术等。ED与盆腔手术密切相关。

ED的病因主要分为器质性、心理性及混合性,前者主要包括血管、神经、内分泌及阴茎本身疾病等。

表 40-1　阴茎勃起功能障碍的病因

血管性
　　心血管疾病(高血压、冠状动脉病、周围血管疾病等)
　　糖尿病
　　高脂血症
　　吸烟
　　大手术(前列腺癌根治术)或放疗(骨盆或者腹膜后)
神经性
　　中枢神经
　　退行性变(多发性硬化、帕金森病、多发性萎缩等)
　　脊柱创伤或疾病
　　卒中
　　中枢神经系统肿瘤
　　周围神经
　　1 型或 2 型糖尿病
　　慢性肾衰
　　多发性神经病变
　　手术(骨盆或者腹膜后大手术、前列腺癌根治术、结直肠手术等)
　　尿道手术(尿道狭窄成形术等)
解剖或结构性
　　尿道下裂、上裂
　　小阴茎
　　阴茎硬结症
内分泌性
　　性腺功能减退症
　　高泌乳素血症
　　甲状腺功能亢进或减退
　　肾上腺皮质功能亢进或减退(Cushing 病等)
　　全垂体功能减退、多发性内分泌功能障碍
药物诱导性
　　抗高血压药(噻嗪类利尿剂等)
　　抗抑郁药(选择性 5-羟色胺再摄取抑制剂、三环类抗抑郁药)
　　抗精神病药(安定等)
　　抗雄激素药(GnRH 类似物或拮抗剂)
　　消遣性药物(酒精饮料、海洛因、可卡因、大麻、美沙酮及合成药物,合成类固醇等)
精神心理性
　　普通型(如性唤起能力的缺失和性亲密紊乱)
　　境遇型(如性伴侣相关的,性表现相关问题或情绪低落)
　　精神疾病(精神分裂症等)
创伤性
　　阴茎折断
　　骨盆外伤

ED 患者阴茎海绵体内病理学表现为阴茎海绵体平滑肌细胞发育不良或萎缩,平滑肌小梁减少和胶原含量增多,表现为细胞外基质沉积。患者平滑肌细胞超微结构表现为线粒体退变、微丝减少或消失、内质网损害及扩张、糖原缺乏等,亦可见到微血管闭塞等现象,提示局部存在微循环障碍。ED 患者病理生理学机制多样,主要包括精神心理性、神经性、内分泌性、血管性(动脉性和静脉性)、医源性等。

【诊断依据】

需要详细的病史采集、全面且有针对性的体格检查、实验室检查及特殊检查等。

1. 病史采集:完整的内外科疾病史、婚育史、性生活史是诊断过程中所必需的。包括发病时间、病情的发展、婚育情况、性生活情况(包括自慰情况)、手术史、家庭关系、精神心理问题等。

2. 病情的评估:诊断同样需要相关诊断评估量表。患者应在医生的指导下进行问卷量表的填写。

常见的量表包括国际勃起功能指数（international index of erectile function，IIEF）、性功能指数问卷（sexual functioning index，SFI）等。其中最常用的是 IIEF 简化版，即 IIEF-5 问卷，是 Rosen 于 1998 年设计，它涉及阴茎勃起功能的三方面问题，即性生活总体满意度、患者对阴茎勃起的自信心，以及对阴茎维持勃起的自信心。评分≤21 分，诊断为勃起功能障碍；＞22 分，诊断为无勃起功能障碍。

表 40‐2　国际勃起功能指数-5 量表

	0	1	2	3	4	5	得分
1. 对阴茎勃起及维持勃起有多少信心？		很低	低	中等	高	很高	
2. 受到性刺激后有多少次阴茎能够坚挺地插入阴道？	无性活动	几乎没有或完全没有	只有几次	有时或大约一半时候	大多数时候	几乎每次或每次	
3. 性交时有多少次能在进入阴道后维持阴茎勃起？	没有尝试性交	几乎没有或完全没有	只有几次	有时或大约一半时候	大多数时候	几乎每次或每次	
4. 性交时保持勃起至性交完毕有多大的困难？	没有尝试性交	非常困难	很困难	有困难	有点困难	不困难	
5. 尝试性交时是否感到满足？	没有尝试性交	几乎没有或完全没有	只有几次	有时或大约一半时候	大多数时候	几乎每次或每次	

ⅡEF-5 评分：

（评分小于 7 分为重度 ED，8～11 分为中度 ED，12～21 分为轻度 ED）

3. **体格检查**

包括体型、毛发、肌力、第二性征等，心血管系统、神经系统亦应做相关检查。专科查体应重点评估患者阴茎的大小、外形（是否弯曲、尿道下裂等）、龟头炎、包皮系带过短等；阴茎触诊应评估患者阴茎海绵体情况，如是否存在阴茎硬结等。

4. **实验室检验及特殊检查**

（1）夜间阴茎胀大和硬度试验（NPT）

Rigiscan 监测阴茎勃起功能于 1985 年由 Brodiey 和 Timm 发明，被公认为诊断阴茎勃起功能障碍的金标准。各年龄段健康男性夜间睡眠时阴茎勃起，平均 3～6 次，连续监测 2～3 晚，诊断标准为单次阴茎头部勃起硬度超过 60%，时间≥10 min 为正常勃起。

（2）阴茎肱动脉血压指数（penile brachial index，PBI）是指阴茎动脉血压与肱动脉血压的比值。PBI＞0.75，表明阴茎动脉血流正常；PBI＜0.6 表明阴茎动脉血流异常；介于二者之间，表明阴茎动脉供血不足。

（3）阴茎海绵体测压与造影

动态灌注海绵体造影及测压（dynamic Infusion cavernosometry and cavernosography，DICC）为静脉性阴茎勃起功能障碍的诊断依据之一。是在诱导阴茎勃起后，向阴茎海绵体内注射 X 线检查造影剂，X 线监测是否存在造影剂泄漏及部位。目前认为造影剂注射速度（FTM）≥1.0 mL/S 的情况下，海绵体内压（intra-cavernous pressure，ICP）不能维持在 150 mmHg 及以上，且 X 线下发现造影剂泄漏，则提示静脉漏可能。

（4）彩色双功能超声波检查（color doppler duplex ultrasonography，CDDU）是诊断血管性勃起功能障碍最有价值的方法之一。收缩期阴茎动脉最大血流率（peak systolic velocity，PSV）、舒张末期血流流率（end-diastolic velocity，EDV）、阻力指数（resistance index，RI）。PSV＜30 cm/s 提示动脉供血

不足；EDV 大于 5cm/s，RI＜0.8 提示阴茎静脉闭塞功能不全。

（5）阴茎海绵体注射血管活性药物（intra-cavernous injection，ICI）试验主要用于血管性勃起功能障碍的诊断。将药物注射入阴茎海绵体，约 10 min 后测量阴茎长度、硬度及周径，阳性结果为药物注射后 10 min 后出现Ⅲ级别以上硬度勃起，持续时间超过 30 min。

（6）选择性阴部内动脉造影（selective internal pudendal arteriography，IPA）是目前诊断动脉性阴茎勃起功能障碍的金标准。IPA 通过先向阴茎海绵体内注射血管活性药物诱发勃起，然后向阴部内动脉注射造影剂，使得阴部内动脉及其分支的阴茎背动脉和阴茎海绵体动脉显影，从而能显示病变的部位及严重程度、有无血管畸形等。

（7）勃起功能障碍的神经系统检查

包括躯体神经检测、自主神经检测等。

1）躯体神经检测

① 阴茎感觉阈值测定（penile biothesiometry）：用于神经性勃起功能障碍和原发性早泄患者检查。

② 球海绵体肌反射（bulbocavernosus reflex，BCR）和坐骨海绵体肌反射（ischiocavernosus reflex，ICR），用以检测生殖骶髓反射弧结构与功能。

③ 阴部诱发电位（pudendal evoked potential，PEP）：用以评价阴茎勃起及射精功能，PEP 的正常范围为 36～47ms，潜伏期延长或波形未引出为异常。

2）自主神经检测

① 阴茎海绵体肌电图（corpus cavernoum EMG，CC-EMG）：可以直接检测阴茎自主神经功能和海绵体平滑肌功能，但对于阴茎勃起功能障碍的诊断价值有待商榷。

② 交感神经皮肤反应（sympathetic skin response，SSR）：PSSR 可以反映出阴茎区域特异性交感神经活动的变化。

（8）激素：睾酮、泌乳素、雌二醇、甲状腺相关激素等

（9）血糖、血脂检查等

【治疗方案】

ED 需要个体化的综合治疗，综合考量教育程度、社会背景、家庭状况等社会因素，以及疗效、安全性、费用、患者及配偶因素等，通过药物、物理、手术等多维度治疗以期获得满意的性生活。以性知识教育、口服药物、真空负压装置（VCD）为一线治疗，尿道药物治疗和阴茎海绵体内药物注射（ICI）为二线治疗，阴茎假体植入为三线治疗。同时强调共病兼治及配偶参与。

1. 一般治疗：一般治疗包括生活方式的调整，即生活方式、饮食、运动及和谐的性关系和人际关系建立；基础疾病的治疗，即心脑血管疾病、内分泌疾病等全身疾病的治疗。

2. 性心理治疗：20 世纪 60 年代中期以后，Masters 及 Johnson 创立了性功能障碍的行为疗法，它是以减轻或改善患者的症状或不良行为为目标的一类心理治疗技术的总称。包括系统脱敏、厌恶疗法、生物反馈疗法、性行为治疗（如性感集中训练）等。

3. 药物治疗：

（1）5 型磷酸二酯酶抑制剂（PDE5i）

PDE5i 是治疗 ED 的首选。目前有四种：西地那非、伐地那非、他达拉非和阿伐那非。PDE5i 作用机制基本相同，口服药物后需要性刺激才可起作用。

1）西地那非（Sidenafil）

西地那非剂量分为 25 mg、50 mg 和 100 mg。推荐起始足量，据疗效和不良反应情况调整用量。西地那非属于短效 PDE5i，口服后 30～60 min 起效，达峰浓度的平均时间为 60 分钟，终末半衰期为 3～5 小时，高脂饮食可影响吸收。研究表明，西地那非 25 mg、50 mg 和 100 mg 组勃起改善率分别为 56%、77% 和 84%。

2）他达拉非（Tadalafil）

他达拉非属于长效 PDE5i，其半衰期长达 17.5 小时，有效浓度可维持 36 小时。饮食、酒精等对其药代动力学无明显影响。他达拉非服药后 30 min 开始起效，约 2 h 达到最佳效果，饮食对药效影响不大。服用他达拉非 10 mg 和 20 mg 的患者，临床有效率分别为 67% 和 81%。他达拉非片的口服剂量为 5 mg、10 mg 和 20 mg。按需服用推荐起始剂量为 10 mg。长期小剂量口服他达拉非已广泛用于临床，可改善不同程度 ED 患者的勃起功能，并具有良好的耐受性。研究表明，长期小剂量口服他达拉非可改善前列腺增生引起的下尿路症状。

3）伐地那非（Vardenafil）

伐地那非的结构与西地那非结构轻微差异，增强了对 PDE5 活性的抑制作用。临床总体疗效和西地那非类似，但其起效时间较西地那非快，口服伐地那非在性刺激下 30 min 内起效；伐地那非 5 mg、10 mg 和 20 mg 的有效率分别为 66%、76% 和 80%。

4）阿伐那非（Avanafil）

阿伐那非是一种新型的速效高选择性 PDE5i，目前已在多国上市，在国内尚无生产和进口。临床结果显示，阿伐那非口服后能够比西地那非更快地达到峰效应。且对糖尿病性 ED 患者及已施行前列腺切除术的勃起功能障碍患者均有效。

PDE5i 的安全性

1）心血管安全性：资料证实，接受 PED5i 治疗的患者没有增加心肌梗死的发生率。在稳定性心绞痛患者，PDE5i 在运动试验中不影响总的运动时间和缺血时间。根据目前证据，西地那非不影响心肌收缩、心肌耗氧量、心排血量。

伐地那非可引起轻度 QT 间期延长，禁忌与 I a 类（奎尼丁、普鲁卡因胺）或 III 类（胺碘酮）抗心律失常药合用。对有 QT 间期延长病史患者慎用。

2）PDE5i 与硝酸盐类合用是绝对禁忌：有机硝酸盐（如硝酸甘油、单硝酸异山梨酯、硝酸异山梨酯等）与 PDE5i 合用可导致 cGMP 蓄积，引起顽固性低血压。

3）抗高血压药物：PDE5i 与抗高血压药物（血管紧张素转换酶抑制剂、血管紧张素受体阻滞剂、钙通道阻滞剂、β 受体阻滞剂、利尿剂）合用可产生轻微的协同作用。一般而言，即使服用几种抗高血压药物，PDE5i 也不会增加不良反应。

4）β-受体阻滞剂：所有 PDE5i 与 β-受体阻滞剂有一定相互作用，在某些情况下可能导致直立性低血压。如需联合使用，西地那非和伐地那非建议间隔 4h。

5）视觉障碍：除他达拉非外，西地那非、伐地那非对 6 型磷酸二酯酶（phosphodiesteras-6，PDE6）有选择性抑制作用，可致视觉异常，主要表现为眩光、蓝视。前述不良反应通常是轻微、短暂的。PDE5i 有非动脉性前部缺血性视神经病变的报道，但未明确。发生任何视觉障碍时，首先建议患者停药，并去眼科就诊。

6）生殖安全：多项随机对照研究证实，PED5i 对健康男性的精液量、精液黏稠度、精子密度、精子活动力及精子正常形态无明显影响。

7）肌痛、背痛：服用他达拉非后，少数患者可能出现肌痛、背痛，其病理生理机制不详。

（2）雄激素治疗：用于雄激素水平低下的 ED 治疗，主要为口服的十一酸睾酮。

（3）溴隐亭是一种多巴胺激动剂，它可以降低泌乳素水平和维持睾酮的正常水平。

（4）海绵体内药物注射（intracavernous injection，ICI）

口服药物治疗无效、有禁忌证、并发症时可选择 ICI，有效率达 80%。

前列腺素 E_1（prostaglandin E_1，PGE_1），有效治疗剂量为 5~20 ug，勃起通常在注射后 5~15 分钟出现。不良反应有头晕、疼痛、皮下淤血青斑、海绵体纤维化等，严重并发症为缺血性阴茎异常勃起。因此，必须在患者知情同意下，由专科医师调整选择最为安全的有效剂量，认真指导患者使用方法和使用剂量,用药后持续勃起一旦超过 4 小时以上,应立即急诊治疗,以免发生严重的并发症。

另外还有罂粟碱、酚妥拉明等药物。罂粟碱是非特异性磷酸二酯酶抑制剂,剂量为 30～60 mg。酚妥拉明单独使用无明显改善阴茎勃起功能,常需与罂粟碱等联用。上述药物均因使用并发症发生率较高,目前很少使用。主要并发症为阴茎异常勃起和海绵体纤维化等。

（5）尿道给药

药物经过尿道上皮吸收后,通过相通的静脉进入阴茎海绵体平滑肌,提高阴茎海绵体平滑肌 cAMP 浓度而诱发阴茎勃起,发挥治疗作用。尿道给药有效率明显低于海绵体内药物注射疗法。常见并发症包括局部疼痛、低血压等。

4. 物理治疗

（1）真空勃起装置(vacuum erectile device,VED):真空勃起装置是利用负压吸引血液进入阴茎海绵体中,增加阴茎血流使阴茎勃起的一种物理治疗方法。其可改善氧供、保护内皮细胞、抗纤维化、抗凋亡,提高一氧化氮合酶合成,利于阴茎康复。VED 诱发勃起的时间平均为 2.5 min,适用于动静脉性、糖尿病性、前列腺癌术后性、骨盆骨折尿道断裂术后性以及脊髓损伤性 ED 患者,亦可用于口服 PDE5i 无效者。副作用包括阴茎疼痛、麻木、瘀斑、射精困难等。VED 单次治疗时间不宜超过 30 min。禁用于阴茎严重畸形、异常勃起、凝血系统异常者。

（2）低能量体外冲击波治疗(low-intensity extra-corporeal shock wave therapy,LI-ESWT):目前已成为治疗血管性 ED 的一线治疗方案。LI-ESWT 治疗 ED 的机理是通过冲击波提高阴茎海绵体局部血流,诱发新生血管的生成,改善阴茎充血,并可促进内皮生长、组织修复和神经的再生,还能够促进阴茎海绵体组织的修复。LI-ESWT 能达到 PDE5i 一样的效果,也可以与 PDE5i 联用,来促进前列腺癌根治术后 ED 的康复。LI-ESWT 对 PDE5i 治疗无效的严重血管性 ED 患者具有治疗作用,能提高勃起功能,改善阴茎血流动力学,可以使 PDE5i 治疗无反应患者变成有反应。

（3）低强度脉冲式超声波(low-intensity pulsed ultrasound,LIPUS):LIPUS 治疗 ED 作为我国具有原创独立知识产权的国家级高科技创新奖技术,在世界上首次报道和开展。LIPUS 具有激活组织原位干细胞、促进血管和神经再生的生物学效应。临床实验报道,LIPUS 治疗轻中度 ED 效果显著,对重度 ED 亦有一定治疗作用。

5. 手术治疗

手术治疗包括阴茎假体植入术和阴茎血管手术。

（1）阴茎假体植入术:阴茎假体有单件套可屈性起勃器和两件套、三件套可膨胀性起勃器,以及预连接假体,通过手术在阴茎海绵体内植入阴茎起勃器,辅助阴茎勃起完成性交,是一种半永久性治疗方法。手术适应证为各种方法治疗无效的重度器质性 ED 患者,患者需全身情况良好,无会阴、外生殖器及全身急慢性感染,精神心理状态稳定的自愿要求接受手术治疗的患者。

常见的手术并发症有感染、糜烂、副损伤和远期机械性故障等。假体植入手术患者 10 年内阴茎假体机械故障发生率为 10% 左右,需要再次手术更换,因此必须在患者知情同意后才能手术治疗。

（2）阴茎血管手术:包括阴茎动脉重建术和阴茎静脉结扎手术,适应证是通过详细特殊检查确诊为阴茎动脉供血不足或静脉闭塞不全引起的 ED。该术式 20 世纪七八十年代应用较多,但因总体及远期疗效不佳临床应用逐渐减少。

（1）阴茎动脉重建术:适用于先天性或创伤性动脉供血不足的年轻患者,对于外伤后导致动脉性 ED 的年轻患者,阴茎血管重建术的远期治愈率约 60%～70%。常见的阴茎动脉重建手术方式包括腹壁下动脉与阴茎背动脉吻合、腹壁下动脉与海绵体动脉吻合及阴茎背深静脉动脉化手术等。

（2）阴茎静脉结扎术:适用于静脉闭塞不全或静脉漏的年轻患者。手术方法包括:阴茎背深静脉结扎/切除术、阴茎背深静脉包埋术、海绵体脚静脉结扎/折叠术、阴茎背深静脉动脉化、螺旋静脉及导静脉结扎术、尿道海绵体剥离术、硬化剂静脉栓塞术等。

【评述】

ED是男性最常见的性功能障碍,40岁以上男性发病率增高,它往往是内分泌和心血管疾病的信号。随着科技的发展,各种诊断仪器的相继问世和化验检查的进步,为ED的病因学诊断提供了可靠的依据。ED的治疗除了对症药物和手术之外,以恢复阴茎海绵体组织结构和生物学功能的再生疗法正在兴起。海绵体内注射富含血小板的血浆或羊水基质、干细胞疗法以及LIPUS等都是再生治疗的代表,并有相应的Ⅰ期-Ⅱ期临床试验初步证实了这些疗法短期的有效性和安全性。此外,还有学者在动物水平尝试用干细胞来源的外泌体治疗ED,也取得了不错的疗效。但值得注意的是,再生疗法的作用机制并不完全清楚,需要更多的研究数据验证。另外,随着对心理因素的重视,有关大脑、脊髓等中枢神经及相关递质在勃起反应中多级调控的研究逐渐深入,有关经颅磁刺激(TMS)、盆底电磁刺激等微能量,中医的经络在上述多级调控中的作用机制也会逐渐明朗,相信在未来,随着ED的发病机制逐步被揭示,靶向的再生疗法,微能量,神经调控等疗法无疑会为广大ED患者带来福音。

(戴玉田　徐春璐)

第二节　阴茎异常勃起

【概述】

阴茎异常勃起(priapism)是指在无性刺激或无性欲望下阴茎持续勃起超过4小时,可伴有射精,但射精后仍勃起。阴茎异常勃起是一种阴茎肿胀、坚硬且无法控制的病理性勃起状态。本病少见,发病率约为(0.5~1)/10万,好发于5~10岁和20~50岁年龄段男性。

(一)分类

根据临床表现不同,阴茎异常勃起可分为缺血性阴茎异常勃起,亦称为静脉性或低流量性阴茎异常勃起;非缺血性阴茎异常勃起,亦称高流量性或动脉性阴茎异常勃起;间歇性或复发性阴茎异常勃起(recurrent/stuttering priapism),是缺血性阴茎异常勃起的一种特殊类型。

1. 缺血性阴茎异常勃起:主要由持续血管外或血管内白膜下小静脉阻塞,海绵窦内血液回流障碍,动脉灌注受阻,导致海绵体内无血流或很少血流,形成海绵窦内的腔室综合征。该型较常见,预后不良。此型患者海绵窦内血液表现为酸中毒和低氧血症,海绵体组织因缺血缺氧导致患者持续勃起疼痛。不同时期的病理学发现为:早期(12小时内),海绵体组织主要以间质水肿、增厚为主;12~24小时,血小板于内皮细胞聚集;至48小时出现平滑肌细胞坏死及纤维细胞增生,海绵窦内血栓形成;最终出现组织内平滑肌成分减少,海绵体纤维化。

2. 非缺血性阴茎异常勃起:是由各种因素引起的阴茎海绵体动脉持续出血或阴茎海绵体动脉血液经异常通道(未经阻力血管)直接注入海绵窦内所致。阴茎勃起程度不一,多为半勃起状态。非缺血性阴茎异常勃起多为会阴部或阴茎外伤引起,不会引起海绵窦组织缺血缺氧和酸中毒,常不伴有或伴有轻微勃起疼痛。该型预后较好。

3. 间歇性阴茎异常勃起:指患者阴茎异常勃起可反复发作。目前研究认为,此类患者存在阴茎海绵体平滑肌张力调控失常,由于阴茎海绵体内调控平滑肌收缩的成分如Rho/Rho激酶、PDE5等表达下调,使平滑肌舒张的调控平衡点下移,易于对性刺激做出过度反应,导致阴茎勃起时间延长而发生异常勃起。虽然经治疗异常勃起可消退,但平滑肌的调控平衡点下移仍存在,因此会反复发作。

(二)病因

上述三类阴茎异常勃起的病因不同。

1. 缺血性阴茎异常勃起病因

(1)阴茎白膜下血管外小静脉阻塞,即海绵体平滑肌持续舒张导致小静脉持续阻塞。

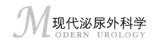
① 药物：抗精神病药、镇静药、抗高血压药、中枢兴奋性药物及海绵体内注射性药物等可影响海绵体平滑肌舒缩诱导阴茎异常勃起。

② 神经性：如脊髓外伤、中枢神经系统病变、脊髓病变、脑出血等均可能对脑、脊髓的勃起中枢形成长期病理性刺激而引起阴茎异常勃起。

③ 机械性：盆腔晚期肿瘤浸润压迫、外力持续压迫阴茎各部、阴茎局部外伤等导致组织水肿可压迫白膜下小静脉。

（2）阴茎白膜下血管内小静脉阻塞

① 血液病：血液病在阴茎异常勃起发病中占有重要地位，其中镰刀状细胞贫血是最常见原因，患者的异常红细胞在血管中可呈串排列，引起静脉内血栓形成，血液外流受阻，使阴茎呈持续异常勃起状态。白血病患者的血细胞可直接浸润到阴茎海绵体内，细胞碎片可引起回流受阻而引起阴茎异常勃起。其他常见的疾病包括地中海贫血、红细胞增多症、原发性血小板增多、多发性骨髓瘤等。

② 肿瘤：肿瘤浸润阴茎海绵体或引起静脉回流受阻时，则阴茎可出现持续性勃起。

③ 炎症和变态反应：如流行性腮腺炎、睾丸炎、破伤风抗毒素等可引起血管周围淋巴细胞反映，阻碍静脉回流。

④ 肠外高营养：长期静脉输入浓度大于 10% 的脂肪乳剂可能产生阴茎异常勃起。

2. 非缺血性阴茎异常勃起病因

（1）海绵体动脉撕裂，形成海绵体动脉海绵窦漏，使血液绕过正常情况下高压力的螺旋动脉直接进入海绵窦。

（2）阴茎海绵体内血管活性药物注射，可引起长时间的动脉平滑肌舒张，海绵窦内血流量持续增加，超过一定时间可转化为非缺血性阴茎异常勃起。

（3）相关手术创伤，如动脉-海绵体直接吻合，动脉血可经异常通道直接进入海绵窦内。

3. 间歇性阴茎异常勃起病因，多见于镰刀状细胞贫血患者，常以夜间自然勃起而不能自然消退，数次异常勃起之间有反复性的阴茎间歇疲软期。

【诊断依据】

1. 阴茎异常勃起临床表现见表 40-3。

表 40-3　阴茎异常勃起临床表现

临床表现	缺血性	非缺血性
勃起硬度	坚硬	半勃起状态
阴茎疼痛	有	无
异常血气分析	有	无
海绵体内血液颜色	暗黑	红色
血压异常或血液系统恶性疾病	可有	无
会阴部或阴茎创伤	无	有
对勃起的忍受程度	难于忍受	能忍受
是否需要紧急处理	是	否

2. 病史和体格检查

病史：应包括勃起持续的时间；伴随疼痛程度（缺血性通常疼痛而非缺血性不疼痛）；外伤或使用药物史，特别是骨盆、生殖器或会阴伤；既往异常勃起的病史和治疗方式；是否应用可诱发异常勃起的药物，如高血压药、抗凝药、抗抑郁药，以及海绵体注射类药物，如前列地尔、罂粟碱、酚妥拉明等；镰刀状细胞贫血症或其他血液疾病。

体格检查：触诊阴茎，了解阴茎海绵体、龟头及尿道海绵体肿胀及坚硬程度、温度的变化、青紫程度和皮下水肿程度。

实验室检查:应包括全血细胞检查(尤其应注意白细胞计数、分类和血小板计数)。网织红细胞计数及血红蛋白电泳可用于鉴定镰刀状细胞贫血及有无其他血红蛋白疾病。另外还包括凝血功能检查、尿液毒物检测等。

3. 特殊检查

(1)血气分析

非缺血性阴茎异常勃起血气分析结果与动脉血相近,正常疲软阴茎海绵体血气与正常混合静脉血相近,而缺血性阴茎异常勃起则呈现典型的低氧血症及酸中毒表现。

缺血性阴茎异常勃起血气分析:氧分压(PO_2)<30 mmHg,二氧化碳分压(PCO_2)>60 mmHg,pH<7.25。

非缺血性阴茎异常勃起血气分析:氧分压(PO_2)>90 mmHg,二氧化碳分压(PCO_2)<40 mmHg,pH=7.40。

(2)彩色多普勒

可鉴别缺血性与非缺血性阴茎异常勃起。缺血性阴茎异常勃起患者海绵体动脉血流很少或无血流,而非缺血性阴茎异常勃起动脉血流正常或升高。对于一些解剖学上的异常,如阴茎海绵体动脉瘘或假性动脉瘤亦可以发现。

(3)阴茎动脉造影

阴茎动脉造影可用来确定海绵体动脉瘘(破裂的螺旋动脉)的存在和具体位置,造影通常作为栓塞治疗的一部分。

【鉴别诊断】

阴茎异常勃起诊断相对明确,主要是自身分型鉴别,即缺血性与非缺血性的鉴别。

【治疗方案】

因分型而异:对于缺血性阴茎异常勃起,最重要的是尽快恢复阴茎血供,明确病因。非缺血性阴茎异常勃起,主要是明确病因,对症治疗。

1. 缺血性阴茎异常勃起:

(1)一般治疗

急诊处理的一般措施包括镇痛镇静、碱性药物输注、冷敷等。对于病因明确的,如镰刀状细胞贫血或白血病引起的异常勃起,应予以全身系统治疗。对于因海绵体内药物注射诱发的异常勃起,有报道称还可采取快速蹬自行车的运动疗法,即自身下肢分流。

对于缺血性阴茎异常勃起,不论病因如何,若超过 4 小时,则提示阴茎内腔室综合征,此时尽快降低海绵体内压力,恢复血供至关重要,因此阴茎海绵体穿刺冲洗是治疗初期最为关键的处理之一。一般采用 19G 或 21G 头皮穿静脉穿刺针穿刺海绵体抽吸出海绵体内黏稠血液,也可以使用肝素-生理盐水(肝素 12500IU+生理盐水 500 mL)反复多次冲洗。在上述生理盐水中亦可加入尿激酶反复冲洗抽吸,利于血栓溶解。

(2)药物治疗

1)α受体激动剂

包括去氧肾上腺素、肾上腺素、麻黄碱、间羟胺等,均采取阴茎海绵体内注射方法。临床上比较推荐去氧肾上腺素,因其发生心血管不良反应的风险最小。成年人的使用方法常为去氧肾上腺素用生理盐水稀释到 100~500 μg/mL,海绵体内每次注射 1 mL,5~10 min 一次,总量不超过 1 000 μg。能解除海绵体和小动脉平滑肌痉挛。

2)抗雄激素类药物

抗雄激素类药物常用于预防复发,可肌注亮丙瑞林(抑那通)3.75 mg,每月 1 次,或口服氟他胺,

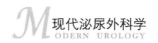
250 mg,每日 3 次。对于有性生活和生育需求的年轻患者应谨慎使用。

（3）外科治疗

外科手术不应该作为一线治疗方式。对于非手术方式治疗失败患者，行评估后可尝试手术治疗。随着异常勃起时间的延长，由于缺血和酸中毒损伤海绵体平滑肌对拟交感类药物的敏感性，去氧肾上腺素的效果会越来越差。此时，应根据患者情况，酌情行手术治疗。

1）阴茎海绵体-阴茎头分流术：可采用活检针（Winter 术式）或刀片（Ebbehoj 术式）经皮插入阴茎头，也可以采用切除阴茎海绵体白膜的方法（Al. Ghorab 术式）。在三种远端分流术中，阴茎海绵体白膜尖端切开（A. Choral 术式）最有效，而且在其他两种方法无效时也可以使用。目前资料表明，各种术式的成功率为 Al. Ghorab 术式为 74%，Ebbehoj 术式成功率为 73%，Winter 术式成功率为 66%。而近端分流勃起功能障碍的发生率为 50%，远端分流为 25% 或更低。Al. Ghorab 手术方法为：在直视下切开背侧阴茎头直达阴茎海绵体末端，剜去左、右海绵体末端适当白膜，挤出积血，生理盐水反复冲洗，缝合阴茎头切口，其疗效更为可靠，目前此法作为治疗本病的首选术式。当远端分流无效时，可采用近端分流术。

2）阴茎海绵体-尿道海绵体分流术：即 Quackel 术式，该法在"阴茎头-阴茎海绵体分流术"无效时使用。采用经会阴切口，在中线阴茎海绵体和尿道海绵体汇合处，切除阴茎海绵体白膜直径 0.5～1.0 cm，在相应尿道海绵体上做类似切口，对缝白膜创缘形成内瘘；做多个内瘘时注意吻合口应在不同平面，以免压迫尿道。

3）大隐静脉阴茎海绵体吻合术：即 Grayhack 术。该法先结扎大隐静脉属支，游离大隐静脉长约 10 cm，经皮下引至阴茎根部，切除部分阴茎海绵体白膜，与大隐静脉吻合。如吻合口过大，易发生勃起功能障碍，一旦发生，结扎吻合的大隐静脉，可望恢复阴茎勃起功能。

2. 非缺血性阴茎异常勃起：

自然治愈率报道称 62%，且阴茎持续勃起时间对并发症的发生并无显著影响。因此，非缺血性阴茎异常勃起可以观察治疗。对于保守治疗失败者可采用介入、手术治疗。

（1）保守治疗：冰袋压迫会阴或阴茎，阴茎海绵体内 α-受体激动剂注射或口服扩血管药物等方法，效果有限。

（2）介入栓塞治疗：阴部动脉或海绵体动脉造影检查可帮助明确病因，有针对性地做海绵体动脉栓塞。非永久的栓塞物（自体凝血块、明胶海绵等）和永久性栓塞物（螺旋圈、丙烯酸胶体等）可获得 75% 左右的治愈率，但因阴茎勃起功能障碍等并发症低，多优先选择非永久材料。多数栓塞导致的勃起功能障碍经数月后侧支循环建立而恢复性功能；部分阴茎勃起障碍患者，可采用栓塞血管再通术，重新获得性功能。超选择性动脉栓塞术安全有效，目前已作为治疗非缺血性阴茎异常勃起的首选介入方法。

（3）外科治疗：经栓塞无效者，可考虑外科手术方式，但相关手术损伤较大，可使血管完全闭塞，侧支循环无法建立，海绵体组织发生病理改变导致勃起功能障碍。相关术式包括海绵体动脉-窦状隙瘘切除术、海绵体动脉结扎术、阴部内动脉结扎术等。

3. 间歇性阴茎异常勃起：

可按缺血性阴茎异常勃起治疗方案，但因本病情容易反复发作，所以治疗方案上应包含针对性治疗以防复发。

主要是激素的使用，激素治疗的目的在于抑制下丘脑的功能，拮抗雄激素受体以降低睾丸、肾上腺等来源的雄激素水平，常用药物包括 GnRH 类似物（如亮丙瑞林 3.75 mg，肌肉注射，每月 1 次，疗程 2～12 个月）、雌激素类（如己烯雌酚，5 mg 每日口服，治疗 2 周）、抗雄激素药物（如氟他胺，125～250 mg，每日 2 次；比卡鲁胺，50 mg，两日 1 次，1～2.5 年周期）。

【评述】

阴茎异常勃起多为突然发病，夜间发作多见，勃起持续几小时或数日，伴有阴茎、腰骶、骨盆部疼痛，阴茎海绵体坚硬、充血、压痛，而阴茎头和尿道海绵体柔软。分为缺血性、非缺血性和间歇性三类。治疗应根据发病时间、分类采取不同方法。成人动脉性异常勃起经过治疗，一般能在半年以后恢复性功能。静脉阻塞性异常勃起在 8 小时内得到恰当治疗的患者，阴茎勃起功能基本可以保持，但超过半数的患者由于异常勃起时间超过 24 小时，海绵体出现变性、坏死，之后纤维化，引起永久性勃起功能障碍。对有需求者可行假体植入术。

（戴玉田　徐春璐）

第三节　射精功能障碍

射精功能障碍（ejaculatory disorder）是性功能障碍中常见的疾病，可分为早泄、延迟射精、不射精症、逆向射精等。其中早泄是射精功能障碍中最常见的疾病，约占 90%。

一、射精的神经调节

（一）周围神经调节

射精是自主神经和躯体神经共同参与调节下的一种生理反射，其中交感神经的兴奋性起着主导作用。交感神经节前纤维起自 $T_{11}\sim L_2$ 的中间外侧灰质，副交感神经节前纤维起自 $S_2\sim S_4$ 的中间外侧柱的神经元细胞，二者的神经纤维形成海绵体神经进入阴茎海绵体和尿道海绵体，其中的副交感神经纤维兴奋可以释放 NO 和乙酰胆碱，使阴茎充血膨胀并引发勃起，而交感神经纤维兴奋则引起疲软。躯体感觉神经的初级感受器位于阴茎皮肤、阴茎头、尿道及阴茎海绵体内，感觉神经纤维汇入阴部神经。阴部神经通过 $S_2\sim S_4$ 的神经根进入脊髓，将阴茎区域的疼痛、温度和触觉信息通过脊髓丘脑束传入下丘脑、大脑皮层，产生感觉。躯体运动神经起自 $S_2\sim S_4$ 节段前角的 Onuf 核，这里是阴茎躯体运动神经中枢。其发出的纤维通过骶神经汇入阴部神经，主要支配坐骨海绵体肌和球海绵体肌，前者收缩使阴茎达到Ⅳ度勃起，后者的节律性收缩在性高潮时使精液排入尿道，引起射精。

（二）中枢神经调节

阴茎区域所感受到的性刺激，通过传入神经传递至脊髓精液分泌中枢（$T_{11}\sim L_2$）和低位射精中枢（$S_2\sim S_4$），一方面可通过传出神经直接支配效应器引起精液的分泌或射精，另一方面可将信号上传，接受大脑对射精功能的调控。男性射精行为与中间脑转换区、脑岛、扣带回、下丘脑、杏仁核和额叶的激活有关，其中，中脑转换区发挥了关键启动作用。大脑射精中枢的兴奋性与许多神经递质和神经性激素的代谢有关，其中多巴胺对于射精起促进作用，5-HT 起抑制作用。

二、射精的生理学基础

性反应周期一般经过兴奋期、持续期、高潮期和消退期四个阶段。射精是性兴奋勃起后，在性交时伴随性高潮而激发精液射出的过程，主要包括泌精、排精和性高潮三个部分。

（一）泌精

在性兴奋期，起源于 $S_2\sim S_4$ 的副交感神经兴奋，使前列腺、精囊等附属性腺分泌增加。起源于 $T_{11}\sim L_2$ 的交感神经兴奋，使精道平滑肌收缩，精液从附属性腺分泌至尿道前列腺部。在性持续期，交感神经兴奋使尿道括约肌收缩，膀胱颈关闭形成尿道前列腺部压力室，诱发射精急迫感。

（二）排精

性反应周期由持续期进入高潮期时，交感神经紧张性升高，引起外尿道括约肌舒张，尿道前部开放，而尿道内括约肌继续保持收缩状态，防止精液逆流入膀胱。当交感神经进一步兴奋，前列腺节律性收缩，起源于 $S_2\sim S_4$ 脊髓前角 Onuf 核的躯体运动神经通过阴部神经运动支传至盆底坐骨海绵体肌

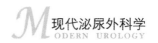

及球海绵体肌,前者的收缩引起阴茎Ⅳ度勃起,后者节律性收缩同其他盆底肌肉协同参与精液射出的过程,射精收缩常有 10～15 次,一次间隔约 0.8 s,精液排空后,射精收缩仍会持续数次。

(三)性高潮

性高潮是积累的性张力突然释放,是大脑皮质的功能反应,伴随交感反应以及盆底肌肉的节律性收缩,以及强烈的欣快感。性高潮常与射精相伴,随即进入不应期。性高潮的强度差异与生理及心理因素相关。

(戴玉田　韩友峰)

三、早泄

【概述】

2013 年,国际性医学学会(International Society of Sexual Medicine,ISSN)基于临床证据对原发性早泄(acquired premature ejaculation,APE)和继发性早泄(secondary premature ejaculation,SPE)作出以下定义:从初次性交开始,射精往往或总是在插入阴道前或插入阴道后大约 1 分钟以内发生(原发性早泄);或者射精潜伏时间显著缩短,通常小于 3 分钟(继发性早泄);这种情况总是或几乎总是不能控制/延迟射精。当然,这个定义并不包括非阴道内的性活动。以下三个要点是:① 短暂的阴道内射精潜伏期(intravaginal ejaculation latency time、IELT);② 缺乏对于射精的控制;③ 消极的身心影响,如苦恼、忧虑、沮丧和/或躲避性生活。

早泄可能与以下因素相关:① 焦虑、紧张的精神状态;② 性生活次数过少;③ 勃起功能障碍;④ 前列腺炎;⑤ 某些药物的使用或停用;⑥ 慢性骨盆疼痛综合征;⑦ 精索静脉曲张;⑧ 甲状腺疾病;⑨ 具有易感性基因;⑩ 配偶的不良心理状态。近 20 年来的研究提示,早泄可能存在某些器质性病变,其中对于神经生物学假说研究较多,比如:中枢 5-HT 神经递质的失调、阴茎传入感觉通路的异常、自主神经功能的失调等被报道与早泄的病因相关。

(一)中枢神经递质 5-HT 的失调

中枢神经系统的神经递质 5-HT 被认为在射精过程中发挥着重要调控作用。5-HT 经突触前膜释放后作用于相应受体,同时也可通过突触前膜上的 5-HT 转运体重新被摄取,使得其生物作用终止,而突触间隙 5-HT 浓度升高可延长射精潜伏期。5-HT 在发挥生物学效应时须与相应受体结合,其受体有多种类型,基于目前的动物实验和临床研究,Waldinger 等提出:低敏感性的 5-HT1B/5-HT2C 受体,高敏感状态的 5-HT1A 或者表达增加的 5-HT 转运体均可导致早泄的发生。

(二)阴茎传入感觉通路的异常

基于局部麻醉药物治疗早泄的有效性以及现有的神经电生理检查结果,目前认为早泄患者具有潜在的传入感觉通路的高敏感性。我们的研究发现,早泄患者阴茎感觉阈值明显低于正常人,同时阴茎传入感觉通路敏感性也明显升高,这可能是早泄的器质性原因。张春影等研究发现成人尸体背神经数目是(3.6±1.2)支,而原发性早泄患者是(7.0±1.9)支,据此认为阴茎背神经数目异常增多可能是原发性早泄的病理学基础。

(三)自主神经功能的失调

我们的研究发现,原发性早泄患者阴茎皮肤交感反应的潜伏期较正常人明显缩短,波幅较正常人明显增大,提示原发性早泄患者交感神经存在高敏感性。

早泄通常分为原发性早泄和继发性早泄两类,前者主要指自初次性生活开始就出现早泄,而后者指发病前射精正常,自某个时期出现早泄。2007 年,Waldinger 提出的自然变异性早泄及早泄样射精功能障碍也普遍被大家接受,以上两种类型于 2013 年被 Waldinger 重新定义:① 变异性早泄,指较短的射精潜伏期(ELT)不规律出现,并伴有射精控制能力下降的主观感受。② 主观性早泄,具有以下一个或多个特征:主观感觉持续性或非持续性出现较短的 ELT;偏执地认为 ELT 短或延长 ELT 的能力差;实际 ELT 在正常范围或高于正常;射精控制力缺乏或降低;这种偏执感不能归因于其他精神障碍。

以上分类方法虽然在临床上广泛使用，但对于早泄的治疗并不能起到很好的指导作用。

局麻药物和阴茎背神经切断术都可明显地延长阴茎体感诱发电位的潜伏期，降低其波幅。但两种治疗方式并非对所有早泄患者都有效，其有效率分别为 80% 和 73.2%。我们的研究发现并不是每个早泄患者的阴茎敏感性都增高，在原发性早泄患者中，约 60% 的患者表现为阴茎敏感性增高。在后续的研究中，我们应用阴茎体感诱发电位检查，筛选出阴茎敏感性增高的患者，行选择性阴茎背神经阻断术治疗，有效率达到 90% 左右。选择性 5-HT 再摄取抑制剂（selective serotonin reuptake inhibitors，SSRIs）能通过阻断轴突对 5-HT 的再摄取，提高中枢神经系统内 5-HT 的浓度而产生延长射精潜伏期的作用。自盐酸达泊西汀在国内上市以来，也成为临床上广泛使用的治疗方法。我们的研究发现，应用阴茎交感皮肤反应检查，筛选出交感神经兴奋性增高的原发性早泄患者，使用 SSRs（舍曲林）治疗 8 周后，患者的 ELT 及自我结果评价均有明显改善。以上研究提示，应用阴茎体感诱发电位和阴茎交感皮肤反应检查可区分出阴茎高敏感性早泄患者和交感神经高兴奋性早泄患者，这种基于神经电生理检查的早泄新分类体系，可以使患者有针对性地选择局麻药物/阴茎背神经切断术或 SSRIs 药物来治疗，可能会获得更好的治疗效果。

【诊断依据】

1. 病史和体检：问诊中以下三点最为重要：① 主观评估 ELT 的长短；② 对射精的控制能力；③ 是否造成患者本人及配偶的不良情绪。通过询问病史和性生活史可将早泄初步分为原发性早泄、继发性早泄、变异性早泄和主观性早泄。

体格检查主要针对男性外生殖器，检查是否存在包皮过长、包茎、包皮龟头炎、阴茎弯曲畸形、阴茎海绵体硬结症等生殖器异常。

2. IELT：即阴茎插入阴道到射精开始的时间。使用秒表记录 ELT 能够客观地评价射精时间，因此在科学研究中被广泛应用，但由于存在无意识的破坏性快感的缺点，这种方法在日常的诊疗过程中很少被用到，通常使用自我评估的 ELT 来替代。

3. 早泄评估量表：目前常用的量表有以下三种：① 早泄诊断量表（premature ejaculation diagnostic tool，PEDT）；② 早泄评估量表（the premature ejaculation profile，PEP）；③ 早泄指数量表（the index of premature ejaculation，IPE）。其中 PEDT 是使用最为广泛的量表。

4. 阴茎神经电生理检查（见第十二章）。

5. 阴茎生物感觉阈值测定（见第十二章）。

6. 球海绵体反射潜伏期测定（见第十二章）。

表 40-4　早泄诊断量表 PEDT

问题	0	1	2	3	4
推迟射精有多大困难？	没有困难	有点难	中等困难	非常困难	完全无法延迟
在想射精之间的概率？	（几乎）没有	不经常	约五成	多数时候	几乎/总是
很小的性刺激就会射精？	（几乎）没有	不经常	约五成	多数时候	几乎/总是
早射精感到沮丧？	完全没有	有点	一般	很	非常
造成伴侣不满意，你对此担心吗？	完全没有	有点	一般	很	非常

表 40-5　早泄评估量表（PEP）

问题	0	1	2	3	4
性生活时射精的控制力如何？	很差	差	一般	好	很好
性生活的满意度如何？	很差	差	一般	好	很好
性生活中过早射精的烦恼程度如何？	一点也不	有点	中度	相当	非常
性生活过早射精影响你和伴侣的关系吗？	一点也不	有点	中度	相当	非常

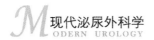

表 40-6 早泄指数量表(IPE)

Q1. 你的性欲或兴趣如何
1. 非常低
2. 低
3. 一般
4. 高
5. 非常高

Q2. 你能勃起足够的硬度插入阴道吗?
1. 几乎没有
2. 很少
3. 少数
4. 多数
5. 总是

Q3. 你能维持勃起完成性交吗?
1. 几乎没有
2. 很少
3. 少数
4. 多数
5. 总是

Q4. 从插入到射精的时间?
1. 极短(<30 秒)
2. 非常短(<1 分)
3. 短(<2 分)
4. 一般短(<3 分)
5. 不短(>3 分)

Q5. 你能延长性交时间吗?
1. 非常困难
2. 比较困难
3. 困难
4. 很少困难
5. 不困难

Q6. 你对性生活满意吗?
1. 非常不满意
2. 比较不满意
3. 一般满意
4. 比较满意
5. 非常满意

Q7. 你的伴侣对性生活满意吗?
1. 非常不满意
2. 比较不满意
3. 一般满意
4. 比较满意
5. 非常满意

Q8. 你的伴侣能达到高潮吗?
1. 几乎没有
2. 很少
3. 半数
4. 多数
5. 总是

Q9. 你对完成性生活的信心如何?
1. 非常低
2. 低
3. 一般
4. 高
5. 非常高

Q10. 你在性交时是否感到焦虑、压抑或苦恼?
1. 几乎没有
2. 很少
3. 半数
4. 多数
5. 总是

【治疗方案】

1. 心理治疗:主要是指行为疗法,包括性感集中训练和阴茎挤压训练。

2. 局部麻醉药:目前临床上使用的药物包括利多卡因和/或丙胺卡因制成的乳膏、凝胶或喷雾剂等。参考使用方法:性生活前 $10\sim20$ min,将局部麻醉药涂抹于阴茎龟头上,性交前洗净,以免药物进入伴侣阴道内而引起麻木不适。具体的药物敷留时间、涂抹范围和用量,因人而异。

3. 作用于中枢的药物治疗:SSRIs 能通过阻断轴突对 5-HT 的再摄取,提高中枢神经系统内 5-HT 的浓度而产生延长射精潜伏期的作用。以往多使用规律服用 SSRs 治疗早泄,如舍曲林、氟西汀、帕罗西汀和氟伏沙明等,但此类药物为超适应证用药,起效慢,且长期全身用药因药物蓄积引起的不良反应不容忽视。近年来,按需服用 SSRs 药物达泊西汀其口服可快速达到有效血药浓度,且半衰期短,不易出现药物蓄积,适合按需治疗,患者平均 IELT 增加 $2.5\sim3.0$ 倍。主要不良反应包括恶心、腹泻、头疼和眩晕等。

4. 手术治疗:以往针对早泄的手术治疗方案有包皮环切术、包皮成形术、阴茎头填充增粗术、阴茎系带内羊肠线植入术、阴茎起勃器植入术,但这些手术方式的疗效并不确切。Tull II 等于 1993 年提出阴茎背神经切断术,国内张春影等于 2001 年首次在国内开展该项手术,可以有效减少患者阴茎背神经分支的数量,延长诱发电位的潜伏期。由于早泄的病因尚不明确,其手术适应证缺乏明确而客观的评价指标,手术方式缺乏规范的标准,作为一类不可逆转的有创侵袭性治疗,目前未被 ISSM、EAU 指南推荐。

【评述】

早泄的概念包括三个要点,即阴道内射精潜伏时间短、不能控制和双方不良感受。但随着对早泄的深入研究,尤其是脑功能的研究,部分早泄患者可能确实存在异常病理状态。而对于男性而言,早泄可能会伴随着精神、心理、社交等一系列问题。早泄的治疗手段相对单一,药物治疗是主要治疗方式,但随着性心理治疗在国内的发展,其有望成为早泄治疗的新趋势。早泄的手术方式因早泄的病因尚不明确,其手术适应证缺乏明确而客观的评价指标,手术方式的选择有待进一步探讨。

(戴玉田　韩友峰)

四、不射精症和延迟射精

【概述】

不射精症(anejaculation)和延迟射精(retarded ejaculation)是指患者有正常的性欲和阴茎勃起功能,但性生活时需要长时间性交才能射精,甚至无法射精,以致难以达到或无法达到性高潮。不射精症和延迟射精可分为原发性和继发性,前者指首次性生活开始就存在无法射精或射精困难,后者指既往射精功能正常,后来才出现无法射精或射精困难的情况。相对于非阴道内可正常射精的情况,称为阴道内不射精,也成为相对性不射精症或特发性不射精症。

延迟射精较少见,约占射精功能障碍的 4%。有报道称,延迟射精与过度高刺激性手淫或性生活有关。有学者提出 IELT>25 min 可以作为延迟射精的诊断标准,但并未得到认可。不射精症多由于器质性原因引起,如脊髓疾患或脊柱损伤、交感神经节损伤、睾丸肿瘤患者广泛后腹膜淋巴结切除术后、糖尿病及其他神经性疾病、慢性酒精中毒或服用过量某些药物如 α-肾上腺素阻滞剂等。

(一)不射精症和延迟射精的病因

1. 精神心理因素

主要是由于对性生活的焦虑和恐惧,担心被抛弃、被拒绝,担心精子流失,害怕女方怀孕等,缺乏自信感,或是既往接受不正确的性教育或自身有过不正当的性意识或性行为,儿童时受到性虐待、性创伤,或是两性关系紧张等。

2. 药物影响

某些特定类型的药物可能会引起不射精症、延迟射精。① 抗抑郁药,包括单胺氧化酶抑制剂、三环类抗抑郁药和等;② 治疗高血压药物,主要是肾上腺素能神经 α 受体阻滞剂;③ 抗精神病药物;④ 阿片类药物。

3. 糖尿病

糖尿病患者出现神经病变,包括躯体神经和自主神经病变,均会对性功能造成影响,因此糖尿病患者中,射精功能障碍(包括射精迟缓、不射精症和逆向射精)和勃起功能障碍均有较高的发病率。类似的,其他神经系统疾病如帕金森病、多发性硬化症等,或是慢性酒精中毒也可引起射精功能障碍和勃起功能障碍。

4. 医源性神经损伤

交感神经在射精过程中起着举足轻重的作用,因手术损伤上腹下丛或腹下神经可造成射精障碍。如睾丸肿瘤行根治性睾丸切除术＋腹膜后淋巴结清扫术,或直肠肿瘤行经腹会阴联合直肠癌根治术(Mils 手术)。近年来,由于手术方法改善,术后射精功能障碍发生率已明显减少。

5. 脊髓损伤

脊髓损伤因神经传导通路受损,会使射精功能和勃起功能受到显著影响甚至完全失去功能。

【诊断依据】

1. 病史:详细了解患者的性生活史,包括:① 患者是否有射精而没有高潮。② 患者是否能够达到高潮但没有精液射出。③ 患者在中止性交前的插入持续时间是多久。④ 患者中止性交的原因是什么? 如疲劳、疲软、认为无法射精、伴侣要求等。⑤ 患者是否在任何情况下都不能正常射精。⑥ 患者是否表现出对人际关系的困扰,对性生活的不满及对自身的焦虑。另外,需了解有无服用药物、糖尿病或其他神经系统疾病、饮酒、手术外伤史。

2. 查体:阴茎、睾丸大小,双侧附睾和输精管。直肠指诊检查前列腺大小、肛门括约肌功能。检查球海绵体肌反射、提睾肌反射和会阴反射。

3. 辅助检查:如怀疑逆行射精,在手淫达到高潮后,留取首次排出的尿液寻找精子,测定果糖含量以确诊。检测血液中的葡萄糖、睾酮、促甲状腺素、泌乳素含量,以排除内分泌紊乱。还可通过阴茎神经电生理检查了解神经系统的功能变化,后者包括会阴部感觉阈值测定、体感诱发电位和阴茎交感皮肤反应等。

4. 阴茎套试验:性交后观察阴茎套内有无精液并可做相关化验,或性交后作阴道涂片检查,无精液和精子。

【鉴别诊断】

逆行射精 虽然在性交时没有精液前向射出,但有性高潮,只是精液逆向流入膀胱,可于性交后留取尿液查见精子。

【治疗方案】

1. 延迟射精、不射精症的治疗方案应当因人而异,对于病因明确的继发性延迟射精或不射精症应积极治疗原发病。

2. 心理治疗及性教育:强调夫妻双方共同参与。

3. 性感集中训练:始于20世纪50年代,由Master和Johnson等首次提出,属于行为疗法,由于该方法需要患者较高的依从性及其伴侣的配合治疗,因此在临床上并没有得到广泛的应用。

4. 药物治疗:左旋多巴,0.25 g,tid,口服,能抑制催乳素水平并增加血中生长素和肾上腺素水平,从而达到兴奋大脑皮层的作用。丙咪嗪,希爱力均有一定效果。

5. 中药治疗:补肾疏肝汤加减。

6. 辅助生殖治疗:对有生育需求的难治性不射精症患者,可通过辅助生殖技术解决生育问题。如可采用手淫取精、睾丸穿刺取精、睾丸切开取精、震动刺激诱导射精、电刺激诱导射精等方式获取精子行辅助生殖治疗。

【评述】

不射精患者的发病率在中国人中似乎比西方人更多见。这些患者中有70%是因为性知识缺乏及性行为方法不正确所引起。由于性知识的缺乏,所以在性刺激技巧方面存在普遍不足,加之国人过度重视精液的宝贵,使男性潜意识中存在抑制射精的倾向导致不射精症和延迟射精。从治疗角度讲,性治疗是最主要的治疗手段,目前缺少有效的药物,对急于生育需求者可通过辅助生殖技术解决生育问题。

(戴玉田　韩友峰)

五、逆行射精

【概述】

逆行射精(retrograde ejaculation)是指患者在性生活时随着性高潮而出现射精动作,但精液未射出尿道口外,却逆行射入膀胱。临床上糖尿病致膀胱颈部神经支配失调、膀胱及前列腺手术、膀胱尿道炎症等是常见病因。逆行射精可分为两型:(1)麻痹无力型,因膀胱颈麻痹无力造成膀胱颈括约肌收缩功能失调,精液逆行排入膀胱;(2)梗阻型,又可分两类:① 机械性梗阻,主要由于尿道狭窄、后尿道瓣膜病等机械因素造成;② 动力性梗阻,伴有外括约肌痉挛的中枢神经系统损伤或外周神经病变均可引起逆行射精。青春期前常见原因是脊柱裂所致外括约肌痉挛;青春期后最常见原因是糖尿病外周神经损伤,造成骶前神经丛功能紊乱,导致膀胱颈括约肌功能失调,使精液向上通过膀胱颈排入膀胱,造成逆行射精。

【诊断依据】

1. 不育:逆行射精的大多数患者是因为不育就诊。

2. 阴茎套试验:性交后观察阴茎套内无精液,但患者有排精的感觉。

3. 性交后尿液检查:最好与阴茎套试验同时进行,即性交后见阴茎套内无精液,立即排尿检查见尿中有精子,果糖定性试验阳性可明确诊断。

4. 病因学诊断:了解患者有无服用抗精神病药物或抗高血压药物,了解是否有糖尿病或其他神经系统疾病,是否有特殊的手术外伤史,如前列腺电切术、直肠癌切除术、盆腔淋巴结清扫术、腹膜后淋巴结切除术、交感神经切除术、脊髓损伤等。

【鉴别诊断】

不射精症 没有性高潮且没有射精的感觉,性交后尿检无精子及果糖。

【治疗方案】

1. 药物治疗:药物治疗的前提是患者的膀胱颈组织完整和具有括约能力,最适合的患者是糖尿病引起的外周神经损害造成的逆行射精,也用于腹膜后淋巴结清扫术后逆行射精的患者。

拟交感神经药物如去甲麻黄素,也可用马来酸溴苯吡胺 8 mg,每日两次,对糖尿病引起的逆行射精有效。性交前 1～2 小时服用去甲苯咪嗪 70～150 mg,可暂时恢复患者前向射精功能。盐酸米多君亦有一定疗效。

2. 对于病因明确的逆行射精应积极治疗原发病,如糖尿病、尿道狭窄等。

3. 有生育要求者,可通过碱化膀胱尿液收集精子的方式行辅助生育治疗;对于收集的精子质量不佳时,也可通过睾丸穿刺或切开的方式取精,获精率高。对于由膀胱颈部的解剖异常引起的逆行射精,可采取膀胱颈重建等手术治疗。

【评述】

逆行射精诊断较易,从治疗角度应更加关注姑息治疗,因为绝大多数患者就医的主诉是不育,可用夫精人工授精等辅助生育技术解决生育问题。对没有生育要术的患者可不予处理。

（戴玉田 韩友峰）

第四节 迟发性性腺功能减退

【概述】

女性在 50 岁左右,体内雌激素水平出现显著下降并出现一系列临床症状,此时除了月经的异常,常伴有心慌、阵发性出汗、潮热、失眠、脾气急躁等躯体和精神症状,临床称之为更年期。男性在某段特定时间亦可出现雄激素水平的变化,造成一系列激素变化的临床症状,称为老年男性雄激素缺乏(androgen deficiency of the aging male,ADAM)又称男性更年期综合征。与女性更年期不同,男性更年期:① 睾酮下降速度较为缓慢;② 临床症状较女性更为隐匿,仅为部分睾酮水平缺乏,症状缺乏特异性;③ 并非所有中老年男性最终都达到睾酮水平缺乏、性腺功能减退。

1813 年英国人 Halford 首次提出了男性更年期疾病,1939 年 Werner 根据男性在 50 岁后出现体能下降、易疲劳、注意力下降、记忆力减退、抑郁、潮热、阵汗和性功能减退等症状,提出了男性更年期综合征的概念。20 世纪,有关学者相继提出了绝雄、中老年男子部分雄激素缺乏(partial androgen deficiency in aging male,PADAM)和中老年男子雄激素缺乏(androgen deficiency in aging male,AD-AM)。2002 年国际老年男性研究学会将此现象定义为迟发性性腺功能减退症(late onset hypogon-adism in males,LOH),即与年龄增长相关,并以典型临床症状和血清睾酮水平下降为特征的临床和生化综合征,此种状态将严重影响生活质量,并造成多种器官、系统的功能影响。

男性雄激素的产生主要来自睾丸(占95%),其次为肾上腺皮质(占5%)。睾丸分泌的睾酮在特定组织中转化为双氢睾酮,是主要的雄激素。肾上腺皮质产生去氢表雄酮,经3β脱氢酶转化为雄烷二酮,又经酶转化为雄烯二酮和睾酮,因此其雄激素作用较弱。

男性在30岁以后,由于下丘脑-垂体性腺轴的自然衰老,血清睾酮水平会以每年1%~2%左右的速度缓慢下降,LOH一般发生于40~55岁,也可早至35岁或延迟至70岁。相关研究显示,75岁与25岁相比,血清总睾酮下降约25%,在40~50和70~79岁组男性中,LOH发病率分别为13%、30%和47%,80岁以上男性发病率约为50岁男性的2~3倍。

LOH可分为原发性和继发性LOH,亦有学者根据男性LOH与女性更年期在发病机制上的不用,根据下丘脑-垂体-睾丸性腺轴在LOH发病中的作用,分为代偿不全型和失代偿型。失代偿型多由下丘脑、垂体和/或睾丸功能严重减退所致。代偿不全型多由于下丘脑-垂体功能的代偿不足以完全弥补睾酮下降导致LOH。

睾酮为类固醇激素,睾酮在血液中以3种形式存在:44%的睾酮与性激素结合蛋白(SHBG)结合,为特异性结合,形成无生物学活性的结合睾酮;54%与白蛋白疏松结合(Aib-T),此为非特异性结合;2%的睾酮是不结合的游离睾酮(FT),具有生物学活性。FT和Aib-T称为生物可利用睾酮(Bio-T)。

睾酮的代谢有三种途径:① 在5α-还原酶作用下变为双氢睾酮(DHT);② 在芳香化酶作用下转化为雌二醇;③ 通过肝、肾灭活并排泄。

睾酮及代谢活性产物的功能:① 保证正常的性分化,尤其在胚胎期对外生殖器发育有重要影响。② 促进男性第二性征发育。③ 促进男性生殖系统发育:睾丸、附睾、前列腺、精囊、阴茎等。④ 保持男性性功能。⑤ 促进精子发生。⑥ 刺激造血干细胞的增殖和肾脏产生促红细胞生成素。⑦ 对中枢的负反馈调节作用。

中老年男性血清睾酮水平下降存在多层次发病机制。主要概括为睾酮正常分泌的受阻和睾酮生物活性功能的下降。中老年人睾丸功能随着年龄的增长而自然减退,睾丸出现退行性变化,分泌睾酮的Leydig细胞功能和数量下降,且与睾酮合成相关的酶活性下降,导致睾酮分泌水平低下;中老年男性身体多处靶器官雄激素受体数量下降,且对于睾酮的敏感性下降,造成睾酮的生物活性功能下降;中老年男性患者可出现下丘脑-垂体-睾丸轴多层面的反馈调节功能障碍,导致与睾酮产生相关的促性腺激素释放激素(GnRH)、黄体生成素(LH)分泌模式和节律变化;中老年男性血清中性激素结合蛋白增加,导致与睾酮结合增加,功能性睾酮水平下降;中老年人体脂成分改变,芳香化酶活性增加,睾酮转化为雌二醇增加。另外,某些药物、慢性疾病亦会造成睾酮水平的下降。上述病因造成中老年男性血清睾酮水平下降,导致患者出现骨代谢异常、肌肉减少、脂代谢异常、认知功能下降等一系列问题。

【诊断依据】

1. 临床症状:睾酮缺乏所致的症状主要分为四类:① 性功能障碍症状;② 体能下降症状;③ 心血管舒缩症状;④ 精神心理症状。欧洲男性老年研究(EMAS)指出晨勃不良、性欲下降和勃起功能障碍者三个症状均与睾酮水平下降存在明显相关性。另外,LOH还可导致骨质疏松、肥胖和肌肉量减少,以及情绪与认知障碍、代谢综合征等。

2. 体格检查:包括评估患者毛发生长情况;检测患者体重、腰围、肌力、肌肉含量、身体脂肪含量、乳房是否增大;评估患者阴茎长度、测量睾丸体积、质地等。

3. 筛查量表:用于临床筛查。

常用伊斯坦布尔Bosphorus心理学PADAM症状评分表(表40-7):

表 40-7 PADAM(LOH)症状评分表

症状		总是(3分)	经常(2分)	有时(1分)	没有(0分)	总分
体能症状	全身无力					
	失眠					
	食欲减退					
	骨和关节痛					
血管舒缩症状	潮热					
	阵汗					
	心悸					
精神心理症状	健忘					
	注意力不集中					
	恐惧感					
	烦躁易怒					
	对以前有兴趣的事物失去兴趣					
性功能减退症状	对性活动失去兴趣					
	对性感的事物无动于衷					
	夜间自发勃起消失					
	性交不成功					
	性交时不能勃起					

注：如果体能症状＋血管舒缩症状的总分≥5，或精神心理症状总分≥4，或性功能症状总分≥8，可能存在 PADAM。

德国 Heinemann 等制定老年男子症状量表(aging male symptoms'scale，AMS)：

表 40-8 精简版 AMS(cAMS)筛查量表

下列哪些症状已经发生在您的身上？请将您的答案标示在相应栏位中。如果您并没有下列所描述的症状，请将答案标示在"无症状"的栏位中。

症状	无症状	轻微	中度	严重	非常严重
	1	2	3	4	5
1. 嗜睡，常常感受疲乏无力	☐	☐	☐	☐	☐
2. 烦躁易怒	☐	☐	☐	☐	☐
3. 神经质	☐	☐	☐	☐	☐
4. 体力衰退/缺乏活力	☐	☐	☐	☐	☐
5. 肌肉力量下降	☐	☐	☐	☐	☐
6. 感觉精疲力竭	☐	☐	☐	☐	☐
7. 胡须生长变慢或减少	☐	☐	☐	☐	☐
8. 能力下降或性活动频率降低	☐	☐	☐	☐	☐
9. 晨间勃起次数减少	☐	☐	☐	☐	☐
10. 性欲减退	☐	☐	☐	☐	☐

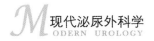

cAMS 分类评分量表：

表 40 - 9 cAMs 分类评分量表

序号	分值	性功能分量表	自主神经紊乱症状分量表	心理和躯体症状分量表
1			✓	
2				✓
3				✓
4			✓	
5			✓	
6				✓
7		✓		
8		✓		
9		✓		
10		✓		

以上每项症状的评分：无症状＝1分，轻微＝2分，中度＝3分，严重＝4分，非常严重＝5分；所有症状评分累加为总分。

总分评价如下：

总分	10～16 分	17～26 分	27～39 分	≥40 分
症状严重程度	无	轻度	中度	重度

部分学者认为 AMS 筛选效果优于 PADAM，建议临床使用 AMS 量表进行筛选评价。

4. 实验室检查

（1）血液常规检查：血红蛋白、红细胞计数、白细胞计数、血小板计数、血细胞比容等。

（2）血生化：肝功能、肾功能、血脂、血糖等。

（3）尿液分析：尿蛋白、尿糖、尿沉渣镜检等。

（4）生殖内分泌激素检测：采血时间推荐早晨空腹 7:00～11:00 之间抽血；查血清 TT、SHBG、LH、FSH，并依据 TT、SHBG 和血清白蛋白浓度计算出 FT。国内多中心大样本研究得出我国 LOH 切点值为：TT<8.89 nmol/L，eFT<210 pmol/L。

5. 诊断性试验：即 3T 试验，安特尔（十一酸睾酮）每天 160 mg，口服，共 3 个月，如症状改善，即可诊断为 LOH。

【鉴别诊断】

1. 原发性性腺功能减退症 此类患者亦可表现出睾酮缺乏等相关症状，但其病因在睾丸，查体常表现为睾丸和阴茎较小，第二性征发育不良。血清总睾酮和游离睾酮水平低下，同时伴有血清黄体生成素和卵泡刺激素水平增高。

2. 高泌乳素血症 患者可表现出睾酮缺乏相关症状，并伴有血清泌乳素（PRL）水平升高，必要时行垂体 MRI，排除占位性病变。

【治疗方案】

1. 一般治疗

LOH 的发病除了与年龄的增长密切相关外，还与肥胖、代谢综合征及其他系统性疾病、药物和生活习惯有关。因此，应注意评估患者是否存在相关共患疾病，针对这些疾病进行相关处理后，某些病例血清总睾酮可恢复。

2. 睾酮补充治疗

睾酮补充治疗（TST）的主要目标是恢复血清总睾酮至男性正常生理水平，避免血清总睾酮水平过低,以减少雄激素缺乏的临床表现,睾酮补充治疗是治疗典型男性性腺功能减退症的有效方法。目前认为,如同时具备以下三种情况,应该采用 TST:① 有血清睾酮缺乏的临床表现;② Bio-T 或 FT 水平低下;③ 不存在 TST 的禁忌证。熊承良等认为 TT 和 eFT 两者同时低于国人切点值(TT<8.89 nmol/L,eFT<210 pmol/L)或 eFT 单项<180 pmol/L 时,建议进 TST 治疗。通常用安特尔(十一酸睾酮)80 mg 每天 2 次,口服。

血清总睾酮水平若低于 8 nmol/L(231 ng/dl),睾酮补充治疗往往能使患者受益。若血清总睾酮水平介于 8~12 nmol/L(231~346 ng/dl),需重复测定血清总睾酮及 SHBG 水平,并计算游离睾酮水平以帮助判断,一般认为血清游离睾酮在 225 pmol/L(65 pg/mL)以下时,并在排除其他疾病后应尝试睾酮补充治疗。

睾酮是最重要的雄激素制剂,应尽可能选择天然结构的睾酮制剂进行雄激素补充治疗,而不是选择睾酮分子结构被改造的人工合成雄激素制剂,这是由于人体内特定器官能够直接利用睾酮,而其他一些器官则需要将睾酮转化为双氢睾酮或雌二醇等活性代谢产物从而加以利用。天然睾酮制剂可以使睾酮和其活性代谢产物达到生理平衡,使患者最大限度地从雄激素补充治疗中受益,同时最大限度地减少不良反应,而合成雄激素制剂会代谢成其他形式或变成代谢产物的直接衍生物,因而不具有睾酮的全部生物学作用。目前睾酮的补充方法主要包括口服睾酮制剂、肌内注射睾酮制剂、经皮用睾酮制剂和皮下埋植睾酮制剂。

睾酮补充治疗的疗效评估与风险评估:一般认为睾酮补充治疗目标应达到:① 每日 3~10 mg 的生理需求;② 与睾酮水平相应的双氢睾酮和雌二醇的水平在正常范围内,血清总睾酮水平应达到正常男性参考值的中间水平;③ 模拟人体雄激素分泌晨高、晚低的自然节律,不抑制自身睾丸激素分泌及生精功能;④ 无前列腺、血脂、肝或呼吸功能方面的不良反应;⑤ 使用方便,患者愿意接受。

睾酮补充治疗的疗效评估包括血清总睾酮缺乏相关症状和体征,如性欲、性功能、肌肉功能、身体脂肪及骨密度改善情况的评估。睾酮补充治疗除了可能改善睾酮缺乏患者的性欲低下与阴茎勃起功能障碍外,还可能有改善睾酮缺乏患者的贫血、骨密度、净体重和抑郁症状等潜在益处。基于睾酮补充治疗的潜在风险,更倾向于选择短效睾酮制剂,可及时停止治疗。

睾酮补充治疗的禁忌证:① 转移性前列腺癌;② 男性乳腺癌;③ 红细胞增多症(血细胞比容大于54%)、重度阻塞性睡眠呼吸障碍和充血性心力衰竭者(心功能Ⅳ级),在没有得到切实有效处理之前不得使用睾酮补充治疗;④ 近 3~6 个月内发生过心脑血管事件的患者;⑤ 由良性前列腺增生导致的严重下尿路症状;⑥拟生育的男性。

【评述】

男性在特定的年龄段出现雄激素水平下降而造成的一系列临床症状称为老年男性雄激素缺乏,又名男性更年期综合征,现统一称为 LOH。临床表现主要是体能下降、认知改变和性功能障碍,并可通过补充雄激素来纠正,故诊断中应注意雄激素水平的监测。治疗上睾酮补充治疗是最常规亦是相对最安全的治疗方式。睾酮的补充除了可能改善性欲低下与阴茎勃起功能障碍外,还有改善睾酮缺乏患者的贫血、骨密度降低、净体重和抑郁症状等。在行睾酮补充治疗前及治疗中更应该注意其可能对心血管系统、血液系统、前列腺和睾丸带来的潜在的风险。尤其是长时间使用睾酮可能带来的问题,但目前尚不完全清楚。对于医师而言,在睾酮补充治疗周期内一定要进行严密的随访监测,评估患者睾酮水平变化,病情改善情况,最大程度避免睾酮补充治疗带来的副作用。

(戴玉田　韩友峰)

第四十一章
精子和精液异常性疾病

第一节　血精症

【概述】

血精症(hematospermia)是指性生活、手淫或遗精时排出的精液中存在血液。根据血液的含量和特点,可表现为肉眼血精,色鲜红、暗红或伴血块;量少者则表现为镜下血精,红细胞>5/HP。好发于40岁以下处于性活动旺盛期的青年男性,发病率约为0.57%～10%。根据病因可分为功能性和器质性血精,前者与正常射精时精囊腺压力急速改变,囊壁毛细血管受损出血或通透性改变而出血有关;而后者由于感染、损伤、精囊结石、恶性肿瘤、结核、精道畸形、全身出血性疾病等引起。大多数患者的血精症状有一定自限性,约90%患者的症状可自行消失,平均自然病程约1.5个月。如经1个月以上的规范药物治疗仍无效,则称为顽固性血精。

【诊断依据】

1. 射精时精液里有血,可呈鲜红色、暗红色、咖啡色或铁锈色,可伴有射精痛、会阴部不适、尿频、尿急、尿痛等。功能性血精多发生于长时间未排精的情况下,无其他伴随症状,持续时间短,易反复。就诊时应做详细的生殖系检查。

2. 血尿,可出现性生活相关性血尿,多表现为血精伴排精后初血尿,亦有无血精但有排精后初血尿甚至有血块排出者。

3. 实验室检查:尿液、精液和前列腺液检查:包括尿常规、尿细菌培养及药物敏感性试验,支原体、衣原体检测。精液常规或前列腺液检查提示红细胞及白细胞计数明显增多,必要时进行结核细菌检测以排除精囊结核。年龄超过40岁者应检测前列腺特异性抗原(prostate specific antigen,PSA)。

此外,还应检测血常规、出凝血功能和肝肾功能、电解质,以排除慢性病和血液系统疾病造成的血精。

4. 经直肠超声检查(transrectal of ultrasound,TRUS):是血精症患者的首选检查项目,可清晰地显示精囊、射精管、前列腺和前列腺区囊肿等病变。急性精囊炎时精囊张力增加,囊壁增厚、毛糙或模糊不清,囊内回声减低并伴散在粗大点状回声;射精管梗阻时精囊管扩张,精囊管直径>1.5 cm或射精管内径>2.3 mm;精囊结石时可见精囊内大小不等的强回声;精囊恶性肿瘤及周边肿瘤侵犯精囊时,精囊形态改变,边界模糊。除此之外,可在超声引导下行精囊或前列腺抽吸活检,进一步明确病因。并注意有无前列腺区囊肿等畸形,如苗勒管囊肿、扩大的前列腺囊、射精管囊肿、精囊囊肿等。

5. 其他影像学检查:MRI在男性性腺及附属性腺影像学检查中有明显优势。和TRUS相比,对软组织有更好的分辨率,能够清楚显示出精囊出血,同时有助于精囊和前列腺良恶性肿瘤的诊断。CT虽为无创检查,但软组织的分辨率不及MRI,且有辐射,所以不作为血精症的一线检查手段。经皮穿刺输精管的精道造影可以清楚显示输精管和精囊内的病变,是诊断精道疾病的"金标准",但因技术要求高,且有创,应适当选择。

6. 内镜检查:对怀疑输精管、精囊病变所致血精者,可行精囊镜检查。但此项检查仅能发现射精管及部分输精管和近侧精囊内病变,有一定局限性。尿道膀胱镜检查可发现尿道、精阜的炎症、肿瘤、血管病变所引起的出血灶。

【鉴别诊断】

1. 血尿　表现为尿中带血,伴或不伴尿路刺激症状,和血精来源不同。有一类射精后血尿发生在性生活后第一次排尿,易与血精症区分。

2. 精液颜色异常　成年男子若长期没有性生活,也没有手淫、遗精,由于精液在体内贮藏时间较长,排出的精液颜色多为淡黄色,精液常规检查则易与血精区分。

【治疗方案】

血精症的治疗,应当根据患者的年龄、症状、持续时间、是否反复发作,以及相应的伴随症状等,明确诊断后针对病因制定出个体化治疗方案。

1. 一般治疗

对于年龄小于 40 岁、偶尔出现血精、没有相关危险因素(如肿瘤病史尤其是睾丸癌、凝血功能障碍、泌尿生殖系统畸形等)或相关症状的年轻血精病人,治疗主要以消除患者的顾虑为主。如因性交中断、手淫、长期禁欲等不当的性行为导致的血精,临床表现一般较轻,多为自限性,常常无需治疗,可以观察等待,并给予患者健康教育,指导正确的性生活方式。因创伤如医源性损伤、外伤而致血精的患者,也多为自限性。因服用抗凝药物引起的血精,停药后则可自行消失。因凝血功能障碍性疾病而引起的血精,应针对原发疾病进行治疗。

2. 药物治疗

对于因感染而造成血精的患者,根据病原体和药敏结果来选择敏感抗生素,首次发作的患者,至少使用抗生素两周,视病情不同可以延长至八周。对于合并前列腺炎、前列腺增生的患者,可以联合使用 α 受体阻滞剂。对于血精反复发作或出血量较大的病人,可以选择使用卡络磺酸钠、维生素 K、5α-还原酶抑制剂等药物止血。对结核引起者,应抗结核治疗,常三联用药,疗程 6 个月至 1 年。如因内科疾病如恶性高血压、肝硬化等,应针对原发病进行治疗。

3. 中医药治疗

根据中医辨证论治进行治疗:湿热内蕴型,治以清热化湿、凉血止血,如龙胆泻肝汤加减;阴虚火旺型,治以滋阴降火、凉血止血,予以知柏地黄丸加减;气滞血瘀型,治以活血化瘀、和血止血,予以桃红四物汤加减;气血亏虚型,治以健脾益气固血,予以归脾汤加减。

4. 精囊镜下治疗

经尿道精囊镜技术可直视下依次观察尿道、精阜、膀胱、前列腺小囊、射精管及精囊腺等结构,判断是否有精道梗阻、精囊内结石、积血、出血及新生物等病变,并可采取抗感染、精囊内异物清除、扩张引流等治疗措施。主要适用于血精症状持续或反复发作超过 6 个月,保守治疗无效,合并精液量减少或无精子症的患者。

5. 手术治疗

对前列腺肿瘤、精囊肿瘤、门静脉高压、尿道内静脉破裂出血及苗勒管残留等引起的出血,可作相应的手术治疗。

【评述】

血精症病因有 30 多种,分为全身性因素和局部因素,绝大多数为良性疾病引起,但亦不乏恶性肿瘤可能。常可通过病史、检验和影像学检查获病因学诊断。治疗强调正确的性生活方式,足量足疗程的药物治疗、病因学的外科治疗,尤其对肿瘤和畸形应正确处理并注意随访。

(栾焦晨　宋宁宏)

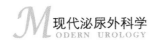

第二节　无精子症

【概述】

无精子症(azoospermia)是指连续三次禁欲 3 天以上排出的精液经离心沉淀后,在高倍镜下检查未发现精子者,同时应排除逆行射精和不射精等情况。临床上根据有无精道梗阻可分为梗阻性无精子症(obstructive azoospermia,OA)和非梗阻性无精子症(non-obstructive azoospermia,NOA)。无精子症患病率约为 1%,在男性不育患者中约占 10%～15%,其中 40% 为 OA,60% 为 NOA。该病病因复杂,可大体上分为先天性和获得性两大类。

【诊断依据】

1. 无精症患者无明显的临床症状,主要表现为男性不育,即患者婚后同居一年以上的无避孕措施的正常性生活仍未使妻子受孕,可有睾丸萎缩、男性性功能障碍等伴随症状。

2. 精液分析,连续 3 次以上严格精液采集和分析,离心沉淀后行高倍镜检查未发现精子,并应进一步做精浆生化检查和精液脱落细胞学检查。

3. 详细的病史采集:包括隐睾及疝手术史,病毒性腮腺炎史,尿路感染及附睾炎史,外伤史及性功能情况等。

4. 男生殖系统专科检查:有无睾丸、附睾、输精管、精囊、阴茎等发育异常,尤其是附睾和输精管存在肿块、硬结、压痛以及先天性畸形或缺如等。同时应测量睾丸容积、附睾大小及质地。直肠指检注意前列腺和精囊区有无包块。

5. 性激素检查,包括睾酮(T)、催乳素(PRL)、卵泡刺激素(FSH)、黄体生成素(LH)、雌激素(E2)、抑制素 B(INH-B)、抗苗勒管激素(AMH)等有无异常,并分析各激素间的协同作用和正负反馈作用,找出激素异常的根本原因。

6. 遗传学检查,男生殖遗传学异常包括染色体、基因、精子 DNA 及其表观遗传学等多个方面。其中染色体检查为常规检测项目,异常核型有脆性 X 染色体综合征、易位、缺失、倒位、多体等。染色体数目异常最常见的是克氏综合征(Klinefelter Syndrome,KS);染色体结构异常最常见的是 Y 染色体微缺失,包括 AZFa、AZFb、AZFc 区微缺失。基因异常如常染色体隐性遗传性疾病--囊性纤维化病(CF)引起的先天性输精管缺如;NR5A1 基因变异使性腺向睾丸分化过程受阻;5α-还原酶基因(SRD5A2)、雄激素受体(AR)基因变异导致雄激素合成和功能障碍等。精子 DNA 碎片率与受精率呈负相关。精子表观遗传学在深入研究中。

7. 影像学检查:B 超检查可发现隐睾、肿瘤、精道梗阻、精索静脉曲张、鞘膜积液等疾病存在,当怀疑病变位于垂体或下丘脑时,可进行 MRI 检查。精道造影可进一步了解远睾端精道有无畸形、梗阻、异位开口等。

8. 睾丸活检:包括穿刺活检和切开活检。是评估生精功能最可靠依据,但应在精液分析和内分泌激素水平综合评价后进行。有研究表明:当睾丸体积(V)≥12 mL 时,精子获得率为 61.11%;当 8 mL ≤V<12 mL 时,精子获得率为 48.21%;当 V<8 mL 时,精子获得率为 42.19%;V<4 mL 建议不要行睾丸活检及取精。可见睾丸活检前应明确睾丸体积。

【鉴别诊断】

1. 不射精症　患者性交时阴茎勃起时间过长,但是不能达到性高潮,没有射精动作,没有精液排出体外。根据病因可将其分为器质性不射精和功能性不射精,其中前者占 90% 左右。

2. 逆行射精　患者射精时精液未从尿道口射出,而是逆行进入膀胱。可留取患者在性高潮后的尿液标本,离心沉淀后置于高倍镜下观察,如果发现精子即可明确诊断。

【治疗方案】

无精子症患者应根据病因进行治疗,对于严重的睾丸生精功能障碍患者,目前尚无有效的恢复睾丸生精功能的治疗方法;对于原因不明的特发性无精子症患者,可进行非特异性的中西药物治疗;对于梗阻性无精子症患者,应当通过手术恢复输精管道的通畅;辅助生殖技术可用于手术无法使输精管道复通及术后仍无法成功妊娠的患者,以及非梗阻性无精子症患者。

1. 一般治疗:正确认识该疾病,保持积极乐观的心态,戒烟、戒酒,保持健康的体质,适度运动,合理饮食,避免服用影响精子发生和成熟的药物,避免接触有害物质及放射性物质。

2. 药物治疗:适用于睾丸生精功能障碍性无精子症,但对于梗阻性无精子症病人无效。对于低促性腺激素性性腺功能减退所致的无精子症,临床采用促性腺激素(Gn)替代疗法和促性腺激素释放激素(GnRH)脉冲疗法,其中替代疗法包括人绒毛膜促性腺激素、人绝经期促性腺激素和纯化的卵泡刺激素,待精子产生后,进一步结合辅助生殖技术进行治疗。高促性腺激素性性腺功能减退可用 HCG 2 000~3 000iu,联合 HMG 75~150iu,皮下注射/肌内注射,每周 2~3 次;克罗米芬 10~50 mg,口服,每天 1 次或隔日 1 次;或他莫西芬 20 mg,口服,每天 1 次。中医药以补肾为主,辅助疏肝、活血化瘀等,如五子衍宗丸,复方玄驹胶囊,麒麟丸等。

3. 手术治疗:主要应用于梗阻性无精子症患者。针对梗阻部位和原因,通过手术方式恢复输精管道的通畅,常用手术方式包括输精管吻合术、输精管附睾吻合术、经尿道射精管切开术、人工精液囊术、经尿道苗勒管残留囊肿前壁开窗引流术等;对于因隐睾、精索静脉曲张等所致的非梗阻性无精子症患者,可以采取精索静脉高位结扎术和隐睾下降固定术。对一侧梗阻,对侧睾丸萎缩而精道通畅者可行阴囊内输精管交叉吻合术。

4. 辅助生殖治疗:对精道异位开口于肾盂肾盏、输尿管、膀胱者,可在排精后收集尿液离心获取活力好的精子行辅助生殖治疗。对于先天性双侧输精管缺如、手术无法恢复输精管通畅以及再通术失败的患者,可以通过显微取精的方式,利用睾丸或者附睾中的精子进行卵细胞浆内单精子注射(ICSI)治疗。在辅助生殖治疗前,应做相应的基因检测,必要时应行胚胎种植前遗传学诊断(PGD),以免将此基因遗传给后代。对 AZFa、AZFb 区完全微缺失者,因睾丸中无精子,故不应行手术睾丸取精。对 AZFc 区微缺失,在睾丸取精后行 ICSI 治疗时,在胚胎植入前应 PGD 检查以生育女孩。对于特发性无精子症,术后无法恢复输精管通畅的梗阻性无精子症或 ICSI 治疗失败的无精子症及睾丸生精功能障碍性无精子症患者则可采用供精人工授精。

5. 干细胞疗法:有精原干细胞(SSCs)、间充质干细胞(MSCs)、多能干细胞(iPS)和胚胎干细胞等。目前已在动物实验中获突破,但仍面临重重困难,但相信未来可期。

【评述】

无精子症在男性中发病率约为 1%,临床上分为梗阻性无精子症(OA)和非梗阻性无精子症(NOA)。病因学上分为先天性无精子症和获得性无精子症。病因复杂,诊断中应循序渐进:首先应 3 次精液检查确定为无精子症,进一步作病因学筛查:包括生殖系统全面检查、精浆生化、精液脱落细胞检查、影像学检查、内分泌检查;进一步行染色体、基因检查、睾丸活检等。国内有学者研究报道,经皮附睾穿刺取精术或睾丸穿刺取精术联合睾丸体积、血清 FSH 水平,对无精子症进行诊断符合率为91.3%,可见综合评估是诊断无精子症的可靠方法。治疗分药物和手术治疗,随着显微男科手术和辅助生殖技术的发展,梗阻性无精子症的治疗已不再困难;而非梗阻性无精子症患者约 50% 显微取精可获精子,另 50% 患者虽可用中西药物治疗,但疗效不明显。随着科技的发展,干细胞治疗为此类患者提供了新的选择。

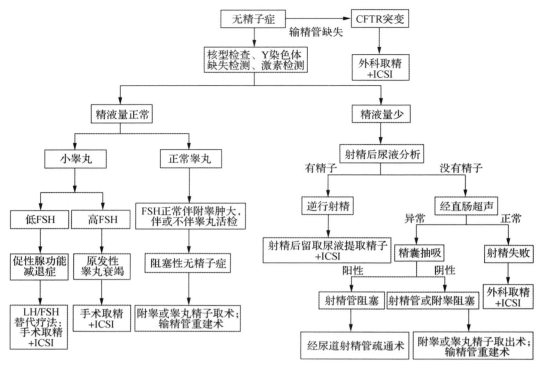

图 41 - 1　无精子症诊治流程

（栾焦晨　宋宁宏）

第三节　少精子症

【概述】

少精子症（oligospermia）是指精液中精子的数量低于正常健康有生育能力男子的精子数量。根据世界卫生组织第 5 版精液检验正常参考值的规定，连续 3 次精液常规检查中精子密度 $<15\times10^6$ mL 诊断为少精子症；若精子密度 $<5*10^6$ mL，则称为重度少精子症；$(5\sim10)\times10^6$ mL 为中度少精子症。根据有无明确病因，可将其分为特发性少精子症和继发性少精子症。少精子症病因复杂，精子生成和成熟过程受到多种因素的调控，任何一个环节的平衡失调均会不同程度地影响生精过程，常见病因包括内分泌紊乱、感染、精索静脉曲张、隐睾、鞘膜积液、免疫因素、遗传缺陷等。

【诊断依据】

1. 少精子症患者无明显临床症状，主要表现为男性不育，即婚后同居一年以上无避孕措施的正常性生活仍未使妻子受孕。

2. 禁欲 $2\sim7$ d，连续 3 次以上精液常规检查均显示精子密度 $<15\times10^6$ mL。

3. 男生殖系统专科检查，有无睾丸、附睾、输精管、精囊、阴茎等发育异常，有无精索静脉曲张、睾丸鞘膜积液。尤其应注意睾丸容积，正常睾丸容积应单侧 >15 mL，质地良好。有报道显示精索静脉曲张者中少精子症大于 50%；隐睾占少精子症约 9%，且手术时年龄越大，少弱精子症越明显。

4. 其他实验室检查，包括抗精子抗体、微生物学检查、遗传学检查、内分泌激素测定、微量元素测定等。

5. B超等影像学检查，有无隐睾、肿瘤、输精管梗阻、精索静脉曲张、鞘膜积液等疾病存在。

【鉴别诊断】

1. 无精子症　连续进行三次以上的精液检查，未发现精子，同时排除逆行射精和不射精等情况，根据疾病的原因可分为非梗阻性无精子症和梗阻性无精子症,进行精液常规检查,易与少精子症区分。

2. 死精子症　指精液中精子的存活率低,精液常规检查中死精子所占比例超过 42%,亦称为死精子过多症。与死精子症不同,少精子症患者的精液中精子数减少,易于区分。

【治疗方案】

少精子症的治疗原则是:对于存在明确病因的患者应针对病因治疗;而对于病因不明确的特发性少精子症病人,通过药物治疗等来改善症状;无明确病因且药物治疗效果不佳的患者,可借助辅助生殖治疗。

1. 一般治疗:保持良好的生活习惯,避免熬夜,注意个人卫生,戒烟、戒酒,尽量避免食用辛辣刺激食物,避免高温下作业,避免接触有毒、有害以及放射性物质,远离强电离辐射。

2. 药物治疗:主要包括激素、L-肉毒碱、抗氧化剂、抗生素等药物。其中激素治疗主要适用于特发性少精子症患者,分为雄激素、抗雌激素和促性腺激素药物。睾酮在精子的发生和成熟过程中起着重要作用,小剂量睾酮能够提高精子数量和密度,但考虑到其副作用,临床上很少单独使用来治疗少精子症。促性腺激素药物包括促性腺激素替代疗法和促性腺激素释放激素脉冲疗法,前者常用药物包括人绒毛膜促性腺激素、人绝经期促性腺激素和卵泡刺激素,但是具体疗效尚不明确;后者仅对性腺功能低下的患者有效,但价格昂贵,限制了其在临床的应用。在抗雌激素药物中,应用最广的是他莫西芬和克罗米芬,临床上多联合其他类型的药物来治疗少精子症。一疗程为 3~6 个月,并应对疗效作出评价。另外,有文献显示补充 L-肉毒碱(LC)以及辅酶 Q10(CoQ10),维生素 E,维生素 C,谷胱甘肽等抗氧化剂能够明显增加精子浓度。其中 LC 为水溶性抗氧化剂,CoQ10 为脂溶性抗氧化剂,并能活化同为抗氧化剂的维生素 C,维生素 E,联合应用可显著提高疗效。不仅可提高精子数量,且可提高活力、DNA 完整性、顶体反应及妊娠结局。对于存在生殖道感染的夫妻,应坚持双方同治,根据药敏试验选用合适的抗生素进行治疗。

中药对一些机制病因不明的少精子症有独特效果。有报道,以补肾壮阳为治疗依据的"生精胶囊"经12 周服用,使中、重度少精症患者恢复正常达 62.2%~70%。

3. 其他非药物治疗:对于因精索静脉曲张、隐睾等疾病所引起的少精子症,可选择手术治疗,如精索静脉高位结扎术、睾丸下降固定术等。但二者均应尽早施行,尤其隐睾患者,应在出生后 6~12 月手术,随年龄增加,术后不育比例增高,如 13 岁以后手术,则生育力为 14%。而对于药物和手术治疗效果均不太显著的患者,可借助于辅助生殖技术,包括人工授精,卵泡浆内单精子注射(ICSI)技术等。

【评述】

少精子症常引起不育,分轻、中、重三度。病因复杂,既有先天性因素,也有后天性因素,病因不明者称为特发性少精子症。病因学治疗常可获良好效果。特发性少精子症常需多种中西药物联合治疗,并注意纠正不良生活习惯。RamLau-Hansen 调查发现,精子密度、精液量、精子总数、精子活动率等指标随吸烟量的增加而减少;重度吸烟者(>20 支/d)的精子密度比不吸烟者约低 19%,精子总数比不吸烟者低 29%。然而也有学者报道两者精液常规参数无差异。国内有学者报道吸烟组早期精子凋亡率较不吸烟组高,提示吸烟可能诱导出现早期的细胞损害,并认为精子凋亡可作为较精液常规更为敏感的生物标志物反映吸烟对男性精子造成的损伤。辅助生殖技术是治疗的重要手段,但应注意避免遗传性疾病传给子代。

（张其杰　王仪春）

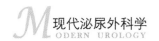
第四节 弱精子症

【概述】

弱精子症(asthenozoospermia)定义为精液中前向运动精子比例小于32％或前向运动与非前向运动精子比例之和小于40％,主要是精子的前向运动能力低下。弱精子症是男性不育症的常见类型之一,大约50％～70％的不育男性都有不同程度的弱精子症。其病因复杂,与精索静脉曲张、基因缺失、染色体异常、内分泌因素、感染因素、环境因素、职业暴露、微量元素缺乏、免疫因素、医源性因素等有关。它们可造成精子内部结构、精浆成分特别是精子尾部结构的异常和功能缺失。根据前向运动精子(PR)多少分为3度:轻度弱精子症:20％≤PR<32％;中度弱精子症:10≤PR<20％;重度弱精子症:PR<10％。当精子射入女性生殖道后,要穿过宫颈黏液管道,再经过子宫颈和宫腔才能到达输卵管壶腹与卵子结合。这是个漫长的旅途,任何影响精子前向运动能力的因素均可导致不育。

【诊断依据】

1. 临床症状,男性不育是弱精子症的主要表现,指患者婚后同居一年以上的无避孕措施的正常性生活仍未使妻子受孕。

2. 禁欲2～7天,连续3次以上精液检查表明前向运动精子的比例低于32％或者前向运动与非前向运动精子之和比例低于40％。同时应做精浆生化测定,以了解各生殖腺的功能。

3. 男生殖系统专科检查,有无睾丸、附睾、输精管、精囊、阴茎等发育异常、畸形、瘢痕等,有无精索静脉曲张、睾丸鞘膜积液。尤其应注意睾丸大小、质地,当睾丸容积<12 mL,质地偏软时,精子质量往往较差。另应注意有无附睾、前列腺和精囊的炎症,因炎症可改变精浆成分,使果糖、α-葡糖苷酶、锌、前列腺酸性磷酸酶浓度降低;同时炎症产生的有毒物质增多,影响精子活力。大肠杆菌可产生精子制动因子;支原体可吸附精子头部、中段和尾部,影响精子前向运动及穿透卵子的能力;附属性腺感染者抗精子抗体检出率高达47％,引起精子凝集、使精子膜受损、精子制动、甚至死亡。感染可改变精浆pH值,当pH<7或pH>9时,精子活力下降明显。

4. 其他实验室检查:包括遗传学检查、内分泌激素测定、微生物学检查、免疫学检测、微量元素测定等。其中弱精子症的相关基因及突变有:睾丸组织中Sept12基因在弱精子症患者中表达下调;精子中Tektin-1基因表达明显减少;精子SIC26a8基因出现杂合错义突变;线粒体DNA(mtDNA)缺失数量增多等。糖尿病可使睾酮下降、精子活力降低。

5. B超等影像学检查:注意有无隐睾、肿瘤、输精管梗阻、精索静脉曲张、鞘膜积液、精囊囊肿及其他前列腺部囊性肿块等疾病存在。

【鉴别诊断】

1. 死精子症 是指精液中精子的存活率低,精液常规检查中死精子所占比例超过42％,亦称为死精子过多症。区别于死精子症,弱精症则侧重于精子的运动能力下降,通过精液常规检查,易于区分。

2. 精子凝集症 由于存在抗精子抗体,导致精子自身凝集,影响精子活力。通过抗精子抗体检测和精子凝集试验可鉴别。

【治疗方案】

1. 一般治疗:改善生活方式,避免高温作业,远离强电离辐射,避免接触有害毒素和放射性物质;戒酒、戒烟,不熬夜,尽量不食用辛辣刺激食物,保持良好的生活作息及饮食习惯。补充微量元素,如锌、硒等。口服三磷酸腺苷(ATP)为精子的运动直接提供能量,一般40 mg,每天3次。

2. 激素治疗:激素通过直接或者间接作用于生殖性腺轴,进而促进精子活力的恢复。适用于诊断明确的原发性或继发性促性腺激素低下引起的性腺功能减退的患者。目前,主要采用促性腺激素药、雄激素和重组人生长激素等。对于低促性腺激素性性腺功能减退所致的弱精子症,临床采用促性腺激素释放激素脉冲疗法和促性腺激素替代疗法两种,其中替代疗法包括人绒毛膜促性腺激素、人绝经期促性腺激素和卵泡刺激素。有文献表明,十一酸睾酮胶囊(40 mg,2 次/日,3 个月)和重组人生长激素皮下注射(4U/隔夜/次)均能明显提高患者精子活力。

3. L-肉毒碱:L-肉毒碱参与精子获能的生理过程,在促进精子活动、提高精子受精能力等方面发挥重要作用。有文献报道,对于无明显病因的特发性弱精子症患者,补充 L-肉毒碱能够明显提升精子活力及总数,提高精子活动率及前向运动精子百分率。

4. 抗氧化剂:抗氧化剂,包括辅酶 Q10(CoQ10)、谷胱甘肽、维生素 E 等,能提高精子活力。其中维生素 E 又称生育酚,可以促进性激素的分泌,使精子数目和活力增加,提高生育力。临床上常采用抗氧化剂联合其他药物治疗弱精子症患者,单独使用少见。

5. 抗感染治疗:对于有明确生殖道感染的夫妻,应坚持双方配合治疗,根据药敏试验选用恰当的抗生素进行治疗,如:革兰阳性菌(葡萄球菌等)感染可选用头孢菌素类、青霉素类、林可霉素等;革兰阴性菌(大肠杆菌等)感染可选用卡那霉素类;滴虫感染选用甲硝唑等。

6. 中药:对特发性弱精子症有一定疗效。常用药物有:麒麟丸、复方玄驹胶囊、五子衍宗丸等。

7. 其他治疗:对精液不液化者可用大量维生素 C 口服,推荐 0.6～1.0g,tid,连用 2 周;糜蛋白酶 5 mg,肌注,治疗 2 周。或 α-淀粉酶栓剂,阴道内置入。抗精子抗体阳性者可行精子洗涤后人工授精或糖皮质激素短程疗法。

对于因为精索静脉曲张所致弱精子症的患者,可采用精索静脉高位结扎术。需要注意的是,患者术后虽然精子质量有所改善,但仍有部分患者无法怀孕。

辅助生殖技术较为成熟,其中卵泡浆内单精子注射(ICSI)可用来治疗弱精子症引起的不育患者。

【评述】

弱精子症是由于多种原因造成精子的运动能力降低,归结为精子内部结构、精浆成分的改变及毒性物质的增加而影响精子的受精能力。治疗强调改变不良的生活方式,病因明确者尽早给予病因学治疗,不能怀孕者可行辅助生殖治疗。

(张其杰　王仪春)

第五节　畸形精子症

【概述】

畸形精子症(teratozoospermia)是指正常形态的精子的百分率低于参考值的下限。第 5 版《世界卫生组织人类精液检查与处理实验室手册》中指出 4% 为精子正常形态参考值的下限,当精子正常形态的比例小于 4% 时,即为畸形精子症。男性正常精子的长度约 6 0 μm,分为头、尾两部分,头部由细胞核和顶体构成,细胞核内含有遗传物质,携带遗传信息;顶体内

含有各式各样的酶,例如透明质酸酶、放射冠分散酶、多种蛋白质核基质水解酶、顶体蛋白酶等,与精子穿越放射冠、透明带、卵细胞相关。尾部长约 55 μm,可以分为颈、中、主和末段,含有线粒体鞘和轴丝等结构,和精子的运动相关。根据 WHO 的诊断标准,畸形精子是指精子头、颈部以及中、主段出现形态异常或者过量胞质残留。经过染色后畸形精子的形态可以分为四类:(1) 头部缺陷,包括小头精子、大头精子、圆头精子、梨形头精子、锥形头精子、无定形头精子、空泡样头精子;(2) 颈部和中段的缺陷,指中段非对称性地接合在头部、粗的或不规则的、异常细的、锐角弯曲的中段,或者上述不同缺陷的各种组合;如断头精子,也叫精子头尾分离,是常见的精子连接段缺陷;(3) 主段缺陷,指断尾、

多尾、短尾、尾部弯曲、发卡形尾、尾部宽度不规则或者上述缺陷的组合;(4)胞浆缺陷,是指胞浆小滴大于精子头部的一半,一般胞浆小滴位于精子中段。畸形精子症在临床上属于男性不育症常见的类型之一,但由于精子的形态学缺乏统一标准,目前来看仍缺乏我国畸形精子症的流行病学资料。

畸形精子的病因包括:(1) 感染及损伤:感染和损伤均可导致炎性反应,白细胞会使活性氧增加,导致精子膜脂质过氧化,精子内部结构被破坏,对精子的形态产生影响。研究表明,在精液中,白细胞含量与畸形精子的发生率呈正相关,白细胞生成的活性氧是引起精子形态异常的重要因素;(2) 精索静脉曲张时,血液回流受阻,代谢产物积聚,阴囊温度升高,睾丸功能和精子质量受到影响;精索静脉曲张中、重度时,对精子形态,尤其是精子的头部、尾部会造成明显的影响;(3) 环境因素:环境中许多有机农药及一些化学物质具有生殖毒性,另外重金属镉、铅等,对精子的形态也有影响,会引起精子形态改变;(4) 遗传因素:Kilani 等报道了兄弟 5 人均患圆头精子症,提示其发生与遗传有关。目前关于遗传因素的研究较多,发现基因突变或者异常对于畸形精子症有影响。研究表明,SEPTIN12 基因只在男性减数分裂后的生殖细胞中表达,突变以及遗传性变型会引起畸形精子症。SEPTIN12(++)/(+−)嵌合型小鼠表现出精液里有颈部弯曲的精子、不成熟的精子、核 DNA 损伤等;此外 PRM1 基因、Fidgetin-like1 基因、AXL、TYRO3、DPY19L2、AURKC、TAM-RTKs 等也有报道与精子畸形相关;此外精子非整倍体异常、精子 DNA 损伤、DNA 甲基化异常、生殖激素及其相关受体基因异常、先天性疾病等遗传学异常和畸形精子症相关;(5) 药物作用:长期服用某些抗躁狂药、抗生素类、抗癌类药物也会引起精子畸形率上升;(6) 内分泌因素:在下丘脑—垂体—性腺轴系中,若有一个环节出现问题,则有可能对睾丸的功能产生影响,致使精液的质量下降;(7) 其他因素:饮酒、吸烟、高温环境、长期接触放射性物质也会引起精子畸形率增加。

【诊断依据】

1. 临床症状:畸形精子症患者一般没有明显异常临床症状,大多因为婚后出现不育的现象,在检查时发现。

2. 体格检查:如果患者伴有精索静脉曲张则会出现精索肿大或坠痛,如果伴有睾丸炎、附睾炎史则会出现局部触痛及结节。

3. 精液分析:精子的形态学检查是诊断畸形精子症的基础,可以判断正常形态精子比率以及畸形精子的类型。在采集标本前检查者应禁欲 2~7 天,应用手淫方式取精,全部收集到玻璃容器内;标本保温并在 30 min 内送检,间隔 1~2 周重复检查 2~3 次。目前推荐的染色方法有改良巴氏染色和吉姆萨染色,也有 Shorr 染色法和 Diff-Quik 染色法,按照 WHO 的标准,精子正常形态的比例小于 4% 时,则为畸形精子症。

4. 基因测序:一些精子畸形和基因突变有关,必要时可进行基因测序,明确畸形精子症患者和基因突变之间的关系。

5. 染色体分析:畸形精子症患者外周血的染色体核型、Y 染色体微缺失等分析,可以帮助发现染色体异常相关的疾病。

【治疗方案】

1. 病因学治疗:针对有明确病因的畸形精子症患者,如精索静脉曲张,显微外科手术可以改善患者精液质量,妊娠率提高的效果比药物治疗更佳。

2. 药物治疗:

(1) 泛醇属于还原型辅酶 Q10,能够提高精子的活力,改善精子的形态,应用于治疗弱、畸精子症和特发性不育患者,100 mg/次,2 次/日,疗程为 6 个月;

(2) 抗氧化治疗,如左卡尼汀、维生素 C、维生素 E、己酮可可碱、谷胱甘肽等。左卡尼汀可保护精子免受氧化的损伤,增强精子的活力,改善卵胞浆内单精子注射的妊娠率以及活产率;

(3) α-生育酚可以改善体外精子孵育的参数,改善精子的存活率以及活力,但是对 DNA 碎片以及

顶体反应没有改善的作用;

（4）肌醇(myo-inositol,MYO)可以改善高线粒体膜电位的精子数量以及降低线粒体膜电位的精子数量,但对正常精子的线粒体功能没有影响。

（5）内分泌治疗和微量元素补充:包括抗雌激素和低剂量雄激素药物,如他莫昔芬、枸橼酸克罗米芬、十一酸睾酮、锌、硒等。

3. 辅助生殖技术:

（1）体外受精一胚胎移植(IVF-ET)技术和卵胞浆内单精子注射(ICSI)技术。有研究表明,特发性畸形精子症患者接受 IVF 或 ICSI 治疗第一周期,无论精子形态正常率的高低,妊娠率和自然流产率在两种技术之间并没有统计学差异;

（2）形态选择卵胞浆内单精子注射技术,此技术主要应用于数次卵胞浆内单精子注射治疗失败后,在高倍镜下筛选精子能够得以改善结局。对圆头精子由于缺乏顶体,不能发生顶体反应,精子无法穿透卵子,不能受精而导致男性不育。临床上子圆头精子症分两型:圆头精子占总数 100% 为 I 型,<100% 为 II 型。对于 II 型圆头精子症患者只需挑选形态正常的精子行 ICSI 即可,而对于 I 型,目前有报道 ICSI 联合人工辅助卵子激活(assisted oocyte activation,AOA)能改善圆头精子症受精失败或受精率的结局并有后代出生。

【评述】

近些年来,鉴于生活习惯、生活环境的变化,精子出现形态异常的发病率上升,因此精子的形态学研究非常有必要。畸形精子症的治疗包括经验性药物治疗、病因治疗,若治疗后仍不能够妊娠,则可实施辅助生殖技术。必要时应联合人工辅助卵子激活以改善妊娠结局。

（姚亮宇　宋宁宏）

第六节　死精子症

【概述】

据世界卫生组织第五版《人类精液检查与处理实验室手册》推荐,死精子症(necrospermia)指患者在禁欲 2~7 天后,精液分析表明精子的成活率低,经过伊红染色后,死亡精子所占的比例超过总数的 42%。但目前死精子症的诊断标准不一,故导致其在男性不育症的发病率也难以统计,一般在 1%~3% 左右。

精子发生及生存的微环境变化,毒物的毒害作用等都会影响精子成活率,造成精子活力下降,甚至出现精子死亡。死精子的病因主要有:(1) 精子相关营养物质的缺乏,主要是果糖,精道感染和雄激素分泌减少时均可导致精浆果糖产生减少,使精子存活率下降;(2) 生殖系统炎症,会破坏生精组织、改变精液的理化性质、降低精液中锌元素和维生素的含量,病原体也会产生毒素毒害精子,从而引起精子的死亡;特异性感染,尤其是解脲支原体和弓形虫的感染,使精子更容易出现死亡;(3) 放射线、高温等物理因素。则会干扰睾丸的生精功能,增加畸形的概率,精子的存活率会下降而出现死精子症;(4) 环境毒物及不良生活习惯。嗜好烟酒、喜食植物类雌激素、长期食用亚硝酸盐类食品、穿紧身牛仔裤等均会影响精子存活率;(5) 药物因素。某些化疗药物如环磷酰胺、雷公藤等。许多外用药如表面活性剂、弱酸等都会引发死精子症;(6) 染色体异常和附睾功能缺失;(7) 精子结构异常,主要是顶体的异常,缺失后顶体鞘、顶体的线粒体畸形等,都会导致精子没有活动能力并且死亡。

【诊断依据】

1. 病史:了解有无不良的生活习惯,是否食用粗制棉籽油;是否有生殖系统相关感染性疾病;是否长期在温度高的职业环境下工作;是否长期接触放射线、重金属铜、铅等;是否有内分泌疾病。

2. 体格检查:包括睾丸和附睾的大小、质地、是否有结节;是否有精索静脉曲张以及前列腺的大小、质地、有无肿块及压痛等。

3. 实验室检查:

(1) 精液检查:精子成活率低,用伊红染色或者 TP 检查证实死精子大于 42%;

(2) 测定抗精子抗体,精浆果糖,微量元素锌、硒等;

(3) 精液或前列腺液微生物学检查,有无解脲支原体、弓形虫以及革兰阴性菌感染;

(4) 内分泌检查:垂体-性腺轴检查及肾上腺皮质和甲状腺的功能检查。

4. 怀疑射精管不全梗阻时,可行 TRUS 检查,必要时行 MRI 或精道造影检查评估精道病变,尤其注意有无精道异位开口于扩大的前列腺囊(EPU)。

5. 附睾性死精子症的诊断和特点:(1)睾丸活检后发现精子是存活的,精子的细胞结构完好,不存在变性或者坏死的病理现象;(2)精液检查示精子的活动率小于 10% 且精子的死亡率常常大于 42%;(3)在提高射精频率的前提下,可以明显增加精子的存活率和活动能力。

【鉴别诊断】

1. 精子动力异常症 对一些成活的,但是活动力低下的精子在镜检时可能会被误认为死精子,应在实验室检查时进一步通过伊红染色或者 TP 来鉴定精子的存活状况。

2. 假死精子症 人为因素导致精子的死亡,在进行精液标本采集时,方法不恰当;或在实验室检查时,操作的方法不规范。应规范取精及实验室操作流程。

【治疗方案】

1. 一般治疗:

(1) 心理上要坦然,尽量避免出现焦急和忧虑的情绪。

(2) 禁烟、禁酒,禁穿紧身裤,避免从事高温环境的职业,避免热水坐浴等。

(3) 补充锌、硒微量元素,例如服用施尔康,每日 1 次,每次 1 片。

(4) 补充维生素 A、E:维生素 E 可以抗氧化以及抗自由基,每日 1～3 次,一次 0.1 g/片;而维生素 A 能够促进精子生成,例如鱼肝油丸,每日 3 次,每次 2 丸,可连服 3 个月。

(5) 补充核苷酸:精氨酸是精子代谢需要的物质,患者一般每日口服 4 g。

(6) 加强营养:多食用牛肉等含锌多的食物,或者适当吃一些动物内脏等则有利于性激素合成。

(7) 高压氧治疗:高压氧治疗可改善生殖系统炎症时局部缺氧的状况,从而提高睾丸的生精功能,改善精子的微环境,提高精子的存活率。

2. 抗生素类治疗:针对精囊炎或者细菌性前列腺炎引起的精液异常。首选能进入前列腺的抗菌药物,三甲氧苄氨嘧啶(TMP)与利福平联合使用,可取得较好的效果。用法以及用量:三甲氧苄氨嘧啶:80 mg/片,利福平:150 mg/片;先每日早上两种药物各 1 片,晚上各 2 片,连续服用 15 天;后更改为仅每晚各 2 片,再连服 15 天;再减少剂量为每晚各服用 1 片,连服 90 天,此为一个疗程。针对支原体和衣原体类引起的感染,可考虑使用大环内酯类药物,例如强力霉素,1 日 1 次,每次 100 mg,前后共持续 10～14 天。

3. 非激素类抗炎药物治疗:例如西乐葆、消炎痛等。消炎痛 1 日 3 次,1 次剂量为 25～50 mg;保泰松每日 1 次,1 次剂量为 100 mg,持续使用 1 个月,可以缓解附性腺充血水肿的现象。

4. 中医治疗:中医认为死精子症和阴虚火旺、肾气虚弱、精室伏热、气血不足有关,方用分别为大补阴丸加减、生精种子汤加减、知柏地黄汤加减、当归补血汤加减。

5. 手术治疗:对有精索静脉曲张,可行精索静脉高位结扎术;对有隐睾或睾丸下降不全,可行睾丸下降固定术,提高睾丸生精功能;对射精管梗阻者可行经尿道射精管扩张术或切开术。

6. 辅助生殖技术:针对各种治疗方法不理想甚至无效的死精子患者,可行辅助生殖治疗。

【评述】

目前对于死精子症的认识尚有不足。临床常把精子不活动或者大部分不活动称作死精子症。实际上,死精子是不活动的,但是不活动的精子可以是死的,也可以是活的,即是静止状态的;或者因为精子的运动缺陷而出现不运动。这说明不能单纯以精子是否运动来判断精子是存活还是死亡，而应以 TP 或伊红染色检查来证实。值得重视的是，世界卫生组织编写的《人类精液及精子—宫颈黏液相互作用检验手册》中，并没有明确提出死精子症的诊断标准，一些书中将精子存活率小于40%也可诊断为死精子症，这说明死精子症的诊断更应标准化、规范化。而死精子症在治疗上比较困难，目前治疗的关键是对因治疗。对生殖系统感染的患者予以抗炎，且去除毒物对精子产生的影响等。目前抗氧化治疗已经取得了比较好的疗效。仍不能生育者，可行辅助生殖治疗，必要时可行精子激活的体外处理及辅助生殖治疗。

（姚亮宇　宋宁宏）

第七节　白细胞精子症

【概述】

男性精液中的有形成分不仅有成熟的精子，还含有生殖道上皮细胞、精母细胞、精原细胞和少量白细胞（包含粒细胞、单核/巨噬细胞、淋巴细胞等）。正常精液中白细胞少于 $1 \times 10^6/mL$，且以粒细胞为主，占比约 50%～60%；淋巴细胞约 4%；单核/巨噬细胞约 20%～30%。若 1 mL 精液中存在超过100 万个白细胞，则称为白细胞精子症（leukocytospermia）。国外有研究报道：在患有不育症的男性患者中，患有白细胞精子症的约为 3%～16%；而国内有学者研究了 350 例不育症患者，发现有白细胞精子症的男性占比 16%。

白细胞精子症的病因主要是不同种类的感染，包括：① 非特异性感染，例如睾丸炎、附睾炎、精囊炎、前列腺炎等；② 性传播引起的感染，例如支原体感染、衣原体感染、淋病等；③ 非性传播疾病引起的感染，例如腮腺炎和结核等引起的生殖系统感染。患者感染后，精液中白细胞数目增多。但某些患者的精液进行细菌培养后，没有发现微生物感染，这反映白细胞精子症的病因除了感染外，还有其他原因。例如：自身免疫性睾丸炎的病人精液中的白细胞会增加；吸烟、酗酒或者吸食大麻的男性精液中的白细胞也会增多；与非血吸虫流行区相比，在血吸虫流行的地区，白细胞精子症发生率更高；此外有研究发现，单纯疱疹病毒感染与白细胞精子症的发生有一定关系；另外，男性长期的禁欲会导致前列腺长期处于一种充血的状态，精液中的白细胞也会增多。

大多数研究表明，白细胞和其产物，例如单核因子、淋巴因子、肿瘤坏死因子等，会损伤精子。精液中白细胞影响精液质量的机制包括：（1）白细胞及其产物可以直接吞噬精子，降低精子活力，减少精子数目，也可通过活性氧（reactive oxygen species，ROS）、细胞因子、蛋白酶、代谢产物等来影响精子的功能；（2）精液中大量的白细胞会在生殖道中刺激局部产生抗精子抗体，造成精子的运动变弱；（3）大量白细胞在前列腺上皮和附睾浸润，阻碍附属性腺的功能，对精子的运动和成熟产生影响，使液化时间延长。

【诊断依据】

1. 临床症状：白细胞精子症患者大多没有明显临床症状，多因患有不育症，进行精液检查时发现。当患者有生殖系统感染时，会出现尿路刺激症状，下腹部胀痛、血尿、血精，睾丸附睾触痛、变硬等。

2. 目前根据 WHO 的标准：精液样本中白细胞的含量 $>1 \times 10^6/mL$，并且以中性粒细胞为主时，即可诊断为白细胞精子症。目前检测精液中的白细胞的方法包括：

（1）应用免疫细胞学检测精液中白细胞是目前检测的金标准，使用抗白细胞及其亚群的单克隆抗体检测精液中的白细胞的亚群和计数精液中的白细胞总数。常见的单克隆抗体有抗-CD45（白细胞）、抗-CD11b（中性粒细胞）、抗-CD19（B 淋巴细胞）、抗-CD3（T 淋巴细胞）以及抗-CD14（单核/巨噬细胞），但该方法试剂昂贵，操作复杂，不易普及。

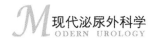

（2）直接镜检法和染色后镜检法检测精液白细胞较为常用的方法是在显微镜下经亮视野直接观察精液涂片，但是由于未成熟的生精细胞与白细胞均为圆形，两者不易区分，故这种方法准确率较低。常用精液染色法有 Gram 染色、Giemsa 染色和改良 Papanicolaou 染色。有研究对 50 份精液样本进行直接镜检法和染色后镜检比较，结果表明，直接镜检发现白细胞有 96％；但是染色后镜检只有 16％。

（3）过氧化物酶染色法目前常见方法包括正甲苯胺过氧化物酶染色法、邻甲苯胺过氧化物酶染色法和联苯胺过氧化物酶染色法，胞质中检测出棕色颗粒即为阳性，每毫升的精液中发现阳性细胞大于 1×10^6 即可诊断为白细胞精子症。过氧化物酶染色法目前是一种简便经济的检测方法。但有认为过氧化物酶法不够精确，而推荐应用多参数流式细胞术。

（4）应用 ELISA 法检测精液弹性蛋白酶、白介素 8 和溶菌酶的水平。精液中的白细胞可分泌弹性蛋白酶，精液中弹性蛋白酶的水平与白细胞的数量呈正相关的关系，故可测定弹性蛋白酶水平来反映白细胞的数量。除此以外，白介素 8 和溶菌酶也与白细胞呈正相关的关系。所以通过测定弹性蛋白酶、白介素 8 和溶菌酶来作为诊断白细胞精子症以及疗效判断的指标。精液中弹性蛋白酶＜250 ng/mL、250～1 000 ng/mL，＞1 000 ng/mL 分别相当于白细胞数为＜10^5/mL、10^5～10^6/mL 和＞10^6/mL，分别表示没有炎症、怀疑炎症和确诊生殖道感染。而溶菌酶的水平＞80 mg/L 则表示存在精道感染。

【治疗方案】

1. 抗生素治疗：确诊为白细胞精子症的患者，选择敏感的抗生素进行治疗。联合使用强力霉素和复方新诺明（TMP-SMZ），可改善精液的质与量。用法用量：口服强力霉素 100 mg，12 小时/次；口服甲氧苄啶（TMP）80 mg，磺胺甲恶唑（SMZ）400 mg，每日 2 次。生殖系统感染的患者应尽早治疗，同时配偶也应治疗，防止出现反复交叉感染。

2. 抗氧化剂治疗：当患者精液中活性氧过量时，应用抗氧化药物，例如维生素 C，谷胱甘肽，辅酶 Q10，维生素 E 等，可防止精液中自由基引起的脂质过氧化反应，从而矫治白细胞精子症对精子的毒性作用。

3. 酮替芬治疗：酮替芬是一种强效的过敏介质阻滞剂，它能够提高精子运动的能力，改善精子的形态。

4. 对精液进行体外处理：应用 Percoll 密度梯度离心法（一种细胞分离方法），可将精液中的精子和白细胞进行分离，然后通过玻璃纤维过滤去除精液中的白细胞，筛选出高质量的精子，通过体外受精（IVF）可增加妊娠率。

5. 外科手术治疗：当诊断为双侧精道异位开口于扩大的前列腺囊（EPU）时，应经尿道行扩大的前列腺囊前壁电切开窗引流术。因原来患者射出的精液不能直接排出，而是潴留在 EPU 中，精子长时间潴留于 EPU 中造成死亡。

6. 中医药治疗：阴虚火旺者则可选择口服知柏地黄丸；热毒较盛者则可选择黄连解毒丸，少阴热化者则可选用黄连阿胶汤加味等。

【评述】

目前研究认为，白细胞精子症可在泌尿生殖道感染中出现，但也可出现在其他原因中，如精道异位开口于 EPU，因此其病因尚未完全明确，故临床治疗着重于消除感染以及降低白细胞增多导致的活性氧自由基的毒副作用，从而保护精子以及生殖腺体的功能。广谱抗生素和抗氧化剂治疗已成为临床上治疗白细胞精子症的主流。一方面，抗生素的应用可以改善精子质量，提高白细胞精子症的治愈率，甚至提高妊娠率；另一方面抗氧化剂的应用对精子功能的改善也有较好的作用。但未来需要更加系统、完善的试验来对白细胞精子症的治疗进行论证。

（栾焦晨　王仪春）

第八节 精液液化异常

【概述】

在室温下,精液排出体外后很快就会凝固,通常在15~30分钟后开始液化,当离体的精液在60分钟后未液化或液化不完全称之为精液液化异常(abnormal semen liquefaction)。它是导致男性不育的重要原因之一。精液液化异常的发病机制目前尚不完全清楚,研究表明:精液液化主要受精液中存在的凝固因子和液化因子联合作用的调控。凝固因子主要来源于精囊,例如精液凝固蛋白、纤维连接蛋白和胶原蛋白等。液化因子即蛋白酶系统,例如前列腺上皮合成分泌的前列腺特异抗原、前列腺酸性磷酸酶和纤溶酶等。此外,胰蛋白酶、透明质酸酶、糜蛋白酶、α-淀粉酶、氨基肽酶和溶菌酶等也参与了液化过程。通常两类因子协调作用,使排出体外的精液发生凝固和液化,一旦这种协调关系被打破,精液就会出现液化异常现象。国内报道以精液不液化为唯一异常指标的患者占男性不育症的9.8%,国外报道为11.8%。

精液液化异常的病因多为:(1)前列腺慢性炎症时,前列腺液的分泌功能受到影响,蛋白水解酶的分泌量降低或酶的活性受到影响,导致不能水解纤维蛋白而出现精液液化异常;(2)精索静脉曲张或者精囊出现病变时,会导致精液的凝固出现障碍,从而引起精液液化异常;(3)尿激酶的含量或者活力减少,尿激酶作为一种蛋白水解酶,其浓度在精液中远高于尿液,参与精液中纤维蛋白原的降解,从而使黏稠的精液变得更加稀薄,也有助于精子前向运动,当尿激酶出现异常时,精液液化会出现异常;(4)精液中锌元素水平过低时可抑制蛋白酶的活性,从而影响精液液化的进程,导致精液液化异常;(5)自体因素例如体温的变化、睾丸功能的改变、阴道酸碱度的改变、液化酶进入阴道内的多少都可引起精液液化异常。当体内睾酮水平减少时,会使前列腺分泌液化因子减少,从而出现精液液化异常。其他例如先天性前列腺发育不良或者阙如也可使精液液化异常;(6)精液中的纤溶酶原激活物抑制剂-1(PAI-1)的含量增加,PAI-1可特异抑制组织纤溶酶原激活因子、丝氨酸蛋白酶的活性,从而会抑制蛋白酶对纤维蛋白的降解。相关研究表明,纤溶酶原激活物抑制剂-1的含量与精液液化时间呈正相关,PA1-1的含量增高,会导致精液中纤维蛋白的降解减少,从而导致精液液化异常。

【诊断依据】

1. 患者大多没有明显的症状和体征,多因为不育症时,通过精液检测发现。若患者有生殖系统炎症,会出现尿频、尿急、尿痛,血精,血尿等症状,也有患者伴有性功能障碍、腰酸等症状。

2. WHO规定,室温下(25 ℃),新采集的精液标本在60分钟内发生液化;如果在60分钟内还没有发生液化,则称为精液迟缓液化症,也有称"精液凝固症""精液不液化""凝固液化症"等。

目前检测方法很多:如"袋法",改良黏度测定法,各种体液因子检测,扫描电镜观察等,但上述方法繁锁。现临床多将精液放置在37 ℃水浴箱或温箱内,定时观察液化情况,当超过1小时精液仍呈胶冻状或块状、或表现为黏稠度极高,均可以诊断为精液液化异常。

【治疗方案】

1. 病因治疗:患者大多患有生殖系统的炎症,依据感染的不同微生物以及感染位置选取不同种类的抗生素,尤其患有解脲支原体、衣原体感染时,应选择合适的抗菌药物。

2. 药物治疗:

(1)糜蛋白酶,肌注5 mg/次,每日1次,连续15~20天;

(2)透明质酸酶,肌注1 500U/次,每日1次,连续15~20天;

(3)淀粉酶混悬液以及栓剂,对于混悬液,为性交后将1 mL的混悬液(5‰α-淀粉酶液)注入阴道,同时保持臀部抬高30 min;对于淀粉酶栓剂,为性交后将其纳入阴道,促进精液液化;

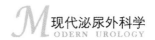
（4）四丁酚醛溶解剂和 2-硫苏糖醇溶于磷酸盐缓冲液,性交前使用 60 mL 溶液对阴道进行灌洗,或对精液和溶解剂按照 1∶1 的比例,进行人工授精;

（5）脱氧核糖核酸酶及糜蛋白酶,直接加入精液后,会使精液液化或者黏稠度下降,而对精子的活力没有影响,可以作为精液分析和人工授精的液化剂;

（6）尿激酶,静脉注射,1 万 U/次,每日 1 次,1 个疗程为 20 天;

（7）维生素 C,口服,0.6～1.0 g/次,每日 3 次;

（8）复合蛋白锌,为含有锌、铁、锰、硒等多种微量元素的有机锌制剂,优点:口服易被吸收,没有毒副作用。

3. 物理疗法:当患者精液迟缓液化后仍有很高黏稠度时,先将精液放置于加压注射器中,然后使用 19♯ 或者 18♯ 针头将其加压注入玻璃容器内,精液再重新回吸到注射器内,反复操作 5 次,此操作对精子无损伤,适用于人工授精(AIH)。

4. 辅助生殖:在没有液化的精液标本中加入透明质酸酶和糜蛋白酶,放置于 37 ℃ 的水浴箱中约 5～10 分钟,然后行体外授精-胚胎移植(IVF-ET)或者夫精人工授精(AIH)。

5. 中医药治疗:随着传统中医中药学的应用和进一步发展,中成药、中药汤剂等在精液液化异常的治疗上也取得很大进展。现代医学已有研究证实,中药活血化瘀类药物能够帮助患者改善血流动力学,减低血液的黏稠程度,加快血液循环,促进精液液化的过程。常用中成药有血府逐瘀胶囊、右归丸、桂附地黄丸等。

【评述】

现今精液液化异常不仅患病率高,诱因也比较复杂。其发病机制尚不完全清楚,存在凝固因子学说、液化因子学说、生殖道感染学说、内分泌紊乱学说等。目前治疗效果也不令人满意,西医的治疗主要是抗感染、抗氧化、补充微量元素和维生素、调节激素水平及酶液化剂的使用等;而中医药治疗精液液化异常取得一定进展,方法也多种多样,如能将中西药治疗科学地结合起来,则精液液化异常的治疗可望出现协同增效的结果。精液液化异常患者,如果没有生育要求亦没有生殖道感染以及其他任何不适,可不予治疗,一般没有不良后果;对有生育要求的患者可以采取中西药物治疗或辅助生育技术,常可获妊娠。

（张其杰　宋宁宏）

第九节　多精子症

【概述】

多精子症(polyzoospermia)是指精子数量或者密度超过正常的最大值,即连续 3 次以上精子数量 >200×10⁶/mL 定义为多精子症。自 Doefner 于 1962 年第一次报道该疾病以来,文献记载未超过 2 000例,因此对于多精子症的诊断与治疗,尚无统一的标准。Jocl 提出了多精子症的诊断标准。基本的阈值为:120×10⁶/mL。多精子症Ⅰ级:(120～200)×10⁶/mL;多精子症Ⅱ级:(200～250)×10⁶/mL;多精子症Ⅲ级:>250×10⁶/mL。但目前多以精子数大于 200×10⁶/mL 为多精子症的诊断标准,把精子数目在(120～200)×10⁶/mL 之间称作精子密度过高。有研究对 1 374 例不育患者精液样本进行分析,多精子症患者占该研究总不育人数的 38.7%。

目前大多数研究者认为多精子症的病因主要有两点:精子的增多和精浆的数量减少。一方面,睾丸炎症疾病或者内分泌方面异常会引起生精功能异常而出现生精增多,除此之外,许多没有发育成熟的精子由于在附睾内没有停留过长时间即刻释放,从而引起精子密度增加;另一方面,精囊功能低下或者发育不良、前列腺出现萎缩,会导致精浆的数量减少,从而引起精子密度出现增高。

多精子症会引起生育力下降,甚至不育。一般认为,过多的精子数量会干扰精子的游动,增加精子间的碰撞,导致能量消耗增加;相关研究发现多精子症患者的精浆中 α-葡糖苷酶和果糖的水平下降,导致精子的活动能力也下降,影响受孕的概率甚至引起不育。除此之外,多精子症患者的配偶更容易出现自发性流产,Glezerman 等研究了 30 对患者和配偶,结果显示自发性流产率为 25%,可能是因为精子核没有发育成熟,遗传信息未能准确地传递给胚胎,也不能维持胚胎的良好发育;Chan 等则认为多精子症患者生育能力不高以及流产率高与染色体的畸变和(或)一些精子功能缺陷有关。

【诊断依据】

1. 临床症状:多精子症一般没有明显的临床症状,往往因为婚后不育或者流产就医时发现。如果患者伴有睾丸炎症则有睾丸疼痛、坠胀,睾丸体积也会出现增大;如果患者伴有附睾炎,则会出现附睾压痛,附睾的体积也会出现增大;如果患者伴有前列腺炎,前列腺质地偏硬且体积缩小。

2. 精液分析:患者在禁欲 2~7 天后,连续三次以上的精液分析,精液量正常,但精子的密度均 > 200×10^6/mL,则可诊断为多精子症。镜下见大量畸形或幼稚精子,同时死精子的数量也会增加,前列腺液中白细胞数目增多,卵磷脂小体的数量减少。

3. 精子核成熟的分析:一种方法是台盼蓝、水溶性苯胺蓝显色法,判断的标准是成熟精子的头部不着色;另一种方法是分子探针吖啶橙显示,成熟精子的核会出现绿色荧光,DNA 单股链出现红色荧光,染色质浓缩障碍时则会有黄色荧光。

【鉴别诊断】

1. 生理性精子增多　禁欲时间过长的男性常规检查精子密度时,会超过正常值的上限,复查时(1 周后),再次检测精子密度,倘若两次结果的平均值在正常区间内则诊断为生理性精子增多。

2. 多精液症　多精液症定义为男性一次射精后,精液数量 > 6 mL,但精子密度减少,精液量增加的男性精液一般不会出现病理变化,也不会影响生育。

【治疗方案】

1. 病因学治疗:如出现生殖系统炎症,则需行抗感染治疗。如果没有明确的病因,可把精液进行稀释,在降低精子密度的情况下,并同时优选精子行人工授精治疗。

2. 中医药治疗:以清热利湿、补肾益气、滋肾泻胃为主。

(1) 肾气虚衰型,给予肾气丸加减:山茱萸 12 g、山药 15 g、熟地黄 15 g、茯苓 12 g、泽泻 10 g、牡丹皮 10 g、制附子 10 g、肉桂 6 g、鹿角胶(烊化)15 g;或济生肾气丸 6 g,一日 3 次;

(2) 湿热下注型,给予八正散加减:瞿麦 12 g、木通 12 g、车前子 12 g、滑石 15 g、甘草 6 g、萹蓄 12 g、大黄(后下)10 g。

3. 针灸疗法:对肾气虚弱者,可取命门、肾俞、秩边、足三里、会阴、关元、曲骨等穴位,针施补法,留针约 30 min,一天一次,每次可选取 4~5 个穴位,十五天为一个疗程。

4. 辅助疗法:维生素 A,一次一片,一日 1~3 次;维生素 E,每次 2 片,一日 3 次;叶酸 10 mg/次,一日 3 次,1 个疗程为 1 个月。

【评述】

多精子症的病因尚不完全清楚,目前认为和遗传、物理因素、营养等关系不太明显。多精子症引起不育症的机制可能为:一是精子数量多,相互碰撞影响了精子运动的速度,从而减少了和卵子接触的机会,导致受孕率下降;二是精子的数量虽然很多,但是精子的质量并不高;三是单位体积的精子过多,相对精浆不足,导致营养及能量不足,精子的活动能力下降,影响授精。在多精子症的治疗方面,由于患者的精子核并没有完全发育成熟,影响亲代的遗传信息对子代的传递过程,导致胚胎的发育会受到限制,故多精子症的治疗主要在于改善精子核的成熟过程,从而更好地来保证妊娠。

(张其杰　宋宁宏)

第四十二章
精道疾病

第一节　先天性输精管缺如

【概述】

输精管的先天性异常包括：数目异常（缺如、重复）、发育异常（发育不良）、结构异常（憩室、囊肿、占位）和位置异常（异位、异位开口）等。临床以先天性输精管缺如最为常见。

先天性输精管缺如（congenital absence of the vas deferens，CAVD）是梗阻性无精子症及男性不育的一个重要原因。临床上多见先天性双侧性输精管缺如（congenital bilateral absence of the vas deferens，CBAVD）和先天性单侧性输精管缺如（congenital unilateral absence of the vas deferens，CUAVD），部分缺如少见；后者又可分为外缺如（阴囊段）、内缺如（腹股沟段缺如和盆腔段缺如）和节段性缺如。临床还可见一侧输精管缺如对侧输精管部分缺如。

目前明确囊性纤维化跨膜转导调节因子（cystic fibrosis transmembraneconductance regulator，CFTR）基因突变是 CBAVD 的主要病因。约 80% 的 CBAVD 患者至少携带一种形式的 CFTR 基因突变。CFTR 基因在 1985 年被克隆鉴定出来，CFTR 基因位于人染色体的 7q31，全长 250kb，有 27 个外显子和 26 个内含子。cDNA 全长 6129bp，编码 1480 个氨基酸。

【诊断依据】

1. 病史：成年男性有不育史；少数患者有典型囊性纤维化表现，如慢性肺部疾病、胰腺外分泌功能不足、汗腺电解质浓度高等。早年即可确诊。

2. 体检：双侧或单侧阴囊内触不到输精管，附睾头部增大，体尾部缺如。

3. 精液检查：CBAVD 者精液量少（0.5～2.0 mL），pH 低（5.5～6.5），无精子，精浆果糖为 0 或含量低（<0.87g/L 或<13 μmol/一次射精）。CUAVD 患者精液中精子数量少，精子活力低，死精子增多，精浆果糖亦减少。

4. 影像学检查：B 超、CT、MRI 等可见部分病例有精囊缺如或发育不良；肾畸形、发育不良、一侧肾缺如等。因此，在发现一侧肾缺如时应想到有输精管缺如的可能。

5. 基因检测：CFTR 基因筛查和遗传咨询。在 CBAVD 患者中检测出常见的四种 CFTR 基因突变，形式为△F508 突变、5T 等位基因突变、R117H 错义突变以及 M470V 突变。我国 CFTR 患者基因型以（TAAA）9/（TAAA）10 为主，正常人群基因型则以（TAAA）0/（TAAA）0 为主。

6. 部分缺如者可在手术中偶然发现，尤其在隐睾、精囊囊肿手术时。

【治疗方案】

1. 输精管缺如本身无法治疗。针对不育可施行辅助生殖治疗。

2. CUAVD 合并不育多因对侧睾丸受损或精道梗阻所致。对于对侧精道正常而睾丸受损时，可跨阴囊中膈把健侧输精管与患侧附睾吻合。对侧睾丸正常而有精道梗阻时，可切除梗阻段，行端-端吻合术。在 CUAVD 患者的健侧精道内可获得成熟精子行辅助生殖。

【评述】

CBAVD 在男性不育症中占 1‰～2‰，在男性无精子症中占 4%～17%，在梗阻性无精子症中占

25％。输精管发育障碍与 CFTR 基因突变和中肾管发育缺陷有关。因 CFTR 基因突变可以解释大部分 CBAVD,所以可认为是一种常染色体隐性遗传病。对 CUAVD 的发病更倾向于中肾管学说,即中肾管发育缺陷为其主要原因,常合并肾发育不全和/或其他泌尿男生殖系统发育异常。输精管完全性缺如或外缺如通过仔细体检即可诊断,内缺如的诊断需依靠精道造影。超声和 CT 检查可了解上尿路和精囊有无合并异常。

目前 CBAVD 本身还无法治疗,但通过辅助生殖技术(ART),即经皮附睾、睾丸穿刺抽吸精子结合单精子卵泡浆内注射(ICSI),已使这部分患者生育成为可能。目前仍有 10％～20％ CBAVD 患者基因筛查无阳性发现,对这部分患者可考虑全基因组测序,以完善胚胎植入前遗传学诊断(PGD),评估子代遗传风险。如 CBAVD 患者的配偶不携带 CFTR 基因突变,则他们通过辅助生殖技术获得的男孩患 CBAVD 的几率极低,不到 1％。如夫妻双方均携带 CFTR 基因突变,则有必要在受精卵植入前进行 CFTR 基因诊断。严重突变如△F508 的纯合子男孩,极有可能患 CBAVD。

(乔迪　宋体松)

第二节　输精管囊肿

【概述】

输精管囊肿或憩室(cysts or diverticulum of the vas deferens)多为先天性或后天性梗阻引起的继发性改变,输精管结扎术或创伤可能是引起这些病变的原因之一。Orrell 及 Haq 等提出,先天性畸形导致的输精管梗阻、梗阻近端分泌物潴留也可能是引起某些输精管病变的原因。射精管梗阻可致精囊、输精管继发性扩张,由于输精管壶腹部肌肉欠发达,因此在梗阻后可出现明显的继发性扩张,甚至呈囊状。在部分少、弱精子症患者精道造影时可见输精管壶腹呈囊状扩张。

【诊断依据】

1. 病史:不育、血精、阴囊或会阴部不适。

2. 临床表现:输精管囊肿或憩室无特异性表现,多因精道梗阻,精子排出不畅,引起附睾炎或精索炎、不育、血精、会阴部不适而就诊。

3. 体检:可有慢性附睾炎改变,附睾增大,质地变韧,压痛、输精管增粗。直肠指诊(DRE)有时可于前列腺侧上方触及囊性结构。

4. 精液检查:精液量少、无精子或少精子、活力下降。囊肿穿刺液中可见大量精子。

5. 影像学检查:B 超和 CT 检查可发现占位性病变,但不能证实病灶来源于输精管。精道造影可明确病灶与输精管的关系,并明确梗阻的部位。

【治疗方案】

1. 经尿道射精管切除术解除梗阻,亦可逆行经尿道行射精管扩张,使精道末端恢复通畅。

2. 对上述治疗失败,要求生育者可行辅助生殖治疗。

【评述】

输精管囊肿或憩室多为先天或后天因素引起的继发性梗阻性改变,确诊根据精道造影检查,治疗应针对精道末端的梗阻进行相应手术,仍不能生育者可行辅助生殖治疗。

(乔迪　宋体松)

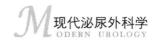
◢ 第三节　先天性精囊异位

【概述】

精囊异位（ectopia of the seminal vesicle）是一种罕见的先天性畸形，由 Sakatoku 等于 1968 年首次报道。精囊异位可分为横过异位（交叉异位）、融合异位、盆腔内异位等，均伴有射精管开口位置异常。

横过异位实际是输精管末端连同精囊一起异位至对侧，汇合形成共同射精管；融合异位是指两侧精囊尾部融合且位置异常；盆腔内异位是指精囊位于膀胱顶上方之盆腔内，且发育不良。

精囊异位胚胎机制尚不清楚。

【诊断依据】

1. 临床表现：精囊异位无明显症状，当合并射精管梗阻或缺如缺如时可表现为梗阻性无精子症，如合并精道异位开口于尿路，可表现为男性不育，在排精后的尿液中可查见精子。

2. 影像检查：精囊异位可经 TRUS、CT 或 MRI 发现，但确诊仍依赖于精道造影检查。融合异位时可见双侧精囊融合，位于异常部位，射精管缺如或形成共同射精管。横过异位时可见一侧输精管末端连同精囊一起绕过中线，转移至对侧。精囊形态及射精管可正常。

【治疗方案】

精囊异位本身不需治疗。对合并射精管缺如的患者，可从精道内获取成熟的精子，施行辅助生殖治疗，如卵细胞胞质内单精子注射（ICSI）。对合并射精管梗阻的患者，可经尿道行射精管切除术（transurethral resection of the ejaculatory duct，TURED），去除梗阻因素，使精道恢复通畅。

【评述】

精囊异位罕见。临床无特异性表现，可因不育就诊，进一步影像学检查时发现，其中精道造影是诊断的可靠方法，需生育者可行 ART 治疗。

（乔迪　宋体松）

◢ 第四节　射精管囊肿

【概述】

射精管囊肿（ejaculatory duct cysts）是指射精管的囊性病变，文献中多为射精管开口梗阻引起的射精管囊性扩张，亦有先天性射精管囊肿的报道在影像学上表现为"囊肿"样改变。

射精管狭窄、闭锁、钙化等可引起射精管全程扩张（管状扩张）、局限性扩张（囊状扩张，即射精管囊肿）。有研究显示，在射精管病变（主要是射精管梗阻）导致的男性不育症患者中，射精管囊肿占 62.5%。

真正意义上的射精管囊肿极为少见，目前此类囊肿称为"射精管憩室"似乎更确切，因为它仍有出口通入射精管。1930 年，Huggins 首次报道一例射精管憩室引起膀胱出口梗阻的患者。1969 年，Brooks 首次对一例射精管囊肿患者进行了影像学和组织学研究。国内吴宏飞等首次报道了射精管囊肿异位开口于扩大的前列腺囊（EPU）病例。

【诊断依据】

1. 症状：患者常因不育、血精、尿频、排尿困难和会阴部隐痛就诊。

2. 体格检查：合并慢性或急性附睾炎时，患侧附睾增大、变硬、触痛。经直肠指诊可触及圆形的坚韧、光滑、无痛性的肿块。

3. 精液检查:多显示精液量少、无精子、少精子和弱精子。如对侧精道正常,则精液常规多正常。

4. 影像学检查:经直肠超声检查(TRUS)可见射精管区圆形或椭圆形囊性占位、精囊和输精管壶腹部可有不同程度扩张,CT 和 MRI 的应用更提高了诊断的准确性。

5. 精道造影:可准确判断囊肿与射精管的解剖关系,可了解对侧精道通畅情况。延迟摄片可判断是否为射精管完全性梗阻。

6. 病理检查:对切下的射精管囊肿作免疫组化检查,可见 CD10(＋)、Muc6(＋)、PR(-)、ER(-),有助于与苗勒管来源囊肿鉴别。

【鉴别诊断】

1. 苗勒管残留囊肿　根据是否与后尿道相通,将前列腺部苗勒管残留囊肿分为苗勒管囊肿和扩大的前列腺囊(EPU)。苗勒管残留囊肿单发,位于前列腺基底部、中线处及尿道后上方,呈典型囊性结构,与膀胱颈紧邻,体积大小不等,可突出前列腺生长,多形成下尖上圆的倒水滴形、圆形、或椭圆形,有一细小蒂与精阜相连,边缘光滑整齐,囊内超声显示为无回声,透声性良好。有时巨大的苗勒管残留囊肿可突入盆腔,压迫膀胱和直肠,出现下腹部包块、排尿困难和便秘等表现。精道造影检查射精管囊肿多可显示,而苗勒管残留囊肿不显影。

2. 精囊囊肿　B 超、CT 可见囊肿位于前列腺一侧后外上方的精囊区内,MRI 准确性较高,T1 加权为低信号,T2 加权为高信号,可清晰显示囊肿与盆腔各脏器的解剖关系。精道造影示精囊管不同程度扩张,可见多个类圆形结构,亦可为孤立性囊状扩张,有时可在超声引导下行囊肿穿刺抽吸后造影有助于确诊。

【治疗方案】

1. 无症状的射精管囊肿不需治疗。

2. 对于较小的射精管囊肿,可采用经尿道射精管切开术(TURED)、射精管扩张术、精囊镜下扩张术进行治疗。

3. 较大的囊肿可经膀胱切除,该径路暴露较好,可在直视下进行。经尿道射精管囊肿开窗术或囊肿切开术,亦可取得满意的效果。经尿道钬激光可用于射精管囊肿切开引流以及囊内结石的碎石治疗。

【评述】

射精管囊肿是由于射精管末端梗阻,继发射精管扩张、膨大而形成的。先天性因素导致射精管末端闭锁、狭窄、发育不良,或邻近部位感染、恶变、钙化、结石等压迫射精管,引起射精管局限性扩张形成囊肿。

临床表现取决于囊肿的大小、是否合并感染或结石以及射精管梗阻的程度。体积较大的囊肿还可压迫对侧射精管和后尿道,导致排精、排尿受阻,合并感染或结石时,可引起精囊炎、附睾炎。射精管囊肿约占血精症病因的 11％～27％。有时可见细小的结石随精液排出。

射精管囊肿需与前列腺中线附近的精囊囊肿、扩大的前列腺囊、苗勒管囊肿和 Zinner 综合征进行鉴别。精道造影在部分确诊困难的病例中有决定性作用。同时,免疫组织化学检查为进一步明确诊断提供有力的支持。

有症状的射精管囊肿常需手术治疗。本病为良性病变,术后预后良好。

(乔迪　宋体松)

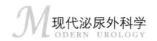

第五节　射精管梗阻

【概述】

射精管梗阻(ejaculatory duct obstruction,EDO)是指病变发生于精道远端射精管导致精子排出障碍的疾病,是导致男性不育的一个重要原因。文献报道约 1%～5% 的男性因射精管梗阻而失去生育能力。根据梗阻的程度,可分为完全性梗阻和不完全性梗阻。完全性梗阻约占男性不育的 1%,不完全性梗阻在男性不育中的比例超过 4%。尽早诊断及解除射精管梗阻是治愈本病的关键。近年来微创外科技术的发展使本病成为可通过手术治愈的少数无精子症之一,但由于对射精管动力学的研究仍是空白,不完全性射精管梗阻的诊断和治疗仍是目前临床面临的一个难题。

【诊断依据】

1. 多无明显症状,常以男性不育就诊。

2. 体检显示大多数患者第二性征、睾丸大小正常,但输精管往往略粗,附睾均匀性膨大。部分患者 DRE 可触及前列腺内肿块或扩大的精囊,有时附睾或前列腺可有压痛。

3. 精液检查:Paick 等提出 EDO 患者精液多有"四低"现象:(1) 精液量少,一般<2 mL,且与梗阻程度正相关;(2) 严重少弱精子症或无精子症;(3) 精液 pH 值降低;(4) 精浆果糖明显降低或 0。

4. 经直肠 B 超检查(TRUS):目前,经直肠超声(TRUS)已成为诊断梗阻性无精子症的首选方法。射精管梗阻时,精囊无法排空,精液潴留于精囊,常见精囊扩张。正常青年男性的精囊管前后宽约 1.0cm。Turek 等认为 TRUS 具有以下 4 条之一即可诊断为射精管梗阻:① 精囊扩张,精囊管直径>1.5 cm;② 射精管扩张直径>2.3 mm(经 TRUS 检查);③ 精阜内或射精管内钙化、结石;④ 在近精阜中线或偏离中线处有囊肿,即提示 Müllerian 管囊肿或 Wolffian 管囊肿。对怀疑射精管梗阻的患者,还应行睾丸穿刺活检,以排除生精功能障碍。若生精功能正常,则可行精道造影检查。

5. MRI 检查:MRI 能从矢状面、冠状面、水平面多角度清晰地显示梗阻部位和程度,对射精管囊肿的鉴别具有辅助价值。经直肠腔内线圈 MRI 对精道远端局部显像更为清晰。MRI 目前分辨率仍难以显示正常人未扩张的射精管全长结构,且仍属于静态的观察,对不完全性、功能性梗阻的不典型病例同样难以鉴别。同时,由于 MRI 检查成本、设备和技术因素等,使得其应用不及 TRUS 广泛。因此,只有在临床表现、TRUS 等诊断不明时考虑行 MRI 检查或直肠内线圈 MRI。

6. 精囊穿刺精液分析:并非所有射精管梗阻都合并精囊扩张,也并非所有精囊扩张的患者都有射精管梗阻。因此,精囊穿刺可作为诊断射精管梗阻的辅助手段。若在抽吸液中发现大量活动性精子,则可诊断为射精管梗阻,同时还可证明睾丸生精功能正常和输精管通畅,没有进行睾丸活检的必要。精囊穿刺可在 TRUS 引导下经直肠或经会阴进行。穿刺前患者应清洁肠道,预防性应用抗生素。

但精囊中出现精子也不能排除功能性梗阻的可能,因为不能射精时,精子也可以潴留于精囊内。另外,精囊穿刺精液分析也无法明确射精管梗阻的确切部位。为明确梗阻部位,可在精囊穿刺时经穿刺针注入造影剂,进行精道造影检查。

7. 精道造影:精道造影是诊断精道梗阻的"金标准"。并可鉴别是不完全性射精管梗阻还是完全性射精管梗阻。精道造影可见精囊和输精管壶腹扩张、射精管闭塞、无造影剂进入后尿道和膀胱等,延迟摄片也无造影剂进入后尿道和膀胱。对不完全性射精管梗阻严重者延迟摄片可见后尿道或膀胱显影。推注造影剂结束后可见精道内容物反流至注射器内或由穿刺针座流出,涂片可见大量精子。精道造影是一种侵入性检查,须暴露于 X 线下,多在局部麻醉下进行,引起生殖管道继发性梗阻的风险极低。

8. 99 锝硫胶体精囊闪烁扫描、射精管通色素法、射精管开放压测定等对不完全性、功能性梗阻具有一定的鉴别诊断价值，但目前应用尚不普遍。

【鉴别诊断】

1. 射精功能障碍　射精功能障碍包括不能射精和逆行射精等。不能射精的患者通常在性高潮时无精液射出。患者的病史常可为射精功能障碍提供诊断依据。既往后腹膜腔手术、神经病变、以及糖尿病等可提示不能射精。不能射精是由功能性因素而非解剖性因素引起的。对少数无法通过病史得出诊断的患者，只能通过精道造影来排除机械性梗阻。逆行射精患者通常射精后尿液中可见大量精子。因此射精后应做尿液检查，证实有无逆行射精。

2. 先天性输精管缺如　先天性阴囊段输精管缺如通过体检即可确诊。但输精管盆腔段缺如或闭锁的患者，单纯依靠体检难以确诊，只能通过精道造影来证实。先天性输精管缺如常合并精囊缺如，若 TRUS 显示精囊缺如，但阴囊内可扪及输精管时，则应考虑盆腔段输精管缺如可能。此类患者精液量少，射出的精液实际上仅为前列腺液，稀薄且不含果糖及肉毒碱。

【治疗方案】

1. 经尿道射精管切除术（transurethral resection of the ejaculatory duct，TURED）是目前的标准方法。术后精液改善率可达 33%～83%，配偶受孕率可达 25%。

TURED 的适应证有精液"四低"表现（精液量少、无精子或少精子、pH 值低、精浆果糖水平低）、射精管结石、射精管囊肿、射精痛、血精、顽固性会阴和盆腔疼痛、慢性精囊炎或附睾炎等。各种急、慢性炎症和结核未控制时属手术禁忌。对精道异位开口于苗勒管残留囊肿者可行经尿道苗勒管残留囊肿电切开窗引流术。

2. 射精管气囊扩张术，该手术不会损伤直肠和外括约肌，可保留正常射精管开口，防止尿液反流。尤其适用于射精管不完全性梗阻患者及前列腺外段梗阻的患者。

3. 随着内镜器械和技术的发展，F4.5～F9 输尿管硬镜、输尿管软镜或专制精囊镜（transurethral seminalvesiculoscopy）被用于射精管、精囊等精道远端结构直视下的探查和治疗。精囊镜检查本身对射精管的扩张作用以及冲洗、清除结石或结合 TURED 进行电切、等离子、钬激光等治疗，相比传统观念上的 TURED 术显露射精管开口更加直观，且同时对 EDO 具有诊断价值，可达到与传统 TURED 一致的疗效，其创伤和并发症也相对较少。最新研制的精囊输精管软镜（flexible vesiculovasoscopy，FVV）和输精管镜技术有可能进一步扩展精道内镜检查和治疗的范围。

4. 对炎症引起的不完全性射精管梗阻可行抗炎、非甾体类药物、α-受体阻滞剂等治疗。

5. 对手术效果不佳或术后仍不能生育的患者，可从患者精囊、附睾或睾丸中获取精子，进行辅助生殖治疗（IUI、IVF 及 ICSI 等）。

【评述】

射精管梗阻可分为先天性和继发性梗阻两种。以先天性因素最为常见，约占 80%。射精管梗阻缺乏特异性表现，不育是最常见的症状，少数患者可同时患有精索静脉曲张或睾丸功能低下。EDO 的诊断需结合临床表现、实验室检查、TRUS、MRI 等综合考虑，但精道造影是诊断的"金标准"。各式经尿道微创手术是 EDO 主要治疗手段，TURED 为代表的经典术式具有确切的疗效。进一步发展的精囊镜技术对远端精道进行探查、扩张、冲洗或结合 TURED 进行电切或激光治疗，能很好地恢复精道远端通畅性，具有诊断和治疗的双重价值。但以上术式术后自然妊娠率仍然欠理想，亦缺乏规范的技术标准及中远期临床研究。最新出现的精囊输精管软镜技术是诊治精道疾病的突破性进展，但尚有待器械和技术的改进和完善。因射精管梗阻是一种良性病变，无明显症状的患者可不予处理。

经尿道射精管切除术的总体效果较好，但病因不同治疗效果也存在着差异：由前列腺内囊肿压迫引起的射精管梗阻，手术效果最好；不完全性梗阻患者术后精液质量改善明显，优于完全性梗阻者。

（乔迪　吴宏飞）

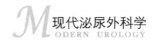

第六节　输尿管异位开口于精道

【概述】

输尿管异位开口于精道(ectopic ureter opening into the seminal tract)是指男性输尿管异位开口于射精管、精囊、输精管,是一种临床少见的先天性发育异常。1852年首次见于文献记载。以单侧尿路异位开口者居多,且多合并同侧肾缺如或发育不全。据Abeshouse1943年统计,男性输尿管异位开口中后尿道约占54%,精囊约占28%,输精管约占10%,射精管约占8%。因此,精囊是继后尿道之后,输尿管异位开口最常见的部位。约占输尿管异位开口于精道病例的60%~75%。但重复肾-输尿管畸形中输尿管异位开口于精道的病例极少。

【诊断依据】

1. 常见症状为会阴胀痛、排尿困难、血尿、射精痛及反复发作的附睾炎,多因囊性肿块较大压迫、感染引起。

2. B超、CT及MRI可发现输尿管扩张,同侧肾缺如或严重发育不良;静脉泌尿系造影显示一侧肾不显影;

3. 膀胱镜检查可见膀胱一侧受压,同侧输尿管开口缺如、三角区发育不全。

4. 确诊需靠精道造影检查,除精道显影外,还可见造影剂进入扩张的输尿管,射精管开口梗阻,无造影剂进入后尿道。同样,输尿管穿刺造影也可显示输尿管与精道的关系,并可经输尿管抽吸液体进行检查,在穿刺液中可找到精子。

【鉴别诊断】

1. Zinner综合征　因输尿管异位开口于精囊多合并同侧肾发育不全,亦可合并精囊囊肿。与Zinner综合征鉴别的关键是如何判断扩张的输尿管残基与精囊囊肿的关系,有人把异位开口于精囊的扩张的输尿管残基视为"精囊囊肿"或精囊囊肿的一部分,这样容易使两者混淆。从胚胎发生来看,两者都是由输尿管芽发育障碍引起,但两者不同的是输尿管异位开口于精囊时,输尿管芽发出的部位可能位于输精管前体近端(PVP)的尾侧,虽受PVP的干扰,但乃可部分发育;而Zinner综合征时,输尿管芽发出的部位可能更接近PVP的中央,导致输尿管芽被PVP完全吸收而不能发育。在影像学检查时,Zinner综合征无扩张的输尿管。

2. 假性重复输精管畸形　指异位开口于精道的输尿管残基,在组织学上具有输精管的特点,是一个与真正重复输精管相对的概念,因为异位开口之输尿管芽接近PVP,PVP具有双向潜能,即既可分化为输精管,又可分化为输尿管。因此,异位开口于精道的输尿管,虽具有"输尿管残端扩张"的形态,但组织结构却与输精管相似。假性重复输精管畸形需病理组织学检查才可确诊。

【治疗方案】

1. 患侧输尿管和肾切除术,完全切除病变输尿管和残基肾组织。对于重复肾-输尿管畸形的患者,可切除病变输尿管和受累的半肾。

2. 对有射精管口闭锁者可行经尿道射精管切除术(TURED),使精道排泄通畅。

【评述】

1975年,Mackie和Stephens在总结重复上尿路畸形病例时,提出一个胚胎学理论。他们认为,输尿管芽正常发生于中肾共同管(CMD)上一个特定的区域。若输尿管芽自这一区域之上发出,将导致输尿管异位开口于膀胱三角区之外,且无法与生后肾胚基(metanephrogenic blastema,MB)正常连接,则导致肾的发育缺陷。因输尿管与精道末端的发育密切相关,输尿管异位开口于精道的患者,几乎均合并同侧射精管闭锁,导致该侧先天性射精管梗阻。

早期文献中,输尿管异位开口于精道的病例多在尸检中发现。随着影像学诊断的发展,偶然发现的病例逐渐增多。患者早年一般无症状,而多在青春期及以后出现症状。可能因为一侧肾缺如或发育不良,该侧不能产生尿液,同时由于射精管梗阻,使患侧输尿管及精道成为一条封闭的管道。青春期前,肾缺如者输尿管内无尿液和精液汇入;肾发育不全者也会因尿液无法引流而在早期丧失其残存功能,使输尿管内仅有少量液体残留。因此,患者早年可无明显症状。而青春期后,随着精液不断汇入输尿管,输尿管内压力逐渐升高,可引起会阴及腰部胀痛,膨胀的盲端射精管还可压迫后尿道,引起排尿困难和射精疼痛。可有患侧阴囊坠胀感。患侧输精管增粗,附睾头增大,触之张力较大,类似附睾郁积。由于合并畸形表现不一,本病缺乏标准的治疗方案。治疗应以个体化为原则。总的原则是恢复精道通畅、保护生育力、切除病变组织和控制继发感染。

本病术后预后良好。

(乔迪 吴宏飞)

第七节 Zinner 综合征

【概述】

Zinner 综合征(Zinner syndrome)是一种罕见的先天性发育异常,由一侧肾缺如、同侧精囊囊肿、同侧射精管梗阻组成的三联征。因 1914 年由 Zinner 首次报告,故称为 Zinner 综合征。发病率约为 2.14/10万,右侧与左侧发生比约为 2∶1。可合并隐睾、尿道下裂、两性畸形及多囊肾等。

【诊断依据】

1. 临床表现:小的囊肿以及未成年人无明显症状。成年患者可出现排尿困难、尿频、血尿、会阴部疼痛、射精痛、血精、阴囊内疼痛等症状,还可继发尿路感染、附睾炎和前列腺炎。

2. 影像检查:超声、IVU、CT、精道造影等检查发现肾缺如或发育不全,同时合并同侧精囊囊肿、射精管梗阻,即可诊断为 Zinner 综合征。

【治疗方案】

Zinner 综合征的治疗可参照精囊囊肿和射精管梗阻的治疗。无症状者不需治疗。出现症状时,可针对精囊囊肿及射精管梗阻进行治疗。

治疗方法有经直肠囊肿抽吸术、经尿道精囊囊肿去顶术、经尿道射精管切除术(TURED)、开放或腹腔镜下精囊囊肿切除术等。如有顶部盲端的残迹肾组织,应予以切除,以预防继发感染。

【评述】

先天性单侧肾发育不全或缺如(unilateral renal agenesis,URA)的发生率约为 0.1%,常合并同侧生殖管道的发育异常,尤以精囊的发育异常最为多见;先天性精囊囊肿的发生率约为 0.002%,其中 80% 亦可合并同侧肾发育不全或肾缺如。URA 可合并先天性精囊囊肿和继发性精囊囊肿。Zinner 综合征是一种先天性发育异常,特指精囊囊肿合并同侧 URA,不包括对侧 URA。因为 Zinner 综合征与 URA 合并继发性精囊囊肿的病因不同,因此继发性精囊囊肿合并同侧 URA 并不属于 Zinner 综合征,但临床上难以区分。输尿管异位开口于精囊时,均合并同侧肾缺如或严重发育不全,因此可视为 Zinner 综合征的一种特殊类型。

Zinner 综合征的临床表现主要取决于精囊囊肿的大小。由于精囊解剖位置的特殊性,开放性手术不可避免具有创伤大、暴露困难等缺点。而腹腔镜手术则具有显露好、创伤小、术后恢复快、并发症少等优点,可作为治疗 Zinner 综合征精囊囊肿和上尿路病变的首选方法。而对于精囊囊肿较小、无明显不适症状的射精管梗阻患者,可选择 TURED 治疗。

(乔迪 吴宏飞)

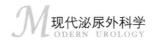
◢ 第八节 苗勒管残留

苗勒管残留(müllerian duct remnants)引起的病理改变包括扩大的前列腺囊、苗勒管囊肿、腹膜后苗勒管囊肿、苗勒管永存综合征等。但在多数文献中,主要指苗勒管囊肿和扩大的前列腺囊两种形式。苗勒管残留不同于苗勒管残基(rudimentary müllerian duct),每个男性体内都有睾丸附件(appendix testis)、前列腺小囊(prostatic utricle)等苗勒管残基,但苗勒管残留并不多见。

一、苗勒管囊肿

【概述】

苗勒管囊肿(Müllerian duct cysts)是苗勒管残留的一种类型。苗勒管又名副中肾管,胚胎约第8周时,在女性分化为生殖器官输卵管、子宫和阴道上段;男性则在苗勒管抑制因子的作用下形成睾丸附件、前列腺小囊、精阜等结构。若苗勒管抑制因子分泌异常则可致苗勒管退化不全而形成囊肿。苗勒管囊肿好发于20～40岁的男性,多见于前列腺及膀胱颈后方,罕见发生于腹膜后、肾上腺者。囊肿通常大小各异,多为单房囊肿,囊液可呈巧克力样、草绿色或澄清液体,内可含脂肪或胆固醇成分。

【诊断依据】

1. 病史:苗勒管囊肿一般发现较晚,多见于20～40岁年龄段。病人的外生殖器多正常,偶可伴有一侧肾发育不良。

2. 症状:前列腺区苗勒管囊肿最常见的表现(50％)是尿频、尿急、排尿困难,直肠指检可触及中线处有一波动感的肿块。尿潴留、射精痛、血精及尿路感染也较常见。下尿路刺激症状约18.5％,男性不育约12％,单侧肾发育不全或肾功能不全的发生率约10％,附睾炎在儿童中发生率为25％,在成人只有6％。

3. 影像学检查

超声检查:特别是经直肠超声检查(TRUS)是诊断苗勒管囊肿最常用的一项检查,可见前列腺后方中线处的囊性包块,呈"倒水滴形"或"倒梨形",囊肿基底部呈"鸟嘴状",尖端指向精阜。CT、MRI检查可显示前列腺中心的囊性占位。

尿道造影:苗勒管囊肿与后尿道不通,各种常规的造影不能显示囊肿的形态,但可以发现一些间接征象:膀胱尿道造影有时发现后尿道或膀胱颈受压改变。

精道造影:除可显示前列腺段尿道、射精管的移位外,而且可以证实有无输精管或射精管异位开口于苗勒管囊肿。

4. 尿道膀胱镜检查:可见后尿道受压、膀胱颈、膀胱三角被抬高,精阜变形。

5. 病理检查

苗勒管囊肿内的液体可为澄清的绿色或棕色,也可为血性液体,通常不含精子,囊液富含前列腺特异性抗原(PSA),偶可见囊内钙化,有学者认为这是诊断前列腺内苗勒管囊肿的一个线索。但近年来也有作者指出,苗勒管囊肿内亦可含有精子,是因输精管或射精管异位开口于苗勒管囊肿时,囊液中往往含有大量活力低下的精子或死精子。苗勒管囊肿的囊壁被覆单层立方及不典型柱状上皮,免疫组化示CKS、上皮膜抗原、CA125阳性、ER(＋)、PR(＋)。恶变少见,恶变者主要为鳞状细胞癌、囊腺癌及子宫内膜癌。

【鉴别诊断】

1. 射精管囊肿　射精管囊肿多偏于一侧,一般体积较小,被限制在前列腺内,很少突出腺体外生长;而苗勒管囊肿体积较大,可突出前列腺外生长,有时巨大的苗勒管囊肿可突入盆腔,压迫膀胱和直肠,出现下腹部包块、排尿困难和便秘等表现。在精道造影图像上,射精管囊肿可显示,而苗勒管囊肿一般不显影。

2. 精囊囊肿 B超、CT可见囊肿位于前列腺一侧后外上方的精囊内,可合并同侧肾缺如或发育不全。精道造影示前列腺内无囊肿,射精管开口通畅,精囊管不同程度扩张,可见多个类圆形结构,亦可为孤立性囊状扩张。

3. 扩大的前列腺囊 以婴幼儿多见,其中90%患者伴有尿道下裂、一侧或双侧隐睾、两性畸形、后尿道瓣膜病、先天性肛门闭锁、Prune-Belly(先天性腹肌缺陷综合征)、Downs综合征(21-三体综合征)等先天性异常。资料显示扩大的前列腺囊在尿道下裂患者中的发生率为13.5%,在两性畸形及隐睾患者中的发生率为16.6%,在会阴型尿道下裂中的发生率高达50%。尿道下裂的严重程度与扩大的前列腺囊分级密切相关。扩大的前列腺囊呈管状或椭圆形,与后尿道相交通。囊肿多开口于前列腺尿道精阜中央,囊肿较小,很少超过前列腺底部水平,囊内可有淡黄色液体且不含精子。与苗勒管囊肿不同,扩大的前列腺囊内壁被覆鳞状上皮细胞,与阴道相似。

【治疗方案】

根据苗勒管囊肿的临床表现、肿块大小、有无并发症及与周围结构的解剖关系来确定治疗方案。对于那些囊肿较小,而无临床症状的患者可以随访观察,合并感染者应抗炎治疗。

手术治疗主要是针对一些伴有严重并发症的患者,主要包括:① 反复感染;② 尿潴留;③ 肾积水;④ 大的盆腔或腹部占位;⑤ 不育;⑥ 需要间歇性清洁导尿而苗勒管囊肿影响插管者。

手术方式主要有:

1. 开放手术

由于苗勒管囊肿位于前列腺后上及膀胱后,一般位置较深,囊壁与直肠、精囊、射精管及前列腺相贴附,手术时有一定的风险,且常不能将囊肿完全切除,如想完整摘除囊肿,则需同时切除部分精囊、输精管壶腹或部分前列腺。许多医生推崇经腹途径,特别是对于较大的病灶。对于较小的囊肿而言,手术相对较困难,易损伤临近的血管神经束、输精管及输尿管。其他径路有:耻骨上膀胱外途径、经膀胱三角区途径、骶骨旁途径、经直肠后矢状位途径等,其中骶骨旁途径常用于小儿。

手术原则是完整切除囊肿,保护好邻近器官,对无法完整切除者可行开窗引流,电灼破坏囊肿内壁,大多可获良好效果。

2. 腔内手术

囊肿穿刺抽吸:经直肠B超引导下经会阴囊肿穿刺注入硬化剂治疗前列腺后方中线处的苗勒管囊肿,方法简单,创伤小,效果较好,但术后复发率较高。

囊壁切开和囊肿去顶术:对小的囊肿可用冷刀纵行切开囊肿以充分引流,或经尿道于膀胱颈和精阜间电切,使囊肿去顶。本法存在以下一些局限:(1)去顶及开口应足够大以防复发,但手术范围过大有可能损伤到射精管致不育;(2)对于新生儿,内窥镜的使用有一定的局限。最近,膀胱镜下球形或Bugller电极电灼囊壁法,成功率高,并发症少,住院期缩短。经直肠B超引导下分别应用Collin's热刀和激光刀切开囊壁,使手术更精确。同时必须指出:(1)对于未能完全清除的囊肿的长期随访的效果还不得而知;(2)理论上如果残存的囊肿合并感染,由于电灼形成的纤维化反应,使开放手术变得困难,易引起邻近器官误伤;(3)囊肿有3%的恶变率,残留的囊肿有恶变的可能,应注意随访;(4)电灼时电流有可能影响到邻近的血管神经束及射精管开口,引起勃起功能障碍及不育。

3. 腹腔镜下手术

随着腹腔镜技术的发展,已为越来越多的医生采用。腹腔镜下切除苗勒管囊肿,能保留患者的性功能,避免尿失禁,再加上经尿道电灼残余囊壁,使囊肿完全清除。术后患者疼痛较轻,恢复快。尿道缺损面可以在腹腔镜下修补,小的缺损可以应用超声刀凝固。这种技术可以很好地显示膀胱后区域,输尿管、射精管、精囊等结构可以与囊肿分开,避免损伤,切除的范围可以一直到直肠尿道平面。

对射精管或输精管异位开口于苗勒管囊肿者,术中应充分了解精道开口于囊肿的位置,在尽可能

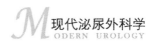
多的切除囊壁的前提下,要保护好输精管或射精管在囊肿的开口,尤其是育龄男性更应注意;对于年龄大,无生育要求,有反复附睾炎者可考虑切断结扎精道与苗勒管的连接,并彻底切除囊肿。

【评述】

苗勒管囊肿是位于中线处的囊性结构,它一般位于后尿道、膀胱颈的后方,直肠前方,呈倒水滴形,常超过前列腺底部。囊肿差异较大,大者可超出盆腔突入下腹部甚至上腹部。临床表现与囊肿的大小及是否合并感染有关。体积小的囊肿一般无明显症状,可在前列腺超声检查时偶然发现。体积较大的囊肿可引起会阴部、耻骨上区、肛周不适。有时可在腹部触及巨大囊性包块。囊肿可压迫膀胱出口、射精管、直肠等可引起相应症状。苗勒管囊肿继发感染时可出现急性细菌性前列腺炎的症状。苗勒管囊肿内还可形成结石,引起血精和射精痛,对较大且有并发症的苗勒管囊肿可行手术治疗。对有囊壁恶变者,应行根治性切除术。

(乔迪 吴宏飞)

二、扩大的前列腺囊

【概述】

扩大的前列腺囊(enlarged prostatic utricle,EPU)又称前列腺囊囊肿(prostatic utricular cyst),是苗勒管残留(müllerian duct remnants)一种类型。在正常发育的男性,Müller结节退化形成一短小的、一端呈盲端的椭圆形小囊,在胚胎起源上相当于女性阴道。若雄激素分泌不足、受体缺陷或苗勒管抑制因子分泌异常则可致 Müller 管退化不全则形成扩大的前列腺囊,亦有文献称之为"男性阴道",本病常合并尿道下裂、隐睾、两性畸形等先天性异常。

【诊断依据】

1. 病史:婴幼儿多见,多伴有尿道下裂、隐睾、生殖器模糊、后尿道瓣膜病、肛门闭锁、Prunel-Belly综合征、Downs 综合征等先天性异常。

2. 症状与体征:较小的前列腺囊一般无明显症状;较大的前列腺囊除合并上述畸形外,继发感染时可有相应症状。体积较大的前列腺囊还可引起排尿困难、尿潴留、肾积水等。

3. 影像学检查:可见前列腺中线处的囊性包块,呈管状或椭圆形,与后尿道相通。多开口于前列腺尿道精阜中央,通常体积不大,较少超过前列腺底部水平。但也有体积巨大的前列腺囊,顶端可突入盆腔。Ikoma 根据 X 线图像将扩大的前列腺囊分为四级:0 级开口于前列腺尿道,囊肿未超过精阜;Ⅰ级比 0 级大,但未达到膀胱颈;Ⅱ级囊肿更大,其顶部超过膀胱颈。上述开口均在精阜中央。Ⅲ级开口于尿道球部外括约肌的远端。研究表明,尿道下裂患者的严重程度与扩大的前列腺囊的分级密切相关。

由于扩大的前列腺囊与后尿道相交通,在排泄性膀胱尿道造影及逆行膀胱尿道造影时常显影,因此对于扩大的前列腺囊有较高诊断价值。若显影不良或不显影,高度怀疑者可在膀胱镜直视下经前列腺囊开口插管注入造影剂。对伴有尿道下裂的扩大的前列腺囊,有研究报告 B 超的诊断阳性率约为 75%,而逆行尿道造影的诊断阳性率可高达 83%。

4. 实验室或病理检查:扩大的前列腺囊内液体为尿液与前列腺囊分泌物的混合液,呈淡黄色,一般不含精子,继发感染时可为血性。扩大的前列腺囊内壁被覆鳞状上皮细胞,与阴道相似。病理检查示 ER(+)、PR(+)。

【治疗方案】

扩大的前列腺囊应根据其合并的畸形、临床表现、囊肿大小、有无并发症等来确定治疗方案。

1. 对于合并先天性肛门闭锁、尿道直肠瘘等,应先处理合并畸形,为本病的进一步治疗打下基础。

2. 对于囊肿较大,引起膀胱出口梗阻或继发感染时,应在解除尿潴留、控制感染的情况下切除扩大的前列腺囊。手术方式与苗勒管囊肿的手术方式基本相同。但如合并精道异位开口于 EPU 时则应考虑精道异位于 EPU 的底部、体部还是颈部来决定治疗方案,手术既要达到处理 EPU 又要达到保持精液流出道通畅的目的。

【评述】

扩大的前列腺囊以婴幼儿多见,其中 90% 患者伴有尿道下裂、一侧或双侧隐睾、两性畸形、后尿道瓣膜病、先天性肛门闭锁、Prunel-Belly 综合征、Downs 综合征(21-三体综合征)等先天性异常。有资料显示扩大的前列腺囊在尿道下裂患者中的发生率为 13.5%,在两性畸形及隐睾患者中的发生率为 16.6%,在会阴型尿道下裂中的发生率高达 50%。

扩大的前列腺囊伴有尿道下裂时,最常见的并发症是尿路感染,其次是不能节制的滴尿及排尿困难。治疗依据合并畸形及扩大的前列腺囊并发症综合考虑。预后取决于合并畸形的严重程度。

(乔迪　吴宏飞)

三、腹膜后苗勒管源性囊肿

【概述】

腹膜后苗勒管源性囊肿(retroperitoneal müllerian cysts,RMC)来源于后腹膜苗勒管退化不全的残基,临床罕见。男女皆可发病,但以男性居多。病变多位于肾脏附近,亦有位于腹膜后、胰腺旁、骨盆内、膀胱附近者。

【诊断依据】

1. 囊肿体积较小者可无症状,患者多在体检时发现,或自行扪及腹部包块而就诊。

2. 体积较大者可产生腰酸、腹胀等压迫症状,若压迫肾脏和输尿管等脏器,可导致相应症状,严重者可导致肾脏功能损害。

3. B 超、CT、MRI 等辅助检查有助于定位诊断。主要表现为肾脏旁、腹膜后、骨盆内囊性占位。

4. 确诊依靠病理诊断。囊肿可为不规则管状,多为单房性,囊液为淡黄色或浅褐色,可含白细胞和红细胞。光镜下可见囊壁为纤维结缔组织,内有平滑肌纤维,囊内衬以柱状及立方上皮,内含胆固醇和脂滴。

【鉴别诊断】

本病须与腹膜后的中肾管源性囊肿、淋巴囊肿、创伤性血性囊肿、寄生虫囊肿、胰腺囊肿、肾囊肿和囊性畸胎瘤等囊性病变鉴别,其中病理检查为主要手段。

【治疗方案】

1. 对于体积较小者,可予观察亦可予切除。

2. 对于体积较大者应尽可能将囊肿完整切除,若与重要脏器关系密切者,难以完整切除或切除风险较大,可行引流术,以防不必要的损伤和并发症。囊肿开窗后辅以碘酒、无水酒精或鱼肝油酸钠等破坏囊肿内壁上皮细胞。

3. 对苗勒管源性囊肿恶变者应彻底切除。

【评述】

腹膜后苗勒管源性囊肿来源于后腹膜苗勒管退化不全的残基,较小者可无症状,较大者可有邻近器官压迫症状,影像学检查可发现囊性占位,治疗以手术切除,尤以腹腔镜下手术目前备受推崇,术后病理检查可确诊。本病多为良性,预后良好。

(乔迪　吴宏飞)

第九节　苗勒管永存综合征

【概述】

苗勒管永存综合征(persistent müllerian duct syndrome,PMDS)是指染色体核型为 46XY、表型

正常的男性,体内同时具有子宫和输卵管的一种男性假两性畸形,为一罕见的遗传性综合征。患者第二性征多正常,性心理倾向及生殖功能均表现为男性。常合并睾丸横过异位、隐睾或腹股沟疝。

子宫和输卵管是胚胎期苗勒管的衍化器官,在正常情况下,胎儿睾丸塞托利(sertoli)细胞在胚胎第6～7周时分泌抗苗勒管激素(AMH),AMH以旁分泌方式作用于同侧的苗勒管,促使其退化。男性苗勒管衍化器官永存的原因可能有:① 塞托利细胞不能合成和分泌AMH;② AMH结构异常,没有生物活性;AMH或者AMHR2基因突变分别可导致Ⅱ型(女性型)或Ⅰ型(男性型)PMDS,约12%的特发性PMDS病例没有发现AMH或AMHR2的突变;③ 苗勒管细胞的AMH受体异常,不能对AMH产生反应;④ AMH合成和分泌的时间滞后,使苗勒管的分化得以完成。

【诊断依据】

1. 表型正常的男性,染色体为46XY。

2. 睾丸横过异位:一侧阴囊内可触及两个睾丸,下位睾丸大小、质地正常,上位睾丸体积较小、质地柔软。对侧阴囊空虚。

3. 腹股沟疝:大多数患者表现为难复性腹股沟疝,疝囊内容物是子宫和输卵管。

4. 隐睾:可为单侧或双侧。患者子宫、输卵管和睾丸均在盆腔内,输精管常常埋藏在子宫壁内,附睾则位于输卵管系膜中。双侧隐睾者常合并不育。

5. B超、CT检查:可见两个睾丸中间有一肌性组织。病理检查证实为子宫和输卵管。

6. 患儿可检测出AMH或AMHR2基因突变。

7. 血清AMH检测:有助于PMDS的早期诊断。因AMH高峰仅出现在2岁以前,青春期后很难测到,因此AMH的测定只能作为早期(2岁以前)诊断或鉴别诊断的指标。

8. 术中造影:行输卵管插管造影可见子宫与后尿道相通;双输精管穿刺造影可见精囊与射精管沿子宫两侧开口于后尿道。

【鉴别诊断】

1. 男腹股沟疝　易回纳,疝囊内容物多为肠管,无子宫和输卵管。

2. 隐睾或睾丸下降不全　可为单侧或双侧,阴囊空虚,患者体内无子宫和输卵管。

3. 多睾症　一侧阴囊内可触及两个或多个睾丸,对侧阴囊内容物可正常。体内无子宫和输卵管。

4. 扩大的前列腺囊　又称男性阴道,病因与PMDS相似。患者睾丸正常,可合并尿道下裂等泌尿生殖系统畸形,体内无子宫、输卵管结构。

【治疗方案】

手术是PMDS唯一有效的治疗方法。术中应力求保留睾丸、附睾及输精管的血供,适度游离睾丸,以利阴囊内固定。标准术式是在近子宫角处切断输卵管,保留输卵管伞和附睾(睾丸)的完整,从子宫侧壁游离出输精管,切除大部分子宫体,将睾丸牵入阴囊内,横过异位的睾丸也可以经阴囊中膈戳孔置入对侧阴囊,疝囊高位结扎。

【评述】

1939年Nilson描述了一例男性腹股沟斜疝患者,其疝内容物为子宫结构,为苗勒管永存综合征的首例报道。PMDS临床罕见,至今文献报道约250例。其诊断多在行腹股沟疝修补术或隐睾手术时确立。根据睾丸解剖位置不同,PMDS分为男性型和女性型两类,男性型约占90%。临床特点是以子宫为内容物的腹股沟疝,表现为:一侧疝囊内存在睾丸、子宫和输卵管,另一侧睾丸保留在盆腔内;或一侧疝囊内同时有双侧睾丸、子宫和输卵管,又称为睾丸横过异位型。女性型睾丸位于子宫两侧的输卵管位置,周围由圆韧带固定。

依据体检和影像学检查常可诊断,但相当部分患者是在术中确诊。手术是唯一有效的治疗方法。术中关键点是保护好输精管血供,将睾丸牵入阴囊,切除子宫,结扎疝囊。现可通过腹腔镜下手术完成。

Saleem 等检索 27 例儿童 PMDS 患者,发现 8 例出现家族性趋势,即有 4 对兄弟同时患有 PMDS。因此对有此类患儿的家庭,有再生育要求的父母,可进行产前诊断或胚胎移植前诊断,避免再次生育该类患儿。

PMDS 与睾丸肿瘤之间的关系尚不十分明确。目前尚未发现退化不全的苗勒管结构发生恶变,也无证据表明 AMH 缺乏与睾丸恶变有必然联系,因此苗勒管存留物可不必完全切除。PMDS 合并睾丸肿瘤时,处理原则可参照睾丸肿瘤的治疗。

(乔迪　吴宏飞)

第十节　精道异位开口

【概述】

精道异位开口(ectopic seminal tract opening)是一种罕见的先天性畸形。自 1895 年 Friedlaild 首次描述输精管异位开口以来,至今仅见个案报告,其中以输精管异位开口于输尿管最为多见,其次是异位开口于膀胱、苗勒管残留囊肿(苗勒管囊肿和扩大的前列腺囊),罕见异位开口于肾集合系统和尿道。射精管异位开口更为罕见,1939 年由 Mckienna 首次报告射精管异位开口于扩大的前列腺囊(enlarged prostatic utricle,EPU)以来,至今仅见个案报道。精道异位开口于直肠仅见 1 例。

【诊断依据】

1. 临床表现:精道异位开口时,常合并有多种畸形,如先天性肛门闭锁,直肠-尿道瘘,同侧肾发育不全、尿道下裂、隐睾、膀胱输尿管反流等;成人患者多以不育、血精、会阴部胀痛不适、尿频、反复发作的附睾炎就诊,因此对并发上述畸形和症状的患者应做进一步检查。

2. 体格检查:常可见一侧输精管发育不全或节段性缺如,附睾增大或有炎症改变;直肠指检可扪及前列腺后上方囊性包块。

3. 实验室检查:合并尿路感染者尿中常见大量白细胞;精道异位开口在膀胱颈以上尿路时,可见尿中带有精液,尿检可见精子及蛋白质阳性。精道异位开口于苗勒管残留囊肿时精液常规多示无精子、少弱精子或死精子,精浆果糖阴性。

4. 影像学检查:B 超、CT、MRI 可见前列腺后上方囊性占位,有时可见囊内结石影图 41-1～42-3。CTU 检查时除泌尿系显影外有时可见精道显影。排泄性膀胱尿道造影对精道异位开口于膀胱或尿道的患者有时可见精道显影。但上述检查不能发现也不能明确精道异位开口苗勒管囊肿和部分 EPU。

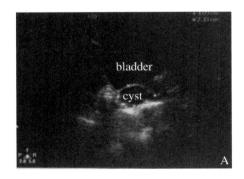

图 42-1　B 超示膀胱后下方囊性占位

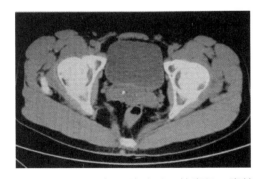

图 42-2　CT 平扫见膀胱后二精囊间一囊性占位,囊内见多个高密度影

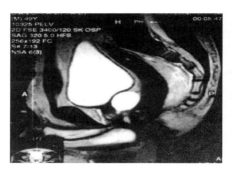

图 42-3　MRI 示膀胱后下方囊性占位呈倒水滴样

5. 精道造影：精道造影是本病诊断的金标准，可清晰显示整个精道情况及与相关器官的关系，术中动态观察精道显影情况尤其重要。无论是精道异位开口于尿路还是苗勒管残留囊肿，它图像清晰，可明确是输精管异位开口还是射精管异位开口（图 42-4），并可了解精囊及输精管发育情况，同时可明确是射精管哪一段异位开口及开口于苗勒管残留囊肿的底部、体部、还是颈部图 42-5～42-7，为进一步治疗提供有意义的资料。另可据有无造影剂反流至膀胱，初步判断苗勒管残留囊肿类型：如无造影剂反流至膀胱，则提示为苗勒管囊肿（图 42-8）；如见造影剂反流至膀胱，则提示为 EPU。

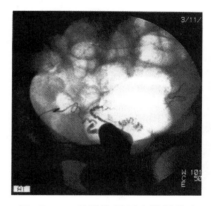

图 42-4　精道造影示右输精管合并左射精管前列腺外段异位开口于 EPU 底部

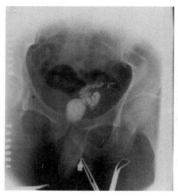

图 42-5　左射精管前列腺外段异位开口于 EPU 底部，囊内见散在低密度影。右精道发育不良

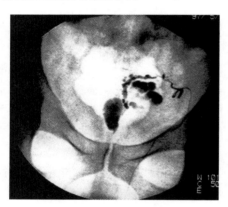

图 42-6　左射精管远端异位开口于 EPU 体部

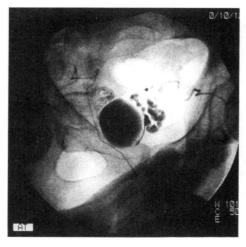

图 42-7　左射精管远端异位开口于 EPU 颈部

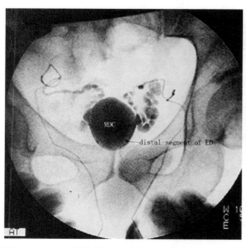

图 42-8　双射精管远端异位开口于苗勒管囊肿

6. 尿道膀胱镜下经扩大的前列腺囊开口逆行插管或苗勒管囊肿穿刺造影：不仅有助于苗勒管囊

肿(Müllerian duct cyst)与 EPU 的鉴别,且如见有造影剂反流至精道则有助于精道异位开口的诊断,尤其对经皮穿刺输精管精道造影不成功者,逆行插管造影如见精道显影则提示精道异位开口于 EPU (图 42-9);另外亦可将尿道膀胱镜插入囊内观察异位开口的部位,或通过此异位开口行精囊镜检查并行造影来证实。逆行插管无开口改行囊肿穿刺造影显影者证明此囊为苗勒管囊肿(图 42-10),如此时精道亦显影则证明精道异位开口于苗勒管囊肿。

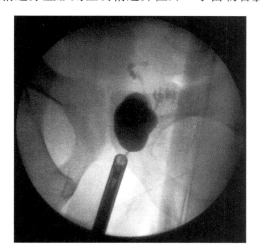 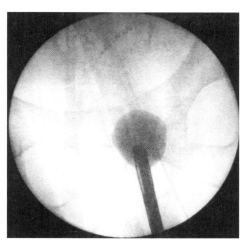

图 42-9　膀胱镜下经精阜中央开口逆行造影证实为 EPU 并可见造影剂反流至左精道内　　　　图 42-10　膀胱镜下未见精阜中央开口,予穿刺囊肿造影证实为苗勒管囊肿

【鉴别诊断】

精道异位开口于苗勒管囊肿或 EPU 时应与下面前列腺区囊肿鉴别:

1. 射精管囊肿　EPU、苗勒管囊肿与射精管囊肿单纯依靠 B 超、CT、MRI 很难鉴别。由于 EPU 开口位于精阜中央,而射精管开口位于精阜开口两侧偏下方,可在做尿道镜检查时,同时行经阴囊皮肤穿刺输精管注射美蓝液。当见精阜旁的射精管开口流出蓝色液体时表明此囊为射精管囊肿;而若由精阜中央开口流出兰色液体则表明此囊为 EPU,则可诊断为精道异位开口于 EPU;如未见蓝色液体流出,表明此囊为苗勒管囊肿,则可诊断为精道异位开口于苗勒管囊肿。另外可通过对切下的囊肿内壁作免疫组化检查予以鉴别,因射精管囊肿来源于中肾管,免疫组化示 CD 10 和 MUC 6 阳性;而 EPU 和苗勒管囊肿来源于副中肾管,免疫组化示 ER+、PR+。

2. 精囊囊肿　B 超、CT、MRI 可见囊肿位于前列腺一侧外上方的精囊区,精道造影可进一步证实。

【治疗方法】

应综合考虑合并畸形,精道异位开口的类型、部位、级别、临床症状、单侧还是双侧、对侧精道发育情况来决定。

1. 对合并有先天性肛门直肠畸形、直肠-膀胱瘘、直肠-尿道瘘、尿道下裂等病变者,应优先处理,为本病的进一步治疗打下基础。

2. 对单侧精道异位开口于泌尿道而对侧开口正常者,如无症状,可不作处理;如有反复发作的附睾炎,首选抗炎治疗,只有在治疗无效时才考虑外科治疗:如可行患侧输精管结扎术;合并输尿管扩张,严重的肾发育不良或肾功能严重受损者,应切除病变的肾和输尿管,术中同时结扎输精管;如患侧肾功能尚可,应作输尿管膀胱再植,并作抗反流处理,同时结扎输精管。对双侧精道异位开口于尿路影响生育者,可于排精后收集尿液,离心洗涤后选取活力好的精子或由睾丸、附睾穿刺取精行辅助生殖治疗。

3. 对精道异位开口于苗勒管囊肿者,应予行经尿道苗勒管囊肿前壁开窗引流(图 42-11)。

4. 双侧精道异位开口于 EPU 底部、体部者应结合 EPU 的分级和症状选择合适的治疗方法:

EPU 较小,无症状者,可予观察;有症状者,宜行经尿道冷刀内切开术。EPU 较大者宜行经尿道电切 EPU 前壁开窗充分引流,囊内有结石者应一并清除干净(图 42 - 12),一般不宜行 EPU 切除术,因为这会导致精道在 EPU 的开口部被切除,使精液不能排出,故仅在症状严重非手术治疗不能控制时始可作 EPU 切除。对精道异位开口于 EPU 颈部者,则可行开放或腹腔镜下手术切除 EPU(图 42 - 13),术中应保护好精道在 EPU 颈部的开口,且应同时切开 EPU 在尿道的开口,以保证精液流出道通畅。对双输精管异位开口于 EPU 且仅一侧有反复发作的附睾炎者,可于术中结扎患侧输精管,切除该侧大部囊壁(图 42 - 14),保留部分 EPU 囊壁作管状成形术以保证对侧精道流出道通畅。

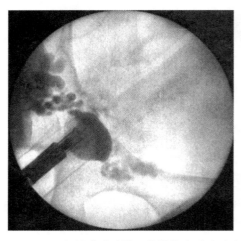

图 42 - 11　经尿道膀胱镜下苗勒管囊肿前壁电切开窗引流

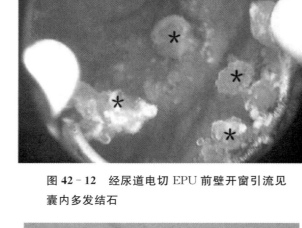

图 42 - 12　经尿道电切 EPU 前壁开窗引流见囊内多发结石

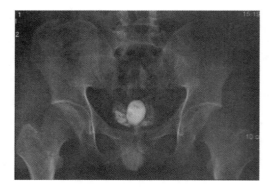

图 42 - 13　经尿道逆行插管造影见 EPU 和双精道显影且见双射精管异位开口于 EPU 颈部,囊内见多发结石影

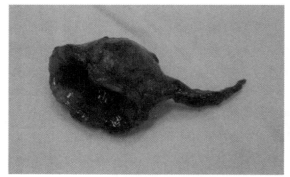

图 42 - 14　手术证实双输精管异位开口于 EPU,切除左侧大部囊壁保留部分 EPU 囊壁做成形术

　　5. 对一侧精道异位开口于 EPU,对侧开口正常者(图 42 - 15):如无症状,可予观察;对有症状者处理原则同双侧精道异位开口于 EPU 的不同部位来选择,且术中应保护好正常的精道开口。

　　6. 对一侧精道异位开口于 EPU,对侧精道发育不全或缺如者(图 42 - 16),处理原则同双侧精道异位开口于 EPU。

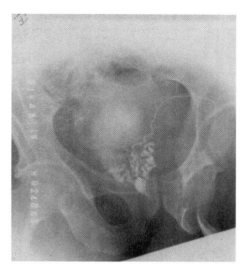

图 42 - 15　右射精管前列腺外段异位开口于 EPU，左侧精道开口正常

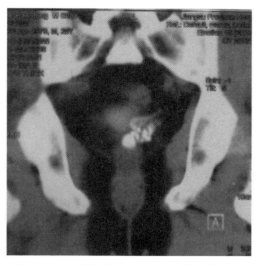

图 42 - 16　造影后 CT 示左射精管异位开口于 EPU 底部，右侧精道发育不良

7. 精道异位开口于尿道（图 42 - 17）：无症状者，可予观察；有症状者，应结扎患侧输精管。

8. 对一侧精道异位开口且睾丸生精功能正常，而对侧睾丸发育不全但精道通畅者，可行阴囊内精道重建术，即将异位开口侧具正常生精功能的近睾端输精管与对侧正常开口之远睾端输精管吻合（图 42 - 18）。

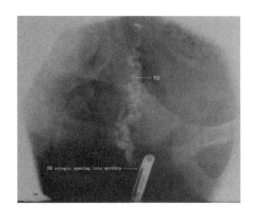

图 42 - 17　膀胱镜及精道造影证实右射精管异位开口于尿道右侧壁左精道发育不良

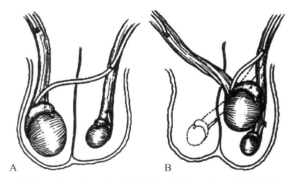

图 42 - 18　A 示右精道异位开口左睾丸发育不良 B 示右输精管近睾端与左输精管远睾端吻合

【评述】

精道异位开口罕见，是由于胚胎期中肾管发育和分化异常引起，常合并多种畸形，但至今仅为个案报道。诊断主要靠症状、体检、化验及影像学检查，但精道造影是诊断精道异位开口的可靠方法；尿道膀胱镜下经 EPU 开口逆行插管造影也有助于明确诊断。吴宏飞等率先总结出精道异位开口的分类和分型如下：① 根据精道异位开口的部位分：有异位开口于泌尿道、苗勒管残留囊肿（苗勒管囊肿或扩大的前列腺囊）、直肠三大类。② 异位开口于泌尿道又具体分为异位开口于肾盂肾盏、输尿管、膀胱、尿道；异位开口于苗勒管囊肿或扩大的前列腺囊又具体分为开口于底部、体部、颈部；异位开口于直肠仅见 1 例。③ 根据异位开口的精道的解剖部位可分为输精管异位开口、射精管异位开口、一侧输精管异位开口＋对侧射精管异位开口三型。④ 射精管异位开又分为射精管前列腺外段、中间段、远段异位开口三个亚型。⑤ 根据两侧精道开口情况可为单侧精道异位开口和双侧精道异位开口；单侧精道异位开口者对侧精道可开口正常，亦有对侧精道发育不良或缺如者。根据精道异位开口于苗勒残

留囊肿的部位分:有异位开口于底部、体部和颈部。输精管异位开口均合并同侧精囊缺如。输精管异位开口于 EPU 患者的症状要重于射精管异位开口于 EPU 者,射精管前列腺外段异位开口的症状要重于射精管远端异位开口。且输精管异位开口于 EPU 者其 EPU 的级别要高,EPU 的囊更大。治疗以个性化为原则,以消除症状、纠正合并畸形、保护肾功能,恢复精液流出道通畅为目的。上述分类分型对治疗方法的选择有重要作用,其中异位开口于 EPU 的部位对手术方法选择尤其重要。以血精、血尿、尿道口异常分泌物、会阴部不适及附睾炎、排尿困难就诊者,经抗炎及相应手术治疗后症状均可获缓解;以不育就诊者,术后精液质量有不同程度改善,部分患者可通过辅助生殖治疗获生育。

(吴宏飞　宋体松)

第四十三章
男性不育症

第一节　概述

　　男性不育(male infertility)是指由于男方因素引起的不育。WHO 定义为育龄夫妻同居 1 年以上,有规律性生活且未采取任何避孕措施,由于男方因素造成女方未怀孕者,称为男性不育。据估计,在全球约 15％的已婚夫妻受到不孕不育的困扰,其中男性因素导致的不孕不育约占 50％。男性不育的原因很多,可分为睾丸前、睾丸和睾丸后因素三类。因此,对患者进行全面评估以识别可治疗的患者并施以有效的治疗是非常重要的。目前,精液分析仍然是评估男性不育症的基础,参考指标为WHO 第 5 版精液质量分析标准。对男性睾丸生精功能障碍评估常用 Johnsen 评分标准:10 分:精子发生功能完整,精子放出正常;9 分:精子发生功能减退,精子放出少见;8 分:精子发生功能减低,精子放出不可见;7 分:精子细胞分化障碍,多数未成熟的精子细胞;6 分:精子细胞分化障碍,少数未成熟的精子细胞;5 分:初级精母细胞成熟受阻,多数初级精母细胞;4 分:初级精母细胞成熟受阻,少数初级精母细胞;3 分:精原细胞阻滞;2 分:唯支持细胞综合征;1 分:生殖道萎缩。同时,许多先进的测试技术已经被开发出来研究男性的生精功能,以改善诊断和管理。辅助生殖技术的使用也大大提高了不育夫妇生孩子的可能。

　　导致男性不育的因素很多,有先天性、获得性和特发性三类(详见表 43－1)。先天遗传性如囊性纤维化基因突变有关的双侧输精管缺如、卡尔曼综合征、导致睾丸生精功能障碍的异常核型以及 Y 染色体微缺失等。后天因素中,精索静脉曲张是最常见且可纠正的原因,其发病率占男性人群的 10％～15％。男性不育病例中约 30％～50％是特发性的,没有明显的原因,这一类患者的治疗方案也是最难确定的。除此之外,接触有毒化学物质和多种不良的生活方式(例如吸烟、饮酒、吸食毒品、肥胖症和心理压力)都是男性不育的潜在危险因素。

表 43－1　男性不育的病因及危险因素

先天性病因	获得性病因	特定的危险因素
影响因素	先天性输精管缺失 隐睾症 Y 染色体微缺失 克氏综合征 卡尔曼综合征 雄激素不敏感综合征 先天性输精管堵塞	精索静脉曲张 睾丸外伤 睾丸扭转 生殖细胞肿瘤 获得性性腺功能减退 泌尿生殖道感染 泌尿生殖道阻塞
		外在因素(化疗、药物、辐射、热损伤) 抗精子抗体

吸烟,酗酒,吸毒,肥胖,心理压力,接触有毒化学物质,高温作业环境。

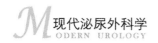
【诊断依据】

1. 病史:完整的病史是第一步。儿童时期的各种疾病(例如隐睾症),青春期后的病毒性腮腺炎伴睾丸炎以及睾丸扭转或创伤等可导致睾丸萎缩或精液质量下降;男性泌尿生殖道感染(前列腺炎,尿道炎,附睾炎和睾丸炎)等亦会导致男性不育。

不良的生活方式,包括吸烟、饮酒、吸毒(如可卡因,阿片类药物,大麻等)和肥胖症。多项荟萃分析表明吸烟、饮酒与精子质量呈现明显的负相关。大麻是最常见的毒品,它通过抑制下丘脑-垂体-性腺轴,影响精子发生和精子功能。肥胖引起的内分泌改变导致睾丸激素向雌激素的转化,从而引起精子浓度降低。

一些夫妻性生活的信息也需要采集(包括性生活的时间、勃起及射精功能状况)。应对性生活不规律的夫妇予以指导,建议计算排卵期,在排卵后48小时内进行一次性生活,以最大程度地提高受精的机会。男性勃起或射精方面的功能障碍同样与男性不育有关。另外,一些夫妇在性生活过程中会使用一些辅助用品,如润滑剂,这可能对精子有一定的杀伤作用,了解这些情况对患者的治疗有重要的意义。

家族史及遗传性疾病史,应充分了解有无影响生育的家族性遗传疾病,兄妹的生育情况,父母有无近亲结婚等。

2. 精液分析:这是评估男性生育能力的第一步。世界卫生组织提出的《人类精液和精液-宫颈黏液相互作用的实验室检测手册》自1980年提出第一版,到现在一共更新了5个版本,其中推荐的精液参数临界值也发生了许多变化,详见表43-2。

表43-2　人类精液和精液-宫颈黏液相互作用的实验室检测手册参数变化

参数	WHO手册(第1版)	WHO手册(第2版)	WHO手册(第3版)	WHO手册(第4版)	WHO手册(第5版)
精液量	未定义	$\geq$2.0 mL	$\geq$2.0 mL	$\geq$2.0 mL	$\geq$1.5 mL
精子浓度	$(20\sim200)\times10^6$/mL	$\geq20\times10^6$/mL	$\geq20\times10^6$/mL	$\geq20\times10^6$/mL	$\geq15\times10^6$/mL
精子总数	$\geq40\times10^6$/mL	$\geq40\times10^6$/mL	$\geq40\times10^6$/mL	$\geq40\times10^6$/mL	$\geq39\times10^6$/mL
前向运动精子(%)	$\geq60\%$	$\geq50\%$	$\geq50\%$	$\geq50\%$	$\geq32\%$
精子存活率(%)	未定义	$\geq50\%$	$\geq75\%$	$\geq75\%$	$\geq58\%$
正常精子形态(%)	$\geq80.5\%$	$\geq50\%$	$\geq30\%$	$\geq15\%$	$\geq4\%$

3. 体格检查:体格检查是诊断男性不育的关键部分,包括对身体状况、第二性征发育和生殖器的评估。一些存在内分泌疾病(如血清睾丸激素水平低下、克氏综合征、高泌乳素血症)的患者可能会出现女性化表现,如体毛减少,睾丸质地软,容积小等。

生殖器检查应从阴茎开始,是否存在阴茎短小、弯曲、尿道上裂或尿道下裂;阴囊发育情况,睾丸、附睾大小、张力和两侧是否一致;输精管有无结节或缺如。另外,仰卧位和站立位的精索检查,以检测是否存在精索静脉曲张。如果患者存在射精量少,应同时指检前列腺,注意前列腺的大小、质地;有无中线囊肿或精囊区包块以排除射精管阻塞。

4. 血清激素水平的检测:对于精子浓度低于10×10^6/mL或性功能障碍的男性,或怀疑存在内分泌疾病的男性,建议进行血清激素水平的检测,主要包括促卵泡激素(FSH)、总睾酮(T)、催乳素(PRL)、黄体生成激素(LH)、雌二醇(E2)测定,以区分原发性和继发性性腺功能减退。

如果患者存在糖尿病或者甲状腺疾病,患者的性激素结合球蛋白水平也会升高,因此,仅检测总睾酮是不够的,应进一步检测游离睾酮。另外,抑制素 B(inhibin B,INH B)近年受到重视,它主要由睾丸生精小管的支持细胞分泌,与精子的发生状态、精子计数呈正相关,是反映睾丸生精功能状态的可靠指标。INH B 含量与精子计数、睾丸体积、睾酮呈明显正相关,即与 FSH、LH 负相关。有报道示 INH B 与 FSH 结合,对精子发生障碍的预测率几乎达 100%。

5. 遗传学检测:约 15% 的男性不育症与遗传因素相关。近期对男性不育基因的系统评价和临床有效性评估显示,共有 78 个基因与男性不育表型有关,具有遗传异常的男性通常表现出精子发生缺陷,导致严重的少精子症。与胚胎发生相关的基因突变可能导致反复的胞浆内精子注射失败、反复流产或父亲遗传缺陷的垂直传播。因此,在胞浆内注射精子之前,鉴定遗传缺陷至关重要。可以通过胞浆内注射前的基因检测来防止遗传缺陷的垂直传播。除此之外,基因检测对于预测精子获取的成功也很重要。

核型分析(也称为染色体分析)可检测染色体数目的异常或结构缺陷。核型异常是最常见的遗传缺陷类型,在无精子症占 12%～15%,在严重的少精子症占 5%,正常精液中出现核型异常的概率不到 1%。最常见的核型缺陷是克氏综合征(也称为 47,XXY),然后是染色体易位、倒位和缺失。不同的专业协会都建议对无精子症或严重少精子症(精子计数 $<5\times10^6$/mL)的男性进行核型分析,但 EAU 扩展了其指南建议,将精子计数小于 10×10^6/mL 的男性也包括在内。EAU 还建议如果有反复自然流产、畸形或智力残疾的生育史,无论精子浓度如何,均应进行核型分析。

无精子症或少精子症且精子计数低于 5×10^6/mL 的患者需要进行 Y 染色体微缺失分析。根据最新的 EAU 指南,对于精子浓度小于 5×10^6/mL 的患者,Y 染色体微缺失检测建议进行,对于精子浓度小于 1×10^6/mL 的患者,则必须进行这项检测。Y 染色体微缺失是指位于 Y 染色体的长臂上的无精子症因子(AZF)a、b 或 c 区域的缺失。AZFc 区微缺失的患者有希望通过手术获取精子,而 AZFa、AZFb 区的微缺失则无生精功能,不建议手术取精子。重要的是,Y 染色体微缺失可以传播给雄性后代,因此建议在胞浆内注射精子前咨询夫妇并建议生女孩。

大多数囊性纤维化患者先天性双侧无输精管,约三分之二的男性患有 CFTR 突变而无其他囊性纤维化表现。对于患有输精管结构异常的男性,建议对两个伴侣进行 CFTR 突变的检测,其中包含最少一组共同点突变和 5T 等位基因。DPY19L2、PICK1、SPATA16 基因变异或缺失可致圆头精子症;AURKC 基因变异可导致大头多鞭毛精子;特发性低促性激素型性腺功能减退症(IHH)中国人群中常见基因异常有 PROKR2、CHD7、EGFR1、ANOS1 等。

6. 影像学检查:阴囊超声检查因其无创、安全和低成本而成为首选的影像学检查方法。它可以提供有关睾丸大小和体积、回声和血流量、精索静脉曲张的存在以及附睾解剖的详细信息。阴囊超声结合体检可诊断各级精索静脉曲张。怀疑有远睾端生殖道梗阻的患者需要进行直肠超声检查以判断是否存在精囊扩张、中线前列腺囊肿和射精管扩张。

经直肠超声与精囊抽吸术结合可以更准确地诊断射精管阻塞。如果需要对泌尿生殖道进行更详细的成像,则可以进行 MRI。对于性腺功能低下和催乳激素升高的男性,颅脑 MRI 可以帮助判断垂体是否存在病变(最常见的是泌乳素瘤)。输精管造影术是一种侵入性的影像学检查方法,可以确认输精管或射精管是否通畅或阻塞,是精道梗阻性疾病诊断的金标准,在精道重建术前的检查中是必不可少的。

7. 其他特殊检查:传统的精液参数不能检测到与精子功能有关的缺陷,因此需要额外的精子功能测试来丰富精液分析。在常规的体外受精中,精子与卵子不良的相互作用是受精失败的主要原因。但是,在目前的胞浆内精子注射技术可以直接将精子注入胞浆内,无需精子具备穿透作用,因此在临床实践中不再使用半透明或顶体功能测定法。精子 DNA 片段化测试以评估精子染色质的质量成为临床关注的重点。EAU 指南建议对有反复流产的夫妇或不明原因不育的男性进行精子 DNA 片段化检测。DNA 碎片指数(DFI)≤15％表示精子 DNA 完整性好,15％<DFI<30％为中度碎片化,≥30％为重度碎片化。因此,通过精子染色质结构测定法获得的 DNA 碎片化指数超过 30％不建议进行自然受孕或宫腔内人工授精。

考虑到精子 DNA 片段化与活性氧(rective oxygen species,ROS)之间的密切关系,测量精子的氧化应激水平也是评估精子功能的另一种方法。活性氧的内源性来源为白细胞和精子细胞;外源性来源为感染、吸烟、精索静脉曲张、环境因素(如辐射、毒素等)。过量的活性氧如果不能被抗氧化剂抵消,会导致氧化应激,从而导致蛋白质、脂质和 DNA 损伤。精液中的抗氧化系统有酶促抗氧化剂,包括超氧化物歧化酶、过氧化氢酶、谷胱甘肽过氧化物酶等;非酶促抗氧化剂包括维生素 A、E、C 和 B 族复合物、辅酶 Q10、谷胱甘肽、叶酸、褪黑素、微量元素锌、硒等。其他抗氧化剂有左旋肉碱、β-胡萝卜素、蜂王浆、芹菜素、中药枸杞子、菟丝子、淫羊藿、肉苁蓉、黄芪、野山楂等。使用化学发光或荧光技术直接测量精液中的活性氧可以对男性生育潜能进行评估。

8. 睾丸活检:是诊断无精子症的最终方法,也是获取精子的手段之一。对于有条件的单位,可以同时冷冻保存精子或睾丸组织,以备将来用于辅助生殖。

【治疗方案】

总体讲为病因学治疗和辅助生殖治疗。前者又分为非手术治疗和手术治疗,对治疗无效者行辅助生殖治疗。非手术治疗方法有:

1. 一般治疗:生活方式的改变:包括减肥,适度的体育锻炼、戒烟、戒酒、冷敷及避免粉尘等,是重要的非侵入性措施,并可改善精子质量。睾丸理想的温 32～35 ℃,试验证明

阴囊表面温度由 36.2 ℃降为 34.2 ℃,前向运动精子由 19.7％提升到 38.6％,自然怀孕率大大提高。

2. 促性腺激素低下性腺功能减退症的患者表现为血清卵泡刺激素和睾酮水平较低。在临床实践中,人绒毛膜促性腺激素(HCG)和人绝经期促性腺激素(HMG)的组合通常被分别用作促黄体激素和促卵泡刺激素的替代品,以诱导性腺功能低下性腺功能减退症的生育能力。

3. 克罗米芬:是非甾体类雌激素拮抗剂,通过竞争下丘脑胞浆内雌激素受体,抑制负反馈效应,增加下丘脑 GnRH 的脉冲释放,使 LH 和 FSH 分泌增加,激发睾丸生精功能。常用量为 25～50 mg,每日 1 次,或 100 mg,隔日 1 次,连续 3 个月。亦可 50 mg,连服 25 天,停药 5 天,连续服用 3 个月。

4. 他莫西芬:化学结构与克罗米芬相似,也是雌激素拮抗剂,但抗雌激素效应比克罗米芬弱。此药仅对精子密度低于 2000 万mL,以及血清 FSH 水平低的患者有效。常用剂量为 10 mg,每日 2 次,或 20 mg,每日 1 次,连续服用 3 个月,精子数可增加。

5. 他莫西芬及低剂量睾酮联合治疗:方法为口服十一酸睾酮 40 mg,每日 3 次,他莫西芬 10 mg,每日 2 次,共 90 天。结果显示联合应这两种药物有协同作用,可同时改善精子活力及密度。

6. 溴隐停:适用于高泌乳素血症引起的男性不育症,它可直接抑制垂体 PRL 的分泌。常用剂量为 1.25～2.5 mg,每日 2～3 次。

7. 脉冲式 GnRH 治疗:即模拟下丘脑 GnRH 释放规律,定时、定量地向体内注入人 LHRH 类似物,此法治疗 Kallmann 综合征最为理想。

8. 精液不液化:α-淀粉酶有促进精液液化的效果,且不影响精子的活率和活动力。性交前用 α-淀粉酶混悬液冲洗阴道,或性交后立即注入 1 mL 5％ α-淀粉酶入阴道深部,并垫高臀部 30 min,可使精液液化。亦可将栓剂于性生活前置入阴道后穹窿。

9. 抗精子抗体阳性:对炎症引起者可行抗炎治疗,不明原因者可试用糖皮质激素,仍不能自然妊娠者可行精子洗涤后辅助生殖治疗。

10. 精索静脉曲张的手术治疗:手术矫治后可提高精子浓度、活力、正常形态比率、降低精 DFI,提高配偶妊娠率。

11. 中医药:辨证施治有较好疗效,常用中成药有:五子衍宗丸、复方玄驹胶囊、麒麟丸、生精胶囊等;另有四君子汤、四物汤为基本处方的辨证加减等。

【评述】

不育症中男方因素约占50%,总体分睾丸前因素、睾丸因素和睾丸后因素三类。诊断中精液分析最重要,且应间断化验三次才可评估精液质量;并进一步做生殖道、生化、内分泌、影像学、睾丸活检、染色体等检查,以寻找可能的病因。同时不能忽视女方生育能力的检查。药物治疗应维持3个月以上,应强调个体化治疗原则,通过治疗仍不能自然怀孕者,可行辅助生殖治疗,并应力争用患者的精子生育下一代。

(季承建　王仪春)

第二节　梗阻性无精子症的外科治疗

一、输精管复通术

【概述】

输精管结扎术是男性绝育常用的一种方法,当输精管结扎后的男性想要恢复自然生育功能时,输精管复通术是唯一可行的治疗方式。目前可选择的手术方式主要有常规输精管复通术和显微输精管复通术。与常规输精管复通术相比显微输精管复通术极大地提高了复通率和妊娠率,成为输精管复通的金标准。

(一)手术方法

1. 基本原则:提倡无张力吻合,促进黏膜层之间的连接以维持充足的血液供应,同时确保吻合的紧密性,输精管的通畅性,避免出现精子外漏引起肉芽肿的发生。

2. 手术方法

麻醉下,取阴囊纵切口,将输精管从切口提出并充分暴露,在输精管既往结扎处向上和向下分别游离输精管约3cm,在输精管结扎处两端分别切断输精管,横截面应可以清晰分辨出管壁的四层结构(黏膜层-肌层-浆膜层-包膜层),并且通过黏膜层有出血来判断血供状况。

随后,使用套管针向远睾端输精管推注20 mL生理盐水,如果不能注入或阻力很大,表明输精管远端有梗阻,必要时推注造影剂证实梗阻部位,则终止手术;如果生理盐水推注顺畅则提示输精管远端通畅,继续探查附睾端输精管,收集附睾端输精管内流出的附睾液并在显微镜下检查,发现精子者则行显微镜下输精管吻合术。采用2层无张力吻合法,将两断端的黏膜层、肌层和浆膜层分别缝合。最后用可吸收缝线缝合输精管鞘膜,关闭切口。如果附睾端输精管内无附睾液流出或挤出"牙膏样"分泌物,考虑为附睾端梗阻,则行显微镜下输精管附睾吻合术。对一侧远睾端精道梗阻,而对侧睾丸无生精功能且输精管通畅者,可行阴囊内输精管交叉吻合术。

3. 其他手术技术:机器人手术提供了高分辨率的三维放大倍率,减少了术者操作时抖动等。机器人辅助下的输精管复通术已在多个临床中心开展,均取得了优异的治疗效果,手术成功率更高且并发症更少,但其价格昂贵,对于有复通输精管需求的患者来说经济负担较大。

(二)小结

输精管复通术是输精管结扎后的男性恢复生育功能的重要手段,也是其他精道梗阻的重要治疗方法。显微外科技术可以提高复通率,但技术要求较高,需要专业的显微外科训练。机器人辅助下的输精管复通术在复通率和操作技术上具有巨大的优势,是未来输精管复通术的发展方向。

(魏希夷　宋宁宏)

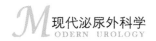
二、输精管-附睾吻合术

【概述】

附睾梗阻引起的无精子症约占无精子症患者的 30%~67%。先天性附睾梗阻通常表现为双侧输精管缺失，其他附睾梗阻多为继发性，常继发于急性附睾炎或亚急性附睾炎。对于先天性双侧输精管缺失的患者，手术取精结合 ICSI 是有效的治疗手段。对于继发性的附睾梗阻而且女性具有良好卵巢储备的梗阻性无精子症患者，显微外科输精管-附睾吻合术是首选的治疗方案。

（一）手术方法

1. 基本原则：严格做好输精管的游离、附睾管的鉴定，尽量保留直行输精管的长度，无张力缝合，输精管鞘膜和附睾包膜的吻合应紧密，同时避免出现附睾管撕裂或黏膜缝合破裂，一旦出现，应重新鉴定并进行新的吻合。

2. 手术方法

（1）麻醉下常规消毒铺巾，取阴囊高位纵切口，充分游离腹股沟管部的输精管，从而防止缝合输精管-附睾时存在张力。游离输精管时，注意保留其外鞘以保留血供。应从精索外侧游离，便于后续的输精管-附睾吻合。对于既往有输精管吻合史的患者，一般在既往吻合部位切开输精管，注意输精管切断部位的选择，并在显微镜下观察输精管的切面，应能观察到正常的白色黏膜环，同时观察到光滑柔软的肌层组织，切面应存在健康的出血。对于第一次行吻合手术的患者，一般在输精管结扎处游离输精管，并用 15u 的眼科刀片切开，然后取样并在光学显微镜下评估。输精管液中没有精子表明附睾阻塞，则在半切部位进行纵切，以保证最长的直行输精管进行下一步的输精管-附睾吻合。如果有大量活动精子存在表明没有附睾梗阻，在这种情况下，半横断的输精管可以分两层用 10-0 和 9-0 缝线重新吻合。

（2）鉴定合适的附睾管：切开睾丸鞘膜，检查附睾发育情况，于附睾体部切开附睾包膜，分离出附睾管，在显微镜下观察附睾管梗阻情况，通常会观察到离散的黄色精子肉芽肿，其上附有附睾硬结和扩张的小管，其下附睾较软且附睾管塌陷。挑选较粗的附睾管，用细针从中吸取少量附睾液，然后在显微镜下观察是否有精子存在。发现精子者，行显微镜下输精管附睾吻合术。

（3）附睾管的准备：由于覆盖附睾管的包膜较为厚实，而下方裸露的附睾管相对纤细，应格外小心，以免外穿刺而导致附睾液漏出和小管塌陷。在对附睾包膜进行初步切割后，通常仍会有一层薄膜覆盖在附睾管上。使用靛胭脂红可增强残留的包膜的可视性。残余的包膜应完全切除，以使附睾管完全暴露，并在完成吻合术时促进其进入输精管腔。

将输精管从其鞘膜开口引出，用两至四个间断的 6-0 聚丙烯缝合线将鞘膜与附睾切缘的包膜固定在吻合部位附近，应注意避免对缝合线咬得太深，否则可能会导致血管腔的意外闭合，从而导致手术失败。为了避免输精管扭曲，应在睾丸取出阴囊和放回阴囊时多检查输精管的位置和方向。然后用两到三针间断缝合的 9-0 尼龙缝线将附睾膜的后边缘接近输精管肌管和静脉的后边缘缝合。这样做是使输精管腔与附睾小管紧密接近。由于附睾中的液体不能溶解可能阻塞吻合口的血凝块，因此必须对血管和附睾进行充分的止血。

（4）吻合：一般采用纵向套叠吻合术，首先用两到三个 9-0 缝线将输精管固定在附睾边缘，其内腔与分离的附睾管的中部相对；然后以纵向方式将两个双臂 10-0 黏膜缝合线放置在已在针之间具有纵向切口的方式打开的附睾管上；将缝合线穿过并以从内到外的方式放置在输精管末端上；在绑扎黏膜缝合线之前，放置 9-0 减小张力的缝合线以使输精管腔与附睾腔直接相对，最后两种黏膜缝合线都可以绑在自己的末端，完成吻合。

（5）关闭切口：经过仔细的止血和充分的冲洗后，应使用可吸收缝线将鞘膜封闭，并以正确的方向将睾丸放回。在操作睾丸和精索时要注意避免任何拉力。通过严格止血，可以将阴囊水肿或血肿的风险降至最低，并且通常无需引流。

3. 其他手术方式：随着外科手术机器人的日益发展与普及，在显微外科输精管-附睾吻合中采用机器人外科手术的兴趣也在不断增长。但研究报告表明,机器人辅助下的输精管-附睾吻合术与常规的显微输精管-附睾吻合术的成功率没有明显的差异,机器人的应用价值还需要进一步的探索。

(二) 小结

附睾梗阻后继发的梗阻性无精子症可以通过输精管-附睾吻合的显微外科手术来治疗。尽管采用附睾或睾丸精子抽吸联合 ICSI 等替代疗法是可行的,但显微输精管-附睾吻合术作为一种可选择的治疗方法具有较高的成本效益。显微输精管-附睾吻合术被认为是最具技术挑战性的显微外科手术之一,它的成功率在很大程度上取决于外科医生的技能和经验。而机器人在输精管-附睾吻合方面的应用价值还需更多的研究以明确。

(魏希夷　宋宁宏)

三、经尿道射精管电切术

【概述】

射精管由前列腺的后上方进入前列腺并开口于精阜,左右各一条。射精管的阻塞是少数几种可以通过手术纠正的无精子症之一。射精管阻塞的诊断主要包括病史(射精疼痛、血精)、体格检查、血浆睾酮测定、精液分析、影像学检查(经直肠超声波检查和精道造影)。射精管阻塞的治疗主要取决于其病因。引起射精管的阻塞的原因通常包括三个方面:先天性发育异常、泌尿生殖系感染和医源性损伤。经尿道射精管电切术可用于继发于炎症感染所引起的梗阻和先天性囊性梗阻,必要时,部分精阜也要切除。经尿道射精管电切术通常使用 F24 电切镜,电切时要注意避免损伤膀胱颈、尿道外括约肌以及直肠,同时限制凝血以防止继发性的射精管梗阻。

(一) 手术方法

1. 手术适应证:适用于射精管梗阻且有生育要求的无精子症患者。梗阻部位与精阜表面距离在1.0~1.5 cm,射精管的结石或囊肿尤其适合。

2. 手术过程

(1) 术前准备:术前明确睾丸有生精功能,排除附睾和输精管因素引起的梗阻。备皮,清洁外阴。

(2) 麻醉和体位:全麻或腰麻,先平卧位行输精管造影,后改截石位行射精管电切术。

(3) 输精管穿刺造影:平卧消毒铺巾,用输精管皮外固定钳将输精管固定在阴囊皮下表浅位置,以8 号锐针头刺破输精管前壁,然后顺势以 6 号钝针插入输精管,根据术者手感及输精管盲端加压注气/逆流试验证实穿刺成功后,用注射器抽吸附睾液并在光学显微镜下观察附睾液内精子情况。向远睾方向缓慢推入 5 mL 生理盐水,判断射精管梗阻情况。或缓慢推入含生理盐水和美蓝的造影剂,拍片确定射精管梗阻情况。拔出输精管穿刺针,查无出血后牵拉阴囊皮肤使输精管复位。

(4) 射精管口切开:明确梗阻部位后,改截石位,消毒铺巾,插入电切镜于尿道内观察,一般情况下,射精管开口在精阜的侧下方。如果中线处有扩大的前列腺囊,用电切环电切扩大的前列腺囊前壁,可见囊腔、射精管开口处有乳白色或黄褐色液体流出,如果已从输精管注入造影剂,可见造影剂流出,继用电切环将囊腔边缘部切平。如果没有扩大的前列腺囊,则先切除中线处的精阜,此时可见扩张的射精管,或见注入输精管内的造影剂流出;术中尽量避免电凝止血。

(5) 术后处理:留置双腔导尿管 24 小时,如果患者存在囊肿或射精管明显扩张,导尿管可延长放置 2~7 天,使创面收缩,减少尿液反流和感染。

(二) 小结

经尿道射精管口电切术是治疗射精管阻塞的有效手段,术前应明确射精管梗阻部位、程度,确保附睾或输精管是通畅的。经尿道射精管口电切术的并发症包括尿道外括约肌损伤、直肠损伤、逆行感染、逆行射精、射精管再梗阻等,在术前要充分评估,制定科学的手术方案,术中操作轻柔,注意对尿道外括约肌、膀胱颈的保护。

(魏希夷　宋宁宏)

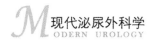
四、显微取精术

【概述】

显微取精术（microdissection Testicular sperm extraction，MD-TESE）是指通过显微镜下手术，从睾丸中获取精子，结合辅助生殖技术，治疗不育症的方法。对于先天性双侧输精管缺如（CBAVD）、各种原因的梗阻性无精子症以及病因明确的非梗阻性无精症，如克氏综合征、Y 染色体微缺失、隐睾术后等患者，显微取精术与 IVF/ICSI 结合使用是有效手段。

（一）手术方法

1. 麻醉下消毒铺巾，取阴囊正中纵行切口，依次切开皮肤、肉膜及鞘膜，暴露并挤出一侧睾丸、附睾。观察睾丸、附睾发育情况以及输精管情况。避开血管沿睾丸赤道线水平横行切开白膜，充分暴露睾丸组织，双极电凝控制白膜出血，但不可盲目电凝睾丸实质内的出血，在 16～40 倍手术显微镜下，观察睾丸组织，用显微镊子和显微持针器逐层小心拨开睾丸实质，暴露生精小管。

2. 精子获取：切取较粗大、饱满、有张力、呈半透明状或乳白色的生精小管，立即送往实验室。机械捣碎，用 X400 的倒置显微镜观察是否有活动精子存在。若无，则继续探查其他部位或用同样方法对对侧睾丸行切开取精。术后应将含有活动精子的组织液冷冻保存在多个小瓶中，以便在需要时用于多次的 IVF/ICSI。若双侧睾丸均未发现明显有精子的生精小管，则应随机选取睾丸组织寻找活性精子，并将切取的组织放在培养液中培养，24h 后再观察。

3. 缝合伤口：用 5-0 可吸收线间断缝合白膜切口。将睾丸回纳阴囊内，缝合切口，八字法加压包扎阴囊。

（二）小结

显微取精术与传统的取精方法相比，优势在于能清晰的辨别睾丸内血管并选取生精可能性更大的生精小管，减少血管损伤的风险，提高取精成功率，避免过多睾丸组织被切除，对睾丸的损伤较小，缺点为耗时长，费用高，手术要求高等。

（魏希夷　宋宁宏）

第三节　辅助生殖技术

人类辅助生殖技术（Assisted Reproductive Technology，ART）简称为辅助生殖技术，是指采用医疗辅助手段使不育夫妇获得妊娠的技术。主要包括人工授精（AI）、体外受精-胚胎移植（IVF-ET）以及单精子卵泡浆显微注射（ICSI）等。

一、人工授精

1. 精液来源：(1) 夫精人工授精（AIH）；(2) 供精人工授精（AID）；(3) 混合人工授精（AIM）。

2. 人工授精的适应证与禁忌证：无论采用何种方法行人工授精，均必须对女方进行认真检查，证明女方具备生育能力，且至少有一侧输卵管是通畅的。

(1) 夫精人工授精（AIH）的适应证

① 精子异常：包括少精症、弱精症、精液液化时间＞60 min 或精液黏度异常影响精子活力者等；

② 性功能障碍而不能在阴道内射精：男方因素包括阴茎勃起功能障碍、早泄、梗阻性无精子症及逆行射精等；女方因素包括心理因素导致性交不能、性交时阴道痉挛等。

③ 生殖道畸形：包括男方尿道下裂、女方阴道纵隔、阴道不全横隔等。

④ 宫颈性不孕：包括宫颈狭窄、子宫高度屈曲、宫颈黏液异常等。

⑤ 免疫性不孕：女方宫颈黏液中含有抗精子抗体、男方精液中含有抗精子抗体。

⑥ 男方生殖保险。

（2）夫精人工授精（AIH）的禁忌证

① 一方患有性传播疾病或生殖系统感染。

② 一方接触致畸量的射线、毒物、药品并处于作用期。

③ 一方患有严重的心理疾病、遗传病或躯体疾病等。

④ 一方有影响正常胎儿发育的严重不良嗜好，包括酗酒、吸毒等。

（3）供精人工授精（AID）的适应证

① 夫方患有不育症：包括长期治疗无效的无精子症、少精子、弱精症、畸精症，以及输精管难以复通、射精困难等。

② 夫方有严重的遗传病或存在染色体异常。

③ 血型不合：夫妇间 ABO 血型和（或）Rh 因子不合，女性为 Rh 血型阴性，且已严重致敏，男方为 Rh 阳性；或免疫不相容因素所致的不孕且经治疗无效；母婴血型不合，不能得到存活新生儿。

（4）供精人工授精（AID）的禁忌证：

① 女方患有性传播疾病或生殖系统感染。

② 女方因输卵管因素导致精卵不能结合。

③ 女方接触致畸量的射线、毒物、药品并处于作用期。

④ 女方患有心理疾病、严重的遗传病或躯体疾病等。

⑤ 女方有影响正常胎儿发育的严重不良嗜好包括酗酒、吸毒等。

3. 人工授精的部位及技术方法

（1）阴道内人工授精：患者取截石位，垫高臀部，盐水棉球擦湿窥阴器两翼后充分暴露子宫颈，注射器吸取 1～2 mL 的精液，接长 10～12 cm、前端钝圆的塑料导管，将精液注入阴道子宫颈口周围，小心退出窥阴器，紧夹双腿平卧 20 分钟。

（2）宫颈管内人工授精：向子宫颈管内（距宫颈口约 1.5～2.5 cm）缓慢注入 0.5～1 mL 的精液，然后将剩余精液注入阴道前后穹隆内，其余操作同阴道内人工授精。

（3）子宫颈帽授精：选择适合宫颈大小的宫颈帽，将少量精液注入宫颈管内，剩余精液注入该宫颈帽内，并置于宫颈外口。该方法可延长精液停留时间，减少精液的用量，提高授精成功率，适宜于精液量少的 AIH。

（4）宫腔内人工授精（IUI）：吸取洗涤好的精液 0.2～0.5 mL，在女方排卵期前向宫腔内注入 0.2～0.3 mL 的精液，其余的精液缓慢注入宫颈及外口处。

4. 人工授精的时机：排卵日前一天，排卵日以及排卵日后一天应选为人工授精的时机，原因在于卵子排出后在体内存活 24 h，而精子在女性生殖道中存活时间为 24 h。

估计排卵日有以下方法：

（1）月经周期史：对于月经规律者，排卵日一般在下次月经前 14 天左右。但卵泡发育受心理、环境因素等影响，因此月经周期史应结合其他方法。

（2）测量基础体温：排卵期规律的女性会有双相体温，排卵日最低，排卵期前基础体温往往低于 36.5 ℃，而排卵期后基础体温往往高于 36.5 ℃。因此应将体温上升日前一天，体温上升日以及体温上升日后一天视为排卵期。

（3）B 超监测法：通常自月经第 11 天开始 B 超探测卵巢，每两天一次；当卵泡平均直径大于、等于 16 mm 时，每天监测一次。在排卵前 2 天，卵泡平均直径大于等于 18 mm，而在排卵日卵泡直径可达到 20 mm 以上，此法较准确，但却费时费力。

（4）宫颈黏液法：月经期之后宫颈黏液逐渐增多，逐渐变得透明有弹性，类似蛋清，排卵前黏液量最多，黏液镜检可见典型羊齿样结晶，提示即将排卵，应在 24～48 小时内行人工授精。

（5）LH 测定：女性在排卵前 24～48 小时内，尿液中的黄体生成激素（LH）将达到高峰值，排卵试

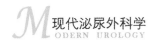

纸将显示阳性。

5. 人工授精的并发症:包括盆腔感染、术后阴道出血、损伤、痉挛性下腹痛、卵巢过度刺激综合征(OHSS)。此外还有诱发子宫内膜异位症、遗传性疾病的传播以及子代血缘结婚的可能。

二、体外受精-胚胎移植(IVF-ET)

体外受精-胚胎移植,俗称试管婴儿,是指在促超排卵后,通过超声观察卵泡的发育,并在排卵前在阴道超声引导下抽吸卵子,将卵子与处理过的精子置于模拟输卵管液成分的培养液中使其自然结合。受精成功后,胚胎在培养液中发育2~3天后经宫颈管送入宫腔内,使其着床发育,直至足月分娩。有研究表明,胚胎体外培养5天后移植成功率比标准的3天高,但只有少数胚胎可在体外存活5天,因此这种方法不能显著改善整体的妊娠率,但可减少多胎妊娠的发生率。此外削弱透明带也可改善移植成功率。

1. 体外受精-胚胎移植的适应证

(1)女方配子运输障碍:包括输卵管阻塞、输卵管炎症等。

(2)女方排卵障碍:包括多囊卵巢综合征(PCOS)、卵泡黄素化不破裂综合征(LUFs)等。

(3)子宫内膜异位症。

(4)男方少精子症、弱精子症以及畸形精子症等。

(5)原因不明的不孕。

(6)免疫性不孕。

2. 体外受精-胚胎移植的禁忌证

(1)一方患有生殖系统感染或性传播疾病。

(2)一方接触致畸量的射线、毒物、药品并处于作用期。

(3)一方患有严重的心理疾病、遗传病或躯体疾病等。

(4)一方有影响正常胎儿的严重不良嗜好,包括酗酒、吸毒等。

(5)女方子宫畸形或不能承受妊娠

3. 体外受精-胚胎移植的并发症:包括卵巢过度刺激综合征(OHSS)、异位妊娠、流产、新生儿畸形以及多胎妊娠等。

三、单精子卵泡浆显微注射(ICSI)

单精子卵泡浆显微注射(ICSI)是使用显微注射针穿过卵子透明带和卵黄膜后,将单精子注射到成熟卵细胞胞浆内完成受精。单精子卵泡浆显微注射的优势在于,受精过程仅需少量活动精子,且精子本身的受精功能对受精成功率的影响不大。缺点是避开了自然选择对优势精子的筛选。

1. 单精子卵泡浆显微注射的适应证

(1)严重的男性不育:包括严重的少精症、弱精症及畸精症等。

(2)常规体外受精-胚胎移植后重复受精失败。

(3)免疫性不育:含有高滴度的抗精子抗体。

(4)梗阻性无精子症:包括先天性双侧输精管缺失、杨氏综合征及双侧射精管阻塞等。

(5)精子顶体异常:精子顶体缺乏或完全不活动,ICSI是唯一的治疗方法。

(6)肿瘤患者的自体冷冻精子:肿瘤化疗开始便可对精子造成损害且是不可逆的,因此肿瘤患者可通过ICSI利用冷冻保存的精子完成受精。

注意:需行胚胎种植前遗传学诊断(PGD)检查,以避免某些遗传性疾病垂直遗传给子代。

2. ICSI虽然可使精子顺利进入卵子内,但部分卵子仍不能与精子结合,造成妊娠失败。妊娠成功率主要取决于移植质量和受者的情况,包括年龄、卵巢对性激素的反应以及卵子的质量。随着年龄的增长,妊娠率逐渐降低,流产率逐渐增高。若女性患者未能通过ICSI成功妊娠,患者不仅会遭受生理上的伤害还会受到心理上的打击,因此应给予女性患者更多的关心与照顾。

四、小结

　　随着科技的发展,人们对不育的研究也越来越深入,治疗的方法也越来越多。对少、弱、畸精子患者,可通过优选活力好的正常精子行辅助生殖治疗;对部分无精子症患者可通过睾丸、附睾穿刺取精或显微取精行 ICSI 治疗,对真性无精子症者在征得夫妇双方同意情况下可行供精人工授精等治疗辅助生殖,值得注意的是必要时应作胚胎植入前的遗传学检查,以获得健康的下一代。

【评述】

　　夫妇同居 1 年以上,未采取任何避孕措施且有规律性生活而女方未怀孕称为不育症。诊断男性不育症应常规作详细体检和精液分析(3 次以上),激素水平,必要时作染色体,精道造影及睾丸活检,同时注意女方生育能力的相关检查。在对男性不育行药物治疗时,因为人的生精周期为 74 天,故药物治疗应 3 月以上,首次复查精液常规应在用药后的 90 天。有外科治疗指征者应作相应治疗。不能自然怀孕者,可行辅助生殖治疗,为防止遗传性疾病殃及下一代,应行胚胎植入前遗传学检测。无法获得男方遗传基因者,在征得不育夫妇同意情况下,可行供精人工授精。

(季承建　宋宁宏)

第四十四章
男性计划生育

计划生育(family planning)是我国的一项基本国策,旨在控制人口数量,提高人口素质,具有重大的社会意义。为应对人口老龄化,我国已全面实施一对夫妇可生育两个子女政策。并且已开放三胎。虽然女性避孕药在防止意外怀孕方面非常有效,但一些妇女由于自身健康状况或副作用不能使用此法,使一些夫妇没有有效的避孕选择。因此对于这些家庭,男性节育就显得尤为重要。

男性节育的可能途径有:① 干扰睾丸精子生成、成熟及运动;② 干扰附属性腺功能影响精子成熟;③ 干扰精子获能及受精过程;④ 改变精浆组成影响精子活力;⑤ 直接杀死精子;⑥ 阻断射精过程;⑦ 阻止精卵相遇;⑧ 阻止精子穿过宫颈黏液;⑨ 干扰男性生殖活动的性激素调节;⑩ 干扰精子的功能与受精;⑪ 产生抗精子抗体。

◀ 第一节　男性药物避孕

1. 激素类干扰生精的药物

(1) 雄激素类:下丘脑-垂体-性腺轴是一个典型的负反馈激素循环,下丘脑的 GnRH 刺激垂体前叶的促性腺激素、FSH 和 LH 的释放。它们分别刺激睾丸中的支持细胞和间质细胞,促进睾酮的产生和精子的成熟。血清中的睾酮与全身的雄激素受体(AR)结合,发挥生理性的雄激素作用,同时与下丘脑和垂体的 AR 结合,抑制 GnRH 和促性腺激素的释放,从而关闭反馈回路。外源性雄激素通过打断这个循环起到避孕作用。与内源性睾酮相似,外源性雄激素与外周 AR 结合,从而在肌肉和皮肤等各种组织中维持雄激素作用,并集中维持性欲。此外,外源性雄激素抑制 GnRH、FSH 和 LH 的产生,从而抑制睾丸内睾酮的合成,从而抑制精子发生。如果没有睾丸内局部产生的高浓度睾酮,精子发生的最后阶段就无法顺利进行。在外源性雄激素中加入黄体酮可以增强中枢反馈抑制,更快速地抑制FSH 和 LH 的释放。大多数男性在使用 3~4 个月雄激素后精子数量显著下降。并在停止使用后3—6 个月精子计数恢复到治疗前水平。因此,单独应用雄激素有可能成为男性节育方法。口服或注射非酯化睾酮是无效的,因为药物很快经肝脏代谢降解。因此,大多数激素避孕方案都选择肌肉注射长效睾酮,如丙酸睾酮、庚酸睾酮等。WHO 研究报告庚酸睾酮 200 mg 肌内注射,每周一次,6 月内69% 达无精子,98% 达重度少精子状态($<3\times10^6$/mL)。十一酸睾酮 500 mg,每月注射 1 次,92% 获无精子;每月注射 1 000 mg,可获 100% 无精子,现正扩大临床试验中。

(2) 孕激素类:黄体酮可抑制垂体分泌 FSH、LH,而干扰精子生成。在外源性雄激素中加入黄体酮可以增强中枢反馈抑制,更快速地抑制 FSH 和 LH 的释放,也可能有直接抑制睾丸的作用。此外,外源性雄激素可部分抵消孕激素的副作用。

(3) 促性腺激素释放激素类似物(GnRHa):用人工合成的 GnRH 可抑制垂体的受体减少 FSH、LH 分泌及精子的发生。联合应用较低剂量雄激素效果更确切。

(4) 促性腺激素释放激素抑制剂:GnRH 拮抗剂在给药数小时内显著抑制促性腺激素。GnRH拮抗剂还可以作为精子抑制的初始诱导剂,然后依单独使用长期的外源性雄激素来维持少精子状态,但该方案目前尚未进行过评估。

(5) 抑制素 B:抑制素 B 是一种来自性腺的高度疏水性多肽激素,能选择性抑制 FSH 分泌。与睾酮合用可产生明显的生精阻滞作用。

2. 非激素类避孕药

（1）维甲酸受体（RAR）拮抗剂

维生素 A 及其代谢物维甲酸是人体精子发生的开始和维持所必需的物质。在生精小管中，胚芽细胞和支持细胞发生转化视黄醇通过醛脱氢酶转化为视黄酸。维甲酸与其受体 RAR 结合，调节精子发生所需基因的表达。维生素 A 缺陷和 RAR 基因敲除的动物是不育的，因此使用 RAR 拮抗剂可能会抑制精子发生。BMS-189453 是一种泛 RAR 拮抗剂，口服时给予雄性大鼠 4 周，导致雄性大鼠100％不育，且停止治疗 12 周后完全康复可逆。在随后的研究中使用更低的剂量，给予更长的持续时间，不孕诱导相似但矛盾的是，尽管治疗时间较长，精子发生却恢复得更快、更彻底。如果能开发出一种更特异的 RAR-α 拮抗剂，仅抑制精子生产途径中的 RAR-α 活性，该方法有望成为未来的非激素男性避孕候选者。

WIN 18446 是一种抑制睾丸维甲酸生物合成的口服化合物。早在 50 多年前，WIN 18446 就被证明能够有效、可逆地抑制男性精子发生；然而，当与酒精同时服用时，男性会出现严重的不良反应，如恶心、呕吐和不适（双硫脲反应）。研究人员发现，乙醛脱氢酶 1A2（ALDH1A2）可能是维甲酸生物合成途径中有效的特异性靶点，可以成为一种新型抑制剂和潜在的避孕药物。

（2）附睾蛋白酶抑制剂（epididymal protease inhibitor，EPPIN）：是一种精子特异性表面蛋白，是另一种潜在的非激素避孕靶点。对猴子的研究表明，与 EPPIN 结合的抗体损害精子活力，导致诱导性不育。最近一项研究发现，以 EPPIN 为靶点的化合物 EP055 在注射后 30 小时内抑制了猕猴的正常精子活力，并在 18 天后完全可逆。因此，EP055 可能最终成为一种"按需"避孕方法，但在进行人体试验之前，仍需证明其安全性和有效性。

（3）氯尼达明（Lonidamide）衍生物：最初评估为化疗药物的洛尼达胺，破坏精子细胞-支持细胞连接，导致生殖细胞生精上皮脱落。然而，氯尼达明的治疗窗口很窄，因此其衍生物已被研究作为避孕剂。

① 阿都汀（Adjudin）：是一种衍生物，1-（2，4-二氯苯）- 1H-吲唑-3-碳酰肼（AF2364）。研究表明，大鼠每周服用两次阿都汀，可逆性地抑制大鼠的精子发生，但同时在部分大鼠上也发生了肝脏炎症和骨骼肌萎缩。为了将阿都汀靶向传递给睾丸支持细胞从而避免药物系统性反应，研究者将其与 FSH-B 结合。这种方法有效地保护了其他有类似影响的器官系统，但昂贵的价格也限制了其进一步的发展。

② H2-Gamendazole：作为另一种氯尼达明衍生物可以干扰排精。啮齿动物单次口服 6 mg/kg 在第 4 周即可达到百分百不育，但是 57％的啮齿动物在 2 周后恢复了生育能力。因此，这种化合物需要进一步在动物身上进行剂量研究以证明安全性，然后在非人类的灵长类动物上进行临床前试验。

（丛戎　宋宁宏）

第二节　男性计划生育手术

1. 输精管结扎术

结扎和切断两侧输精管，使精子不能排出体外，切断精子和卵子的会合通道，达到绝育目的

（1）适应证：已婚育男子为实行计划生育经夫妇双方同意要求做输精管结扎手术者

（2）禁忌证：输精管结扎没有绝对禁忌证，只有相对的禁忌证。输精管结扎术的禁忌证包括输精管分离困难、凝血障碍、阴囊既往手术、重度精索静脉曲张、慢性睾丸痛、睾丸恶性肿瘤等。

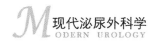
（3）并发症：

① 出血与血肿：感染和出血是最常见的并发症。血肿的发生率大约是 0～29％。这与医生的手术技巧和经验不同有关。大多数血肿是轻微的，不需要治疗干预就可以解决。小血肿可加压包扎，应用止血药物。较大血肿可手术引流或穿刺抽出积血防止感染。

② 感染：感染的发生率一般在 3％～4％左右。除非患者有很高的感染风险，否则预防性抗菌素不适用于常规输精管结扎术。对感染的治疗可用抗生素治疗，脓肿形成者应予切开引流。

③ 精子肉芽肿：精子肉芽肿是一种对渗出的精子形成异物巨细胞反应。附睾上皮损伤后生殖细胞向附睾间质浸润是精子肉芽肿发病的主要原因之一。从动物研究来看，普遍认为生殖细胞渗透到附睾或输精管间隙会产生自身免疫或炎症反应，从而导致精子肉芽肿的形成。这些乳白色的肉芽肿结节出现在输精管或附睾的末端，由退化精子组成中心部分，被一层上皮样巨噬细胞包围，依次是富含淋巴细胞和浆细胞的疏松结缔组织。值得注意的是，细菌感染不是主要原因。术中应对输精管完全分离并单独结扎，避免割裂输精管。

④ 附睾郁积：输精管结扎后，附睾和输精管都会比术前膨大，术后短期内阴囊轻微胀痛，属正常现象。若术后 6 个月以上，局部仍有胀痛甚至反射到腹股沟、下腹部及腰骶部并有附睾肿大及压痛，应视为附睾郁积症。治疗应用活血化瘀、热敷、理疗并托起阴囊等。

⑤ 性功能障碍：大多数研究表明输精管结扎术不会影响性功能或性生活质量，甚至可以改善性功能。研究表明，输精管结扎术对患者有积极的心理影响，改善了患者的性生活，夫妻关系和谐，性欲和性生活频率增加。男性对输精管结扎术的心理反应主要有两种：对意外怀孕的焦虑降低，以及对输精管结扎术中感知到的"去男性化"的补偿欲望。因此男性在接受输精管结扎手术后，勃起功能、高潮和性满意度显著提高，对性生活感到更安全、更自信。这些有利影响背后的机制可能是生殖负担的消失和对意外怀孕的恐惧的消失。同时也有相关报道显示，男性在输精管结扎术后更容易出现抑郁和焦虑的症状，这会导致肾上腺素和去甲肾上腺素的释放，随之而来的是海绵体中平滑肌的收缩导致无法维持足够长时间的勃起来完成性交。这可能是导致一部分患者术后确实出现勃起功能障碍的原因。

2. 输精管堵塞术

输精管堵塞术是一种已经进行过临床试验的男性非激素避孕方法。目前正在研究的输精管堵塞术有 RISUG 和 Vasalgel，这两种方法都是通过一次性双侧输精管内注射给药。RISUG 全称是"指导下对精子的可逆抑制"，在印度已经进行了近 30 年的研究。RISUG 利用苯乙烯马来酸酐共聚物暂时堵塞输精管，既对精子通道造成物理障碍，又改变局部 pH，从而改变精子形态。早期研究显示，在注射后 1～3 个月内，所有男性中都发生了无精子症，并维持抑制至少一年。报道的最常见的副作用是一些男性阴囊肿胀。这些研究中没有怀孕的报道。

Vasalgel 字面意思是输精管凝胶，它可以对精子产生物理屏障，但在化学成分上与 RISUG 略有不同。它由苯乙烯马来酸组成，不同于苯乙烯马来酸酐，它在水溶液中不水解。这赋予了它易于生产和长期稳定性的优势。在一项 Vasalgel 的临床前研究中，在 1 个月内实验兔子实现了显著的精子抑制。然而当部分实验兔子在用碳酸氢钠注射输精管凝胶逆转后发现，虽然所有家兔的精子浓度都恢复了，但形态学和运动性仍存在一定的异常。这提醒我们应当关注其精子功能恢复的问题。目前 Vasalgel 的人体研究尚未进行。

3. 激光凝堵法

激光凝堵法是将激光照射入输精管腔，造成管壁组织气化凝固，致使管腔纤维化，形成瘢痕闭塞。此法避孕效果可靠，但因操作技术要求高，且价格高昂，现难以推广。

（丛戎　宋宁宏）

第三节　其他避孕方法

1. 使用避孕套

此方法为当今最切实可行的具有避孕和预防性传播疾病双重功能的避孕方法。主要原理是阻止精液流入阴道，阻碍精卵结合而实现避孕。该法简便、高效、安全，同时又可预防性传播疾病，是最为普遍应用的男性节育方法。但是避孕套在使用过程中也有如降低性快感、避孕失败、不适用于过敏人群等缺点，这与不同避孕套的产品质量不一，使用者的佩戴方法等有关。由于使用避孕套过程中使用错误，避孕套破裂或脱落可导致避孕失败率高达四分之一，而正确使用避孕套后，其成功率可提高到98％。目前针对过敏人群已开发出一种以聚氨酯弹性材料制成的避孕套，比乳胶避孕套更薄，感觉敏感性和舒适度更好，且无过敏反应，有待进一步普及。

2. 体外排精避孕法

体外排精避孕法指在射精前将阴茎抽出将精液排出体外，仅在无避孕工具时临时使用，不宜作为常规方法，该方法避孕失败率较高，对性生活质量影响较大。

3. 外用杀精子药物避孕法

将杀精药物预先置于女性性伴侣阴道中，可直接杀死排出的精子，从而达到避孕目的。

4. 物理方法

用超声、微波、红外线、加热等方法，通过使睾丸局部温度升高，从而干扰精子发生、成熟和活力。

（姚亮宇　宋宁宏）

第四十五章
精子库

第一节　人类精子库

（一）概述

1776 年，意大利的著名生物学家 Spallanzani 发现，复温埋藏于冰雪中的人类精子，竟然有少量存活。1886 年，国外学者 Mouteyazza 发现人类精子在低于 −15℃ 的环境下仍然能够存活，他也成为首次提出精子库概念的科学家。1949 年 Ploge 等人发现了甘油（10%～15%）能够很好地冷冻保护精子的特性。1953 年，Bunge 和 Sherman 等人用 10% 的甘油作为保护剂，并采用干冰（−78℃）成功保存精子，并复苏进行人工授精，在 1954 年在世界上诞生了第一例冷冻精液人工授精婴儿。1963 年 Sherman 用卵黄和甘油作为冷冻保护剂，并将人类精子保存在液氮中，经过复苏后获得了理想的效果。

随着人类精子冷冻技术的进一步发展，美国、英国、法国等国家先后建立了精子库，我国首家精子库也在 1981 年由原湖南医学院卢光琇教授创建。至 2021 年底，我国已有 24 个省市先后建立了 27 家人类精子库，其中，北京、上海、河南具有 2 家人类精子库。

人类精子库（human sperm bank）是指利用超低温冷冻技术，采集、检测和保存人类精子，并提供冷冻保存精子用于不育症治疗以及遗传疾病预防等的医疗组织。人类精子库的重要任务是为有资质的辅助生殖医疗机构提供健康合格的冷冻精液标本和为有需要的患者进行男性生育力保存。

新筹建的精子库应设置在具有医疗机构执业许可证、设有医学伦理委员会的三级综合医院、三级妇幼保健院或三级妇产医院内。该机构如果同时开展人类辅助生殖技术，应与人类精子库全面分开管理。

（二）人类精子库的任务

1. 对捐精者进行严格的医学和医学遗传学筛查，并建立完整的资料库。

2. 对捐精者的精液进行冷冻保存，用于治疗不育症、提供生殖保险等服务。

3. 向持有国家卫生健康委或者省级卫生健康行政部门供精人工授精或体外受精与胚胎移植批准证书的机构提供健康合格的冷冻精液和相关服务。

4. 建立一整套监控机制，以确保每位捐精者的精液标本至多使 5 名妇女受孕。

5. 可开展精子库及相应的生殖医学方面的研究，如捐精者的研究、冷藏技术的研究和人类精子库计算机管理系统的研究等。

（三）人类精子库禁止开展的工作

1. 不得向未取得辅助生殖技术批准证书的医疗机构提供精液

2. 不得向医疗机构提供未经检验或者检验不合格的精液。

3. 不得提供新鲜精液进行供精人工授精，精液冷冻 6 个月并经复检 HIV 抗体合格后才能临床应用。

4. 不得实施非医学需要的精子分离技术进行性别选择。

5. 不得提供 2 人或者 2 人以上的混合精液。

6. 不得采集、保存和使用未经签署捐精知情同意书者的精液。

7. 精子库工作人员及其家属不得捐精。

8. 设置精子库的科室不得开展人类辅助生殖技术,其专职人员不得参与实施人类辅助生殖技术。

(四)人类精子库部门设置

根据人类精子库任务,至少应设置以下四个部门:

1. 精液采集部门:负责招募和筛选捐精者,采集精液。

2. 精液冷冻部门:负责精液的冷冻与保存。

3. 精液供给部门:负责精液外供的管理。

4. 档案管理部门:负责建立捐精者和精液标本使用信息档案管理。

人类精子库可根据实际情况增设质量管理部门,负责全流程的规范化管理、质量控制和质量管理。

(五)人类精子库人员要求

1. 配备 1 名具有高级专业技术职称、从事泌尿男科或生殖医学专业的执业医师。

2. 配备 1 名具有医学遗传学临床经验中级以上职称的技术人员。

3. 配备实验技师 2 名,要具备男科实验室操作技能并熟悉世界卫生组织精液分析标准《WHO 人类精液检查与处理实验室手册》(第五版),生物细胞冷冻保存有关的知识及冷冻保存技术,掌握传染病及各类感染特别是性别的检测及其他临床检验知识和技能。

4. 配备管理人员 1 名,具有计算机知识和操作技能并有一定的管理能力。

5. 建议精子库适当增加质控控制部门及其他必要的工作人员。

(六)其他

该机构应具有《HIV 初筛实验室》资格。

人类精子库或所在机构必须具备染色体核型分析的技术和相关设置。

(林法喜)

第二节　精子冷冻保存技术

精子作为一种细胞,具有易收集、易常规检测的特点,这为精液冷冻和临床使用提供了便利条件,在低温环境下,降低精子细胞的代谢水平可以达到冷冻储存精子的目的。从完整的流程来讲,精子冷冻保存包括取精、冻前检查、冷冻、复苏、冻后检查等阶段。

(一)取精

1. 确认取精者身份。

2. 确认取精者禁欲时间:绝大部分取精者应间隔 2~7 天,以 3~5 天最佳。可根据不同取精者的个体情况安排合适的禁欲时间。

3. 取精流程的宣教:因取精过程具有一定的私密性,应提前对取精者进行取精过程的宣教,包括排尿、洗手、消毒、精液收集等。

4. 取精:取精应首选采用手淫法取精,同时注意无菌操作。避免采用润滑油、安全套等含有杀伤精子的物品。取精时应将完整的精液射入无菌取精管内,如有缺失应告知检测人员。

5. 精液标本的接收:精液采集完成后,应尽快交给标本接收人员,完成标本核对,注明取精时间(日期+时间)、编号、姓名等,放入 37 ℃恒温箱中等待液化。

(二)冻前检查

待精液液化后(30 分钟左右),在超净工作台中取样 $10\mu l$ 至 Makler 精子计数板采用人工计数或者 CASA 分析仪进行镜检。按照人类精子库的技术规范进行筛选。对符合要求的精液立即冷冻保存

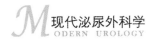

外,还要求记录精液的量、精子密度、活动率(PR级)和冷冻日期等。

(三)冷冻

1. 冷冻保护剂:人类精子常用的冷冻保护剂主要有渗透性冷冻保护剂和非渗透性冷冻保护剂,目前最常用的为含有卵黄的非渗透性保护剂。市场上也出现了商品化的冷冻保护剂,部分添加了青霉素和链霉素之类的抗生素,使用时应注意个别受试者可能发生过敏反应。

2. 根据精液的密度,精液与冷冻保护剂的体积比可选择 1:1 或 3:1。保护剂应逐滴加入摇动的精液中,以减少保护剂高渗对精子的冲击,保护剂与精液混合后,应有适当的时间平衡,使细胞内冷冻保护剂,如甘油有时间进入精子内起作用。所有操作应严格无菌操作。

3. 精液可以采用冷冻管或者麦管保存,其中使用全封闭式的冷冻管可以减少交叉污染的发生,冻前应在冷冻管上标注供精者编号、血型和冷冻日期等信息。

4. 冷冻方法

(1)程序冷冻法:采用程序冷冻仪进行三阶段程序冷冻法,分装后的冷冻样本经适当平衡后,按第一步:每分钟 1 ℃的速度由室温降至 0 ℃;第二步:每分钟以 5~7 ℃的速度由 0 ℃降至−30 ℃;第三步:在 2 分钟内由−30 ℃降至−80 ℃。三个温度阶段降温冷冻。

(2)玻璃化冷冻法:玻璃化冷冻在降温阶段要求越快越好。一般待室温平衡后,将冷冻管放置在专门的冷冻架上,将冷冻架放置在密闭的液氮容器中,熏蒸后,浸入液氮中冷冻保存。

(四)复苏

1. 直接复苏法:直接将冷冻精子置于空气中复温,温度升至室温冷冻精液解冻即可。

2. 水浴法:将冷冻精子放置于水浴箱中,待冷冻精子解冻即可取出。采用在 37 ℃水浴 10 分钟复苏的办法,效果最佳。

(五)解冻后检查

复苏后,在超净台中取样进行镜检(与冻前检查相同)。记录精子密度、活动率(PR级)、复苏率等。复苏后前向运动精子(PR级)不低于 40%,前向运动精子总数不得低于 $12×10^6/mL$。

(林法喜)

第三节　人类精子库的技术规范

2003 年,国家卫生部颁布了《人类精子库基本标准和技术规范》《人类辅助生殖技术和人类精子库伦理原则》,对人类精子库的准入标准、管理体系、技术规范及伦理原则等进行了具体指导与规定。

(一)供精志愿者的筛选

1. 供精志愿者的基本条件

(1)供精者原籍必须为中国公民;提供中华人民共和国居民身份证。

(2)年龄 22~45 岁。

(3)供精者自愿捐献并且认可捐赠精液是一种人道主义行为

(4)供精者能提供真实有效的个人身份信息

(5)供精者必须达到供精者健康检查标准

(6)供精者对其所供精液的用途、权利和义务完全知情并签订知情同意书

(7)经过国家辅助生殖技术管理系统人类精子库国家信息库查重未在其他精子库供精。

2. 体格检查

(1)一般体格检查:捐精者必须身体健康,无畸形体征,无斜视,心、肺、肝、脾等检查均无异常,同时应注意四肢有无多次静脉注射的痕迹、有无面肌痉挛等。双眼裸视力均不低于 0.1。

（2）生殖系统检查：捐精者生殖系统发育良好，无畸形，无生殖系统溃疡、生殖系统疱疹、尿道分泌物和生殖系统疣等疾患。

（3）遗传性疾病筛查

家系调查：供精者不应具有遗传病病史和遗传病家族史

染色体病：排除各种类型的染色体病。

单基因遗传病：排除白化病、血红蛋白异常、血友病、遗传性高胆固醇血症、神经纤维瘤病、结节性硬化症、β-地中海贫血、囊性纤维变性、家族性黑矇性痴呆、葡萄糖-6-磷酸脱氢酶缺乏症、先天性聋哑、Prader-Willi综合征、遗传性视神经萎缩等。

多基因遗传病：排除唇裂、腭裂、畸形足、先天性髋关节脱位、先天性心脏病、尿道下裂、脊柱裂、哮喘、癫痫症、幼年型糖尿症、精神病、类风湿性关节炎、严重的高血压病、严重的屈光不正等。

（4）心理健康状态评估

应对供精者家族史、受教育背景、人际关系、性生活史、主要精神病学和人格障碍史的了解，应进行稳定性鉴定，了解供精的动机、目前生活中的压力和心理应对的技巧、违法史和被虐待或忽略的历史。

排除的标准包括：有明显的精神病、有可遗传的精神障碍家族史、正在使用抗精神药物治疗、过度紧张、认知功能障碍、心智功能障碍者。

3. 实验室检查

（1）染色体检查：供精者染色体核型分析必须正常（46，XY），排除染色体异常的供精者。

（2）ABO血型及Rh血型。

（3）性传播疾病的检查。

① 供精者乙肝两对半、丙肝等检查正常

② 供精者梅毒、淋病、艾滋病等检查阴性

③ 供精者衣原体、支原体、巨细胞病毒、风疹病毒、单纯疱疹病毒和弓形虫等检查阴性

④ 供精者精液应进行常规细菌培养，已排除致病菌感染

（4）精液常规分析及供精的质量要求：我国于2003年发布的《人类精子库基本标准和技术规范》中对供精精液质量作出了明确要求，主要参考了世界卫生组织《人类精液及精子-宫颈黏液相互作用实验室检验手册》（1999年第4版）。

① 精液液化时间少于60分钟；② 精液量大于2 mL；③ 精子密度大于60×10^6 mL；④ 精子存活率大于60％；⑤ 精子前向运动精子大于60％；⑥ 精子正常形态率大于30％。

随着《WHO人类精液检查及处理实验室手册》2010年（第5版）和2021年（第6版）的出版并推广，其中的参考值发生了很大的变化。因此，迫切需要研究和制定新的供精质量参考值标准。

（5）精子的冷冻复苏率达到60％以上。

$$冷冻复苏率 = \frac{复苏后精子活力}{冷冻前精子活力} \times 100\%$$

（6）对于外供用于供精人工授精或体外受精与胚胎移植的冷冻精液，冷冻复苏后每份精液中前向运动精子的总数不得低于12×10^6/mL。

（7）对捐精时间超过半年的供精者应再次全面体检，特别是性传播疾病的检查。

（二）精子的储存

应根据供精者的编号、血型将完成冷冻程序的精液样本储存于液氮储存罐的相应位置；记录精液标本的管号和储存罐号、架号、层号、位置号一一对应。

1. 储存方式

在精子库的发展过程中，采用了干冰（二氧化碳）、甲醇、液氧作为制冷源，但液氮出现后，因其使用方便、无毒、冷冻效果好，现在全国所有的精子库都是以液氮作为制冷源。

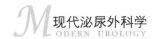

目前标本储存罐主要有两种,气相液氮罐和液相液氮罐。标本的冷冻储存方法:液氮浸入法和液氮蒸汽法。

液氮浸入法:是将精子标本浸泡在液氮中保存的方法,该方法的优点是,标本所处温度恒定,不会出现波动,有利于精子质量的保存,但因标本处于液态氮中,易发生交叉污染。

液氮蒸汽法:就是将精液标本保存在液氮蒸汽中,有研究表明,液氮蒸汽保存可以减少微生物感染。但因其温度上下波动较大,取样本时易造成标本表面部分复苏。

因此,结合两种标本储存方法的优缺点可将可以外供使用(已完成6个月潜伏期HIV复查)的精液标本保存在液相液氮罐中,这类标本经过复查,不会出现HIV交叉感染的风险,且其温度恒定有利于精液标本的长期保存。另外可以将尚未完成HIV复查的标本保存在气相罐中,因这类保存时间短,且不会频繁的调动,另外这类标本未经过HIV复查,存在风险,保存在气相液氮罐中有利于减少交叉污染。

2. 储存时间

关于精液标本的储存时间,目前较为一致的观点是:如果储存的方式恰当,在很长的一段时间内精子的存活率不会发生很大的变化。储存在−196 ℃液氮中的精子标本,其出现的生物化学变化是很小的,一般储存10年不会有太大的变化。目前有报道,英国有使用储存21年的精液标本生出健康后代的案例。

3. 冷冻储存管理

精子储存应分三区分开管理,不同冷冻区域应有专人管理,在不同区域之间标本的转移应有记录和双人核对,并录入计算机管理系统。

第一区为正在收集过程中的冷冻精液样本储存区。收集过程中如发现供精者有性传播疾病检测异常,或出现相关的临床表现,应立即放弃该供精者已冻存的精液样本;

第二区储存完成收集过程,进入6个月检疫等待时间的精液样本;

第三区保存完成收集6个月后,供精者HIV检测阴性的冷冻精液样本。

4. 精子冷冻储存的安全管理

应注意液氮罐的使用年限,注意容器的有效期;定时添加液氮,确保液相液氮罐的液面高度高过顶层冻存盒5cm为宜,气相液氮罐应随时关注液氮高压管的液氮存量;建议在精液冷冻区域安装摄像头、液氮罐中安装温度或者液氮液面监控装置,防止长时间液氮漏加及冷冻储存罐真空层破损导致液氮大量蒸发而危及冷冻储存精子的安全。

(三)精子标本的外供

严格控制每一位供精者第一次供出去的精液的数量,最多只能提供给五名不育妇女使用,待受者结局信息反馈后,再以递减方式决定下一轮的发放数量,以确保每一供精者的精液标本最多只能给5名妇女受孕。其发放公式如下:

$$可发放标本周期数=剩余可提供的受者人数=5名受者-其中已受孕人数$$

不育妇女再生育时原精源的外供:

原精源是指不育夫妇首次采用人类精子库供精通过辅助生殖技术成功生育后代时所使用的精液的来源。不育夫妇如果采用原精源再生育,则意味着其子代的生物学父亲为同一个人,可以减少子代之间各种表象的差异性,增加子代之间的亲缘性,有助于降低家庭的伦理风险。

因我国相关法律和技术规范只对每名供精者的受者人数进行了限制,并未对其后代数量作出具体明确的规定,随着国家生育政策的开放,不育妇女再生育时使用原精源进行生育并不存在法律上的障碍。

在提供原精源标本时要经过辅助生殖中心和人类精子库双方的伦理委员会的监督和审核,以确保该标本确实用于该志愿者已受孕的不育妇女的助孕治疗,保证每名供精者的精液标本最多只能给5

名妇女使用。

（四）随访

人类精子库通过治疗结局的定期随访制度,通过对接受治疗的不育夫妇进行定期随访,掌握患者治疗后的健康状况、胎儿及出生后代的发育情况,进一步观察和总结疗效提供参考依据,从而促进医疗质量和技术水平的提高。

AID 或 IVF 治疗结局的随访主要包括四个方面:① 已知治疗结果的信息随访;② 等待回信的信息随访;③ 妊娠后发育情况的随访;④ 出生后情况的随访。

冷冻精液供给及治疗结局的各项数据由精子库专人进行统一管理,包括一般文字性材料及数据库数据录入。① 详细记录所供精液的供精者代码、供给日期、供给去向和数量。② 冷冻记录单上的"冷冻精液管数""剩余管数"必须与数据库中相应字段中的数据相符,确保每一份标本的去向明确。③ 收到治疗反馈信息后,及时将精液的使用情况,包括供精者代码、使用时间、受精者、受精方式及治疗结局等信息录入数据库。④ 统计治疗成功率及每个供精者成功例数,严格控制每个供精者的精液最多只能使 5 名妇女受孕。

精子库计算机管理系统的数据资料定期进行一次备份,以防数据丢失。电脑专人专用、严禁上网、私自安装及改动程序。

（林法喜）

第四节　男性生育力保存

男性生育力保存是指通过冻存男性精子(包括精原干细胞)或睾丸组织以期预防未来生育风险,并借助人类辅助生殖技术最终达到生育目的的技术和方法。

一、适用人群

1. 对于青春期后和成年男性肿瘤患者,在接受放化疗之前保存精子。
2. 对于生殖系统肿瘤手术之前的患者。
3. 接触有毒有害的从事高风险职业的人群。
4. 需要保存精子以备将来应用辅助生殖技术的患者。
5. 长期服用有损于生殖系统的药物的患者。
6. 需要保存精子的正常人群。

二、禁忌证

如出现以下情况,不应进行男性生育力保存:

1. 有严重遗传病家族史或患严重遗传性疾病且经生殖中心诊断无法经过辅助生殖技术产生健康后代的患者。
2. 精神病患者以及成年无完全民事行为能力的人。
3. 无法清楚表达自己意愿的患者。
4. HIV 病毒携带者。
5. 性传播疾病及其他传染病患者以及携带者在接受治疗康复之前。

三、冷冻方法

根据精液来源(手淫法取精、附睾或睾丸穿刺取精等)以及精液的质量确定冷冻方法。

1. 手淫法取精而精液质量能达到人类精子库合格供精员标准者,可直接采用手工冷冻或程序冷冻仪冷冻。

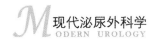
2. 手淫法取精而精液质量在 WHO 正常参考范围以上但低于人类精子库合格供精员标准者,可先进行优化处理,然后采用手工冷冻或程序冷冻仪处理;也可以直接采用手工法或者程序冷冻仪处理。

3. 手淫法取精而精液质量低于 WHO 正常参考值范围者,可先进行优化处理,再采用程序化冷冻,或者玻璃化冷冻的方法。

4. 手淫法取精精液质量属于极度少弱精或者经附睾或睾丸穿刺取精者,可先进行优化处理,采用程序化冷冻或者玻璃化冷冻,也可采用单精子冷冻等方式进行。

四、生育力保存精液标本冻存要求

1. 对于所有患者的自精保存的标本都必须使用全封闭的冻存管进行保存

2. 冷冻精液每份标本保存量为 1 mL(含冷冻保护剂),对于每次取精精液量低于 2 mL 的患者,征得患者同意后,每份精液保存为 0.5 mL(含冷冻保护剂)

3. 对于同一患者的标本应至少分两个液氮罐进行保存

4. 冻存自精保存标本的液氮罐应安装温控报警设备

5. 应按照患者精液质量来确定生育力保存所应保存的标本数量:对于冻后达到供精质量标准的,应建议患者至少保存可供临床进行人工授精治疗 10 个周期以上的标本量。对于可以进行试管治疗方式的患者,应建议其保存可供临床进行试管治疗 3～5 个周期的标本量。

五、传染病和遗传性疾病的筛查

① 传染病检查:乙肝、丙肝、梅毒、HIV、衣原体、支原体、巨细胞病毒、风疹病毒、单纯疱疹病毒和弓形虫等;② 精液进行细菌培养;③ 染色体核型分析;④ 血型检测;⑤ 应对患者进行家系调查,排除遗传性疾病(与捐精志愿者要求相同)。

对于急需进行放化疗以及采取其他临床紧急治疗措施的患者,可以在进行患者精子检测时先行保存精液,精液处理完毕后保存在单独液氮罐中,待所有检查完成后再正式保存。

六、患者取精要求

1. 要求保存精液的患者必须在精子库制定的取精室内完成取精,在其他地点取出来的精液精子库不接受。

2. 患者取精之前观看取精室的操作流程宣教视频,要求其做好排尿、洗手、消毒等操作。

3. 患者取精只能通过自慰的方式进行,不使用安全套、润滑液等

七、微量精子冷冻

男性生育力保存的精子除了来自手淫取精之外,还包括显微取精术、睾丸穿刺、附睾穿刺等。对于严重少弱精子症和手术取到的精子可以选择稀少精子冷冻或单精子冷冻。

(一)稀少精子冷冻

(1)精液在 1 500 g 的离心力下离心 10 min,制成最少 0.2 mL 悬液。

(2)将离心浓缩后的精子悬液与稀少精子冷冻保护剂按 1:1 混匀。

(3)每个冷冻片上转载 0.5 μl 精子与冷冻剂混合液,尽量将其在冷冻片上铺展开,铺成一薄层。

(4)将装载好精子的冷冻片放入冷冻管中,拧紧盖帽。

(5)采用液氮熏蒸法冷冻精子。

(二)单精子冷冻

1)相关试剂、耗材的准备

1. 单精子冷冻皿的准备:单精子冷冻皿内置乙烯吡咯烷酮(PVP)滴与数个含 10% 人血清白蛋白代用品(Serum Substitute Supplement,SSS)的 m-HTF(人输卵管液)培养滴。矿物油覆盖,无 CO_2 的培养箱内平衡 2h,PVP 用于润洗显微操作针,培养滴用于添加处理好的精子,在皿底标记患者姓名和

ART 编号。

2. 精子冷冻液的准备:稀少精子冷冻液以 1∶1 的比例用含 10% SSS 的 m-HTF 稀释。

3. 冷冻用液氮泡沫盒的准备:泡沫盒内添加液氮,液氮面离泡沫盒上沿 4 cm。

4. 解冻矿物油的准备:50 mL 离心管内装 40～50 mL 矿物油用水浴加热至 39 ℃备用。

2）单精子冷冻的步骤

1. 在冷冻载体上加冷冻液 0.5μl,迅速转入冷冻皿内的卡槽位置。

2. 显微镜下逐条将吸好的精子转移至冷冻微滴内,每个冷冻片内保存的精子数根据精子总数与女方预期获卵数综合考虑。

3. 镊子取出冷冻载体,转移到纸上倾斜以吸干载体上的矿物油。

4. 用塑料镊子夹持载体至液氮泡沫盒上沿 10 cm 处开始熏蒸,经 3.5～4.5 min 后逐渐匀速下降至液氮蒸汽内(离泡沫盒上沿约 0.5 cm,确认载体处于蒸汽层内)。

5. 约 10 s 后,微滴冻结,再静置 30 s,将载体投入液氮,在液氮内将载体至于 1.0 mL 冻存管内长期保存。

3）解冻精子的步骤

拧开冻存管,用塑料镊子夹住冷冻载体柄,空气中停留 1～2 秒,迅速侵入事先准备好的 39 ℃矿物油中解冻,待冷冻液滴融化后(5 s 左右),转入单精子注射皿。

八、睾丸组织冷冻

1. 传统冷冻方法

将睾丸穿刺或活检所得的组织置于室温平衡的胚胎培养液中,立即在室温条件下转移至精子冷冻实验室,在室温平衡的 Hanks 平衡盐溶液中去除血液、清洗干净后,再切成 2～5 mm³ 的组织块,并将组织块放入预先加入 1.5 mL 冷冻保护剂的冷冻管中。在 4℃的冰箱内放置 30 min,再用程序降温仪进行冷冻。

2. 玻璃化冷冻

将睾丸组织置于室温平衡的 Dulbecco's 磷酸盐缓冲液(DPBS)中去除血块清洗干净后,切成 2～5 mm³ 的组织块。冷冻保护剂用 DPBS 稀释成 12.5%、25% 和 50% 不同浓度,组织块在 12.5% 和 25% 的冷冻保护剂中室温各保持 5 min,50% 保护剂冰上保持 15 min,将组织块置入含 100% 保护剂的冷冻保存管中封闭,直接浸入液氮中保存。

(林法喜)

第四十六章
性心理障碍

第一节 性偏好障碍

性偏好障碍（sexual preference disorders）是指多种形式的性偏好和性行为障碍，具体分类包括：露阴癖、窥阴癖、恋物癖、摩擦癖、异性装扮癖、性虐待癖。

（一）露阴癖

露阴癖（exhibitionsm）是性心理变态的一种，指的是当事人在不适当环境下在异性面前公开暴露自己的生殖器官，以引起异性紧张的情绪反应，从中获得性快感和满足。其中，绝大多数为男性患者，男性露阴癖者常取出勃起的阴茎甚至手淫，使妇女惊散但不直接侵犯她。露阴癖的形成往往与早期的性心理事件有关，他们往往有通过露阴方式获得性快感和满足的经历，以后若反复实施，就会强化成变态的性行为。除此以外，性格上的缺陷、缺乏正常的性宣泄和满足渠道以及婚姻失败所致的性压抑都是露阴癖形成的常见原因。目前露阴癖的治疗手段主要有认识领悟疗法以及厌恶疗法。

（二）窥阴癖

窥阴癖（voyeurism scopophilia）以偷窥异性的生殖器或相关器官，甚至全裸身体为性满足的手段，同时还可能伴随着手淫。在青少年中发生的窥阴癖以性好奇为主。在成年人中，自闭的性格或童年意外看见女阴引起性兴奋的不良经历往往是窥阴的重要原因。窥阴癖患者的人格大多不健全，多是内向、孤僻、缺乏与异性交往能力，或是婚姻的失败者。治疗上，报道有心理分析与集体治疗、厌恶疗法等治疗，但均无肯定结论。

（三）恋物癖

恋物癖（fetishism）属于性倒错疾病中的一种，恋物癖是指经常反复地收集异性使用过的物品，并将此物品作为性兴奋与满足的唯一手段的现象。患者大多数为男性，也有女性患者，多为异性恋者，偶尔也可以在同性恋者中见到。恋物癖是一种习惯的结果，患者最初的性兴奋出现时，往往与所恋物品有一定的联系，而该行为经过反复行为强化，形成不良性习惯。目前对于恋物癖的治疗，建议采用综合治疗方案，可以服用药物（非抗精神病药）控制异常的性冲动并改善情绪，辅以心理治疗、家庭治疗、行为矫正等方式，必要的时候还可以采取封闭式管理。

（四）摩擦癖

摩擦癖（frotteurism）又称挨擦癖，指患者在拥挤的场所故意摩擦异性，甚至用性器官碰撞女性的身体，并可伴有射精或者手淫来达到性的满足。摩擦癖的产生，一方面，可能因为长期的性压抑致使性心理出现异常，另一方面，也可能是个体性快感的体验与异性身体接触偶然地结合，并形成条件反射机制。治疗上，可以采取认知领悟疗法以引导患者从记忆中找出导致摩擦癖行为产生的根源，形成正确的认知。

（五）异性装扮癖

异性装扮癖（transvestism）是恋物癖的一种特殊形式，表现为对异性衣着特别喜爱，反复出现穿戴异性服饰的强烈欲望并付诸行动，由此可引起性兴奋和达到性满足。异装癖形成的原因包括心理因素、家庭环境的影响、教育引导不当以及迷信思想的影响。

　　鉴别诊断：易性症者也喜欢穿戴异性服饰，但其目的只是为了更像异性，并坚信这种装饰包裹着的是一个真正的异性，不会由此而感到色情刺激。异装症者穿戴异性服饰后并不怀疑和否定自己固有的性别，没有性别认同障碍，其改装的目的在于引起性兴奋和达到性满足。治疗上应在青少年时期即进行心理咨询和心理治疗，矫正方法是行为认知疗法、结合疗法以及厌恶疗法。

（六）性虐待癖

　　性虐待癖（erotic algolagnia）以向性爱对象施加虐待或接受对方虐待作为性兴奋的主要手段。具体可分为提供这种行为的性施虐症，以及接受虐待行为来达到性兴奋的性受虐症。二者可以单独存在，也可并存。性虐待癖可能是由于童年经验和性意识的混乱造成，抑或由于担心被异性拒绝或抛弃，因而产生孤独感、恐惧感，进而形成性变态心理。治疗上，可以对其加强法制教育，以法律道德观念约束其行为，也可以采取支持性谈话疗法，对患者采取解释和教育，使其明确认识自己的心理异常或变态并克服和矫正自己的异常观念和行为。

（陈建淮）

第二节　性别认同障碍

　　性别认同障碍（gender identity disorder）又称性身份障碍，是一种性心理障碍疾病。本病病因复杂多样，可能与下列心理社会因素有关：包括正常的异性恋活动受挫、重大的负性生活事件的刺激、早期家庭环境中的不良因素以及社会不良文化的影响。患者主要表现为强烈而持久的异性身份认同，以及对自身个体的解剖性别持续不满，或对自身性别角色表示厌恶，存在强烈的改变自身现有性别的欲望。喜好异性的习惯性动作，厌恶自己的性器官，并有持续的变性企图以改变性别。

　　鉴别诊断：性别认同障碍当与同性恋相鉴别。性别认同障碍患者最关心的个人事务是变性，第一要着是使身体完全成为异性，他们对同性有性吸引的好感，但一般不热衷追求；同性恋则较热衷追求同性，而变性要求不强烈，仅是想而不付诸实际行动。

　　治疗以心理治疗为主，对患者可以采取认知领悟的治疗方法，让患者确认自身问题并合理宣泄、调整情绪，从而引导其改变认知，接纳自我，消除自卑感。当然，根据具体情况，也可做变性手术。

（陈建淮）

第三节　同性恋

　　同性恋（homosexuality）属于性倾向的一种，指对同性产生情感、爱情或性的吸引。同性恋形成的原因包括先天因素，如遗传基因、激素水平、大脑结构的影响等；后天因素，如童年环境、青春期经历以及造成所谓"境遇性同性恋"的环境因素，主要与心理因素和社会因素高度相关。同性恋可分为真性和假性两大类。真性同性恋对同性持续表现性爱倾向，同时对异性毫无性爱倾向。假性同性恋又称为情景性（或境遇性），即为现实环境所迫而形成的，由于生活环境中没有接触异性的机会，因而某些人便会出现同性恋行为，但是他们一旦回到正常的社会中，便会恢复正常的性心理。针对真性同性恋患者的治疗方法有心理治疗、认知行为疗法、环境疗法、药物疗法和手术疗法等。

（陈建淮）

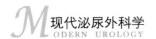
◀ 第四节　女性性自慰

　　女性性自慰(Female sexual masturbation)是指女性对自己的生殖器官进行性刺激以获得性唤起或其他性快感的刺激行为,这些刺激可能包括手、日常用品、性玩具(如振动器)等。女性性自慰一般是因为长期没有性生活,或者是对性知识的缺乏、或好奇引起的一种现象。治疗上,适度的性自慰无需治疗,但严重不可控制的性自慰症状则需要行为认知的治疗,引导其产生正确的性心理认知,从而控制性自慰的冲动。

(陈建淮)

第四十七章
女性泌尿系统疾病

第一节　尿道口炎

【概述】

尿道口炎(urethral meatitis)是发生在尿道口部位的炎症,可能为尿道炎的外部表现,多为非特异性细菌感染,亦可由淋病奈瑟菌、真菌、滴虫等引起。女性尿道口炎多继发于邻近组织或器官的感染,如阴道炎、子宫颈炎及外阴炎,亦可继发于尿路感染,反复发作可引起尿道外口狭窄。

【诊断依据】

1. 症状:① 疼痛:尿道口处疼痛,呈烧灼样,排尿、摩擦时明显。② 出血:由于炎症急性期或慢性期有局部充血,易损伤,发生尿道口的少量出血。③ 排尿困难:慢性炎症所致纤维组织增生,引起尿道口狭窄,可发生排尿困难。

2. 体格检查:可见到尿道口及其周围组织红肿,重者可发生黏膜糜烂,慢性者可有肉芽组织增生。淋病性尿道口炎多有脓性分泌物。

5. 实验室检查:① 尿常规:可见脓细胞,中段尿培养可确定有无尿路感染。② 尿道口分泌物、阴道分泌物检查:应进行细菌培养及涂片检查,确定致病菌,并行分泌物滴虫检查。

【鉴别诊断】

1. 尿道旁腺囊肿合并感染　疼痛感主要位于阴道前壁和尿道口周围,阴道前壁触诊可触及明显包块,伴触痛及囊性感。

2. 尿道旁腺炎　亦有尿道口处红肿、疼痛及排尿症状。查体可于尿道口旁扪及波动和压痛,可自尿道旁腺腺管挤出分泌物。

【治疗方案】

1. 根据不同的致病菌,选用敏感的抗生素。

2. 局部治疗以 0.01％苯扎氯铵溶液清洗外阴及尿道口部,每日 2 次。以莫匹罗星、红霉素或其他抗生素软膏涂布于尿道口,每日 2～3 次。局部疼痛明显者,可涂以复方利多卡因乳膏等药物,每日1～2 次。

3. 尿道扩张或尿道外口切开术适用于慢性尿道口炎并发尿道口狭窄者。

4. 尿道口炎原因明确者,与原发病同时治疗。

【评述】

尿道口炎的诊断并不困难,依据临床症状及局部所见即可确诊。在检查时,应注意寻找诱发尿道口炎的病灶,并确定其致病菌,选用有效抗生素。尿道口炎原因明确者,与原发病同时治疗,可以很快治愈。若原因不明,病因未能解除者,可经常复发。慢性尿道口炎患者,行尿道扩张术,有助引流并可提高药物疗效,预防尿道口狭窄。

(廖凯)

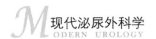
第二节　尿道炎

【概述】

由于女性尿道的解剖及生理特点,女性尿道炎(urethritis)发病率高,任何年龄均可发生。尿道炎可分为特异性尿道炎和非特异性尿道炎。后者最为常见,又分为急性和慢性尿道炎两类。感染途径有上行性感染和下行性感染。女性尿道炎与下列因素有关:① 尿道梗阻性病变;② 邻近器官感染,如宫颈炎、阴道炎、尿道旁腺炎等;③ 上尿路感染;④ 尿道损伤、导尿、器械检查、异物或结石停留等;⑤ 常与性生活有关,不洁性生活易引起尿道感染。急性尿道炎可累及尿道周围腺体并可引起尿道周围炎、尿道周围脓肿等。慢性尿道炎往往因尿道黏膜下组织受累,由结缔组织修复而产生尿道狭窄。

【诊断依据】

1. 症状:尿道灼热刺痛,排尿时灼痛加重,有初血尿,尿频、尿急、尿痛,伴有耻骨上区及会阴部钝痛。慢性期可发生尿道狭窄引起排尿困难症状。

2. 体格检查:急性期尿道口明显充血,尿道水肿,有触痛,可见黏液性或脓性分泌物,淋菌性尿道炎有脓液溢出,炎症重时黏膜可发生糜烂及溃疡。

3. 实验室检查:尿常规检查见白细胞增多或呈脓尿,伴有红细胞增多,少数呈肉眼血尿。尿三杯试验检查,可以发现第一杯内有大量脓细胞、红细胞存在,而第二杯、第三杯基本正常。初段尿细菌培养菌落数明显多于中段尿。尿道或阴道分泌物涂片检查,淋球菌性尿道炎可见细胞内或细胞外 G-双球菌,非特异性尿道炎可用分泌物或前尿道拭子培养,见大量细菌生长。分泌物涂片及培养均未发现细菌者,即有支原体、衣原体感染的可能,可行特殊方法培养或做 PCR 检查。

4. 慢性尿道炎需行尿道膀胱镜检查,以明确发病的原因。有时可用金属尿道探子试探尿道内有无狭窄,必要时行尿道造影。急性期尿道内忌用器械检查。

【鉴别诊断】

1. 急性膀胱炎　亦有尿频、尿急、尿痛等刺激症状,但膀胱炎患者主要是排尿终末疼痛为主,尿三杯实验主要是第二杯内有大量脓细胞、红细胞存在,中段尿培养有细菌生长。

2. 膀胱结核　也表现为尿频、尿急、尿痛,但症状持续性、进行性加重,抗菌药物治疗无明显疗效。常有泌尿系结核病史,尿中可发现抗酸杆菌。

【治疗方案】

1. 急性尿道炎:以用抗生素与化学药物治疗为主,药物的选用应根据致病的病原体及其药物敏感度。还应辅以解痉药等,如山莨菪碱、间苯三酚、吲哚美辛栓等。多饮水以增加尿量,促进尿道的冲洗及引流作用。

2. 慢性尿道炎:① 选用适当抗生素;② 有原发性尿道病变,如尿道异物、尿道憩室、尿道旁腺囊肿等应予治疗;③ 滴虫性膀胱尿道炎可口服甲硝唑 0.2 g,一日 4 次,疗程 7 日,或替硝唑,单剂量 2 g,顿服,一般滴虫可转阴性。但为了防止复发,应对滴虫性阴道炎进行彻底治疗;④ 若尿道外口或尿道内有狭窄,应做尿道扩张术或尿道内切开术。

【评述】

尿道炎诊断并不困难,但要注意其原发疾病和相关疾病的诊治。急性尿道炎抗生素的选用应据细菌药物敏感试验选用,治疗时间必须充分,治疗不彻底,可迁延成慢性尿道炎,也可并发尿道旁脓肿,甚至形成尿道瘘等。慢性尿道炎治疗比较棘手,可行局部治疗,定期尿道扩张,以防治炎性尿道狭窄。尿道周围慢性感染灶常常是引起尿道炎反复发作的病因,应彻底消除。性病感染者,需对性伴侣同时治疗。女性尿道炎治疗效果不佳,伴有雌激素水平低下者酌情补充雌激素。

(廖凯)

第三节　女性尿道旁腺炎

【概述】

女性尿道旁腺是女性尿道周围腺体。位于尿道两侧的下方和侧面,开口于尿道口的黏膜上。尿道旁腺是女性尿道下端群集于尿道两侧尿道黏膜下层的小腺体。1880 年 Skene 报道女性尿道旁存在两条导管,与周围腺体相通而确定尿道旁腺的存在,故又称为 Skene 腺。目前认为女性尿道旁腺与男性前列腺在功能上具有同源性,其 PSA 和 PAP(前列腺酸性磷酸酶)阳性表达率达83%。尿道旁腺炎往往继于尿道的非特异性细菌或淋球菌、衣原体等感染,又可以成为慢性尿道感染时隐藏细菌的病灶。

【诊断依据】

1. 症状:① 疼痛:女性尿道口处肿痛。② 排尿症状:尿频、尿急、尿痛、夜尿、尿淋漓不尽、血尿等。③ 排尿困难:慢性尿道旁腺炎可致尿道远端狭窄,排尿困难,尿线细而无力。

2. 体格检查:于尿道口一旁或两旁扪及波动、压痛,亦可自腺管口挤出脓液或石灰质样凝块。

3. 实验室检查:中段尿液分析无异常,细菌培养往往阴性。尿道按摩分泌物或尿道按摩后尿液分析、培养常可获得感染证据。也可进行分泌物衣原体、支原体特殊方法培养或 PCR 检测。

【鉴别诊断】

女性尿道旁腺感染与尿道感染没有本质差别,炎症仅累及尿道黏膜者为尿道炎,若深及黏膜下尿道旁腺则为女性尿道旁腺炎。女性尿道旁腺炎与膀胱炎、间质性膀胱炎、阴道炎的鉴别并不十分困难。只需分别做些有关分泌物检查、尿液分析和内镜检查即可加以区别。

【治疗方案】

1. 抗生素:据病原菌选用敏感抗生素,疗程约 2~4 周;衣原体、支原体感染可用阿奇霉素、多西环素、左氧氟沙星;淋球菌性感染可用头孢曲松等。

2. 抗胆碱能药物和 α-受体阻滞剂治疗可缓解症状。

3. 定期尿道扩张:对尿道狭窄者有一定疗效,但应在炎症控制后进行。

4. 手术治疗:对尿道旁腺炎合并囊肿和脓肿者,可手术切除或切开引流。

【评述】

由于女性尿道旁腺炎病理、病理生理及临床特点上与男性前列腺炎相近似,故其发病机制上应同样存在着尿道高压机制,而使尿液易反流入尿道旁腺而致经久难愈的感染。治疗上理想的药物应当是分子量小,脂溶性与蛋白的结合力低,从而易于渗透入尿道旁腺内药物,喹诺酮类药应为首选,能够在尿道旁腺炎的碱性分泌物中进行作用,以杀灭微生物、且抗菌谱广。可加用解除尿道壁紧张度的 α-受体阻滞剂联合足疗程抗生素的使用以取得满意疗效。

(廖凯)

第四节　尿道肉阜

【概述】

尿道肉阜(caruncle of urethra)是生长在女性尿道外口的肉质样病变,曾命名为尿道肉芽肿、血管性息肉,是女性常见的尿道疾病之一,多见于中年以上的妇女。

尿道肉阜病因不明,一般认为雌激素水平下降是尿道肉阜多发于绝经期后女性主要原因。年轻患者多由于慢性炎症刺激与创伤有关。另外,尿道旁腺损伤、尿道黏膜脱垂外翻、尿道出口梗阻以及解剖结构特点、免疫性疾病等也可能与尿道肉阜相关。由于上述原因引起尿道口周围上皮细胞增生、炎症细胞浸润及小静脉曲张等改变而形成。

根据其炎性细胞浸润、纤维化及静脉曲张的程度不同,可分为:乳头状瘤型、血管瘤型、肉芽肿型、混合型,其中以乳头状瘤型多见。

【诊断依据】

1. 症状:肉阜较小者可无明显症状。随肉阜增大可有尿道口部烧灼样疼痛,但一般疼痛较轻,排尿、行走、性交及衣裤摩擦时加重。可有血尿或血性液体浸渍内裤。少数患者疼痛可能十分剧烈,以致因惧怕排尿而引起尿潴留。

2. 体格检查:肿物多位于尿道口下唇,多数 0.5～1.0 cm 大小,表面光滑,呈淡红或鲜红色,部分较大肉阜呈暗红色,可达 2 cm,少数可超过 3 cm,多局限于尿道外口 5～7 点之间,可能出现溃烂、柔软脆弱及出血。少数累及尿道口四周,呈花圈状。尿道柔软,不增粗,不变硬。

3. 病理检查:显微镜下可见由大量扩张的毛细血管、结缔组织及上皮细胞组成。上皮以鳞状上皮或移行上皮构成,并有炎性细胞浸润。

【鉴别诊断】

1. **尿道息肉**　为发生于尿道的一种良性肿瘤,息肉蒂细长,可脱出于尿道口外,病理检查息肉表面有尿路上皮,内含纤维血管组织成分,呈息肉样改变。

2. **尿道黏膜脱垂**　尿道口肿物呈环形围绕尿道口,其中间有腔隙可插入导尿管。

3. **尿道癌**　尿道癌一般无痛,尿道被浸润常变粗变硬;尿道肉阜一般尿道柔软,无尿道增粗变硬表现。

4. **尿道外口尖锐湿疣**　表现为尿道外口单个或多发红色菜花样肿物,表面凹凸不平,有糜烂和渗液,触之易出血。确诊还须行组织病理检查。

5. **尿道旁腺炎**　多发生于尿道口附近,为圆顶形或尖型丘疹,红色,丘疹中央有少量分泌物流出,在挤压时明显。

【治疗方案】

1. 肉阜较小、无明显症状及出血者,不需治疗。有症状者可用雌激素软膏外用,效果良好。合并老年性阴道炎者,可用雌激素阴道栓,每晚 1 次,持续 10～20 天。以后每隔 1～2 周 1 次至完全治愈。

2. 长期不愈者,可电灼或手术切除。传统手术切除应包括基底并将切口缝合。近年来,有学者探索经尿道电切法治疗尿道肉阜:用 10 mL 注射器外鞘或腹腔镜 10 mm trocar 切短后连接于电切镜外鞘上形成密闭腔隙,对准尿道肉阜。若肿块较小,未完全占据尿道,可进入尿道后观察尿道黏膜、膀胱黏膜,尿道肉阜基底源自距离尿道外口 1.5 cm 之内,从 3～9 点钟方向薄层电切肿物,电凝止血处理基底部,在电切镜放大功能下完整切除肿物。射频消融:具有操作简单、安全、有效、并发症少等优点,特别对广基及延伸到尿道内的肉阜治疗效果更好。采用射频消融仪,将消融针刺入肉阜至基底部,刺入深度根据肉阜大小而定,一般为 0.3～1.0cm,功率控制在 6～15 W 范围,消融时间为 10～30 秒。当苍白范围达全部肉阜时停止治疗。对于基底较广或肉阜环绕尿道者,可选择两点或多点进行消融。

【评述】

目前认为尿道肉阜的形成主要与两方面因素有关:一是雌激素水平严重降低,尿道黏膜抵抗力弱,同时阴道萎缩,牵拉尿道口下方,使尿道口暴露并易受刺激。老年患者大多由此原因引起。二是炎症、不洁性生活及卫生用品使用不当,形成局部慢性刺激,造成尿道黏膜外翻、尿道口周围上皮细胞增生、炎性细胞浸润及小静脉曲张。

尿道肉阜患者尿道至阴道间距大多<0.5 cm,这可能是女性患者易患尿道肉阜解剖上的原因。对年龄较轻、直径<5 mm 以及复发的尿道肉阜患者,采取尿道肉阜切除加尿道—阴道间距延长术较

妥当。若患者存在梗阻因素,则排尿时尿道梗阻所引起的排尿用力、静脉回流受阻、静脉管壁薄弱,也是形成尿道肉阜的原因之一。尿道肉阜经积极治疗可以治愈,但有复发可能,极少恶变。

(廖凯)

第五节　尿道息肉

【概述】

尿道息肉(polyp of the urethra)分为息肉样尿道炎(polypoid urethritis)或称尿道炎性息肉(inflammatory polyps)及尿道纤维上皮息肉(fibroepithelial polyps)。前者可发生于尿道任何部位,多见于尿道口。息肉一般较小,直径在1.0cm以下,或为细长、有蒂的孤立息肉,或呈无蒂的绒毛状、乳头状息肉。主要由于局部慢性炎症刺激引起,易复发。后者又分先天性与后天性,以后天性多见,且多与感染或导尿管位置及外伤有关。息肉为癌前病变,有恶变的可能。

【诊断依据】

1. 症状:① 血尿:可为无痛性肉眼血尿,一般为初血尿。② 下尿路梗阻症状:有排尿困难、尿流细、尿流中断甚至尿潴留、上尿路积水。③ 排尿刺激症状:继发感染时,出现尿频、尿急、尿痛等。

2. 体格检查:尿道口可见肿物,质地软,有蒂或呈乳头状。

3. 辅助检查:① 排尿期膀胱尿道造影:可显示息肉部位尿道有充盈缺损。② 尿道镜检查:可见有蒂或丛生的息肉。

4. 病理检查:取活组织行病理检查,呈息肉样改变。其表面多为尿路上皮,内含纤维血管组织。但需与尿道肉阜、尖锐湿疣、尿路上皮乳头状瘤及鳞状上皮乳头状瘤相鉴别。

【鉴别诊断】

1. 尿道癌　尿道癌患者尿道被浸润常变粗变硬,尿道息肉一般尿道柔软,无尿道增粗变硬表现,确诊需病例诊断。

2. 尿道肉阜　生长于尿道外口,肉阜较大时有尿道口部疼痛、出血,确诊需病理诊断。

【治疗方案】

尿道息肉以手术切除为主。尿道口部息肉可直接手术切除,尿道内息肉可行尿道镜下电切。切除标本必须送病理学检查,以明确诊断。对促使尿道息肉形成的病变因素,要同时治疗。

【评述】

本病发病年龄多为50~80岁,其病理为息肉样变,内含纤维血管组织,常位于尿道下段近尿道外口处。患者早期通常无自觉症状,随着病情发展可表现为尿路刺激症状,息肉继续增大可引起尿道梗阻症状。手术切除为主要的治疗手段,近年来,有学者探索使用液氮冷冻、CO_2激光治疗、高频氩气刀治疗女性尿道息肉,也取得了较好的疗效。

(廖凯)

第六节　尿道黏膜脱垂

【概述】

尿道黏膜脱垂(prolapse of the urethral mucosa)是指远端尿道黏膜通过尿道外口环形外翻脱出,为少见的女性尿道疾病。多见初经前期的少女(5~13岁)或绝经期后(60~70岁)的妇女。病因主要由于先天性尿道发育薄弱,或受损(如产伤)或绝经后雌激素降低,全身衰弱,尿道周围组织萎缩、松弛

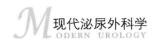
以致黏膜翻出。发病诱因常在剧烈腹压增加后,如咳嗽、便秘、腹泻及分娩等;其他如膀胱及尿道结石,或肿瘤的直接压迫也可诱发。脱出于尿道外的黏膜,受尿道口环形压迫,充血水肿,甚至嵌顿致血管栓塞引起坏死,亦可继发感染,发生糜烂或溃疡。

【诊断依据】

1. 症状:① 可有尿频、尿急及排尿疼痛等尿路刺激症状。② 尿道口出血:活动后发现尿道口处出血,量或多或少。③ 尿道口可复性肿块,每于腹压增加时出现,平卧或用手回纳肿块可消失。

2. 体格检查:尿道口可见环形或半环形紫红色肿块脱出尿道,腹压增加时可见肿块脱出更明显,尿道口位于肿块中央,插入导尿管见有尿液流出。也可伴有感染、糜烂、片状坏死或有脓苔黏附、有血性浆液性分泌物及臭味。

【鉴别诊断】

1. 输尿管开口囊肿脱垂　女性患者输尿管异位开口囊肿或囊肿较大可出现囊肿膨出,尿道外口嵌顿出血,可引起输尿管梗阻,形成输尿管扩张、肾积水,出现腰腹部胀痛。

2. 尿道息肉　为发生于尿道的一种良性肿瘤,息肉蒂细长,可脱出于尿道口外,病理检查息肉表面有尿路上皮,内含纤维血管组织成分,呈息肉样改变。

3. 尿道肉阜　多生长于尿道口下唇,肉阜较大时有尿道口部疼痛、出血,肿块不可回纳、不消失。

【治疗方案】

1. 保守治疗:对于行经前女孩、轻度黏膜脱垂者,可先采用保守治疗。应用抗生素,局部涂雌激素软膏及热水坐浴。绝经期妇女可口服雌激素,并行脱垂复位。

2. 手术治疗:适用于保守治疗无效、黏膜脱垂明显者,尤其嵌顿性脱垂者。手术方法一般采用环形切除。切除时勿用力向外牵拉尿道黏膜,以免切除过多。也有用环扎术:尿道内置一导尿管,在脱出黏膜的基底部用 4 号丝线缚扎于导尿管上,让其坏死脱落。

3. 放射式电凝:在脱垂的黏膜四周做放射式电凝,每两周一次,数次后因纤维化而回缩。

【评述】

女性尿道黏膜脱垂诊断并不困难,临床上可分为完全性和部分性尿道黏膜脱垂两种,前者是尿道黏膜呈环状脱出,后者为部分尿道黏膜即某一象限的黏膜脱出。患者常只在发生嵌顿、绞窄等症状时才到医院就诊,大部分病例已不能复位,少数病例即使能暂时复位,也易复发,故此类患者在治疗上首选手术治疗。

(廖凯)

◀ 第七节　尿道旁腺囊肿

【概述】

女性尿道腺体在胚胎学上与男性前列腺同源,分为尿道周围腺体和尿道旁腺,尿道旁腺位于尿道黏膜下层,其中最大的 2 个尿道旁腺是 Skene 腺,分别开口于尿道口黏膜 5 点和 7 点处,在女性受到性刺激时分泌黏液润滑阴道及前庭。

女性尿道旁腺囊肿(female paraurethral cyst)形成的机理:① 由于尿道旁腺发源于胚胎期泌尿生殖窦,该泌尿生殖窦结合处上皮连接不完善或错位,可致腺体导管梗阻,产生先天性尿道旁腺囊肿,囊壁为移行上皮细胞覆盖。② 尿道炎症病变时,尿道旁腺受细菌感染,腺管水肿、狭窄,分泌物引流不畅,形成潴留性囊肿。炎症进一步发展则可形成尿道旁腺脓肿。③ 尿道口损伤或外阴手术等操作,引起尿道旁腺腺管排出口阻塞,使腺体呈囊状扩张,出现后天性尿道旁腺囊肿。可见女性尿道旁腺囊肿分先天性和后天性二类,临床以后天性多见。

【诊断依据】

1. 多见于 20～40 岁左右的成年已育女性,主要症状为尿道口周围肿块,尿口不适、疼痛和尿路刺激症状。

2. 性交不适或疼痛,排尿困难,尿线改变和尿道、阴道异常分泌物。

3. 触诊见肿块位于阴道前壁与尿道之间,且有触痛和囊性感。

4. 彩超示局部囊性肿块

【鉴别诊断】

1. 尿道憩室　是与尿道相通的囊状结构,有反复尿感史,按压肿块见尿道口有液体溢出而肿块缩小。尿道镜下可找到憩室口即可确诊,必要时可作尿道造影协助诊断。

2. 尿道肿瘤　为位于尿道外口的实性肿块,表面不光滑,周围境界多不清。病理检查可鉴别。

【治疗方案】

1. 小的无症状尿道旁腺囊肿可随访观察,暂不急于处理。

2. 穿刺抽液后注入硬化剂或囊肿切开引流,但术后易复发、感染,故不可取。

3. 手术完整切除囊肿为有效治疗方法,术中注意沿囊肿壁游离,勿损伤尿道,切口用可吸收缝线缝合。

4. 术前留中段尿做细菌培养,术中取囊肿液送细菌培养,根据细菌药物敏感试验选择广谱抗菌药物防治感染。

5. 如果囊肿体积较大、位置较深或与周围组织粘连较重,为了不损伤尿道,可仅切除部分囊壁行囊肿开窗术。此法操作较简单,手术时间短,出血少,恢复快,不易损伤尿道、阴道等邻近组织器官,不留瘢痕,且能保持尿道旁腺分泌黏液的润滑功能,有脓肿形成者也可直接行囊肿开窗引流。囊肿的开窗应足够大,一般达囊肿腔最大径 2/3 以上或直径大于 2 cm,才能保持引流通畅并防止窗口重新闭合。同时应加压包扎,以防术后血肿形成。

【评述】

尿道旁腺囊肿是由于先天或后天因素引起的腺管梗阻导致的腺体囊性扩张,如继发感染可形成尿道旁腺脓肿,如脓肿向尿道破溃可进一步发展成尿道憩室。据症状、体检不难诊断,治疗以完整切除和开窗引流为主流方法,术中注意避免损伤尿道是关键。

(廖凯)

第八节　女性尿道综合征

【概述】

女性尿道综合征(female urethral syndrome)是指反复发作的尿频、尿急或排尿困难、小腹酸胀不适等的一组非特异性症候群,是女性常见的临床征象,多见于已婚中青年女性。调查显示,约 1/5 的女性终其一生都患有轻到重度不一的女性尿道综合征。1923 年 Stevens 首先描述,但迄今其病因尚未能完全阐明,目前的研究表明主要与以下原因有关:① 排尿控制功能发育不全及退化:患者不同程度保留着婴幼儿型膀胱尿道功能状态和排尿习惯,或某些尚不清楚的原因使原已成熟或基本成熟的排尿控制功能退化。② 膀胱尿道肌肉痉挛:膀胱容量小、膀胱痉挛是尿频的重要原因,排尿时尿道平滑肌或横纹肌松弛不完全,引起尿道内压升高,是排尿困难的常见原因之一,但尿道肌肉痉挛并不引发尿道的器质性梗阻。③ 尿道外口因素:包括尿道外口距阴道口过近,间距在 3 mm 以下者,患病率达 72.15%;尿道梗阻,处女膜异常:如处女膜伞、处女膜堤坝、处女膜融合;尿道局部病变如尿道肉阜、尿道黏膜脱垂、尿道远端周围组织纤维化等原因可造成尿道远端梗阻。④ 膀胱尿道感染:多数人

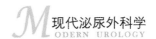
认为只有少数尿道综合征起因于尿路感染。排尿异常降低了膀胱尿道的自洁能力,易继发膀胱尿道感染,对症状的加重有一定的影响。⑤ 精神原因:紧张、焦虑、多疑、敏感等精神状态是尿道综合征的易患因素。⑥ 雌激素水平下降:在女性膀胱三角区、尿道等处黏膜的细胞或细胞核上存在雌激素受体,雌激素一旦缺乏,会引起其黏膜及黏膜下组织的萎缩。此外,雌激素分泌水平降低也是引起尿道肉阜和尿道黏膜脱垂的主要原因。另外,雌激素分泌水平降低后,阴道的自洁作用降低,细菌易于在阴道和前庭内繁殖,引起尿路感染的机会增加。⑦ 机械因素:分娩时产伤,如盆底会阴肌损伤,常与会阴瘢痕组织牵拉,影响尿道周围的正常组织关系可致本病。⑧ 过敏或化学性激惹:如避孕药物或工具、洗洁液、除臭喷雾、尼龙内裤等。

【诊断依据】

1. 症状:① 下尿路刺激症状如尿频、尿急、尿痛或排尿困难等。② 疼痛:可表现为尿道疼痛,下腹坠胀,耻骨上区疼痛,腰痛或性交痛。③ 发病特征:突然发生,周期性发作,发作周期不定,病程长短不一。患者症状轻重不一,有的尿意急迫难忍,甚至发生急迫性尿失禁,有患者应用抗生素症状缓解,但常反复,也有患者月经来潮特别是性生活后症状加重。

2. 体格检查:有的可无任何体征,有的阴道前壁触诊显示尿道及膀胱颈部有触痛,有的可发现尿道口及处女膜形状和位置变异。

3. 辅助检查:① 尿常规一般均正常,少数患者有少许白细胞及脓细胞。患者有尿路感染症状,但菌落计数通常低于 $10^5/mL$,经特殊培养,部分患者可培养出细菌。② KUB、IVU 及 B 超多为阴性,但可了解泌尿系统情况,排除结核、肿瘤及膀胱憩室等疾病。③ 尿道膀胱镜检查未见明显器质性病变。部分患者可见三角区颗粒状增生。

4. 尿动力学检查:多见尿动力学异常,按尿流动力学异常分为:① 不稳定性膀胱:贮尿期出现压力 $>15\ cmH_2O(1.47\ kPa)$,诱发逼尿肌收缩。② 逼尿肌无力:排尿期最大逼尿肌收缩压 $<20\ cmH_2O$ $(1.96\ kPa)$。③ 远端尿道缩窄:最大尿道压 $>80\ cmH_2O(7.84\ kPa)$。④ 膀胱颈梗阻:尿道压为双峰状,膀胱颈压 $>40\ cmH_2O(3.92\ kPa)$。⑤ 低顺应性膀胱:膀胱空虚静止压 $>10\ cmH_2O(0.98\ kPa)$,充盈期静止压 $>15\ cmH_2O(1.47\ kPa)$ 或膀胱容量轻微增加伴有明显压力增高。⑥ 逼尿肌尿道括约肌协同失调:逼尿肌收缩排尿时,膀胱颈或尿道不松弛或松弛不完全。⑦ 混合型:远端尿道缩窄加不稳定性膀胱,远端尿道缩窄加膀胱逼尿肌无力。在以上 7 种类型中,远端尿道缩窄最多见。

【鉴别诊断】

1. 间质性膀胱炎 为痛性膀胱炎,主要表现为膀胱充盈时疼痛,排尿后减轻,耻骨上、膀胱区有明显疼痛,可触及饱满的膀胱,伴压痛。膀胱镜检查和活检病理可鉴别。

2. 腺性膀胱炎 也可表现为尿频、尿急、尿痛,但膀胱镜检查可见黏膜乳头状、滤泡状等病变,病理检查可明确诊断。

3. 泌尿系结核 多有泌尿系统外结核病史或病灶存在,常有肉眼血尿,膀胱刺激症状显著而持久,往往有结核中毒症状。尿沉渣涂片可找到抗酸杆菌,尿结核培养阳性。

【治疗方案】

由于尿道综合征的确切病因仍难以确定,故目前尚无标准的治疗方案。所采取的治疗原则一是针对症状,二是针对可能的诱因予以纠正。根据不同病例的临床表现及尿流动力学检查所见,采用不同的药物治疗、外科治疗以及行为治疗三种方法。

1. 一般治疗:热水坐浴、下腹热敷、理疗及针灸治疗等。

2. 行为治疗:包括心理治疗及生物反馈治疗。医生需与患者进行耐心的交谈,使患者对疾病能有正确的认识,并积极配合治疗。

膀胱功能训练是行为治疗和生物反馈治疗的重要内容,通过膀胱功能训练能增强神经系统对排尿的控制能力,降低膀胱的敏感性,重建正常的排尿功能,从而缓解或消除尿频及尿急症状。具体方法是白天鼓励多饮水,进行其他劳作或休闲活动,分散对尿意的注意力。主动控制排尿时间,逐渐延长排尿间隔时间,适当配合有关药物治疗。

3. 药物治疗

(1) α受体阻滞剂:如萘哌地尔 25 mg,每日 1 次;特拉唑嗪 2 mg,每日 1 次;或坦索罗辛 0.2 mg,每日 1 次或 2 次等口服。α受体阻滞剂与 M 受体拮抗剂联合治疗效果优于单一药物。

(2) 解痉镇痛药:抗胆碱类药物如氢溴酸山莨菪碱(654-2);或选择性平滑肌松弛剂如黄酮哌酯;毒蕈碱受体阻滞剂如托特罗定、索利那新等。

(3) 钙拮抗剂:能迅速阻滞钙离子的内流和细胞内钙离子的释放,使平滑肌兴奋-收缩脱耦联及增加平滑肌细胞内环磷酸腺苷的含量,从而起到调整和改善泌尿道平滑肌舒缩功能障碍的作用,特别是硝苯地平可减少逼尿肌收缩的频率和幅度,增加膀胱容量。因此,此药对无明显器质性病变的尿频、尿痛、排尿困难及轻度尿失禁有效。

(4) 镇静及抗抑郁药:如阿普唑仑 0.25 mg,每日 3 次或盐酸氟西汀(百忧解)20 mg,每日 2 次或 3 次,有抗焦虑、抗抑郁的协同作用。

(5) 辣椒辣素或辣椒辣素类似物:2%利多卡因 40 mL 注入膀胱保留 30 分钟作为局部麻醉。正常膀胱容量者于排空膀胱后以 30 mL/min 的速度注入浓度为 100 μmol 的辣椒辣素溶液 100 mL,保留 30 分钟灌注后膀胱容量增加,有局部烧灼痛副作用,疗效好,维持时间长,可作为顽固性尿道综合征的一种有效的治疗手段。有研究表明,人类膀胱内存在对辣椒辣素敏感的神经,应用辣椒辣素阻断传入神经后,94% 的患者症状得到改善甚至消失。而辣椒辣素类似物辣度为辣椒辣素的 1 000 倍,所需灌注浓度小,具有同样治疗效果,无辣椒辣素的副作用,似乎更值得应用。

(6) 抗生素:感染仍可能是本症的基本因素,故仍主张在发作时,适当选用抗生素治疗,但应避免长时间应用。

(7) 局部封闭治疗:常用封闭药物如庆大霉素 8 万 U,地塞米松 5 mg 加入 2%利多卡因 2 mL 可用于膀胱颈及近端尿道封闭,膀胱三角区封闭。

(8) 雌激素:用于雌激素水平低下者,分全身用药和局部用药。常用尼尔雌醇 2 mg,每半月或 1 月 1 次;或己烯雌酚 0.5 mg,每日 1 次,连用 3 周,停药 1 周,酌情重复一疗程;或替勃龙片隔日或每三日半片;或己烯雌酚霜剂,外阴或阴道局部应用等。

4. 外科治疗

(1) 尿道扩张:适用于不同程度包括无症状的尿道梗阻,在尿道黏膜麻醉下施行,每周 1 次,尿道扩张器号码应逐渐增大至 F36-42,多数患者症状得到改善。

(2) 尿道松解术(richardson 术):尿道狭窄经扩张术无效者,可在局麻下行此术,待伤口愈合后可配合使用每两周 1 次的尿道扩张。手术去除尿道阴道膈间远端 1/2 弹力组织索或多处环形切开弹力组织索,可降低尿道阻力。

(3) 尿道口、处女膜变异矫治:

① 小阴唇融合:小阴唇分离术。

② 尿道外口呈瓣形、堤坝形者行堤坝或瓣切除术;处女膜伞应予切除。

③ 尿道处女膜融合型:有多种手术方式,如尿道外口成形术、阴道口前缘后移术、尿道前庭移植术等。前两种术式设计似乎更合理,效果也较好。适应证:症状与性交关系密切的尿道处女膜融合症患者最适合此手术治疗;经各种治疗无效者,尽管症状与性生活关系不大,但也可以考虑手术治疗。婚后未育者暂不宜手术治疗,以免日后因分娩创伤而影响手术效果。手术要求达到尿道口和远端尿道平滑,延长尿道口阴道口间距(1 cm 以上),效果较好,且性生活满意度提高。

【评述】

女性尿道综合征在排除其他可以引起尿路刺激症状的疾病后才能确定为尿道综合征。病史中往

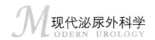

往有反复发作的尿频、尿急,尿常规及普通尿培养常为阴性。国内女性的患病率随年龄增加而递增。其中储尿期症状患病率较排尿期症状的患病率高。尿频,尤其是夜尿频是最常见的症状;其次是尿急。老年、绝经状态、便秘及盆腔脏器脱垂可加重上述症状。久治不愈的尿道综合征常伴有尿道口、处女膜的解剖学异常。女性尿道综合征多伴有下尿路功能障碍,尿动力学等检查在本病诊断中有一定意义,常可对女性尿道综合征的病因有所提示,为采取针对性治疗提供依据。目前主要根据不同病例的临床表现及尿动力学检查,采用不同的药物及外科治疗,亦应注意心理治疗及生物反馈治疗,以利于症状缓解。经行为治疗、药物治疗适当配合尿道扩张,多能取得较好的效果。有局部病变或解剖异常者,可行手术治疗,但应掌握手术指征,选择适当手术方式。

(廖凯)

第九节　女性尿瘘

【概述】

女性尿瘘(fistula of female urine)是指泌尿系统与其他系统或器官之间有异常通道,包括输尿管阴道瘘、膀胱阴道瘘、尿道阴道瘘,可进一步细分为单纯性尿瘘和复杂性尿瘘。多见于生育期女性,病因多为产伤、手术损伤、创伤、子宫内膜异位症、放疗和盆腔恶性肿瘤等。

【诊断依据】

1. 病史:膀胱阴道瘘最常见原因是在妇科、泌尿外科或其他盆腔手术时的膀胱损伤,其他原因包括恶性肿瘤、骨盆放疗和产科创伤。输尿管阴道瘘的最常见原因是输尿管远端附近的手术损伤。

2. 临床表现

(1) 漏尿:尿液持续不断经阴道流出,单侧输尿管阴道瘘,仍有自主排尿,而瘘孔较大的膀胱阴道瘘不能自主排尿。尿道阴道瘘仅在排尿时有尿液经阴道流出。

(2) 尿性湿疹:由于尿液长期刺激使会阴部及肛周皮肤红肿、增厚,有时有丘疹或浅表溃疡,外阴瘙痒和灼痛。

(3) 月经失调:10%～15%患者长期闭经或月经减少。

(4) 精神抑郁:由于长期尿液淋漓,污染衣裤,尿臭四溢,难与人共处。夜间床褥潮湿,性生活障碍,故病人精神抑郁甚至厌世。

(5) 其他:可合并尿路感染、膀胱及尿道结石等。

3. 妇科检查:双瓣窥阴器和阴道镜检查通常可以准确评估膀胱阴道瘘,包括瘘口的位置、大小、数量和异物等。

4. 实验室检查:在怀疑有瘘管的情况下,检测渗出液的肌酐和钾水平,并将该值与血清肌酐和钾水平进行比较可确定尿液渗漏,但不能确定瘘管的位置。

5. 膀胱镜检:膀胱镜检查可以确认瘘管的存在、大小以及输尿管口相对于瘘管的位置。存在盆腔恶性肿瘤病史的情况下,应进行瘘管活检以评估复发性恶性肿瘤的可能性。

6. 输尿管镜检查:可以发现输尿管阴道瘘的输尿管闭锁或瘘口。

7. 亚甲蓝试验:可以鉴别膀胱阴道瘘或输尿管阴道瘘。膀胱内注入稀释的亚甲蓝,如阴道内的棉球染成蓝色,则提示膀胱阴道瘘;如阴道内棉球未染成蓝色,而又见阴道内有小的孔,则提示为输尿管阴道瘘。

8. 靛胭脂试验:静注靛胭脂 5 mL,5～7 分钟后见蓝色液体由瘘孔溢出。适用于先天性输尿管口异位或输尿管瘘者的诊断。

9. 超声:可明确输尿管有无扩张积水以及盆腔是否有积液。

10. 静脉尿路造影:可了解上尿路情况,确定输尿管瘘位置及肾功能情况,可用来鉴别膀胱/尿道阴道瘘和输尿管阴道瘘。

11. CT 平扫可明确输尿管有无扩张,增强 CT 及 CTU 可明确瘘口、有无造影剂溢出至盆腔、腹膜后及肾功能情况。

【鉴别诊断】

1. 输尿管异位开口　是一种先天畸形,一般都伴有双肾、双输尿管畸形。女性多有正常排尿,还有遗尿的症状。仔细观察阴道前庭及阴道(特别是阴道穹窿部)漏尿情况,可发现输尿管异位开口。如能经开口插入细的输尿管导管并行逆行造影,则更能明确诊断。

2. 尿失禁　是各种原因引起的尿液失去控制的由尿道流出,包括压力性尿失禁,急迫性尿失禁和充盈性尿失禁。而尿瘘是尿液由尿道以外的异常通道流出。通过仔细体检和造影检查易于鉴别。

【治疗方案】

1. 输尿管阴道瘘:治疗的目标是迅速解决尿液渗漏,避免上尿路感染和保护肾功能。一旦作出诊断,必须迅速引流受影响的上尿路。

(1) 手术 1 周内出现的输尿管阴道瘘,如能在膀胱镜或输尿管镜下插入双 J 管至肾盂,并保留 6 周以上,瘘孔多可愈合。

(2) 单纯经皮肾穿刺造瘘术:对于无法行双 J 管置入的患者可 I 期行患侧肾造瘘,待输尿管阴道瘘口水肿、炎症消退可行 II 期手术。

(3) 输尿管膀胱移植术或膀胱肌瓣输尿管成形术:如瘘孔位置低,位于输尿管中下段,且距膀胱 5 cm 以内,可行输尿管膀胱再植术;如瘘孔位置较高,剩下的输尿管不够直接与膀胱吻合时(输尿管损伤超过 5 cm 以上),则行膀胱肌瓣成形后与输尿管吻合。如遇输尿管和膀胱吻合处张力较大则可行膀胱腰大肌悬吊或膀胱 boari 瓣成形术。

(4) 其他保肾方法:包括经阴道输尿管阴道瘘修补术,输尿管端端吻合术,自体肾移植术,肠代输尿管术等。

(5) 肾切除术:当输尿管损伤较长,合并感染或重度积水致肾功能严重减退,并且另外一侧肾功能良好时可行患肾切除术。

2. 膀胱阴道瘘:

(1) 对于膀胱阴道瘘初诊患者,都应进行至少 2～3 周的留置导尿和抗胆碱能药物治疗,因为存在自发愈合的可能。对于瘘口小于 2～3 mm 的患者,保守治疗可带来良好效果。

(2) 手术修补:直接损伤造成的膀胱阴道瘘应在损伤后 3 天内修复,否则应推迟至损伤后 5～6 个月,其他原因所致的尿瘘需等待 3～6 个月,修补术后复发患者需再等待 3～6 个月。如为低位膀胱阴道瘘可经阴道修补;高位较小的膀胱阴道瘘可行耻骨上经膀胱修复;高位较大的膀胱阴道瘘需经膀胱后壁修复;复杂性膀胱阴道瘘应经腹部及阴道联合途径修复;必要时经耻骨途径修复。为使手术成功,① 术前需处理原发病,待炎症、水肿消退后进行手术;② 手术可根据阴道条件、瘘口位置选择经阴道手术、经腹手术或经膀胱手术,术中瘘孔周围组织游离必须充分,止血必须彻底,用可吸收缝线分层缝合,缝合必须无张力;③ 如瘘孔太靠近输尿管开口,需留置双 J 管或做输尿管移植;④ 术后留置导尿,保持尿液引流通畅。

3. 尿道阴道瘘:由于广泛的软组织缺损以及缺乏用于多层修复的局部可用组织,尿道阴道瘘的手术修复具有挑战性。

(1) 对于较细小的尿道阴道瘘,可经阴道行瘘管电灼、激光消融和纤维蛋白胶治疗,留置导尿。

(2) 对于较大的瘘孔可经阴道修补,瘘管应尽可能分出尿道黏膜、尿道阴道间组织和阴道黏膜三层,分层缝合,以减少尿瘘修补的失败率。

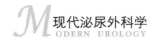
【评述】

女性的输尿管阴道瘘、膀胱阴道瘘、尿道阴道瘘多由医源性损伤引起。CTU 检查可以明确输尿管阴道瘘的瘘口位置以及渗漏情况,为首选检查。诊断膀胱阴道瘘首选亚甲蓝实验和内镜检查。输尿管阴道瘘的手术治疗应根据局部组织状况进行选择,条件良好时,可直接行输尿管膀胱再植术;当瘘口周围组织存在炎症水肿时,可先行患侧肾造瘘,待水肿、炎症消退后行 II 期手术。目前,经阴道途径手术修补是膀胱阴道瘘的主流手术方式,具有微创、成功率高、手术费用低等优点。

(周翔　宋宁宏)

第十节　女性尿道狭窄

【概述】

女性尿道狭窄(female stricture of the urethra,FUS)是少见的泌尿系统疾病。由于女性尿道的解剖特点使其不易发生狭窄。女性尿道狭窄常发生于远端尿道和尿道外口。按病因,尿道狭窄可分为先天性、炎症性及外伤性三类,根据狭窄部位可分为前尿道狭窄和后尿道狭窄。女性尿道外伤多见于骨盆骨折合并尿道撕裂伤,其他如分娩损伤、阴道前壁手术、尿道器械操作损伤等。狭窄尿道梗阻,易发生感染,在高压排尿时可发生尿道黏膜破损,引起尿外渗,进而发生尿道周围炎、尿道周围脓肿,脓肿穿破形成尿瘘。长期尿道梗阻可导致上尿路积水,甚至出现慢性肾功能不全。

【诊断依据】

1. 病史:可有尿道损伤、炎症史等。

2. 症状:① 排尿困难:轻者仅表现尿线变细、排尿时间延长;重者尿流不成线、滴沥,甚至出现尿潴留。② 膀胱刺激症状及膀胱失代偿:膀胱刺激症状有尿频、尿急、尿不尽感等。如膀胱的代偿功能丧失,可出现残余尿逐渐增多,尿急症状渐消失,进而发生充盈性尿失禁,最终出现尿潴留。③ 并发症症状:尿道狭窄可并发尿道周围感染、上尿路感染及生殖系感染。可有血尿、脓尿、排尿刺激症状,急性期全身寒战、高热等。可并发阴道前庭炎、尿道旁腺炎、尿道周围脓肿、尿道瘘等。

3. 体格检查:① 阴道或直肠检查:可触及瘢痕狭窄段尿道,索状变硬,发现尿道口及其他周围病变。②尿道探子检查:可确立狭窄的部位、程度和长度。有耻骨上膀胱造瘘者,可用两根尿道探子作会阴检查。

4. 辅助检查:① 尿道造影及 IVU:排尿期膀胱尿道造影及逆行尿道造影,可观察狭窄部位、长度、程度、假道及膀胱输尿管反流等。两种造影方法同时使用,能获得更为满意的显示。疑有上尿路病变者,应行 IVU,同时可了解积水情况及肾功能改变。② B 超:女性宜用经阴道 B 超,能明确诊断尿道狭窄的长度、程度及尿道狭窄周围瘢痕组织的厚度。B 超检查还可测定残余尿。③ 尿道镜检查:能明确病变情况并进行必要的腔内手术。④ 尿流率和残余尿测定、尿动力学检查:可通过 Blaivas 列线图判断有无下尿路梗阻,并可评估膀胱、尿道功能,排除神经源性膀胱。

【鉴别诊断】

1. 功能性尿道狭窄　是炎症、外伤为诱因的尿道痉挛所致的排尿障碍,可表现为排尿困难等症状,但多有明确原因可寻。行麻醉后,其尿道痉挛解除,则症状明显改善。插导尿管或行尿道探子检查,可以顺利通过。

2. 尿道肿瘤　尿道肿瘤往往引起排尿困难、尿流细等排尿障碍的表现,但常为进行性加重,多伴有尿道血性分泌物、初血尿,无外伤史或感染史。沿尿道触诊时,可触及尿道局部肿块,有压痛,或可见肿块显露于尿道口,尿道镜检查可见肿瘤,必要时可取活组织检查。

3. 膀胱颈梗阻　是膀胱颈部肌肉纤维组织增生所致的尿路梗阻,有排尿困难、尿流细等表现。尿道探子检查时,通过膀胱颈部有紧缩感,膀胱镜检查见膀胱颈部环状狭窄,后部堤坝状隆起,三角区肥厚,膀胱底部凹陷。

【治疗方案】

1. 药物治疗:在外科治疗前后需应用有效抗生素治疗和预防感染。

2. 尿道扩张术:尿道狭窄较轻者尿道扩张多可起效。伴有感染者,不能施行,以免导致感染扩散,甚至发生败血症。狭窄严重者,宜用丝状探子扩张。一般每周一次,逐渐扩张至 F36。

3. 腔内手术:尿道镜直视下经尿道内切开术,术中应以 12 点为中心,在 9～3 点间切开。还可辅以电切或电灼,切开或切除狭窄处瘢痕组织,扩大尿流通道,使排尿通畅,术后留置导尿管 1～3 周。

4. 开放手术:

(1) 尿道外口切开术:适用于尿道外口狭窄,尿道扩张无效者。

(2) 尿道成形术:适用于严重尿道狭窄且经各种方法治疗无效者。对远端尿道狭窄在切除瘢痕化尿道组织后可行自体带蒂皮瓣尿道外口成形术。对中段尿道狭窄在狭窄段切除后可行颊黏膜移植尿道成形术,或常用阴唇皮瓣、带蒂外阴皮瓣成形术。对狭窄段小 0.5 cm 者可行狭窄段切除＋端端吻合术。对全段尿道狭窄可行膀胱前壁尿道成形术。

【评述】

女性尿道狭窄较男性少见,常发生于远端尿道和尿道外口,使用尿道探子或尿道膀胱镜检查时,通过尿道受阻或有明显紧缩感为诊断依据。一般认为正常成年女性尿道至少应大于 F30,Brannan 等认为女性尿道管径小于 F20 即可认为是病理状态,并应治疗。Defreitas 等认为当逼尿肌压力大于 25 cmH_2O(1 cmH_2O＝0.098 kPa)时,若最大尿流率＜12 mL/s 则可认为存在下尿路梗阻。常用尿道扩张和尿道内切开术治疗。尿道扩张失败或效果不佳者,应行尿道成形术,合并尿道处处女膜融合症者,术中同时行尿道阻碍物切除及尿道、阴道口间距有效延长,对术后恢复正常排尿和防治尿路感染具有重要作用。

(廖凯)

第十一节　女性压力性尿失禁

【概述】

压力性尿失禁(stress urinary incontinence,SUI)是指当咳嗽、大笑、打喷嚏或运动等腹压突然增加时出现的尿液不自主地由尿道口流出的现象。多见于女性,尤其是多产及中老年女性。患病率为 29％～75％,平均发病率为 48％。

病因:① 尿道周围盆底结构支撑力下降。1994 年,DeLancey 认为尿道、阴道、肛提肌复合体和盆筋膜腱弓等组成了一个类似于"吊床"样的稳定结构,能有效对抗腹压增加时产生的向下的压力。压力性尿失禁患者这一结构变得松弛,当腹压增加后近端尿道和膀胱颈部位置下移时,尿道无法被挤压固定在"吊床"的盆底肌肉筋膜上,尿道压不能相应增加,使尿道闭合压一过性低于膀胱压,从而出现尿失禁。② 尿道固有括约肌功能缺陷(intrinsic sphincter deficiency,ISD),即使尿道解剖位置正常,如果存在尿道固有黏膜萎缩和肌张力丧失,也会引起尿道关闭不全,导致储尿期尿道压的下降和尿失禁的发生。③ 盆腔放射治疗可导致尿道括约肌功能和局部神经损伤,肥胖、多产、盆腔脏器脱垂等均为引起 SUI 的危险因素。

【诊断依据】

1. 因咳嗽、大笑等使腹压突然增高而尿液不自主地由尿道外口流出,停止腹压增加后漏尿随即停止。

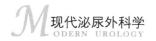
SUI 临床分度：

轻度：一般活动及夜间无尿失禁，腹压增加时偶发尿失禁，不需佩戴尿垫。

中度：腹压增加及起立活动时，有频繁的尿失禁，需要佩戴尿垫生活。

重度：起立活动或卧位体位变化时即有尿失禁，严重地影响患者的生活及社交活动。

2. 体格检查

① 检查尿道外口是否宽大或狭窄，阴道前后壁是否膨出；

② 诱发试验，患者截石位，膀胱充盈时，嘱增加腹压，见尿道外口有尿流出，而患者无排尿感。停止加压后，流尿立即停止，为阳性。

③ 膀胱颈抬举试验，右手中指和示指放于阴道前壁尿道的两侧，指尖位于膀胱与尿道连接处，向前上将膀胱颈抬高，再行诱发试验，如压力性尿失禁现象消失即为阳性。

④ 棉签试验，患者截石位，尿道外口用消毒棉签插入约 4 cm，正常时棉签与水平线所成角度为 $-5°\sim10°$。嘱患者向下屏气增加腹压，观察角度的变化，有 SUI 时该角度增加大于 $45°$。

3. 1 小时尿垫试验：15 分钟内饮水 500 mL（无钠液体），然后坐下或躺下；步行 30 分钟，包括上、下一层楼梯；起立和坐下 10 次；剧咳 10 次；原地跑 1 分钟；弯腰拾小物体 5 次；流动水中洗手 1 分钟，1 小时后去除集尿袋量称重。轻度 SUI：1 小时漏尿量 <1 g；中度 SUI：1 g<1 小时漏尿量 <10 g；重度 SUI：10 g<1 小时漏尿量 <50 g；极重度 SUI：1 小时漏尿量 >50 g。

4. 影像学检查

① 超声：测膀胱容量及残余尿量，检查上尿路是否有扩张、积水。② 静脉尿路造影或 CTU：了解有无上尿路积水及重复肾、重复输尿管，是否有输尿管异位开口。③ 排泄性膀胱尿道造影：静态与动态结合，测量膀胱后角，观察是否有膀胱输尿管反流，是否有膀胱脱垂，是否有膀胱残余尿，并可以对患者进行压力性尿失禁分型。正常膀胱后角应为 $90°\sim100°$。SUI 患者的膀胱后角消失，膀胱颈低于耻骨联合下缘，尿道倾斜角增大（$>45°$），膀胱颈部呈漏斗状并下垂，尿道轴发生不同程度的向下、向后旋转。Green 将它分为两型：Ⅰ型，尿道轴线正常，但后尿道膀胱角增大；Ⅱ型，膀胱后尿道角消失，腹压增加时尿道下降、扭曲使尿道倾斜角增加，尿道倾斜角 $>45°$，有时 $>90°$，膀胱颈有关支撑组织薄弱，症状严重，治疗困难。

5. 尿动力学检查：评估 SUI 症状程度，为手术方式的选择提供参考：① SUI 患者合并尿急、尿频、排尿不畅或残余尿增多等排尿或储尿功能异常时，需通过测定其膀胱容量、膀胱顺应性、稳定性、逼尿肌收缩力等尿动力学指标来明确病因；② 腹压漏尿点压（abdo minal leak point pressure，ALPP）测定，参考值范围：ALPP$\geqslant90$ cmH$_2$O，提示尿道活动过度，为Ⅰ型压力性尿失禁；ALPP 介于 $60\sim90$ cmH$_2$O，提示尿道括约肌关闭功能受损和尿道过度活动同时存在，为Ⅱ型压力性尿失禁；ALPP$\leqslant60$ cmH$_2$O，提示尿道括约肌关闭功能受损，为Ⅲ型压力性尿失禁。若膀胱压 >150 cmH$_2$O 仍未见尿液漏出，提示尿失禁有其他因素存在。

6. 膀胱镜检查：既往有抗尿失禁手术及盆底重建手术史，疑有网片或缝合线穿孔，或疑有膀胱颈梗阻、膀胱肿瘤、膀胱阴道瘘、间质性膀胱炎等疾病时，需要做此检查。

【鉴别诊断】

1. **急迫性尿失禁** 神经源性膀胱或膀胱内部病变（如炎症、结核、肿瘤）可使逼尿肌发生无抑制性收缩。患者可有尿急、尿频、尿痛；甚至来不及到厕所即有尿液流出。

2. **充盈性尿失禁** 膀胱过度充盈使尿液不断地由尿道口流出，患者有排尿困难。剩余尿增加，下腹膨隆，可扪及胀满的膀胱。

3. **真性尿失禁** 由于尿道括约肌松弛，尿液不自觉地、持续性地由尿道口流出。膀胱不能充盈，无自主排尿。

4. **漏尿** 先天性输尿管异位开口可出现储尿期经尿道口漏尿，通过 IVU 或通过异位开口逆行插管造影证实;膀胱阴道瘘、输尿管阴道瘘均可出现经阴道漏尿,阴道镜检查可见瘘口。

【治疗方案】

(一) 非手术治疗

1. 生活方式的调节

SUI 相关的危险因素有肥胖、吸烟、体育运动量和饮食等,另外,慢性咳嗽、便秘也是导致尿失禁的原因。对于轻度的 SUI,可以通过减轻体重、减少咖啡因的摄入、适度运动、不过度饮水、定时排尿、不吸烟、积极治疗呼吸和消化系统疾病来改善症状。

2. 盆底肌训练(pelvic floor muscle training,PFMT):通过自主的、反复的盆底肌肉群的收缩和舒张,来改善盆底功能,提高尿道稳定性,达到预防和治疗尿失禁的目的。此法简单易学,适用于各种类型的 SUI。方法:持续收缩盆底肌(提肛运动)2~6 秒,松弛休息 2~6 秒,如此反复 10~15 次。每天训练 3~8 次,持续 8 周或更长时间。

3. 生物反馈治疗:借助置于阴道或直肠内的电子生物反馈治疗仪,监视盆底肌肉的肌电活动,并将这些信息转换为视觉和听觉信号反馈给患者,指导患者进行正确的、自主的盆底肌肉训练,最终达到自主控尿的目的。

4. 电刺激治疗:用置于阴道、直肠内,袖状线性电极和皮肤表面电极,有规律地对盆底肌肉群或神经进行刺激,增强肛提肌及其他盆底肌肉、尿道周围横纹肌的功能,以增加提升控尿能力。

5. 磁刺激治疗:是非侵入式的治疗方式,利用外部电磁场诱发肌肉收缩,改变盆底肌群的活动,增强盆底肌肉的强度和耐力,从而达到治疗 SUI 的目的。

6. 经尿道或经阴道 Smooth 模式铒激光照射治疗,适用于轻中度 SUI 患者,有效率约 80%。经阴道 Smooth 模式 Er:YAG 激光治疗,通过收紧阴道黏膜及结缔组织来加强阴道对尿道的支撑作用来起作用。而经尿道 Smooth 模式 Er:YAG 激光治疗通过收紧尿道黏膜来增强尿道固有的控尿功能来起作用。

7. 药物治疗

主要作用原理在于增加尿道闭合压,提高尿道关闭功能,需要和盆底肌训练配合应用。目前常用的药物有以下几种。

① 度洛西汀:选择性 5-羟色胺(5-HT)和去甲肾上腺素(NE)再摄取抑制剂,提高尿道括约肌的静息张力和收缩强度,口服每次 40 mg,每日 2 次,治疗 3 个月以上。

② 盐酸米多君:选择性 α-肾上腺素能受体激动剂,口服每次 2.5 mg,每日 3 次。因副作用较大,尤其有升压作用,不建议长期使用。

③ 雌激素 对绝经后患者建议选择阴道局部使用雌激素,用药的剂量和时间需要咨询妇科医师。与米多君合用并配合盆底肌肉训练,可获更好疗效。

8. 尿道填充剂注射术(injection of urethral bulking agents):在膀胱镜下,将填充物注射于膀胱颈和中段尿道之间的黏膜下,增加尿道闭合压,达到控尿的目的。适应证是单纯因 ISD 所导致的压力性尿失禁患者,伴有严重合并症不能耐受麻醉和手术者,也可用于一些尿失禁术后复发或难治性尿失禁的患者。常用注射材料有硅胶粒、聚四氟乙烯和碳涂层的锆颗粒、自体脂肪、透明质酸/聚糖酐和肌源性干细胞等。

(二) 手术治疗

1. 适应证

(1) 非手术治疗效果不佳或不能坚持,不能耐受,预期效果不佳的患者。

(2) 中重度压力性尿失禁,严重影响生活质量的患者。

(3) 生活质量要求较高的患者。

(4) SUI 伴有盆腔脏器脱垂需同时行盆底重建者。

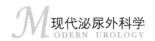
（5）非网片手术治疗后再复发者。

2. 尿道中段无张力吊带术：腹压增加时，尿道中段闭合压上升，是控尿的主要机制之一。SUI患者的尿道中段闭合压偏低。因此，通过放置人工合成的网带提高尿道中段闭合压就能达到控尿的目的，手术要点是保持网带无张力植入。根据吊带放置的路径可将尿道中段吊带术分为耻骨后尿道中段吊带术（如 Tension vapinal tape，TVT 于 1996 年由瑞典 Uimsten 报道）、经闭孔尿道中段吊带术（如 TVT-0，2003 年由 Deleval 报道；或 TOT，2001 年由 Delovme 首先报道）和单切口尿道中段吊带术（如miniArc）。尿道中段无张力悬吊带手术创伤小，近期及远期疗效稳定，吊带材料组织相容性好，已经成为 SUI 的标准术式。

3. 阴道前壁缝合术（Kelly手术）或阴道前壁修补＋尿道中段无张力吊带术、盆底重建＋尿道中段无张力吊带术。适用于 SUI 合并不同程度阴道前壁脱垂或盆腔脏器脱垂者。

4. 耻骨后膀胱阴道悬吊术：为一传统手术，可用于其他手术失败者，如 Marball-Marchetti-Krante术等。

5. 人工尿道括约肌术（artificial urinary sphincter，AUS）：1972 年 Scott 首先用于 SUI 治疗，但 AUS 不作为 SUI 的一线治疗方法，可用于尿道内括约肌功能缺陷及吊带手术失败的患者。

6. 干细胞治疗：目前用于 SUI 治疗的干细胞多为成体干细胞，可取自肌肉、脂肪、骨髓等。干细胞治疗女性 SUI 尚处于起步阶段，有许多问题尚待解决。

（三）常见并发症

1. 膀胱穿孔：发生率 0.8%～21%与操作不当有关。如果术中出现膀胱穿孔，应重新穿刺安装，并延长保留导尿时间 1 周；如术后发现，则经阴道切口取出吊带，留置导尿管 1～2 周，择期再次手术。

2. 出血：术后常规阴道填塞纱布卷 4～6 小时能减少切口渗血。局部血肿可不必处理，经闭孔穿刺时损伤血管可导致大量出血，需介入血管栓塞或手术探查止血。

3. 排尿困难：与悬吊过紧所致，发生率 3.8%～7.5%。处理方法：术后延长保留导尿时间，间歇性尿道扩张。如患者术后反复出现尿潴留，可在术后 1 月局部麻醉下经阴道松解或切断吊带，不影响治疗效果。

4. 尿道损伤：如果手术中意外损伤尿道，需要进行尿道修复，根据具体情况决定是否择期植入网带。

5. 吊带侵蚀：为远期并发症，发生率约 0.3%～1.9%由于阴道前壁分离较薄、切口愈合差、术后频繁性生活及炎症感染等因素有关导致网带暴露。多见于糖尿病患者。可二期手术修复。

6. 大腿内侧/腹股沟区不适和疼痛：发生率约 1.9%～6.9%。经闭孔途径吊带横穿大腿内收肌而产生疼痛，也有学者认为因穿刺针距离闭孔神经较近，血肿压迫闭孔神经。TVT 往往表现为耻骨后疼痛，可能因损伤耻骨后血管引起血肿导致疼痛。随时间推移多可缓解。

7. SUI 复发：与年龄、术前尿道括约肌功能障碍、肥胖、伴发盆腔脏器脱垂加重有关。一旦 SUI 复发，首先保守治疗，必要时取与首次手术不同路径的其他抗尿失禁手术治疗。

【评述】

女性压力性尿失禁多见于中老年女性，病因与盆底"吊床"样结构松弛密切相关。诊断主要依据病史、体征、尿动力学检查、24 小时尿垫试验等，需要与急迫性尿失禁、充盈性尿失禁、真性尿失禁进行鉴别。对轻度 SUI 首先保守治疗，中度 SUI 患者可在保守治疗基础上选择激光和手术治疗，而重度 SUI 则以手术治疗为主。基于 Delancey 的"吊床"理论，目前手术治疗以中段尿道悬吊术为主，其目的是提高中段尿道闭合压，达到控尿目的。手术方式有两个：经闭孔途径、经耻骨后途径。中段尿道悬吊术创伤小，操作较简单，患者恢复快，适合基层医院推广。

（于洪波　吕春红）

第十二节 女性膀胱颈梗阻

【概述】

女性膀胱颈梗阻(obstruction of vesical cervix)又称膀胱颈挛缩、女性前列腺病、膀胱颈硬化症(或称 Marion 病),多发生于中老年女性,在女性排尿异常疾病中占 2.7%~8.0%。膀胱颈梗阻者出现排尿困难,严重者产生慢性尿潴留,导致上尿路积水和肾功能受损。

女性膀胱颈梗阻可分为功能性梗阻和器质性梗阻。

功能性梗阻属于动力性梗阻,可能由于膀胱功能失调,内括约肌痉挛,排尿时内括约肌不能正常开放而导致膀胱出口梗阻。患者的尿动力学检查提示最大尿流率降低,功能性尿道长度延长,尿道阻力增高。使用 α 受体阻滞剂可有效开放膀胱颈部,达到迅速缓解症状的效果。

器质性梗阻的主要原因可能为膀胱颈纤维组织增生、膀胱颈部肌肉肥厚、硬化以及老年女性激素平衡失调导致的尿道周围腺体增生等。

【诊断依据】

1. 排尿期症状

表现为尿初等待、尿线变细、尿流缓慢、间断排尿、终末滴沥、耻骨上区胀痛不适、充盈性尿失禁等。

2. 储尿期症状

表现为尿频、尿急,夜尿增多,每次排尿少,部分患者出现急迫性尿失禁甚至尿潴留。

3. 经阴道指诊

可触及膀胱颈部组织增生肥厚,特别在尿道内留置导尿管时,颈部组织增厚感更明显。

4. 尿常规可见白细胞或脓细胞。

5. 彩超和 IVU 可了解是否伴有肾积水或膀胱输尿管反流,彩超可测定剩余尿。

6. 膀胱尿道镜检查

有以下特征性表现:① 膀胱颈呈环状狭窄,将尿道与膀胱腔明显分开;② 膀胱颈后唇呈堤坝状隆起;③ 膀胱颈黏膜水肿、苍白,可见滤泡性增生;④ 膀胱内有小梁,可伴有憩室形成;⑤ 后尿道有充血水肿等慢性炎症性改变。但对功能能性梗阻,膀胱尿道镜检查往往无法给出明确诊断。

7. 尿动力学检查

梗阻早期,逼尿肌功能代偿性加强,膀胱内排尿压力高于正常,表现为正常尿流率或不稳定性膀胱;梗阻严重时,逼尿肌代偿失调,逼尿肌肥厚变性,纤维化加重,表现为低顺应性膀胱;因膀胱内压长期增高,逼尿肌萎缩变薄,收缩功能下降而表现高顺应性膀胱和逼尿肌收缩无力。排尿期压力-流率测定,可以明确膀胱出口是否有梗阻。影像尿动力检查更为精准。在排尿时,当平均最大逼尿肌压(Pdet)高而最大尿流率(Qmax)低时,提示存在梗阻;当 Qmax 低时 Pdet 也低,表明逼尿肌收缩乏力。1998 年 Chassagne 等提出梗阻诊断标准是 $Pdet \geqslant 0$ $cmH_2O(4.9 \ kPa)$,$Qmax \leqslant 15 \ mL/s$。

【鉴别诊断】

结合影像学检查、膀胱尿道镜检查、尿动力学检查(或影像尿动力学检查),可与神经源性膀胱、尿道狭窄、尿道息肉、尿道结石等疾病鉴别。

【治疗方案】

1. 保守治疗:适用于膀胱颈功能性梗阻者,以及症状较轻、剩余尿量小于 50 mL 的器质性梗阻者。保守治疗的内容主要有选择性 α 受体阻滞剂如坦索罗辛、特拉唑嗪等;定期尿道膀胱颈扩张治疗;雌激素水平低下者,辅以雌激素补充疗法等。

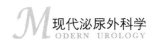
2. 自身清洁导尿：对严重梗阻致逼尿肌收缩无力，或不能耐受手术的患者，可采用自身清洁导尿方式排空尿液。

3. 手术治疗

（1）经尿道膀胱颈电切术（transurethral resection of bladder neck，TURBN），适用于有明显膀胱颈梗阻以及保守治疗无效者。

方法：切除部位从 6 点开始，先用钩形电刀切至膀胱肌层，切开狭窄的纤维环，然后以此点为中心半月形电切 5～7 点的组织。切割长度为 1～2 cm（因女性尿道外括约肌约位于距尿道外口 2.0 cm处），深度为 0.5～1.0 cm，必要时用示指插入阴道内指导，以免切穿或造成术后尿瘘，电切后使后尿道与膀胱三角区接近同一平面，既可达到治疗效果，又可避免术后尿失禁。现有报道用 1 470 nm 半导体激光经尿道行膀胱颈切开术治疗女性膀胱颈梗阻，效果良好。

（2）膀胱颈 Y-V 成形术，目前已经很少用，适用于严重的膀胱颈梗阻，经尿道膀胱颈电切术治疗无效者，可与膀胱颈楔形切除术并用。方法：打开膀胱后，于膀胱颈远侧约 1 cm 处尿道前壁缝一标志，在标志近侧至膀胱前壁做倒 Y 形切口，各臂长 2～3 cm，交角恰位于膀胱颈上方，将 V 形膀胱瓣与切口远端创缘缝合，然后依次将膀胱颈做 V 形缝合。

【评述】

女性膀胱颈梗阻的诊断主要依据病史、临床症状、尿流动力学检查及膀胱镜检查。当中年以上妇女出现进行性排尿困难时，应考虑膀胱颈梗阻的可能。尿流动力学检查是目前客观评价排尿症状最有用的指标，特别是排尿期压力/流率测定，是诊断膀胱出口梗阻最为准确的方法。膀胱镜检查可直接观察膀胱颈的形态、收缩情况、膀胱内病变，必要时还可进行活检及经尿道手术。女性膀胱颈梗阻的治疗分保守治疗和手术治疗。保守治疗多适用于女性膀胱颈功能性梗阻的患者。对于症状较重、持续时间较长者需要手术治疗。女性膀胱颈梗阻的患者易导致反复发作泌尿道感染，严重者出现肾功能损害。因此，一旦诊断明确，应尽早解除梗阻。

（于洪波）

第十三节　子宫内膜异位症

【概述】

子宫内膜异位症（endometriosis，EM）是指有活性的子宫内膜组织（腺体和间质）在子宫内膜及子宫肌层以外的部位出现、生长、浸润，反复出血，继而引发疼痛、不孕及结节或包块等的临床综合征。子宫内膜异位症是育龄妇女的多发病、常见病，但绝经后妇女亦可能罹患此症。子宫内膜异位症病变广泛、形态多样、极具侵袭性和复发性，具有性激素依赖的特点。综合文献报道，约 10% 的育龄妇女患有子宫内膜异位症；20%～50% 的不孕症妇女合并子宫内膜异位症，71%～87% 的慢性盆腔疼痛妇女患有子宫内膜异位症。子宫内膜异位症是导致痛经、不孕症和慢性盆腔痛的主要原因之一。最常见的部位为卵巢、子宫骶韧带、子宫直肠陷窝等处。泌尿系统受累的情况在临床上比较少见，泌尿系统子宫内膜异位症的发生率约为 1%～3%，其中膀胱 75%～80%，输尿管 15%，肾脏 4%，尿道 2%。30～35 岁的育龄女性是高危人群。

泌尿系子宫内膜异位症的发生机理主要有：Sampson 经血逆流种植，苗勒管残留化生学说，子宫内膜异位病灶良性转移学说。最新的研究观点为，子宫内膜异位症与以下几种因素密切相关：人工流产、妇产科手术引起的子宫内膜种植、基因、表观遗传学、血管新生、神经新生、上皮间质转化、孕激素抵抗、异常增殖和凋亡、炎症等有关。

【诊断依据】

1. 泌尿系子宫内膜异位约 30％无任何临床症状,仅在体检时被偶然发现。但大多数患者的症状与月经周期密切相关。膀胱子宫内膜异位在月经期可出现尿频、尿痛、血尿三联征或排尿困难。输尿管子宫内膜异位表现为腰腹部不适,输尿管扩张或肾积水,严重者有肾功能不全。其他合并症状有痛经、慢性盆腔痛、性交痛或性交后疼痛、不孕等。

2. 体征:通过妇科检查(双合诊、三合诊)可以在阴道前穹窿处触及触痛结节。

3. 影像学检查:

(1)泌尿系超声,可以判断输尿管梗阻的部位以及肾积水的程度。膀胱子宫内膜异位症在超声显像下,可以分为 3 型:① 团块型。病灶大都在膀胱后壁,宽基,大小不等,肿块内部可以探及无回声区域,使肿块呈"筛网"状改变。如果经阴道行超声检查会更清楚,且在月经期无回声区更明显。② 结节型。见膀胱后壁向膀胱内凸起的单发结节,结节内部可探及小而无回声区。③ 膀胱壁局限性增厚型。探及膀胱壁增厚,且范围比较局限,回声并不均匀,但膀胱黏膜比较完整,彩色多普勒未见血流信号。

(2)MRI 检查。

MRI 检查用于评估累及肠、膀胱和输尿管的深部子宫内膜异位的病灶范围,或评估上尿路积水程度。综合敏感度可达到 82％,特异度为 87％。另 CT、IVU 亦有助于诊断。

(3)腔镜检查。

对于膀胱和输尿管子宫内膜异位症,膀胱镜、输尿管镜检查必不可少,可以观察到病变的形状为基底宽并向腔内突出的肿物、表面呈蓝红色,且可明确病变部位及大小。进行活检,病理为诊断的金标准。

腹腔镜检查的优点是视野大而清晰,能发现早期的、位置较深的病变,并能做相应的治疗。

(4)生物标志物:对于膀胱与输尿管子宫内膜异位症的诊断,CA125 并不是很敏感。需要结合其他检查,排除泌尿系原发疾病。

【鉴别诊断】

膀胱输尿管子宫内膜异位需要和泌尿系炎症、肿瘤相鉴别。腔镜下活检,病理学检查可以明确区分。子宫内膜异位免疫组化示:CD_{10}(＋)、CK_7(＋)、CK_{20}(＋)、ER(＋)、PR(＋)。

【治疗方案】

膀胱与输尿管子宫内膜异位症的治疗目标是:(1)缓解泌尿系统梗阻;(2)保护肾功能;(3)预防疾病复发。推荐行膀胱镜、输尿管镜结合腹腔镜检查,并结合手术治疗。术前及术后的药物辅助治疗也很重要。患者的个体化治疗要根据患者的年龄、病变范围、临床症状以及是否合并其他部位子宫内膜异位症病变等。

1. 激素治疗:达那唑和 GnRH 激动剂,它有拮抗促性腺激素的作用,导致卵巢功能被抑制。

孕激素和口服避孕药对骨盆和膀胱异位病灶也起着有效的抑制作用。

2. 手术治疗:

(1)经尿道膀胱子宫内膜异位症病灶电切术,疗效有限,适用于最大长径小于 5 mm 仅累及膀胱浆肌层的病灶。由于膀胱受累时子宫内膜异位细胞先种植于膀胱壁外面,由外向内生长。因此,电切手术并不能彻底切除病灶,容易复发。该术式还有膀胱穿孔的风险,所以,经尿道电切术并不能作为膀胱受累时经常被选择的治疗方法。

(2)膀胱部分切除术,这是目前膀胱子宫内膜异位症比较常用的方案。该术式除了开放手术以外,还可以在腹腔镜下进行。切除范围要包括病灶周围 10～20 mm 的膀胱壁组织,症状缓解率可高达 95％～100％,复发率很低。

(3)输尿管子宫内膜异位症的治疗取决于受累的位置与类型。输尿管周围粘连组织的松解术,适用于输尿管浆膜层被累及且病灶的位置在髂血管水平以上的,伴或不伴有输尿管梗阻,而且病灶的长

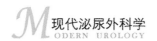
径小于 30 mm。输尿管部分切除＋端端吻合术或输尿管膀胱再植术,适用于输尿管梗阻位置低于髂血管水平者。输尿管镜下的激光治疗＋输尿管支架置入术,适用于仅仅输尿管内膜受累者。当病变位于中上段或长度太长者,有文献报道行回肠代输尿管或行自体肾移植术。对双侧病变致肾功能衰竭时,应先行肾穿刺造瘘,待肾功能改善后行手术治疗。

【评述】

子宫内膜异位症分原发性和继发性二类,原发性为自然发生,约占 11%;继发性即由剖宫产、人工流产、子宫切除术等医源性原因造成的。输尿管子宫内膜异位症根据病灶部位不同分为腔内型、腔外型和混合型三种。与其他部位的子宫内膜异位症相比,膀胱与输尿管子宫内膜异位症比较少见,临床表现不典型,综合病史、体检、影像学检查以及腔镜检查可以确诊,但要与泌尿系炎症、肿瘤进行鉴别诊断。膀胱输尿管子宫内膜异位症患者需要选择个体化治疗方案。腹腔镜为临床检查及治疗的首选。膀胱及输尿管子宫内膜异位症的手术治疗方式的选择取决于病变的部位、大小以及可能的并发症,手术目的是彻底切除病灶、恢复正常解剖、保护肾功能。手术前后的药物辅助治疗可明显提高治疗效果,降低复发率。异位的子宫内膜可以恶变,应定期随访。

(于洪波)

第十四节　女性尿道憩室

【概述】

位于女性尿道周围并与尿道相通的囊状病变,称为女性尿道憩室(female urethral diverticulum, FUD),普通人群发病率约 3%,多发于成年,30～70 岁多见,黑人的发病率是白人的 6 倍。尿道憩室分为先天性尿道憩室和后天性尿道憩室。先天性尿道憩室是由于:① 泌尿生殖窦结合处在胚胎期连接不完整;② 胚胎期苗勒管、中肾管退化不全。后天性尿道憩室由于:① 尿道周围腺体的反复感染,导致腺体开口梗阻,腺体破入尿道腔内形成憩室;② 尿道周围囊肿破坏尿道壁;③ 各种原因损伤尿道所致,如医源性检查治疗或分娩时尿道损伤等。

【诊断依据】

1. 临床表现:与憩室的大小及位置有关,位于尿道中段及体积较小的憩室常无临床症状。但大多表现为非特异性的泌尿系感染的症状,如尿频、尿急、尿痛等。尿常规检查可见较多白细胞。

2. 典型尿道憩室三联征,即排尿后淋漓不尽感,排尿困难及性交困难。

3. 部分患者伴有尿道外口间断性溢液或脓性分泌物,亦有并发憩室结石、尿道阴道瘘以及癌变。

4. 体格检查:尿道外口囊性肿物,触之可有脓性或血性分泌物,成年女性患者于阴道前壁触及肿物,有波动感,可伴有触痛,有时可突出阴道口之外,压迫后有尿液溢出且肿块缩小。

5. 影像学检查

① 正压尿道造影(positive-pressure urethrography, PPU)、排泄性尿道造影(voiding cystoure-thrography, VCUG):见尿道旁有憩室影。

② 经阴道超声检查:尿道周围有与尿道相通、壁光滑的无回声区。

③ 核磁共振:可提供无创、高分辨率的图像。尿道憩室通常显示为低 T1 高 T2 的信号影,并能清晰地显示憩室结构及周围软组织情况。

6. 尿道镜检查:可在肉眼下观察尿道憩室,对憩室口与尿道关系进一步评估。同时按摩憩室可见脓液自憩室口溢出。

【鉴别诊断】

1. **尿道结石**　排泄性尿道造影无憩室存在,金属探子可触及结石。X 线摄片也可证实。

2. 尿道肿瘤　可有血尿及排尿困难。尿道造影有充盈缺损,尿道镜可直接观察肿瘤,并取活检。

【治疗方案】

临床上对于已耐受或无症状者可保守治疗,但因有憩室内发生肿瘤的风险,应充分告知并随诊。但大多数有症状者原则上应行尿道憩室切除术。

1. 憩室口小者,憩室切除后将尿道处憩室口缝合,阴道前壁切口严密缝合。

2. 憩室口宽大者,憩室切除后尿道行 Cecil 尿道成形术,以弥补尿道的缺损。术中应注意尿道周围筋膜的保护。

3. 憩室完整切除有困难者,可将憩室大部分切除,残余部分行内翻缝合。并缝合尿道周围筋膜,严防尿道阴道瘘的发生。

4. 憩室合并感染者,应积极控制感染后择期手术。合并结石者一并去除。

5. 合并尿失禁患者因存在吊带侵蚀的风险,是否同期行尿道中段悬吊术仍存在争议。

【评述】

女性尿道憩室是一种发病率较低,但临床易被忽视的疾病。尿道憩室分为先天性和后天性二类。先天性尿道憩室壁内有上皮细胞覆盖,憩室壁薄但有平滑肌纤维;后天性尿道憩室壁为机化的纤维组织。根据憩室口大小分为大嘴憩室和细颈憩室,前者有宽颈,与尿道相通,而憩室的远端有瓣膜样唇,造成尿流梗阻;细颈憩室由于引流不畅,可并发结石与感染。目前对于该病的确诊依赖影像学的检查,对于诊断明确的患者,可尽早行手术治疗,减少恶变的可能性。术中应仔细止血,保护好尿道周围筋膜,维持尿道壁瓣的良好血供及多层无重叠缝合关闭创面是减少术后并发症的良好措施。

(于洪波)

第十五节　女性性功能障碍

【概述】

女性性功能障碍(Female sexual dysfunction FSD)是指在女性性反应周期中的某个或多个阶段发生障碍,或出现与性交有关的疼痛,以致不能产生满意的性交所必需的性生理反应及性快感。以前,FSD 常常被忽略,但随着社会的发展和女性地位的提高,越来越多的医师开始关注 FSD,发现 FSD 发病率甚至高于男性性功能障碍。我国部分地区成年女性 FSD 发病率 52.5%～86.7%。

(一)分类

1966 年,Masters 等在其发表的《人类性反应周期》中首次描述正常女性性反应周期,以线性方式将女性性反应周期分为四期,即:性兴奋期(性唤起期)、平台期、性高潮期和性消退期。随后 Kaplan 和 Lief 在该四期模型中添加了"性欲"的概念,将性兴奋期进一步分为性欲期及性唤起期,并删除了平台期,形成了线性 3 期模型,即性欲期、性唤起期和性高潮期。4 期和 3 期性反应周期模型是以下 FSD 分类的标准:国际疾病和相关健康问题统计学分类-10(International-Classifcations of Diseases-10,ICD-10,1990 年)、美国精神病协会《精神疾病诊断与统计学手册》第 4 版(The Diagnostic and Statistical Manual of Mental Disorders-TV．DSM-Ⅳ.1994 年)DSM－TR(DSM-Ⅳ 的修订版,2000 年)DSM-Ⅴ(2013 年)。

FSD 的 ICD-10 分类标准:

性欲减退或缺失。

性厌恶。

生殖器反应缺失。

性高潮障碍。

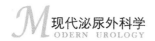
非器质性阴道痉挛。

非器质性性交疼痛。

性欲亢进。

其他能够特别分类的性功能障碍,非器质性障碍或疾病所致。

未特别分类的性功能障碍,非器质性障碍或疾病所致。

表 47-1　FSD 的 DSM-Ⅴ分类标准(美国精神病学会精神病诊断统计手册)

性功能障碍	定义
性兴趣和性唤起障碍	存在以下至少 3 项缺乏或显著减少:对性生活感兴趣;有性或情色的想法或幻想;发起性行为或对伴侣的性行为做出回应;性生活全程或近全程感到兴奋愉悦;对内部或外部的情色诱因(例如书面、口头、视觉)作出感兴趣或性兴奋回应;在几乎所有性接触行为过程中有生殖器官或非生殖器官感觉
性高潮障碍	症状至少持续 6 个月,并导致个体改床上显著的痛苦
生殖器-盆腔疼痛或插入障碍	在几乎所有性活动场合,性高潮显著延迟,性高潮频率显著减少,或没有性高潮,或性高潮的强度显著降低;症状持续至少 6 个月,并导致个体临床上显著的痛苦 接续存在或反复出现以下 1 种或多种症状:性交困难;在性交过程中出现明显的外阴阴道或盆腔疼痛;在阴道插入过程中存在对外阴阴道或盆腔疼痛的显著恐惧或焦虑;在试图阴道插入过程中骨盆底肌肉显著紧张或痉挛 症状持续至少 6 个月,并导致个体临床上显著的痛苦
药物引起的性功能障碍	与药物开始,剂量增加或药物中断有短时间关系的性功能紊乱,并导致个体临床上显著的痛苦
其他能够特别分类的性功能障碍和其他未特别分类的性功能障碍	不符合划定类别的以性功能障碍为特点的痛苦症状;其他能够特别分类的性功能障碍和未特别分类的性功能障碍之间的主要区别在于临床医生能否指出所描述的症状不符合其他类标准的原因

每个大类又可分为四个亚型:终身性、获得性、完全性和境遇性。DSM-Ⅴ将精神痛苦严重程度进行了分级:轻度、中度和重度。DSM-Ⅴ将性厌恶归类为焦虑症,将性欲障碍和性唤起障碍合并为性兴趣/唤起障碍,将性交疼痛障碍(包括性交疼痛和阴道痉挛)改为生殖器-盆腔疼痛/插入障碍。ICD-10、DSM-Ⅳ~Ⅴ分类系统都是在性反应的 3 期或 4 期线性模型上制定的。然而线性模型是在男性性反应的基础上提出的,女性性反应其实更复杂,并不表现出明显的线性特征,而是受自身性欲和其他因素的影响较大,这些女性性反应的特点都没有考虑,因此这些分类都存在一定的缺陷。另外还可以通过问卷清单使性相关话题通俗化,运用简短的问题或者筛查问卷获取相关性生活史。

表 47-2　女性性症状简要清单(问卷)

1. 你对你的性功能满意吗? ＿＿是 ＿＿否. 若不满意,请继续:
2. 你对自己的性功能不满意多久了?
3a. 你的性功能的问题是(单选或多选):
　　＿＿1 性兴趣降低或没有性兴趣
　　＿＿2 阴道敏感度下降(感觉)
　　＿＿3 阴道润滑度下降(干燥)
　　＿＿4 性高潮问题
　　＿＿5 性生活疼痛
　　＿＿6 其他
3b. 哪种问题最困扰你(圈出):1 2 3 4 5 6
4. 你愿意跟你的医生探讨这个问题吗? ＿＿是 ＿＿否

(二)女性性功能障碍(FSD)的病因

FSD 是各种因素相互作用的结果,分为功能性和器质性两大类。FSD 常与年龄、教育、心理和生理情况等有关,同时还受到其他疾病因素的影响。其中生理、社会因素起重要作用。① 心理性因素:Balon 认为 FSD 是典型的身心失调疾病。健康的心理生活方式有助于改善 FSD,如对待性生活抑郁、焦虑、自信不足、害怕被拒绝、性满意度会下降、性生活变得冷淡。② 神经性因素:脊髓损伤、中枢及周围神经系统疾病等均可导致 FSD。③ 内分泌因素:下丘脑-垂体-性腺轴功能障碍、自然或手术绝经、糖尿病、甲状腺疾病、肾上腺皮质疾病、卵巢功能早衰以及长期服用避孕药物等均可导致女性性欲下降、阴道干涩和性唤起缺乏。④ 血管性因素:高血压、高血脂、动脉粥样硬化、心脏病、糖尿病和吸烟等可引起生殖系统的局部供血障碍,导致动脉管腔狭窄,血流量下降,髂腹下动脉或阴部动脉粥样硬化,生殖器血供营养减少,阴道、阴蒂平滑肌纤维化,导致性交痛。⑤ 肌肉因素:盆底肌群共同参与了女性性反应。肌张力过高会导致阴道痉挛,可发展为性交疼痛。肌张力降低,会出现阴道轻度感觉丧失,无性高潮,或发生性高潮时尿失禁。⑥ 药物性因素:降压药、镇静催眠药、抗过敏药、激素类药物、冠心病药、抗抑郁药和抗精神药等均可影响女性性功能。口服避孕药抑制卵巢睾酮产生,增加性激素结合球蛋白(SHBG),显著降低游离睾酮水平,服用早期影响不大,但围绝经期可减少性欲望和性唤起。⑦ 泌尿生殖系统疾病:生殖器官先天性异常及炎症、子宫内膜异位症、妇科肿瘤和压力性尿失禁等均可以导致 FSD。

【诊断依据】

1. 临床表现

女性性功能障碍主要表现在性生活过程中出现的性欲障碍、性唤起障碍、性高潮障碍、性疼痛障碍、性厌恶、性欲亢进、阴道痉挛等。诊断主要根据病史、体格检查、实验室检查以及相关客观检测。

2. 病史采集

与患者充分交流并了解病情,评估身体状况,衡量性功能相关问题,询问 FSD 出现时间、诱因、表现形式,还应考虑合并常见病及治疗药物对性功能的影响。此外,患者受教育程度、居住环境、与性伴侣感情以及性伴侣性功能等亦有必要询问。

3. 体格检查

体格检查有助于排除导致 FSD 的器质性因素。除检查一般情况外,全面的妇科检查是必不可少的,对于存在性交疼痛的患者,需注意检查有无妇科炎症及盆底肌张力情况等。

4. 辅助检查

物理检查:多普勒超声可用于测定阴蒂、阴道血流动力学;阴道 pH 值可反映阴道润滑程度;神经生理学检查如阴部诱发点电位、生殖器交感神经皮肤电反应、振动感觉阈值、外生殖器接触敏感性。阴道和小阴唇氧分压评估生殖器血流量,记录性刺激基线被推荐为确定性唤起病理改变指标,串联质谱仪结合气相或液相色谱分析用于精确测量低水平睾酮。

实验室检查:目的是排除相关疾病对性功能的影响:如铁缺乏及雌激素、雄激素水平下降、糖尿病、高血压、高脂血症、甲状腺功能不全、肾上腺功能低下等。

5. 客观检测

评价女性性反应最常用的生理检测方法是光体积描记图(photopleythysmography),但更敏感、更可靠的是检测阴道血流容量和搏动振幅(vaginal pulse amplitude VPA)。但人为因素干扰较大,仅适用于低、中度性唤醒,对性高潮时的测定不适用。

6. 各种量表检测

包括自我管理的问题表,日记报告,性行为事件日志等。以及相关的性功能量表,如女性简短性功能指数、女性性功能指数、女性性功能量表等。女性性功能量表(Female Sexual Function Index,FSFI)由 Rosen. R 于 2000 年创立,目前已经被广泛认可并使用,包括性欲、阴道湿润度、性满意度、性唤起功能、性高潮及性交疼痛等六个方面。FSFI 评分越高,性功能越好。

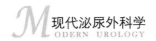
【治疗方案】

FSD 治疗根据病因决定,器质性 FSD 根据需要采用药物治疗,如心理因素所致,需化解心理困惑,必要时选择行为疗法改善。

1. 心理治疗:心理抑郁与 FSD 存在双向调节,抑郁心理引起性功能障碍,性功能障碍反作用于抑郁情绪,通过性健康知识逐渐普及,给予心理更多支持和鼓励。其他的心理疗法还有:认知疗法、人本主义疗法、家庭系统疗法、生物反馈疗法、催眠疗法等等。

2. 行为疗法:放松身心,加速新陈代谢,对因过度紧张引起的阴道痉挛效果较好。在轻松愉悦的氛围下,夫妻双方共同接受专业培训。锻炼性功能相关的肌肉,如凯格尔锻炼,恢复阴道和尿道周围肌肉收缩能力,以发挥更好的弹性作用。FSD 患者在排除外界干扰的情况下,一边进行手淫,一边进行性幻想,易达到高潮,可同时配合使用振荡器,促进性高潮。手淫应尽量采用自己喜欢的方式进行。脱敏疗法适用于性厌恶患者。

3. 原发病的治疗:对于器质性疾病导致的性欲低下患者,首先是积极治疗原发病,如各种慢性病、内分泌疾病、泌尿系统疾病、妇科疾病等。

4. 药物治疗:① 性激素治疗:适用于性激素水平低的 FSD,补充雌激素和黄体酮可改善阴蒂的敏感性,增加子宫、阴道的分泌物,减少性交所致的疼痛不适。还可以增强妇女性欲和阴蒂的敏感性,增加阴道分泌物。睾酮是调节女性性欲的重要激素,它影响着女性性欲、性唤起、性高潮及生殖道感觉,并能提高大脑及性器官的敏感性,增强阴道近端 NOS 的活性。对性欲低下的患者适当补充睾酮可取得明显效果。② 血管活性药物:多巴胺受体激动剂(如左旋多巴、司来吉兰等)可增强性欲和性唤起,选择性磷酸二酯酶-5 抑制剂如西地那非可以减少 cGMP 的降解,增强一氧化氮介导的阴蒂血管舒张作用,改善阴道润滑和阴蒂敏感性,有利于性唤起。非选择性 α 肾上腺素能受体阻滞剂(如酚妥拉明),与阴蒂血管平滑肌 α1 受体结合,扩张血管,可以改善性欲和性唤起,提高性反应敏感性,缓解阴道干涩。③ 氟班色林(Flibaserin)通过与多种受体结合,降低 5-羟色胺而升高多巴胺和去甲肾上腺素浓度发挥作用。适用于绝经前女性获得性、完全性性欲障碍,但不可用于服用抗抑郁药物引起的性欲减退或其他性功能障碍。不良反应包括头晕、倦怠、恶心等,酒后服用可导致晕厥或低血压。

5. 手术治疗:腹腔镜子宫骶骨神经部分切除手术对重度性交困难患者有一定效果。乳房切除手术后进行乳房重建,阴唇增厚或缩小等外生殖器官的整形美容手术等可改善性功能,原因可能是手术恢复了患者的自信。抗尿失禁手术、阴道前后壁修补术,经阴道子宫切除术,子宫骶骨固定术等,可以明显改善 FSD 伴有Ⅲ度以上的盆腔器官脱垂(pelvic organ prolapse,POP)和尿失禁(urinary incontinence,UI)患者的性生活质量。另外,阴蒂包皮切除、阴道缩紧术、乳房以及外生殖器的整形美容手术的发展也对 FSD 的治疗起了重要的推动作用。

【评述】

夫妻生活是婚姻美满的重要组成部分,女性性功能障碍将带来身体和心理上的影响,并最终影响到家庭生活的幸福。愉悦的性生活对于女性尤其是围绝经期及绝经后女性而言是家庭生活中不可缺少的一部分。女性性功能障碍的另一种表现为性欲亢进,约占一般人群的 1%。其主要表现为频繁而强烈的性要求。病因有内分泌失调和情绪因素。由于性活动是以大脑为中心,皮肤为终端的生理反应,因此需要考虑是否有大脑的病变。此类患者就医往往是对方提出主诉,本人很少主动求医。在排除内分泌和精神疾患的同时,要进行心理治疗。男方尽量给予充分理解和配合,辅以中药或异性激素治疗。随着医疗事业的发展及女性对生活质量要求的日益增高,FSD 的诊断和治疗也越来越重要。

(于洪波)

第十六节　女性盆腔手术后下尿路功能障碍

【概述】

下尿路功能障碍(lower urinary tract dysfunction,LUTD)是盆腔手术后的并发症之一,多见于妇科手术和肛肠手术后。根据损伤的程度、部位、类型,其表现具有多样化特征,主要有储尿期症状、排尿期症状和排尿后症状,如尿失禁、尿瘘等。如不进行及时治疗,会导致反复尿路感染和肾功能损害,严重影响患者生活质量。

病因主要和盆腔深部手术操作有关,有可能是手术直接损伤膀胱、尿道,也可能损伤盆底支持结构或盆底神经、血管而间接导致。据报道,经腹会阴切除术后膀胱尿道功能障碍的发生率为 20%～68%,根治性子宫切除术后发生率为 16%～80%,前盆切除术后发生率为 20%～25%,直肠与结肠切除术后发生率为 10%～20%。尽管目前盆腔手术中神经保护技术的应用,其发生率明降低,但约15%～20%的受累个体排尿功能障碍是永久性的。

① 手术直接损伤膀胱尿道,导致术后尿道狭窄、膀胱阴道瘘、输尿管阴道瘘、尿道阴道瘘;

② 盆腔器官恶性肿瘤根治术(包括淋巴结清扫术)损伤下尿路周围血管、淋巴管以及分布于膀胱、尿道的自主神经。副交感神经损伤后导致逼尿肌收缩力减低、反射低下,表现为排尿困难和尿潴留。交感神经损伤导致膀胱储尿期功能障碍,表现为尿频、尿急和急迫性尿失禁。广泛性子宫切除术后发生压力性尿失禁的原因可能与术中切除阴道和子宫旁组织、损伤盆腔神经、膀胱和膀胱尿道连接部的解剖位置改变有关。

③ 术前病人下尿路功能不全,绝经期低雌激素,也是术后导致 LUTD 加重的重要影响因素。

④ 围手术期药物,如麻醉镇痛药、解痉药等对膀胱逼尿肌功能有抑制作用,导致围手术期排尿功能障碍。

【诊断依据】

1. 病史:有盆腔疾病手术史,放疗史及相关治疗史。

2. 病人盆腔手术后出现储尿期症状或排尿期症状:如尿频、尿急,尿失禁,尿漏,尿初等待,排尿困难,尿线变细、尿流无力,尿末不尽,甚至尿潴留;或术前已存在的 LUTD 未缓解或加重。如长期排尿困难会导致上尿路扩张、积水。

3. 专科检查:外阴是否有皮疹和异味,阴道是否有脱垂,会阴部感觉有无异常,直肠指诊评估肛门括约肌张力等。

4. 膀胱镜检查:当怀疑有膀胱颈梗阻、尿道狭窄、膀胱肿瘤、膀胱阴道瘘等疾病时,需行此检查。

5. 影像学检查:泌尿系彩超、CT、IVU、MRI、排尿性膀胱尿道造影等,可明确上尿路是否有积水、膀胱残余尿是否增多、有无膀胱输尿管反流等。

6. 尿动力学检查:可评估膀胱逼尿肌功能、逼尿肌一括约肌协同性、如尿道分布压等。最大尿流率和平均尿流率明显下降,压力一流率曲线呈反比提示为梗阻型;并可观察膀胱容量改变、逼尿肌顺应性改变、腹压漏尿点压测定、逼尿肌收缩力异常等。

7. 神经系检查:肛门括约肌张力试验:刺激肛周皮肤,如肛门括约肌收缩,表示脊髓活动存在;如肛门括约肌收缩减弱,表示脊髓中枢活动减低。球海绵体肌反射:刺激阴蒂时可引起括约肌收缩,表示脊髓活动存在。冰水试验:用 F16 导尿管排空膀胱后注入 14 ℃冰水 60 mL,如为逼尿肌反射亢进,则数秒内冰水连同导尿管可以从尿道中被喷射而出;如系脊髓中枢以下损伤则无此反应。

8. 盆底电生理检查:盆底电生理检查可帮助了解骶神经反射弧病损及相应靶器官神经损伤程度。

9. 排尿日记和相关量表:如国际尿失禁咨询委员会尿失禁问卷表简表(ICI-Q-SF),膀胱过度活动

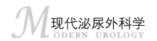

症状评分(OABSS),盆底功能障碍问卷(PFDI20),神经源性膀胱症状评分表(NBSS)等。用于评估盆腔手术后泌尿系统功能障碍。

10. 性功能异常:因尿生殖膈损伤导致区域性神经反应敏感性降低,可导致性兴奋障碍,性欲减退甚至无性欲等。

【鉴别诊断】

1. 女性膀胱颈梗阻。术前患者有尿频、排尿困难症状,尿动力学检查提示有膀胱出口梗阻(BOO),膀胱镜检查提示膀胱颈特征性表现:环状狭窄、膀胱颈后唇呈堤坝状隆起,膀胱颈黏膜水肿、苍白,后尿道有充血水肿等。

2. 糖尿病或神经系统疾病导致的 LUTD,根据慢性疾病史、既往症状、彩色多普勒超声和尿动力学检查即可鉴别。

【治疗方案】

1. 一般治疗:尿潴留患者需延长保留导尿时间,并作膀胱功能训练,必要时行膀胱造瘘术以引流尿液,避免逼尿肌功能进一步损害,并保护肾功能。如条件允许,也可训练病人自我清洁导尿。

2. 药物治疗:根据不同的临床表现和诊断选用不同的药物:① 口服 α-受体阻滞剂,缓解膀胱颈功能性梗阻,常用药有盐酸坦索罗辛缓释胶囊、盐酸特拉唑嗪等。② 口服溴比斯的明,提高膀胱逼尿肌收缩力,促进膀胱排空。③ 如有泌尿系感染,选用敏感抗生素。④ 对膀胱过度活动症者,可用 β_3 受体激动剂,如米拉贝隆、维贝格隆等,亦可用骶神经阻滞或双侧阴部神经阻滞。

3. 尿道扩张:应用于尿道中段、远端狭窄,逐步扩张到 30F 以上。

4. 经尿道膀胱颈切开术:对于膀胱颈机械性或功能性梗阻,可以选择在电切镜下行膀胱颈内切开术,具有创伤小、恢复快等优点,是治疗女性膀胱颈部梗阻的首选方法,但存在一定的尿失禁的风险。

5. 开放手术:目前较少应用,主要用于顽固性膀胱颈梗阻的患者:方法有膀胱颈楔形切除术、膀胱颈 Y-V 成形术等。

6. 中医药治疗:对湿热蕴结、脾肾亏虚、本虚标实等症候,以补肾通淋、健脾益肾、清热利湿等方法来组方。对尿潴留可考虑用金匮肾气丸、夏荔芪胶囊等;尿路感染可用清热通淋丸、宁泌泰胶囊等。

7. 根据尿失禁和尿瘘的不同类型,选择相应的治疗方法:如骶神经调节术,尿道中段吊带术及各种尿道瘘修补术等。

8. 盆底康复治疗:可选择生物反馈、针灸、盆底肌电刺激骶神经调控、神经刺激等。

9. 对有尿路感染者,应充分引流尿液、多饮水、选用敏感抗生素治疗。

【评述】

膀胱、尿道、直肠和女性生殖器官都是盆腔内脏器,盆腔手术后比较常见的并发症就是 IUTD。排尿中枢位于骶部脊髓 S2～S4。病损在排尿中枢以上,引起膀胱挛缩,表现为容量小、不自主收缩、膀胱内压升高、逼尿肌增厚等;病变在排尿中枢以下,引起无张力膀胱,表现为容量大、压力低、无自主性收缩、外括约肌张力低下等。轻者短期内能恢复,重者需要进一步诊治。预防重点:术前明确诊断,评估下尿路功能,术中精细解剖,避免对神经、血管、膀胱、尿道、输尿管的损伤,当出现下尿路相关症状后,应做相关的专科检查,必要时进行多学科诊治,以恢复正常的排尿功能,保护上尿路,并长期随访。

(于洪波　吕春红)

◀ 第十七节　女性盆腔器官脱垂

【概述】

女性盆腔器官脱垂(pelvic organ prolapse,POP)是指由于各种原因引起盆底支持力量减弱而导致的盆腔器官移位、功能异常的一类疾病。主要表现为前盆腔器官(膀胱、尿道、阴道前壁)、中盆腔器官(子宫、阴道顶部)、后盆腔器官(阴道后壁、直肠)的脱垂或膨出。部分患者可伴有排尿、排便和性功能障碍。POP 是妇科常见疾病,其发病率呈上升趋势,对患者的身心健康有着不同程度的影响。研究资料显示我国中老年女性 POP 患病率约为 30%,,其中约 43%～76% 的 POP 患者需行手术治疗,美国 60 岁以上女性人群中 POP 患病率高达 50%,10%～20% 的女性需行手术治疗。

发病危险因素:① 肥胖与慢性腹内压增大;② 妊娠与分娩;③ 遗传因素;④ 盆腔手术史;⑤ 年龄和激素水平改变。

发病机制:① 胶原蛋白结构、数量或代谢异常;② 绝经后女性体内弹性纤维蛋白酶表达异常;③ 氧化应激;④ 去神经支配。

【诊断依据】

一、临床表现

1. 盆腔器官脱垂可出现的伴随症状:阴道口有组织物脱出或堵塞,盆腔压迫感或坠胀感,性功能改变、尿失禁症状、排尿困难、排便困难。

(1) 前盆腔组织缺陷脱垂伴随尿失禁比较多见,部分脱垂的女性由于脱垂导致尿道成角,从而产生排尿困难,被称为隐匿性的尿失禁,因为只要脱垂存在,尿失禁症状就不会出现。在一项研究中发现,Ⅲ度或Ⅳ度阴道前壁脱垂的患者发生尿道梗阻的几率为 58%,而Ⅰ度或Ⅱ度患者的几率为 4%。

(2) 后盆底器官脱垂主要表现排便困难。在大多数脱垂患者中性功能都会受到不同程度的影响。

(3) POP 临床症状有对应的调查问卷,包括盆底功能影响问卷,盆底功能障碍问卷及性生活质量问卷等。

2. 体格检查

患者检查时取膀胱截石位或站立位,鼓励病人做 Valsalva 动作以获得最大限度的膨出。

盆腔检查还包括评价盆底肌肉功能。患者取膀胱截石位行双合诊检查,检查者可以触摸耻骨直肠肌初步感知基础肌张力,收缩时是否张力增加,还可以感知收缩强度、持续时间和对称性。直肠阴道三合诊检查可以评价肛门括约肌复合体的基础肌张力和收缩时的肌张力。

3. 辅助检查

(1) 尿道活动性的测定。棉签试验:将消毒棉签插入尿道约 4 cm,测量患者 Valsalva 动作前后棉签与水平线所形成的角度,小于 15° 为正常,如大于 30° 则为阳性。

(2) 尿动力学检查:适用于盆腔器官脱垂合并排尿障碍的患者,定量评估膀胱逼尿肌功能和尿道括约肌功能。

(3) 影像学检查:对于不同分类分度的盆腔器官脱垂的患者,可以选择性应用排泄性膀胱尿道造影、排粪造影、CT、MRI 等检查。

4. POP 的分类

(1) 前盆腔组织缺陷(anterior compartment defect,ACD)指阴道前壁的膨出,合并或不合并尿道及膀胱后壁膨出,与压力性尿失禁相关。

(2) 中盆腔组织缺陷(middle compartment defect,MCD)表现为子宫、阴道穹隆脱垂,肠膨出,道格拉斯窝疝。

(3) 后盆腔组织缺陷(posterior compartment defect,PCD)表现为直肠膨出和会阴体组织缺陷。

5. POP 的分度(传统分度标准)

(1) 阴道前后壁脱垂以患者用力屏气时膨出的程度进行分度。

Ⅰ度:阴道壁达到处女膜缘,但未膨出于阴道外。

Ⅱ度:部分阴道壁已膨出到阴道外。

Ⅲ度:阴道壁全部膨出到阴道外。

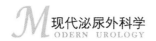

（2）子宫脱垂分度以患者平卧位用力向下屏气时子宫下降的程度进行分类。

Ⅰ度 轻型：宫颈外口距离处女膜缘＜4 cm，未达处女膜缘；重型：子宫颈已达处女膜缘，阴道口可见子宫颈。

Ⅱ度 轻型：宫颈脱出阴道口，宫体仍在阴道内；重型：部分宫体脱出阴道口。

Ⅲ度：宫颈与宫体全部脱出阴道口外。

传统分度法比较简单，应用方便，但不够严谨。目前国际上应

用较多的是盆腔器官脱垂定量分期法（POP-Q）和阴道半程系统分级法（halfway system），客观性、准确性明显提高，但不容易推广。

表 47-3　盆腔器官脱垂评估指示点（POP-Q）

指示点	内容描述	范围
Aa	阴道线前壁中线距处女膜 3 cm 处，相当于尿道膀胱沟处	−3 cm 至＋3 cm 之间
Ba	阴道顶端或前穹隆到 Aa 点之间阴道前壁上段中的最远点	在无阴道脱垂时，此点位于−3 cm，在子宫切除术后阴道完全外翻时，此点将为＋TVL
C	宫颈或子宫切除后阴道顶端所处的最远端	TVL 至＋TVL 之间
D	有宫颈时的后穹隆的位置，它提示了子宫骶骨韧带附着到近端宫颈后壁的水平	−TVL 至＋TVL 之间或空缺（子宫切除术后）
Ap	阴道后壁中线距处女膜 3 cm 处，Ap 与 Aa 点相对应	−3 mm 至＋3 cm 之间
Bp	阴道顶端或后穹隆到 Ap 点之间阴道后壁上段中的最远点，Bp 点与 Ap 点相对应	在无阴道脱垂时，此点位于−3 cm，在子宫切除术后阴道完全外翻时，此点将为＋TVL

表 47-4　记录 POP-Q 的 3×3 表格

阴道前壁 Aa anterior wall	阴道前壁 Ba anterior wall	宫颈或穹隆 C cervix or cuff
阴裂大小 gh genital hiatus	会阴体长度 pb perineal body	阴道总长度 tvl total vaginal length
阴道后壁 Ap posterior wall	阴道后壁 Bp posterior wall	阴道后穹隆 D posterior fornix

表 47-5　盆腔器官脱垂分期（POP-Q 分期法）

分度	内容
0	无脱垂 Aa、Ap、Ba、Bp 均在−3 cm 处，C、D 两点在阴道总长度和阴道总长度−2 cm 之间，即 C 或 D 点量化值＜［TVL−2］cm
Ⅰ	脱垂最远端在处女膜平面上＞1 cm，即量化值＜−1 cm
Ⅱ	脱垂最远端在处女膜平面上＜1 cm，即量化值＞−1 cm，但＜＋1 cm
Ⅲ	脱垂最远端超过处女膜平面＞1 cm，但＜阴道总长度−2 cm，即量化值＞＋1 cm，但＜［TVL−2］cm
Ⅳ	下生殖道呈全长外翻，脱垂最远端即宫颈或阴道残端脱垂超过阴道总长−2 cm，即量化值＞［TVL−2］cm

【鉴别诊断】

1. 阴道壁肿瘤　阴道的实性肿瘤，局部凸起，固定，不易变形。可生长于阴道的任何位置。肿瘤以外的阴道壁和宫颈位置正常。

2. 脱出宫颈口外的子宫黏膜下肌瘤　实性肿瘤，色红，质地韧，有蒂部分与宫腔内相连。蒂部四周可能达宫颈。患者常有月经量过多主诉，

【治疗方案】

（一）非手术治疗

适用于症状较轻的Ⅰ～Ⅱ度患者、未来有生育计划的患者、不能耐受手术的患者。方法有行为治疗、盆底肌 Kegel 运动锻炼、子宫托法、药物治疗、生物反馈治疗等。

盆底肌锻炼（Pelvic floor muscle exercises，PFME）通过 Kegel 运动加强盆底肌收缩功能，增强其支持力，长期锻炼可改善症状。

生物反馈联合盆底肌电刺激法通过生物反馈治疗仪测定盆底神经的活动状况，把这些信号再通过视觉和听觉反馈给患者，让患者学会正确的盆底肌舒缩运动。兼有电刺激功能，增加盆底肌肉及神经的调节能力及反应能力，通过盆底肌的被动收缩，并联合主动运动进行盆底肌锻炼，从而达到治疗目的。

子宫托：操作简单，适合门诊、家庭治疗。用于轻度盆腔脏器脱垂患者，无严重并发症，不影响后续手术治疗。禁用于盆腔、阴道炎症患者。放置标准：脱垂部位复位，佩戴舒适，站立位做 Valsalva 动作或咳嗽时不脱落，不影响行动及大小便。

（二）手术治疗

1. 前盆腔缺陷手术方式：阴道前壁修补术，阴道旁侧修补术，阴道前壁修补术＋补片修补术。如伴有压力性尿失禁，则行尿道中段无张力悬吊带术或 Burch 术＋阴道前壁修补术。适用于Ⅲ度以下脱垂患者，不切除子宫。

2. 中盆腔缺陷手术方式：

（1）阴式全子宫切除术，是治疗盆腔脏器脱垂的主要方法，无腹部切口、对腹腔内器官影响较小。适用于无阴道狭窄、子宫活动度可的患者

（2）曼氏手术，适用于Ⅲ度以下子宫脱垂同时宫颈较长、并要求保留子宫的患者。该术式主要包括 4 部分：诊断性刮宫，宫颈部分截除，主骶韧带缩短和阴道后壁修补。此术式的优点是保留了子宫，保留了生育能力，对腹腔脏器干扰小。

（3）改良阴道封闭术，主要适用于严重子宫脱垂、年龄较大、体质较差、不能耐受较大手术治疗、无性生活要求的患者。该术式不切除子宫，将阴道前、后壁切除大小相似的黏膜瓣，然后将阴道前后壁的创面相对缝合。

（4）骶棘韧带悬吊术（SSLF），手术术式可分为经阴道、经腹、经腹腔镜手术，主要适用于重度子宫脱垂、阴道前后壁膨出及阴道顶端脱垂患者，此手术创伤小，术后恢复快，作用效果比较持久，能保留阴道功能、维持阴道的正常解剖轴向并能恢复满意的性生活，并发症较少。

（5）全盆底重建术（Prolift），利用固定于皮下及盆腔筋膜骶棘韧带上的网片将整个盆底承托起来，使盆腔脏器位置恢复正常，对盆腔薄弱环节进行修复，同时还可以对侧壁的结构缺陷进行纠正，达到一体化治疗的目的。

① 适应证：子宫脱垂 POP-Q 分期Ⅲ度以上的患者，重度阴道穹隆膨出的患者，阴道前后壁修补后复发的患者。

② 禁忌证：伴有压力性尿失禁的患者，拟妊娠或妊娠期妇女。

③ 并发症：近期并发症主要是出血及疼痛，远期并发症有网片侵蚀、性交困难、新发的急迫性尿失禁、网片收缩、泌尿系感染、膀胱或直肠排空障碍、瘘道形成。

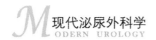

3. 后盆底缺陷术式:① 经阴道途径的阴道后壁/直肠膨出修补术,包括直肠阴道筋膜加固缝合术、特定部位缺陷修补术、中线筋膜加固缝合术、阴道后壁"桥"式缝合术、加用 mesh 补片的后盆腔缺陷修补术。② 经肛门途径的直肠膨出修补术。③ 会阴体缺陷修补术。

【评述】

由于人口老龄化的加剧,POP 仍然是中老年妇女的常见疾病,严重影响了女性的生活质量和身心健康。造成 POP 的因素可能是单一的,也可能是由多种因素联合作用而形成的。POP 的危险因素主要有肥胖与慢性腹内压增大、妊娠与分娩、年龄和激素水平改变、既往有盆腔手术史以及遗传因素等。诊断 POP 应进行精准的分类和分度。盆底器官脱垂的手术方式较多,需要根据脱垂类型和程度进行选择。与传统的切除膨出组织或修补术相比,盆底重建术具有效果好、创伤小、恢复快、并发症少的优点,适合基层推广。

(于洪波)

第十八节　女性尿道癌

【概述】

女性尿道癌是泌尿系统恶性肿瘤中唯一的女性多于男性的恶性肿瘤,男女发病之比为 1∶4。Srinivasand Khan 于 1987 年报道在女性所有生殖泌尿系统癌症中,尿道癌的发病率小于 1%。

女性尿道癌的致病因素有:尿道的黏膜白斑病、慢性炎症刺激、肉阜、息肉、分娩和人乳头瘤病毒感染或者其他病毒感染。约 5% 的女性尿道癌与尿道憩室相关。

女性尿道癌组织细胞学形态有:鳞状细胞癌(50%～70%),移行细胞癌(10%)和腺癌(20%～25%),透明细胞癌、淋巴瘤、神经内分泌癌、肉瘤、副神经节瘤、黑色素瘤和转移瘤等较为少见。

远端尿道淋巴回流至腹股沟淋巴结群;近端尿道淋巴回流至髂外、髂内和闭孔淋巴结群,其中可能存在交叉和交通支。

【诊断依据】

1. 临床表现:尿频、排尿费力、尿道流血、局部疼痛。

2. 体格检查:尿道口、尿道或阴道前壁触及肿块,进一步漫延、浸润,近端侵犯膀胱颈,远端侵犯前庭、阴唇。晚期可能有阴道溃疡和膀胱病变。约 1/3 的患者可触及腹股沟肿大淋巴结。

3. 辅助检查:膀胱尿道镜检查,可观察病灶形态,并进行活检,取得病理学诊断。胸腹部 CT、盆腔 MRI,能明确是否有腹股沟淋巴结及盆腔淋巴结肿大,有助于 TNM 分期。如耻骨被近段尿道癌侵犯,X 线下可有骨质破坏表现。

4. 女性尿道癌分期:

0 期:原位癌;

a 期:浸润黏膜下层;

b 期:浸润尿道周围肌肉;

c 期:尿道周围(c1 阴道肌层,c2 阴道肌肉及黏膜,c3 邻近结构如膀胱,阴唇,阴蒂);

d 期:转移(d1 腹股沟淋巴结,d2 主动脉分叉下的盆淋巴结,d3 主动脉分叉以上的淋巴结,d4 远处转移)。

表 47-6　尿道癌 2017 年 UICC TNM 分期(第 8 版)

T(原发肿瘤)	
Tx	原发肿瘤无法评估
T0	无原发肿瘤证据

尿道（男性及女性）	
Ta	非浸润性乳头状癌、息肉状或者疣状癌
Tis	原位癌
T1	肿瘤侵入上皮下结缔组织
T2	肿瘤侵犯尿道海绵体、前列腺或者尿道肌层
T3	肿瘤侵犯阴茎海绵体、超过前列腺包膜、前阴道或者膀胱颈部（前列腺外延伸）
T4	肿瘤侵犯其他邻近器官（侵犯膀胱）
N（区域淋巴结）	
Nx	区域淋巴结无法评估
N0	无区域淋巴结转移
N1	单个淋巴结转移且最大径≤2 cm
N2	单个淋巴结转移且最大径＞2 cm；多个淋巴结转移
M（远处转移）	
M0	无远处转移
M1	远处转移

【鉴别诊断】

1. **尿道肉阜**　位于女性尿道口部位的良性息肉样肿物，尿道黏膜脱垂导致，境界清楚，呈鲜红色或暗红色，表面无溃疡与分泌物，易出血，有烧灼感或触痛，不向外浸润。

2. **尿道尖锐湿疣**　人乳头状瘤病毒引起的增生性病变，乳头状，多发性，可位于尿道口外、外阴、阴道、肛周等处，活检病理和 HPV 检查确诊。

【治疗方案】

治疗方案主要根据肿瘤位置和临床分期。局部切除可以维持良好功能，适用于体积小、表浅性的远端尿道肿瘤。对于近端和进展期的尿道肿瘤，需要行更积极的方法。与近端尿道癌相比，远端病变可获得更好的生存率。5 年疾病相关生存率远端病变为 71％，近端病变为 48％，侵犯尿道大部的病变为 24％。手术结合放疗的 5 年生存率为 30％～40％。

治疗女性尿道癌的方法包括手术、放疗和化疗，必要时联合治疗。2020 版原发性尿道癌的治疗指南中，对女性远端局限性尿道癌，推荐行保留尿道手术，或者局部放疗。局部晚期尿道癌，推荐由泌尿科医生、放射肿瘤学医生和肿瘤学医生组成的多学科团队共同制定治疗方案。

（一）女性远端尿道癌

1. 手术环切远端尿道及部分阴道前壁，适用于外向生长的尿道远端 1/3 的表浅性小肿瘤。术中获取近端尿道切缘的冰冻切片标本以保证切缘阴性。

2. 激光凝固小体积远端肿瘤。

3. T2 和 T3 期肿瘤患者中，如果肿瘤更靠前端，行保留膀胱的根治性尿道切除术。切除范围包括从尿道口至膀胱颈部的全尿道及其周围组织和阴道前壁。尿流改道方式有回肠膀胱造口术、阑尾膀胱造口术、耻骨上膀胱穿刺造瘘术。

4. **放射治疗**：包括体外放射治疗、近距离放疗或者联合放疗，可以作为手术后的补充治疗。尿道鳞状上皮癌对放疗比较敏感。并发症发生率约 20％～40％，包括尿失禁、尿道狭窄、尿道坏死、瘘管形成、膀胱炎、阴唇脓肿和蜂窝织炎。

5. **髂腹股沟淋巴结清扫术**：推荐用于腹股沟或盆腔淋巴结阳性，没有远处转移的患者，或者在随访时发现局部淋巴病变的患者。女性尿道癌和男性阴茎癌的髂腹股沟淋巴结清扫术范围一样。

（二）女性近端尿道癌

晚期、高级别女性尿道癌通常包括尿道近端位置肿瘤、围绕整个尿道的病变或是侵犯外生殖器、阴道、膀胱的局部浸润性病变。单纯手术切除后的 5 年生存率为 10％～17％，局部复发率为 67％。

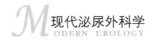

推荐联合治疗。

手术方式：前盆腔切除术（膀胱、尿道、子宫和附件、阴道前壁和侧壁切除术）＋盆腔淋巴清扫术＋广泛阴道或者阴道全切除术。如果病变侵犯至外生殖器，可能需要行外阴部分切除术和阴唇切除术。如果病变向前侵犯耻骨，需要切除整个耻骨联合及耻骨下支。

晚期女性尿道癌推荐联合放疗、化疗和手术治疗。鳞状细胞癌的患者化疗多用 5-氟尿嘧啶＋丝裂霉素方案。移行细胞癌患者选用 M-VAC 方案（氨甲蝶呤、长春碱、阿霉素和顺铂）或者吉西他滨方案。腺癌患者有 CGI 方案（顺铂、吉西他滨和异环磷酰胺）和 GFLP 方案（吉西他滨、5-FU、甲酰四氢叶酸、顺铂）。

（三）女性膀胱切除术后尿道复发癌

腹腔镜下原位新膀胱是目前女性因膀胱移行细胞癌行根治性膀胱切除术＋尿流改道的标准术式，前提是术中对尿道残端做冰冻切片报告为阴性。但仍存在尿道复发肿瘤的可能，需要定期随访，必要时做全尿道切除＋二次尿流改道，并结合化疗和放疗。

（四）尿道透明细胞癌

尿道透明细胞癌较罕见，来源于尿道周围腺体，其组织学形态和女性生殖道常见的透明细胞癌类似，临床确诊时 20%～50% 伴有淋巴结转移。首选手术治疗，尿道根治性切除＋盆腔脏器切除＋淋巴结清扫术的远期生存获益大，辅助放疗或化疗目前未证实可改善患者生存率。

【述评】

女性尿道癌发生率不高，但预后差。1 年生存率约 70%，5 年生存率约 50%。组织细胞学形态主要有鳞状细胞癌、移行细胞癌、腺癌、透明细胞癌等。致病因素与慢性炎症、病毒感染、尿道憩室相关。临床表现以尿频、排尿费力为主，伴局部流血、疼痛，查体能发现尿道口、尿道或阴道前壁肿块。影像学检查＋膀胱尿道镜检查有助于确诊并进行临床分期。女性尿道癌的手术方式取决于肿瘤部位、侵犯范围和临床分期。术前辅助化疗可明显降低术后复发率，提高总生存率。晚期女性尿道癌推荐联合放疗、化疗和手术治疗。

（于洪波）

第十九节　尿道旁腺癌

【概述】

尿道旁腺癌（carcinoma of paraurethral gland）发生于外阴前庭的尿道开口周围，是极其罕见的恶性肿瘤。

尿道旁腺也被称为 Skene's 腺，因 1880 年 Skene 首次描述并报道女性尿道旁存在两条导管与尿道周围腺体相通而证实了尿道旁腺的存在。在胚胎起源上，女性 Skene 腺体与男性前列腺有同源性，因此也被称为"女性前列腺"。

尿道旁腺癌病因不明，引起尿路上皮细胞癌的相关危险因素如吸烟、接触芳香胺、摄入砷和滥用镇痛药等，未发现与尿道旁腺癌的发生有相关性。

【诊断依据】

1. 尿道旁腺癌可引起排尿困难、肉眼血尿、尿频、尿痛等症状。

2. 查体可见尿道口结节状或红色的肿物，易出血。大者可阻塞尿道并突向前庭。部分可扪及腹股沟淋巴结肿大。

3. 影像学检查可显示类似男性前列腺的结构围绕着尿道。MRI 图像上这一特点，有助于尿道旁腺癌的诊断。

【鉴别诊断】

注意与尿道肉阜、前庭恶性肿瘤鉴别,活检可明确。

【治疗方案】

因尿道旁腺癌发病率极低,治疗方法未形成共识,现有的治疗方案主要包括外阴广泛及部分性前庭、尿道切除术,有淋巴结转移时应做相应的腹股沟和盆腔淋巴结清扫术。另有化疗、放疗等。放疗的 5 年生存率约 30%,早期可达 60%。总体本病预后较差。

【评述】

尿道旁腺癌罕见,病因不明。治疗方法未形成共识,主要包括外阴广泛切除及尿道部分切除术,必要时作淋巴结清扫术,术后辅以化疗、放疗,预后较差。

(乔迪　冯宁翰)

第四十八章
神经源性膀胱

【概述】

神经源性膀胱（neurogenic bladder，NB）或称神经源性下尿路功能障碍（Neurogenic lower urinary tract dysfunction，NLUTD），是一类调节和控制排尿生理活动的中枢和周围神经系统受损而引起的膀胱及尿道功能障碍性疾病。人体排尿过程由中枢神经系统（Central nervous system，CNS）控制，中枢神经系统协调交感、副交感和躯体神经系统的活动，以实现正常排尿和尿控。NB病因复杂，中枢神经系统疾病、外周神经系统疾病、感染及免疫性疾病、医源性因素、其他因素：如 Hinman 综合征、Folwer 综合症、系统性红斑狼疮和家族性淀粉样变性、多发性神经病变等均可导致。其中儿童最常见的是先天性神经管缺陷，成人则多数由脊髓损伤造成。神经系统病变的不同部位与水平以及病变的不同时期均表现出不同的下尿路病理生理变化。根据逼尿肌及括约肌功能障碍情况，可将 NB 分为多种类型。神经源性下尿路功能障碍的分类，目前多采用 Madersbacher 典型神经病变所致下尿路功能障碍类型：① 逼尿肌过度活动伴尿道括约肌过度活动，损害部位在脊髓；② 逼尿肌过度活动伴尿道括约肌活动低下，损害部位在腰骶部；③ 逼尿肌过度活动伴尿道括约肌活动正常，损害部位在脑桥上部；④ 逼尿肌活动低下伴尿道括约肌过度活动，损害部位在腰骶部；⑤ 逼尿肌活动低下伴尿道括约肌活动低下，损害部位在骶髓以下；⑥ 逼尿肌活动低下伴尿道括约肌活动正常，损害部位在腰骶部；⑦ 逼尿肌活动正常伴尿道括约肌过度活动，损害部位在括约肌；⑧ 逼尿肌活动正常伴尿道括约肌活动低下，损害部位在括约肌。

NB 是慢性致残性疾病，患病率较高，疾病周期长、难以治愈，易出现各种并发症，引发的双肾积水可致肾功能衰竭。目前尚缺乏针对各病因的神经源性膀胱的流行病学研究数据。近年来，治疗技术、手段有了较大进步，治疗更加规范化，疗效也有所提高。

【诊断依据】

神经源性膀胱的早期诊断和客观评估非常重要，只有早期诊断才能尽早及时治疗，防止并发症的产生与进展。神经源性下尿路功能障碍的出现有时可能并不伴随明显的神经系统症状，但却仍然提示有神经系统病变存在的可能，因此有时对神经源性膀胱较难作出判断。

神经源性膀胱的诊断主要包括三个方面：

原发神经病变的诊断：即对于导致膀胱尿道功能障碍的神经系统病变的性质、部位、程度、范围、病程等做出评估，应通过神经系统疾病相关的病史、体检、影像学检查和神经电生理检查明确，必要时请神经科医生协助诊断。

下尿路和上尿路功能障碍以及泌尿系并发症的诊断：如下尿路功能障碍的类型、程度，是否合并泌尿系感染、结石、肿瘤，是否合并肾积水、输尿管扩张迂曲、膀胱输尿管反流等上尿路损害。应从相应的病史、体格检查、实验室检查、尿动力学检查和影像学检查、膀胱尿道镜加以明确。

其他相关器官系统功能障碍的诊断：如是否合并性功能障碍、盆腔脏器脱垂、便秘或大便失禁等，应通过病史、体格检查、实验室检查、影像学检查等加以明确。

1. 病史：有相关神经系统遗传性及先天性、代谢性病史，外伤史（尤其是脊髓损伤），手术史或尿路感染史等。如先天性脊柱裂、脊膜膨出、颅脑手术史、脊髓椎间盘手术、盆腔脏器根治性切除＋淋巴清扫术、糖尿病、梅毒、脑炎、卒中史等。

2. 症状：出现下尿路症状如尿频、尿急、排尿困难、尿潴留、尿失禁等，可能伴膀胱感觉异常，排便功能障碍及性功能障碍等和神经系统相关症状。

3. 体格检查，泌尿及生殖系统检查、也包括直肠肛门指检，了解肛门括约肌张力和大便嵌塞，可反映 S_4-S_5 的脊髓中枢功能状态。神经系统检查，包括 1）感觉和运动功能检查，有助于判断神经系统损害的部位，如脊髓或马尾损伤可有下肢的感觉及反射丧失；2）神经反射检查：包括膝腱反射（反映 L_2～L_4 脊髓节段功能）、跟腱反射（反映 L_5～S_2 脊髓节段功能）、提睾肌反射（反映 L_1～L_2 脊髓节段功能）、肛门反射（反映 S_4～S_5 脊髓节段功能）、球海绵体肌反射（反映 L_5～S_5 脊髓节段功能）、各种病理反射（Hoffmann 征和 Babinski 征）等，可反映相应部位的神经损伤状况；3）会阴部/鞍区及肛诊检查（反映 S_2～S_5 脊髓节段功能）等。

4. 尿液检查：包括尿常规、尿细菌培养确定有无感染。

5. 肾功能测定：测定血、尿中尿素氮，肌酐水平及内生肌酐清除率来观察肾功能状态。

6. 影像学检查：

（1）泌尿系超声：观察肾、输尿管、膀胱形态及残余尿量等，在神经源性下尿路障碍患者，检测肾脏积水及输尿管扩张极其重要，可提示下尿路严重病变，但超声不能辨别功能及器质性梗阻，也不能证实膀胱输尿管反流及其程度，经常需要其他影像技术进一步明确。超声是一种测定肾积水及输尿管扩张程度、观察病情进展、评估治疗反应的有效工具；

（2）静脉尿路造影：常显示上尿路有扩张积水，膀胱常呈"圣诞树"形，肾功能异常时慎用；

（3）泌尿系 MR 水成像（MRU），无需造影剂即可观察肾盂输尿管积水情况；

（4）核素检查，了解肾功能情况；

（5）膀胱尿道造影：可以了解膀胱尿道形态，是否存在膀胱输尿管反流，逼尿肌-括约肌协同失调等情况，并对反流程度进行分级，是否存在逼尿肌-括约肌不协调收缩（detrusor-sphincter dyssynergia, DSD，等情况；尿动力学检查时可同步或非同步行此项检查，即为影像尿动力学检查；

（6）泌尿系 CT 扫描：为上尿路解剖提供有用的信息，能够较直观地了解肾脏皮质厚度、肾盂积水的形态改变、输尿管扩张程度、泌尿系结石和新生物等。

7. 尿动力学检查（urodynamic study, UDS）：对于 NB 患者的诊断非常有价值，能对下尿路功能状态进行客观定量的评估，是诊断 NB 的最主要方法，联合影像学的尿动力学能够增加诊断的能力。鉴于大部分尿动力学检查项目为有创性检查，因此应先行无创检查，再行有创检查。（具体尿动力检查见第十章 尿动力学检查）

（1）非侵入性尿动力学：是良好的初步评估方法，包括排尿日记、自由尿流率和残余尿测定（B超），神经性膀胱表现为尿流曲线不规则，呈间歇曲线，最大尿流率降低；膀胱容量改变（增大或缩小）；绝大多数有残余尿。

（2）侵入性尿动力学

① 充盈期膀胱压力-容积测定（cystometrogram, CMG）正常成年人膀胱顺应性的参考值为 20～40 mL/cm H_2O，能准确反映充盈期膀胱的感觉、顺应性、逼尿肌稳定性、膀胱容量等指标；

② 肌电图（electromyography, EMG）用以记录尿道外括约肌、尿道旁横纹肌、肛门括约肌或盆底横纹肌的肌电活动，间接评估上述肌肉的功能状况；

③ 漏尿点压测定：是指在无逼尿肌自主收缩及腹压增高的前提下，膀胱充盈过程中出现漏尿时的最小逼尿肌压力，可预测上尿路损害风险。逼尿肌漏尿点压力（detrusor leak point pressure, DLPP）$\geqslant 40$ cm H_2O 时上尿路发生继发性损害的风险显著增加；

④ 压力-流率测定（pressure-flow studies, PFS）反映逼尿肌与尿道括约肌的功能及协同状况，是两者在排尿过程中共同作用的结果。神经性膀胱患者可有膀胱感觉异常，逼尿肌无反射或不稳定、反射亢进；尿道压升高或降低；逼尿肌/尿道括约肌协同失调，肌电图异常等。

（3）影像尿动力学检查：将充盈期膀胱压力-容积测定及压力-流率测定同 X 线或 B 超等影像学检查结合起来，观察有无膀胱形态失常、膀胱颈变形及是否存在膀胱-输尿管反流（VUR），是评估逼尿肌-尿道外括约肌协同失调（DESD）、逼尿肌-膀胱颈协同失调（DBND）、膀胱-输尿管反流和漏尿点压最为准确的方法。

8. 神经电生理检查

（1）球海绵体反射（bulbocavernous reflex，BCR）：电刺激阴茎或阴蒂神经，记录球海绵体肌在刺激后的电位变化，测定其潜伏期。主要用于评估下运动神经神损伤患者 $S_2 \sim S_4$ 阴部神经反射弧的完整性。潜伏期典型均值 33ms；若所测患者的 BCR 潜伏期超过均值±2.5～3 倍或波形未引出可判断为异常；

（2）阴部神经体感诱发电位（pudenda somatosensory evoked potential，PSEP）：它反映神经冲动沿阴部神经传入纤维到骶髓后，沿脊髓上行传导到大脑皮质通路的完整性。潜伏期典型值 39ms，延长或缺失可判断为异常；

（3）阴部神经传导测定：① 运动神经传导（motor nerve conduction，MNC）：潜伏期正常小于 5 ms，多为 2 ms，波幅为 1 mV，延长或缺失为异常；② 感觉神经传导（Sensory nerve conduction，SNC）：典型潜伏期为 1.5 ms，波幅为 5 μV，传导速度为 40 ms/s，延长或缺失为异常；

（4）自主神经反应测定：① 副交感神经：典型潜伏期为 55～70ms，延长或缺失为异常；② 交感神经：皮肤交感反应（skin sympathetic response，SSR）：典型潜伏期为 1.5 s，波幅为 2～3 mV，延长或缺失为异常。

【鉴别诊断】

1. 前列腺增生　为老年男性疾病，以进行性排尿困难伴夜尿增多为特征，可有尿潴留，严重者可引起肾输尿管扩张积水，直肠指检肛门括约肌张力正常且可触及增大的前列腺，属于机械性梗阻，尿动力学检查可鉴别。

2. 膀胱颈梗阻　女性存在排尿困难和尿潴留，肛门周围皮肤及会阴部感觉正常，膀胱镜检查或尿动力学检查可鉴别。

3. 尿道狭窄　有梗阻性排尿症状，可行膀胱尿道镜检查，逆行尿路造影联合排泄性膀胱尿道造影可了解发生狭窄的位置、狭窄长度、是否出现瘘管或假道等。

4. 女性压力性尿失禁　经会阴盆底超声测量膀胱颈与耻骨联合下缘距离≥2.3 cm，膀胱颈旋转角度≥20°，静息状态下膀胱尿道后角≥95°，符合其中两条即可诊断，Valsalva 动作时还可观察到"漏斗"状膀胱颈。

【治疗方案】

NB 的治疗目标在于保护和改善上尿路功能；恢复或部分恢复下尿路功能；改善尿失禁；提高患者生命质量。在治疗策划过程中应进一步考虑以下问题：患者的残疾状况、治疗成本、技术复杂性以及可能出现的并发症。

NB 的治疗原则包括：① 首先要积极治疗原发病，在原发的神经系统病变未稳定以前应以保守治疗为主；② 选择治疗方式，应遵守先保守后外科的次序，遵循逐渐从无创、微创、再到有创的循序渐进原则；③ 制订治疗方案时要综合考虑患者的性别、年龄、身体状况、社会经济条件、生活环境、文化习俗、潜在的治疗风险与收益比，在与患者及家属充分讨论后，结合患者个体情况制订个性化治疗方案；④ 神经源性膀胱患者的病情具有临床进展性，因此治疗后应定期随访，随访应伴随终生，病情进展时应及时调整治疗及随访方案。

1. 逼尿肌过度活动伴括约肌协同正常者：逼尿肌反射亢进表现为尿频、尿急、急迫性尿失禁，可用抑制逼尿肌收缩的药物等，严重者可行膀胱扩大术或膀胱横断术。

2. 逼尿肌过度活动伴外括约肌过度活动者：

（1）轻症患者可用抑制逼尿肌无抑制性收缩药物＋缓解外括约肌痉挛的药物如苯呋海因钠、胖双二乙胺三嗪、氯苯胺丁醇、地西泮等。

（2）膀胱训练：帮助患者找到有效的"扳机点"诱发排尿。

（3）严重的亦可选用尿道外括约肌切开术或骶神经根切断术。

3. 逼尿肌过度活动伴内括约肌过度活动者：可用抑制逼尿肌无抑制性收缩药物口服＋α-受体阻滞剂酚苄明或特拉唑嗪、那妥等，药物治疗反应不佳者可选用经尿道内括约肌切开术或间隙自家导尿术。

4. 逼尿肌过度活动伴括约肌活动低下：可用抑制逼尿肌无抑制性收缩药物＋行为训练、盆底肌功能训练或盆底电刺激。

5. 逼尿肌活动低下伴括约肌活动正常：Crede 手法排尿，可用促进逼尿肌收缩的药物，如口服拟胆碱药物如盐酸乌拉胆碱、溴吡斯的明或皮下注射氨甲酰胆碱等。

6. 逼尿肌活动低下伴外括约肌过度活动：间歇性自家导尿，口服巴氯芬、A 型肉毒素外括约肌注射等。

7. 逼尿肌活动低下伴内括约肌过度活动：试用盐酸乌拉坦碱、溴吡斯的明联合 α-受体阻滞剂治疗；经尿道膀胱颈切开术或膀胱颈 Y-V 成形术、间歇性自家导尿。

8. 逼尿肌反射正常伴括约肌活动低下：可行填充剂注射术、尿道吊带术、人工尿道括约肌植入术等。

9. 逼尿肌反射正常伴括约肌活动亢进：行为训练，酌用抑制尿道括约肌过度活动药物等。

10. 上述各类神经源性膀胱尿道功能障碍治疗无效，伴尿路感染、肾积水、肾功能损害者，应行耻骨上膀胱造瘘或其他尿流改道术。

按储尿期功能障碍处理流程和排尿期功能障碍处理流程分别见图 48-1 和图 48-2。

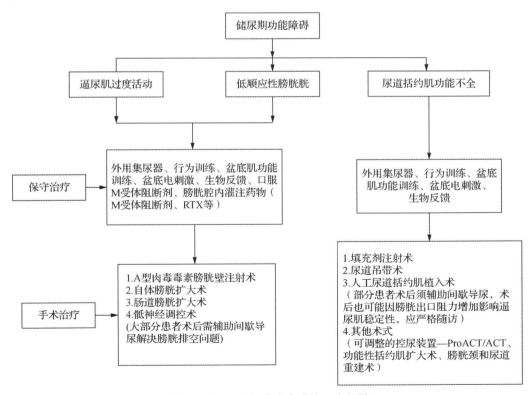

图 48-1　储尿期功能障碍处理流程图

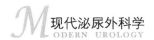

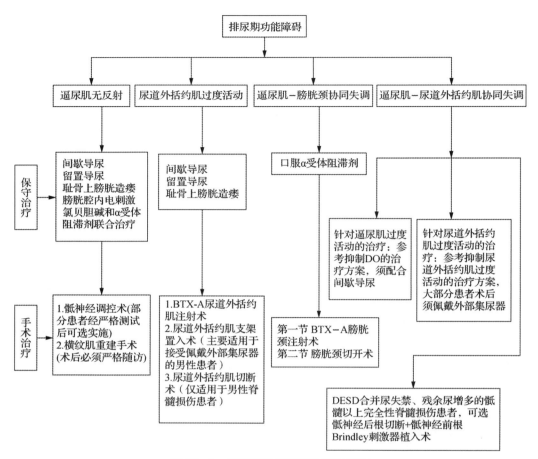

图 48-2　排尿期功能障碍处理流程图

1. 一般治疗

（1）辅助排尿：① 扳机点排尿：即通过叩击耻骨上膀胱后，挤压阴茎、牵拉阴毛、摩擦大腿内侧、刺激肛门等，诱发逼尿肌收缩和尿道括约肌松弛排尿；② Crede 手法排尿：先触摸胀大的膀胱，将双手置于耻骨联合上方膀胱顶部，由轻到重缓慢地向膀胱体部挤压将尿液排出；③ Valsalva 排尿，指排尿时通过 Valsalva 动作（屏气、收紧腹肌等）增加腹压将尿液挤出。上述三种排尿法，仅对部分患者适用。

（2）下尿路康复治疗：① 行为疗法：包括生活习惯调整、定时排尿和提示性排尿、盆底肌肉锻炼等。② 盆底生物反馈：利用电子仪器准确测定神经，肌肉和自主神经系统的活动，并把这些信号有选择地放大成视觉和听觉信号，反馈给受试者。

（3）导尿治疗：① 间歇导尿，是膀胱训练的一种重要方式，是协助膀胱排空的"金标准"。间歇导尿包括无菌间歇导尿（asterile intermittent catheterzation，AIC）和清洁间歇导尿（clean intermittent catheterzation，CIC）。② 留置导尿和膀胱造瘘，对于神经源性膀胱患者而言，在原发神经系统疾病的急性期，短期留置导尿是安全的；但长期留置导尿可有较多并发症。

（4）外部集尿器：男性尿失禁患者可选择使用阴茎套和外部集尿器。

2. 电刺激和针灸：利用神经细胞对电刺激的应答来传递外加的人工电信号，通过外电流的作用，使神经源性膀胱患者产生局部的肌肉收缩或松弛。① 外周临时电刺激；② 膀胱腔内电刺激；③ 盆底肌电刺激；④ 外周阴部神经电刺激等。本病可归属于中医"淋证、癃闭、遗溺、小便不禁"等范畴，针灸作为改善神经源性膀胱症状的方法之一，可以提高患者生存质量，现代研究也证实针灸对膀胱功能有着一定的调节作用。常用腧穴：八髎、三阴交、水道、会阳、气海、关元、中极等。

3. 药物治疗

（1）M 受体阻断剂：是治疗逼尿肌过度活动的一线药物，该类药物可以减少神经源性逼尿肌过度活动,但同时也会降低逼尿肌收缩力,导致残余尿量增加,因此需配合间歇导尿。目前国内临床应用的 M 受体阻断剂包括:托特罗定、索利那新、丙哌维林、奥昔布宁及曲司氯铵等。常用药物有奥昔布林,5 mg/次,3 次/日。但此种药物易出现不同程度的口干及中枢神经系统副作用,高选择性 M 受体阻断剂托特罗定,2 mg/次,2 次/天,索利那辛 5 mg/次,1 次/天等,副作用更小。此类药物对青光眼、下尿路及胃肠道梗阻和妊娠者禁用。

(2) β_3 肾上腺素受体激动剂:β_3 肾上腺素受体是人膀胱上分布最为广泛,同时可调节膀胱逼尿肌放松。米拉贝隆,50 mg,1 次/天。

(3) 磷酸二酯酶 5 抑制剂(PDE5 抑制剂),也可用于治疗逼尿肌过度活动。包括西地那非、伐他那非、他达那非和阿伐那非等。常用他达那非,5 mg,1 次/天。

(4) 治疗逼尿肌收缩无力的药物:M 受体激动剂药物(氯贝胆碱)及胆碱酯酶抑制剂药物(溴吡斯的明,60 mg,2 次/天)可改善逼尿肌收缩力、增强膀胱排空。

(5) 降低膀胱出口阻力的药物:α 受体阻滞剂可以降低膀胱出口阻力,改善排尿困难等排尿期症状,减少残余尿量,也可部分改善尿频、尿急、夜尿等储尿期症状,同时可减低自主神经反射异常的发生率。临床 α-受体阻滞剂有坦索罗辛、赛洛多辛、特拉唑嗪、多沙唑嗪和萘哌地尔等。常用坦索罗辛,2 mg,1 次/天。

(6) 减少尿液产生的药物:去氨加压素为一种合成抗利尿剂,可以减少肾脏尿液的产生、减少尿量,进而缓解下尿路症状。

(7) 增加膀胱出口阻力的药物:α 受体激动剂可增加膀胱出口阻力,但缺乏高水平证据支持其在神经源性膀胱治疗中的有效性。

4. 外科治疗

NB 的手术治疗方法分为:① 重建储尿功能的术式,通过扩大膀胱容量和(或)增加尿道控尿能力来实现;② 重建排尿功能的术式,通过增加膀胱收缩力和(或)降低尿道阻力来实现;③ 同时重建储尿和排尿功能的术式;④ 尿流改道术等。

(1) 重建储尿功能的术式

① A 型肉毒毒素(BTX-A)膀胱壁注射术,适用于药物等保守治疗无效、但膀胱壁尚未严重纤维化的神经源性逼尿肌过度活动患者。将 200～400 IU 的肉毒毒素溶于 10～15 mL 注射用水中,分 20～40 点注射到膀胱壁,BTX-A 通过抑制周围运动神经末梢突触前膜的乙酰胆碱释放,引起肌肉的松弛性麻痹。BTX-A 适用于保守治疗无效单纯膀胱壁尚未纤维化的神经源性逼尿肌过度活动患者,但合并肌萎缩侧索硬化症或重症肌无力者、妊娠及哺乳期妇女、过敏者禁用,禁与氨基糖苷类抗生素合用。

② 膀胱扩大术:适用于膀胱容量和顺应性降低,逼尿肌过度活动,膀胱壁增厚和逼尿肌纤维化且药物治疗无效者。包括自体膀胱扩大术(逼尿肌切除术),剥除肥厚增生的逼尿肌组织,同时保留膀胱黏膜的完整性,形成"人工憩室",从而改善膀胱顺应性、降低储尿期膀胱内压力。术后需配合间歇导尿,此术式可能会导致代谢紊乱、穿孔、恶变风险增加等并发症,但发生率较低。另种为肠道膀胱扩大术,通过截取一段肠管,所截取的肠管沿对系膜缘剖开按"去管化"原则折叠缝合成"U""S"或"W"形的肠补片,将肠补片与剖开的膀胱吻合形成新的有足够的容量的储尿囊,从而达到扩大膀胱容量、低压储尿、防止上尿路损害的目的。目前最为常用的仍然是回肠及乙状结肠,适用于严重 DO、逼尿肌严重纤维化或膀胱挛缩、膀胱顺应性极差、合并膀胱输尿管反流患者。长期的临床证据显示,肠道膀胱扩大术是稳定肾脏功能和预防上/下尿路功能恶化的最佳方法,须终身随访。此外,微创外科技术的快速进步致使腹腔镜和机器人在膀胱扩大术中得到较好发展和运用,但临床结果需要进一步观察研究。

(2) 增加尿道控尿能力的术式:

增加膀胱出口阻力会增加患者膀胱内高压的风险。外括约肌相关性尿失禁的手术治疗,仅适用

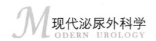
于逼尿肌过度活动已被控制、无膀胱输尿管反流的患者；该类方法若联合膀胱扩大术则需要行间歇导尿来排空膀胱。常用的有：① 填充剂注射术；② 尿道吊带术；③ 人工尿道括约肌（artificial urinary sphincter，AUS）植入术等。

（3）重建排尿功能的术式

① 增加膀胱收缩力的术式 横纹肌重建膀胱术主要包括腹直肌转位膀胱重建术、背阔肌逼尿肌成形术（Latissimus dorsi detrusor myoplasty，LDDM）、腹内斜肌瓣逼尿肌成形术等。

② 降低尿道阻力的术式 可选择括约肌化学去神经支配或者手术介入。通常由于术后出现尿失禁而需要配合外部集尿器，这类手术主要适合男性神经源性膀胱患者。术式主要包括 BTX-A 尿道括约肌注射术、膀胱颈切开术、尿道外括约肌切断术、尿道支架置入术等。

（4）同时重建储尿和排尿功能的术式

① 骶神经后根切断术＋骶神经前根电刺激术（Brindley 刺激器植入术），此术式包括完全切断 S2、S3 及 S4 神经后根，同时在 S2-S4 骶神经前根植入 Brindley 电极。适应证：逼尿肌-尿道外括约肌协同失调（detrusor-external sphincter dyssynergia，DESD）合并反射性尿失禁、残余尿增多的骶髓以上完全性脊髓损伤患者，即植入部位以上完全受损的患者；病变不进展或非常缓慢进展的截瘫患者；但同时要求患者 S2～S4 节段脊反射弧完整，并且逼尿肌功能完好。对于保守治疗效果欠佳的逼尿肌过度活动患者，也可选择此术式代替膀胱扩大术、尿流改道术等不可逆转手术。膀胱壁严重纤维化的患者不适合此术式。由于 Brindley 电极释放的刺激电流超过了正常人的疼痛阈值，因此该术式不适用于不完全脊髓损伤患者。如果患者具有活动性或复发性压疮、败血症、既往曾植入心脏起搏器或骨骼结构尚未完全成熟，也应尽量避免此术式。主要并发症：完全切断骶神经后根导致患者残存的勃起和射精功能下降、便秘症状加重、电极装置故障电极植入部位感染和疼痛、脑脊液漏、泌尿系感染等。有研究报道，夏科脊柱关节病（Charcot spinal arthropathy）应该被认为是 SARS 潜在的远期并发症，会导致功能紊乱。

② 骶神经调控术（sacral neuromodulation，SNM）通过刺激传入神经，可以恢复尿路系统兴奋和抑制信号的正常平衡关系。是近年发展起来的一种治疗慢性排尿功能障碍的新方法。适应证为急迫性尿失禁、严重的尿急-尿频综合征和无膀胱出口梗阻的原发性尿潴留。对于部分神经源性膀胱（如隐性骶裂、不全脊髓损伤、多发硬化等）也有治疗作用，可以提高尿流率、降低残余尿量、改善尿频、尿急和急迫性尿失禁症状、改善便秘，提高患者生活质量。目前 SNM 方法分两阶段进行：第一阶段（测试阶段），患者取俯卧位，在 X 线辅助下将永久性电极经皮穿刺植入 S3 骶孔，进行体外电刺激，测试阶段通过排尿日记、残余尿量和症状改善程度评估疗效，测试期通常为 1～3 周（不超过 1 个月），如患者主观症状以及客观观察指标改善 50％以上并稳定，判断为 SNM 有效，考虑应进行骶神经刺激器植入术。第二阶段（刺激器植入），原切口处做 4～5 cm 切口，撤除经皮延伸导线后于臀大肌表面游离出与骶神经刺激器大小适合的皮下间隙作为囊袋。将电极连接至骶神经刺激器后至囊袋内，并在测试阻抗后关闭切口。在测试阶段的电极位置选择方面，S3 是穿刺首选目标，但如果 S3 穿刺困难或反应不佳，可考虑将电极植入 S2 或 S4。有学者在植入电极过程中使用超声引导，可以在电极植入过程中降低术者 X 线暴露风险。国内学者开创性利用 3D 打印技术定制辅助穿刺与电极植入的导航模板，提高穿刺精准度，明显缩短手术及 X 线暴露时间；尤其对于骶骨畸形、骶孔狭小或骶骨缺失等患者，优势更为显著。

术后定期随访：内容包括症状改善情况、排尿/排便日记、生活质量及疼痛评估量表、装置运行情况等。术后程控方面应在保证疗效的前提下尽可能使用最省电的刺激方案，远程调控及参数变频等技术具有一定的优势。

适应证：神经通路部分存在的神经源性膀胱、保守治疗效果不佳的患者。尽量不选择完全性脊髓损伤、膀胱挛缩、中重度膀胱输尿管反流、进展性神经系统病变、神经系统损伤早期等患者，所以在选择 SNM 前应更加注意对原发病及膀胱功能障碍程度评估。同时,对于测试期内仅有部分疗效的患者,要告知多种方法联合治疗的必要性,远期疗效有下降可能,临床应谨慎推荐。

主要并发症:电极植入部位疼痛、感染、腿部疼痛/麻木/反应消失、电极故障、电极移位等,但这些并发症发生率低。

由于神经源性膀胱的复杂性,SNM 疗法的临床研究仍需优化,具有很好的应用前景。

(5)尿流改道术:上述外科治疗方法无效时,必须考虑选择尿流改道来保护上尿路功能以及提高患者的生活质量。

① 可控尿流改道术:对于无法通过尿道完成自家间歇导尿的神经源性膀胱患者,可控性尿流改道是有效的治疗选择。

② 不可控尿流改道:最常用的术式是回肠膀胱术。NB 患者经腹壁造口自家间歇导尿困难、或因上尿路积水、严重肾功能损害等原因无法接受可控尿流改道时,可考虑不可控尿道联合集尿袋。

5. 其他治疗方法

近年来也有一些专家通过膀胱神经再支配手术:骶神经根病变切除术组织工程以及干细胞移植等技术,试图恢复或部分恢复神经源性膀胱患者的膀胱功能,改善生活质量,但临床应用仍需进一步研究。

神经源性膀胱常见并发症/合并症的处理:

(1)膀胱输尿管反流的处理:继发于神经源性膀胱的膀胱输尿管反流(VUR),如不及时干预治疗,会引起上尿路积水和感染,最终导致肾功能衰竭。膀胱高压是造成神经源性膀胱继发 VUR 的主要因素。在治疗继发性 VUR 前,要评估是否存在膀胱高压(DSD)、低顺应性膀胱、泌尿系感染等导致 VUR 的诱发因素。一些继发性 VUR 随着膀胱高压的改善可以缓解甚至消失。纠正了诱发因素后仍然存在的 VUR,若危及肾功能可以考虑外科手术治疗。

(2)泌尿系感染(UTI)的处理:UTI 是神经源性膀胱常见并发症,约超过 1/3 的脊髓损伤患者长期处于无症状菌尿状态。反复发作的 UTI 可导致肾功能的进一步损害、生活质量下降、预期寿命缩短、患者死亡率升高等危害。

首先,多数神经源性膀胱患者菌尿,无临床症状时一般不考虑药物治疗。其次,在治疗前应先解除神经源性膀胱导致 UTI 的解剖和功能上的危险因素与诱发因素。再次,经确诊的神经源性膀胱者 UTI 属于复杂性感染,一般应使用特异性强或窄谱的抗菌药物;对神经源性膀胱患者预防反复发作的 UTI,首先应考虑膀胱管理不善的可能性(如持续或间断膀胱高压及反流、膀胱排空不佳、膀胱结石等)。相比长期留置导尿管状态,间隙导尿可明显降低 UTI 发生率。每日适量饮水有利于预防 UTI。虽然饮水有帮助,但局部膀胱冲洗对预防 UTI 无效,且不推荐抗菌药物盐水常规膀胱冲洗。最后,大多数神经源性膀胱患者,即便是留置尿管患者也不需预防性应用抗菌药物。预防用药仅限于复发性 UTI 以及存在膀胱输尿管反流的病例。预防性抗菌治疗不能显著降低症状性尿路感染,反而使耐药菌成倍增加,必须严格限制。

(3)合并排便功能障碍的处理:神经源性膀胱患者常合并排便功能障碍,是由于肠道失去神经支配造成感觉运动障碍,使结肠活动和肛门直肠功能发生紊乱,进而引起储便和(或)排便功能障碍,产生一系列症状(便秘、大便失禁)的疾病总称。

诊断依据:① 病史,包括排便次数和性状,大便失禁的程度,应有排便日记;② 体检,包括全身体检和腹部、盆腔为重点的局部检查,可采用神经性排便功能障碍积分评估;③ 肛管内超声:可以得到肛门内外括约肌的准确图像;④ 神经生理学检查:可以深入了解排便功能障碍神经源性病理生理机制;⑤ 肛管直肠测压:评价肛门、直肠生理反射感觉功能和内外括约肌的功能状态,同时可以指导康复治疗;⑥ 排粪造影:肛门、直肠、乙状结肠连接部联合其他盆腔脏器在咳嗽、收缩、用力和排便期间断行 X 线透视和录像等。

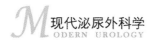

治疗：根据患者的需求、康复目标和预期生活方式，全面考虑、选择合适的排便管理方案，并定期评价。

(1) 保守治疗：① 排便训练；② 饮食管理；③ 生物反馈和盆底肌训练；

(2) 药物治疗：① 合理使用镇静止痛剂；② 缓泻剂口服，改善粪便性状；

(3) 直肠功能训练；

(4) 电刺激、磁刺激治疗；

(5) 外科治疗：① A 型肉毒素耻骨直肠肌注射术；② 神经刺激技术：骶神经前根刺激器（SARS），骶神经调节（SNM）；③ 开放手术。

(6) 针灸治疗：针刺八髎、天枢、大肠俞、上巨虚、足三里有助缓解便秘和失禁症状。

【评述】

神经源性膀胱病因多样，发病机制复杂，疾病周期长，其治疗也面临很大的挑战。NB 的诊断包括神经系统原发病因诊断和尿路功能障碍的定性、定位诊断。NB 的治疗原则是：保护上尿路功能，恢复或部分恢复下尿路功能，改善排尿排便困难、尿失禁，提高患者生活质量。随着医学的进步，更强调NB 诊疗的规范化（流程见图 48-3）。目前临床有各种药物和方法来优化和个性化对神经源性膀胱患者的治疗。应特别指出，NB 患者的随访在治疗中有重要地位。因为 NB 是一种不稳定状态，甚至可以在短时期内发生很大变化，因此高度推荐进行长期、规律的随访。通过随访可以了解膀胱尿道功能状况和可能的并发症，及时对治疗方案做出相应调整。

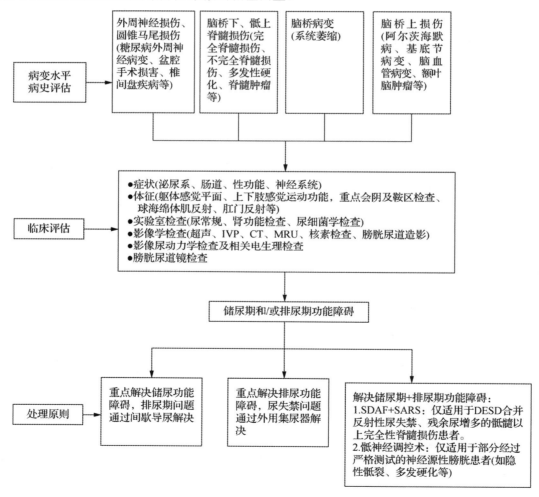

图 48-3 神经源性膀胱尿道功能障碍处理流程图

NB 患者常合并排便功能障碍,治疗应首先强调保守治疗,全面考虑、选择合适的排便管理方案,并定期评价。近年来,生物反馈、盆底磁刺激、骶神经调控(SNM)、针灸等对合并有排尿排便障碍的患者有较好疗效。

值得提出的是,小儿 NB 可因神经系统任何水平的损害而产生,主要是先天性神经管缺陷,包括脊髓脊膜膨出、骶部发育不全和引起脊髓栓系的隐匿性病变。随着神经外科、骨科和泌尿外科不断进展,制定了一系列综合治疗策略和管理措施,对于改善神经管缺陷儿童的生活质量和预期寿命起到了至关重要的作用。在神经源性膀胱患儿出现尿失禁之前,就可能存在不可逆的上尿路损害。因此,及早认识那些对上尿路造成损害的危险因素,并积极开始正确的治疗十分重要。

临床表明,联合多种方法来治疗和管理这种终生疾病,在骶神经调控术、肉毒素注射、肠代膀胱扩大术、人工尿道括约肌术、尿道支架留置术等方面都有一定疗效。旨在尽力延长患者生命,提高生活质量,但各种治疗方法仍存在其不足之处。未来有可能研发出更有针对性的药物和更安全的新技术(如人工膀胱)来治疗 NB。

(卫中庆　陈正森)

第四十九章
泌尿男性生殖系统其他疾病

◀ 第一节　肾下垂

【概述】

正常肾盂的位置在第一、二腰椎之间,左肾稍高于右肾,肾脏可随呼吸、体位改变上下移动,但其移动范围不超过一个椎体(2～4 cm),超过上述范围即为肾下垂(nephroptosis)。少数患者肾蒂较长、腹肌薄弱,肾被腹膜包裹,肾脏在腹部广泛移动,此类又称游走肾(movable kidney,floating kidney)。本病多见于瘦长体型女性,因消瘦、肾周脂肪减少,肾窝较浅,肾脏支持力量减弱,腹壁 肌肉松弛或分娩后腹压突然下降,均可引起肾脏下垂。慢性咳嗽、便秘可促进肾下垂的发生。发病年龄多在20～40岁,右侧多于左侧,部分患者常伴有内脏下垂。

【诊断依据】

1. 腰痛:呈钝痛或牵扯痛,久坐、久立或活动后加重,平卧后减轻或消失。

2. Dietl危象:系肾蒂突然牵拉或输尿管发生急性梗阻所致,表现有肾绞痛、恶心、呕吐、虚脱、脉搏增快等症状。

3. 消化道症状:因交感神经激惹所致,可以有消化不良、食欲减退、腹胀、嗳气、厌食、恶心、呕吐等症状。

4. 神经精神症状:表现为失眠、乏力、心悸、头昏、眼花等症状。

5. 泌尿系统症状:继发感染后可有尿频、尿急、尿痛、血尿。与肾脏活动度大,引起肾静脉回流障碍有关,也与肾输尿管扭曲梗阻引起肾盂内压增高,形成肾盂-静脉通路而出现不同程度血尿。

6. 体格检查:肾区双合诊能扪及光滑肾脏下极,比较平卧与侧卧及直立时肾脏的位置和活动度,即能作出初步诊断。

7. B超:比较卧位及直立位的肾下极位置活动度即可做出诊断。

8. 排泄性或逆行性肾盂造影:先摄平卧位X线片以及最后摄直立位片,了解肾盂位置。如肾盂较正常位置下降一个椎体即为肾下垂。肾盂下降至第三腰椎横突水平即为一度,降至第四腰椎横突为二度,降至第五腰椎横突为三度,降至第五腰椎以下为四度。另肾核素显像亦可明确肾功能及肾脏位置改变、旋转异常等情况。

【鉴别诊断】

1. 先天性异位肾　多位于下腹及盆腔内,位置比较固定,活动度小。静脉尿路造影示肾盂肾盏有变形,肾蒂及输尿管较短。

2. 腹部包块　通过尿路造影、B超、CT、MRI检查即能鉴别。

【治疗方案】

根据症状、下垂程度、有无并发症决定。肾下垂无明显症状及并发症时,不需特殊治疗。对不同程度的肾下垂,均宜先行非手术治疗,尤其是仅有临床表现而无并发症时,一般均以非手术治疗为宜。

1. 非手术治疗:包括休息、加强营养、增加体重、腹肌锻炼,注射苯丙酸诺龙等。部分患者在起床前束宽弹性腰带或肾托。

2. 症状严重或非手术治疗无效者需行手术治疗,手术治疗包括肾固定术和纠正并发症。

（1）手术指征:① 症状确系肾下垂所致,且严重影响生活及工作。② 合并有肾积水、结石可手术治疗。③ 反复上尿路感染或血尿又确因肾下垂所致,经非手术治疗无效。④ 合并高血压或同侧肾功能受损,亦可考虑行肾固定术。

（2）禁忌证:① 合并有全内脏下垂。② 明显神经官能症且无明显泌尿系统并发症。

（3）手术方法:自 1881 年 Hahn 完成首例肾固定术至今已有 100 多年历史。基本方式有两种:一是将肾包膜固定于腰肌或肋骨上;另一种为将肾周筋膜缝于腰肌,托起肾脏。目前多在术中将上两种方法结合使用,同时术中注意纠正输尿管扭曲和肾轴。传统路径有开放手术以及 1993 年 Urban 首先开展的腹腔镜下肾固定。术后建议卧床一周,3 个月内不做重体力劳动。

3. 其他方法

有肾周筋膜内注射硬化剂或硅橡胶,但因疗效不肯定和并发症较多,目前国内很少使用。

【评述】

多数肾下垂患者并无症状,且症状与下垂程度并不成正比,常见症状包括局部症状、反射性症状和神经官能症三大方面。本病应与异位肾脏、腹部包块鉴别,前者位置较固定,常位于下腹及盆腔,后者尿路造影不显影。

肾下垂症状不明显或无并发症一般不需特殊治疗。常规治疗应先行非手术治疗,由于部分肾下垂症状系精神因素,或同时合并全内脏下垂,在选择手术治疗时必须慎重。手术固定必须可靠并避免肾轴异常,有条件单位应以腹腔镜下固定为佳。术后绝对卧床 1 周,避免咳嗽、便秘等腹压增高因素,3 个月内不做重体力劳动,以免手术失败。

（刘威　顾民）

第二节　乳糜尿

【概述】

各种原因导致乳糜液未经正常的淋巴道引流入血而逆流进入肾蒂淋巴管内,向肾脏集合系统破溃形成淋巴管瘘,乳糜液混入尿液从而使尿液呈不同程度的乳白色,称为乳糜尿(chyluria)。淋巴管瘘多伴有肾毛细血管的破裂,乳糜尿中同时有多少不等的红细胞,甚至肉眼血尿时,称为乳糜血尿(hematochyluria)。

乳糜尿形成原因有:① 非寄生虫性:由于先天性淋巴管或其瓣膜功能异常、先天性淋巴管畸形导致的乳糜尿,称为原发性乳糜尿,临床上较为少见。继发于其余疾病的乳糜尿称为继发性乳糜尿,如结核、恶性肿瘤等在晚期广泛侵犯腹膜后淋巴管及淋巴结致胸导管乳糜池阻塞,或因创伤、胸腹部手术、炎症引起的淋巴管损伤后纤维化致淋巴液回流障碍。另有研究指出女性在妊娠期由于子宫压迫,腹部淋巴管压力升高,也有出现乳糜尿的风险。② 寄生虫性:绝大多数由于丝虫病所致,亦属于继发性乳糜尿。班氏丝虫既往曾在我国广泛流行,其所致乳糜尿好发于青壮年人,自 2006 年我国消除丝虫病后,新发患者随之减少,丝虫病性乳糜尿也呈高龄化。国内刘士怡认为乳糜尿形成是由于淋巴系统动力学障碍所致,可能由于丝虫的机械性及炎症性损伤,破坏了淋巴管及其瓣膜,使之闭锁不全,造成淋巴液反流,向肾乳头破裂而引起乳糜尿。此病多有自限性,时轻时重。

【诊断依据】

1. 病史:有无疫区接触史,有无腹膜后肿瘤、结核、外伤等病史。

2. 临床表现:尿液呈乳白色,可夹杂乳糜凝块;如混有血液,呈红色或粉红色。剧烈运动、劳累、受凉及高脂餐后发病,持续数日或数周,反复发作。发病时可有腰痛、乏力等症状。尿液可凝结成胶冻样凝块堵塞输尿管,引起肾绞痛。长期反复发作者可影响健康,患者出现体重减轻,体内脂肪及蛋白

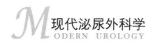

降低、营养不良、消瘦、贫血等。

3. 实验室检查:① 血常规:丝虫病急性感染期多伴有血白细胞计数及嗜酸性粒细胞增高;② 病原学检查:夜间外周血涂片可查出微丝蚴;③ 尿液检查:尿乳糜试验,乙醚分层试验阳性。尿常规检查,见有脂肪球,红细胞增多,蛋白尿,尿沉渣可检出微丝蚴。④ 免疫学检测:丝虫抗原检测和抗体检测阳性。

4. 膀胱镜检查:可见患侧输尿管口喷出乳白色乳糜液;膀胱镜不能定位时可逆行插管收集分侧肾盂尿送检,分侧肾盂内尿中可检出乳糜及蛋白。

5. 影像学检查:① 淋巴管造影:乳糜尿患者患侧可显示肾蒂淋巴管迂曲扩张,可见肾盂肾盏轮廓,还可有腹膜后淋巴管粗细不均,呈竹节状;② 泌尿系 CTU 及 MRI:CTU 延迟期可见造影剂在肾门区及腹膜后集聚的迂曲扩张淋巴管网条状影,并与肾盂肾盏相通。MRI 可弥补 CTU 对淋巴管走向、淋巴管有无异常等显像效果的缺陷。③ 逆行肾盂造影:观察造影剂流向,可确定淋巴瘘口数量及位置,有时可见造影剂通过淋巴瘘孔逆流入肾蒂淋巴管内。

【鉴别诊断】

1. 脓尿 有感染史,尿路刺激症状较明显,尿液中无凝块,而混有细微脓块及脱落的上皮细胞,放置或离心后尿液上层透明,镜检尿中无脂肪球。

2. 晶体尿 尿液亦浑浊,但将尿液加热或加酸处理后立即变为透明,可与乳糜尿鉴别。

3. 肾病综合征 多伴有肾性水肿,尿蛋白强阳性,但尿乳糜试验阴性,肾穿刺活检可明确诊断。

【治疗方案】

1. 非手术治疗

① 杀灭血丝虫:常用药物有乙胺嗪、呋喃嘧酮、阿苯达唑和伊维菌素。

② 饮食控制:轻度患者禁脂类饮食,卧床休息后乳糜尿可自行消失,大量饮水促进乳糜凝块排出。亦可配合中药治疗。

③ 肾盂灌注:中等程度乳糜尿患者除需卧床休息和进素食外,可用 1% 硝酸银、0.5% 四环素溶液 7~10 mL 灌洗肾盂,促使乳糜瘘口闭合,如一次无效,可每周一次共 2~3 次。另有报道称,76% 泛影葡胺肾盂灌注联合体外冲击波可封闭淋巴管瘘。

④ 高强度体外聚焦超声(High Intensity Focused Ultrasound,HIFU)作用于肾蒂及输尿管上段淋巴管,使之变性坏死,粘连闭塞,达到治疗目的。

2. 手术治疗

① 断流术:肾蒂淋巴管结扎术,适用于重度乳糜尿,反复发作,保守治疗无效者。目前多在腹腔镜下进行,大致可分为经腹腔和经后腹腔途径,机器人辅助可使手术操作更为精细,术前多层螺旋 CT 血管成像可帮助了解血管变异,避免血管损伤。我国学者提出对传统术式改良:保留肾上极组织替代缝线固定;高选择性结扎肾动静脉、输尿管上段、肾上腺周围淋巴管,大大简化了手术流程。

② 分流术:胸导管与半奇静脉吻合术、腹膜后曲张的淋巴管与精索内静脉或卵巢静脉吻合术、腰干淋巴管与精索内(卵巢)静脉吻合术、大隐静脉和腹股沟淋巴管吻合术等。

【评述】

乳糜尿的诊断依据病史、临床表现及相关检查,其中尿乳糜试验阳性可确诊定性。本病需和脓尿、晶体尿及肾病综合征相鉴别。临床上仅当准备手术治疗时才做膀胱镜和淋巴造影检查以确定病变侧别,而淋巴造影临床上很少使用。大部分患者经保守治疗可达到良好的疗效,灌注疗法易复发。肾蒂淋巴管结扎术目前应用较多,显效快,而各种分流术疗效出现时间较断流术慢,远期效果尚可。体外冲击波和高强度体外聚焦超声(HIFU)为新的非手术治疗方法,有待积累更多经验。一侧手术治愈后,对侧有出现乳糜尿的可能。

(张斌)

第三节　肾血管性高血压

【概述】

临床上未使用降压药的情况下,收缩压≥140 mmHg 和(或)舒张压≥90 mmHg 定义为高血压。进一步分Ⅰ级为轻度高血压:收缩压 140～159 mmHg 和(或)舒张压 90～99 mmHg;Ⅱ级为中度高血压:收缩压 160～179 mmHg 和(或)舒张压 100～109 mmHg;Ⅲ级为重度高血压:收缩压≥180 mmHg 和(或)舒张压≥110 mmHg。肾血管性高血压(renovascular hypertension,RVHT)的定义是高血压因肾动脉病变引起肾缺血而诱发的高血压,并且在修复血管病变后或切除病肾后可缓解,属继发性或症状性高血压。发病率占高血压患者的 5%～10%,尤其是在舒张压高于正常的患者中。

引起 RVHT 的常见病因:(1) 在我国占第一位的是多发性大动脉炎(aorta-arteritis,AA),可能是一种由感染因素激发的自身免疫性疾病,我国年轻人多见,且女性发病率高于男性。主要累及动脉中层,外膜及内膜也受侵犯。根据临床进展可分为三期:即① 急性活动期;② 慢性炎症期;③ 瘢痕狭窄期。(2)动脉粥样硬化症(atherosclerosis AS)是全身性疾病,病变位置可能局限于肾动脉,但更常见的是全身动脉粥样硬化的局部表现,多见 50 岁以上,常累及肾动脉的起始部,在西方国家 AS 是最常见病因,占 60%～70%,国内发病率有上升趋势。(3)动脉肌纤维性结构发育不良(fibromuscular dysplasia,FMD)或肌纤维增生不良(fibromuscular hypoplasia),表现为动脉内膜或中层中心性或偏心纤维组织增生,病变多位于肾动脉的远端 2/3,常同时有多发狭窄。多见于 40 岁以下的女性,常伴低血钾,国内占 RVH 中的第二位病因,约 20%。(4)其他原因,如肾移植术后动脉吻合口狭窄、肾动脉损伤、肾动脉瘤、肾内或肾周病因的影响使肾动脉主干或分支狭窄、肾动静脉瘘(先天或后天性)发生窃血(分流)。RAHT 的病理生理学实验是 1934 年由 Goldblatt 等完成的。以上原因导致肾素-血管紧张素醛固酮(RAAS)系统激活以及激肽释放酶-激肽-前列腺素系统(KKPS)拮抗 RAAS 系统减弱,同时可能有心房利钠素的共同作用而引起高血压。

【诊断依据】

1. 高血压:一般收缩压>160 mmHg,舒张压>100 mmHg,且以 30 岁以下青年为主,药物控制血压效果不满意,且一般无高血压家族史。

2. 原发疾病的症状和体征:可出现器官供血不足的症状和体征:如头晕,晕厥,餐后腹痛,下肢间隙跛行,桡、足背动脉搏动减弱或消失,出现"无脉症",四肢血压不对称或下肢血压低于上肢。85%的患者上腹部或背部可听到收缩期血管杂音。高血压以舒张压升高为主。

3. 高血压的并发症相关症状与体征:20%发病急可出现急进性或恶性高血压,高血压脑病,视力障碍或急性左心衰竭,肾功能损害。RVHT 患者有明显的继发性醛固酮增多症,表现为低血钾,另有低血钠,而不像原醛所见的高血钠。

4. 有 AA、AS 或糖尿病的症状与体征:不规则发热,盗汗及关节酸痛,体重减轻。

5. 彩色多普勒超声检查:顶峰收缩期流速(peak systolic velocity,PSV)正常 90cm/s,肾动脉狭窄的诊断标准是 PSV>180cm/s,肾动脉和主动脉收缩期流速峰值之比称为肾-主动脉比率(renal aortic ratio,RAR)<3.5 为中度动脉狭窄;PSV>180cm/s,RAR>3.5 为重度狭窄;无血流或低峰的实质信号为肾动脉完全闭塞。其诊断的敏感性为 84%～100%,特异性为 73%～98.5%。此项检查除用于诊断外,还可以用于长期随访。因此还可以测量双肾的长度和体积,长度相差 1～1.5 cm 有诊断意义。

6. 快速、连续法 IVU:自静脉快速注入造影剂后,每分钟摄 1 张造影片,连续 5～7 分钟,然后按常规时间摄片。诊断标准为:① 肾影长度较健侧缩小 1～1.5 cm 以上(正常时,多数左肾较右肾长

0.7 cm);② 肾盏显影患侧较健侧迟 1 分钟以上;③ 后期造影剂浓度:患侧显著高于健侧。本检查诊断 IVU 的敏感性为 70%,特异性为 87%,但双侧或节段性肾动脉病变时易漏诊。

7. CT 血管成像(CTA):在注射造影剂后的动脉期,嘱患者屏气,用 2 mm 的薄层扫描肾动脉区域,然后进行轴位三维重建,显示腹主动脉和它的分支动脉情况。可观察到肾动脉狭窄情况及肾脏形态功能。

8. 血浆肾素活性(plasma renin activity,PRA)外周 PRA 超过 5ngA1/(mL·h)提示 RVH 可能,此数值受诸多因素影响,且原发性高血压尚有 15%~20%PRA 升高,故外周 PRA 的假阴性率 43%,假阳性率 34%。利用卡托普利阻止血管紧张素转化血管紧张素的机制,通过反馈机制激发肾素分泌增多可提高 PRA 的测定价值。激发试验的阳性指标为 PRA>12 ngAI/(mL·h)或绝对值增加>10 ngAI/(mL·h)。绝对值比基础值增高 4 倍以上才有意义。分侧肾静脉肾素测定有较大的定性诊断价值。而与双肾静脉 PRA 比值在 1.5 倍以上就有诊断价值;比值大于 2 倍,外科治疗效果较好。

9. 同位素肾图:可以测分肾功能,RVHT 时最大高峰时间延长,患侧肾小球滤过率明显降低,患肾排泄延迟。若采用卡托普利肾图效果更佳,并可预示手术效果。卡托普利核素肾扫描也有类似诊断价值。

10. 腹主动脉肾动脉造影:是最主要的诊断 RVH 的确诊手段,可以明确腹主动脉、肾动脉的病变位置、程度、形态、范围及肾实质及其功能。为显示肾小动脉也可采用选择性肾动脉造影。目前采用数字减影血管造影术(digital subtraction angioplasty,DSA)可用静脉法或动脉法,在诊断的同时可行介入治疗。

11. 磁共振血管成像术(magnetic resonance angiography,MRA):已列为确诊检查的现代无创检查,能为肾动脉狭窄提供解剖学诊断,且为非侵入性,不使用碘化造影剂,且适合肾功能不全患者。MRA 的多回波阶梯技术降低了肠管的干扰,提高了血管成像的对比度。

12. PET/CT 可以取得与 DSA 同样的诊断效果。

【鉴别诊断】

1. **伤后肾瘢痕形成** 可表现为肾缩小或高血压,但有外伤史,伤后血压逐渐升高。IVU 示伤肾多不显影或显影延迟,动脉造影血管期表现动脉 2、3 级分支移位、强直。

2. **肾门处占位病变** 当压迫肾动脉后可出现高血压,B 超、CT 可显示肾门处占位,而与本病鉴别。

3. **先天性肾发育不全** 表现为高血压及患肾明显缩小,但腹部无血管杂音,IVU 示患肾不显影或显影延迟,肾影小而淡,肾盂狭小,大盏缺如,小盏短粗,输尿管纤细。

【治疗方案】

1. 内科治疗:适用于两种情况:作为手术准备、术后处理;一些不适合手术或手术失败的患者。

(1) 原发病治疗:AS 是脂质代谢异常的全身疾病,要进行调脂、禁吸烟、饮食控制;如降血脂药物:他汀类或贝特药物。AA 病因不明,有些患者可进行抗结核或抗风湿治疗。糖皮质激素有一定疗效,免疫抑制剂的应用可消除症状、稳定病情。血沉是病情是否稳定的指标。FMD 没有特殊治疗。

(2) 降压治疗:根据 RVH 的病理特点可考虑:① 扩血管、稀释血液、降低血黏度、增加肾血流量。可服用 α 受体阻断药、钙通道阻断药、抗血小板凝集药等;② 抑制肾素分泌,可用 β 受体阻断药及其他交感神经抑制药;③ 应用 ACEI 药抑制血管紧张素转化为血管紧张素Ⅱ;④ 血管紧张素Ⅰ,血管紧张素Ⅱ受体阻断药;⑤醛固酮拮抗药与利尿药;⑥ 心钠素能全面纠正 RVH 的病理生理性紊乱。在用药过程中肾血流量可能下降,损伤肾功能,特别是应用 ACEI 药时要注意观察。

(3) 其他:用保护肾缺血损害的药如肌苷,川芎嗪等;手术后可配合应用阿司匹林等。

2. 手术治疗

(1) 腔内或介入治疗

① 经皮腔内血管成形术(percutaneous transluminal angioplasty,PTA):1964 年 Dotter 等首次采用 PTA 成功治疗 RVHT,方法为应用 Seldinger 穿刺技术行球囊扩张,也可酌情放置 Palmaz 支架,是目前 DSA 后治疗 RVH 的首选治疗。但也要注意有出血、血肿、动脉内膜损伤、血栓或栓塞、肾和下肢缺血等并发症,并有一定的再狭窄率。

② AS Simpson 导管腔内斑块切除,目前正在发展的腔内激光和超声腔内血管成形术。

(2) 开放性手术:不宜做介入的病例或介入腔内手术失败者,可做开放性手术,治愈率较高,长期效果好。

① 肾动脉重建手术,包括动脉内膜剥脱术;腹主动脉-肾动脉旁路手术;脾-肾或肝肾动脉吻合术;肾动脉狭窄段切除后行肾-肾动脉吻合或肾-腹主动脉吻合;血管移植物置换术。

② 自体肾移植术,需要髂内动脉血管完好,下肢血压高于上肢。肾血管病复杂,多分支病变需做离体修复(bench surgery),将自体肾移植于髂窝。若腹主动脉条件好亦可原位移植。术中均应注意尽量缩短热缺血时间。

③ 肾部分切除,针对肾内一支病变的患者,也可酌情切除肾的一极。

④ 肾切除,适用于以下情况:ⅰ. 肾动脉已完全闭塞;ⅱ. 肾缺血过重,肾长径在 8 cm 以下,肾图是低平曲线;ⅲ. 血管重建或修复手术失败;ⅳ. 肾血管发育不良。

【评述】

RVH 是高血压病因筛选中值得重视的病因,因为 RVH 是"外科可治愈"的高血压,5 个线索是筛选中的重点,即:① 年龄轻,以舒张压增高为主;② 无高血压家族史;③ 服一般常用的降压药无效或效果不大;④ 上肢或背部可闻及血管杂音;⑤ 出现四肢脉压不对称。在诊断中涉及高血压的定性,同时需明确定位。当然,上腹部血管杂音,肾素增高也有相当比例不属 RVH。同时对 DSA"肾动脉狭窄"也要结合其他因素如相关病史,肾素血管紧张素检测来确定肾动脉狭窄是高血压的病因,因为尸检有 1/6 的人可以存在不同程度的肾动脉狭窄。只有确定后才可能得到真正的病因治疗。我国 RVH 多因大动脉炎引起,因此无论是做 PTA 治疗还是外科治疗应在病变稳定期,血沉是一个重要的指标,与病变的活动性密切相关。PTA 是首选治疗,但是再狭窄是一个困扰难题,值得做进一步的研究。自体肾移植疗效确切。对于肾动脉不显影的病例也不要轻易放弃,目前 CTA、MRA 可以解决一部分问题。对于不适合干涉性治疗的 RVH,药物治疗可以控制血压,但要注意某些药物(血管紧张素转化酶抑制剂,ACEI)可加重肾功能受损,而应注意肾功能的监测。本病治愈标准为在不用降压药时血压≤140/90 mmHg;病情好转的标准为患者的收缩压下降≥10～15 mmHg,或者药物可控制血压在正常水平。不具备上述标准任何一项即为失败。对于再狭窄的标准是彩超检查 PSV≥180 cm/S,以及 RAR≥3.5。

(刘威　顾民)

第四节　肾动脉瘤

【概述】

肾动脉瘤(renal artery aneurysm,RAA)定义为节段性肾动脉扩张大于正常肾动脉内径的 2 倍。是动脉壁局部薄弱后所形成的永久性异常扩张。动脉粥样硬化、创伤、感染、梅毒及先天性病变等是引起动脉瘤的主要因素。普通人群中发病率约为 0.015%～0.09%。在上述因素作用下,日积月累,动脉管壁日益薄弱,血流压力作用于管壁使其外凸而形成动脉瘤。目前研究表明:动脉瘤最大相关因素是动脉粥样硬化,其余依次是创伤、遗传因素、梅毒感染、纤维发育不良等。肾动脉瘤曾经有许多种分型的方法,肾动脉瘤常分为真性动脉瘤、假性动脉瘤及夹层动脉瘤。真性动脉瘤目前被学者所推崇

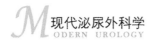
的是根据瘤体的位置和扩张的形态由 Rundback 等提出的分型:1 型是起源于肾动脉或其分支的囊状动脉瘤;2 型是肾动脉主干的梭形动脉瘤;3 型是肾实质内型动脉瘤。此分型对治疗方案选择有指导意义。复杂性 RAA 是指直径>3 cm、多发、双侧、孤立肾 RAA、对侧肾功能不全、合并妊娠、合并其他部位动脉瘤等。

【诊断依据】

(1) 临床表现:高血压(约占病例的 15%~75%)、腰部疼痛、血尿,腹部血管杂音,瘤体破裂等。肾动脉瘤破裂是最危险的并发症。已有的资料提示肾动脉瘤破裂的几率很低,但在怀孕期间这种风险会大大增加。

(2) 影像学检查,如超声、MRA、DSA、CTA 等。超声检查是一种较好的无创筛查方法,特征为肾动脉局限性扩张呈球形、梭形等,内呈红蓝相对的螺旋式血流。但与机器性能和操作者的经验有关,检出率不高。肾动脉的 MRI 检查中,采用 3D TOF 和 3D CE-MRI 技术可以较清楚地显示肾动脉主干、部分分支和副肾动脉,但不能显示动脉管腔和管壁情况。肾动脉多层螺旋 CT 血管成像(MSC-TA)是近几年发展起来的无创、诊断率高的检查方法。它的优势是能三维显示肾动脉、肾静脉的解剖和变异。

(3) 选择性血管造影(DSA)是诊断肾动脉瘤的"金标准"。它不仅可以显示肾动脉及各级分支病变的解剖情况、程度、范围,且还能区分纤维肌性发育不良、动脉粥样硬化、肾动脉闭锁等症。目前已能分辨到肾实质内直径 1 mm 的血管口径。但它是有创检查,需要血管穿刺造影,有可能引起败血症、血栓形成、穿刺处假性动脉瘤等严重并发症。

【鉴别诊断】

肾占位病变　当肿瘤压迫肾动脉后可出现高血压,B 超、CT 可显示肾占位,易与本病鉴别。

【治疗方案】

1. 保守治疗:有文献认为直径小于 2 cm 的无症状、血压正常且钙化完全的肾动脉瘤不需积极处理,但须密切观察。

2. 外科治疗:手术指征:① 动脉瘤持续增大;② 肾脏血管血栓形成;③ 怀孕或计划怀孕的育龄妇女;④ 肾血管性高血压难以控制;⑤ 动脉瘤直径大于 2.5 cm;⑥ 动脉瘤壁不完全钙化;⑦ 动静脉瘘形成;⑧ 有腰痛、血尿等症状。

(1) 介入治疗:介入治疗包括肾动脉瘤栓塞术、带膜支架和覆盖自体静脉包裹的支架腔内成形术等,介入治疗有创伤小、恢复快的优点,但在特殊的解剖位置和复杂的病变上难以应用。

(2) 手术治疗:手术治疗包括肾动脉瘤切除原位修复或补片血管成形、自体大隐静脉移植或人造血管旁路及体外肾动脉重建自体肾移植术,甚至还可以建立脾肾旁路和肝肾旁路。随着腹腔镜手术技巧的提高和机器人辅助腔镜设备的发展,已有部分中心尝试开展了腹腔镜下肾动脉瘤切除和原位修补。

【评述】

随着临床对肾动脉瘤的研究,尤其是大型的病例样本回顾性研究,对治疗肾动脉瘤提供了良好的指导价值。国内外报道的各种巨大肾动脉瘤、各种疑难合并症的处理、手术治疗的经验对肾动脉瘤的临床研究有很大的帮助。肾动脉瘤的潜在并发症包括血栓形成、肾梗死和破裂等。肾动脉瘤从开始的肾切除到较小的动脉瘤修补,再到后来的自体肾移植治疗、血管内介入治疗,随着治疗理念的革新、治疗方法的提高及患者死亡率的下降、术后症状的改善,预后明显改观。目前,肾动脉瘤的治疗可能会在以下几个方面进一步发展:① 肾动脉瘤的发病机制研究;② 早期诊断肾动脉瘤;③ 各种类型肾动脉瘤手术适应证的明确;④ 组织工程替代材料进行肾动脉修复;⑤ 新的微创技术在肾动脉瘤中的应用。从而使得肾动脉瘤朝着损伤更小、并发症发生率更低、更好地维持术后患者的生活质量治疗方向发展。机器人腹腔镜下手术处理肾动脉瘤的技术会臻于完善。

(刘威　顾民)

第五节　急性肾梗死

【概述】

急性肾梗死(acute renal infarction, ARI)临床表现缺乏特异性,而且发病率很低,常延迟诊断或者误诊,给治疗带来困难。肾动脉在肾内呈节段性分布,彼此缺乏吻合支,肾动脉及分支急性阻塞后极易发生缺血性梗死。尸检结果显示肾梗死的发生率为 0.48%～1.40%,但仅少数病例在死亡前作出诊断。90%以上肾动脉栓子来源于心脏。ARI 主要继发于心脏疾病;如心房纤颤、动脉硬化、心脏瓣膜疾病、心肌梗死、室壁瘤和扩张性心肌病。其他原因包括创伤肾动脉夹层或者动脉瘤、高凝状态、高黏稠综合征、滥用可待因、纤维肌性发育不良等;纤维肌性发育不良合并 V 因子 Leiden 突变,以及特发性肾梗死。Hazanov 等在 Meta 分析中指出. ARI 的入院确诊率仅为 40%;Lumerman 等报道 ARI 的平均延迟诊断时间为 65.2 小时。Casparini 等认为左侧肾梗死发生率较高可能与左肾动脉与腹主动脉呈锐角的解剖因素有关。不同部位的肾动脉累及可引起不同程度和不同范围的梗死。

【诊断依据】

1. 患侧肾区突然出现剧烈疼痛、腹痛及背部剧痛,特别是有高凝状态患者应高度怀疑。

2. 肾动脉栓塞还会出现发热、恶心、呕吐及患侧肋脊角叩痛,其中肾区叩击痛为重要体征。血压升高为继发表现。

3. 血 LDH 判断组织细胞损伤和坏死敏感性较高,ARI 后 24 小时 LDH 可明显升高,约持续 2 周。虽然血清 LDH 升高对于组织坏死是非特异性的,但是这种增高在结石患者中出现的可能性较小。血清 LDH 水平测定对于 ARI 具有较大诊断价值,是实验室检查的最佳指标。血尿不能鉴别肾结石和 ARL。

4. 血尿及蛋白尿,少数有肾功能改变。

5. 一旦怀疑 ARI 引起时,腹部增强 CT 应作为首选的检查手段。CT 典型表现患侧肾脏局部无强化的楔形低密度区域,或同时显示患侧肾动脉狭窄或充盈缺损改变。

在急性肾梗死后,由肾被膜、肾盂及输尿管提供的侧支循环可出现肾被膜下 2～4 mm 厚的高密度边缘光滑的"皮质边缘征",为急性肾梗死的特征性表现。

6. 血管造影;是诊断 ARI 金指标。可显示栓塞的部位、程度、范围,还可同时进行肾血管扩张和溶栓治疗。

7. 肾同位素扫描:梗死区示踪剂缺失或灌注减少,具无创、简单和检测安全的特点,另在随访过程中可用于评价肾功能。

【鉴别诊断】

肾输尿管结石　亦有患侧剧烈疼痛、腹痛及背部剧痛、恶心、呕吐、血尿等,但 CT 检查可确诊。

【治疗方案】

1. 抗凝和溶栓治疗:一旦肾动脉栓塞诊断成立,肝素化是合理治疗的第一步,通常用低分子肝素皮下注射,充分抗凝是溶栓的基础。溶栓常用尿激酶,越早溶栓开通血管,肾功能保留越多。

2. 介入治疗:包括肾动脉置管溶栓术,金属支架血管成形术,球囊导管取栓术,经皮腔内吸栓术。其中肾动脉置管溶栓术操作简单、创伤小,相对于其他方法更安全、有效。溶栓药物常用复合组织纤溶酶原激活物(rT-PA)。特别是对发病 3 小时内患者,溶栓后肾功能恢复较好。对合并血管严重狭窄者及有肾动脉夹层病者,可同时行支架置入治疗。

3. 手术治疗:主要是切开取栓和脾-肾动脉搭桥术。手术对双侧肾梗死、孤立肾梗死或用溶栓药物治疗后血栓仍未溶解者有一定作用。但手术风险极大,对改善肾功能作用不大,且常无作用,故不

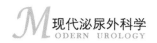
主张手术。

【评述】

对于临床上出现不能解释的持续、稳定的腰痛或者腹痛患者,伴有恶心、呕吐或者发热时应怀疑ARI。无论是临床表现或者实验室检查都不足以确诊ARI。ARI涉及多种非肾脏疾病,对于高危患者应早期行增强CT检查。抗凝溶栓和介入治疗为首选。[131]I-ORH核素显像可反映患者有效血浆流量(effective renal plasmaflow,ERPF),可作为ARI的疗效评价及随访指标,及早诊断和早期溶栓治疗对肾功能恢复有很大作用。

(刘威　顾民)

第六节　胡桃夹综合征

【概述】

胡桃夹综合征(nutcracker syndrome,NCS)亦称左肾静脉压迫综合征,是由于左肾静脉被腹主动脉和肠系膜上动脉所形成的夹角压迫或腹主动脉和脊柱之间受机械挤压导致左肾静脉回流受阻,引起左肾、输尿管及生殖腺静脉压力增高导致的一系列临床症候群。胡桃夹综合征与胡桃夹现象不同,若只有左肾静脉扩张现象而无临床表现者为胡桃夹现象,被认为是正常变异。1972 Deschepper首次描述胡桃夹综合征。左肾静脉在肠系膜上动脉和腹主动脉之间受压称前"胡桃夹"现象,而左肾静脉走行于腹主动脉后称后"胡桃夹"现象。前胡桃夹同时伴后胡桃夹综合征罕见于左肾静脉重复畸形,其中一个分支走行在腹主动脉和肠系膜上动脉夹角间受压,另一分支走行在腹主动脉和脊柱间受压。在这种情况下,左肾静脉延长,肾静脉受压,肾静脉内压力升高导致侧支静脉扩展,表现为肾盂和输尿管周围静脉曲张,左肾出血,尤其在肾盏部位。除血尿外,还可引起左侧精索内静脉或卵巢静脉曲张并诱发肾静脉血栓形成。胡桃夹综合征可发生在任何年龄,但以年轻人和中年人高发,男女均可患病,青春期身高迅速增长时更易发生。多见于体型瘦长者,生物阻抗分析显示体脂含量低者发生风险更高。

【诊断依据】

1. 临床表现:显微镜下血尿或肉眼血尿呈周期性发作,尤以站立及活动后明显,大量出血可引起贫血症状,伴左侧腰痛或绞痛,膀胱镜检查确定血尿来源于左输尿管口。尿红细胞形态为非肾小球性,形态正常超过90%。

2. 性腺静脉曲张相关表现,左侧精索静脉曲张较常见于男性胡桃夹综合征患者,可致男性不育症。女性可有左侧卵巢静脉曲张,从而引起盆腔淤血,表现为下腹坠痛、腰背痛和痛经等。性腺静脉曲张同时可伴肾盂、输尿管、肾盏、臀部和外阴静脉曲张。虽然胡桃夹综合征可导致盆腔淤血,但不同于盆腔淤血综合征。盆腔淤血综合征是与盆腔静脉扩张和反流相关的盆腔疼痛,直立位加重,持续6个月以上,多见于成年女性。

3. 直立性蛋白尿是常见表现,蛋白尿程度不一,严重者可表现为大量蛋白尿。蛋白尿来源于左侧肾脏。确切发生机制尚未阐明。动物实验显示左肾静脉受压后肾小球毛细血管静水压差增大,出球小动脉阻力增加,尿蛋白增加。血中去甲肾上腺素及血管紧张素Ⅱ水平增高可能参与其中。

4. 逆行肾盂造影即使注入少量造影剂,也可立即显示造影剂进入肾周微小静脉,提示肾盂静脉间存在分流。

5. 选择性左肾静脉造影并测压:尤其适合IVU在肾盂、输尿管出现"切迹"现象的患者。典型者可见到肾静脉跨过肠系膜上动脉附近出现造影剂充盈中断,左肾静脉位于肾动脉之上,左肾静脉和下腔静脉压差大于5 cmH$_2$O有诊断意义。肾静脉压一般是0.1~0.5 kPa,此病的病理性压力变化范围为 1.18～1.37 kPa。

6. B 超、CT、MRI 可显示左肾静脉在腹主动脉和肠系膜上动脉之间受压，左肾静脉显著扩张，呈明显"鸟喙征"，可以明确存在"胡桃夹"现象。

【鉴别诊断】

对不明原因镜下血尿和发作性肉眼血尿者需进行病因鉴别，行尿常规、尿红细胞形态、尿培养和肾脏影像学检查排除其他引起血尿的疾病。对于以腹痛和腰痛起病者，在排除腹腔炎症、结石、占位、结缔组织病等疾病的同时需考虑胡桃夹综合征可能性。

【治疗方案】

1. 保守治疗：适用于 18 周岁以下、体型消瘦的未成年人，主要为增加体重和药物治疗，约 75% 的儿童可缓解。药物主要为抗纤溶药物，血管紧张素转换酶抑制剂和阿司匹林可以增加肾脏血流灌注，前者可降低直立性蛋白尿，并应主动监测。

2. 手术治疗：手术指征为保守无效、症状重、大量反复血尿、严重腰痛、贫血、植物神经功能紊乱、肾功能受损、精索静脉曲张形成等。目前从总体来讲，对手术应采取慎重态度，并应证实左肾静脉扩张是受"胡桃夹"影响，并有明显的肾盂-静脉分流、侧支循环的存在。手术方法包括：开放手术、介入手术、腹腔镜下或机器人辅助腹腔镜下手术等。主要有左精索内静脉-腹壁下静脉分流术、自体肾移植术、肾固定术、左肾静脉或肠系膜上动脉（SMA）移位术、左肾静脉血管内支架置入术和外支架固定术等，尤以 3D 打印的外支架［材料为聚醚醚酮（PEEK）］微创植入术具独特优势。而左肾静脉血管内支架置入术因支架移位、断裂、支架再狭窄和血栓形成、终身抗血小板治疗等，已逐渐被外支架固定术取代。

3. 部分 NCS 常合并 IgA 肾病（IgAN），且占比较高（约 20%），故尽管 NCS 合并 IgANLee 氏分级 Ⅱ级以下的患者通过外科治疗可明显获益，且Ⅲ级以上的患者仍可获益，但对术后仍有长期血尿和蛋白尿的患者应行肾穿刺活检，以明确是否合并其他肾小球疾病并做相应治疗。

【评述】

"胡桃夹"综合征的主要症状是无痛性、直立性血尿或蛋白尿，或发作性或持续性肉眼或镜下血尿，血尿多在傍晚或运动后出现。动物实验证明，肾静脉压达 30 mmHg 以上，持续 5 分钟后可出现肉眼血尿。因此，临床上应注意：① 反复发作的血尿、蛋白尿；② 间歇性血尿、蛋白尿；③ 运动后血尿、蛋白尿；④ 瘦长体型的血尿、蛋白尿；⑤ 长期无浮肿的蛋白尿；⑥ 长期查无明显原因的镜下血尿。当出现上述情况时应考虑为胡桃夹综合征的可能。均应严格做立、卧位尿沉渣检查。多次立、卧位尿沉渣检查阳性，应高度怀疑本病，进一步作不同体位的肾静脉彩超、CT 或介入血管造影以确诊。目前诊断参考标准为：① 腹主动脉与肠系膜上动脉之间距离在 2.5 mm 以下；② 左肾静脉明显增宽，横断面呈"鸟喙征"；③ 矢状位腹主动脉与肠系膜上动脉夹角 <25°。

对于手术要采取慎重态度，术前诊断要综合考虑，以证实左肾静脉是受"胡桃夹"的影响，并有明显的肾盂-静脉分流、侧支循环的存在。手术方法多样，目前以微创为首选，尤以 3D 打印的外支架受到推崇，3D 打印聚醚醚酮（3DP-PEEK）支架具很好的安全性和有效性，是一种极具潜力的 NCS 治疗方法。

（刘威　顾民）

第七节　肾动静脉瘘

【概述】

肾内动静脉瘘可分为先天性、原发性和获得性三种。先天性者是与生俱来的，肾盂黏膜下固有层

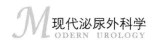
的动静脉及叶间血管间的异常连接,这些血管扩大、扭曲成团状、结节状或丛状。某些部位常缺少弹力纤维,解剖上的薄弱部位,正是引起反复出血的原因,约占肾内动静脉瘘的22%～25%。原发性肾内动静脉瘘病因不明,可能是假性动脉瘤破溃进入邻近静脉形成,占3%～5%。获得性肾动静脉瘘是由肾脏的炎症、肿瘤、外伤、手术引起,占肾内动静脉瘘的70%～75%。这种血管瘤性瘘为一段扩大的血管,管壁被覆平滑肌和少许纤维组织。肾内动静脉瘘引起的血流动力学改变及临床症状取决于内瘘的程度。轻者不引起任何临床症状,重者引起静脉回心血量增加,外围阻力降低。心肌收缩加强,心输出量增加,临床表现为收缩压升高.舒张压相对偏低,脉压差变大。久之,左心室扩大,心肌肥厚;后期收缩压、舒张压进一步升高,失去代偿时则产生高输出量性心力衰竭。后天性者通常无临床症状,B超检查时发现。且多在18个月内自愈。

【诊断依据】

1. 症状主要与动静脉瘘的大小有关。75%的患者可闻及腹部血管杂音;21%患者可有血尿。

2. 可有高血压:表现为收缩期高血压,舒张期低血压,脉压差变大,甚至出现心脏扩大,充血性心衰表现。

3. 彩超:CDFI可见局部红蓝相间的多彩镶嵌血流。这是湍急的动静脉血流混叠引起的声像改变。Vmax和Vmin都加快,肾动静脉增宽,血流加速,CDFI不仅提供诊断依据,也适合治疗前后对比复查,为诊断肾动静脉瘘的首选方法。

4. CT显示局部血管增多扩大、扭曲、结节状改变,肾静脉在动脉相显影。

5. 肾动脉造影或DSA:能直观地显示畸形血管扩张,扭曲,团状改变,肾静脉在动脉相显影。是诊断肾内动静脉瘘的金标准。可见CT,CDFI,肾血管造影或DSA任何一种检查都对肾血管畸形的诊断提供有价值的依据。

6. 若肾动静脉瘘在左肾,则可出现左精索静脉曲张。

【治疗方案】

1. 对继发性肾内动静脉瘘多可自愈,因此多主张保守治疗,积极关注高血压和心功能变化。

2. 先天性肾内动静脉瘘多难以自愈,可行选择性肾动脉分支栓塞术,效果良好。

3. 对栓塞不能解决的患者,据肾功能情况,可选肾切除或肾部分切除术。

【评述】

肾动静脉畸形的治疗主要是解除症状的同时尽可能保留肾实质功能。DSA是诊断肾动静脉瘘的金标准;结合使用栓塞材料可获得更满意的临床效果。栓塞治疗的最大危险是栓子逆转而栓塞高一级血管引起肾组织丧失,肠道栓塞或栓子通过瘘口引起肺等非靶器官栓塞。

(刘威　顾民)

第八节　膀胱过度活动症

【概述】

膀胱过度活动症(overactive bladder,OAB)被国际尿控学会定义为一种以尿急(urgency)为特征的症候群,常伴有尿频和夜尿增多,伴或不伴有急迫性尿失禁,除外尿路感染及其他确切病因。OAB在尿动力学上可表现为逼尿肌过度活动,也可为其他形式的尿道-膀胱功能障碍。OAB为下尿路症状(lower urinary tract symptoms,LUTS)的一部分,仅为储尿期症状。

总体来讲,OAB的发病率较高,但目前已有的各地区之间的数据仍有较大的差异。2011年中国OAB总体患病率为6.0%,男女患病率基本持平,其中40岁以上人群OAB的患病率为11.3%。2017年中国40岁以上男性OAB的患病率为21.4%,女性则为26.3%。2006年欧美地区报道的18

岁以上成年人的患病率为 11.8%,男女患病率相当。

【诊断依据】

1. 病史

① 临床表现　典型的症状为储尿期症状,如尿频、尿急、夜尿增多和尿失禁等。可通过症状问卷调查的方式评价患者症状严重程度和生活质量,如膀胱过度活动症评分表(overactive bladder symptom score,OABSS)、膀胱过度活动症调查表(overactive bladder questionnaire,OAB-q)、泌尿生殖障碍量表简版(UDI-6 short form)及失禁情况调查表(incontinence impact questionnaire,II-Q)等。

表 49-1　膀胱过度活动症症状评分表(OABSS)

问题(最近一周内)	症状	频率次数	得分
1. 白天排尿次数	从早晨起床到晚上入睡的时间内,小便的次数是多少?	≤7	0
		8~14	1
		≥15	2
2. 夜间排尿次数	从晚上入睡到早晨起床的时间内,因为小便起床的次数是多少?	0	0
		1	1
		2	2
		≥3	3
3. 尿急	是否有突然想要小便、同时难以忍受的现象发生?	无	0
		每周<1	1
		每周≥1	2
		每日为1	3
		每日2~4	4
		每日≥5	5
4. 急迫性尿失禁	是否有突然想要小便、同时无法忍受并出现尿失禁的现象?	无	0
		每周<1	1
		每周≥1	2
		每日为1	3
		每日2~4	4
		每日≥5	5

OABSS 对 OAB 严重程度的定量标准:得分≤5,轻度 OAB;6≤得分≤11,中度 OAB;得分≥12,重度 OAB。

②排尿日记:记录患者液体摄入的时间、量及类型(水、茶、咖啡),排尿的时间和量、是否有尿急和尿失禁发作和发作的时间。准确记录这些数据可以了解功能性膀胱容量、24 小时尿量和夜尿量、尿失禁的严重程度。为客观反映患者实际情况,推荐连续记录 3~7 天。

2. 体格检查

包括一般体检和泌尿男性生殖系统、神经系统、女性生殖系统。重点是评估精神状态、认知障碍、肥胖、身体灵活度;盆底测定包括组织张力、感觉、尿道、盆腔脏器脱垂及压力性尿失禁情况;直肠指检和阴道检查;如果有神经学症状应检查骶神经通路 S1—S4,检查会阴部感觉、球海绵体肌反射、肛门括约肌张力和盆底肌主动收缩力。

3. 实验室检查

① 尿液分析:用于鉴别尿路感染、蛋白尿、糖尿和血尿。

② 病原学检查:疑有泌尿或生殖系统炎症者应进行尿液、前列腺液、尿道及阴道分泌物的病原学检查,如涂片或培养。

③ 细胞学检查:疑有尿路上皮肿瘤者进行尿液细胞学检查。

④ 血清 PSA 检查(男性 50 岁以上)用于排除前列腺癌。

4. 特殊检查

① 超声检查:泌尿生殖系统超声用于常规筛查造成 OAB 症状的各种泌尿生殖系统疾病或用于上尿路积水情况的监测。

② 尿动力学检查:如尿流率、残余尿量测定以及侵入性尿动力学检查。其中侵入性尿动力学检查并非常规检查项目,但在以下情况时应进行:尿流率减低或残余尿增多;首选治疗失败或出现尿潴留;在任何侵袭性治疗前;对筛选检查中发现的下尿路功能障碍需进一步评估。尿动力学的特征性改变为逼尿肌过度活动(DO)。

③ 膀胱镜检查:用于排除造成 OAB 症状的其他原因,如肿瘤、结石、异物、膀胱炎等,还用于检查可能存在的瘘、下尿路梗阻等病因。

5. 影像学检查

如尿路 X 光片、静脉尿路造影、CT 或 MRI 检查用于怀疑泌尿系统其他疾病者。

6. 其他检查

对于高龄或怀疑认知能力有损害的患者可行认知能力的评估等。

【鉴别诊断】

1. 膀胱出口梗阻(BOO)患者 OAB 症状　BOO 常见病因有良性前列腺增生和女性膀胱颈梗阻等,充盈性膀胱压力测定和压力/流率测定可确定有无 BOO 和 BOO 的程度以及逼尿肌功能。

2. 神经源性排尿功能障碍患者 OAB 症状　常见病因有脑卒中、脊髓损伤及帕金森病等,有相关病史,尿动力学检查有助于诊断。

3. 压力性尿失禁(SUI)患者 OAB 症状　病史提示既有急迫性尿失禁,又有压力性尿失禁表现,体格检查腹压增加时尿道口有漏尿,尿动力学检查可测漏尿点压和尿道压,排泄性膀胱尿道造影可显示膀胱颈和近端尿道关闭、下移或活动情况。

4. 逼尿肌过度活动伴收缩力受损(DOIC)　患者有排尿困难症状;存在明显影响逼尿肌功能的疾病,如糖尿病、脑卒中等;有逼尿肌功能可能受损的指征,如肛门括约肌松弛、会阴部感觉明显减退等;尿动力学检查提示低压-低流,无 BOO。

5. 膀胱局部病变引起的 OAB 症状　如急、慢性泌尿系特异性和非特异性感染,急、慢性前列腺炎,泌尿系肿瘤,膀胱结石,膀胱及前列腺手术后膀胱痉挛等。如尿常规发现有红细胞,应行细胞学、影像学及内镜检查除外泌尿系肿瘤及结石;如尿常规发现有红、白细胞,而尿培养阴性者,应查尿抗酸杆菌、IVU 等除外泌尿系结核。

【治疗方案】

OAB 的治疗大致有以下三种方法:行为治疗、药物治疗及难治性 OAB 的治疗。

1. 行为治疗:包括生活方式的改变、行为干预及物理治疗。生活方式的改变如减肥、戒烟以及控制饮食(减少液体、咖啡因、酒精的摄入)等,可以在一定程度上缓解症状。行为干预和物理治疗主要为膀胱训练、生物反馈辅助的盆底肌训练和盆底肌电刺激、经皮胫神经刺激疗法,可延长排尿间隔、增加膀胱容量,显著减轻症状,提高生活质量。

2. 药物治疗:主要目的是控制及缓解尿频、尿急及急迫性尿失禁等影响生活质量的症状。药物主要分为 M 受体拮抗剂和 β₃ 受体激动剂。前者包括托特罗定、索利那新等,后者为米拉贝隆。托特罗定常用剂量为 2～4 mg/d,分为速释型和缓释型;索利那新 5 mg/d,症状改善不满意可增至 10 mg/d;米拉贝隆 50 mg/d。一般用药 2～4 周后评估疗效,如果满意,建议持续用药 3 个月。对单一用药效果不佳的患者,联合 β₃ 受体激动剂比增加索利那新的剂量效果更佳。

3. 难治性 OAB 的治疗:难治性 OAB 患者指行为治疗失败,单用 M 受体拮抗剂等药物治疗 6～12 周后疗效未达到预期或无法耐受口服药物不良反应的 OAB 患者。对于这部分患者,可根据情况行骶神经调节、胫后神经刺激或者膀胱壁内注射肉毒杆菌毒素治疗等。除此之外,膀胱扩大术和尿流改道也可用于难治性 OAB 患者的治疗。

【评述】

膀胱过度活动症是一种患病率较高,以尿意急迫为特征的症候群。目前该病的病因及发病机制尚未完全明确,主要归纳为以下 4 种因素:① 与神经系统病变有关,如膀胱感觉神经末梢高敏感、脊髓反射兴奋性增加或者中枢神经系统下行抑制通路病变等,导致这种抑制作用消失,从而不能有效维持储尿期膀胱低压;② 逼尿肌平滑肌细胞的自发性收缩和肌细胞间冲动传递增强均可以诱发逼尿肌自主收缩,产生 OAB 症状;③ 与膀胱黏膜上皮中受体或其释放的神经递质变化有关;④ 膀胱组织沿着非运动区域存在局部微小收缩和伸展,这种局部逼尿肌微运动传播到膀胱壁,从而导致尿急。另外 OAB 的发生与高龄、膀胱出口梗阻、精神疾病等有关。诊断主要依靠病史及体格检查,结合实验室检查、尿动力学检查、影像学检查及膀胱镜检查等,DO 为其特征性改变,并应排除炎性刺激、神经源性、膀胱出口梗阻、膀胱内异物及精神因素等引起的 OAB 症状。治疗方法包括保守治疗和药物治疗,对于难治性 OAB 的患者可尝试外科干预,如骶神经调节、辣椒辣素膀胱灌注、膀胱壁内注射肉毒杆菌毒素、膀胱扩大术或尿流改道等。

(于洪波　石广东)

第九节　氯胺酮相关性膀胱功能障碍

【概述】

氯胺酮(keta mine,KET)是苯环己哌啶的衍生物,是一种 N-甲基-D-门冬氨酸受体拮抗剂。可作为小儿麻醉和其他麻醉的诱导剂,也可与其他全身或局部麻醉共同使用。同时,氯胺酮也是一种新型毒品,俗称"K 粉"。成瘾性使用氯胺酮会导致神经、精神及心血管系统损害,如心脏和呼吸频率增加,恶心、呕吐、抽搐、暂时性麻痹和幻觉等。同时,氯胺酮滥用也可导致泌尿系统损害,尤其以严重的下尿路症状为特征的氯胺酮相关性膀胱功能障碍(keta mine-associated bladder dysfunction),并且使用的时间、剂量以及频率与膀胱功能障碍的发生和程度相关。氯胺酮性膀胱炎(KC)在 2007 年由 Shahani 等报告。

【诊断依据】

1. 病史:氯胺酮滥用史,一般吸食史在半年以上,每周 2～3 次,每次量中位数为 0.6 g。

2. 临床表现:下尿路症状为主,包括尿频、尿急、尿痛、夜尿增多、急迫性尿失禁、耻骨上区疼痛、排尿困难以及血尿,并进行性加重。尤以尿频、尿急、夜尿增多最为明显,严重者 20 分钟一次,单次尿量 50 mL 左右。

3. 辅助检查

尿常规示红细胞、白细胞增多、尿氯胺酮检查阳性,尿培养(一),尿脱落细胞学检查(一),生化检查少数可见肌酐升高,部分有轻度肝功能损害。

B 超检查示膀胱壁轻度增厚、粗糙,双肾盂输尿管轻～中度扩张。CT 可见膀胱容量小、形态不规则,双肾盂输尿管扩张,输尿管壁增厚,肾显影延迟。

尿流动力学检查示膀胱容量小、尿流率下降、膀胱顺应性降低以及逼尿肌不稳定收缩。膀胱镜检查可见膀胱黏膜炎症、溃疡以及纤维化等改变,必要时可行活检。

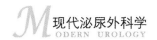
病理检查见膀胱上皮坏死脱落、黏膜下层肉芽组织形成、多种白细胞浸润、肌层增生、血管纤维素样坏死及钙化形成。

【鉴别诊断】

间质性膀胱炎 症状亦为尿频、尿痛、膀胱区隐痛,但膀胱镜下见多发点状出血灶,尤以充水后明显。活检示肥大细胞增多,无吸食氯胺酮史。

【治疗方案】

1. 戒断:是首要的治疗措施,必要时强制性戒断。一般戒断 1 年以后尿频、尿急等症状可改善。

2. 托特罗定、奥昔布宁等缓解尿频、尿急;非甾体类抗炎药和激素用于缓解疼痛。

3. 膀胱灌注扩张治疗:膀胱水扩张治疗后可改善症状和增加膀胱有效容积,也可以帮助确定膀胱容量减少的程度以及膀胱纤维化是否可逆。在扩张同时,可用透明质酸、硫酸软骨素、地塞米松、利多卡因等行膀胱灌注,可改善症状、增加膀胱容积。定期行膀胱灌注、扩张可以巩固疗效。

4. 肉毒素 A 膀胱肌层注射:一般 200u 膀胱肌层多点注射后可改善尿频、尿急、夜尿增多等症状,且可使膀胱容量增加。

5. 手术治疗:仅当功能性膀胱容量小于 100 mL,并且症状无法忍受,保守治疗 3 个月后迅速进展出现上尿路并发症时,可以选择手术治疗。肠道膀胱扩大术可有效缓解症状并预防肾功能损害。亦有报道经尿道用绿激光行膀胱网格状切开联合水扩张取得良好效果。

氯胺酮相关性膀胱功能障碍患者的临床分期及治疗。

	Ⅰ期(炎症刺激期)	Ⅱ期(初始膀胱纤维化期)	Ⅲ期(膀胱纤维化末期,膀胱挛缩期)
氯胺酮滥用史(年)	<2	2~4	>4
氯胺酮剂量(g/周)	<0.5	0.5~2	>2
肾功能(Cr,eGFR)	正常	正常	异常
肝功能(ALT,γ-GT)	正常	部分异常	异常
膀胱改变(膀胱壁增厚,顺应性降低)	否	是	是
输尿管壁改变(增厚,狭窄,扩张)	否	否	是
肾盂积水	否	否	是
排尿障碍或 GFR 降低	否	偶尔	是
保守治疗	有效	疗效有限	无效
治疗方法	强制戒断氯胺酮,饮食限制和膀胱训练,疼痛处理指导和药物治疗,包括抗生素,糖皮质激素,抗组胺药,抗胆碱能药和抗氧化剂	需膀胱内灌注,进行膀胱扩张。输尿管狭窄或肾积水伴有放射性同位素肾图异常的患者需留置双J管	药物治疗和膀胱扩张无效,进行扩大膀胱成形术或膀胱切除术伴尿流改道。输尿管狭窄或肾积水伴有放射性同位素肾图异常的患者需留置双J管

【评述】

长期吸食氯胺酮会导致氯胺酮相关性膀胱功能障碍。用氯胺酮胶体金法可在其尿液中检测到大量的氯胺酮及其代谢物(去甲氯胺酮和脱氢去甲氯胺酮)。氯胺酮及其活性代谢产物可引起明显的膀胱容量减少和严重的 LUTS 机制可能为:(1) 氯胺酮及其代谢物在尿路中的积累导致膀胱上皮屏障功能破坏;多种因子介导的炎症反应,如神经源性炎症、IgE 介导的炎症、NOS-NOS 介导的炎症等。(2)氯胺酮可能通过刺激异常的神经传递来诱导下尿路症状。持续接触氯胺酮可增强其对尿路的毒性作用,表现为进行性间质纤维化、膀胱顺应性降低、膀胱容量减小。氯胺酮终末期膀胱功能障碍的特征是高度纤维化导致膀胱挛缩,膀胱和上尿路炎症引起的肾积水和阻塞性肾病。目前的治疗还是经验性的,还缺乏成熟的治疗方案,手术干预是否是氯胺酮相关性膀胱炎导致严重膀胱纤维化的理想治疗方案仍需不断总结。

（周翔　张炜）

第十节　膀胱白斑病

【概述】

膀胱白斑病(leukoplakia of the bladder),也称为角化性鳞状上皮化生(keratinizing squamous metaplasia,KSM),临床较少见,发病率约万分之一,好发 50~70 岁左右女性。一般认为本病与长期慢性刺激如结石或感染有关,维生素 A 缺乏,遗传因素也是潜在的病因。感染因素中已证实与解脲支原体(UU)有关,而与衣原体(CT)无关。在慢性刺激作用下,膀胱移行上皮化生为鳞状上皮,表层细胞角化,并有角蛋白形成。膀胱白斑病可影响膀胱的任何部位,包括尿道前列腺部,但通常不影响输尿管口。

【诊断依据】

1. 临床表现:女性多见,以非特异性的下尿路刺激症状为主要表现,包括血尿、尿急、尿频、尿不尽。

2. 辅助检查:尿常规检查有时见有红细胞增多,尿培养、静脉尿路造影等辅助检查多正常。

3. 膀胱镜检查:在膀胱镜下见黏膜呈白色斑片绒毛状改变,凹凸不平,边界清楚,其上血管纹理明显减少。当把水注入膀胱内,可见大量脱落的上皮及角质蛋白碎片在水中游走而出现"雪暴"(snow storm)景象。斑块可以是离散的,也可以是成片的,多位于三角区和两侧壁。

4. 病理检查:镜下可见鳞状上皮化生、显著角化、棘皮层内陷、细胞不典型增生。病理可分三型:增生型;占绝大多数,鳞状上皮可达 10 余层,深层棘细胞增生,棘细胞钉突伸长,表层细胞角化异常活跃;萎缩型:较少见,其鳞状细胞仅 2~3 层,棘细胞减少,无钉突或钉突明显缩短,可与增生型同时存在;疣状型:此型更少,膀胱黏膜鳞状上皮棘细胞钉突延长,可见明显角化不全、角化过度。除了确诊外,病理检查还需要排除其他疾病,包括真菌性膀胱炎、碱性结痂、软化斑和淀粉样变。

【鉴别诊断】

1. 膀胱肿瘤　常有血尿,尿脱落细胞、静脉尿路造影及 CT 有助于诊断。膀胱镜检查及活检是确诊依据。

2. 腺性膀胱炎　与膀胱白斑临床症状相似,病理有助于诊断。

【治疗方案】

1. 去除诱因:去除诱因后部分患者的鳞状上皮化生可自发消退,如结石、异物的去除。

2. 手术治疗:目前多主张行膀胱镜下电切或电灼治疗,范围应达白斑边缘外 1.5 cm,深度达固有层,必要时达浅肌层。术后是否行膀胱灌注化疗目前无统一意见,总体意见为有明确诱因者如结石、异物等可不予灌注,但均应密切随访检查。对于广泛的鳞状上皮化生的患者不建议行膀胱切除术。

【评述】

膀胱黏膜白斑发病有上升趋势,临床表现以储尿期症状为主,确诊依据膀胱镜检查+活检。临床统计恶变率为 15%~20%,为了确保及早发现肿瘤,至少应每年进行一次膀胱镜检查和多点活检。治疗方法是经尿道病灶切除术,但应定期检查。对于广泛的鳞状上皮化生的患者不建议行膀胱切除术。

近年来也有研究指出,膀胱白斑并非癌前病变,仅仅是一种解剖变异,是胚胎发育期间异位的鳞状上皮导致的。同样,尿频、尿急、急迫性尿失禁、骨盆疼痛和尿红细胞增多是由于异位的上皮细胞不能充分适应酸性尿液环境造成的。因此,膀胱白斑病应与其他部位的黏膜白斑区别。

（周翔　张炜）

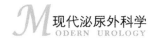
▶ 第十一节　尿失禁

【概述】

尿失禁(urinary incontinence,UI)定义为任何尿液不自主的流出,并由此给患者带来社会活动不便及个人卫生方面的麻烦。女性比男性更常见。女性人群的患病率约为 23%～45%。年龄、生育情况、盆腔脏器脱垂、肥胖、家族史、种族、吸烟均与尿失禁的发生有关。

尿失禁的病因多为:① 先天性疾患,如尿道上裂。② 创伤,如妇女生产时的创伤,骨盆骨折等。③ 手术,在成人为前列腺手术、尿道狭窄修补术;儿童为后尿道瓣膜手术等。④ 各种原因引起的神经源性膀胱。

尿失禁主要分为四种:① 完全性尿失禁:指严重的括约肌功能不全,在未增加腹压时亦不断流尿,即持续的昼夜性尿失禁,而且没有正常排尿。② 压力性尿失禁:是指由于咳嗽,打喷嚏,运动或其他增加腹腔内压力的活动而导致尿液突然流出。在这些活动中,腹腔内压力暂时超过尿道阻力,导致突然的少量尿液流出。压力性尿失禁在分娩或绝经后的女性中最常见,并且与阴道前壁支撑的丧失和骨盆组织的衰弱有关。在前列腺癌根治性手术后的男性中也观察到压力性尿失禁。③ 急迫性尿失禁:是指伴有强烈排尿感觉的漏尿。这种症状通常在膀胱炎,神经源性膀胱和膀胱出口梗阻伴继发性膀胱顺应性丧失的患者中观察到。④ 充盈性尿失禁:继发于尿潴留和高残余尿量患者。在这些患者中,膀胱会长期扩张,并且永远不会完全排空。膀胱过度充盈时,尿液会不自主流出,常常发生于晚上。

【诊断依据】

1. 病史:明确尿失禁发生的特征及伴随症状,是持续性还是突发性,有无诱因,昼夜出现有无规律,失禁的尿量,有无尿意,既往的手术史、分娩史、外伤、放疗、糖尿病、神经系统损伤、药物使用及家族史等。推荐完善排尿日记以及尿失禁相关调查问卷表。

2. 体检:女性应包括双合诊、直肠指诊和阴道镜检查,了解有无阴道膨出、直肠脱垂等;男性应检查膀胱、前列腺、肛门括约肌收缩情况及必要的神经系检查。

3. 辅助检查

(1)尿垫检查:用于定量测定 1 小时或 24 小时的漏尿量。尿湿的尿垫称重减去干重即为漏尿量。可用来评估尿失禁程度。1 小时尿垫试验:15 min 内饮 500 mL 无钠水,步行 30 min 后依次完成坐位站起 10 次、用力咳嗽 10 次、原地跑步 1 min、弯腰拾物 5 次、用力咳嗽 10 次、流水洗手 1 min 等动作。测尿垫重量变化进行尿失禁分级:轻度:≤1 g;中度:1 g<1 h 漏尿<10 g:重度:10 g≤1 h 漏尿<50 g;极重度:≥50 g。

(2)染料试验:有助于确认泄漏物为尿液而不是其他液体(如白带或腹膜液),并有助于尿路瘘管的诊断。

(3)尿常规:可提供有无血尿、脓尿、糖尿或蛋白尿等信息,帮助判断可能引起继发性尿失禁的疾病。

(4)血液检查:完善 PSA 检查,其余的血液检查应根据患者的病史和检查情况而定。如果患者是糖尿病患者,则需要进行肾功能和糖尿病相关检查。

(5)剩余尿:排尿量低意味着膀胱有效容量减少。如果没有剩余尿,可以排除充盈性尿失禁。可用导尿法或超声检查测量剩余尿。

(6)尿动力学检查:可在进一步的外科手术或治疗性操作之前确定基线膀胱容量、顺应性、感觉、稳定性和括约肌功能。膀胱内压力图可评估逼尿肌的稳定性:如逼尿肌无反射且合并感觉下降,则提示有神经源性尿失禁;漏尿点压和尿道压关系可反映括约肌功能。尿流率有助于显示患者排尿的流动模式和速度。

（7）Marshall-Bonney 试验：在行盆腔检查时要求患者在膀胱充盈时屏气或咳嗽，如果观察到有尿失禁，则用两手指从阴道轻轻抬高尿道两侧，重复该试验。如果尿失禁被矫正，则结果是阳性，说明为压力性尿失禁，可以施行尿道固定术或尿道悬吊术。

（8）膀胱镜检查：可明确患者有无膀胱颈梗阻，膀胱肿瘤以及膀胱阴道瘘，对于评估可能导致患者症状的膀胱内或尿道内状况非常重要。出现尿急、血尿或其他刺激性症状的患者中应考虑使用膀胱镜检查，特别是曾经接受过尿失禁手术、骨盆放疗或盆腔脏器脱垂修复手术者。

（9）超声：明确有无上尿路积水，了解膀胱容量以及残余尿量。

（10）静脉尿路造影：用于诊断有无上尿路积水以及重复肾、重复输尿管，以及确定输尿管异位开口位置。排尿性膀胱尿道造影对压力性尿失禁和有无膀胱瘘等有重要诊断价值。

（11）增强 CT 以及三维重建：用于诊断重复肾、重复输尿管以及输尿管异位开口的位置。

【鉴别诊断】

1. 遗尿症　是指儿童熟睡时，因逼尿肌不自主收缩造成的尿床现象。婴儿建立起正常的排尿控制机制，其神经系统需要一定的发育时间，如果 5 岁以后仍有尿床者，可考虑遗尿症的诊断。但白天为正常排尿。

2. 输尿管异位开口　女性输尿管异位开口时，除正常的尿道排尿外，还可发现尿道以外其他部位漏尿处，IVU 等检查可见泌尿系统有畸形。

【治疗方案】

1. 非手术治疗：

（1）生活方式干预：减肥，戒烟，进行体育锻炼以及调节饮食。

（2）盆底肌训练：可用于预防以及治疗压力性尿失禁。

（3）膀胱训练：训练内容包括定时排尿和延迟排尿。一般采取日间每 2 小时排尿一次，夜间每 4 小时排尿一次，每次排尿量＜350 mL，可根据患者的实际情况进行调整。

（3）生物反馈、电刺激治疗以及磁刺激治疗等。

2. 药物治疗：

（1）杜洛西汀：突触前神经递质、5-羟色胺（5-HT）和去甲肾上腺素（NE）再摄取抑制剂，通过提高尿道括约肌的静息张力和收缩强度发挥作用。口服 40 mg，每日 2 次，疗程至少 3 个月。推荐用于压力性尿失禁患者。副作用常见为恶心和呕吐，也可见口干、便秘、乏力、头晕、失眠等。

（2）雌激素：可以改善绝经后妇女压力性尿失禁，改善尿道黏膜、尿道旁结缔组织功能以及盆底肌肉的张力，提高尿道闭合能力。有口服和阴道栓剂两种，倍美力片剂，0.3～1.25 mg，口服，或栓剂阴道给药；雌二醇 1 mg，每天 3 次。雌激素阴道局部使用，配合盆底肌训练以及选择性 α_1-受体激动剂可以增强疗效。因有报道长期雌激素治疗有增加子内膜癌和栓塞性疾病的危险，故患者应服用最低有效剂量，治疗期间应每 3～6 个月检查一次有无阴道出血。

（3）选择性 α_1-肾上腺素受体激动剂：可以选择性激活膀胱颈以及后尿道的 α_1-肾上腺素受体，促进平滑肌收缩、尿道阻力增加。盐酸米多君，口服 2.5 mg，每日 3 次。副作用较大，不推荐长期服用治疗女性压力性尿失禁。禁用于严重器质性心脏病、急性肾病、嗜铬细胞瘤或甲状腺功能亢进的患者，对于高血压患者不建议使用。

（4）M 受体阻滞剂　推荐用于急迫性尿失禁，尤其是膀胱过度活动症。常用药物包括：托特罗定、索利那新、丙哌维林等。副作用包括：口干、便秘、视物模糊、疲劳以及认知功能障碍。

（5）β3 肾上腺素能受体激动剂：推荐用于非神经源性急迫性尿失禁，副作用较少。常用药有米拉贝隆，禁用于不能控制的高血压患者。

3. 尿道填充剂注射治疗：对尿道支持组织完好的女性压力性尿失禁患者，可采用膀胱颈口黏膜下

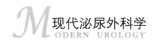

注射治疗。前列腺切除术后尿失禁的男性患者也可应用。常用材料有硅胶粒、聚四氟乙烯和碳包裹的锆珠等。此种术式的优点为创伤小，不易引起严重并发症，可多次重复注射。缺点为疗效有限。

4. 膀胱灌注：灌注的药物包括辣椒辣素、超强辣素等。可用于治疗顽固性膀胱过度活动症。

5. A 型肉毒素膀胱壁注射治疗（BTX-A）：主要用于膀胱过度活动症以及难治性急迫性尿失禁的治疗。常见并发症包括下尿路感染、尿潴留以及残余尿量增加，全身瘫痪和呼吸衰竭可见于急性肉毒素中毒患者，

6. 神经调节：包括骶神经电刺激和胫后神经刺激术，可用于急迫性尿失禁的治疗。国外研究显示出良好的治疗效果。

7. 手术治疗：对于非手术治疗以及药物治疗效果不满意者，可考虑手术治疗。

① 尿道中段吊带术　推荐用于女性压力性尿失禁的治疗。高度推荐耻骨后尿道中段吊带术，经闭孔尿道中段吊带术。耻骨后尿道中段吊带手术治愈率为 71%～97%，经闭孔为 62%～98%，1 年主观以及客观治愈率相近。耻骨后尿道中段吊带术的并发症包括：膀胱穿孔，出血，排尿困难，和尿道损伤等。经闭孔吊带术虽然避免了膀胱以及髂血管损伤，但增加了阴道损伤的风险。

② 膀胱颈吊带术：吊带壁可固定于耻骨或 Copper 韧带，也可固定于腹直筋膜（阴道吊带），将膀胱颈吊带置于近端尿道和膀胱颈水平的尿道下方。

③ Marshall-Marchetti-Kratz 手术：插入气囊导尿管，分离耻骨后间隙，清除尿道两旁的脂肪组织，显露盆内筋膜，用不吸收线贯穿盆内筋膜和阴道前壁，但不穿透黏膜，分别于膀胱颈下方 1 cm、膀胱颈和膀胱颈上方 1 cm 水平各缝一针，再穿过耻骨骨膜缝合并打结，必要时可于膀胱颈下方 1 cm 处远侧再缝一针。这样尿道和膀胱颈向耻骨方向抬高。手术成功率约 85%，很少引起出口梗阻。主要缺点是不能修补并存的膀胱膨出和尿道膨出，主要并发症是耻骨炎。

④ 膀胱横断术：适用于急迫性尿失禁，以 Mundy 改良术为好，术中仅作背侧输尿管间嵴上横切，向背外侧伸展至输尿管开口外侧 1～2 cm，呈部分膀胱横断术。

⑤ 膀胱扩大术：顽固性逼尿肌过度活动，低顺应性膀胱，膀胱容量降低且危害上尿路功能，可用膀胱扩大术治疗。手术目的是建立一个有顺应性的低压力的贮尿池，可采用自体膀胱扩大术，回肠或乙状结肠扩大膀胱扩大术以增加膀胱容量，降低膀胱内压。

⑥ 人工括约肌植入术：男女均可使用，主要用于无法用自身材料矫治及其他尿失禁手术失败者。存在问题为机械故障和感染，总体成功率可达 95%。

8. 对无法修复重建的尿失禁患者，可关闭膀胱颈口，行耻骨上膀胱造瘘术。

【评述】

尿失禁病因复杂，但归根结底为括约肌松弛或功能丧失，逼尿肌功能亢进或逼尿肌、括约肌二者不协调造成。治疗应针对病因采取相应措施。对于女性尿失禁的治疗，盆底重建的最终目标是恢复阴道、膀胱和周围结构的正常解剖结构和功能。男性的尿失禁与许多情况有关，大多为先天性畸形、创伤、手术导致，应针对不同病因采取不同的治疗方法。

（周翔　张炜）

第十二节　尿道直肠瘘

【概述】

尿道直肠瘘（rectourethral fistula，RUF）属罕见泌尿系统疾病，目前尚无尿道直肠瘘的大规模流行病学调查，新生儿该病发病率低于 1/10 万。尿道直肠瘘的病因主要分为：先天性：可并发先天性肛门畸形、肛门闭锁或巨结肠；外伤性：常由骨盆骨折造成，多数并发尿道狭窄，偶由枪弹伤、锐器伤等引

起;医源性:包括前列腺癌根治术、经尿道前列腺电切术或前列腺癌放疗、冷冻治疗等造成的损伤;另炎症及肿瘤浸润因素也可引起尿道直肠瘘,如克罗恩病。

先天性尿道直肠瘘分两型。一型为尿道直肠瘘并发肛门直肠闭锁,男性表现为尿道直肠瘘;女性表现为尿道阴道瘘或尿道阴道直肠瘘,无肛门,大便由尿道排出。二型为 H 形后尿道直肠瘘,后尿道与直肠之间有瘘道而肛门直肠正常,后尿道、瘘管、直肠呈 H 状排列。后天性尿道直肠瘘(Acquired rectourethral fistula,RUF)较多见,主要由外伤(如骨盆骨折)、感染(如结核、克罗恩病、前列腺脓肿破溃等)、恶性肿瘤、医源性损伤(耻骨后根治性前列腺切除术)、尿道直肠瘘手术后复发等原因造成。

【诊断依据】

1. 病史:小儿尿道直肠瘘多为先天性,且几乎均为男孩,此类患儿常存在无肛症(肛门闭锁),可以通过膀胱尿道造影确诊。成人尿道直肠瘘多为医源性或外伤性。

2. 症状:除气尿、粪尿,经肛门排尿或漏尿外,常有尿路感染,高热、恶心、呕吐等。排尿时尿道排气、尿液混浊、混有粪便,一般考虑为一型尿道直肠瘘;除上述症状外,也有尿道不排尿,尿由肛门排出,呈水样便,应怀疑为二型尿道直肠瘘。

3. 检查

(1) 内镜检查:尿道膀胱镜和肛门直肠镜检查:能直视下观察瘘口,了解周围组织的状况,对修复方式及入路选择提供直接依据。当肠道侧的瘘口不清楚时,还可以借助"亚甲蓝"等有色试剂使瘘口的探查更清晰。对有盆腔恶性肿瘤史者可行瘘管活检以评估瘘管性质。

(2) 尿流率检查,能了解排尿状况,评价是否存在尿道狭窄,并记录排尿量和漏尿量等。

(3) 影像学检查

① B 超检查:可初步评价泌尿系统的情况,了解有无残余尿、肾积水等。

② 排泄性膀胱尿道造影和逆行尿道造影:可见造影剂进入直肠,明确尿道直肠瘘的位置和大小,有助于尿道直肠瘘的分型。

③ CT 和 MRI 检查:在复杂性尿道直肠瘘患者中,有助于了解病变区域相关结构的具体位置、瘘口大小、周围浸润情况及有无其他泌尿系畸形等。

【治疗方案】

(1) 非手术治疗

非手术治疗包括低渣饮食、导尿、尿流改道(耻骨上膀胱造瘘或肾造瘘)、粪便改道手术(回肠造瘘、结肠造口等)。非手术治疗周期一般为 12 周,如超过该时间治疗未愈合,则建议手术治疗。肛门闭锁小儿伴尿道直肠瘘的第一步治疗常是结肠造口解除肠阻塞,1 岁左右再行肛管成形术,若此时仍存在尿道瘘则一并修补。

(2) 外科治疗

外科治疗的目的是消除瘘管,恢复正常排便、排尿功能。手术方式选择应考虑以下 5 点因素:① 瘘管直径是否大于 1 cm;② 瘘管是否由放疗或消融治疗所致;③ 是否合并有尿道狭窄;④ 是否伴有盆腔感染、脓肿等;⑤ 临床症状是否严重。当无上述几项时,考虑单纯性尿道直肠瘘,可试行非手术治疗。当存在上述一项或多项时,考虑为复杂性尿道直肠瘘,非手术治疗 6 个月后再行手术,手术成功后至少 3 个月,才考虑关闭改道的粪便通路。当诊断为复杂性尿道直肠瘘时,应首选经会阴入路的修复术;单纯性尿道直肠瘘非手术治疗失败的病例,可选用 York-Mason 术式。

目前临床中应用较多的术式主要是以下 4 种,频率从高到低分别是经会阴路径、经括约肌路径、经腹路径、经肛门路径。非放疗和消融治疗引起的尿道直肠瘘手术,主要采取经会阴路径和经括约肌路径,放射和消融治疗引起的尿道直肠瘘主要采取经腹路径。在任何手术前均应纠正贫血和营养不良、控制高血压、心脏病、糖尿病,积极治疗局部炎症和泌尿道感染,并做好术前肠道准备。

① 经会阴路径:该入路被广泛应用于简单和复杂的尿道直肠瘘,该术式的优点为可充分暴露尿道

和直肠,瘘口周围可填充各种组织瓣,对于合并尿道球部至尿道前列腺部狭窄患者可同时行尿道重建,该路径尿道直肠瘘修复常用的组织瓣包括股薄肌、阴囊肉膜、阴囊带蒂筋膜瓣、肛提肌。其中股薄肌使用频率最高。

② 经括约肌路径即 Yorke-Mason 术式,适用于无尿道狭窄、高位小瘘患者。该术式的优点是手术空间大,创伤小,逐层分离并关闭肛门括约肌可有效减少术后并发症,手术成功率高。缺点是该术式不能充分暴露球部和膜部尿道,不能进行尿道重建。此外该术式只能使用瘘口附近直肠的组织瓣覆盖瘘口,不能取带蒂组织填塞于直肠和尿道间,所以对于放射和消融治疗引起的尿道直肠瘘此种术式使用受限。

③ 经腹路径:主要应用于放疗引起的、需要广泛切除瘘管周围组织和长期尿粪改道的复杂尿道直肠瘘以及合并膀胱直肠瘘等。该术式优点是能提供充足的大网膜填充物;缺点是并发症较多,需要较长的恢复期,不能很好地暴露盆腔组织,手术视野有限。

④ 经肛门路径:适用于低位小瘘患者,优势是手术创伤较小,无须组织瓣修复及结肠造瘘,缺点是适用范围局限。经肛门路径包括经肛门内镜手术、机器人辅助经肛门尿道直肠瘘修补术等。研究报道经肛门路径手术治疗成功率可达 80%～100%。

(3) 其他治疗

① 纤维蛋白胶封闭治疗:纤维蛋白胶目前在临床已用于封闭一些单纯的简单瘘管,如肠外瘘、肠吻合口瘘、肛瘘等,并取得不错的临床效果。蛋白胶对尿道直肠瘘的治疗作用,尚缺乏经验。有研究尝试蛋白胶注射配合黏膜的缝合或钳夹获得成功。

② 电灼治疗:内镜下对尿道直肠瘘的瘘管进行电凝治疗,效果极为有限。在已有肠造口的患者中,若患者的排尿通畅,瘘管纤细,可考虑尝试对瘘管进行搔刮和电灼治疗,并留置导尿管 2～4 周。

【评述】

尿道直肠瘘是人体两个排泄系统的非正常相通,是临床上非常棘手的问题之一。原发性尿道直肠瘘多为先天性畸形,后天性尿道直肠瘘多继发于各种损伤、手术、放疗等。诊断一般不难,但治疗往往需分期有序进行,手术关键是彻底切除瘘管瘢痕、封闭瘘口,必要时转移带蒂组织填塞。对无法两全其美者,应慎重评估取其一,即让一个系统恢复正常排泄,另一系统作转流,后期再酌情处理。

(刘威　朱清毅)

第十三节　遗尿症

【概述】

遗尿症(nocturnal enuresis,NE)是指不能从睡眠中醒来而发生的无意识排尿行为。遗尿在婴幼儿中是自然现象,1～2 岁的婴儿已经知道要排尿,3 岁的幼童可以控制排尿。5 岁以后每周至少出现 2 次尿床、持续 3 个月以上者则可诊断为遗尿症。大约 5%～10% 的 7 岁孩童,5% 的 10 岁孩童每周会经历 3 次遗尿症状。遗尿根据遗尿的时间分布可分为夜间遗尿和白天遗尿,但均应在睡眠中发生,一般遗尿症以夜间遗尿为多。对夜间遗尿程度判断标准为:每周 2～3 个夜晚尿床属于轻度,4～6 个夜晚尿床属于中度,7 个夜晚均尿床属于重度遗尿。还可以根据是否有白天的下尿路症状(LUTS)可分为单症状(monosymptomatic)或非单症状(non-monosymptomatic)两类,单症状遗尿症是指在孩童时期无下尿路症状(LUTS)且没有膀胱功能障碍史的遗尿症,单症状遗尿症还可细分可分为原发性(primary enuresis)和继发性(secondary enuresis)两类。原发性遗尿是指患者夜间一直出现遗尿症状,继发性遗尿是指在至少 6 个月正常后出现的遗尿症状。而非单症状遗尿症是指有任何白天下尿路症状的遗尿症。遗尿症的发生是单个因素或多种因素共同作用的结果。

1. 遗传因素：遗尿症有明显遗传倾向，最常见是以常染色体显性遗传方式，相关基因定位在8号、10号、13号和22号染色体上。统计表明双亲遗尿、单亲遗尿、无遗尿者后代遗尿发生率分别为77%、44%、15%。

2. 发育迟缓：部分患儿由于大脑唤醒中枢发育迟缓，导致排尿模式仍由低级中枢反射完成，这种患儿往往有其他发育迟缓现象。部分儿童垂体和丘脑发育滞后，随年龄增长和发育完善，发育延迟的遗尿症患者可获改善。

3. 夜间尿量增多：晚餐及睡前摄入水分过多，肾小管重吸收功能紊乱及抗利尿激素夜间分泌减少可导致夜间尿量增多。这种功能性膀胱容量减少与夜间尿量不相匹配是发生遗尿的又一重要原因。

4. 尿动力学因素：1/3～1/2患儿在尿动力学检查时发现夜间膀胱功能极度活跃，膀胱自主收缩频繁且收缩幅度大，这种不稳定膀胱导致患儿功能性膀胱容量进一步缩小，从而造成遗尿。

5. 继发于泌尿系统感染或梗阻：如后尿道瓣膜病和环状尿道狭窄等。

6. 功能性膀胱容量减少：大约占遗尿症患儿的50%，他们白天尿量正常，夜间膀胱有效容量减少，可能与膀胱感受器敏感度增高及大脑抑制能力发育不全有关。此类患儿往往使用胆碱能受体阻滞剂有效。

7. 心理因素：此类患儿中有较高的情绪不稳定性，调查显示20%～30%的遗尿症患儿至少有一种心理/精神障碍，最常见的是注意力不集中和多动症。

目前一般认为遗尿症的发病可能是膀胱逼尿肌与括约肌之间神经调节功能不平衡造成，也可能与膀胱括约肌发育不全或麻痹有关。当膀胱括约肌阻力无法承受逼尿肌的收缩力时可出现遗尿现象。内分泌失调也是遗尿症的潜在病因之一，例如颅内肿瘤引起的尿崩症。另有新的研究发现遗尿症和阻塞性气道疾病之间有一定联系，遗尿症在气道手术（主要是扁桃体手术）后的治愈率高达50%或更高。

【诊断依据】

1. 病史：任何睡眠中的无意识排尿，包括白天睡眠和夜间睡眠状态下的无意识排尿。根据患儿年龄大小、尿量多少和排尿的昼夜习惯并结合患儿遗尿的家族史情况、个体发育、尿路感染等，同时应该注意区分遗尿症的类型为单症状或非单症状。可将患者可分为三组：①无症状的夜间遗尿，不必再进行进一步检查。②有感染或明显的神经病变，则需要进一步检查，以明确病因。③无感染及神经症状，也无其他排尿异常，应排除解剖问题。

2. 体格检查：有无包皮过长、尿道口狭窄、包茎、包皮龟头炎。肛门有无畸形以及有无脊柱裂、潜毛窦等。

3. 排尿日记：可评估患儿的单次最大排尿量和是否存在夜间多尿，为制定治疗方案提供依据。

4. 实验室检查：尿常规检查一般无异常。

5. 影像学检查：膀胱尿道造影、B超、IVU一般无异常发现。应注意腹部平片有无脊柱裂的存在。

6. 尿流动力学检查：可较准确的评估膀胱逼尿肌和尿道括约肌的功能。

【鉴别诊断】

1. 尿失禁　是指尿液无法控制、不随主观意志地随意流出，通常白天和夜间无明显区别，而遗尿症是有白天和夜晚差异的。

2. 输尿管异位开口　女性输尿管异位开口时，除正常的尿道排尿外，还可发现尿道以外其他部位漏尿，IVU等检查可见泌尿系统有畸形。

【治疗方案】

1. 对单纯性遗尿症患儿，小于5岁有自愈可能，故不主张治疗。一般建议从6～7岁开始治疗。

2. 单一症状遗尿：主要方法是给予去氨加压素和使用报警系统，国际尿失禁委员会（ICI）对这两

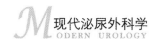
种方法的推荐级别均为 1 级 A 级。去氢加压素有三种剂型：口服片剂 200～400 mg，每晚 1 次；喷鼻剂 20～80 mg，每晚 1 次；舌下含剂 60～240 mg，每晚 1 次。不良反应少且轻微。简单有效的方法还有控制液体的摄入，调整饮食时间和结构，正常排尿、排便习惯的训练等。

3. 无症状性遗尿：首先要先解决白天的遗尿和相关便秘问题。如果对功能性排尿功能障碍治疗和诊断有疑惑，可以采用治疗性尿流-肌电图/生物反馈治疗。如果孩子能够做出反应，可以通过膀胱训练来提高自我意识，并且以训练他们学会的方式控制自己的排尿冲动。

4. 难治性遗尿：要仔细鉴别病因，鉴别诊断必须通过重复诊断试验排除，如有必要，还可以通过侵入性尿动力学、MRI 和膀胱镜检查排除神经源性膀胱问题或膀胱梗阻的潜在原因。

5. 药物治疗：胆碱能受体阻滞剂有松弛膀胱平滑肌的作用，对逼尿肌不稳定性遗尿症效果较好：其中有索利那新、托特罗定、奥昔布宁等。推荐托特罗定 1 mg，每日 2 次，连服 2 月后改 1 mg，每日 1 次，连服 1 月。丙咪嗪可降低逼尿肌兴奋性，增加膀胱容量，兴奋尿道近端 α-受体增加尿道压，并能改善睡眠唤醒；推荐剂量为 6～12 岁 25～50 mg，睡前口服，2～3 月后减量。丙胺太林：可松弛逼尿肌，减少无抑制收缩。25～75 mg 睡前口服或 15 mg 每日 3 次，不良反应是口干、恶心。

6. 中医药：常用且有效者为缩泉丸，补中益气丸，金匮肾气丸及其他方剂辩证加减。另针灸有效率可达 90%。

7. 手术治疗：会阴体结扎术适用于原发性单一症状性夜间遗尿症，本术式通过提高唤醒能力而发挥良好效果。

【评述】

遗尿是一种常见的儿童疾病，也是一种特殊类型的尿失禁，随年龄的增长和神经系统的发育，患儿通过逐步建立起正常的排尿控尿机制而逐渐减少，但不能低估它给患儿带来的负面影响，如果这种情况在年龄较大时仍然存在，除了对患儿的自尊产生负面影响外，还可能影响患儿在学校的表现和父母的生活质量。在遗尿症的诊断中，尿动力学起着重要作用，可以及时发现病因。目前的治疗方法主要是针对性的行为和药物干预。除了一线药物去氢加压素和胆碱能受体阻滞剂治疗外，心理治疗也很重要，父母应避免歧视、辱骂、体罚等做法，多鼓励、安慰孩童，缓解孩童焦虑。治疗期间，晚饭后应控制饮水，睡前 2～3 小时减少高蛋白和液体乳制品的摄入，睡前排空膀胱，摸清遗尿规律，晚上定时唤醒患儿排尿，逐步提高其对排尿的控制能力。

（周轩　宋宁宏）

第十四节　精索静脉曲张

【概述】

精索静脉曲张（varicocele，VC）是指精索静脉回流受阻或静脉瓣功能不全，血液反流导致精索内蔓状静脉丛的异常延长、扩张和迂曲。精索静脉曲张可导致部分男性睾丸萎缩，精子产生受损，睾丸间质细胞功能下降等，是男性不育的重要原因。本病多见于青壮年，大约 15% 的健康男性存在精索静脉曲张，在原发性男性不育中的发病率占 35%，继发性男性不育中占 75%，单侧多见，90% 以上的精索静脉曲张发生在左侧，这是因为左精索内静脉比右侧长 8～10 cm，且呈直角注入左肾静脉使静脉回流阻力增大，同时左肾静脉通过主动脉和肠系膜上动脉之间，而它的下段位于乙状结肠后面，使其容易受到压迫，造成静脉回流障碍导致静脉曲张。正常人静脉中有瓣膜防止血液逆流，如瓣膜发育不全，静脉丛管壁的平滑肌或弹力纤维薄弱，也会导致血液回流受阻，造成精索静脉曲张。

本病可分为原发性和继发性两类，继发性精索静脉曲张可由于肾肿瘤、肾积水、异位血管压迫肾静脉、腹膜后肿瘤等压迫精索内静脉导致回流障碍所致。

【诊断依据】

1. 病史：患者可有男性不育史，久站后患侧阴囊坠胀感、隐痛、向同侧会阴部和腹股沟处放射。行走、站立过久则症状加重，平卧后症状可缓解或消失。症状严重者可有头痛、乏力、神经过敏以及性功能障碍。

2. 体格检查

检查应在阴囊松弛状态下进行。病人取仰卧位和站立位，先目测阴囊，观察阴囊松弛状况及浅表静脉曲张与否，然后触诊并进行 Valsalva 试验，并注意双侧睾丸的大小、质地。根据精索静脉曲张的程度，可分为四度：① 亚临床级：体格检查时无法发现，超声检查可发现；② Ⅰ度：站立时看不到曲张的静脉，但可扪及精索蚓蚓状的曲张静脉，平卧时曲张静脉消失，Valsalva 试验可加重，附睾旁静脉正常。③ Ⅱ度：站立时即可看到精索周围及附睾旁的曲张的静脉，触诊也可扪及曲张静脉。平卧时曲张逐渐消失。④ Ⅲ度：无需 Valsalva 试验即可发现精索、附睾以及阴囊均有明显的曲张静脉，阴囊皮肤可见曲张的静脉与大腿内侧静脉交通。平卧后曲张的静脉消失缓慢，有时需挤压后方可大部分或全部消失。

3. 实验室检查：精液分析见少弱精子症、畸形精子数目增加、精子 DNA 完整率受损造成精子碎片指数增加、a-葡糖苷酶活性降低，而精浆果糖、酸性磷酸酶无明显影响。

4. 影像学检查：多普勒超声检查、放射性核素^{99m}锝阴囊显像、精索内静脉造影等检查可帮助诊断。

5. 彩超检查：彩超检查时，Valsalva 动作（乏氏动作）期间站立位检测是阴囊检查的最好条件，静脉直径最优检测位点是附睾头。

体检结合超声检查将精索静脉曲张分为四级：亚临床型：站立时看不到曲张的静脉，临床触诊阴性，而超声检查精索静脉内有血液反流，精索静脉的最大内径（DR）1.8～2.1 mm，但无反流，在乏氏动作时有反流，反流时间 1～2 秒；临床型精索静脉曲张Ⅰ级：站立时看不到曲张的静脉，临床触诊阳性，且超声检查 DR 2.2～2.7 mm，在 Valsalva 动作时有反流，反流时间 2～4 秒；Ⅱ级，站立时可看到曲张的精索静脉，临床触诊阳性，且超声检查 DR 2.8～3.1 mm，在 Valsalva 动作时有反流，反流时间 4～6秒；Ⅲ级：站立时可看到精索、附睾及阴囊壁有曲张的静脉，临床触诊阳性，且超声检查 DR≥3.1 mm，在 Valsalva 动作时有反流，反流时间≥6 秒。

【鉴别诊断】

1. 急性附睾炎、精索炎　发病急，患侧阴囊肿胀、疼痛。患者附睾增大，精索增粗，触痛明显，严重时阴囊皮肤红肿，伴有全身不适，B 超可协助诊断。

2. 继发性精索静脉曲张　又称症状性精索静脉曲张，平卧后精索静脉曲张不消失，可找到引起本病的原因，继发性疾病如肾癌伴左肾静脉栓塞等。

【治疗方案】

根据精索静脉曲张的程度和对睾丸生精功能的影响决定。

1. 轻度精索静脉曲张，无症状者不需治疗，定期复查。

2. 症状不严重者，用非手术治疗。

（1）穿紧身内裤或使用阴囊托，但应透气性好。

（2）局部冷敷。

（3）减少性生活次数，以减少睾丸充血。

3. 药物治疗：迈之灵、地奥司明等口服以改善静脉及淋巴回流。

4. 手术治疗：显微镜下精索静脉曲张高位结扎术是治疗精索静脉曲张的金标准。目前公认的手术指征为：① 精液分析异常伴男性不育者；② 患侧睾丸体积比对侧小 2 mL 或 20％以上；③ 双侧精索静脉曲张；④ 患侧阴囊坠胀不适症状明显者。

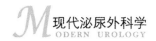
手术方法有：

（1）开放手术：根据手术部位进入方式，可以分为腹膜后入路、腹股沟入路。手术创伤小，适合在基层医院开展。

（2）腹腔镜下手术：腹腔镜下精索内静脉高位结扎术是一种微创手术，疗效良好、恢复快。但术中精索内动脉、精索内静脉及淋巴管分离困难，有误伤精索内动脉及淋巴管可能，不能处理精索外静脉；且为经腹腔手术，对胃肠道功能产生一定影响是其不足。现有单孔腹腔镜手术和腹膜外径路精索内静脉高位结扎术，疗效相当。

（3）精索内静脉栓塞术：介入放射学科的发展为精索静脉曲张的治疗提供了不同思路，使用精索内静脉栓塞或注入硬化剂的方法已经被欧美国家采用，双侧精索静脉曲张疗效不如单侧且复发率较高。但在静脉造影指示下对复发性精索静脉曲张的治疗上精索内静脉栓塞术得到认可。

（4）显微镜下精索静脉曲张切除术（microsurgical varicocelectomy）：1983 年 Wosnitzer 首先尝试在放大镜下进行精索静脉曲张的操作；1992 年 Beck 首次报道显微镜下精索静脉曲张结扎术治疗精索静脉曲张。其优点是：可精准结扎精索内静脉和精索外静脉，同时可保留睾丸动脉及淋巴管；复发率低。缺点是需手术显微镜且手术时间长。为克服无手术显微镜困难，不少单位开展了放大镜下精索静脉高位结扎术，取得了同样的效果。

【评述】

精索静脉曲张是男性不育症最常见的原因之一，精索静脉曲张引起的不育症约占 15%。其原因为① 静脉回流受阻，导致睾丸、附睾微循环障碍；② 阴囊温度升高，影响生精功能；③ 肾和肾上腺代谢产物及血管活性物质反流对睾丸、附睾的毒性作用；④ 睾丸静脉压升高，血睾屏障破坏，精子进入血循环产生抗精子抗体，影响精子活力；⑤ 睾丸萎缩导致睾酮产生减少，影响精子发生。诊断据症状、体检和 B 超检查，符合手术指征者宜行精索静脉高位结扎术，其中显微镜下精索静脉曲张切除术为金标准，腹腔镜下精索内静脉高位结扎有良好效果，但腹腔镜下集束结扎精索内静脉造成睾丸动脉损害虽不会引起睾丸萎缩，但会对睾丸生精功能产生影响，因此，对未育成年男性及青少年患者应尽可能在术中保留睾丸动脉，或者行显微镜下、放大镜下手术，以避免影响生精功能。术后精液质量改善率可达 60%~80%。年龄愈大、病程愈长则睾丸损害愈大。术前精子数目大于 1 000 万/mL 时，术后精液改善率和妊娠率均高于精子数目小于 1 000 万/mL 者，无精子症者术后恢复生育能力的可能性极小。

Paloma 术后复发率 14.97%，血管栓塞术后复发率为 12.7%，腹腔镜下精索内静脉高位结扎术后复发率为 4.3%，而显微镜下精索静脉曲张切除术后复发率为 1.05%。复发的原因为精索内静脉分支结扎不全或遗漏；血管痉挛变细或细小分支遗漏结扎；精索内静脉栓塞术后或结扎术后未切断而复通，静脉吻合支的建立和反流，如蔓状静脉丛汇入髂静脉或膀胱前列腺周围静脉支等。青少年精索静脉曲张的治疗仍可能有过度治疗的风险，因大多数患有精索静脉曲张的男性在以后的生活中不会有生育问题。目前，最被认可接受治疗的适应证是继发于精索静脉曲张的睾丸缩小和精子质量下降。虽然精索静脉曲张在未经治疗的情况下可以进展，并对睾丸功能造成不可逆的损害，但对于何时开始治疗尚无明确的标准。在青少年，腹腔镜下精索静脉曲张切除术是最常用的手术方法，然而，仍然存在争议的是确定哪些人群应该治疗，什么时候治疗，以及如何治疗。对于成人精索静脉曲张，当不育患者有明显的精索静脉曲张和精液参数受损时，精索静脉曲张高位结扎似乎是一个很好的选择。然而，也有一部分病人对治疗没有反应。因此，需要进一步的研究来确定分子标记物，以帮助选择可能从治疗中受益的患者。近年来治疗手段不断改进，腹腔镜下微创手术不断推广采用，而显微镜下精索静脉曲张切除术现公认为本病手术治疗的金标准。

（周轩　宋宁宏）

第十五节 鞘膜积液

【概述】

鞘膜积液(hydrocele)是鞘膜脏层和壁层之间液体增多所形成的囊性病变,多由先天性因素和后天性因素引起,可发生于任何年龄,在足月男性新生儿的发病率约6%。在大多数患者中,鞘膜积液是后天获得的。鞘膜积液的发病机制被认为是液体正常产生和重吸收过程中的不平衡。鞘膜积液的类型与鞘状突是否闭锁有密切关系,按鞘膜积液所在部位分为:睾丸鞘膜积液、精索鞘膜积液、睾丸精索鞘膜积液(婴儿型鞘膜积液)、交通性鞘膜积液(先天性鞘膜积液)。鞘膜积液可导致睾丸功能损害,造成精子生成受损,从而造成男性不育,有时还可并发疝或睾丸下降不全等异常。

【诊断依据】

1. 症状:阴囊内有囊性肿块,呈慢性无痛性逐渐增大。积液量少时无不适,积液量多时才感到阴囊下坠、胀痛或牵扯感。巨大鞘膜积液可致阴茎内陷,影响行动、排尿及性生活。

2. 体检:睾丸鞘膜积液呈球形或卵圆形,表面光滑,有弹性和囊样感、无压痛,触不到睾丸和附睾。精索囊肿常位于腹股沟或睾丸上方,积液的鞘膜囊与睾丸有明显分界,牵扯精索随之下移。

睾丸精索鞘膜积液时阴囊有梨形肿物,睾丸亦触不清。

交通性鞘膜积液,站立位时阴囊肿大,卧位时积液流入腹腔,鞘膜囊缩小或消失,睾丸可触及。

3. 透光试验:一般多为阳性,若积液为脓性、血性或乳糜性,则透光试验阴性。

4. B超检查:鞘膜积液表现为睾丸周围的无回声。超声检查也可以帮助判断鞘膜积液的大小和类型。病人应该在仰卧和直立的位置检查,因为鞘膜积液有顺着体位改变的特征,肿块呈液性暗区,穿刺可获黄色清亮液体,亦可为乳糜性或乳糜血性液体。

【鉴别诊断】

1. 睾丸肿瘤 睾丸肿瘤为实质性肿块,质地坚硬。患侧睾丸有沉重感,透光试验阴性,B超有助于诊断。

2. 腹股沟斜疝 腹股沟斜疝的肿大阴囊内有时可见肠型,闻及肠鸣音。在卧位时阴囊肿块可回纳,咳嗽时外环处有冲击感,透光试验阴性。B超有助于诊断,可见肿块内为混杂回声而不是液性暗区。

3. 附睾囊肿 病变在附睾处,而精索鞘膜积液位于精索内。

4. 睾丸癌 病变在睾丸处,质硬,透光试验为阴性,血清学检测 HCG、AFP 和 B 超检查可协助鉴别。

【治疗方案】

根据鞘膜积液的大小和类型采取不同方法:

1. 婴儿的鞘膜积液在第一年常可自行吸收消退,不需手术治疗。成人的鞘膜积液,如积液量少,无任何症状,亦毋需手术治疗。

2. 穿刺抽液为姑息性治疗方法,注意无菌操作,避免感染,必要时可注入硬化剂。现很少应用。

3. 手术治疗:积液量多,体积大伴明显症状,怀疑有腹股沟疝或者睾丸病变,都应该考虑手术。

(1) 鞘膜翻转术:术中切除大部鞘膜后作翻转。适于较大壁薄鞘膜积液。

(2) 鞘膜切除术:适于较大壁厚鞘膜积液。

(3) 鞘膜折叠术:术中将鞘膜缝叠于睾丸附睾旁。

(4) 交通性鞘膜积液:2 岁以上仍未消失应手术治疗。于内环处做鞘状突高位结扎切断,剥离切除精索部鞘膜,同时做鞘膜翻转术,合并腹股沟斜疝者应修补。近年来腔镜技术日益发展成熟,腹腔

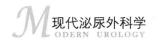
镜治疗交通鞘膜积液技术得到进一步推广,其术后并发症少,瘢痕小。

（5）精索鞘膜积液应切除鞘膜囊,并同时作患侧睾丸鞘膜翻转术。

4. 继发性鞘膜积液的治疗:若为损伤性积血,应使用止血药和抗生素。积血较多需手术取血块,严密止血。若乳糜状积液中找到微丝蚴者,口服乙胺嗪(海群生)治疗血丝虫感染,同样需施行睾丸鞘膜翻转术。

5. 对鞘膜积液合并感染者应行鞘膜开窗引流,将开窗鞘膜边缘以可吸收缝线作外翻缝合,而不必全部游离睾丸鞘膜作翻转。

【评述】

鞘膜积液的诊断要仔细分清类型,根据不同类型来确定不同的治疗方法。对于鞘膜积液,根据鞘状突闭塞部位的不同,可分为四种类型。继发性鞘膜积液治疗的关键点是找到原发病,多行鞘膜翻转和鞘膜切除术,合并疝气、隐睾应同时处理,鞘膜积脓时应予开窗引流并应保留睾丸,如穿刺液为乳糜液体则应该怀疑丝虫病,而血性液体则应考虑出血或继发于睾丸恶性肿瘤可能。

（周轩　王仪春）

第十六节　慢性睾丸痛

【概述】

慢性睾丸痛(chronic testicular pain,CTP)是指单侧或双侧间歇性或持续性睾丸疼痛,持续三个月以上,严重影响患者生活。由于疼痛部位不仅局限于睾丸,还可累及附睾、精索及睾丸旁结构,因此有人又将该病命名为"慢性阴囊内容物疼痛"。最常见于30多岁的男性,发病率约0.4%左右。其常见的病因有输精管结扎术后、精索静脉曲张、精液囊肿、肿瘤、睾丸附件扭转或睾丸扭转、感染、慢性附睾炎、血管炎等。不太常见的原因包括糖尿病性神经病变、腹主动脉瘤、腹膜炎、胺碘酮引起的附睾炎症等。另外慢性睾丸痛也受心理因素影响,包括躯体障碍、性功能障碍、抑郁症、化学药品依赖等问题。当病因不明时称为特发性慢性睾丸痛,是由于神经源性炎症或长期过度刺激引起的神经致敏。慢性睾丸痛可以是单侧或双侧发病,持续性或间歇性发作。疼痛可局限于阴囊内,也可累及腹股沟、会阴部、背部或下肢。发病机制尚不完全清楚,但有认为可能是由于外周神经变化和中枢神经系统功能紊乱,使对疼痛刺激没有抑制反馈,其病理改变为华纳氏变性(Wallerian degeneration)。

【诊断依据】

1. 单侧或双侧睾丸间歇性或持续性疼痛持续3个月以上,并具有放射性疼痛及相关手术史。

2. 尿液分析和尿液培养:观察是否有血尿或脓尿,判断是否存在感染性病因或尿石症。

3. 体检:应仔细检查生殖系统有无异常,睾丸常有轻度触痛,但多数不明显。

4. 超声检查:是最可靠的影像学方法,可以排除明显的病理改变,如精索静脉曲张、疝气、鞘膜积液、睾丸及附件扭转、肾结石等。

5. CT:输尿管结石、动脉瘤或腹股沟疝等可经腹部盆腔CT扫描证实。如有臀部和背部疼痛,应行脊柱MRI检查。

6. 精索封闭:于耻骨结节处向精索内注射0.25%布比卡因20 mL,封闭后疼痛缓解者可明确诊断,且为进一步治疗提供依据。

【鉴别诊断】

1. 睾丸扭转　多伴有剧烈运动及阴囊损伤史。起病急,疼痛明显,常伴恶心、呕吐等症状。睾丸位置上移,提睾肌反射消失,托高睾丸不能缓解疼痛(Prehn征阳性)。多普勒超声显示受影响睾丸的动脉血流缺失或极小,放射性核素99m锝睾丸扫描:患侧睾丸血流减少,呈放射性不积聚的冷区。

2. 睾丸炎　常由细菌和病毒引起,尤其是腮腺炎病毒。患侧睾丸肿胀压痛,疼痛多向大腿根部以及腹股沟区域放射。常伴随高热、畏寒,阴囊皮肤红肿和阴囊内鞘膜积液等。

3. 精索静脉曲张　阴囊持续或间歇坠胀疼痛感,劳累或久站后症状加重,平卧休息后症状减轻或消失。站立位时,屏气加压动作(Valsalva 动作)可使蔓状静脉丛充血肿胀。超声显示:沿精索检查可见静脉曲张呈蚯蚓状。

【治疗方案】

1. 保守治疗:包括药物治疗、物理疗法和心理疗法。非甾体抗炎药(NSAIDs)、三环抗抑郁药(TCAs)、抗惊厥药和精索封闭药较为常用。如阿米替林 10～25 mg,每晚睡前服用等。在有感染时,推荐使用抗生素治疗。盆底物理治疗和肌筋膜触发点干针疗法是有效的物理治疗。慢性睾丸痛常伴心理原因,因此在患者的护理计划中应该有一个心理健康专业人员参与。

2. 手术治疗:若保守治疗失败则最常采用精索显微去神经手术(mcro-surgical deneration of spermatic cord,MDSC)。Devine 于 1978 年报道,该手术的关键是双极电凝髂腹股沟神经和生殖股神经生殖支,电凝离断或结扎提睾肌及筋膜、所有精索静脉,仅保留动脉、输精管及数条淋巴管。输精管切除术常用于输精管结扎术后保守治疗失败的患者。当疼痛的来源局限于附睾时,如附睾肉芽肿,附睾切除术是一种更适合的手术选择。少数患者对保守治疗和其他治疗方法均无反应时,唯一可行的治疗选择是经腹股沟睾丸切除术。

【评述】

慢性睾丸痛可发生在任何年龄,最常见于 30 多岁男性。由于慢性睾丸痛的病因多种多样,因此需详细的病史和体格检查,特别注意性生活史和手术史。临床应力求作出病因学诊断。阴囊超声和精索阻滞是目前最有用的诊断工具。此外,慢性睾丸痛的治疗不仅要以消除症状为目标,还要考虑患者的心理状态。保守治疗是一线治疗。当保守或其他方法都不能缓解疼痛时,应选择手术治疗。精索显微去神经手术(MDSC)是治疗慢性睾丸痛的一种最常用的方法,而睾丸切除术仍然是手术治疗的最后手段,但还需要进一步的研究来确定更好的治疗方案并改善患者的长期预后。

(张玺　宋宁宏)

第十七节　睾丸梗死

【概述】

睾丸梗死(testicular infarction)是指供应睾丸的血管阻塞、血流停止、导致睾丸组织缺血缺氧而坏死的疾病。可有完全梗死和部分性梗死两类,可能的原因主要包括睾丸外伤、腹股沟嵌顿疝、急性睾丸炎或附睾炎后遗症、红细胞增多症、风湿病、镰状细胞病、结节性多动脉炎等,但主要的原因是睾丸扭转和附睾炎。最常见于 20～40 岁之间,也有少数儿童病例报道。

【诊断依据】

1. 突发性单侧睾丸疼痛,可伴恶心、呕吐,疼痛强度不同,可向腹股沟或腰背部放射。可持续数天或数周,不伴有排尿症状。早期睾丸触诊大小正常,轻触痛,晚期睾丸可触及硬结。

2. 彩色多普勒超声检查:表现为睾丸内圆形或楔形低回声病灶,伴有血流量缺失或低血流量;周围回声正常,可见血流信号。

3. MRI:当超声检查不能明确睾丸内的异常回声区域是梗死还是肿瘤时,MRI 可以帮助区分。睾丸梗死中 T2WI 显示损害区高信号而周边低信号,T1WI 显示损害区为中等信号。

【鉴别诊断】

睾丸肿瘤　睾丸肿瘤表现为无痛性肿块,肿瘤标记物通常升高,但在睾丸精原细胞瘤中却正常。

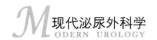

睾丸梗死在彩色多普勒超声上表现为局灶性无血供区,并伴有残余的正常实质,而睾丸肿瘤则显示占位病变,并见血供丰富。

【治疗方案】

1. 保守治疗:当通过临床表现和影像学检查确诊为睾丸部分梗死时,可考虑使用扩血管药物、抗凝药、溶栓药、抗生素和止痛药等,并定期行阴囊超声随诊。

2. 手术治疗:睾丸梗死患者通常通过手术探查证实,对梗死面积较小者,可行睾丸部分切除术;完全梗死者可行睾丸切除术。

【评述】

睾丸梗死是一种少见、特发性的疾病,分为完全性梗死和部分性梗死。常由睾丸扭转、附睾炎、外伤、免疫性疾病引起。亦有认为睾丸部分梗死是由于睾丸血液供应改变相互作用的结果。可根据临床症状、彩超和 MRI 等检查明确诊断。注意与睾丸肿瘤和睾丸炎鉴别,治疗方法取决于能否早期明确诊断。对不能明确诊断的阴囊急症应尽早手术探查,术中明确为部分梗死者,可行睾丸部分切除,完全性梗死者应行睾丸切除术。术前明确为部分睾丸梗死者可行抗凝、溶栓、扩血管治疗。保守治疗成功者预后良好。

(张玺 宋宁宏)

第十八节 睾丸扭转

【概述】

睾丸扭转(testicular torsion)是指连接睾丸的精索发生扭曲、扭转,进而阻断睾丸的血液供应的阴囊急症。可发生于任何年龄段,包括胎儿、新生儿、成人,但以青少年最为常见。临床上以左侧多见,主要病因包括睾丸发育不良、睾丸系膜过长、附睾与睾丸连接不完全、隐睾、睾丸下降不全、精索过长、剧烈运动及外伤等。睾丸扭转常分为三种类型:鞘膜内型、鞘膜外型、睾丸系膜型。

【诊断依据】

1. 阴囊突发性剧烈疼痛,疼痛可呈间断性或持续性,可向下腹部及股内侧放射,并常伴恶心、呕吐等症状。

2. 患侧阴囊红肿,触痛,睾丸上移,常呈前位附睾或睾丸横位。睾丸附睾肿大,轮廓不清,托高睾丸不能缓解疼痛或反而加剧(Prehn 征阳性),提睾反射消失是敏感的体征之一。

3. 彩色多普勒超声:常为首选检查,患侧睾丸体积增大,回声减低,睾丸内血流明显减少或消失,精索出现"漩涡"或"蜗牛壳"征。睾丸周边可见血流信号,呈"环岛征"。

4. 放射性核素99m锝睾丸扫描:患侧睾丸血流灌注减少,呈放射性冷区,被公认为诊断睾丸扭转的准确依据,但耗时较长,不宜用于睾丸扭转急性期的诊断。

5. 睾丸扭转的风险可以通过 TWIST 评分来评估。评分:睾丸肿胀 2 分,睾丸硬 2 分,克氏反射消失 1 分,恶心呕吐 1 分,睾丸高位 1 分。1 分可预测睾丸无扭转,6 分或 7 分可高度预测睾丸扭转。

6. 绞窄后鞘膜囊内有暗红色血性渗出液,诊断性穿刺阳性。有研究报道 D-二聚体 145.5 ng/mL以上,提示睾丸多已坏死。

7. 新生儿睾丸扭转:分产前扭转和产后扭转,产前扭转者可见新生儿阴囊内无痛性肿块,阴囊肿大,阴囊皮肤色泽改变;出生后睾丸扭转,可见阴囊急性红肿伴睾丸肿大、触痛、患儿哭闹等。

【鉴别诊断】

1. **急性睾丸炎** 急性睾丸炎患者常有病毒和细菌感染史,多为腮腺炎病毒。精索不增粗,托起阴囊疼痛缓解。

2. 急性附睾炎 阴囊红肿,可有发热。触诊附睾明显增大、触痛明显,抬起阴囊疼痛常缓解(Pre-hn征阴性)。彩超显示睾丸、附睾内血流明显增加、加快。

3. 睾丸附件扭转 患侧阴囊疼痛多不剧烈,睾丸上极可触及直径2~3 mm的硬结。彩超示睾丸附睾血流正常,鞘膜腔内少量积液。此区域可见蓝色斑点,称为"蓝点征"。

【治疗方案】

1. 发病6小时以内,鞘膜囊内无渗液和皮肤无红肿的患者可先行手法复位,若复位成功,用"丁"字带托起阴囊,使其充分休息。手法复位成功者亦应手术探查并固定。

2. 手法复位失败,症状严重者应尽早手术探查,复位后用温盐水湿敷,利多卡因精索封闭及Arda试验,观察睾丸血运是否正常,若睾丸红润则表示血流恢复,行睾丸固定术;若呈紫黑色、黑色,则表示睾丸已坏死,应行睾丸切除术。

3. 双侧睾丸扭转者:对双侧新生儿睾丸扭转,应急诊探查,即使双睾丸均已坏死萎缩,也不应行双睾丸切除术,给予矫正复位固定即可,尽可能地保留睾丸的内分泌功能和生育功能。Henderson等研究表明,青春期前的患儿,由于缺乏成熟的精子抗原产生的免疫反应,将不能存活的睾丸复位后保留,当他们成年后,仍可有正常的生精功能。因此,对未发育的患儿(≤13~14岁),除非已经明确睾丸坏死,能保留睾丸者尽量保留,即使发生患侧睾丸萎缩,也不会影响到对侧睾丸。

4. 间歇性睾丸扭转:对间歇性睾丸扭转在间隙期行手术探查并固定睾丸是明智的。

【评述】

睾丸扭转好发于新生儿和青少年,双侧睾丸扭转占围产儿病例总数的11%~21%。睾丸扭转时,首先是精索静脉血流中断,引起睾丸内微小静脉血流淤积,紧接着睾丸动脉供血停止,导致睾丸缺血或坏死。可根据症状、体征和彩超等检查明确诊断。在扭转6小时以内,可先试行手法复位,复位失败,症状严重的患者应立即手术探查。术中复位后根据睾丸活性,选择睾丸固定术或睾丸切除术,同时应行对侧睾丸固定术,有报道健侧睾丸有40%的风险发生睾丸扭转。术中判断睾丸能否保留通常是湿热敷后观察睾丸的颜色改变:颜色转红则保留,颜色无明显变化则切除。但据颜色转红随意性大,缺乏客观指标。Arda试验为采用切开白膜深达髓质观察创面动脉血渗出时间来判断:Ⅰ级:立即出现;Ⅱ级:10秒内出现;Ⅲ级:10秒内不出现渗血。对Ⅰ、Ⅱ级予以保留,Ⅲ级予以切除。临床应用显示具操作简单、判断客观的优点。实践表明,睾丸扭转的严重性与扭转的度数和时间密切相关:文献报告,若能在扭转后5小时内复位,睾丸挽救率为83%,10小时内为70%,超过10小时下降为20%,超达24小时睾丸坏死不可避免。扭转90°、180°、360°、720°时,发生坏死的时间分别是7天、3~4天、12~24小时、2小时,可见早诊断并手术治疗的重要性。另有研究显示,D-二聚体水平对术前预测扭转睾丸存活力具有重要价值。睾丸萎缩的定义目前文献表达不一,一般把术后6个月睾丸彩超提示无血流定义为睾丸萎缩。单侧睾丸扭转会影响生育力,是因为交感神经兴奋导致对侧睾丸血管痉挛、血供下降、缺血再灌注损伤、氧自由基释放导致对侧睾丸间质细胞损害、生精细胞凋亡及自身免疫反应等。目前是否需要对对侧睾丸固定仍有较大争议,但是若双侧睾丸均发生扭转,则有永久丧失睾丸功能的风险,因此为避免此种情况发生,大部分学者主张对健侧睾丸亦应行固定术。

(张玺 宋宁宏)

第十九节 睾丸附件扭转

【概述】

睾丸附件是苗勒管上端退化的残余物,呈带蒂的卵圆形小体,大小不一,位于睾丸和附睾之间的上极,其内容物为胶质物或结缔组织,并有少量上皮覆盖的小管,存在于1/3的正常人中。睾丸附件

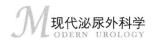

扭转(appendix testes torsion)多见于7～12岁的儿童,是青春期前儿童急性阴囊疼痛最常见的原因,甚至可能是儿童睾丸炎最常见的单一原因。

【诊断依据】

1. 睾丸附件扭转时疼痛的发生通常比较缓和,部分患者急性发作、疼痛剧烈,疼痛局限于睾丸或附睾的上极,而发热、恶心或呕吐等症状较轻。

2. 体检:睾丸上极可触及小结节。此区域可见蓝色斑点,称为"蓝点征"。此外附睾仍保持在后方,睾丸大小正常,提睾反射存在。一些患者会出现睾丸鞘膜积液,若在透光试验中呈黑色或暗蓝色,多提示睾丸附件梗死。

3. 彩色多普勒超声检查:睾丸上极与附睾头之间或睾丸旁不均匀高回声结节,晚期呈低回声结节。睾丸附睾增大,鞘膜腔内有积液;CDFI可见高回声结节内无明显血流信号,而睾丸附睾内可见血流信号增多,速度加快,血流阻力下降"呈花环状"。

4. 放射性核素显像:睾丸附件扭转部位常呈"热点"征,但仅在症状和扭转出现至少5小时后才有用。

【鉴别诊断】

1. 睾丸扭转　常有剧烈运动及阴囊损伤史。起病更急,疼痛明显,常伴恶心呕吐等症状。睾丸位置上移,提睾肌反射消失,托高睾丸不能缓解疼痛(Prehn征阳性)。多普勒超声显示受影响睾丸的动脉血流缺失或极小,放射性核素^{99m}锝睾丸扫描:患侧睾丸血流减少,呈放射性不积聚的冷区。

2. 急性附睾炎　多有后尿道炎、前列腺炎、精囊炎,尿道内器械使用不当、膀胱及前列腺术后留置导管等病史。常伴寒战高热等症状。体格检查时,患侧附睾和/或睾丸通常增大和弥漫性压痛。抬起患侧睾丸疼痛常缓解(Prehn征阴性)。

【治疗方案】

睾丸附件扭转通常是一种自限性疾病,因此以保守治疗为主。

1. 保守治疗包括卧床休息、阴囊抬高、冷敷、非甾体抗炎药和止痛药。随着附件缺血坏死,炎症和疼痛通常在一周内消退。

2. 手术很少适用于扭转的睾丸附件。只有在难以与睾丸扭转鉴别、疼痛严重且止痛药无法控制或疼痛持续或复发时才应进行阴囊探查。若证实为睾丸附件扭转,则应切除附件,并行鞘膜翻转术。

【评述】

睾丸附件扭转与睾丸扭转有类似的临床表现,但是睾丸附件扭转发病缓慢,疼痛轻,可以忍受。临床特征为以附睾头为中心的阴囊红肿、触痛;阴囊上方"蓝斑症"或睾丸上极可及触痛性小结节;彩超检查示睾丸上极与附睾头间及两者周缘区出现类圆形高或低回声非均质结节,附件周围血供增加,患侧附睾头肿大,睾丸附件血流信号增多。若睾丸附件扭转诊断明确,常以保守治疗为主,对于难以与睾丸扭转鉴别、疼痛严重且止痛药无法控制或疼痛持续者考虑行手术治疗。但有学者对于睾丸附件扭转主张均行手术治疗,原因为:① 睾丸扭转和睾丸附件扭转鉴别困难,尽早手术可降低睾丸扭转的漏诊率;② 睾丸附件切除后疼痛肿胀症状迅速减轻,恢复快;③ 睾丸附件扭转保守治疗的时间较长,坏死后可引起鞘膜炎症反应,影响附睾血供,导致附睾继发炎症,影响输精管通畅,最终可导致不育。对于手术治疗的患者,是否探查对侧睾丸仍有争议,不少学者主张应行对侧探查。

(张玺　宋宁宏)

第二十节 睾丸微石症

【概述】

睾丸微石症(testicular microlithiasis,TM)是一种相对少见的临床综合征。1970 年 Priebe 和 Garrett 首次报道在 4 岁男童睾丸内发现 TM,目前定义为:"以睾丸内多发钙化为特征的一种临床综合征,是弥散分布于睾丸生精小管内直径<3mm 的众多钙化灶形成的综合征"。本病的特征表现为超声图像显示睾丸内部的多发钙化。综合分析现有研究报道后得出 TM 在有症状的成人中的发生率为 0.6%~9.0%,在无症状的成人中的发生率为 2.4%~5.6%。根据 B 超声像图可分为经典型睾丸微石症(CTM)和局限睾丸微石症(LTM)。鉴于 TM 患者多合并隐睾、睾丸发育不全等疾病,推测本病可能与睾丸发育异常有关。近来有学者发现一种纳米细菌,其具备的特殊矿化能力也可能与 TM 的发生有关。对于本病的发病机制也是众说纷纭,但核心机制为生精小管管壁的上皮细胞脱落后未能被及时清理,在管腔内累积的细胞碎片被钙盐及胶原纤维层层包裹,最终钙化形成睾丸内小结石。而足细胞功能障碍,丧失其对生精小管内变性脱落细胞的吞噬作用,可能是 TM 形成的重要原因,TM 明确的病因和发病机制尚需进一步的临床和基础研究。

【诊断依据】

1. 临床表现:TM 常无临床表现,易被忽视。大多数患者因精液质量差、男性不育等问题就诊而发现本病。多项研究已报道 TM 患者的精子活动力、成活率及浓度较非 TM 的不育患者低。常与 TM 相伴的疾病有:男性不育症、隐睾症、睾丸发育不良、睾丸及附睾囊肿、睾丸肿瘤等。

2. B 超检查:睾丸二维超声检查为诊断本病的首选检查。其诊断标准为:经典型睾丸微石症(classic TM,CTM):一个切面显示 5 个及以上直径<3 mm 点状回声,后方无声影,且所有点状强回声均相互独立,弥散分布于睾丸实质内。Yee 等又将 CTM 分为三级:Ⅰ级为 5~10 个,Ⅱ级为 11~20 个,Ⅲ级为 20 个以上;局限型睾丸微石症(limited TM,LTM):一个切面显示 5 个以下直径<3 mm 点状强回声。

3. CT、MRI 检查:B 超发现可疑病灶或异常图像时,CT 及 MRI 可明确诊断。对于一些特殊病例(如生殖细胞肿瘤),行 CT、MRI 检查是必要的。

4. 组织病理学检查:睾丸微石症是一个描述放射学特征的术语,与病理切片上观察到的睾丸微钙化不一定导致同一诊断,且睾丸穿刺活检本身有创并可能引起众多并发症,故不推荐为诊断本病行睾丸穿刺活检。

【鉴别诊断】

1. 睾丸肿瘤 胚胎细胞癌、畸胎瘤和绒毛膜上皮细胞癌均表现为不均匀肿块,它们的特征表现为睾丸内钙化,常常表现为单一的、圆形或椭圆形或不对称的强回声,后伴声影,数量少,体积偏大,通常局限在睾丸的一部分。

2. 慢性附睾炎及附睾结核 两者的声像图像相似,如果有钙化,常出现斑片状的睾丸外钙化灶。常常表现为团块状的强回声,后方声影或有或无。

上述疾病和睾丸及附睾的外伤、炎症等形成的钙化灶均缺乏 TM<3 mm 微小回声灶弥漫、对称分布的特征,因此鉴别诊断往往不是很困难。

【治疗方案】

由于本病病因不明,所以缺少明确的对因治疗手段。

1. 当 TM 患者同时患有其他的男性泌尿生殖系统疾病时,可以采取针对其他病因的治疗:对患有附睾炎或感染性鞘膜积液的患者要合理检测病原体,积极抗感染;对患有具备手术指征、症状明显

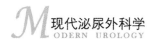
的精索静脉曲张患者要实施手术治疗;对患有隐睾症的患者,要选择性地观察、内分泌治疗或行隐睾下降固定术等。

2. 当 TM 患者否认患有其他的男性泌尿生殖系统疾病但主诉睾丸不适时,全面排除其他疾病后,可适当经验性地进行抗感染、镇痛、理疗等对症支持治疗。因四环素可在纳米细菌外壳沉积,并穿透外壳发挥抗菌作用,故对纳米菌感染的生殖系炎症可用四环素 0.5g/天,连服 30 天。

3. 当 TM 患者并发睾丸恶性肿瘤,需按照睾丸恶性肿瘤治疗原则行综合治疗。

4. 对 TM 引起的男性不育,药物治疗尚未见文献报道获得理想疗效。有生育欲望的患者,采取单精子卵浆内注射等辅助生殖技术可能是目前最有效的方法。

5. 中药:活血化瘀,软坚散结,行气通络等疗法。

【评述】

睾丸微石症(TM)是一种不常见但很好辨别的疾病,往往在睾丸超声扫描中偶然发现。随着研究的深入,大部分学者承认:睾丸微石症与睾丸发育不全综合征(testicular dysgenesis syndrome,TDS)联系十分紧密。TDS 被认为是男性生殖障碍的基础,如男性不育症、隐睾、睾丸萎缩、睾丸生殖细胞肿瘤(testicular germ cell tumor,TGCT)以及其他性发育异常。也有统计表明,TM 与肺泡微石症、唐氏综合征(Down's syndrome,DS)、多发性骨纤维发育不良伴性早熟综合征(Mccune-Albright syndrome,MAS)、β-地中海贫血等其他系统疾病或全身综合征存在相关性。且常伴有精索静脉曲张、附睾头囊肿、睾丸鞘膜积液等。由于本病尚无确切治疗方案,依据欧洲泌尿生殖放射协会 TM 随访指南,建议具有高危因素(既往或一级亲属生殖细胞肿瘤史、睾丸下降不全史、睾丸固定术史、睾丸萎缩)的 TM 患者每年进行 1 次阴囊超声检查至 55 周岁,由于 TM 发生睾丸肿瘤的危险性是非 TM 者的 12 倍,故若发现睾丸肿块,需进行积极诊治。

（王帅　宋宁宏）

第二十一节　精液囊肿

【概述】

精液囊肿(spermatocele)是指睾丸、附睾部的囊肿内液体含精子的囊肿。本病好发于 20～40 岁男性。因阴囊疾病行超声检查的成人中本病发生率高达 30%,且随年龄的增长,其发病率也逐渐上升。本病好发部位为附睾头部。囊肿可能来自睾丸输出小管的扩张、附睾管扩张或来源于附睾浆膜下或睾丸鞘膜下。本病的发生可能与激素环境改变有关,此外,性欲刺激、睾丸和附睾的慢性感染、输精管道梗阻等也可能是本病的病因。

【诊断依据】

1. 一般无临床症状,有时伴有阴囊下坠感或阴囊不适。附睾囊肿体积较大时,可有坠胀不适;睾丸内的精液囊肿因囊肿压迫而致睾丸的血供严重不足时,可致睾丸萎缩,进而表现为生育能力下降。

2. 可在睾丸、附睾扪及增大的肿块,质感柔软光滑,有波动感,挤压不缩小,界限清楚,透光试验阳性。

3. 囊肿穿刺可抽出不透明的乳白色液体,显微镜下可见脂肪小体、不活动的精子等,室温下放置短时间后,不活动的精子会恢复活动。

4. B 超检查:可在附睾或睾丸处发现液性暗区。

【鉴别诊断】

1. 慢性附睾炎　有附睾炎史,附睾弥漫性肿大最多见,次之为尾部局限性肿大,肿物质地硬,有时可扪及增粗的输精管。B 超除显示附睾肿大外,可见附睾内部回声减低或不均匀增强,有时伴小的液性暗区。

2. 精索鞘膜积液　又称精索囊肿,囊肿体积较小,呈梭形或卵圆形,位于精索内,与睾丸界限清晰,下牵睾丸和精索时,肿块随之下移。

3. Young 综合征　是一种可能与常染色体隐性遗传有关的无精子症。特征表现为反复发作的鼻窦炎及肺部感染,合并两侧附睾进行性梗阻。临床表现为双侧附睾处囊性增大,多局限于附睾头近端1～1.5cm。囊肿内内含充满精子及碎屑物的黄色黏液。而附睾体、尾、输精管及机体性激素水平均无异常。

【治疗方案】

1. 较小囊肿可不予处理,定期随访观察。

2. 囊肿较大时,可行经皮穿刺抽吸硬化治疗。常用硬化剂有:聚多烯醇、乙醇胺等。该法经济、简便,但可能会影响精子质量,不建议有生育需求的男性选用。

3. 囊肿持续增大或引起疼痛等临床症状时,外科手术或阴囊内窥镜下切除是常用的方法。但双侧手术者可能出现不育症,应引起重视。

【评述】

精液囊肿是一种良性病变,位于附睾的囊肿与睾丸界限清晰,据体检及透光试验多能诊断;位于睾丸的囊肿不易与睾丸肿瘤区分,需依靠影像学和病理穿刺活检等方法综合诊断与鉴别。本病通常无临床症状,一般不需干预,只有在囊肿肿大明显并出现压痛时,患者才会寻求治疗。因精液囊肿可能是单个输出小管梗阻或盲端形成,或是由附睾管扩张引起,故行手术切除囊肿一般不会影响生育功能,且因解除对邻近附睾管的压迫,术后精子质量可有不同程度改善。近来有临床工作者采用阴囊内窥镜进行诊断和治疗,不但具有安全可靠、创伤小、判断治疗准确的特点,且针对传统手术的疼痛、血肿、睾丸扭转等并发症均有较大改善。

（王帅　宋宁宏）

第二十二节　阴茎、阴囊象皮肿

【概述】

阴茎、阴囊象皮肿(elephantiasis of penis and scrotum)是局部慢性淋巴水肿的晚期表现,最常见于班氏丝虫感染。班氏丝虫的成虫好寄生于腹股沟和阴囊内的淋巴管。感染早期,淋巴系统对死亡和退化的成虫的急性肉芽肿反应导致淋巴流动受阻,淋巴渗入周围组织,形成淋巴水肿,阴茎和阴囊逐渐肿大,质地松软。感染晚期,男性外生殖器及腹股沟部位的皮下纤维结缔组织在淋巴液的刺激下不断增生、增厚变硬;同时皮肤表层的汗腺、脂腺及毛囊因循环受阻,代谢废物堆积,抵抗力下降,皮肤表面形成粗糙的褶皱,常伴有棘刺、疣状突起、慢性溃疡等,外观似大象表皮,故称作"象皮肿"。有研究者在慢性梗阻期检测到机体的 Th1、Th2、VEGF-A 等细胞因子均升至较高的水平,提示丝虫引起机体的特异性免疫应答也参与象皮肿的形成和发展。

【诊断依据】

1. 病史:因本病为丝虫慢性感染晚期的表现,故很少见 25 岁以下的患者,多见于 40 岁以上的人群。患者有丝虫流行地区旅居史、蚊虫叮咬史或有丝虫疾病发病史。

2. 临床表现:急性期可出现淋巴管炎、淋巴结炎及丹毒样皮炎,畏寒发热,阴茎、阴囊轻度水肿、皮肤脱屑,形成睾丸鞘膜积液;反复发作的慢性期可出现阴茎、阴囊表面呈颗粒样或疣状,皮肤变粗变硬,呈皮革样或橘皮样,阴囊不断增大包绕阴茎,影响排尿,受尿液浸渍常有皮肤感染和慢性溃疡。未及时得到有效药物治疗的患者阴茎异常畸形肿大,阴囊严重下垂似巨大球状肉质肿物。

3. 病原学检查:化验检出微丝蚴或成虫是确诊标准。①血液:通过"厚薄血膜涂片"法可以在血液中发现微丝蚴,采血的时间应该根据涉及的地理位置、微丝蚴的周期确定(大多数情况下在午夜达到最高)。②其他体液(如尿液、鞘膜积液等):通过离心涂片染色镜检,有一定概率发现微丝蚴。③淋巴液或脓液:用注射器从淋巴结或肿块中抽取淋巴液或脓液,可能检测出成虫。④组织:浅表的不明肿块可手术切除或活检后制成切片寻找成虫或微丝蚴。

4. 影像学检查:二维超声可观察到淋巴管液中特有的丝虫活跃活动,又称作"丝虫舞蹈症",这一现象在无症状感染者身上也可观察到。

5. 免疫学检查:常用作病原学检查的辅助诊断。常用的抗体阳性检出率＞90％的免疫学检验方法有:间接血凝试验(IHA)、酶联免疫吸附法(ELISA)和间接荧光抗体法(IFA)等。目前,WHO推荐使用免疫层析技术(IGT)试纸条快速诊断淋巴丝虫病,操作简捷快速。

【鉴别诊断】

1. 蜂窝织炎、丹毒、高温灼伤、化学毒性等引起炎症性水肿　据病史和症状可鉴别。

2. 淋巴管炎、淋巴结手术后、放射治疗后、肿瘤压迫淋巴管等引起淋巴回流障碍性水肿　可从发病规律中鉴别。

3. 假性象皮肿　是因其他疾病导致低蛋白血症引起的阴囊水肿,无丝虫病流行区旅居史和个人丝虫感染发病史,补充白蛋白及抬高阴囊可缓解。

【治疗方案】

1. 非手术治疗:

(1) 服用抗血丝虫药物。2000年,世界卫生组织发起了消除淋巴丝虫病全球方案(GPELF),其建议的年度单次双药方案为:在班氏丝虫与盘尾丝虫并存的地区,推荐使用伊维菌素200～400 $\mu g/kg$和阿苯达唑400 mg;在无共存的地区,推荐乙胺嗪6 mg/kg＋阿苯达唑400 mg。目前推荐的方案为:无论是否出现症状,所有感染丝虫的患者都应该按6 mg/(kg·d)的剂量服用乙胺嗪,共治疗12天。可能的不良反应包括畏寒、发热、头痛、肌肉关节酸痛、皮疹、瘙痒等,常出现于开始治疗后的1～2天。应用糖皮质激素或抗组胺药物可减轻副反应。

(2) 抬高阴囊:使用弹力袜和抬高下肢是降低淋巴水肿的重要辅助措施。

(3) 急性期或并发感染时,合理使用抗生素,加强阴茎、阴囊部位的皮肤护理,积极预防和治疗继发感染。

2. 手术治疗:

(1)当合并症状明显的睾丸鞘膜积液,可采取外科手术完整切除睾丸鞘膜囊或行鞘膜翻转术。

(2)疾病晚期,象皮肿合并难愈性溃疡及多发瘤样增生时,可行"减负荷"手术(即Charles手术)＋阴茎阴囊成形术,手术应在血丝虫药物治疗结束后施行。切除病变组织后行阴茎阴囊成形术,将正常表皮游离覆盖阴茎或阴囊。皮肤缺损过大时,可以选用下腹部、大腿内侧或会阴部的皮瓣植皮。术后并发症包括瘢痕增生、萎缩、溃疡、淋巴漏和慢性溃疡基础上发生鳞状细胞癌变。

【评述】

阴茎、阴囊象皮肿临床上已少见,最常见的病因是班氏丝虫感染,其他原因引起的生殖器象皮肿是很罕见的,比如生殖器恶性肿瘤。班氏丝虫寄生于腹股沟及阴囊的淋巴管,造成淋巴管反复发炎,淋巴回流受阻。早期阴囊皮肤轻度水肿或形成睾丸鞘膜积液;晚期阴茎、阴囊皮肤出现棘皮症、疣状增生、增厚角化等病变。非手术治疗包括使用灭虫药物、抬高阴囊、使用弹力袜、保持皮肤清洁、使用抗生素等;病变晚期可行"减负荷"手术(即Charles手术)＋阴茎阴囊成形术。需注意的是,建议血丝虫病治愈再考虑手术治疗以期减少复发的风险。

(王帅　宋宁宏)

第二十三节 阴囊特发性钙盐沉着症

【概述】

阴囊特发性钙盐沉着症（idiopathic scrotal calcinosis，ISC）是人体内不溶性钙盐局限性沉着于阴囊皮肤引起的一种皮肤病，本病罕见。1883 年 Lewinski 首先予以描述，其特征是机体没有任何钙/磷代谢障碍的情况下在阴囊部位出现钙化结节，单发或多发或融合。组织学表现为真皮内存在大小不一的钙沉积，不溶性钙盐主要是磷酸钙和少量碳酸钙，常被异物型肉芽肿反应包围。本病好发于儿童和青少年男性，在深色皮肤患者中更常见，提示可能与种族易感性相关。该病具体病因尚无定论，有学者提出此病的发生可能与外分泌性上皮囊肿、阴囊肉膜营养不良性钙化、局部炎症引起继发性钙盐沉着等机制有关。

【诊断依据】

1. 结节多位于阴囊正面，侧面及会阴处累及较少，表现为乳白色或米黄色，大小从几毫米到几厘米不等，单个或多枚聚集生长，边界清楚。

2. 患者常无明显症状，多数因发现阴囊皮肤上出现质硬结节样肿物影响美观而就诊。少数人可出现结节处瘙痒、疼痛，伴发皮肤感染时结节可排出白色粉末状物质。结节缓慢长大后可引起阴囊坠胀感。

3. 血生化、电解质、自身免疫抗体及激素水平检测：本病患者血清钙、磷、尿素氮、肌酐、自身免疫抗体及甲状旁腺素水平等均应处在正常范围内。同时需结合病史排除代谢性疾病、甲状旁腺功能亢进症、自身免疫性疾病（如硬皮病、系统性红斑狼疮等）、外伤、肿瘤、感染及医源性因素所致的皮肤钙沉着症。

4. 影像学检查：如 CT 扫描会显示阴囊壁的钙化，但通常不需要。因本病诊断主要为临床诊断，并由结节的组织病理学证实。

5. 组织学检查：组织学诊断是本病诊断的"金标准"。镜下典型特征可见真皮结节被异物巨细胞反应包围，Von Kossa 染色显示真皮内黑色颗粒状钙质沉积，上皮表皮正常。对病灶实施手术切除是最常用的取得组织的方法。也有学者提出细针穿刺细胞学检查（fine needle aspiration cytology，FNAC）在获得相同组织病理学特征的同时，可避免不必要的手术，也是患者依从性较高的一种方法。

【鉴别诊断】

1. 阴囊多发性脂囊瘤　各年龄段均可发病，常有家族史，橡皮样质地，其中充满油状皮脂样物质，组织学可见皮脂腺体；阴囊特发性钙盐沉着症好发于青少年和成年男性，无家族史，肿块质硬，破溃后可排出白色粉末状物质。

2. 阴囊表皮囊肿　肿块内容物为灰白豆渣样干酪样物质，组织学可见肿物内壁为皮肤复层鳞状上皮结构，可有颗粒层，无皮脂腺体。

3. 阴囊疥疮结节　肿块为绿豆大小的褐红色结节，质地稍硬，常伴有剧烈的瘙痒。家中或集体中常有类似症状患者。

【治疗方法】

外科手术是唯一推荐的治疗方法，既能提供良好的美容效果，又能使病理诊断得到证实。

本病的手术指征为：① 局部瘙痒、疼痛、自行排出白色粉末物质等临床症状严重影响患者生活；② 患者希望改善不良外观。

外科手术的最终目标为：① 确保睾丸功能不受损；② 尽量不损伤病变未累及的阴囊皮肤；③ 改善阴囊不良外观。

鉴于本病为良性病变，病灶虽然可单发也可多发，但累及范围均局限于皮肤层，故手术也应局限

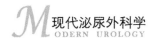

于皮肤层进行切除并针对个体差异采用个性化手术方案：

1. 单发、孤立的病灶，采用单纯病灶手术切除＋创面直接闭合术。

2. 多发但部分呈片状融合、孤立分布的病灶，采用区域病灶手术切除＋创面直接闭合术。

3. 多发且散在分布的病灶，可选择较大病灶行一期分区切除或Ⅰ期阴囊（次）全切除术联合阴囊重建成形术（阴囊邻近皮瓣转移或者游离皮片移植），但需术前做好术区规划。需要注意的是，阴囊邻近皮肤行皮瓣移植时，可能会导致病灶残存，增加复发风险，此类患者需密切随访观察，必要时可活检明确病灶性质。邻近阴囊皮肤不可选用的患者，使用游离皮片重建也是一种选择。

【评述】

阴囊特发性钙盐沉着症因病因不明，因临床上难以明确诊断，而只能依靠组织学进行鉴别而得名。表现为阴囊部位皮肤分布单发或多发的丘疹、结节、斑块或肿块，通常无自觉症状。鉴于该病为良性疾病，病灶完整切除，并采用直接缝合、皮瓣或皮肤移植等整形技术修复阴囊外观的方式易受到患者的接受与认可。近来，有学者采用 CO_2 激光进行治疗，取得了较好的效果。也有学者采用一种新型的针刺切口抽吸技术来取代传统手术的梭形切口来改善手术效果。但由于本病临床病例报道较少，病因不明，致病机制不清，术后预防复发方式也缺少大数据支持，仍需进一步研究。

（王帅　王仪春）

第二十四节　泌尿系统淀粉样变

【概述】

淀粉样变（amyloidosis）是一种以细胞外异常折叠的蛋白纤维沉积为特点的代谢性疾病。可见于皮肤、软组织、胃肠道、泌尿生殖系统及呼吸系统等。一般可分为原发性、继发性、遗传性；局限性、系统性、老年性等类型。根据沉积蛋白的性质，也可将其分为 AL 型（单克隆免疫球蛋白轻链）、AA 型（血清前驱蛋白 A）、ATTRwt 型及 ATTRv 型（转甲状腺素蛋白）等。系统淀粉样变常伴有慢性米谢尔综合征、多发性骨髓瘤和类风湿病。泌尿系统的淀粉样变十分罕见，可发生于系统内各器官组织，其中约一半发生于膀胱，1/4 发生于肾盂，剩余发生于输尿管、前列腺、精囊等。但其发病机制至今尚不明确，大多认为与组织蛋白质代谢异常、复发性慢性炎症及异常免疫功能有关。炎症细胞产生的淀粉样蛋白前体通过溶酶体转化为淀粉样蛋白并沉积于细胞外，引起黏膜、小血管的损伤破坏。早期表现为刺激性排尿、蛋白尿、血尿，逐渐发展为进行性的肾功能丧失，并出现出血、肾病综合征及肾功能不全，甚至恶变的情况。由于淀粉样蛋白前体的不同以及诱因和环境的差异，因而出现上述不同类型的淀粉样变。

【诊断依据】

1. 临床表现：本病多见于中老年人群。肾脏淀粉样变中淀粉样蛋白多沉积于肾小球，因此多表现为蛋白尿，继续发展可出现血尿、肾病综合征及不同程度的肾功能不全。膀胱淀粉样变多表现为无痛性血尿及膀胱刺激征，也可出现尿潴留。输尿管淀粉样变可表现为患侧腹痛、血尿，可继发输尿管梗阻症状。尿道淀粉样变表现为进行性排尿困难，尿流变细而无力，夜尿增多，尿道部可扪及肿物。

2. 生化学检查：肾脏淀粉样变早期可出现血清肌酐的升高。前列腺病变中可见 PSA 升高。

3. 影像学检查：CT、MRI 多为非特异性改变，膀胱淀粉样变时可见膀胱壁出现线性黏膜下层或壁内增厚钙化；输尿管淀粉样变典型的影像学表现包括管壁增厚、输尿管内充盈缺损、输尿管不规则狭窄，严重者可见肾积水。

4. 内腔镜检查：膀胱镜检验观察到非特异性红斑及突起；同时可见黄色黏膜下斑块或非典型息肉样肿块结构，基底广，可呈片状。

5. 病理学检查：光镜下刚果红染色表现为砖红色颜色。在偏振光下，观察到苹果绿色双折射沉积物可确诊淀粉样变；同时，经过高锰酸钾预处理，继而进行染色观察，若苹果绿双折射光消失，可判定为继发性淀粉样变，否则为原发性。但显微镜下无法区分其具体蛋白类型，需进行质谱分析检测方可鉴别，免疫荧光和免疫组化检测也可以鉴别部分分型。确认淀粉样变的类型对其治疗有所帮助。

【鉴别诊断】

纤维黏液性肾源性腺瘤、骨髓瘤及泌尿系统上皮癌等疾病　具有与泌尿系统淀粉样变相似的影像学特征，需进行组织病理学检验鉴别。

【治疗方案】

1. 一般治疗：以对症治疗为主，如有尿路感染予抗炎治疗，血尿予止血药物等。

2. 药物治疗：① 袢利尿剂、血管紧张素转化酶抑制剂等药物可以改变血流动力学、减少肾损伤以缓解肾病综合征；同时。烷化剂美尔法兰（melphalan）、免疫调节剂来那度胺（lenalidomide）均可与地塞米松联用于治疗肾脏淀粉样变性，抑制淀粉样物质的产生，可显著改善蛋白尿症状；大量美尔法兰冲击加干细胞移植也被应用于治疗肾脏淀粉样变性，但可能发生急性肾损伤。② 免疫调节剂二甲基亚砜（dimethyl sulfoxide，DMSO）可以增加淀粉样蛋白的溶解度，阻碍其在细胞外的沉积，被应用于膀胱、输尿管淀粉样变性的治疗，有助于缓解输尿管梗阻症状；膀胱淀粉样变一般采用膀胱灌注法：首先注射 40 mL 1％的利多卡因至膀胱中，30 分钟后排出，并用 50％ DMSO 50 mL 灌注，保留 30 分钟后排出，每 1～2 周一次，12 次为 1 个疗程，进行 2～3 疗程。暂未发现除灌注后出现大蒜味口臭以外的副作用。采取静脉注射或口服 DMSO 对全身性淀粉样变也有效。同时口服或静脉注射秋水仙碱也可起到治疗作用。

3. 手术治疗：① 对局限性肾脏淀粉样变可进行病变部分切除手术，无法控制的出血需进行动脉栓塞术或肾切除；② 对膀胱、前列腺、尿道淀粉样变，电灼或激光手术是治疗的首选方法，若病变部位过大，可考虑膀胱、尿道部分切除手术；③ 若病变侵犯至输尿管或原发输尿管淀粉样变并出现肾盂积水时，需切除病变段输尿管并进行输尿管再植术及支架置入术。

【评述】

泌尿系统淀粉样变十分罕见，其中膀胱为相对多发的器官。该病早期症状具非特异性，且影像学检查与泌尿系统上皮肿瘤等相似，需进行组织病理学检查方可鉴别。利用质谱分析等方法可以对其进行分型并采取相应治疗方案。AL 淀粉样变的预后较其他淀粉样变差。肾脏淀粉样变由于并发症如急性肾损伤、肾功能衰竭等，预后也较差。膀胱淀粉样变术后复发率可达到 50％，需进行辅助治疗并随访观察。

（朱正　宋宁宏）

第二十五节　阴茎纤维海绵体炎（Peyronie 病）

【概述】

阴茎纤维海绵体炎（fibrous cavernositis of penis），又称阴茎硬结症，1743 年 Peyronie 首先描述而得名，故又多为佩罗尼病（Peyronie's disease，PD）。是一种以阴茎白膜内的瘢痕或斑块为特征的良性、进行性纤维疾病。可导致阴茎畸形，如弯曲、凹陷、缩短等，对性交和生育造成影响。其确切机制仍在研究当中，最近的研究认为是炎症或创伤引发细胞外基质重组时，包含转化因子 β（transforming growth factor-β，TGF-β）、白细胞介素-1（interleukin-1，IL-1）、成纤维细胞生长因子（fibroblast growth factor，FGF）在内的多种物质介导的纤溶失调致使纤维斑块形成。另外与糖尿病、自身免疫性疾病及家族性有关。

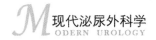
【诊断依据】

1. 临床表现：本病并不罕见，好发人群为 50 岁以上男性。表现为勃起疼痛或畸形进行性加重，晚期可出现勃起障碍；触诊可发现阴茎背侧境界清楚的条索状斑块或硬结区域，少数出现于外侧和腹侧。

2. B 超：有助于确定硬结和斑块数量、大小，有无钙化及其位置。

3. 彩色多普勒超声：用于手术前评估阴茎血管功能，并且能够测量斑块大小、位置及钙化水平，方便随访。

4. 影像学检查：CT 和 X 线检查可见斑块钙化影；MRI 可用于检查斑块内或周围的炎症情况。海绵体造影技术被应用于勃起障碍和静脉漏的评估，也为靶向斑块治疗提供有价值的依据。

5. 超声弹性成像：作为一种新兴超声辅助检查技术，用于评估勃起功能障碍。

【鉴别诊断】

1. 阴茎骨化　十分罕见，由于海绵体钙化和纤维化所致；结节突出似犄角，勃起时疼痛；影像学检查可见高密度钙化影。

2. 阴茎上皮样肉瘤　具有与阴茎纤维性海绵体炎相似的斑块硬结，伴或不伴阴茎畸形，主要见于 40 岁以下人群。影像学检查可见海绵体浸润性病变，而阴茎纤维海绵体炎多局限于白膜内。确诊需进行组织学检查。

【治疗方案】

1. 口服药物：

① 维生素 E：清除自由基，抑制纤维化的进程，可与其他抗氧化剂联用；每日 200~300 mg，分三次服用。

② 对氨基苯甲酸钾（potassium para-aminobenzoate）：有抗炎和抗成纤维细胞作用，可减少斑块、降低阴茎弯曲度，但副作用包括胃肠道反应及光敏性皮疹，且需频繁用药；每日 12g，分次服用，持续 3 个月为 1 个疗程。

③ 他莫昔芬（tamoxifen）：调节 TGF-β 的分泌，从而减少纤维化；每日两次，每次 20 mg。

④ 秋水仙碱（colchicine）：减少胶原合成、增加胶原酶活性，有抗炎和抑制成纤维细胞增殖作用，0.6~1.2 mg/天，1 周后逐渐增加剂量，至 3 个月时达 1.8~2.4 mg/天。

⑤ 中药治疗：有活血化瘀，软坚散结等药物。

2. 局部药物注射：目前临床采用的主要有钙通道阻滞剂维帕拉米和硝吡酸甲胺，可改善勃起、缩小斑块；溶组织梭菌胶原酶（CCH）可降解斑块的胶原蛋白，从而减缓纤维化，这是目前唯一获 AUA 指南中度推荐的局部注射药物。其他还有透明质酸酶、INFα-2b、皮质激素等，均有不同效果。

3. 静脉注射药物：

① 干扰素（INFα-2b）：能够减少成纤维细胞和胶原的产生，缓解病情；

② 维拉帕米：增加胶原酶活性，减轻纤维化及阴茎畸形；

③ 皮质激素：可减轻阴茎弯曲症状，但由于其副作用明显，导致局部组织萎缩，不建议使用。

4. 电离子透入疗法：通过维拉帕米与地塞米松的联合透皮应用，达到治疗效果。

5. 其他非手术治疗：如体外冲击波治疗，可减轻疼痛，但不能改善硬结大小及弯曲度；阴茎牵引治疗，可改善疼痛及弯曲度等。治疗效果并不满意，但可与其他方法同时应用以发挥协同作用。

6. 手术治疗：出现严重阴茎畸形及影响性交时，应行阴茎重建术，一般需 PD 持续 12 个月以上。术前需对阴茎血管和勃起功能进行评估。保守手术包括缩短凸面的海绵体褶叠术或处理凹面的斑块切除＋补片修复术，以达到纠正畸形的效果。并发症包括勃起功能障碍（erectile dysfunction，ED）加重、阴茎缩短、复发等。保守手术治疗不满意，可行假体植入手术，

【评述】

由于疾病本身的敏感性,阴茎纤维海绵体炎的实际发病率并不低,并且目前相关流行病学研究也还不完善,但发病率约大于1%。其病因与遗传、炎症、外伤、免疫因素等导致的多种介质诱发纤溶失衡有关。PD多发生于中老年人群,勃起功能障碍和阴茎畸形、勃起疼痛为常见表现。影像学检查对本病诊断有价值,并对进一步治疗管理提供依据。一般来说,非手术治疗方法可以缓解阴茎弯曲、减少斑块形成,其中体外冲击波治疗等还需要更多的临床观察。干细胞治疗在动物实验中取得一定疗效,有待进一步研究。目前临床使用的各种方法,疗效和机制各不相同,探索有效的药物联合及新疗法是今后的努力方向。

(朱正　王仪春)

第二十六节　中肾管囊肿

【概述】

中肾管囊肿(mesonephric duct cyst)是指由于胚胎发育时期中肾管退化不全,因阻塞、分泌物潴留等导致扩张而形成的先天性浆液性囊肿,是一种来源于泌尿生殖嵴的原发性良性肿瘤。中肾管在男性衍生为生殖管道,在女性大部分退化萎缩。病变可出现在中肾管系统胚胎发生过程中的任意部位,但女性常见于小阴唇外侧、阴蒂、阴道及宫颈,偶见于腹膜后;其中发生在处女膜及阴蒂周围的囊肿也被称作加特纳囊肿(Gartner cyst)。中肾管囊肿在男性罕见,主要发生于附睾和精索。

【诊断依据】

1. 临床表现:大多数囊肿较小,可无症状;过大的囊肿形成局部占位病变和压迫症状,在女性可从阴道口突出,成人中肾管囊肿多表现为性交困难、排尿困难和阴道肿胀感;发病年龄较早可表现为外生殖器肿块、腹痛、异常阴道分泌物、反复尿路感染、尿失禁或遗尿等。男性精索囊肿可见阴囊或腹股沟部肿块,透光试验阳性,患侧睾丸萎缩、精索静脉曲张等。

2. 影像学检查:CT可以显示出囊性肿块,MRI是最佳诊断方法,有助于确认肿块的起源部位和范围。

3. B超:可以显示囊性肿块、评估血管,并可以评估附近的器官是否被囊肿波及。

4. 组织学检查:病理学穿刺检验仍然是确诊方法,中肾管囊肿镜下为低柱状或长方状、无黏液性、无纤毛的上皮细胞。免疫组化有助于确诊,因来源中肾管故免疫组化示CD10(＋)、Muc6(＋),而PR(－)、ER(－)。

【鉴别诊断】

1. 尿道憩室　较大的憩室可在阴道扪及囊性肿块,挤压有液体由尿道流出,常伴触痛。影像学检查可帮助鉴别。

2. 前庭大腺囊肿　通常直径在1~4 cm之间,大多数囊肿是良性囊性肿块,通常发生在下阴道后外侧部分,浓缩的黏液阻塞导管或感染多为其诱因。需通过影像学检查鉴别,必要时可行穿刺活检。

3. 精索囊肿　普通的精索囊肿来自鞘状突未闭,而精索中肾管囊肿为中肾管残留引起,与输精管关系密切,囊壁较厚,肉眼很难鉴别,最终确诊依靠病理及免疫组化。

【治疗方案】

1. 非手术治疗:囊肿抽吸及5%四环素注射硬化治疗被证实有效,且无明显副作用;局麻下进行囊肿液抽吸,再注射5%四环素至原囊肿相似体积,24小时后再抽吸四环素至囊壁塌陷。

2. 手术治疗:行囊肿切除或部分切除术、囊肿造袋术(cyst marsupialization),术前需对尿路行放射学评估,确认是否存在尿路异常;若合并异位输尿管应注意术后并发尿失禁。囊肿位于精索、附睾

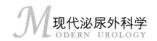

者,注意勿损伤输精管、精索血管及附睾。

【评述】

中肾管囊肿十分罕见,影像学检查可以帮助诊断,而确诊仍需行组织病理学检验。一般认为手术是治疗中肾管囊肿的最佳方法,但由于女性外阴存在丰富的血管以及性感觉神经,因此常见的并发症包括出血、性高潮失去等。静脉尿路造影、膀胱尿道造影、膀胱镜、CT 和 MRI 等检查,可以确认是否存在泌尿系统畸形,为治疗方案提供依据,以避免泌尿系统瘘、尿失禁等并发症的发生。男性应注意勿损伤输精管、精索血管及附睾。最近的研究提出,可使用荧光剂协助定位囊肿切除手术的范围以减少对邻近器官的损伤。

(朱正　宋宁宏)

第二十七节　长期血透患者获得性肾病

【概述】

长期血透患者获得性肾病是指慢性肾衰竭终末期患者在进行血液透析(hemodialysis,HD)治疗的基础上,萎缩的肾小管发生囊性扩张的疾病,也称为获得性肾囊性病(acquired renal cystic disease,ACKD)。接受血透治疗的患者,大多每周进行三次,ACKD 的发病率随着接受血透的时长而逐渐增加。Dunnill 等 1977 年首次报道 ACKD 的发病率在长期血透患者中为 47%。血透 1~3 年其发生率为 10%~20%;3~5 年时为 40%~60%;Handoke 等 1992 年报道 5~10 年高达 90%认上。该疾病的发病机制尚不明确,可能由于肾小管退行性改变、基底膜顺应性改变、纤维组织或草酸钙结晶阻塞肾小管等多种因素导致肾小管内压力升高、管腔扩张。同时,ACKD 可能诱发肾细胞肿瘤的产生,目前多认为与慢性氮质血症、聚胺累积、免疫功能降低等因素有关。国内有报道 ACKD 发生率达 46.5%,ACKD 合并肾癌 3.5%,长期维持性血透(maintenance hemodialysis,MHD)比相应正常人群患恶性肿瘤的风险高 7 倍,而恶性肿瘤发生的部位又以肾、膀胱、甲状腺及其他内分泌器官最常见,其中 28.5%~60%为泌尿系统肿瘤。

【诊断依据】

1. 临床表现:一般无症状;当囊肿过大时可能引起破裂出血,从而出现腰痛、血尿。

2. 影像学检查:CT 一般可见双侧肾内多发小的囊性病变,囊壁可伴有钙化;同时 CT 也可对 ACKD 诱发的肾脏肿瘤进行诊断。

3. B 超:超声不易检出较小的囊肿,但对大的囊肿和肿瘤有诊断价值。

【鉴别诊断】

多囊肾　为先天性囊性肾脏病变,多伴有肾区痛、血尿、高血压等临床表现,结合家族史、病史可诊断。就诊时 CT 多显示高度增大的肾脏,有时可见多囊肝、多囊脾等,而 ACKD 有慢性肾功能不全及长期血透史。

【治疗方案】

1. 一般对于无症状的小囊肿无需进行特殊干预,CT 随访即可;对于直径大于 5 cm 的大囊肿,可行超声下穿刺抽吸。

2. 对继发于 ACKD 产生的肾细胞肿瘤应做根治性肾切除,并密切观察对侧肾的状况。

【评述】

ACKD 因其临床表现不明显,时常被误诊、漏诊,实际发病率并不低。有研究表明,CT 扫描显示,当血清肌酐超过 3 mg/dL 时开始出现囊肿。除此以外,ACKD 可能诱发肾细胞肿瘤的发生,相关研究显示的发病率不一,约在 5%左右,而 CT 及 MRI 等影像学检查有助于识别肿瘤。无症状的 ACKD

无需特殊处理,若出现肿瘤则应进一步明确诊断并及时手术。ACKD 的囊肿上皮多表现为"增生—发育不良—腺瘤—癌"的发展过程。癌变的本质为囊肿内部液体通过酶解作用于囊肿上皮,最终导致恶性变,其关键因素在于原癌基因的激活。肿瘤细胞类型与细胞增生密切相关,ACKD 合并的 RCC 的恶性程度较低,无瘤存活时间较长。

(朱正　宋宁宏)

第二十八节　睾丸附属结构疾病

睾丸附属结构(testicular appendages)包括五种胚胎残基:即睾丸附件(appendix testis)、附睾附件(appendix epididymis)、旁睾(paradidymis)、上迷管(vas aberrans superior)和下迷管(vas aberrans inferior)。尸检发现,92%睾丸带有睾丸附件,双侧睾丸附件的检出率为 69%,附睾附件的检出率为 34%,双侧为 12%,旁睾和迷管少见。组织病理学研究显示,睾丸附件为副中肾管残余,附睾附件、旁睾和上下迷管为中肾管残余。其临床意义在于它们的扭转倾向,部分可发生囊性扩张形成囊肿,目前尚未见有恶性病变报道。

一、睾丸附属结构扭转

【概述】

睾丸附件扭转发生率最高,占睾丸附属结构扭转的 92%;附睾附件扭转次之,占 7%;旁睾扭转占 0.7%;迷管扭转占 0.3%。因此当疑有附件扭转时应主要在睾丸和附睾上极进行探查。已证实在睾丸附属结构中既有雄激素受体又有雌激素受体,扭转的发病原因可能与青春期前睾丸附属结构受性激素刺激而增大有关。根据睾丸附属结构形态可将其分为 5 种类型:① 长蒂或短蒂卵圆形,该型最常见;② 点状;③ 线状;④ 棒状;⑤ 不规则形。有蒂尤其是长蒂且头部较大型者更易发生扭转,主要由于此种附件在鞘膜囊内呈游离活动状态,当有外力作用时,附件易随蒂发生扭转,这是其解剖基础。

【诊断依据】

1. 睾丸附属结构扭转可发生于任何年龄,但 82%发生在 7~14 岁,发病的高峰年龄为 10~12 岁。左右侧发生率无明显差异,双侧同时发生者占 2.5%。

2. 临床表现:单侧阴囊睾丸上方疼痛,初起疼痛较轻,日益加重,尤以行走或下蹲时显著,严重者腹股沟及下腹部呈放射性疼痛。查体早期阴囊皮肤红肿,逐渐以附睾头为中心向周围延伸,睾丸上方有时可触及痛性小结节,较硬。随病情进展,阴囊红肿逐渐加剧,阴囊内容物触痛明显,拒触摸。

3. 阴囊彩超:显示睾丸上极附近低或强回声结节,其内血流不明显,周围及附睾血流增加。睾丸血流正常,周围有不同程度的液性暗区,阴囊壁增厚。CDFI 检查能较准确地判断扭转的程度及病情发展时期,对手术方案的选择有较大的指导价值。

【鉴别诊断】

1. 睾丸扭转　有阴囊内剧烈疼痛、恶心、呕吐等症状。托起阴囊时,疼痛明显加剧;彩超显示患侧睾丸血流信号明显减弱或消失,睾丸上移或呈横位,精索呈麻绳状扭曲。而睾丸附件或附睾附件扭转时疼痛较轻,睾丸位置正常,睾丸上极可扪及肿物,彩超显示睾丸血流信号正常。

2. 急性附睾炎　阴囊内疼痛并可放射至下腹部,常合并泌尿道感染,检查附睾肿大、触痛显著;可有发热、白细胞增高等表现;彩超检查提示附睾肿大、血流信号丰富。

【治疗方案】

睾丸附属结构扭转是一种自限性疾病,一般 2~7 天可自愈,如诊断明确,多采取保守治疗。亦有学者认为保守治疗病情的恢复时间远大于一周,由于坏死组织的溶解、吸收需要一个较长的病理过程,会引起睾丸、附睾肿大及周围的炎症反应、鞘膜积液,最后瘢痕形成,这都将影响到儿童睾丸、附睾

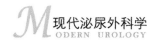
的生长、发育,因此早期手术治疗有利于睾丸及附睾炎性反应的吸收。当与睾丸扭转鉴别困难时,尤其是疼痛发作时间不足 48 小时者,应及早手术探查。

二、睾丸附属结构囊肿

【概述】

睾丸附件和附睾附件可以因积液而呈囊性扩大,因睾丸、睾丸附件囊肿和附睾头部囊肿三者境界欠清楚,易被误诊为"附睾囊肿"。

【诊断依据】

1. 临床表现:与附睾囊肿相似,常无自觉症状,一般均由患者发现阴囊内肿块前来就诊。体检时可在附睾头部区域触及囊性肿块,较大的囊肿光滑,触之有不适感。

2. 阴囊彩超:多在附睾头部见圆形液性暗区,位于睾丸实质之外。

【治疗方案】

无症状的患者无需手术治疗,可以观察等待,定期行 B 超检查。有症状的患者首选囊肿切除术。

【评述】

睾丸附属结构位于睾丸、附睾和精索的外表面,为副中肾管和中肾管的残余。胚胎早期一些中肾小管连接于生殖腺形成附睾头,其他中肾小管退化成发育不良的结构,包括附睾附件、旁睾和上迷管、下迷管,中肾管最终形成附睾体和附睾尾。副中肾管在男性退化,其近端和远端残留形成睾丸附件和前列腺小囊,其余部分均消失。睾丸附属结构可发生扭转,以睾丸附件扭转最多见,部分囊性扩张形成囊肿,多位于附睾头部,尚无恶变报道。

(沈华)

第二十九节　造影剂肾病

【概述】

造影剂肾病(contrast-induced nephropathy,CIN)是指在排除其他原因引起肾损害的前提下,血管内途径应用造影剂 48～72 小时内发生的肾功能急性损害或肾功能损害加重,血清肌酐较相对升高 25％或绝对值升高≥44 μmol/L。

目前,造影剂肾病是继低灌注性和药物性急性肾损伤后成为医院内获得性急性肾损伤的第三位病因。由于接受造影检查和介入手术的患者不断增加,造影剂肾病逐年增多。

【诊断依据】

1. 病史:3 天内曾有血管内注射造影剂,且无其他引起肾损害的原因;可伴有以下高危因素:① 原有肾功能不全;② 糖尿病;③ 高龄(≥75 岁);④ 有效血容量不足;⑤ 高血压;⑥ 周围血管病;⑦ 高尿酸血症等。

2. 临床表现:60％以上 CIN 患者早期即可出现少尿,对袢利尿剂有拮抗性;部分患者表现为非少尿型急性肾衰,通常表现为短暂的非少尿型及无症状性肾功能下降;双下肢水肿、不能平卧、端坐呼吸等心衰表现。

3. 实验室检查:① 血清肌酐升高超过 25％或 44 μmol/L(0.5 mg/dL);② 尿液检查:尿渗透压下降、尿糖、尿钠排泄量增加、管型尿、蛋白尿等。

【鉴别诊断】

胆固醇栓子是放射检查后发生肾功能损伤的一个原因,常发生于伴有心血管疾病和危险因素的老年患者,通常合并有其他特点,如皮肤体征、红细胞增多症和低补体血症。与 CIN 的发生不同,肾功能减退通常出现在第 3～8 周,但是其表现也可以是急性或超急性的。

【防治方案】

1. CIN 的预防

（1）评估基础肾功能：eGFR＜60 mL/min/1.73m² 是预测接受碘造影剂患者发生 CIN 危险的重要标志。对于此类肾功能不全的患者，在动脉内应用造影剂时应选择等渗性造影剂，而在静脉内应用造影剂时建议选用等渗或低渗性造影剂；同时造影剂的用量应小于 100 mL。

（2）CIN 早期诊断性生物标志物的检测：如中性粒细胞明胶酶相关载脂蛋白、白细胞介素 18、肾损伤因子等。

（3）非药物预防：造影前 48 小时停用损害肾功能的药物；对于无合并危险因素的患者，造影间隔时间至少为 48 小时；合并糖尿病或已有肾功能不全的患者，再次造影间隔时间至少为 72 小时。

（4）药物预防：静脉水化是最经济安全的措施；目前尚无有效治疗 CIN 的药物，但研究认为一些药物对 CIN 的预防有一定的帮助，如：N-乙酰半胱氨酸、多巴胺、钙通道阻滞剂及他汀类药物等。

2. CIN 的治疗

（1）在心脏功能负荷允许的情况下，适当增加补液量以维护肾脏有效灌注，增加造影剂排泄，同时碱化尿液促进尿酸盐排泄。

（2）肾脏替代治疗：当患者出现危及生命的水、电解质、酸碱失衡时，应立即行肾脏替代治疗。

【评述】

造影剂肾病随着各类介入诊断治疗技术的发展而增加。在普通人群，应用碘对比剂后出现急性肾损伤的发病率较低，约为 1％；但在合并心血管疾病、糖尿病、血容量不足、高血压的人群中，其发病率可高达 15％。造影前，应对患者的危险因素进行评估，尽可能去除可逆性的危险因素，对不可纠正的危险因素，要选择适当的造影剂，并尽量减少造影剂用量，同时还需注意检测造影前后肾功能的变化。有学者认为 eGFR＜60 mL/min/1.73m² 时，动脉注射造影剂是发生 CIN 的危险因素；30 mL/min/1.73 m²＜eGFR＜45 mL/min/1.73m² 时，静脉注射造影剂也成为发生 CIN 的危险因素。对此类患者在综合考虑碘对比剂使用的获益和风险情况下，在检查前向患者解释相关情况后酌情使用。离子型高渗对比剂风险增加，推荐使用非离子型对比剂。对于高危患者，加强分子生物标志物的检测，早期识别并诊断。目前尚无公认的药物可预防 CIN，但充分水化、风险因素评分、合理选择造影剂及限制造影剂用量对减少 CIN 的发生具有肯定的预防作用。CIN 一旦发生，要积极采取措施。

（张斌　南楠）

第五十章
泌尿系统异物

【概述】

泌尿系统上尿路异物较少,下尿路异物较多见。下尿路异物又可分为膀胱异物和尿道异物。异物进入的途径有:经皮肤,如枪伤及其他穿透伤后遗留的金属、玻璃或木制异物;手术造成,如手术后遗留的不吸收缝线、钛钉、Hem-o-lok结扎钳;经尿道外口插入,如电线、塑料丝、发夹、笔芯等;经邻近脏器进入膀胱,如节育环损伤子宫、异物穿破胃肠道移位至膀胱。异物在膀胱内停留的时间可长可短,最长可达数年,常继发感染、膀胱结石和膀胱黏膜白斑。

【诊断依据】

1. 病史:尿道、膀胱区异物一般有明确的、向尿道内置入异物的病史或有膀胱区手术、外伤史;肾盂内异物多有肾盂成形术史。

2. 临床症状:早期可表现为疼痛及排尿障碍,有损伤的患者可伴有尿道出血及反复血尿。膀胱内的异物可刺激膀胱黏膜,合并感染时会出现尿频、尿急、尿痛等膀胱刺激症状,还可出现脓尿。尿道异物严重者可并发尿道周围炎或尿道周围脓肿,并出现全身及局部的感染症状。如异物位于膀胱颈部或尿道,时间较长者,则会形成以异物为核心的结石,并引起排尿困难甚至尿潴留。异物的长期刺激可诱发膀胱癌。因穿透伤引起肠道尿瘘时,排尿时可有粪便、食物残渣、气体排出。

3. 体格检查:位于前尿道的异物可在尿道外口窥见或在体表被触及。位于后尿道的异物偶可经直肠触及。

4. 影像学检查:B超检查可见尿道、膀胱、肾盂内异物异常强回声图像。KUB平片及IVU可发现尿路中的不透X线的金属及其他异物。因异物在膀胱或肾盂内停留时间过长而以异物为核心形成结石者,在KUB平片及IVU中还可显示出结石的阴影。对怀疑有尿路消化道瘘者行消化道造影,可见瘘道显影。

5. 尿道膀胱镜检查:可以清楚确定异物的形状及性质、异物对膀胱造成的损伤及程度、以异物为核心形成的结石等。

【鉴别诊断】

1. 尿路结石　主要确定究竟是原发结石还是以异物为核心形成的结石。一方面需要仔细询问有无尿道及膀胱内放置异物的病史,或尿路疾病的手术史,另一方面需要仔细阅读X线片,以异物为核心者可发现结石中央有异形及异常密度影。

2. 膀胱炎　有尿频、尿急、尿痛等症状,但B超及X线检查均无异常发现。膀胱镜检查可见除膀胱黏膜的炎性改变外,膀胱内无异常可见。

【治疗方案】

1. 对尿道内的异物,如靠近尿道外口者,可用钳子或血管钳将异物取出;如在尿道内,则可经尿道镜用异物钳将异物取出。如不能取出,则需行经尿道切开术将异物取出。

2. 对膀胱内的异物,如体积小、质地软,则可通过膀胱镜用异物钳将其取出;对蜡质异物,以及体积大而质地硬的异物且粉碎困难时,则需行膀胱切开术取出异物;近年来有报道经尿道肾镜取出膀胱异物,也有在膀胱造瘘下取出异物,以及双通道(膀胱镜通道及腹腔镜穿刺通道)取出异物。对于磁珠因相互间吸引力是其重量的670倍,故可用电切环逐一勾出或用取石钳取出;有锈蚀并形成结石者宜开放手术。

3.因异物形成继发性膀胱结石者,如结石核心异物较小,则可行膀胱镜下碎石;如异物较大则必须手术治疗。手术前要应用抗生素控制感染。

4.对合并尿路消化道瘘者,需在手术取出异物的同时切除瘘道并修补瘘口。

5.对肾盂输尿管成形术中使用 Hem-o-lok 移位至肾盂形成结石者,可行输尿管镜下钬激光粉碎结石,然后用异物钳将 Hem-o-lok 取出,并留置双 J 管;亦有经皮肾镜钬激光碎石后取出 Hem-o-lok。

【评述】

泌尿系中上尿路异物多由于术中使用的钛夹或 Hem-o-lok 移位造成,小的可随尿液排出,大的则长期存留引起结石;下尿路异物中手淫或性好奇是发生的主要原因。短期内异物常引起血尿、尿路感染、排尿困难等症状。长期存留常在异物表面形成结石。诊断主要依据病史和影像学检查。治疗首选内镜下取出异物,不能成功者应开放手术或经皮肾镜、经耻骨上膀胱造瘘口取出;对合并内瘘者,在取出异物同时应切除瘘道修补好瘘口。

（张　斌）

第五十一章
肾移植

第一节　概述

【概述】

慢性肾衰竭是各种慢性肾病进展的最终阶段,终末期肾病患者应进行肾脏替代治疗,包括血液净化治疗和肾脏移植,相对于各种血液净化的各种治疗方法,肾移植患者具有较高的生活质量,是终末期肾病患者的最佳治疗方法。

1954年美国医师Joseph Murray成功完成了世界上首例活体孪生间肾移植。此后,随着组织配型技术的提高、器官低温保存技术的改进、移植外科手术技术的娴熟以及各种高效低毒免疫抑制剂物的不断研发、临床应用,肾脏移植的效果取得了巨大的进步,已经成为世界上完成数量最多、移植效果最好的实体器官移植。目前我国肾脏移植的数量仅次于美国,位居世界第二位。

根据移植肾的来源,肾移植可分为同种肾移植、异种肾移植和自体肾移植。

1. 同种肾移植:即人类不同个体之间的肾移植,包括同胞之间、父母与子女之间、亲属之间和非亲属之间的肾移植。供肾来自活体的称为活体肾移植,其中又包括有血缘关系的亲属肾移植和无血缘关系的活体供肾移植。近年来中国公民逝世后器官捐献已经成为我国肾脏移植的主要器官来源途径。

2. 异种肾移植:即将动物的肾脏移植给人类,由于存在异种移植特有的免疫学问题,至今仍停留在实验阶段。人们试图探索去除受体血浆的天然抗体来处理异种移植器官排斥的超急性排斥。近年来,一些科学家使用基因工程的新策略方法,首先使用的转基因猪,修改内皮减少了补体介导的即时反应,希望能够用猪器官代替人体器官,解决器官短缺的矛盾。然而这些对异种移植的新希望引起了公众和立法者的担忧,特别是对疾病传播的担忧。这需要各国政府出台相关政策,预防异种移植伴随的逆转录病毒传播的威胁。目前异种移植主要还在实验、研究阶段。

3. 自体肾移植:当治疗肾动脉狭窄或输尿管长段缺损时,为克服肾血管和输尿管长度的不足而将肾脏切下后移植于髂窝。

【肾移植受体的选择评估】

一、肾移植的适应证、禁忌证

肾移植的适应证包括:① 慢性肾脏病或其他肾脏病导致的不可逆的肾衰竭患者;② 年龄在65岁以下全身状况良好者,但年龄不绝对;③ 心肺功能良好,能耐受手术者;④ 活动性消化性溃疡术前已经治愈;⑤ 恶性肿瘤新发或复发经治疗后稳定2年后无复发;⑥ 肝炎活动已控制,肝功能正常;⑦ 结核经正规抗结核治疗明确无活动;⑧ 无精神障碍或药物成瘾。

肾移植的绝对禁忌证包括:① 未治疗的恶性肿瘤患者;② 结核活动期;③ 艾滋病或肝炎活动者;④ 药物成瘾者(包括止痛药物或毒品);⑤ 进行性代谢性疾病,如草酸盐沉积病;⑥ 近期心肌梗死;⑦ 存在持久性凝血功能障碍者如血友病;⑧ 估计预期寿命少于2年;⑨ 其他脏器功能存在严重障碍包括心肺功能、肝功能严重障碍者。

肾移植的相对禁忌证包括：① 严重周围血管病变；② 精神性疾病、精神发育迟缓或心理状态不稳定者；③ 癌前期病变；④ 基础疾病为脂蛋白肾小球病、镰状细胞病、华氏巨球蛋白血症等肾移植术后易高复发的患者；⑤ 过度肥胖或严重营养不良。

二、肾移植受者的评估

肾移植受者的评估包括年龄、原发病种类、受者健康状况、免疫状态等。

1. 年龄的评估

肾移植受者的年龄范围不断扩大，目前有受者年龄最小 6 个月和最大 80 岁的报道，一般以 4～70 岁较为合适。术前要注意对老龄患者的心血管状态评估，对于儿童尽早行肾移植有利于青春期发育。

2. 原发病评估

慢性肾小球肾炎移植后 3 年存活率可达 81％，部分肾小球疾病在移植后可能会复发，对于在术后有复发倾向的原发肾脏病，建议在病情稳定的非活动期行肾移植术，包括局灶节段性肾小球硬化（focal segmental glomerulosclerosis，FSGS）、膜性肾病、膜增生性肾小球肾炎（Ⅰ、Ⅱ型）、IgA 肾病、抗肾小球基底膜病、过敏性紫癜性肾小球肾炎。年轻的糖尿病性肾病患者肾移植术后移植肾存活率较高。高血压肾损害患者肾移植后很少复发。遗传性疾病当中以遗传性肾炎（Alport 综合征）移植效果较好。肾盂肾炎患者在肾移植前必须彻底控制感染。

3. 全身健康状况评估

在选择移植受者时，应注意其全身的健康状况。重点评估心血管系统的并发症，控制血压，纠正心力衰竭。术前注意了解消化道溃疡、出血及穿孔病史，若存在相关病史，需行消化道造影和内镜检查，移植前需明确溃疡已痊愈且无幽门螺杆菌感染活动。移植前必须排除呼吸道感染、泌尿系统感染、腹透管周围感染、动静脉瘘感染等感染相关疾病。乙型肝炎、丙型肝炎感染的尿毒症患者需转氨酶正常、HBV-DNA 及 HCV-RNA 转阴再行肾移植。有结核感染病史的患者应正规抗结核治疗后明确无活动。既往认为 HIV（human immunodeficiency virus，人免疫缺陷病毒）感染的患者不应进行肾移植，但近来国外已有 HIV 感染患者接受肾移植手术的报道。多数非转移肿瘤治愈后 2 年无复发者可考虑做肾移植。此外术前还需要纠正尿路解剖和功能异常，并且排除精神障碍或药物成瘾。

4. 免疫学评估

（1）人类白细胞抗原（human leukocyte antigen，HLA）测定：HLA 抗原分型方法包括血清学、细胞学和 DNA 分型。确定肾移植供受体 HLA 是否匹配是组织和器官移植的基础，至少需对受者的 HLA-A，HLA-B，HLA-DR 和 HLA-DQ 位点进行分型。（2）群体反应性抗体（panel reactive antibody，PRA）检测：PRA 指针对 HLA 的抗体，是肾移植术前筛选致敏受者的重要指标。对于高致敏患者，术前应进行去敏治疗和采用更优化的配型方案。（3）供、受者交叉配型实验，供、受者间补体依赖淋巴细胞毒性试验（complement-dependent cytotoxicity，CDC）：主要用于测定受体血清内是否含有针对供者淋巴细胞的抗体，死细胞百分比小于 10％ 为阴性。此法对抗体检测的灵敏度较低，对于细胞毒性较弱的 HLA-Ⅱ类抗体和水平较低的 Ⅰ类抗体，可能无法表现为 CDC 阳性。供、受者间流式细胞术交叉配型（flow cytometric cross matches，FCXM）的灵敏度和特异度均较高，对于 HLA 预致敏的肾移植受者，尤其是单独 HLA-Ⅱ类抗体水平高而 CDC 阴性的受者推荐使用。

【肾移植尸体供者的选择评估】

肾移植供者包括尸体供肾和活体供肾。在移植发展初期阶段和脑死亡立法前，各国的尸体器官移植均来源于心脏死亡器官捐献（donation after cardiac death，DCD）。随着脑死亡概念的提出和合法化，脑死亡供体（donation after cardiac death，DBD）已成为欧美国家的主要肾脏来源，而在中国由于脑死亡立法的缺失，结合中国国情，DCD 移植数量逐年增加。

需要综合评估供者血压、尿量、肾功能、是否伴有高血压或糖尿病、全身组织灌注情况、是否合并感染、疾病或创伤等影响器官功能的因素、用药史等，以判断是否可以使用供者肾脏。捐献者应当身

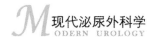

份明确,年龄一般不超过 65 岁,无活动的 HIV 感染,无恶性黑色素瘤、转移性恶性肿瘤、或不可治愈的恶性肿瘤,无活动性的、未经治疗的全身细菌、病毒或者真菌感染,无药物滥用史,且具有严重的、不可逆的心肺或神经损伤,已达到脑死亡诊断标准或预计撤除生命支持治疗后将在 60 min 内死亡。对于长期使用胰岛素控制血糖的糖尿病患者、难以控制的高血压患者以及其他各种原因导致肾功能异常的患者需谨慎选择。

Nyberg 等纳入供者年龄、是否有高血压病史及高血压的病程、肌酐清除率、HLA 错配数和死亡原因是否为脑卒中等 5 项指标,总结出与预后密切相关的成人供肾者质量评分体系,根据供肾质量评分对供肾质量进行分级(表 51-1、表 51-2)。

表 51-1 尸体供者评分表

年龄(岁)	评分	高血压病史	评分	肌酐清除率(mL/min)	评分	HLA 错配数	评分	死亡原因	评分
<30	0	无	0	≥100	0	0	0	非脑卒中	0
30~39	5	病程不祥	2	75~99	2	1~2	1	脑卒中	3
40~49	10	≤5 年	2	50~74	3	3~4	2		
50~59	15	6~10 年	3	<50	4	5~6	3		
60~69	20	>10 年	4						
≥70	25								

本表引自 Nyberg SL,Matas AJ,Kremers WK,et al. Improved scoring system to assess adult donors for cadaver renal transplantation[J]. Am J Transplant,2003,3(6):715-721

表 52-2 供肾质量分级表

供肾分类	评分	供肾等级
非边缘性供肾	0~9	A 级
	10~19	B 级
边缘性供肾	20~29	C 级
	30~39	D 级

【肾移植活体供者的选择评估】

中国首例亲属活体肾移植于 1972 年 12 月由中山医学院第一附属医院外科施行,受者存活 1 年余。同济医科大学附属同济医院于 1999 年完成我国首例同卵双生姐妹间活体供肾移植。

活体肾脏捐献需遵循 1991 年世界卫生组织颁布的《人体器官移植指导原则》,以及我国在 2007 年和 2009 年颁布的《人体器官移植条例》《关于规范活体器官移植的若干规定》。

活体器官捐献者必须自愿、无偿,年满 18 周岁且具有完全民事行为能力。活体器官捐献人和接受人限于以下关系,配偶(仅限于结婚 3 年以上或者婚后已育有子女)、直系血缘亲属或者三代以内旁系血缘亲属、因帮扶等形成亲情关系(仅限于养父母和养子女之间的关系、继父母与继子女之间的关系)。开展活体肾脏移植的医疗机构仅限于国家卫健委指定机构。

活体肾移植供者评估的首要目的是为了确保供者捐献肾脏的适合性,最核心的是供者的安全性问题,应以供者安全和日后的健康为第一原则。确保供者在心理、生理上符合肾脏捐献的要求,保障供者的长期健康,同时兼顾受者的移植效果。

(1)ABO 血型。尽量选择 ABO 血型相容的供者,在日本、韩国等以活体肾移植为主的国家,ABO 血型不相容肾移植已较为成熟,大样本研究表明 ABO 血型不相容肾移植可以取得和血型相容移植一致的临床效果。国内由于器官短缺,部分中心已成功开展了 ABO 血型不相容肾移植,但总体而言仍在探索阶段。

(2)组织相容性检测。确定供者-受者 HLA 相合状态,检测受者抗体,供、受者交叉配型。若供受体交叉配型阳性,移植通常不应进行。受者预存供体特异性抗体(donor specific antibody,DSA)是确定的危险因素,通常应尽量避免。

(3)年龄评估。考虑到供者的围手术期安全,≤65岁可能是目前比较适宜的标准。

(4)身体质量指数(Body Mass Index,BMI)评估。BMI>35 kg/m²为肾脏捐献的禁忌证。

(5)肾脏解剖学评估。对肾脏解剖学评估包括:双肾体积、肾血管以及其他解剖异常(如重复肾、重复肾盂、肾盂输尿管交接部狭窄等),推荐使用CT三维重建或MRI。原则上,双侧异常者不能用于供肾;对于单侧异常,如果已有病理改变者也不能用于供肾。

(6)肾功能的评估。行放射性同位素扫描,单侧肾脏的肾小球滤过率(glomerular filtration rate,GFR)均应≥40 mL/(min·1.73 m²)。尿蛋白>300 mg/24 h应当排除。反复镜下血尿,又不能排除泌尿系 统肿瘤、结石、感染、慢性肾脏病等疾病者,不应作为供者。

(7)对于高血压的供者,通常认为用一种或两种药物能控制血压,同时没有靶器官损害表现的供者可以使用。明确诊断为1型或2型糖尿病患者不能捐献。患有可通过器官移植传播的传染性疾病的供者通常不适合捐献。未临床治愈的恶性肿瘤患者不能作为供者。单侧的单纯肾结石,可以用结石侧为供肾,手术切取后行工作台腔内取石或碎石。双侧结石和易复发结石通常不宜作为供者。

(孙黎　顾民)

第二节　肾移植围手术期管理

【手术前准备】

(1)充分透析:充分透析治疗,改善机体内环境,排除心、肺、肝等重要器官合并症,控制高血压,改善心功能。术前24小时内必须加强透析1次。

(2)纠正贫血:应尽可能避免输血,可以通过使用低氧诱导因子稳定剂、促红细胞生成素、补充铁剂、叶酸及维生素B₁₂等纠正。

(3)纠正感染:术前进行皮肤、口腔、耳鼻咽喉、肺部、肝胆胃肠及泌尿生殖道等处检查,有感染灶必须控制或清除。

(4)改善全身状况:控制高血压,糖尿病者要控制好血糖,无活动性消化道溃疡,以稳定和良好的状态进行手术。

(5)对患者进行相关的肾移植科普教育,解除顾虑和恐惧心理,提高配合治疗的依从性。

(6)移植前手术:在下述情况时应考虑切除病肾,经充分透析和药物治疗仍不能控制的高血压、患肾为感染灶、药物治疗难以控制的肾结核、巨大多囊肾、怀疑有恶性变。

【肾移植手术】

1.取肾手术

(1)尸体供肾切取术

尸体供肾切取一般采用原位灌注多器官联合快速切取术,保证供移植的器官热缺血时间一般控制在10分钟以内。一般采用仰卧位,腹部行大十字切口,首先进行腹主动脉插管灌注,再建立下腔静脉流出道,门静脉插管行0~4 ℃灌注,并快速使用冰屑在肝肾周围降温,游离全胃肠道,再切取肝脏、胰腺、脾脏、双肾、输尿管,以及主动脉、下腔静脉和双侧髂血管。

(2)活体供肾切取术

活体供肾的切取方式包括腹腔镜活体供肾切取以及开放手术。腹腔镜活体供肾切取具有损伤小、疼痛轻、恢复快的优势,且效果与开放手术相当。腹腔镜活体供肾切取包括经腹腔途径腹腔镜(纯腹腔镜或手助)活体供肾切取、经后腹腔途径腹腔镜(纯腹腔镜或手助)活体供肾切取、单孔腹腔镜活

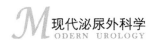

体供肾切取(laparoendoscopic single-site live donor nephrectomy,LESS-DN)、机器人辅助的(经腹腔或经后腹腔途径)活体供肾切取。手术方式的选择,应选用本中心最熟悉的手术方式进行,以减少术中、术后并发症,保证供、受者的安全。术中手术操作应仔细、精确,绝对保证供者的安全;肾血管尽可能靠近腹主动脉和腔静脉的根部,以充分留取足够长度的肾血管;协调好取、植肾手术步骤,当受者髂血管分离完毕时才可切断供肾血管,迅速低温灌注以最大限度地减少供肾的热、冷缺血时间。

2. 供肾修整术

将供肾置于无菌冰盐水或冰乳酸林格溶液中仔细检查肾脏,去除大部分肾周脂肪,仔细检查供肾质量,排除外生性肾肿瘤。对供肾质量进行多因素评估和决策,可行移植肾活检。

确定供肾血管和输尿管的数量、质量和完整性,结扎肾门处的淋巴管。评估供体肾动脉内膜的质量,如果主动脉片、肾动脉开口处或肾动脉近端存在严重的粥样硬化斑块,可切除主动脉片和肾动脉近端。评估肾静脉长度,结扎肾静脉分支。评估输尿管的长度、质量和数目,建议保留肾盂和输尿管近端周围组织。

3. 肾移植手术

同种异体移植肾通常置于腹膜外髂窝,一般采用下腹部弧形切口或 L 形切口。在右下腹或左下腹做一个曲线切口,腹膜后间隙分离,髂血管暴露。

肾移植手术本质上就是三个管腔(动脉、静脉和输尿管)的吻合。供肾动脉通常与受者髂内动脉吻合(端端)或髂外动脉吻合(端侧)。供肾静脉通常与受者髂外静脉吻合(端侧)。阻断吻合口远端,松开近端血管夹,检查吻合口无渗漏后依次开放静脉和动脉血流。

供肾输尿管通常与膀胱黏膜吻合,最后用膀胱肌层包埋。输尿管可酌情放置双 J 支架管。膀胱输尿管抗反流吻合是一种旨在减少尿回流到输尿管的技术,已成为新输尿管膀胱吻合术的首选技术。双 J 输尿管支架可以常规或选择性地置入高风险的受体,通常可在移植后 2～4 周在门诊取出。研究表明预防性输尿管支架置入术可显著降低尿漏和输尿管狭窄的发生率。若使用的是 DCD 供肾,注意保留更长的供肾血管。肾动脉与主动脉补片一起获取,这种技术可促进血管吻合并降低移植后肾动脉狭窄风险。

术中治疗常规。麻醉开始后立即静脉滴注或推注抗生素。手术开始前,静脉滴注甲基泼尼松龙 3 mg/kg,手术开始后静脉滴注甲基泼尼松龙 10 mg/kg,于开放循环前滴注完。术中根据血容量及血压调整输液量,维持血压在 150/90mm Hg(20/12kPa)左右。

【肾移植术后处理】

1. 保护性隔离。受者术后应在专科病房监护 7～10 天,其间采取保护性隔离措施。

2. 生命体征的监护。术后需密切观察体温、脉搏、呼吸、血压等生命体征。除了手术应激导致的吸收热外,体温升高常可提示感染或排斥反应的发生。控制血压对术后移植肾功能恢复十分重要,平稳的血压能够保证移植肾血液有效灌注,术后早期血压应维持在较术前血压高 10 mmHg 左右的水平,血压超过 180/120 mmHg 应给予必要降压处理,监测脉搏、血压的变化,应注意有无出血情况的存在。

3. 出入量与体质量。尿量是反映移植肾功能的主要指标之一,有助于排斥反应、内外科并发症的诊断及鉴别诊断。术后拔除留置导尿管前应严格记录每小时尿量及 24 小时出入量,有条件可每天测体质量一次。大部分受者术后会出现多尿,多者可达到 1000 mL/h 以上。当尿量<50 mL/h 时,应注意检查导尿管是否通畅,肾盂、输尿管有否血块阻塞,液体出入量是否平衡,有否低血压、肺水肿发生等。

4. 切口及移植肾的观察。移植肾局部体征的观察主要包括移植肾区有否隆起、压痛,移植肾大小及质地,血管杂音等,对早期发现排斥反应和并发症有很大帮助。

5. 移植肾彩色多普勒超声。因其无创、简便、重复性好,彩色多普勒超声可作为肾移植术后常规监测手段。主要用于观察移植肾周积液以及移植肾血流情况,后者有利于评估移植肾功能及判断移植肾排斥反应、移植肾动静脉血栓或狭窄等并发症。一般肾移植术后 3 天内每日进行移植肾超声检查。

6. 实验室检查。术后 1～2 周内常规每天检查血常规、尿常规、肝肾功能、电解质,以了解患者内环境的状况和移植肾的功能。服用环孢素或他克莫司后,应监测血药浓度,并根据目标浓度调整药物用量,减少药物相关毒副作用。术前、术后均应进行细菌学和病毒学检查;对于 DCD 供肾,供肾灌注液及受者引流液推荐送微生物检查。

7. 水、电解质平衡的维持

评估容量需综合患者术前病史、原发病、术前检查情况、心功能情况,以及术前透析时间及脱水量等信息,同时结合术中出入量、药物使用、术后每小时尿量,可根据中心静脉压(central venous pressure,CVP)指导补液量及补液速度。

质量较好的移植肾血供恢复后数分钟后即有尿液溢出。肾移植术后早期尿量＞100 mL/h 时,可 24 小时不间断循环补液。循环补液主要以等渗(5％葡萄糖盐水)为主,同时注意胶体液的补充。按照"量出为入"的原则,根据尿量、血压、病情、心肺功能等予以适当调节,尽量保证 24 小时出入量误差不超过 1000 mL。经验方案:尿量＜300 mL/h,按出量的全量补液,糖、盐水比例 1∶1;尿量 300～600 mL/h,按出量的 95％补液,糖、盐水比例 1.5∶1;尿量＞600 mL/h,按出量的 90％补液,糖、盐水比例 2∶1。术后总尿量超过 3000 mL 后,应及时补钾,一般可按每 500 mL 补液中加 10％氯化钾 5 mL 先行补充,注意低钠血症、钙磷镁代谢紊乱,酸碱失衡等,根据电解质检测结果及时调整。

少尿与液体入量不足、低血压、移植肾功能延迟恢复、急性排斥反应等有关。液体负荷重是少尿期始终存在的风险,应严格限制液体入量,避免因液体入量过多导致心力衰竭、肺水肿等并发症。量出为入,每日液体需要输入量＝ 尿量＋非显性失水＋每日额外液体丢失量－内生水量。同时注意电解质平衡,警惕高血钾及代谢性酸中毒。

8. 并发症的预防。术中、术后应预防性使用抗生素,DCD 时代,供者来源的感染是受体很大的威胁,可联合使用抗生素广泛覆盖细菌、真菌、病毒等病原体,并根据微生物检查结果及时调整。术后因大量使用糖皮质激素及手术应激,应使用质子泵抑制剂防止应激性溃疡的发生。

9. 引流管、输尿管支架管处理。主要保持肾周引流管通常、密切观察引流液颜色性质。若血性引流液不断增多、伴有血压下降脉搏增快,提示可能出血。早期引流液多为血性,易形成血凝块阻塞引流管,应经常挤捏伤口部位的引流管,以防阻塞。伤口引流管引流量连续两天少于 20 mL 可拔除,一般在术后 3～7 天拔除。注意保护好输尿管支架管,一般在术后 2～4 周左右,拔除输尿管支架管。

(孙黎　顾民)

第三节　肾移植术后外科并发症

供受者手术技术的进步,麻醉、器官保存和围手术期护理都可能有助于改善 1 年患者和移植物存活率。肾移植术后外科并发症是指肾移植术后肾血管、输尿管、淋巴管受损可能并发的外科病症,其发生率为 5％～10％。但某些并发症一旦发生后果严重,常导致死亡,早期识别外科并发症和手术并发症的管理极为重要。移植后常见的外科并发症有移植肾破裂、切口感染、出血性并发症、血管并发症、尿路并发症、淋巴囊肿等。

一、移植肾破裂

移植肾破裂的发生率为 0.3％～9.6％,多发生在术后 2 周内,也可发生在术后多年,可引起移植物丢失和患者死亡。

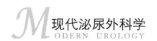

①原因：自发性移植肾破裂的原因有急性排斥反应、肾静脉梗阻受压、急性肾小管坏死、输尿管梗阻、移植肾局部缺血；损伤性移植肾破裂的原因有移植肾穿刺、外部暴力撞击、各种侵袭性细菌或真菌感染。

②诊断依据：移植肾区疼痛、肿胀、压痛、少尿或无尿、低血压、休克；血清肌酐升高，血红蛋白下降；超声、CT等可发现移植肾裂口和肾周积血；局部穿刺可抽出新鲜血液。

③治疗：应视患者的全身状况和移植肾破裂的具体情况决定治疗方式。若是包膜下破裂出血或者小裂口、范围局限、出血可控制、肾功能尚好者，争取保留肾脏，严密观察，绝对卧床、使用止血药物、针对病因处理、随时做好手术准备。若血流动力学不稳定或者破裂出血至肾周，应立即手术探查。依据肾脏破裂的原因、肾脏的生机或预后、手术修补的复杂程度做出保留或者切除肾脏的判断。

二、切口感染

切口感染多由切口内血肿、尿漏或淋巴囊肿所致，发生率为 2%～47%。

①原因：受者因素包括肾衰竭、低蛋白血症、贫血、糖尿病、高龄、肥胖等，供者可向受者传播菌血症，手术时间过长、免疫抑制剂使用、急性排斥反应、移植物功能延迟恢复（delayed graft function，DGF）、尿漏、淋巴瘘都是其危险因素。

②诊断依据：浅部感染为局部红肿、疼痛。深部感染早期不易发现，可引起败血症和全身性临床表现。术后2周左右出现无明确诱因的发热、畏寒，伴或不伴术区胀痛，切口有渗出，需要考虑切口感染的可能性。B超或CT可以协助诊断，局部脓肿形成需与局部血肿、淋巴囊肿相鉴别。

③治疗：表浅感染加强消毒换药。深部感染若形成脓肿，应尽早切开引流，局部以双氧水、生理盐水反复清洗，切口应选低位并足够大，保证充分引流。必要时双套管冲洗，采用负压吸引。并适当减少免疫抑制剂，根据药敏使用抗生素或抗真菌类药物。

三、出血性并发症

①原因：术后即刻的出血通常涉及吻合口部位，肾周血肿可能由于静脉和小动脉出血或与切口或腹膜后剥离相关，受者术前存在凝血功能障碍也是危险因素之一。

②诊断依据：可出现血压下降、脉搏细速甚至休克症状，切口引流管引流出大量新鲜血液，膀胱切口出血可出现血尿、尿频，伴有伤口局部肿胀疼痛、包块进行性增大。

③治疗：一旦确诊有严重出血，应在快速输血输液的同时及时手术探查。除非血肿小且稳定，肾周血肿需要手术探查以确保充分止血，大血肿应该被清除以减少后续感染的风险。

四、血管并发症

（一）移植肾动脉血栓形成

同种异体移植物的肾动脉血栓形成很少见（0.5%～1%），多发生在手术后早期。

①原因：急性血栓形成通常与吻合口肾动脉过长、扭曲等有关；肾动脉内膜损伤、受体动脉硬化、多支动脉、血管痉挛、低血压、高凝状态、急性排斥反应也是重要的危险因素。②诊断依据：突然的无尿应考虑到动脉血栓形成的可能，可触及肾缩小、质地变软，伴有血肌酐升高。超声见肾动脉血流减弱或消失，肾动脉造影显示肾动脉完全或部分阻塞。应与急性排斥反应、尿路梗阻相鉴别。

③治疗：动脉血栓形成可导致立即的热缺血，若因诊断和准备手术探查延迟了恢复肾脏动脉血流所需的时间，导致长时间的热缺血、缺氧，可引起永久性的肾功能丧失。治疗的主要目的是保护移植肾功能。部分血栓形成，可溶栓治疗；主干栓塞应尽快手术探查，可切开血管取出血栓，用低温肝素液进行灌注冲洗，重新血管吻合，术后抗凝治疗。

（二）移植肾静脉血栓形成

肾静脉血栓形成的发生率为 0.1%～8.2%，多发生在术后 1 周内，是术后早期移植物丢失的主要原因之一。

① 原因:静脉血栓形成的原因包括供肾静脉过长、吻合后扭转或受压、淋巴囊肿或血肿的外在压迫、受者高凝状态、从静脉吻合口水平发展的髂静脉血栓。

② 诊断依据:肾静脉血栓形成通常表现为突发的移植肾局部肿胀、疼痛和血尿或少尿,同侧下肢水肿是一个重要诊断依据。血肌酐及尿素氮升高。超声多普勒检查表现为移植肾肿大、血管阻力指数显著升高,流向肾脏的动脉血流的持续存在,而舒张期没有舒张期血流甚至逆转血流,肾静脉内无血流信号、有血栓形成。选择性移植肾造影可显示静脉栓塞部位和程度。应与急性排斥反应鉴别,影像学检查有助于鉴别诊断。

③ 治疗:早期明确诊断是挽救移植肾的先决条件。应争取时间早期手术探查,可以尝试先行取栓后抗凝的手术探查。延迟诊治有造成肾破裂的危险。从肾静脉吻合远端取出血栓,若供肾情况不改善,应切除肾脏。对于危险因素,例如易栓症,应尽可能提前评估和纠正。

(三) 移植肾动脉狭窄

移植肾动脉狭窄(transplant renal artery stenosis,TRAS)是肾移植术后最常见的血管并发症,常见于术后 3 个月至 2 年。常见于高龄、糖尿病史、动脉粥样硬化和缺血性心脏病史、高血压史的受者。

① 原因:取肾时损伤肾动脉内膜、动脉吻合口瘢痕或吻合技术相关致吻合口狭窄、动脉成角、肾动脉周围血肿压迫、急性排斥反应、慢性排异等。

② 诊断:临床表现为难治性高血压、进行性肾功能减退、少尿、水肿,伴有移植肾区新出现的血管杂音。彩超可见移植肾动脉收缩期峰值血流速度(peak systolic velocity,PSV)>250 cm/s、叶间动脉阻力指数(resistance index,RI)<0.51、移植肾动脉与叶间动脉 PSV 比值> 10。数字减影血管造影(digital subtraction angiography,DSA)是诊断 TRAS 的金标准,可以明确狭窄的部位及狭窄程度。

③ 治疗:保守治疗适用于狭窄轻微,肾功能稳定者,PSV<180cm/s、RI>0.75、移植肾动脉狭窄<60%,可应用 ACEI 和 ARB 类药物控制血压。若肾功能有减退,或移植肾动脉狭窄>70%,经皮血管成形术是首选的治疗方法,主要包括单纯球囊导管扩张术和血管内支架成形术。介入治疗不成功者,可手术纠正,但因粘连严重手术难度高、成功率低。

(四) 移植肾动脉瘤

① 病因:肾蒂受牵拉或修整时插管灌注导致肾动脉内膜损伤,血管吻合技术欠佳导致动脉吻合口部分裂开形成假性动脉瘤,局部感染特别是真菌感染,经皮穿刺活检导致的动静脉瘘和肾内假性动脉瘤。

② 诊断依据:常无症状或仅有局部疼痛,压迫症状是因为膨胀或破裂所致,可出现血压升高,移植肾区可闻及血管杂音,假性动脉瘤扩大时自发性破裂的风险增加,出现肾周血肿或者切口出血。血清肌酐可进行性升高,尿红细胞增多。彩色多普勒超声可明确肾动脉瘤或者肾内动静脉瘘,CT 血管造影或肾动脉造影可以明确动脉瘤的大小、位置。

③ 治疗:确诊的肾动脉瘤,可行血管修补术;毛霉菌感染引起的肾动脉瘤应切除移植肾;肾动脉瘤或动静脉瘘尚未引起肾血流动力学及肾功能改变时,可保守治疗;若合并有严重的血尿,可采用选择性肾内动脉栓塞。

五、尿路并发症

(一) 尿漏

肾移植术后尿漏的发生率为 1.5%~6.0%,是最常见的早期并发症,但通常不影响移植物存活。

① 原因:输尿管膀胱吻合口漏、缺血性输尿管坏死、术后早期膀胱过度扩张、支架管或术中电刀损伤输尿管壁等。

② 诊断依据:常见的临床表现为伤口引流量增加。切口引流管拔除后发生尿漏,会出现局部皮肤水肿和压痛、包块。需与淋巴囊肿相鉴别,后者通常无疼痛。超声检查可示局部积液。收集切口引流液或穿刺抽吸积液,化验肌酐水平与尿肌酐相似。

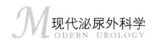

③ 治疗：治疗包括保证肾盂低压，保持引流通畅，预防感染，修复漏口。如术中未留置输尿管支架管，可尝试膀胱镜下植入输尿管支架管。移植肾穿刺造瘘，更适合肾盂扩张患者，可保护肾功能，改善患者全身状况，并可行肾盂输尿管膀胱造影明确诊断确定尿漏部位。经过充分引流和减压后仍有尿漏，常需要手术治疗。

（二）尿路梗阻

尿路梗阻（输尿管狭窄）的发生率为 1％～9％。早期梗阻多发生在术后 1～3 天内，晚期梗阻则在术后 3 个月后。

① 原因：输尿管外的压迫，输尿管病变，输尿管管腔内结石、血块等阻塞，慢性排斥反应，慢性细菌、巨细胞病毒、BK 病毒感染。

② 诊断依据：早期可表现为少尿或无尿，血清肌酐升高或不降，移植肾区胀痛，合并感染可有发热，B 超下肾盂输尿管扩张不明显。晚期多表现为血清肌酐缓慢上升，新近出现血压升高、下肢水肿或反复尿路感染，常规超声检查时发现移植肾积水。MRI 尿路造影有助于明确梗阻部位，必要时可采用移植肾穿刺造影、逆行输尿管插管造影。

③ 治疗：早期梗阻需去除梗阻原因，一般需行输尿管膀胱再吻合术。晚期梗阻，以吻合口狭窄和输尿管狭窄居多。可输尿管镜下行输尿管口扩张术并置入输尿管支架管。输尿管狭窄≤3 cm 者，可行经皮肾穿刺移植肾造瘘并顺行扩张输尿管、留置输尿管支架；输尿管狭窄≥3 cm 者，可考虑切除输尿管狭窄段，再行输尿管膀胱吻合术、移植肾肾盂或输尿管与受者输尿管端侧吻合术，还可选择长期留置输尿管支架管或移植肾造瘘管并定期更换。

（三）尿路结石

肾移植术后尿路结石的发生率为 0.4％～4.4％。

① 原因：在供肾内原先存在结石，也有移植数年后肾内发生结石。受者常伴甲状旁腺功能亢进和高钙血症，尿路梗阻、反复尿路感染、高尿酸血症、高草酸尿症也是易发因素。

② 诊断依据：移植肾结石多无明显症状，常在复诊时超声检查发现。可有血清肌酐上升和尿量减少，如有高尿酸、血尿、结晶尿、反复尿路感染等情况，要考虑到移植肾结石的可能性。

③ 治疗：根据结石部位、大小，必要时可采用体外冲击波碎石、移植肾经皮肾镜碎石取石术、输尿管软镜钬激光碎石等干预措施。

六、淋巴瘘或淋巴囊肿

淋巴漏和淋巴囊肿较为常见，发生率为 0.6％～18.0％。绝大多数发生在术后 1～6 周内。① 原因：主要病因为髂血管周围淋巴管漏扎或结扎线脱落所致淋巴液漏出，其次为移植肾肾门淋巴管漏扎。

② 诊断：大多数淋巴囊肿是无症状的；若引流管未拔除，可表现为引流管或手术切口持续引出透明或淡黄色液体；若引流管拔除或引流不畅，可表现为移植肾区逐渐增大的包块，压迫输尿管导致肾积水，或阻塞下肢静脉回流导致下肢水肿。超声可见低回声液性暗区。收集切口引流液或穿刺抽吸积液，通常会显示高淋巴细胞计数和肌酐浓度与血清相似，这一点与尿瘘不同，后者的肌酐浓度远高于血清。

③ 治疗：只要引流通畅，淋巴漏多数会自行消失，建议连续两天引流量≤50 mL/d 时拔除引流管，注意结合无油饮食。对有症状的囊肿或体积≥140 mL 的囊肿，可先行超声引导下经皮穿刺引流，如复发则可手术或行腹腔镜开窗治疗。

（孙黎　顾民）

第四节　肾移植术后内科并发症

一、移植肾相关并发症

（一）肾移植术后排斥反应

肾移植是终末期肾病（end-stage renal disease，ESRD）的最佳治疗方法，通过肾移植手术，ESRD患者的生活质量都得到显著改善。随着外科手术技术的改进、新型免疫抑制剂的广泛应用、免疫学研究的深入，急性排斥反应发生率逐年下降，但排斥反应仍是影响移植肾长期存活的首要因素。根据移植肾排斥反应的发生时间，可分为超急性排斥反应（hyperacute rejection，HAR）、加速性排斥反应（acute accelerated rejection，AAR）、急性排斥反应（acute rejection，AR）及慢性排斥反应（chronic rejection，CR）。根据发生机制不同可分为 T 细胞介导的排斥反应（T cell mediated rejection，TCMR）和抗体介导的排斥反应（antibody-mediated rejection，AMR）。除了以上典型类型之外还可表现为亚临床排斥反应（subclinical rejection，SCR）、T 细胞介导的排斥反应和抗体介导反应同时存在的混合性排斥反应、急性排斥反应合并慢性排斥反应等。近年来，AMR 越来越受到重视。研究表明，AMR 在移植肾丢失过程中发挥着重要的作用，被认为是影响移植肾长期预后的主要因素。

1）超急性排斥反应

【概述】

HAR 一般发生在肾移植术后数分钟至数小时内，是临床表现最为剧烈且后果最为严重的一类排斥反应，多为体内预存的供体特异性抗体所致。由于组织配型技术的提高以及免疫抑制剂的应用，此类排斥反应已非常少见。

病理表现为动脉管壁纤维素样坏死和（或）广泛微血栓形成，间质内明显水肿及大量中性粒细胞浸润。血管造影显示动脉吻合口通畅而叶间动脉以下不显影。

【诊断依据】

1. 当供肾重新恢复血供时，移植肾最初充盈饱满、色泽红润，随心跳肾脏有节律地搏动、输尿管间歇性蠕动。但数分钟后移植肾突然变为花斑色、体积增大、出现紫纹，进而呈暗红色乃至紫褐色并失去光泽，输尿管蠕动消失，移植肾由饱胀感变为柔软、体积缩小、肾脏搏动消失、肾动脉搏动有力而肾静脉塌陷、泌尿停止。少数受者可以出现寒战、高热，部分受者还可表现为创面大量渗血或渗液、血压下降难以控制、烦躁不安及精神症状甚至中毒性休克。

2. 实验室检查显示血小板数量减少或纤维蛋白降解产物增加，这些均可支持 HAR 诊断。彩色多普勒可见移植肾明显肿胀，皮质无血流灌注，主要用于与移植肾动静脉血栓、输尿管梗阻等相鉴别。

【鉴别诊断】

HAR 时间短、表现迅猛而特异，诊断并不困难。需要与是否存在外科因素如吻合口狭窄、血栓形成、血管扭曲、肾血流开放时血压过低等容易导致移植肾血流障碍的情况鉴别。

【治疗方案】

对于 HAR 目前尚无有效的治疗方法，一旦确诊应尽早切除移植肾，避免强烈反应危及受者生命。

2）加速性排斥反应

【概述】

加速性排斥反应通常发生在移植术后 1～7 天内，是介于 HAR 和 AR 之间的一种排斥反应，其往往反应剧烈，进展快，移植肾功能常迅速丧失，严重时可致移植肾破裂出血。其病因与 HAR 类似，参与的抗体可能有 3 种，即预存低浓度抗体、记忆 B 细胞新产生的抗体以及供者抗原诱导的新生供体特异性抗体（denovo DSA，dnDSA）。病理表现主要呈血管性排斥反应，以小血管炎、肾小球炎和动脉纤

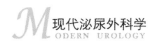
维素样坏死为主要特征。光学显微镜下可见血管壁内淋巴细胞浸润,血管内纤维蛋白和血小板沉积,管腔内不同程度的血栓形成,小动脉中层纤维素样坏死,肾实质不均匀梗死、出血,间质可有水肿及不同数量的淋巴细胞浸润;免疫荧光和免疫组化可见动脉壁和毛细血管壁 IgM、IgG 及 C3 和纤维粘连蛋白沉积,肾小管周围毛细血管(peritubularcapillary,PTC)基底膜 C4d 沉积。

【诊断依据】

主要临床表现为术后移植肾功能恢复过程中突然出现少尿或无尿,移植肾肿胀、疼痛,原已下降的血清肌酐水平又迅速回升,可伴有体温上升、血压升高、血尿,病情严重,进展迅速,甚至导致移植肾破裂。

【治疗方案】

AAR 治疗困难,一旦明确诊断应尽早应用兔抗人胸腺细胞免疫球蛋白(rabbit anti human immu-nothymocyte globulin,ATG)治疗,可联合应用血浆置换或免疫吸附和静脉注射免疫球蛋白(intrave-nous immunoglobulin,IVIG)治疗;DSA 阳性者尽早使用血浆置换,以清除循环中的抗体和免疫复合物,同时可行持续性肾脏替代治疗(continuous renal replacement therapy,CRRT)清除炎性因子,减轻对移植肾的损害。

(二)急性排斥反应

AR 是临床最常见的排斥反应,是造成移植肾损伤的主要免疫性因素。AR 可发生在移植术后的任何时间,但多发生在移植后早期,尤其在移植后第 1 个月内最常见。随着移植后时间的延长,其发生率逐渐降低,但发生越晚的 AR 对移植肾的长期存活影响越严重、治疗越困难、预后越差。移植肾穿刺活检仍是确诊 AR 的金标准,病理诊断分类采用国际统一的 Banff 标准,根据发病机制不同,可将 AR 分为急性 TCMR 和急性 AMR 两大类。

1) 急性 T 细胞介导的排斥反应(aTCMR)

【概述】

TCMR 是最常见的急性排斥反应类型,根据免疫损伤病变的特征将 TCMR 分为急性 TCMR(acute TCMR,aTCMR)和慢性活动性 TCMR(chronic active TCMR,caTCMR)。TCMR 往往与 AMR 合并存在而共同造成移植物的免疫损伤,形成所谓的混合性排斥反应。其发病机制为受者免疫系统中的抗原提呈细胞通过对移植抗原的提呈作用启动免疫识别,迟发型超敏反应性 CD4$^+$T 细胞通过引发迟发型超敏反应性炎症而引发排斥反应,进而细胞毒 T 淋巴细胞(cytotoxic T lymphocyte,CTL)通过直接接触及释放淋巴毒素发挥杀伤靶细胞的作用,造成免疫损伤。在这一过程中,常伴有巨噬细胞、自然杀伤(natural killer,NK)细胞、中性粒细胞和嗜酸性粒细胞等多种免疫细胞、炎症细胞及细胞因子的共同参与。移植肾发生 TCMR 的危险因素包括:供受者 HLA 错配数较多、移植物损伤、免疫抑制不足、再次或多次肾移植、移植肾功能延迟恢复(delayed graft function,DGF)、高血压、受者服用免疫抑制剂的耐受性和依从性差等。aTCMR 发病机制是由 CTL、活化的巨噬细胞以及 NK 细胞介导的细胞毒性免疫损伤,本质是在异抗原刺激下 T 淋巴细胞的活化、IL-2 的产生和致敏 T 淋巴细胞大量的克隆增殖。

【诊断依据】

1. aTCMR 典型的临床表现为尿量减少、体重增加、移植肾区的肿胀和压痛、还可伴有发热、乏力、纳差、无法解释的高血压或低血压、烦躁不安等。随着新型免疫抑制剂的应用,典型临床表现已很少出现。

2. aTCMR 时肾小球滤过率明显下降,血肌酐进行性地升高;血常规可见中性粒细胞升高、贫血及血小板减少;尿常规可见尿蛋白和尿红细胞,部分严重者有肉眼血尿。移植肾超声可见移植肾肿胀,皮髓质界限不清,移植肾动脉阻力指数(resistivity index,RI)明显升高。

3. aTCMR 的确诊依赖于移植肾活检病理。光镜下可见移植肾间质水肿、间质内炎症细胞浸润及肾小管炎和动脉内膜炎;免疫荧光见肾小管基底膜可见局灶性补体 C3 沉积,常呈线状分布,免疫球蛋白沉积阴性。电镜下肾小管上皮细胞之间可见淋巴细胞性肾小管炎,肾小管上皮细胞可见空泡形成、坏死或凋亡,间质区域增宽、见淋巴细胞和巨噬细胞。

【治疗方案】

移植肾病理活检证实排斥反应的诊断,对其组织学类型和严重程度进行分类是治疗的关键,轻中度 aTCMR(Banff 分级≤ⅠB 级),如激素冲击疗法有效,静脉滴注后,可口服激素维持;重度 aTCMR(Banff 分级≥ⅡA 级)常需要 ATG 治疗,ATG 治疗的同时注意预防感染等并发症,并根据免疫抑制剂的血药浓度调整口服药物剂量和治疗方案。早期发现、治疗有效的 aTCMR 一般预后较好,反复发生或程度严重的 aTCMR 可导致移植肾功能不全,难以完全恢复。

2)活动性抗体介导的排斥反应(active AMR,aAMR)

【概述】

AMR 又称体液性排斥反应(humoral rejection),是一类主要由抗体、补体等多种体液免疫成分参与所致的免疫损伤。AMR 是导致移植肾急性或慢性失功的重要原因,可显著降低移植肾的近期和长期存活率。既往将 AMR 分为急性 AMR 和慢性活动性 AMR(chronic active AMR,caAMR),2017 年 Banff 标准在 AMR 的诊断类别命名上做了更新,取消了急性(acute)的冠名,而采用活动性(active)这一命名,即 aAMR 和 caAMR。2019 年 Banff 标准在 AMR 的病理类别中增加慢性(非活动性)AMR 的类别,即病变已经进展为 caAMR 的终末阶段,出现了慢性移植肾肾小球病(transplant glomerulopathy,TG)和(或)肾小管周毛细血管基膜多层(peritubular capillary basement membrane multilayering,PTCBMML)。AMR 由体液免疫介导的免疫损伤有两种发病机制,其一为过敏性排斥反应,即受者体内因先前输血、妊娠或移植等原因而形成了预存抗体(performed antibody),这种预存抗体在移植术后与移植器官内的移植抗原结合后激活补体,释放缓激肽等多种血管活性物质,损伤移植器官的血管内皮细胞,形成动脉内膜炎、血栓并导致移植器官缺血坏死;其二为移植术后移植器官内的移植抗原逐渐刺激受者免疫系统的 B 细胞产生抗供者移植抗原的 dnDSA,这些抗体不仅可以通过激活补体,而且可以通过抗体依赖细胞介导的细胞毒作用(antibody-dependent cell-mediated cytotoxicity,ADCC)破坏移植器官而形成免疫损伤。AMR 中除浆细胞这一抗体产生细胞外,也有巨噬细胞、自然杀伤(natural killer,NK)细胞以及嗜酸性粒细胞等多种细胞参与。

【诊断依据】

1. aAMR 通常发生在肾移植术后 2 周内,尤其是术后 1 周内,如未及时诊断及处理常在 2～3 天内进展到需要血液透析治疗的程度。临床表现为突然尿量显著减少并进行性加重、已经恢复正常或正在恢复中的血清肌酐水平快速回升。

2. 移植肾彩超检查早期移植肾无明显增大,血流尚丰富,RI 正常或轻度增高,随着排斥反应病理损伤的进展,移植肾常常出现肿胀,血流减少,RI 增高,甚至无明显血流。

3. aABMR 的病理表现包括肾小球炎、管周毛细血管炎和动脉内膜炎甚至动脉管壁纤维素样坏死,后者提示病变严重。光镜下,可见肾小球毛细血管内皮细胞肿胀增生,伴不同程度炎症细胞浸润,有时可见系膜溶解,增生的内皮细胞甚至可充满整个毛细血管腔,有时可见微血栓形成。细小动脉可见动脉内皮细胞肿胀,内膜可有黏液变性和增厚,细动脉内可伴有血栓形成。免疫荧光或免疫组织化学染色常常可见 PTC 内皮线样的 C4d 阳性沉积。

4. aABMR 的诊断需满足三联征:急性组织损伤的形态学证据、抗体活性的免疫病理学证据、针对Ⅰ类和(或)Ⅱ类 HLA 抗原和(或)非 HLA 抗原的循环 DSA。

【鉴别诊断】

无论是 aTCMR 或者 aAMR,均需要与急性肾小管坏死、肾后性梗阻、移植肾动脉狭窄、钙调磷酸酶抑制剂(calcineurin inhibitor,CNI)肾毒性、移植肾肾盂肾炎等相鉴别。实际上不同机制导致的排

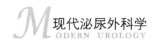
斥反应,常常会在同一患者体内合并存在,需根据临床表现、病理特征、影像学,并结合一些新型检测手段如供体来源的游离 DNA 检测等详细鉴别。

【治疗方案】

1. 治疗 aABMR 的主要目标是去除现有抗体并抑制新生抗体生成。与单纯的 aTCMR 的治疗相比,前者治疗效果较差。因此早期诊断和积极治疗对于挽救移植肾至关重要,基于不同受者的临床病理特点,采取相应的个体化免疫治疗方案,减轻或延缓其对移植肾功能的损害,对提高救治成功率具有重要的意义。

2. 目前常用的治疗措施包括:(1)清除受者体内已有的抗体,血浆置换和免疫吸附等。(2)阻断或延迟抗体介导的初级和次级组织损伤作用,IVIG 等。(3)抑制或清除体内抗体的继续产生,抗 B 细胞药物(CD20 单克隆抗体,如利妥昔单抗)、抗浆细胞活性制剂(蛋白酶体抑制剂,如硼替佐米)、抗 C5 单抗(依库利单抗)等。

3. 目前 aAMR 的治疗尚没有公认的最佳治疗方案,主要基于一些低质量的证据。上述各种药物的使用剂量和频率不同,且常与其他药物联合应用,因此对于以上这些治疗措施的相对重要性仍难以评估。

3）慢性排斥反应(CR)

【概述】

移植肾慢性排斥是指发生于移植术后 3~6 个月以上的排斥反应,一般症状为肾功能的进行性下降,或伴有高血压与蛋白尿,最终可导致移植肾功能衰竭,重新回到透析治疗。caTCMR、caAMR、TG、PTCBMML 均是移植肾慢性排斥反应的表现之一。慢性排斥反应发病较为隐匿,因此不易察觉,患者常常因不能及早地发现病症而错过最佳的治疗时机。CR 的病因是多重性的,同时包括免疫性和非免疫性的肾脏损伤机制。(1)免疫因素:急性排斥反应、组织相容性差、既往致敏史、DSA(HLA 和非 HLA 抗体)、免疫抑制剂剂量不足等。(2)非免疫因素:缺血-再灌注损伤、DGF、老年和扩大标准的尸体供者、心脏死亡器官捐献供肾、供者和受者肾脏大小不匹配、CNI 肾毒性、高血压、高血脂、吸烟及巨细胞病毒感染等。CR 典型的病理学特点:移植肾血管内膜、管壁平滑肌和纤维母细胞明显增生,管壁呈同心圆状明显增厚,典型时出现"洋葱皮样"外观,最终导致管腔部分或完全阻塞,肾实质缺血坏死、萎缩及纤维化。

【诊断依据】

移植肾 CR 的诊断标准应包括以下四个方面:① 移植肾的组织学变化符合 Banff 标准中的 CR 组织学表现;② 移植肾功能进行性减退,应当至少连续 10 次检测血清肌酐水平,或以 3 个月为期限动态观察血清肌酐的变化;③ 发生时间应在肾移植术后 3 个月以上;④ 排除其他原因造成的移植肾功能异常。

【治疗方案】

1. 对于慢性活动性排斥反应,目前尚缺乏有效的治疗手段。临床上常根据移植肾穿刺病理表现,结合临床表现,积极寻找 CR 的原因,制定针对性的治疗方案,部分病例病情可能会得以稳定、缓解甚至好转。

2. 对于明确的 DSA 升高的 CR 受者,如尚处于病变的早期,可采用血浆置换联合 IVIG 等措施,可能有效,但缺乏大样本研究的证据。

3. 对于肾移植术后代谢性疾病或 CNI 肾毒性等非免疫因素导致的移植肾功能下降,应加强血压、血糖、血脂、血尿酸等的管理,调整和优化免疫抑制剂治疗方案。

【评述】

排斥反应是影响移植肾长期存活的主要并发症,其危险因素是多方面的,临床和病理表现亦呈多样化。移植肾穿刺活检是诊断排斥反应的重要方法,为临床制定有效的治疗措施提供可靠的依据。

临床上 aTCMR 较多见,及时处理多可以逆转,而 AMR 治疗较为困难,如处理不当常导致移植肾失功,临床应当注意通过定期随访,监测相关指标,力争对做到早期发现,及时治疗。近年来,国内外学者一直在对 AMR 的发病机制、病理表现和防治措施进行持续深入的探究,例如抗体的检测、各种生物标记物的发现、分子病理技术的发展、新型药物的研发,都取得了一定的进展。我们期冀能早日攻克 AMR 这一难题,改善肾移植的长期预后。

二、移植肾病复发及新生性肾脏疾病

(一)移植肾 IgA 肾病

【概述】

移植肾 IgA 肾病(IgA nephropathy,IgAN)是我国最常见的原发性肾小球肾炎,IgAN 肾移植术后复发率报道不一,组织学发现时间早,复发率高达 50%～60%,临床复发率仅为 15%～30%,合并新月体肾炎、亲属肾移植供者匹配良好、年轻受者、肾移植术后低剂量糖皮质激素或者无糖皮质激素方案是 IgAN 复发的危险因素。

【诊断依据】

1. 移植肾 IgAN 复发轻重不一,轻者多无临床症状,大部分出现持续性镜下血尿,也可出现蛋白尿或蛋白尿加重。绝大部分不伴有移植肾功能不全,部分患者出现肉眼血尿和急进性移植肾功能不全。

2. 光镜下表现为肾小球系膜增生、部分伴有新月体,部分可以表现为局灶节段硬化或者增殖性病变,系膜区可见免疫复合物沉积;免疫荧光典型表现是 IgA 在系膜区沉积,个别沿系膜区和血管袢沉积,伴有 C3 在对应区域沉积;电镜下表现为系膜增生和系膜区电子致密物。

【治疗方案】

1. 糖皮质激素:常用起始剂量为 0.5 mg/kg,根据控制情况逐渐减量,维持剂量为 10 mg/d。糖皮质激素每日剂量≥10 mg 可以减少复发,并可以减轻蛋白尿和血尿;

2. 血管紧张素转化酶抑制剂或血管紧张素 II 受体拮抗剂:可以抑制肾小球系膜增生,减轻血尿;

3. 大黄提取物:可以抑制系膜增殖,减轻血尿;

4. 伴有新月体肾炎的移植肾 IgAN 患者,需要使用大剂量甲泼尼龙冲击治疗、环磷酰胺和血浆置换治疗,但预后仍然较差;

5. 反复发作的扁桃体炎可能是引起 IgAN 复发的原因,切除扁桃体可以改善 IgAN 的预后

(二)局灶性节段性肾小球硬化

【概述】

局灶性节段性肾小球硬化(Focal segmental glomerulosclerosis,FSGS)是肾病综合征常见的病理类型,大约 30% 的特发性 FSGS 会在肾移植后复发,成人 FSGS 复发平均时间为 7.5 个月,最早在肾移植术后数小时即复发,而儿童的平均复发时间为 2 周。既往认为 FSGS 复发是由于血液中循环因子的存在,但循环因子的成分目前仍不清楚。复发的高危因素包括原肾 FSGS 时低蛋白血症的程度、快速进展的 FSGS、重度系膜增殖和年轻受者。

【诊断依据】

1. 临床表现为大量到超大量蛋白尿,可以在肾移植术后数小时至数日内复发,可以出现 DGF,而晚期可以在肾移植数月或者数年后呈隐匿性复发;

2. 光镜下表现以肾小球病变为主,表现为系膜增生,可见节段硬化,部分有球囊粘连,部分有足细胞肿胀。肾小管上皮细胞刷状缘脱落,间质中可见泡沫细胞。血管病变较为轻微。

3. FSGS 复发早期光镜下不一定可见节段硬化,病理上主要表现为足细胞损伤,足细胞损伤的顺序是足细胞足突广泛融合、细胞质的绒毛转变、足突脱落、毛细血管内泡沫细胞的积累。

4. 免疫荧光一般全阴性,部分患者伴有非特异性 IgM 沉积;电镜下见足突广泛融合、扁平,足细胞胞浆内空泡,基膜内和内皮下未见明显电子致密沉积。

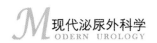
【治疗方案】

1. 血浆置换是治疗 FSGS 复发的有效治疗措施,其原理是可能清除了体内的致病物质,但是很容易复发。

2. 免疫抑制方案建议转换为以环孢素为基础的方案,环孢素血药谷浓度>200 ng/mL。

3. 利妥昔单抗(抗 CD20 单抗)治疗 FSGS 复发有效,利妥昔单抗通过清除 B 淋巴细胞和直接保护足细胞产生作用,用法是 375 mg/m²。疗程没有统一共识,根据患者身体情况和治疗效果来调整。

4. 其他药物。例如抗 CD80 单抗(阿巴西普)对利妥昔单抗耐药的 FSGS 患者有效,这部分患者特点是肾小球足细胞上表达 B7-1,可以作为 FSGS 复发的备选药物

(三)膜性肾病

【概述】

肾移植后膜性肾病(membranous nephropathy,MN)复发率为 40% 左右,可以发生在术后早期(术后 1~2 周),大部分为晚期,平均复发时间为 12 个月。膜性肾病的复发与体内存在抗 PLA2R 抗体有关,抗 PLA2R 抗体滴度越高,复发率越高,且时间越短,而无抗 PLA2R 抗体的患者复发时间延长。而移植后新发膜性肾病不同,其大部分体内抗 PLA2R 抗体阴性,提示可能为另一种发病机制。

【诊断依据】

1. 临床表现以蛋白尿为主,部分患者合并血尿和血清肌酐升高,少部分患者合并低蛋白血症和水肿,肾病综合征的表现往往不典型。

2. 光镜下病理表现为肾小球毛细血管袢僵硬,PASM 染色下可见钉突形成,免疫荧光可见 IgG 沿血管袢颗粒样沉积,伴或不伴有 C3 沉积。C4d 染色和 PLA2R 免疫组织化学染色有助于鉴别移植后新发和复发膜性肾病,复发患者 PLA2R 染色多数为阳性,而新发患者大部分为 PLA2R 染色阴性。

【治疗方案】

1. 基础治疗:血管紧张素转化酶抑制剂或血管紧张素 II 受体拮抗剂类药物减轻蛋白尿。

2. 雷公藤多苷,监测肝功能、血清白蛋白及粒细胞计数。

3. 血清抗 PLA2R 抗体阳性的复发患者,使用利妥昔单抗治疗有效,使用利妥昔单抗治疗后可以降低血清抗 PLA2R 抗体滴度,缓解蛋白尿,这部分患者需要定期监测血清抗 PLA2R 抗体滴度,以判断病情程度。肾组织 PLA2R 染色可以提高复发膜性肾病检出率,这部分患者同样可以使用利妥昔单抗治疗,可获得较好的效果。

(四)C3 肾小球病

【概述】

C3 肾小球病(C3 glomerulopathy)是近十年来提出的一个新的诊断名词,包括 C3 肾小球肾炎(C3 glomerulonephritis,C3GN)和致密物沉积病(densedeposit disease,DDD),肾移植术后 C3GN 的复发率为 66%,DDD 复发率为 80%~100%。

【诊断依据】

1. C3 肾小球病复发表现为血尿、蛋白尿,部分患者伴有肾功能不全,血液中补体水平持续偏低是 C3 肾小球病一个比较特征性的表现。

2. 光镜下表现为膜增生性肾小球肾炎(membranoproliferative glomerulonephritis,MPGN)样改变,少数表现为系膜增生性改变。免疫荧光以 C3 沉积为主,通常为线状或粗颗粒状沿着毛细血管袢分布,可伴有其他免疫球蛋白的非特异性沉积,而 C4 和 C1q 等经典途径的补体成分为阴性。电镜下可观察到肾小球毛细血管袢基底膜内、上皮侧和内皮下的电子致密物。部分患者可见内皮细胞增生、襻内浸润细胞等增生性表现。

【治疗方案】

C3 肾小球病主要病因为补体系统异常,在治疗上传统治疗药物效果欠佳,糖皮质激素、细胞毒性

药物、免疫抑制剂通常无明显效果。目前最有效的治疗方法是针对补体 C5a 的单克隆抗体依库珠单抗（eculizumab），有个案报道使用依库珠单抗可以降低移植后复发 DDD 患者的尿蛋白和血清肌酐水平。

（五）增生性肾小球肾炎合并单克隆 IgG 沉积

【概述】

增生性肾小球肾炎合并单克隆 IgG 沉积（proliferative glomerulonephritis with monoclonal IgG deposits，PGNMID）是一类由单克隆 IgG 沉积于肾脏导致的增生性肾小球病变，主要发病机制为异常的单克隆 Ig 沉积于肾脏，激活补体经典和终末途径导致系膜和血管壁的损伤。临床上相对少见，但肾移植术后复发率较高，可达 80%～90%，可以在术后 2 个月即发生组织学复发。

【诊断依据】

1. 临床上表现为血尿、蛋白尿，部分患者伴有肾功能不全，约半数患者可合并高血压；部分患者会有低补体血症，大约 25%～30% 的患者血清和尿液中可以检测到 M 蛋白。

2. 光镜下肾小球病变表现为膜增生性病变、弥漫增生性病变，部分患者表现为膜性病变，比较少见的是单纯的系膜增生性病变。免疫病理在诊断该类疾病中具有重要地位，可见 IgG 沉积在毛细血管襻，荧光染色显示肾小球沉积物为单克隆，单一 IgG 亚型（IgG1、IgG2、IgG3 或 IgG4）阳性，单一轻链（κ 或 λ）阳性，其中最常见的是 IgG3-κ 型。

【治疗方案】

1. 移植肾 PGNMID 属于浆细胞疾病，既往被诊断为 MPGN，采用糖皮质激素、环磷酰胺等药物治疗，效果欠佳。

2. 近年来临床使用蛋白酶体抑制剂如硼替佐米治疗自体肾 PGNMID 有效，利妥昔单抗对部分患者有效，也有报道使用沙利度胺联合地塞米松方案有效。

三、肾移植术后常见感染

肾移植术后的排斥反应和感染是影响病人预后最重要的两大原因，尤其是肺部感染，是导致肾移植受者死亡的主要原因。近年来，随着供体来源的逐步改变、边缘供体的应用、ABO 血型不相容肾移植的增加、抗淋巴细胞抗体等强力免疫抑制剂的应用，各种类型感染的发生率仍然呈上升趋势。

肾移植术后感染的易感因素包括以下方面：① 感染源及传播途径：由于长期使用免疫抑制剂，肾移植受者几乎对所有微生物都是易感人群。对于肾移植受者，除了常见的社区获得性感染、医院获得性感染和机会性感染，有相当一部分感染是供体来源的感染、受者潜伏病原体的再活动甚至医源性感染。② 受者因素：尿毒症病人往往一般情况较差，多数存在贫血、营养不良、低蛋白血症、骨髓抑制、肺水肿、心功能欠佳等慢性病变，由此导致免疫功能减退。此外在肾移植手术及术后护理过程中，透析、输液、气管插管等各种管道均可能破坏病人既有的防御屏障，增加感染风险；同时术后抗生素的使用，可能造成菌群失调，甚至继发真菌感染。此外，肾移植术后长期使用免疫抑制剂和糖尿病等并发症也增加感染的机会。③ 供者因素：尽管肾移植术前会对供体进行完善的评估检查，但仍可能有常规检查很难发现的病原体漏检（如结核分枝杆菌、狂犬病毒、HIV 等），潜伏的病原体带入受者可能导致受者发生严重感染甚至死亡。此外，在供肾获取过程中亦有可能由于操作失误造成供肾的污染。

肾移植术后发生感染的时间存在一定规律，可将感染风险划分为早期（0～1 个月）、中期（1～6 个月）、晚期（＞6 个月）3 个主要时间段，从而有助于判断哪种病原体感染。

表 51－1　肾移植后感染并发症的种类及发生时机

早期（0～1 个月）	中期（1～6 个月）	晚期（＞6 个月）
耐药菌感染	卡氏肺孢子菌肺炎	社区获得性肺炎
MRSA	CMV 感染	尿路感染
VRE	VZV 感染	曲霉菌感染
念珠菌（非白色念珠菌）	HSV 感染	诺卡菌属感染

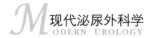

早期(0~1个月)	中期(1~6个月)	晚期(>6个月)
吸入性肺炎	EBV 感染	迟发性病毒感染
导管相关感染	HBV/HCV 感染	CMV 感染
切口感染	李斯特菌、诺卡菌属、弓形虫等	HBV/HCV 感染
吻合口瘘和缺血继发感染	BK 病毒	HSV 脑炎
梭状难辨杆菌肠炎	梭状难辨杆菌肠炎	SARS
供者来源性感染(少见)	腺病毒	BKV 肾病
受体来源性感染(定植)	新型隐球菌	EBV 感染
曲霉菌、铜绿假单胞菌	结核分枝杆菌	

MRSA(Methicillin-resistant Staphylococcus aureus):耐甲氧西林的金黄色葡萄球菌;VRE(Vacomycin-resistant Enterococcus):耐万古霉素肠球菌;CMV(Cytomegalo virus):巨细胞病毒;VZV(Varicella-zoster virus):水痘-带状疱疹病毒;HSV(Herpes simplex virus):单纯疱疹病毒;EBV(Epstein-Barr virus):爱泼斯坦-巴尔二氏病毒;SARS(Severe Acute Respiratory distress Syndromes):严重急性呼吸道窘迫综合征;HBV(Hepatitis B virus):乙型肝炎病毒;HCV(Hepatitis C virus):丙型肝炎病毒;BKV(BK virus,Polyoma virus):BK 病毒/多瘤病毒

(一)细菌性肺炎

【概述】

细菌性肺炎是肾移植术后最常见的感染类型,也是术后早期主要的死亡原因。根据发病环境和场所的不同,肾移植受者术后的肺炎可分为医院获得性肺炎和社区获得性肺炎。医院获得性肺炎病原菌多为革兰氏阴性杆菌,如不动杆菌属、肺炎克雷伯杆菌、铜绿假单胞菌等;社区获得性肺炎常见的病原菌为肺炎链球菌、肺炎支原体和流感嗜血杆菌。近年来结核分枝杆菌的发病率亦有所升高,需引起临床医生重视,肾移植受者结核杆菌感染的治疗同样需要正规的联合、足量、全程的原则。

【诊断依据】

1. 典型的临床症状包括寒战、发热、咳嗽、咳痰、胸痛及胸闷等,部分病人可有缺氧症状;体检可见肺实变期出现呼吸运动减弱,呼吸音减低,可闻及细湿性啰音。肾移植受者术后因长期使用大量免疫抑制剂使其免疫力低下,其临床症状、体征往往不典型。

2. 影像学表现上细菌感染病变往往多表现为两肺多发性片状、斑片状改变,伴有渗出,病变分布相对较局限。

3. 实验室检查通常可见外周血白细胞计数及中性粒细胞计数增高,血清降钙素原及 C 反应蛋白等指标亦同步升高,但并不具有特异性。应反复留取痰液或者咽拭子标本送检,根据涂片及培养结果决定抗感染药物使用。

4. 有条件应早期行纤维支气管镜检联合肺泡灌洗术,将灌洗液标本送检高通量基因测序,可大大提高病原体诊断精度。

【鉴别诊断】

1. 与其他病原体所致的肺部感染相鉴别,依赖于各种病原学检测及影像学上的特异性表现。

2. 急性肺血栓栓塞:常有发热、胸痛、咳血、呼吸困难等表现,可伴有晕厥,D-二聚体显著升高,肺动脉造影可鉴别。

3. 肺水肿:多见于老年人,有基础心脏病者,典型者咳粉红色泡沫样痰,伴有心率快、奔马律等心脏阳性体征,影像学示心影增大、肺水肿表现,强心利尿治疗后很快缓解。

4. 其他疾病:移植后淋巴组织增生性疾病的肺浸润,药源性肺病如西罗莫司相关性肺炎等。

【治疗方案】

1. 一般治疗:卧床休息、氧气支持、雾化吸入、拍背排痰、营养支持、保持内环境稳定等。

2. 免疫抑制剂调整:在有效预防排斥反应的基础上减少免疫抑制剂至最低用量。

3. 抗生素使用原则:"降阶梯治疗方案",根据感染时间、部位及易感菌种选用临床上常用的高效广谱抗生素,待获得病原学检测及药敏结果,再根据药敏结果调整使用窄谱、敏感抗生素,从经验性治疗转为目标性治疗。在临床上多数病人往往不是单纯细菌感染,可能同时合并病毒或真菌感染,或者长时间使用广谱抗生素后,需警惕继发真菌的二重感染。

（二）泌尿系感染

【概述】

泌尿系感染是肾移植受者常见的并发症之一,是指从尿道口到肾脏的泌尿道任何部位发生的细菌感染的总称。好发于移植术后 4 周内,常与移植术后早期留置导尿管、输尿管支架以及伴有泌尿系统神经和结构异常、泌尿道结石和前列腺疾病等有关。女性比男性更易高发。近年来,由于移植术后常规抗生素的预防使用,其发病率已明显下降。但是长期慢性尿路感染仍是影响肾移植病人远期预后及生活质量的重要因素。肾移植受者原发病为糖尿病肾病、术前长期无尿导致膀胱挛缩、术前即存在泌尿系感染、术后长期使用免疫抑制剂使抵抗力下降、输尿管膀胱吻合口不具有抗反流作用、术后留置尿管或输尿管支架时间过长及出现尿漏等因素,均可能导致肾移植受者术后反复发生泌尿系感染。常见的致病菌为大肠埃希菌、肺炎克雷白杆菌、变形杆菌、肺炎链球菌等。

【诊断依据】

1. 临床上典型的症状有如发热、尿频、尿急、尿痛、排尿不畅、下腹部不适及腰痛等;体检可有肾区叩痛、移植肾区、输尿管走行区及下腹部压痛。

2. 临床检验常见外周血白细胞计数和中性粒细胞计数增加;尿常规示隐血、白细胞、白细胞酯酶或亚硝酸盐阳性。

3. 留取清洁中段尿进行培养及药敏试验。有以下标准中一项即可确诊:①清洁中段尿培养示菌落数$\geqslant 10^5$/mL;②中段尿离心沉渣示白细胞$\geqslant 10$ 个/高倍镜视野,或有尿路感染症状者;③膀胱穿刺尿培养示细菌阳性;④ 中段尿培养菌落数 $10^4 \sim 10^5$/mL 之间,可作膀胱穿刺培养或结合临床表现来确诊。

4. 静脉尿路造影或核磁共振等影像学检查也有助于泌尿系感染部位的诊断。

【治疗方案】

1. 去除易感因素:控制原发病如糖尿病病人应控制好血糖;及时拔除留置尿管和输尿管支架;勤排尿、避免憋尿以防输尿管反流;及时调整免疫抑制剂剂量以防出现免疫抑制过度状态等。

2. 一般治疗:嘱病人多饮水、勤排尿,避免憋尿;注意休息、加强营养支持;并可服用碱性药物碳酸氢钠以碱化尿液缓解膀胱刺激症状。

3. 抗感染药物选择:一般采用经验性治疗,首选针对革兰氏阴性杆菌的抗菌药物,后续根据微生物学检查结果及临床症状的改善情况调整抗菌药物方案,疗程为 $10 \sim 14$ 日。但对于反复发作的泌尿系感染,治疗周期应延长至 $4 \sim 8$ 周甚至更长时间。

（三）巨细胞病毒肺炎

【概述】

巨细胞病毒(cytomegalovirus,CMV)肺炎是肾移植受者早期的主要感染合并症和死亡原因之一,其发病率明显高于正常人群。病毒具有潜伏性的特点,感染后在宿主体内呈终身携带状态,在免疫力低下时可被激活。病毒感染与细胞免疫关系紧密,肾移植受者接受抗排斥治疗,细胞毒性 T 细胞防御能力明显受损,故病毒感染风险增高。

【诊断依据】

1. 一般发病急,有发热、关节肌肉痛、乏力、干咳和食欲下降,严重者有呼吸困难及缺氧表现。轻者可无任何体征或仅表现呼吸音增粗或减低,干湿啰音少见。

2. 实验室检查:外周血白细胞计数正常或减少,一般不升高,嗜酸粒细胞计数可升高;呼吸功能衰竭者血气分析显示 PaO_2 降低,$PaCO_2$ 升高;血 PCR-CMV 阳性率较低,行支气管镜肺泡灌洗,取灌洗

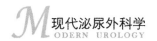
液送高通量测序有助于诊断。

3. 胸部 CT:间质性肺炎改变,一般为双肺弥漫性磨玻璃样改变、后期可进展为实变、甚至"白肺"。

【治疗方案】

1. 调整免疫抑制治疗方案:在有效预防排斥反应的基础上减少免疫抑制剂至最低用量。

2. 对症支持治疗:加强休息,雾化吸入,对症支持,吸氧,出现呼吸困难、缺氧表现时应用呼吸机辅助呼吸。

3. 抗病毒治疗:用于防治 CMV 肺炎的药物主要有更昔洛韦、缬更昔洛韦(valganciclovir)、膦甲酸钠、西多福韦等,其作用机制多为直接抑制 DNA 聚合酶和逆转录酶,抑制病毒的复制和活性。目前的一线用药多为更昔洛韦。

(四) 侵袭性真菌病

【概述】

侵袭性真菌病(invasive fungal disease,IFD)是指真菌侵入人体,在组织、器官或血液中生长、繁殖,并导致炎症反应及组织损伤的疾病,肾移植受者中以肺部感染率最高。真菌属条件致病菌,常见致病菌有念珠菌、曲霉菌、隐球菌属、毛霉菌和肺孢子菌,其中主要是曲霉菌和念珠菌。机体免疫力低下如中性粒细胞减少,应用大剂量类固醇激素,使用抗淋巴细胞药物,使用具有骨髓抑制作用的抗生素(如磺胺甲噁唑、更昔洛韦),病人合并糖尿病、营养不良,医疗环境来源的污染,供体污染,留置导管、外科支架、机械通气,感染了具有免疫调节作用的病毒(如 CMV、HSV)等都是 IFD 的危险因素。

【诊断依据】

诊断标准以宿主因素、临床特征和微生物学或组织感染真菌病理学依据 3 项指标为诊断要素。

1. 确诊:至少符合一项宿主因素,一项临床标准、一项微生物学标准和一项病理诊断依据。

(1) 曲霉菌:相关组织存在损害时(镜下可见或影像学证据确凿),在针吸或活组织检查取得的组织中,采用组织化学或细胞化学方法检获菌丝或球形体(非酵母菌的丝状真菌);或在通常无菌而临床表现或放射学检查支持存在感染的部位,在无菌术下取得的标本,培养结果呈阳性。

(2) 酵母菌:从非黏膜组织采用针吸或活组织检查取得标本,通过组织化学或细胞化学方法检获酵母菌细胞和(或)假菌丝;或在通常无菌而临床表现或放射学检查支持存在感染的部位(不包括尿道、副鼻窦和黏膜组织),在无菌术下取得的标本培养结果呈阳性;或脑脊液经镜检(印度墨汁或黏蛋白卡红染色)发现隐球菌或抗原反应呈阳性。

(3) 耶氏肺孢子菌:肺组织标本染色、支气管肺泡灌洗液(bronchoalveolar lavage fluid,BALF)或痰液中发现肺孢子菌的包囊、滋养体或囊内小体。确诊 IFD 需要得到正常无菌部位体液或组织或感染部位组织标本培养出的微生物学证据。血培养酵母菌或酵母样菌(毛孢子菌属和镰刀菌属)结果阳性,可以诊断 IFD。

2. 临床诊断:至少符合一项宿主因素,一项临床标准和一项微生物学标准或一项病理诊断依据。

对于肾移植受者,BALF 半乳甘露聚糖(galactomannan,GM)抗原(GM 试验)对侵袭性肺曲霉病的诊断价值高于血液。推荐血清和 BALF 的 GM 试验作为诊断侵袭性曲霉病的生物标记物。

怀疑侵袭性肺曲霉病时,推荐行高分辨率胸部 CT,肾移植受者曲霉病的主要临床类型为侵袭肺曲霉病及支气管肺曲霉病。其典型表现为片状空腔实变,有时伴有小结节。

肺假丝酵母菌病的报道近年来逐渐增多,主要来自血行播散。胸部 CT 检查特异性较差,主要表现为双肺多发结节、斑片状或融合性实变区、磨玻璃样渗出影及光晕征。

隐球菌病的诊断主要依靠病理,其影像学表现缺乏特异性,主要表现为肺部结节影。对于播散性隐球菌病,血清或脑脊液隐球菌抗原检测和血、尿培养阳性是主要确诊手段。隐球菌病容易并发脑膜炎。脑脊液墨汁涂片镜检是隐球菌性脑膜炎诊断最简便而又迅速的方法。对于脑部隐球菌病,MRI

的灵敏度高于 CT,主要表现为肉芽肿性病变、囊肿样改变、脓肿性病变或血管炎性病变。

3. 拟诊:至少符合一项宿主因素,一项临床标准,缺乏微生物学标准。

表 51 - 2　IFD 诊断依据

项目	诊断依据
宿主因素	(1) 近期发生中性粒细胞缺乏(中性粒细胞计数$<0.5\times10^9$/L)并持续 10 天以上。 (2) 接受异基因造血干细胞移植。 (3) 应用糖皮质激素超过 3 周[0.3 mg/(kg·d)以上,变应性支气管肺曲霉病除外]。 (4) 90 天内应用过抗 T 淋巴细胞制剂(如肿瘤坏死因子-α,ATG 等)或核苷类似物。 (5) IFD 病史。 (6) 受者同时患有艾滋病或遗传性免疫缺陷(如慢性肉芽肿或联合免疫缺陷病)。
临床标准	(1) 肺真菌病。CT 检查至少存在以下三项之一:① 致密、边界清楚的病变,伴或不伴光晕征;② 空气新月征;③ 空洞。 (2) 气道真菌病。支气管镜检发现以下表现:气管和支气管溃疡、结节、伪膜、斑块或结痂。 (3) 鼻窦真菌病。至少符合以下一项:① 局部出现急性疼痛(包括放射至眼部的疼痛);② 鼻部溃疡伴黑痂;③ 从鼻窦侵蚀骨质,包括扩散至颅内。 (4) 中枢神经系统真菌病。至少符合以下一项:① 影像学检查提示局灶性病变;② MRI 或 CT 检查提示脑膜强化。 (5) 播散性假丝酵母菌病。此前 2 周内出现假丝酵母菌血症,并伴有以下至少一项:① 肝或脾牛眼征;② 眼科检查提示进展性视网膜渗出。
微生物标准	(1) 直接检查(细胞学、直接镜检或培养):① 在痰、支气管肺泡灌洗液、支气管刷取物、窦吸取物中发现至少以下一项提示曲霉菌感染,即发现真菌成分显示为曲霉菌或培养提示曲霉菌;② 痰或支气管肺泡灌洗液经培养新型隐球菌阳性或经直接镜检、细胞学检查发现隐球菌。 (2) 间接检查(检测抗原或细胞壁成分):① 曲霉,血浆、血清、支气管肺泡灌洗液或脑脊液检测半乳甘露聚糖抗原阳性;② 侵袭性真菌病(隐球菌病、接合菌病除外),血清 1,3-β-D-葡聚糖检测阳性。 (3) 血浆、血清、支气管肺泡灌洗液检测隐球菌荚膜多糖抗原阳性

4. 未确定:至少符合一项宿主因素,临床证据及微生物结果不符合确诊、临床诊断及拟诊 IFD 标准。

【治疗方案】

IFD 的治疗分为拟诊治疗、临床诊断治疗、确诊治疗和加强治疗 4 级。IFD 病情进展迅速,而肾移植受者免疫功能低下,其临床特征表现滞后,抗体反应迟缓,故应重视拟诊治疗和临床诊断治疗。拟诊治疗又称经验治疗。当诊断证据不足、又高度怀疑 IFD 时,为避免不必要的致命性并发症、降低病死率,在充分、全面衡量移植受者的整体状况后根据以往的经验给予适当抗真菌治疗。临床诊断治疗又称先发治疗。针对临床具有宿主因素、环境因素或临床特点的高危移植受者进行连续监测(影像学和微生物学相关项目),发现阳性结果立即开始抗真菌治疗,以避免因免疫反应低下而延误治疗时机,同时避免经验治疗带来的用药过度和滥用。确诊治疗又称为目标治疗。针对明确的真菌种类选择抗真菌药物进行特异性抗真菌治疗。加强治疗,严重肺部真菌病常可危及受者的生命,需加强治疗。如发生低氧血症,应转入监护病房,立即减少或停用霉酚酸(mycophenolic acid,MPA)类和 CNI 类药物,尽早采取积极措施,包括面罩吸氧、呼吸机支持、特异性抗真菌治疗等。目前临床应用的抗真菌药物有多烯类、三唑类、棘白菌素类和氟胞嘧啶,选择抗真菌药物应充分考虑用药的安全性、药物之间的相互作用、特殊情况下药物剂量的调整。

1. 侵袭性假丝酵母菌病的治疗

(1) 非中性粒细胞减少或粒细胞缺乏患者,使用棘白菌素类药物进行初始治疗(卡泊芬净:负荷剂量 70 mg,随后 50 mg/d;米卡芬净:100 mg/d),对于可疑三唑类和棘白菌素类药物耐药的假丝酵母菌感染患者,可使用两性霉素 B 脂质制剂 3~5 mg/(kg·d),但要考虑其肾毒性。

(2) 病情较轻者可以选择氟康唑,首剂 800 mg(12 mg/kg),然后 400 mg(6 mg/kg),每日 1 次。

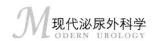
（3）中性粒细胞减少或粒细胞缺乏的 SOT 受者，一旦出现假丝酵母菌血症，需要使用棘白菌素类药物或两性霉素 B 脂质体进行治疗。

（4）必须每日至少进行 1 次血培养，结果为阴性，才能确认假丝酵母菌血症治愈。

（5）单纯性假丝酵母菌血症，确认治愈后继续治疗 14 天，对于病情复杂的患者，可适当延长。

2. 尿路感染

（1）出现无症状假丝酵母菌尿症，不推荐使用抗真菌药治疗，除非是发展为播散性疾病的高危患者，包括中性粒细胞减少或准备接受泌尿外科手术患者。

（2）如菌株对氟康唑敏感，推荐应用氟康唑 200 mg/d 或 3 mg/(kg·d)治疗 2 周；如氟康唑耐药菌株（光滑假丝酵母菌），给予两性霉素 B 脱氧胆酸盐，或氟胞嘧啶治疗 7～10 天。

（3）不推荐应用棘白菌素类治疗。

3. 侵袭性曲霉病的治疗

（1）对于 SOT 受者，在高度可疑侵袭性曲霉病时，应早期进行抗真菌治疗。（2）根据不同的移植种类、受者的情况、曲霉类型及所使用的免疫抑制剂，抗菌治疗应高度个体化。（3）使用三唑类药物时，必须根据血药浓度对二者的剂量进行相应调整。初始使用三唑类药物时，将 CNI 类药物的剂量在原有基础上减少 1/3～1/2。（4）对于病情危重的患者，推荐伏立康唑静脉给药，以保证生物利用度；对于肾功能受损或病情稳定的患者，可口服给药，并监测血药浓度，用药过程中注意监测肝毒性，尤其是肝移植受者。（5）如患者无法用伏立康唑（如肝毒性、严重的药物相互作用、无法耐受及对三唑类过敏等），则使用两性霉素 B。（6）病情严重的患者，在保证伏立康唑有效浓度的基础上，可加用卡泊芬净联合治疗。（7）单药初始治疗失败的患者，采用抗真菌药物联合治疗。（8）根据临床表现和高分辨率 CT 定期监测治疗效果。

4. 侵袭性隐球菌病的治疗

脑膜炎、播散性疾病或扩散性肺浸润、急性呼吸衰竭诱导治疗，采用两性霉素 B 脂质体 0.7～1.0 mg/(kg·d)或者联用氟胞嘧啶 100 mg/(kg·d)，连用 2 周。巩固治疗用氟康唑 400～800 mg/d，连用 8 周。维持治疗氟康唑 200 mg/d，疗程为 6～12 个月。局灶性肺部感染或无症状患者偶然发现的肺部感染采用氟康唑 400 mg/d[或 6 mg/(kg·d)]治疗，疗程为 6～12 个月。

5. 耶氏肺孢子菌肺炎

可选用复方磺胺甲基异噁唑（SMZ），给药期间注意加用碳酸氢钠碱化尿液，以防形成结晶堵塞肾小管。由于 SMZ 的肾毒性，目前亦有部分移植中心采用小剂量 SMZ 联合卡泊芬净抗 PCP 治疗，亦取得较好的疗效。

（五）BK 病毒肾病

【概述】

BK 病毒（BK virus，BKV）是一种人群普遍易感的多瘤病毒，是乳头状多瘤空泡病毒科、多瘤病毒家族的一种亚型，传播机制尚不清楚，可能经由呼吸道或口腔传播。健康成人中的感染率高达 82%，病毒可一直潜伏在健康成人的泌尿系统上皮细胞中而无明显的 BKV 感染症状。肾移植受者 BKVN 的发生率为 1%～10%，大部分出现在术后 1 年内，50% 的 BKVN 患者最终会发展为不可逆的移植肾衰竭。BKVN 占所有移植肾失功原因的 7%，由其导致的 BKV 肾病（BKV nephropathy，BKVN）已成为移植肾失功的重要原因之一。肾移植受者由于机体免疫力低下，潜伏在尿路上皮细胞和肾小管上皮细胞中的 BKV 被激活并开始复制，引起细胞坏死、松解，使组织发生免疫性、炎症性浸润，大量复制的病毒颗粒从尿路中排泄，造成 BKV 尿症（BKV viruria）。当肾小管上皮细胞脱落和局部基底膜暴露时，病毒开始破坏肾小管毛细血管进入血液，形成 BKV 血症（BKV viremia）。BKV 在血液中持续高载量表达，进一步破坏移植肾组织，导致肾小管萎缩和间质纤维化，最终导致 BKVN。

【诊断依据】

1. BKVN 的临床表现缺乏特异性,有些免疫功能正常人群在 BKV 原发感染时会出现"流感样"症状,如上呼吸道症状、发热等。肾移植受者在 BKV 活化、复制时通常没有临床症状。有些患者会出现膀胱炎、尿路梗阻、淋巴瘤、肾盂积水、尿道感染,这些虽然不是 BKVN 特征性表现,但可能提示了病毒复制、局部损害、炎症及病毒血症。

2. BKVN 的血清肌酐可为正常水平或升高,与 BKVN 时移植肾损伤程度有关。尿液细胞学检查中出现"诱饵细胞"(decoy cells)是 BKV 感染的特点之一。BKV 感染的脱落尿路上皮和肾小管上皮细胞在光学显微镜下可见细胞核内出现包涵体,这种细胞被称为诱饵细胞。检测方法主要是尿沉渣细胞学涂片,可通过巴氏染色或相差显微镜等方法观察寻找阳性细胞。诱饵细胞可作为 BKV 感染早期诊断的一种筛查方法,其阴性不能排除 BKV 感染,而其阳性时往往尿 BKV DNA 呈较高水平。

3. 定量聚合酶链反应。由于 BKVN 早期表现为 BKV 尿症和 BKV 血症,定量聚合酶链反应(polymerase chain reaction,PCR)法检测肾移植受者尿液、外周血中 BKV DNA 载量成为临床早期监测疾病变化的重要方法。BKVN 与尿液、血液中 BKV DNA 载量有密切关系,当尿液 BKV DNA 载量 $>1.0 \times 10^7$ copies mL 且血液 BKV DNA 载量 $>1.0 \times 10^4$ copies mL 时,病变发展成为 BKVN 的风险极高。国内数据也证实,血液 BKV DNA 载量 $\geqslant 1.0 \times 10^5$ copies mL 作为预测 BKVN 发生的阳性指标,其阳性预测值高达 83.3%。因此,血液 BKV DNA 载量越高,发生 BKVN 的风险越大;而对于血液检测阴性但尿液 BKV DNA 载量高的患者,也需定期复查并警惕病情恶化。

4. 移植肾组织穿刺活检仍是诊断 BKVN 的金标准。BKV 早期病变多位于肾髓质,因此建议穿刺取材至少要有 2 条活组织标本,其中 1 条应深达髓质,以降低假阴性率。BKVN 的病理特征性表现是肾小管上皮细胞核内病毒包涵体、肾小管上皮细胞灶性坏死、间质中不同程度的中性粒细胞、单核细胞和淋巴细胞浸润,同时可见肾间质纤维化。根据组织学分化的表现,可将 BKVN 分为三期:

(1) A 期,仅在细胞核内发现病毒包涵体,皮、髓质交界处细胞核内免疫组织化学或原位杂交阳性,无或轻微的间质性炎症反应、肾小管萎缩和间质纤维化,一般无肾功能改变。

(2) B 期,较 A 期炎症反应明显加重,肾小管基底膜剥落和间质水肿,轻度至中度肾小管萎缩和间质纤维化;按照炎症和损伤程度又可分为 B1 期(病变范围<25%)、B2 期(病变范围 26%~50%)、B3 期(病变范围>50%);B 期已出现移植肾功能下降,但经积极治疗后部分患者可转为 A 期。

(3) C 期,病理表现为不可逆的肾小管萎缩和间质纤维化,病变程度>50%,伴严重的移植肾衰竭。由于 BKVN 的病变部位多随机分布,往往会因穿刺部位与病变部位出现偏差而导致假阴性的结果。如果病理结果阴性,临床仍高度可疑,就需要重复进行组织活检以得出合理的结论。

【鉴别诊断】

BKVN 虽具有特征性的组织学改变,但需与单纯疱疹病毒、腺病毒和巨细胞病毒感染进行鉴别。通过免疫组化方法通常可鉴别。此外 BKVN 可合并存在间质炎症性细胞浸润等表现,当同时存在动脉内膜炎、慢性移植肾肾小球病和管周毛细血管 C4d 染色阳性则更倾向排斥反应的诊断。

【治疗方案】

1. 降低免疫抑制剂剂量:对于已确诊的 BKVN 受者,应将降低免疫抑制剂剂量作为首选干预措施,如效果不佳可进一步调整药物,如将他克莫司调整为低剂量环孢素,或将 CNI 调整为低剂量西罗莫司,或将霉酚酸类调整为来氟米特、咪唑立宾或低剂量西罗莫司。

2. 抗病毒药物:在已经充分降低免疫抑制剂剂量的情况下,血液 BKV DNA 载量仍持续升高,应考虑加用抗病毒药物,如来氟米特、西多福韦等,但这些抗病毒药物尚需大型、前瞻、随机对照临床研究以证实其疗效及安全性。

3. 静脉注射免疫球蛋白:IVIG 含有高滴度强力的中和抗体,适用于减少免疫抑制剂剂量无效且有严重的低丙种球蛋白血症的受者,通常剂量为 0.2~2.0 g/(kg·d)。免疫球蛋白不穿入细胞内,但

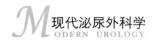
是可以直接中和或间接发挥免疫调理作用,有助于改善疾病的活动状态。

四、肾移植术后心血管等系统并发症

(一)肾移植后高血压

【概述】

肾移植后高血压(post-transplantation hypertension,PTHT)是一类病因、发病机制、病理生理特点、临床经过与预后独具特征的临床综合征。PTHT 是肾移植后的常见并发症,在使用环孢素治疗的肾移植受者中发生率较高,达 70%~90%。PTHT 的病因包括:移植前存在的高血压、体重指数、原发肾病类型、供体相关性因素、老年女性供肾、供体高血压、右侧供肾、缺血时间延长、移植肾功能延迟回复、排斥反应、CNI 肾毒性、激素、移植肾动脉狭窄、移植肾梗阻(淋巴囊肿、输尿管狭窄)等。

【诊断依据】

PTHT 的诊断与需要根据病因、病理生理机制与移植肾功能综合考虑。

1. 与原发性高血压相比,PTHT 的诊断标准并无特殊,收缩压≥140 mmHg 和(或)舒张压≥90 mmHg,即可诊断。临床表现亦无特异性,肾移植受者由于会频繁监测血压,反而更容易发现 PTHT;

2. 和原发性高血压一样,PTHT 诊断的时候同样需查找原因,并且需在此基础上考虑是否合并肾移植受者的特异性因素,例如移植肾动脉狭窄、移植肾排斥、抗排斥药物等。

3. 肾移植术后 6 个月,AR 的危险性降低,应考虑其他导致 PTHT 的原因,如 CsA 相关性、慢性排异、肾动脉狭窄等。

【治疗方案】

1. 对因治疗,对于可去除的 PTHT 病因,针对性的病因治疗可以治愈 PTHT,例如移植肾动脉狭窄。

2. 应用降压药治疗的基本原则,是根据 PTHT 的原因与病理生理特点用药,以保护移植肾功能为基点。常用药物有以下几类:

① 钙通道阻滞剂:钙通道阻滞剂(CCB)是 PTHT 治疗中最常用的降压药。被大多数肾移植中心作为首选降压药。CCB 能降低周围血管阻力与肾血管阻力,拮抗钙调免疫抑制剂收缩肾脏血管的作用,减少其副作用。但应当注意的是,部分 CCB 通过对肝细胞色素 P450 系统的作用影响 CNI 药物代谢,使 CNI 血清药物浓度波动。有不少肾移植中心常规使用地尔硫卓以节省 CNI 用量,但是此用法如使用不当,可能导致 CNI 药物浓度以及血压的波动。

② 利尿剂:主要针对有由容量负荷所致的 PTHT,常作为联合降压方案中的一线药物用于治疗各种 PTHT。

③ RAAS 抑制剂:血管紧张素转换酶抑制剂(ACEI)和血管紧张素 Ⅱ 受体拮抗剂(ARB)对肾小球高滤过和肾单位不足引起的高血压能有效地降低血压,改善肾血流动力学。另外对于伴有蛋白尿的 PTHT 和慢性排斥患者,ACEI 和 ARB 还能起到减少蛋白尿的作用。但是在应用 ACEI 制剂时有必要行移植肾动脉检查,以排除肾动脉狭窄。

④ β-肾上腺素能受体阻滞剂:在肾移植受者术前及术后很多患者存在交感神经过度激活,是发生高血压的重要发病机制之一,循证医学证据也表明 β 受体阻滞剂具有明确的降压疗效和心血管保护作用,主要适用于有心肌梗死病史、心绞痛、快速心律失常(如心房颤动)及心力衰竭的患者。

⑤ 联合用药:目前的高血压指南明确提出一般高血压患者降压目标为 140/90 mmHg,伴有糖尿病的高血压患者降压目标为 130/80 mmHg。为了达到降压达标,六大类降压药物都可作为抗高血压治疗的初始用药。此时往往需要应用 2 种或 2 种以上的药物以使血压达到目标水平。若患者在联用 2 种药物后血压仍未得到控制,则需要联用 3 种或 3 种以上的药物。临床医生应熟悉各种降压药物的优缺点进行合理和最优化的组合。

（二）缺血性心脏病

【概述】

是指由于冠状循环改变引起冠状血流和心脏需求之间不平衡而导致心肌损害。包括急性和慢性的情况，可由于功能性改变或器质性病变而引起，是肾移植后患者早期和晚期死亡的主要原因之一。肾移植受者发生缺血性心脏病的危险因素包括男性、肾移植前原有心血管疾病、糖尿病、高血压、高血脂、吸烟以及移植肾功能不全。肾移植受者心血管发生的危险性在移植前即存在，透析患者由于高血压引起的左室肥厚、心腔扩大、左室壁张力增高、冠状动脉血流重分布、心肌纤维化、心功能衰竭以及心律失常等，使其易发心血管疾病。心脏疾病危险性高的患者进行肾移植，其心血管疾病的病死率较高。许多移植前有明确心脏病的患者，即使进行了冠状动脉成形术或搭桥手术，移植后这些血管仍容易再狭窄或进一步损害。

【诊断依据】

1. 临床可出现不同类型的心绞痛，或者无明显症状。

2. 心电图有缺血性改变。

3. 影像学检查提示冠状动脉狭窄。

4. 实验室检查心肌酶谱、心肌标志物。

【治疗方案】

1. 对缺血性心脏病的防治重点应以预防为主，肾移植受者是缺血性心脏病的高危人群，在术前对接受肾移植受者进行心血管疾病的筛查十分必要。对于年纪较大的高危患者可使用阿司匹林肠溶剂型或氢氯吡格雷片预防动脉粥样硬化血栓形成事件，降低缺血性心脏病的发生率。

2. 由于血管介入技术和外科血管成形技术的发展，对高危人群或有潜在心血管疾病的患者应推荐移植前进行常规冠状血管造影，若存在外科干预指征应及早进行冠状血管扩张或搭桥手术。

3. 对缺血性心脏病的处理包括对高危患者术后应定期检查血脂、血压和血糖，低脂饮食、控制体重，控制血压、戒烟。

4. 硝酸酯类仍然是治疗和预防心肌缺血最常用的药物，可选择 ACEI 或 ARB 有助于改善心肌的重构，降低心肌梗死的发生，提高患者的存活率。

（三）移植后糖尿病

【概述】

移植后新发糖尿病（new-onset diabetes mellitus after transplantation，NODAT）的概念于 2003 年被首次提出，指器官移植前无糖尿病，术后出现糖代谢紊乱、空腹血糖受损（impaired fasting glucose，IFG）、糖耐量减低（impaired glucose tolerance，IGT）甚至发生糖尿病，但该定义并未排除移植术后早期的高血糖状态。直至 2014 年，ADA 制订的糖尿病和糖尿病前期的诊断标准取消"新发"这个冠名，将 NODAT 更新为移植后糖尿病（post transplantation diabetes mellitus，PTDM），因为即使很多患者在移植后才诊断为糖尿病，也不能确定移植前是否存在糖尿病。与传统的 2 型糖尿病（T2DM）一样，PTDM 可导致心血管疾病发病率升高、感染风险增加、靶器官损害，另外 PTDM 还可导致移植肾糖尿病肾病、排斥反应乃至移植肾失功，最终影响受者的长期生存。PTDM 的发生是多因素共同作用的结果，常见的危险因素包括性别、年龄、种族、体重、糖尿病家族史、代谢综合征、遗传背景、病毒感染、多囊肾、糖皮质激素、CNI 及 mTOR 的使用、急性排斥反应的发生、他汀类药物使用等。

【诊断依据】

1. 至少 1 次空腹血糖（fasting plasma glucose，FPG）≥7 mmol/L，随机血糖（random plasma glucose，RPG）≥11.1 mmol/L 且有症状，或口服葡萄糖耐量试验（oral glucose tolerance test，OGTT）中 2 h 血糖≥11.1 mmol/L。

2. 指南建议，将 PTDM 的诊断时间推迟到患者出院之后、状态稳定且免疫抑制方案调整至日常

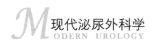
维持剂量时。

【治疗方案】

1. 整体治疗策略：坚持糖尿病治疗的"五驾马车"（饮食、运动、药物、血糖监测、健康教育）并行；建议空腹血糖控制在 $5.0\sim7.2$ mmol/L，餐后高峰血糖≤10.0 mmol/L，HbA1c<7%。但是针对年轻患者，餐后 2 小时血糖控制在 8.0 mmol/L 以下，HbA1c<6.2% 更为合适。

2. 以保证移植肾功能稳定，避免发生排斥反应为基本原则，优先选择胰岛素治疗方案，待血糖稳定后可根据患者血糖水平、胰岛功能逐渐调整为相应的口服降糖药物或者口服药物联合胰岛素；

3. 尽管 DDP-4 抑制剂、SGLT-2 抑制剂、GLP-1 受体激动剂等新型降糖药物在糖尿病、心血管疾病、肾脏病等领域已广泛使用并取得了良好的疗效，但是在 PTDM 患者中使用较少，是否对移植肾功能有影响仍有争议，建议在专科医生的指导下谨慎使用。

（四）高尿酸血症（hyperuricemia，HUA）

【概述】

尿酸生成过多或排泄减少导致血清尿酸（serum uric acid，SUA）浓度升高称为 HUA。随着我国人民生活水平的提高和生活方式的改变，HUA 的发病率呈逐年上升趋势，肾移植受者中的发生率较普通人群明显升高，占受者的 40%～60%。HUA 不仅影响移植肾功能，而且增加心血管疾病的发病风险，是影响移植肾长期存活的重要危险因素。HUA 的发病因素包括肾小球滤过率低下、既存的 HUA、使用 CNI 或利尿药、男性、糖尿病、高钙血症以及肥胖等。HUA 的生物学定义是指无论性别和年龄，SUA 超过 420 μmol/L；流行病学定义是指 SUA 超过正常参考值的上限，男性上限为 420 μmol/L，女性上限为 360 μmol/L。

【诊断依据】

1. 在正常嘌呤饮食状态下，非同日 2 次空腹 SUA 男性和绝经后女性>420 μmol/L，非绝经女性>360 μmol/L；

2. 根据无嘌呤或严格限制嘌呤饮食 5 天后 SUA 和尿液尿酸（urine uric acid，UUA）排泄情况，并考虑到肾功能对尿酸排泄的影响，以 Ccr 校正，将 HUA 分为排泄不良型、生成过多型和混合型

【治疗方案】

1. 干预治疗切点：SUA 男性>420 μmol/L，女性>360 μmol/L。控制目标：对于 HUA 合并心血管危险因素和心血管疾病者，应同时进行生活指导及药物降尿酸治疗，使 SUA 长期控制在<360 μmol/L；对于有痛风发作的患者，则需将 SUA 长期控制在<300 μmol/L，以防止反复发作。

2. 生活指导避免高嘌呤饮食，严格戒饮各种酒类，尤其是啤酒和黄酒；肥胖者，采用低热量、平衡膳食，增加运动量，以达到理想体重；保证充分饮水，以保持每日尿量<2000 mL；积极控制与 HUA 相关的危险因素；避免使用升高 SUA 的药物。

3. 抑制尿酸生成的药物非布司他（febuxostat），别嘌醇（allopurinol）。

4. 促进尿酸排泄的药物苯溴马隆（benzbromarone）、丙磺舒（probenecid）和氯沙坦（losartan）、非诺贝特：该药为临床常用的调整血脂药物，改善脂质代谢，促进尿酸排泄。

（五）高脂血症

【概述】

动脉粥样硬化性心血管疾病（atherosclerotic cardio vascular disease，ASCVD）是目前全球范围内疾病死亡的首位原因。血脂代谢异常是 ASCVD 的重要致病因素。我国普通人群的研究表明，血清总胆固醇和低密度脂蛋白胆固醇，是冠心病和缺血性脑卒中发病的独立危险因素之一。实体器官移植受者因其治疗的特殊性，是高脂血症的高危人群。随着实体器官移植受者长期生存率的显著提高，ASCVD 已经成为移植器官衰竭和受者死亡的主要原因。数据显示，肾移植后血脂异常几乎难以避免，发生率高达 80%。主要表现为总胆固醇、低密度脂蛋白胆固醇和甘油三酯均升高。

【诊断依据】

1. 常规检查血脂水平并详细记录备案,分析全面的病史和联合用药记录,以利于排查潜在的继发性因素。

2. 应从移植术前和围手术期开始监测血脂水平。术后前 6 个月应每月复查;7~12 个月应根据代谢异常程度和治疗情况每 1~3 个月复查,同时检查尿蛋白;随后每年至少检查 1 次。术前有明确家族史和 ASCVD 的患者,应根据血脂变化提高检测频率。

【治疗方案】

1. 预防策略:定期监测血脂水平的基础上,评估血脂代谢状态和危险分层;

2. 对于没有血脂代谢异常的受者,应予以预防知识宣教,包括饮食、运动指导、改变不良生活方式和嗜好。要求受者戒烟、限制饮酒量、计算 BMI 并要求控制体重;

3. 坚持以治疗为目的改变生活方式,全面评估器官移植受者的血脂水平和移植后血脂代谢异常危险因素,制订个体化的血脂管理策略。

(六)消化系统并发症

肾移植术后消化系统并发症发生率为 5%~20%,常见的是包括食管炎、腹泻、肝损害、消化性溃疡和消化道出血。危险因素包括:尿毒症患者体内毒素对胃肠道的损伤、既往存在溃疡病史、大剂量糖皮质激素及其他免疫抑制剂的使用。治疗应可参照非肾移植慢性肾脏病患者进行相应处理,但需注意避免使用对肾功能有损害的药物,并需要尽可能保护移植肾的功能。此外应注意某些免疫抑制剂相应的特异性的副作用,例如有消化道出血时应避免使用西罗莫司。

(七)血液系统并发症

肾移植术后血液系统并发症较为常见,主要包括贫血、移植后红细胞增多症、白细胞减少症及血小板减少症。

贫血

肾移植术后有 12%~20% 患者会出现贫血。主要原因可能有铁、叶酸、维生素 B_{12} 等造血原料缺乏、溶血、促红细胞生成素(erythropoietin,EPO)分泌不足、免疫抑制剂或感染对骨髓的抑制作用。患者常有头晕、疲乏等神经系统和血液循环障碍症状。实验室检查包括红细胞及网织红细胞计数、粪潜血等;特殊检查包括血清铁、维生素 B12 和叶酸水平;对于长期顽固性贫血,注意抗 EPO 抗体检测。另外还应注意细小病毒 B19、肝炎病毒、EB 病毒和 CMV 感染等所致的贫血。治疗时应首先查找病因,并根据病因对因治疗,如补充相应的造血成分、EPO、缺氧诱导因子脯氨酰羟化酶抑制剂(罗沙司他)、调整免疫抑制剂,贫血严重者可影响移植肾功能,此时可予申请输注悬浮少白细胞的红细胞。

(八)白细胞减少症

凡外周血中白细胞计数持续低于 $4 \times 10^9/L$ 时,统称为白细胞减少症;若白细胞计数明显减少($<2 \times 10^9/L$),中性粒细胞绝对值低于 $0.5 \times 10^9/L$,称为粒细胞缺乏症。可能与应用细胞毒性药物引起的骨髓抑制有关。临床表现无特异性,多数有应用多克隆抗体和细胞毒性的免疫抑制剂等药物史,实验室检查白细胞、中性粒细胞偏低,骨髓穿刺提示骨髓粒细胞再生低下或成熟障碍。治疗方面予撤减对骨髓有明显抑制作用的药物、使用升白细胞药物、刺激骨髓增生。如发生粒细胞缺乏需高度警惕机会性感染尤其是真菌感染。

(九)肾移植后肿瘤

肾移植受者的肿瘤发生率是一般人群的 3~5 倍,发病率在 4%~18%,移植后肿瘤已成为移植受者第三大死因,仅次于心血管疾病和感染。USRDS 资料显示,肾移植后结肠癌、肺癌、前列腺癌、乳腺癌、卵巢癌和胃癌的发病率大约是一般人群的 2 倍,睾丸癌、皮肤黑色素瘤、白血病、肝脏和妇科肿瘤是一般人群的 3~5 倍,移植后肾脏肿瘤的发病率则上升至 15 倍左右,与病毒感染相关的肿瘤如卡波西肉瘤、淋巴瘤和皮肤癌的发病率则上升至 20 倍以上。目前认为移植后肿瘤发生之所以比普通人群

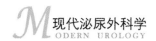
要高可能与以下因素有关:使用免疫抑制剂使肿瘤免疫监测功能减退;机体存在致癌原性的病毒;慢性抗原的刺激及机体免疫调节紊乱;免疫抑制剂的直接致癌作用;其他遗传差异和环境因素等。移植后肿瘤的治疗应始终把保证患者生命作为首要原则,在此基础上再考虑移植肾功能。

(十) 移植后淋巴细胞增生性病变(PTLD)

PTLD 是肾移植术后常见肿瘤,一般发生在肾移植术后 47 个月左右,大约有 84% 的 PTLD 发生于儿童期。免疫抑制剂的使用会显著增加 PTLD 形成的危险。PTLD 的主要的危险因素包括:免疫抑制剂应用的时间长短、免疫抑制剂的剂量、免疫抑制剂的种类。此外,PTLD 发病与 EB 病毒感染密切相关,在肿瘤组织内可找到 EB 病毒的基因组 DNA 组分。

PTLD 的临床表现复杂多样,可以发生在淋巴结或淋巴结外,通常在胃肠道,也可以发生在移植肾,可以表现为移植物失功或泌尿系的梗阻。总体上有两种临床类型,一种为在移植后早期(<90 天)发生,通常表现为有 EBV 感染的广泛性损害;另一种表现为长期的免疫抑制剂应用,可在移植后存在数年,通常局限在单个器官。

PTLD 的治疗包括:(1) 降低免疫抑制水平,减少 CNI 药物剂量,或将 CNI 药物转换成西罗莫司治疗;(2) 利妥昔单抗;(3) 如降低免疫抑制水平及利妥昔单抗治疗无效,可采用 CHOP 方案化疗;(4) 局部放疗;(5) 其他治疗包括抗病毒药物、IVIG、过继性免疫治疗等。

(十一) 骨骼系统并发症

骨质疏松 激素引起的骨质疏松和其后的变化是移植远期发病的常见原因。研究表明,肾移植受者的骨质比同年龄和同性别的对照组少。在移植后第一年,椎骨骨质的丧失最大(约 3%～9%),但是,接下来每年降低约 2%。在非糖尿病移植患者骨折的发生率为 7%～11%,在有糖尿病的肾移植受者,骨折的发生率上升近 50%。因此,建议可在在移植时和移植后 6 个月对腰椎和股骨进行双重 X 线的骨密度测定。有骨密度降低的患者可以进行口服钙剂和维生素 D 的治疗。绝经后的女性患者亦可从激素替代治疗中获得好处。移植后 6 个月骨密度异常的患者应进行额外的随访,以判断治疗的效果。双磷酸盐可以抑制破骨活性,可被用来治疗移植后骨质疏松。但是膦酸盐不适合用于有低转运性骨病的患者。低转运只能通过骨活检证实。确定激素剂量与骨丢失之间的关系是困难的,但是对于高危患者有必要减少激素的用量或考虑停用。当然,骨质疏松的治疗应在移植前就开始包括高磷血症的控制,高 PTH 的控制。

骨坏死 骨坏死尤其股骨头坏死,是肾移植术后的严重并发症之一,严重影响肾移植受者的康复和生活质量。其发生率变化很大,最高可达 40%,目前大多数肾移植中心低于 10%。骨坏死的发病机制还不十分清楚,激素治疗是其中一个主要的致病因素。股骨头坏死患者中,髋部受累者 80% 为双侧,一般表现为髋部疼痛和活动受限,磁共振成像有助于诊断。股骨头坏死的治疗难度较大,应首先撤减激素,如果股骨头尚未萎陷,可予止痛处理。如出现髋臼软骨明显破坏及股骨头萎陷,需行全髋关节置换术。

(陈浩　顾民)

第五节　免疫抑制剂的使用

免疫抑制剂是指在治疗剂量下可产生明显免疫抑制效应的一类药物。这类药物可作用于免疫反应过程的不同环节,抑制免疫细胞的发育分化,抑制抗原的加工、提呈,抑制淋巴细胞对抗原的识别,抑制活化 T 细胞或 B 细胞增殖和抑制淋巴细胞效应等。

1983 年,环孢素的问世极大地改善了肾移植受者和移植物的存活状况,此后各种新型免疫抑制剂如他克莫司、吗替麦考酚酯、西罗莫司等相继问世,使器官移植成功率大大提高。对移植患者,个体化的免疫抑制方案显得非常重要,合理的免疫抑制方案能够最大程度发挥其抗排斥反应作用,并且将不良反应降至最低,从而保障移植受者长期高质量生存。目前临床应用的免疫抑制剂一般可分为免疫诱导药物和维持治疗药物两类。

一、多克隆抗体

多克隆抗体是使用人淋巴细胞免疫鼠、马、兔等动物后,激活其 B 淋巴细胞并分泌特异性抗体,将此类抗体提取、分离和纯化而制成。目前临床应用的多克隆抗体有两类:ATG 和抗人 T 细胞免疫球蛋白(anti-human T lymphocyte immunoglobulin,ALG)。其作用机制是与多种 T 细胞表面的共有抗原分子结合,通过抗体依赖性的细胞介导的细胞毒作用、单核巨噬细胞依赖的吞噬作用以及与 T 细胞的黏附作用,从而达到清除 T 细胞的目的。多克隆抗体通常用于肾移植围手术期的诱导治疗、急性抗体介导的排斥反应的治疗。亦可在 DGF 时应用以减少 CNI 类药物的剂量,减轻 CNI 的肾毒性。

二、单克隆抗体

单克隆抗体是由杂交瘤细胞株所分泌的抗体,只针对某一特定抗原决定簇,具有纯度高、特异性高、性质均一的优点。目前临床应用的白细胞介素-2 受体拮抗剂(interleukin-2 receptor antagonists,IL-2RA)是一种人鼠嵌合的、针对 IL-2 受体的 α 链(CD25)的 IgG1 单克隆抗体。其以高亲和力、特异性竞争性封闭限制 IL-2 受体,阻断 T 细胞活化的第 2 信号,使 T 淋巴细胞分化停滞在 G0 期或 G1 期而不能进入 S 期,随之发生凋亡,从而抑制急性排斥反应。国内常用药物为巴利昔单抗。

目前肾移植常用的维持药物包括:(1) CNI,包括环孢素(ciclosporin,CsA)和他克莫司(tacrolimus,FK506);(2) 抗细胞增殖类药物,包括硫唑嘌呤(azathioprine,AZA)、吗替麦考酚酯(mycophenolate mofeti,MMF)、麦考酚钠肠溶片(enteric-coated mycophenolate sodium,EC-MPS)、咪唑立宾(mizoribine,MZR)和来氟米特(leflunomide,LEF);(3) 哺乳动物雷帕霉素靶蛋白抑制剂(mammalian target of rapamycin inhibitor,mTOR):西罗莫司(sirolimus,SRL);(4) 糖皮质激素。

三、环孢素

CsA 主要通过选择性抑制 T 淋巴细胞活化而发挥免疫抑制作用。主要机制如下:(1)抑制淋巴细胞在抗原或分裂原刺激下的分化、增殖,阻断淋巴细胞生长周期使其停滞在 G0 期或 G1 期,使白细胞介素(interleukin,IL)-2、干扰素(interferon,IFN)-γ 分泌抑制;(2)选择性作用于 B 淋巴细胞的某些亚群;(3)阻断巨噬细胞中 IL-2 的释放,使其与细胞毒 T 淋巴细胞(cytotoxic T lymphocyte,CTL)的活力完全抑制,通过抑制 T 淋巴细胞和促炎因子进而影响巨噬细胞产生和释放 IL-1。约 1/3 的患者可出现与剂量相关的肾功能损伤,可致肾小球滤过率下降等,CsA 的慢性肾毒性则多发生于 CsA 治疗后 12 个月;较常见的不良反应包括肝毒性及神经毒性、高钾血症、胃肠道反应及多毛、牙龈增生伴出血、疼痛等,过敏反应、胰腺炎、白细胞减少、雷诺综合征、糖尿病、血尿等较少见。

四、他克莫司

FK506 是继 CsA 后的又一 CNI 类药物,是从在日本筑波山土壤中发现的一种 tsukubaensis 链霉菌中分离出来的。其作用的主要靶细胞是 T 淋巴细胞,FK506 进入 T 淋巴细胞后与胞质内的 FK 结合蛋白 12 结合形成复合物,该复合物竞争性地与钙调磷酸酶结合并抑制钙调磷酸酶的活化,从而抑制 T 淋巴细胞产生钙离子依赖型信号转导通路,阻止淋巴因子基因的转录,影响 IL-2 等炎症因子的转录,抑制 CTL 的生成。FK506 的不良反应与 CsA 相似,包括急性及慢性肾损伤、肝毒性及神经毒性、高钾血症等,此外 FK506 具有胰岛细胞毒性,可导致胰岛素的合成和分泌减少,从而继发高血糖。FK506 的不良反应与其血药浓度密切相关,多数不良反应在停药或减量后可缓解。

五、吗替麦考酚酯

吗替麦考酚酯(MMF)是霉酚酸的 2-乙基酯类衍生物,1995 年美国 FDA 批准用于肾移植排斥反应的预防和治疗。MMF 在进入人体后通过肝脏水解成为有活性的霉酚酸(mycophenolic acid,MPA)

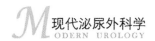

而发挥疗效。MPA 可抑制次黄嘌呤核苷酸脱氢酶,而次黄嘌呤核苷酸脱氢酶是鸟嘌呤核苷酸合成的限速酶,因此抑制 MPA 可通过抑制次黄嘌呤核苷酸脱氢酶从而阻断 DNA 的合成。另外 MPA 还可以通过诱导活化的淋巴细胞发生凋亡、抑制与内皮细胞粘附有关的淋巴细胞表面粘附分子糖基化等多种机制发挥其免疫抑制作用。MMF 的主要副作用是白细胞减少和胃肠道反应,且有一定的剂量依赖性,通过调整药物剂量可明显减轻或缓解。MMF 的不良反应包括机会性感染、骨髓抑制、消化道症状以及增加肿瘤发生风险等。

六、咪唑立宾

MZR 是一种嘌呤类似物,在细胞内通过腺苷激酶磷酸化形成有活性的 5-磷酸 MZR,后者是次黄嘌呤单核苷酸脱氢酶和鸟苷酸合成酶的竞争性抑制物,故 MZR 能竞争性抑制嘌呤合成系统中的肌苷酸至鸟苷酸途径,从而抑制核酸合成。阻止增殖的淋巴细胞由 G0 期进展为 S 期,抑制抗体的产生及记忆性 B 淋巴细胞和记忆辅助性 T 淋巴细胞的产生,延长移植物的存活。MZR 与其他免疫抑制剂联合使用,作为器官移植后初始免疫抑制剂,也可在发生 AZA 或 MPA 类药物引起的白细胞减少、肝功能异常或腹泻等严重消化道不良反应时,作为替代药物治疗。MZR 不要求进行血药物浓度监测,主要根据受者对其的耐受性来调整剂量。

七、来氟米特

LEF 为人工合成的异噁唑衍生物类抗炎及免疫抑制剂,它具有抗增殖活性,能高效、特异、非竞争性抑制线粒体内二氢乳酸脱氢酶的活性,通过抑制嘧啶的全程生物合成,影响活化的淋巴细胞嘧啶合成,使 T 淋巴细胞和 B 淋巴细胞的增殖停止在 G1 期,从而抑制淋巴细胞介导的细胞性和体液性免疫应答。在国内外研究中证实,LEF 确实可延长移植物生存,可替代 MMF 或 AZA,但在实际临床应用中,LEF 通常不作为首选免疫抑制联合方案,主要是由于其不良反应较多,长期应用患者耐受性差。但 LEF 对 BKV 复制具有一定的抑制作用。故临床上可在确认 BKV 感染时更换 LEF 维持治疗,可获良好的效果。较常见的药物不良反应有腹泻、瘙痒、可逆性转氨酶升高、脱发、皮疹、白细胞下降等。

八、糖皮质激素类药物

糖皮质激素是器官移植中最常用的免疫抑制剂,在器官移植的免疫抑制治疗中占有重要的地位。糖皮质激素免疫抑制作用的具体机制主要包括:(1)诱导 IL-10 等抗炎因子的合成;(2)抑制树突状细胞成熟及抗原提呈功能;(3)抑制促炎因子的合成;(4)抑制单核细胞、中性粒细胞和巨噬细胞向炎症部位募集;(5)诱导炎症细胞凋亡。各肾移植中心糖皮质激素使用经验不一。常规诱导方案采用移植术前和术中经静脉使用甲泼尼龙 500～1000 mg(10～15 mg/kg),术后前 3 日每日静脉滴注 250～500 mg,在使用多克隆抗体进行免疫诱导时,一般应减少甲泼尼龙的剂量。术后第 4 日起改为泼尼松顿服,起始为 10～30 mg/d,术后第 30 日逐渐递减为 10～15 mg/d,进入维持治疗阶段后多数移植中心采用小剂量维持,通常 2～3 个月时为 10 mg/d,6 个月时为 5～10 mg/d,半年后为 5.0～7.5 mg/d。药物不良反应:(1)增加感染和恶性肿瘤的发生,增加病毒性肝炎和肝癌的复发率;(2)易引起移植后糖尿病及代谢性骨病;(3)可致伤口愈合延迟;(4)长期使用可致白内障、高血压、肥胖、骨质疏松、消化道溃疡、儿童生长抑制、肾上腺皮质功能减退等。

免疫抑制剂的使用原则:目前世界各个移植中心都有自己的经验和体会,不同的实质脏器(如肾脏、肝脏、心脏)移植受者,采用的免疫抑制方案不同。肾移植受者急性排斥反应与移植肾长期存活密切相关,因此,肾移植受者免疫抑制治疗的目的是尽可能地减少急性排斥反应的发生,移植医师在选择不同的药物制定免疫抑制治疗方案时,需遵循免疫抑制剂使用的基本原则,即联合、适量、阶段化、个体化、低毒性。

(陈浩　顾民)

第五十二章
腹膜后肿瘤

第一节　概述

腹膜后间隙指壁层腹膜与腹横筋膜之间的区域,从上方横膈直达下方盆底筋膜,向两侧移行于腹前外侧壁肌肉。腹膜后肿瘤(retroperitoneal tumor)主要包括原发于腹膜后潜在腔隙的肿瘤,以及由其他部位转移来的继发性腹膜后肿瘤。临床上常说的腹膜后肿瘤通常情况下仅指原发性腹膜后肿瘤,组织来源包括脂肪、疏松结缔组织、筋膜、肌肉、血管组织、神经、淋巴组织和胚胎残留组织等,但不包括腹膜后脏器如肝、十二指肠、胰、脾、肾、肾上腺等脏器结构的肿瘤,以及源于他处的转移肿瘤。

原发性腹膜后肿瘤包含良性和恶性肿瘤,大约70%~80%的原发性腹膜后软组织肿瘤是恶性的,但这些仅占所有恶性肿瘤的0.1%~0.2%,多为腹膜后肉瘤,这些肉瘤包含了70多种,其中神经组织来源的有:神经母细胞瘤、原始外胚层肿瘤、恶性副神经节瘤、恶性神经鞘瘤、神经内分泌癌;间叶组织来源的有:纤维肉瘤、脂肪肉瘤、平滑肌肉瘤、梭形细胞肉瘤、滑膜肉瘤、非霍奇金淋巴瘤、淋巴母细胞瘤;其他类型:未分化肉瘤、肉瘤样癌、恶性颗粒细胞瘤、骨外尤文氏肉瘤。良性肿瘤:神经组织来源:神经鞘瘤、副神经节瘤、节细胞神经瘤、神经纤维瘤;间叶组织来源:血管平滑肌脂肪瘤、脂肪瘤、平滑肌瘤、梭形细胞瘤、纤维瘤;其他类型:黏液囊腺瘤、Castleman病等。

【诊断依据】

1. 腹膜后肿瘤临床表现相对隐匿,较小的腹膜后肿瘤一般没有症状,难以被患者感知,然而,随着肿瘤生长代谢消耗增多,体积增大,最终可能会出现腹部肿块、腹痛、腰痛症状,其余表现包括体重减轻、疲劳、早期饱腹感和营养不良;

2. 巨大腹膜后肿瘤的典型表现是体重减轻和腹围增大。压迫附近器官可能会引发其他症状,包括腹部不适、恶心、腰痛、骨盆疼痛、血尿、肾积水等。

3. 影像学检查:B超、CT、MRI等,可清楚显示肿瘤轮廓、大小、密度、分隔、境界、淋巴、信号、增强效应、是否多发、坏死、囊性变、出血、钙化等,为肿瘤初步确定良恶性及手术方案选择提供依据。

4. 病理及免疫组化:是确诊的根据。

5. 特异性表现:如有高血压应考虑嗜铬细胞瘤、副神经节瘤;皮肤瘙痒应考虑霍奇金病特征等。

6. 其他器官有无肿瘤,以排除腹膜后转移性肿瘤等。

腹膜后肿瘤的分级、分期见表52-1至表52-3。

表 52-1　FNCLCC 软组织肉瘤分级标准(1984)

肿瘤分化程度
　　1分　肿瘤形态与正常成熟的间叶组织(如高分化脂肪肉瘤)相似
　　2分　可以明确组织类型的肿瘤(如黏液样脂肪肉瘤)
　　3分　胚胎性及未分化肉瘤;不明组织学类型的肉瘤
有丝分裂计数
　　1分　0~9/10 HPF
　　2分　10~19/10 HPF
　　3分　≥20/10 HPF

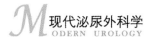
肿瘤坏死（镜下）
    0 分　无坏死
    1 分　≤50％ 肿瘤组织坏死
    2 分　＞50％ 肿瘤组织坏死
组织学分级
    1 级　总分 2,3
    2 级　总分 4,5
    3 级　总分 6,7,8

注：HPF，高倍视野

表 52‐2　AJCC 腹膜后软组织肉瘤 TNM 定义（2017）

分期	定义
原发肿瘤（T）	
Tx	原发肿瘤无法评估
T0	无原发肿瘤
T1	肿瘤最大径≤5 cm
T2	5 cm＜肿瘤最大径≤10 cm
T3	10 cm＜肿瘤最大径≤15 cm
T4	肿瘤最大径＞15 cm
区域淋巴结（N）	
N0	无区域淋巴结转移或淋巴结状态不明确
N1	有区域淋巴结转移
远位转移（M）	
M0	无远位转移
M1	有远位转移
组织病理学分级（G）	
GX	无法分级
G1	肿瘤分化程度,有丝分裂计数和肿瘤坏死评分为 2 或 3
G2	肿瘤分化程度,有丝分裂计数和肿瘤坏死评分为 4 或 5
G3	肿瘤分化程度,有丝分裂计数和肿瘤坏死评分为 6,7 或 8

注：G 采用 FNCLCC 分级标准

表 52‐3　AJCC 腹膜后软组织肉瘤分期系统（第 8 版,2017）

分期	原发肿瘤（T）	区域淋巴结（N）	远位转移（M）	分级（G）
ⅠA 期	T1	N0	M0	G1,GX
ⅠB 期	T2,T3 或 T4	N0	M0	G1,GX
Ⅱ 期	T1	N0	M0	G2,G3
ⅢA 期	T2	N0	M0	G2,G3
ⅢB 期	T3 或 T4	N0	M0	G2,G3
	任何 T	N1	M0	任何 G
Ⅳ 期	任何 T	任何 N	M1	任何 G

表 52‐4　手术切缘系统

R0	肿瘤完全切除,无残留肿瘤且手术切缘阴性
R1	纤维残留肿瘤＝手术切缘阳性
R2	肉眼可见残留肿瘤
R3	切除时发生肿瘤溢出和扩散

【评述】

原发腹膜后肿瘤症状隐匿,往往在体检时偶然发现,或因肿瘤巨大自感有包块等压迫症状而就诊,临床症状常无特异性。影像学检查为良恶性肿瘤鉴别提供一定资料,如肿瘤巨大、边界不清、有转移灶等往往提示恶性可能;另为手术方式选择提供参考,一般直径<6 cm可行腹腔镜、机器人辅助腹腔镜下手术;直径>10 cm宜行开放手术。诊断最终取决于病理检查和免疫组化;治疗首先手术切除、辅以放化疗及免疫、靶向治疗等;手术治疗的关键是彻底切除,必要时应对不易分离的器官一并切除。一组大样本5年术后随访表明,良性肿瘤复发率为3.6%,恶性肿瘤为45.5%。无法切除者可行射频消融以缓解症状。由于腹膜后病变往往和腹腔胃肠道脏器、大血管、泌尿、女性生殖器官关系密切,因此应组织多学科团队进行手术及综合治疗,以获得最好疗效。

(王中原　张炜)

第二节　肾周肿瘤

肾周肿瘤临床上较少见,原发性更为少见。肾周间隙是指位于肾被膜和肾周筋膜之间的潜在腔隙。正常情况下,这一间隙内主要有脂肪、神经、血管、淋巴组织等中胚层组织充填。故主要有相应组织成分发生的肿瘤,但也可以是全身疾病在肾周的局部表现,如霍奇金病等。

(一)脂肪瘤(lipoma)

肾周脂肪瘤很罕见,是由成熟脂肪组织增生而形成的良性肿瘤。可能与炎症刺激、结缔组织变性、脂肪组织代谢异常和障碍、先天性发育不良有关。患者多为中年女性,肿瘤较大时有患侧腰痛,有时有血尿。诊断可通过超声、CT检查,一般无困难。CT可见肾周肿块呈分叶状、脂肪密度、内细网格状影、境界清晰。治疗宜手术切除,但肿瘤大时手术时很难保留肾。

(二)畸胎瘤

腹膜后是畸胎瘤最少见的部位,而腹膜后畸胎瘤也仅占所有腹膜后肿瘤的1%~11%。腹膜后畸胎瘤女性多发,其发病呈"双峰样"曲线,常在出生6个月内或刚成年时起病,30岁以后起病者少于20%,对于分化较好的畸胎瘤,影像学可表现为均匀的低密度病变,有时和高分化脂肪肉瘤鉴别困难,但畸胎瘤多为囊实性病变,钙化是腹膜后畸胎瘤CT扫描的特征性表现,CT值可高达500 Hu,含脂肪密度灶(-60~5 Hu)是其又一大特征,如果发现脂液平面、毛发、牙齿和脂液混合体则可以确诊。治疗应手术完整切除。

(三)霍奇金病(Hodgkin's disease)

无痛性进行性淋巴结肿大是霍奇金淋巴瘤的典型表现。淋巴结肿大最常见于颈部、腋下、腹股沟,也可以见于纵隔、腹膜后和盆腔淋巴结。当患者伴有在发现淋巴结肿大前或同时出现反复发热(超过38.5℃),盗汗、体重减轻(半年内减轻10%以上)等。发热较为常见,占20%~40%,可为不规则或周期性(Pel-Ebstern)甚至持续高热。皮肤瘙痒是本病较特异的表现,局灶瘙痒多发于病变淋巴结的引流区域,全身性瘙痒大多发生于纵隔或腹部有病变的病例。17%~20%的患者饮酒20分钟后,病变局部发生疼痛(乙醇疼痛),其产生可先于其他症状和X线表现,应该考虑腹膜后占位的同时考虑霍奇金淋巴瘤。本病强调全身综合治疗。

(王中原　张炜)

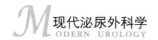

◀ 第三节　腹膜后脂肪肉瘤

【概述】

脂肪肉瘤是一种恶性、局部侵袭性肿瘤，由具有核异型性和深染性的脂肪细胞组成。2013 年 WHO 将脂肪肉瘤分为：高分化脂肪肉瘤、黏液样脂肪肉瘤、去分化脂肪肉瘤和多形性脂肪肉瘤 4 类。

【诊断依据】

1. 通常表现为隐袭性生长的肿块，患者就医时肿物常较大。恶性程度较高的肿瘤生长速度较快，患者一般于体检时发现，或者因腰痛而就诊。

2. 影像学及病理学检查

（1）高分化脂肪肉瘤：是低度恶性肿瘤。CT 特征包括肿块内脂肪成分一般大于 75%，边界通常较清晰，具有小叶轮廓。其主要鉴别是区分良性脂肪瘤。中隔多为结节状，厚度 >3 mm，表现为轻度至中度对比增强。钙化或骨化是罕见的，并被认为是预后不良的特征。MRI 显示脂肪区 T1 高信号和 T2 中等信号，抑脂序列可见脂肪信号被明显抑制。

（2）去分化脂肪肉瘤：是预后不良的高级别肿瘤。特征性表现包括脂肪块内部、紧邻或周围存在非脂肪瘤性肿块。在高达 20% 的患者中可能没有脂肪表现，在影像学检查中可发现纤维结构、肌肉成分、骨或软骨成分等。约 30% 的患者可见钙化，其与更差的预后相关。绝大多数肿瘤内脂肪部位的间隔强化。组织学表现显示肉质非脂肪生成区域周围存在非典型脂肪细胞。在肿瘤去分化区域内，细胞呈混合模式，其与未分化梭形细胞肉瘤、黏液样肿瘤相似。在肿瘤内也可以看到骨肉瘤、横纹肌肉瘤、平滑肌肉瘤和小圆细胞形态成分。

（3）黏液型脂肪肉瘤：是一种中等级别肿瘤。CT 表现有三型：① 假囊肿型：水样密度，似囊性病变；② 实体型：肿瘤主要由纤维组织构成，脂肪组织较少，CT 值 >20 Hu；③ 混合型：纤维组织和脂肪组织混合，CT 值 <20 Hu。MRI 示缺乏脂肪成分表现为 T1WI 等低信号，T2WI 高信号。在组织学表现上，黏液样脂肪肉瘤由原始成脂细胞组成，这些成脂细胞没有典型的富含脂肪的细胞质，而是类似于原始间充质细胞、黏液样基质，可见大量黏液池、丰富的毛细血管网络。免疫组化示 VLM(＋)，SMA(－)，CD34(－)，S-100(＋)，Ki-67(＋)。

（4）多形性脂肪肉瘤：是一种非常罕见的脂肪肉瘤，最常发生在成年患者中，起源自深部软组织，常见于四肢，也可以出现在腹膜后和精索沿线。其生长迅速，预后较差，具有很高的局部复发率和远处转移率，常转移到肺。组织学上这些肿瘤在穿刺活检中通常类似于低分化癌或肾细胞癌，且类似于其他未分化肉瘤，因此必须在病理切片上发现低分化成脂细胞的存在以证实这一诊断；免疫组化 S-100 对所有脂肪细胞和成脂细胞均呈阳性染色，使其成为确定诊断的有用工具。多形性成脂细胞不过度表达 MDM2 或 CDK4。在 90% 的黏液样脂肪肉瘤病例中出现遗传异常，包括染色体 12 和 16 t(12：16)(q13：p11) 的平衡易位。

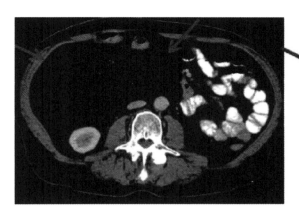
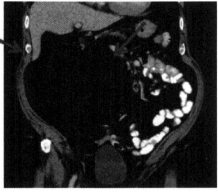

高分化脂肪肉瘤:右肾前上方肿块呈脂肪密度,内见不规则分隔。

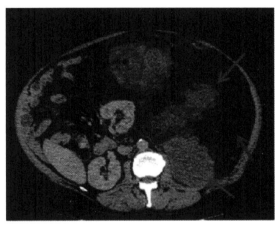
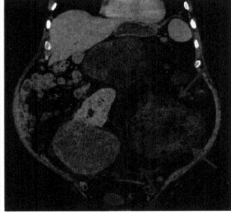

去分化脂肪肉瘤:见左肾周腹膜后肿块内多发、不规则非脂肪性肿块。

图 52-1　脂肪肉瘤影像表现

【治疗方案】

1. 目前腹膜后脂肪肉瘤的外科治疗是手术切除,腹膜后脂肪肉瘤首次的根治性切除几乎是可能治愈的唯一方式。对分化较好的脂肪肉瘤及一些由于瘤体巨大而引起明显症状甚至危及生命的病人,肿瘤整体位置不佳,肿瘤部分切除可能会改善生存质量、延长生存期,并为进一步可能的抗肿瘤治疗提供机会。

2. 由于目前没有证据表明脂肪肉瘤对放疗、化疗、免疫治疗敏感,因此,患者术后一般不进行辅助治疗。

【评述】

原发性腹膜后脂肪肉瘤是最常见的腹膜后软组织肉瘤,恶性程度据不同类型而不一,影像学上因含脂肪成分多少而有不同表现。有报道认为 CT 可用于原发性腹膜后脂肪肉瘤的定性诊断以及不同病理亚型的初步诊断,亦有助于与腹膜后其他软组织肿瘤的鉴别;MRI 能清晰显示肿瘤与血管的关系。二者结合对术前精确评估肿瘤状况并制定相应手术方案有很大帮助。治疗首选根治性切除术,目前没有根据表明脂肪肉瘤对放化疗和免疫治疗敏感。预后与肿瘤大小、位置、肿瘤类型、分级、手术切缘、年龄相关。研究表明,肿瘤直径<2.5 cm 者,5 年转移率约 3%;而肿瘤直径>20 cm 者,5 年转移率为 55%～60%。目前尚无有效预防复发的措施,一旦复发应积极手术治疗。

（王中原　张炜）

第四节　腹膜后平滑肌肉瘤

【概述】

腹膜后平滑肌肉瘤（leiomyosarcoma，LMS）是软组织肉瘤中的一个亚型，是腹膜后肉瘤中第二常见的肉瘤类型，约占 21%；也是一种侵袭性的软组织肉瘤，肿瘤起源于腹膜后血管中膜、泌尿道收集系统的肌层或腹膜后的其他平滑肌结构。其治疗困难，预后差，在极少数情况下，免疫抑制患者在 EB 病毒感染情况下会发生这些肿瘤。

【诊断依据】

1. 一般没有特异的临床特征，多于体检时偶然发现。腹部肿块巨大时，可有疼痛、肿胀、体重下降、血尿、恶心或呕吐等。

2. 影像学表现：CT 表现为一个大而边界清楚的肿块，密度与肌肉相当，增强有不均匀强化。内部低密度区域代表坏死和囊性变性，钙化并不常见。MRI 显示 T1 低至中等信号强度，以及 T2 不均匀、中等至高信号强度。

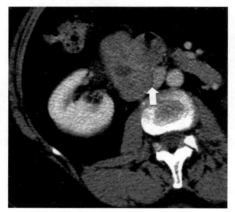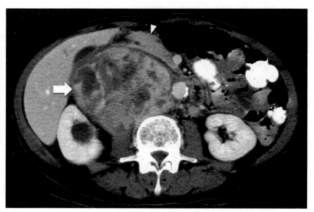

增强 CT 显示一个边界清晰、不均匀的腹膜后肿块，对下腔静脉有肿块效应，并产生新月体畸形（箭头）。肿块和下腔静脉之间可见一个薄层的脂肪平面。

增强的轴位 CT 显示一个巨大的异质性强化肿块，有多个低密度区域，与坏死一致。

图 52-2　平滑肌肉瘤影像表现

3. 病理及免疫组化：腹膜后平滑肌肉瘤的病理诊断有一定难度，首先需明确受检组织的间叶性及平滑肌源性。显著的大片坏死区是区别其他肉瘤的特点之一。免疫组化上，大多数软组织平滑肌肉瘤 SMA、des min 和 h-caldesmon 阳性，但这些标记物均不具有平滑肌特异性，其中两种阳性比仅一种阳性更支持平滑肌肉瘤。

【治疗方案】

1. 手术是唯一可能治愈平滑肌肉瘤的途径。切缘阴性是总生存率最可靠的预测因素。

2. 除手术治疗之外，化疗、放疗以及靶向治疗也是平滑肌肉瘤常规的治疗方式。化疗常用蒽环类药物和异环磷酰胺的标准化疗方案，另氮烯咪胺亦有较好疗效，靶向药物有贝伐单抗、索拉非尼、舒尼替尼等有一定疗效。

【评述】

腹膜后平滑肌肉瘤发病率位于腹膜后肉瘤的第二位。早期临床症状无特异性，肿瘤巨大时有压迫造成的相应症状；局部包块、B 超、CT、MRI 有助定位诊断。确诊依据病理检查，治疗最主要的是彻底手术切除，放化疗及靶向治疗有一定疗效。本病预后差。

（王中原　张炜）

第五节　腹膜后巨淋巴结增生

【概述】

腹膜后巨淋巴结增生即 Castleman 病(castleman disease,CD),又称血管滤泡性淋巴组织增生症或巨大淋巴结增生症,于 1954 年由 Castleman 首先报道,是一种少见的、淋巴结非肿瘤性增生的疾病。可仅及单个淋巴结,也可累及全身,好发于 10～45 岁。病因和发病机制不清,发病率较低,临床表现多样且无特异性,误诊率高,多为术后病理确诊。发病有认为与免疫异常、慢性炎症、HHV-8 和 HIV 病毒感染有关。根据临床表现,Castleman 病可分为单中心型(unicentric castleman disease,UCD)和多中心型(multicentric castleman disease,MCD),其病理类型可分为三型:透明血管型、浆细胞型和混合型。

【诊断依据】

1. 透明血管型最常见,约占全部病例的 85%～90%,患者多无全身症状,发生在肾脏内者表现为肾占位性病变,大多数由体检发现,肿块切除后可治愈。浆细胞型较少见,约占全部病例的 10%,而且大多数是多中心型,通常疾病进展快,在年长的患者更常见,通常表现为全身淋巴结肿大、肝大脾大,并伴有全身症状,如发热、乏力、体重减轻、胸腹腔积液、皮疹、贫血和白细胞降低、红细胞沉降率加快和免疫球蛋白增高等。多中心型 Castleman 病常发生于有免疫缺陷的患者,少数患者若同时出现多发性神经病变、肝大脾大、内分泌病变、血清 M 蛋白和皮肤病变,则构成 POEMS 综合征。多中心型 Castleman 病临床常呈高度侵袭性病程,生存期较短,易伴发感染和向淋巴瘤转化,是常见的死亡原因。

2. 影像学表现:后腹膜局限性 Castleman 病多为透明血管型,CT 上常表现为:(1) 单发的软组织肿块,边界清晰,形态多表现为类圆形或椭圆形,伴或不伴有卫星结节(淋巴结肿大)。(2) 密度均匀,坏死、囊变及出血少见,可能与肿瘤丰富的血供及淋巴组织特性有关。(3) 病灶内可见钙化,Sadamoto 等认为弧形钙化是 Castleman 病的特征性表现,边缘光整或有浅分叶。(4) 增强扫描重要的特征表现为动脉期显著强化,门静脉期或静脉期强化程度虽有所减低,但仍持续显著强化。

3. 病理学检查:是确诊依据,透明血管型镜下见典型的"洋葱皮"样结构;浆细胞型表现为淋巴滤泡间大量成熟的浆细胞聚集;混合型兼具上述两种特征。免疫组化示 CD3 滤泡间阳性,CD20 滤泡内及套区阳性;CD21 和 CD23 滤泡树突细胞阳性。

【治疗方案】

目前对 Castleman 病的治疗主要包括手术治疗、放疗、药物治疗和干细胞移植等,方案选择取决于临床病理分型。

1. 对于单中心型患者,手术切除病灶治愈率高,对位于肾脏实质内者推荐行保留肾单位手术。药物治疗有助于缓解多中心型患者的临床症状。化疗常采用 CHOP 方案,可联合靶向治疗,如抗 IL-6 受体抗体、利妥昔单抗等。一般局限型透明血管型及局限型浆细胞型选用手术治疗,预后良好。

2. 多中心型多要联合化疗及内科治疗,预后不良。

【评述】

Castleman 病于 2020 年 5 月被国家列为第一批 121 种罕见病之一。其临床症状隐匿,血液学检查指标缺乏特异性,影像学表现不典型,术前难以明确诊断。UCD 患者多为透明血管型,手术效果好,对无法行根治性切除患者可行放射治疗;化疗在 UCD 治疗中应用还需进一步探讨,对多中心的 CD,则要结合放化疗。

(王中原　张炜)

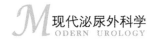
第六节 腹膜后神经鞘瘤

【概述】

神经鞘瘤是一种罕见的神经系统肿瘤,其起源于施万细胞,施万细胞起保护和支持神经细胞作用,神经鞘瘤通常是良性的,偶见恶性。神经鞘瘤约占所有腹膜后肿瘤的4%,发生于腹膜后尤其靠近肾上腺部位者易与肾上腺无功能肿瘤相混淆。该病多见于20~50岁成年人,多见于多发性神经纤维瘤病患者,男女发病相似。发病原因不明,可能与雷克林霍森病(Heeklinghausen disease)Ⅱ型基因缺失或突变有关。

【诊断依据】

1. 起初一般无症状,多数以无痛性肿块就诊或者在体检时无意发现。

2. 肿瘤巨大时可以出现压迫症状:如不完全性肠梗阻;腹痛、腹胀、恶心、腰背痛及下肢放射痛或者麻木感;肾盂、输尿管积水;尿频、尿急等症状;阴囊、下肢水肿;血尿、便血,骨痛(可考虑恶性)。

3. 影像学检查

(1)B超:能显示病变位置、大小、边界和内部回声状况以及与周围组织的关系,尤其对囊性改变和钙化常较敏感,作为诊断该病的首选检查方法。

(2)CT:神经鞘瘤是边界清晰的肿块,通常位于椎体旁或骶前腹膜后。

(3)MRI 示 T1WI 低信号和 T2WI 高信号。较大的神经鞘瘤更容易发生退行性改变,包括囊肿形成(高达66%)、钙化、出血和玻璃样变。

4. 病理检查:大体见肿瘤大小不一,质韧、边界清,具有完整包膜,切面灰白色或灰黄色,可伴有囊性变、钙化、出血、坏死。镜下根据肿瘤细胞形态和分布不同,分为束状型(Antoni A 型)和网状型(Antoni B 型)。良性表现为富含梭形细胞组织和多形细胞组织交替出现。免疫组化 S-100 表达阳性。恶性神经鞘瘤细胞的有丝分裂程度活跃,并认为与恶性程度相关。

【鉴别诊断】

副神经节瘤 可有高血压史,术前检查可有儿茶酚胺及其代谢产物增高,术中可有血压波动。病理检查可鉴别。

【治疗方案】

首选手术切除,亦有文献报道良性神经鞘瘤行包膜内切除取得良好效果;恶性者除手术彻底切除外,对放化疗均不敏感。

【评述】

腹膜后神经鞘瘤发病率低,术前诊断困难,确诊主要依靠病理和免疫组化,绝大部分为良性,恶性少见,主要治疗方法为手术治疗,预后良好,恶性神经鞘瘤对放化疗不敏感,预后差。

(苏仕峰 张炜)

第七节 腹膜后肾外血管平滑肌脂肪瘤

【概述】

血管平滑肌脂肪瘤(AML)通常是一种良性肿瘤,腹膜后血管平滑肌脂肪瘤(ERAML)仅占 AML

极少一部分,ERAML 与肾 AML 相同,主要由分化不同阶段的平滑肌、厚壁血管及脂肪组织三种成分组成,但这三种成分的比例在不同的 AML 中不同。任何年龄均可发病,以女性居多,男女发病比例为 1∶9。虽然大部分的 AML 是散发的,但是部分 AML 与结节性硬化病有关。

【诊断依据】

1. 在常规体检或者检查其他疾病时偶然发现,伴或不伴结节硬化病病史或临床表现;

2. 有肿瘤的压迫症状:腹部、腰部、背部疼痛;上腹部饱胀感;血尿;呕吐和便秘;腹部肿块和体重减轻等。

3. 肿瘤破裂引起的症状;腰背痛剧烈,肿块突然增大,疼痛和出血,心率加快等。

4. CT 扫描:显示肿块由密度不均的成熟脂肪、血管和平滑肌组成,其中血管成分的主要表现为动脉瘤样血管扩张、血管壁增生,桥静脉及鸟喙征。Wang 等发现 CT 增强扫描表现为大多数肿瘤"快进快出"的强化方式。

5. 病理及免疫组化:见肿瘤由成熟的脂肪、血管和平滑肌组成,脂肪成分通常由成熟的脂肪细胞组成,但也可能含有少许脂肪母细胞,标本内罕见坏死,这在与脂肪肉瘤的鉴别诊断中具有重要意义;AML 的镜下可以表现出上皮囊肿和明显的硬化症,HMB-45 单克隆抗体免疫组化阳性是其特征表现,可用于与其他肉瘤的鉴别,其余染色表现还包括 MART1/Melan-A、肌肉特异性肌动蛋白(HHF35,100%)、钙调蛋白(100%)、NKI-C3(70%～100%)

【治疗方案】

1. 手术彻底切除为首选。

2. 对于因肿瘤自发性破裂出血的紧急情况,应进行选择性动脉造影和栓塞,以稳定血流动力学并择期手术切除。

【评述】

肾外腹膜后血管平滑肌脂肪瘤(ERAMLs)罕见,临床症状主要是占位及压迫症状,肿瘤破裂可引起出血、血尿、腰痛。治疗为手术切除,紧急出血者可予栓塞,术中与肾粘连严重者,对侧肾功能正常可行肿瘤及患肾切除术。

(苏仕峰　张炜)

第八节　腹膜后神经母细胞瘤

【概述】

神经母细胞瘤(NB)是一种胚胎性肿瘤,0～4 岁为发病高峰,男性略多于女性,是儿童时期最常见的恶性肿瘤之一。NB 起源于肾上腺髓质和交感神经节的神经脊细胞,肿瘤可沿颈部、胸腔、腹膜后、骨盆或肾上腺的交感能神经链分布于任何部位。约 75% 发生于腹膜后(50% 发生于肾上腺,25% 发生于交感神经节)。腹膜后 NB 预后较差。

【诊断依据】

1. 大多数患儿有腹痛或有可触及的包块,但有些患儿仅表现为转移症状,包括骨或关节疼痛和眶周的瘀斑。胸部受累可能导致咳嗽或呼吸困难症状;肿瘤直接侵犯至椎管内可能会由于脊髓受压迫而产生神经功能症状;严重的出现恶病质、营养不良等。

2. 特殊表现:肿瘤细胞分泌的血管活性肠多肽可引起严重的水样腹泻和低钾血症、眼阵挛-肌阵挛-共济失调综合征:眼球快速运动,共济失调,肌肉不规则运动。椎旁肿瘤出现麻痹、高血压、发

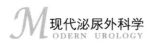

热等。

3. 目前 90%～95% 的患者尿液中检测出儿茶酚胺代谢产物 3-甲氧基 4 羟基扁桃酸(VMA)和高香草酸增高。

4. CT 检查：神经母细胞瘤 CT 表现为巨大的实性肿块，边缘不规则，密度不均匀，瘤内部坏死区及钙化斑。强化后显示得更清楚，明显不均匀表现。

5. 病理检查：光镜下部分区域可见菊花团样排列，胞质可有神经纤维丝；癌基因检测：N-myc 癌基因明显扩增；免疫组织化学：阳性染色：NSE，CD57，CD56，Leu-7，GD2，NB84，synaptophysin，chromogranin，neurofilament protein，ALK-1(>90%)，PHOX2B；阴性染色：EMA，cytokeratin，vimentin，HMB45，WT1，CD99，CD45，des min，myogenic markers(myogenin，Myo-D1)，S100

NB 分级见表 52－5。

表 52－5　国际神经母细胞瘤分级系统(INSS)

分级	定义
1	局限性肿瘤完全切除，伴或不伴显微镜下的肿瘤残留；同侧的周围淋巴结在显微镜下肿瘤呈阴性（与原发肿瘤一并切除的粘连的淋巴结可能是阳性的）
2A	局限性肿瘤切除不全；同侧非粘连的淋巴结在显微镜下肿瘤呈阴性
2B	局限性肿瘤有或没有完全切除，同侧非粘连淋巴结肿瘤阳性。肿大的对侧淋巴结须为镜下阴性
3	无法切除的单侧肿瘤越过中线，有或没有区域淋巴结受累；或单侧肿瘤伴有对侧淋巴结受累；或位于中线的肿瘤(不可切除)通过浸润生长或淋巴结受累向双侧弥漫
4	任何原发性肿瘤，累及远处淋巴结，或向骨骼、骨髓、肝脏、皮肤和(或)其他器官传播
4S	局限性原发肿瘤(如第 1、2A 或 2B 期所定义)，在 1 岁以下婴儿中仅限于皮肤，肝脏和(或)骨髓(骨髓转移小于 10%)

注：中线是指脊柱的位置。源于一侧的肿瘤穿过中线，指肿瘤必须浸润到或超出脊柱的中间，或达到对侧。

【鉴别诊断】

Wilms 瘤　常发生于小儿，B 超示 Wilms 瘤发生于肾内部，声图像可见肾脏的大部分被肿瘤破坏，肾脏回声残缺或者消失；而腹膜后神经母细胞瘤生长在肾外，与肾脏分界线明显，可见被挤压的肾脏。

【治疗方案】

1. Ⅰ期神经母细胞瘤患儿通过单纯手术切除无瘤生存率可超过 90%。1 岁或更小的儿童比大龄儿童有较高的生存率。

2. 无法手术切除或姑息性切除术后可辅以放化疗以缓解疼痛，减慢生长速度。化疗药物有环磷酰胺、异环磷酰胺、长春新碱、阿霉素、顺铂、卡铂、依托泊苷等。

【评述】

腹膜后神经母细胞瘤为有内分泌功能的恶性肿瘤，多见于小儿，成人少见。70% 的腹膜后神经母细胞瘤在就诊时已有转移，完整切除可大大提高生存率，对无法切除或术后复发者可辅以放化疗以缓解症状。

（苏仕峰　张炜）

第九节　腹膜后恶性副神经节瘤

【概述】

副神经节瘤是指肾上腺外的嗜铬细胞瘤,其起源于副交感神经节及交感神经节,可发生于腹部、盆腔、胸部及头颈部,归类于嗜铬细胞瘤,可能有功能(交感型)或者无功能(95%副交感型无功能)。腹膜后副神经节瘤分为良性和恶性,恶性副神经节瘤(malignant paraganglioma,MPGL)是指在没有嗜铬细胞的组织中出现嗜铬细胞,如淋巴、肝、肺及骨等。传统上,副神经节瘤的临床特征被概括为10%为家族性,10%为恶性,10%为肾上腺外,但此经验已经过时。恶性副神经节瘤可通过淋巴或血行转移播散至区域淋巴结、骨、肝、肺等部位。腹膜后肾上腺外副神经节瘤侵袭性更强,多达42%的病例发生转移。

【诊断依据】

症状取决于肿瘤的位置、大小和分泌表型(功能性与非功能性、交感神经系统与副交感神经系统)。

1. 早期无症状,偶然在影像学检查中发现。

2. 高血压:阵发性高血压是一些嗜铬细胞瘤的典型表现。部分患者血压存在峰值,部分患者呈现持续性高血压,部分患者并无血压异常。嗜铬细胞瘤典型的三联征为:头痛、突发头晕及心动过速。

3. 肾上腺外的嗜铬细胞瘤更倾向于发生远处转移,恶性病变往往倾向于分泌多巴胺且体积往往更大(>5cm);但如果没有发生远处转移,几乎不可能做出恶性的诊断。

4. 影像表现:良恶性副神经节瘤 CT 表现相似,鉴别困难。CT 平扫:软组织密度;增强 CT:边界清楚,分叶异质增强的软组织密度肿块。MRI:分叶状椭圆形边界清晰的病变肿块,T1WI 信号强度与肌肉相似,T2WI 信号增强,T2WI 图像上边界清晰的血流空隙;MRA:在动脉期有强烈肿瘤染色的典型局部血管肿块的早期强对比增强。

5. 病理与组织学:肿瘤呈圆形、椭圆形或分叶状,常有包膜。瘤体平均直径不同部位大小差异显著,直径可达 20 m 以上,常有出血、坏死及囊性变。瘤细胞(主细胞)排列成巢状或簇状,部分排列成腺泡样或条索状,偶尔弥漫排列成实体样结构,周围包绕或部分包绕单层排列的梭形支持细胞。瘤细胞多数呈多边形或卵圆形胞质较丰富淡染或嗜酸性细颗粒状。Linnoila 等提出下列四种变化具有恶性倾向:肿瘤位于肾上腺外、病灶呈粗结节状、肿瘤出现融合性坏死、瘤细胞内缺乏玻璃样小球。免疫组化:瘤细胞表达 NSE、INSM1、CgA、Syn、CD56,支持细胞 S-100 阳性,而 CK、EMA、SMA、HMB-45 阴性。

【治疗方案】

1. 手术治疗是唯一有效可靠的治疗方法,早期手术彻底清除肿瘤组织是治疗恶性副神经节瘤的最有效途径。

2. 恶性副神经节瘤对放化疗均不敏感,放疗及化疗仅仅作用于减轻症状及生化控制,并不能减少肿瘤负荷及延长生存期。

3. 对于已经发生转移的肿瘤,治疗的标准就是尽可能地切除肿瘤转移性的病灶;并可选择[131]I 间碘苄胍治疗;放疗与[131]I 间碘苄胍结合使用可提高疗效。环磷酰胺+长春新碱+达卡巴嗪等方案化疗可改善症状并缩小肿瘤体积。

4. 对于功能性的肿瘤,术前应控制血压、心率、血糖等,术中应尽量注意减少对瘤体的挤压,避免因过度释放儿茶酚胺类物质而引起高血压危象。肿瘤切除后,要预防低血压发生,补充血容量。

5. 对于存在骨、肝转移的肿瘤患者,射频消融及冷冻消融可作为一种有效的减瘤治疗手段。

6. 靶向治疗尤其适用于存在 SDHB 基因突变的患者。

【评述】

腹膜后恶性副神经节瘤是起源于腹膜后肾上腺外的交感神经节和副交感神经节的肿瘤,对有内分泌功能的可通过儿茶酚胺及其代谢产物检查来定性。确诊依据病理及有无复发及转移,尤以后者意义更大。治疗首选手术切除,无法切除者可行放化疗及靶向治疗。恶性者 5 年生存率约 20%~50%,肝、肺转移较骨转移者预后差。肿瘤大小、重量、存在肿瘤坏死、Ki-67 指数>4%、ps100 蛋白阳性与肿瘤转移、复发密切相关。术后复发病例可再次手术,因此,每一例副神经节瘤的患者都应进行终身随访。

(苏仕峰　张炜)

第三篇

03
其他

第五十三章
血尿的诊断与治疗

【概述】

血尿(hematuria)是泌尿系统常见的症状。血尿可由泌尿系统及全身疾病引起。血尿的诊断是指对引起血尿的病因学诊断。临床上既要做到早期、正确,又要避免一些不必要的、创伤性检查。

1. 血尿的定义:血尿是指尿中红细胞增多,分为肉眼血尿(gross hematuria)和镜下血尿(macroscopic hematuria)两种。正常人尿液镜检每高倍视野(HP)下男性可出现0~3个红细胞,女性可达0~5个红细胞。也可以测尿红细胞排泄率,男<3万个红细胞/h,女性<4万个红细胞/h,属正常范围,若超过此数值,称为血尿。或Addis计数尿中红细胞每分钟排泄>3 000个。对异常值在稳定的生活条件下,定时、反复检测2~3次才能定论。肉眼可见尿是红色者称"肉眼血尿",显微镜下尿红细胞超标称"镜下血尿"。往往血尿的程度与原发疾病的严重性可能是不一致的。

2. 血尿的病因

(1)外科疾病:尿路感染、尿石症、肾结核、泌尿系统肿瘤、泌尿系统损伤、乳糜血尿、肾下垂等。

(2)内科疾病:急慢性肾炎、血液疾病、结缔组织疾病、感染性疾病、心血管疾病、内分泌代谢疾病、过敏性疾病等。

(3)尿路邻近器官的疾病:阑尾炎、盆腔器官炎、直肠癌、宫颈癌。

(4)特发性血尿即原因不明的肾性血尿,约占血尿中的32.1%,经过逐年的随访,病因有时可以查明。对特发性血尿的诊断需符合如下条件:① IVU正常;② 膀胱镜未发现血尿原因,但证明是来自上尿路;③ 尿培养阴性;④ 尿结核菌检查阴性;⑤ 血常规(包括血小板)、出凝血时间正常;⑥ 空腹、餐后2小时血糖正常,血沉、C-反应蛋白、抗"O"、血清补体测定均正常;⑦ 血尿素氮、肌酐、尿酸正常;⑧ 血清电解质正常;⑨ 尿路外未发现慢性感染病灶。

(5)运动后血尿,又称"长跑性血尿"。

(6)性生活相关血尿,勃起时尿道滴血;射精后初血尿以及血精伴射精后初血尿。

3. 血尿的临床诊断思路

(1)区别是真血尿还是假血尿:首先应确定是否为真性血尿。某些食物、药物及其代谢产物、血红蛋白尿、肌红蛋白尿可使尿潜血呈阳性反应。上述情况的鉴别要点是尿沉渣镜检红细胞超过正常值。还要排除污染性血尿。女性常见的子宫阴道出血;男性多为前列腺、精囊、直肠、肛门出血。

(2)血尿的定性诊断:重点关注病因、所伴随的症状及区别疾病的良恶性。

(3)血尿的定位诊断:泌尿系统病变占血尿病因的95%~98%,故定位诊断的关注重点是泌尿系统,并应综合考虑全身。

【诊断依据】

1. 详问病史:认真询问病史,确定血尿来源部位,对诊断尤为重要。

(1)年龄、性别特点。不同年龄、性别血尿原因不同,如胡桃夹综合征多见于青少年,膀胱结石多见于男性,IgA肾病多见于年轻女性等。

(2)既往史、家族史、个人职业、流行病学史。既往或家族中有无类似病史等(如多囊肾、胡桃夹综合征等);有无高原地区、非洲、中东、印度等旅居史。

(3)是否与剧烈运动有关 运动后血尿属于"特发性血尿"。

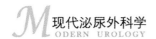
（4）近期有无呼吸道感染史。如 IgA 肾病、急性链球菌感染后肾炎等。

（5）有无引起血尿的全身疾病史。① 血液病史：血小板减少性紫癜、再生障碍性贫血、白血病、血友病等。② 感染性疾病史：败血症、流行性出血热、猩红热、丝虫病等。③ 风湿病史：系统性红斑狼疮、结节性多动脉炎等结缔组织病。④ 心血管病史：高血压肾病、慢性心力衰竭等。⑤ 内分泌代谢疾病：糖尿病肾病等。⑥ 肝炎史：门静脉高压可致膀胱静脉曲张，CT 血管造影证实膀胱静脉血管与肠系膜下静脉相通，最终汇入脾静脉。

（6）有无尿路邻近器官疾病史。如直肠癌、结肠癌、宫颈癌等病变累及泌尿系统时，可有血尿。

（7）药物史。有无服用可致血尿的药物如磺胺类、抗凝剂、环磷酰胺，或可使尿液呈红色药物如氨基比林、酚酞、卟啉、甜菜、伊红、利福平等。

（8）有无外伤史。肾挫伤、挤压伤或尿道损伤可有血尿。

（9）有无泌尿系统结石、结核和肿瘤等病史。是引起血尿的常见原因，特别是泌尿系统结石。下尿路症状反复发作、久治不愈预示肾、膀胱结核。无痛性肉眼血尿首先考虑肾、膀胱肿瘤。

（10）有无伴随症状。

① 伴肾绞痛者，常为泌尿系结石，血尿常发生于肾绞痛发作后。

② 伴排尿时痛、尿流突然中断或排尿困难者，常提示膀胱或尿道结石。

③ 伴尿频、尿急、尿痛等症状者，提示尿路感染，如肾盂肾炎或膀胱炎、尿道炎等。

④ 伴寒战、高热及腰痛者，可能为肾盂肾炎。

⑤ 伴高血压、水肿、蛋白或管型尿者，多见于肾炎。

⑥ 伴肾肿块者，应想到肾肿瘤、多囊肾；肾肿瘤者，常为无痛血尿，且常有贫血。

⑦ 伴皮肤黏膜出血，见于血液病、传染病及其他全身性疾病。

⑧ 伴乳糜尿者，应考虑丝虫病。

⑨ 伴腰痛、下坠感，久站血尿明显而平卧时好转应考虑肾下垂。

2. 体格检查

对血尿患者的体格检查，应体现系统性和针对性。初诊患者应有系统性的全面体格检查和泌尿系统的重点检查。

3. 辅助检查

（1）尿液检测

① 肉眼观察：暗红色来自肾实质或肾盂；鲜红或带血块来自下尿路；滴血来自尿道；血尿伴长条形血块表明输尿管、肾的病变。

② 尿三杯试验：初期血尿病变多在尿道；终末血尿病变多在膀胱三角区、膀胱颈部或后尿道；全程血尿多在膀胱、输尿管、肾脏。

③ 尿细菌学检查：a. 拟诊尿路感染的患者应作清洁中断尿培养和药物敏感试验，必要时做真菌培养；b. 疑有尿路结核时，需浓缩尿找抗酸杆菌检查，连续 3 次以上。有条件者做抗酸杆菌培养。

④ 尿中蛋白及定量：尿蛋白检测对血尿病因的定位诊断极有帮助。下列结果通常提示肾小球病变：a. 尿蛋白定性显示镜下血尿时为＋以上、肉眼血尿时为＋＋以上；b. 尿蛋白定量镜下血尿时≥0.5 g/d、肉眼血尿时＞1.0 g/d；c. 尿蛋白分析示白蛋白含量明显增高、IgG 增高；d. 尿圆盘电泳示中分子蛋白尿，或伴有高分子区带蛋白尿。

⑤ 尿中有无红细胞管型：尿中观察到红细胞管型及颗粒管型等主要见于肾小球肾炎，用相位差显微镜检查阳性率较高。

⑥ 尿中红细胞形态检查：用相差显微镜定量计数分析；肾小球滤过红细胞＞5％为异型红细胞。提示肾源性出血。

⑦ 血色素尿：即血红蛋白尿、肌红蛋白尿，常见于溶血性疾病、挤压综合征、大面积烧伤、蛇咬伤、

中毒等。需做特异的血红蛋白及肌红蛋白试验。

⑧ 尿细胞学检查：40 岁以上的血尿患者应常规进行尿脱落细胞检查，有条件应行荧光原位杂交技术(FISH)检查，其对尿路上皮癌检出的敏感性和特异性均远超脱落细胞学检查，反复多次检查可明显提高阳性检出率。

（2）影像学检查

① B 超检查：对肾脏实质性及囊性占位、结石、肾盂积水、肾周围脓肿或血肿有诊断价值。此外，显示弥漫性肾实质回声增强者，可提示肾实质病变。

② 腹部平片：约 90% 的尿路结石不透 X 线，因而腹部平片对诊断尿路结石有较大的帮助，还可了解肾脏的形态、大小和位置。

③ 静脉尿路造影(IVP)：对肾脏先天性发育畸形、慢性肾盂肾炎、肾结核、多囊肾、肾乳头坏死、肾盂积液和输尿管狭窄等疾病的诊断均有意义。

④ 逆行肾盂造影：对于肾盂肾盏的微小肿物和尿路的细小结石有较高的诊断价值。尿路梗阻性损害、IVP 显示尿路系统有充盈缺损或观察肾盂肾盏不满意者，适用于本法检查。

⑤ CT 扫描：可检出占位性病变位置及范围、鉴别实质性肿物和囊肿、了解肾盂肾盏有无积水、扩大和梗阻的部位，以及观察肾动脉瘤和肾静脉血栓形成。其敏感性、准确性均高于 B 超、IVU 和逆行肾盂造影。

（3）肾动脉造影：诊断价值主要有两方面。①对原因不明的血尿患者有助于发现肾血管异常引起的血尿；②对鉴别肾脏肿块是囊肿或实性占位、是良性肿瘤或恶性肿瘤有一定意义。

（4）膀胱镜检查：有助于了解下尿路出血原因和诊断单侧肾脏和输尿管的出血。

（5）输尿管镜（软镜）检查

① 适应证：a. 不明原因的上尿路来源血尿；b. 影像学上的充盈缺损；c. 尿道膀胱镜检查发现单侧或双侧上尿路血尿同时尿细胞学检查异常；d. 不明原因的输尿管或漏斗部狭窄；e. 肉眼血尿膀胱镜检发现自输尿管口脱出的新生物；f. 上尿路尿路上皮癌术后随访监测。

② 禁忌证：a. 严重的全身出血性疾病；b. 严重的心肺功能不全，无法耐受手术；c. 未控制的泌尿系感染；d. 严重的尿道狭窄，腔道内镜无法通过。

③ 相对禁忌证：a. 上尿路病变导致血尿严重并影响观察视野；b. 输尿管管径较细或输尿管狭窄；c. 严重的前列腺增生，特别是中叶向膀胱内突出。

（6）肾脏细胞学及组织学检查：① 细针穿刺抽吸肾脏占位性病变组织做细胞学检查，明确恶性或良性病变；② 血尿原因为肾实质病变者有必要进行粗针肾穿刺活检，以明确诊断。

【治疗方案】

1. 血尿的治疗，主要在于对血尿的病因治疗，不能以止血为目的。

2. 暂时找不到血尿原因的，可暂时给予对症治疗，而不要轻易作出"特发性血尿""反复发作良性血尿"诊断。要制定随访的内容、时间。开始为 3 个月，以后半年一次。

3. 在明确出血部位的基础上制定相应治疗方案，部分患者在经随诊时病因可以逐步明确，如尿石症、早期肾结核、隐匿性肾炎等予相应治疗，对动静脉内瘘者应行栓塞治疗。

4. 对症治疗：抗炎、抗组胺、中药、止血药（如抗纤溶活性的药物）、去除过敏因素。

5. 对原发疾病适合外科治疗的则进行相应的干涉治疗，如肿瘤切除、取石碎石、成形手术等。

6. 对诊断为特发性血尿者

（1）必须严密观察，定期作尿常规、尿细菌培养、尿内找肿瘤细胞、肾功能、尿路造影等，膀胱镜初次复查不超过 3 个月，半年左右再复查，一年后酌情而定，可以同时做膀胱刷洗后查尿脱落细胞，或流式细胞仪(FCM)检查，以提高阳性率。必要时需在明显出血时行急诊膀胱镜以进一步确定出血的部位。

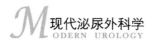
（2）输尿管镜（软镜）检查对特发性血尿有特殊意义，可以发现隐匿病变，可在诊断同时作相应治疗。必要时可加用 DSA 以发现肾血管疾病。

（3）对症处理在特发性血尿中仍有一定地位，包括抗感染试验治疗；抗过敏药物；1‰硝酸银肾盂灌注止血；手术仅在威胁生命的大出血时才考虑，也可在 DSA 同时进行。

【评述】

引起血尿的病因很多，98％的血尿是由泌尿系统疾病引起，2％的血尿是由全身性疾病或者泌尿系统邻近器官的病变所导致。常见引起血尿的疾病，包括泌尿系统疾病、全身性疾病、尿路邻近器官疾病、化学物品与药品对尿路的损害以及功能性血尿等。血尿病因、出血部位不同，其诊断、治疗及疾病的预后存在较大差异。血尿的诊断和鉴别诊断，最主要的是病因学及定性定位诊断。以无痛间歇性肉眼血尿就诊，尤其是 50 岁以上的患者可谓是一个"危险的信号"，应予高度重视，及时准确地明确血尿病因，并予以标准、规范化治疗。无明显临床表现、单纯镜下血尿患者的病因诊断有时较困难。患病率约为 0.18％～16.1％，女性和老年人略高于男性和年轻人。这种血尿可以是一过性的，如剧烈运动后，但也可长期存在，亦有恶性疾病的可能。因此即便是轻微、间歇或无症状性血尿，也应予以高度重视，需要密切观察，以便尽早发现病因，给予正确诊断和治疗，改善预后。

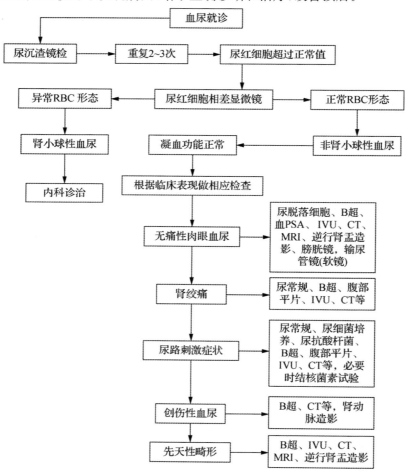

图 53－1 血尿诊断思路流程

（彭国辉 吴宏飞）

第五十四章
体外冲击波碎石

体外冲击波碎石(extracorporeal shock wave lithotripsy,ESWL)是利用高压放电在体外产生冲击波,经聚焦后击碎体内结石,使之随尿液排出体外的治疗尿路结石的方法。50年来已发展成为临床治疗尿路结石的常用方法之一。通过B超或X线影像定位将人体内结石置于碎石机冲击波焦点所在部位,利用冲击波的物理学效应粉碎结石,使之随尿液排出体外。

世界首台体外冲击波碎石机1980年2月诞生于德国,Chaussy教授等用于治疗肾结石获得成功,被誉为"肾结石治疗上的革命"。1982年我国开始研究此项技术,并于1984年10月在北京、上海等地相继研制出碎石机。但第一代碎石机有诸多缺点,主要是设备体积庞大笨重,因痛感较重而需要麻醉,患者需在水浴中治疗。第二代碎石机是1986年之后推出,有两大特点:一是冲击波与人体耦合方式为水囊式接触;二是在碎石时已无需麻醉。第三代碎石机诞生于20世纪90年代,它将冲击波碎石机与腔内泌尿外科手术相结合,实现了多功能化。目前体外冲击波碎石机在我国已相当普及,治疗结石的部位已由上尿路结石扩展到下尿路结石,适应证在不断扩大,技术上基本达到了安全、舒适、有效。

一、体外冲击波碎石机工作原理及核心部件

关于结石粉碎的机制,更多的学者认为,结石粉碎是多种机制共同作用的结果。冲击波是一种高能机械波,包括短时高而窄的正压波,达到峰值后紧接着有个宽而低的负压阶段,因此包括:① 碎石初期的张力和剪切力、动态挤压:在结石内部,由于结晶层和外周基质层之间存在声阻差异,冲击波在结石内部传导时会产生压力差而出现冲击波反射,反射产生冲击波张力和剪切力,到结石后界面会产生动态挤压。② 传播阶段的准静态挤压、空化效应:即当宽焦斑(冲击波焦斑的横向直径≥结石直径)、低峰压(10~30MPa)情况下冲击波会包围在结石表面,造成一个环状面压缩或"挤压",导致结石受挤压而碎裂。除了冲击波的直接作用,冲击波在负压阶段还会围绕结石产生空化效应使之出现裂纹。③ 融合阶段的碎裂和剥落、动态疲劳:结石远侧界面表现为一个声学弱界面,冲击波传播到达结石远侧界面时会被反射回来,压力波转为张力波。尿路结石多为脆性物质,可能承受很高的挤压力而经不起张力波的拉伸力而出现大块碎块剥落。传播的冲击波与结石内部的结构缺陷相互作用,在冲击波反复冲击下,结石表面及内部可能产生大量的细微裂缝,最终导致结石粉碎。

冲击波碎石机的核心部件主要有冲击波源和定位系统。冲击波源是冲击波碎石机的关键部件,它决定着结石的粉碎效果和组织的生物学效应。目前应用最广的碎石机冲击波源主要有液电式、电磁式、压电式这三种。液电式波源最先问世,是利用液中放电原理产生冲击波,碎石效率高,疗效安全可靠。但不足之处是易损耗的电极会致焦点位置不稳定,每日拆卸水囊更换电极较为烦琐,治疗时病人局部痛感相对明显。现国产碎石机多采用的是电磁式波源,它利用一个电脉冲通过"冲击线圈"促使一片薄的金属膜发生振动,产生冲击波,经过声学透镜聚焦于焦点位置。其放电性能稳定,能量高度集中,碎石效果好,且使用方便,平均作用两三百人才需要更换部件。压电式波源由一个短暂的高压脉冲作用于陶瓷晶片,使之迅速膨胀,再经球面聚焦,形成高能冲击波。相比其他波源,理论上压电式波源具有的优势是:① 压电晶体作为冲击波源排列规则,波束方向易控制,聚焦性能更好;② 波源发射面能流密度均匀,聚焦后焦斑区形态更好,更接近椭球形,冲击波能量利用率更高,对组织损伤更轻;③ 可通过阵列分组控制法改变焦斑能量分布。但临床压电式碎石机实际使用并不尽如人意,其聚

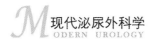
焦区能量低,碎石效果较液电式和电磁式碎石机碎石效果差。近年来,新一代双层压电式冲击波碎石机解决了聚焦区能量低的问题,其陶瓷晶体双层排列,后排晶体先激发,再激发前排晶体,双层能量叠加,峰值压强增高,使得这种新型碎石机的能量可以达到电磁式碎石机能量标准,从而突破第一代和第二代压电系统碎石机能量不足的瓶颈。由于上述机型各有优缺点及新的碎石机制逐渐被人们认识,出现了一些新机型,包括复式脉冲碎石机、双波源碎石机、宽焦斑碎石机和可变焦斑碎石机等,在小范围的临床试验治疗中,这些新机型都表现出了较好的碎石效果。

定位系统是寻找结石并将结石精确移至冲击波焦点的使用装置。在冲击波碎石过程中,精确定位是治疗的前提。目前临床上冲击波碎石机定位系统包括 X 线定位、B 超定位或 X 线/B 超双定位。X 线定位图像直观,技术易于掌握,常作为首选定位方式,但缺点是透光结石不能显示,且存在 X 线辐射,操作时应尽量降低透视能量,缩短透视时间,减少患者 X 线辐射受量。B 超定位可以定位任何性质结石,无辐射,可以实时监控,但对操作者技术要求较高,需经较长的技术训练。理想的碎石机采用 X 线和 B 超双定位系统,根据不同需要选用合适的定位方式,以取长补短。

二、ESWL 临床应用

随着设备的不断改进和操作者经验的积累,ESWL 的适用范围越来越宽。现在,90%左右的尿路结石都可首选 ESWL 治疗。

【适应证】

1. 肾结石直径≤2 cm 或表面积≤300 mm²;2. 铸型或多发结石行 PCNL 术后的残余结石;3. 输尿管结石直径≤1 cm 者。

【禁忌证】

绝对禁忌证:① 妊娠期结石;② 结石远端尿路梗阻;③ 未获控制的尿路感染;④ 多发性肾结石;⑤ 肾盏憩室结石;⑥ 无功能肾的肾输尿管结石;⑦ 在结石附近有动脉瘤;⑧ 严重的骨骼畸形无法定位。相对禁忌证包括:① 未纠正的凝血功能障碍;② 严重的心肺疾病;③ 严重肾功能不全;④ 严重糖尿病;⑤ 传染病活动期,如结核、肝炎等;⑥ 重度肥胖,使用普通机型时皮肤-结石距离大于 100 mm ESWL 效率明显下降,某些进口机型治疗深度可达 165 mm,对于肥胖患者可提高疗效;⑦ 未育女性输尿管下段结石,注意避免损伤卵巢和输卵管。

【注意事项】

1. 为明确诊断,常规行 B 超、KUB、IVU 检查,对阴性结石加做 CT 检查。为了确保安全,提高疗效,术前应常规检查血常规、尿常规、尿培养、血电解质、心肺肝肾功能、出凝血时间,鉴别患者有无急性炎症及凝血机制异常。如有长期服用阿司匹林等抗凝药物史,ESWL 术前须停药 7～10 天。尿路感染严重须先给予合适的抗生素,待感染控制后行 ESWL。

2. 麻醉:一般不需要麻醉,必要时可适量使用镇静剂,小儿患者可使用全身麻醉。

3. 阳性结石采用 X 线或 B 超定位,阴性结石采用 B 超定位。ESWL 体位选择常取决于结石的部位及碎石机冲击波源的位置。以固定式下位冲击波源碎石机为例,肾脏和上段输尿管结石,多采用仰卧位,肋骨或腰椎横突有遮挡时,也可采用斜卧或俯卧位治疗。中、下段输尿管结石或膀胱结石,一般采用俯卧位。术中患者可能会因疼痛挪动体位或结石在冲击过程中发生了位置变化。因此,术中须密切跟踪结石变化情况,有时甚至需要变换体位重新定位。X 线定位时可通过间断透视观察患者情况,一般每冲击 100～200 次透视 1 次。B 超定位时可以进行实时跟踪定位。

一般来说,碎石体位的选择须遵循以下四个原则:① 方便:选择的体位应能清晰显示结石并易于定位;② 直接:尽可能缩短冲击径路,减少冲击波传导过程中能量损耗;③ 安全:尽量避开重要脏器,防止发生严重并发症;④ 舒适:患者处于稳定、舒适的体位,以便术中更好地配合。

4. 脉冲频率和能量输出的选择 ESWL 的治疗目标是既要彻底粉碎结石,又要尽量减少组织的潜在损伤。因此,理论上在保证碎石成功的前提下,冲击次数越少越好,能量越低越好。体外实验和临床研究均表明,脉冲频率与碎石效率成反比,冲击频率越高,碎石效率越差。目前临床一般推荐的冲击频率为 60～90 次/分。有研究表明碎石中步进式能量梯度递增策略能提高碎石成功率,减少损伤。由低到高逐级增加冲击波强度,也可使患者在无麻醉情况下逐渐适应碎石治疗。

关于冲击剂量的上限,国际上至今也未能作出明确规定。由于不同冲击波源的原理和构造各异,临床上大多是依从碎石机厂家提供的方案和操作者个人经验来决定所使用的能量剂量。根据临床经验以及现有文献资料,权衡碎石效率与不良反应之间的利弊,我们体会,国产电磁式冲击波碎石机的冲击次数上限每期应在 2 500～3 000 次。碎石中要根据 X 线下结石的形态拉长、变宽、扩散等改变,B 超下结石回声强度减弱,声影变淡等判断结石是否还需要继续冲击。对于一些巨大结石等难治型结石,单期 ESWL 有时不能奏效,往往需要多期治疗。由于组织损伤的程度与累加剂量呈正相关,一般认为,临床上治疗肾结石不宜超过 5 期,输尿管结石不宜超过 3 期,每期 ESWL 的间隔时限以 2～3 周为宜。

多发性上尿路结石可导致总肾功能的异常,治疗风险较高。对总肾功能不佳者,在 ESWL 前应对可能出现的并发症作出充分的估计。用 ESWL 治疗时,一般应在一侧的结石排尽后再冲击另一侧的结石,治疗的顺序原则一般是:① 双侧输尿管结石:若总肾功能正常,应先处理肾功能较差一侧;总肾功能不正常,先处理较好一侧;双侧输尿管结石情况相似时,先处理较小、易碎、易排一侧;② 单侧输尿管多发结石,可先冲击近端的输尿管结石,由于下方输尿管结石梗阻,可使近端输尿管扩张或积水,形成一个扩张腔隙,有利于结石的粉碎;③ 一侧肾结石和另一侧输尿管结石,或同一侧肾、输尿管结石,应先处理输尿管结石,待解除输尿管梗阻后再处理肾结石。

5. 注意耦合质量和皮肤防护。水囊式碎石机耦合质量也是影响碎石效果的关键因素。冲击区域内气泡数与碎石效率呈负相关。要尽可能排净超声耦合剂和水囊内气泡。水囊充水要适量,与皮肤接触处不能有皱褶,否则既增加能量衰减,又会发生皮肤损伤。

6. 对孤立肾结石、结石直径较大者,术前应留置双 J 管,并要将结石充分粉碎。

【术后并发症处理】

防治 ESWL 术后并发症对提高 ESWL 治疗效果和安全性至关重要。常见并发症包括:

1. 血尿:血尿发生率几乎达 100％。肉眼血尿大多在碎石后 1～2 天自行消失,一般不需特殊处理,可多饮水,保证每日尿量≥2 500 mL,不做剧烈运动。

2. 肾实质出血或肾周血肿:如患者术后出现尿血不止、持续性腰痛、发热等应及时行 B 超或 CT 检查,明确有无肾实质损害等严重并发症,如发生肾包膜下血肿、尿外渗伴腹膜后感染、肾周脓肿形成、肾积脓等,视病情行保守或手术治疗。总体治疗原则是通畅引流,控制感染,及时手术,保护肾功能,将患者的痛苦及损害降至最小。皮下瘀斑应予观察,多可自行吸收。

3. 肾绞痛:是排石致肾盂或输尿管平滑肌痉挛引起,是术后常见并发症之一。一旦发生应予解痉镇痛治疗。

4. 发热:多见于较大碎石颗粒堆积致尿路梗阻,或碎石前尿路感染未控制,或感染性结石患者。出现发热症状应高度重视,积极抗感染治疗,有碎石堆积应及时解除梗阻,防止感染扩散,避免败血症等严重并发症的发生。

5. 石街:多见于较大结石碎石后,大量碎石在输尿管内堆积形成。较大结石可采用低能量分次治疗,或治疗前放置双 J 管。碎石颗粒较多较大,治疗后应卧床休息,尽可能减少下床活动,减缓碎石排出速度,防止大量碎石屑同时涌入输尿管来不及排出。粉末型石街,如患者无腰痛、发热,非完全性梗阻,可酌情采用综合排石治疗;"龙头"型结石可及时安排再次 ESWL 或手术治疗;伴高热、腰痛者,则为梗阻合并感染,应及时解除梗阻,必要时行经皮肾穿刺造瘘术,保护肾功能。

6. 消化道出血、穿孔、咯血、腹主动脉瘤破裂,目前已很少见,需针对具体情况处理。

7. 肾功能改变　冲击波对肾结构的损害可分为可逆性损害与不可逆性损害。术后如发生急性尿

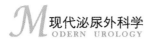
路梗阻应紧急处理。孤立肾既往有肾脏病史者、同一肾脏反复多次、高能量冲击者，ESWL 可能导致肾功能减退甚至肾功能衰竭。因此，对该类患者治疗要特别谨慎，不宜大功率及过多冲击治疗。必要时应用药物预防可减轻肾脏损害。

8. 高血压：大量动物实验和临床观察表明，ESWL 有导致高血压的潜在可能，但国内外至今仍未有明确结论。两者关系还亟待深入研究。

几十年来，随着碎石技术不断改进，操作人员技术培训更为系统规范以及循证医学的发展，冲击波应用更为高效、广泛。除碎石外，在泌尿外科其他方面也得到了广泛应用，如低能量体外冲击波被用于治疗阴茎硬结症、勃起功能障碍、乳糜尿、骨不连接以及慢性盆腔疼痛综合征等。

（仲俊娣　毛羽冉）

第五十五章
肾代偿

公元前384年至公元前322年,古希腊学者亚里士多德(Aristotle)已观察到仅有一个肾脏的动物可以正常存活,而且这个孤立肾的体积常常增大、肥厚。1871年Rosenstein也观察到家兔肾切除后留存肾重量增加1倍。现有资料表明,孤立肾(solitary kidney)发病率为1/1 000~1/1 500,男女之比约为1.8∶1,一般不影响健康,生活不受影响,常终身不被发现。19世纪末,有人证明犬只需要两肾重量的1/3的肾组织即可存活。我们在临床实践中,对同时或不同时被诊断为双肾恶性肿瘤患者,常行一侧根治性肾切除,对侧肾部分切除术,术后患者仍可正常存活。国内有学者以雄性大白鼠为实验动物,成功施行6/7大部分肾切除制成慢性肾衰大鼠模型。这说明人类早已认识到肾代偿(renal compensation)这一问题。随着科技的发展,人们对肾代偿性生长问题越来越关注,并对肾代偿的形态、功能、生化、机制、内分泌、影响因素等进行了深入研究。

一、肾代偿性生长的表现

1. 肾代偿性生长主要有两种方式:一是留存肾的代偿性肥大(hypertrophy);二是代偿性增生(hyperplasia)。此外,留存肾在功能上亦有相应的代偿性改变。有人以3周龄小白鼠做实验,发现扣除肾脏正常发育生长因素,肾代偿性增重中细胞肥大占47%、细胞增生占53%。1966年Johnson和Roman用^{3}H-thymidine掺入体内细胞的方法研究,发现成年小鼠单侧肾切除后,留存肾增大的80%是由于细胞肥大;20%由于细胞增生所致。这一结论随后被多人证实并沿用至今。这表明不同年龄的肾代偿方式亦有不同,随年龄增大,细胞增生比例减少,肥大比例增加。

2. 留存肾增重:以大白鼠做实验,留存肾术后第1天干重增加约3%,湿重增加17%,蛋白质含量增加18%。术后1周时肾脏重量增加30%~40%。以小白鼠做实验,留存肾术后2天重量增加10%,1周时增加20%,2周增加23%~30%,1个月增加45%,2个月增加80%,达到平衡。

3. 肾代偿性生长的时相:肾切除后留存肾代偿性生长在时间上并无均衡性。以小白鼠为观察对象术后1天留存肾皮质细胞迅速生长,术后2天继续生长,术后3天达峰值,术后5天,7天生长趋势依次递减,说明小白鼠留存肾代偿性生长的"高峰期"主要在肾切除术后1~3天。

4. 肾代偿性生长与年龄关系:肾代偿性生长可发生于任何年龄。先天性一侧肾发育不全和单侧多囊肾胎儿,在孕至22周已可探测到对侧肾的代偿性增大,但不同年龄肾代偿程度却有显著差别。

有对青年和老年大鼠肾切除术后留存肾代偿性增重进行观察,结果表明青年鼠术后1~7天为留存肾的快速增重期,且以1~3天为增重高峰期;而老年大鼠1~14天均是缓慢增重。提示年龄与肾代偿性生长能力密切相关,老年肾为低代偿性肾,与缺乏留存肾代偿性生长的"高峰期"有关。另有以鼠做实验,3周龄鼠切除一侧肾脏后,对侧肾重量可为原来的193%;而8~12月龄鼠切除一侧肾脏后,对侧肾脏重量可增至原来的122%。表明随年龄增大,留存肾代偿性生长能力降低。

人类先天性孤立肾或幼年时行肾切除术者,成年后,其一个肾之肾小球滤过率(glomerular filtration rate,GFR)接近正常健康人的两肾。而成年人单侧肾切除术后,对侧留存肾代偿完全时,其GFR仅能增加50%左右,即总体GFR只能达正常两肾水平的75%。表明留存肾功能增加多少与年龄显著相关,成年尤其是老年肾功能代偿情况均不如年轻者。人类50岁以后切除一侧肾,留存肾在形态、功能上的代偿性反应均降低,为"低代偿肾"。

5. 肾内组织结构:目前已经明确,哺乳动物出生后任何年龄段均无新的肾单位形成。Olivett于

1977 年观察到大鼠肾切除后 35 天,留存肾的肾小球体积增加 7.7 倍,对照组增加 4.5 倍,说明肾小球代偿性肥大。且肾小球内毛细血管网增粗、增长,毛细血管内膜总面积增大。Hayslett 等观察到大鼠肾切除后 2～4 周留存肾近曲小管直径增加 17%,长度增加 35%,体积增加 1 倍;而远曲小管直径增加 12%,长度增加 17%,体积增加 25%。Preuss 的研究认为,留存肾代偿性生长中,近曲小管占 47.5%,远曲小管占 12.2%,Henle 袢占 23.6%,肾小球占 16.9%。其他许多学者的研究也得出类似结果,证实了近曲小管代偿最为明显,而远曲小管、Henle 袢及集合管次之的现象。肾小管重吸收增加的比例与其管腔面积和长度,以及肾小管上皮细胞内蛋白含量增加幅度一致。

6. 肾功能方面:人类健康供肾者及动物实验一侧肾切除后,留存肾代偿完全时,其肾小球滤过率(GFR)一般较其术前水平增加 40%～60%,而 GFR 的增加是由于单位肾小球滤过率(SNGFR)的增加。体内实验表明肾切除术后留存肾单位近曲小管液体重吸收增加是小管内液体交换机制的结果。肾切除后 24 小时内,此时肾小管体积还未发生改变,而近端肾小管重吸收却明显增加,这与单位肾小球滤过率增加有关。这提示肾小球滤过液体的增加,启动了近端小管重吸收的增加;而重吸收的增加,又刺激了近端肾小管的肥大与增生反应。

用 GFR(肾小球滤过率)、ERPF(有效肾血浆流量)、RBF(肾血流量)、Tm(肾小管最大分泌量)等指标观察,发现大白鼠一侧肾切除后,留存肾 3 小时后 GFR 无改变,为正常双肾的 50%,术后 42 小时留存肾 GFR 达 70%,以后几日有所下降,但 2 周时再达 70%,3 周时达 80%。

肾小管对钠、钾、水的重吸收能力,在肾切除术后留存肾早期表现重吸收能力降低,以后出现肾小管对钠离子等重吸收能力的逐渐增强,同时 TMG(肾小管最大葡萄糖重吸收率)、TMPAH(肾小管对氨马尿酸最大排出量)均逐渐增强,这说明留存肾在功能上存在明显的适应性代偿改变。通过微穿刺技术,发现近曲小管内原尿流速逐渐变慢并恢复到正常水平;代偿性生长使近曲小管细胞变大,从而增加了重吸收的面积,使上述离子重吸收增加;在远曲小管,尿流通过时间逐渐延长大约 80%,增加了重吸收时间;同时远曲小管上皮细胞的钠泵功能增强亦是重吸收能力增强的原因之一。同样微穿刺技术证实,留存肾总 GFR 的增加与其每一肾单位 GFR 的增加一致,说明代偿性功能改变可见于每一个肾单位。所以,有人认为近曲小管主要通过增加重吸收面积来增加重吸收,而远曲小管主要是消耗更多的能量以增加每单位长度的重吸收能力。

肾小球滤过液中的葡萄糖、氨基酸正常情况下在近曲小管全部被重吸收。而留存肾近端肾小管对葡萄糖、氨基酸的重吸收与留存肾单个肾小球滤过率(SNGFR)及近端小管体积成比例增加,但对磷酸根的重吸收却无此特点。留存肾近端肾小管刷状缘的 Na^+-H^+ 交换亦有显著增加,但其生理意义还待进一步研究。留存肾远曲小管、Henle 袢及集合管亦有不同程度的功能代偿反应,但均不如近端肾小管明显,Na^+-K^+-ATP 酶、K^+ 分泌等在这些部位的改变有一些研究,但对其意义仍需进一步阐明。

7. 生化方面

(1) 蛋白质合成:肾切除术后 1 小时,留存肾蛋白质合成即开始增加,一般 24 小时内是增加的,但 24～48 小时蛋白质合成又下降,之后又逐渐增加,到 96 小时呈"平台"状。这些新增加的蛋白质包括形成新细胞及细胞器所需的结构蛋白以及与肾代偿性生长有关的酶,如 DNA 聚合酶、Na^+-K^+-ATP 酶等。

(2) 酶:大多数酶类在留存肾内有不同程度的增高。

(3) RNA 合成增加:用同位素 ^{3}H-TdR 掺入技术证实大白鼠术后 12 小时留存肾 RNA 含量平均增加 7%,术后 2 天约增加 33%,2 周增加 40%。

(4) DNA 合成增加:大白鼠术后 9 天,DNA 增加 6%～10%,2 周后增加 25%～30%,反映肾组织细胞增生;术后 5 天肾组织细胞增加 7%,但肾干重增加 30%,因而推测肾代偿性生长在早期以细胞肥大为主。

二、影响肾代偿性生长的因素

1. 年龄:取 3 周龄鼠做一侧肾切除术,2 周后测定留存肾增大 93％,其中正常发育占 44％,肥大占 23％,增生占 26％。而 8 月龄鼠做同样试验,只增大 22％,其中肥大占 16％,增生仅占 6％。说明年轻动物的肾代偿性生长迅速,而老年动物则迟缓,且随着年龄的增长,代偿性生长能力降低。且代偿性生长形式在年轻动物主要是细胞增生,成年动物主要为细胞肥大。

2. 内分泌:已证明切除甲状腺、垂体、肾上腺可限制肾代偿性生长。性激素对肾代偿性生长有一定作用,雄鼠去势后肾曲细小管细胞萎缩,肾重量减少,给予雄激素后肾重量又重新增加。

3. 食物和水:蛋白质饮食可增加正常肾代偿性生长反应,但高蛋白饮食具有肾毒性,最终可引起肾小球硬化。禁止饮水可使肾皮质细胞有丝分裂下降,饮水后有丝分裂可恢复活跃。

4. 化疗药物:肾切除已成为肾恶性肿瘤的主要治疗手段,为提高生存率,术前或术后常需放疗或化疗。化疗在对增殖旺盛的肿瘤细胞作用的同时,不可避免地对体内生长活跃的组织细胞带来不利影响。为了进一步了解不同时期给药对肾代偿的影响,用小白鼠做实验,已知小白鼠肾代偿性生长的"高峰期"在肾切除术后 1～3 天,以环磷酰胺 60 mg/kg 分别于术前 3 日和术后 3 日内连续腹腔内注射,与未注射的小白鼠作对照,术后留存肾干重分别增加 62％、47％和 80％,表明术前应用环磷酰胺对肾代偿性生长具有一定抑制作用,而在肾切除术后肾代偿性生长的"高峰期"用药对肾代偿性生长的抑制作用更为明显。

用大白鼠做实验,肾切除后立即静脉注射放线菌素 D,术后 3 天留存肾每克湿重组织中 RNA 含量为 5.77 mg,对照组留存肾每克湿重组织中 RNA 含量为 6.27 mg($P<0.01$),表明术后立即注射放线菌素 D 明显抑制了肾代偿性生长。

5. 其他影响因素:梗阻、损伤、失血、重金属盐类、脱水、中毒、休克、氯仿、止痛药等均有碍肾代偿性生长。

三、肾代偿性生长的机制

这是一个令人神往而又正在不断探索的课题,虽尚无明确结论,但有许多假说:

1. 工作负荷假说:此学说认为,原先由两个肾脏完成的工作将由留存肾来完成,就像骨骼肌和心肌一样,在过度负荷的刺激下留存肾组织发生代偿性肥大。但有人给动物饲以大量尿素,使肾脏负荷加重而不能引起肾肥大。相反,Gyrd-Hanson 等报道,给小猪切除一侧肾脏,留存肾的 GFR、ERPF 仅为正常时的 74％和 62％。术后持续血液透析并不能抑制肾代偿性生长,因此认为工作负荷增加不是肾代偿性生长的主要原因。

2. 留存肾内血流动力学改变学说:一侧肾切除后,留存肾内血流动力学可发生改变:即可见留存肾血流量立即显著增加,因肾血流量占心排血量 25％,且发自主动脉,1 分钟内可见肾内肾小球明显充血,且此时肾动脉直径增加 40％。犬肾切除后留存肾血流量 5 分钟内增加 27％,3 小时增加 33％。因此提出留存肾内血流动力学改变是肾代偿性生长的原因的假说。但 Huland 等采用[133]氙灌注技术证实:增加对实验犬体内肾脏的灌注压或使肾血管被动扩张,对肾代偿性生长均无影响,且未见到代偿性肥大的肾内有明显的血流动力学改变。

3. 促肾生长因子假说:此假说最热门。Braun menendez 于 1958 年首次提出肾代偿性生长是由血清中特异性的促肾生长因子(renotropin)刺激所致。也就是"液递性机制学说"。相关研究的实验方法大体为:血清注射实验、联体动物实验及体外细胞培养三个方面。

血清注射实验:早在 1896 年 Sacerdott 已发现把一侧肾切除术后的犬血输给另一正常犬,可促进其接受犬肾内肾小管细胞的有丝分裂增强,细胞显著增生,说明一侧肾切除术后的犬血存在一种促使肾生长的体液性物质——促肾生长因子。

联体动物实验:将两只动物血管吻合,一只动物切除双侧肾脏,可促进另一动物的双肾重量增加,DNA、RNA、蛋白质含量增加,肾组织有丝分裂增强。切断联体动物的血管连接,另一动物两肾体积很快恢复至正常体积。如果再切除一侧肾脏,则另一侧肾再次肥大。Siber 等证明大白鼠肾切除后留存肾肥大,6 周后再将一正常肾移植入这只动物体内,则原已肥大的肾可以复原。而将另一肥大的肾植入留存肥大肾动物体内后,两只肥大的肾均恢复原有体积。这说明一侧肾切除后动物体内血循环中存在促进肾代偿性生长的因子,表明它的出现与功能性肾组织的丧失密切相关。

体外细胞培养实验:用一侧肾切除后 12、24、48 小时的动物血浆掺入细胞培养液中,证实可促进肾皮质细胞的 DNA、RNA 合成,并促进细胞有丝分裂,且证明年轻动物血中促肾生长活性明显高于老龄动物。

已经证明,促肾生长因子不是来自肾上腺、甲状腺、性腺等内分泌器官,其出现和激活需要肾组织的存在,但亦不是来自肾脏。

消长规律:总体讲是一过性升高。因动物种类不同,达峰时间和恢复正常的时间亦不同,兔在术后 1～2 周达峰值,小白鼠为 1～3 天,大白鼠为 3～7 天,人在 2 周左右。

生物学特性:有种属特异性和组织器官特异性,即小白鼠肾切除后,只能对小白鼠肾起促进生长作用,而不能对别的动物、别的器官起作用。促肾生长因子不能被血透所滤过,说明为一大分子物质。在组织培养中,它有区分不同细胞类型的特异性,只对同种原代肾细胞起作用,对传代细胞无影响。Kanetake 认为促肾生长因子具有识别传代细胞长期生长在体外环境中其某些生物学特性发生微观变化的能力。

4. 多肽生长因子:多肽生长因子是调控细胞生长的肽类物质,是由多种细胞以自分泌、旁分泌形式一过性发挥作用的小分子蛋白。通过细胞表面的特异性受体起作用,每种因子均有多重细胞调节作用,相互之间亦互相调节,从而对细胞功能产生协调、相加或拮抗作用。目前已发现多种生长因子参与肾代偿性生长的过程。

表皮生长因子(EGF)肾脏是合成 EGF 的场所。EGF 及其前体 mRNA 在肾内位于 Henle 袢厚升支、远曲小管及集合管的细胞顶端部分。而 EGF 受体主要位于远、近曲小管及 Henle 小管细胞基底及髓质间质细胞。激活 EGF 受体可使这些细胞 DNA 合成及有丝分裂增加,并有调节肾小管功能的作用。表明 EGF 来源于肾脏本身并参与留存肾代偿性生长的早期过程,其增加及重新分布与细胞生长有关,EGF 通过自分泌和旁分泌起作用。

转化生长因子(TGF):TGF 包括功能不同的 TGFα 和 TGFβ。TGFα 可能参与激活 EGF 受体;TGFβ 则可能在肾小球代偿性生长中起重要调节作用,而在肾小管代偿性生长中起抑制作用。

胰岛素样生长因子(IGF):体内多种细胞可分泌 IGF,循环中的 IGF-1 主要由肝脏合成,肾脏 IGF-1 主要合成部位是髓质集合管和 Henle 袢薄段髓质部分,不分布于远、近端小管,IGF 受体则存在于肾脏的所有区域。多数实验表明 IGF 参与肾代偿性生长的早期过程。

其他生长因有肝细胞生长因子(HGF)、血小板衍生生长因子(PDGF)、成纤维细胞生长因子(FGF)等均可刺激肾细胞生长。

5. 其他研究

原癌基因:原癌基因是正常的细胞基因,在细胞的生长、分化和信息传导中起着重要作用。鼠一侧肾切除后 24 小时,对侧肾 C-myc mRNA 表达增加 3 倍;另一研究表明鼠一侧肾切除后 14 天,对侧肾增重 25%,而原癌基因 C-myc 和 C-H ms 表达在 4～8 小时即增加 10 倍以上。这种表达是由无组织特异性的液递因子刺激所致,是一侧肾切除后机体对再生刺激的最初反应,而其后的其他再生信号则有组织特异性。

细胞凋亡:细胞凋亡是细胞的生理性死亡,几乎所有的凋亡细胞都可被其他细胞吞噬和消化。凋亡受多种因素调节,如 EGF 可明显抑制或减少肾不同区域肾细胞的凋亡。在青年、老年大鼠,正常肾及代偿肾内细胞凋亡情况是有差异的。青年鼠正常肾无细胞凋亡表现;而老年鼠肾皮、髓质小管均有细胞凋亡存在。青年鼠代偿肾术后三天时,皮质凋亡有增加,但髓质凋亡增加更为显著;而老年鼠代偿肾术后三天时，肾皮质凋亡明显减少，而髓质凋亡无明显改变。上述改变符合肾代偿时皮质较髓质显著的特点。

综上所述，肾代偿性生长是由多种因子共同参与的机体应激反应过程，有些因子并无器官特异性，但促肾生长因子备受关注。对肾代偿性肥大应理解为细胞增生、肥大和凋亡三种因素共同作用并达到相对平衡的结果，三者的水平及相互平衡决定了不同年龄肾代偿性生长的程度。老年肾代偿性生长以细胞肥大和凋亡减少为主，因增生减少，代偿肾增重缓慢；青年肾代偿性生长以细胞增生和肥大为主，凋亡作为增殖活跃时清除多余细胞的生理途径而伴随增加，因增生大大超过凋亡，所以代偿肾增重较快。

四、肾代偿性生长与临床的关系

1. 留存肾代偿性生长与年龄负相关，即高龄患者为"低代偿肾"。临床上一般把 50 岁以上的肾归为"低代偿肾"，所以对这一类患者的肾切除指征应严格掌握，术中应尽量保留更多的肾组织，术后更加注意避免影响留存肾代偿性生长的不利因素。对于小儿，因其肾代偿性生长能力强，某些功能较差的肾，一旦获得病因学治疗，该肾功能常可恢复，临床工作中应正确把握。

2. 留存肾代偿性生长（特别是细胞增生）主要是在术后早期阶段，因此术中、术后早期阶段应尽量避免一切不利于留存肾代偿性生长的因素，如失血、脱水、化疗等。相反可应用有利于肾功能恢复的药物，如人参皂苷，实验已证实其有促进鼠、猴肾皮质 DNA 合成，促进肾代偿性生长的作用。同时应注意维持机体内环境的稳定，以利肾代偿性生长。

3. 对恶性肿瘤在施行根治性肾切除时，常需配合术前、术后化疗或放疗。现已证明术前化疗对留存肾代偿性生长影响较小，而在肾切除后早期给药则对肾代偿性生长影响较大。所以，在行根治性肾切除术后需用抗肿瘤药时，可考虑适当提前或推迟治疗时间，使肾较充分地得到代偿性生长。

4. 活体捐肾术后保留肾与捐出肾代偿：对于保留肾，研究表明捐肾者的保留肾均可发生代偿性生长，用 CT 或 MRI 测量手术前后肾脏体积，显示肾脏体积平均增加 21％～29％，这种变化在术后 3 天内就已出现。并发现活体供者年龄越小，术后保留肾体积代偿越大。1 年后肾 GFR 平均增加约 1/3。捐出肾在没有发生急性排斥反应情况下，移植肾与保留肾有相近的代偿性生长。

5. 一侧肾因恶性肿瘤行患肾根治性肾切除术，通常术后 6 个月留存肾体积平均增加 8.9％～17.2％。影响留存肾生长的因素有肿瘤体积、高龄、糖尿病，留存肾在术后 3 个月完成代偿性生长。对恶性肿瘤行患肾切除者，术前患肾肿瘤越大，对侧肾体积亦相应有增大，表明在手术前留存肾已开始代偿性生长。

6. 对一侧肾肿瘤行肾部分切除者，留存肾功能的影响因素有：术前因素：高龄、性别、吸烟、肥胖、高血压、糖尿病、心血管疾病、原有肾功能状况等；术中因素有：切除肾实质的体积、留存有功能肾单位的数量、热缺血时间、血管阻断方式、缝合方法等。相关研究表明，肾部分切除术后 4～12 个月对侧肾体积较术前增加约 5％～10％，而患侧肾的体积较术前是缩小的，并且在术后 6 个月趋于稳定，缩小程度与切除肾实质的体积相关。注意在行肾部分切除中至少要保留 50％以上的肾单位，过少的肾单位会引起肾小球超滤现象，造成肾小球节段性硬化，引起肾功能长期受损，最终发展成慢性肾病（chronic kidney disease,CKD），甚至进展为肾衰竭。

7. 对孤立肾肾肿瘤行肾部分切除、双肾恶性肿瘤行一侧肾切除＋对侧肾部分切除术者，术后 GFR 迅速下降，后持续增加，且肾代偿在一个月后进入平台期。在留存肾体积大于一侧肾体积 2/3 时患者可正常生活。另外应注意，对肾肿瘤患者即使保留较多的肾单位，残余肾组织可能已发生组织学病变而导致肾储备能力下降，从而影响术后肾功能恢复，增加 CKD 发生及进展风险。导致患肾储备能力下降的因素有血管硬化、动脉粥样硬化性疾病、糖尿病肾病和肿瘤学因素等。

（董登云　吴宏飞）

第五十六章
尿流改道和尿路重建

【概述】

尿流改道包括肾、输尿管、膀胱和尿道的各种造口、造瘘及转流;而尿路重建是指恢复输尿管、膀胱和尿道因各种原因造成解剖和功能缺失而采取的一切复道措施。前者相对简单,后者则较为复杂,不但要达到解剖学上的修复,还要求功能上的最大恢复,同时要求手术简单可靠、并发症少等。

自 1811 年 Hayes 首先行输尿管皮肤造口以来,至今的 200 多年中,已有百余种术式报道用于尿流改道和尿路重建,但每一种术式都存在不同程度的缺点和并发症,其中最为重要并备受关注的是膀胱全切术后的尿流改道和膀胱替代成形术。

泌尿系统的尿流改道和尿路重建主要涉及输尿管、膀胱和尿道。

输尿管的尿流改道有:肾造瘘、输尿管皮肤造口、输尿管造瘘等。输尿管的重建有回肠代输尿管、膀胱瓣代输尿管、阑尾代输尿管、自体肾移植、颊黏膜代部分输尿管等,其中回肠代输尿管和膀胱瓣代输尿管应用最多,在有条件的医院开展效果均较好,且术后并发症少。

尿道的尿流改道有:尿道阴茎根部造口、人工尿道下裂、尿道会阴造口等;尿道成形术(重建)有包皮尿道成形术、尿道板尿道成形术、阴囊皮瓣尿道成形术、睾丸鞘膜尿道成形术、颊黏膜和/或舌黏膜尿道成形术、膀胱黏膜尿道成形术、肠黏膜尿道成形术等。

膀胱的尿流改道有:尿粪分流、尿粪合流、异位可控性尿流改道和异位不可控尿流改道等:如回肠膀胱术(Bricker 术)、乙状结肠膀胱术(Mogg 术)、;回盲肠膀胱术、直肠膀胱乙状结肠会阴造口术、直肠膀胱乙状结肠腹壁造口术、输尿管乙状结肠吻合术、Sigma 膀胱术、直肠膀胱-尿道成形术、异位可控性回盲升结肠膀胱术、异位可控回肠袖套缩窄盲升结肠膀胱术、异位可控 Rome 回肠膀胱术等。而膀胱的重建即原位膀胱的术式也有很多种,如 Camey II 式术、W 形回肠新膀胱术、S 形回肠新膀胱、Studer 回肠新膀胱、半-Kock 膀胱、Le-Bag 膀胱、右半结肠膀胱、乙状结肠新膀胱、T 形膀胱等。

【手术原则】

从 1887 年第一例膀胱全切以来,至今根治性膀胱全切除术已被公认为肌层浸润性膀胱癌(muscle invasive bladder cancer,MIBC)的标准术式。

根治性膀胱全切除术适应证为:T2-T4a、N_{0-x}、M_0 的浸润性膀胱癌,高危非肌层浸润性膀胱癌(T1G3 肿瘤),卡介苗治疗无效的 Tis 肿瘤,反复复发的非肌层浸润性膀胱癌,广基多发非肌层浸润的尿路上皮癌,原发性膀胱腺癌和鳞癌等。

同时行尿道全切除的指征:肿瘤侵及膀胱三角区、膀胱颈或已侵犯尿道;术中冰冻切片证实尿道切缘阳性;同时合并有肾盂或输尿管尿路上皮肿瘤者。

根治性膀胱全切除术手术范围包括:男性为膀胱及周围脂肪组织,前列腺,输尿管远端,精囊及盆段输精管,盆腔淋巴结。女性为膀胱及周围脂肪组织,输尿管远端,盆腔淋巴结,子宫及附件,部分阴道前壁。

盆腔淋巴结清扫:分为三种:(1)局部淋巴结清扫术,仅清除闭孔内淋巴结及周围脂肪组织;(2)标准淋巴结清扫术,清除髂总、髂外、髂内及闭孔淋巴结及周围组织;(3)扩大淋巴结清扫术,在标准淋巴结清扫术基础上,向上延伸至腹主动脉的肠系膜下动脉水平,同时清除骶前淋巴结。Leissner 等观察 447 例根治性膀胱切除患者发现,清除的淋巴结超过 16 个,其 5 年生存率由 63% 升至 85%,因此扩大淋巴清扫可提高疗效。

理想的替代膀胱应满足以下条件：(1)储尿囊低压大容量，以保护上尿路功能；(2)可控性排尿，无明显残余尿；(3)无反流或逆行感染；(4)对水、电解质、酸碱平衡影响小。

原位膀胱术患者应具备下列条件：(1)男性膀胱颈、女性三角区以下无肿瘤；(2)无尿道狭窄且尿道括约肌功能良好；(3)无腹内压增高的病变，如膈肌裂孔疝等；(4)术中快速病检证实尿道切缘阴性；(5)无明显肠道病变；(6)肾功能正常；(7)有强烈意愿，依从性好，能配合术后排尿训练等。

【代表性术式及进展】

膀胱全切术后尿液转流一直是泌尿外科不断探索的课题，总体讲由不可控性尿流改道：如输尿管皮肤造口、回肠膀胱术、乙状结肠膀胱术等发展到利用肛门括约肌的尿流改道：如直肠膀胱乙状结肠会阴造口术、直肠膀胱乙状结肠腹壁造口术、Sigma直肠膀胱术、输尿管乙状结肠吻合术等，此类术式中又有尿粪合流和尿粪分流两类；进一步发展到异位可控尿流改道：如异位可控回盲肠膀胱术、异位可控右半结肠横结肠膀胱术、异位可控回肠膀胱术（Kock膀胱术）等，此类术式主要利用回盲瓣或回肠套叠乳头的抗反流机制＋肠道去管化形成低压储尿囊来完成储尿功能，排尿仍需插管导尿；直到目前广泛应用的原位膀胱：如原位回肠膀胱术、原位乙状结肠膀胱术、原位胃膀胱术等；后又出现为了增强控尿功能和保留性功能的许多改良术式。

输尿管末端皮肤造口：为膀胱全切除术后尿液转流最简单术式，分为单侧输尿管皮肤造口和双侧输尿管皮肤造口。单侧输尿管皮肤造口是分别游离两侧输尿管中、下段，注意保存其血液供应。于骶岬前方、乙状结肠系膜后方钝性分离，形成一通道，将一侧输尿管通过此通道拉至对侧。于脐和髂前上棘连线中外1/3作Z形切口，逐层分离腱膜和肌肉，于腹膜外作一通道将双输尿管拉出切口外，注意两输尿管勿扭曲、交叉，腹外斜肌腱膜分别与输尿管缝合固定以防回缩。末端输尿管分别作外翻乳头与皮肤固定，内置单J管作支架引流尿液。如输尿管长度不够或患者腹壁过度肥厚，一侧输尿管不能拉至对侧，则可分别作输尿管皮肤造口，方法同前。

回肠膀胱术：膀胱全切除后，分别游离两侧输尿管中、下段，注意保存其血液供应，输尿管末端分别纵行切开约1cm，内置单J管并缝线固定。在回肠末段距回盲瓣15cm处切取15～20cm的游离回肠袢，注意保留血运，恢复肠道连续性，以生理盐水和稀碘附冲洗游离回肠袢。于骶岬前方、乙状结肠系膜后方钝性分离，形成一通道，将左侧输尿管通过此通道拉至右侧。在游离回肠袢近端的对系膜缘侧作两小切口，分别与两侧输尿管作直接吻合，支架管经肠腔拉出远侧端之外，残端关闭。于右下腹麦氏点作直径3.5cm圆形切口，分离达腹腔并形成足够宽大的钮孔状通道，将回肠远端自此通道拉出，肠管分别与侧腹膜、切口处腹膜和腹外斜肌腱膜固定，并于腹壁外形成一外翻乳头，回肠末端与切口皮缘间断缝合。回肠膀胱内置F18多孔引流管一根，连同两根双J管分别固定。

输尿管乙状结肠吻合术：1852年Simon为一例膀胱外翻病人施行输尿管乙状结肠吻合术，1911年Coffey创用黏膜下隧道法行输尿管结肠吻合，对尿粪反流起到一定的阻遏作用，使输尿管乙状结肠吻合术得到推广。方法为膀胱全切除后，于骶岬前方钝性分离后腹膜，形成一通道，将右侧输尿管通过此通道拉至左侧，两输尿管分别于结肠带处之切口行输尿管乙状结肠抗反流吻合术。两输尿管内置之单J管和直肠乙状结肠内置之多孔引流管一并经肛门引出分别固定。

Sigma直肠膀胱术：1993年由Fisch M等介绍（即Mains Ⅱ膀胱）。方法为膀胱全切除后，于直肠乙状结肠交界处沿结肠带全层切开乙状结肠25cm，清洁肠腔，左输尿管经腹膜后牵至右侧，两输尿管末端以抗反流方式吻合于乙状结肠后壁，前后壁全层缝合使乙状结肠折叠形成低压储尿囊，输尿管内置单J管和储尿囊内置之F26肛管一并从肛门引出并分别固定。本术式除利用肛门括约肌作为控尿排尿抑制外，因不需要腹壁造口，将肠管全层切开逆蠕动缝合，可使储尿囊内维持低压，并增加了代膀胱容量，且有省时等诸多优点而为病人乐于接受，并且不必顾虑保留尿道而产生肿瘤复发的危险。缺点是极少数患者有反复上尿路逆行感染，远期有个别患者出现代谢性酸中毒、低血钾等并发症。

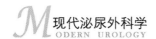

异位可控回肠膀胱术(Kock 膀胱术):1964 年 Kock 等开始实验研究,并于 1975 年行第一例可控回肠膀胱术,1984 年 Skinner 对该术式作过一些重要改进。其基本方法为距回盲瓣 20 cm 处切取长 70 cm 一段带系膜回肠,反复冲洗回肠段,恢复回肠连续性。切开回肠段中间 40 cm,缝合后壁,分别游离近储尿囊侧远近回肠系膜 5 cm,形成 5 cm 长无血管区,以便作回肠套叠时无肠系膜嵌入肠壁之间,用卵圆钳经切开肠腔将游离回肠段的近端拖入肠腔内,形成长 5 cm 的套叠乳头,套叠肠管壁外的浆肌层缝合固定并可用涤纶条加固。输尿管末端分别纵切 1.5 cm 制成外翻乳头,在输入端肠管对系膜缘分别切长约 1 cm 切口,两输尿管分别插入式缝合后封闭残端。同法制作输出袢回肠套叠乳头,缝合储尿囊前壁,输出袢作腹壁造口,两输尿管内置单 J 管和储尿囊内置之多孔引流管一并经输出袢引出固定。

原位回肠膀胱术:有代表性的是 1983 年 Studer 创用的 Studer 回肠膀胱术。其方法为距回盲瓣 20 cm 处切取长 50～60 cm 一段带系膜回肠,反复冲洗回肠段,恢复回肠连续性。切开回肠段远端 40 cm,构建成 U 形,输入段回肠作 5 cm 长套叠乳头,套叠段外部回肠与两输尿管吻合,关闭回肠远近残端,U 形肠管后壁缝合后作储尿囊最低部与尿道间断吻合,气囊导尿管经吻合口插入储尿囊,气囊内注水 30 mL,输尿管内单 J 管经储尿囊前壁另戳洞引出,关闭储尿囊前壁,经导尿管注水查无渗透,各引流管分别固定接引流袋。在此基础上,对储尿囊的改进有 W 形、S 形 、U 形等;对输入袢的改进有不作回肠套叠或输尿管与储尿囊直接吻合等方式。

原位乙状结肠膀胱术:Reddy 于 1987 年首先报道。手术方法为:切取活动度好、带血管蒂乙状结肠 20～40 cm,原肠管端端吻合恢复肠道连续性。若切取的乙状结肠长度大于 25 cm,则近端保留 5 cm 左右与输尿管吻合,剩余的肠管对系膜剖开去管化;若切取的乙状结肠长度小于 25 cm,则完全剖开去管化,然后 U 形折叠缝合成储尿囊,输尿管与储尿囊后壁吻合,输尿管内置单 J 管经储尿囊前壁另戳洞引出,储尿囊最低部与尿道作间断缝合,气囊导尿管与双 J 管分别固定接引流袋。采用乙状结肠作储尿囊有如下优点:① 乙状结肠距后尿道较近,吻合口无张力,可保证良好血供;② 乙状结肠平滑肌收缩力强,新膀胱排空好,残余尿少,远期排尿功能良好;③ 储尿囊为 U 形,制作容易、省时;④ 对营养消化、吸收及水盐代谢的影响小;⑤ 黏液分泌少。

原位膀胱术有三个环节:即肠管切取并制作储尿囊;输尿管与储尿囊或与输入肠袢吻合;储尿囊与尿道吻合。

输尿管与储尿囊吻合有多种方法:(1) 输尿管末端剖开 1.5 cm,外翻形成乳头,将乳头插入储尿囊内,浆肌层缝合 4～6 针固定,输尿管内置单 J 管。(2) 输尿管与储尿囊行黏膜下隧道抗反流吻合。(3) 两输尿管末端纵剖 1.5 cm,相邻两切缘缝合呈一双腔喇叭口,再与储尿囊的输入肠袢直接吻合。(4) 构建顺蠕动双输入袢回肠新膀胱,输尿管与回肠输入袢分别行端端吻合。从远期效果看,黏膜下抗反流输尿管贮尿囊吻合引起的吻合处狭窄明显高于非黏膜下抗反流的输尿管储尿囊直接吻合或输尿管末端乳头插入式吻合,观察发现尿液反流仅引起轻度肾积水,而吻合口处狭窄引起的肾积水则进行性加重。

储尿囊的制作主要涉及肠管类型和长度;储尿囊输入袢应为顺蠕动,必要时制作抗反流套叠乳头;输出袢应尽可能利用原有括约肌,必要制时制作有括约功能的套叠乳头;储尿囊制作时应切断肠管平滑肌,折叠缝合形成低压大容量储尿囊,同时肠段系膜要足够长,血运良好。

储尿囊与尿道的吻合除吻合技术外,对有关控尿功能和性功能的神经组织的保护已成为关注的重点,故又提出对女性的保留子宫附件和阴道前壁术式,对男性又提出保留前列腺包膜及保留生育功能的术式等。

原位回肠膀胱术和原位乙状结肠膀胱术是目前临床应用最为广泛的原位膀胱术。总体认为原位回肠膀胱术为首选推荐术式,但同一单位报道对比此两种术式后认为:(1) 在代谢方面,长期随访结果发现回肠储尿囊可引起酸碱平衡失调及营养代谢障碍,常可引起维生素 B_{12} 缺乏所致的巨细胞性贫血;而乙状结肠储尿囊对酸碱平衡失调及营养代谢障碍影响较小,且分泌黏液较少。(2)手术时间上原位回肠膀胱术大于原位乙状结肠膀胱术。(3)对良好的尿控能力、日间和夜间控尿效果上二者无统计学差异。(4)尿动力学分析中,两组患者的最大膀胱内压、最大尿流率及剩余尿量差异均无统计学意义。(5)在手术并发症方面,原位回肠膀胱术高于原位乙状结肠膀胱术,主要是尿瘘和肠瘘。(6)在储尿囊容量上,原位回肠膀胱容量大于原位乙状结肠膀胱,原因可能与切取肠管长度有关。因此作者推荐在条件许可时,应优先选用原位乙状结肠膀胱术。

根治性全膀胱切除术是治疗浸润性膀胱癌最有效的方法,术后首选原位膀胱术已成为业内共识。近年来大家对原位膀胱术共同关注的问题主要有肿瘤复发率,储尿囊的远期功能,对营养和代谢的影响,输尿管再植方法的改进,排尿和尿控中存在的问题,对上尿路功能的影响,术中如何更好保护控尿功能、性功能和生育功能等。

对女性膀胱肿瘤的研究表明,因女性膀胱肿瘤少有子宫、阴道、卵巢及附件浸润,除术前有明确的影像学、病理学证据,或术中探查及冰冻病理切片证实外,女性膀胱肿瘤患者行膀胱全切时,可保留子宫、卵巢、附件和完整的尿道、阴道,并行原位新膀胱术,因盆内支持结构未损伤,阴道前壁脱垂及盆内脏器膨出少,尿失禁少,性生活也满意,从而提高患者术后生活质量。

对男性膀胱肿瘤可行保留前列腺包膜或保留生育功能的膀胱全切+原位膀胱术。保留前列腺包膜的膀胱全切除是在完全游离膀胱后,环绕膀胱颈切开前列腺包膜,找到前列腺包膜与内腺体之间的平面,钝性剥离并切断尿道。保留生育功能的膀胱全切是1989年由Spitz首先实施,方法是游离膀胱后沿输精管、精囊表面分离膀胱侧后韧带直至前列腺底部,在前列腺基底部横断膀胱,电灼前列腺部尿道黏膜,保护精阜不受损。该法的优点是:① 保留阴茎勃起功能,其中80%～90%的患者具有射精能力,顺行射精占45%～75%;② 改善控尿能力,日间控尿率达90%～100%,夜间控尿率达80%以上;③ 大大减少了手术难度,使新膀胱与尿道残端吻合容易,出血少。但在病例选择上应遵循以下原则:① 肿瘤距膀胱颈2cm以上,尿道、前列腺、精囊没有肿瘤侵犯;② PSA在正常范围之内,排除伴有前列腺癌的可能;③ 患者平时勃起功能正常,有较活跃的性行为;④ 术前影像学检查未发现肿瘤转移、肿瘤未突破膀胱壁;⑤ 术中淋巴结快速病理检查证实无淋巴结转移。术中注意点为:解剖结构掌握精细,遇出血不应盲目钳夹和缝扎止血,以免损伤勃起神经和盆底支持结构;术中应常规对远端前列腺组织和尿道作快速切片证实切缘阴性。

【并发症及处理】

膀胱全切术后尿流改道及尿路重建 由于手术创伤大,操作复杂,术后并发症并不少见。

1. 尿失禁:是各类可控性尿流改道术后最常见的并发症。

尿失禁的发生是由于输出道可控性机制不全和/或储尿囊内高压所致。关于遗尿的原因可能与睡眠时盆底肌肉松弛有关;人工制作的储尿囊充满时的刺激还不能唤醒患者;亦可能与不同器官传递的信号差异有关。正常人盆底肌肉的张力与体位有关,直立位时张力最大,而水平位时张力下降,故夜间遗尿多见。尿失禁的发生与所用肠管及是否去管化亦有关,Reddy和Lange比较原位非管状回肠膀胱和非管状乙状结肠膀胱的术后效果,全部患者白天均能较好控制排尿,乙状结肠膀胱中80%无尿失禁,而回肠膀胱仅50%无尿失禁。尿流动力学检查结果提示,非管状乙状结肠膀胱优于非管状回肠膀胱。在异位可控回盲肠膀胱患者的尿流动力学检查中,发现在高容量情况下,人工膀胱内压较低,但每2～3分钟出现一次节律性收缩,且随容量的增大而频繁、加强。在无尿失禁患者中,人工膀胱出口压高于人工膀胱内压,而且峰值同步出现;而尿失禁患者,出口压低于膀胱内压,且峰值不同步出现,常常是出口压峰值升高落后于膀胱内压升高。因此尿失禁的防治主要靠加强括约控制能力,常用方法有:(1)肠管套叠;(2)肠管折叠;(3)在无瘤原则下尽可能多的保留与控尿相关的神经、肌肉组织;(4)在尿道周围或肠段周围植入人工括约肌。夜间遗尿主要靠定时排尿,逐步建立起唤醒机制。

某些患者的储尿囊要到6个月后才能完全扩张至设计容量,此时囊内压力下降,术后暂时性尿失

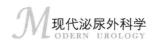
禁多可消失。

2. 肠梗阻：是术后早期最常见的并发症，发生率 10%～20%。Chang 认为术后肠梗阻的发生与术中失血过多、输血以及有脑梗死或肺栓塞等并发症有关。多为麻痹性肠梗阻，经保守治疗纠正电解质紊乱多可缓解；对机械性肠梗阻往往需二次手术行粘连松解或肠切除。有研究指出用磷酸盐进行肠道准备可以减少术后肠梗阻的发生，而是否进行胃肠减压与术后肠梗阻无关。

3. 感染：术后早期感染为败血症、腹腔感染、切口感染。重在预防：术前良好的肠道准备、术中切口及创面的保护、抗生素的合理应用多可防治。尿路感染多由于输尿管下端梗阻继发感染；或储尿囊与体表相通，导尿管未做灭菌处理，当储尿囊内高压则可致反流而引起急性肾盂肾炎。此时应及时应用抗生素，并作储尿囊持续引流，反复发作的尿路感染可引起肾功能损害。对于储尿囊内菌尿，一般不认为是发生了尿路感染，因储尿囊有较强的抗菌功能：(1) 储尿囊内肠道正常非致病菌丛对致病菌有抑制作用；(2) 尿液可刺激肠黏膜分泌黏蛋白，是防止细菌黏附在黏膜上的屏障物；(3) 肠壁浆细胞合成和分泌 SIgA(分泌型免疫球蛋白 A)量增加并维持在一定的高水平上，对预防尿路感染有重要作用。

4. 吻合口瘘：肠吻合口瘘有腹膜炎表现者应尽早手术探查，修补瘘口或切除再吻合；输尿管与储尿囊吻合口瘘经充分引流、延长支架管留置时间多可愈合，必要时作肾穿刺造瘘、瘘口修补或再植。储尿囊与尿道吻合口瘘多因缝合不严密、吻合口张力过大引起，延长支架管留置时间，瘘口周围充分引流多可自愈。

5. 输尿管狭窄和反流：输尿管狭窄大多发生在吻合口，多由于吻合口太小或吻合口周围发生炎症、感染、瘢痕收缩引起；亦可由于左输尿管跨越后腹膜中线的通道过于狭窄，造成输尿管扭曲或受压而发生梗阻。试图二次手术解除梗阻极为困难，严重者需行肾穿刺造瘘。

输尿管反流是由于储尿囊内压力过高或抗反流机制不全造成，长期反流可致肾积水和肾盂肾炎。通常将输尿管末端制成外翻乳头或并腔后与末端回肠吻合并建立回盲肠套叠乳头抗反流，或裁剪、折叠输尿管末端后再作黏膜下隧道式抗反流吻合，隧道长度至少应是输尿管直径的 5～6 倍，太短则不能有效抗反流。

6. 电解质紊乱：由于肠黏膜与尿液长时间接触，其固有的吸收与分泌功能必然会引起体内电解质代谢变化。其变化程度取决于肠管使用多少及原肠管黏膜吸收功能的特点、尿液存留时间的长短、肾功能状况、术后时间长短等。主要为高氯性酸中毒、低钾、低镁。高氯性酸中毒在不同术式发生率不一样，回肠可控膀胱发生率为 10%～15%，而输尿管乙状结肠吻合术可高达 80%；回盲肠可控膀胱大多有不同程度血氯升高、HCO_3^- 降低。此并发症的症状有疲劳、嗜睡、恶心、厌食、口渴、多饮、体重减轻等。严重的电解质紊乱，酸碱失衡甚至可导致死亡。高氯性酸中毒的原因为尿在乙状结肠内潴留时间较长，发生 Cl^- 与 HCO_3^- 的交换，尿中的 Cl^- 进入细胞外液，而 HCO_3^- 留在乙状结肠内，随尿液排出；另外尿液排入肠腔，尿素被细菌分解产生氨，氨在肠腔内形成氯化铵后被吸收，经肝脏代谢后合成尿素和盐酸，盐酸和碳酸氢钠合成为氯化钠、水和 CO_2(后者经肺排出体外)，因而体内 HCO_3^- 浓度下降，而氯化物进一步升高；且酸性环境下，PO_4^{3-} 排出增加，使结肠内 Na^+ 增加，促进 Cl^- 进一步吸收，导致高氯性酸中毒。可嘱患者 1～2 小时排尿一次，减少 Cl^- 与 HCO_3^- 的交换及氯化铵的吸收；予口服碳酸氢钠或枸橼酸钾纠正；另可服用 Cl^- 转运阻断剂(烟酸 400 mg，每日 3 次；氯丙嗪 25 mg，每日 3 次)，氯丙嗪和烟酸可抑制 cAMP 而阻碍 Cl^- 的转运，但应注意消化性溃疡或明显肝功能异常者禁用。

低钾是因尿液刺激导致腹泻，消化液中钾的含量一般比血浆中高得多，长期腹泻及肠黏膜分泌液的丢失而发生低血钾症。肾小管浓缩功能不全，使大量钾离子随尿排出，也是导致低钾的主要原因之一。回肠能重吸收尿中钾，较少发生低血钾症；结肠重吸收少，较易发生低血钾。

Thuroff 等报道 100 例 Mainz pouch 术后患者，大多数需用碱性药物维持酸碱平衡，但手术 6 个月以后，约 50％患者不需用任何碱性药物，术后 12 月，无患者需要治疗。这提示肠黏膜在尿液刺激下发生变化。病理学证实：在术后 1 年后肠道膀胱黏膜的绒毛、腺窝的密度降低，转变为扁平黏膜上皮。这种变化缩小了肠黏膜与尿液接触面积，减少了对水和电解质的吸收与分泌。

7. 泌尿系结石：回肠膀胱术后大约有 30％的患者发生泌尿系统结石，且大多数为感染性结石。流出道狭窄导致尿液排空不全、黏液滞留、细菌产物、缝合线结、金属吻合钉等均可导致结石形成，应作相应病因学纠正。但随着技术的改进及医用材料质量的提高，结石的发生率目前仅为 5％左右。

8. 肾功能损害：因吻合口狭窄或输尿管反流引起肾积水，逆行感染引起反复肾盂肾炎导致，泌尿系结石梗阻加重肾功能损伤，电解质紊乱和酸碱失衡更加重肾脏负担。外科矫正困难，常需肾穿刺造瘘或留置导尿以保护肾功能。

9. 贫血：与术前贫血、术中失血及术后血尿有关，发生率达 20％左右，远期应考虑因回肠切取导致维生素 B_{12} 缺乏有关，加强营养及补充维生素 B_{12} 多可矫正。

10. "肠膀胱"肿瘤：为远期并发症，多发生在术后 10 年以上，部位多在输尿管肠吻合口周围，多为腺癌，其发生率高达 5％，是正常人群的 500 倍。其次为尿路上皮细胞癌，良性肿瘤多为腺瘤。因此要注意随访，早期诊断、早期治疗，但术后复发率高，预后不良。

[人工膀胱]

人工膀胱已有 50 多年研究历史。理想的人工膀胱应具备以下特点：① 组织相容性好，在体内无排异、无降解；② 能有效保护肾功能；③ 能储存一定的尿量并排空完全；④ 机械性能可靠，容易植入及维修；⑤ 抗感染、无钙盐沉积等。

目前研制出的人工膀胱由储尿器、输尿管袢和尿道袢组成。主要问题是排空不完全、输尿管反流、吻合口瘘、感染、钙盐沉积等。动物实验方面已积累了一些经验，但较长时间存活的动物都发生了肾积水、感染、假体周围形成纤维性包裹等并发症。相信随着科技进步和人工材料的改进，人工膀胱作为一种人工器官已为时不远。

【评述】

尿流改道及尿路重建处在快速发展中，术式很多，对不同的病情采取不同的方法是基本原则，但研究出一个公认的、对大多数患者都适用的术式仍是奋斗目标。目前膀胱全切除术后的原位可控回肠膀胱术和原位可控乙状结肠膀胱术在众多的膀胱替代成形术中已彰显出相当优势，但不少方面仍有待改进和完善。

泌尿系的尿流改道和重建涉及输尿管、膀胱和尿道；从功能上讲涉及尿的引流和性功能的保护。其中膀胱的重建是当前研究的重点，理想的替代膀胱应满足以下条件：① 储尿囊低压大容量；② 可控性排尿，无明显残余尿；③ 无反流或逆行感染；④ 对水、电解质、酸碱平衡影响小；⑤ 保存性功能。

不管术式有多少种，实际工作中应结合患者的具体情况选择对患者最适宜的手术方式。最早出现的术式不一定是落后的或被淘汰的术式，如输尿管皮肤造口始于 1811 年，至今仍被广泛应用，因为它简单，不影响胃肠道功能，尤其适用于孤立肾、晚期肿瘤患者及肾功能不良者。手术者最熟练的术式对手术者来讲就是最成熟的术式，对患者最合适的术式就是最好的术式，因此不应一味盲目追求新的术式。

人造膀胱在研究中，人类已研制成功许多人造器官、组织替代材料，相信人造膀胱在不久的将来一定会用于临床。

（石广东　吴宏飞）

第五十七章
腹腔镜在泌尿外科的应用

腹腔镜技术始于 20 世纪初，1901 年德国外科医师 Kelling 用膀胱镜观察了狗的腹腔，其先用一穿刺针穿刺狗的腹腔，注入过滤的空气形成气腹，然后再穿刺置入套管针，经套管引入膀胱镜观察狗的腹腔，他将此方法称为"体腔镜检查（celioscopy）"。1910 年瑞典医生 Jacobaues 按照 Kelling 的方法先后做了 115 次腹腔镜检查，并将此方法命名为"腹腔镜术（laparoscopy）"。

1920 年 Orndorf 在芝加哥发表题为"应用腹腔镜诊断腹部疾病"一文，报道了腹腔镜检查应用于结核性腹膜炎、血腹及腹水、宫外孕、输卵管炎、卵巢囊肿及腹部肿瘤、肝病等。但该文刊登于放射科杂志，故未引起妇科、外科学界的注意。

1934 年美国 Raddock 报道了 500 例 4 年内逐步完善的腹腔镜手术，使腹腔镜技术形成了一个完整系统：腹腔镜、气腹针、穿刺锥及套管等。20 世纪 70 年代初 CO_2 自动气腹机引进到美国，极大地推动了腹腔镜技术在临床的应用。直到今天，腹腔镜技术更广泛应用于泌尿外科领域，并随着技术的进步及不断探索，衍生出单孔腹腔镜，经自然腔道腹腔镜及机器人辅助腹腔镜等多种腹腔镜应用模式。

一、腹腔镜在泌尿外科的应用进展

1. 传统腹腔镜技术的应用

尽管 Kelling 最初尝试做腹腔镜就是借助于膀胱镜进行的，但在其后的数十年里腹腔镜技术在泌尿外科领域的应用却是空白，直到 1976 年 Cortesi 报道应用腹腔镜技术诊断腹腔内隐睾，才真正开创了泌尿外科腹腔镜的历史。1979 年 Wickham 报道 1 例经腰腹膜后途径腹腔镜输尿管切开取石术。1985 年 Eshghi 报道 1 例腹腔镜直视下经皮穿刺盆腔异位肾取石术。1988 年 Winfield 用猪做了盆腔淋巴结切除、膀胱切除、输尿管结扎等手术。1991 年，美国华盛顿大学 Clayman 报道首例经腹途径腹腔镜下肾切除术，同年 Schuessler 报道对前列腺癌患者行腹腔镜下盆腔淋巴结切除术以取得准确的病理分期。Winfield 报道了腹腔镜下肾囊肿去顶。1992 年，Gagner 报道了经腹途径腹腔镜下肾上腺切除术，同年，Schuessler 报道了腹腔镜下前列腺癌根治术。Albala 报道了腹腔镜下膀胱颈悬吊术。Kavoussi 报道了腹腔镜下输尿管松解术。Eimich 报道了首例小儿腹腔镜下肾切除术。其后利用腹腔镜技术开展泌尿外科复杂性手术的报道不断涌现。

我国大陆及香港、台湾地区的泌尿外科医师也在 20 世纪 90 年代初开展了泌尿外科腹腔镜手术。1993 年北京大学泌尿外科研究所那彦群等报道了国内首例腹腔镜下肾切除术。2000 年国内中山大学附属第三医院高新等最早开展腹腔镜下经腹腔行前列腺癌根治术，2003 年南京医科大学第一附属医院吴宏飞等率先开展了腹膜外途径腹腔镜下前列腺癌根治术。目前，腹腔镜技术在我国泌尿外科领域正在迅速得到普及和发展。

腹腔镜手术径路主要包括经腹腔途径和腹膜后途经。

经腹腔途径：以腹腔镜精索静脉曲张结扎术为例，全麻，平卧位，根据术者习惯和熟练程度选择 2～3 个穿刺点放入套管针。如仅选择 2 个穿刺点，第 1 点在脐下缘，第 2 点在腹正中线脐与耻骨联合连线中点。如果选择 3 个穿刺点，第 1 点仍在脐下缘，另两点分别在双侧腹直肌旁麦氏点上方。脐下为观察镜套管，其他为操作套管。先于脐下缘作 1 cm 左右小切口，气腹针穿刺进入腹腔，抽吸无肠内容物或血液，连接气腹机注入 CO_2，压力达到 14 mmHg（1.87 kPa）或腹部已有一定张力时拔出气腹针，穿刺放入第一根套管针，放入腹腔镜，在腹腔镜引导下放入另一根套管针。

经腹膜后途径：以腹膜后腹腔镜肾癌根治术为例，全麻健侧卧位，腰部抬高。在腋中线髂棘上缘2 cm处切开皮肤1.5～3.0 cm，用长弯血管钳钝性撑开肌层及腰背筋膜，伸入示指由外向内钝性分离腹膜后间隙。经该切口放入后腹腔扩张球囊或自制乳胶手套，由导管注入生理盐水或空气500～800 mL扩张后腹膜腔。保留扩张状态3～5 min后放出球囊内生理盐水或空气并拽出扩张球囊。在手指引导下，分别于肋棘角腰大肌外缘穿刺置入一个10 mm的穿刺套管，腋前线肋缘下及腋前线髂棘上缘水平置入5 mm的穿刺套管，在腋中线髂棘上缘切口置入10 mm穿刺套管，缝合皮肤密闭切口。

2. 单孔腹腔镜技术的应用

外科手术的微创化是重要的发展方向之一，微创手术的目的就是为了将围手术期患者的身体及精神上的伤害减少到最小，现代科学技术的发展及外科从业者的不断探索，使得微创手术与传统的开放手术相比较不逊于传统开放手术，有的甚至更优于传统开放手术。

自20世纪90年代，泌尿外科腹腔镜技术得到迅速发展，但是人们并没有停止对微创手术的探索，为了进一步减少手术切口对患者造成的心理负担，减轻术后疼痛，达到更好的美容效果，把手术切口压缩到最小，最终成功地把传统腹腔镜的多个切口改为单个切口，形成单孔腹腔镜手术（laparoendoscopic single site surgery，LESS）技术。这种单切口手术与传统腹腔镜手术相比，其优势在于减少了切口的数量和总长度，体表手术创伤更小、切口更加美观、患者术后恢复更快、疼痛更轻，同时在处理大范围或双侧病变时提供方便。

单孔腹腔镜最早应用于妇科，可能因年轻女性对术后切口美观的需求更高，Wheeless于1969年首次报道了经脐单孔腹腔镜输卵管结扎术。而在泌尿外科领域，21世纪初美国Rane教授在世界腔道泌尿外科大会上首次报道了单孔腹腔镜技术应用于肾切除术及输尿管切开取石术，开创了泌尿外科单孔腹腔镜技术的先河。2008年后，单孔Port的商业化及手术器械的发展，解决了气密性和基本操作问题，泌尿外科单孔腹腔镜手术在国内各大医院相继开展，并应用于泌尿外科的多种手术，包括肾癌根治术、肾部分切除术、前列腺癌根治术，全膀胱切除术等等。

我国泌尿外科单孔腹腔镜技术紧跟国际步伐，发展迅速。2008年海军军医大学附属长海医院就率先完成国内首例单孔腹腔镜下单纯性肾切除术，开创了我国泌尿外科单孔腹腔镜手术的先河，随后成功开展肾部分切除、肾癌根治术和肾盂输尿管连处狭窄离断成形术等高难度手术。此后中山大学孙逸仙纪念医院、中国人民解放军总医院301医院、南方医科大学珠江医院、海军军医大学附属长征医院、北京医院、北京八一儿童医院、上海中山医院、上海市第九人民医院、赣南医学院第一附属医院、江苏省中医院、上海新华医院、南方医科大学第三医院、苏州医科大学第二附属医院等单位也都先后成功开展了单孔腹腔镜手术。南京医科大学第二附属医院朱清毅教授带领团队经过多年的努力，已完成泌尿外科普通经脐单孔腹腔镜手术近2000例，适应证几乎与普通腹腔镜相同，并在此基础之上，经过器械研发和技术创新，提出了"经尿道途径辅助"及"腹腔内撑开暴露"等辅助技术，提高了泌尿外科单孔腹腔镜手术的安全性，极大地降低了技术门槛，同时，编写出版《实用泌尿外科经脐单孔腹腔镜技术》一书，着力推广单孔腹腔镜技术。随着单孔腹腔镜技术的不断探索发展，我国的泌尿外科单孔腹腔镜技术在国际学术界得到了广泛认可。

但是单孔腹腔镜手术技术要求较高，学习曲线长。由于单孔条件下，各种手术器械几乎平行操作，影响术者对深度和距离的判断，特别是在使用常规腹腔镜器械时，器械之间会相互遮挡、尖端碰撞，造成操作精准度下降。器械经单孔进入腹腔部位集中，难以形成操作三角，表现为所谓的"筷子效应"，以及因部分器械在体内交叉，导致"镜像操作"现象较明显。在国内，单孔腹腔镜技术尚缺乏大样本的随机对照研究及长期的肿瘤学结果。随着手术器械的不断发展、手术技巧的进一步完善及手术经验的积累，单孔腹腔镜技术的优点将不断放大，手术时间将逐渐缩短。随着达芬奇机器人单孔手术系统的应用和发展，单孔腹腔镜手术将会有更大的发展空间。

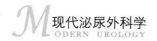

3. 经自然腔道内镜技术的应用

经自然腔道内镜手术(natural orifice translumenal endoscopic surgery,NOTES)是微创手术的一种截然不同概念的方法,指使用软式内镜经口腔、食管、胃、结(直)肠、阴道、膀胱等自然腔道进入腹腔或胸腔,并内镜下精心操作的技术。其将所有手术器械通过一个经内脏切开的切口来降低手术的并发症,加快康复和改善美容效果。不幸的是,这种线性的放置会使器械之间产生冲突,组织暴露不完全以及组织处理不精确、不可靠。此外,对于如何选择内脏的切开部位仍需进一步探讨,尽管通过器械研发和外科医生的独创性研究已经解决了其中一些局限性,但距离广泛应用仍存在巨大鸿沟。因此,目前 NOTES 在泌尿外科的应用还局限在动物模型及小范围的个别临床病例。

2002 年,Gettman 等应用膀胱软镜和 5mm 标准腹腔镜在猪模型上成功实施了 6 例经阴道肾切除术。此后,Lima 等尝试经膀胱途径进行手术,获得满意效果。在国内,杨波于 2010 年率先报道了经膀胱联合经胃途径切除猪肾的初步经验。NOTES 技术在临床病例上也有小规模的应用,邹晓峰教授团队自 2009 年陆续报道了经阴道 NOTES 辅助腹腔镜下肾切除术和肾上腺切除术、经阴道纯NOTES 肾切除术和肾囊肿去顶术、经阴道 NOTES 辅助腹腔镜半尿路全切除术,均取得较好的疗效。

然而,NOTES 技术的进一步应用仍存在挑战,如恰当的入路选择,目前在泌尿外科经阴道途径应用最成熟,但该技术仅适用于已婚已育的成年女性。经胃及经膀胱途径均不利于收取标本,因此有必要对手术的入路进行进一步的探究。NOTES 造成腹腔感染的概率亦大于传统腹腔镜,如何在术前进行自然腔道的准备仍缺乏确切的循证医学证据。NOTES 同样面临与单孔腹腔镜类似的"筷子效应",因此特殊器械的研发和改良对于 NOTES 技术的发展有着重要意义。

4. 机器人辅助腹腔镜技术的应用

机器人辅助腹腔镜技术的出现是泌尿外科乃至整个外科手术发展的里程碑,其具有很强的科技属性,具有自成一体的操作体系和窥镜体系。富含科技元素的操作器械相较于传统腹腔镜技术的操作器械更加灵活,也更加稳定,外加裸眼 3D 成像系统,使操作更加精细,并发症更少以及学习曲线更短,该技术目前在泌尿外科手术中被广泛应用,尤其在需要缝合或重建的手术中优势更加明显,如肾部分切除术,前列腺癌根治术,肾盂输尿管成形术等。

机器人辅助腹腔镜系统经历了持镜机器人 AESOP-自动定位系统,操作机器人-宙斯机器人腹腔镜系统,及达芬奇机器人腹腔镜系统三个阶段。《Da Vinci 机器人手术系统》又称"内窥镜手术器械控制系统",以麻省理工学院研发的机器人外科手术技术为基础。Intuitive Surgical 随后与 IBM、麻省理工学院和 Heartport 公司联手对该系统进行了进一步开发。FDA 已经批准将达芬奇机器人手术系统用于成人和儿童的普通外科、胸外科、泌尿外科、妇产科、头颈外科以及心脏手术。达芬奇外科手术系统是一种高级机器人平台,其设计的理念是通过使用微创的方法,实施复杂的外科手术。Intuitive Surgical 公司于 1996 年推出了第一代达芬奇机器人(Da Vinci IS1000);2006 年推出的第二代机器人(da Vinci S),机械手臂活动范围更大,允许医生在不离开控制台的情况下进行多图观察。2009 年在第二代机器人的基础上增加了双控制台、模拟控制器、术中荧光显影技术等功能,进而推出了第三代达芬奇 Si 系统(Da Vinci Si)。第四代达芬奇 Xi 系统(Da Vinci Xi)在 2014 年推出,在灵活度、精准度、成像清晰度等方面有了质的提高,与此同时还开发了远程观察和指导系统。达芬奇机器人腹腔镜系统也是目前国内外应用最为广泛的系统,虽然缺乏触觉反馈,但依然受到绝大部分泌尿外科医生的推崇。

机器人辅助腹腔镜技术在泌尿外科的应用中最早应用于前列腺癌根治术,其灵活的机械臂使得在狭小的耻骨后间隙缝合 DVC 更加精准,也使膀胱尿道吻合更加顺利,电剪使膀胱颈及前列腺基底部的分离更加精细,大大降低了围手术期并发症,缩短了住院时间,减少了患者的痛苦。也由于其灵活的机械臂,使前列腺根治术有了更多途径,如经 Retzius 间隙的前列腺癌根治术使得术后尿控及性功能的保留更加完好,大大提高术后患者的生活质量。在上尿路手术的应用中,肾部分切除术在机器人系统的帮助下,拥有了更加广泛的适应证,更好的肿瘤结局及更低的围手术期并发症。由于肾部分切除术对切除的精准程度和缝合的效率都有较高的要求,因此传统腹腔镜在病人的选择上需要更加谨慎,以致肾部分切除术的应用率被降低,而机器人系统的优势恰恰在于精准切除及高效缝合,因此可以使更多的病人接受肾部分切除术,更大程度的保留肾功能,使病人获益。此外,机器人系统在泌尿外科的其他手术中都有应用,如全膀胱切除术、肾上腺肿瘤切除术、肾及输尿管全长切除术等,且都有着进一步发展和创新空间。2018 年美国 Intuitive Surgical 公司设计了专用的单孔达芬奇机器人系统(SP 系统),将 3 把操作器械和观察镜融合到一个机械臂内,操作器械和观察镜均可进行腕式活动,器械间无需交叉操作,这种机器人与 LESS 相结合的创新,对泌尿外科单孔腹腔镜手术起到巨大推动作用。

昂贵的费用可能是机器人辅助腹腔镜技术临床广泛应用的最大阻碍,然而随着材料学的进步及技术的普及,成本会大大降低,而国产机器人的出现,则为将来降低机器人辅助腹腔镜技术应用的费用提供巨大空间,为国内病人的治疗带来福音。目前国产单孔机器人手术系统的研发也步入正轨,诸多国内机器人研发团队如北京术锐、深圳精锋、上海微创等自主研发的单孔机器人也相继面世。值得一提的是由上海长海医院、南京医科大学第二附属医院、浙江大学第一附属医院、上海交通大学附属第九医院共同完成术国产锐单孔机器人临床试验,研究结果证实了国产术锐单孔机器人在肾上腺切除术、肾部分切除术、肾盂输尿管成形术以及前列腺癌根治性切除术这四个式式的安全性和有效性。随着辅助手术设备和机器人系统的研发,单孔机器人手术系统在泌尿系统手术中将得以推广。

二、腹腔镜泌尿外科手术的适应证、禁忌证

1. 适应证:目前大部分常规泌尿外科手术均可在腹腔镜下完成,如肾囊肿去顶术、精索静脉高位结扎术、腹腔内隐睾探查术、盆腔淋巴结活检术、肾上腺肿瘤切除术、肾切除术、肾癌根治术、肾部分切除术、肾蒂淋巴管结扎术、输尿管切开取石术、肾输尿管全长切除术、腹膜后淋巴结清扫术、根治性前列腺切除术、膀胱颈悬吊术、肾盂成形术、根治性膀胱全切+回肠膀胱术、腔静脉后输尿管成形术、良性前列腺切除术、膀胱部分切除术、膀胱切开取石术、精囊囊肿切除术、苗勒管囊肿切除术等。

2. 禁忌证

绝对禁忌证:

(1)严重心肺疾患,不能耐受全麻;

(2)未纠正的凝血功能障碍;

(3)没有控制的感染性疾病;

(4)腹腔广泛粘连等。

相对禁忌证:

(1)曾有腹部手术史;

(2)过度肥胖者;

(3)慢性阻塞性肺部疾患者;

(4)难以代偿的高碳酸血症等。

三、腹腔镜手术所致并发症及防治

1. 穿刺损伤:气腹针和套管针的插入易造成损伤,原因是气腹针的穿刺或第一支腹腔镜穿刺套管的插入不是在直视情况下进行的,而腹腔镜操作套管的置入是在直视下进行,发生腹腔内脏器的穿刺损伤反而相对较少。

预防穿刺损伤并发症的措施:

(1)术前留置胃管和导尿管以防止胃及膀胱过度充盈,减少损伤的机会。

(2)带钝头弹簧针芯的气腹针(Veress 穿刺针)和带钝头或保护套的套管针穿刺置入腹腔时可减少损伤腹腔内脏器的危险。

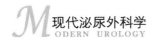
（3）穿刺置入第一支腹腔镜套管时不做盲目穿刺，而采用开放式的方法做一小切口置入腹腔镜套管。其他腹腔镜操作套管的穿刺应在腹腔镜直视下进行。

（4）选择合适的穿刺部位，切开皮肤以减少穿刺时的阻力，用巾钳或组织钳将腹壁提起，缓慢穿刺置入腹腔镜套管。穿刺时用力要适当，穿刺力度过大会使腹壁凹陷而更贴近腹腔内脏器和血管，增加穿刺损伤的危险性。

2. 与 CO_2 气腹有关的并发症：腹腔镜手术气腹并发症发生率约为 2%，大多数并发症在泌尿外科的应用中发生率不大。主要因气腹针置放不当或气腹压力过高引起。

（1）皮下气肿：

① 原因：a. 气腹针没有穿透腹壁而误入筋膜前皮下组织内；b. 腹腔镜穿刺套管处切口过大，尤其是筋膜口过大。置入腹腔镜穿刺套管后，仅缝合了皮肤而肌层和深筋膜层没有缝合严密；c. 腹腔镜穿刺套管反复脱出腹腔或穿刺针偏离了原穿刺通道致使腹膜形成破损；d. 气腹压力过高。

② 临床表现：腹腔镜穿刺套管处切口周围出现肿胀、捻发感。如没有及时发现并采取措施，腹部皮下气肿可通过筋膜层向上或向下蔓延，出现胸部、颈部、头面部或会阴、甚至下肢的明显肿胀和捻发感，严重的皮下气肿可沿着颈部的间隙向纵隔蔓延，导致纵隔气肿和气胸，患者表现心率加快、血压升高和呼吸困难。

③ 防治：开放性切口置入腹腔镜穿刺套管后缝合切口时，应缝合肌层和深筋膜。轻微皮下气肿可保守观察，等待吸收，较严重的皮下气肿可用双手将气体从穿刺口处挤出，或用粗针头穿刺抽吸。严重的皮下气肿，应终止气腹，必要时可切开皮肤，排出气体。

（2）气胸和纵隔气肿：气腹引起的气胸和纵隔气肿并不多见，但却是一种严重的并发症。

① 病因：解剖因素引起的先天性膈肌薄弱或缺损，常发生在主动脉和食管裂孔处；腹腔镜手术中损伤膈肌；严重的皮下气肿可沿着颈部筋膜间隙向纵隔蔓延，导致纵隔气肿和气胸。

② 临床表现：气道阻力增大，潮气量下降、血氧饱和度下降、血氧分压降低和二氧化碳分压升高，患侧肺呼吸音减弱等。X 线胸部平片或透视检查可明确诊断。

③ 防治：每次使用气腹机时应密切注意气腹机的工作状态。腹腔镜手术中应保持气腹压力低于 14～16 mmHg（1.87～2.13 kPa），经腹膜后径路腹腔镜手术气腹压力应保持在低于 12～14 mmHg（1.6～1.87 kPa）。术中发现气胸，但仅肺被少量压缩、血流动力学无明显异常时，可尽快完成手术，解除气腹后严密观察。术中一旦发现有纵隔气肿和张力性气胸，应立即解除气腹，改开放手术，并行胸腔穿刺或闭式引流术排出胸腔内气体。

（3）气体栓塞：气体栓塞是腹腔镜手术极少见但可危及患者生命的极严重的并发症，气体可栓塞在肺动脉、脑动脉和冠状动脉等部位。

① 病因：气腹针误穿入腹膜后血管内，血液内的气体可聚集成大的气泡形成气栓；气体通过破损的静脉进入下腔静脉中；过高的气腹压力使 CO_2 弥散入血液中。

② 临床诊断：小的 CO_2 气栓大多能迅速被吸收，较多的气体进入右心房和右心室时可阻碍右心室血流，导致突发右心衰竭。

气体栓塞的诊断往往很困难，若出现头颈部发绀、血压骤然大幅度下降、心动过速、心律失常、中心静脉压增高、肺动脉压增高、心音异常、心前区听到"水车轮"样杂音等常提示气体栓塞。

③ 防治：确保气腹针正确穿入腹腔，防止误穿血管是防止发生气体栓塞的关键。术中监测中心静脉压和肺动脉压等有助于气体栓塞的早期诊断。一旦发生气体栓塞，应立即终止气腹，取头低左侧卧位。做好心肺复苏准备。

（4）高碳酸血症：

① 病因：慢性肺阻塞性疾病、心脏病和严重贫血等基础疾病时，CO_2 经腹膜吸收入血，增加的 CO_2 常可导致严重的高碳酸血症和酸中毒；高气腹压使膈肌活动受限制、肺通气/血流比例失调而引起高

碳酸血症;手术时间越长腹膜吸收的 CO_2 也越多。

②防治:a.术前应评估全麻及气腹对患者心肺功能的影响,经过治疗仍然难以改善的严重心肺功能障碍的患者,行腹腔镜手术应慎重。b.尽量缩短手术时间是预防高碳酸血症和低氧血症的关键。c.术中行血氧饱和度监测、血气分析监测。d.给予高浓度氧吸入、过度换气,静脉给予 5% 碳酸氢钠。

(5)肩部酸痛:肩部疼痛是由于 CO_2 气体刺激膈神经反射引起的。多并不严重,一般不需要特殊治疗。

3. 其他并发症

(1)神经、肌肉损伤:当腹腔镜手术患者采用截石位时,若髋关节过度外展外旋可因下肢缺血或神经过度被牵拉,发生股神经的损伤;侧卧位手术时如长时间过伸位可造成腰部肌肉损伤;上肢过伸位可造成尺神经损伤。因此手术时间过长时要注意防护。

(2)胃内容物反流和误吸:腹腔镜手术时如采取头低位或由于气腹导致腹内压力高,可导致胃内容物反流和误吸,引起严重后果。

(朱清毅)

第五十八章
激光在泌尿外科的应用

【概述】

激光是 20 世纪以来继核能、电脑、半导体之后，人类的又一重大发明，被称为"最快的刀""最准的尺""最亮的光"。英文名 Light Amplification by Stimulated Emission of Radiation，即由受激辐射的光放大而产生的光。激光的原理在 1916 年被物理学家爱因斯坦发现，1917 年他提出，当光子撞击高能量受激原子后，可以使受激原子发射出另外一个光子，这个光子和原来撞击它的光子具有相同的频率、相同的方向和相同的部位，这两个光子同时一起发射出来，构成相干辐射，这种辐射称之为受激辐射。如果大量原子处在高能级上，这两个光子再去激发另外两个原子就可得到四个特征相同的光子，如此下去可引起大量原子受激辐射产生更多光子，这种在受激辐射过程中产生并被放大的光就是激光。激光具有高亮度、单色性、方向性及相干性好等特点，已广泛应用于工业、农业、科学技术、国防等各个领域，尤其在医疗方面的应用更为广阔。激光具有明显的生物学效应，且不同参数的激光具有不同的特性，与生物组织相互作用的效应也不同。深入理解激光与物质相互作用的特点，是选取和合理利用激光的前提。泌尿外科是应用激光较多的领域，近年来，激光更是成为泌尿系结石、良性前列腺增生（BPH）、泌尿系肿瘤及尿路狭窄等疾病的常用治疗方法。

【激光的生物学效应】

1. **热效应**：在一定的条件下作用于组织的激光能量多转变为热能，导致蛋白质在 42～65 ℃时变性，动脉和静脉在 70 ℃时收缩，细胞在 100 ℃时脱水。一旦水从组织完全蒸发，温度迅速上升，在 250 ℃发生碳化，最后在 300 ℃完全汽化。故热效应是激光对组织作用的重要因素。

2. **电磁场效应**：当激光强度极大时才出现明显的电磁场效应。电磁场效应可引起或改变生物组织分子及原子的量子化运动，引起生物组织发生一系列改变。如谐波可使体内的原子、分子、分子基团等产生激励、振荡、热效应、电离，对生化反应的催化作用，生成自由基，破坏细胞，改变组织的电化学特性等。激光照射肿瘤时，只是直接照射一部分组织，但对全部肿瘤可有治疗作用，其中可能的作用机制之一，有人认为就是电磁场作用的结果。

3. **压力和冲击效应**：激光照射产生的压强作用有两种：一种是激光本身的辐射压力所形成的压强，称为一次压强；另一种是激光作用于生物组织后继发产生的二次压强，是由于强激光作用在生物组织上，除光压外，还有气流反冲击、内部汽化压、热膨胀、超声压和电致伸缩压诸多因素造成的。组织的热膨胀也可能产生冲击波，由于短时间内（毫秒或更短）温度急剧上升而产生加速的体热膨胀。

4. **光化效应**：组织吸收了激光的光子之后可产生光化学反应、光电效应、电子跃迁、继发其他波长的辐射、热能、自由基、细胞超微发光和组织分解等。X 线波段的激光还可直接造成电离，其他较长波长的激光多不能造成电离，最终影响受照射组织的结构和功能甚至导致损伤。

5. **组织焊接效应**：通过将特定波长的光局部照射后可诱导胶原蛋白交联。将二极管、CO_2 或 Nd：YAG 激光与耦合特定波长色团的白蛋白焊料一同使用，依赖激光的光热效应，使蛋白焊料高温变性，形成凝块，增加修复部位的组织强度。

【激光和组织的相互作用】

1. **激光特点**：激光的波长与渗透到特定组织的深度呈正比，波长越长，渗透的层次也越深。但在人体组织中，还需考虑激光波长与水的能量吸收峰值的关系。激光能量和组织以复杂的方式相互作用决定了组织对激光的吸收、渗透、反射和散射。例如 Nd:YAG 激光,产生近红外光(1 064 nm),在大多数组织穿透深度约5～10 mm(无论激光的能量有多高,Nd:YAG 不被血红蛋白或水吸收)。CO_2 激光波长为 10 600 nm,但穿透深度仅 0.1 mm,原因是其波长特点极易被组织水吸收。

2. 组织特点:局部组织性质及激光波长可影响激光与组织间的交互作用。越密集或不透明的组织,吸收光的能量越多进而热量转换也就越大。分子、蛋白和色素只能吸收特定波长范围的光线,例如血红蛋白吸收光的波长最高达 550 nm,超出这个范围则无法吸收,氩激光器产生的光波长 458～515 nm,因此主要是由血红蛋白吸收。水吸收特定波长范围的光,从 300 nm 波长开始,之后吸收迅速增加,到 2 μm 时趋于平缓并延续几千纳米,CO_2 激光产生远红外光谱激光,被组织中的水大量吸收,因此无法深入组织。局部血液循环也可以通过两个机制影响激光能量的吸收:① 个体血液成分的不同,影响激光吸收性能(如血红蛋白、水分的多寡);② 血液循环充当散热器将吸收的热能向远处转移,可影响激光的热效率。

【泌尿外科医用激光种类及特点】

1. Nd:YAG 激光(钕激光):Nd:YAG 晶体中文名掺钕-钇-铝石榴石晶体,化学式 $Nd^{3+}:Y_3Al_3O_{12}$,激光是其中的激活离子 Nd^{3+} 受激辐射产生的,也叫钕激光。Nd:YAG 比较容易实现激光振荡,并且晶体导热性良好,这使其室温条件就可以连续运转或以较高的重复频率运转。医学上用作手术刀,切割血管丰富的组织大大减少失血。Nd:YAG 激光的输出波长1 064 nm,正好处在各类导光纤维的最佳透过率范围,极易通过光导纤维,又不易被水和血红蛋白吸收,相对作用较深,体表及腔内的肿瘤均能方便地治疗操作。1992 年 Costello 报道经尿道使用 Nd:YAG 激光消融术治疗前列腺增生,后又用于膀胱癌治疗,已取得了较为成熟的经验。用 Nd:YAG 激光行肿瘤手术有如下优点:① 止血效果好;② 高精确性;③ 治疗时不需大量的手术器械;④ 感染的风险较低;⑤ 对周围组织的损伤很小。

2. 钬激光(Holmium:YAG laser,Ho:YAG):钬激光工作介质为钬-钇-铝石榴石,是利用氪闪烁光源激活嵌在钇-铝石榴石晶体上的稀有元素钬而产生的脉冲式近红外激光,波长 2 140 nm,脉冲持续时间 250 μs,其波长正好处于水的另一个吸收峰(1.93 μm)附近,能通过直径为 400 μm 的光纤传输,穿透深度浅,不超过 0.5 mm。Ho:YAG 激光的优点是可用石英光纤进行激光传输,组织吸收好,热损失较小,可用于软组织、软骨的切割。钬激光吸收色基为水,对组织的作用不随组织成分的改变而变化,但依赖于激光和组织的密切接触,手术精确,效果均一,在目前众多的激光器中独具有效切割软组织、粉碎结石、可通过光导纤维传输三大特性,因此非常适合腔内泌尿外科使用。由于钬激光独特的脉冲模式,对生物硬组织的作用效果也很突出,泌尿外科常用于碎石。钬激光前列腺剜除术(HoLEP)是新西兰 Gilling 首创并于 1996 年报道,功率为 80～100 W,切割深度最浅仅为 0.2 mm,同时可很好凝固止血,并且热损伤小。摩西钬激光的出现,标志着泌尿外科疾病治疗方法上又有了一个本质的提升,它有如下特点和优势:①摩西激光具有功率高、能量高、频率高、脉宽宽四大特点,碎石效率高,粉末化效果好;②摩西激光具有无血切割、高效剜除、操作简便等特点,让 HoLEP 手术变得高效、易学,相比 TURP,具有剜除彻底、不出血、复发率低、留置导尿管时间短等优点;③用摩西激光行经尿道钬激光膀胱肿瘤切除术(HoLRBt),具有术中出血少、止血效果好、膀胱冲洗时间短、尿管留置和住院时间短、术后复发率低等优点。

3. 绿激光(Green Light laser):也叫 KTP 倍频 Nd:YAG 激光(简称 KTP 激光),是采用磷钛钾(KTiPO_4)非线性倍频晶体作为腔内倍频的一种倍频 Nd:YAG 激光。它通过磷钛钾晶体将波长1 064 nm 的 Nd:YAG 倍频,使原来的近红外不可见光减半为 532 nm 的可见绿光。与 Nd:YAG 激光相比,KTP 具有更窄的激光脉冲宽度和极高的功率密度,热扩散效应很小,穿透深度 0.8 mm,对组织的损伤作用小,分离切割组织快速锐利,有良好的止血效果,汽化组织的能力很强,而不是 Nd:YAG 激光所引起的凝固碳化作用。Malek 等于 1998 年单独使用侧射光纤的绿激光行前列腺汽化术,绿激光容易被组织内氧合血红蛋白吸收而导致组织汽化以及短距离穿透。第一代绿激光能量是 80 W,不足之处在于组织去除能力差而导致手术时间过长;第二代绿激光能量是 120W,明显提高了汽化能力,适合于小体积前列腺,对于大体积前列腺,组织切除不充分增加了重复手术概率,其根本原因在于激光光纤降解导致汽化效率下降;第三代绿激光能量增加到 180 W,光束增粗 50% 而能量密度和 120 W 一样,光纤可以被水冷却且在光纤过热时可以减少能量,保证了激光能量的稳定输送。

4. 铥激光(Thulium:YAG laser,Thu:YAG):铥激光是指波长 2 μm 的激光器所发出的激光,波长 2 013 nm,组织中水吸收峰值 1.93 μm。和钬激光脉冲波不同,铥激光能量可通过持续波或脉冲波传送。铥激光通过持续波传递时其汽化效率更高而组织穿透深度很小(0.1～0.2 mm)。Schomacker 等证明,铥激光对组织热损伤深度约为钬激光的 25%。铥激光这一特性导致更小范围的热损伤,减少术后排尿困难这一激光术后常见并发症。持续波适合于组织止血和凝固。70～150 W 激光能量在临床应用治疗效果好且并发症少。泌尿外科可用于 BPH 治疗、肾肿瘤、肾盂肿瘤和膀胱肿瘤切除、尿道狭窄切开等。铥激光碎石机制为光热效应:一方面结石直接吸收热量,加热石块使其粉碎;另一方面结石中的水分被快速加热导致蒸汽快速流动从而破坏结石。

5. 半导体激光:半导体可产生和发射单色光,并通过晶体确定最后的波长。半导体激光波长多变,包括 940 nm、980 nm、1 060nm、1 470 nm 等。第一代功率为 80 W,第二代功率为 150～200 W。980 nm 半导体激光为近红外激光,又被称为红激光。半导体激光通过改进频率、脉冲、最大功率和光纤设计减少组织穿透深度,因此在止血、切割、汽化组织方面有着良好的表现,故泌尿外科主要用于前列腺切除,尤其适合高危复杂的 BPH,并适合在抗凝条件下手术。

6. 铒激光(Erbium:YAG laser,Er:YAG):又名掺铒-钇-铝-石榴石激光,是一种波长为 2 940 nm 的固体脉冲激光,其波长恰好位于水的最高吸收峰值。铒激光治疗通过发出较低能量和较短持续时间的脉冲,这些脉冲在上皮组织被吸收,表皮下的成纤维细胞通过对热损伤作出热休克反应,引起炎症和修复,产生新的胶原纤维,由于光热效应局部温度增加到 60～65 ℃,胶原纤维得到重塑而结构没有破坏,导致结缔组织的紧缩重建,也引起微血管化和新生血管的形成。早期的铒激光主要应用于皮肤科和妇产科。经阴道铒激光治疗后患者阴道上皮的形态和功能改善,使女性阴道黏膜结构重塑,改善了阴道前壁的弹性、厚度和坚固,从而增加对膀胱颈和尿道的支持,恢复尿控功能,缓解压力性尿失禁症状。而经尿道铒激光通过重塑新生尿道周围胶原纤维,从而增加尿道闭合压,改善尿失禁症状。

7. U100Plus 激光:U100Plus 激光是一种"冷激光"。它包含的绿光和红外光的波长分别为 532 nm 和 1 064 nm,并不在肾组织吸收能量的波长范围内。此外,它作用于软组织的作用时间短,一般情况下,软组织吸收激光并产生热效应的响应时间需要 100 μs 以上,而 U100Plus 激光的脉冲宽度仅为 1.2 μs,所以 U100Plus 激光不会使软组织产生热效应,而能使各种类型的尿路结石粉碎,且效率高。

8. 蓝激光:波长为 450 nm,热穿透伤仅 0.1 mm。200 W 蓝激光设备是我国自主研发的、世界首台 200 W 蓝激光,是目前汽化速度最快的激光设备。蓝激光因波长较短而具有更优越的高效组织汽化切割能力,同时凝固层厚度适当,满足手术区外围损伤小、可视性好、无闭孔神经反射、术中出血少、无碳化组织、术后恢复快的安全要求,对于组织的血管在术中的封闭效果优于绿激光。蓝激光对手术的操作环境要求较宽容,不需要在富水环境中也能进行治疗,适应证广泛。系统同时配有止血性能最强的红激光加持,术中几乎无出血。

【激光在泌尿外科的应用】

1. 泌尿系结石

激光碎石术是泌尿外科领域应用最早也是目前应用最成功的激光手术,其中对钬激光的应用研究最为完备。相比于体外冲击波碎石,基于钬激光的输尿管镜碎石术具有结石清除率更高、再次手术率更低、术后患者报告结局更好的优点。该技术发展已较为成熟,有学者已经在探索钬激光经输尿管镜碎石的最佳频率及能量方案。低能、高频的长脉宽模式更有助于结石粉末化和减少结石移位,短脉宽则更容易导致结石碎块化。而对于需要行经皮肾镜碎石术(PCNL)的肾结石,激光碎石也因其较快的碎石速度和较低的并发症发生率,逐步成为首选术式。目前,小通道 PCNL、微通道 PCNL 甚至超微通道 PCNL 等新概念层出不穷,这必然使只通过纤细光纤传导能量的激光技术在 PCNL 术中应用更具有优势。对于肾盏憩室结石,由于需切开狭窄的颈部,铥激光的连续工作模式和波长与人肾组织接近,故汽化切开效率好且热损伤小,同时碎石效果好,故 MPCNL 铥激光碎石治疗肾盏憩室结石具有憩室颈处理彻底、清石率高的优点。

2. 前列腺增生

目前用于 BPH 治疗的激光主要包括钬激光、绿激光、铥激光以及半导体激光。激光以其良好的止血效果可以减少出血等 TURP 术后并发症的发生,使正在进行抗凝和抗血小板药物治疗的患者也可以较为放心地行手术治疗。其中证据最充分、效果最优越的是钬激光前列腺剜除术(holmium laser enucleation of the prostate,HoLEP)。其他激光用于 BPH 治疗也显示了不同于 TURP 的优势,但和 TURP 手术治疗效果的比较还有待于高质量的随机对照临床试验验证。

(1) 钬激光:钬激光主要是通过纤细可弯曲的石英光纤传导,并以短脉冲方式释放能量。钬激光能量容易被水吸收,而前列腺组织富含水分,这也是钬激光适合于 BPH 手术的主要原因。钬激光在前列腺组织中的穿透深度不超过 0.5 mm,凝固与坏死局限于 3~4 mm,因此很少有深部组织的损伤。钬激光有切除和汽化前列腺组织的功效,其止血效果不依赖于患者的凝血状态,即使是接受抗凝治疗的患者也适合于钬激光的手术治疗。1996 年新西兰 Gilling 教授首先报道 HoLEP 手术,1998 年 Fraundorfer 等首先报道使用 HoLEp 联合组织粉碎器治疗 BPH。HoLEP 手术的治疗效果已被多个随机对照临床试验所证实。即使是巨大前列腺体积,接受 HoLEP 治疗的患者术中冲洗液吸收少,出血量小,围术期并发症更少、住院时间和留置导尿管时间更短,具有手术安全性高、创伤小、术后恢复快的优点。HoLEP 最常见的并发症是近期尿失禁(11%~12%),其次是膀胱颈挛缩(6%)和尿道狭窄(1.3%),而出血、甚至中转开放手术、膀胱损伤以及败血症的发生均少见(<1%)。HoLEP 手术对患者的性功能没有影响。尿失禁发生的高危因素包括膀胱损伤、糖尿病、前列腺大于 81g 以及术后血 PSA 降低超过 84%。

(2) 绿激光:绿激光的吸收载体主要是血红蛋白,其次是水,能量主要通过准连续波释放,并通过汽化完成前列腺切除。其热损伤较钬激光、铥激光深,深度为 1~2 mm,并形成凝固层,不会形成巨大焦痂。一项对 66 例患者分组行经尿道前列腺光选择性汽化术(photoselective vaporization of the prostate,PVP)和传统 TURP 随访到术后 8 周的前瞻性随机试验结果显示,两种手术在 Qmax、IPSS、QoL 评分方面比较差异无统计学意义;与 HoLEP 类似,PVP 在术后尿管留置时间、出血并发症、输血率方面都要优于传统 TURP,尤其适合于高龄、高危患者。但是 PVP 重复手术率要比 TURP 高,即使是 180W 绿激光。绿激光对患者性功能的影响和 TURP 相似,没有显著差异。

(3) 铥激光:铥激光的能量是通过可见的持续波释放的,水是主要的吸收载体。和钬激光一样,铥激光可用于前列腺的汽化、切割或剜除,汽化后组织坏死凝固层厚度为 0.5~2 mm。BPH 铥激光治疗和 TURP 相比较,减少了 TUR 综合征、输血和尿道狭窄。其他并发症还包括导尿管拔除后重新留置、短暂性尿失禁、尿路感染和逆行射精。铥激光前列腺剜除(ThuLEP)术后也有尿路刺激征和膀胱颈挛缩报道。虽然逆行射精有报道,但没有研究报道铥激光术后勃起功能障碍的发生。Pirola 等比较了 HoLEP 与 ThuLEP 术后患者功能状况,术后 12 个月随访显示两组患者的 IPSS 评分和 QoL 评分显著降低,Qmax 也明显降低。HoLEP 组术后 1 年 PSA 中位数下降 2.1 ng/mL(52.83%),ThuLEP 组下降 1.75 ng/mL(47.85%)。两组均能有效和安全地缓解患者下尿路症状,临床比较差异无统计学意义。

(4) 半导体激光:半导体激光通过汽化切除组织,吸收载体是水和血红蛋白。半导体激光前列腺

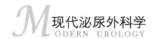

切除可在局部麻醉或全身麻醉下进行,能量可设置为 80～200 W,激光不用直接接触即可汽化组织。另外,使用 980 nm 半导体激光进行前列腺剜除手术也有报道。大多数文献集中在半导体激光汽化手术,并确认了这一术式的安全性和有效性。仅有 1 篇随机对照试验比较了半导体激光汽化(980 nm)和 TURP,在术后 6 个月 IPSS、Qmax 和 PVR 的改善两者相似;但是随访 2 年,TURP 的手术治疗效果优于半导体激光汽化。半导体激光前列腺剜除手术随访至术后 12 个月 IPSS、Qmax、PVR 的改善和等离子剜除术相似,但其手术时间、术后刺激症状持续时间和留置导尿时间更短,而且术后血红蛋白的降低幅度更小。波长 1 470 nm 激光是水和血红蛋白双重吸收特点,与波长 532 nm 的绿激光比其组织消融性更强,切割效率更高;与波长 2 140 nm 的钬激光比较,其止血效能更更佳,可达到组织汽化切割和止血的完美结合。半导体激光手术并发症主要包括刺激症状和逆行射精,其他并发症包括出血需要输血、包膜穿透和尿失禁,但其发生频率和 TURP、等离子剜除术没有差异。

(5)蓝激光:2022 年,西安交通大学第一附属医院与蓝极医疗联合研发的世界首台输出功率 200W 蓝激光手术设备正式注册并投入临床使用,已应用于 BPH 的治疗。蓝激光操作简单,既可以做汽化,也可以做剜除。蓝激光波长 450 nm,汽化效率极高,同时在系统中配套集成了一个 50 W 的 980 nm 激光,可同时支持汽化、剜切与止血,缩短了手术时间,适合高龄、高危及使用抗凝剂的患者。蓝激光是目前世界上热穿透伤最浅的一款 BPH 激光,仅 0.1 mm,组织热损伤小。蓝激光前列腺手术中整个手术创面的颜色和人体正常前列腺组织颜色非常接近,没有结痂。另外,450 nm 波长的蓝激光以血红蛋白吸收为主,不被水吸收,手术过程中不用担心其他激光固有的水加热效应导致的组织热损伤,患者术后下尿路刺激症状恢复较快。该手术系统操作简单,学习曲线短,可能会成为第一个破解基层医院 BPH 激光推广难的设备。

3. 肾肿瘤

当前的肾部分切除术中肾动脉阻断是大多数肿瘤切割过程中获得无血手术视野的必要条件。但肾动脉阻断不仅造成残留肾脏组织的缺血性损害及术后的肾功能恢复障碍,也因给肿瘤切除造成了时间限制而增加了手术复杂性。激光因为结合了组织切割和止血的双重功能,因此被尝试作为一种可以实现零缺血肾部分切除术的方法。

激光在肾部分切除手术中的应用虽然有一定优势,但也存在一些问题。最新的一项动物实验研究报道,对比了 30 只猪经 KTP 激光经腹腔镜肾部分切除术(KTP-LPN)及传统阻断方式的术后,结果显示在 KTP 激光组中 2 只猪因术后第一周尿瘘死亡;在传统阻断组中一只猪因心肌梗死死亡,另一只因恶性高热而死亡;KTP 激光组术后 6 周血红蛋白和红细胞压积恢复较低,并且术后 24 h 肾功能较差,3～6 周后恢复;两组手术边缘差异无统计学意义,尸检无差异。这说明了 KTP-LPN 在动物模型中基本是安全可行的,但是有潜在的肾毒性等问题。Knezevic 等报道 17 例患者使用激光行腹腔镜肾部分切除术的研究显示,17 例患者中仅有 2 例患者无需夹闭肾动脉,1 例是 2 cm 的外生型小肿瘤,另 1 例虽然没有夹闭肾动脉,但由于术中产生的大量烟雾导致激光切除过程持续了 40 分钟,远远大于夹闭肾动脉的切除过程(平均 15 分钟)。研究显示术中由于创面凝血效果不理想,需要对肾实质血管进行缝合。这些研究显示了激光肾部分切除手术对较大的血管凝血效果不理想,另受肿瘤形态、大小以及术中烟雾对手术视野的限制。在实际手术前使用 3D 打印技术打印出患者特异性肾模型进行术前规划和手术排练,结果显示模拟手术和实际术中切除所用时间及切除肿瘤体积差异无统计学意义,表明使用 3D 打印技术对肾部分切除手术有一定的指导意义,借此方式或许能在一定程度上解决此类问题。

4. 尿路上皮肿瘤

目前对非肌层浸润性膀胱癌(NMIBC)治疗的金标准是经尿道膀胱肿瘤切除术(TURBt)。然而,当病变位于膀胱外侧壁或输尿管口周围时,使用电刀的传统 TURBt 手术最佳切割深度便难以掌握,再加上可能会出现的闭孔神经反射(ONR),术中存在发生出血、膀胱穿孔和肾积水等并发症的风险。

激光手术由于不产生电场,没有电流的刺激,ONR 的发生率大大下降。再者,激光手术在治疗服用抗凝血药物的老年患者效果也较好。目前应用于临床治疗 NMIBC 的激光包括 Nd:YAG 激光、绿激光、钬激光、铥激光等。一项前瞻性非随机对照研究显示,158 例患者分别行绿激光膀胱肿瘤切除或 TURBt,激光手术组较 TURBt 组平均手术时间更短[(21.46±10.42)min vs. (27.47±15.30)min],血红蛋白减少程度更低[(0.87±0.28)g mL vs. (1.00±0.33)g mL];在 TURBt 组中观察到 9 例患者出现 ONR,2 例患者发生膀胱穿孔,而激光组中并未出现 ONR 和膀胱穿孔;TURBt 组有 3 例出现尿道狭窄,激光组仅有 1 例出现尿道狭窄;随访 36 个月两组无复发生存率差异无统计学意义。同时,激光可行整块肿瘤切除,能更好地辨认切割深度,甚至可完整地行膀胱肌层全层切除,从而达到精准、彻底的目的。

上尿路尿路上皮癌(UTUC)标准治疗方式为患侧肾输尿管全长切除联合膀胱袖状切除术,但对于低危 UTUC 建议选择保肾手术,孤立肾或肾功能不全合并高危 UTUC 的患者,可根据患者意愿选择保肾手术。用于内镜下治疗 UTUC 的激光包括铥激光、钬激光、1470nm 半导体激光、Nd:YAG 激光等。海军军医大学附属长海医院明少雄等报道了输尿管软镜联合铥激光治疗 5 例孤立肾或肾功能不全伴 UTUC 患者,采用 $2\mu m$ 铥激光、25W 功率剜除部分肿瘤组织,用套石篮取出送病理检查,再将可见肿瘤组织消融汽化。术后平均随访 19 个月(4～26 个月),1 例因非肿瘤因素死亡;4 例发生局部复发再次行铥激光治疗,未发生膀胱内尿路上皮癌。有学者统计了输尿管镜激光治疗 UTUC 的术后肿瘤复发率,上尿路复发率为 65%(15%～90%),膀胱内复发率为 44%(19%～70%),而行标准手术治疗的患者,膀胱内复发率为 11%～36%。术后 2 年总生存率为 35%～100%,肿瘤特异性生存率为 70%～100%。输尿管软镜与激光联合是一种可选择的 UTUC 保肾治疗方式,但术后上尿路和膀胱内肿瘤复发率均高于标准治疗方式,需进行严格的影像学、内镜及尿脱落细胞学复查和随访。

尿道癌非常少见,治疗以手术切除为主。激光治疗适合于男性非浸润性尿道癌,文献报道最多的是钬激光,包括肿瘤切除和汽化,前者效果要优于后者。钬激光切除表浅性尿道癌优势在于:① 激光切除深度不超过 0.5 mm,不会损伤深部组织,很好保护尿道括约肌,防止尿失禁发生;②很少发生尿道瘢痕,减少了尿道狭窄的发生;③使用激光可用输尿管镜代替尿道切除镜,有利于在狭小的尿道内完成手术操作。但是激光作为尿道癌的标准治疗其可行性和有效性还需要大样本的临床试验验证。

5. 泌尿道狭窄

泌尿系腔道的良性狭窄(尿道狭窄、输尿管狭窄、肾盂输尿管连接处狭窄等)临床常见,但因复发率高而令临床手术效果大打折扣。这类疾病通常可以通过冷刀、电刀或激光切开的方法治疗。冷刀安全有效,但有时会出现大量出血,且冷刀切割复发率较高;电刀由于热损伤过大易致复发而被基本摒弃;激光同时具备切割和止血功能,穿透能力弱、对周围组织热损伤小,因此理论上可成为理想的治疗手段。事实上利用激光进行腔内狭窄切开已经是临床较为普遍的做法,并获得权威指南的推荐。钬激光在尿道狭窄的应用拥有更明显的优势,通过汽化,钬激光可有效去除狭窄的瘢痕组织而对周围正常组织热损伤很小。对超过 1.5 cm 的狭窄,激光治疗效果不好。一项对 190 例行钬激光尿道内切开术的回顾性研究显示,术后 6 个月,平均 Qmax 显著增加,平均 IPSS 评分显著降低,平均 QoL 评分显著改善;除 23 例有可控阴囊和阴茎水肿外,无明显的术中并发症发生;随访 6～36 个月均无复发。

在行激光治疗操作时要注意:① 需正确区分正常黏膜和瘢痕组织;② 金属导丝作引导,可防止假道形成、出血和直肠损伤;③ 防止损伤外括约肌,产生尿失禁,对于外括约肌处狭窄患者,以采用冷刀切开、切除部分瘢痕组织加术后尿道扩张术为宜;④ 输尿管及 UPJ 狭窄朝后外侧方向切开,需切开管腔直至可见脂肪组织,范围应包括正常 2～3 mm 输尿管。应用激光内切开治疗泌尿道狭窄手术创伤小、操作时间短而治疗效果和安全性与传统手术相似甚至更好。虽然泌尿道狭窄的激光治疗长期疗效有待进一步总结,但是对于存在并发症不适于开放手术治疗的患者,激光治疗是不错的可代替治疗手段。

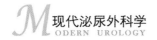

6. 射精管梗阻

射精管梗阻在男性不育中占 1%～5%,高分辨率直肠超声的应用提高了射精管梗阻的诊断率。外科手术治疗射精管梗阻主要是经尿道射精管切开,通过这种方法成功治疗男性不育已经被报道。传统的治疗方法是像前列腺电切术一样切开射精管解除梗阻,手术指征包括射精管梗阻引起的无精或少弱精、反复血精以及射精疼痛。借助于激光,射精管切开可在精囊镜下完成,手术创伤更小。目前用于射精管切开最多的是钬激光,钬激光的最大优势在于可以同时处理精囊腔内结石。

7. 尿失禁

目前对于压力性尿失禁(SUI)患者传统治疗方法包括:盆底肌训练、生物反馈电刺激以及外科手术等,但盆底肌训练和生物反馈电刺激长期依从性较差,外科手术又可能会带来一些并发症。因此探索微无创、安全、疗效好、恢复快的治疗方法成为目前的研究热点。近几年,经尿道微创的铒激光治疗已在国内外临床中开始应用,主要适合轻中度女性 SUI,尤其适合通过盆底康复理疗无法改善或者不耐受手术以及合并有其他疾病的女性 SUI 患者。铒激光依靠特殊的 Smooth 无创热传导技术,可使尿道黏膜下深层的胶原受热变性而保持浅层局部组织完好,对尿道黏膜不产生损伤,因此不会发生尿道狭窄,其热作用深度控制在黏膜的固有层(100～600 μm),且相应组织内温度可精确控制在 70 ℃以内。而这正是治疗尿道黏膜闭合组织所需要的,当胶原蛋白被加热到一定程度后会促使其纤维收缩,从而对治疗的组织起到紧致收缩的作用;通过对胶原蛋白的热刺激,可以持续促使整个胶原重塑和新胶原蛋白产生,改善整个尿道壁组织的紧致度和弹性,增加尿道的关闭压,从而达到治疗压力性尿失禁的目的。

利用铒激光 Smooth 模式治疗女性 SUI 具有简便、无创的特点,因此,所有确诊为 SUI 的病人都是可以接受该治疗的潜在对象。需要注意的是:① 目前的治疗主要是针对轻中度的尿失禁患者,对于年老体弱或者无手术意愿的重度 SUI 患者也可以考虑铒激光照射治疗;② 需要详细询问妇科病史及手术史并常规进行妇科检查,若同时合并有妇科炎症需要先行妇科方面的治疗,待炎症控制后方可进行;③ 对于高龄女性患者,妇科检查如果发现合并有萎缩性阴道炎,可先行外用雌激素治疗 2 周,待阴道黏膜增厚后再行铒激光治疗,如此可避免治疗过程中的不适感和出血,减少阴道壁粘连的发生率。女性 SUI 铒激光治疗的标准步骤主要分为四个环节:经尿道治疗、阴道前壁照射、全阴道照射以及阴道前庭和外口收紧。由于经尿道治疗为无菌操作,所以建议按照先无菌后有菌的顺序进行。

近年来,铒激光在治疗男性前列腺手术(包括 BPH 和前列腺癌根治手术)后尿失禁的领域也有了创新性应用。目前研发出的男性经尿道 Smooth 模式铒激光照射治疗的光纤和外鞘类似于女性的经尿道治疗系统,不同的是光纤和外鞘的长度更长,以适应男性尿道的解剖特点。男性经尿道铒激光照射治疗的方式和女性相似。唯一的区别在于男性尿道长度较长,需要借助摄像系统在直视下将光纤外鞘插入尿道内口。水可对铒激光能量造成强烈的吸收,因此在插入过程中应尽量避免液体进入尿道。从目前的情况看,经治疗的绝大部分患者漏尿症状得到了显著改善或治愈,但由于 Smooth 模式铒激光在男性前列腺术后尿失禁领域的治疗尚处于起步阶段,目前仍有大量的疑问(如激光的照射范围,治疗的作用机理等)亟待解决。

【评述】

激光技术本质上是一种高效的能量发生系统,其主要优势是能量释放的同时结合了汽化、切割、止血等多种功能,并通过光纤传导,有利于深入泌尿道发挥作用。激光技术的创新性应用有赖于泌尿外科医生对激光技术优势的把握,其原本治疗费用高的劣势也因技术进步和极低的再次手术率而逐渐消失。目前,钬激光在泌尿外科领域应用中最受欢迎,因其临床使用经验长、各类临床证据充分,而且钬激光功能多样,适用疾病多,因此性价比高;而绿激光、铥激光等对特定疾病具有较钬激光更强的优势,代表了手术发展精益求精的方向。激光手术已经显著推动了腔内泌尿外科的发展,减少了患者的手术创伤,提高了高危患者的手术成功率,但临床上仍存在很多问题有待我们去解决,如 Nd：YAG

激光对于某些成分的结石的碎石效率、铒激光合适的纤维材料问题以及肾部分切除术等仍存在若干限制和缺乏足够多的临床试验证据证明其优越性;而现阶段对于激光术后大样本、长期随访的相关研究仍有所欠缺;还有很多研究由于知情同意等问题缺乏随机对照研究来进一步证明激光治疗的有效性、安全性等优点。目前激光手术仍凭借其优越的物理特性及术中安全性等优势推动了一部分常规住院全麻泌尿外科手术变为门诊局麻或日间手术,这可能成为新的趋势。未来,激光和光纤技术的持续进展将会让激光手术变得更安全便捷和精确可控。

(沈华)

第五十九章
导管在泌尿外科的应用

导管在泌尿外科起到引流、支撑、诊断的作用。目前比较常用的导管包括双 J 管、输尿管导管以及肾造瘘管等。以下总结一下这三种导管的临床使用情况。

一、双 J 管的应用

双 J 管又称为双猪尾巴输尿管导管（Double pigtail Ureteric Stent），自从 1967 年首次双 J 管应用临床以来，经过 50 多年的发展，输尿管支架管已经取得良好的效果，显著提高了上尿路手术的成功率，广泛应用于临床。在功能上，双 J 管既有支撑的作用，又有引流的作用。置入的方法有经尿道内镜直视下导丝引入、经皮肾通道导丝引入以及输尿管切口置入等等。在制作材料上，目前主流的材料包括聚乙烯、聚氨酯、硅胶等，可以适应不同情况的临床需求。为了提高患者置管后舒适度，目前发展出了带涂层支架管（有水凝胶涂层、抑菌剂涂层、肝素涂层、磷酸胆碱涂层等），涂层既可以使得支架管减少摩擦也有抗菌的作用。双重硬度支架管的肾脏段稍硬，防止下滑，膀胱段柔软减少膀胱刺激作用。

1. 双 J 管适用情况

（1）各种输尿管相关手术：这种使用最为常见。泌尿外科所有输尿管手术或者会造成输尿管水肿的情况都会植入双 J 管。可以在一定程度上预防输尿管狭窄；促进输尿管损伤的愈合；引流尿液以减少尿外渗等。一项 Meta 分析表明，输尿管软镜激光碎石术前置入双 J 管可以提高手术成功率和软镜鞘置入成功率。

（2）引流肾盂尿缓解肾盂压力：各种引起输尿管梗阻的原因如腹膜后纤维化、恶行肿瘤、输尿管瘢痕性狭窄等可以通过植入双 J 管来引流尿液。在这种情况下，如果输尿管管腔有受到的挤压进行性加大的可能，则需要置入金属输尿管支架。和普通支架相比，这种支架具备抗压作用，可以在特定环境中保持高效引流。虽然它在舒适度上略低于普通聚合物支架，但是不妨碍其临床应用。另外有些上尿路梗阻伴随感染的患者也可植入双 J 管来帮助控制感染。在某些特殊情况下（如孕期）输尿管梗阻引发肾绞痛，可以临时置入双 J 管解除梗阻，择期手术治疗。

（3）辅助体外震波碎石（ESWL）：部分结石较大选择 ESWL 治疗的患者可以考虑术前置入双 J 管，可以防止排石过程中的肾绞痛和石街形成。

（4）盆腔或腹膜后手术提前放置双 J 管：多见于手术部位距离输尿管较近，术中可能会损伤到输尿管，为了预防并术中及时发现输尿管的损伤而提前放置双 J 管，术后短期内拔除。

2. 置管并发症及处理

无论是长期还是短期放置双 J 管，都有可能出现。主要并发症有排尿刺激症状、血尿、尿路感染、膀胱输尿管反流、小腹不适、腰痛、双 J 管移位、管腔梗阻及结石形成等。一般来说可以对症处理，如果症状较重怀疑管腔堵塞或感染可以考虑给予更换或拔除双 J 管。

双 J 管需要长期放置的患者需要定期更换，更换时间一般为三个月左右，具体因病情和双 J 管材质而异。长时间放置双 J 管会出现管壁形成结石，如果难以拔除则不可以强行拉扯，容易损伤输尿管或造成双 J 管断裂。此时需要在麻醉下手术碎石取出双 J 管。

双 J 管术后移位：指双 J 管上移和下移。双 J 管上移原因是双 J 管的膀胱段留置过短、膀胱输尿管反流蠕动、双 J 管刺激引起膀胱收缩导致；双 J 管下移则是由于双 J 管肾盂段过短、管质过软或重力因素造成。

3. 双 J 管的发展

在 50 余年的应用和研究过程中,双 J 管发展迅速,无论在外形还是在材料上都有不断的改进。双 J 管的改进上主要是围绕着提升引流效果,减少膀胱三角区刺激,提高患者置管后的舒适度,减少置管的并发症,改进拔管方式及抗反流等。

在如何减少膀胱刺激症状方面,目前有一种单猪尾缝线支架(pigtail suture stent,PSS),这种支架带有单个猪尾,PSS 的远端部分以凹槽喙状结束,并以 0.3Fr 的双手术线延伸入膀胱内。通过和普通双 J 管对比,这种支架在显著减少相关膀胱刺激症状的同时,没有增加支架管移动、肾积水的几率。

为了避免膀胱输尿管反流,近又出现了抗反流输尿管支架管。

大多数情况下,患者无法避免二次手术取出双 J 管。临床上甚至会出现患者忘记取出双 J 管而产生严重后果的情况。为了减少患者取管时的痛苦,双 J 管也进行了相应的改进。

早在 1986 年 SIEGEL 就尝试在双 J 管的膀胱段留有引线。患者置入双 J 管后引线保留在尿道之外,拔管时可以通过牵拉引线达到拔管的目的。这种方法给患者带来了极大的方便,同时也减轻了患者的负担。至今在临床上仍广泛使用。但是这种带引线双 J 管带管期间必须注意尿道口引线每日消毒清洗,否则会有感染的风险,所以不太适合长期留置。另外,尿道口引线有不慎拉扯出现双 J 管下移可能,需要妥善固定,反复和患者宣教注意事项。

随着组织工程的迅速发展,可降解高分子材料在医学领域应用更加广泛。近年来,可降解输尿管支架管因具有无需再次行膀胱镜取出,以及感染和血尿发生率低等优势,日益成为研究热点。目前应用于生物医学组织工程的可降解材料一般分为天然可降解高分子材料、合成可降解高分子材料和微生物合成可降解高分子材料三大类。虽然多款支架已经进行了动物实验和临床实验,取得了良好的效果。但是,可降解输尿管支架管仍存在一些问题:降解速度、降解时间、降解顺序难以精确控制,物理化学特性及降解时间差别较大;部分支架管降解碎片过大,阻塞输尿管,导致肾积水;支撑力不够,无法完成对输尿管支撑作用;少数可降解材料组织相容性差,仍有炎症反应,制作过程复杂。

近年来针对可降解输尿管支架炎症反应和降解碎片控制上进行了大量的研究,一种肝素涂层的可降解的输尿管支架既可以在一定程度上减少细菌定植,又不影响支架的预定的降解率或支架碎片的大小。避免了目前输尿管支架相关的副作用,避免拔管等二次手术的痛苦。

二、肾造瘘管的应用

1865 年 Thomas Hillier 首先用经皮肾穿刺造瘘治疗肾积水,现经皮肾造瘘术是泌尿外科常用的操作。肾造瘘管的型号一般为 F6-F20。通常造瘘管在 B 超、X 线或 CT 引导下经过肾实质穿刺进入肾集合系统,起到引流和治疗的作用。

上尿路各种梗阻引起肾积水,甚至出现重症感染伴或不伴急性肾功能不全的患者可以考虑给予肾穿刺造瘘治疗。部分腹盆腔肿瘤压迫输尿管无法手术缓解压迫的情况下,可以放置肾造瘘管治疗。这类患者可以放置抗压的双 J 管引流。和双 J 管相比,造瘘管引流效果更好,更换比较简单,其间可以给予适当的冲洗。但是,造瘘管因为接出体外,生活质量较放置双 J 管差。

在经皮肾镜手术结束以后,也在通道内常规放置肾造瘘管。既可以压迫操作通道减少出血概率。也可以在术后双 J 管堵塞的情况下辅助引流。

造瘘管放置的并发症及处理方法:

(1) 感染:常由于造瘘管梗阻引起,需及时解除梗阻或更换造瘘管,尽早用抗生素治疗。

(2) 造瘘管脱落:由于造瘘管脱出体外,有可能会出现造瘘管滑脱,这种情况需要及时插入新的造瘘管,否则就需要重新穿刺造瘘。

(3) 造瘘管梗阻:预防梗阻要多饮水和不定时挤压或冲洗造瘘管。

(4) 异物结石:长期留置造瘘管可能引起继发性结石,预防主要方法是多饮水和定期更换造瘘管。

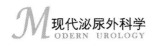
（5）出血和血尿：一般情况下静脉出血可自行停止，但对持续的动脉出血或动静脉瘘出血，必要时行选择性动脉栓塞。

三、输尿管导管的应用

输尿管导管是泌尿外科常用的一种材料，一般有 F3、F4、F5、F6 等不同规格。常规的输尿管导管为中空的结构，头端为钝性封闭的盲端，边上有侧孔，尾端为开放的管状结构，管壁有刻度可计量长度。近年来，随着材料技术及工艺的进步，不同用途的输尿管导管接连出现。一般来说，它的作用主要有以下几种：

① 引流、收集输尿管及肾盂尿液：既可以缓解上尿路压力起到治疗作用，也可以分侧收集尿液作诊断用。

② 逆行插管造影：输尿管导管插入输尿管后注入造影剂，可以检查上尿路形态。这种显影不依靠肾功能排泄，和 KUB 及 CTU 相比具有一定的优势。

③ 人工肾积水：主要在经皮肾镜手术及经皮肾造瘘时候使用。方法是在穿刺前在患侧逆行置入 F6 或者 F5 输尿管导管并固定。穿刺时导管内连续注水完成人工肾积水的制备。这种应用目前在泌尿外科广泛开展，可在一定程度提高肾穿刺的成功率，缩短穿刺时间，同时可明显降低感染概率。

（王振中　杨昕）

第六十章
泌尿外科疾病的物理能量治疗

随着科学技术的发展和外科微创技术的进步,多种物理能量设备应用于临床治疗,尤其对泌尿外科微创技术有了巨大的促进,也得到了更多的泌尿外科医生和患者的认可。下面列举几项常用物理能量治疗(physical energy therapy),其中体外震波碎石、激光等在相关章节已经阐述。

一、射频消融

目前局部消融技术根据其原理大致分为两大类:高温消融、射频消融(radiofrequency ablation, RFA)、微波消融(microwave ablation, MWA)、高能聚焦超声(high intensity focused ultrasound, HIFU)和低温消融的 CRA 技术;另一种是非温度依赖的消融技术,如不可逆电穿孔(irreversible electroporation, IRE)、立体定向消融放射治疗(stereotactic ablation radiotherapy, SABR)。其中 RFA 应用时间最长。所有射频热消融设备均由电发生器、测控单元、电极针、皮肤电极和计算机五部分组成。该系统组成一闭合环路,将电极针与患者皮肤电极相连。测控单元是通过监控肿瘤组织的阻抗、温度等参数的变化,自动调节射频消融的输出功率,使肿瘤组织快速产生大范围的凝固性坏死。基本原理是通过植入肿瘤内的探针在肿瘤内部传送不同的电流变化,使组织的离子激活摩擦产热,使组织内温度达到 RFA 最佳温度60~90 ℃,导致微血管的栓塞和细胞内蛋白结构不可逆的变化和凝固性坏死,消融范围覆盖到肿瘤周围正常组织边缘至少 5~6 mm。消融电极是射频消融仪器的核心部件,因为它直接影响凝固坏死的大小和形状。理想的凝固区形状应为球形或扁球形。在 B 超或 CT 的引导下将多针电极直接刺入病变组织肿块内行射频消融,一个周期(12 分钟),治疗结束后射频电极针可使组织内温度超过 60℃,导致细胞死亡,产生坏死区域;射频结束前,调节输出功率使针尖温度保持在90~100 ℃,持续10 s,从而使针道碳化止血,并可防止针道转移。治疗时可产生一个很大的球形凝固坏死区,凝固坏死区之外还有 43~60 ℃的热疗区,在此区域内,癌细胞可被杀死,而正常细胞可恢复。通常单针的凝固灶可达 3 cm;集束电极可产生约 6 cm 的球形凝固灶,必要时可以多点、多次消融。本法适用于肿瘤直径小于 3 cm 的孤立肾肿瘤、多发肾肿瘤、双肾肿瘤、不能耐受手术者。临床证实,RFA 对小肾癌的治疗效果与肿瘤大小相关,3 年无复发生存率在 3 cm 以下肿瘤患者中是 96%,在 3 cm 以上的肿瘤患者中是 79%,再次治疗及挽救性治疗可在治疗不完全、不成功的病患中实施。另在消融前、结束后应行穿刺活检,以明确诊断和评估效果。

二、冷冻治疗

随着影像技术和外科手术设备的进步,研究者逐渐把兴趣转向微创治疗。在过去数十年中,冷冻技术在泌尿外科领域中的应用逐渐增加,尤其是在肾脏和前列腺恶性肿瘤治疗方面。低温冷冻首先导致细胞间质内冰晶形成,细胞内外电解质和渗透压的改变导致细胞脱水、细胞膜的损伤,进而导致细胞内冰晶形成,细胞变性坏死。冷冻期间微动脉和微静脉内膜及基底膜肿胀断裂,复温后导致局部微循环内广泛血栓形成,进一步加重组织缺氧,促使组织坏死。冷冻通过连续快速的冻融循环来破坏细胞,当温度达到 −19.4 ℃ 时,即开始出现细胞坏死。Cooper 和 Lee 于 1961 年发明了第一台冷冻治疗设备,奠定了现代冷冻消融技术的基础,冷冻消融开始应用于临床。

1. 前列腺肿瘤的冷冻治疗:Gonder 等在 20 世纪 60 年代最先将冷冻消融技术引入到前列腺疾病的治疗中。1964 年,Gonder 等首先报道采用液氮冷冻治疗技术毁损动物模型的前列腺组织获得成功。1993 年,美国 ENDOCARE 公司开发出氩氦冷冻治疗系统,使温度的精确控制成为现实,使肿瘤

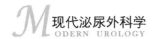
微创治疗成为可能。氩氦冷冻系统使用氩气冷冻、氦气复温,前列腺内外都有温度探针,拥有标准的尿道加温导管,从而有效改善了之前系统存在的不足。当温度低于－20 ℃ 时,细胞内和细胞外冰冻形成并伴有细胞缺血缺氧,引起细胞器和细胞膜破坏并最终导致细胞坏死。动物实验证明冷冻消融可使外周血 IFN-r、TNF-a、IFN-r/IL-4 比值升高,IL-6 浓度降低,增强机体的抗肿瘤免疫功能。

适应证:① 不适合或拒绝外科手术的早期局限性前列腺癌;② 外科手术切除或放射治疗后复发者;③ 内分泌治疗失败者;④ 对于晚期患者可作为相对适应证处理,主要用于缓解并控制局部并发症,如尿路梗阻、血尿等。体积小于 40 mL 的前列腺癌行冷冻治疗效果最佳。研究者建议在冷冻消融治疗前行新辅助抗雄激素治疗以缩小前列腺体积。前列腺特异抗原(PSA)也是决定是否适合行冷冻治疗的一个重要因素。Zisman 等建议对于 PSA 值大于 15 ng/mL 的患者在冷冻治疗前行盆腔淋巴结扫描。目前,冷冻治疗通常作为手术、激素治疗、放疗(内放疗或外放疗)失败后的挽救性治疗。前列腺冷冻治疗无绝对禁忌证,相对禁忌证包括局部进展性疾病、尿失禁和炎症性肠病。现认为炎症性肠病是导致肛门直肠瘘发生率增高的一个重要因素。

2. **肾脏肿瘤的冷冻治疗**:随着冷冻消融技术的进步、影像导引系统的发展,选择性对原发性小肾癌进行冷冻消融治疗在临床的应用越来越广泛,并且取得了许多令人满意的中短期结果。

适应证:目前冷冻消融术主要应用于不能手术或不能耐受手术或拒绝手术的肾癌患者,如肾癌同时伴有其他严重疾病(冠状动脉疾病、周围血管疾病或糖尿病等);肾功能不全患者;孤立肾患者;双侧多发性肾肿瘤,特别是具有家族遗传趋势肾多发肿瘤综合征(Von Hippel-Lindau 疾病及遗传性乳头状肾癌)的患者。大部分研究者将其应用限制在外生性、实质性、小肿瘤(肿瘤直径<4 cm)的患者群体中。相对禁忌证包括肿瘤直径>5 cm,肾肿瘤的病变邻近肠管、大血管。绝对禁忌证包括凝血功能障碍。

三、热消融

目前的 Rezūm 热消融系统主要用于良性前列腺增生(BPH)以缓解相关的症状和阻塞,在治疗 BPH 过程中,103 ℃的水蒸气被输送到 37 ℃环境的前列腺组织中,在每 9 秒的治疗过程中,将每个治疗区域内的组织温度提高到大约 70 ℃,从而导致细胞瞬间死亡。该手术由发电机和手持式传送装置通过膀胱镜直视下针头提供蒸汽治疗增大的前列腺,精确的热能传递通道使蒸汽破坏限制在前列腺目标区域。对前列腺外周神经血管束没有热损伤,从而保护勃起功能。近端治疗可以从膀胱颈远端 1 cm开始,最小化对膀胱颈的损伤,所以射精功能也常被保留。治疗组的结果表明微创的水蒸气热疗在手术后 5 年的时间里,对于下尿路症状(LUTS)改善,生活质量(QOL)改善以及尿流量改善都有着显著的效果。

四、热疗

热疗是利用热源介体直接接触人体,将热传入人体的治疗方法。有改善局部循环,消肿、止痛和缓解粘连的作用。泌尿外科慢性炎症性疾病如慢性无菌性前列腺炎、慢性附睾炎可采用热疗作为辅助治疗改善症状。肿瘤热疗的定义为:用各种方法提高全身或肿瘤组织(局部)的温度,利用热作用及其继发效应引起肿瘤细胞凝固性坏死来治疗恶性肿瘤,是继手术、放疗、化疗和免疫疗法之后的第五大疗法,是一种绿色治疗手段。科学家们开始利用各种癌细胞和动物肿瘤实验模型来研究热疗治疗肿瘤的原理和方法,为现代肿瘤热疗建立细胞和分子生物学基础;同时通过动物和临床实验寻找最佳的治疗条件和治疗方案。大量体外实验和临床资料显示,肿瘤热疗虽然不能取代手术、化疗或放疗作为一种独立的肿瘤治疗方案,但它对于化疗、放疗和手术等肿瘤治疗手段具有明显增效和补充作用。热疗的禁忌证有:① 严重心脏病患者及戴心脏搏器者;② 肿瘤部位有结核者;③ 有出血倾向者;④ 经期妇女禁下腹部热疗;⑤ 体内植有金属物体,如钢板、钢钉接骨者;⑥ 孕妇;⑦ 颅内占位性病变;⑧ 各种白血病患者;⑨ 高热。

五、光动力治疗

光动力疗法（photodynamic therapy，PDT）是用光敏药物和激光活化治疗肿瘤、癌前病变、增生性皮肤疾病、血管性疾病 的一种新方法。用特定波长照射病灶部位，能使选择性聚集在病灶组织的光敏药物活化，引发光化学反应破坏病灶。新一代光动力疗法中的光敏药物会将能量传递给周围的氧，生成活性很强的单态氧。单态氧能与附近的生物大分子发生氧化反应，产生细胞毒性进而杀伤病变细胞。光动力学疗法治疗肿瘤，目前公认的主要与以下因素有关：① 直接杀伤肿瘤细胞。PDT 治疗术后病理显示癌细胞浆出现空泡化改变，癌细胞发生凝固性坏死；② 活性氧可以损伤血管内皮细胞，从而导致屏障功能破坏，内皮细胞紧密连接消失，使血管基底膜暴露，引起血小板聚集、堵塞血管；③ 免疫调节作用：PDT 过程中有大量淋巴细胞浸润，嗜中粒细胞和巨噬细胞等免疫细胞也参与其中。与传统疗法相比，PDT 的优势在于能够精确进行有效的治疗，这种疗法的副作用也很小。ALA-PDT 治疗腔道内尖锐湿疣具有独特优势，可治疗传统方法不易达到的腔道深部病灶，避免了传统物理疗法及手术可能导致的腔道穿孔和狭窄。对于膀胱癌原位癌也有很好的疗效。

（胡海斌　魏勇）

一、加速康复外科的定义

加速康复外科（enhanced recovery after surgery，ERAS）是将外科、麻醉、营养、康复、护理等多学科技术和方法进行优化组合，以循证医学证据为基础，对围手术期患者进行有效干预，降低手术应激，维持生理稳态，平稳度过围手术期，达到加速患者康复目的的一门新兴科学，主要分为术前、术中、术后干预三个部分。ERAS 最初起源于快速通道概念，术语 ERAS 是 欧洲外科医师小组 2001 年在伦敦成立 ERAS 研究团队时提出的。2005 年发布了第一部关于 ERAS 结直肠手术的专家共识，其他主要手术的 ERAS 指南和专家共识相继出版，2007 年黎介寿院士率先在国内使用 ERAS 理念。随着 ERAS 理念的不断发展和完善，该理念已由最初的心脏外科手术领域，扩展至普外科、骨 科、妇科和泌尿外科等学科，其安全性和有效性得到了学者们的认可。ERAS 目标导向的围术期管理是 ERAS 理念的根本核心。ERAS 可以促进团队协作，提高患者满意度，降低围术期并发症，缩短住院时间，降低住院费用等。

二、ERAS 在泌尿外科围手术期的应用

（一）术前部分

1. 心理干预及术前宣教

入院时护士与患者认真交流，了解患者心理状态，进行焦虑自评量表（self-rating anxiety scale，SAS）评分（见本章附表 1），有针对性地对患者最为焦虑的疾病的具体方面进行心理干预。有研究表明，让患者详细了解麻醉方式和手术相关信息，可以减轻患者对手术的焦虑和恐惧情绪，从而帮助患者平稳度过围手术期。患者入院后，由医护人员通过多种方式，如口头宣教、多媒体音频、宣传册、人体模型等，向患者及家属进行宣教，使患者对自己所患疾病有一定的认识，并且知晓自己术前、术中、术后需要注意的事项，如术前需要完善相关检查，进一步明确诊断，评估全身状况，排除手术禁忌；戒烟、戒酒至少 2 周，可以降低手术并发症发生率。此外，通过指导患者积极配合完成围手术期医嘱，如术前功能和体位锻炼、术后尽早下床活动、尽早经口进食、配合积极有效镇痛等，可以减少术后常见并发症，缩短住院时间，促进术后康复。

术前宣教是不可忽视的一个环节，做好了术前宣教会起到事半功倍的效果，这符合生物-心理-社会新医学模式，可以消除患者的疑虑、恐病心理，有助于提高患者依从性，更好实施治疗方案，使术后恢复效果更显著，这也有助于缓解医患关系。

2. 术前访视与评估

术前应全面评估现有疾病的严重程度、患者营养状态、心肺功能及基础疾病，并经相关科室会诊予以针对性处理，以改善相应器官功能；审慎评估手术指征、麻醉与手术的风险及患者耐受性等，针对不同患者的具体情况制订个体化治疗方案，并采取有针对性的措施，在术前将患者的状态调整至最佳，有助于降低相关并发症的发生率。特别是老年患者的认知功能受损可增加术后并发症和死亡率的风险，谵妄、痴呆和抑郁是认知功能评估的关键因素，建议术前应用简易智力状态评估量表（mini-mental state examination，MMSE）和蒙特利尔认知评估量表（montreal cognitive assessment，MoCA）进行认知功能评估，并可作为术后评估的基线参考值，必要时由神经内科进一步评估智力和认知状况。《老年患者衰弱评估与干预中国专家共识》提出，衰弱指老年人生理储备下降导致机体易损性增

加、抗应激能力减退的非特异性状态。术前衰弱评估及有效干预可降低术后死亡率,建议以临床衰弱量表(clinical frailty scale,CFS)(见本章附表2)进行衰弱评估及术前干预。必要时请专科医生干预。另有研究表明,术前不应常规给予长效镇静和阿片类药物,会延迟术后苏醒。在泌尿外科围术期,患有严重心肺功能障碍疾病、重度营养不良等患者,不适宜采用与ERAS相结合的手术方式。

3. 术前禁食禁饮

近年来研究表明适度缩短术前禁食、禁饮时间,有利于减少术前患者的饥饿、口渴、烦躁、紧张等不良反应,提高了患者对手术创伤的耐受性;促进自体胰岛素的分泌,有利于减少术后胰岛素抵抗,提高体表温度和减少术后寒战,还可以缩短术后的住院时间,加快术后康复。

目前,ERAS理念推荐术前6 h禁食,术前2 h禁饮,而对于急诊手术、合并胃排空延迟、胃肠道蠕动功能异常、糖尿病的患者除外。对于泌尿外科,大部分手术不会涉及肠道,故禁食、禁饮时间可以按照ERAS理念推荐的进行。研究表明,按照ERAS指南缩短禁食、禁饮时间,治疗是安全有效的,相对于传统禁食、禁饮患者术后恢复更快,手术体验感更好,满意度也更高。

4. 术前肠道准备

术前常规肠道准备对于患者是应激因素,特别是老年患者,可致脱水及电解质失衡,增加其心理负担,不利于术后恢复。有研究表明,术前未常规进行机械性肠道准备,不会增加术后感染、吻合口瘘等风险。泌尿外科大部分手术不会涉及肠道,且目前泌尿外科手术技术日益精细、精湛,损伤肠道的概率大大降低,可采取ERAS理念,不常规进行机械性肠道准备,可以减少对手术患者的应激反应,减少术后并发症发生,使术后患者胃肠道功能迅速恢复,加速术后康复。而腹腔镜下前列腺癌根治手术前不进行机械性肠道准备并未增加术后并发症的发生。针对部分涉及左半结肠及直肠手术,根据情况可选择性进行短程的肠道准备。

5. 外科预康复

外科预康复是在加速康复外科(ERAS)理念基础上进一步提出的术前管理新模式,主要包括体能锻炼、营养支持和心理干预,旨在强调术前提高机体功能、改善营养状态、减少焦虑等负性情绪,使患者以最佳的生理和心理状态接受手术治疗,减少术后并发症、加速患者术后康复。其主要内容包括:

(1) 术前体能锻炼:围术期体力活动减少是导致术后不良预后的独立危险因素。建议进行术前活动耐量评估,制定锻炼计划,指导患者正确咳嗽方式、踝泵运动等,提高功能储备。

(2) 术前贫血的纠正:贫血可致住院时间延长,显著增加急性肾损伤发生率、病死率及再入院率。建议常规进行贫血相关检查、评估及干预。

(3) 术前营养支持:术前应采用营养风险筛查2002(nutritional risk screening 2002,NRS 2002)(见本章附表3)进行评分。针对合并营养风险的患者(NRS 2002评分≥3分)制订营养诊疗计划,包括营养评定、营养干预与监测。当存在下述任一情况时应予术前营养支持:①6个月内体质量下降＞10％;②NRS 2002评分≥3分;③BMI＜18.5 kg/m² 且一般状态差;④血清白蛋白浓度＜30 g/L。

首选经消化道途径营养支持。术前2 h口服碳水化合物饮料被认为是缩短住院时间最重要的原因之一,通常推荐在术前10 h饮用12.5％碳水化合物饮品800 mL,术前2 h饮用≤400 mL。当经消化道不能满足需要或无法经消化道提供营养时可行静脉营养。术前营养支持时间一般为7～10 d,以少量多餐的高蛋白、高维生素、低脂、低盐的饮食为原则。存在严重营养问题的患者可能需要更长时间,以改善营养状况,降低术后并发症发生率。

6. 术前体温管理

术前应充分评估患者发生低体温的危险因素和对手术的耐受情况,尤其应特别关注高龄、体弱和手术时间长的患者。研究证明,有效的围手术期体温管理,可以减少并发症的发生。

7. 术前预防性抗血栓治疗

泌尿外科肿瘤手术患者以中老年居多,恶性肿瘤、化疗、复杂手术(手术时间≥3 h)和长时间卧床患者是静脉血栓栓塞症(VTE)的高危人群。血液在深静脉内异常凝结可发生深静脉血栓(DVT),其脱落堵塞血管发生肺栓塞(PTE)、脑梗死、心源性休克是导致围术期患者猝死的主要原因。PTE与DVT是同一疾病的不同阶段,只有DVT得到了有效的预防,才能够防止致命性PTE的发生。对于泌尿外科入院患者应常规进行标准化的VTE风险评估,目前全球多项泌尿外科围手术期VTE预防相关指南均先对患者进行风险分层再提出针对性预防建议。目前Caprini模型是国内采用较多的评估方式,已有研究结果表明其更适合我国外科患者的VTE风险评估。血栓弹力图、D-二聚体、下肢血管超声检查、静脉血管造影等方法,有助于评估VTE风险和诊断。在治疗方面建议:

(1)除外活动性出血、高出血风险等禁忌证后,所有因恶性肿瘤行复杂手术的患者均应予普通肝素或低分子肝素预防性抗血栓治疗;运用药物预防VTE前均需充分权衡出血风险。

(2)机械预防措施包括梯度压力弹力袜和间歇充气加压泵,其优势在于能减少下肢静脉淤血,促进肌肉释放抗血栓因子,且不存在相关的出血风险。可作为药物性预防的辅助措施,但不能作为唯一措施。

(3)预防措施建议从术前开始;对于低风险者可建议早期下床活动,结合机械预防;对高危患者可考虑给予药物预防,如根治性膀胱切除术、前列腺癌根治术等大手术患者在机械预防的基础上建议联合药物预防。根据美国泌尿外科学会(AUA)相关指南推荐,对于腹腔镜或机器人辅助手术的前列腺切除术和肾切除术患者推荐常规使用间歇充气加压泵,高危组建议联合药物预防。对于开放手术,尤其是开放根治性前列腺切除术和根治性膀胱切除术,推荐药物与机械预防联合方案。欧洲泌尿外科学会(EUA)指南根据循证医学附有证据质量等级和推荐强度建议接受开放性根治性前列腺切除、肾根治性切除及肾部分切除,根治性膀胱癌切除术所有手术路径及肾盂输尿管癌根治术、睾丸肿瘤腹膜后淋巴结清扫的低、中、高危组所有患者应行机械联合药物预防;腹腔镜及机器人辅助腹腔镜根治性前列腺切除患者中危组患者建议行机械预防(有清扫淋巴结者,低、中、高危组均建议机械预防),高危组建议联合预防;腹腔镜及机器人辅助腹腔镜肾部分切除建议低危组患者机械预防,中、高危组建议联合预防,腹腔镜根治性肾切除低、中危患者建议机械预防,仅高危组联合预防。

(4)对接受复杂手术的肿瘤患者建议行7～10天的药物性预防;对于合并VTE高风险因素如运动受限、肥胖、VTE病史,行开腹或腹腔镜下腹盆腔复杂手术的肿瘤患者,术后建议应用低分子肝素持续4周。对低危患者可视具体情况酌定。

8.术前辅助用药

涉及泌尿生殖道的手术为Ⅱ类切口,应针对常见的病原菌预防使用敏感的抗生素。在切开皮肤前30 min至1 h输注完毕,如果手术时间大于3h或术中出血量大于1 000 mL,可在术中重复使用一次。近期研究显示,术前应用类固醇类药物可缓解术后疼痛,减轻炎症反应和早期疲劳。在保障安全的前提下,可行激素预防性抗炎治疗。因泌尿外科疾病的特殊性,很多患者术前会出现严重的焦虑、失眠、紧张等不良心理状态,术前根据手术类型进行短效镇静药辅助治疗,可缓解术后疼痛,降低术后谵妄风险以及减少术后镇痛药物剂量。

(二)术中部分

1.麻醉方式的优化

ERAS理念强调患者麻醉结束后能尽快复苏,尽可能地减少麻醉药物的不良反应。麻醉药物应选择短效的镇痛、镇静及骨骼肌松弛药(肌松药),如为ERAS下的手术,尽量安排经验丰富的麻醉医师进行麻醉。麻醉方式应选择全身麻醉或联合硬膜外麻醉,这样既能保证手术所需的麻醉深度又能最大限度地减少患者术中的应激反应。在麻醉过程中常规进行脑电双频指数(bispectral index,BIS)监测,并将指数控制在40～60,以便于指导麻醉深度的维持,控制麻醉药物的使用。有研究表明,术中皮下注射麻醉药物(首选罗哌卡因或布比卡因)有明显镇痛效果,可持续12 h,从而减少肺部感染、血栓形成等并发症的发生。

2. 微创手术,如腹腔镜、电切镜、输尿管镜、经皮肾镜等微创手术,可使机体达到最佳的内环境稳定状态,最轻的应激反应,最轻的炎症反应,最短的麻醉和手术时面及最小的瘢痕愈合。微创技术的使用和不断革新,对泌尿外科手术患者的加速康复起到了最积极的作用。

3. 术中预防性应用抗生素

围术期多种原因可致过重的炎症反应,包括创伤、术中缺血再灌注损伤、麻醉管理不当相关的脏器缺血缺氧、循环不稳定导致全身氧供需失衡以及外科感染相关的炎症反应等因素。研究表明,围手术期过量的炎症反应可严重影响患者的术后转归和长期生存。预防性应用抗生素有助于降低择期手术后感染的发生率。使用原则:

(1) 预防用药应针对可能的污染细菌种类;

(2) 应在切皮前 30~60 min 输注完毕;

(3) 尽量选择单一抗菌药物预防用药;

(4) 如果手术时间超过 3 h 或超过所用药物半衰期的 2 倍以上,或成年患者术中出血量超过 1 000 mL 时,可在术中重复使用 1 次。

4. 术中体温管理

腹部复杂手术中避免低体温可降低外科感染达 3 倍,也可降低室性心动过速及凝血功能障碍的发生率,降低出血和输血需求,减少氮分解,改善免疫功能,缩短全身麻醉后苏醒时间。术中强调对患者体温的控制,使用体温监测仪器对患者体温进行监测。手术室空调温度保持在 22~24 ℃,术中护理人员应使用加热毯、鼓风机等保温设备维持患者体温,并建议使用体温监测,使患者核心体温不低于 36 ℃。术中输注的液体及体腔灌洗液都应经过加温处理至 37 ℃,甚至麻醉气体加温等。这些措施有助于降低因体温低引起的心脑血管不良事件、术后感染、手术出血等发生率,有助于患者术后复苏。

(三) 术后部分

1. 术后饮食

ERAS 理念建议通过保持液体平衡,避免恶心、呕吐、肠麻痹等,促进术后早期进食。术后患者在条件允许的情况下,无须等到排气后方能经口进食,推荐患者全身麻醉苏醒后,即可经口开始饮用少量清水,术后 2 h 可经口摄入少量全流食,患者恢复排气后可改为半流饮食,往后根据患者具体情况逐渐加量。早期进食,可补充肠内营养,保持水电解质平衡,进一步促进肠道蠕动,防止菌群迁移,降低术后感染发生率,缩短住院时间,促进患者的术后恢复。

2. 术后恶心呕吐

术后恶心呕吐(post-operation nausea and vomiting,PONV)是导致患者不适住院时间延长的主要原因。女性、低龄(<50 岁)、晕动病或 PONV 病史、非吸烟、手术方式(腹腔镜手术、减重手术、胆囊切除术)、吸入麻醉、麻醉时间(>1 h)以及术后给予阿片类药物等是 PONV 的危险因素。依据 PONV 防治共识推荐,对于存在 PONV 危险因素的患者提倡使用 2 种及以上止吐药联合预防 PONV。5-HT$_3$ 受体拮抗剂为一线用药,可复合小剂量地塞米松(5~8 mg)。二线用药包括 NK1 受体拮抗剂、抗多巴胺能药物、抗组胺药物和抗胆碱能药物等,也可依据患者情况采取非药物措施降低 PONV 的风险,如针灸、补液等。

当 PONV 预防无效时,患者应接受与预防不同药理学种类的止吐治疗。

3. 术后管道的管理

ERAS 专家共识推荐,术中应尽可能地减少引流管的留置及术后 24 h 左右拔除尿管。对于泌尿外科手术的具体情况,因其术式对胃肠道刺激较小,无须常规放置鼻胃管。若为腹腔镜手术且术中考虑存在吻合口漏的可能性较大时,可选择性地留置盆腔引流管,术后根据引流量情况,在排除吻合口漏出血及感染等严重情况后,予以尽早拔除。对于行经皮肾镜下或输尿管镜下碎石取石术的患者,根

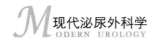
据术中情况,选择性地进行部分无管化或完全无管化,即不留置输尿管内支架或肾造瘘管。导尿管留置时间过长会导致尿路感染、尿道损伤、尿潴留等并发症,一般应在术后 24 h 拔除。但泌尿外科手术会对患者泌尿系统有很大影响,术后一般均需常规留置导尿管,术者应根据术式、术中情况决定保留导管时间,当情况允许时应及早拔除。如前列腺癌根治术术后,国外有许多研究中心保留导尿管时间为 7 天左右,且与传统留置时间相比,并不会增加尿道吻合口漏的风险。

4. 术后镇痛

疼痛是患者术后的最大应激因素之一,疼痛管理是 ERAS 中最为关键的环节。目前提倡多模式联合镇痛方式,不仅可以缓解患者紧张和焦虑的情绪、改善睡眠,还有利于患者早期下床活动等。ERAS 理念下的术后镇痛,提倡使用非甾体抗炎药,尽量避免使用阿片类药物。护理人员除指导患者使用镇痛药物外,还应教导患者分散注意力,以达到缓解疼痛的目的。推荐采用多模式镇痛方案,目标是:

① 有效的动态疼痛控制,常用视角模拟评分法(Visual analogue scale,VAS 评分:0～10 分,0 分表示不痛,10 分表示极度疼痛),应使 VAS<3 分;② 较低的镇痛相关不良反应发生率;③ 促进患者术后早期肠功能恢复;④ 有助于术后早期下地活动,防止术后跌倒风险。

5. 术后液体治疗

ERAS 理念中的目标导向液体疗法(goal-directed fluid therapy,GDFT)目前是一种更科学的围手术期容量管理方法 它强调能够连续、瞬时了解机体的容量状况。围手术期液体输入过量或不足均可导致术后器官功能不全及相关并发症,影响患者康复速度。对于高风险手术患者,目标导向性液体治疗可以减少术后并发症的发生率和高危患者术后病死率、减少高危患者心血管并发症和心律失常的发生率。但不同研究所采用的"目标"并不完全一致,目前也没有公认的最好目标,临床实践中仍需个体化处理。研究发现,限制液体输入不会影响肾功能,同时还可减少术后并发症、缩短住院时间。

6. 术后贫血

患者血液管理(patient blood management,PBM)是基于围绕纠正贫血、优化止血以及尽量减少失血为目的的一系列管理措施。PBM 可减少异体血输注、死亡率和医疗费用,同时有利于缩短住院时间,促进患者康复。因此建议:

(1) 所有接受大型手术的患者(出血量>500 mL 或手术时间>3 h)、术前贫血以及术中中重度出血患者术后进行贫血筛查;

(2) 接受大型手术患者在术后 1～3 天复查血常规,筛查是否出现术后贫血;

(3) 术中大量失血的患者根据术后铁浓度静脉补铁治疗;

(4) 针对非肿瘤患者合并术后贫血、炎症诱导的红细胞生成延缓及减少输血的患者,建议促红细胞生成素治疗;

(5) 如果上述血液管理措施未能阻止术后贫血且进一步恶化,需要按照严格的指标进行输血治疗(维持血红蛋白浓度 70～80 g/L);

(6) 建立 PBM 专家小组,对围术期患者进行评估与诊疗。

7. 术后早期下床活动

早期下床活动可促进呼吸、胃肠、肌肉骨骼等多系统功能恢复,有利于预防肺部感染、压疮和下肢深静脉血栓形成。实现早期下床活动应建立在术前宣教、多模式镇痛以及早期拔除鼻胃管、尿管和腹腔引流管等各种导管的基础之上。推荐术后清醒即可半卧位或适量在床上活动,无需去枕平卧 6 h;视情况术后 1 天即可开始下床活动,个性化建立每日活动目标,逐日增加活动量。但是泌尿外科的手术常涉及肾脏等血供丰富的器官,其术后常见并发症包括大出血、尿漏等,管床医师应根据患者的具体情况,注意联合观察患者的各项指标,为患者制定个体化的每天活动目标。

8. 围手术期特殊用药

围手术期使用 β-受体阻滞剂可能成为 ERAS 治疗中的一个重要组成部分。Schmidt 研究发现,围手术期使用β-受体阻滞剂,可以减少交感神经兴奋,减轻心脏负担,从而减少心脏并发症。对高龄、营养不良的患者,通过营养支持,使用促合成药(氧甲青龙、胰岛素、生长激素等)可促进蛋白质合成。这些措施对泌尿外科的老年患者很有意义。

9. 出院基本标准及随访

应制定以保障患者安全为基础的、可量化的、可操作性的出院标准,如恢复半流质饮食或口服营养补充;无需静脉输液治疗;口服镇痛药物可良好止痛;伤口愈合佳,无感染迹象;器官功能状态良好,可自由活动;患者同意出院。出院后应加强患者的随访,建立明确的再入院"绿色通道"。出院后24～48 h内应常规进行电话随访及指导,术后7～10天应至门诊进行回访,进行伤口拆线、告知病理检查结果、讨论进一步的相应治疗等。一般而言,ERAS的临床随访至少应持续到术后30天。

三、建立 ERAS 评估系统

ERAS 评估系统可以利用住院部和门诊电子病历系统,采用国际先进的 J2EE 技术,支持 Windows、Linux 等多种操作系统,基于网络的数据输入与分析,与监督相关路径的执行情况,评价其对临床转归的影响,建立反馈机制,不断调整、修正有助于提高 ERAS 路径的可行性及依从性。形成"制定—执行—分析检查—改善再制定"的运行模式。

ERAS 理念在泌尿外科围术期的运用为泌尿外科提供了一种新的手术管理模式,促进了学科的发展,是一项值得推广的临床技术和理念。但是,鉴于临床实践的复杂性及患者的个体差异,实施ERAS 过程中不可一概而论,应结合患者、诊疗过程、科室及医院的实际情况,包括再次入院后患者的生理心理变化,对 ERAS 理念的依从性及术后生活质量等,不可简单、机械地理解和实施 ERAS。开展 ERAS 过程中应注重缩短患者住院日,降低医疗费用,但更应注重提升患者功能恢复,秉承安全第一、效率第二的基本原则,使 ERAS 更为健康、有序地开展。

附表 1　Zung 焦虑自评量表(SAS)[①]

评定项目	很少有	有时有	大部分时间有	绝大多数时间有
1.我感到比往常更加神经过敏和焦虑	1	2	3	4
2.我无缘无故感到担心	1	2	3	4
3.我容易心烦意乱或感到恐慌	1	2	3	4
4.我感到我的身体好像被分成几块,支离破碎	1	2	3	4
5.我感到事事都很顺利,不会有倒霉的事情发生	4	3	2	1
6.我的四肢抖动和震颤	1	2	3	4
7.我因头痛、颈痛和背痛而烦恼	1	2	3	4
8.我感到无力而且容易疲劳	1	2	3	4
9.我感到很平静,能安静坐下来	4	3	2	1
10.我感到我的心跳较快	1	2	3	4
11.我因阵阵的眩晕而不舒服	1	2	3	4
12.我有阵阵要昏倒的感觉	1	2	3	4
13.我呼吸时进气和出气都不费力	4	3	2	1
14.我的手指和脚趾感到麻木和刺痛	1	2	3	4
15.我因胃痛和消化不良而苦恼	1	2	3	4
16.我必须时常排尿	1	2	3	4
17.我手总是温暖而干燥	4	3	2	1
18.我觉得脸发烧发红	1	2	3	4

---

① 引自:Zung WW. A rating instrument for anxiety disorders. Psychosomatics. 1971 Nov-Dec;12(6):371

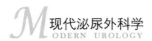
续表

评定项目	很少有	有时有	大部分时间有	绝大多数时间有
19. 我容易入睡,晚上休息很好	4	3	2	1
20. 我做噩梦	1	2	3	4

总分: T分:

评定标准:SAS 的主要统计指标为总分。在由自评者评定结束后,将 20 个项目的各个得分相加即得,再乘以 1.25 以后取得整数部分,就得到标准分。也可以查"粗分标准分换算表"作相同的转换。标准分越高,症状越严重。SAS 的 20 个项目中,第 5、9、13、17、19 条,此 5 个项目的计分,必须反向计算。

应用评价 SAS 是一种相当简便的分析主观焦虑感觉的临床工具。作者对 6 例神经官能症患者 SAS 评定,结果表明其效度相当高,能较准确地反映有焦虑倾向的精神病患者的主观感受。焦虑是心理咨询门诊中较常见的一种情绪障碍,SAS 已成为咨询门诊中了解焦虑症状的一种效度高、方法简便,易于分析的可取的评定手段之一。

附表 2　衰弱筛查量表(The FRAIL Scale)[1]

1. Fatigue(疲劳)	您上周多数时间感到疲劳吗?
2. Resistance(抗力)	您能上一层楼梯吗?
3. Aerobic(有氧运动)	您能行走一个街区(500 米)的距离吗?
4. Illness(疾病)	您患有五种以上的疾病吗?(心脏病、高血压、卒中、帕金森、糖尿病、慢性肺病、哮喘、关节炎、骨质疏松、消化道溃疡、白内障、骨折、肿瘤、其他)
5. Lost(丢失)	您最近 1 年内体重下降超过 5% 了吗?

得分:0～1 无虚弱,2 虚弱前期,3～5 明显虚弱

附表 3　营养风险筛查 NRS—2002 评估表[2]

一、患者资料

姓名		住院号	
性别年龄 身高(cm) 体重指数(BMI) 临床诊断		病区床号 体重(kg) 蛋白质(g/l)	

二、疾病状态

疾病状态	分数	若"是"请打钩
骨盆骨折或者慢性病患者,合并有以下疾病:肝硬化、慢性阻塞性肺疾病、长期血液透析、糖尿病、肿瘤	1	
腹部重大手术、中风、重症肺炎、血液系统肿瘤	2	
颅脑损伤。骨髓抑制、加护病患(APACHE>10 分)	3	
合计		

1 分:慢性疾病患者因出现并非症而住院治疗。患者虚弱但不需要卧床。蛋白质需要量略增加,但可以通过口服补充剂来弥补.

2 分:患者需要卧床,如腹部大手术后,蛋白质需要量相应增加,但大多数人仍可以通过肠外或肠内营养支持得到恢复。

① 引自 Church,Sophie et al. "A scoping review of the Clinical Frailty Scale."BMC geriatrics vol. 20,1 393. 7 Oct. 2020,doi:10.1186/s12877-020-01801-7

② 引自:Kondrup,J et al. "ESPEN guidelines for nutrition screening 2002."Clinical nutrition(Edinburgh,Scotland)vol. 22,4 (2003):415-21. doi:10.1016/s0261-5614(03)00098-0

3分:患者在加强病房中靠机械通气支持,蛋白质需要量增加而且不能被肠外或肠内营养支持所弥补,但是通过肠外或肠内营养支持可使蛋白质分解或氮丢失明显减少。

三、营养状态

营养状况指标(单选)	分数	若"是"请打钩
正常营养状态	0	
3 个月内体重减轻<5%或最近 1 个星期食量(与需要量相比)减少 20%～50%(轻度)	1	
2 个月内体重减轻>5%或 BMI 18.5～20.5 或最近 1 个星期进食量(与需要量相比)减少 50%～75%(中度)	2	
1 个月内体重减轻>5%(或 3 个月内体重减轻>15%)或 BMI<18.5(或血清白蛋白<35g/L)或最近 1 个星期进食量(与需要量相比)减少 70%～100%(重度)	3	

四、年龄

年龄≥70 岁加算 1 分	1

五、营养风险筛查评估结果

营养风险筛查总分(相加总和)	
处理	
总分≥3.0:患者有营养不良的风险,需营养支持治疗	
总分<3.0:若患者将接受重大手术,则每周重新评估其营养状况	
执行者:	时间:

(1)总评分≥3 分(或胸水、腹水、水肿且血清蛋白<35g/L 者)表明患者有营养不良或由营养风险,即应该使用营养支持。

(2)总评分<3 分:每周复查营养评定.以后复查的结果如果≥3 分,即进入营养支持程序.

(3)如患者计划进行腹部大手术,就在首次评定时按照新的分值(2 分)评分,并最终按新总评分决定是否需要营养支持(≥3 分)。

（王昀　王尚乾）

第六十二章
泌尿外科的组织工程

随着医学的发展和疾病治疗的需要，人们对缺损的组织器官进行重建和功能修复的需求越来越高，并已成为现代医学面临的一个挑战。人类大器官移植始于1955年Guild进行的肾脏移植，细胞移植始于20世纪70年代的骨髓移植，对组织工程的研究和应用在不断前进中。目前组织工程定义为：应用生物工程学、细胞生物学和生物材料学的原理来研究、开发用于维持、恢复或改善病损组织器官结构、功能的生物替代的一个多学科领域。1999年Willian Haseltine提出"再生医学"概念，将细胞移植、组织工程、干细胞应用统一于一个概念中。

临床上常因先天性发育异常、外伤和手术等因素造成器官、组织缺损，功能缺失，尤其是长段缺损，这些长段缺损很难通过简单的对端吻合、修补、邻近器官组织部分材料的转移来解决。异体组织、器官移植的最大挑战是免疫排斥反应和血供的保障，以及神经的再生、支配等。这些问题在大器官移植中已基本解决，如肾移植、肝移植、心肺移植等，通过抗排斥及大血管吻合来解决，从而可获长期存活及功能维持。但对于输尿管、膀胱、尿道等组织缺损，至今未见异体移植成功的报道，即使自体材料移植亦很难成活，功能恢复更是困难。目前，口腔黏膜、舌黏膜、阴茎阴囊皮瓣、会阴皮肤或肠自体移植物为重建材料的替代疗法，在尿道狭窄修复重建治疗中显示了良好的应用前景。但是移植物替代以后所带来的并发症，如移植物挛缩、狭窄、结石形成、毛发生长、憩室产生、腹腔脏器干扰等问题却一直无法得到解决。这种以"牺牲正常组织为代价，以手术创伤修复组织缺损"的治疗模式在临床应用中受到严峻挑战。组织工程技术的兴起和迅猛发展，为尿道病变的修复开辟了新的治疗途径，也为膀胱、输尿管的修复提供了借鉴和启发，并已逐渐成为目前最有前景的生物学修复技术。

随着科技发展，合成材料被引入以替代或重建人体中的疾病组织，如人造血管，人工关节等。这些材料可提供结构支撑和部分功能替代、补充，已广泛应用，但仍未解决神经支配和血液供应等问题。尽管此类替代可以不用血液供应或神经支配，而能正常工作。

目前，人全身各系统中仍有许多组织器官的缺损，仍然无法通过组织器官移植和人工材料来修复，于是就出现了组织工程技术。泌尿系组织工程包括输尿管、膀胱、尿道、阴茎及睾丸等。但目前对于尿道的组织工程已在患者身上得到临床应用；细胞生物材料正在膀胱等器官进行测试，单细胞疗法已在勃起功能障碍中进行试验，其他生物材料的临床应用在试验和探索中。

一、组织工程技术在尿道重建中的研究

组织工程技术主要包括：支架材料，种子细胞，生物活化因子及三者的有机结合。

（一）支架的主要作用是为种子细胞的附着、生长、增殖和新陈代谢提供适宜的微环境，自身会逐步降解吸收，最终被新生组织替代。此外，支撑材料的结构和形状可以引导组织工程器官的构建，是链接细胞和组织的框架。它提供机械支持来对抗体内张力，使器官按照预定的结构生长，还可以加载生物活性标记物来调节细胞功能。理想的支撑材料应具有：① 生物相容性好，促进细胞相互作用和组织发育，本身及其降解产物在体内不引起炎症反应和毒性反应；② 可降解性及降解速率可控，有可吸收性，能被自身组织所替代；③ 生物力学方面接近需构建的组织器官，提供临时机械支撑，足以承受周围组织施加的体内压力，并维持组织发育的潜在空间。应保持材料的机械支撑，直到工程组织具有足够的机械完整性来支撑自身；④ 表面化学特性和表面微结构利于细胞的黏附和生长。

目前，应用于组织工程的尿道重建支架材料有两类，即：生物支架、合成材料支架。

1. 生物支架：包括膀胱脱细胞基质（bladder acellular mutrix graft，BAMG）、尿道细胞外基质（urethral extracellular matrix，UECM）、小肠黏膜脱细胞下基质（small intestine submucosa，SIS）等。这些脱细胞支架无免疫原性，可诱导细胞、组织以特定方式生长，是最接近细胞外基质的网架结构，生物力学性能好，且含有血管内皮生长因子、转化生长因子 β_1、成纤维细胞生长因子、上皮生长因子等，有利于细胞黏附、生长和分化。但大多数取材于猪，存在伦理及疾病传播可能性。

2. 复合材料支架：主要有聚乙醇酸（PGA）、聚乳酸（PLA）及二者的共聚物聚乳酸-聚乙醇酸（PLGA）。人工合成材料可批量生产，避免组织获取及培养的难题，且微结构机械性能好，降解率可控，孔隙率好，与水接触后缓释降解，可达长效释氧目的，适合种子细胞附着并三维生长。缺点是降解产生酸性物质，破坏局部微环境。临床应用时，可单独应用支架材料重建尿道，亦可用种子细胞与支架材料复合后用于重建尿道。

异体脱细胞真皮基质（allogeneic acellular clermal matrix，ADM）：ADM 是一种利用组织工程技术制备的生物材料，已广泛应用于烧伤和美容外科，并逐渐用于尿道修复。2001 年刘流等报道将犬真皮脱细胞处理制成脱细胞基质用于犬的尿道修复，24 周后尿道造影未见尿道狭窄，组织学检查可见移植物与周围正常尿道无明显区别。随后利用脱细胞基质行 2 例人尿道成形术，术后排尿畅、弹性良好，未见尿道狭窄。国内另一组资料显示，用 ADM 行尿道修复的 49 例临床资料，尿道狭窄长度 1.5～3.8 cm，平均 2.7 ± 0.6 cm. 取得良好的临床效果，未发生排斥反应。认为 ADM 是前尿道狭窄修复重建手术的新选择。用于前尿道狭窄的修复重建手术，手术操作方便、创伤小、无需额外的取材手术，然而它可能不适用于长段尿道狭窄的患者。其原因是尿道缺损过长，宿主的滋养血管延伸到缺损中心区域较为困难，缺乏血供的上皮的爬行能力减弱，难以覆盖整个创面；加上支架降解较早，宿主的自体细胞尚未完全覆盖其上所致。

组织工程尿道重建包括单纯应用支架材料，种子细胞与支架材料复合以后用于尿道重建。当有部分健康的尿道床存在时，可用单纯的支架材料重建尿道。目前对于脱细胞基质研究最多的为小肠黏膜下脱细胞基质，（SIS）、真皮脱细胞基质和膀胱脱细胞基质。徐月敏等应用 KOCK 公司制作的四层交叠 SIS 对 18 例前尿道狭窄行狭窄段切开（狭窄段长 3.5～7.0 cm，平均 4.6 cm），用 SIS 行补片式成形术，术后平均随访 10 个月，仅 1 例需行尿道扩张，另 17 例均排尿畅，14 周后检查示置入 SIS 已降解，修复段尿道已被自身黏膜覆盖，管腔无狭窄。2005 年林建等报道用真皮脱细胞基质对 16 例尿道狭窄患者行管状尿道成形术，拔管后排尿畅，尿道造影显示尿道连续性好，尿道膀胱镜检查示植入的真皮脱细胞基质表面已被尿路上皮细胞覆盖，与自体尿道几乎不可分辨。后虽有 3 例出现尿道狭窄，但经扩张或内切开后均成功，全组未发生排斥反应。表明单纯支架材料可用于修复短段尿道狭窄。一项针对 30 例复发性狭窄患者的研究表明，使用脱细胞胶原基移植物成功重建尿道需要一个健康的尿道床（之前进行过两次或更少的尿道手术）。在 8 名可评估的患者中进行了一项使用管状非供体小肠黏膜下层（SIS）修复尿道狭窄的试验。2 例短时间内尿道扩张患者维持尿道通畅。其他 6 名患者在手术后 3 个月内出现狭窄复发。

认为与传统的尿道自身替代材料相比，此类材料有如下优点：① 无需自体材料，减少了患者痛苦；② 来源广，可产业化生产，具有极好的社会效益和经济效益；③ 抗原性低，并发症少；④ 修复后尿道具有原尿道相似的组织结构及生理特点；⑤ 简化了手术过程，手术一期完成，提高了治愈率。

尽管如此，目前的观点认为：① 尿道闭锁不宜采用单纯管状脱细胞基质进行

修复，仅可用于<1.0 cm 的狭窄，或采用复合细胞的脱细胞基质；② 采用补片的术式修复有腔隙的尿道狭窄，替代段周边原尿道组织的上皮细胞能向替代段尿道爬入与覆盖，可获得较好效果。且尿路上皮的修复重生并不与补片的长度有关，而是按照环形方式生长。单纯管状化的 SIS 支架因不能保证充足的血供，不适合用于尿道闭锁的修复重建、严重海绵体纤维化无法获得充分的血供支持上皮的再生，导致狭窄复发。

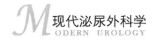
（二）种子细胞

组织工程尿道中常用的种子细胞大多数取自自身组织，并在体外扩增、培养后复合于支架材料上，与支架材料一起植入尿道缺损部位并修复尿道缺损。根据细胞分化类型，分为已分化细胞和干细胞两种：

1. 已分化的上皮组织种子细胞

这些可作为上皮组织种子细胞的已成熟体细胞存在于特定的组织器官内，免去了诱导分化的难题，可以作为种子细胞，比较直接地用于尿道狭窄的修复重建中。

（1）自身尿路上皮细胞：如包皮细胞、尿道上皮细胞、膀胱移行上皮细胞等。包皮细胞来源丰富，取材相对容易，体外易于培养扩增，有利于其在临床上的应用。FU等将培养的包皮细胞与膀胱黏膜下基质复合后用于兔尿道缺损构建，术后管腔通畅，未见明显狭窄，组织学显示分界的细胞层次，表明包皮细胞作为构建组织工程化尿道种子细胞的可行性。

膀胱移行上皮细胞具有与尿道上皮结构相似，能够耐受尿液刺激，抗感染力强，和替代尿道更符合生理要术等优点，是一种理想的组织工程化尿道的种子细胞。取实验动物自身膀胱移行上皮细胞种植到超薄之支撑物（Collagen type I-based cell carrier，CCC）上，体外培养后并用PHKM技术标记后用于动物自身尿道修复重建手术并获成功。术后24周时检测发现CCC完全降解，并证明具备尿路上皮的基本特性，表明自身膀胱尿路上皮细胞种植到CCC上，作为一种组织工程尿道，植入后不仅可替代正常尿道组织，维持尿道的结构，而且没有排斥反应，不会发生收缩、破裂或纤维化。尿路上皮表型在体内得以维持，具有较好的生物相容性，基质可降解，并可整合入宿主组织等优点。

（2）自身口腔黏膜上皮细胞：口腔黏膜上皮细胞具有韧性大、抗感染力强、取材方便、创伤小等特点，可作为种子细胞广泛应用。研究证实，口腔黏膜上皮在尿液环境中有向尿路上皮转化的潜能。多项研究证实，口腔黏膜细胞作为尿道重建修复的种子细胞，用于尿道狭窄修复重建取得较为理想的效果。口腔黏膜和表皮细胞相比，其与尿道黏膜细胞同属于黏膜组织来源，可模拟尿道黏膜的特点，口腔黏膜上皮在尿液环境中有向尿路上皮转化的潜能。角质形成细胞是口腔黏膜种子细胞的常规选择，体外培养获得的口腔黏膜角质形成细胞接种于膀胱脱细胞支架之后，发现其显示良好的生物相容性，很快黏附生长并伸出伪足、连接成片，形成复层结构，这为我们培养及进一步利用复合材料提供了可靠的方法。

2. 干细胞

成熟体细胞取材不便，体外培养易老化，难以达到组织工程尿道重建中所需种子细胞数量等。

干细胞是一类未分化细胞，具有自我更新、高效增殖及分化成多种不同细胞类型的能力，可分化为成熟的不可再生及可再生细胞。主要有胚胎干细胞、间充质干细胞、脂肪干细胞等。

胚胎干细胞因具恶性潜能及需特异性有效调控等问题，限制了其应用。但脂肪干细胞（adipose-derived stem cell，ADSC）、骨髓间充质干细胞（bone mesenchymal stem cell，BMSC）、尿源性干细胞可避免上述问题，使其近几年来得到广泛关注。脂肪干细胞具有向上皮细胞方向分化的潜能，其与膀胱脱细胞基质复合后，用于兔尿道缺损重建取得良好效果，证实了脂肪干细胞能够作为组织工程化尿道材料的种子细胞。

但干细胞的获得与如何实现定向分化的问题限制了其临床应用。重编程是一种技术，它涉及成年体细胞的去分化以产生患者特异性多能干细胞，从而消除了制造胚胎的需要。通过重编程产生的细胞在基因上与体细胞（因此也与捐献这些细胞的患者）相同，不会被拒绝。山中是第一个发现小鼠胚胎成纤维细胞（MEF）和成年小鼠成纤维细胞可以重新编程进入"诱导多能状态（iPS）"。这些细胞在理解人类疾病以及利用这些细胞进行治疗方面显示出了巨大的潜力。与胚胎干细胞一样，iPS细胞也会形成畸胎瘤，这限制了它们的治疗潜力，目前还没有人体试验，直接体内重编程也会导致畸胎瘤的形成。尽管如此，重新编程的潜力仍然令人兴奋。

（三）种子细胞与支架材料有机结合

总结脱细胞支架材料修复尿道时的缺陷,其血管神经少,修复过程缓慢,炎症反应,成纤维作用持续时间长,使组织极易发生纤维化及钙化,挛缩后引起支架塌陷、再狭窄,甚至尿漏。为了克服上述不足,种植各种自体细胞的支架材料被不断开发。目前主要有两种:一种是单种子细胞的支架材料修复,另一种为多种细胞的支架材料修复。

单种细胞与支架材料复合后用于尿道重建:分别有自体包皮细胞及口腔黏膜下脱细胞基质(BAMG),自体脂肪干细胞复合 BAMG,膀胱黏膜及平滑肌细胞复合 BAMG 修复大量动物模型长段尿道缺损(6 cm),一年后影像学及组织学检查证明管腔通畅,植入细胞成活,表明种子细胞复合支架技术在尿道修复重建中有良好的应用效果。种子细胞复合支架技术较单用支架材料修复尿道具有更好的效果,其原因可能为种子细胞为支架材料提供了避免尿液下渗到组织的屏障,可防止尿液的腐蚀作用,从而阻止尿道纤维化和尿道狭窄的发生。种子细胞复合支架技术为组织工程技术在尿道狭窄修复重建临床中的应用奠定了良好的基础。在儿童尿道下裂的研究中,从儿童的膀胱灌洗液中分离培养获得自身尿路上皮细胞并种植于脱细胞基质上,二者的复合材料用于修复儿童尿道下裂患者,6 例患者中 5 例成功,1 例狭窄行内切开后管腔通畅。尽管如此,这种种子细胞复合支架技术在一些复杂病例中的应用值得商榷。

口腔黏膜细胞与膀胱脱细胞基质(BAMG)支架及口腔黏膜细胞与尿道海绵体(ACSM)支架用于修复尿道缺损均获成功。这种种植口腔黏膜细胞的支架相比于脱细胞支架具有明显优势:① 因支架中含自体口腔角质形成细胞,增加了尿道上皮的生长;② 以自体口腔角质形成细胞为骨架,增强重建尿道上皮的完整性;③ 可形成多层上皮结构,进一步增强组织结构牢固性;④ 对平滑肌细胞的再生有一定帮助,但无法再生结构正常的平滑肌;⑤ 减轻炎症反应的炎性浸润,减少免疫细胞对再在尿道的破坏。

多种细胞种植支架复合材料:在胶原支架上种植口腔黏膜细胞、成纤维细胞及血管内皮细饱,将血管化的组织工程材料用于小鼠缺损尿道的修复重建,明显提高了手术成功率。

在组织工程尿道的脱细胞基质上种植多种不同的细胞,可让种植细胞发挥各自原本作用。连续的尿道上皮细胞可以构建尿道上皮屏障,防止尿液渗漏,减少组织纤维化。成纤维细胞分泌胶原,创造表皮细胞覆盖的条件,后期还可以参与修复后组织的改造。平滑肌细胞可以提高支架的机械性能,促进肌层的成熟。种植多种细胞有利于促进完整尿道上皮的形成,改善血供,防止再狭窄。

另有研究提出 TGF-β_1,SiRNA 在伤口愈合与瘢痕修复中有重要作用,接种去除 TGF-β_1,SiRNA 成纤维细胞的支架发现毛细血管生长,且不发生尿道支架再狭窄。

研究表明,种植口腔黏膜角质形成细胞与成纤维细胞的尿道黏膜支架,可以为尿道狭窄患者提供替代尿道。但其成功率较移植的口腔黏膜的前尿道成形术低,但仍是一种有效、可选的治疗手段。解决尿道基质血管化、抗感染及抗纤维化等尿道修复难题,同时进一步标准化生产流程,提供不同长度(3~15 cm)和 形状的(管状、矩形)组织工程化材料,增强其实用性。

另有从自体颊黏膜组织分离培养上皮细胞和成纤维细胞,种植于管状的聚乙醇酸和聚乳酸的共聚物(poly lactic acid-glycolic acid,PLGA)支架后用于后尿道成形术,术后随访 6 年,效果良好。

组织工程化尿道的研究,目前正随着组织工程学的兴起有了飞速发展,各种基质材料和种子细胞的不断涌现,让人们看到了其美好的未来;口腔黏膜组织工程化材料于尿道重建有良好的应用前景。

种子细胞复合支架材料被认为是最佳的用于自身尿道狭窄修复重建的替代物,但生物支架材料的开发、理想种子细胞的寻找,在支架上接种种子细胞以构建仿真尿道,仍有很长的路要走。

二、组织工程技术在输尿管重建中的研究

输尿管的组织工程技术主要用于输尿管损伤后重建(主要包括医源性损伤和外伤性损伤两大类)。由于输尿管血供呈节段性且缺少周围组织支持,因此难以通过手术方式修补重建,尤其是长段

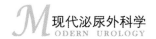

输尿管缺损,不能通过端-端吻合等简单方法解决,常要通过膀胱瓣、肠代输尿管、自体肾移植来解决。但这些方法创伤大,存在多种并发症可能。而组织工程技术可以为复杂性输尿管重建提供一个新的解决方案。

输尿管的组织工程同样包括支架材料、种子细胞、种子细胞和支架材料的复合构建物。其支撑材料分为自体组织、异体组织和人工合成高分子材料,主要作为支架用。其中自体组织材料有膀胱、回肠、阑尾、大网膜、静脉血管等。优点为没有免疫排斥问题,缺点为材料来源有限,手术二次损伤、术后感染、狭窄等。

异体组织主要为小肠黏膜下脱细胞基质(SIS)、羊膜脱细胞基质(AM)等。但此类组织仅可用于短段输尿管缺损,当缺损>3 cm时可出现缺血及纤维化。

人工合成高分子材料可塑性高,机械性能好,取材方便,但其结构与生物材料相差大,细胞黏附、生长能力差。

也有将生物材料与人工合成高分子材料结合的复合材料,主要是取二者的优点,生物材料利于组织细胞的成活和生长,人工合成高分子材料便于控制强度、形状和降解时间。但此类复合材料尚在研究中。

种子细胞:分体细胞和干细胞两类。体细胞包括尿道、膀胱和输尿管的尿路上皮细胞及平滑肌细胞,口腔黏膜细胞等。干细胞主要有间充质干细胞(MSC)和脂肪干细胞,其可分化成肌肉和尿路上皮细胞,并能产生多种抗炎症因子,在输尿管的组织工程中具独特优势。

临床应用:单纯输尿管病损段移植修复,只能用于局段性输尿管狭窄的修复,长段输尿管缺损的修复大多用管状支架材料负载尿路上皮细胞和平滑肌细胞。但在临床实践中,缺少功能化的尿路上皮和血管化不足常导致重建输尿管的纤维化和狭窄,因此支架材料的预血管化尤为重要。具体预血管化方法有置入腹腔、大网膜包裹、皮下移植等。预血管化可加快工程化输尿管血管的新生,并促进种子细胞形成单层尿路上皮层,移植到输尿管后抵抗尿液对新生组织的侵蚀。但在预血管化的材料取出时,新形成的血管应尽量保持完整,这就对预血管化的部位提出了要求,即接近输尿管缺损的部位为首选。虽然预血管化有较大发展前景,但预血管化需耗时2~4周不等,且需二次手术,故不适用于紧急情况下需求。较快捷的方法是将负载有种子细胞的材料直接移植到缺损处,支架材料内层载有尿路上皮细胞,外层负载平滑肌细胞,成功后可维持将尿液从肾脏输送到膀胱的转运功能。此法成功的关键是充分的血管化,有功能的平滑肌组织和完整的尿路上皮屏障。但实验支架材料来源动物中最多使用的是猪,存在伦理等问题,人们正在探索更为理想的灵长类动物支架来源和更多的种子细胞来源。

三、组织工程技术在膀胱重建中的研究

目前临床常切取胃肠段作为膀胱置换或修复的材料,但胃肠道具有吸收、分泌的能力,而膀胱组织是专为排泄溶质而存在的,当胃肠道组织与泌尿道接触时会出现多种并发症,如感染、代谢紊乱、结石形成、穿孔、黏液分泌和恶性肿瘤等。这些问题为术后患者生活质量带大极大困惑。

组织工程膀胱构建的难点有:① 支架材料的构建;② 种子细胞的选择;③ 血管新生和各种生长因子的表达。

支架材料同样分为生物支架材料和人工合成高分子材料两类。

生物支架材料有膀胱黏膜下脱细胞基质:在成分和结构上较好地保留了正常膀胱组织细胞外基质原有特征,在抗原系数、弹性系数等方面与正常膀胱较为接近。1998年YOO等将种植了细胞的同种脱细胞膀胱基质用于狗的扩大膀胱,发现再生的膀胱有正常的组织结构,包括尿路上皮、平滑肌和正常的顺应性。

小肠黏膜下脱细胞基质用于扩大膀胱术,虽可在体内再生,但耐用性不高,机械强度下降,还会有异体DNA残留。表明使用此类基质后尿路上皮细胞虽可再生,但肌层往往发育不全,造成功能不

理想。

种子细胞的选择：有自体膀胱平滑肌细胞（smooth muscle cell，SMC）和尿路上皮细胞，将其体外培养后种植到支架材料上，可以构建成功能良好的组织工程新膀胱材料。但对膀胱癌患者的自体尿路上皮细胞有恶变可能，因此，长期的安全性值得思考。

干细胞：有骨髓干细胞、胚胎干细胞、毛囊干细胞、脐带血干细胞、胎盘干细胞等，其能分化为膀胱平滑肌、尿路上皮细胞、血管内皮细胞等，理论上能满足组织工程膀胱的条件，但处于实验阶段。

血管新生和神经支配：由于细胞移植至体积超过 3 mm³ 的材料后，只有表面的细胞可以生长，中间的细胞因缺血、缺氧而死亡。在代谢活跃的组织中，氧从毛细血管床扩散到细胞能力约 0.1 mm，但临床上移植边缘到中心距离远大于此，甚至数十倍，因此移植物很难存活。而新生血管的形成是一个复杂、耗时的过程，目前生物工程组织血管化的方法有：① 将血管生成因子渗入生物工程组织中；② 在生物工程组织中种植血管内皮细胞及其他类型相似细胞；③ 在细胞种植前先将基质血管化；④ 用能分化为内皮细胞的干细胞/祖细胞对支架材料进行预血管化，可促进组织工程膀胱快速血管化并可与宿主自身血管吻合，迅速建立血液循环。神经支配对膀胱功能的发挥至关重要，尽管研究显示在再生膀胱组织中可检测到神经再生，但其分布及能否调控膀胱功能尚不明确。

2006 年 Atala 将复合有自体尿路上皮细胞和平滑肌细胞的胶原-聚羟基乙酸 基质用于扩大膀胱术，术后随访 46 个月，示膀胱顺应性增加，活检示平滑肌和移行上皮正常。后又有人报道通过活检获取自体膀胱组织，体外扩增后种植到生物可降解支架材料上，为多例患者行扩大膀胱术，均成活并取得不同程度改善。可见，组织工程膀胱全面应用于临床不久的将来有可能实现。

四、细胞疗法在尿失禁和膀胱输尿管反流中的研究

对膀胱输尿管反流首先是用软骨细胞在猪上进行试验，获成功后用于纠正儿童膀胱输尿管反流。Ⅰ期试验显示，术后 3 个月和 12 个月的成功率约 80%。后在 29 名儿童的 47 条膀胱输尿管反流治疗中应用，一年的随访中，70% 的患者保持了输尿管反流的纠正，而失败的患者中未发现软骨细胞形成，用自体平滑肌细胞注射在动物实验中亦获成功。

羊水干细胞和脂肪来源间充质干细胞注射到动物的膀胱颈和尿道中纠正尿失禁取得可喜的效果，但在人体中的应用还有很长的路要走。

五、阴茎体重建组织工程的研究

阴茎海绵体主要成分之一是平滑肌，实验证明植入可生物降解的聚合物支架上的人体平滑肌细胞和内皮细胞能在体内形成血管化的海绵体肌。用兔做实验，取供体兔阴茎，获取脱细胞的胶原基质，收集扩增平滑肌细胞和内皮细胞，并将其种植在基质上。切开实验兔阴茎，取出阴茎海绵体，保留完整尿道。将种植内皮细胞和平滑肌细胞的基质插入阴茎海绵体空隙内。植入后 6 个月检查示，工程化的海绵体获得了足够的结构和功能参数。通过海绵体描记术，实验动物显示出完整的结构完整性和相似的压力。交配实验表现正常，可查见精子，雌兔也怀孕并产下健康的幼崽；而仅植入基质的动物无法表现出正常的交配活动。

上述研究表明，阴茎海绵体组织可以被工程化，工程化海绵体组织能够获得足够的结构和功能参数，足以完成勃起、交配、受孕。但需要进一步的研究来确认这些器官的长期功能。此外，还需要进一步的研究来证明人体海绵体结构也可以被工程化。

另外，在动物模型中，间充质干细胞被用于逆转勃起功能障碍；肌源性干细胞和脂肪源性干细胞可预防大鼠海绵体损伤后的勃起功能障碍；Simila 细胞也被用于治疗佩罗尼病。各种细胞群正在向临床应用过渡，需要进行长期研究来评估这些疗法的全部影响。

六、睾丸的组织工程研究

睾丸间质细胞是雄性睾酮产生的主要来源。睾丸功能不全的传统治疗方法为肌肉注射或口服睾

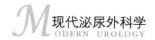

酮制剂,外用皮肤贴片等。然而,长期非脉冲睾酮的补充疗法会导致诸多问题,包括红细胞生长和骨密度的变化。

设计一个将睾丸间质细胞微囊化装置植入体内后,可控释睾酮以替代治疗,此装置为分离纯化的睾丸间质细胞被包裹在微囊化的海藻酸-聚赖氨酸溶液中,被注射到去势动物体内后可长期维持睾酮水平,表明微囊化的睾丸间质细胞能替代或补充睾酮。功能性睾丸间质干细胞成功移植到性腺功能减退的受体中获成功,表明睾酮的从头合成是可能的。

进一步研究表明,用软骨制作的睾丸假体内装载睾丸甾体植入小鼠体内,可长期释放睾酮并将雄激素水平维持在生理范围内。进一步将人睾丸间质细胞技术与工程假体相结合,以实现雄激素水平的长期功能性替代。

提高生精能力以治疗不育是一个重要的研究领域,研究小组通过对小鼠移植生殖系干细胞,能够恢复生育能力。来自成人和青春期睾丸的人类精原干细胞的体外繁殖在进行中,相信未来可期。

七、阴茎假体组织工程的研究

最初于 1998 年由 Yoo 等人进行了用软骨制作天然阴茎假体的可行性研究。从小腿、肩部关节面获取的软骨在培养液中分离、生长和扩增。这些细胞被接种到预先成型的圆柱形 PGA 聚合物棒上,并植入小鼠体内。数月后取出时,所有植入细胞的聚合物支架均形成乳白色杆状固体软骨结构,并保持植入前的大小和形状。

另一项研究中,人软骨棒在体外被工程化,以作为阴茎假体的潜在用途。从人耳分离的软骨细胞被种植在直径 1.2 cm,长 6.0 cm 的杆状可生物降解聚合物支架上,经过工程设计的人体软骨杆灵活、有弹性,能承受高度的压力,机械性能与市售硅胶相当。这种含有生物材料的阴茎假体有待深入研究。

(杨健　吴宏飞)

第六十三章
中医药在泌尿外科的应用

随着现代医学技术的不断发展,我国泌尿外科学中西医结合临床研究工作取得了较大进展,传统中医药也获得了一定的科研成果,在泌尿系结石、慢性前列腺炎、前列腺增生、泌尿系肿瘤及男科等常见疾病的诊疗方面有了长足的发展。针对泌尿男科疾病某一阶段的特点,运用中医药治疗可提高整体疗效,并有新的治疗认识。对于部分西医疗效不佳的疾病,如阴茎纤维性海绵体炎、阴茎持续性异常勃起、特发性少精子症、弱精子症、多囊肾、慢性肾盂肾炎所致慢性肾功能不全及神经源性膀胱等,运用中医药治疗往往可以取得一定的疗效。

中西医结合治疗一些需要手术的疾病,如局限性肾结核脓肿、结核性膀胱瘢痕挛缩、前列腺增生等取得良好疗效,提高手术成功率及降低疾病的复发率;可防治肾移植排斥反应,提高移植肾存活率;中药能够溶解草酸钙类等结石及预防结石的复发;中医药联合其他治疗还可有效改善泌尿系肿瘤患者的生活质量、提高疗效及延长患者生存期,有着独特的优势。

中医学认为,泌尿生殖系统均由肾所主,《素问·上古天真论》载:"肾者主水,受五脏六腑之精而藏之,故五脏盛乃能泻"。《证治汇补》曰:"精之主宰在心,精之藏制在肾"。湿、热、寒及疫疠是外感之邪中的主要致病因素,而饮食不节、情志内伤、劳逸失度及素体亏虚则是内伤的重要因素,内外合邪,发而为病。这些病理因素主要导致脏腑、气血和经络的功能失常。脏腑功能失调主要表现在肾、肝、心、脾、膀胱等的功能失调;气血失常主要表现在气血亏虚、气滞血瘀、阴虚血热等方面;经络病变体现在肝经湿热、寒凝肝脉、痰湿阻络等方面。脏腑、气血、经络在生理上相互联系,病机上相互影响,但肾有"脏腑之本"之称,故中医在诊治此类疾病时,主要针对肾与膀胱,并兼顾心、肝、脾、肺等脏腑。因此,中医治疗方面,各家治疗方案不一,以下仅做一些简要归类总结。

一、泌尿系统结石

中西医结合治疗、研究工作重点在提高排石率方面,多参考中医"石淋"的论述,以膀胱湿热为标、肾虚为本。

初起宜宣通清利,湿热较甚选用八正散,湿热不甚用石苇散。心火移热小肠用导赤散泻火通淋;热伤阴络导致尿血,用猪苓汤育阴利尿;少腹拘急,痛及前阴则用冬葵子散滑利排石。病程迁延日久,则兼用补法,以香砂六君子汤补气、六味地黄汤养阴等。各地各家自拟"排石汤"甚多,多由清热利湿理气药组成。中药或配合针灸疗法有缓解肾绞痛、促使结石向下移动及排石效果。有实验报道,上述清利理气药组成的"排石汤"类处方有增加狗的输尿管蠕动及尿流量作用和增加输尿管动作电位作用。较大结石在尿路滞留日久,发生炎症粘连甚至输尿管全层炎症或周围炎,并有不同程度的梗阻积水;清利理气法难使结石移动,如加强利尿则有可能加重肾积水、危害肾功能,有医家运用化瘀软坚治则治疗提高了排石率;因此,应当在仔细辨证基础上潜方用药,不可千篇一律。临床常见结石证型如下:

(1)湿热蕴结证:以尿路刺激症状为主,病情急。

证候:腰痛或小腹痛,或尿流突然中断,尿频、尿急、尿痛,小便混赤,或为血尿,口干欲饮;舌红,苔黄腻,脉弦数。

治法:清热利湿,通淋排石。

方药:三金排石汤加减。

中成药:可选用排石颗粒,肾石通颗粒等。

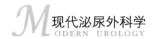

（2）气滞血瘀证：以发病急，腰腹胀痛或绞痛，舌暗有瘀斑为主。

证候：发病急骤，腰腹酸胀或隐痛，时而绞痛，疼痛向外阴部放射，局部有压痛或叩击痛，尿频，尿急，尿黄或赤，舌暗或有瘀斑，苔薄白或微黄，脉弦或弦数。

治法：行气活血，通淋排石。

方药：金铃子散合石韦散加减。

中成药：可选用化石丸等。

（3）肾气不足证：以病程久，症状缓，体虚表现为主。

证候：病程日久，留滞不去，腰酸坠胀，疲乏无力，时作时止，遇劳加重，尿频或小便不利，夜尿多，面色无华或面部轻度浮肿，舌淡，苔薄白，脉细无力。

治法：补肾益气，通淋排石。

方药：补中益气汤加减。

中成药：可选用补中益气丸配合排石冲剂。

排石中药的组成与现代药理：

① 利尿：金钱草、车前子、木通、萹蓄、瞿麦（海金沙、冬葵子）。

② 调整输尿管蠕动：枳实、牛膝、大黄、甘草梢、滑石。

③ 抗感染：栀子、大黄、黄柏。

④ 止血：石韦、蒲黄、仙鹤草。

临床上，在结石患者围手术期及体外冲击波碎石治疗中，应用补肾益气、化痰理气、清热利湿等中医治则，在预防感染、出血、促进排石、提高溶石率及保护肾功能等方面都有较好的疗效。

随着制剂工艺的不断发展，各种易于携带方便的中药制剂也层出不穷，满足了社会各类人群的需求，目前临床应用较多的有排石颗粒、肾石通颗粒、化石丸等，均有较好的临床疗效。

二、慢性前列腺炎、睾丸附睾炎

（一）慢性前列腺炎是泌尿外科常见病多发病，病程绵延、症状杂多，治疗棘手。过去甚至认为"终生难愈"。睾丸炎是睾丸遭受感染后引起的炎性疾病，临床上可分为急性非特异性睾丸炎与腮腺炎性睾丸炎两种。附睾炎是发生于附睾的非特异性感染，以中青年男性多见，临床有急、慢性之分。临床上急性附睾和睾丸炎症病变常互相影响，难以截然分开，故常合称或单称一种，如急性附睾睾丸炎，或急性附睾炎，或急性睾丸炎。中医认为，睾丸炎、附睾炎属于"子痈""子痛"范畴，急性腮腺炎性睾丸炎属"卵子瘟"范畴。14%～35%的急性流行性腮腺炎患者（特别是儿童）可并发睾丸炎，可导致睾丸萎缩以及睾丸生精功能永久性、不可逆转的破坏，进而引起男性的生育障碍。

本病可由外感湿热或寒湿之邪，或饮食不调，嗜食辛辣肥腻之品，以致湿热内生，或房事不节，或情志不舒，肝郁化火，或外伤跌仆等引起。

本病与肝肾关系密切，病位在肾子。外感湿热之邪，下注肾子，阻滞经络，气滞血瘀，则肾子肿胀疼痛。湿热蕴结或火毒炽盛，热壅肉腐，发为脓肿，可见阴囊红肿，附睾或睾丸肿痛剧烈。或外感寒湿之邪，阻塞脉络，气血阻滞于宗筋，致肾子肿胀疼痛。或房事不节，情志不舒，肝气郁结，气滞血瘀，发于肾子而成结块。临床常见证型如下：

慢性前列腺炎：慢性前列腺炎属中医遗精范围，临床上分为"细菌性前列腺炎"和"前列腺病"两种。前者前列腺液培养有致病菌，后者培养无致病菌；前者多属遗精的实证，后者多为虚证。

（1）湿热蕴结证：以尿路刺激症状为主。

证候：尿频、尿急、尿痛、尿道灼热，排尿终末或大便时尿道口偶有乳白色分泌物流出，会阴、腰骶、睾丸、少腹不适或坠胀疼痛，阴囊潮湿。舌红、苔黄腻、脉滑数。

治法：清热利湿排浊。

方药：龙胆泻肝汤加减。

中成药:可选用龙胆泻肝丸、猪肚丸、猪苓丸、八正片、宁泌泰胶囊、清浊祛毒丸、双石通淋胶囊等。

(2)气滞血瘀证:以睾丸、会阴、腰骶部坠胀疼痛,舌质有紫斑为主。

证候:病程较长,少腹、腹股沟、会阴、睾丸、腰骶部坠胀不适或疼痛,排尿不净感。舌质正常或有紫斑,苔薄白或薄黄,脉弦涩或沉涩。

治法:化瘀排浊,行气止痛。

方药:前列腺汤加减。

中成药:可选用血府逐瘀胶囊、前列欣胶囊、前列通瘀片、前列解毒胶囊、前列舒通胶囊等。

(3)阴虚火旺证:以腰以下、会阴、耻骨上、腹股沟等部位酸楚为主。

证候:会阴部坠胀不适,尿道口常有白色黏性分泌物,尿道不适,伴遗精或血精,头晕眼花,腰膝酸软,五心烦热,失眠多梦,咽干口燥。舌红、少苔、脉细数。

治法:滋阴降火排浊。

方药:知柏地黄汤加减。

中成药:可选用知柏地黄丸、六味地黄丸、杞菊地黄丸、大补阴丸等。

(4)肾阳亏虚证:以性机能减退兼形寒肢冷为主。

证候:多见于中年人或素体阳虚者,会阴部酸胀不适,尿末滴白,尿后余沥,可伴阳痿或早泄,头昏神疲,腰膝酸软,形寒肢冷。舌淡胖、苔薄白、脉沉细。

治法:温肾助阳排浊。

方药:济生肾气丸加减。

中成药:可选用桂附地黄丸、右归丸、河车大造丸、鹿茸丸、复方玄驹胶囊等。

消炎中药的组成及加减:

主方:萹蓄、瞿麦、灯芯草、滑石、菟丝子、益智仁、茯苓、甘草。

会阴、耻骨区、阴茎等处疼痛或发痒不适,加青皮、川楝子、橘核;尿道滞涩、尿频、尿不尽等加木通、王不留行、草薢、败酱草;

阳痿、早泄、性功能减退加淫羊藿、鹿胶。

中医外治疗法:治疗前列腺炎是以中医理论为基础,从整体出发、组方灵活、给药途径多样,在改善患者的自觉症状和疗效的持久性方面有一定的优势和潜力。如:中药坐浴、中药穴位敷贴、中药保留灌肠、针灸治疗、尿道灌注等。

(二)睾丸附睾炎:

(1)湿热下注证:多为睾丸附睾炎急性发作期,以睾丸或附睾肿痛、触痛为主。

证候:睾丸或附睾肿大疼痛,阴囊皮肤红肿,皱纹消失,灼热疼痛,少腹抽痛,局部触痛明显,伴恶寒发热。苔黄腻、脉滑数。

治法:清热利湿,解毒消肿。

方药:仙方活命饮加减。

中成药:可选用龙胆泻肝丸。

(2)气滞痰凝证:多为慢性期,睾丸附睾呈结节性肥厚。

证候:见于慢性子痈,附睾结节,子系粗肿,轻微触痛,或牵引少腹不适,多无全身症状。苔薄腻,脉弦滑。

治法:疏肝理气,化痰散结。

方药:橘核丸加减。

中成药:可选用橘核丸。

子痈主要是由于湿热下注和气滞痰凝导致,病位在肝肾。急性子痈可内外兼治,外用清热解毒

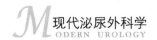

之"如意金黄膏",内治以清热解毒、利湿消肿,可酌情配合使用抗生素。慢性子痈多用中医药治疗,内治以疏肝理气、化痰散结,外用"冲和膏"等外敷。本病应该及早处理,防止转为慢性。

三、良性前列腺增生

前列腺增生是指以排尿困难,滴沥不尽,甚或尿闭为主要表现的一种常见的老年男性泌尿系疾病。本病在中医古籍中属于"癃闭"范畴。"癃闭"病名始见于《五十二病方》。《内经》有了进一步认识,如《素问.宣明五气篇》云:"膀胱不利为癃",《素问.奇病论》说:"有癃者,一日数十溲",《素问.标本病传论》说:"膀胱病,小便闭",《灵枢.经脉》说足少阴"实则闭癃"。

前列腺增生为老年男性病,随着人均寿命的提高,发病率日益增高。手术方法损伤大,老年体衰患者常不能耐受电切术等手术治疗。西药治疗也一直缺乏长期有效的药物。通过中西医结合中药为主治疗,积累了很多临床经验。运用化痰降气法、补肾益气法、清热利湿法均有较好疗效。

本病的治疗应以补益脾肾、化痰散结、活血软坚为总则,兼夹湿热则清热利湿。基于"上窍开而下窍自通"和"通后窍以利前阴"的理论基础,酌情使用开肺气或通大便之法可提高疗效。

(1)湿热蕴结证:以尿路刺激症状为主。

证候:小便频数黄赤,尿道灼热或涩痛,排尿不畅,甚或点滴不通,小腹胀满,或大便干燥,口苦口黏。舌黯红、苔黄腻、脉滑数或弦数。

治法:清热利湿,消癃通闭。

方药:八正散加减。

中成药:可选用八正丸、八正片、热淋清胶囊、宁泌泰胶囊、前列舒乐等。

(2)脾肾气虚证:尿路刺激症状不明显,伴疲乏、少腹坠胀为主。

证候:尿频,滴沥不畅,尿线细甚或夜间遗尿或尿闭不通,伴小腹坠胀,神疲乏力,纳谷不香,面色无华,或便溏脱肛。舌淡、苔白、脉细无力。

治法:补脾益气,温肾利尿。

方药:补中益气汤加减。

中成药:可选用补中益气丸、济生肾气丸、参芪十一味颗粒等。

(3)气滞血瘀证:以少腹胀痛,舌质黯有瘀点、瘀斑为主。

证候:小便不畅,尿线变细或点滴而下,或尿道涩痛,闭塞不通,或伴小腹胀满隐痛,偶有血尿。舌质黯或有瘀点、瘀斑,苔白或薄黄、脉弦或涩。

治法:行气活血,通窍利尿。

方药:沉香散加减。

中成药:可选用前列通瘀片、前列解毒胶囊、前列欣胶囊、桂枝茯苓丸等。

(4)肾阳不足证:以畏寒肢冷、肢体酸痛、精神萎靡为主。

证候:小便频数,夜间尤甚,尿线变细,余沥不尽,尿程缩短,或点滴不爽,甚则尿闭不通,伴精神萎靡,面色无华,畏寒肢冷。舌质淡润、苔薄白、脉沉细。

治法:温补肾阳,通窍利尿。

方药:济生肾气丸加减。

中成药:可选用济生肾气丸、黄莪胶囊、桂附地黄丸、缩泉丸等。

(5)肾阴亏虚证:以五心烦热、舌红少津、大便秘结为主。

证候:小便频数不爽,尿少热赤,或闭塞不通,头晕耳鸣,腰膝酸软,五心烦热,大便秘结。舌少津、苔少或黄、脉细数。

治法:滋补肾阴,通窍利尿。

方药:知柏地黄丸加减。

中成药:可选用 知柏地黄丸、大补阴丸等。

（6）肺热气壅证：排尿困难兼以呼吸道症状为主。

证候：小便不畅或点滴不爽，或量少短赤，咽干烦渴欲饮，呼吸短促或有咳嗽、喘息。舌红苔薄黄脉滑数。

治法：清热宣肺，通利膀胱。

方药：黄芩清肺饮加减。

中成药：可选用 虫草清肺胶囊、黄芩清肺胶囊合热淋清胶囊 、八正丸等。

中医药治疗本病有确切疗效。本病的主要表现为排尿困难，故应着眼于通。其病位是在膀胱，但和肾、肝、肺、脾、三焦关系密切。其病机有肾阳衰惫、肾阴亏虚、湿热蕴结、肺热气壅、肝郁气滞、脾气不升，尿道阻塞数端。治疗首先要抓住主症，辨证求因；其次要根据证候分清虚实；然后再权衡轻重缓急，进行治疗。虚证治宜补脾肾、助气化，使气化得行，小便自通；实证治宜清湿热、散瘀结、宣肺气、疏肝郁而通水道。故中药复方辨证论治，虚则补之，实则泻之，能够更好地兼顾诸证，共奏其效。

四、泌尿道感染

中医学一般将"尿路感染"归为"淋证"范畴，根据其常见的尿频、尿急、尿痛等临床表现，历代医家将其病机总括为"肾虚而膀胱（湿）热""（湿）热在下焦"。中医学认为先天不足、外邪来袭和邪气内生是本病的发病基础，临床或因先天不足，或因后天失养，导致湿热之邪蕴于膀胱，水道不利，发为该病。本病病位在肾和膀胱，可涉及肝、脾、肺等脏腑，急性期病性属实证，反复发作者，多属虚实夹杂，虚为元气或肾气虚损，邪实为（湿）热蕴结下焦。实则清利，虚则补益，为淋证的基本治则。淋证证治分类如下：

（1）热淋：以尿路刺激症状为主。

证候：小便频数短涩，灼热刺痛，溺色黄赤，少腹拘急胀痛，或有寒热，口苦，呕恶，或有腰痛拒按，或有大便秘结，苔黄腻，脉滑数。

治法：清热利湿通淋。

方药：八正散加减。

中成药：可选用 八正丸 、热淋清胶囊等。

（2）石淋：以尿中夹砂石为主。

证候：排尿涩痛，尿中夹砂石，或排尿时突然中断，尿道窘迫疼痛，少腹拘急，往往突发，一侧腰腹绞痛难忍，甚则牵及外阴，尿中带血，舌红，苔薄黄，脉弦或带数。

治法：清热利湿，排石通淋。

方药：石韦散加减。

中成药：可选用 排石颗粒 、肾石通颗粒等。

（3）血淋：以尿路刺激症状兼血尿为主。

证候：小便频急，热涩刺痛，尿色紫红，或夹有血块，小腹胀满疼痛，舌尖红，苔黄，脉滑数。

治法：清热通淋，凉血止血。

方药：小蓟饮子加减。

中成药：可选用 断血流颗粒等。

（4）气淋：以脘腹满闷胀痛，小便涩滞，尿后余沥不尽为主。

证候：郁怒之后，小便涩滞，淋沥不畅，少腹胀满疼痛，苔薄白，脉弦。

治法：理气疏导，通淋利尿。

方药：沉香散加减。

中成药：可选用 逍遥丸合热淋清颗粒联合应用。

（5）膏淋：以小便涩痛，尿如膏脂或米泔水为主。

证候：小便混浊，乳白或如米泔水，上有浮浊，置之沉淀，或伴有絮状凝块物，或混有血液、血块，尿道灼热涩疼痛，尿时阻塞不畅，口干，苔黄腻，舌质红，脉滑数。

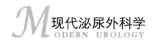

治法：清热利湿，分清泄浊。

方药：程氏萆薢分清饮加减。

中成药：可选用三金片、热淋清胶囊等。

（6）劳淋：即稍劳即发，腰膝酸软，神疲乏力为主。

证候：小便涩痛不甚，但淋沥不已，时作时止，遇劳即发，腰膝酸软，神疲乏力，舌质淡，脉细弱。

治法：补脾益肾。

方药：无比山药丸加减。

中成药：可选用 无比山药丸 、补中益气丸 、六味地黄丸等。

淋证的预后往往与其类型及病情轻重有关。淋证之实证如热淋、血淋、石淋初起，病情轻者一般预后良好，若处理不当可致热毒入营血；若久淋不愈，脾肾两虚，发为劳淋，甚者脾肾衰败，成为水肿、癃闭、关格（小便不通与呕吐并见的临床重症），或石阻水道，出现水气上凌心肺等重证。

中医药在治疗反复尿路感染方面具有一定优势。可减轻症状、提高生活质量，降低复发率，缩短疗程、减少抗生素用量，预防发作、降低器官损伤风险。在中医药治疗同时，提倡明确病因病机，根据不同分期进行辨证论治，同时进行巩固治疗和日常调护。

五、泌尿系肿瘤

近年来，中西医结合治疗泌尿系肿瘤成为临床热点之一，体现在提高疗效、延长生存期、预防复发、减轻化疗反应等方面。肾癌、前列腺癌、膀胱癌是泌尿系统常见的肿瘤，中医称之"癌病"，多属于正虚邪实、邪盛正衰一类，临床多表现血尿、腰痛、排尿不适、乏力等；治疗上需辨证施治，做到"治实当顾虚、补虚勿忘实"，临床常见证治分类如下：

（1）湿热蕴毒证

腰痛，腰腹部坠胀不适，尿血，尿频、尿急、尿痛，消瘦，纳差，舌红苔黄腻，脉数。

证机：湿热蕴结下焦，膀胱气化不利。

治法：清热利湿、解毒通淋。

代表方：八正散或龙胆泄肝汤加减。

（2）瘀血内阻

腰腹疼痛，甚则腰腹部肿块，尿血，排尿困难，发热，舌质紫暗或有瘀点，苔薄白，脉涩。

证机：瘀血蓄结，壅阻气机。

治法：活血化瘀、理气散结。

代表方：桃红四物汤加减。

（3）脾肾两虚证

腰腹部肿块，尿血，纳差、消瘦，气短乏力，便溏，畏寒肢冷，舌质淡，苔薄白，脉细。

证机：脾肾气虚，气损及阳。

治法：健脾益肾、软坚散结。

代表方：大补元煎加减。

（4）阴虚内热证

五心烦热，口干，小便短赤，大便秘结，消瘦乏力，舌质红，苔薄黄少津，脉细数。

证机：肝肾阴亏，虚火内生。

治法：滋阴清热、化瘀止痛。

代表方：知柏地黄丸加减。

经过现代药理及临床研究，目前已筛选出山豆根、白花蛇舌草、半枝莲、白英、龙葵、莪术、猪苓及长春花等多种抗癌中药，可以在辨证论治的基本上配伍使用。

癌病的病因尚未完全明了，但精血不足、脏气亏虚，气血阴阳失调，加之外邪入侵，是为重要的致病因素,故保养精气、劳逸结合,养成良好的生活习惯,保持心情愉快,加强必要的防护措施,对预防癌病有积极意义。

六、性功能障碍

1. 阳痿

凡男子青壮年时期,阴茎萎弱不起,临房不举,或举而不坚,均可诊断为阳痿。

阳痿的辩证要点:一要辨别有火无火,依据以脉象、舌苔为主;阳痿兼见面色㿠白、畏寒肢冷、舌淡苔薄、脉沉细为无火。阳痿兼烦躁易怒、小便黄赤、苔黄腻、脉濡数或弦数为有火。二要分清脏腑虚实:由于恣情纵欲,忧思惊恐所伤,多为脾肾亏虚,命门火衰,属于虚证。由于肝郁化火,湿热下注,宗筋弛纵者属实证。

(1)命门火衰:以腰膝酸软,精薄清冷,夜尿清长为主。

证候:阳事不举或举而不坚,精薄清冷,面色㿠白,神疲倦怠,腰膝酸软,夜尿清长,舌淡苔白,脉沉细。

治法:温补下元。

代表方:赞育丸加减。

中成药:可选用右归丸、赞育丹、全鹿丸、还少胶囊、复方玄驹胶囊等。

(2)心脾受损:以精神不振,胃纳不佳,面色无华为主。

证候:阳事不举,精神不振,夜寐不安,胃纳不佳,面色不华,舌苔淡白,脉细。

治法:补益心脾。

代表方:归脾饮、七福汤加减。

中成药:可选用归脾丸,斑龙丸。

(3)恐惧伤肾:以胆怯多疑,心悸易惊,寐不安宁为主。

证候:阳痿不振,举而不坚,胆怯多疑,心悸易惊,寐不安宁,苔薄腻,脉弦细。

治法:补肾宁神。

代表方:达郁汤、宣志汤加减。

中成药:可选用疏肝益阳胶囊,乌灵胶囊,参鹿扶正胶囊等。

(4)湿热下注:以阴囊潮湿,臊臭为主。

证候:阴茎疲软,阴囊潮湿,臊臭,下肢酸困,小便黄赤,苔黄腻,脉濡数。

治法:清化湿热。

代表方:龙胆泻肝汤加减。

中成药:可选用龙胆泻肝丸等。

以上症候见有血瘀症状可兼顾化瘀,可选用血府逐瘀汤化裁。有阴虚和/或阳虚者可选用参鹿扶正胶囊以滋阴壮阳。

2. 早泄

早泄是指性交时间极短即行排精,甚至性交前即泄精。房劳过度及频繁手淫可导致肾精亏耗,肾阴不足,则相火偏亢,从而引起早泄;禀赋素亏或遗精日久,导致肾阴肾阳俱虚,亦可引起早泄。

(1)阴虚火旺:以梦遗滑精,心悸耳鸣,口燥咽干为主。

证候:阳事易举或举而不坚,临房早泄,梦遗滑精,头晕目眩,心悸耳鸣,口燥咽干,舌质红,脉细数。

治法:滋阴降火。

代表方:知柏地黄汤加减。

中成药:可选用知柏地黄丸,大补阴丸,左归丸等。

(2)阴阳两虚:以畏寒肢冷,腰膝酸软为主。

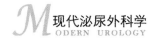
证候:畏寒肢冷,面㿠气短,腰膝酸软,阳痿精薄,舌淡,脉沉细。

治法:阴阳双补。

代表方:金匮肾气丸、济火延嗣丹、补天育麟丹加减。

中成药:可选用桂附地黄丸,右归丸,金锁固精丸等。

3. 少精症:命门火衰,以精子数少或精液量少为主。

证候:素体阳虚,禀赋不足或劳欲过度,神疲倦怠,小便频清。

代表方:五子衍宗丸加减

中成药:可选用五子衍宗丸,生精胶囊等。

七、不育症

"不育"一词最早见于《周易》:"妇孕不育",《内经》始称为"无子"。中医认为肾藏精,主发育与生殖。由于禀赋不足,内伤七情,外感六淫,脏腑虚弱等致肾精亏虚,肾气败伤,出现无精、少精、弱精及性功能减退等一系列症状。

"无子"亦称"无嗣"是男女双方的事。在男子方面如无特殊病症者,前人多从精气虚冷治疗,《医学入门》上说:"男子阳脱痿弱,精冷而薄"。《脉经》上亦说:"男子脉微弱而涩为无子,精气清冷也"。

1. 禀赋不足:以先天发育不良、精液量少、精子数少、质量差为主。

证候:精液量少、精子数少、精子质量差,伴有腰膝酸软、头晕耳鸣、遗精早泄或射精障碍等。

治法:补肾为主。

代表方:五子衍宗丸、续嗣丹、长春广嗣丸加减。

中成药:可选用五子衍宗丸、左归丸、生精胶囊、麒麟丸、复方玄驹胶囊、还少胶囊等。

2. 痰瘀阻滞,精通不畅:以精通瘀阻为主。

证候:精液量少,伴有睾丸肿痛或精索静脉曲张,射精痛,舌苔厚腻。

治法:化瘀通络。

代表方:苍附导痰汤合萆薢渗湿汤加减。

中成药:可选用血府逐瘀胶囊,活血止痛胶囊,血塞通滴丸等。

近来,在临床上常遇经过化验的患者,因无精子而不能生育,可用五子衍宗丸常服。

中医药传承发展数千年,具有独特、丰富和灵活的诊疗方法。药物疗法以中药方剂和中成药最为常用,方剂的有效成分多,可以通过多途径的整合调节作用,应用于病变复杂、种群多样的人体。非药物疗法包括针灸推拿、拔罐刮痧、中药熏蒸及药浴、敷贴、中药透药等方法。这些中医药诊疗方法具有药取自然、副作用小、简便易得、融入生活等优势,患者可以坚持长期治疗,从而保证病情治疗的连续性与有效性。中医药具有独特的治未病优势,重在"未病先防、既病防变",对部分亚健康状态患者的调理及慢性疾病、恶性疾病的治疗具有一定效果。

中成药与西药科学联合应用常可起减毒增效作用:如黄莪胶囊联合 α-受体阻滞剂可显著改善前列腺增生患者的下尿路症状。研究表明,黄莪胶囊具有 α-受体抑制剂功效而被称为"植物版坦索罗辛"。另外,在勃起功能障碍治疗时,疏肝益阳胶囊联合西地那非治疗效果明显高于单纯使用西地那非。另外,在某些情况下中西药不宜合用,如在服降糖药的同时,口服中药糖浆制剂如壮阳填精口服液会影响降糖效果。

中成药是在中医药理论指导下按君、臣、佐、使的关系配伍而成,其配伍关系又是在辨证论治、理法方药理论指导下完成。因此,在临床选用中成药时首先根据药物主要成分确定君药以判断药品的属性,其次需要在西医辨病的基础上结合中医辨证,做到药证相合。药物配伍时遵循减毒增效的原则,同时掌握相关禁忌,提高中成药使用的安全性和有效性。我们相信,随着中医药不断传承创新,其在泌尿男科疾病治疗中必将发挥更大的作用。

(王省博　左文仁　吴兆凯　苏健)

第六十四章
泌尿外科围手术期护理

第一节 术前护理

一、概述

术前护理指在手术前,为病人创造最佳自身手术条件,增加手术耐受性,减少手术并发症,顺利度过围手术期而实施的一系列专业护理操作技术。

二、术前准备

1. 协助病人完成各项术前检查,如三大常规、血生化、感染免疫、胸片、心电图和影像检查等。

2. 按时完成病人术前各项护理风险评估,如日常生活能力评估、跌倒评估、压力性损伤评估、疼痛评估、外科 VTE 危险因素评估、营养风险评估等,评估后就患者存在的风险因素和医生共同讨论,尽早采取预防措施。

3. 指导病人术前行为训练。

4. 帮助病人了解手术、麻醉相关知识。

5. 向病人说明手术的必要性,围手术期可能出现的情况及配合方法。

6. 做好各项手术前常规准备,如备血、个人卫生、皮肤准备,呼吸道准备、胃肠道准备等。

7. 核查手术部位标记,病人身份识别等,并准备好各项影像学资料及术中用药。

三、术前相关护理

1. 行为训练:

① 呼吸功能锻炼:指导病人进行呼吸训练,教会有效咳嗽、咳痰,告知戒烟的重要性和必要性。

② 床上排便:根据病情指导病人练习在床上使用便器。

③ 体位训练:根据手术要求,训练病人特殊体位以适应术中和术后的要求;教会病人自行调整卧位和床上翻身的方法以适应术后体位的变化。

④ 饮食指导:根据病情,指导病人合理饮食,根据麻醉要求禁饮、禁食时间。

⑤ 肢体功能训练:为避免病人术后因长期卧床造成肌肉萎缩和深静脉血栓形成,指导病人做适应性功能锻炼。

⑥ 术后并发症预防:如穿压力梯度弹力袜预防下肢深静脉血栓等。

2. 心理指导:针对性地解释和安慰病人,消除或减轻不稳定情绪,鼓励病人树立信心,主动参与并配合治疗及护理。

3. 药物过敏试验(又称皮试):将小剂量药物注入皮肤表皮与真皮之间,由于药量小,吸收慢,不容易发生危险,但足以反映机体对药物的敏感情况,故皮试是目前最常用于了解药物有无过敏的试验方法。

4. 肠道准备:遵医嘱将一定量的液体由肛门经直肠灌入结肠,以帮助病人清洁肠道、排便排气的方法。若为了达到清洁肠道的目的,可反复使用大量不保留灌肠则为清洁灌肠。也可口服导泄药

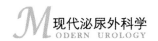

（如：番泻叶、恒康正清等）。

5. 皮肤准备简称"备皮"，是指在手术的相应部位剃除毛发并进行体表清洁的手术前准备工作。

（朱丽丽　蔡丽琼）

第二节　术中护理

一、概述

术中护理是由手术室专业护士完成，要求具有专业知识和技能、发现问题、解决问题的能力；严格遵循手术用物管理程序，严格执行无菌操作规范，熟练掌握手术仪器设备性能及使用方法，以病人为中心，根据个体需要，提供适当的生理、心理护理以确保病人得到最好的护理服务。

二、目的及意义

手术室护士对某台手术所做的术前准备、术中协助、术后处理以及为手术提供的所有工作，包括术前手术间环境以及各种用物准备、病人身份及手术部位的核对、心理护理、保温、手术体位、术中用药、输液输血治疗等。

三、手术病人保温护理

1. 麻醉期间患者行为性体温调节能力丧失，麻醉药抑制阻滞区域或中枢性体温调节功能，所以围手术期普遍存在体温失衡的现象，常与输注冷液体、体腔、内脏暴露等因素有关。

2. 术中发生低体温现象较为常见，对病人造成的危害性应充分认识，做好防范。

3. 预防措施包括调节室温维持在 22～25 ℃，术前评估暴露部位判断是否有体温下降并提前制定保温措施，预热转运推车与手术床被服应保持暖和，输注液体加温至合适温度，维持体温在 36 ℃以上。

四、手术体位安置

1. 标准手术体位有仰卧位、侧卧位、俯卧位，其他手术体位是在标准手术体位基础上演变而来的。

2. 保证病人体位安全舒适，使用体位垫可以更好地固定体位及降低体位改变对呼吸循环功能的影响，改善局部组织的微循环，预防压力性损伤的发生。有 VTE 预防指征的患者，建议手术开始时即穿着压力梯度弹力袜，并建议连续穿戴至患者恢复正常活动水平，间歇充气加压泵也可在术中开始使用。

3. 充分暴露手术视野，便于手术医师操作。

五、术中输血输液

输液和输血是临床常用的治疗手段，麻醉手术期间的输液、输血治疗是保持充足的血容量，维持水、电解质相对稳定的必要措施。

1. 输液治疗：控制输液量、选择好液体种类（晶体溶液、胶体溶液）、做好输液治疗的管理。根据医嘱及时、足量输注抗生素。

2. 输血治疗：输血指征、输血治疗的管理为"三查八对"，输血前后、连续输入不同供血者血制品时应用生理盐水冲管。

六、术毕病人的护理

是指手术结束后，病人离开手术室被送到复苏室、监护室或病房的这段时间，为保证病人生命体征平稳、安全，巡回护士和麻醉医师一道将病人送达复苏室、监护室或病房并做好各项物品的交接。

（朱丽丽　蔡丽琼）

第三节　术后护理

一、概述

术后护理是指病人安返病房直至本次手术恢复正常功能阶段的护理。目的在于尽快治愈疾病、恢复病人正常生理功能,减少生理和心理的痛苦与不适,预防并发症的发生。

二、卧位护理

1. 卧位是病人卧在床上的姿势。病人返回病房后,根据麻醉类型及手术方式安置合适的体位。正确的卧位有助于避免麻醉后的误吸,减轻术后伤口疼痛,利于呼吸和引流,促进伤口的愈合,减少术后并发症的发生。

2. 术后常用卧位:

① 平卧位:适用于全麻术后未清醒者,头偏向一侧,使口腔分泌物或呕吐物易于流出,避免误吸。如有呕吐物,及时清除口腔内呕吐物及气管内分泌物,避免吸入气管。

② 去枕平卧:适用于蛛网膜下腔阻滞麻醉或脊髓腔穿刺者,去枕平卧 6~8 小时,避免因穿刺后脑脊液自穿刺处渗出流至脊髓腔外,导致颅内压降低,牵张颅内静脉窦和脑膜等组织而引起头痛。

③ 平卧位:适用于硬膜外间隙阻滞麻醉者,平卧 6 小时后根据手术部位安置卧位,腹部手术后病人可取半坐卧位。

3. 协助病人更换卧位的方法:因手术原因,导致病人卧床时间增加,为了避免局部组织的长期受压,改善血液循环,应协助病人每 2 小时翻身、更换卧位一次,以减少压力性损伤、深静脉血栓等并发症的发生。

4. 术后外科 VTE 危险因子≥3 分为中高危,汇报医生,根据诊疗规范积极采取预防措施:基础预防、机械预防(如穿压力梯度弹力袜,使用间歇充气加压泵),必要时遵医嘱药物预防。

三、管路护理

1. 手术中常为病人留置引流管,目的是帮助病人排出术野渗血、渗液或者尿液等;管路长期留置在人体内,容易产生细菌感染等问题,必须要做好管路护理保证引流通畅。

2. 作用:

(1) 引流作用,对外科手术的伤口进行引流,避免渗血、渗液积聚,缓解病人的不适感。

(2) 支撑作用,主要为支架管,如输尿管支架或者尿道支架管等,用于对尿液引流的同时利于创伤愈合。

(3) 防感染作用,通过对伤口位置渗血的及时引流,防止存留在体内导致感染。

(4) 检查和治疗作用,如在膀胱中留置尿管,通过观察尿量和颜色,帮助判断血容量、肾功能和出血情况。

(5) 促进伤口愈合,在伤口位置留置的引流管,有利于对其渗出以及血液的及时排出,促进伤口愈合。

3. 护理措施

(1) 妥善固定:按照规范做好标记,引流袋应低于引流区平面,避免引流管移位、滑脱,防止逆行感染,并保持管路密封状态。

(2) 保持引流通畅:避免打折、扭曲、受压等,定时挤捏引流管,保持有效性。

(3) 预防管路滑脱:做好标记外露刻度,方便及时查看,引流管长度要适宜,防止病人活动或翻身时牵拉脱出,及时倾倒引流液;对意识障碍病人必要时采取约束措施。

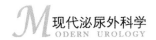

（4）定期更换引流袋,遵守无菌原则,伤口渗液时及时更换敷料,移动病人时先安置好管路。

（5）准确记录引流液量、性状、颜色,发现异常及时汇报医师。

（6）保持适宜的体位,根据管路类型观察专科内容,保证引流、治疗效果,有利于呼吸及引流液排出。

（7）加强基础护理,指导病人翻身活动,深呼吸与有效咳嗽。

（8）进行相关健康指导,告知引流目的及注意事项,带管出院病人进行相关指导。

四、持续膀胱冲洗护理

1. 膀胱冲洗是利用导尿管将溶液灌入到膀胱内,再借用虹吸原理将灌入的液体引流出来的方法。有效的膀胱冲洗能保持尿液引流通畅,清除膀胱内的血凝块、黏液、细菌等。也可以将药物从导尿管注入,以治疗尿路感染及某些膀胱疾病。

2. 评估：

（1）评估病人病情、意识状态、自理能力及合作程度。

（2）评估病人尿液的性状,有无尿意、出血、膀胱憋胀感,是否排尽尿液及尿管通畅情况。

（3）观察病人反应,观察冲洗液出入量、颜色及有无不适等主诉。

3. 操作：

（1）遵医嘱准备冲洗液（一般为等渗生理盐水膀胱冲洗液）,备齐用物,床旁核对,取得病人合作。

（2）洗手,戴口罩。

（3）将膀胱冲洗液悬挂于输液架上,液面高于床面约 60 cm,连接前对各个连接部进行消毒。

（4）将冲洗管与冲洗液连接,三腔尿管一腔连接冲洗管,另一腔连接尿袋,保护好气囊/水囊端;打开冲洗管使溶液滴入膀胱,一般速度 80～100 滴/分,加温至 30 ℃左右,经尿管排出冲洗液。

（5）持续冲洗过程中,观察病人的反应,以及冲洗液的量与颜色,根据颜色正确调节滴数;评估冲洗液的入量和出量,膀胱有无憋胀感。

（6）冲洗完毕,取下冲洗管,消毒导尿管口接尿袋,妥善固定,尿袋位置低于膀胱,以利于尿液引流（亦可选抗反流集尿袋）。

（7）协助病人取舒适卧位,整理床单位及用物并记录。

4. 评价：

（1）病人生命体征是否平稳。

（2）病人是否掌握膀胱冲洗相关知识,能否有效配合。

（3）病人情绪是否稳定,在异常情况下是否能及时告知医护人员。

（4）持续膀胱冲洗的效果是否有效,是否达到了预期效果。

5. 注意事项：

（1）严格执行无菌操作,防止医源性感染的发生。

（2）冲洗时若病人有不适感,应查明原因,立即减缓冲洗速度,必要时停止冲洗,密切观察;若病人感觉剧痛或引流液中有鲜血时,应立即通知医生处理。

（3）根据冲洗引流液的颜色调节冲洗速度,一般为 80～100 滴/分;如果滴入药液,须在膀胱内保留 15～30 分钟后再引流出体外,或根据需要延长保留时间。

（4）冲洗液温度应维持在 30 ℃左右（可用恒温箱给冲洗液预加温、恒温器于冲洗中持续加温）,以防冷刺激膀胱引起膀胱痉挛。用恒温器加温时注意患者皮肤保护,并根据冲洗速度调整恒温器与进水口的距离。

（5）冲洗过程中注意观察冲洗管及引流管是否通畅。

五、预防并发症发生

深静脉血栓、压力性损伤、感染等。

1. 并发症是病人手术后发生的疾病或情况,积极预防术后并发症的发生,是保证医疗安全和减少医疗纠纷的重要举措。

2. 评估:

(1)评估病人病情、意识状态、自理能力及合作程度。

(2)通过外科静脉血栓危险因素评估表、Braden 危险因素评估量表进行评估分值,制定预防措施;

(3)评估病人体温变化,观察伤口有无红、肿、热、痛等现象;有无膀胱刺激症等泌尿系感染症状;

3. 预防措施:

(1)术后病人应尽早活动,尤其是下肢的主动、被动活动,以促进下肢静脉的回流;如证实为深静脉血栓形成,应积极治疗并卧床休息,抬高患肢,促进血栓溶解,禁忌按摩肢体。

(2)病情允许情况下予以定时翻身,按摩受压部位,促进血液循环,预防压力性损伤发生;如出现皮肤发红不可加压按摩,可使用泡沫敷料、水胶体敷料等覆盖于创面进行保护。

(3)伤口感染预防:应严格无菌技术操作,增加病人营养与抵抗力,有针对性预防抗生素使用等。

(4)正确预防泌尿系感染,如多饮水,尿管通畅,保持充分的尿量和排尿通畅;保持尿道口清洁并妥善固定尿管。已发生感染,遵医嘱使用抗生素治疗。

4. 评价:

(1)病人生命体征是否平稳,各项指标是否改善。

(2)病人下肢静脉血栓及压力性损伤是否得到有效预防、及时发现和有效处理,伤口及泌尿系有无感染发生,能否得到及时发现和处理。

(3)病人术后尿量是否正常,能否得到及时纠正。

(4)病人术后肠道功能是否恢复正常,有无消化道不良反应发生。

(5)病人术后情绪是否稳定,能否积极配合术后治疗和护理。

5. 注意事项:

预防术后并发症,需加强观察,如生命体征、伤口情况、引流液的量、性质、颜色、精神状态等;注意做好病人的疼痛评估及各种危险因素的评估;多巡视病人,倾听病人主诉。

6. 出院指导

(1)饮食:合理饮食,营养均衡,清淡易消化饮食;避免辛辣刺激性食物。

(2)合理休息和活动:注意劳逸结合,保持情绪稳定,保证充足睡眠,避免重体力活动。

(3)伤口护理:告知病人伤口处敷料保持清洁干燥,如有明显渗血、渗液及时到医院就诊。

(4)带管出院护理:妥善固定管路防止滑脱,保持畅通,穿宽松衣裤,防止受压、打折等现象;保持周围皮肤清洁干燥,定期规范更换引流袋;按时复诊,必要时拔管。

(5)用药指导:遵医嘱按时规律服药,定期复诊。

(朱丽丽　蔡丽琼)

第六十五章
泌尿外科围手术期血栓预防与管理

一、概述

在泌尿外科住院患者中，高龄患者比例较高，尤其是泌尿系恶性肿瘤和前列腺增生的患者中，高龄比例更高。这些高龄患者中合并心血管疾病需要长期服用抗血栓药物者比例也高。静脉血栓栓塞症(venous thromboembolism,VTE)包括深静脉血栓(deep venous thrombosis,DVT)和肺动脉栓塞症(pulmonary thromboembolism,PE)，是围手术期患者的常见并发症之一，而肺栓塞是术后院内死亡十分常见的可预防性原因。VTE发病隐匿，高达80%可为非症状性，需通过影像学检查才能发现，在美国各种疾病死亡尸检中发现DVT患者占72%左右。手术后DVT平均发病率为25%~30%，症状性DVT为1%~5%，而DVT导致的急性PE一旦发生，死亡率高达30%，且约10%的病例于发生后1小时内死亡。文献报道未进行VTE预防的手术患者中，DVT和PE发生率分别达33%和1%。不同手术后VTE的发生率亦不尽相同，实施预防措施后VTE发生风险可降低40%，因此围手术期预防VTE越来越受到临床重视。

静脉血栓栓塞症(VTE)是指血液在静脉内不正常地凝结，使血管完全或不完全阻塞，属静脉回流障碍性疾病。深静脉血栓形成(DVT)是指血液在深静脉腔内不正常凝结，阻塞静脉腔，导致静脉回流障碍。可发生于全身各部位静脉，以下肢深静脉为多。血栓脱落可引起肺动脉栓塞(PE)。DVT和PE统称为静脉血栓栓塞症，是同种疾病在不同阶段的表现形式。只有DVT得到有效预防，才能防止致命性的VTE的发生。

术中、术后出血是泌尿外科手术常见的并发症之一，有效预防围手术期出血是手术取得成功的重要因素。因此在此类患者中就出现了治疗矛盾：围手术期暂停抗血栓药物会明显增加心血管不良事件的风险，而继续抗血栓药物又会增加手术出血风险。如何处理好既要不增加失血量，又要避免形成深静脉血栓，使患者安全度过围手术期是目前面临的一个课题，所以术前应充分评估患者出血和血栓形成的风险，并采取相应的预防措施，及早诊断和治疗，不仅可降低发生PE的风险，从而降低死亡率，还可以有效节约医疗费用。

对VTE中高危患者术前应行常规临床筛查：D-二聚体和下肢静脉超声是临床筛查诊断DVT最有价值的客观指标。DVT患者中，D-二聚体水平通常升高，但其缺乏特异性，然而其阴性结果有助于排除DVT。静脉超声是目前临床推荐的首选检查方法。血管加压超声诊断DVT的特异度达到97%，准确度达到97%，已取代静脉造影成为DVT诊断的"金标准"方法。由于下肢静脉超声检查时通常不常规检查髂静脉，故检查时应重点关注是否存在单独的髂静脉血栓。而PE的常规筛查开展较困难，只能在DVT高危患者中实施筛查，对DVT的筛查可以有效提高PE的诊断率。

二、病因和危险因素

VTE的主要病因是静脉内膜损伤、血流缓慢和血液高凝状态。危险因素主要分为原发性和继发性。原发性危险因素以先天性的血液疾病为主，如抗凝血酶缺乏、蛋白C缺乏、蛋白S缺乏、V因子Leiden突变、抗心磷脂抗体阳性、先天性异常纤维蛋白原血症等。继发性危险因素包括患者个体相关因素：高龄、肥胖、吸烟、VTE病史、制动、恶性肿瘤、口服避孕药、损伤/骨折等、重症感染等(表65-1)。

表 65-1 VTE 发生的危险因素

原发性因素	继发性因素	
抗凝血酶缺乏	脑卒中、瘫痪或长期卧床	血小板异常
先天性异常纤维蛋白原血症	髂静脉压迫综合征	骨折/损伤
高同型半胱氨酸血症	中心静脉留置导管	高龄
抗心磷脂抗体阳性	下肢静脉瓣功能不全	吸烟
纤溶酶原激活物抑制剂过多	人工血管或血管腔内移植物	妊娠/产后
凝血酶原 20210A 基因变异	长期使用雌激素	Crohn 病
VⅢ、Ⅸ、Ⅺ 因子增高	恶性肿瘤、化疗患者	肾病综合征
蛋白 C 缺乏	心、肺功能衰竭	手术与制动
V 因子 Leiden 突变	长时间乘坐交通工具	肥胖
纤溶酶原缺乏	口服避孕药	狼疮抗凝物
异常纤溶酶原血症	血液高凝状态(红细胞增多症,	VTE 病史
Ⅻ 因子缺乏	Waldenstrom 巨球蛋白血症,	重症感染
蛋白 S 缺乏	骨髓增生异常综合征)	

泌尿外科手术中对组织及血管的牵拉、出血可引起血管内皮损伤,从而不同程度导致内源性凝血系统激活,内皮细胞牵张而胶原纤维暴露,血小板凝集黏附而使血液处于高凝状态。泌尿外科手术涉及腹膜后、腹腔、盆腔,尤其是盆腔静脉密集,膀胱、直肠、生殖器,各个系统静脉彼此汇合成静脉丛,并且静脉壁薄,缺乏静脉瓣,无有力支撑组织;术中麻醉使肌肉处于松弛状态,周围静脉扩张失去收缩力,导致术中、术后静脉回流缓慢淤滞。

另外泌尿外科手术采用截石位、腹腔镜术中气腹状态,气腹压力常超过下腔静脉回流压力,导致下肢静脉回流异常缓慢。同时气腹还使膈肌上抬,胸腔空间缩小,外周血回心阻力增大,也造成血流缓慢。静脉穿刺置管,术后患者卧床及疼痛导致活动减少,下床活动延迟均可导致下肢血流缓慢。术前肠道准备、术中体液丢失、术后摄食减少等导致机体脱水、血液浓缩,均是导致围手术期 VTE 发生的危险因素。

年龄和 VTE 发生正相关,40 岁以上人群 VTE 发生率逐渐升高,70 岁以上患者发病率高达 14.3%。老年患者自身存在 VTE 的高危因素为:血管弹性差、血液黏稠度高,多伴有慢性阻塞性肺病、高血压、高血糖、心血管疾病等,均是 DVT 的独立危险因素。

相较于良性疾病,恶性肿瘤患者术后并发 DVT 的风险增加 2 倍,发生致命性 PE 的危险增加 3 倍以上。因恶性肿瘤可产生或释放凝血因子,或刺激血管内皮细胞、单核巨噬细胞系统等释放促凝因子,使血液处于高凝状态;肿瘤细胞产生的炎症细胞因子可增加血管通透性;同时,肿瘤浸润压迫周围组织和血管致瘤体周围血流淤滞伴血管壁损伤,也促进了凝血系统的激活。

围手术期化疗及新辅助治疗亦可导致血管内皮细胞急性损伤、凝血抑制剂减少及促凝物质释放。

三、临床表现

急性下肢 DVT 主要表现为原因不明的持续性小腿抽筋、患肢的突然肿胀、疼痛等,体检患肢呈凹陷性水肿、软组织张力增高、皮肤温度增高,在小腿后侧和/或大腿内侧、股三角区及患侧腘窝有压痛。发病 1~2 周后,患肢可出现浅静脉显露或扩张。血栓位于小腿肌肉静脉丛时,Homans 征和 Neuhof 征呈阳性。

Homans 征:患肢伸直,足被动背屈时,引起小腿后侧肌群疼痛,为阳性。

Neuhof 征:压迫小腿后侧肌群,引起局部疼痛,为阳性。

严重的下肢 DVT,患者可出现股青肿,是下肢 DVT 中最严重的情况,由于髂股静脉及其属支血栓阻塞,静脉回流严重受阻,组织张力极高,导致下肢动脉受压和痉挛,肢体缺血。临床表现为下肢极度肿胀、剧痛、皮肤发亮呈青紫色、皮温低伴有水疱,足背动脉搏动消失,全身反应强烈,体温升高等。

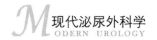

如不及时处理,可发生休克和静脉性坏疽。

患侧下肢静脉血栓一旦脱落,可随血流漂移、堵塞肺动脉主干或分支,根据肺循环障碍的不同程度引起相应 PE 的临床表现。肺栓塞的临床表现缺乏特征性,只有极少数患者有明显临床症状,如胸痛、咯血、呼吸困难、血氧饱和度下降、心动过速、情绪不安、干咳、惊恐等,其症状的程度与其急慢性及栓塞的范围有一定关系。少量和小支的肺栓塞可不引起肺循环功能改变,反复发生的大支或(和)小支多发的血栓栓塞达到一定数量,可逐步形成肺动脉高压,从而导致右室肥厚、扩张和心功能不全(慢性肺心病)。大块血栓栓塞肺动脉或其主要分支者可引起急性右室扩张、衰竭(急性肺心病)、心源性休克以至死亡。

四、诊断

对于下肢 DVT 的诊断,无论临床表现典型与否,均需进一步的实验室检查和影像学检查,明确诊断,以免漏诊和误诊。

目前最常用的实验室检测为血浆 D-二聚体测定。D-二聚体是纤维蛋白复合物溶解时产生的降解产物。下肢 DVT 时,血液中 D-二聚体的浓度升高,但临床的其他情况如手术后、孕妇、恶性肿瘤等,也会引起 D-二聚体水平升高。因此,D-二聚体检查的敏感性较高、特异性差,可用于急性 VTE 的筛查、特殊情况下 DVT 的诊断、疗效评估和 VTE 复发的风险评估。

彩色多普勒超声具备敏感性、准确性高等特点,使用较方便,临床应用广泛,是下肢 DVT 诊断的首选方法。该检查对股腘静脉血栓诊断的准确率高(>90%),对周围型小腿静脉丛血栓和中央型髂静脉血栓诊断的准确率较低。CT 静脉成像主要用于下肢主干静脉或下腔静脉血栓的诊断,准确性高,联合 CT 肺动脉造影检查,可增加 VTE 的确诊率。此外,磁共振静脉成像能准确显示髂、股、腘静脉血栓,尤其适用于孕妇,而且无需使用造影剂,但是有金属植入物及心脏起搏器植入者禁止使用。

对于疑似高危肺栓塞的患者,血流动力学不稳定时,应立即查动脉血气分析,行床旁心电图及超声心动图或者急诊行肺动脉 CT 造影明确诊断。大多数病例呈非特异性的心电图异常。最常见的改变为窦性心动过速。当有肺动脉及右心房压力升高时,可出现 $V_1 \sim V_2$ 甚或 V_4 的 T 波倒置和 ST 段异常、$S_IQ_{III}T_{III}$ 征(即 I 导 S 波加深,III 导出现 Q/q 波及 T 波倒置)、完全或不完全性右束支传导阻滞、肺型 P 波、电轴右偏及顺钟向转位等。除此之外,血浆肌钙蛋白-I(troponin I,Tn I)、脑钠肽(brain natriuretic peptide,BNP)等指标的升高常提示不良的预后。

五、治疗

VTE 的治疗方法主要包括抗凝治疗、溶栓治疗和手术治疗。抗凝治疗是 VTE 的基本治疗,可抑制血栓蔓延、利于血栓自溶和管腔再通,降低 PE 发生率和病死率,但是单纯抗凝治疗不能有效消除血栓、降低血栓形成后综合征的发生率。抗凝药物有普通肝素、低分子肝素、维生素 K 拮抗剂和新型口服抗凝剂,后者包括直接凝血酶抑制剂、Xa 因子抑制剂,它们具有抗凝效果稳定、药效不受食物影响、药物之间相互作用很小、半衰期较短、用药剂量固定、服药期间无需定期监测凝血功能等特点。

溶栓治疗包括导管接触性溶栓(catheter-directed thrombolysis,CDT)和系统溶栓。CDT 是将溶栓导管置入静脉血栓内,溶栓药物直接作用于血栓;系统溶栓是经外周静脉全身应用溶栓药物。其中 CDT 优势明显,能显著提高血栓的溶解率,治疗时间短,并发症少,为临床首选的溶栓方法。常用溶栓药物为尿激酶,具有起效快、效果好、过敏反应少等特点。溶栓剂量尚无统一标准,一般首剂 4 000 U/kg,30 分钟内静脉注射,后续 60 万~120 万 U/d,维持 72~96 小时,必要时延长至 5~7 天。重组链激酶溶栓效果好,但过敏反应多,出血发生率高。重组组织纤溶酶原激活剂溶栓效果好,出血发生率低,可重复使用。新型溶栓药物包括瑞替普酶、阿替普酶、替奈普酶等,溶栓效果好、单次给药有效,使用方便,不需调整剂量,且半衰期长。

手术治疗包括手术取栓和经皮机械性血栓清除术(percutaneous mechanical thrombectomy,PMT)。手术取栓是清除血栓的有效方法,可迅速解除静脉梗阻。常用 Fogarty 导管经股静脉取出髂静脉血栓,用挤压驱栓或顺行取栓清除股腘静脉血栓。PMT 主要采用旋转涡轮或流体动力的原理打碎或抽吸血栓,从而达到迅速清除或减少血栓负荷、解除静脉梗阻的作用。临床资料证实 PMT 安全、有效,与 CDT 联合使用能够减少溶栓药物剂量、缩短住院时间。

下腔静脉滤器可以预防和减少 PE 的发生,由于长期植入可导致下腔静脉阻塞和较高的深静脉血栓复发率等并发症,建议首选可回收或临时滤器,待发生 PE 风险降低时取出滤器。在治疗 DVT 时并不推荐常规应用下腔静脉滤器,仅对于存在抗凝治疗禁忌,或在充分抗凝治疗后仍发生 PE 的患者,建议植入下腔静脉滤器。

六、围手术期 VTE 的预防

(一)围手术期 VTE 风险评估

围手术期内发生 VTE 的风险主要取决于手术相关因素,但也受患者因素影响。手术操作相关因素包括手术时间、手术类型、手术部位、麻醉方式等。目前对于患者 VTE 风险的评估尚无绝对统一标准,可参照各项评分表进行个体化评估。临床中常用的 VTE 风险评估模型有很多,如 Well 评分基于病史及临床表现将 DVT 发生的可能性分为高、中、低度。Autar 评分表也根据患者年龄、BMI、合并基础疾病及手术类型等,将 VTE 危险等级分为低风险、中风险及高风险。欧洲泌尿外科学会根据患者年龄、BMI 及有无 VTE 病史,将泌尿外科患者围手术期 VTE 风险分为低危、中危、高危三组(表 65 - 2)。

表 65 - 2　儿欧洲泌尿外科围手术期血栓形成风险分层(2020 版)

风险等级	风险因素	VTE 风险评分
低危	无危险因素	1
中危	下列任意 1 项危险因素:	2
	年龄≥75 岁	
	BMI≥35	
	一级亲属(父母、子女、兄弟姐妹)有 VTE 病史	
高危	个人 VTE 病史	4
	2 项或以上危险因素	

BMI(body mass index)身体质量指数

对于外科患者,目前国内最常用的 VTE 评分量表为 Caprini 评分,它基于患者合并不同的 VTE 危险因素(表 65 - 3),将外科患者发生 VTE 的风险分为极低危(0 分)、低危(1~2 分)、中危(3~4 分)和高危(≥5 分)。以上评分系统中均对不同的风险等级推荐采取不同的 VTE 预防措施,如中危的患者推荐药物预防或机械预防;高危的患者推荐药物预防或药物联合机械预防。

表 65 - 3　Caprini 血栓风险评估量表

危险因素 1 分		危险因素 2 分	危险因素 3 分	危险因素 5 分
不明原因死胎、反复流产(≥3 次)、因毒血症或胎儿生长停滞造成早产	口服避孕药或激素替代疗法 充血性心力衰竭(1 个月内) 年龄 41~60 岁	年龄 61~74 岁 石膏固定(1 个月内) 限制性卧床(>72h) 关节镜手术	肝素诱导的血小板减少症(避免使用普通肝素或低分子肝素) 年龄≥75 岁 狼疮样抗凝物质	髋部、盆腔或下肢骨折(1 个月内) 急性脊髓损伤(瘫痪、1 个月内) 脑卒中(1 个月内)
下肢肿胀	急性心肌梗死	恶性肿瘤	血栓家族史	多处创伤(1 个月内)
需卧床休息的内科疾病 BMI≥25 kg/m²	肺功能异常(慢性阻塞性肺疾病等)	腹腔镜手术(≥45 min) 中心静脉置管	凝血酶原 20210A 突变 高同型半胱氨酸血症	择期下肢主要关节成形术

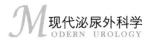
续表

危险因素 1 分		危险因素 2 分	危险因素 3 分	危险因素 5 分
计划小手术 大手术史(1 个月内)	严重肺部疾病,包括肺炎(1 个月内)	大手术(≥45 min)	V 因子 leiden 突变 其他先天性或获得性易栓症	
炎症性肠病病史 静脉血栓	妊娠期或产后状态(1 个月)		DVT/PTE 病史 抗心磷脂抗体升高	
脓毒血症(1 个月内)				

(二)围手术期出凝血风险评估

围手术期内 VTE 的预防最大的问题是会提高术后出血的风险,有资料显示包括泌尿外科患者在内的普外/腹盆腔手术患者,总体的围术期出血风险大约为 1%。围手术期内使用药物预防(如低分子肝素)可以降低 50%的 VTE 发生率,但同时也提高了 50%的术后大出血风险。一项关于非骨科手术围手术期 VTE 药物预防的荟萃分析显示,在围手术期使用了药物预防之后,大部分的出血事件仍为轻微出血,如注射点淤斑(6.9%)、切口血肿(5.7%)、引流口出血(2%)、血尿(1.6%)。严重的出血并发症较少见,如消化道出血(0.2%)和腹膜后出血(<0.1%)。约 2%的患者因出血事件中止药物预防,不到 1%的患者因出血再次手术。因此对于 VTE 中高危的手术患者,药物预防仍是安全可靠的预防措施。

传统的凝血功能检查包括:血小板计数(platelet count,PLT)、凝血酶原时间(prothrombin time,PT)、活化部分凝血酶原时间(activated partial thromoplastin,APTT)、血浆凝血酶时间(plasma thrombin time,PTT)、国际标准化比值(international normalized ratio,INR)、D-二聚体(D-Dimer,D-D)和纤维蛋白原(fibrinogen,FIB)等(正常参考范围见表 4),必要时还应进行血小板功能检测和床旁凝血检测,如血栓弹力图(thromboela-stogram,TEG)等。TEG 是根据血凝块强度的变化来整体评估患者的凝血级联反应,可在围手术期动态并快速地评估出血风险,诊断凝血功能障碍,判断出血原因等。

表 65-4 凝血功能检查参考范围

检查	参考范围
PLT	$100\sim300\times10^9/L$
PT	11～13(S)
TT	16～18(S)
APTT	25～37(S)
INR	0.8～1.2
FIB	2～4g/L

影响患者围手术期出血风险的因素包括患者个体因素和手术相关因素,如存在需要外科干预的活动性出血、凝血功能障碍、严重的肝功能损害以及基础出血性疾病或血小板减少症等。有以上危险因素的患者需慎重行 VTE 药物预防。对于 VTE 药物预防的出血风险评估,目前尚无相关的评分标准。曾有人分析研究腹、盆腔手术患者使用肝素预防 VTE 的出血相关因素,结果显示高龄、男性、血红蛋白<130g/L、恶性肿瘤、使用非甾体类抗炎药、泌尿科手术以及复杂手术的出血风险明显升高。若同时合并以上多种因素时,需评估权衡药物预防 VTE 的必要性。

(三)VTE 的预防措施

VTE 的预防实际上就是 DVT 的预防,只有 DVT 得到有效预防,才能防止 PE 引起的围手术期猝死的发生。VTE 总的预防原则是在充分评估发生 VTE 的风险和出血风险的基础上,采用恰当的预防措施。VTE 的主要预防措施为基础预防、机械预防和药物预防。泌尿外科大手术 VTE 的高发期是术后 4 周内,尤其是术后 2 周内,但过早进行药物预防发生出血的风险增高,因此建议药物预防在术后第 1 天开始,持续 4 周左右。机械预防则持续至患者离床活动。

1. 基础预防

VTE 的基础预防首先是对患者进行健康宣教,鼓励患者改善生活方式,如戒烟、戒酒、控制血糖、血脂等。此外,鼓励患者积极活动,尤其是围手术期的患者,尽早开始床上被动、主动活动,主要包括踝部旋转、屈伸活动,在病情允许情况下尽早下地活动。加强住院期间的操作规范,如手术操作尽量轻柔、精细,避免静脉内膜损伤;术后抬高患肢,防止深静脉回流障碍。

2. 机械预防

机械预防的原理是利用压力促使下肢静脉血回流加速,减少血液淤滞,降低术后下肢深静脉血栓形成的风险,且不增加肺栓塞事件的发生率。采用梯度压力弹力袜时应测量患者腿围选择合适尺寸的弹力袜。如患者出现下肢肿胀,应重新测量腿围更换弹力袜。穿戴弹力袜的患者应注意定期检查下肢和足部有无皮肤损伤表现,如发现明显勒痕、破溃、皮肤颜色改变或水泡形成,应停止穿着。有 VTE 预防指征的患者,建议手术开始时即穿着弹力袜,并建议日间及夜间连续穿戴,直至患者恢复正常活动水平。压力泵也可在术中就开始使用,术后也建议不间断使用,直至患者出院或恢复正常活动水平。压力泵使用的主要问题是患者依从性差、不合身和不舒适。患者下床活动时需取下装置,但再次坐下或仰卧时应重新戴上。压力泵的使用需有医护人员监督执行,否则容易影响其预防 VTE 的效果。

不适宜采用弹力袜和间歇充气加压泵的情况包括:① 腿部皮肤病变(皮炎、坏疽或近期的皮肤移植物等);② 可疑或已经确诊的下肢动脉硬化或缺血性疾病;③ 腿部严重畸形;④ 下肢大的开放性伤口;⑤ 腿部严重水肿;⑥ 心力衰竭、肺水肿;⑦ 安装心脏起搏器;⑧ 外周神经病变或其他原因导致的感觉障碍。间歇充气加压泵的禁忌证还包括下肢深静脉血栓、血栓性静脉炎或对加压泵配件材料过敏等。

3. 药物预防

VTE 药物预防主要是抗凝治疗,主要包括普通肝素、低分子肝素、维生素 K 拮抗剂和新型口服抗凝剂。虽然普通肝素和低分子肝素同为间接凝血酶抑制剂,但二者作用机制不同,前者主要通过抗凝血酶Ⅲ与血小板结合,抑制血小板表面凝血酶的形成,抑制血小板的聚集与释放,进而抑制活化的Ⅱ、Ⅸ、Ⅹ、Ⅺ和Ⅻ等凝血因子而抗凝。后者主要影响凝血因子Ⅹa 的活性,对凝血酶及其他凝血因子影响不大,出血风险相对较小。新型口服抗凝剂包括直接凝血酶抑制剂和Ⅹa 因子抑制剂,常见的药物有达比加群、利伐沙班、阿哌沙班和依多沙班等。

低分子肝素是临床上预防 VTE 的首选药物。不同的低分子肝素制剂用于 VTE 预防的剂量不同。临床常见的依诺肝素,建议使用剂量 40 mg(4000IU),皮下注射,每日 1 次。对于肥胖患者,如 BMI>40 或体重>120 kg,建议依诺肝素 40 mg(4000IU),皮下注射,每 12 小时 1 次。对于中度肾功能不全患者(肌酐清除率 30～60 mL/min),无需调整低分子肝素用量;对于重度肾功能不全患者(肌酐清除率<30 mL/min),建议依诺肝素 20 mg(2000IU)或 30 mg(3000IU)皮下注射,每日 1 次;透析患者应避免使用低分子肝素,而改用普通肝素 5000IU 皮下注射,每 8～12 小时 1 次,需监测患者 APTT,一般不超过正常值的 1.5～2.5 倍,警惕血小板减少症的发生。肝素诱导的血小板减少症临床表现主要是血小板减少,此时伴或不伴血栓形成,还可发生急性全身反应,甚至发生 DIC 和休克,出血非常少见。常见的变化特征是血小板计数下降至其基线值的 50% 以上,且最低血小板计数值≥20×10^9/L,常发生于肝素暴露后 5～10 天,应注意对于基线血小板计数较高的患者,即便血小板下降 50% 以上仍可在正常范围。肝素诱导性血小板减少症一旦确诊应立即停用肝素,改为非肝素抗凝剂如利伐沙班等。华法林是常用的长期抗凝血预防药物,起效较慢,药效易受多种食物和药物影响,效果评估需检测 INR。治疗初期常与低分子肝素联合使用,建议剂量为 2.5～6.0 mg/天,2～3 天后开始测

定 INR,当 INR 稳定在 2.0～3.0 并持续 24 小时后停用低分子肝素,继续华法林治疗。华法林对胎儿有害,孕妇禁用。新型口服抗凝剂使用剂量固定,不受食物影响,无需常规检测凝血功能,常用的药物剂量达比加群 220 mg,1 次/天;利伐沙班 10 mg,1 次/天;阿哌沙班 2.5 mg,1 次/天;依多沙班 30 mg,1 次/天。

对于住院 3 天以上的Ⅲ～Ⅳ级心衰患者、或心衰伴制动 3 d 以上、或心衰伴有严重感染的患者,不需调整低分子肝素剂量。对于妊娠期妇女,需要药物预防 VTE 时,推荐首选预防剂量的低分子肝素。对于哺乳期患者建议普通肝素、低分子肝素,不推荐使用直接凝血酶抑制剂和 Xa 因子抑制剂。对于中低出血风险的肾病综合征低蛋白血症(白蛋白<25 g/L 或总蛋白<60 g/L)的患者,短时间(1 个月)的预防性治疗可采用依诺肝素 40 mg(4000IU)/天,长期可选择利伐沙班 15 mg/天。

对于 VTE 高危患者,如恶性肿瘤患者,若其出血风险可控,建议在术前 12 h 开始药物预防。VTE 药物预防一般持续到术后 7～10 d、患者出院或患者完全恢复至正常活动水平时。对于大型腹盆腔手术或恶性肿瘤患者,术后 VTE 风险长时间存在,建议药物预防抗凝可延长至术后 4 周。对于出院之后需要继续行 VTE 药物预防的患者,若不方便继续进行低分子肝素皮下注射,可改用新型口服抗凝药物。

鉴于抗凝预防本身潜在出血并发症,应对患者出血风险进行评估,以下为抗凝禁忌证:① 近期中枢神经系统出血、颅内或脊髓损伤且出血可能性大者;② 活动性出血,24 h 内输血超过 2 个单位;③ 慢性出血且 48 h 出血量较明显;④ 血小板计数<50×10⁹/L;⑤ 严重的血小板功能障碍,特点是血小板数目多无明显减少,但血小板功能检查异常(如出血时间延长,凝血酶原消耗减低,凝血活酶生成不佳,束臂试验阳性),但凝血时间、凝血酶原时间、凝血酶时间以及部分凝血活酶时间均正常;⑥ 近期进行出血风险很高的大型手术;⑦ 潜在的凝血机制障碍,如凝血因子异常,如Ⅷ因子缺乏、严重的肝脏疾病;凝血酶原时间和活化部分凝血活酶时间延长(除外狼疮抗凝物质);⑧ 脊髓麻醉或腰椎穿刺;⑨ 易跌倒的高危病人(头部外伤等)。

(四)常见抗凝药物的拮抗剂

抗凝治疗最常见的并发症为出血,使用期间发生出血,应根据出血的严重程度采取相应的治疗措施:① 轻度出血:延迟用药或停止用药。针对患者情况对症治疗。可结合患者的合并用药情况,调整抗凝药物的种类和剂量;② 非致命性大出血:停用抗凝药物,针对患者情况,选择适当的支持措施,包括机械按压、内镜止血(如胃肠道出血)、手术止血、补液、输血、新鲜冰冻血浆和血小板替代等,也可以考虑使用拮抗剂;③ 致命性出血:立即停药,使用拮抗剂对症治疗,必要时急诊手术处理。

1. **普通肝素**:鱼精蛋白是普通肝素的特异性拮抗剂,通过与肝素分子结合,解离肝素-抗凝血酶Ⅲ复合物,从而使肝素失去抗凝活性。鱼精蛋白 1 mg/100IU 肝素(考虑到普通肝素半衰期为 0.5～1.0 h),缓慢静脉滴注(不能超过 5 mg/min),最大剂量 50 mg(例如患者在推注 5000IU 普通肝素后立即出血,则给予 50 mg 鱼精蛋白)。如患者为每小时给予 1250IU 普通肝素时出现出血,则给予 24 mg 鱼精蛋白,以逆转最后 4 h 输注的残留肝素作用,同时需严密监测患者 APTT。

2. **低分子肝素**:目前低分子肝素(LMWH)尚无特异性拮抗剂,鱼精蛋白只能部分中和 LMWH,且无法中和磺达肝癸钠。对于轻度的出血,通常可在停药后 24 小时内缓解。对于较严重出血的处理,中国肿瘤相关静脉血栓栓塞症预防与治疗指南(2019 版)中指出,如果在给药后 8h 内给予,1 mg 鱼精蛋白/100IU 那曲肝素,或 1 mg 鱼精蛋白/1 mg 依诺肝素,或 1 mg/100IU 达肝素。如果在给药后>8h 给予,0.5 mg 鱼精蛋白/100IU 那曲肝素,或 0.5 mg 鱼精蛋白/1 mg 依诺肝素,或 0.5 mg/100IU 达肝素。如果在给药后>12 h 给予,则根据临床情况(如 LMWH 剂量、肾功能、出血严重程度)决定是否有鱼精蛋白用药指征。鱼精蛋白给药过程应缓慢静脉输入(不超过 5 mg/min),最大剂量为 50 mg。

3. **华法林**:当 INR<5,或 INR5～9,未合并出血时,需暂停华法林,高危出血的患者可予以小剂

量维生素 K₁(1.0～2.5 mg)口服,密切监测 INR。当 INR＞9,未合并出血,暂停华法林,小剂量口服维生素 K₁(2.5 mg)。当合并严重出血(不论 INR 为何值)或威胁生命的出血,立即停用华法林,给予维生素 K₁10 mg,经静脉 60 min 内给药;给予浓缩凝血酶原复合物(prothrombin complex concentrate,PCC)25～50IU/kg＋新鲜冰冻血浆(fresh frozen plasma,FFP)2～3IU。如果没有 PCC,则给予 FFP15 mL/kg,或者重组人 Ⅶa 因子(recombinant human coagulation factor Ⅶa,rhFⅦa)20ug/kg 静脉给药,密切监测 INR,必要时可重复给予 PCC 或 FFP。总的来讲,PCC 联合维生素 K₁与新鲜血浆联合维生素 K₁相比,逆转维生素 K 抑制剂抗凝作用的效果更好,且降低出血风险。

4. 利伐沙班:应立即停止服用药物,使用特异性拮抗剂 Andexxya(重组凝血因子 Ⅹa),为唯一一个凝血因子 Ⅹa 抑制剂的解毒药物,目前该药在国内尚未上市。除此之外,也可静脉注射活化的凝血酶原复合物(activated prothrombin complex concentrate,aPCC)25～50IU/kg,或 4 因子 PCC25～50IU/kg,或静推 rhFⅦa 20～120 mg/kg。如果 4 因子 PCC 不可用或者患者在过去 12 个月内对肝素过敏和/或有肝素诱导的血小板减少症病史,则给予 3 因子 PCC50IU/kg。

5. 达比加群:依达赛珠单抗(idarucizumab)是一种人源单克隆抗体的片段,结构类似于凝血酶,但其与达比加群的结合能力是凝血酶的 350 倍,是达比加群特异性拮抗剂,常规推荐剂量为 5g。现有的相关系统评价和 Meta 分析研究显示:依达赛珠单抗是最优的逆转达比加群抗凝活性的拮抗剂。依达赛珠单抗 5g 剂量能够快速、安全和持久地逆转达比加群的抗凝活性,用于控制接受达比加群治疗患者危及生命的出血以及需要紧急手术的患者。

(五)非恶性肿瘤手术 VTE 预防措施推荐

泌尿外科手术后,尤其是前列腺手术后最常见的心血管事件是 DVT 和 PE,这是由于多因素造成的。研究表明,前列腺组织富含高浓度的组织型纤溶酶原激活物(tissue type plasminogen activator,t-PA),前列腺术中释放后造成局部纤溶系统过度激活,会进一步增加手术出血的风险。t-PA 进入血液中,会造成机体的纤维蛋白溶解致正常凝血不能进行而易出血,尤其在开放手术行前列腺剜除术时更容易发生出血异常增多。在 TURP 术中亦会发生,一旦出现可测定血浆纤维蛋白原水平,当＜1.0 g/L 时则证实为无纤维蛋白原症,应输冻干纤维蛋白原治疗。因此,对于经尿道前列腺电切手术和经皮肾镜手术等术前未服用抗栓药物的患者,由于术后延迟出血风险较高,不推荐药物预防,可对高危患者进行机械预防。因前列腺术后,围手术期机体生理性纤维溶解会促进高凝状态的发展,加上高龄、卧床、制动、脱水等因素,对 DVT 风险应高度警惕,并密切观察、监测和处理。

对于日间手术(如包皮环切术、睾丸鞘膜积液手术、输精管结扎术等),不建议进行包括机械及药物在内的任何预防;对于盆腔重建手术(压力性尿失禁吊带手术、阴道脱垂手术)仅对高危患者进行机械预防。对肾移植手术,中危的患者可进行机械性预防,高危的患者推荐药物和机械预防同时进行。

(六)恶性肿瘤手术 VTE 预防措施推荐

1. 根治性膀胱切除术:对于根治性膀胱切除术,无论腹腔镜、机器人或开放性手术,均建议采用机械性预防和药物预防。

2. 根治性前列腺切除术:对于腹腔镜/机器人辅助根治性前列腺切除术(未行淋巴结清扫),仅推荐对中高危患者使用机械预防,必要时可药物预防。对于腹腔镜/机器人辅助根治性前列腺切除(标准盆腔淋巴结清扫),所有患者均推荐机械预防,高危的患者需加用药物预防。对于腹腔镜/机器人辅助根治性前列腺切除(扩大盆腔淋巴结清扫),建议所有患者使用机械预防,中高危患者需加用药物预防。对于开放根治性前列腺切除,无论是否行盆腔淋巴结清扫,均推荐采用机械预防和药物预防。

3. 肾部分切除术:对于腹腔镜/机器人肾部分切除术,建议所有患者使用机械预防,中高危患者需加用药物预防。而对于开放肾部分切除术的所有患者,均推荐机械预防和药物预防。

4. 根治性肾切除术:对于腹腔镜/机器人辅助根治性肾切除术,推荐中低危患者采用机械预防,高危患者需加用药物预防。开放根治性肾切除术,建议所有患者采用使用机械预防和药物预防。对于

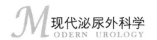
合并癌栓的患者,无论手术入路,对所有患者推荐机械预防和药物预防。

5. 保留神经的扩大盆腔淋巴结清扫术:推荐所有患者使用机械预防和药物预防。

七、接受抗栓药物治疗患者的围手术期血栓管理

(一)抗栓药物的种类

常用的抗栓药物包括两大类,抗凝药物和抗血小板药物。抗凝药物有华法林、利伐沙班和低分子肝素等,通过作用于凝血因子而抑制凝血级联反应,从而发挥抗凝作用,主要预防静脉血栓和房颤引起的血栓栓塞事件。抗血小板药物有阿司匹林、氯吡格雷等,通过作用于血小板而抑制血小板血栓形成的过程,主要预防动脉血栓的形成。新型口服抗凝血药(non-vitamin K antagonist oral anticoagulants,NOAC)有达比加群,为高选择性的直接抗凝血酶(IIa因子)抑制剂;利伐沙班、阿哌沙班、依杜沙班等为Xa因子抑制剂,与常用的抗凝药物相比,这些新型抗凝药物能更好地预防和治疗心脑血管疾病,同时也会显著降低机体出血风险。

华法林(Warfarin)是香豆素类抗凝剂的一种。凝血因子II、VII、IX、X和蛋白质C、蛋白质S依赖活性维生素K在肝脏中合成。华法林通过减少活性维生素K,降低相关凝血因子的合成从而达到抗凝的功能。华法林由S和R两种异构体构成,口服经胃肠道吸收,服用华法林后48~72小时发挥抗凝作用,并持续2~3天,主要用于房颤、严重心肌功能紊乱、心脏人工瓣膜置换术后、近期脑血管意外、深静脉血栓、肺栓塞的预防和治疗。

阿司匹林(aspirin,ASA)通过抑制环氧合酶-I(cyclooxygenase-I,Cox-I),从而不可逆地抑制前列腺素衍生物血栓素A_2(thrombosane A_2,TXA_2)和前列环素(epoprostenol,PGI_2)的合成而抑制血小板聚集,预防血栓性事件的发生。由于Cox-I的抑制是不可逆的,且血小板属于无核细胞,没有重新合成环氧化物的能力,因此酶的活性一旦受到抑制,其抑制作用可持续至血小板整个生命周期,除非新的血小板形成。循环血液中的血小板寿命是7~10天,因此停药后血小板的抑制作用也是7~10天,所以术前至少7天,最好10天。血液循环里的血小板每日更新约10%,因此停用阿司匹林后大约需5天才能使患者50%的血小板功能恢复。所以在全面评估患者状况后,术前停用阿司匹林最短时间为5天。对于限期手术,建议支架内皮化后再停用阿司匹林进行手术治疗;裸金属支架应大于4周,罗莫司洗脱支架应大于3个月,紫杉醇洗脱支架应大于6个月。长期服用阿司匹林可促进血管内皮细胞和上皮细胞NO的合成,从而增加血管平滑肌的抗氧化组用,对心血管起保护作用,可以使心肌梗死及脑卒中发生率降低。

氯吡格雷(clopidogrel)是一种新型噻吩吡啶类抗血小板药物,通过阻断二磷酸腺苷(adenosine diphosphate,ADP)与血小板受体的结合,进而抑制糖蛋白IIb/IIIa(glycoprotein IIb/IIIa,GPIIb/IIIa)受体复合物的活化和继发的纤维蛋白原与GPIIb/IIIa受体的结合,从而抑制血小板的聚集。氯吡格雷口服后2~8小时发挥抗血小板作用,停药后7~10天血小板功能恢复正常。

表65-5 常见抗栓药物及泌尿外科围手术期建议术前停用时间

种类	药物类型	药物名称	术前停用时间
抗血小板药	环氧化酶抑制剂 血小板糖蛋白IIb/IIIa抑制剂 二磷酸腺苷抑制剂	阿司匹林	7天
		替罗非班	5天
		阿昔单抗	5天
		安普利肽	5天
		氯吡格雷	5天
		替格瑞洛	5天
		普拉格雷	5~7天

续表

种类	药物类型	药物名称	术前停用时间
抗凝血药	直接凝血酶抑制剂 间接凝血酶抑制剂 维生素 K 拮抗剂 直接 Xa 因子抑制剂	达比加群	1～3 天
		普通肝素	12 小时
		低分子肝素	12～24 小时
		磺达肝葵钠	24 小时
		华法林	5 天
		利伐沙班	1～3 天
		阿哌沙班	1～3 天
		依杜沙班	1～3 天

（二）服用抗栓药物患者的处理原则

对于长期接受抗栓治疗并需要行泌尿外科手术的患者，原则上在围手术期可采取以下 4 种措施：① 推迟手术直到不需要抗血栓药物；② 术前停用抗血栓药物，术后恢复；③ 不调整抗栓药物，继续手术；④ 使用替代性抗血栓药物，在降低血栓风险的同时减小出血风险，如"桥接"治疗。目前临床大多采用"桥接"治疗，在预防心脑血管事件的同时，降低围手术期出血风险。

长期口服抗血小板药物的患者，突然停用药物会导致细胞炎症及血栓前状态反弹，多种细胞因子、相关炎症介质能够激活血小板和凝血级联的增加，以及纤溶系统的损害，从而进一步促进血小板聚集，加剧了围手术期的高凝状态，因此对于冠脉支架植入术后的患者，支架内皮化不完全会显著增加支架内血栓形成的风险。

长期口服华法林患者，突然停药后可能引起反弹性血栓前状态，导致血栓事件增加的风险。围手术期骤然停药，华法林与 2,3 维生素 K 环氧化物还原酶结合丧失，致还原型维生素 K 骤然增多，而增多的维生素 K 依赖的凝血因子前体细胞的羟化作用，从而造成高凝状态。同时停用华法林还会导致血浆中纤维蛋白原、纤维蛋白肽 A、凝血酶、凝血酶-抗凝血酶Ⅲ复合物、凝血因子Ⅶ、Ⅸ和活化凝血活酶水平升高，引起反弹性高凝状态，从而增加血栓形成的风险。

抗血栓药物使机体处于低凝状态，小剂量阿司匹林（35～325 mg/天）会使机体的出血相对风险增加约 1.7～2.1 倍。研究表明，TURP 术前暂停阿司匹林，术后 6 小时凝血酶-抗凝血酶复合物显著增加，而活化部分凝血酶时间（APTT）明显缩短，表明 TRUP 术后机体处于高凝状态。术前组织型纤溶酶原激活物抗原（tissue type plasminogen activator t-PA Ag）水平没有显著增加，表明围手术期机体的生理性纤维溶解会促进高凝状态的发展。术前 7 天停用阿司匹林与不停用者比，心脑血管不良事件总体风险停用阿司匹林明显增高（9.2% VS 0%）；而围手术期继续使用抗血栓药物者，术后因血尿而延长冲洗时间、输血、膀胱血块填塞而需急诊手术的风险有明显增高。

（三）服用抗血小板药物患者的围手术期管理

抗血小板治疗是为了预防动脉粥样硬化心脑血管疾病相关的血栓事件。目前，围手术期抗血小板药物管理缺乏充足的循证医学证据。根据用药物目的，将服用抗血小板的患者简单分为一级预防和二级预防两大类。其中一级预防是指疾病尚未发生时，对高危人群或亚临床患者，通过有针对性的改变和减少不利的环境和行为因素，采用非药物或药物干预措施，最大限度地减少疾病的发生；二级预防是指对已患有心脑血管疾病的患者用药物或非药物的措施，以预防疾病的复发或病情加剧。常见的情况有接受或未接受过经皮冠状动脉介入治疗或冠状动脉搭桥手术的冠心病、缺血性脑卒中或周围动脉疾病等。

服用抗血小板药物的患者，术前应根据缺血及出血风险，决定是否停药或桥接治疗。对于大部分的泌尿外科手术，如泌尿系恶性肿瘤、前列腺增生或者经皮肾镜等，常有较高的出血风险。若患者同时合并较高的缺血性心脑血管事件风险，如 6～12 个月内发生急性冠脉综合征、1～3 个月内卒中或短

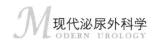
暂性脑缺血、1个月内发生下肢动脉闭塞等,建议术前停用抗血小板药物(表5),并进行桥接治疗,在术后出血风险不高时尽早恢复抗血小板药物,若临床不能确定是否适合恢复原来的抗血小板药物,可先使用半衰期短的桥接药物。若患者存在极高的缺血性心脑血管事件风险,如6个月内发生急性冠脉综合征、金属支架植入或冠状动脉搭桥术后6周内、药物涂层支架植入术后6个月内、1个月卒中或短暂性脑缺血发作、颈动脉支架置入术后1个月内等,建议延迟手术;对于手术无法推迟的患者,可结合心血管内科会诊意见,决定是否停药以及是否桥接治疗。

目前临床上有多种围手术期抗血小板药物的桥接方案,尚无统一的桥接治疗标准。最常用的替代性抗凝药物为低分子肝素,如那屈肝素,依诺肝素,达肝素等等。建议服用阿司匹林、氯吡格雷者术前停药至少5~7天,并同时予以预防剂量的低分子肝素,如那屈肝素2850IU、依诺肝素4000IU、达肝素5000U皮下注射,每日1次。术前12小时停用,术后12~24小时继续使用,至患者正常进食后恢复原抗栓治疗方案并停用低分子肝素。对于严重肾功能不全的患者,低分子肝素应减量或者禁用,具体用法、用量以产品说明书为准。

(四)服用华法林患者的围手术期管理

对于服用华法林治疗的患者,首先要详细、充分的评估患者手术的出血风险,决定是否需要停用抗凝药物,结合患者发生血栓栓塞的风险,决定是否要进行桥接治疗。

若患者存在高血栓栓塞风险,如心脏瓣膜置换术后、房颤合并中重度二尖瓣狭窄或3个月内新发卒中、短暂性脑缺血、3个月内VTE史,或者有严重血栓形成倾向,如抗凝血酶缺乏和抗磷脂抗体综合征等,建议停用华法林,使用低分子肝素桥接治疗。停用华法林的患者在使用低分子肝素桥接时需注意剂量,理论上,说明书推荐的治疗剂量与华法林抗凝效果相当。因此,当华法林的药理作用未完全消失时,须适当减少低分子肝素的剂量,以避免两药作用重叠而增加出血风险。推荐的桥接时机为INR<2.0时,术前12小时停用低分子肝素,术后12~24小时继续使用低分子肝素,在患者恢复口服华法林后3天后停用低分子肝素,同时每日监测INR,因口服华法林起效常需要48~72小时。对于新发的VTE患者,则建议推迟手术至少1个月,尽可能至3个月。

(五)服用NOAC患者的围手术期管理

NOAC的特点:① 起效快但失效相对缓慢;② 剂量相对固定;③ 用药无需行常规监测;④ 受药物和食物影响小;⑤ 部分依赖肝脏及肾脏排泄,需了解病人的肝肾功能情况,并根据肝肾功能调整给药剂量,具体以药物说明书为准;⑥ 不适用于机械瓣膜患者和房颤合并二尖瓣中重度狭窄的患者。

对服用NOAC的患者,按照目前的循证医学证据,不支持进行桥接治疗。对于出血风险极低的患者,术前无需停用NOAC;对于血栓栓塞风险中、低的患者,术前停用NOAC,无需进行桥接治疗;对于血栓栓塞风险高的患者,术前停用NOAC,若出血风险不高,可考虑进行桥接治疗。NOAC术前停用的时机应该根据患者使用的药物类型、肌酐清除率、基础疾病以及手术风险个性化决定,通常为术前1~3天。针对出血风险高的人群,恢复NOAC的推荐时间为术后3~7天,在此空白窗内若需要且可以抗凝时,可以考虑使用低分子肝素。

(六)服用抗栓药物患者急诊手术的处理

急诊患者常因病情较危急,无法推迟手术,围手术期的抗栓药物管理方案应个体化。首先术前应详细了解患者病史及病情,充分评估患者出凝血状态,如全身皮下是否有瘀斑、抽血后压迫是否易止血等。快速判断生命体征、循环状态、红细胞压积、肝肾功能等,评估急诊手术的必要性及潜在的出血风险。

术前常规检查凝血功能,服用华法林的患者若INR≤1.5,大部分手术可安全进行,无须特殊处理;若INR>1.5,且患者需要及早手术,可予小剂量(1~2 mg)维生素K,使INR尽快恢复正常。若需急诊手术且INR明显延长,可输注新鲜冰冻血浆(5~8 mL/kg)或凝血酶原复合物。

对于服用氯吡格雷或者替格瑞洛的患者,血栓弹力图(TEG)监测可提供临床参考,若ADP诱导的血凝块强度(MA_{ADP})>50 mm,理论上不会增加明显大出血的风险。术前口服氯吡格雷等药物的患者,若需急诊手术或发生大出血,可予以输注单采血小板或其他止血药物(如抗纤溶药物、重组凝血因子等)。

（韩菲　吴宏飞）

参考文献

一、中文参考文献

1. 黄健,张旭. 中国泌尿外科和男科疾病诊断治疗指南:2022 版[M]. 北京:科学出版社,2022.

2. 夏术阶,吕福泰,辛钟成. 郭应禄男科学[M]. 2 版. 北京:人民卫生出版社,2019.

3. 孙颖浩. 吴阶平泌尿外科学[M]. 北京:人民卫生出版社,2019.

4. 李汉忠主编. 北京协和医院编. 泌尿外科诊疗常规[M]. 2 版. 北京:人民卫生出版社,2012.

5. 陈敏,王霄英. 中华影像医学-泌尿生殖系统卷[M]. 3 版. 北京:人民卫生出版社,2019.

6. 戴玉田,姜辉. 男科学[M]. 北京:人民卫生出版社,2021.

7. 杨金瑞. 阴囊镜手术学[M]. 北京:人民卫生出版社,2016.

8. 夏术阶等译,坎贝尔·沃尔什. 泌尿外科学. 11 版,艾伦·J. 维恩等主编;郑州:河南科学技术出版社,2020.

9. 吴宏飞. 现代泌尿外科诊疗指南[M]. 南京:东南大学出版社,2005.

10. 赵玉沛,陈孝平. 外科学[M]. 3 版. 北京:人民卫生出版社,2015.

11. 朱清毅,苏昀. 实用泌尿外科机器人单孔腹腔镜技术. 南京:江苏凤凰科学技术出版社. 2021.

12. 吴宏飞. 精道外科学[M]. 南京:东南大学出版社,2008.

13. 张元芳,孙颖浩,王忠. 实用泌尿外科和男科学[M]. 北京:科学出版社,2013.

14. 诸欣平,苏川. 人体寄生虫学[M]. 9 版. 北京:人民卫生出版社,2018.

15. 李石柱,任光辉. 非洲寄生虫病防治手册[M]. 北京:人民卫生出版社,2018

16. 王千秋,刘全忠,徐金华. 性传播疾病临床诊疗与防治指南[M]. 上海:上海科学技术出版社,2014.

17. 叶顺章. 性传播疾病的实验室诊断[M]. 2 版. 北京:科学出版社,2009.

18. 赵辨. 中国临床皮肤病学[M]. 2 版. 南京:江苏凤凰科学技术出版社,2017.

19. 夏同礼. 现代泌尿病理学[M]. 北京:人民卫生出版社,2002.

20. 杨为民,杜广辉. 阴囊及其内容物疾病外科学[M]. 北京:人民军医出版社,2005.

21. 顾晓箭,吕建林. 尿石症诊疗策略[M]. 北京:人民卫生出版社,2014.

22. 侯建全. 实用泌尿外科学[M]. 3 版. 北京:人民卫生出版社,2019.

23. 徐月敏. 泌尿修复重建外科学[M]. 北京:人民卫生出版社,2007

24. 曹海根,王金锐. 实用腹部超声诊断学[M]. 2 版. 北京:人民卫生出版社,2006.

25. 孙颖浩. 男性迟发性性腺功能减退专家共识[M]. 2 版. 北京:科学出版社,2019:

26. 国家人口与计划生育委员会科学技术研究所等译. 世界卫生组织人类精液检查与处理实验室手册. 5 版. 北京:人民卫生出版社,2010.

27. 孙莹璞,黄国宁。孙海翔[册]主编. 临床技术操作规范-辅助生殖技术和精子库分册:2021 修订版[M]. 北京:人民卫生出版社,2021.

28. 陆金春. 生殖医学实验室诊断[M]. 南京:东南大学出版社,2020.

29. 朱兰,郎景和. 女性盆底学[M]. 北京:人民卫生出版社,2008.

30. 石炳毅,郑树森,刘永锋. 中国器官移植临床诊疗指南:2017 版[M]. 北京:人民卫生出版社,2018.

31. 黄洁夫. 中国器官捐献指南[M]. 北京:人民卫生出版社,2017.

32. 顾晓箭,张犁. 泌尿系结石冲击波治疗[M]. 北京:人民卫生出版社,2018.

33. 韩瑞发. 实践探索[M]. 天津:天津科学技术出版社,2008.

34. 黄澄如. 实用小儿泌尿外科学. 2 版. 北京:人民卫生出版社,2006.

35. 廖利民. 尿动力学[M]. 北京:人民军医出版社,2012.

36. 王万荣,谭艳,谢胜,等. 2013 年欧洲泌尿科学会男性不育的遗传疾病指南介绍[J]. 中国医学创新,2014,11

(3):154-156.

37. 谌琦,李月红,李建兴. 泌尿系结石与代谢性疾病的相关性[J]. 现代泌尿外科杂志,2018,23(8):633-635.

38. 高尿酸血症相关疾病诊疗多学科共识专家组. 中国高尿酸血症相关疾病诊疗多学科专家共识[J]. 中华内科杂志,2017,56(3):235-248.

39. 曹宇,张昀,曾学军. 痛风及高尿酸患者易患尿路结石机制[J]. 中华临床免疫和变态反应杂志,2020,14(2):150-154.

40. 麦海星,陈彪,陈立军,等. 荧光原位杂交技术联合输尿软镜筛查早期上尿路肿瘤[J]. 微创泌尿外科杂志,2013,2(2):123-125.

41. 冯骏. 肾血管病变的介入治疗现状[J]. 现代泌尿外科杂志,2019,24(1):7-12.

42. 张晓光. 经皮消融治疗肾肿瘤的临床应用进展[J]. 国际泌尿系统杂志,2012,32(6):776-780.

43. 李洪运,李平,沈山梅,等. 肾上腺静脉采血在原发性醛固酮增多症分型诊断中的应用价值[J]. 中华医学杂志,2017,97(42):3291-3296.

44. 戈明媚,刘志钦,王秋良,等. 磁共振尿路成像技术在诊断新生儿先天性肾盂输尿管连接部梗阻中的应用[J]. 中国新生儿科杂志,2012,27(6):373-376.

45. 王良,陈敏,赵心明,等. 快速 MRI 检出前列腺癌的前列腺成像报告和数据系统指南解读[J]. 中华放射学杂志,2022,56(2):124-126.

46. 叶慧,夏黎明. 肾上腺肿瘤的 MRI 诊断[J]. 实用放射学杂志,2004(10):914-916.

47. 宋奇翔,许传亮,孙颖浩. 尿动力学检查诊断逼尿肌收缩无力的常用方法[J]. 中华泌尿外科杂志,2018(11):873-876

48. 刘宁,满立波,何峰,等. 逼尿肌功率曲线分析在尿动力学研究中的应用[J]. 中华泌尿外科杂志,2015(3):221-224.

49. 崔腾腾,桂士良,王宝田,等. Rigiscan AVSS 硬度监测参数值与勃起功能障碍危险因素的相关性分析[J]. 中国性科学,2021,30(2):22-26.

50. 赵健,桂士良,崔腾腾,等,睾酮的生理作用及临床应用进展[J]. 中国性科学,2020,29(01):20-24.

51. 王建伟,满立波,黄广林,等. 创伤性肾上腺损伤的临床特点分析[J]. 中华医学杂志,2014,94(22):1733-1735.

52. 谷遇伯,宋鲁杰,傅强. 2020 年 EAU 尿道损伤诊断治疗指南(附解读)[J]. 现代泌尿外科杂志,2021,26(1):69-74.

53. 黄广林,满立波,李贵忠,等. 软镜下尿道会师术用于危重症患者尿道损伤的治疗[J]. 中国内镜杂志,2008,14(12):1272-1273.

54. 张羽萌,傅强. 男性闭合性尿道损伤国内外急诊处理方法的比较. 临床泌尿外科杂志,2018,33(3):172-176.

55. 张林琳. 3-D 尿道超声重建:一项评估前尿道狭窄的新技术. 现代泌尿,2017.12(9):48.

56. 张新平. 高频彩色多普勒超声诊断阴囊闭合性损伤的临床价值[J]. 临床医学研究与实践,2016,1(12):121.

57. 《中华传染病杂志》编辑委员会. 布鲁菌病诊疗专家共识[J]. 中华传染病杂志,2017,35(12):705-710.

58. 刁龙,常宏,孙允冀,等. 肾上腺结核诊疗现状[J]. 国际泌尿系统杂志,2017,37(3):477-480.

59. 中华医学会感染病学分会艾滋病丙型肝炎学组,中国疾病预防控制中心. 中国艾滋病诊疗指南(2021 年版). 中国艾滋病性病,2021,27(11):1182-1201.

60. 屠鞴燕,胡笑,姜森,黄欣. 生殖器念珠菌病发病机制的研究进展. 国际流行病学传染病学杂志,2010,37(5):333-335.

61. 中国垂体腺瘤协作组,中国库欣病诊治专家共识,中华医学杂志,2019,96(11):835-840.

62. 中华医学会内分泌学分会肾上腺学组. 嗜铬细胞瘤和副神经节瘤诊断治疗的专家共识,中华内分泌代谢杂志,2016,32(03):181-187.

63. 樊华,等. 伴儿茶酚胺心肌病的嗜铬细胞瘤/副神经节瘤的围手术期处理经验. 中华泌尿外科杂去,2018,39(5):333-337.

64. 金从军,邵玉军,曾正陪,等. 131I-间位碘代苄胍治疗恶性嗜铬细胞瘤/副神经节瘤的临床疗效分析[J]. 中华泌尿外科杂志,2015,36(1):24-28.

65. 中华医学会内分泌学分会肾上腺学组. 原发性醛固酮增多症诊断治疗的专家共识,中华内分泌代谢杂志,2016,32(03):188-195.

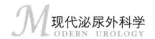
66. 李汉忠,王惠君,冯照晗,等. 肾上腺皮质癌[J]. 中华外科杂志,2001,39(03):44-46.

67. 谭磊,等. 667 例肾上腺偶发瘤的临床分析. 中国肿瘤临床,2017,44(14):722-725.

68. 中华医学会儿科学分会内分泌遗传代谢病学组. 先天性肾上腺皮质增生症 21-羟化酶缺陷诊治共识[J]. 中华儿科杂志,2016,54(8):569-576.

69. 张洪彬,赵寒辉,王素霞,等. 继发性甲状旁腺功能亢进的发病机制和诊治[J]. 临床肾脏病杂志,2021,21(11):950-956.

70. 吴伟力,于洪波,沈华,等. 继发性甲状旁腺功能亢进进行甲状旁腺全切加前臂移植术 60 例临床分析[J]. 现代泌尿外科杂志,2018,23(10):777-779.

71. 王卫平,吴震杰,徐红,等. 机器人全腹膜外肾输尿管全长及膀胱袖状切除术的初步临床应用[J]. 中华泌尿外科杂志,2018,39(3):161-165.

72. 方冬,黄吉炜,鲍一歌,等. 中国上尿路尿路上皮癌人群特征和地区差异:基于 CUDA-UTUC 协作组的多中心研究[J]. 中华泌尿外科杂志,2017(12):885-890. .

73. 吴肖冰,葛力源,戴黎阳,等. 上尿路尿路上皮癌术后预防性膀胱灌注化疗的临床意义[J]. 中华泌尿外科杂志,2017,38(4):286-289.

74. 赵欣欣,王天娇,吴瑾. 尿路上皮癌免疫治疗的研究进展[J]. 现代肿瘤医学,2022,30(3):556-560.

75. 田向永,闫天中,武小强,等. 膀胱小细胞神经内分泌癌的研究进展[J]. 中华泌尿外科杂志,2018,39(4):311-313.

76. 郭涛,周辉霞,李品,等. 儿童膀胱胚胎型横纹肌肉瘤 13 例诊治分析[J]. 中华腔镜外科杂志(电子版),2021,14(5):287-292.

77. 邹沪煌,张心全,张大岭,等. 膀胱肉瘤样癌临床疗效分析 26 例报告并文献复习[J]. 临床泌尿外科杂志,2021,36(7):528-532.

78. 邢健生,张冲,刘振湘,等. 原发性前列腺尿路上皮癌一例报告[J]. 中华泌尿外科杂志,2019(2):148.

79. 程亮,徐嘉雯,王丽莎,等. 2016 版 WHO 前列腺肿瘤新分类解读[J]. 中华病理学杂志,2016,45(8):513-518.

80. 朱选文,郭君平,陈晖,等. 阴茎海绵体肉瘤(附 2 例报告并文献复习)[J]. 中华男科学杂志,2007,13(10):915-917.

81. 王江泽,胡姗姗,张林海,等. Is 期睾丸混合性生殖细胞瘤不同治疗方法研究(附 3 例报告). 中华男科学杂志,2016,22(5):437-441.

82. 廖谦和,安慧敏,陈志永. 附睾横纹肌肉瘤的临床病理学特征并文献复习[J]. 中华诊断学电子杂志,2020,8(4):270-274.

83. 蔡贵阳,吴斌. 附睾肿块 152 例病理及临床分析[J]. 中国医科大学学报,2010,39(5):391-392.

84. 张洋,王鹏飞,田源,等. 原发性附睾淋巴瘤 1 例[J]. 中国男科学杂志,2016,30(1):49-51.

85. 沈波,赵春霞,陈柿妤,等. 附睾乳头状囊腺瘤(部分区域交界性)临床病理观察[J]. 诊断病理学杂志,2016,23(12):936-938.

86. 张炳洲,陈泳,牛梦晔,刘鹏. 男性侵袭性血管黏液瘤的临床特点及诊疗方法. 中国现代手术学杂志 2019;23:391-4.

87. 田忠伟,张长存,赵海军. 阴囊肉膜层多发假性囊肿 1 例[J]. 中华男科学杂志,2016,22(12):1146-1148.

88. 王小磊,武进峰,王靖宇. 阴囊血管肌纤维母细胞肿瘤 1 例报告. 现代泌尿外科杂志 2016;(22).

89. 彭国辉,等. SHA. LIN、S. T. O. N. E 评分系统和 Guy's 分级法预测经皮肾镜取石术结石清除率准确性的比较研究[J]. 中华泌尿外科杂志,2016,37:199-205.

90. 张华明,李广珍,朱春园. 阴囊结石的临床研究进展. 中华男科学杂志,2014,20(11):1047-1050.

91. 杨芹,么喜存. 梗阻性肾病影像学检查方法[J]. 实用医学影像杂志,2014,15(2):137-138.

92. 武睿毅,王国民,孙立安,等. 腹膜后纤维化与肾积水发生关系的临床研究[J]. 中国临床医学,2011,18(3):371-373.

93. 周祥福,高新,方友强,等. 盆腔脂肪增多症诊治分析[J]. 中华泌尿外科杂志,2005(2):125-129.

94. 陈忠,叶章群. 良性前列腺增生手术时机的探讨[J]. 中华泌尿外科杂志,2021,42(12):881-884.

95. 吴宏飞. 射精管梗阻[J]. 中华男科学杂志,2010,16(1):3-9.

96. 张胜威,赵兴华,褚校涵,等. 输尿管软镜钬激光内切开引流术治疗肾盂旁囊肿的中期效果[J]. 中国微创外科杂志,2020,20(10):880-882.

97. 宋超,李九智,王雪怡,等. 经皮肾镜钬激光碎石术治疗髓质海绵肾肾结石疗效观察[J]. 微创泌尿外科杂志,2014,3(3):155-160.

98. 丁晨,石洪波,孙晓松,等. 经皮肾镜与输尿管软镜治疗肾盏憩室结石的比较[J]. 中华腔镜泌尿外科杂志(电子版),2019,13(5):313-316.

99. 潮敏,张殷,范登信,等. 儿童环脐单部位三通道腹腔镜与传统腹腔镜肾盂成形术的应用与对比分析[J]. 安徽医科大学学报,2016,51(6):860-864.

100. 韩修武,善辉,李涛,等. 迷你腹腔镜和传统腹腔镜术治疗肾盂输尿管连接部狭窄的临床对照研究[J]. 临床泌尿外科杂志,2016,31(1):45-49.

101. 童婧,宋晓雯,万安然,等. 非嵌合型克氏综合征患者通过显微取精获得精子后助孕策略的选择[J]. 中华生殖与避孕杂志,2022,42(2):165-169.

102. 陈赟,陈建淮. 男性射精的中枢性神经机制研究进展[J]. 中华男科学杂志,2018,24(11):963-966.

103. 钟小冬,俞旭君,安劬. 少、弱精子症治疗进展[J]. 中国性科学,2016,25(2):98-101.

104. 杨慧敏,胡蓉,裴秀英. CFTR 基因与无精子症关系研究进展[J]. 发育医学电子杂志,2019,7(2):156-160.

105. 姜梦琦,黄金花,梁梦晨,等. 弱精子症发病机制的研究进展[J]. 国际生殖健康/计划生育杂志,2018,37(6):498-503.

106. 包毅刚,代晓微,吴桂杰,等. 重度少精子症的诊治方式研究[J]. 中国性科学,2019,28(5):41-43.

107. 陈小均,张志杰,贾玉森,等. 畸形精子症获得性病因及治疗研究进展[J]. 中国性科学,2018,27(2):107-111.

108. 汪亚玲,李玉华,胡洪亮,等. 精液液化异常的中、西医机制与治疗研究进展[J]. 中国男科学杂志,2020,34(2):76-80.

109. 罗爱平,王国耀. 血精症的诊治进展[J]. 现代实用医学,2019,31(6):712-713.

110. 范文葛,张青松. 尿道旁腺炎. 中华皮肤科杂志[J]. 2012,45(05):376-378.

111. 刘雍,王军,赵永伟,等. 经人工尿道电切术治疗女性尿道肉阜临床疗效观察[J]. 临床泌尿外科杂志,2015,30(12):1137-1138.

112. 杨军,陈敏,鞠文,等. 女性尿道旁腺囊肿及尿道憩室的临床特征[J]. 临床泌尿外科杂志,2005,20(11):652-653.

113. 谭剑敏,朱晓明. 尿流动力学在女性尿道综合征诊治中的应用[J]. 临床泌尿外科杂志,2000,15(6):262-263.

114. 杨涛,谢弘. 女性尿道狭窄的手术治疗[J]. 现代泌尿外科杂志,2018,23(7):557-559.

115. 孙玉国,李从培,方明照. 露阴癖、窥淫癖各 3 例行为疗法的临床疗效观察[J]. 中国神经精神疾病杂志,1989,15(5):309-310.

116. 何源. 恋物癖:扭曲的性偏好[J]. 中南药学(用药与健康),2016(12):71.

117. 刘华清,杨甫德,宋红梅. 同性恋的概念和临床[J]. 中国行为医学科学,1998(2):150-152.

118. 王静怡. 成年女性盆腔脏器脱垂流行病学研究进展.[J] 实用妇产科杂志,2011,27(2):95-98.

119. 王继兵,孟兆祥,尹正录. 溴吡斯的明联合巴氯酚对 T6 以上脊髓损伤神经源性膀胱的临床观察[J]. 中国实用医药,2016,11(27):180-182.

120. 王忠磊,付婷霞,胡颖新,等. 山东省慢性丝虫性乳糜尿病例临床分析[J]. 寄生虫病与感染性疾病,2016,14(4):231-234.

121. 马嘉兴,于德新,施浩强,等. 改良后腹腔镜下肾蒂淋巴管结扎术治疗乳糜尿的疗效分析[J]. 中华泌尿外科杂志,2013,34(4):284-288.

122. 李曾,廖洪,谭政,等. 输尿管子宫内膜异位症致肾积水 61 例临床诊治分析[J]. 现代泌尿外科杂志,2017,22(5):368-372.

123. 雷雨,阚延静,潘连军. 女性性功能障碍的诊治进展[J]. 中国妇幼保健,2012,27(34):5635-5638.

124. 廖秦平,李婷. 女性性功能障碍的分类及定义[J]. 国际妇产科学杂志,2013,40(5):395-398.

125. 中国妇幼保健协会辅助生殖技术监测与评估专业委员会精子库与生殖男科学组专家共识工作组. 人类冷冻精液质量安全专家共识. 中国计划生育和妇产科,2021,13(7):6-11,19.

126. 中国妇幼保健协会 ART 监测与评估专业委员会精子库与生殖男科学组专家共识,关于筛查合格供精志愿者的标准更新的中国专家共识,中国计划生育和妇产科,2021,13(9):7-10,15.

127. 舒慧泉,撒应龙,金重睿,等. 尿道直肠瘘伴尿道狭窄手术治疗中组织瓣的选择和利用[J]. 中华泌尿外科杂

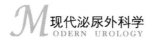

志,2018,39(2):118-121.

128. 中华医学会男科学分会精索静脉曲张诊断与治疗指南编写组. 精索静脉曲张诊断与治疗指南. 中华男科学杂志,2022,28(8):756-767.

129. 中华整形外科学分会淋巴水肿学组. 外周淋巴水肿诊疗的中国专家共识. 中华整形外科杂志,036(2020)355-360.

130. 沈华,吴宏飞,乐美兆,等. 睾丸附属结构的形态和组织病理学分析[J]. 中华男科学杂志,2014,20(9):820-823.

131. 刘艳,张玲玲. 碘造影剂在CT增强扫描中的合理应用及不良反应的预防[J]. 临床医药文献电子杂志,2019,6(88):154.

132. 郑立东. CT增强中两种注射方式下碘造影剂对肾功能影响的研究[J]. 影像研究与医学应用,2018,2(9):57-58.

133. 中华医学会器官移植学分会. 肾移植术后外科并发症处理技术操作规范(2019版). 器官移植,2019,10(6):653-660.

134. 中华医学会器官移植学分会. 肾移植操作技术规范(2019版)——适应证、禁忌证、术前检查和准备. 器官移植. 2019,10(5):469-482.

135. 石炳毅,李宁. 肾移植排斥反应临床诊疗技术规范(2019版)[J]. 器官移植,2019,10(5):505-512.

136. 中华医学会器官移植学分会,李钢,石炳毅,等. 实体器官移植术后感染诊疗技术规范(2019版):总论与细菌性肺炎[J]. 器官移植,2019,10(4):343-351.

137. 石炳毅,巨春蓉. 器官移植受者侵袭性真菌病临床诊疗技术规范(2019版)[J]. 器官移植,2019,10(3):227-236.

138. 孟晓云,孙珂珂. 肾移植护理技术操作规范[J]. 实用器官移植电子杂志,2019,7(5):334-336.

139. 石炳毅,贾晓伟,李宁. 中国移植后糖尿病诊疗技术规范(2019版)[J]. 器官移植,2019,10(1):1-9.

140. 石炳毅,贾晓伟,李宁. 中国肾移植术后高尿酸血症诊疗技术规范(2019版)[J]. 器官移植,2019,10(1):10-15.

141. 孙启全,孙其鹏. 肾移植远期并发症诊疗技术规范(2019版)[J]. 器官移植,2019,10(6):661-666.

142. 田普训,敖建华,李宁,等. 器官移植免疫抑制剂临床应用技术规范(2019版)[J]. 器官移植,2019,10(3):213-226.

143. 唐缨,杨木蕾,于慧敏,等. 中国器官移植超声影像学诊疗技术规范(2019版)[J]. 器官移植,2019,10(1):16-31.

144. 中华医学会器官移植学分会,张雷,朱有华. 器官移植供者来源性感染诊疗技术规范(2019版)[J]. 器官移植,2019,10(4):369-375.

145. 章璟,张鹤,吕涛,等. 腔镜时代体外冲击波碎石术应用的再思考[J]. 国际泌尿系统杂志,2021,41(1):156-159.

146. 吕建林. 双层压电式碎石机治疗上尿路结石的疗效观察[J]. 现代泌尿外科杂志,2021,26(5):425-428.

147. 王彩霞,田云云. 医用激光在泌尿外科的应用及发展[J]. 应用激光,2021,41(1):201-205.

148. 章俊,王曦龙,史朝亮,等. 1470nm半导体激光前列腺汽化剜除术治疗复杂性良性前列腺增生(附80例报告)[J]. 现代泌尿外科杂志,2017,22(3):173-175.

149. 刘刚,杨国胜,邱晓拂. 绿激光在泌尿外科中的应用[J]. 现代泌尿生殖肿瘤杂志,2015,7(1):60-62.

150. 苏博兴,肖博,胡卫国,等. 内镜下治疗上尿路尿路上皮癌的适应证、疗效和安全性分析[J]. 中华泌尿外科杂志,2021,42(12):901-905.

151. 徐巍,黄晨,赖德辉,等. 电子输尿管软镜联合U100Plus激光治疗上尿路2～3 cm结石的疗效研究[J]. 中华腔镜泌尿外科杂志(电子版),2020,14(3):200-203.

152. 袁晓奕. 铥激光技术治疗压力性尿失禁[J]. 临床外科杂志,2020,28(2):113-115.

153. 刘流,梁德江,申鹏飞,等. 异体真皮细胞外基质重建尿道的实验和临床研究[J]. 中华泌尿外科杂志,2001(7):428-431.

154. 中华医学会外科学分会血管外科学组. 深静脉血栓形成的诊断和治疗指南(第三版)[J]. 中华血管外科杂志,2017,2(4):201-208.

155. 吴丹明,周玉斌,汤海涛. 下肢深静脉血栓形成的抗凝治疗及其疗程的探讨[J]. 中国血管外科杂志(电子版),2014,6(1):4-6.

156. 丁明霞,冯宁翰,熊晖,等. 泌尿外科腹腔镜手术围手术期出血防治专家共识[J]. 现代泌尿外科杂志,2021,26(6):463-468.

157. 刘志宇,汪鑫. 泌尿外科肿瘤患者围手术期猝死与静脉血栓栓塞症的预防[J]. 现代泌尿外科杂志,2021,26(1):5-8.

158. 张凯,翟梦瑶. 中国泌尿外科围手术期血栓预防与管理专家共识[J]. 现代泌尿外科杂志,2020,25(12):1048-1051.

159. 王乔宇,武明芬,柳鑫,等. 2021中国静脉血栓栓塞症防治抗凝药物的选用与药学监护指南[J]. 中国临床药理学杂志,2021,37(21):2999-3016.

160. 冷培俊,杨晓峰,尚琳. 经尿道前列腺电切术围手术期抗凝药物的管理[J]. 现代泌尿外科杂志,2018,23(2):150-156.

161. 中华医学会泌尿外科学分会结石学组,中国泌尿系结石联盟. 经皮肾镜取石术中国专家共识[J]. 中华泌尿外科杂志,2020,41(6):401-404.

162. 钱菊英,楼文晖,缪长虹,等. 抗栓治疗病人接受非心脏手术围手术期管理上海专家共识(2021版)[J]. 中国实用外科杂志,2021,41(6):639-645.

163. 马军,秦叔逵,吴一龙,等. 肿瘤相关静脉血栓栓塞症预防与治疗指南(2019版)[J]. 中国肿瘤临床,2019,46(13):653-660.

164. 中国抗癌协会泌尿男生殖系肿瘤专业委员会肾癌学组. 晚期肾透明细胞癌一线靶向治疗的优化选择中国专家共识(2022),临床泌尿外科杂志,2022,37(5):329-337.

165. 中国医疗保健国际交流促进会泌尿健康促进分会. 肾癌基因检测中国专家共识(2021版). 现代泌尿外科杂志,2022,27(3):192-200.

166. 中国医疗保健国际交流促进会泌尿健康促进分会,中国研究型医院学会泌尿外科专业委员会,尿路上皮癌抗体偶联药物临床应用安全共识(第1版). 现代泌尿外科杂志,2022,27(8):628-634.

167. 中国医疗保健国际交流促进会泌尿健康促进分会,中国研究型医院学会泌尿外科专业委员会. 腹腔镜肾上腺切除术安全共识. 现代泌尿外科杂志,2022,27(2):97-103.

168. 中国医疗保健国际交流促进会泌尿健康促进分会,中国研究型医院学会泌尿外科专业委员会. 输尿管镜碎石取石术安全共识,现代泌尿外科杂志,2020,25(5):385-391.

169. 候长浩,宋鲁杰,傅强. 2020年欧洲泌尿外科学会输尿管损伤诊断治疗指南(附解读). 现代泌尿外科杂志,2020,25(7):638-640.

170. 中国医师协会泌尿外科分会. 肾上腺皮质癌诊治专家共识[J]. 现代泌尿外科杂志,2021,26(11):902-908.

171. 中华医学会泌尿外科学分会,中国膀胱癌联盟. 肌层浸润性膀胱癌保留膀胱综合治疗专家共识. 中华泌尿外科杂志,2022,43(6):401-406.

172. 中国医促会泌尿健康促进分会,中国研究型医院学会泌尿外科专业委员会. 根治性膀胱切除术+尿流改道术安全共识. 现代泌尿外科杂志,2021,26(1):9-15.

173. 中华医学会泌尿外科学分会尿控学组. 肉毒毒素治疗下尿路功能障碍中国专家共识. 中华泌尿外科杂志,2021,42(6):405-410.

174. 中国机器人辅助根治性膀胱切除术专协作组. 中国机器人辅助根治性膀胱切除术专家共识. 中华泌尿外科杂志,2018,39(1):2-5.

175. 中华医学会男科学分会. 勃起功能障碍诊断与治疗指南. 中华男科学杂志,2022,28(8):722-755.

176. 王彩霞,田云云. 医用激光在泌尿外科的应用及发展[J]. 应用激光,2021,41(1):201-205.

177. 刘宁,满立波,何峰,等. 逼尿肌功率曲线分析在尿动力学研究中的应用[J]. 中华泌尿外科杂志,2015(3):221-224.

178. 明少雄,彭泳涵,李凌,等. 输尿管软镜联合铥激光治疗上尿路尿路上皮癌的初步经验[J]. 中华泌尿外科杂志,2019,40(9):650-653.

179. 刘一鸿,安瑞华. 铥激光在泌尿外科中的应用现状[J]. 现代泌尿外科杂志,2016,21(6):487-490.

180. 章俊,王曦龙,史朝亮,等. 1 470 nm半导体激光前列腺汽化剜除术治疗复杂性良性前列腺增生(附80例报告)[J]. 现代泌尿外科杂志,2017,22(3):173-175.

181. 张福霖,刘百川,杨国胜. 小体积良性前列腺增生激光治疗研究进展[J]. 现代泌尿生殖肿瘤杂志,2020,12

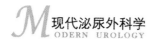
（1）：57－60.

182. 刘刚，杨国胜，邱晓拂. 绿激光在泌尿外科中的应用[J]. 现代泌尿生殖肿瘤杂志，2015，7（1）：60－62.

183. 苏博兴，肖博，胡卫国，等. 内镜下治疗上尿路尿路上皮癌的适应证、疗效和安全性分析[J]. 中华泌尿外科杂志，2021，42（12）：901－905.

184. 徐巍，黄晨，赖德辉，等. 电子输尿管软镜联合 U100Plus 激光治疗上尿路 2～3 cm 结石的疗效研究[J]. 中华腔镜泌尿外科杂志（电子版），2020，14（3）：200－203.

185. 袁晓奕. 铒激光技术治疗压力性尿失禁[J]. 临床外科杂志，2020，28（2）：113－115.

186. 王光跃，吕游，刘彤，等. 膀胱原发性副神经节瘤 8 例诊治分析[J]. 临床泌尿外科杂志，2022，37（9）：702－707.

187. 王林辉，董凯，吴震杰. 医学影像在肾癌诊疗中的作用及思考[J]. 临床泌尿外科杂志，2022，37（9）：649－654.

188. 中国中医药信息学会男科分会，于文晓，王浩，等. 勃起功能障碍中西医结合多学科诊疗指南（2022 版）[J]. 中国男科学杂志，2022，36（4）：3－9.

189. 钟荣芳，梁朝朝，张贤生，等. 低强度体外冲击波疗法在泌尿男科病中的应用进展[J]. 中国男科学杂志，2022，36（4）：113－117.

190. 黄健，张旭，周利群，等. 腹腔镜根治性肾输尿管切除术手术规范专家共识[J]. 微创泌尿外科杂志，2020，9（3）：155－165.

191. 王泽宇，张楷乐，张炯，等. 硬化性萎缩性苔藓样变尿道狭窄 23 例病理特征分析[J]. 现代泌尿外科杂志，2022，27（10）：837－841.

192. 朱清毅，沈露明，魏勇. 经尿道辅助单孔腹腔镜根治性膀胱切除加原位回肠新膀胱术的技术要点[J]. 现代泌尿外科杂志，2022，27（10）：801－804.

193. 侯倩，张彪，罗瑶，等. 嗜铬细胞瘤诊断研究进展[J]. 临床泌尿外科杂志，2022，37（12）：946－951.

194. 张玉石，李汉忠. 从 2022 年 WHO 分类看副神经节瘤与嗜铬细胞瘤相关概念的更新及解读[J]. 中华泌尿外科杂志，2022，43（11）：807－811.

195. 中华医学会泌尿外科学分会，中国膀胱癌联盟. 肌层浸润性膀胱癌保留膀胱综合治疗专家共识[J]. 中华泌尿外科杂志，2022，43（6）：401－406.

二、英文参考文献

1. Rossi G P, Auchus R J, Brown M, et al. An expert consensus statement on use of adrenal vein sampling for the subtyping of primaryaldosteronism[J]. Hypertension (Dallas, Tex:1979),2014,63(1):151－160.

2. Funder J W, Carey R M, Mantero F, et al. The management of primary aldosteronism:Case detection, diagnosis, and treatment:An endocrine society clinical practice guideline[J]. The Journal of Clinical Endocrinology & Metabolism, 2016,101(5):1889－1916.

3. Taghavi K, Sharpe C, Stringer M D. Fetal megacystis:A systematicreview[J]. Journal of Pediatric Urology, 2017,13(1):7－15.

4. Li M, Wang Y, Cheng L, et al. Long non-coding RNAs in renal cell carcinoma:A systematic review and clinical-implications[J]. Oncotarget,2017,8(29):48424－48435.

5. Vrooman O P J, Witjes J A. Urinary markers in bladdercancer[J]. European Urology,2008,53(5):909－916.

6. Wei J T, Feng Z D, Partin A W, et al. Can urinary PCA3 supplement PSA in the early detection of prostate cancer? [J]. Journal of Clinical Oncology:Official Journal of the American Society of Clinical Oncology, 2014, 32 (36):4066－4072.

7. Piva F, Giulietti M, Santoni M, et al. Epithelial to mesenchymal transition in renal cell carcinoma:Implications for cancertherapy[J]. Molecular Diagnosis & Therapy,2016,20(2):111－117.

8. C. Türk (Chair), A. Neisius, A. Petřík, C. Seitz, A. Skolarikos (Vice-chair), B. Somani, K. Thomas, G. Gambaro (Consultant nephrologist). EAU Guidelines on Urolithiasis [J]. European Urology,2021.

9. Dissayabutra T, Kalpongkul N, Rattanaphan J, et al. Urinary stone risk factors in the descendants of patients with kidney stone disease[J]. Pediatric Nephrology,2018,33(7):1173－1181.

10. Asplin J R, Coe F L. Hyperoxaluria in kidney stone formers treated with modern bariatricsurgery[J]. The Journal of Urology,2007,177(2):565－569.

11. Rendina D, De Filippo G, D'Elia L, et al. Metabolic syndrome and nephrolithiasis: A systematic review and meta-analysis of the scientificevidence[J]. Journal of Nephrology, 2014, 27(4): 371 - 376.

12. Mufti U B, Nalagatla S K. Nephrolithiasis in autosomal dominant polycystic kidney disease[J]. Journal of Endourology, 2010, 24(10): 1557 - 1561.

13. Li Z X, Jiao G L, Zhou S M, et al. Evaluation of the chemical composition of nephrolithiasis using dual-energy CT in Southern Chinese gout patients[J]. BMC Nephrology, 2019, 20(1): 273.

14. Youssef R F, Martin J W, Sakhaee K, et al. Rising occurrence of hypocitraturia and hyperoxaluria associated with increasing prevalence of stone disease in calcium kidney stone formers[J]. Scandinavian Journal of Urology, 2020, 54(5): 426 - 430.

15. Elhayek D, Perez de Nanclares G, Chouchane S, et al. Molecular diagnosis of distal renal tubular acidosis in Tunisian patients: Proposed algorithm for Northern Africa populations for the ATP6V1B1, ATP6V0A4 and SCL4A1genes [J]. BMC Medical Genetics, 2013, 14: 119.

16. Bell S, Kolobova I, Crapper L, et al. Lesch-nyhan syndrome: Models, theories, andtherapies[J]. Molecular Syndromology, 2016, 7(6): 302 - 311.

17. Network C G A R, Spellman P T, et al. Comprehensive molecular characterization of papillary renal-cell carcinoma[J]. The New England Journal of Medicine, 2016, 374(2): 135 - 145.

18. Shaffer S M, Dunagin M C, Torborg S R, et al. Rare cell variability and drug-induced reprogramming as a mode of cancer drugresistance[J]. Nature, 2017, 546(7658): 431 - 435.

19. Zehir A, Benayed R, Shah R H, et al. Mutational landscape of metastatic cancer revealed from prospective clinical sequencing of 10,000 patients[J]. Nature Medicine, 2017, 23(6): 703 - 713.

20. Partin A W. Campbell-Walsh-Wein Urology. 12th Ed. Elsevier, Inc. Philadelphia, USA. 2021.

21. Griffiths D. Urodynamics: The mechanics and hydrodynamics of the lower urinary tract. 2nd Ed. Kestrel Group Ltd, UK. International Continence Society, 2014.

22. Blaivas J, Chancellor M B, Weiss J, et al. Atlas of Urodynamics[M]. Oxford, UK: Blackwell Publishing Ltd, 2007.

23. Unno N, Inuzuka K, Mitsuoka H, et al. Automated bedside measurement of penile blood flow using pulse-volumeplethysmography[J]. Surgery Today, 2006, 36(3): 257 - 261.

24. Glina S, Cohen D J, Vieira M. Diagnosis of erectiledysfunction[J]. Current Opinion in Psychiatry, 2014, 27(6): 394 - 399.

25. Xia J D, Han Y F, Zhou L H, et al. Sympathetic skin response in patients with primary premature ejaculation [J]. International Journal of Impotence Research, 2014, 26(1): 31 - 34.

26. Giuliano F, Rowland D L. Standard operating procedures for neurophysiologic assessment of male sexualdysfunction[J]. The Journal of Sexual Medicine, 2013, 10(5): 1205 - 1211.

27. Castelló-Porcar A M, Martínez-Jabaloyas J M. Testosterone/estradiol ratio, is it useful in the diagnosis of erectile dysfunction and low sexual desire? [J]. The Aging Male, 2016, 19(4): 254 - 258.

28. Shariat S F, Roehrborn C G, Karakiewicz P I, et al. Evidence-based validation of the predictive value of the American Association for the Surgery of Trauma kidney injury scale[J]. The Journal of Trauma, 2007, 62(4): 933 - 939.

29. Barsness K A, Bensard D D, Partrick D, et al. Renovascular injury: An argument for renal preservation[J]. The Journal of Trauma, 2004, 57(2): 310 - 315.

30. Inci K, Cil B, Yazici S, et al. Renal artery pseudoaneurysm: Complication of minimally invasive kidney surgery [J]. Journal of Endourology, 2010, 24(1): 149 - 154.

31. DJ. Summerton, et al. Guidelines on Urological Trauma, Ureteral trauma. European Association of Urology, 2013.

32. Kunkle D A, Kansas B T, Pathak A, et al. Delayed diagnosis of traumatic ureteral injuries[J]. The Journal of Urology, 2006, 176(6 Pt 1): 2503 - 2507.

33. Best C D, Petrone P, Buscarini M, et al. Traumatic ureteral injuries: A single institution experience validating the American Association for the Surgery of Trauma-Organ Injury Scale gradingscale[J]. The Journal of Urology, 2005,

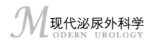

173(4):1202 - 1205.

34. Yue-Min,Xu,. Long-term outcome of ileal ureteric replacement with an iliopsoas muscle tunnel antirefluxing technique for the treatment of long-segment ureteric strictures[J]. Urology,2016,88:201 - 206.

35. Kocot A,Kalogirou C,Vergho D,et al. Long-term results of ileal ureteric replacement:A 25-year single-centre-experience[J]. BJU International,2017,120(2):273 - 279.

36. Nick G,Cowan,. Renal autotransplantation:27-year experience at 2 institutions[J]. The Journal of Urology,2015,194(5):1357 - 1361

37. Tonkin J B,Tisdale B E,Jordan G H. Assessment and initial management of urologic trauma[J]. The Medical Clinics of North America,2011,95(1):245 - 251.

38. Brad,Figler,. Multi-disciplinary update on pelvic fracture associated bladder and urethral injuries[J]. Injury,2012,43(8):1242 - 1249.

39. Pereira B M,Reis L O,Calderan T R,et al. Penetrating bladder trauma:A high risk factor for associated rectal injury[J]. Advances in Urology,2014,2014:386280.

40. R J,Urry,. The incidence,spectrum and outcomes of traumatic bladder injuries within the Pietermaritzburg Metropolitan Trauma Service[J]. Injury,2016,47(5):1057 - 1063.

41. Al-Azzawi I S,Koraitim M M. Lower genitourinary trauma in modern warfare:The experience from civil violence inIraq[J]. Injury,2014,45(5):885 - 889.

42. Morey A F,Iverson A J,Swan A,et al. Bladder rupture after blunt trauma:Guidelines for diagnosticimaging[J]. The Journal of Trauma,2001,51(4):683 - 686.

43. Bryk D J,Zhao L C. Guideline of guidelines:A review of urological traumaguidelines[J]. BJU International,2016,117(2):226 - 234.

44. Alwaal A,Zaid U B,Blaschko S D,et al. The incidence,causes,mechanism,risk factors,classification,and diagnosis of pelvic fracture urethralinjury[J]. Arab Journal of Urology,2015,13(1):2 - 6.

45. Hemal A K,Dorairajan L N,Gupta N P. Posttraumatic complete and partial loss of urethra with pelvic fracture in girls:An appraisal of management[J]. The Journal of Urology,2000,163(1):282 - 287.

46. El-Bahnasawy M S,El-Sherbiny M T. Paediatric peniletrauma[J]. BJU International,2002,90(1):92 - 96.

47. Amer T,Wilson R,Chlosta P,et al. Penile fracture:A meta-analysis[J]. Urologia Internationalis,2016,96(3):315 - 329.

48. De Luca F,Garaffa G,Falcone M,et al. Functional outcomes following immediate repair of penile fracture:A tertiary referral centre experience with 76 consecutive patients[J]. Scandinavian Journal of Urology,2017,51(2):170 - 175.

49. Karadeniz T,Topsakal M,Ariman A,et al. Penile fracture:Differential diagnosis,management andoutcome[J]. British Journal of Urology,1996,77(2):279 - 281.

50. Virasoro R,Tonkin J B,McCammon K A,et al. Penile amputation:Cosmetic and functionalresults[J]. Sexual Medicine Reviews,2015,3(3):214 - 222.

51. Babaei A R,Safarinejad M R. Penile replantation,science or myth? A systematic review[J]. Urology Journal,2007,4(2):62 - 65.

52. Parker R A 3rd,Menias C O,Quazi R,et al. MR imaging of the penis and Scrotum[J]. Radiographics:a Review Publication of the Radiological Society of North America,Inc,2015,35(4):1033 - 1050.

53. Pogorelić Z,Jurić I,Biočić M,et al. Management of testicular rupture after blunt trauma in children[J]. Pediatric Surgery International,2011,27(8):885 - 889.

54. Liguori G,Pavan N,D'Aloia G,et al. Fertility preservation after bilateral severe testicular trauma[J]. Asian Journal of Andrology,2014,16(4):650 - 651.

55. Cass A S,Luxenberg M. Testicularinjuries[J]. Urology,1991,37(6):528 - 530.

56. Wagenlehner F M E,van Till J W O,Magri V,et al. National institutes of health chronic prostatitis symptom index (NIH-CPSI) symptom evaluation in multinational cohorts of patients with chronic prostatitis/chronic pelvic pain syndrome[J]. European Urology,2013,63(5):953 - 959.

57. Coker T J, Dierfeldt D M. Acute bacterial prostatitis: Diagnosis and management[J]. American Family Physician, 2016, 93(2): 114 - 120.

58. Partin A W, Dmochowski RR, Kavoussi LR, et al. eds. Campbell-Walsh-Wein urology. 12th ed. Elsevier, 2020.

59. McAninch J W, Lue T F. Smith & Tanagho's General Urology. 19th ed. McGraw Hill Education. 2020.

60. Muneer A, MacRae B, Krishnamoorthy S, et al. Urogenital tuberculosis - epidemiology, pathogenesis and clinical features[J]. Nature Reviews Urology, 2019, 16(10): 573 - 598.

61. Çek M, Lenk S, Naber K G, et al. EAU guidelines for the management of genitourinary tuberculosis[J]. European Urology, 2005, 48(3): 353 - 362.

62. Figueiredo A A, Lucon A M. Urogenital tuberculosis: Update and review of 8961 cases from the worldliterature[J]. Reviews in Urology, 2008, 10(3): 207 - 217.

63. Figueiredo A A, Lucon A M, Junior R F, et al. Epidemiology of urogenital tuberculosis worldwide[J]. International Journal of Urology: Official Journal of the Japanese Urological Association, 2008, 15(9): 827 - 832.

64. Gupta N, Mandal A K, Singh S K. Tuberculosis of the prostate and urethra: Areview[J]. Indian Journal of Urology: IJU: Journal of the Urological Society of India, 2008, 24(3): 388 - 391.

65. Kulchavenya E, Brizhatyuk E, Khomyakov V. Diagnosis and therapy for prostate tuberculosis[J]. Therapeutic Advances in Urology, 2014, 6(4): 129 - 134.

66. Cheng Y, Huang L X, Zhang X D, et al. Multiparametric magnetic resonance imaging characteristics of prostate tuberculosis[J]. Korean Journal of Radiology, 2015, 16(4): 846 - 852.

67. Venyo A K G. Tuberculosis of the penis: A review of the literature[J]. Scientifica, 2015, 2015: 601624.

68. Yadav S, Singh P, Hemal A, et al. Genital tuberculosis: Current status of diagnosis andmanagement[J]. Translational Andrology and Urology, 2017, 6(2): 222 - 233.

69. Ramachandran A, Das C J, Razik A. Male genital tract tuberculosis: A comprehensive review of imaging findings and differentialdiagnosis[J]. Abdominal Radiology, 2021, 46(4): 1677 - 1686.

70. Alan J. Wein Louis R. Kavoussi Alan W. Partin Craicg A. Peters. Campbell-Walsh Urology. Eleven Edition. Elsevier. 2016.

71. Bissessor M, Tabrizi S N, Twin J, et al. Macrolide resistance and azithromycin failure in a Mycoplasma genitalium-infected cohort and response of azithromycinfailures to alternative antibiotic regimens[J]. Clinical Infectious Diseases, 2015, 60(8): 1228 - 1236.

72. Workowski K, Bolan G. Sexually transmitted diseases treatment guidelines, 2015. MMWR Recomm Rep, 2015, 64(33): 1 - 235.

73. Dallapiazza R F, Oldfield E H, Jane J A Jr. Surgical management of Cushing's disease[J]. Pituitary, 2015, 18(2): 211 - 216.

74. Ritzel K, Beuschlein F, Mickisch A, et al. Outcome of bilateral adrenalectomy in cushing's syndrome: A systematicreview[J]. The Journal of Clinical Endocrinology & Metabolism, 2013, 98(10): 3939 - 3948.

75. Lam A K Y. Update on adrenal tumours in 2017 World Health Organization (WHO) of endocrinetumours[J]. Endocrine Pathology, 2017, 28(3): 213 - 227.

76. Rossi G P, Auchus R J, Brown M, et al. An expert consensus statement on use of adrenal vein sampling for the subtyping of primaryaldosteronism[J]. Hypertension (Dallas, Tex: 1979), 2014, 63(1): 151 - 160.

77. Fassnacht M, Arlt W, Bancos I, et al. Management of adrenal incidentalomas: European Society of Endocrinology Clinical Practice Guideline in collaboration with the European Network for the Study of AdrenalTumors[J]. European Journal of Endocrinology, 2016, 175(2): G1-G34.

78. Mota J M, Sousa L G, Braghiroli M I, et al. Pembrolizumab for metastatic adrenocortical carcinoma with high mutational burden: Two casereports[J]. Medicine, 2018, 97(52): e13517.

79. Else T, Kim A C, Sabolch A, et al. Adrenocortical carcinoma[J]. Endocrine Reviews, 2014, 35(2): 282 - 326.

80. Fassnacht M, Arlt W, Bancos I, et al. Management of adrenal incidentalomas: European Society of Endocrinology Clinical Practice Guideline in collaboration with the European Network for the Study of AdrenalTumors[J]. Europe-

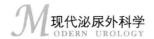

an Journal of Endocrinology,2016,175(2):G1-G34.

81. Ye Y L,Yuan X X,Chen M K,et al. Management of adrenal incidentaloma:The role of adrenalectomy may be underestimated[J]. BMC Surgery,2016,16(1):41.

82. Ahn S H,Kim J H,Baek S H,et al. Characteristics of adrenal incidentalomas in a large,prospective computed tomography-based multicenter study:The COAR study in Korea[J]. Yonsei Medical Journal,2018,59(4):501.

83. Feo C V,Portinari M,Maestroni U,et al. Applicability of laparoscopic approach to the resection of large adrenal tumours:A retrospective cohort study on 200patients[J]. Surgical Endoscopy,2016,30(8):3532 - 3540.

84. Brandao L F,Autorino R,Laydner H,et al. Robotic versus laparoscopic adrenalectomy:A systematic review and meta-analysis[J]. European Urology,2014,65(6):1154 - 1161.

85. Castinetti F,Taieb D,Henry J F,et al. Management of Endocrine Disease:Outcome of adrenal sparing surgery in heritable pheochromocytoma[J]. European Journal of Endocrinology,2016,174(1):R9-R18.

86. Bancos I,Tamhane S,Shah M,et al. Diagnosis of Endocrine Disease:The diagnostic performance of adrenal biopsy:A systematic review and meta-analysis[J]. European Journal of Endocrinology,2016,175(2):R65-R80.

87. Ferlay J,Colombet M,Soerjomataram I,et al. Cancer incidence and mortality patterns in Europe:Estimates for 40 countries and 25 major cancers in 2018[J]. European Journal of Cancer (Oxford,England:1990),2018,103:356 - 387.

88. Israel G M,Bosniak M A. Pitfalls in renal mass evaluation and how to avoid them[J]. Radiographics:a Review Publication of the Radiological Society of North America,Inc,2008,28(5):1325 - 1338.

89. Johnson B A,Kim S,Steinberg R L,et al. Diagnostic performance of prospectively assigned clear cell Likelihood scores (ccLS) in small renal masses at multiparametric magnetic resonance imaging[J]. Urologic Oncology,2019,37(12):941 - 946.

90. Fang D,Gong Y Q,Singla N,et al. The significance of the initial symptom in Chinese patients with upper tract urothelial carcinoma:Regular health examination is still underutilized[J]. The Kaohsiung Journal of Medical Sciences,2018,34(9):511 - 521.

91. Nirmish,Singla,. A multi-institutional comparison of clinicopathological characteristics and oncologic outcomes of upper tract urothelial carcinoma in China and the United States[J]. The Journal of Urology,2017,197(5):1208 - 1213.

92. Seisen T,Peyronnet B,Dominguez-Escrig J L,et al. Oncologic outcomes of kidney-sparing surgery versus radical nephroureterectomy for upper tract urothelial carcinoma:A systematic review by the EAU non-muscle invasive bladder cancer guidelinespanel[J]. European Urology,2016,70(6):1052 - 1068.

93. Morgan,Rouprêt,. European association of urology guidelines on upper urinary tract urothelial carcinoma:2020 update[J]. European Urology,2021,79(1):62 - 79.

94. Babjuk M,Burger M,Capoun O,et al. European association of urology guidelines on non-muscle-invasive bladder cancer (Ta,T1,and carcinoma in situ)[J]. European Urology,2022,81(1):75 - 94.

95. Witjes J A,Bruins H M,Cathomas R,et al. European association of urology guidelines on muscle-invasive and metastatic bladder cancer:Summary of the 2020 guidelines[J]. European Urology,2021,79(1):82 - 104.

96. Szarvas T,Módos O,Niedworok C,et al. Clinical,prognostic,and therapeutic aspects of urachal carcinoma-a comprehensive review with meta-analysis of 1,010 cases[J]. Urologic Oncology,2016,34(9):388 - 398.

97. Reis H,Krafft U,Niedworok C,et al. Biomarkers in urachal cancer and adenocarcinomas in the bladder:A comprehensive review supplemented by own data[J]. Disease Markers,2018,2018:7308168.

98. Humphrey P A,Moch H,Cubilla A L,et al. The 2016 WHO classification of tumours of the urinary system and male genital organs-part B:Prostate and bladder tumours[J]. European Urology,2016,70(1):106 - 119.

99. Collazo-Lorduy A,Castillo-Martin M,Wang L,et al. Urachal carcinoma shares genomic alterations with colorectal carcinoma and may respond to epidermal growth factor inhibition[J]. European Urology,2016,70(5):771 - 775.

100. Wang D P,Sule N. Mucinous cystadenoma of the urachus and review of current classification of urachal mucinous cystic neoplasms[J]. Archives of Pathology & Laboratory Medicine,2019,143(2):258 - 263.

101. Culp M B,Soerjomataram I,Efstathiou J A,et al. Recent global patterns in prostate cancer incidence and mor-

talityrates[J]. European Urology,2020,77(1):38 - 52.

102. Hendrik,Poppel V,. Prostate-specific antigen testing as part of a risk-adapted early detection strategy for prostate cancer:European association of urology position and recommendations for 2021[J]. European Urology,2021,80 (6):703 - 711.

103. Fuchsova R,Topolcan O,Windrichova J,et al. PHI in the early detection of prostatecancer[J]. Anticancer Research,2015,35(9):4855 - 4857.

104. Mottet N,van den Bergh R C N,Briers E,et al. EAU-EANM-ESTRO-ESUR-SIOG guidelines on prostate cancer-2020 update. part 1:Screening,diagnosis,and local treatment with curative intent[J]. European Urology,2021, 79(2):243 - 262.

105. Iczkowski K A,Egevad L,Ma J,et al. Intraductal carcinoma of the prostate:Interobserver reproducibility survey of 39 urologicpathologists[J]. Annals of Diagnostic Pathology,2014,18(6):333 - 342.

106. Morgan T M,Welty C J,Vakar-Lopez F,et al. Ductal adenocarcinoma of the prostate:Increased mortality risk and decreased serum prostate specificantigen[J]. The Journal of Urology,2010,184(6):2303 - 2307.

107. Ayyathurai R,Civantos F,Soloway M S,et al. Basal cell carcinoma of the prostate:Current concepts[J]. BJU International,2007,99(6):1345 - 1349.

108. Teo M Y,Rathkopf D E,Kantoff P. Treatment of advanced prostatecancer[J]. Annual Review of Medicine, 2019,70:479 - 499.

109. Maurer T,Eiber M,Schwaiger M,et al. Current use of PSMA - PET in prostate cancermanagement[J]. Nature Reviews Urology,2016,13(4):226 - 235.

110. Fendler W P,Rahbar K,Herrmann K,et al. 177Lu-PSMA radioligand therapy for prostate cancer[J]. Journal of Nuclear Medicine:Official Publication,Society of Nuclear Medicine,2017,58(8):1196 - 1200.

111. Meyer A R,Mamawala M,Winoker J S,et al. Transperineal prostate biopsy improves the detection of clinically significant prostate cancer among men on active surveillance[J]. The Journal of Urology,2021,205(4):1069 - 1074.

112. de Bono J,Mateo J,Fizazi K,et al. Olaparib for metastatic castration-resistant prostatecancer[J]. The New England Journal of Medicine,2020,382(22):2091 - 2102.

113. Nader R,El Amm J,Aragon-Ching J B. Role of chemotherapy in prostatecancer[J]. Asian Journal of Andrology,2018,20(3):221 - 229.

114. Joost A P,Leijte,. Recurrence patterns of squamous cell carcinoma of the penis:Recommendations for follow-up based on a two-centre analysis of 700 patients[J]. European Urology,2008,54(1):161 - 169.

115. Machan M,Brodland D,Zitelli J. Penile squamous cell carcinoma:Penis-preserving treatment with mohs micrographicsurgery[J]. Dermatologic Surgery:Official Publication for American Society for Dermatologic Surgery [et Al],2016,42(8):936 - 944.

116. Zou Z J,Liu Z H,Tang L Y,et al. Radiocolloid-based dynamic sentinel lymph node biopsy in penile cancer with clinically negative inguinal lymph node:An updated systematic review and meta-analysis[J]. International Urology and Nephrology,2016,48(12):2001 - 2013.

117. Rosevear H M,Williams H,Collins M,et al. Utility of[18] F-FDG PET/CT in identifying penile squamous cell carcinoma metastatic lymph nodes[J]. Urologic Oncology,2012,30(5):723 - 726.

118. Marcos,Tobias-Machado,et al. Video endoscopic inguinal lymphadenectomy:A new minimally invasive procedure for radical management of inguinal nodes in patients with penile squamous cellcarcinoma[J]. The Journal of Urology,2007,177(3):953 - 958.

119. Leijte J A P,Kerst J M,Bais E,et al. Neoadjuvant chemotherapy in advanced penile carcinoma[J]. European Urology,2007,52(2):488 - 494.

120. Shankar K,Srinivas C,et al. Sarcomatoid carcinoma of thepenis[J]. Indian Journal of Surgical Oncology, 2017,8(1):85 - 87.

121. Swetter S M,Thompson J A,Albertini M R,et al. NCCN guidelines © insights:Melanoma:Cutaneous,version 2. 2021[J]. Journal of the National Comprehensive Cancer Network:JNCCN,2021,19(4):364 - 376.

122. Holger,Moch,. The 2016 WHO classification of tumours of the urinary system and male genital organs—

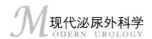
Part A:Renal,penile,and testicular tumours[J]. European Urology,2016,70(1):93-105.

123. William G. Jones,Sophie D. Fossa,Graham M. Mead,et al,Randomized trial of 30 versus 20 Gy in the adjuvant treatment of stage Ⅰ testicular seminoma:a report on medical research counciltrial TE 18 [J]. J Clin Oncol,2005,23 (6):1200-1208.

124. Chung P W M,Gospodarowicz M K,Panzarella T,et al. Stage II testicular seminoma:Patterns of recurrence and outcome oftreatment[J]. European Urology,2004,45(6):754-760.

125. Classen J,Schmidberger H,Meisner C,et al. Radiotherapy for stages IIA/B testicular seminoma:Final report of a prospective multicenter clinicaltrial[J]. Journal of Clinical Oncology:Official Journal of the American Society of Clinical Oncology,2003,21(6):1101-1106.

126. Sloan J C,Beck S D W,Bihrle R,et al. Bilateral testicular epidermoid cysts managed by partial orchiectomy [J]. The Journal of Urology,2002,167(1):255-256.

127. De Oliveira P S,De Oliveira T R,Pereira S,et al. Bilateral synchronous testicular seminoma:A rare presentation of a raredisease[J]. Archivio Italiano Di Urologia,Andrologia:Organo Ufficiale [Di] Societa Italiana Di Ecografia Urologica e Nefrologica,2018,90(1):68-69.

128. Kanyilmaz G,Saricanbaz I,Bora H,et al. Adjuvant radiotherapy for stage I seminoma:A single-institutiona-lexperience[J]. Journal of Cancer Research and Therapeutics,2019,15(Supplement):S87-S90.

129. Lieng H,Warde P,Bedard P,et al. Recommendations for followup of stage I and II seminoma:The Princess Margaret Cancer Centreapproach[J]. Canadian Urological Association Journal = Journal De L'Association Des Uro-logues Du Canada,2018,12(2):59-66.

130. Sugimoto K,Matsumoto S,Nose K,et al. A malignant Leydig cell tumor of the testis[J]. International Urol-ogy and Nephrology,2006,38(2):291-292.

131. Menter T,Ernst M,Drachneris J,et al. Phenotype profiling of primary testicular diffuse large B-cell lympho-mas[J]. Hematological Oncology,2014,32(2):72-81.

132. Bhatt R,Davaro F,Wong R,et al. Contemporary analysis of epididymal tumors using a nationaldatabase[J]. Central European Journal of Urology,2021,74(1):39-43.

133. Gupta S,Erickson L A. Paratesticular papillary cystadenoma of the epididymis in the setting of von hippel-lin-dau[J]. Mayo Clinic Proceedings,2021,96(3):828-829.

134. Almohaya N,Almansori M,Sammour M,et al. Leiomyoadenomatoid tumors:A type of rare benign epididy-maltumor[J]. Urology Case Reports,2021,38:101700.

135. Shumei,Han,. Basal cell carcinoma arising from the scrotum:An understated entity[J]. Urology Case Re-ports,2020,33:101332.

136. Wang Z,Wei Y B,Yin Z,et al. Diagnosis and management of scrotal superficial angiomyxoma with the aid of a scrotoscope:Case report and literaturereview[J]. Clinical Genitourinary Cancer,2015,13(4):e311-e313.

137. Zeng G H,Mai Z L,Xia S J,et al. Prevalence of kidney stones in China:An ultrasonography based cross-sec-tionalstudy[J]. BJU International,2017,120(1):109-116.

138. Taguchi K,Cho S Y,Ng A C,et al. The Urological Association of Asia clinical guideline for urinary stonedis-ease [J]. International Journal of Urology:Official Journal of the Japanese Urological Association, 2019, 26 (7):688-709.

139. Hyun J S. Clinical significance of prostatic calculi:Areview[J]. The World Journal of Men's Health,2018,36 (1):15-21.

140. Sfanos K S,Wilson B A,De Marzo A M,et al. Acute inflammatory proteins constitute the organic matrix of prostatic corpora amylacea and calculi in men with prostatecancer[J]. Proceedings of the National Academy of Sciences of the United States of America,2009,106(9):3443-3448.

141. Christodoulidou M,Parnham A,Nigam R. Diagnosis and management of symptomatic seminal vesicle calculi [J]. Scandinavian Journal of Urology,2017,51(4):237-244.

142. Li L K,Jiang C H,Song C P,et al. Transurethral endoscopy technique with a ureteroscope for diagnosis and management of seminal tracts disorders:A new approach[J]. Journal of Endourology,2008,22(4):719-724.

143. Artas H,Orhan I. Scrotalcalculi[J]. Journal of Ultrasound in Medicine:Official Journal of the American Institute of Ultrasound in Medicine,2007,26(12):1775 - 1779.

144. Aslan A,Tan S N,Yıldırım H,et al. Scrotal calculi in clinical practice and their role in scrotal pain:A prospective study[J]. Journal of Clinical Ultrasound,2015,43(7):406 - 411.

145. Chong T H,Asyraf M Z,Hayati F,et al. Giant preputial Calculus:The first reported case inMalaysia[J]. Case Reports in Surgery,2018(9):1 - 3.

146. Palinrungi M A,Kholis K,Syahrir S,et al. Multiple preputial stones:A case report and literaturereview[J]. International Journal of Surgery Case Reports,2020,70:87 - 92.

147. Song N H,Wu H F,Xu N C,et al. The composition and structure of stones in enlarged prostatic utricles (EPU)[J]. Journal of Andrology,2012,33(1):45 - 49.

148. Roussel E,Callemeyn J,Van Moerkercke W. Standardized approach to idiopathic retroperitoneal fibrosis:A comprehensive review of the literature[J]. Acta Clinica Belgica,2020,75(4):239 - 244.

149. Argueso L R,Ritchey M L,Boyle E T Jr,et al. Prognosis of patients with unilateral renal agenesis[J]. Pediatric Nephrology,1992,6(5):412 - 416.

150. Biedel C W,Pagon R A,Zapata J O. Müllerian anomalies and renal agenesis:Autosomal dominant urogenital adysplasia[J]. The Journal of Pediatrics,1984,104(6):861 - 864.

151. Candiani G B,Fedele L,Candiani M. Double uterus,blind hemivagina,and ipsilateral renal agenesis:36 cases and long-term follow-up[J]. Obstetrics and Gynecology,1997,90(1):26 - 32.

152. Cascio S,Paran S,Puri P. Associated urological anomalies in children with unilateral renal agenesis[J]. The Journal of Urology,1999,162(3 Pt 2):1081 - 1083.

153. Colquhoun-Kerr J S,Gu W X,Jameson J L,et al. X-linked Kallmann syndrome and renal agenesis occurring together and independently in a large Australian family[J]. American Journal of Medical Genetics,1999,83(1):23 - 27.

154. Hiraoka M,Tsukahara H,Ohshima Y,et al. Renal aplasia is the predominant cause of congenital solitarykidneys[J]. Kidney International,2002,61(5):1840 - 1844.

155. Kaneyama K,Yamataka A,Satake S,et al. Associated urologic anomalies in children with solitarykidney[J]. Journal of Pediatric Surgery,2004,39(1):85 - 87.

156. Kamba T,Higashi S,Kamoto T,et al. Failure of ureteric bud invasion:A new model of renal agenesis inmice [J]. The American Journal of Pathology,2001,159(6):2347 - 2353.

157. Leitha T. The usefulness of Tc-99m DMSA SPECT and three-dimensional surface rendering in an asymptomatic patient with a single kidney in the pelvis[J]. Clinical Nuclear Medicine,1998,23(7):414 - 416.

158. Sipek A,Gregor V,Horácek J,et al. Incidence of renal agenesis in the Czech republic from 1961 to 1995[J]. Ceska Gynekologie,1997,62(6):340 - 343.

159. Stroup N E,Edmonds L,OBrien T R. Renal agenesis and dysgenesis:Are they increasing? [J]. Teratology, 1990,42(4):383 - 395.

160. Borer J G,Bauer S B,Peters C A,et al. A single-system ectopic ureter draining an ectopic dysplastic kidney: Delayed diagnosis in the young female with continuous urinary incontinence[J]. British Journal of Urology,1998,81 (3):474 - 478.

161. Caldamone A A,Rabinowitz R. Crossed fused renal ectopia,orthotopic multicystic dysplasia and vaginalagenesis[J]. The Journal of Urology,1981,126(1):105 - 107.

162. Donat S M,Donat P E. Intrathoracic kidney:A case report with a review of the worldliterature[J]. The Journal of Urology,1988,140(1):131 - 133.

163. Gu L L,Alton D J. Crossed solitary renalectopia[J]. Urology,1991,38(6):556 - 558.

164. Guarino N,Tadini B,Camardi P,et al. The incidence of associated urological abnormalities in children with renalectopia[J]. The Journal of Urology,2004,172(4 Pt 2):1757 - 1759.

165. N'Guessen G,Stephens F D,Pick J. Congenital superior ectopic (thoracic)kidney[J]. Urology,1984,24(3): 219 - 228.

166. Cascio S,Sweeney B,Granata C,et al. Vesicoureteral reflux and ureteropelvic junction obstruction in children

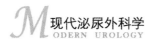

with horseshoe kidney：Treatment andoutcome[J]. The Journal of Urology,2002,167(6)：2566－2568.

167. Hohenfellner M,Schultz-Lampel D,Lampel A,et al. Tumor in the horseshoekidney：Clinical implications and review of embryogenesis[J]. The Journal of Urology,1992,147(4)：1098－1102.

168. Kölln C P,Boatman D L,Schmidt J D,et al. Horseshoe kidney：A review of 105patients[J]. The Journal of Urology,1972,107(2)：203－204.

169. Mesrobian H G,Kelalis P P,Hrabovsky E,et al. Wilms tumor in horseshoe kidneys：A report from the National Wilms Tumor Study[J]. The Journal of Urology,1985,133(6)：1002－1003.

170. Pitts W R Jr,Muecke E C. Horseshoe kidneys：A 40-year experience[J]. The Journal of Urology,1975,113(6)：743－746.

171. Raj G V,Auge B K,Assimos D,et al. Metabolic abnormalities associated with renal calculi in patients with horseshoe kidneys[J]. Journal of Endourology,2004,18(2)：157－161.

172. Schoots I G,Zaccai K,Hunink M G,et al. Bosniak classification for complex renal cysts reevaluated：A systematicreview[J]. The Journal of Urology,2017,198(1)：12－21.

173. Sevcenco S,Spick C,Helbich T H,et al. Malignancy rates and diagnostic performance of the Bosniak classification for the diagnosis of cystic renal lesions in computed tomography - a systematic review and meta-analysis[J]. European Radiology,2017,27(6)：2239－2247.

174. Torres V E,Chapman A B,Devuyst O,et al. Multicenter,open-label,extension trial to evaluate the long-term efficacy and safety of early versus delayed treatment with tolvaptan in autosomal dominant polycystic kidney disease：The TEMPO 4：4 Trial[J]. Nephrology Dialysis Transplantation,2018,33(3)：477－489.

175. Dengu F,Azhar B,Patel S,et al. Bilateral nephrectomy for autosomal dominant polycystic kidney disease and timing of kidney transplant：A review of the technical advances in surgical management of autosomal dominant polycystic disease[J]. Experimental and Clinical Transplantation：Official Journal of the Middle East Society for Organ Transplantation,2015,13(3)：209－213.

176. Spithoven E M,Kramer A,Meijer E,et al. Renal replacement therapy for autosomal dominant polycystic kidney disease（ADPKD）in Europe：Prevalence and survival—An analysis of data from the ERA-EDTA Registry[J]. Nephrology Dialysis Transplantation,2014,29(suppl_4)：iv15-iv25.

177. Sharp A M,Messiaen L M,Page G,et al. Comprehensive genomic analysis of PKHD1 mutations in ARPKD cohorts[J]. Journal of Medical Genetics,2005,42(4)：336－349.

178. Dell K M,Matheson M,Hartung E A,et al. Kidney disease progression in autosomal recessive polycystic kidney disease[J]. The Journal of Pediatrics,2016,171：196－201. e1.

179. Guay-Woodford L M,Bissler J J,Braun M C,et al. Consensus expert recommendations for the diagnosis and management of autosomal recessive polycystic kidney disease：Report of an internationalconference[J]. The Journal of Pediatrics,2014,165(3)：611－617.

180. Pritchard M J. Medullary sponge kidney：Causes and treatments[J]. British Journal of Nursing（Mark Allen Publishing）,2010,19(15)：972－976.

181. Bhat S,Thomas A. Benign multilocular cyst or multilocular cystic nephroma in adults：Three casereports[J]. Indian Journal of Surgery,2007,69(5)：209－211.

182. Sharada S,Vijayakumar M,Nageswaran P,et al. Multicystic dysplastic kidney：A retrospectivestudy[J]. Indian Pediatrics,2014,51(8)：641－643.

183. Aytaç B,Sehıtoğlu I,Vuruskan H. Multicystic dysplastic kidney：Four-year evaluation[J]. Turk Patoloji Dergisi,2011,27(3)：210－214.

184. Kiyak A,Yilmaz A,Turhan P,et al. Unilateral multicystic dysplastic kidney：Single-centerexperience[J]. Pediatric Nephrology,2009,24(1)：99－104.

185. Nagaraj V P,Ratnakar K S. Multicystic renaldysplasia[J]. Saudi Medical Journal,2001,22(7)：630－632.

186. Parkhomenko E,Tran T,Thai J,et al. Percutaneous management of stone containing calyceal diverticula：Associated factors and outcomes[J]. The Journal of Urology,2017,198(4)：864－868.

187. Canales B, Monga M. Surgical management of the calyceal diverticulum. [J]. Current Opinion in Uology,

2003,13(3):255 - 261.

188. Chu K Y,Punjani N,Nassau D E,et al. A multi-institution evaluation of adolescents with klinefelter syndrome and assessing the utility of evaluating semen samples for cryopreservation[J]. Fertility and Sterility,2021,116 (3):e98.

189. Caroline,Kang,Md P,et al. Germ cells are more commonly observed in adolescent klinefelter syndromepatients[J]. Fertility and Sterility,2021,116(3):e98.

190. Mortensen K H,Rohde M D,Uldbjerg N,et al. Repeated spontaneous pregnancies in 45,X Turner syndrome [J]. Obstetrics and Gynecology,2010,115(2 Pt 2):446 - 449.

191. Ikonomidis I,Pavlidis G,Mavroeidi I,et al. Effects of hormone replacement therapy on endothelial function, arterial stiffness and myocardial deformation in women with Turnersyndrome[J]. European Heart Journal,2021,42 (Supplement_1):2051 - 2057.

192. Santi M,Flück C E,Hauschild M,et al. Health behaviour of women with Turner Syndrome[J]. Acta Paediatrica (Oslo,Norway:1992),2021,110(8):2424 - 2429.

193. Huang A C,Olson S B,Maslen C L. A review of recent developments in Turner syndromeresearch[J]. Journal of Cardiovascular Development and Disease,2021,8(11):138.

194. Borrow M,Gough M H. Bilateral absence of testes[J]. Lancet (London,England),1970,1(7642):366.

195. de Grouchy J,Gompel A,Salomon-Bernard Y,et al. Embryonic testicular regression syndrome and severe mental retardation in sibs[J]. Annales De Genetique,1985,28(3):154 - 160.

196. Smith N M,Byard R W,Bourne A J. Testicular regression syndrome:A pathological study of 77cases[J]. Histopathology,1991,19(3):269 - 272.

197. Batch J A,Patterson M N,Hughes L A. Androgen insensitivitysyndrome[J]. Reproductive Medicine Review,1992,1(2):131 - 150.

198. Laufer M R. Congenital absence of the vagina:In search of the perfect solution. When,and by what technique,should a vagina be created? [J]. Current Opinion in Obstetrics & Gynecology,2002,14(5):441 - 444.

199. Meyers R L. Congenital anomalies of the vagina and their reconstruction[J]. Clinical Obstetrics and Gynecology,1997,40(1):168 - 180.

200. Kim K S,Kim J. Disorders of sexdevelopment[J]. Korean Journal of Urology,2012,53(1):1 - 8.

201. Vidal I,Gorduza D B,Haraux E,et al. Surgical options in disorders of sex development (dsd) with ambiguous genitalia[J]. Best Practice & Research Clinical Endocrinology & Metabolism,2010,24(2):311 - 324.

202. Lek N,Miles H,Bunch T,et al. Low frequency of androgen receptor gene mutations in 46 XY DSD,and fetal growth restriction[J]. Archives of Disease in Childhood,2014,99(4):358 - 361.

203. Long C J,et al. Intermediate-term followup of proximal hypospadias repair reveals high complication rate[J]. The Journal of Urology,2017,197(3):852 - 858.

204. Spinoit A F,et al. Grade of hypospadias is the only factor predicting for re-intervention after primary hypospadias repair:A multivariate analysis from a cohort of 474 patients[J]. Journal of Pediatric Urology,2015,11(2):70. e1 - 70. e6.

205. Lee P A,Nordenström A,Houk C P,et al. Global disorders of sex development update since 2006:Perceptions,approach andcare[J]. Hormone Research in Paediatrics,2016,85(3):158 - 180.

206. Pierre D E,Mouriquand,. Surgery in disorders of sex development (DSD) with a gender issue:If (why), when,and how? [J]. Journal of Pediatric Urology,2016,12(3):139 - 149.

207. Pyle L C,Nathanson K L. A practical guide for evaluating gonadal germ cell tumor predisposition in differences of sexdevelopment[J]. American Journal of Medical Genetics Part C:Seminars in Medical Genetics,2017,175(2): 304 - 314.

208. Irwin G M. Erectiledysfunction[J]. Primary Care,2019,46(2):249 - 255.

209. Martin C,Nolen H,Podolnick J,et al. Current and emerging therapies in premature ejaculation:Where we are coming from,where we are going[J]. International Journal of Urology:Official Journal of the Japanese Urological Association,2017,24(1):40 - 50.

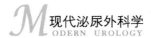

210. Tang Q L, Song T, Han Y F, et al. The application of intraoperative neurophysiological monitoring in selective dorsal neurotomy for primary premature ejaculation: A prospective single-centerstudy[J]. Asian Journal of Andrology, 2023,25(1):137 - 142.

211. Mathers M J, Degener S, Sperling H, et al. Hematospermia-a symptom with many possiblecauses[J]. Deutsches Arzteblatt International, 2017,114(11):186 - 191.

212. Vij S C, Sabanegh E Jr, Agarwal A. Biological therapy for non-obstructive azoospermia[J]. Expert Opinion on Biological Therapy, 2018,18(1):19 - 23.

213. Shahrokhi S Z, Salehi P, Alyasin A, et al. Asthenozoospermia: Cellular and molecular contributing factors and treatment strategies[J]. Andrologia, 2020,52(2):e13463.

214. Coutton C, Escoffier J, Martinez G, et al. Teratozoospermia: Spotlight on the main genetic actors in thehuman [J]. Human Reproduction Update, 2015,21(4):455 - 485.

215. Cocuzza M, Alvarenga C, Pagani R. The epidemiology and etiology of azoospermia[J]. Clinics (Sao Paulo, Brazil), 2013,68(Suppl 1):15 - 26.

216. Brunner R J, Demeter J H, Sindhwani P. Review of guidelines for the evaluation and treatment of leukocytospermia in male infertility[J]. The World Journal of Men's Health, 2019,37(2):128 - 137.

217. Castellini C, D'Andrea S, Martorella A, et al. Relationship between leukocytospermia, reproductive potential after assisted reproductive technology, and sperm parameters: A systematic review and meta-analysis of case-control studies[J]. Andrology, 2020,8(1):125 - 135.

218. Matsumoto F, Suzuki M, Hosokawa S, et al. Ectopic vas deferens opening into the ureter[J]. International Journal of Urology: Official Journal of the Japanese Urological Association, 1999,6(5):275-276; discussion:277 - 278.

219. Siddiq F M, Russinko P, Sigman M. Ectopic vas deferens opening into the bladder found during routine evaluation of male factor infertility[J]. The Journal of Urology, 2003,169(1):289.

220. Magno C, Galì A, Inferrera A, et al. Pneumaturia in a patient with ectopic vas deferens opening in the bladder and agenesis of the ipsilateral seminal vesicle. Casereport[J]. Urologia Internationalis, 2003,70(4):324 - 326.

221. Gomes A L, Freitas Filho L G, Leão J Q S, et al. Ectopic opening of the vas deferens into a Müllerian ductcyst [J]. Journal of Pediatric Urology, 2007,3(2):151 - 155.

222. Cesare, Selli,. Robot-assisted removal of a large seminal vesicle cyst with ipsilateral renal agenesis associated with an ectopic ureter and a müllerian cyst of the vas deferens[J]. Urology, 2008,71(6):1226. e5-1226. e7.

223. Alonso V, Perez S, Barrero R, et al. Ectopic vas deferens inserting into distal retroiliac ureter in the currarino syndrome[J]. Urology, 2016,98:167 - 169.

224. Lin J Z, Wu H F, Wang J C, et al. Ectopic opening of cystic dilatation of the ejaculatory duct into enlarged prostaticutricle[J]. Journal of Andrology, 2012,33(4):574 - 577.

225. Wang F, Wu H F, Yang J. The ejaculatory duct ectopically invading the bladder with multiple congenital malformations of the homolateral urogenital system: A report of a rare case and an embryological review[J]. Asian Journal of Andrology, 2009,11(3):379 - 384.

226. Hicks C M, Skoog S J, Done S. Ectopic vas deferens, imperforate anus and hypospadias: A new triad[J]. The Journal of Urology, 1989,141(3):586 - 588.

227. Salwan A, Abdelrahman A. Congenital absence of vas deferens and ectopickidney[J]. International Journal of Surgery Case Reports, 2017,34:90 - 92.

228. Alonso V, Perez S, Barrero R, et al. Ectopic vas deferens inserting into distal retroiliac ureter in the currarino syndrome[J]. Urology, 2016,98:167 - 169.

229. Shebel H M, Farg H M, Kolokythas O, et al. Cysts of the lower male genitourinary tract: Embryologic and anatomic considerations and differential diagnosis[J]. Radiographics: a Review Publication of the Radiological Society of North America, Inc, 2013,33(4):1125 - 1143.

230. Wu H F, Zhu J G, Lin J Z, et al. A 30-year retrospective study of rare ectopic seminal tract openingcases[J]. Asian Journal of Andrology, 2020,22(3):287 - 291.

231. Punab M, Poolamets O, Paju P, et al. Causes of male infertility: A 9-year prospective monocentre study on

1737 patients with reduced total spermcounts[J]. Human Reproduction (Oxford,England),2017,32(1):18 - 31.

232. Lotti F,Maggi M. Sexual dysfunction and maleinfertility[J]. Nature Reviews Urology,2018,15(5):287 - 307.

233. Krausz C,Riera-Escamilla A. Genetics of maleinfertility[J]. Nature Reviews Urology,2018,15(6):369 - 384.

234. Cariati F,D'Argenio V,Tomaiuolo R. The evolving role of genetic tests in reproductivemedicine[J]. Journal of Translational Medicine,2019,17(1):267.

235. Richard A,SCHOOR,et al. The role of testicular biopsy in the modern management of maleinfertility[J]. The Journal of Urology,2002,167(1):197 - 200.

236. The management of obstructive azoospermia:A committee opinion[J]. Fertility and Sterility,2019,111(5):873 - 880.

237. Corona G,Minhas S,Giwercman A,et al. Sperm recovery and ICSI outcomes in men with non-obstructive azoospermia:A systematic review and meta-analysis[J]. Human Reproduction Update,2019,25(6):733 - 757.

238. Zambrano Serrano C A,Carvajal Obando A. Surgical treatment for maleinfertility[J]. Actas Urologicas Espanolas,2020,44(5):314 - 320.

239. Marshall M T,Doudt A D,Berger J H,et al. Robot-assisted vasovasostomy using a single layer anastomosis[J]. Journal of Robotic Surgery,2017,11(3):299 - 303.

240. Parekattil S J,Gudeloglu A,Brahmbhatt J,et al. Robotic assisted versus pure microsurgical vasectomy reversal:Technique and prospective database controltrial[J]. Journal of Reconstructive Microsurgery,2012,28(7):435 - 444.

241. Modgil V,Rai S,Ralph D J,et al. An update on the diagnosis and management of ejaculatory ductobstruction[J]. Nature Reviews Urology,2016,13(1):13 - 20.

242. Ryan K,Flannigan,M D,et al. Microdissection testicular sperm extraction:Preoperative patient optimization,surgical technique,and tissueprocessing[J]. Fertility and Sterility,2019,111(3):420 - 426.

243. Hilbert S M,Gunderson S. Complications of assisted reproductivetechnology[J]. Emergency Medicine Clinics of North America,2019,37(2):239 - 249.

244. Esteves S C,Roque M,Bedoschi G,et al. Intracytoplasmic sperm injection for male infertility and consequences for offspring[J]. Nature Reviews Urology,2018,15(9):535 - 562.

245. Piotrowska K,Wang C,Swerdloff R S,et al. Male hormonal contraception:Hope andpromise[J]. The Lancet Diabetes & Endocrinology,2017,5(3):214 - 223.

246. Abbe C R,Page S T,Thirumalai A. Malecontraception[J]. The Yale Journal of Biology and Medicine,2020,93(4):603 - 613.

247. Thirumalai A,Page S T. Male hormonalcontraception[J]. Annual Review of Medicine,2020,71:17 - 31.

248. Thirumalai A,Page S T. Recent developments in malecontraception[J]. Drugs,2019,79(1):11 - 20.

249. Ghoniem G M,Warda H A. The management of genitourinary fistula in the third millennium[J]. Arab Journal of Urology,2014,12(2):97 - 105.

250. Hechenbleikner E M,Buckley J C,Wick E C. Acquired rectourethral fistulas in adults:A systematic review of surgical repair techniques and outcomes[J]. Diseases of the Colon and Rectum,2013,56(3):374 - 383.

251. Alireza,Aminsharifi,MD,et al. Minimally invasive management of concomitant vesicovaginal and ureterovaginal fistulas after transabdominal hysterectomy:Laparoscopic vesicovaginal fistula repair with ureteroneocystostomy using a boari flap[J]. Journal of Minimally Invasive Gynecology,2018,25(1):17 - 18.

252. Demirci U,Fall M,Göthe S,et al. Urovaginal fistula formation after gynaecological and obstetric surgical procedures:Clinical experiences in a Scandinavian series[J]. Scandinavian Journal of Urology,2013,47(2):140 - 144.

253. Angioni S,Nappi L,Pontis A,et al. Dienogest. A possible conservative approach in bladder endometriosis. Results of a pilot study[J]. Gynecological Endocrinology,2015,31(5):406 - 408.

254. Mu D W,Li X S,Zhou G B,et al. Diagnosis and treatment of ureteral endometriosis:Study of 23cases[J]. Urology Journal,2014,11(4):1806 - 1812.

255. Johnson N P,Hummelshoj L. World Endometriosis Society Montpellier Consortium. Consensus on current

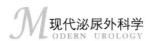
management of endometriosis[J]. Hum Reprod,2013,28:1552 - 1568.

256. Frenna V,Santos L,Ohana E,et al. Laparoscopic management of ureteral endometriosis:Ourexperience[J]. Journal of Minimally Invasive Gynecology,2007,14(2):169 - 171.

257. Altman D,Granath F,Cnattingius S,et al. Hysterectomy and risk of stress-urinary-incontinence surgery:Nationwide cohort study[J]. Lancet (London,England),2007,370(9597):1494 - 1499.

258. Kirby R S,Fowler C J,Gilpin S A,et al. Bladder muscle biopsy and urethral sphincter EMG in patients with bladder dysfunction after pelvic surgery[J]. Journal of the Royal Society of Medicine,1986,79(5):270 - 273.

259. Giarenis I,Robinson D. Prevention and management of pelvic organprolapse[J]. F1000Prime Reports,2014,4(6):77.

260. Lucas E. Medical management of neurogenic bladder for children and adults:A review[J]. Topics in Spinal Cord Injury Rehabilitation,2019,25(3):195 - 204.

261. Amarenco G,Sheikh Ismaël S,Chesnel C,et al. Diagnosis and clinical evaluation of neurogenic bladder[J]. European Journal of Physical and Rehabilitation Medicine,2017,53(6):975 - 980.

262. Pannek J,et al. The European Association of Urology (EAU) Neuro-Urology Guidelines (2018). [EB/OL]. [2020-04-09]. http://www. uroweb. org/guideline/neuro-urology/.

263. Chen J L,Kuo H C. Clinical application of intravesical botulinum toxin type A for overactive bladder and interstitialcystitis[J]. Investigative and Clinical Urology,2020,61(Suppl 1):S33 - S42.

264. Zhang F,Liao L M. Artificial urinary sphincter implantation:An important component of complex surgery for urinary tract reconstruction in patients with refractory urinary incontinence[J]. BMC Urology,2018,18(1):3.

265. Krasmik D,Krebs J,van Ophoven A,et al. Urodynamic results,clinical efficacy,and complication rates of sacral intradural deafferentation and sacral anterior root stimulation in patients with neurogenic lower urinary tract dysfunction resulting from complete spinal cord injury[J]. Neurourology and Urodynamics,2014,33(8):1202 - 1206.

266. Zhang P,Wang J Y,Zhang Y G,et al. Results of sacral neuromodulation therapy for urinary voiding dysfunction:Five-year experience of a retrospective,multicenter study inChina[J]. Neuromodulation:Journal of the International Neuromodulation Society,2019,22(6):730 - 737.

267. Wu P,Wang Q,Huang Z H,et al. Clinical staging of ketamine-associated urinary dysfunction:A strategy for assessment and treatment[J]. World Journal of Urology,2016,34(9):1329 - 1336.

268. Lee C L,Jiang Y H,Kuo H C. Increased apoptosis and suburothelial inflammation in patients with ketamine-related cystitis:A comparison with non-ulcerative interstitial cystitis and controls[J]. BJU International,2013,112(8):1156 - 1162.

269. Tam Y H,Ng C F,Pang K K Y,et al. One-stop clinic for ketamine-associated uropathy:Report on service delivery model,patients' characteristics and non-invasive investigations at baseline by a cross-sectional study in a prospective cohort of 318 teenagers and young adults[J]. BJU International,2014,114(5):754 - 760.

270. Roehrborn C G,Teigland C M,Spence H M. Progression of leukoplakia of the bladder to squamous cell carcinoma 19 years after complete urinary diversion[J]. The Journal of Urology,1988,140(3):603 - 604.

271. Reece R W,Koontz W W Jr. Leukoplakia of the urinary tract:A review[J]. The Journal of Urology,1975,114(2):165 - 171.

272. Chapple C R,Cardozo L,Nitti V W,et al. Mirabegron in overactive bladder:A review of efficacy,safety,and tolerability[J]. Neurourology and Urodynamics,2014,33(1):17 - 30.

273. Fusco F,Abdel-Fattah M,Chapple C R,et al. Updated systematic review and meta-analysis of the comparative data on colposuspensions,pubovaginal slings,and midurethral tapes in the surgical treatment of female stress urinary incontinence[J]. European Urology,2017,72(4):567 - 591.

274. Manríquez V,Guzmán R,Naser M,et al. Transcutaneous posterior tibial nerve stimulation versus extended release oxybutynin in overactive bladder patients. A prospective randomized trial[J]. European Journal of Obstetrics, Gynecology,and Reproductive Biology,2016,196:6 - 10.

275. Macedo A,Ottoni S L,Parizi J L G,et al. Megalourethra and urethrorectal fistula:A rare presentation and a challenging reconstruction[J]. International Braz j Urol,2017,43(1):172 - 173.

276. Sarici H, Telli O, Ozgur B C, et al. Prevalence of nocturnal enuresis and its influence on quality of life in school-aged children[J]. Journal of Pediatric Urology, 2016, 12(3):159. e1 – 159. e6.

277. Israel, Franco,. Evaluation and treatment of nonmonosymptomatic nocturnal enuresis: A standardization document from the International Children's Continence Society[J]. Journal of Pediatric Urology, 2013, 9(2):234 – 243.

278. Ng C F N, Wong S N, The Hong Kong Childhood Enuresis Study Group. Comparing alarms, desmopressin, and combined treatment in Chinese enuretic children[J]. Pediatric Nephrology, 2005, 20(2):163 – 169.

279. Leslie S W, Sajjad H, Siref L E. Chronic Testicular Pain[M]// StatPearls. StatPearls Publishing Copyright ♂ 2021, StatPearls Publishing LLC. , Treasure Island (FL), 2021.

280. Moubasher A, Waqar M, Raison N, et al. A review of the management of chronic scrotal pain[J]. Cureus, 2020, 12(12):e11979.

281. Bak-Ipsen C B, Degn S, Blichert-Refsgaard L S, et al. Segmental testicular infarction - is conservative management feasible? [J]. Ultrasound International Open, 2020, 6(2):E50 – E52.

282. Koh Y H, Granger J, Cundy T P, et al. Testicular appendage torsion-to explore the other side or not? [J]. Urology, 2020, 141:130 – 134.

283. Winter T C, Kim B, Lowrance W T, et al. Testicular microlithiasis: What should You recommend? [J]. AJR American Journal of Roentgenology, 2016, 206(6):1164 – 1169.

284. Richenberg J, Belfield J, Ramchandani P, et al. Testicular microlithiasis imaging and follow-up: Guidelines of the ESUR scrotal imaging subcommittee[J]. European Radiology, 2015, 25(2):323 – 330.

285. Lundström K J, Söderström L, Jernow H, et al. Epidemiology of hydrocele and spermatocele: incidence, treatment and complications[J]. Scandinavian Journal of Urology, 2019, 53(2/3):134 – 138.

286. Al-Obaidy K I, Grignon D J. Primary amyloidosis of the genitourinary tract[J]. Archives of Pathology & Laboratory Medicine, 2021, 145(6):699 – 703.

287. Jayakrishnan T, Kamran A, Shah D, et al. Senile systemic amyloidosis presenting as hematuria: A rare presentation and review of literature[J]. Case Reports in Medicine, 2020, 2020:5892707.

288. Sikpa K H, Bernard A, Seguier D, et al. Primary bladder amyloidosis: About a case of incidental discovery[J]. Urology Case Reports, 2021, 34:101469.

289. Almeida J L, Felício J, Martins F E. Surgical planning and strategies for peyronie'sdisease[J]. Sexual Medicine Reviews, 2021, 9(3):478 – 487.

290. Kayigil O, Ozcan M F, Cakici O U. The comparison of an acellular matrix graft with an autologous venous graft in the surgical treatment of Peyronie's disease[J]. Andrologia, 2019, 51(1):e13168.

291. Binsaleh S, Al-Assiri M, Jednak R, et al. Gartner duct cyst simplified treatment approach[J]. International Urology and Nephrology, 2007, 39(2):485 – 487.

292. Tiwari U, Relia N, Shailesh F, et al. Gartner duct cyst: CT and MRI findings[J]. The Journal of Obstetrics and Gynecology of India, 2014, 64(1):150 – 151.

293. Colin Cho M D, Friedland G W, Swenson R S. Acquired renal cystic disease and renal neoplasms in hemodialysis patients[J]. Urologic Radiology, 1984, 6(1):153 – 157.

294. Truong L D, Krishnan B, Cao J T H, et al. Renal neoplasm in acquired cystic kidney disease[J]. American Journal of Kidney Diseases, 1995, 26(1):1 – 12.

295. Rolnick D, Kawanoue S, Szanto P, et al. Anatomical incidence of testicular appendages[J]. The Journal of Urology, 1968, 100(6):755 – 756.

296. Hossain M A, Costanzo E, Cosentino J, et al. Contrast-induced nephropathy: Pathophysiology, risk factors, and prevention[J]. Saudi Journal of Kidney Diseases and Transplantation: an Official Publication of the Saudi Center for Organ Transplantation, Saudi Arabia, 2018, 29(1):1 – 9.

297. Nölting S, Bechmann N, Taieb D, et al. Personalized management of pheochromocytoma andparaganglioma[J]. Endocrine Reviews, 2022, 43(2):199 – 239.

298. Favier J, Igaz P, Burnichon N, et al. Rationale for anti-angiogenic therapy in pheochromocytoma and paraganglioma[J]. Endocrine Pathology, 2012, 23(1):34 – 42.

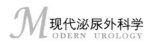

299. N,Hoarau,. CT and MR imaging of retroperitoneal schwannoma[J]. Diagnostic and Interventional Imaging,2013,94(11):1133 – 1139.

300. Venyo A K G. A review of the literature on extrarenal retroperitonealangiomyolipoma[J]. International Journal of Surgical Oncology,2016,2016:6347136.

301. Kanetake H,et al. Studies on the rnechanism of compensatory renal hypertrophy and hyperplasja in a nephrectomized animal model[J]. Investigative Urology,1981,8:326.

302. Preuss H G. Compensatory renal growth symposium:Anintroduction[J]. Kidney International,1983,23(4):571 – 574.

303. Martín O D,Bravo H,Arias M,et al. Determinant factors for chronic kidney disease after partialnephrectomy[J]. Oncoscience,2018,5(1/2):13 – 20.

304. Rojas-Canales D M,Li J Y,Makuei L,et al. Compensatory renal hypertrophy following nephrectomy:When and how? [J]. Nephrology (Carlton,Vic),2019,24(12):1225 – 1232.

305. Aguilar Palacios D,Caraballo E R,Tanaka H,et al. Compensatory changes in parenchymal mass and function after radical nephrectomy[J]. The Journal of Urology,2020,204(1):42 – 49.

306. Dunn M D,Portis A J,Kahn S A,et al. Clinical effectiveness of new stent design:Randomized single-blind comparison of tail and double-pigtailstents[J]. Journal of Endourology,2000,14(2):195 – 202.

307. Donahue R P,Stamm A W,Gibbons R P,et al. Evolution of the ureteral stent:The pivotal role of the Gibbons ureteral catheter[J]. Urology,2018,115:3 – 7.

308. Bosio A,Alessandria E,Agosti S,et al. Pigtail suture stents significantly reduce stent-related symptoms compared to conventional double J stents:A prospective randomizedtrial[J]. European Urology Open Science,2021,29:1 – 9.

309. Soria F,de La Cruz J E,Caballero-Romeu J P,et al. Comparative assessment of biodegradable-antireflux heparine coated ureteral stent:Animal model study[J]. BMC Urology,2021,21(1):32.

310. Atala A. Engineering tissues,organs and cells[J]. Journal of Tissue Engineering and Regenerative Medicine,2007,1(2):83 – 96.

311. Eva-Maria,Engelhardt,. A collagen-poly(lactic acid-co-ε-caprolactone) hybrid scaffold for bladder tissue regeneration[J]. Biomaterials,2011,32(16):3969 – 3976.

312. el-Kassaby A,AbouShwareb T,Atala A. Randomized comparative study between buccal mucosal and acellular bladder matrix grafts in complex anterior urethralstrictures[J]. The Journal of Urology,2008,179(4):1432 – 1436.

313. le Roux P J. Endoscopic urethroplasty with unseeded small intestinal submucosa collagen matrix grafts:A pilot study[J]. The Journal of Urology,2005,173(1):140 – 143.

314. Fu Q,Deng C L,Liu W,et al. Urethral replacement using epidermal cell-seeded tubular acellular bladder collagen matrix[J]. BJU International,2007,99(5):1162 – 1165.

315. Yoo J J,Meng J,Oberpenning F,et al. Bladder augmentation using allogenic bladder submucosa seeded with cells[J]. Urology,1998,51(2):221 – 225.

316. Atala A,Bauer S B,Soker S,et al. Tissue-engineered autologous bladders for patients needing cystoplasty[J]. Lancet (London,England),2006,367(9518):1241 – 1246.

317. Kwon T G,Yoo J J,Atala A. Autologous penile corpora cavernosa replacement using tissue engineering techniques[J]. The Journal of Urology,2002,168(4 Pt 2):1754 – 1758.

318. Raya-Rivera A M,Baez C,Atala A,et al. Tissue engineered testicular prostheses with prolonged testosteronerelease[J]. World Journal of Urology,2008,26(4):351 – 358.

319. Kim B S,Yoo J J,Atala A. Engineering of human cartilage rods:Potential application for penileprostheses[J]. The Journal of Urology,2002,168(4 Pt 2):1794 – 1797.

320. Tikkinen KA,Cartwright R,Gould MK,et al . EAU Guidelines on thromboprophylaxis in urological surgery [EB/OL]. (2020-3-26)[2020-04-09]. https://uroweb. org/guideline/thromboprophylasis.

321. Tikkinen K A O,Craigie S,Agarwal A,et al. Procedure-specific risks of thrombosis and bleeding in urological non-cancer surgery:Systematic review and meta-analysis[J]. European Urology,2018,73(2):236 – 241.

322. Douketis J D,Spyropoulos A C,Kaatz S,et al. Perioperative bridging anticoagulation in patients with atrial fibrillation[J]. The New England Journal of Medicine,2015,373(9):823-833.

323. Carrier M,Le Gal G,Bates S M,et al. D-dimer testing is useful to exclude deep vein thrombosis in elderlyoutpatients[J]. Journal of Thrombosis and Haemostasis:JTH,2008,6(7):1072-1076.

324. Karthikesalingam A,Young E L,Hinchliffe R J,et al. A systematic review of percutaneous mechanical thrombectomy in the treatment of deep venous thrombosis[J]. European Journal of Vascular and Endovascular Surgery:the Official Journal of the European Society for Vascular Surgery,2011,41(4):554-565.

325. Keeling D,Watson H,et al. Peri-operative management of anticoagulation and antiplatelettherapy[J]. British Journal of Haematology,2016,175(4):602-613.

326. Marquez J,Togami J C,Dant C R,et al. Peri-procedural antithrombotic management:Time to burn the bridge? [J]. Journal of Thrombosis and Thrombolysis,2018,45(3):337-344.

327. Partin AW. Campbell-Walsh-Wein Urology[M]. 12th Ed. Elsevier,Inc. Philadelphia,USA,2021.

328. Griffiths D J. Urodynamics:The mechanics and hydrodynamics of the lower urinary tract[M]. 2nd Ed. Kestrel Group Ltd,UK. International Continence Society,2014.

329. van Koeveringe G A,Vahabi B,Andersson K E,et al. Detrusor underactivity:Aplea for new approaches to a common bladder dysfunction[J]. Neurourology and Urodynamics,2011,30(5):723-728.

330. Blaivas J,Chancellor M B,Weiss J,et al. Atlas of Urodynamics[M]. Oxford,UK:Blackwell Publishing Ltd,2007.

331. Li S,Zeng X T,Ruan X L,et al. Holmium laser enucleation versus transurethral resection in patients with benign prostate hyperplasia:An updated systematic review with meta-analysis and trial sequential analysis[J]. PLoS One,2014,9(7):e101615.

332. Torz C,Poletajew S,Radziszewski P. A prospective,randomized trial comparing the use of KTP (GreenLight) laser versus electroresection-supplemented laser in the treatment of benign prostatichyperplasia[J]. Central European Journal of Urology,2016,69(4):391-395.

333. Pirola G M,Saredi G,Duarte R C,et al. Holmium laser versus thulium laser enucleation of the prostate:A matched-pair analysis from two centers[J]. Therapeutic Advances in Urology,2018,10(8):223-233.

334. Derksen J W,Visser O,de la Rivière G B,et al. Primary urethral carcinoma in females:An epidemiologic study on demographic factors,histological types,tumour stage and survival[J]. World Journal of Urology,2013,31(1):147-153.

335. Park H S. Sarcomatoid urothelial carcinoma arising in the female urethraldiverticulum[J]. Journal of Pathology and Translational Medicine,2021,55(4):298-302.

336. Mano R,Vertosick E A,Sarcona J,et al. Primary urethral cancer:Treatment patterns and associated outcomes[J]. BJU International,2020,126(3):359-366.

337. Dayyani F,Hoffman K,Eifel P,et al. Management of advanced primary urethralcarcinomas[J]. BJU International,2014,114(1):25-31.

338. Venyo A K G. Clear cell adenocarcinoma of the urethra:Review of the literature[J]. International Journal of Surgical Oncology,2015,2015:790235.

339. Farrell M R,Xu J T,Vanni A J. Current perspectives on the diagnosis and management of primary urethral cancer:A systematic review[J]. Research and Reports in Urology,2021,13:325-334.

340. Rahn DD,Wai CY. Urinary incontinence[M]// Willsiam Gynecology,2nd. Hoffman B L,Schorge J O,Schaffer J I,et al. McGraw Hill Medical,New York,2021:609.

341. Staskin D,Hilton P. Initial assessment of incontinence. [M]// 3th International Consultation of Incontinence. Monte Carlo Manaco,2004:485-518.

342. Shamliyan T A,Kane R L,Wyman J,et al. Systematic review:Randomized,controlled trials of nonsurgical treatments for urinary incontinence in women[J]. Annals of Internal Medicine,2008,148(6):459-473.

343. Schraffordt Koops S E,Bisseling T M,Heintz A P,et al. Prospective analysis of complications of tension-free vaginal tape from The Netherlands Tension-free Vaginal Tapestudy[J]. American Journal of Obstetrics and Gynecolo-

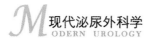

gy,2005,193(1):45-52.

344. Pruthi D K,Liu Q Q,Kirkpatrick I D C,et al. Long-term surveillance of complex cystic renal masses and heterogeneity of bosniak 3 lesions[J]. The Journal of Urology,2018,200(6):1192-1199.

345. Zhai T S，Jin L，Zhou Z，et al. Effect of lymph node dissection on stage－specific survival in patients with upper urinary tract urothelial carcinoma treated with nephroureterectomy[J]. BMC Cancer，2019，19(1)：1207.

346. Mete O，Asa S L，Gill A J，et al. Overview of the 2022 WHO classification of paragangliomas and pheochromocytomas[J]. Endocrine Pathology，2022，33(1)：90-114.

泌尿外科常用英文缩写中英文对照

A	androsterone	雄酮
AAR	acute accelerated rejection	加速性排斥反应
AAST	American Association for the Surgery of Trauma	美国创伤外科协会
ABMT	autologous bone marrow transplantation	自体骨髓移植
ABP	androgen binding protein	雄激素结合蛋白
AC	adjuvant chemotherapy	辅助化疗
ACA	adrenocortical adenoma	肾上腺皮质瘤
ACC	adrenal cortical carcinoma	肾上腺皮质癌
ACD	acontractile detrusor	逼尿肌无收缩
ACEI	Angiotensin converting enzyme inhibitors	血管紧张素转换酶抑制剂
ACKD	acquired renal cystic disease	获得性肾囊性病
ACP	acid phosphatase	酸性磷酸酶
ACS	American Cancer Society	美国癌症协会
ACTH	adrenocorticotropic hormone	促肾上腺皮质激素
ADAM	androgen deficiency in middleaged men	中老年男子雄激素缺乏
ADC	apparent diffusion coefficient	表观弥散系数
ADH	antidiuretic hormone	抗利尿激素
ADP	adenosine diphosphate	二磷酸腺苷
ADPC	androgen dependent prostate cancer	雄激素依赖性前列腺癌
ADPKD	autosomal dominant polycystic kidney disease	常染色体显性遗传性多囊肾病
ADRs	adrenergic receptors	肾上腺素受体
ADSCs	adipose tissue-deriver stem cells	脂肪源性干细胞
ADT	androgen deprivation therapy	雄激素剥夺治疗
AE	angioembolisation	选择性血管栓塞
AFP	alpha fetoprotein	甲胎蛋白
AFR	average flow rate	平均尿流率
AGS	adrenogenital syndrome	肾上腺性征异常综合征
AHC	argon-helium cryoablation	氩氦刀冷冻术
AHT	adjuvant hormonal therapy	辅助内分泌治疗
AI	artificial insemination	人工授精
Alb	seralalbumin	血清白蛋白
AID	artificial insemination of donor	供精人工授精
AIDS	acquired immunodeficiency sydrome	获得性免疫缺陷综合征
AIH	artificial insemination of husband	夫精人工授精
AIPC	androgen independent prostate cancer	雄激素非依赖性前列腺癌

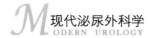
AIS	androgen insensitivity syndrome	雄激素不敏感综合征
AJCC	American Joint Commitee on Cancer	美国癌症联合委员会
AKF	acute kidney failure	急性肾衰竭
AKI	acute kidney injury	急性肾损伤
AKP	alkaline phosphatase	碱性磷酸酶
ALG	anti-human T lymphocyte immunoglobulin	抗人 T 细胞免疫球蛋白
ALP	alkuline phosphatase	碱性磷酸酶
ALPP	abdominal leak point pressure	腹压漏尿点压
ALT	alanine aminotransferase	谷丙转氨酶
AMH	anti-Müllerian hormone	抗苗勒管激素
AML	adrenal myelolipomn	肾上腺髓样脂肪瘤
AMR	antibody mediated rejection	抗体介导的排斥反应
AMS	the Aging Males' Symptoms Scale	男性老龄化症状调查表
AP	acute pyelonephritis	急性肾盂肾炎
APC	antigen-presenting cell	抗原呈递细胞
APE	acquired premature ejaculation	原发性早泄
APKD	adult polycystic kidney disease	成人型多囊肾疾病
APTT	activated partial thromoplastin	活化部分凝血酶原时间
AR	acute rejection	急性排斥反应
AR	androgen receptor	雄激素受体
ARA	accessory renal artery	副肾动脉
ARF	acute renal failure	急性肾衰竭
ARI	acute renal infarction	急性肾梗死
ARPKD	autosomal recessive polycystic kidney disease	常染色体隐性遗传性多囊肾病
ARS	androgen resistance syndrome	雄激素抵抗综合征
ART	adjuvant radiotherapy	辅助性放疗
ART	assisted reproductive therapy	辅助生殖治疗
AS	androstenedione	雄烯二酮
ASA	American Society of Anesthesiologists	美国麻醉医师协会
ASAP	atypical small acinar proliferation	非典型增生
ASB	asymptomatic bacteriuria	无症状菌尿
ASCO	American Society of Clinical Oncology	美国临床肿瘤学会
ASCs	adipose-derived stem cells	脂肪来源干细胞
ASCVD	athero sclerotic cardio vascular disease	动脉粥样硬化性心血管疾病
AST	aspartic transaminase	天冬氨酸转氨酶
ASTRO	American society for radiation oncology	美国近距离放疗协会
AT	angiotensin	血管紧张素

ATG	rabbit anti human immunothymocyte globulin	兔抗人胸腺细胞免疫球蛋白
ATN	acute tubular necrosis	急性肾小管坏死
ATP	adenosine triphosphate	三磷酸腺苷
AUA	American Urological Association	美国泌尿外科学会
AUC	area under the curve	曲线下面积
AUM	ambulatory urodynamic monitoring	动态尿动力学检测
AUR	acute urinary retention	急性尿潴留
AUS	artificial urinary sphincter	人工尿道括约肌
AVF	arteriovenous fistula	动静脉瘘
AVP	arginine vasopressin	血管加压素
AVSS	audiovisual sexual stimulation	视听性刺激勃起试验
AZF	azoospermia factor	无精子症因子
BC	bladder compliance	膀胱顺应性
BCa	bladder cancer	膀胱癌
BCC	basal cell carcinoma	基底细胞癌
BCG	Bacillus Calmette- Guerin	卡介苗
BCI	bladder contractility index	膀胱收缩指数
BCR	biochemical recurrence	生化复发
BCR	bulbocavernous reflex	球海绵体反射
BEC	bladder neck contracture	膀胱颈挛缩
BEEP	bipolar endoscopic enucleation of the prostare	双极等离子腔内前列腺剜除术
BEN	Balkan endemic nephropathy	巴尔干地区流行性肾病
bFGF	basic fibroblast growth factor	碱性成纤维细胞生长因素
BM	bone metastasis	骨转移
BMI	body mass index	身体质量指数
BMSCs	bone marrow mesenchymal stem cells	骨髓间充质干细胞
BNC	bladder neck contracture	膀胱颈挛缩
BNO	bladder neck obstruction	膀胱颈梗阻
BNP	bladder neck preservation	膀胱颈保留术
BOOI	bladder outlet obstruction index	膀胱出口梗阻指数
BPC	blood platelet count	血小板计数
BPD	bladder-preserving therapy	保留膀胱治疗
BPE	benign prostatic enlargement	良性前列腺增大
bPFS	biochemical progression-free survival	无生化进展生存率
BPH	benign prostatic hyperplasia	良性前列腺增生
BPO	benign prostatic obstruction	良性前列腺梗阻
BPS	bladder pain syndrome	膀胱疼痛综合征

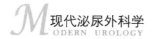
bp-MRI	bi-parametric MRI	双参数磁共振
BPV	bipolar plasma vaporization	双极等离子汽化
BT	brachytherapy	近距离放射治疗
BTA	bladder tumor antigen	膀胱肿瘤抗原
B-TURP	bipolar transurethral resection of the prostate	双极等离子前列腺电切术
BTX-A	botulinum toxin-A	肉毒素-A
BUA	blood uric acid	血尿酸
BUCC	blodder uroepithelium cell carcinoma	膀胱尿路上皮细胞癌
BUN	blood urea nitrogen	血尿素氮
B-US	B- scan ultrasonography	B超
BV	bacterial vaginosis	细菌性阴道炎
CA	condyloma acuminata	尖锐湿疣
CAB	complete androgen blockade	全雄激素阻断
CAD	coronary artery disease	冠心病
CADT	continuous androgen-deprivation therapy	持续性雄激素去除治疗
CAH	congenital adrenal hyperplasia	先天性肾上腺增生
CAIS	complete androgen insensitivity syndrome	完全性雄激素不敏感综合征
CaOx	calcium oxalate	草酸钙
CASA	computer assisted semen analysis	计算机辅助精子分析
CBAVD	congenitial bilateral absence of vas deferens	先天性双侧输精管缺如
CBCC	Chinese Bladder Cancer Consortium	中国膀胱癌联盟
CC-EMG	corpus cavernoum EMG	海绵体肌肌电图
ccRCC	clear cell renal cell carcinoma	透明细胞型肾细胞癌
CCSM	corporal cavernosum smooth muscle	阴茎海绵体平滑肌
CCT	controlled clinical trial	临床对照试验
CDC	Centers for Disease Control and Prevention	疾病控制与预防中心
CDC	complement-dependent cytotoxicity	补体依赖淋巴细胞毒性试验
CDFI	color doppler flow imaging	彩色多普勒血流显像
CDT	catheter-directed thrombolysis	导管接触性溶栓
CEUS	contrast-enhanced ultrasound	超声造影
CFDA	China Food and Drug Administration	中国食品药品监督管理局
CFTR	cystic fibrosis transmembrane conductance regulator	囊性纤维化跨膜转导调节因子
CG	cystitis glandularis	腺性膀胱炎
cGMP	cvclic quanosine monophosphate	环磷酸鸟苷
ChRCC	chromophobe renal cell carcinoma	肾嫌色细胞癌
CI	confidence interval	可信区间
CIC	clean intermittent catheterization	清洁间隙导尿

CIN	contrast-induced nephropathy	造影剂肾病
CIPE	Chinese index of premature ejaculation	早泄指数
CIS	carcinoma in situ	原位癌
CK	cytokeratin	细胞角蛋白
CKAI	chronic kidney allograft injury	慢性移植肾肾损伤
CKD	chronic kidney disease	慢性肾脏病
CLE	confocal laser endomicroscopy	共聚焦激光内窥镜
CMT	combined-modality therapy	多模式疗法
CMV	cytomegalovirus	巨细胞病毒
CNP	chronic nonbacterial prostatitis	慢性非细菌性前列腺炎
COD	calcium oxalate dihydrate	二水草酸钙结石
COM	calcium oxalate monohydrate	一水草酸钙结石
COPD	chronic obstructive pulmonary disease	慢性阻塞性肺病
COX	cytochrome oxidase	细胞色素氧化酶
CP	chronic prostatitis	慢性前列腺炎
CPCC	Chinese prostate cancer consortium	中国前列腺癌联盟
CPPS	chronic pelvic pain syndrome	慢性骨盆疼痛综合征
CPSI	Chronic Prostate Inflammatory Index	慢性前列腺炎症状指数
CR	complete response	完全缓解
CR	chronic rejection	慢性排斥反应
CRCC	cystic renal cell carcinoma	囊性肾癌
CREG	cross reactive groups matching	交叉反应组配型
CRF	chronic renal failure	慢性肾功能衰竭
CRH	corticotropin releasing hormone	促肾上腺皮质激素释放激素
CRP	C-reactive protein	C反应蛋白
CRPC	castration resistant prostatic cancer	去势抵抗性前列腺癌
CRRT	continuous renal replacement therapy	持续性肾脏替代治疗
CRT	chemoradiotherapy	放化疗
CS	Cushing syndrome	库欣综合征
CSCs	cancer stem cells	肿瘤干细胞
CSF-1	colony stimulating factor-1	集落刺激因-1
CSM	cancer-specific mortality	肿瘤特异性死亡率
Cs-PCa	clinically significant prostate cancer	有临床意义前列腺癌
CSS	cancer-specific survival	肿瘤特异性生存率
CSS	cause-specific survival	疾病特异性生存率
CT	Chlamydia trachomatis	沙眼衣原体
CT	computed tomography	计算机断层扫描

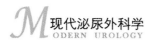

CTA	computed tomography angiography	CT 血管造影术
CTCs	circulating tumour cells	循环肿瘤细胞
CTL	cytotoxic T-lymphocyte	细胞毒性 T 淋巴细胞
CTP	chronic testicular pain	慢性睾丸痛
CTU	Computer tomography urography	计算机断层尿路造影
CTVC	CT virtual cystoscopy	CT 仿真膀胱镜
CUA	Chinese Urological Association	中华医学会泌尿外科学分会
CUAVD	congenital unilateral absence of vas deferens	先天性单侧输精管缺如
CUD	conventional urodynamics	传统尿动力学检查
CUR	chronic urinary retention	慢性尿潴留
CVP	central venous pressure	中心静脉压
DA	detrusor acontractility	逼尿肌无收缩
DBD	donation after cardiac death	脑死亡供体
DC	dendritic cell	树突状细胞
DCD	donation after citizen's death	心脏死亡器官捐献
DCD	donation after cardiac death	公民逝世后器官捐献
DCE	dynamic contrast-enhanced	动态增强对比
DCR	disease control rate	疾病控制率
DD	disposable diaper	尿不湿
D-D	D-Dimer	D-二聚体
DDFS	distant disease free survival	无远处转移生存率
DDV	deep dorsal vein	背深静脉
DED	diabetic erectile dysfunction	糖尿病性勃起功能障碍
DES	diethylstilbestrol	己烯雌酚
DFI	DNA fragmentation index	DNA 碎片指数
DFS	disease-free survival	无疾病生存率
DGI	disseminated gonococcal infection	播散性淋球菌感染
DGF	delayed graft function	移植肾功能延迟恢复
DHEA	dehydroepiandrosterone	脱氢表雄酮
DHT	dihydrotestosterone	双氢睾酮
DI	detrusor instability	逼尿肌不稳定
DICC	dynamic infusion cavernosometry and cavernosography	动脉灌注海绵体造影及测压
DKD	diabetic kidney disease	糖尿病肾病
DLPP	detrusor leak point pressure	逼尿肌漏尿点压力
DM	diabetes mellitus	糖尿病
DMSO	dimethyl sulfoxide	二甲基亚砜
DNSEP	dorsal penile nerve somatosensory evoked potentials	阴茎背神经体感诱发电位

DO	detrusor overactivity	逼尿肌过度活动
DPUS	double pigtail ureteric stent	双猪尾输尿管导管
DRE	digital rectal examination	直肠指检
DRR	disease response rate	疾病反应率
DS	donor semen	捐精志愿者
DSA	digital subtraction angiography	数字减影血管造影
DSCTA	dual-source CT angiography	双源 CT 血管造影术
DSD	disorders of sex development	性发育异常
DSD	detrusor-sphineter dyssynegia	逼尿肌-括约肌不协调收缩
DSDECT	dual-source dual-energy computer tomography	双源双能量 CT
DSM	disease-specific mortality	疾病特异性死亡率
DSNB	dynamic sentinel node biopsy	动态前哨淋巴结活检术
ESRD	end-stage renal disease	终末期肾病
DSS	disease-specific survival	疾病特异性生存率
DST	dexamethason suppression test	皮质激素抑制试验
DU	detrusor underactive	逼尿肌活动低下
DUS	distal urethral sphincter	远端尿道括约肌
DVC	dorsal vein complex	背深静脉复合体
DVIU	direct visual internal urethrotomy	直视下尿道内切开术
DVT	deep venous thrombosis	深静脉血栓形成
DWI	diffusion-weighted imaging	弥散加权成像
E	estrogen	雌激素
E2	estrodiol	雌二醇
E3	estriol	雌三醇
EAA	european academy of andrology	欧洲男科学协会
EAU	European Association of Urology	欧洲泌尿外科学会
EBC	effective bladder capacity	有效膀胱容量
EBRT	external beam radiation therapy	外放射治疗
EBRBT	enbloc transurethral resection of bladder tumor	激光膀胱肿瘤整块剜除术
EC	eosinophilic cystitis	嗜酸性膀胱炎
ECA	endoscopic cryoablation	内镜下冷冻消融
ECE	extracapsular extension	包膜侵犯
ECM	extracellular matrix	细胞外基质
ECOG	Eastern Cooperative Oncology Group	美国东部肿瘤协作组
ECT	emission computed tomography	放射性计算机断层扫描(核素扫描)
ECU	emergency care unit	急诊监护病房
ECUD	extracorporeal urinary diversion	体外尿流改道术

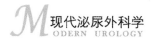
ED	erectile dysfunction	勃起功能障碍
EDC	endocrine disrupting chemical	内分泌干扰物
EDO	ejaculatory duct obstruction	射精管梗阻
EDV	end-diastolic velocity	舒张末期血流率
EEs	environmental estrogens	环境雌激素
EGFR	epidemal growth factor receptor	表皮生长因子受体
eGFR	estimated glomerular filtration rate	肾小球滤过率
EHS	erection hardness score	勃起硬度指数
EJ	ejaculation	射精
ELISA	enzyme-linked immuno sorbent assay	酶联免疫吸附试验
ELRP	extraperitoneal laparoscopic radical prostatectomy	经腹膜外途径腹腔镜下根治性前列腺切除术
EMG	electromygraphy	肌电图
ENE	extranodal extension	淋巴结外侵犯
eNOS	epithelial nitric oxide synthase	内皮型一氧化氮合酶
EON	emphysematous pyelonephritis	气肿性肾盂肾炎
EORTC	European Organization for Cancer Research and Treatment	欧洲癌症研究与治疗组织
ePLND	extended pelvic lymph node dissection	扩大盆腔淋巴结清扫术
EPO	erythropoietin	促红细胞生成素
EPS	Expressed prostate secretion	前列腺按摩液
EPU	enlarged prostatic utricle	扩大的前列腺囊
EPVL	external physical vibration lithecbole	体外物理振动辅助排石
ER	estrogen receptor	雌激素受体
ERAS	enhanced recovery after surgery	加速康复外科
ERBT	en-bloc resection of bladder tumor	膀胱肿瘤整块切除术
ESA	stimulant of erythropoiesis	红细胞生成刺激剂
ESCs	embryonic stem cells	胚胎干细胞
ESMO	European Society for Medical Oncology	欧洲医学肿瘤学学会
ESRD	end-stage renal disease	终末期肾病
ESWL	extracorporeal shock wave lithotripsy	体外冲击波碎石术
ET	endothelin	内皮素
EUS	endoscopic ultrasound	内镜超声
FBG	fasting blood glucose	空腹血糖
FC	fluorescence cystoscopy	荧光膀胱镜
FCC	functional cystometric capacity	功能性膀胱容量
FCL	flexible cystoscope lithotripsy	膀胱软镜碎石术
FCM	flow cytometry	流式细胞术
FCV	functional cystometric volume	功能性膀胱容量

FCXM	flow cytometric cross match	受者间流式细胞术交叉配型
FDA	Food and Drug Administration	美国食品药品监督管理局
FET	fresh embryo transfer	鲜胚移植
FFLU	full functional-length urethra	全功能性尿道长度
FFP	fresh frozen plasma	新鲜冰冻血浆
FFS	failure-free survival	无失败生存率
FGF	fibroblast growth factor	成纤维细胞生长因子
FIB	fibrinogen	纤维蛋白原
FISH	fluorescence in situ hybridization	荧光原位杂交
fMRI	functioal magnetic resonance imaging	功能性磁共振成像
FN	false negative	假阴性
FNAB	fine needle aspiration biopsy	细针穿刺活检
FNAC	fine needle aspiration cytology	细针穿刺细胞学
FP	false positive	假阳性
FPG	fasting plasma glucose	空腹血糖
fPSA	free PSA	游离 PSA
FSD	female sexual dysfunction	女性性功能障碍
FSH	follicle-stimulating hormone	促卵泡激素
FSHRH	follicle stimulating hormone releasing hormone	促卵泡激素释放激素
FSW	female sexual workers	女性性工作者
FT	free testosterone	游离睾酮
FUD	female urethral diverculum	女性尿道憩室
FURS	flexible ureteroscopy	输尿管软镜
FUS	female urethral stricture	女性尿道狭窄
GAG	glucosaminoglycans	氨基葡聚糖
GC	glandular cystitis	腺性膀胱炎
GCT	germ cell tumor	生殖细胞肿瘤
GEM	genetically- engineered mouse	转基因小鼠
GEO	gene expression omnibus	基因表达数据库
GFR	glomerular filtration rate	肾小球滤过率
GLUT	glucose transporters	葡萄糖转运蛋白
GnRH	gonadotropin-releasing hormone	促性腺激素释放激素
GS	Gleason score	格尼森评分
GSEA	gene set enrichment analysis	基因富集分析
GTH	gonadotropin hormone	促性腺激素
GTT	glucose tolerance test	糖耐量试验
GU	gonococcal urethritis	淋菌性尿道炎

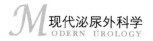

HA	hyaluronic acid	透明质酸
HADSC	human adipose-derived stem cell	人脂肪源干细胞
HAMD	hamilton depression scale	汉密尔顿抑郁量表
HAR	hyperacute rejection	超急性排斥反应
Hb	hemoglobin	血红蛋白
HBO	hyperbaric oxygen	高压氧
HBV	Hepatitis B virus	乙型肝炎病毒
HC	healthy controls	健康受试者
hCG	human chorionic gonadotropin	人绒毛膜促性腺激素
HCT	hematocrit	红细胞比容
HCV	Hepatitis C virus	丙型肝炎病毒
HD	hemodialysis	血液透析
HDL	high-density lipoprotein	高密度脂蛋白
HE	hematoxylin eosin	苏木精-伊红
HGPIN	high- grade prostatic intraepithelial neoplasia	高级别前列腺上皮内瘤变
HIFU	high intensity focused ultrasound	高能聚焦超声治疗
HIV	human immunodeficiency virus	人免疫缺陷病毒
HLA	human leukocyte antigen	人类白细胞抗原
hMG	human menopausal gonadotropin	人绝经期促性腺激素
HNU	heminephroureterectomy	半肾输尿管切除术
HoLEP	holmium-laser enucleation of the prostate	钬激光前列腺剜除术
HoLRBT	holmium laser resection of bladder tumor	钬激光膀胱肿瘤切除术
HoLRP	holmium laser resection of the prostate	钬激光前列腺切除术
HPA	Hypothalamic-Pituitary-Adrenal Axis	下丘脑-垂体-肾上腺轴
HPG	hypothalamic-pituitary-gonadal	下丘脑-垂体-性腺轴
HPS	herpes simplex virus	单纯疱疹病毒
HPV	human papilomavirus	人类乳头状瘤病毒
HRIG	human rabies immunoglobulin	人狂犬病免疫球蛋白
HRPC	hormone resistance prostate cancer	激素抵抗型前列腺癌
Hs-CRP	high sensitive C-reactive protein	高敏C-反应蛋白
HSDD	hypoactive sexual desire disorder	性欲减退症
HSK	horseshoe kidney	马蹄肾
HSP	heat shock protein	热休克蛋白
HSPC	hormone-sensitive prostate cancer	激素敏感性前列腺癌
HT	hormone therapy	内分泌治疗
HUA	hyperuricemia	高尿酸血症
IADT	intermittent androgen-deprivation therapy	间歇性雄激素去除治疗

IAH	idiopathic adrenal hyperplasia	特发性肾上腺增生
IARC	International Agency for Research on Cancer	国际癌症研究机构
IC/PBS	interstitial cystitis/ painful bladder syndrome	间质性膀胱炎/膀胱疼痛综合征
ICCE-US	intra-cavitary contrast enhanced ultrasound	腔内超声造影
ICI	intracavernosal injection	海绵体内注射
ICI	intracervical insemination	宫颈管内人工授精
ICIQ	International Consultation on Inconvenience Questionnaire	国际尿控症状问卷
ICP	intracavernosal pressure	海绵体内压
ICS	International Continence society	国际尿控协会
ICSI	intracytoplasmic sperm injection	卵细胞胞质内单精子注射
ICU	intensive care unit	重症监护病房
ICUD	intracorporcal urinary diversion	体内尿流改道术
IDC	impaired detrusor contractility	逼尿肌收缩功能受损
IELT	intravaginal ejaculatory latency time	阴道内射精潜伏期
IFA	indirect immunofluorescence assay	间接免疫荧光测定
IFN	interferon	干扰素
IGF-1R	insulin like growth factor-1 receptor	胰岛素样生长因子1受体
Ig-G	immunoglobulin G	免疫球蛋白G
IGRT	image-guided radiotherapy	影像引导放射治疗
IHA	idiopathic hyperaldosteronism	特发性醛固酮增多症
IHC	immunohistochemistry	免疫组织化学检查
IHT	intermittent hormone therapy	间歇内分泌治疗
IIEF-5	international index of erectile function-5	国际勃起功能评分指数-5
ILAD	ingunal lymphadenectomy	腹股沟淋巴结清扫术
IL-1R	interleukin-1 receptor	白细胞介素-1受体
ILCP	interstitial laser coagulation of the prostate	前列腺组织间激光凝固术
IMRT	intensity-modulated radiation therapy	调强适形放疗
IMT	inflammatory myofibroblastic tumor	炎性肌纤维母细胞瘤
INBG	ileal neobladders groups	回肠原位新膀胱
INH B	inhibin B	抑制素B
iNOS	inducible nitric oxide synthase	诱导型一氧化氮合酶
INR	international normalized ratio	国际标准化比值
IPA	infundibulopelvic angle	肾盂肾下盏漏斗夹角
IPB	inverted papilloma of the bladder	膀胱内翻乳头状瘤
IPCa	incidental prostate cancer	前列腺偶发癌
IPP	intravesical prostatic protrusion	前列腺突入膀胱程度
iPSCs	induced pluripotent stem cells	多潜能干细胞

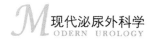
IPSS	international prostate symptom score	国际前列腺症状评分
I-QOL	incontinence quality of life questionnaire	尿失禁生活质量量表
IRCC	incidental renal cell carcinoma	偶发肾癌
IRE	irreversible electroporation	可逆电穿轧
IRFS	intravesical recurrence-freesurvival	无复发生存率
IRI	ischemiareperfusion injury	缺血再灌注损伤
ISSM	International Society for Sexual Medicine	国际性医学学会
ISUP	International Society of Urological Pathology	国际泌尿病理协会
IT	internet technology	互联网技术
IUD	intrauterine devices	宫内节育器
IUGA	International Urogynecological Association	国际妇科泌尿协会
IUI	intrauterine insemination	宫腔内人工授精
IVCTT	inferior vena cava tumor thrombus	下腔静脉癌栓
IVF-ET	in vitro fertilization-embryo transfer	体外受精-胚胎移植
IVES	intravesical electrical stimulation	膀胱腔内电刺激
LVI	lymphovascular invasion	淋巴血管侵袭
IVR	intravesical recurrence	膀胱内的肿瘤复发
IVU	intravenous urography	静脉尿路造影
JCI	Joint Commission International	国际医疗评监
JGCT	juxtaglomerular cell tumor	肾球旁细胞瘤，肾素瘤
KBC	ketamine-related bladder contracture	氯胺酮相关性挛缩膀胱
KC	ketamine-related cystitis	氯胺酮相关性膀胱炎
KS	Klinefelter syndrome	克氏综合征
KSS	kidney sparing surgery	保留肾单位手术
KUB	plain film of kidneys ureter and bladder	泌尿系腹部平片
LA	laparoscopic adrenalectomy	腹腔镜肾上腺切除术
LAPC	locally advanced prostate cancer	局部进展性前列腺癌
LC	leyding cell	睾丸间质细胞
LCA	leucocyte common antigen	白细胞共同抗原
LCNEC	large cell neuroendocrine carcinoma	大细胞神经内分泌癌
LCR	local control rate	局部控制率
LCT	leydig cell tumor	睾丸间质细胞瘤
LDH	lactate dehydro-genase	乳酸脱氢酶
LDL	low density lipoprotein	低密度脂蛋白
LESS	laparoendoscopic single-site surgery	单孔腹腔镜手术
LESS-DN	laparoendoscopic single-site live donor nephrectomy	单孔腹腔镜活体供肾切取术
LESS-PN	laparoendoscopic single-site partial nephrectomy	单孔腹腔镜肾部分切除术

LGPIN	low-grade prostatic intraepithelial neoplasia	低级别前列腺上皮内瘤变
LGV	lymphogranuloma venereum	性病淋巴肉芽肿
LHR	luteinizing hormone receptor	黄体生成素受体
LHRH	luternizing hormone releasing hormone	黄体生成素释放激素
LI-ESWT	low-intensity extracorpreal shock wave therapy	低能量体外冲击波治疗
LITT	laser-induced thermo-therapy	激光热疗
LM	leiomyosarcoma	平滑肌肉瘤
LMWH	low molecular weight heparin	低分子肝素
LND	lymph node dissection	淋巴结清扫术
LNMs	lymph node metastases	淋巴结转移
LNSS	laparoscopic nephron sparing surgery	腹腔镜下保留肾单位手术
LNU	laparoscopic nephroureterectomy	腹腔镜下肾输尿管切除术
LOH	late-onset hypogonadism	迟发性性腺功能减退
LPL	laparoscopic pyelolithotomy	腹腔镜肾盂切开取石术
LPN	laparoscopic partial nephrectomy	腹腔镜下肾部分切除术
LPP	laparoscopic pyeloplasty	腹腔镜肾盂成形术
LR	leukemoid reaction	类白血病反应
LRC	laparoscopic radical cystectomy	腹腔镜下根治性膀胱切除术
LRP	laparoscopic radical prostatectomy	腹腔镜下根治性前列腺切除术
LRPLND	laparoscopic retroperitoneal lymph node dissection	腹腔镜下腹膜后淋巴结清扫术
LRTE	laparoscopic renal tumor enucleation	腹腔镜下肾肿瘤剜除术
LUL	laparoscopic ureterlithotomy	腹腔镜输尿管切开取石术
LUTS	slower urinary tract symptom	下尿路症状
LVI	lymphovascular invasion	淋巴管浸润
MA	metanephric adenoma	后肾腺瘤
MAB	maximal androgen blockade	最大限度雄激素阻断
mAb	monoclonal antibody	单克隆抗体
MAP	mean arterial pressure	平均动脉压
MB	metanephrogenic blastema	生后肾胚基
MBC	maximal bladder capacity	最大膀胱容量
MBD	metastatic bone disease	骨转移
MC	molluscum contagiosum	传染性软疣
MCDK	multicystic dysplastic kidney	多囊性肾发育不良
MCRCC	multilocular cystic renal cell carcinoma	多房性囊性肾细胞癌
mCRPC	metastatic castration resistant prostate cancer	转移性去势抵抗性前列腺癌
MCV	molluscum contagiosum virus	传染性软疣病毒
MDCT	multidector computed tomography	多排螺旋计算机断层扫描

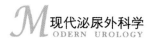
MD-TESE	microdissection testicular sperm extraction	显微睾丸取精术
MDT	multiple disciplinary team	多学科诊疗
MET	medical expulsive therapy	辅助药物排石
MFR	maximum flow rate	最大尿流率
MFS	metastatic-free survival	无转移生存期
MG	mycoplasma genitalium	生殖支原体
MGCT	mixed germ cell tumor	混合性生殖细胞肿瘤
MGDS	mixed gonadal dysgenesis syndrome	混合性性腺发育不良综合征
MH	mycoplasma hominis	人型支原体
MHC	major histocompatibility complex	主要组织相容性复合体
MHD	maintenance hemodialysis	维持性血液透析
mHNPC	metastatic hormone-naive prostate cancer	未经内分泌治疗的转移性前列腺癌
mHSPC	metastatic hormone sensitive prostate cancer	转移性激素敏感性前列腺癌
MI	male infertility	男性不育
MIBC	muscle invasive bladder cancer	肌层浸润性膀胱癌
MIBG	metaio-doenzylguanidine	间碘苄胍
Micro-TESE	microdissection testicular sperm extraction	显微睾丸切开取精术
MIS	mullerian inhibiting substance	苗勒管抑制物
MLR	monocyte lymphocyte ratio	单核细胞与淋巴细胞比值
MN	membranous nephropathy	膜性肾病
MoAb	monoclonal antibody	单克隆抗体
MODS	multiple organ dysfunctional syndrome	多器官功能障碍综合征
MOF	multiple organ failure	多器官功能衰竭
mPCa	metastatic prostate cancer	转移性前列腺癌
mPCNL	minimally tract percutaneous nephrolithotomy	微通道经皮肾镜取石术
MPGN	membranoproliferative glomeulonephritis	膜增生性肾小球肾炎
MPGL	malignant paraganglioma	恶性副神经节瘤
mpMRI	multiparametric magnetic resonance imaging	多参数磁共振成像
MPR	multiple plane reconstruction	多平面重建
MRA	magnetic resonance angiography	磁共振血管成像
MRAC	main renal artery clamping	肾动脉主干阻断
mRCC	metastatic renal cell carcinoma	转移性肾细胞癌
MRU	magnetic resonance urography	磁共振尿路成像
MS	metabolic syndrome	代谢综合征
MSC	mesenchymal stem cell	间充质干细胞
MSK	medullary sponge kidney	髓质海绵肾
MSM	men who have sex with men	男男性行为者

MSW	men who have sex with women	男女性行为者
MRSI	magnetic resonance spectrum imaging	磁共振波谱成像
MSK	medullary sponge kidney	髓质海绵肾
MT	malignant tumor	恶性肿瘤
Mtese	microdissection testicular sperm extraction	显微睾丸取精术
MUCP	maximal urethral closure pressure	最大尿道闭合压
MUI	mixed urinary incontinence	混合性尿失禁
MUP	maximum urethral pressure	最大尿道压
MUS	mid-urethral sling	尿道中段吊带术
MVE	microsurgical vasoepididymostomy	显微输精管附睾吻合术
MVI	microvascular invasion	微血管侵犯
MVP	maximal voiding pressure	最大排尿压
MWA	microwave ablation	微波消融
MWTT	microwave thermotherapy	微波热疗
NAC	neoadjuvant chemotherapy	新辅助化疗
NAET	neo-adjuvant endocrine therapy	新辅助内分泌治疗
NB	neurogenic bladder	神经源性膀胱
NBC	nocturnal bladder capacity	夜间膀胱容量
NBI	narrow band imaging	窄带光成像
NCBI	National Center for Bio-technology Information	美国国立生物信息技术中心
NCCN	National Comprehensive Cancer Network	美国国立综合癌症网络
NCDB	The National Cancer Database	美国国家癌症数据库
NCS	nutcracker syndrome	胡桃夹综合征
NDI	nephrogenic diabetes insipidus	肾源性尿崩症
NE	norepinephrine	去甲肾上腺素
NED	neurogenic erectile dysfunction	神经源性勃起功能障碍
NET	neuroendocrine tumor	神经内分泌肿瘤
NF	neurofibromatosis	神经纤维瘤
NG	Neisseria gonorrhoeae	淋球菌
NGF	nerve growth factor	神经生长因子
NGU	non-gonococcal urethritis	非淋菌性尿道炎
NHL	non-Hodgkin's lymphoma	非霍奇金淋巴瘤
NHT	neoadjuvant hormonal therapy	新辅助内分泌治疗
NIH	National institutes of health-chronic	美国国立卫生研究院
NIRS	near-infrared spectroscopy	近红外光谱分析
NK	natural killer cell	自然杀伤细胞
NLR	neutrophil to Lymphocyte ratio	中性粒细胞和淋巴细胞比值

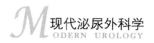

nmCRPC	non-metastatic castration-resistant prostate cancer	非转移去势抵抗性前列腺癌
NMIBC	non-muscle invasive bladder cancer	非肌层浸润性膀胱癌
N-NB	non-neurogenic bladder	非神经源性膀胱
nNOS	neuronal-nitric oxide synthase	神经型一氧化氮合酶
NO	nitric oxide	一氧化氮
NOA	non-obstructive azoospermia	非梗阻性无精子症
NOAC	new oral anticoagulants	新型口服抗凝血药
NODAT	new-onset diabetes mellitus after transplantation	移植后新发糖尿病
NOS	nitric oxide synthase	一氧化氮合酶
NOTES	natural orifice transluminal endoscopic surgery	经自然腔道内镜手术
NP	nocturnal polyuria	夜间多尿症
NPR	natural pregnancy rate	自然受孕率
NPT	nocturnal peniletumescence test	夜间阴茎胀大试验
NRCT	non- randomized controlled studies	非随机对照研究
NSGCTs	nonseminomatous germ cell tumors	非精原细胞生殖细胞肿瘤
NSRP	nerve-sparing radical prostatectomy	保留神经的前列腺癌根治术
NS-RPLND	nerve-sparing retroperitoneal lymph node dissection	保留神经的腹膜后淋巴结清扫术
NSS	nephron-sparing surgery	保留肾单位手术
NTU	non-transecting urethroplasty	不离断尿道成形术
NUBC	non-urothelial bladder cancer	非尿路上皮肿瘤
NVB	neurovascular bundles	神经血管束
OA	obstructive azoospermia	梗阻性无精子症
OAB	overactive bladder	膀胱过度活动症
OABSS	overactive bladder symptom score	膀胱过度活动症症状评估
OCT	optical coherence tomography	光学相干断层扫描
OGTT	oral glucose tolerance test	口服葡萄糖耐量试验
ONB	orthotopic neobladder	原位新膀胱术
ONR	obturator nerve reflex	闭孔神经反射
OPC	oligometastatic prostate cancer	寡转移前列腺癌
OR	objective response	客观缓解
ORC	open radical cystectomy	开放根治性膀胱切除术
ORR	overall response rate	总缓解率
OS	overall survival	总生存期
OSAHS	obstructive sleep apnea hypopnea syndrome	阻塞性睡眠呼吸暂停综合征
P	progesterone	黄体酮(孕酮)
PA	primary hyperaldosteronism	原发性醛固酮增多症
PAA	prostatic acidar adenocarcinoma	前列腺腺泡癌

PAE	prostate artery embolization	前列腺动脉栓塞术
PAIS	partial androgen insensitivity syndrome	部分雄激素不敏感综合征
PALP	placental alkaline phosphatase	胎盘碱性磷酸酶
PAP	prostatic acia phosphatase	前列腺酸性磷酸酶
PBI	penile brachial index	阴茎肱动脉血压指数
PBNO	primary bladder neck obstruction	原发性膀胱颈部梗阻
Pca	prostate cancer	前列腺癌
PCD	polycystic disease	多囊性疾病
PCA3	prostate cancer antigen 3	前列腺癌抗原 3
PCC	prothrombin complex concentrate	凝血酶原复合物
PCI	percutaneous coronary intervention	经皮冠状动脉介入术
PCN	percutaneous nephrostomy	经皮肾穿刺造瘘术
PCNL	percutaneous nephrolithotomy	经皮肾镜取石术
PCR	polymerase chain reaction	聚合酶链反应
PCSC	prostate cancer stem cell	前列腺癌干细胞
PCT	procalcitonin	降钙素原
PD	Peyronie's disease	阴茎硬结症
PDA	prostatic ductal adenocarcinoma	前列腺导管腺癌
PD-1	programmed death-1	程序性死亡因子-1
PDE5-i	phospho dieterase type 5 inhibitors	5 型磷酸二酯酶抑制剂
Pdet	detrusor pressure	逼尿肌压
Pdet. Qmax	pressure of detrusor at Qmax	最大尿流率时逼尿肌压
PD-L1	programmed death ligand-1	程序性死亡因子配体-1
PDT	photodynamic therapy	光动力学治疗
PE	premature ejaculation	早泄
PED	primary erective dysfunction	原发性 ED
PEDT	premature ejaculation diagnostic tool	早泄诊断量表
PEP	pudendal evoked potential	阴部诱发电位
PESA	percutaneous epididymal sperm aspiration	经皮附睾精子抽吸术
PET	physical energy therapy	物理能量治疗
PET/CT	positron misson tomography / computed tomography	正电子发射计算机断层显像
PFMT	pelvic floor muscle training	盆底肌训练
PFS	pressure-flow studies	压力-流率测定
PFS	progression-free survival	无进展生存期
PFUI	pelvic fracture urethral injury	骨盆骨折致后尿道损伤
PGD	pre-implantation genetic diagnosis	胚胎植入前基因诊断
PGS	preimplantation genetic screening	植入前基因筛查

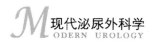

PHA	primary hyperaldosteronism	原发性醛固酮增多症
PHI	prostate health index	前列腺健康指数
PHS	phosphate buffer solution	磷酸盐缓冲液
PIN	prostatic intraepithelial neoplasia	前列腺上皮内瘤变
PI-RADS	prostate imaging-reporting and data system	前列腺影像报告和数据系统
PKD	polycystic kidney disease	多囊肾病
PKERP	plasmakinetic enucleation and resection of the prostate	等离子前列腺剜除术
PKRP	plasmakinetic resection of the prostate	等离子前列腺电切术
PL	pelvic lipomatosis	盆腔脂肪增多症
PLND	pelvic lymph node dissection	盆腔淋巴结清扫术
PLR	platelet to Lymphocyte ratio	血小板与淋巴细胞比值
PLT	platelet	血小板
PMDS	persistent mullerian duct syndrome	持续副中肾管综合征
PMT	percutaneous mechanical thrombectomy	经皮机械性血栓清除术
PN	partial nephrectomy	肾部分切除术
PNCA	proliferating cell nuclear antigen	增殖细胞核抗原
PONV	post operative nausea and vomiting	术后恶心呕吐
POP	pelvic organ prolapse	盆腔脏器脱垂
PPAE	precise prostatic artery embolization	精准前列腺动脉栓塞术
PPE	primary premature ejaculation	原发性早泄
PPF	periprostatic fascias	前列腺周围筋膜
PPL	puboprostatic ligament	耻骨前列腺韧带
PPNB	periprostatic nerve block	前列腺周围神经阻滞
PPV	positive predictive value	阳性预测价值
PR	progesterone receptor	孕激素受体
PR	partial response	部分缓解
PRA	panel reactive antibodies	群体反应抗体
PRCC	papillary renal cell carcinoma	乳头状肾细胞癌
PRL	prolactin	催乳素
PRPT	primary retroperitoneal tumor	原发性腹膜后肿瘤
PSA	prostate specific antigen	前列腺特异性抗原
PSAD	prostate specific antigen density	前列腺特异性抗原密度
PSADT	prostate specific antigen doubling time	PSA 倍增时间
PSAF	prostate specific antigen flare	前列腺特异性抗原闪烁
PSAV	PSA velocity	PSA 速度
PSEP	prostatic exosomal protein	前列腺小体外泄蛋白
PSM	positive surgical margin	手术切缘阳性

PSMA	prostate specific membrane antigen	前列腺特异性膜抗原
PSS	prostate stromal sarcoma	前列腺肉瘤
PT	prothrombin time	凝血酶原时间
PTA	percutaneous transluminal angioplasty	经皮腔内血管成形术
PTDM	post transplantation diabetes mellitus	移植后糖尿病
PTE	pulmonary thromboembolism	肺血栓栓塞
PTGS	post-transcriptional gene silencing	转录后基因沉默
PTH	parathyroid hormone	甲状旁腺激素
PTHT	post-transplantation hypertension	肾移植后高血压
PTL	primary testis lymphoma	睾丸原发性淋巴瘤
PUJO	pelviureteric junction obstruction	肾盂输尿管连接部梗阻
PUL	Prostatic urethral lift	前列腺段尿道悬吊术
PUS	proximal urethral sphincter	近端尿道括约肌
PUV	posterior urethral valves	后尿道瓣膜
PV	prostate volume	前列腺体积
PVAS	pain visual analog scale	痛觉视觉模拟量表
Pves	intravesical pressure	膀胱压力
PVP	photoselective vaporization of prostate	绿激光前列腺汽化术
PVR	plasmakinetic vaporization resection	等离子汽化电切
PVRU	postvoiding residual urine	残余尿量
PWI	perfusion weighted imaging	灌注加权成像
PZ	peripheral zone	外周带
Qave	average urinary flow rate	平均尿流率
Qmax	maximum urinary flow rate	最大尿流率
QoL	quality of life score	生命质量评分
qSOFA	quick sequential organ failure assessment	快速序贯器官衰竭评分
RAA	renal artery aneurysm	肾动脉瘤
RAC	renal artery clamping	肾动脉阻断术
RALA	robotic-assisted laparoscopic adrenalectomy	机器人辅助腹腔镜下肾上腺肿瘤切除术
RALDN	robotic-assisted laparoscopic donor nephrectomy	机器人辅助腹腔镜下活体供肾切除术
RALRC	robot-assisted laparoscopic radical cystectomy	机器人辅助腹腔镜下根治性膀胱切除术
RALRP	robot-assisted laparoscopic radical prostatectomy	机器人辅助腹腔镜下根治性前列腺切除术
RALPN	robot-assisted laparoscopic partial nephrectomy	机器人辅助腹腔镜下肾部分切除术
RAML	renal angiomyolipoma	肾错构瘤（肾血管平滑肌脂肪瘤）
RANU	robot-assisted laparoscopic nephroureterectomy	机器人辅助腹腔镜肾输尿管切除术
RAS	renal artery stenosis	肾动脉狭窄
RAVEIL	robot-assisted video endoscopic inguinal lymphadenectomy	机器人辅助腹腔镜下腹股沟淋巴结清扫术

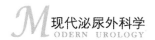
RBC	red blood cell	红细胞
RBF	renal blood flow	肾血流量
RC	radical cystectomy	根治性膀胱切除术
RCC	renal cell carcinoma	肾细胞癌
RCCC	renal clear cell carcinoma	肾透明细胞癌
RCT	randomized controlled trial	随机对照试验
RDI	radionuclide renal dynamic imaging	核素肾动态显像
RDW	red cell distribution width	红细胞分布宽度
RE	retrograde ejaculation	逆行射精
RFA	radiofrequency ablation	射频消融
RFI	renal failure index	肾衰指数
RFS	recurrence-free survival	无复发生存率
RGP	retrograde pyelography	逆行肾盂造影
RI	resistent index	阻力指数
RIA	radioimmunoassay	放射免疫测定
RIBI	radiation-induced bladder injury	放射性膀胱炎
RIRI	renal ischemia reperfusion injury	肾缺血再灌注损伤
RIRS	retrograde intrarenal surgery	输尿管软镜碎石术
RH	renal hypertension	肾性高血压
RHS	reproductive health services	生殖健康服务
RLA	retroperitoneal laparoscopic adrenalectomy	后腹腔镜肾上腺切除术
RLND	regional lymph node dissection	区域淋巴结清扫
RLNU	retroperitoneal laparoscopic nephroureterectomy	后腹腔镜下肾输尿管切除术
RLPN	retroperitoneal laparoscopic partial nephrectomy	后腹腔镜下肾部分切除术
R-LPP	robot assisted laparoscopic transperitoneal pyeloplasty	机器人辅助腹腔镜肾盂输尿管成形术
RLRLND	robotic-assisted laparoscopic retroperitoneal lymph node dissection	机器人辅助腹腔下腹膜后淋巴结清扫术
RLU	retroperitoneal laparoscopic ureterolithotomy	后腹腔镜下输尿管切开取石术
RN	radical nephrectomy	根治性肾切除术
RNU	radical nephroureterectomy	根治性肾输尿管切除术
RO	radical orchiectomy	根治性睾丸切除术
ROC	receiver operating-characteristic curve	受试者工作特征曲线
ROS	reactive oxygen species	活性氧
RP	radical prostatectomy	根治性前列腺切除术
RPF	retroperitoneal fibrosis	腹膜后纤维化
RPLND	retroperitoneal lymph node dissection	腹膜后淋巴结清扫术
RPN	renal papillary necrosis	肾乳头坏死
RPP	renal pelvic pressure	肾盂内压力

RPVBT	radical transurethral photoselective vaporization of bladder tumours	根治性经尿道膀胱肿瘤绿激光汽化术
RR	relapse rate	复发率
RRT	renal replacement therapy	肾脏替代治疗
RSL	renal sinus lipomatosis	肾窦脂肪瘤病
RTA	renal tubular acidosis	肾小管酸中毒
RTOG	radiation therapy oncology group	肿瘤放疗协作组
RT-PCR	reverse transcription- polymerase chain reaction	逆转录-聚合酶链反应
RUF	rectourethral fistula	尿道直肠瘘
RUS	retrograde ureteral stenting	逆行支架管置入术
RUV	residual urine volume	膀胱残余尿量
RVHT	renovascular hypertension	肾血管性高血压
RVT	renal vein thrombosis	肾静脉血栓形成
RWS	real world study	真实世界研究
SABR	stereotactic ablative body radiotherapy	立体定向消融放射治疗
SAE	selective arterial embolization	选择性肾动脉栓塞
SAP	serum acid phosphatase	血清酸性磷酸酶
SARS	Severe Acute Respiratory distress Syndromes	严重急性呼吸道窘迫综合征
SAS	Self-Rating Anxiety Scale	焦虑自评量表
SBRT	stereotactic body radiation therapy	立体定向放疗,射波刀
SCC	squamous cell carcinoma	鳞形细胞癌
SCCB	small cell carcinoma of bladder	膀胱小细胞癌
SCOS	sertoli-cell-only syndrome	唯支持细胞综合征
SCr	serum creatinine	血清肌酐
SCR	subclinical rejection	亚临床排斥反应
SCSA	sperm chromatin structure analysis	精子染色质结构分析
SCT	sex chromatin test	性染色质试验
SDS	self-rating depression scale	抑郁自评量表
SED	secondary erective dysfunction	继发性 ED
SFI	sexual functioning index	性功能指数问卷
SFR	stone-free rate	结石清除率
SFT	solitary fibrous tumor	孤立性纤维性肿瘤
SFU	society for fetal urology universal criteria	国际胎儿泌尿学会
SH	sodium hyaluronate	透明质酸钠
SHBG	sex hormone-binding globulin	性激素结合球蛋白
SHPT	secondary hyperparathyroidism	继发性甲状旁腺功能亢进
SIC	sterile intermittent catheterzation	无菌间歇导尿
SigA	secretory immunoglobulin A	分泌型免疫球蛋白 A

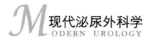
SIRS	systemic inflammatory response syndrome	全身炎症反应综合征
SIS	Small intestine submucosa	小肠黏膜下脱细胞基质
SLN-PC	sentinel lymph node in penile carcinoma	阴茎癌前哨淋巴结
SM	specific mortality	特异性死亡率
SMI	superb microvascular imaging	超微血流显像
smPCNL	super-mini percutaneous nephrolithotomy	超微经皮肾镜取石术
SMS	smooth muscle sphincter	平滑肌括约肌
SNB	sentinel node biopsy	前哨淋巴结活检
SNBG	sigmoid neobladders groups	乙状结肠原位新膀胱
SNM	sacral neuromodulation	骶神经调控术
SNS	sacral nerve stimulation	骶神经调节
SOD	superoxide dismutase	超氧化物歧化酶
SPC	suprapubic cystostomy	耻骨上膀胱造瘘术
SPCNL	standard invasive percutaneous nephrolithotomy	标准通道经皮肾镜取石术
SPE	secondary premature ejaculation	继发性早泄
SPECT	single proton emission computed tomography	单光子发射计算机断层扫描
SPL	small particle of lecithin	卵磷脂小体
SPLND	standard pelvic lymph node dissection	标准盆腔淋巴结清扫术
SPTLN	single port transumbilical laparoscopic nephrectomy	经脐单孔腹腔镜肾切除术
SRAC	segmental renal artery clamping	选择性肾段动脉阻断
SRR	sperm retrieval rate	精子获得率
SRT	salvage radiotherapy	挽救性放疗
SRY	sex-determining region Y chromosome	Y染色体的性别决定区
SPO$_2$	peripheral oxygen saturation	血氧饱和度
SRAE	super-selective renal artery embolization	超选择性肾动脉栓塞术
SRCC	signet-ring cell carcinoma	印戒细胞癌
sRCC	sarcomatoid renal cell carcinoma	肉瘤样肾细胞癌
SREs	skeletal related events	骨相关事件
SS	synovial sarcoma	滑膜肉瘤
SSBG	sex steroid binding globulin	性激素结合球蛋白
SSCs	spermatogonia stem cells	精原干细胞
SSRIs	selective serotonin reuptake inhibitors	选择性五羟色胺再摄取抑制剂
STD	sexually transmited disease	性传播疾病
STS	soft tissue sarcoma	软组织肉瘤
SUI	stress urinary incontinence	压力性尿失禁
SVS	seminal vesiculoscopy	精囊镜手术
T	testosterone	睾酮

TAE	transcatheter arterial embolization	经导管动脉栓塞术
TAF	tumor associated fibroblasts	肿瘤相关成纤维细胞
TAM	tumor associated macrophages	肿瘤相关巨噬细胞
TB	targeted biopsy	靶向穿刺活检
TC	total cholesterol	总胆固醇
TCGA	The Cancer Genome Atlas	癌症基因组图谱
TCMR	T cell mediated rejection	T 细胞介导的排斥反应
TCR	T cell receptor	T 细胞受体
3DCRT	three dimensional conformal radiation therapy	三维适形放疗
TDF	testis determining factor	睾丸决定因子
3DP	Three Dimensional Printing	3D 打印
TDS	testicular dysgenesis syndrome	睾丸发育不全综合征
3DVT	three-dimensional visualization technology	三维可视化技术
TEG	thromboela-stogram	血栓弹力图
TESA	testicular sperm aspiration	睾丸穿刺抽吸取精术
TESE	testicular sperm extraction	睾丸切开取精术
TFNA	testicular fine needle aspiration	睾丸细针抽吸术
TFS	testicular feminization syndrome	睾丸女性化综合征
TG	triacylglycerol	甘油三酯
TG	transplant glomerulopathy	移植肾肾小球病
TGCT	testicular germ cell tumor	睾丸生殖细胞肿瘤
TGF-β	transforming growth factor-B	转化生长因子-β
TH	true hermaphroditism	真两性畸形
ThuLEP	Thulium laser enucleation of the prostate	铥激光前列腺气化剜除术
TIP	tubularized incised plate	尿道板纵切卷管尿道成形术
Tis	tumour in situ	原位癌
TLRP	transperitoneal laparoscopic radical prostatectomy	腹腔镜下根治性前列腺切除术
ThuLEP	thulium laser enucleation of the prostate	铥激光前列腺剜除术
ThuLRBT	thulium laser resection of bladder tumor	铥激光膀胱肿瘤整块切除术
ThuVRP	thulium laser vaporesection of the prostate	铥激光前列腺汽化切除术
TKI	tyrosine kinase inhibitors	酪氨酸激酶抑制剂
TKV	total kidney volume	肾脏总体积
TLA	transperitoneal laparoscopic adrenalectomy	经腹腔镜肾上腺切除术
TM	testicular microlithiasis	睾丸微石症
TME	tumor microenvironment	肿瘤微环境
TMGCT	testicular mixed germ cell tumor	睾丸混合性生殖细胞瘤
TNF-a	tumor necrosis factor - a	肿瘤坏死因子-a

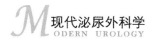
TOT	outside-in transobturator tape	由外向内经闭孔尿道中段无张力悬吊术
TP	testosterone precursor	睾酮前体
TPHA	treponema pallidum hemoagglutination test	梅毒螺旋体血凝试验
TPN	total parenteral nutrition	全胃肠外营养
tPSA	total prostate specific antigen	总前列腺特异性抗原
TPV	total prostate volume	前列腺总体积
TRAS	transplant renal artery stenosis	移植肾动脉狭窄
TRPB	transrectal prostate biopsy	经直肠前列腺穿刺活检术
TRT	testosterone replacement therapy	睾酮替代疗法
TRUS	transrectal ultrasonography	经直肠超声检查
TRUS-PB	transrectal ultrasound-guided prostate biopsy	经直肠超声引导下前列列腺穿刺活检术
TSC	tuberous sclerosis complex	结节性硬化症
TSH	thyroid stimulating hormone	促甲状腺激素
TSI	testosterone secretion index	睾酮分泌指数（TT/LH）
TST	testosterone supplementary therapy	睾酮补充治疗
TT	thrombin time	凝血酶时间
TTPSB	transperineal template-guided prostate saturation biopsy	经会阴模板引导前列腺饱和穿刺
TUCBDP	transurethral columnar balloon dilation of the prostate	经尿道柱状水囊前列腺扩开术
TUEP	transurethral enucleation of the prostate	经尿道前列腺剜除术
TUI	transurethral incision	经尿道切开术
TUIBN	transurethral incision of the bladder neck	经尿道膀胱颈切开术
TUCL	transurethral cystolithotripsy	经尿道膀胱碎石术
TUIP	transurethral incision of the prostate	经尿道前列腺切开术
TUPKP	transurethral plasmakinetic prostatectomy	经尿道等离子前列腺电切术
TUPKEP	transurethral plasmakinetic enucleation of prostate	经尿道等离子前列腺剜除术
TURBN	transurethral resection of the bladder neck	经尿道膀胱颈电切术
TURBT	transurethral resection of bladder tumor	经尿道膀胱肿瘤电切术
TURED	transurethral resection of ejaculatory duct	经尿道射精管切除术
TURP	transurethral resection of prostate	经尿道前列腺切除术
TURS	transurethral resection syndrome	经尿道电切综合征
TUVP	transurethral electrovaporization of the prostate	经尿道前列腺汽化电切术
TUWVT	transurethral water vapor therapy	经尿道水蒸汽消融术
TVT	tension-free vaginal tape	经阴道无张力尿道中段吊带术
TVT-O	inside-out transobturator tape	由内向外经闭孔无张力尿道中段吊带术
TWIST	testicular workup for ischemia and suspected torsion	睾丸扭转评分系统
TZV	transition zone volume	移行带体积
UA	uranalysis	尿液分析

UAB	under-active bladder	膀胱活动低下症
UAS	ureteral access sheath	输尿管导引鞘
UC	urethral catheterization	导尿
UCB	urothelial carcinoma of bladder	膀胱尿路上皮癌
UD	urethral dilation	尿道扩张术
UDS	urodynamic study	尿动力学检查
UDSC	urine derived stem cell	尿源性干细胞
UE	ultrasound elastography	超声弹性成像
UF	urachal fistula	脐尿管瘘
UFR	urine flow rate	尿流率
UG	urogenital	泌尿生殖系统
UI	urinary incontinence	尿失禁
UICC	Union for International Cancer Control	国际抗癌联盟
UMP	ultra-minimally percutaneous nephrolithotomy	超微经皮肾镜碎石术
UP	urethral pressure	尿道压力
UPJO	ureteropelvic junction obstruction	肾盂输尿管连接处梗阻
UR	urinary retention	尿潴留
URA	unilateral renal agenesis	单侧肾发育不全
URL	ureteroscopy lithotripsy	输尿管镜碎石术
URS	ureteroscopy	输尿管镜检查
USD	urinary stone disease	泌尿系结石
USFDA	United State Food and Drug Administration	美国食品与药品管理局
USS	ureteral stone street	输尿管石街
UTI	urinary tract infection	泌尿系感染
UTUC	upper urinary tract urothelial carcinoma	上尿路尿路上皮癌
UU	ureaplasma urealyticum	解脲支原体
UUI	urgency urinary incontinence	急迫性尿失禁
UVF	ureterovaginal fistula	输尿管阴道瘘
UVJO	ureterovesical junction obstruction	输尿管膀胱连接部狭窄
VAS	visual analogue scale	视觉模拟评分
VC	varicocele	精索静脉曲张
VCD	vacuum constriction device	负压吸引装置
VCF	vesicorectal fistula	膀胱直肠瘘
VCUG	voiding cystourethrogram	排泄性膀胱尿道造影
VED	vacuum erectile device	真空勃起装置
VEGFR	vascular endothelial growth factor receptor	血管内皮生长因子受体
VEIL	video endoscopic inguinal lymphadenectomy	腔镜下腹股沟淋巴结清扫术

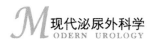
VHL	von Hippel-Lindau disease	VHL 综合征,希道尔.林道综合征
VLAP	visual laser ablation of the prostate	前列腺激光消融术
VMA	vanillylmandelic acid	香草扁桃酸(3-甲氧-4-羟扁桃酸)
Vol	volume	体积,容积
VS	vesical sphincter	膀胱括约肌
VTE	venous thromboembolism	静脉血栓栓塞
VUDS	videourodynamics	影像尿动力学检查
VUR	vesico-ureteral reflux	膀胱输尿管反流
VVF	vesicovaginal fistula	膀胱阴道瘘
WAK	wearable artificial kidney	便携式人工肾
WBC	white blood cell	白细胞
WFC	water-filled catheters	液态测压系统
WHO	World Health Organization	世界卫生组织
WIT	warm ischemia time	热缺血时间
WLC	white light cystoscopy	普通白光膀胱镜
WW	watchful waiting	等待观察
XC	xanthogranulomatous cystitis	黄色肉芽肿性膀胱炎
XGP	xanthogranulomatous pyelonephritis	黄色肉芽肿性肾盂肾炎
Xp11.2 tRCC	Xp11.2 translocation renal cell carcinoma	Xp11.2 易位型肾癌
XR	X-linked recessive	X 伴性隐性遗传
ZP	zona pellucida	透明带